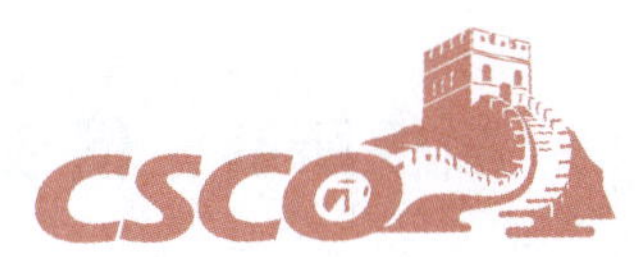

中国临床肿瘤学进展 2025

名誉主编　孙　燕

主　　编　于金明　李　进

副 主 编　郭　军

主　　审　（以姓氏汉语拼音为序）

樊　嘉　江泽飞　梁　军　梁后杰

马　军　秦叔逵　王　洁　吴令英

吴一龙　徐瑞华　殷咏梅　朱　军

人民卫生出版社

·北　京·

图书在版编目（CIP）数据

中国临床肿瘤学进展．2025 / 于金明，李进主编．
北京 ：人民卫生出版社，2025. 8. -- ISBN 978-7-117-38463-6

Ⅰ. R73

中国国家版本馆 CIP 数据核字第 20258K9D62 号

人卫智网	www.ipmph.com	医学教育、学术、考试、健康，购书智慧智能综合服务平台
人卫官网	www.pmph.com	人卫官方资讯发布平台

中国临床肿瘤学进展 2025

Zhongguo Linchuang Zhongliuxue Jinzhan 2025

主　　编：于金明　李　进
出版发行：人民卫生出版社（中继线 010-59780011）
地　　址：北京市朝阳区潘家园南里 19 号
邮　　编：100021
E - mail：pmph @ pmph.com
购书热线：010-59787592　010-59787584　010-65264830
印　　刷：三河市宏达印刷有限公司
经　　销：新华书店
开　　本：889 × 1194　1/16　**印张**：49
字　　数：2079 千字
版　　次：2025 年 8 月第 1 版
印　　次：2025 年 8 月第 1 次印刷
标准书号：ISBN 978-7-117-38463-6
定　　价：198.00 元
打击盗版举报电话：010-59787491　E-mail：WQ @ pmph.com
质量问题联系电话：010-59787234　E-mail：zhiliang @ pmph.com
数字融合服务电话：4001118166　E-mail：zengzhi @ pmph.com

编委会

前　言

第 28 届中国临床肿瘤学会(CSCO)学术年会将于 2025 年 9 月 10—14 日在山东济南召开。年会由中国临床肿瘤学会和北京希思科临床肿瘤学研究基金会联合主办,《临床肿瘤学杂志》《中国医学论坛报》、医脉通网、CCMTV 临床频道、人民日报健康客户端等媒体全程支持和跟踪报道。

本届年会主题为"规范诊疗　创新引领"。大会继续秉承 CSCO"团结、协作、务实"的根本宗旨,坚持"学术、公益、奉献"的指导原则,积极开展多种形式的学术活动,促进临床肿瘤学领域的交流与合作,鼓励支持原创性临床研究,倡导多学科、规范化和综合性的肿瘤精准诊疗理念,不断推动我国临床肿瘤防治事业发展。

根据年会安排,大会组织委员会会同学会各分支机构向国内知名专家学者约稿 240 余篇,经大会学术委员会多轮审稿和研究,精选出 192 篇高水平学术论文和报告,汇编为《中国临床肿瘤学进展 2025》一书,由人民卫生出版社出版发行。本书力求全面、准确地反映临床肿瘤学领域的新观念、新知识、新技术,为广大临床工作者和有关领域学者了解临床肿瘤学的发展动态、前沿进展和针对性开展创新研究提供参考,为全面提升肿瘤规范化诊疗水平提供支撑。

在本书的筹备、组稿、编审、校对和出版过程中,编委会专家、供稿专家和相关工作人员不辞辛苦、孜孜不倦,付出了大量心血。在此,向他们致以崇高的敬意和衷心的感谢!由于编印时间紧张、水平所限,书中可能存在错误和疏漏之处,敬请广大读者不吝指正。

于金明　李　进　马　军　秦叔逵

二〇二五年九月

目　　录

头颈部肿瘤

局部晚期头颈部鳞癌的新辅助免疫治疗：内科视角　曹国春等　2
复发转移性唾液腺癌的抗 HER2 治疗进展　方美玉等　6
双特异性抗体在复发转移性头颈部鳞癌的研发进展　郭晔　8
局晚期头颈部鳞癌的新辅助免疫治疗：放疗视角　胡超苏等　10
腺样囊性癌的分子机制及治疗进展　朱国培等　13
鼻咽癌的生物标志物研究进展　杜紫明等　16
鼻咽癌分期进展　韩亚骞等　20
鼻咽癌靶向治疗进展　康敏等　24
鼻咽癌靶区勾画进展　林少俊等　28
鼻咽癌免疫治疗进展　王孝深等　32
分化型甲状腺癌围 ^{131}I 治疗期的辐射防护　陆克义等　36
甲状腺癌人工智能领域研究进展　吴宇等　39

肺　　癌

小细胞肺癌治疗的突破与愿景　张爽　44
液体活检在肺癌领域中的进展　段建春等　49
肺癌抗血管生成治疗：何去何从？　范云等　53
非小细胞肺癌免疫检查点抑制剂联合抗血管生成治疗：现状与展望　韩宝惠等　57
肺癌疫苗及细胞治疗进展　卢铀等　60
KRAS 突变的非小细胞肺癌靶向治疗进展　陆舜等　64
非小细胞肺癌靶向药物耐药后治疗的研究进展　任胜祥等　69
非小细胞肺癌免疫治疗进展　王洁等　73

非小细胞肺癌放疗研究进展 王绿化等 79
非小细胞肺癌围手术期免疫治疗：新基准与新思考 王长利 82
双特异性抗体研究进展 王志杰等 85
非小细胞肺癌重要临床研究纵览与解读 吴一龙等 90
肺癌抗体偶联药物研究进展 张力等 94
EGFR 突变非小细胞肺癌联合治疗进展 张良 98
非小细胞肺癌辅助靶向治疗研究进展 钟文昭等 103
肺部流域地形图 2.0 临床应用和科技转化 钟文昭等 107
RET 阳性及 *ROS1* 阳性非小细胞肺癌的研究进展 周彩存 111

食 管 癌

食管癌的围手术期综合治疗研究进展 李印等 118
食管癌外科治疗的革新与挑战 李印等 122
食管癌放射治疗新纪元：改写治疗新格局，打响器官保卫战 王绿化等 126

乳 腺 癌

乳腺癌放疗技术进展：迈向更个体、更轻松的新时代 陈佳艺等 132
CDK4/6 抑制剂治疗失败后的药物选择 郝春芳 134
2025 年 CSCO 乳腺癌诊疗指南更新要点 江泽飞等 138
人工智能在乳腺肿瘤病理诊断中的实践与展望 江泽飞等 141
2025 年乳腺癌新辅助治疗及疗效预测相关进展 王坤等 144
乳腺癌 BRCA1/2 检测临床实践 王殊等 147
HER2 阳性晚期乳腺癌治疗进展 王涛等 150
晚期乳腺癌重要临床研究进展 徐兵河等 153
乳腺癌辅助内分泌治疗升阶时代的临床实践重塑 徐莹莹等 159
乳腺癌脑转移治疗进展 闫敏 163
乳腺癌 ADC 药物研究现状及进展 殷咏梅等 167

肝胆胰肿瘤

肝细胞癌系统治疗进展与展望 刘秀峰 174
钇 -90 树脂微球选择性内放射治疗肝细胞癌的现状和研究进展 秦叔逵等 178
免疫联合治疗在晚期胆管癌中的突破与挑战：从卡瑞利珠单抗联合方案到代谢重编程调控的新视角 邓薇等 185

儿童肝细胞癌现况及新辅助治疗研究进展 陆荫英等 191
靶向 RAS 在胰腺癌中的研究进展 崔玖洁等 195
晚期胰腺癌维持治疗进展 王畅等 199
胰腺癌分子靶向治疗的现状及最新进展：从基础到临床的突破与挑战 张涛等 204

胃肠肿瘤

胃癌抗体偶联药物的研究现状 毕锋等 210
基于多模态影像组学和病理组学的胃癌精准诊断与分型研究进展 陈锦飞等 214
影像组学驱动的胃癌肿瘤内异质性评估及其应用 黄陈等 217
局部晚期胃癌放疗的困境与突破 金晶等 222
转移性胃癌的免疫细胞治疗 刘宝瑞等 226
精准治疗时代胃癌维持治疗模式的变迁 刘静 229
胃肝样腺癌的研究进展：从分子机制到临床实践 刘天舒等 233
胃癌精准免疫治疗的现状与展望 曲秀娟等 237
单细胞测序在转移性胃癌中的应用与进展 肖秀英等 240
新型免疫细胞治疗胃癌的研究进展 杨柳等 244
胃癌质子放疗现状及进展 张涛等 249
多组学整合视角下的胃癌分子分型：从异质性解析到精准治疗决策 张艳桥等 251
微卫星稳定型转移性结直肠癌的免疫联合治疗进展 陈文琦等 255
晚期结直肠癌靶向 EGFR 通路的精准治疗进展 邱萌等 260
RAS/RAF 通路与免疫微环境的研究进展 曲秀娟等 264
伴有 *SMAD4* 基因突变结直肠癌研究进展 王畅等 267
结直肠癌免疫治疗进展 王峰等 271
转移性结直肠癌少见突变治疗进展 王晰程等 275
免疫治疗助力 pMMR/MSS 型直肠癌器官保留之路 夏凡等 279
HER2 阳性晚期结直肠癌治疗进展 项晓军等 285
KRAS 突变结直肠癌的研究进展 肖莉等 289
RAS 突变型结直肠癌的治疗展望 袁瑛等 292
BRAF 突变型转移性肠癌：临床研究新突破与转化研究多维实践 张艳桥等 295
琥珀酸脱氢酶缺陷型胃肠间质瘤治疗进展 邱海波等 299

妇科肿瘤

子宫内膜癌免疫治疗进展 李贵玲 304

局部晚期宫颈癌临床治疗新进展 娄阁等 307

免疫检查点抑制剂在卵巢癌中的应用进展 王国庆等 310

ADC 药物在妇科肿瘤中的应用及进展 吴令英等 313

聚腺苷二磷酸核糖聚合酶抑制剂与卵巢癌免疫治疗调控的研究进展 杨宏英等 319

妊娠滋养细胞肿瘤免疫治疗研究进展 尹如铁等 322

妇科恶性肿瘤相关血小板增多症研究进展 张师前 325

泌尿系统肿瘤

肾癌多学科诊疗模式 董培 330

晚期肾癌的局部治疗进展 何立儒等 334

晚期肾癌药物治疗新进展 盛锡楠等 338

前列腺癌外科治疗进展 李永红等 341

晚期或转移性尿路上皮癌一线治疗后维持治疗的进展与展望 刘子玲等 344

血液系统肿瘤

精准医疗时代急性白血病治疗的进展 陈苏宁等 350

血液肿瘤新药进展 贡铁军等 357

人工智能在造血干细胞移植中的研究进展 姜尔烈等 361

继发髓系白血病的诊治进展：挑战与希望 梁洋等 363

通用型 CAR-T 细胞治疗研究进展 梅恒等 370

异基因移植后白血病复发防治 王昱 373

成人费城染色体阳性急性淋巴细胞白血病的治疗策略 魏辉等 377

CAR-T 免疫疗法治疗后的晚期不良事件第二原发性恶性肿瘤的风险及管理 张苏江等 380

从分子特征到靶向治疗：*NUP98*::*NSD1* 融合基因在急性髓系白血病中的研究现状和未来方向 张苏江等 382

细胞治疗与造血干细胞移植融合治疗白血病新进展 张曦等 385

外周 T/NK 细胞淋巴瘤新药研发现状与前景分析 白鸥等 388

淋巴瘤创新药临床研究现状与趋势 李增军 392

中国淋巴瘤疾病负担分析 刘卫平等 398

人工智能与大数据模型在淋巴瘤诊疗与科研中的支持价值：研究综述 米岚等 400

CAR-T 细胞治疗 B 细胞淋巴瘤的现状和临床应用新进展 钱文斌等 403

2025 CSCO 儿童及青少年淋巴瘤诊疗指南更新内容及循证医学依据 张翼鷟等 407

多模态驱动弥漫大 B 细胞淋巴瘤精准诊治 赵维莅等 412

高危多发性骨髓瘤诊疗进展 安刚等 416

原发性轻链型淀粉样变性研究进展 李剑等 420

多发性骨髓瘤 CAR-T 细胞治疗进展 李振宇等 424

多发性骨髓瘤的 MRD 进展 路瑾 429

中国多发性骨髓瘤研究现状与展望 邱录贵等 432

多发性骨髓瘤生物学研究进展 周文等 438

骨与软组织肿瘤

非特指软组织肉瘤的个体化管理：从亚型识别到药物选择 罗志国等 442

软组织肉瘤新型系统治疗药物研究进展：从靶向药物到免疫治疗 吴荻等 447

肉瘤治疗局部控制策略新进展：放疗、手术与术中导航技术的协同应用 姚伟涛等 450

软组织肉瘤的精准诊疗进展：分子分型与靶向治疗探索 张星等 454

黑 色 素 瘤

晚期黑色素瘤靶向治疗研究进展 姜愚等 460

晚期黑色素瘤免疫治疗研究进展 李丹丹等 465

神经系统肿瘤

靶向胶质瘤干细胞及微环境重塑的诊疗策略及转化 董军 472

脊髓胶质瘤的手术治疗策略 范存刚等 477

室管膜瘤的系统治疗 郭琤琤等 482

脑膜瘤病理诊断新进展 李智 485

神经元 - 胶质瘤共生环路模型：重塑脑内生态的分子基础与临床启示 梁鹏等 489

癌症神经科学：肿瘤外科医生围手术期干预的新机遇 牟永告等 493

不可逆电穿孔技术治疗胶质瘤的进展与展望 秦智勇等 497

多模态指导下脑肿瘤手术与脑功能网络保护的研究进展 万经海等 499

TP53 相关突变在胶质母细胞瘤中的研究进展 杨海峰等 504

中医药治疗与姑息治疗

精准医学与中医肿瘤学的融合发展 薛冬等 508

肺癌中西医结合治疗精要 张越 512

抗肿瘤药物致恶心呕吐临床治疗新进展 黄岩 515

肿瘤共病现状与研究进展 潘宏铭 518

肿瘤放射治疗

质子重离子放射治疗的现状与趋势 陈明 524

局部晚期不可切除非小细胞肺癌综合治疗进展 傅小龙 527

局部区域晚期鼻咽癌的治疗进展 马骏等 532

肿瘤免疫治疗

实体肿瘤免疫细胞治疗进展 崔久嵬等 536

小细胞肺癌免疫微环境研究进展 范云等 539

肢端和黏膜黑色素瘤新辅助治疗进展 斯璐等 543

肺癌免疫治疗的进展和展望 张力等 546

肿瘤微创外科

肠癌术后放射性肠损伤导致的肠瘘 陈春球等 552

直肠癌非手术治疗进展 李心翔等 555

机器人辅助腔镜甲状腺癌手术的现状与进展 王宇等 560

微创手术与人工智能：结直肠癌治疗的智能化转型 吴伟强等 563

肝细胞癌微创手术治疗的现状与展望 尹大龙等 566

智 慧 医 疗

人工智能在胃肠道肿瘤精准诊断与分型中的应用 陈锦飞等 572

AI 在肺部肿瘤诊断中的应用所面临的挑战 孙大强等 576

影像组学在胸腺瘤诊疗中的应用研究进展 孙大强等 580

人工智能在恶性肿瘤放疗领域中的应用与前景 赵伟等 584

其他肿瘤与肿瘤并发症管理

非功能性胰腺神经内分泌肿瘤的外科治疗 柯能文等 588

肺神经内分泌肿瘤诊断和管理策略 李梦侠等 591

嗜铬细胞瘤 / 副神经节瘤的诊断与治疗 刘自民等 596

淋巴上皮癌的早期诊断与个体化治疗：精准医学在罕见肿瘤中的应用 管静芝等 599

甲状腺滤泡样肾细胞癌——诊断挑战与治疗新视角 刘子玲等 602

梅克尔细胞癌的诊疗进展 魏永长等 605

具有靶向治疗特征的传统化疗药物 张翠英 610

2025 年罕见肿瘤分子机制与精准治疗突破：从联合多组学到 A1 驱动疗法 周辉等 618

老年肿瘤患者的免疫治疗与肠道微生物的相关性研究进展 陈骏等 622

老年妇科黑色素瘤临床诊治进展 冯越等 625

老年晚期非小细胞肺癌免疫治疗现状与挑战 胡洁 627

老年食管癌放射治疗研究进展：精准化与个体化管理策略 马红兵等 631

老年肺癌立体定向放疗研究进展 孟睿等 635

高龄肺癌适应性治疗与循证治疗策略优化 余宗阳等 638

高龄结直肠肿瘤患者围手术期管理 张睿等 642

硼中子俘获在老年实体瘤中的应用进展 赵茜茜等 646

肿瘤靶向治疗导致心血管毒性的研究进展 褚晓源等 650

肿瘤免疫治疗导致心脏毒性的研究进展 方凤奇 653

免疫检查点抑制剂相关心肌炎的诊断与治疗进展 王锋等 657

现代放疗视角下放射诱导的心脏病的防治策略进展 伍钢等 662

围手术期肺癌免疫治疗的安全管理 李因涛等 665

CAR-T 细胞治疗毒副反应管理 薛俊丽等 668

其他肿瘤治疗方式

靶向免疫治疗时代下，TACE 的联合靶向免疫治疗能否成为中期肝细胞癌的新标准？ 范卫君等 676

经皮穿刺导航机器人在介入医学的应用现状与展望 林征宇 679

微波消融在 *EGFR* 突变晚期非小细胞肺癌中的应用 危志刚 叶欣 682

高压电穿孔技术：从基础原理到多领域综合应用 王忠敏等 684

经典 TACE 的创新性进展 熊斌等 688

钇 -90 在肝癌治疗中应用共识解读 朱海东等 691

全身热疗的可行方案 邵汛帆等 693
体腔热灌注化疗药物使用进展 孙建海等 696
基于 Web of Science 的文献计量学分析：胃癌腹膜转移的发病机制和热灌注化疗等治疗进展 吴稚冰等 700
胆管肿瘤光动力治疗(PDT)的最新研究进展 胡冰 704
肿瘤相关性肌肉减少症 潘宏铭 潘勤 706

肿瘤医学其他研究

肺癌抗体药物偶联物的相关病理指标研究进展 林冬梅等 710
乳腺癌分子检测进展 刘月平等 713
肺涎腺型肿瘤的诊断及治疗研究进展 武春燕等 717
人工智能大模型在乳腺数字病理分析中的应用进展与挑战 岳萌等 721
小细胞肺癌诊疗策略优化与转化医学实践 潘跃银等 723
$p63^{+}$ 祖细胞在放射相关性肺损伤修复与纤维化中的作用及治疗潜力 许亚萍等 727
新兴核素 ^{161}Tb 标记放射性药物临床研究进展 杜进等 731
钇 -90 微球放射性栓塞治疗在肝恶性肿瘤桥接治疗中的应用进展 高蕊等 734
核素诊疗一体化助力肿瘤骨转移精准诊治 李林法 737
核医学分子影像时代的分化型甲状腺癌诊治模式新进展 王任飞 742
同位素敷贴联合局部注射在瘢痕治疗中的应用 赵银龙 745
消化道肿瘤治疗新策略：靶向、免疫及细胞疗法的现状与未来 沈琳等 747
适应性设计中的效应点估计方法 柏建岭等 759
肿瘤临床研究中贝叶斯先验分布的设定与实践 黄丽红等 762
新型 ADC 药物不良反应的管理 秦文星等 767

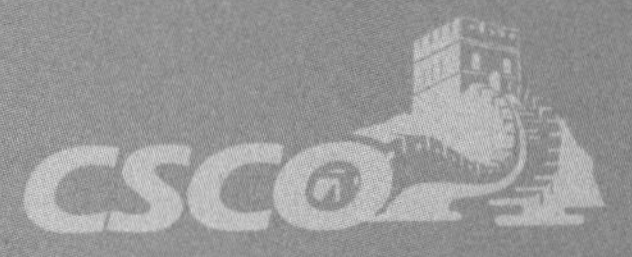

头颈部肿瘤

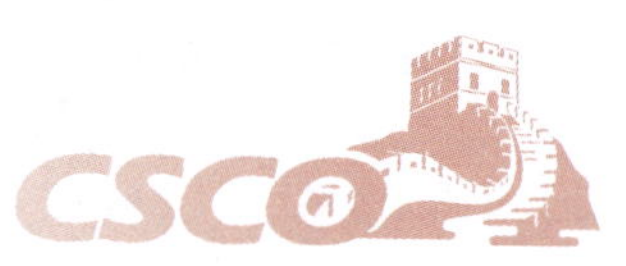

局部晚期头颈部鳞癌的新辅助免疫治疗：内科视角

武渊　晏芾　曹国春
江苏省肿瘤医院

新辅助免疫治疗借助完整肿瘤抗原库激活系统性免疫、及早清除潜在微转移灶，正成为局部晚期头颈部鳞状细胞癌（head and neck squamous cell carcinoma，HNSCC）治疗格局革新的关键环节。本文从内科视角出发，阐释 HNSCC 免疫逃逸分子机制，梳理免疫检查点抑制剂（immune checkpoint inhibitors，ICIs）主导的临床试验进展，并在同类数据横向比较的基础上探讨 ICIs 在病理缓解深度、安全谱与经济可及性方面的独特优势，同时指出耐药屏障、联合策略和全程管理等未来研究方向，以期为多学科精准诊治提供循证支撑。

一、内科视角下的治疗困境与新辅助免疫契机

1. 局部晚期 HNSCC 传统治疗局限　HNSCC 占头颈部恶性肿瘤 90% 以上，年新发患者超 90 万例，中国年发病率达 6.2/10 万。约 60% 患者初诊时已为局部晚期［美国癌症联合委员会（American Joint Committee on Cancer，AJCC）第 8 版 Ⅲ～Ⅳ期］，病变常累及喉、下咽、口腔等关键功能区域，导致手术切除范围广、器官功能损伤严重。传统治疗模式中，手术联合术后放化疗的 5 年总生存率（overall survival，OS）仅 45%~55%，且 30%~40% 患者在术后 2 年内出现局部复发或远处转移（以肺、肝转移为主）。对于不可手术的Ⅲ期患者，根治性同步放化疗的器官保留率不足 30%，且放疗相关毒性（如吞咽困难、放射性皮炎）显著影响生活质量。

内科治疗方面，诱导化疗（如 TPF 方案：多西他赛 + 顺铂 + 5- 氟尿嘧啶）虽可使肿瘤降期率达 50%~60%，但无进展生存期（progression free survival，PFS）中位数仅 8~10 个月，且 3 级以上血液学毒性发生率超 70%，在老年（≥ 65 岁）或体力状况（performance status，PS）评分 ≥ 2 的患者中应用受限。靶向治疗（如西妥昔单抗）联合化疗的客观缓解率（objective response rate，ORR）提升至 60%~65%，但皮疹、输液反应等不良反应仍需全程管理，且长期生存获益有限（5 年 OS 提升仅 5%~8%）。面对外科创伤与系统治疗毒性双重桎梏，内科领域亟需一种既能降低复发风险、又能保留解剖与功能的策略。

2. 新辅助免疫治疗的生物学逻辑　免疫治疗借助机体固有的免疫监视机制来精准识别并清除肿瘤细胞，而当这类药物置于“新辅助”时间窗口时，其效力又被进一步放大。首先，术前保留完整的原发灶意味着肿瘤特异性抗原（tumor specific antigen，TSA）与肿瘤相关抗原（tumor-associated antigen，TAA）得以成批量、持续地释放，树突状细胞（dendritic cell，DC）因而能够更充分地摄取并交叉呈递这些抗原，驱动初始 $CD8^+T$ 细胞克隆发生和扩增，从而在体内建立一道针对靶瘤高度专一、持续活跃的抗肿瘤免疫屏障；其次，伴随这种系统性免疫激活，处于血流中的循环肿瘤细胞（circulating tumor cell，CTCs）以及尚未在影像学显影的微小转移灶可被早期锁定并清除，大大降低术后远处转移的概率；再次，ICIs 在此阶段还能重塑肿瘤微环境：它们可逆转促肿瘤性的 M_2 型巨噬细胞极化，显著削减调节性 T 细胞（Treg cell）的浸润密度，使“免疫荒漠型”肿瘤逐渐转化为炎症浸润充分、效应细胞活跃的“免疫炎症型”状态，进而提高后续放疗、化疗乃至手术本身的敏感性与有效性；最后，这一围手术期的免疫介入还天然提供了实时疗效评估的观察窗——临床团队可通过 PET-CT（positron emission tomography-computed tomography）的标准摄取值（standardized uptake value，SUV）变化、病理学上的肿瘤退缩分级，乃至术前术后影像与组织连续对照，动态判断免疫应答强度与范围，据此决定是否调整切除范围、增减放疗剂量或引入其他辅助方案，实现真正意义上的个体化精准治疗。

二、HNSCC 免疫逃逸的分子基础

局部晚期 HNSCC 的免疫抑制网络呈现出纵横交错、层层递进的结构，其中最具“轴心”意义的仍是 PD-1/PD-L1 信号通路。已有多项大样本免疫组化与转录组研究证实，约 40%~60% 的肿瘤细胞本身以及相当比例的肿瘤相关成纤维细胞（cancer-associated fibroblasts，CAF）持续高表达 PD-L1；在干扰素 -γ、表皮生长因子受体（EGFR）及 PI3K/AKT 等上游刺激放大的双重驱动下，这一表达常随病程进展而递增。当 PD-L1 与浸润性淋巴细胞表面的 PD-1 受体结合后，会快速招募胞质跨膜磷酸酶 SHP-2，并触发对 CD3ζ、ZAP-70 乃至 PI3K 关键酶位点的去磷酸化级联反应，导致 IL-2 合成下降和效应 $CD8^+$ T 细胞增殖能力锐减；与此同时，肿瘤或 CAF 表面

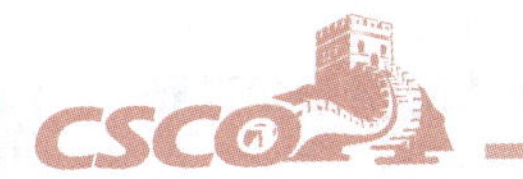

的PD-L1还可“反向”结合抗原呈递细胞(antigen presenting cell,APC)上的B7.1分子,向APC内部传递抑制性信号,协同削弱共刺激通路并进一步抑制抗原呈递效率。

活化T细胞表面高表达的CTLA-4会与APC表面CD80/CD86竞争CD28共刺激位点,阻断第二类信号并促使效应T细胞转入无反应状态;同时,CTLA-4胞内尾部可募集PP2A等磷酸酶,进一步放大负调控效应。LAG-3通过与MHC-Ⅱ高亲和结合抑制TCR-ζ链磷酸化,其表达水平与肿瘤浸润淋巴细胞(tumor infiltrating lymphocyte,TIL)耗竭表型呈正相关;而TIM-3则与Galectin-9结合诱导T细胞程序性死亡,还可与BTLA、TIGIT等次级检查点共调控,形成多分支信号互补。随着免疫治疗选择压力增加,这些次级检查点往往呈“此消彼长”式补偿上调,成为获得性耐药的重要策源地。

在细胞构成层面,Tregs、髓源性抑制细胞(myeloid-derived suppressor cells,MDSCs)与M型肿瘤相关巨噬细胞(tumor associated macrophages,TAMs)共同编织起外周到核心的抑制性“护城河”。FOXP3^{+} CD2^{high} Tregs常占TIL的20%~30%,不仅依赖CTLA-4介导的细胞接触抑制,还分泌IL-10、TGF-β、IL-35等多种免疫抑制因子,同时高表达CD39/CD73催化ATP→腺苷的途径,在局部构建“低能量-高腺苷”微环境,抑制T细胞代谢与杀伤活性。MDSCs随临床分期升高,既可通过Arg-1/iNOS耗竭L-精氨酸并生成过量一氧化氮,又可借NADPH氧化酶释放活性氧造成T细胞DNA损伤;此外它们分泌VEGF、HIF-1α促新生血管形成,使肿瘤维持缺氧、低pH状态,从生态位上排斥效应免疫。M2-TAMs表达CD163、CD206等标志,分泌IL-10、CCL22招募更多Tregs,并通过MMP-9、uPA降解基质促进侵袭转移,又在CXCR4/CXCL12轴协助下降低放化疗敏感阈值,令肿瘤获得“再生”机会。

抗原呈递缺陷则从根本上削弱免疫系统对肿瘤细胞的识别概率。约一半HNSCC累及β_2-微球蛋白(β2-microglobulin)基因突变或杂合性缺失,使MHC-Ⅰ复合物组装与膜外递呈受阻,导致内源性肽段无法有效展示给CD8^{+} T细胞。其他机制还包括人类白细胞抗原(human leucocyte antigen,HLA)等位基因缺失、*TAP1/2*下调或ER伴侣分子calreticulin缺乏,合力降低肿瘤抗原质与量。值得一提的是,HPV阳性亚型虽因持续表达病毒蛋白E6/E7而具备更高免疫可识别度,但在长期“免疫编辑”压力下,同样可通过选择性MHC-Ⅰ低表达、桩状突变逃逸或抗原剪接变异形成“空洞”表型,最终表现为原发性耐药。换言之,即便肿瘤在理论上“抗原充足”,若呈递与共刺激网络被多点封锁,效应T细胞依旧无法发动决定性攻击,免疫治疗也可能徒劳无功。

综上所述,这一由主-次检查点、抑制性细胞谱系与呈递缺陷共同组成的多维免疫抑制网络,必须综合考虑ICIs阻断深度、微环境重塑广度与抗原呈递修复力度,方能最大化新辅助免疫治疗的持久获益。

三、新辅助免疫治疗临床进展:从单药探索到精准联合

从单药探索到多重精准联合的围手术期免疫策略已成为局部晚期HNSCC治疗进程中的关键转折点。最早进入临床视野的是ICIs单药的新辅助应用,它们在小规模Ⅱ期单臂试验中首先验证了可切除患者接受围手术期免疫治疗的可行性与安全性,但同时也暴露出疗效边界。例如帕博利珠单抗在KEYNOTE-158扩展队列中仅纳入42例受试者,即使给予两周期治疗,主要病理缓解(major pathological response,MPR)率仍只有4.3%,其中获得病理学完全缓解(pathologic complete response,pCR)的患者不过1例;然而,当进一步按PD-L1表达分层时,CPS≥20的亚群MPR迅速提升至15%,侧面提示了精准生物标志物筛选对于优化受益人群的重要意义。NCT02641093临床研究评估了单周期帕博利珠单抗新辅助治疗可切除局部晚期HNSCC患者的治疗疗效,结果显示高危组(切缘阳性或淋巴结包膜外侵犯)和中危组(切缘阴性,无包膜外扩散)患者的1年无病生存率(DFS)分别为68%和97%。与既往的RTOG 9501研究结果相比,中危组患者的1年DFS提高了28%。此外,NCT02296684临床研究结果显示,新辅助2周期帕博利珠单抗治疗Ⅲ~ⅣB期HNSCC相比1周期方案能提高病理缓解率,从22%提升到44%,且病理缓解率与更好的无复发生存期(RFS)和OS相关。两项结果共同提示:强化ICIs的给药强度,或与其他药物构建联合新辅助方案,具有进一步探索的临床价值。在美国癌症研究协会(AACR)2025年会上,令人关注的KEYNOTE-689研究报道了首次期中分析的结果,围手术期使用帕博利珠单抗较标准治疗显著改善了CPS≥10人群(占所有入组患者的2/3)的无事件生存期中位数(event free survival,EFS),并且显示出OS的获益趋势。此外,EFS的获益在全人群(无论CPS表达)中的差别都有统计学意义,没有增加新的安全性信号。本研究的入组人群中60%为口腔癌,21%为喉癌,Ⅲ期和ⅣA期分别占1/4和3/4,HPV阳性口咽癌的比例<4%。这是相对临床预后较差的人群,试验组在全人群中获得57.6%的3年EFS难能可贵。该研究结果对于目前局晚期口腔癌的治疗模式产生了积极乃至革命性的影响。

为了放大肿瘤抗原释放与免疫原性细胞死亡(immunogenic cell death,ICD)的协同效应,化疗与ICIs的联用得到进一步探索。在一项前瞻性单臂临床试验(ChiCTR2200055719)中,共纳入了22例接受新辅助帕博利珠单抗联合顺铂和紫杉醇治疗的局部晚期HNSCC患者,所有患者未出现因药物不良反应而延误手术的情况。术后pCR率为36.4%,保喉率为90.9%,随访时间中位数为9.5个月,仅1例患者(4.55%)出现区域复发,凸显了新辅助治疗在功能器官保护中的突破性贡献。在NCT05522985的多中心Ⅱ期研究中,特瑞普利单抗联合白蛋白紫杉醇与顺铂三周期治疗50例局部晚期患者,不仅将pCR提高到55.3%、MPR提升到81.58%,还在中位24个月随访时把两年DFS推高至78.3%,远超同步收集的化疗对照组(pCR 36.7%、MPR 53.55%、DFS 62.5%)。值得一提的是,该研究的亚组分析显示HPV阳性病例pCR 68.4%,吸烟相关HNSCC pCR 48.3%,暗示病毒抗原与吸烟诱导突变负荷在免疫-化疗协同框架下能产生叠加效益。此外,喉癌患者的喉保留率在试验组达到82.4%,在保留功能的同时并未牺牲生存利益。NCT04826679研究探索卡瑞利珠单抗联合TP方案(白蛋白紫杉醇和顺铂)新辅助治疗局晚期头颈鳞

癌的疗效及安全性。该研究是一项单臂的Ⅱ期临床试验，患者接受卡瑞利珠单抗(200mg)、白蛋白紫杉醇(260mg/m²)和顺铂(60mg/m²)的新辅助化疗免疫治疗，每3周为一个周期，共3个周期。研究结果显示，卡瑞利珠单抗联合TP方案治疗的ORR为89.6%，pCR率为55.6%，MPR率为63.0%，整体安全性良好。这项研究为可切除局晚期头颈鳞癌患者提供了新的治疗策略，特别是在提高ORR和病理缓解率方面表现出色。NCT04156698研究是另一项卡瑞利珠单抗联合TPF(多西他赛、顺铂和卡培他滨)化疗新辅助治疗局部晚期下咽鳞癌的Ⅱ期临床试验。研究共纳入51例患者，随访时间中位数为23.7个月，治疗后ORR为82.4%，达到预期的主要研究目的。此外，2年OS为83.0%，喉功能保留率(laryngeal preservation rate，LPR)为70.0%，显示出良好的临床疗效和安全性。该研究结果为局部晚期下咽癌的治疗提供了新的选择，尤其是对于那些需要全喉切除术的患者。卡瑞利珠单抗联合TPF化疗方案在短期内显示出良好的临床疗效，具有潜在的应用价值。

同时，学界尝试以双阻断模式来平衡疗效与毒性。IMCISION研究将纳武利尤单抗单药与PD-1+CTLA-4双抗方案(联合伊匹木单抗)进行头对头比较，结果显示联合组MPR 35%明显高于单药的17%，但pCR仅10%，说明对深层肿瘤的杀伤深度尚未达到化疗协同的层次；更需关注的是3~4级免疫相关不良事件(immune-related adverse events，irAEs)在联合组攀升至28%，以免疫介导性结肠炎(12%)和肝炎(8%)最为突出，且有15%需要系统性糖皮质激素干预。为减少严重毒性，新兴靶点(如LAG-3、TIM-3、TIGIT)与PD-1的组合正在开展相关研究：NCT04080804采用瑞拉利单抗(抗LAG-3)联合纳武利尤单抗治疗39例Ⅲ~ⅣA期患者，虽然MPR只有10%，部分病理缓解(partial pathological response，PPR)20.5%，整体优于历史单药数据但低于化疗联合；然而≥3级毒性仅8%，提示在特定对安全性要求更高的人群(如老年或多伴随疾病患者)中具备策略储备价值。流式分析进一步表明，LAG-3抑制能够重启TIM-3/LAG-3双阳性的耗竭$CD8^+$ T细胞克隆，为后续多靶点序贯或同步阻断奠定了生物学基础。

除了药物联合，放疗的"时序化学修饰"亦被纳入免疫新辅助治疗的版图。短程低分割照射(典型如20Gy/5f)可以通过释放凋亡与坏死信号增强抗原呈递，并借血管正常化效应改善ICIs的肿瘤浸润。NCT04232459的转化平台研究证实：放疗后肿瘤间质液压下降37%，为单抗渗透和T细胞迁移创造力学优势。正在进行的Ⅲ期NRG-GU006直面传统诱导化疗，初步结果显示新辅助免疫＋放疗组合pCR提升15%~20%，不过随之而来的放射性黏膜炎却明显增加，需要在剂量分割与靶区范围上精细平衡。

简而言之，从单药到化疗协同，再到多靶点联合和放疗优化，新辅助免疫治疗正沿着"深度缓解→功能保留→长期生存"的纵深路径快速演进。新辅助免疫治疗凭借卓越的病理缓解率、可预测的安全边际和高度的经济可及性，为局部晚期HNSCC患者打开了功能器官保护与远期生存并重的新局面，而持续的临床试验与转化研究则将进一步厘清最佳联合模式、治疗周期和生物标志物分层策略，为未来免疫精准新辅助时代奠定坚实基础。

四、生物标志物指导的精准治疗探索

在精准免疫新辅助策略中，疗效预测逐步从单一形态学判断迈向多层次生物标志物分层。首先，最具临床可及性的传统指标依旧是PD-L1免疫组化评分；在汇总分析中，综合阳性评分(combined positive score，CPS)≥10的患者其pCR率高达68.9%，而CPS<10人群仅42.1%。两者差距不仅具有统计学显著性，也在实际随访中转化为更长的DFS。这一截然不同的应答曲线提示PD-L1不仅是用药准入的伴随诊断，更能够在围手术期快速筛选高获益亚群。与之并列的另一条传统分层轴是HPV状态：HPV阳性肿瘤，尤其是由E6/E7整合驱动的扁桃体与舌根癌，其MPR率高达89.5%；转化研究显示，病毒抗原可持续刺激$CD8^+$ T细胞并维持"热"微环境，因而在放疗时序与剂量决策上需综合该高反应性，避免过度治疗损伤功能器官。

进入多组学时代后，新型循环和免疫学标志物进一步提升了预测分辨率：在接受两周期免疫-化疗后，血浆游离DNA中的肿瘤特异片段(ctDNA)若实现完全清零，其pCR率飙升至76.2%，显著高于ctDNA残留者(33.3%)，且两年DFS［89% vs. 61%(P=0.007)］证实早期分子学反应与远期获益呈高度耦合。与此同时，外周血T细胞受体(peripheral blood t-cell receptor，TCR)测序揭示，高基线克隆多样性(香农指数>4.5)的患者MPR达92%，说明丰沛的T细胞库为深度缓解奠定免疫学基础，也为将来动态监测克隆扩增和耗竭提供了量化坐标。

综上，传统组织学指标与动态分子标志物互为补充，正在共同构建从术前筛选、疗程中早期评估到术后复发监测的全链条精准管理框架，为局部晚期HNSCC新辅助免疫治疗的个体化实施提供了坚实依据。

五、未解难题与未来探索路线

在迈向"免疫精准新辅助"时代的过程中，最迫切的科学问题之一是澄清局部晚期HNSCC对PD-1/PD-L1阻断出现原发或获得性耐药的深层机理。原发性耐药通常源于三条轴向缺陷：其一，"免疫荒漠型"微环境缺乏有效的$CD8^+$ T细胞浸润(定义为<5% TILs)，与CXCL9/CXCL10等趋化因子低表达密切相关；其二，15%~20%患者携带$β_2$-微球蛋白突变或HLA杂合性缺失，从而丢失MHC-Ⅰ复合物并无法呈递抗原激活$CD8^+$ T细胞；其三，肿瘤通过上调葡萄糖转运蛋白GLUT-1强化有氧糖酵解，消耗局部葡萄糖并让$PD\text{-}1^+$ T细胞的葡萄糖摄取量比正常T细胞低40%，导致能量代谢阻滞。获得性耐药则在治疗选择压力下逐步显形：肿瘤细胞可通过等位基因失衡丢失p53、NOTCH1等高频突变抗原，或在PD-1被阻断后补偿性高表达TIM-3、LAG-3等检查点，完成"通路切换"；与此同时，CAF分泌的TGF-β、IL-6会诱导效应T细胞向调节性表型分化，迅速重建免疫抑制微生态。厘清这些层层屏障，为未来设计"先清除免疫荒漠、后修复呈递缺陷、再阻断多靶点"的复合策略奠定了分子学基础。

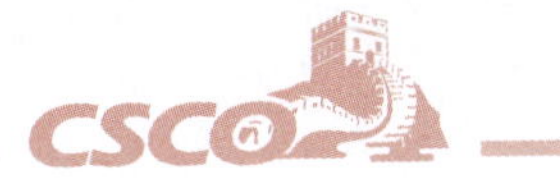

针对上述耐药根源，治疗模式急需在周期、时序与联合伙伴上做优化。一方面，正有前瞻性研究（如 NCT05987763）比较“两周期特瑞普利单抗 + 双药化疗”与传统三周期方案的疗效，力求在维持>55% pCR 的同时减轻骨髓抑制；另一方面，多国Ⅲ期项目（TORCH-HNSCC）正在检验“术前新辅助 + 术后 6~12 个月免疫维持”的纵向闭环能否显著延长 DFS。联合靶向也进入“深水区”——西妥昔单抗阻断 EGFR 可减少 MDSC 招募，与 PD-1 搭配的Ⅰ期数据已把 pCR 拉升至 62%，而皮疹并未明显增加；代谢向度的创新则集中在 IDO1 抑制剂 epacadostat，该药能通过补充色氨酸代谢链条来恢复 T 细胞增殖，其Ⅱ期随访结果即将公布。

免疫新辅助的成功还仰赖内科在 MDT 中的“中枢调度”角色。术前需基于外周 $CD4^+/CD8^+$ 比值、Tregs 绝对值及 CRP、IL-6 水平构建免疫功能评分，预测高危 irAEs；影像学要精准评估肿瘤与颈总动脉等大血管关系，以防治疗后退缩造成术野结构模糊。围手术期毒性管理亦需流程化：免疫性肺炎 1 级仅监测，2 级即可启用泼尼松 0.5~1mg/kg，≥3 级则永久停药；重症肌无力则须甲泼尼龙 1g 冲击并辅以静脉注射免疫球蛋白（intravenous immunoglobulin，IVIg），一旦累及呼吸肌即刻终止药物；连续两周期 4 级中性粒细胞减少或血小板<50×10^9/L 时，在粒细胞集落刺激因子（granulocyte colony-stimulating factor，G-CSF）支持和血小板输注之外也要评估停药。通过纵深解析耐药屏障、优化周期与组合、并构建跨学科监管体系，HNSCC 新辅助免疫治疗正从“实验室成果”加速转化为可在全球多种临床环境中落地执行的标准化方案。

六、结语

围手术期免疫治疗在近五年内以跨越式速度从早期探索跃升为国际多中心随机试验的“主角”，正以前所未有的势头重塑局部晚期 HNSCC 的整体治疗范式；与传统“手术 + 放化”路径相比，这一策略不仅在手术前即启动了系统性抗肿瘤免疫，显著提高病灶降期率和病理完全缓解深度，而且其毒性谱相对可预测、易管理，再叠加国产 PD-1 抑制剂医保后的成本优势，使患者在经济可及性、住院天数和并发症管理方面均获得实质性减负。更重要的是，借助药物靶点的高度特异性和微环境重塑能力，新辅助免疫方案为喉、下咽等功能器官的保留带来了外科手术之外的新可能。

展望未来，随着 PD-L1、HPV 状态、ctDNA 清零曲线、TCR 克隆多样性乃至空间多组学标志物的综合引入，精准分层将帮助临床团队锁定真正的高反应亚群；与此同时，EGFR 单抗、代谢通路抑制剂、低剂量放疗等协同伙伴的不断筛选，以及双周期强化、术后免疫维持等时序算法的迭代更新，势必推动 HNSCC 进入“免疫精准新辅助”时代，在这一转型过程中，内科医生将不再是单纯的系统治疗执行者，而是多学科整合的核心枢纽：他们需要在患者路径的每一个节点解读耐药信号、动态调整方案，并与外科、放疗科携手构建全程管理闭环，最终为局部晚期 HNSCC 患者赢得更长、更有质量也更具功能保留意义的生命旅程。

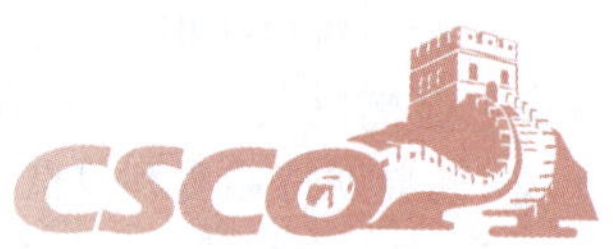

复发转移性唾液腺癌的抗 HER2 治疗进展

侯皓天[1,2] 曹君[2] 纪青[2] 方美玉[1,2]
[1]温州医科大学 [2]浙江省肿瘤医院

唾液腺癌(salivary gland carcinoma,SGC)是发生于涎腺的恶性肿瘤;既可发生于腮腺、舌下腺和下颌下腺的大涎腺腺体内;也可发生于口腔、鼻腔、鼻旁窦和气管内的小涎腺中,是头颈部罕见的恶性肿瘤,约占所有头颈部恶性肿瘤的 2%。常见的亚型有腺样囊性癌(adenoid cystic carcinoma,ACC)、黏液表皮样癌(mucoepidermoid carcinoma,MEC)和腺泡细胞癌及导管癌等二十余种亚型,不同亚型之间存在高度异质性,其分子特征在不同的组织学亚型中呈现显著差异。基因组学、转录组学及单细胞测序技术的应用推动了肿瘤分型、预后评估及靶向治疗的精准化。*MYB*::*NFIB* 融合发生于 33%~85.6% 的 ACC 中;MEC 中发生 *CRTC1*::*MAML2* 融合为 34%;*EWSR1*::*POUSF1* 融合多见于高级别 MEC;分泌性癌(secretory carcinoma,SC)中 90% 以上存在 *ETV6*::*NTRK3* 融合;导管内癌(intraductal carcinoma,IDC)中最常见的融合基因类型为 *NCOA4*::*RET* 融合。随着唾液腺癌的分子诊断逐渐普及,可以检测到多种驱动基因发生变异,为靶向治疗提供依据。

人表皮生长因子受体 2(human epidermal growth factor receptor 2,HER2)也称为 c-erbB2,是临床治疗监测的预后指标,也是肿瘤靶向治疗药物选择的一个重要靶点。人类该基因定位于染色体 17q21,属于原癌基因,其编码产物 HER2 蛋白,是具有酪氨酸蛋白激酶活性的跨膜蛋白,HER2 蛋白主要通过与家族中其他成员包括 EGFR(HER-l/erbB-1)、HER-3/erbB-3、HER-4/erbB-4 形成异二聚体而与各自的配体结合。在乳腺癌、胃癌、肺癌、尿路上皮癌、唾液腺癌、卵巢癌和子宫颈癌等多种恶性肿瘤中,*HER2* 基因突变和 / 或扩增均具有重要作用,HER2 过表达是肿瘤预后评估的重要指标之一,往往与肿瘤的侵袭性、复发风险以及不良预后相关。HER2 在肿瘤发生和发展中的重要作用使其成为肿瘤靶向治疗的重要靶点。自 1998 年 9 月全球第一个针对 HER2 靶点的药物曲妥珠单抗(trastuzumab)上市以来,HER2 阳性乳腺癌患者的生存期极大改善。随后,HER2 靶点相关的药物不断开发上市,极大提高了 HER2 阳性实体瘤的治疗疗效。

鉴于唾液腺癌中存在一定比例 *HER2* 基因的异常表达,以 HER2 为靶点的靶向治疗也在这一类肿瘤中被应用。现将唾液腺癌 HER2 靶点药物治疗进展做以下综述。

一、HER2 阳性唾液腺癌的分子特征与临床指南

HER2 基因扩增或蛋白过表达在唾液腺导管癌(salivary duct cancer,SDC)、MEC 等亚型中较为常见,与侵袭性生物学行为及不良预后相关。研究显示,HER2 阳性唾液腺癌患者的总生存期中位数(OS)不足 12 个月,传统化疗客观缓解率(ORR)不足 30%。分子分型指导的精准治疗已成为改善预后的关键策略。HER2 异常的药物治疗包括针对 HER-2 的单克隆抗体、HER2 的酪氨酸激酶抑制剂(TKI)和抗体偶联药物等。2025 版美国国立综合癌症网络(National Comprehensive Cancer Network,NCCN)头颈肿瘤指南推荐 HER2 阳性的晚期唾液腺癌使用曲妥珠单抗、曲妥珠单抗联合帕妥珠单抗、曲妥珠单抗联合多西他赛、恩美曲妥珠单抗(trastuzumab emtansine,TDM-1)或德曲妥珠单抗(trastuzumab deruxtecan)。2025 年中国临床肿瘤学会(Chinese Society of Clinical Oncology,CSCO)的唾液腺癌指南也推荐 HER2 阳性晚期唾液腺癌使用上述 NCCN 指南类似的 HER2 靶向治疗。

二、HER2 靶向药物在唾液腺癌中的研究进展

1. 靶向 HER2 单克隆抗体 HER2 单克隆抗体通过特异性结合 HER2 受体,阻断下游信号通路并激活免疫效应,在 HER2 阳性乳腺癌、胃癌等疾病中发挥关键作用;在 HER2 阳性的唾液腺癌中也有着较好的疗效。曲妥珠单抗(trastuzumab)靶向 HER2 胞外结构域Ⅳ,抑制受体二聚化及信号转导,激活依赖抗体的细胞毒性(antibody-dependent cellular cytotoxicity,ADCC)。帕妥珠单抗(pertuzumab)结合 HER2 胞外结构域Ⅱ,阻断与其他 HER 家族受体(如 HER3)的二聚化,与曲妥珠单抗协同增强疗效。

Hideaki Takahashi 等采用曲妥珠单抗联合多西他赛治疗 57 例 HER2 阳性转移性唾液腺导管癌;总有效率为 70.2%(95% *CI* 56.6%~81.6%),临床获益率为 84.2%(95% *CI*

72.1%~92.5%)；无进展生存期（PFS）和 OS 中位数分别为 8.9 个月（95% *CI* 7.8~9.9 个月）和 39.7 个月（95% *CI* 未达到）；最常见的不良反应是贫血和白细胞计数减少及中性粒细胞减少。该研究结果显示，曲妥珠单抗联合多西他赛治疗 HER2 阳性唾液腺导管癌疗效令人鼓舞，毒性谱可控。Jiyun Lee 等利用紫杉醇胶束联合曲妥珠单抗生物类似物治疗 43 例 HER2 阳性晚期唾液腺癌取得 69.3% 有效率，PFS 中位数、反应持续时间和 OS 分别为 7.9（6.3~9.5）、6.7（5.1~8.4）和 23.3（19.9~26.7）个月。HER2 IHC 评分为 3 或 HER2/CEP17 比值 ≥2.0 的患者比 HER2 IHC 评分为 2 的患者疗效更好。此外，也有小样本临床研究提示高危 HER2 阳性唾液腺术后辅助曲妥珠单抗治疗有临床意义。

2. **靶向 HER2 酪氨酸激酶抑制剂** 拉帕替尼片（lapatinib）是一种口服的小分子表皮生长因子（EGFR：ErbB-1，ErbB-2）TKI。在唾液腺导管癌 PDX（patient-derived xenograft）衍生的类器官模型上，拉帕替尼抑制 HER2 及其下游靶点的磷酸化能诱导唾液腺导管癌 PDX 类器官细胞的凋亡；与对照组相比，拉帕替尼还显著减少了唾液腺癌 PDX 小鼠的肿瘤体积。

吡咯替尼（pyrotinib）是我国自主研发的泛 HER 不可逆抑制剂，具备同时靶向 EGFR、HER2 及 HER4 受体的能力。其作用机制在于通过丙烯酰胺结构与激酶结构域 Cys805 形成共价键，从而有效阻断下游信号转导路径。在临床前研究中，吡咯替尼展现出对 *HER2* 外显子 20 插入突变及 T790M 耐药突变的非小细胞肺癌抑制活性。在针对 HER2 阳性乳腺癌的Ⅲ期临床试验中，吡咯替尼与卡培他滨联合使用，其 PFS 中位数达到 11.1 个月，这一结果显著优于拉帕替尼组；基于上述研究结果，我国国家药品监督管理局已批准吡咯替尼用于 HER2 阳性转移性乳腺癌的二线治疗。吡咯替尼在 HER2 阳性唾液腺导管癌（SDC）患者中的疗效及安全性的研究也正在全国各中心开展，2024 年美国临床肿瘤学会（ASCO）报道的Ⅱ期研究（NCT05087706）显示，吡咯替尼治疗 HER2 变异的晚期唾液腺癌（含复发 / 转移和局部晚期队列）ORR 达 90%，局部晚期队列 2 年 OS 率达 100%，PFS 中位数为 7.6 个月，提示其作为辅助治疗的潜力。奈拉替尼（neratinib）也是一种泛 HER 不可逆 TKI，也有报道在 HER2 阳性唾液腺癌脑转移患者中获得持久的缓解。

3. **HER2 抗体偶联药物** 抗体药物偶联物（antibody-drug conjugate，ADC）是通过一个化学链将具有生物活性的小分子药物连接到单抗上，单抗作为载体将小分子药物靶向运输到目标细胞中。DS-8201（德曲妥珠单抗）是一种新型 ADC，通过靶向 HER2 蛋白的抗体与化疗药物结合，实现对肿瘤细胞的精准杀伤。其核心优势在于对 HER2 低表达或过表达的多种实体瘤均展现显著疗效，尤其在乳腺癌、胃癌等领域具有突破性进展。DESTINY-PanTumor02 研究显示，DS-8201 治疗 HER2 阳性实体瘤（含唾液腺癌）的 ORR 达 42.1%，PFS 中位数为 12.5 个月，其中 HER2 阳性唾液腺癌的 ORR 达 47.1%，疾病控制率（disease control rate，DCR）92.9%，缓解持续时间中位数（duration of remission，DOR）12.9 个月；2025 年 NCCN 指南将其列为 HER2 阳性唾液腺癌的二线治疗推荐。

2025 年 ASCO 口头报告显示，国产原研 HER2 ADC SHR-A1811 治疗 HER2 阳性唾液腺癌的 ORR 为 85.7%，DCR 为 100%，且对 HER2 低表达患者也有一定疗效。

HER2 ADC 的优势是对于 HER2 弱表达的患者也有一定疗效，为此部分患者的精准治疗提供了新方向。

三、唾液腺癌 HER2 靶点治疗耐药机制及治疗策略

HER2 靶向治疗的耐药机制的研究是在乳腺癌中进行的，主要有下游和旁路信号激活或抗原表位缺失及隐藏：产生一个截断的 HER2 癌蛋白，利用中间附近的替代翻译起始位点 HER2 mRNA；产生的蛋白质被称为 p95HER2，缺乏大部分细胞外结构域，使其无法识别治疗性抗体，从而导致获得耐药性。针对第一种可以采用联合治疗，依维莫司联合曲妥珠单抗可逆转 PI3K/AKT/mTOR 通路耐药；针对第二种情况，可能需要采用不可逆的 HER2 TKI 治疗。此外，针对 HER2 的新型药物如 HER2 双特异性抗体，以及联合包括免疫检查点抑制剂和细胞免疫治疗等都是未来的研究方向。

综上所述，采用 HER2 靶向治疗能明显提高 HER2 阳性晚期唾液腺癌的治疗疗效并延长生存期。国际上对于唾液腺癌这一类罕见肿瘤，常用的药物治疗需采用泛瘤方案（agnostic therapy），也和精准治疗的“篮子”实验相吻合，避免出现罕见肿瘤患者得不到有效治疗的困境。

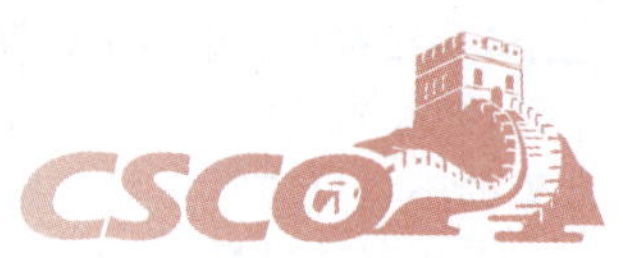

双特异性抗体在复发转移性头颈部鳞癌的研发进展

郭晔
同济大学附属东方医院

双特异性抗体(bispecific antibody,BsAb)是一种能同时结合两个不同抗原或同一抗原上不同表位的抗体分子。在肿瘤治疗中,它们通过多种独特的作用机制,克服了传统单克隆抗体的局限性,展现出巨大的潜力。双特异性抗体在抗肿瘤治疗中的作用机制主要基于其同时靶向两个分子的能力,从而实现以下3种抗肿瘤效应。

1. 桥联细胞,介导免疫细胞杀伤 BsAB的一条结合臂与肿瘤细胞表面特异性抗原结合,另一条结合臂则与效应免疫细胞(如T细胞、NK细胞、巨噬细胞等)表面的激活受体结合。通过这种"桥联"作用,双抗能够将效应细胞直接拉到肿瘤细胞附近,激活效应细胞,并诱导其对肿瘤细胞进行特异性杀伤。

2. 双靶点信号阻断 肿瘤的发生发展往往涉及多个信号通路的异常激活。BsAB可以同时结合肿瘤细胞上的两个关键受体或其配体,从而更有效地阻断多条信号通路,抑制肿瘤细胞的增殖、生存和转移。这有助于克服肿瘤细胞的耐药机制,提高治疗效果。

3. 克服肿瘤微环境中的免疫抑制 肿瘤微环境通常具有免疫抑制特性,阻碍免疫细胞的有效杀伤。一些BsAB可以同时靶向免疫抑制分子(如PD-1/PD-L1、CTLA-4等)和肿瘤抗原或激活受体,从而解除免疫抑制,增强抗肿瘤免疫反应。

目前,复发转移性头颈部鳞癌(recurrent/metastatic head and neck squamous cell carcinoma,R/M HNSCC)已经进入了免疫治疗的时代,这部分患者的预后显著改善。在一线治疗中,帕博利珠单抗单药(针对CPS≥1人群)、帕博利珠单抗或菲诺利单抗联合含铂类化疗成为R/M HNSCC的标准治疗;在挽救治疗中,对于一线未暴露免疫治疗的患者,纳武利尤单抗成为HNSCC的二线标准治疗。对于一线接受了免疫治疗并且出现耐药的R/M HNSCC患者,目前缺乏标准的挽救治疗方案,多个ADC正在进行关键注册研究。近年来,BsAB在多种实体瘤和血液肿瘤中取得了突破,本文将主要介绍其在R/M HNSCC中的研发进展。

一、Bintrafusp alfa(M7824,PD-L1/TGF β双抗)

Bintrafusp alfa是一种PD-L1/TGFβ的BsAB,其是由一个抗PD-L1抗体(avelumab)与一个TGF-β(转化生长因子-β)受体Ⅱ抗体融合而成的。TGF-β是一种多功能细胞因子,广泛参与细胞增殖、分化、凋亡、免疫调节以及组织修复等过程。在肿瘤微环境中,TGF-β可以通过调控免疫细胞的功能,影响肿瘤的生长、转移和免疫逃逸。因此,PD-L1/TGFβ双抗通过抑制TGF-β理论上能够通过调节免疫微环境达到解除免疫抑制的作用,从而进一步改善免疫检查点抑制剂(ICIs)的疗效。在针对bintrafusp alfa的Ⅰ期临床试验的HNSCC队列中,32例既往未暴露过免疫治疗的R/M HNSCC接受了bintrafusp alfa(1 200mg,每2周1次)的治疗。结果显示,客观缓解率(objective response rate,ORR)为13%,无进展生存期(progression free survival,PFS)和总生存期(overall survival,OS)中位数分别为1.4个月和9.1个月。亚组分析显示,HPV阳性人群的ORR为33%(3/9),但PFS和OS并没有较总体人群有明显的提高。在毒性方面,3级的治疗相关性不良事件(treatment-related adverse event,TRAE)的发生率为34%,主要表现为斑丘疹、肝药酶升高、贫血、血糖升高和甲状腺功能亢进。在另一项针对HPV阳性肿瘤的Ⅰ/Ⅱ期临床试验的汇总分析中,确认的ORR为30.5%,其中HPV阳性HNSCC获得了40%的ORR(6/15)。虽然bintrafusp alfa的安全性总体可控,但疗效并没有显示出相较于抗PD-1单抗的明显优势,随着其与帕博利珠单抗在肺癌头对头研究的失败,bintrafusp alfa已经停止了临床研发。

二、依沃西单抗(AK112,PD-1/VEGF双抗)

依沃西单抗是一种PD-1/VEGF的BsAB,其抗PD-1抗体(派安普利单抗)的单链可变片段(single-chain fragment variable,scFv)通过一个柔性接头基因融合到抗VEGF抗体(贝伐珠单抗)重链的C末端,并采用独特的四价设计。依沃西单抗通过同时阻断PD-1和VEGF通路,后者同时能够抑制髓源性抑制细胞(MDSCs)和调节性T细胞(Tregs)的积累,从而实现了免疫和抗血管生成的双重协同作用。一项Ⅱ期研究入组了30例PD-L1阳性且未经系统性治疗的R/M HNSCC患者,其中10例接受了依沃西单抗的单药治疗(10mg/kg,每3周1次),20例接受了依沃西单抗联合抗CD47

单抗 ligufalimab（45mg/kg，每 3 周 1 次）的联合治疗。结果显示，单药组和联合组的 ORR 分别为 30% 和 60%，PFS 中位数和 OS 中位数分别为 5.0 个月和 7.1 个月，联合治疗并没有明显增加 TRAE 的发生率。目前，一项比较依沃西单抗联合 ligufalimab 对比帕博利珠单抗一线治疗 PD-L1 阳性 R/M HNSCC 的Ⅲ期随机对照研究正在开展。

三、Izalontamab（SI-B001，EGFR/HER3）

Izalontamab 是一种 EGFR/HER3 的 BsAB，其结构由抗 EGFR 的人源化 IgG_1 抗体与两个抗 HER3 的 scFv 通过甘氨酸 - 丝氨酸连接子融合而成，在临床前显示出针对 HNSCC 的高度抗肿瘤活性。HER3 作为 HER 家族的成员之一，虽然其缺乏天然配体，但能够与 EGFR 或 HER2 形成异二聚体从而激活包括 PI3K/Akt 在内的多个下游信号通路，从而促进肿瘤细胞存活、增殖、迁移和抗凋亡。因此，EGFR/HER3 双抗不但能够直接抑制肿瘤相关信号通路，并且有助于克服 EGFR 抑制剂的耐药发生，从而发挥协同增效的作用。一项Ⅱ期临床试验入组了 42 例经免疫治疗失败的且未暴露过抗 EGFR 单抗的 R/M HNSCC 患者，其中 11 例接受了 izalontamab 的单药治疗（16mg/kg，每周 1 次），31 例患者接受了 izalontamab 联合紫杉类（紫杉醇或多西他赛）的联合治疗。初步结果显示，单药组的 ORR 为 22.2%，PFS 中位数为 2.7 个月；联合组在获得肿瘤评价的 22 例中的 ORR 为 45.5%（其中联合紫杉醇组的 ORR 为 64.3%），PFS 中位数为 5.1 个月。在毒性方面，单药组各有 1 例次发生甲沟炎和低镁血症的 3 级 TRAE，联合组的常见 3 或 4 级 TRAE（≥5%）为皮疹、白细胞下降和贫血。目前，izalontamab 联合紫杉醇的临床试验正在继续开展之中。

四、Ficerafusp alfa（BCA101，EGFR/TGFβ 双抗）

Ficerafusp alfa 是一种 EGFR/TGFβ 的 BsAB，其结构由抗 EGFR 单抗与 TGF-β 受体Ⅱ抗体融合而成。Ficerafusp alfa 的设计理念之一是利用 EGFR 在肿瘤细胞上的高表达，将其作为“特洛伊木马”将 TGF-β 结合结构域直接递送到肿瘤部位。这样可以确保 TGF-β 抑制作用主要发生在需要它的地方，即肿瘤微环境内部，从而最大程度地发挥局部抗肿瘤效果并减少全身性副作用。理论上，ficerafusp alfa 有助于在富集肿瘤的微环境中特异性地抑制 TGFβ 的功能，从而增强抗 EGFR 的作用，并且联合 ICIs 具有协同增效的作用。在一项Ⅰb 期研究中，42 例未经系统性治疗的 R/M HNSCC 患者（CPS≥1）接受了 ficerafusp alfa（1 500mg，每周 1 次）联合帕博利珠单抗（200mg，每 3 周 1 次）的一线治疗。结果显示，在其中 30 例 HPV 阴性患者中，确认的 ORR 为 64%，PFS 中位数和 OS 中位数分别为 9.9 个月和 21.3 个月，DOR 中位数为 21.7 个月。在毒性方面，3 或 4 级 TRAE 发生率为 50%，常见的包括贫血、痤疮样皮疹和疲劳。目前，一项针对 HPV 阴性 R/M HNSCC、名为 FORTIFI-HN01 的Ⅱ/Ⅲ随机对照研究正在开展，其包含 ficerafusp alfa 的剂量优化（750mg/ 周或 1 500mg/ 周）以及联合帕博利珠单抗对比安慰剂联合帕博利珠单抗的一线治疗，采用 ORR 和 OS 作为双重主要终点。

五、Petosemtamab（MCLA-158，EGFR/LGR5 双抗）

Petosemtamab 是一种 EGFR/LGR5 的 BsAB，其采用 1∶1 的抗体结构分别靶向 EGFR 和 LGR5（富含亮氨酸重复序列的 G 蛋白偶联受体 5）。LGR5 作为肿瘤干细胞的重要标志，其通过与 Wnt/β-catenin 信号通路的相互作用，帮助维持肿瘤干细胞的特性从而与抗肿瘤治疗的耐药密切相关。研究表明，LGR5 在多种类型的癌症包括头颈部鳞癌等中具有高表达，且 LGR5 高表达的肿瘤通常具有更强的转移能力。这可能是因为 LGR5 能增强细胞间的黏附性和迁移性，同时也能促进肿瘤微环境中的免疫逃逸机制。在一项Ⅱ期临床试验中，82 例既往暴露过免疫治疗和铂类化疗的 R/M HNSCC 接受了 petosemtamab（1 500mg，每 2 周 1 次）的治疗。结果显示，在具有可评价病灶的 75 例中，ORR 为 36%，PFS 中位数和 OS 中位数分别为 5.1 个月和 12.5 个月。在毒性方面，输液相关反应（22.2%）是最常见的 3/4 级 TRAE，通常发生于第一个周期，其他 TRAE 包括低镁血症（7.4%）和痤疮样皮疹（3.7%）。目前，一项针对既往免疫治疗和铂类化疗失败的 R/M HNSCC、名为 LiGeR-HN2 的Ⅲ期随机对照试验正在开展，比较 petosemtamab 和研究者的选择（西妥昔单抗、甲氨蝶呤或多西他赛），采用 ORR 和 OS 作为双重主要终点。在另一项Ⅱ期临床试验中，45 例未经系统治疗的 R/M HNSCC 患者（CPS≥1）接受了 petosemtamab（1 500mg，每 2 周 1 次）联合帕博利珠单抗（400mg，每 6 周 1 次）的一线治疗。结果显示，在具有可评价病灶的 43 例患者中，ORR 为 63%，其中 HPV 阳性和阴性患者分别为 50% 和 66%，总体人群的 PFS 中位数为 9 个月，OS 中位数尚未达到。在毒性方面，3/4 级 TRAE 发生率为 44%。由于采用积极的预处理方案，3/4 级的输液相关反应仅为 7%，其他常见 TRAE（≥5%）包括乏力、痤疮样皮疹、低镁血症和腹泻。目前，一项针对 R/M HNSCC、名为 LiGeR-HN2 的Ⅲ期随机对照试验正在开展，比较 petosemtamab 联合帕博利珠单抗对比帕博利珠单抗，同样采用 ORR 和 OS 作为双重主要终点。

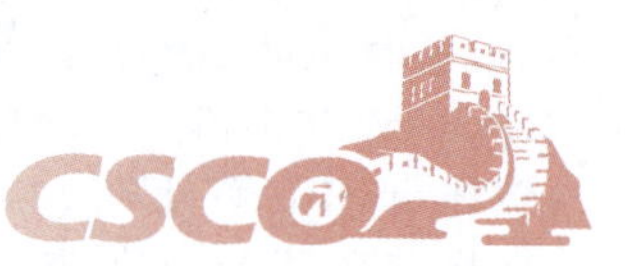

局晚期头颈部鳞癌的新辅助免疫治疗：放疗视角

许婷婷　胡超苏
复旦大学附属肿瘤医院

放射治疗是头颈部鳞状细胞癌（head and neck squamous cell carcinoma，HNSCC）重要的局部治疗手段。流行病学数据表明，放射治疗能够改善临床预后和器官功能，约 75% 的 HNSCC 患者可从放射治疗中获益。在一些早期 HNSCC 中（如喉咽癌和口咽癌），放射治疗可以代替手术切除，获得相似的肿瘤局部区域控制。对于局部区域晚期不适宜手术的患者，国内外指南均推荐采用含铂同步放化疗策略。根治术后具有高危复发风险的患者也需要接受术后辅助放疗 / 同步放化疗。另外，放射治疗还具有器官功能保留的优势，在多学科综合治疗中扮演重要角色。

一、放疗联合免疫治疗的理论基础

免疫治疗可以通过激活或增强人体自身的免疫系统，依靠免疫细胞识别和清除肿瘤细胞，从而达到控制和治疗肿瘤的目的，单独使用时有效率并不高，与其他疗法结合可增强其效应。相较于其他系统性药物治疗（化疗、靶向药物），放射治疗与免疫治疗具有不同的毒性谱，安全性好；直线加速器区域普及率高，具有可及性；并且被证实具有显著的免疫调节作用，包括：①上调新抗原编码基因，增强癌细胞的抗原性；②诱导免疫原性细胞死亡（immunogenic cell death，ICD），同时释放及启动损伤相关分子模式（damage-associated molecular patterns，DAMPs），上调肿瘤免疫微环境（tumour microenvironment，TME）中免疫刺激性细胞因子，如Ⅰ型干扰素和 C-X-C 基序趋化因子配体 10（C-X-C motif chemokine ligand 10，CXCL10）等，并将趋化和激活信号传递给宿主免疫系统；③增加 MHC Ⅰ类分子上的新抗原呈递，从而提高细胞毒性 T 淋巴细胞（cytotoxic T lymphocyte，CTL）对癌细胞的识别。目前已经在多种免疫功能正常的小鼠模型中发现，放疗与免疫检查点抑制剂（immune checkpoint inhibitors，ICIs）或其他免疫治疗药物具有协同作用。

然而，现有研究结果表明采用常规的放疗技术、分割模式和照射范围也可能造成潜在的免疫抑制效应，妨碍其与免疫治疗产生积极的相互作用。相关机制包括：①乏氧相关 TME 的重塑，募集具有免疫抑制特征的 M_2 型肿瘤相关巨噬细胞（tumour-associated macrophages，TAMs）、调节性 T 细胞（regulatory T cell，Treg）和耗竭 T 细胞（exhausted T cell，Tex），同时肿瘤间质中癌症相关成纤维细胞（cancer-associated fibroblast，CAF）促进转化生长因子 -β1（TGF-β1）分泌，导致细胞外基质（extracellular matrix，ECM）过度沉积；②乏氧导致 MHC Ⅰ类分子的下调和自噬等应激反应途径的激活，限制颗粒酶 B 等 CTL 效应分子的细胞毒性作用，使肿瘤细胞对 CTL 产生抵抗；③当照射范围包括淋巴结和 / 或大量血循环时，产生肿瘤外免疫抑制，包括淋巴结功能障碍和淋巴细胞数量减少。

二、改变传统放疗模式与免疫治疗的协同机制

通过调整放射治疗的策略来使其更好地适应免疫效应可能是放免联合更好发挥协同作用的可行方法。立体定向放射治疗（stereotactic radiotherapy，SBRT）技术采用大分割、短疗程的方式达到放射消融效果，一般指单次照射剂量在 5Gy 以上，照射次数在 1~10 次的精准放疗技术。除了广泛应用于转移灶的局部治疗外，也可以针对范围相对局限的原发灶来实施治疗。其优势包括：产生原位疫苗效应，激发局部及全身免疫反应；豁免肿瘤淋巴引流区（tumour-draining lymph node，TDLN）照射，可增加抗原呈递和 T 细胞激活；并减少对外周血循环淋巴细胞的杀伤，与免疫治疗产生协同。然而，尽管针对影像学可见病灶实施 SBRT 与免疫治疗的联合可增强系统性免疫效应，改善局部控制和远处转移，但研究发现淋巴引流区的区域控制仍然依赖于选择性颈部清扫或淋巴结照射。

另一方面，低剂量放疗（通常为 0.5~1Gy 每分次）可对肿瘤微环境重编程并改善免疫效应细胞功能，单独应用或与 ICIs 联合，均显示具有将免疫荒漠型“冷”肿瘤病变转化为免疫活跃型“热”肿瘤的作用，可以使巨噬细胞向 M_1 型极化，增加 $CD8^+$ T 淋巴细胞和自然杀伤细胞（natural killer cell，NK）浸润，降低 TGF-β1 等免疫抑制因子的表达。将 SBRT 与低剂量放疗（单次照射或间隔数次照射）相结合的新尝试，作为一种潜在有效和安全的策略，可能进一步提高放射治疗 - 免疫治疗联合的应答率，该模式正在积极地探索中。

越来越多的临床前数据显示,采用带电粒子(如质子或碳离子)代替光子射线进行照射不但具有剂量学上的获益,从更好地适应和助力免疫治疗的角度来看,还具有潜在的免疫调节优势。在动物模型中,碳离子放疗已被证明能更好地引发ICD并有与ICIs协同作用的能力,可能与碳离子具备更强的耗竭免疫抑制性髓源性抑制细胞(myeloid-derived suppressor cells,MDSCs)的能力有关。质子调强放射治疗(intensity modulated radiation therapy,IMRT)可通过缩小低剂量照射范围而降低严重的淋巴细胞减少症,潜在改善免疫抑制微环境。一项单臂前瞻性临床研究(NCT05364411)已经启动,以进一步研究IMPT对HNSCC患者免疫系统的影响。质子治疗和ICIs联合使用的初步结果令人鼓舞,在多线治疗失败的复发或转移性HNSCC患者队列中,ORR为23%,OS中位数为11个月。

此外,空间分割放疗(spatially fractionated radiotherapy,SFRT),也称为网格疗法,一般用于治疗体积庞大的恶性肿瘤,在姑息治疗中能显著缓解症状,达到肿瘤局部控制,物理和放疗设备的进步为SFRT提供了更多的保障。其生物学效应涉及旁观者效应、血管损伤和抗肿瘤免疫反应,有望与免疫治疗产生协同,在局晚期患者中发挥作用。

三、术前新辅助免疫联合放疗

不可切除局晚期HNSCC同期放化疗基础上联合新辅助化疗(多西紫杉醇、顺铂、氟尿嘧啶)的Ⅲ期研究均以失败告终。新辅助免疫治疗(neoadjuvant immunotherapy,NAIT)的优势在于初始治疗时能暴露较多肿瘤新抗原,患者免疫功能基本正常,且癌细胞未被先前治疗所筛选。新辅助免疫治疗在局晚期HNSCC中显示出令人鼓舞的疗效,尤其与化疗联合时,影像学和病理缓解率优于单纯化疗历史数据,提高了器官功能保留率。

一些临床研究尝试将SBRT和PD-1抑制剂联合治疗应用于新辅助治疗。美国Earle A Chiles研究中心纳入21例初发HNSCC患者(NCT03247712),新辅助阶段接受3次纳武利尤单抗及3或5次8Gy的SBRT照射后重新分期并手术切除,术后再次接受3次纳武利尤单抗巩固。新辅助放免联合取得86%的主要病理缓解(major pathological response,MPR)和67%的pCR。当然也有些研究的生存结果并不一致,如加州大学洛杉矶分校的研究假设新辅助免疫治疗(度伐利尤单抗1 500mg,每4周一次,2次联合或不联合替西木单抗)联合SBRT(5Gy×5次)足以清除HPV+口咽癌影像学未显示的颈部区域亚临床病灶,且为保证治疗的安全性,患者于第6~8周接受经口机器人手术(transoral robotic surgery,TORS)和同侧改良颈清扫术(ipsilateral modified radical neck dissection,MRND),术后度伐利尤单抗巩固治疗4周期(无术后辅助放疗)。但出乎意料的是,尽管pCR率达47%,但5例患者(5/19)复发,其中4例为区域复发,均为非pCR人群。而科罗拉多大学丹佛分校的一项1/1b期研究(NCT03635164)纳入初诊HPV阴性HNSCC患者,在标准手术治疗前3~6周接受一次新辅助度伐利尤单抗治疗,且与首次放疗同步(6Gy,2~3次照射)。患者最多接受6个周期度伐利尤单抗治疗,并在术后接受常规放疗。研究未观察到区域失败,pCR 44%,2年PFS约为75%。入组患者疾病驱动因素差异(HPV– vs. HPV+)以及方案设计差异(是否接受术后放疗/放化疗)可能是造成肿瘤局部区域控制差异的原因。

新辅助免疫治疗具有巨大潜力,可通过缩瘤、降期,实现器官功能保留。SBRT和PD-1抑制剂联合治疗应用于新辅助治疗仍处于探索阶段,需要进一步评估该方案的安全性、明确SBRT与免疫治疗联合的最佳时序,并根据治疗应答细化后续治疗策略。

四、免疫联合化疗诱导后的减强度放疗

诱导化疗敏感性是放疗疗效的理想预测指标,尽管其在包括口咽癌在内的HNSCC中的改善生存的意义仍存在争议,但一些学者在前期的探索中还发现了诱导化疗在HPV相关口咽癌中指导降低强度放化疗的价值。多项临床研究(ECOG 1308、RAVD、IChoice01和OPTIMA等)评估基于对诱导化疗的反应来进行低强度治疗,诱导化疗后肿瘤退缩50%以上接受降低放疗剂量和/或去同步顺铂化疗可以获得与标准治疗相似的肿瘤控制及更好的生活质量,因此提高诱导化疗的有效率至关重要。ICIs联合新辅助化疗的方案可以进一步提高肿瘤应答,在国内外的相关研究中发现联合免疫治疗可以较仅做化疗的历史数据明显提高pCR和MPR。在HPV+口咽癌中已有免疫联合化疗诱导后减强度放疗的相关探索。

OPTIMA Ⅱ研究纳入77例T_{3-4}和/或N_{2-3}免疫组化p16阳性口咽癌患者(排除低风险T_{1-2}和N_{0-1}),完成纳武利尤单抗+卡铂/白蛋白结合型紫杉醇三周期诱导化疗,随后根据患者对治疗的反应和风险状况进行分层。高风险被定义为T_4、N_{2c-3}(或N_{2b}伴类似N_3的大肿块)、吸烟超过20年包,或非HPV16亚型;其余被定义为低风险。退缩达到50%以上的低风险组给予单一治疗手段,采用TORS或单纯放疗50Gy/25分次(A组)。中危组包括退缩30%~50%的低风险患者或退缩50%以上的高风险患者,接受中等剂量同步放化疗:放疗50Gy/25分次联合同步顺铂(×2周期)或放疗45Gy(1.5Gy b.i.d.)联合紫杉醇+5-氟尿嘧啶+羟基脲(TFHX)(×3周期)(B组)。高危组包括高风险且退缩小于50%的患者,或低风险且退缩小于30%的患者,接受同步放化疗至70Gy联合同步顺铂(×3周期)或75Gy联合TFHX(C组)。放疗结束后,继续每4周给予辅助纳武利尤单抗480mg,持续6个月。新辅助纳武利尤单抗联合化疗的深度缓解率为70.8%,有利于降低后续根治性放疗剂量,甚至包括一些既往被排除在降级治疗方案中的高风险患者,观察到的2年生存率为91%。这种免疫联合化疗的筛选方法可以获得良好的生存率,并改善患者吞咽功能。

五、术后放疗前的免疫导入

NIVOPOSTOP研究是一项国际多中心Ⅲ期随机对照试验(NCT03576417)。共纳入680例患者,主要针对术后存在

高危复发因素的局晚期 HNSCC 患者，定义为存在以下一项或多项因素：淋巴结包膜外侵犯、切缘阳性、≥4 个淋巴结转移或多发周围神经侵犯。研究组在术后辅助放疗前 2 周采用 1 周期纳武利尤单抗导入治疗，随后常规同步放化疗联合 3 周期纳武利尤单抗，放疗结束后纳武利尤单抗继续维持治疗 6 周期。在 2025 年的 ASCO 会议上报道了初步结果，中位随访 30.3 个月，同步放化疗联合纳武利尤单抗对比常规同步放化疗可以显著提升 3 年无病生存率，分别为 52.5% vs. 63.1%（*HR*=0.76; 95% *CI*: 0.60~0.98）。因淋巴引流区照射可能削弱免疫效应，而诱导免疫治疗具有在放疗前建立抗肿瘤免疫反应的优势，因此在术后辅助放疗或放化疗前启用免疫治疗可能带来一定的改善疾病进展风险的价值。

六、小结

对于免疫治疗而言，放疗是双刃剑，激活免疫的同时也造成免疫抑制性微环境。改变传统的放射模式使其更好地适应免疫效应可能是放免联合更好发挥协同作用的可行方法，包括 SBRT、低剂量放疗、空间分割放疗及粒子放疗等。在 HNSCC 术前采用 SBRT 或低剂量放疗与 PD-1 抑制剂联合新辅助治疗已经获得一些初步经验，显示出潜力；在 HPV 相关口咽癌中采用免疫联合化疗诱导后的减强度放疗是热门的研究方向，取得相似的生存时间及更好的生活质量；在术后辅助放 / 放化疗前启用免疫治疗有利于在放疗前建立抗肿瘤免疫反应，可能带来一定的改善疾病进展风险的价值。

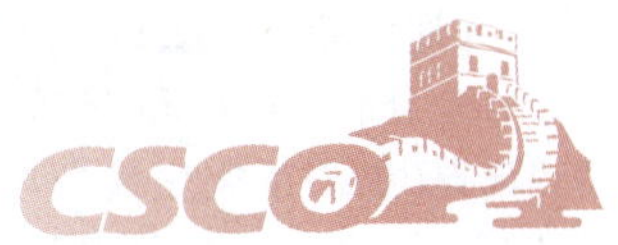

腺样囊性癌的分子机制及治疗进展

蒋雯　窦圣金　朱国培
上海交通大学医学院附属第九人民医院

一、引言

腺样囊性癌（adenoid cystic carcinoma，ACC）是一种可累及多器官系统的罕见恶性肿瘤，最常见于头颈部唾液腺，但也可能发生于乳腺、呼吸道、泌尿生殖系统等部位。尽管ACC通常生长缓慢，但其生物学行为高度侵袭，表现为显著的嗜神经侵犯倾向、高局部复发风险及易远处转移，部分患者甚至在初始治疗后数十年仍出现晚期复发或转移，给临床管理和随访带来巨大挑战。

目前，手术切除联合术后放疗是局限性ACC的标准治疗方案。然而，晚期或转移性ACC对传统化疗及靶向治疗反应有限，患者预后较差。近年来，随着对ACC分子机制的深入理解，尤其是*MYB*基因融合和Notch信号通路异常的发现，为开发精准诊疗策略提供了新方向。本文旨在综述ACC的组织学特征、关键分子机制及其临床意义，并系统分析当前治疗策略的局限性与新兴疗法的进展，为未来研究及临床实践提供参考。

二、流行病学特征和组织学背景

1. 流行病学特征　ACC全球年发病率约为每百万人口3~4.5例，占头颈部恶性肿瘤的1%。患者确诊年龄多为40~60岁，性别分布无显著差异。与其他头颈部肿瘤不同，ACC的发病与吸烟、饮酒等传统危险因素关联较弱，病因尚未完全明确。

2. 解剖分布　ACC主要发生于大唾液腺（如腮腺、颌下腺，占37%），其余病例源于小唾液腺或外分泌腺，常见部位包括口腔（22%）、乳腺（17%）、鼻腔及中耳（10%）。这种广泛的解剖分布提示ACC可能起源于多种腺体组织，表明其具有独特的发生机制。

3. 组织学特征　根据WHO的分类标准，ACC的组织学特征是由上皮细胞和肌上皮细胞组成的基底细胞瘤，表现出多种形态结构。根据组织学形态，ACC可分为三种主要类型：管状型（tubular）、筛状型（cribriform）和实性型（solid）。筛状型最为常见，表现为由上皮细胞和肌上皮细胞构成的岛状结构，其中含有多个囊性空间，形似“瑞士奶酪”。管状型表现为由两层细胞构成的小管道结构，而实性型则以实体细胞巢为主要特征，缺乏典型的囊性结构。

实性成分的比例在ACC的组织学分级中具有关键意义。根据当前分级系统，实性成分占比30%的则被归类为高级别，后者与更具侵袭性的临床行为和不良预后密切相关。这种基于形态学的分级系统已被证明具有预后意义，高级别ACC及高级别转化ACC通常表现出更高的复发率和更短的无病生存期（DFS）。值得注意的是，ACC还表现出显著的神经侵犯倾向，这一特征与其局部复发和患者疼痛症状密切相关，因为ACC更易累及感觉神经。免疫组化显示ACC表达CK7、SMA、p63及CD117等标志物，有助于诊断与鉴别。

三、ACC的分子特征及分子分型

1. 关键分子改变

（1）*MYB*融合基因：近年来的分子研究揭示了*MYB*基因改变在ACC发病机制中的核心作用。*MYB*基因位于染色体6q22~23，编码一个转录因子，参与调控细胞增殖、分化和凋亡。在ACC患者中，约60%~80%存在*MYB*相关的基因融合，其中*MYB*::*NFIB*融合是最常见的类型。这种融合导致*MYB*基因丧失了其3′末端的调控区域，从而促进MYB转录因子的持续性过表达。MYB的过表达通过多种机制促进肿瘤进展：首先，它抑制细胞凋亡程序，使肿瘤细胞逃避正常的程序性死亡；其次，它上调细胞周期相关因子（如CCND1），加速细胞周期进程，促进肿瘤细胞的异常增殖；再次，通过上调VEGFA、ICAM1和FGF2等因子，MYB过表达增强肿瘤的血管生成能力和转移潜能；最后，MYB与肿瘤的上皮-间质转化（epithelial-mesenchymal transition，EMT）密切相关，这一过程是肿瘤侵袭和转移的关键步骤。值得注意的是，即使在未检测到*MYB*::*NFIB*融合的ACC患者中，大多数仍表现出MYB蛋白的过表达，提示除了基因融合外，可能还存在其他调控MYB表达的机制。此外，研究还发现MYBL1（MYB家族的一个成员）也可能参与ACC的发生发展，特别是在不表达*MYB*::*NFIB*融合的肿瘤中。

（2）Notch信号通路异常：*NOTCH*突变和结构变异在ACC中的发生率约为20%~25%，是仅次于MYB相关改变的第二大遗传特征。Notch 家族包括四个跨膜受体(Notch1~4),在细胞分化、增殖和存活中发挥关键作用。在 ACC 中,*NOTCH1* 的激活突变最为常见,这些突变导致 Notch 信号的异常激活。Notch 信号通过多种机制参与 ACC 的发生发展:首先,它通过 MAPK 路径促进肿瘤细胞的增殖;其次,它影响细胞间的通讯,促进肿瘤的侵袭和转移;此外,Notch 信号还参与调控肿瘤血管生成,为肿瘤生长提供必要的营养和氧气供应。特别值得注意的是,*NOTCH1* 激活突变在实性(高级别)ACC 中更为常见,与更具侵袭性的表型和不良预后相关。

(3)其他分子改变:除了 *MYB* 融合和 *NOTCH* 突变外,ACC 还与其他几种基因改变相关。*TP53* 和 *PTEN* 的突变虽然在 ACC 中相对较少见,但在高级别、侵袭性 ACC 中的发生率较高。*TP53* 突变通常与肿瘤的恶性程度和预后不良相关,而 *PTEN* 突变则可能导致 PI3K-AKT-mTOR 通路的异常激活,增强肿瘤细胞对治疗的耐受性。研究还发现 B7H4 蛋白在 ACC 肿瘤中表达量上调,特别是在高侵袭性亚型中。B7H4 表达水平与患者的预后密切相关,高表达患者生存结局较差。另外,在 FGFR 信号通路中,ACC 肿瘤细胞存在 FGFR1v 剪接异构体的表达,这可能导致对 FGFR1 抑制剂的耐药性。在 FGFR1 抑制剂存在的情况下,肿瘤细胞可通过激活 AXL/AKT 通路维持生长能力,这一发现为联合靶向治疗提供了理论基础。

2. 分子分型与临床意义 基于分子病理研究结果,ACC 可分为以 *NOTCH* 突变为特点的 ACC-Ⅰ型和以 p63 表达阳性为特点的 ACC-Ⅱ型,两种亚型表现出不同的生物学行为和临床预后。ACC-Ⅰ型是侵袭性最强的 ACC 类型,具有以下特征:①病理组织学上以实体型为主;② *NOTCH1* 突变富集;③早期转移倾向,常迅速扩散至肝脏、骨骼和肺部等器官;④预后不良,生存期中位数约为 3.4 年。ACC-Ⅰ型还表现出独特的基因表达谱,包括与侵袭、转移和血管生成相关的基因集的上调。相比之下,ACC-Ⅱ型更为普遍,约占 ACC 病例的 66%,具有相对较弱的侵袭性。其特征包括:①病理组织学上以筛状或管状结构为主;② p63 表达阳性;③生长缓慢,总体病程较为惰性;④预后相对较好,患者生存期可达 20 年或更长。分子水平上,ACC-Ⅱ型表现出 AXL 的 RNA 和蛋白质表达显著提升,同时伴随 EGFR、MET、PI3K/AKT 和 RAS 信号通路的上调。ACC 的分子特征主要表现为 *MYB* 融合基因和 *NOTCH* 突变,这两种遗传改变在肿瘤的发生发展中扮演着关键角色。这种基于分子和病理特征的分型不仅具有预后意义,还为个体化治疗提供了理论基础。例如,ACC-Ⅰ型患者可能从 Notch 抑制剂治疗中获益,而 ACC-Ⅱ型患者则可能对 AXL 或 EGFR 抑制剂更为敏感。此外,这种分型也为临床试验的患者选择和分层提供了科学依据,有助于提高靶向治疗的成功率。

四、ACC 的治疗策略与进展

1. 传统治疗方法及局限性 手术联合放疗是局部 ACC 的标准疗法,但局部复发率仍高达 40%~60%,这主要归因于其浸润性生长模式和神经侵犯倾向。对于晚期或转移性 ACC,传统化疗的效果普遍不佳,客观缓解率(ORR)通常低于 30%。常用化疗方案包括以顺铂或多柔比星为基础的联合方案,但持久缓解罕见,且毒性明显。这些传统治疗方法的局限性强调了开发新型靶向治疗和免疫治疗策略的迫切需要。基于对 ACC 分子病理生理学的深入理解,针对关键信号通路的靶向药物已成为研究热点。

2. 靶向治疗研究进展

(1)mTOR 信号通路抑制剂:在 ACC 中,mTOR 通路常处于异常激活状态,这种激活可能与肿瘤的侵袭性、复发率和耐药性有关。mTOR 位于 PI3K-AKT 信号通路的下游,控制细胞生长、增殖和代谢。ACC 常见的 *MYB* 融合突变可以激活 PI3K-AKT-mTOR 信号通路;此外,部分 ACC 患者携带 *PI3K* 和 *PTEN* 突变,也能激活 mTOR;Notch 通路可以与 PI3K-AKT-mTOR 通路相互作用,共同促进肿瘤的进展。体外研究表明,mTOR 抑制剂可有效抑制 ACC 细胞系的生长。mTOR 的靶向抑制可减少 SACC-83 细胞系裸鼠异种移植物的肿瘤生长;并在 ACC 中诱导自噬和凋亡途径。在临床研究方面,韩国研究者开展了依维莫司(everolimus)在进行性不可切除 ACC 患者中的多中心Ⅱ期研究。依维莫司以每天 10mg 的剂量给药,直至疾病进展或出现不可接受的毒性。研究共纳入 34 名患者,4 个月无进展生存率(PFS)为 65.5%,PFS 中位数为 11.2 个月。虽然未观察到部分缓解(partial response,PR)或完全缓解(complete response,CR),但 27 例(79.4%)患者达到疾病稳定(stable disease,SD),13 例患者(38.2%)的 SD 持续 6 个月或更长。在 18 名治疗前后进行 FDG-PET 扫描的患者中,8 名患者(44.4%)表现出部分代谢反应,即 SUV_{max} 降低 ≥ 25%。最常见的不良事件包括口腔炎、贫血、乏力和白细胞减少,未报告意外的依维莫司相关毒性。这些结果表明,依维莫司对 ACC 显示出一定的疗效和良好的耐受性。

(2)联合治疗策略:鉴于单一靶向药物在 ACC 治疗中的有限效果,研究者开始探索联合治疗策略。免疫调节和抗血管生成药物来那度胺(lenalidomide)与 mTOR 抑制剂在临床前模型中表现出协同抗癌作用。MD 安德森癌症中心在晚期癌症患者中进行了联合治疗的Ⅰ期研究,40 例可评估患者中有 1 例(2.5%)达到部分缓解,19 例(48%)疾病稳定,6 例(15%)患者的疾病稳定持续 ≥ 6 个月。疾病稳定 ≥ 6 个月的肿瘤类型包括软组织肉瘤(2/5,40%)、腺样囊性癌(1/4,25%)、腮腺癌(1/2,50%)、肾上腺皮质癌(1/3,33%)和神经内分泌癌(1/4,25%)。PFS 中位数为 2.2 个月(95% *CI* 1.5~2.9),总生存期(OS)中位数为 7.8 个月(95% *CI* 5.1~10.6)。埃默里大学 Winship 癌症研究所随后开展了来那度胺联合依维莫司治疗实体瘤的 1 期临床研究,36 例可评估患者中有 5 例(13.8%,其中 ACC 患者 3 名)达到部分缓解,24 例(55.8%)疾病稳定,7 例(19.4%)疾病进展。这些结果表明,mTOR 抑制剂单独或联合来那度胺在 ACC 治疗中显示出一定的疗效,但药物的组合和配比仍需进一步探索和研究。

(3)Notch 信号通路抑制剂:Notch 信号通路与癌症干细胞特性密切相关,因此其抑制剂在 ACC 治疗中的应用备受关注。初步临床研究显示,针对 Notch1 的单克隆抗体 brontictuzumab 在 12 例 ACC 患者中有 2 例达到部分反应,3 例患者的病情稳定。在早期临床研究中,Pan-Notch 抑制剂 CB103 表现出抑制肿瘤活性,使部分患者的疾病得到稳定。但胃肠道毒性限制了此类药物在 ACC 治疗中的广泛应用。因此,开发更为特异且毒性更低的 Notch 抑制剂,或探索间歇

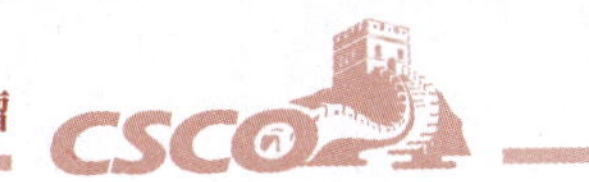

给药方案，可能是未来研究的重要方向。

让研究者感兴趣的是反式维A酸作用于ACC上述的两个常见生物学靶点。全反式维A酸可以抑制*MYB*::*NFIB*融合基因蛋白产物的表达；此外也可以抑制*NOTCH1*突变基因的产物表达以及相应的功能。可惜相关的临床探索并不顺利，单药治疗组ORR为0，联合了低剂量抗血管生成酪氨酸激酶抑制剂（TKI）阿帕替尼后ORR为18.8%，疗效与单用抗血管生成靶向药物类似，但可以降低此类药物的剂量，同时降低其相关不良反应。

（4）其他靶向治疗：除了上述靶点外，研究者还探索了其他多种分子靶点在ACC治疗中的潜力。蛋白酶体抑制剂bortezomib在相关临床试验中虽未表现出显著的客观缓解，但有17例患者的病情稳定，提示其可能具有一定的疾病控制作用。靶向EGFR的药物如gefitinib和cetuximab在ACC临床试验中未观察到客观反应。相比之下，多靶点TKI cabozantinib和lenvatinib显示出较高的疾病控制率。特别是cabozantinib，通过同时靶向VEGFR、MET、AXL等多个受体酪氨酸激酶，在临床试验中表现良好，预示其在ACC治疗中具有潜在的临床应用价值。

此外，联合疗法的研究也在进行中，包括IGF1R、EGFR和ALK的三重组合抑制剂。虽然初步效果不明显，但这些联合治疗显示出降低MYB表达的潜力。另外，抗血管生成药物axitinib与免疫检查点抑制剂avelumab的联合疗法显示出一定的有效性，为ACC治疗提供了新的思路。然而，这些新兴治疗策略的真正疗效仍需更多的临床试验来验证。

3. ACC的免疫微环境特征及免疫治疗策略 ACC作为一种罕见且具有独特生物学行为的恶性肿瘤，其免疫微环境特征近年来逐渐受到关注。多项研究表明，ACC具有典型的“免疫冷肿瘤”属性，表现为低肿瘤突变负荷（tumor mutation burden，TMB）、PD-L1表达缺失、抗原呈递机制（antigen presentation machinery，APM）功能抑制以及免疫细胞浸润水平低下。这些特征共同构成了ACC对免疫治疗反应不佳的分子基础。KEYNOTE028研究中帕博利珠单抗（pembrolizumab）治疗R/MACC的初步数据显示，6个月的OS率为76%，6个月的PFS率为17%。在20个月的随访中，缓解率为12%，其中3例患者达到部分缓解，没有完全缓解，反应持续时间中位数为4个月。同样，纳武利尤单抗（nivolumab）在多中心临床试验中的缓解率达到8.7%，PFS中位数为4.9个月，疗效不算理想。

尽管如此，研究者仍在探索提高ACC免疫治疗敏感性的策略。一种方法是通过靶向治疗改变肿瘤微环境，增强免疫细胞浸润和抗原呈递。例如，HDAC抑制剂和DNA甲基化抑制剂已被证明可以上调MHC分子表达，增强肿瘤细胞的免疫原性。另一种策略是联合靶向治疗和免疫治疗，如抗血管生成药物与免疫检查点抑制剂的联合应用，这种组合可能通过改善肿瘤血管正常化，促进免疫细胞浸润和功能恢复。但抗血管生成药物axitinib与免疫检查点抑制剂avelumab的联合实际效果并不理想，40名入组患者中，确认的ORR为18%，6个月的ORR仅为14%。联用放疗的免疫联合也没观察到放射治疗区域以外的客观反应；疾病稳定12例，患者的最佳反应率2组无差异。

虽然目前针对ACC的免疫治疗研究相对有限，随着单细胞测序和空间转录组学等高通量技术的应用，研究者对ACC免疫微环境的理解不断深入，为开发更有效的免疫治疗策略提供了新的机遇。

五、个体化治疗前景与挑战

1. 基于分子分型的治疗策略 ACC患者之间存在显著的分子和临床异质性，这一特点强调了个体化治疗方法的重要性。基于ACC的分子分型，可以为不同亚型患者制定针对性的治疗策略。例如，对于伴有*NOTCH1*激活突变的ACC-Ⅰ型患者，Notch抑制剂可能是合理的治疗选择。而对于表现出AXL和EGFR上调的ACC-Ⅱ型患者，AXL抑制剂或EGFR抑制剂可能更为适用。针对FGFR1v剪接异构体表达导致的FGFR1抑制剂耐药，AXL和FGFR1抑制剂的联合使用有望打破耐药性，提升肿瘤药物的杀伤能力。此外，基于患者肿瘤的全面分子谱分析，可以识别其他潜在的治疗靶点和药物敏感性标志物。例如，对于携带*PI3K*或*PTEN*突变的患者，PI3K/AKT/mTOR通路抑制剂可能是有效的选择；对于表现出高表达水平的DNA修复缺陷的患者，PARP抑制剂可能具有潜在价值。类似的，对于表现出多通路激活的ACC，针对关键节点的联合抑制可能提供协同效应，增强治疗效果并延缓耐药性出现。

2. 转化研究的挑战与未来方向 尽管ACC分子研究取得了显著进展，但将这些科学发现转化为临床应用仍面临诸多挑战。首先，ACC的罕见性限制了大规模临床试验的开展，导致证据级别有限；其次，ACC的异质性使得治疗反应预测复杂化，需要更精确的生物标志物来指导治疗选择；最后，ACC患者的长期生存特性要求临床试验设计考虑更长的随访期和更合适的终点评估标准。

未来研究方向包括：①开发更精确的ACC分子分型系统，整合基因组、转录组和蛋白质组数据；②建立国际多中心协作网络，促进罕见肿瘤的研究和知识共享；③探索液体活检和循环肿瘤DNA在ACC监测和早期干预中的应用；④开发更具特异性的靶向小分子和抗体药物，减少不良反应并提高治疗指数；⑤利用人工智能（artificial intelligence，AI）和机器学习技术，整合多组学数据，预测药物反应和耐药性。

六、小结与展望

ACC的分子异质性为精准治疗奠定基础，但靶向及免疫治疗疗效仍有限。联合治疗策略，如mTOR抑制剂与来那度胺的组合、Notch与MYC抑制剂的联用、AXL与EGFR或FGFR1抑制剂的组合等，及新型药物研发是突破方向。此外，尽管ACC具有“免疫冷肿瘤”的特征，免疫治疗如PD-1/PD-L1抑制剂联合其他靶向药物也正在探索中。未来，随着对ACC分子异质性理解的深入和新型靶向药物的开发，结合肿瘤分子分型和患者特异性生物标志物，个体化治疗是提高ACC治疗效果的关键。多中心合作与长期随访将推动这一罕见肿瘤的临床转化，我们有理由期待ACC患者的临床管理和预后将得到显著改善。

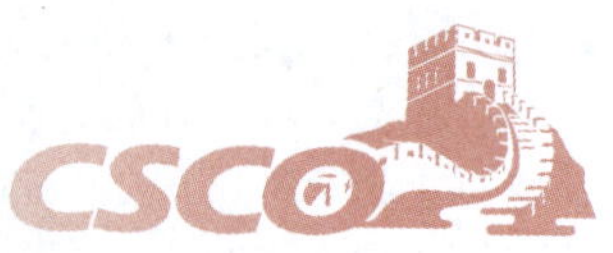

鼻咽癌的生物标志物研究进展

张露露　叶祖禄　黄永诗　孙颖　马骏　杜紫明
中山大学肿瘤防治中心

鼻咽癌(nasopharyngeal carcinoma, NPC)是一种起源于鼻咽部上皮细胞的恶性肿瘤,具有显著的地域分布特征,主要高发于中国南方、东南亚等地区。其主要风险因素包括EBV感染、遗传因素(如*HLA*基因多态性)、环境暴露(如吸烟、饮酒)以及饮食习惯(如腌制食品摄入)等。由于其早期症状如鼻塞、涕血和耳鸣常常被忽视,临床诊断滞后,约60%~70%的患者在初诊时已为Ⅲ~Ⅳ期,显著增加了复发、转移风险和治疗难度。因此开发无创、高效且可靠的生物标志物以期提高早筛率、优化预后评估、动态监测治疗反应及早期发现复发成为临床研究的迫切需求。随着高通量组学技术、液体活检手段和人工智能辅助分析方法的快速发展,研究者对血浆EBV DNA、EBV血清抗体、免疫治疗疗效预测分子、DNA甲基化、miRNA、T细胞受体(T-cell receptor, TCR)特征谱、口腔微生物组及多基因风险评分模型等多类生物标志物进行了系统探索并取得一定的突破。本文系统综述了最新研究成果,探讨了各类标志物的临床应用前景及发展趋势,以期助力鼻咽癌个体化诊疗与精准医学的实现。

一、血浆EBV DNA

(一) 早期筛查诊断

鼻咽癌发病隐匿,诊断滞后,大多数鼻咽癌患者确诊时已处于中晚期阶段,其复发转移风险显著增高,治疗难度增大。而早期鼻咽癌是可治愈的,对鼻咽癌的早期筛查及诊断至关重要。基于实时荧光定量PCR技术的血液EBV DNA检测是目前临床应用最广泛的筛查手段。研究表明,以500copies/mL为阈值,血浆或血清中EBV DNA对鼻咽癌的诊断灵敏度和特异度分别为89.1%和85.0%,血浆组的灵敏度和特异度优于血清组。香港中文大学CHAN团队开展的前瞻性队列研究进一步验证了血浆EBV DNA作为鼻咽癌早期筛查标志物的潜力,其灵敏度高达97.1%,特异度为98.6%,早期诊断率达到71%,阳性预测值为11%。这一结果表明,血浆EBV DNA可作为无症状人群早期筛查的可靠标志物,有助于提高鼻咽癌的早诊率和治愈率。此外,研究通过联合分析血浆EBV DNA的片段组学特征(如含量、片段大小、末端基序偏好性及甲基化特征),能够精准筛选出患癌风险比EBV DNA阴性人群高87.1倍的高危人群。考虑到靶向测序成本较高,研究建议先进行EBV DNA定量PCR检测,对EBV DNA阳性者进一步进行靶向测序,以减少假阳性结果,降低不必要的鼻内镜检查和MRI检查,同时优化风险分层,指导后续临床决策。

(二) 预后评估

血浆EBV DNA水平与鼻咽癌的肿瘤负荷密切相关,其拷贝数高低与总生存率(OS)、疾病无进展生存率(PFS)及无远处转移生存率(distant metastasis free survival, DMFS)呈显著相关。马骏院士研究团队通过将血浆EBV DNA水平整合进TNM分期,提出了新的鼻咽癌临床分期标准。研究结果显示,新分期标准显著提高了预后判断的准确性,能够更好地实现患者的分层管理,指导个体化治疗方案的制定。然而,目前EBV DNA检测仍面临标准化不足的问题,例如不同实验室的检测方法和阈值存在差异,治疗前EBV DNA拷贝数的分界值也需进一步明确,以提升其临床应用的一致性。

(三) 动态疗效评估

血浆EBV DNA水平不仅是治疗关键节点的重要指标,还可用于治疗过程中的动态监测。治疗过程中,EBV DNA水平的动态变化能够反映肿瘤的退缩情况和对放化疗的敏感性,成为评估治疗效果、判断治疗方案有效性的重要观察指标。在手术、放疗或化疗等治疗干预后,血浆EBV DNA载量降至阈值以下通常提示治疗效果理想;而EBV DNA持续阳性则可能意味着疗效不佳,存在肿瘤残留或耐药的风险。研究通过对鼻咽癌患者治疗全程的EBV DNA动态监测,建立了基于EBV DNA清除率的五分型体系,包括早反应A型、早反应B型、中等反应型、迟反应A型和迟反应B型以及治疗抵抗型,并提出了相应的干预策略。这一分型体系为临床医生提供了重要的参考依据,但如何根据EBV DNA水平的变化在不同治疗节点调整方案,仍需通过前瞻性临床试验进一步探索和验证。

(四) 复发与转移监测

鼻咽癌患者在接受根治性治疗后,随着肿瘤消退,EBV相关抗体(如VCA-IgA、EBNA1-IgA)的转阴通常具有较长的滞后性,而血浆EBV DNA水平能够迅速清零。因此,EBV

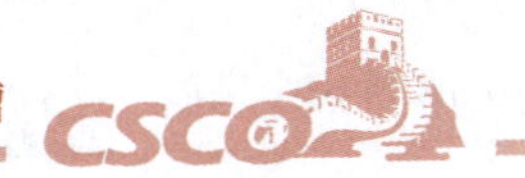

DNA 的持续阳性或再次升高通常预示着肿瘤复发或远处转移的可能性。研究表明，鼻咽癌复发患者的血浆 EBV DNA 阳性率在 56.4%~65% 之间，而远处转移患者的阳性率高达 94%~96%。此外，血浆 EBV DNA 阳性诊断时间比临床或影像学检查提前约 3.56 个月，显示出其在早期发现复发或转移中的优势。将血浆 EBV DNA 检测与影像学检查、鼻内镜及血清学指标联合应用，可显著提高鼻咽癌复发或转移监测的准确性，成为患者随访中的有效策略。

二、EBV 血清抗体标志物

（一）P85 抗体

P85 抗体（P85-Ab）是针对 EBV BNLF2b 蛋白上 P85 片段的总抗体，作为一种全新发现的鼻咽癌血清学标志物，显示出优异的临床应用潜力。厦门大学研究团队在大规模人群筛查队列中验证了 P85-Ab 的性能，其诊断灵敏度达 97.9%，特异度为 98.3%，阳性预测值为 10%，显著优于传统血清学标志物 EBNA1-IgA（灵敏度 68.1%）、VCA-IgA（灵敏度 55.3%）及二者的联合检测（灵敏度 72.3%），其灵敏度是后者的 1.3~1.7 倍。P85-Ab 检测的性能甚至优于血浆 EBV DNA 检测。目前，P85-Ab 检测试剂盒已通过医疗器械注册认证，为鼻咽癌的精准筛查和早期诊断开辟了新路径，具有重要的临床转化前景。

（二）VCA-IgA

病毒衣壳抗原（virus capsid antigen，VCA）是 EBV 复制过程中形成新病毒颗粒的结构蛋白，VCA-IgA 是 EBV 感染和病毒繁殖的标志物，其滴度水平随鼻咽癌病情的发展而变化。VCA-IgA 是目前临床上最常用的血清学筛查指标之一，当其滴度持续升高时，需高度警惕鼻咽癌的可能性。VCA-IgA 具有较高的诊断灵敏度，但特异度相对较低，因此常与血浆 EBV DNA 检测联合使用，以互补优势，应用于鼻咽癌的早期筛查、预后评估及复发转移风险监测。

（三）EBNA1-IgA

EBV 核抗原（EBNA）包括 EBNA1、EBNA2、EBNA3 和主导蛋白（LP），其中 EBNA1 是唯一在所有 EBV 相关肿瘤中持续表达的病毒编码抗原，主要负责维持病毒在宿主细胞内的潜伏感染。EBNA1-IgA 检测通常通过酶联免疫吸附试验（enzyme-linked immunosorbent assay，ELISA）实现，是鼻咽癌筛查的核心指标之一，可用于动态变化监测和预后判断，为临床诊断提供重要参考。

（四）VCA-IgA 与 EBNA1-IgA 联合检测

目前，鼻咽癌的初筛主要依赖 VCA-IgA 和 EBNA1-IgA 的联合检测。多项研究表明，双抗体联合检测的诊断性能优于单一抗体检测。台湾地区的研究显示，双抗体检测的灵敏度和特异度分别为 88.4% 和 94.9%；而在广东开展的前瞻性队列研究中，灵敏度和特异度分别为 72.3% 和 97.0%。后者灵敏度较低可能与随访时间较短及确诊病例增加有关。然而，双抗体联合检测的阳性预测值较低，导致筛查效率不高，增加了医疗成本和受试者的心理负担，降低了依从性。

（五）P85-Ab、EBV VCA-IgA、EBNA1-IgA 联合检测

厦门大学夏宁邵教授团队在广东中山开展的 24 852 人前瞻性研究发现，P85-Ab 联合 VCA-IgA 和 EBNA1-IgA 的检测方案可将特异度提升至 99.8%，阳性预测值从约 5% 提高至 44.6%。与单独 P85-Ab 检测相比，三抗体联合检测显著降低了误诊风险，减少了不必要的鼻内镜检查数量，大幅提升了鼻咽癌筛查的效能、成本效益以及患者的可接受度，为大规模人群筛查提供了更优策略。

（六）EBV 其他抗体

EBV 编码多种结构抗原，包括 VCA、早期抗原（early antigen，EA）、膜抗原（membrane antigen，MA）和核抗原（nuclear antigen，NA），不同抗原诱导的抗体产生时间和滴度变化各异。原发性 EBV 感染后，最早出现的抗体是 VCA-IgM，提示新近感染，但持续时间短，单独检测易漏诊。VCA-IgG 在 VCA-IgM 后出现，可持续多年甚至终身，低亲和力 VCA-IgG 提示急性感染，高亲和力 VCA-IgG 则反映恢复期或既往感染。EA-IgA 通常在急性感染后期出现，特异度高达 95%，与鼻咽癌的相关性优于 VCA-IgA。NA-IgG 出现最晚，标志既往感染，可持续终生。Zta 蛋白（由 *BZLF1* 基因编码）和 Rta 蛋白（由 *BRLF1* 基因编码）分别反映 EBV 从潜伏期到溶解性感染的转变，Zta-IgG 和 Rta-IgG 可作为早期筛查和治疗监测的辅助指标。多项研究表明，单一抗体检测各有优劣，联合检测可显著提高鼻咽癌筛查的灵敏度和特异度。

三、免疫治疗疗效预测生物标志物

免疫检查点抑制剂（如 PD-1/PD-L1 抑制剂）通过激活患者自身免疫细胞杀伤肿瘤，为鼻咽癌治疗带来新希望。鼻咽癌因富含免疫细胞（"热肿瘤"）特性，适合免疫治疗。2024 年，马骏院士团队率先验证 PD-1 抗体信迪利单抗联合放化疗治疗高危局部晚期鼻咽癌的疗效，显示其能够显著提高患者生存率，该方案已被纳入中国临床肿瘤学会指南，有望成为国际标准治疗方案，开启了局部晚期鼻咽癌免疫治疗新时代。

既往研究表明，鼻咽癌肿瘤细胞高表达 PD-L1 或肿瘤浸润淋巴细胞高表达 PD-1 的患者预后较差，但这一结论仍存在争议。最新研究显示，抗 PD-1 治疗的临床获益与 PD-L1 表达水平无关。鼻咽癌普遍具有低肿瘤突变负荷（TMB），因此 TMB 难以作为有效的疗效预测因子。2024 年，CONTINUUM 和 DIPPER 试验通过系统性纵向免疫分析发现，增殖性调节性 T 细胞（Ki-67 + Treg）的比例升高与 PD-1/PD-L1 抑制剂的更好临床反应（如肿瘤缩小或无进展生存期延长）显著相关，提示该细胞亚群可作为免疫治疗疗效预测的新指标。

四、甲基化标志物

（一）EBV DNA 甲基化标志物

EBV 的生命周期可分为潜伏期、裂解期个阶段。EBV 的潜伏到裂解期由 C-promoter（Cp）、W-promoter（Wp）、Q-promoter（Qp）三个基因的甲基化控制，转录不同的蛋白产物。多项研究证实在鼻咽发生高级别癌前病变时，可在鼻咽上皮中检测出 EBV，使用鼻咽拭子可直接采集病灶源的上皮细胞进行

EBV 检测。现已证实 EBV 在鼻咽癌组织中属于潜伏Ⅱ期感染，伴随 Cp 高甲基化，因此针对鼻咽脱落细胞来源 EBV 的 Cp 甲基化检测有助于鼻咽癌的辅助诊断。Zheng XH 等通过定量分析唾液中 EBV DNA 的甲基化水平，与对照组相比，鼻咽癌患者唾液中的 EBV DNA 甲基化水平显著升高；仅需检测单个 CpG 位点的甲基化状态，即可实现较高的鼻咽癌诊断灵敏度和特异度。

（二）体细胞抑癌基因甲基化标志物

抑癌基因启动子区 CpG 岛异常高甲基化导致基因功能失活，促进肿瘤发生，常发生于肿瘤早期，是早期诊断和风险评估的重要标志物。常用检测技术包括：①亚硫酸盐测序，作为 DNA 甲基化分析的“金标准”，可精确检测特定片段的 CpG 位点甲基化状态；②定量甲基化特异性 PCR（qMSP）或甲基化敏感 - 高分辨率熔解曲线（MS-HRM）PCR，用于特定基因甲基化检测；③全基因组甲基化分析，如甲基化 DNA 免疫共沉淀测序（MeDIP-seq）、全基因组亚硫酸盐测序（whole-genome bisulfite sequencing，WGBS）或基因芯片。研究表明，*VILL*、*DAPK1*、*CDH1*、*CDKN2A*、*CDKN2B*、*RASSF1*、*HOXA9*、*WIF1*、*RARB2* 等抑癌基因的甲基化水平可作为鼻咽癌诊断标志物。游离 DNA（cfDNA）中特定基因的甲基化水平与血浆 EBV DNA 拷贝数及疾病进展相关，凸显其在预后评估和疗效动态监测中的潜力。截至 2025 年 6 月，国家药品监督管理局（NMPA）已批准 40 余项甲基化检测试剂盒，涉及多种癌症，但鼻咽癌相关试剂盒尚未获批，亟需开发。

五、microRNA 标志物

（一）EBV 编码的 miRNA

EBV 编码的 BART 和 BHRF1 miRNA 家族在鼻咽癌中具有重要临床价值。鼻咽癌患者上皮细胞普遍携带 EBV，持续表达 BART miRNA，血浆样本中也可稳定检测其表达。这一病毒源性 miRNA 的组织与体液双重表达特征，使其成为鼻咽癌早期诊断和临床监测的潜在生物标志物。研究显示，BART7-3p、BART9-3p 及 BART13-3p 在患者血清中的表达水平显著高于健康对照组，诊断性能优于 EBNA1-IgA 和 EBV DNA。其中，BART13-3p 特异度达 97%，联合 BART7 和 BART13 可识别 90% 的鼻咽癌病例，显示出高效标志物的潜力。尽管如此，其临床转化仍需大规模队列验证，未来可通过多组学整合提升应用价值。

（二）体细胞来源的 miRNA

miRNA 是肿瘤发生发展的关键调控因子，其异常表达与肿瘤进程及治疗反应密切相关，有作为肿瘤相关标志物的潜能。马骏院士团队的研究表明，通过检测 41 种差异表达 miRNA 可精准区分鼻咽癌与正常鼻咽组织。其中，由 miR-93、miR-142-3p、miR-26a、miR-29c 及 miR-30e 构成的 5 种 miRNA 分子标签能够有效预测患者的无瘤生存期。当该标签与 TNM 分期系统联合使用时，预后评估的准确性显著提升至 70%。这一发现不仅为鼻咽癌的分子分型提供了新依据，更提示 miRNA 标志物在构建精准预后模型及治疗反应预测体系中的重要价值，可能成为指导个体化诊疗的重要工具。

六、多基因风险预测模型

（一）筛查模型

中国南方鼻咽癌疾病负担重，现行 EBV 血清学筛查假阳性率高。整合多基因风险评分可优化筛查成本效益。有研究基于中国流行区数据建立马尔可夫模型，对比多基因风险分层筛查（10 年绝对风险 > 阈值者接受 EBV 筛查）与年龄筛查（全员筛查）。对 30~69 岁人群模拟 10 万队列筛查至 69 岁，随访至 79 岁。结果发现在 30~54 岁人群中，风险分层筛查更具成本效益。男性：1 年筛查频率 + 0.7% 风险阈值为最优策略［增量成本 – 效果比（incremental cost-effectiveness ratio，ICER）= ¥159 752~201 738］，成本效益概率达 29.4%~35.8%，较年龄筛查减少鼻咽镜需求 5.1%~27.7%。女性：0.3% 风险阈值策略效果相似。55~69 岁男性适用年龄筛查，女性可不筛查。本研究不仅提升了鼻咽癌筛查策略的科学性和经济性，还为其他癌症的个性化筛查研究提供了借鉴意义。

（二）放疗后损伤预测模型

随着调强放疗技术的普及及放化疗方案的优化，鼻咽癌患者总体生存率显著提高，但治疗引发的毒副反应仍是临床重要挑战。长期生存患者常面临放射性损伤的持续影响，包括脑组织损伤、口干、听力损伤、脑神经损伤、软组织纤维化及张口困难等问题，严重影响患者的生活质量。因此，如何通过预防性措施减少治疗毒副反应的发生变得愈发重要。近年来，多个研究针对预测治疗后损伤进行了报告，如放射性脑损伤严重影响鼻咽癌患者生存质量，需整合临床与遗传因子提升预测精度。近年来，有学者对 1 189 例接受调强放疗的鼻咽癌患者开展全基因组关联研究，构建放射性脑损伤多基因风险评分（polygenic risk score，PRS），结合临床因素建立列线图模型。38-SNP PRS 可有效识别放射性脑损伤高危人群；基于 PRS 的颞叶耐受剂量建议：PRS 前 10% 人群 ≤ 57.6Gy，后 50% 人群 ≤ 68.1Gy；高 PRS（$>P_{50}$）+ 高剂量（$D_{0.5CC}>65Gy$）者发生放射性脑损伤的风险是低 PRS+ 低剂量者的 50 倍（*HR*=50.09）；PRS 联合年龄、分期、放射剂量显著提升预测精度（C-index 0.78 → 0.85）。

七、相关组学标志物

（一）T 细胞受体（TCR）特征谱

中山大学肿瘤防治中心徐淼教授团队开创性地运用大规模免疫组库测序技术，发现并验证了一个基于外周血 TCR 特征谱的量化评分指标（T-score）。这一发现为实现鼻咽癌的早期筛查和无创诊断提供了具有临床应用潜力的新型生物标志物：为识别鼻咽癌相关 TCR，研究者分析了 228 例鼻咽癌患者、241 例 EBV VCA-IgA 血清阳性高危人群及 251 例血清阴性对照的外周血 TCRβ 链谱，基于 208 个鼻咽癌富集的 CDR3β 序列，开发了 T-score。该评分在原始队列和独立验证队列中均能精准诊断鼻咽癌，且 T-score 越高提示临床确诊时间越短，可在 EBV 血清阳性高危人群中早期识别鼻咽癌。这些 TCR 不仅能识别 EBV 特异性抗原，还可靶向鼻咽癌细胞表达的非 EBV 抗原，具有广谱特异性。血液中鼻咽癌

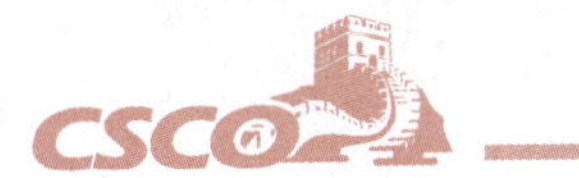

富集的 $CD8^+$T 细胞丰度与肿瘤中非耗竭性 T 细胞浸润呈正相关，且预示更长生存期，表明其在疾病监测和治疗中具重要潜力。

（二）口腔微生物组

鼻咽癌家族聚集现象常见，但口腔菌群失调对其影响尚未明确。有研究纳入 127 个鼻咽癌家族（649 名成员，每家族 1~5 例患者）和 337 例对照队列，并在 995 人队列中验证。家族成员微生物组成显著相似，家族因素对菌群变异贡献最大（其次为吸烟、年龄和性别）。在多例鼻咽癌家族（尤其 ≥ 3 例患者家族）中，发现 3 个具显著遗传率的鼻咽癌富集菌属：*Gemella* 菌（h^2=53.1%）、*Lautropia mirabilis*（h^2=38.8%）和链球菌属（h^2=38.0%）。这些可遗传菌群在鼻咽癌高聚集家族中遗传率更高，并形成紧密互作网络，提示其参与鼻咽癌家族聚集。该发现为基于微生物组的鼻咽癌高风险个体识别、临床监测及个性化防治提供了新思路。

八、总结与展望

鼻咽癌生物标志物研究在高通量组学和液体活检技术的推动下取得显著进展。从传统的血浆 EBV DNA 和抗体检测，到片段组学、甲基化谱、miRNA 组合、多基因风险评分以及 T 细胞受体和微生物组等新兴标志物，多模态联合检测展现出巨大的临床潜力。这些标志物在早期筛查、预后评估、疗效监测和复发转移检测中发挥了重要作用，为鼻咽癌的精准诊疗提供了坚实基础。未来，通过多组学整合、人工智能技术应用、检测标准化、临床验证及高发地区筛查优化，鼻咽癌的精准诊疗将实现更大突破。然而，需克服标准化不足、临床转化滞后及地区差异等挑战，通过跨学科协作和全球合作，推动标志物研究从实验室走向临床，真正实现“早筛、早诊、早治”，改善患者生存质量，降低疾病负担。

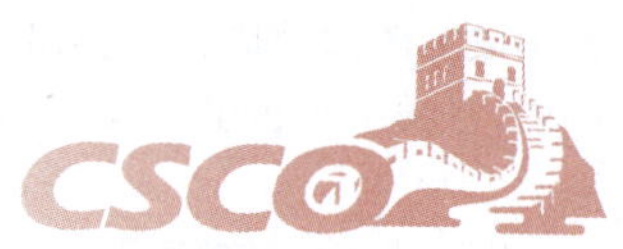

鼻咽癌分期进展

罗希　吴峥　韩亚骞

中南大学湘雅医学院附属肿瘤医院

引言

随着诊断技术(MRI 的普及)和治疗手段(调强放疗技术及化疗等综合治疗)的进步,鼻咽癌 5 年总生存率(OS)已从 20 世纪 90 年代初的 60% 提高到目前的 80% 以上。鼻咽癌的预后评估及临床治疗决策主要基于 TNM 分期系统,通过临床及影像学资料描述肿瘤局部侵犯程度(T)、区域淋巴结转移范围(N)和有无远处转移(M)。准确的 TNM 分期系统对于评估癌症患者预后、制订治疗计划、实施治疗分层以及促进不同治疗中心间的临床研究至关重要。

自 1952 年 Geist 和 Portman 首次提出鼻咽癌 TNM 分期标准以来,国际抗癌联盟(Union for International Cancer Control, UICC)与美国癌症联合委员会(American Joint Committee on Cancer, AJCC)的分期系统经历了多次修订与完善。1988 年,UICC 与 AJCC 的分期系统实现统一,形成了 UICC/AJCC 第四版分期。然而,由于欧美国家(鼻咽癌低发区)与我国及东南亚国家(鼻咽癌高发区)鼻咽癌的病理学特点存在差异,我国长期使用自己的分期系统,东南亚国家则多采用何氏分期。

1997 年修订的第五版 UICC/AJCC 分期是鼻咽癌分期演变的里程碑,首次集东西方各家分期长处于一身,在国际上得到广泛认可。此后,鼻咽癌分期系统又经历了 2002 年第六版、2009 年第七版和 2017 年第八版的更新。2017 年 7 月 1 日,中国鼻咽癌临床分期工作委员会专家组推荐新的中国鼻咽癌分期 2017 版与第八版分期保持一致,实现了国内外分期标准的统一。2024 年最新发布的第九版 AJCC/UICC 分期系统(TNM-9)在第八版基础上进行了多项重要改进,于 2025 年 1 月在全球正式应用。

鼻咽癌分期系统的不断演进反映了医学界对这一疾病认识的深化和治疗理念的更新。精确的分期不仅是制定个体化治疗方案的基础,也是评估治疗效果、预测患者预后的重要工具,同时为多中心临床研究提供了统一的标准。随着影像学技术的进步和分子生物学的发展,鼻咽癌分期系统正朝着更加精准化和个体化的方向发展。本文将系统回顾鼻咽癌分期系统的演变历程,重点分析第八版和最新第九版分期的更新内容,探讨目前尚未解决的问题,并展望未来的发展方向。

一、T 分期的进展

(一) T 分期标准的演变历程

鼻咽癌 T 分期系统经历了多次重要修订,反映了对肿瘤局部侵犯模式认识的不断深入。第七版分期(2009 年发布)确立了 MRI 作为鼻咽癌分期局部及区域评价的首要手段,其重要修订包括:将肿瘤侵犯口咽和 / 或鼻腔且无咽旁间隙侵犯者由原来第六版的 T_{2a} 期降为 T_1 期,咽旁间隙侵犯归为 T_2 期。多项研究证实第六版分期中的 T_{2a} 亚组与 T_1 期预后无差异,而 T_{2b} 期(咽旁间隙侵犯)较 T_1 期患者的局部失败、远处转移以及疾病相关死亡风险显著增加。

第八版分期(2017 年发布)对 T 分期进行了以下重要改进。首先,纳入了 T_0 分期概念。由于绝大部分(约 98%)鼻咽癌病理类型为非角化型或未分化型,且与 EBV 密切相关,第八版分期认为 EB 病毒阳性但原发灶不明的颈部淋巴结转移灶来源于鼻咽,在分期标准中增加 T_0 亚组。其次,明确了咽旁间隙、椎前肌的归属问题。第七版分期中咽旁间隙侵犯定义为 T_4 期,而第八版为避免咽旁间隙、颞下窝等概念混淆,将其分为两个层次:一是翼内肌和翼外肌,连同椎前肌被定义为鼻咽旁肌肉侵犯(adjacent muscles involvement),归为 T_2 期;二是翼外肌外侧缘以外的软组织侵犯定义为 T_4 期。此外,第八版进一步规范了分期评估手段,将第七版中采用触诊测量颈部淋巴结大小改为 MRI 上轴位、矢状位或冠状位任一断面上所测量的最大径,对于融合淋巴结则测量融合后的整个淋巴结中心所在层面的最大径。

最新发布的第九版 TNM 分期在 T 分类方面基本沿袭了第八版的标准,仅有两处明确修订:一是确认了眶下裂侵犯属于 T_4 类别;二是明确了脑神经侵犯需有明确的影像学和 / 或临床诊断证据。这些修订使 T 分期的定义更加精确,减少了临床实践中的歧义。然而,TNM-9 在 T 分类方面仍有第八版存在的一些问题,如 T_2 与 T_3 类别间预后区分度不足,T_3 类别所占比例过高。

(二) T 分期中的争议问题

早期颅底侵犯的归属是当前 T 分期中最具争议的问题之一。颅底侵犯在鼻咽癌中发生率高达 50%~70%,在第八版和第九版分期中均被归类为 T_3。然而,研究表明将颅底侵犯

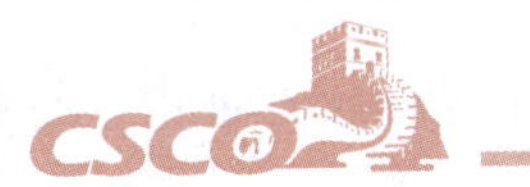

(skull base invasion, SBI)进一步细分具有重要临床意义。早期颅底侵犯(ESBI)被定义为仅侵犯翼突和/或蝶骨基底部,多项研究发现 T_3 SBI-only 患者预后明显优于其他 T_3 患者,5 年 OS 率为 91.9% vs. 88.8%(P=0.025),无失败生存率(failure-free survival, FFS)为 83.9% vs. 78.5%(P=0.007),无远处转移生存率(DMFS)为 90.5% vs. 86.3%(P=0.012)。更重要的是,T_3 SBI-only 与 T_2 患者的生存率无显著差异。将 T_3 SBI-only 降期为 T_2 不仅能改善 T_2 与 T_3 类别间的预后区分度,还可优化 T 分类的病例分布平衡。然而,这一提议未被 TNM-9 采纳,这一问题仍需更多研究验证。

翼肌侵犯(pterygoid muscle invasion, PMI)的预后价值是另一个讨论焦点。第九版分期仍将单纯翼肌侵犯归为 T_2,但关于是否应将其升级为 T_3 存在争议。研究表明,单纯翼肌侵犯患者预后似乎比 T_2 更差,但深入分析发现,翼肌侵犯常与其他 T_3/T_4 高危因素共存,可能是导致预后较差的原因。Du 等研究发现 T_2 伴与不伴翼肌侵犯患者的 5 年 OS 无显著差异(90.9% vs. 91.5%,校正 P=0.972),且单纯翼肌侵犯患者在 T_2 中占比很小。因此,目前证据尚不足以支持将单纯翼肌侵犯从 T_2 升级为 T_3。

其他局部侵犯结构的定义在第九版分期中得到了进一步明确。眶下裂侵犯及明确的影像学或临床脑神经侵犯被明确归为 T_4 类别,相较于第八版中相对模糊的定义,这一修订提高了临床应用的准确性。然而,这些修订仍需大样本多中心队列研究验证。此外,对于鼻窦侵犯是否应升级分期也存在不同意见,部分研究建议将鼻窦侵犯升级处理,但缺乏充分证据支持。

(三) T 分期现存问题与未来方向

当前 T 分期系统仍面临若干挑战。首先,T_2 与 T_3 类别间的预后区分度不足,特别是在调强放疗时代,鼻咽癌局部控制率已达 90%~95%,T 分期参数的权重可能需重新评估。Tang 等利用多中心数据评估第八版分期预后价值,建议将 T_2 和 T_3 合并为 T_2 期,并提出新的简化分期方案。其次,T_3 类别占比过高,内部异质性大,需进一步分层。Li 等通过聚类分析将颅底侵犯分为不同预后亚组,为 T_3 细分提供依据。

未来 T 分期的发展可能集中在以下几个方向:①基于大样本数据进一步验证轻度 SBI 的降期可行性;②探索影像组学特征辅助 T 分期评估;③结合肿瘤体积参数优化 T 分期。Guo 等研究发现肿瘤体积纳入 T 分期后预后预测能力明显提高,人工智能技术为肿瘤体积测量提供了新工具。随着技术进步,更精确的解剖结构侵犯评估将成为可能,为 T 分期的进一步完善奠定基础。

二、N 分期的进展

(一) N 分期标准的演变历程

鼻咽癌 N 分期系统同样经历了显著的变革。第七版分期之前,咽后淋巴结归属不明确,导致各治疗中心解读不一致。Ma 等分析了 749 例鼻咽癌 CT 资料,提出以最小径 ≥ 5mm 作为咽后淋巴结转移诊断标准,且 N_0 期合并咽后淋巴结转移的患者无论单双侧,其预后均接近 N_1 期。Tang 等在 924 例鼻咽癌 MRI 资料分析中也证实了这一观点,因此第七版分期明确规定咽后淋巴结受侵不论单双侧均归为 N_1 期。

第八版分期在 N 分期方面主要进行了以下改进:①采用放射治疗肿瘤组(RTOG)颈淋巴结分区标准,并简化为以环状软骨下缘作为下颈分界;②如出现颈淋巴结跨区转移,以淋巴结下缘跨入的分区作为界定 N 分期的标准;③将原分期 N_{3a} 期和 N_{3b} 期合并,统一归为 N_3 期。这些修改使 N 分期的评估更加客观和可重复。

第九版分期最重要的革新是将影像学确诊的晚期淋巴结包膜外侵犯(advanced iENE)纳入 N_3 标准。基于侵犯程度,iENE 可分为:0 级,无包膜外侵犯;1 级,仅侵犯周围脂肪;2 级,淋巴结融合;3 级(晚期),侵犯邻近结构(肌肉、皮肤和/或神经血管束)。多中心研究证实,伴有 advanced iENE 的 $N_{1\sim2}$ 患者预后显著差于无 advanced iENE 的 $N_{1\sim2}$ 患者(5 年 OS:82.0% 和 77.1% vs. 90.7% 和 87.0%),而与 N_3 患者(78.7%)相似。因此,第九版分期将 advanced iENE 作为 N_3 的新标准,确保这类高危患者接受足够强度的治疗。

(二) N 分期中的关键问题

咽后淋巴结包膜外侵犯(RLN_advanced iENE)的预后价值是近年的关注焦点。与颈部淋巴结不同,研究发现 RLN_advanced iENE 患者的预后优于 T_3 患者,不应升级分类。这一差异可能源于咽后淋巴结独特的解剖位置和生物学行为,提示不同部位淋巴结包膜外侵犯需区别对待。

淋巴结融合(G2 iENE)作为潜在 N 分期指标也备受关注。有学者建议将伴 G2 iENE 的 N_1 升为 N_2,N_2 升为 N_3。以往 G2 iENE 定义存在争议,难以与相邻聚集淋巴结区分。近期专家共识明确定义 G2 iENE 为两个及以上不可分割的相邻淋巴结侵犯,为后续研究奠定基础。

淋巴结大小测量方法的演变反映了技术进步。第八版分期首次用 MRI 测量淋巴结最大径取代触诊测量,但直接将触诊临界值 6cm 用于影像学测量是否合理仍需验证。香港地区 5 000 例鼻咽癌研究显示触诊淋巴结最大径>6cm 是独立预后因素,而影像学测量与触诊测量值间可能存在差异。

(三) N 分期的现存问题与优化方向

当前 N 分期系统仍面临若干挑战。首先,N_1 患者占比近 50%,内部异质性大,需进一步分层。其次,现有分期未充分考虑淋巴结精细解剖特征。其他头颈肿瘤中,颈部淋巴结最大轴向直径(maximum axial diameter, MAD)是重要预后因素和分层指标,而鼻咽癌 N_1 类别中 MAD 范围从 1~6cm 不等。研究表明 MRI 测定的 MAD 具有预后价值,可能成为 N_1 细分的依据。

(四) 腮腺淋巴结

腮腺淋巴结(Ⅷ区)转移的预后价值也值得关注。鼻咽癌淋巴结转移通常由上而下循序发展,跳跃性转移率<5%。腮腺淋巴结转移在初诊鼻咽癌中发生率约 1.2%,预后与 N_3 期相似。大样本研究(10 126 例)证实腮腺淋巴结转移与无远处转移生存及区域复发生存相关,但腮腺淋巴结转移缺乏病理证据,均为回顾性分析,第九版分期未明确其归属,未来需进一步明确。

(五) 未来 N 分期

未来 N 分期的优化可能集中在:①基于 advanced iENE

的治疗策略优化研究；② G2 iENE 预后价值的验证；③ MRI 定量参数（如 MAD）的整合；④特殊部位淋巴结（如腮腺淋巴结）的分类界定。多模态影像组学结合人工智能可能提供更精准的淋巴结评估方法。

三、M 分期的进展

（一）M 分期标准的演变

远处转移是影响鼻咽癌预后的最关键因素之一。第八版分期系统在 M 分期方面较前版无明显变化，将所有远处转移病例归为 M_1，未进行进一步细分。然而，临床实践表明 M_1 患者构成高度异质性群体，其预后差异显著，亟需更精细的分层指导个体化治疗。

多项研究证实，转移灶的数量是影响 M_1 患者预后的 1 因素。因此，第九版分期最重要的革新之一是将 M_1 细分为 M_{1a}（≤3 个转移灶）和 M_{1b}（>3 个转移灶）。这种细分有助于识别可能从局部治疗（如转移灶放疗或手术）联合系统治疗中获益的寡转移患者。

值得注意的是，Du 等研究还发现除转移灶数量外，肝脏转移也是重要的预后因素，建议将 M_1 分为 M_{1a}（≤3 个转移灶且无肝转移）和 M_{1b}（>3 个转移灶或伴肝转移），两组 5 年 OS 差异显著（59.1% vs. 29.2%，P<0.001）。但是第九版分期的国际多中心研究中，并未证实肝转移灶在 M_1 细分标准中的价值。因此，专家组最终采纳了单纯以转移灶数量为分类标准。

（二）转移部位与预后的关系

不同转移部位对预后的影响不尽相同。对 151 例单器官转移患者的分析显示，与肺转移相比，肝转移和远处淋巴结转移患者的未调整 *HR* 较高，但差异无统计学显著性。大样本研究证实，骨转移患者中，脊柱和骨盆等中轴骨转移预后较四肢骨转移更差。这些发现提示未来可能需要建立更复杂的 M 分期系统，整合转移灶数量、部位和体积等多参数。

寡转移概念在鼻咽癌中的应用日益受到重视。Shen 等提出基于影像的 M 分期细分系统，根据转移病灶数量（单发或多发）和转移部位数量（单器官或多器官）将 M_1 期分为三类：M_{1a}（单病灶单部位）、M_{1b}（多病灶单部位）和 M_{1c}（多部位转移），其对应的中位 OS 分别为 57.7 个月、27.1 个月和 22.1 个月。

（三）M 分期评估技术的进步

影像学技术的进步极大提升了 M 分期的准确性。与传统分期检查（胸部 X 线、腹部超声、全身骨显像）相比，PET/CT 对远处转移的灵敏度和特异度更高。YEN 等报道 12.9% 的患者常规检查诊断为 M_0，而 PET/CT 检出远处转移。CHANG 等发现 14.7% 的初诊鼻咽癌已发生远处转移，常规检查仅发现其中 4.2%，PET/CT 诊断远处转移的灵敏度、特异度及准确性分别为 100.0%、90.1% 和 91.6%。

液体活检技术在 M 分期中的应用前景广阔。循环肿瘤 DNA（ctDNA）和循环肿瘤细胞（CTC）检测可能较影像学更早发现微转移。Lv 等开发的 EPS SEASON 动态监测模型显示，治疗过程中 ctDNA 变化可预测治疗反应和预后，为动态分期提供可能。

（四）M 分期未来发展方向

未来 M 分期的优化可能集中在：①验证转移灶数量和部位的综合评分系统；②探索分子影像学和液体活检在微转移检测中的应用；③建立基于转移负荷的个体化治疗策略。随着系统治疗进步，部分 M_1 患者可获得长期生存，分期系统需相应调整以反映这一变化。

四、其他重要分期参数的进展

（一）腮腺淋巴结转移的预后价值

多项研究探讨了腮腺淋巴结（PLN）转移的临床意义。ZHANG 等报道腮腺淋巴结转移在初诊鼻咽癌中的发生率为 1.2%（21/1 811），且是重要预后因素，发生腮腺淋巴结转移的患者与 N_3 期患者预后相似。XU 等的研究也显示了类似结果。随后一项纳入 10 126 例初诊无转移鼻咽癌的大样本回顾性分析发现，腮腺淋巴结转移与无远处转移生存及区域复发生存显著相关，且初诊发生腮腺淋巴结转移的患者预后与 N_3 期患者相当。这些发现提示腮腺淋巴结转移可能导致治疗策略改变，但其在分期中的确切归属仍需进一步阐明。

（二）咽后淋巴结评估的精细化

咽后淋巴结（retropharyngeal lymph node，RLN）转移在鼻咽癌中较为常见，但其评估标准经历了多次调整。第七版分期之前，咽后淋巴结归属不明确，导致各治疗中心解读不一致。MA 等提出以最小径 ≥5mm 作为咽后淋巴结转移诊断标准，且 N_0 期合并咽后淋巴结转移的患者无论单双侧，其预后均接近 N_1 期。这一观点被纳入第七版分期，明确规定咽后淋巴结受侵不论单双侧均归为 N_1 期。

随着影像技术发展，咽后淋巴结评估更加精细化。最新研究发现，咽后淋巴结包膜外侵犯（RLN_advanced iENE）的预后意义不同于颈部淋巴结。Jiang 等研究表明，RLN_advanced iENE 患者的预后优于 N_3 患者，不应简单升级分类，这为咽后淋巴结的个体化评估提供了依据。

（三）EBV DNA 在分期中的应用前景

血浆 EBV DNA 检测作为非侵入性生物标志物，与鼻咽癌肿瘤负荷和疾病进展密切相关。大量证据表明，将治疗前血浆 EBV DNA 纳入 TNM 分期系统可增强风险分层，识别可能从强化治疗中获益的患者。LEUNG 等研究发现血浆 EBV DNA 具有独立预后意义，可改善预后预测。然而，EBV DNA 检测的临床应用面临标准化挑战。目前不同中心的检测试剂、实验方法和临界值存在较大差异。Kim 等系统评估了 PCR-based EBV DNA 检测的异质性，强调标准化的紧迫性。国际协作组已开始制定统一标准，Le 等报道了 EBV DNA 定量检测的 harmonization 研究，为未来应用奠定基础。

新兴检测技术如数字 PCR（dPCR）和二代测序（next-generation sequencing，NGS）可能提供更精准的 EBV DNA 检测方案。Chan 等开发的靶向测序方法可同时检测 EBV DNA 浓度和片段特征，进一步提升预测价值。

（四）肿瘤体积参数的价值

原发性体积是潜在的预后指标。研究表明鼻咽癌原发灶体积与预后呈负相关，原发灶体积是局部控制的独立预测因素。由于鼻咽癌特殊的浸润性生长方式，肿瘤大小测量难度大，而体积测量耗费人力时间，且评估标准尚未统一，故肿瘤体积一直未纳入分期。

人工智能技术为肿瘤体积评估提供新工具，肿瘤体积纳入T分期后预后预测能力明显提高。影像组学特征可量化肿瘤异质性，进一步优化预后模型。未来研究需解决体积测量标准化问题，明确不同治疗模式下体积参数的预测价值。

五、分期未来发展方向

(一) 分期简化与重组

在当前治疗模式下，鼻咽癌局部控制率已达90%~95%，T分期参数的预后权重可能发生变化。第九版分期已将$T_{1\sim2}N_{0\sim1}$合并为Ⅰ期，原Ⅲ期和ⅣA期降为Ⅱ期和Ⅲ期，所有非转移患者归入Ⅰ~Ⅲ期，这与HPV相关口咽癌的分期框架相似。

分期简化的核心挑战是平衡预后区分与临床实用性。过度细分可能导致样本量失衡和统计效能下降，而过度简化可能掩盖重要预后差异。未来研究需基于大样本长期随访数据，评估简化分期的临床适用性。

(二) 非解剖因素的整合

解剖学分期已接近其预后预测的"天花板效应"，整合非解剖因素势在必行。除EBV DNA外，其他潜在分子标志物包括：① miRNA特征（LIU等发现miR-548q、miR-483-5p等与预后相关）；②甲基化标志物（JIANG等鉴定了8基因甲基化特征）；③基因表达特征（TANG等开发了远处转移预测模型）；④乳酸脱氢酶（lactic acid dehydrogenase，LDH）（ZHOU等证实其预后价值）。多组学整合是未来的发展方向，未来可能结合临床因素、EBV DNA和基因组特征构建个体化预后模型。这些创新方法为分期系统注入新活力。

(三) 精准分期与个体化治疗

分期系统的终极目标是指导个体化治疗。当前挑战包括：①如何将分期更新转化为治疗决策；②早期患者治疗降级的可行性；③局部晚期患者强化治疗的选择标准；④转移患者个体化策略。

免疫治疗时代为分期系统带来新课题。新辅助治疗以及免疫治疗时代之后，这些进展要求分期系统能够识别免疫治疗潜在获益人群。

(四) 技术革新与分期演进

影像组学和人工智能将重塑分期评估。深度学习算法可自动识别肿瘤侵犯范围和淋巴结转移，提高分期一致性和效率。PET/MRI等多模态影像可同时评估解剖和功能信息，为分期提供新维度；液体活检和分子影像学可能实现"分子分期"；新型放射性示踪剂可特异性识别肿瘤病灶。这些技术有望颠覆传统分期模式。

六、结论

鼻咽癌TNM分期系统历经七十余年发展，从最初的简单解剖描述到如今的精细化分层，反映了对这一疾病认识的不断深化。第八版分期实现了中外标准的统一，第九版分期在此基础上进一步优化，通过引入advanced iENE作为N_3标准、细分M_1类别和重组期别，提供了更精准的预后预测和更合理的治疗指导。

然而，分期系统的完善永无止境。当前仍面临诸多挑战：T_2与T_3的预后重叠、N_1内部的异质性、M_1的精细分层、EBV DNA检测的标准化等。未来分期发展将呈现以下趋势：从单纯解剖分期向整合分子标志物的多维度评估转变；从静态分期向动态监测演进；从群体分层向个体化预测迈进。

随着影像组学、液体活检和人工智能等技术的成熟，鼻咽癌分期系统将迎来革命性变化。我们期待一个更加精准、动态和个体化的分期时代，为鼻咽癌患者的精准诊疗提供坚实框架。实现这一愿景需要全球研究者的共同努力，通过大样本多中心研究验证新指标，建立标准化检测方法，最终提高鼻咽癌患者的生存率和生活质量。

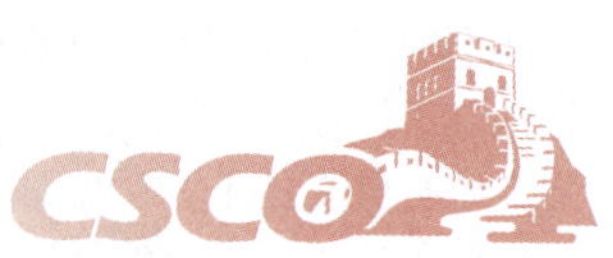

鼻咽癌靶向治疗进展

宾颖　姜力　孟真　康敏
广西医科大学第一附属医院

一、前言

鼻咽癌（nasopharyngeal carcinoma，NPC）是一种起源于鼻咽部黏膜上皮的恶性肿瘤，其发病机制复杂，涉及遗传易感性、EBV感染以及环境因素等。放射治疗是鼻咽癌主要的治疗手段，以铂类为基础的化疗是主要的放射增敏及消灭隐匿性远处转移灶的重要联合治疗方式。在放化联合治疗的模式下，局部晚期鼻咽癌的5年OS高达68.9%~85.6%。尽管如此，仍有约10%的患者会出现复发，约20%的患者可能出现远处转移。治疗失败的主要原因是肿瘤固有的或获得性的放射抵抗及耐药性，因此，探索新的高效低毒药物是亟待解决的瓶颈问题。

靶向治疗通过针对肿瘤细胞中的特定分子靶点，调节细胞内外信号传递，从而抑制癌症的发生和发展。针对鼻咽癌分子特征的靶向治疗的探索可以追溯到20世纪80年代至90年代。随着分子生物学和基因技术的不断发展，研究者们逐渐认识到鼻咽癌的发生和发展与多种分子机制相关，特别是与表皮生长因子受体（epidermal growth factor receptor，EGFR）和血管内皮生长因子（vascular endothelial growth factor，VEGF）等信号通路的异常激活有关。2005年，Chan等人进行了一项Ⅱ期临床试验，研究了西妥昔单抗（cetuximab）联合卡铂（carboplatin）在复发或转移性鼻咽癌中的疗效和毒性。这项研究是鼻咽癌靶向治疗的早期尝试之一，标志着靶向治疗在鼻咽癌治疗中的应用开始受到关注。此后，更多的靶向药物和联合治疗方案被探索和研究，以提高鼻咽癌患者的治疗效果和生存率。

在本文中，我们全面回顾了靶向治疗在鼻咽癌中的研究现状及临床试验进展，深入探讨了这些靶向药物的作用机制及其在鼻咽癌治疗中的临床转化应用。此外，我们还展望新型靶向药物开发的未来方向，旨在为鼻咽癌患者提供更精准、有效的治疗选择。

二、常见的靶向治疗药物

（一）表皮生长因子受体（EGFR）抑制剂

表皮生长因子受体（EGFR，亦称HER1或ErbB1）是酪氨酸激酶受体ErbB家族的首个成员，其信号通路的异常激活与肿瘤的发生和发展密切相关。抗EGFR单克隆抗体通过特异性结合受体胞外域，竞争性阻断内源性配体（如EGF、TGF-α）的结合，抑制受体二聚化及下游信号转导，从而阻碍肿瘤细胞增殖并诱导凋亡。此外，这类抗体可通过调控细胞周期进程、抑制DNA损伤修复以及干扰肿瘤血管生成等机制，发挥协同放疗增敏效应。临床应用的EGFR靶向药物主要分为两类：单克隆抗体（如西妥昔单抗、尼妥珠单抗）通过特异性结合受体胞外域阻断配体依赖性激活，而小分子酪氨酸激酶抑制剂（tyrosine kinase inhibitor，TKI）（如吉非替尼等）则作用于胞内激酶结构域以抑制下游信号转导。这些药物在鼻咽癌综合治疗中展现出差异化的疗效与安全性特征。

1. 西妥昔单抗　西妥昔单抗作为人鼠嵌合型免疫球蛋白G_1（immunoglobulin G_1，IgG_1）单克隆抗体，联合放疗在局部晚期鼻咽癌治疗中的临床价值仍存在争议。一项单中心的Ⅱ期临床试验显示，联合治疗组的2年无进展生存率（PFS）达86.5%，但3~4级口腔黏膜炎发生率高达87%，其中10%患者出现西妥昔单抗相关重度口腔黏膜炎症。另一项针对EGFR表达阳性复发/转移性鼻咽癌（R/M NPC）患者的多中心Ⅱ期研究表明，西妥昔单抗联合卡铂方案的客观缓解率（ORR）为11.7%，总生存期（OS）中位数为233天，3/4级毒副反应发生率为51.7%，提示该方案在经治患者中虽有一定疗效，但总体反应率较低。

2. 尼妥珠单抗　尼妥珠单抗是人源型IgG_1抗EGFR单抗，具有更高的选择性，主要结合中度至高水平表达EGFR的细胞。在局部晚期鼻咽癌（LA-NPC）治疗中，一项多中心Ⅲ期随机对照试验（NCT00841331）研究显示，尼妥珠单抗联合同步放化疗（CCRT）组较CCRT组5年OS显著提高（76.9% vs. 64.3%，P=0.042）。在复R/M NPC患者中，尼妥珠单抗联合PF方案的ORR为71.4%，PFS和OS中位数分别达到7.0个月和16.3个月，主要的严重不良反应为白细胞计数减少，整体耐受性优于西妥昔单抗治疗。

3. 酪氨酸激酶抑制剂（TKI）　吉非替尼（gefitinib）作为EGFR的TKI，主要应用于*EGFR*敏感突变阳性的恶性肿瘤治疗。目前，吉非替尼针对鼻咽癌靶向治疗的临床研究聚焦于R/M NPC患者群体。2008年开展的Ⅱ期临床试验显示，

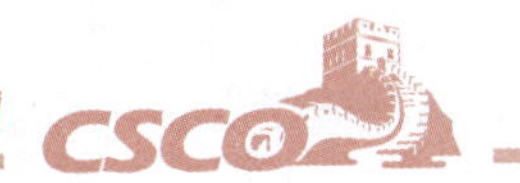

接受吉非替尼单药治疗的 R/M NPC 患者的 ORR 为 0%。尽管吉非替尼在鼻咽癌患者中展现出良好的耐受性，但由于鼻咽癌的 *EGFR* 突变发生率显著低于非小细胞肺癌（non-small cell lung cancer，NSCLC），治疗应答率普遍偏低。虽然临床前研究提示吉非替尼可能通过调控干细胞特性和增强放疗敏感性等机制发挥作用，但缺乏相应突变背景时，单药抗肿瘤效应难以转化为临床获益。

（二）VEGF 抑制剂

VEGF 作为内皮细胞特异性促增殖因子，通过激活内皮细胞有丝分裂与诱导血管通透性改变双重机制在实体瘤生物学行为中发挥核心作用。鼻咽癌中约 67% 病例存在 VEGF 过表达现象，其表达水平与不良预后呈显著相关性。

1. 贝伐珠单抗（bevacizumab） 贝伐珠单抗是一种靶向 VEGF 的单克隆抗体，在鼻咽癌治疗中展现出潜在的临床应用价值。多项研究探讨了贝伐珠单抗在不同治疗策略中的效果。RTOG 0615 研究评估了贝伐珠单抗联合标准 CCRT 在 LA NPC 中的疗效和安全性，结果显示联合治疗组 2 年局部区域无进展生存率（locoregional recurrence-free survival，LRRFS）、无远处转移生存率（DMFS）、PFS 和 OS 分别为 83.7%、90.8%、74.7% 和 90.9%，且未观察到严重不良事件，表明贝伐珠单抗联合 CCRT 这一治疗策略在 LA NPC 治疗中是可行的。此外，贝伐珠单抗联合紫杉醇和卡铂在 R/M NPC 患者中也显示出改善肿瘤缩小率的潜力（P=0.035），提示贝伐珠单抗联合化疗可能是肿瘤负荷较大或寻求短期疗效的鼻咽癌患者的可选方案。另外，2020 年一项Ⅱ期临床试验研究显示，贝伐珠单抗 7.5mg/kg 与顺铂和吉西他滨联合治疗显示出良好的耐受性和抗肿瘤活性，其中贝伐珠单抗 7.5mg/kg 组的完全代谢反应（metabolic complete response，mCR）率最高，达到 42%，3 年无复发生存率（RFS）为 88%，显著高于其他组。在治疗鼻咽癌引起的脑坏死方面，贝伐珠单抗展现出优于皮质类固醇治疗的效果。尽管贝伐珠单抗治疗中存在一些不良反应，如高血压、出血和血栓形成等，但这些大多可以通过适当的管理得到控制。综上所述，贝伐珠单抗在鼻咽癌治疗中的应用显示出一定的疗效，尤其是在联合化疗或免疫治疗中，但其长期疗效和安全性仍需进一步的大规模随机对照试验来验证。

2. 重组人血管内皮抑制素 重组人血管内皮抑制素（endostar，恩度）是一种通过抑制血管新生从而抑制肿瘤生长的天然蛋白类抗血管生成药物。2013 年 Jin 等人完成的一项Ⅱ期临床试验评估了恩度联合吉西他滨和顺铂治疗 30 例转移性鼻咽癌患者的疗效和安全性，结果显示 ORR 达到 80%，PFS 中位数为 19.4 个月，1 年 PFS 率和 OS 率分别为 69.8% 和 90.2%。随后的更新研究进一步验证了该方案的疗效和耐受性，72 例患者的 PFS 和 OS 中位数分别为 12 个月和 19.5 个月，1 年和 3 年 PFS 率分别为 45.4% 和 23.3%，OS 率分别为 87.4% 和 31.9%。常见的严重血液学副作用包括中性粒细胞减少和白细胞减少，而最常见的非血液学副作用为肝功能障碍、恶心 / 呕吐和厌食。在 2021 年 ASCO 会议上，一项前瞻性Ⅱ期研究结果显示，在Ⅲ~Ⅳa 期非角化型低危组鼻咽癌患者中，恩度联合放疗与传统的 CCRT 相比，能够显著改善 3 年 OS 率（93.2% vs. 79.3%）、DMFS 率（89.7% vs. 80.5%）及 PFS 率（84.8% vs. 75.1%），同时呕吐、口干、低钠血症等治疗相关不良事件的发生率也显著降低。随后，同一研究团队在 2024 年 ASCO 会议上报道了恩度联合 CCRT 在Ⅲ~Ⅳb 期高危组鼻咽癌患者的Ⅲ期研究结果。结果显示，与单纯 CCRT 相比，恩度联合 CCRT 能够显著提高 3 年 PFS 率（84.8% vs. 75.1%）及 DMFS 率（89.7% vs. 80.5%），且两组的严重急性不良反应及晚期不良反应的发生率相近，表明恩度在提高疗效的同时没有增加毒副作用。Xu 等人在 2022 年进行的多中心、随机、开放的Ⅱ期临床研究评估了恩度联合 PF 化疗及序贯调强适形放射治疗（IMRT）在局部晚期鼻咽癌患者中的疗效和安全性，结果显示试验组的 PFS 中位数显著延长至 25.6 个月，颈部转移性淋巴结的完全缓解率显著提高，试验组显示出更好的耐受性。尽管目前的临床证据有限，但这些研究结果为恩度在鼻咽癌治疗中的应用提供了有力支持，未来需要更多的临床试验来进一步验证其疗效和优化治疗方案。

3. 小分子酪氨酸激酶抑制剂 阿帕替尼（apatinib）、索拉非尼（sorafenib）、帕唑帕尼（pazopanib）、法米替尼（vandetanib）、舒尼替尼（sunitinib）和阿西替尼（axitinib）是 VEGF 受体（VEGFR）的多靶点 TKI。这些药物通过抑制 VEGFR（如 VEGFR-1/2/3）及其他相关受体（如 PDGFR、FGFR）的酪氨酸激酶活性，阻断下游信号通路（如 PI3K/AKT/mTOR、RAS/MAPK），从而抑制肿瘤血管生成和肿瘤细胞增殖。然而，这种多靶点抑制策略虽具有抗血管生成和抗肿瘤增殖的双重作用，但可能增加治疗相关毒性。一项多中心Ⅱ期试验数据显示，阿帕替尼治疗一线化疗失败后的 R/M NPC 患者的 ORR 为 31.4%，OS 中位数为 16 个月，常见不良事件包括高血压、蛋白尿和手足综合征。与阿帕替尼类似，安罗替尼在鼻咽癌治疗中未观察到显著的临床活性。帕唑帕尼和舒尼替尼等 VEGFR 抑制剂在鼻咽癌治疗中的应用结果同样不令人满意。例如，帕唑帕尼单药治疗的疾病进展时间（time to progress，TTP）中位数和 OS 分别为 4.4 个月和 10.8 个月，部分患者达到部分缓解。舒尼替尼单药治疗的 TTP、PFS 和 OS 中位数分别为 4.4 个月、3.5 个月和 10.5 个月。尽管部分患者出现严重出血事件，但与化疗预处理的患者相比，仍显示出一定的临床获益。索拉非尼单药治疗复发或转移性鼻咽癌患者的 TTP 和 OS 中位数分别为 3.2 个月和 7.7 个月，且药物相关不良事件较少。此外，索拉非尼联合顺铂和 5-FU 的治疗方案在 54 例患者中达到 77.8% 的 ORR，PFS 中位数为 7.2 个月，OS 为 11.8 个月。法米替尼单药治疗的 PFS 中位数为 3.2 个月，且在重度化疗预处理的患者中显示出良好的耐受性。

尽管 VEGF 抑制剂在鼻咽癌治疗中显示出一定的疗效，但仍存在一些局限性。首先，药物相关不良事件的发生率较高，如手足综合征、高血压、出血等，这些不良事件可能影响患者的生活质量和治疗的耐受性。其次，部分患者对 VEGF 抑制剂的反应不佳，可能与肿瘤的异质性以及 VEGF 信号通路的复杂性有关。此外，VEGF 抑制剂的疗效在不同患者群体中存在差异，如舒尼替尼在既往接受过大剂量放疗的鼻咽癌患者中，上呼吸消化道出血事件的发生频率增加，提示其在特定患者群体中的应用需谨慎。最后，目前的临床试验多为Ⅱ期试验，样本量较小，缺乏大规模的随机对照试验来进一步验证 VEGF 抑制剂的长期疗效和安全性。

（三）免疫检查点抑制剂

1. 复发 / 转移鼻咽癌的免疫治疗

（1）免疫检查点抑制剂（ICIs）单药在二线及以上治疗中的临床疗效：ICIs 治疗作为肿瘤治疗领域的前沿方向，近年来在鼻咽癌的治疗中取得了显著进展。2017—2018 年，KEYNOTE-028 和 NCI-9742 两项小样本Ⅰb～Ⅱ期临床研究首次揭示 ICIs 在鼻咽癌的抗肿瘤活性。研究结果显示，ICIs 在 R/M NPC 二线及以上治疗中 ORR 为 20.5%~26%，OS 中位数为 16.5~17.4 个月。随后，国内进行的 POLARIS-02 研究报道了更大样本量（n=190）的 ICIs 单药治疗 R/M NPC 患者中的疗效和安全性的结果。研究显示，在 ITT 人群中的 ORR 为 20.5%，mOS 为 17.4 个月；在 92 例曾接受过至少 2 线化疗失败的患者中，ORR 为 23.9%，mOS 为 15.1 个月。在鼻咽癌二线及以上治疗中，ICIs 单药治疗与化疗的效果对比一直是研究的焦点。KEYNOTE-122 和 NCT02605967 研究为随机对照试验，分别评估了帕博利珠单抗（pembrolizumab）和斯巴达珠单抗（spartalizumab）单药与化疗在二线治疗中的疗效。KEYNOTE-122 结果显示，与化疗相比，帕博利珠单抗组的 ORR 为 21.4%，化疗组为 23.3%；而两组的 mOS 分别为 17.2 个月 vs. 15.3 个月（HR=0.90，95% CI 0.67~1.19；P=0.226 2），差异无统计学显著性。而 Caroline 等人报道的斯巴达珠单抗与化疗组的 mOS（25.2 个月 vs. 15.5 个月，P=0.138），ORR（17.1% vs. 35.0%，P=0.915），同样未发现显著差异。总体而言，ICIs 单药治疗在二线环境中未显示出优于化疗单药治疗的显著优势。

（2）ICIs 联合化疗在一线治疗中的临床疗效：在复发或转移性鼻咽癌的一线治疗中，多项大型Ⅲ期随机对照试验（CAPTAIN-1st、JUPITER-02 和 RATIONALE-309）探讨了 PD-1 抑制剂与吉西他滨和顺铂（GP 方案）化疗联合应用的疗效。CAPTAIN-1st 研究中，卡瑞利珠单抗联合 GP 方案显著延长了 mPFS 至 10.8 个月，降低疾病进展或死亡风险 49%，ORR 高达 88.1%。JUPITER-02 研究也显示特瑞普利单抗联合 GP 方案的 mPFS 为 11.7 个月，ORR 为 80.6%，显著优于单独化疗组。RATIONALE-309 研究进一步证实替雷利珠单抗联合 GP 方案的 PFS 为 9.2 个月，同样显著优于单独化疗组。这些疗效与肿瘤的 PD-L1 表达状态以及转移灶的位置和数量无关。基于以上结果，ICIs 联合化疗已成为复发或转移性鼻咽癌一线治疗的新标准方案，并被纳入中国临床肿瘤学会（Chinese Society of Clinical Oncology，CSCO）鼻咽癌指南的推荐。

POLARIS-02、KEYNOTE-122 和 NCT02605967 研究均评估了 ICIs 单药在二线及以上治疗中的临床疗效，而 CAPTAIN-1st、JUPITER-02 和 RATIONALE-309 研究则进一步证实了 ICIs 联合化疗在一线治疗中的优势。这些研究结果表明，尽管 ICIs 单药在二线治疗中未显示出优于化疗的显著优势，但在后线治疗中仍具有一定的疗效。相比之下，ICIs 联合化疗在一线治疗中显著延长了 PFS，但 ORR 改善有限，这提示化疗在治疗复发或转移性鼻咽癌中仍具有重要地位。

2. 局部晚期鼻咽癌的治疗 近年来，多项临床研究探索了 ICIs 在不同治疗阶段（诱导治疗、辅助治疗、全程治疗）的疗效和安全性。这些研究为确定最佳免疫治疗时机和方案提供了重要依据。CONTINUUM Ⅲ期试验表明，在诱导化疗和 CCRT 中加入信迪利单抗可显著提高 3 年无事件生存率（event free survival，EFS）（86% vs. 76%，HR=0.59，P=0.019），然而，3~4 级不良反应发生率在联合治疗组中有所增加，主要表现为免疫相关不良反应（irAEs）和血液学毒性，仅 71% 患者完成了方案定义的 12 个信迪利单抗治疗周期。Mai 等人的一项随机Ⅱ期试验，在诱导化疗和同步放化疗后使用特瑞普利单抗辅助治疗的“免疫三明治”治疗模式，特瑞普利单抗组与安慰剂组相比 2 年 PFS 显著改善（92% vs. 74%，HR=0.40，95% CI 0.18~0.89，P=0.019）。随后，同一研究人员报告了更大规模的Ⅲ期试验 BEACON 研究的中期结果，在诱导治疗完成后 4 周进行的评估中，联合使用替雷利珠单抗和 GP 比单用 GP 产生更高的 CR 率（30.5% vs. 16.7%；P=0.000 6）。Ma 等人报告的 DIPPER 研究在诱导化疗和 CCRT 的标准后使用卡瑞利珠单抗辅助治疗，同样也能得到 3 年 EFS 率改善（86.9% vs. 77.4%，HR=0.54，95% CI 0.30~0.97，P=0.04）。此外，卡瑞利珠单抗辅助治疗组的 3 年 OS 率为 87.3%，显著高于随访观察组的 80.1%。这些早期结果表明，ICIs 加入原有鼻咽癌标准的放化疗模式能够使鼻咽癌的复发及转移风险减少 41%~60%，体现了 ICIs 对提高局部晚期鼻咽癌预后的重要价值。

而 ICIs 的加入是否能够在保证疗效的前提下改善现有标准治疗方案的毒性与依从性这一关切的临床问题，Ma 等开展了代号为 PLATINUM 的单臂、Ⅱ期临床研究，在高危局部晚期（T_4N_1 或 $N_{2\text{-}3}$）鼻咽癌的诱导化疗、单纯放疗和放疗后辅助免疫治疗三个时期采用共 12 周期的纳武利尤单抗，这一免疫治疗联合去同期顺铂放化疗的治疗模式使 3 年 EFS 率达 88.5%，显著高于历史参照值。同时，患者全疗程的严重急性毒性发生率为 40.2%，显著低于同期顺铂放化疗的 74.2%。2025 年 ASCO 会议上，同一研究者报道了免疫 + 诱导化疗 + CCRT 和免疫 + 诱导化疗 +RT 的随机对照研究（DIAMOND），结果显示去同期化疗的 3 年无失败生存率（FFS）为 88.3%，不劣于同期放化疗的 87.6%，同时各项不良反应的发生率及多维度的生活质量都显著更优。表明联合免疫治疗的“去顺铂”策略不仅提高了治疗的有效性，还显著改善了患者的耐受性。

三、联合治疗方案的探索

免疫联合靶向治疗在鼻咽癌治疗领域中的研究正迅速发展，特别是关于不同机制药物协同作用的策略。联合治疗的理论基础在于靶向药物能够改善肿瘤微环境，从而增强免疫治疗的疗效。例如，抗血管生成药物有助于改善肿瘤血管的正常化，减轻肿瘤微环境中的缺氧状态，进而促进免疫细胞的浸润和活化。2022 年 You 等人探讨了吉西他滨、特瑞普利单抗与阿帕替尼三联方案在 R/M NPC 治疗中的应用，结果显示该方案的 ORR 高达 90.2%，CR 率为 34.1%，PFS 中位数为 25.8 个月。另一项研究针对无转移的 N_3 期鼻咽癌患者（即 $T_xN_3M_0$），采用阿帕替尼、卡瑞利珠单抗联合紫杉醇、顺铂和卡培他滨，随后进行同步放化疗的治疗方案，中位随访 28.7 个月后，2 年 DMFS 和 OS 均为 98%，显著降低了 N_3 期患者的

转移和死亡风险。

对于铂类化疗失败后的转移性鼻咽癌（mNPC）患者，治疗选择有限且预后较差。2023年发表的一项研究中，针对铂类耐药的mNPC患者使用卡瑞利珠单抗，结果显示ORR为65%，mPFS为12.6个月，1年OS率为82.5%。对于PD-1耐药的患者，使用阿帕替尼的ORR为34.4%，mPFS为4.5个月，OS中位数为16.2个月，1年OS为68.8%。2024年发表的TORAL研究显示，特瑞普利单抗联合安罗替尼在40名既往接受过铂类化疗失败的R/M NPC患者中，mPFS为9.5个月。Lu等人的研究也表明，信迪利单抗联合贝伐珠单抗在铂类化疗失败后的mNPC患者中显示出良好的抗肿瘤活性，ORR为54.5%，mPFS为6.8个月。2025年1月公布的一项Ⅱ期临床试验结果表明，在铂耐药的R/M NPC患者中，帕博利珠单抗单药治疗的ORR为12.5%，而帕博利珠单抗联合贝伐珠单抗治疗组的ORR为58.3%，mPFS分别为1.6个月和13.8个月，mOS分别为11.7个月和18.5个月。这些研究结果提示，抗血管生成药物与免疫治疗的联合方案可能为化疗及免疫治疗耐药的患者提供新的治疗思路。

除了抗血管生成策略，免疫治疗与针对其他分子靶点的治疗的联合应用也在积极研究中。2023年Chen等人探讨了PD-L1抑制剂纳武利尤单抗和CTLA-4抑制剂伊匹木单抗联合治疗EBV阳性R/M NPC的效果，结果显示ORR为38%，mPFS和OS分别为5.3个月和19.5个月。此外，LBL-007是一种全人源IgG_4亚型单克隆抗体，靶向淋巴细胞活化基因3（LAG-3），与特瑞普利单抗联合使用在晚期鼻咽癌患者中展现了显著的抗肿瘤活性，特别是在免疫治疗初治患者中，ORR为33.3%，mPFS为10.8个月。

综合来看，鼻咽癌的免疫治疗正经历从基础标准的建立到覆盖疾病全周期的治疗策略的演变。未来的研究将更加注重精准医疗，包括确定更合适的免疫治疗时机、利用生物标志物指导治疗决策、制定有效的毒性管理方案，以及利用循环肿瘤DNA（circulating tumor DNA，ctDNA）等生物标志物进行疗效预测和早期干预。我们期待更多的高质量临床研究能够为免疫治疗在鼻咽癌治疗中的应用提供新的证据和支持。

四、新型靶向药物的探索

ADC是一种创新的癌症治疗策略，它通过结合单克隆抗体的高特异性靶向能力和细胞毒性药物的高效杀伤力，实现了对肿瘤细胞的精准打击，从而在提升治疗效果的同时，最大限度地减少对正常组织的损伤。近年来，ADC药物在鼻咽癌的治疗中显示出了潜在的疗效。MRG003是一种靶向EGFR的ADC药物，它通过vc连接子将EGFR靶向单抗与微管抑制有效载荷MMAE偶联。在2023年欧洲肿瘤内科学会（ESMO）会议上，研究者公布了MRG003治疗鼻咽癌的Ⅱa期临床数据。该研究纳入了61例之前曾接受过铂类药物和/或PD-（L）1抑制剂治疗的R/M NPC患者，整体的ORR为47.4%，疾病控制率（DCR）为79.0%。安全性分析显示，常见的治疗相关不良反应为皮疹、瘙痒、贫血和脱发，大多数为1级或2级。治疗相关严重不良事件的发生率为11.5%，表明该药物具有良好的耐受性和可管理的安全性。2025年ASCO年会上报道了MRG003与标准化疗在经多线治疗的R/M NPC患者的疗效和安全性。结果显示，与接受多西他赛或卡培他滨化疗的患者相比，接受MRG003治疗的ORR显著高于化疗组（30.2% vs. 11.5%，P=0.002 5），PFS也显著改善，mPFS分别为5.8个和2.8个月，OS也显示出生存获益的趋势，进一步证实了MRG003在鼻咽癌治疗中的潜力。2025年*Nature Medicine*杂志发表了YL201治疗晚期实体瘤的Ⅰ期临床研究结果，研究共纳入312例患者，其中包括70例鼻咽癌。YL201作为一种靶向B7H3的ADC药物，在70例可评估的鼻咽癌患者中，ORR为48.6%，DCR为92.9%，mPFS为7.8个月，主要不良反应为3~4级贫血。YL201的疗效显著优于现有的标准治疗方案，如多西他赛（ORR约为37%）和PD-1抗体（ORR为20%~30%）。基于这些积极的研究结果，YL201针对鼻咽癌的Ⅲ期临床试验（NCT06629597）已经启动。另外，一些新的靶点药物例如HS-20093和HLX43多中心Ⅱ期试验（NCT06007729、NCT06839066）正在进行中。总体而言，ADC药物在鼻咽癌治疗中的应用前景令人期待。未来的研究需要进一步验证这些药物的疗效，并优化其治疗方案，以期为鼻咽癌患者提供更有效的治疗选择。

五、未来展望

随着分子生物学和精准医疗技术的不断进步，鼻咽癌的分子靶向治疗领域正迎来新的突破。未来的研究方向将聚焦于精准医疗、联合治疗的优化和新型靶向药物的开发。

综上所述，鼻咽癌的分子靶向治疗的未来发展将依赖于精准医疗的深入研究、联合治疗方案的优化以及新型靶向药物的开发。通过这些研究方向的不断探索和实践，有望为鼻咽癌患者提供更加精准、有效和个性化的治疗选择，从而提高治疗效果和患者的生活质量。

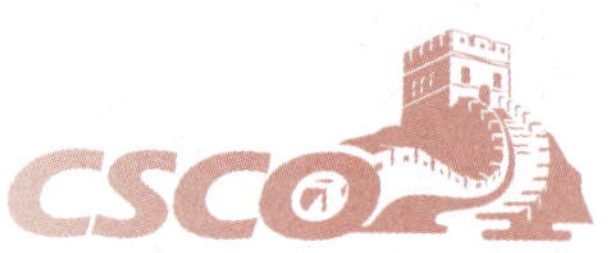

鼻咽癌靶区勾画进展

张曲霞　林少俊
福建省肿瘤医院

鼻咽癌(nasopharyngeal carcinoma,NPC)是源于鼻咽黏膜上皮的恶性肿瘤,具有独特的生物学与解剖学特性。鼻咽癌病灶深居颅底中央区,周围毗邻颈内动脉、海绵窦、视交叉等重要神经血管结构,无法手术治疗。鼻咽癌 95% 以上为非角化性未分化型癌,这种病理特征决定了其对放射线具有中高度敏感性。基于上述原因,放射治疗成为首选有效的治疗手段,在鼻咽癌治疗中居核心地位,而手术仅作为挽救性治疗的特殊选择。

放射治疗技术层面,近半个世纪实现了革命性跨越。20 世纪后期,传统二维放疗作为当时主要的治疗手段,依托骨性标志进行二维常规放疗。随着 CT 影像引导的三维适形放疗(three-dimensional conformal radiotherapy,3D-CRT)在 90 年代的应用,初步实现剂量分布与大体肿瘤体积(gross tumor volume,GTV)的吻合。而调强放射治疗(intensity modulated radiation therapy,IMRT)的普及标志着精准放疗时代的到来,通过逆向计划系统优化和动态多叶光栅的精细调控,IMRT 不仅实现了等剂量曲线对肿瘤适形度的立体完美包绕,同时显著降低邻近危及器官(如腮腺、颞叶、视神经)的照射剂量。技术革新直接转化为显著的临床获益,统计数据显示,鼻咽癌患者 5 年总生存率(OS)呈现阶梯式提升:二维时代(20 世纪 70 年代)约 50%,三维适形时代(20 世纪 90 年代)跃升至 75%,而 IMRT 时代(2000 年后)更突破 80% 大关。值得关注的是,生存质量的改善同样令人瞩目:腮腺平均剂量从传统放疗的>40Gy 降至 IMRT 时代的<30Gy,使得重度口干症发生率由 70% 以上降低至 15%~25%;颞叶坏死、放射性脑病等晚期并发症发生率下降超过 60%;下颌关节纤维化导致的张口困难发生率亦从 30% 降至 10% 以下。上述临床获益的关键在于"精准放疗"理念的贯彻,其核心要素包括:基于多模态影像的精准靶区界定、剂量梯度的物理优化以及生物学效应的系统考量。在 IMRT 技术实施过程中,临床靶区(clinical target volume,CTV)是鼻咽癌 IMRT 的基石,是放疗成功与否的关键。但是鼻咽癌的勾画标准始终存在争议,主要集中于三个方面:①解剖亚区边界的影像学界定;②亚临床病灶的生物学外扩范围;③个体化 CTV 调整的循证依据。近年来,随着 MRI-DWI、PET/CT 功能影像技术的应用,以及基于复发模式的靶区优化研究的深入,CTV 勾画标准正经历从"经验性扩大照射"向"循证医学指导下精准缩野"的模式转变。

本文系统回顾了 IMRT 时代鼻咽癌靶区勾画标准的演变历程,在此基础上,结合近年来 CTV 范围缩小、照射区域精细化及个体化调整等研究进展,进一步分析原发灶及颈部引流区靶区勾画理念的转变趋势,旨在为未来鼻咽癌放疗靶区的科学规范提供理论基础。

一、原发灶靶区勾画的演进

1995 年,美国加州大学旧金山分校(University of California, San Francisco,UCSF)的 Nancy Lee 教授首创鼻咽癌 IMRT 技术,并于 21 世纪初首次报道该团队的临床应用经验。该研究纳入 1995—2000 年间收治的 67 例鼻咽癌患者,开创性地提出基于三维影像的靶区勾画体系:CTV 由 GTV 外扩 5mm 构成,同时整合鼻咽周围高危解剖结构(包括咽后淋巴结区、斜坡、颅底、翼腭窝、咽旁间隙等 12 个关键区域)形成预防照射区。治疗结果显示,4 年局部无进展生存率(PFS)高达 97%,较同期二维放疗提升近 40 个百分点。但广泛照射带来的毒性反应值得警惕,研究中Ⅲ级以上急性黏膜炎发生率高达 68%,腮腺平均受量达 43.2Gy,导致 82% 患者出现持续性重度口干。

基于 UCSF 的突破性创新,美国肿瘤放射治疗协作组(Radiation Therapy Oncology Group,RTOG)于 2002 年启动 0225 号Ⅱ期临床试验,这是首个针对鼻咽癌 IMRT 的多中心研究。该方案创造性地采用剂量分层设计:将原发灶 CTV 划分为 CTV70(GTV 外扩 5mm)和 CTV59.4(整个鼻咽腔、咽后淋巴结区域、斜坡、颅底、翼腭窝、咽旁间隙、蝶窦底壁、鼻腔上颌窦后 1/3)两个剂量梯度区域。该靶区定义范围沿袭了传统二维放疗的解剖学边界,强制包含双侧咽旁间隙、蝶窦底壁等结构,导致 CTV59.4 平均体积达 $486cm^3$。尽管该方案使Ⅱ~Ⅳ期患者 3 年 OS 达到 84.5%,但治疗毒性显著:45% 患者出现吞咽功能损伤,19% 发生颞叶放射性坏死,腮腺功能保留率不足 30%。

随着循证医学证据的积累,RTOG 在 2009 年推出的 0615 号试验标志着靶区勾画进入精准化阶段。按 T 分期细化解剖结构包含标准,如 T_1 期且未累及斜坡时,仅需覆盖前

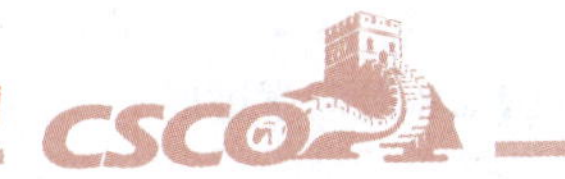

1/3 斜坡；引入功能影像（PET/CT）界定高危亚临床区。临床数据显示，改良后 CTV 59.4Gy 体积缩减至 328cm^3，腮腺平均受量降低至 26Gy。在保持 4 年局部控制率 95% 的同时，重度口干发生率从 45% 降至 15%，放射性脑损伤发生率从 8.7% 降至 1.2%。该研究首次证实靶区精准缩野可在不影响肿瘤控制的前提下显著改善生活质量。

2001 年中国引进鼻咽癌 IMRT 治疗，借鉴 RTOG 靶区勾画理念。2011 年中国抗癌协会鼻咽癌专业委员会牵头推出《2010 鼻咽癌调强放疗靶区及剂量设计指引专家共识》，该共识的创新性体现在：①首次提出“解剖定向勾画”原则，要求根据肿瘤原发部位动态调整 CTV 边界；②建立剂量梯度推荐标准（高危区 60~66Gy，预防区 54~60Gy）；③强调 MRI 影像在靶区界定中的核心地位。但受限于当时循证证据不足，共识仍存在明显局限性：对颅底孔道、咽后间隙等关键解剖结构的勾画边界未作量化规定；未建立 TNM 分期特异性勾画标准，导致不同中心之间 CTV 体积差异达 25%~30%。在此共识框架下，国内放疗界呈现出“标准化建设与个体化探索并行”的发展特点：一方面，多数省级肿瘤中心逐步统一了 CTV 基础勾画范围；另一方面，各机构基于本单位临床数据和既往经验保持自身特点。

在国内鼻咽癌放射治疗领域，多家大型肿瘤中心基于常规放疗经验与国际研究成果，逐步发展出具有中国特色的靶区勾画方案。福建省肿瘤医院林少俊团队在临床实践中发现，鼻咽癌复发多发生于原照射野内（占比约 85%），而照射野边缘的孤立复发率不足 3%。基于此现象，该团队首次提出“小靶区 CTV”勾画理念，2009 年首次在美国“红皮杂志”报道鼻咽癌小靶区 IMRT 结果，主要改良包括：将 RTOG 0615 方案中鼻腔 / 上颌窦后 1/4~1/3 的标准调整为后鼻孔 / 上颌窦黏膜向前延伸 5mm；将斜坡前 1/2~2/3 的照射范围缩减至斜坡前 1/3；豁免Ⅰb 区预防照射，除非Ⅰb 区受累。经 5 年随访验证，该方案在保持 95% 局部控制率的同时，显著降低了放射性黏膜炎（Ⅲ级以上发生率下降 15%）及颞颌关节纤维化（发生率下降 20%）等并发症，表明该 CTV 勾画方案的可行性。

二、缩小原发灶 CTV 的探索

随着 IMRT 技术的广泛应用，鼻咽癌患者的 5 年总生存率已突破 80% 大关，伴随生存期的显著延长，治疗相关毒性对生存质量的长期影响日益凸显。国际多中心研究数据显示，尽管 IMRT 较传统放疗已减少 30%~50% 的危及器官受量，仍有高达 58% 的患者出现 2 级以上口干症，21% 存在持续性吞咽功能障碍，放射性颞叶坏死的 10 年累计发生率仍达 3.8%~5.6%。这些不可逆的晚期毒性不仅损害患者生理功能，影响生活质量，更对其心理社会适应产生深远影响。在疗效与毒性平衡的临床实践中，靶区范围的精准界定成为关键突破口。当前研究热点正沿着三个维度深入拓展：①基于分子影像的生物学靶区界定，如 EBV-DNA 拷贝数与肿瘤侵袭性的相关性研究；②人工智能（AI）辅助的个体化 CTV 预测模型开发，通过深度学习分析千例级影像数据建立风险分层系统；③自适应放疗技术的临床应用，利用治疗中获取的影像数据动态调整靶区边界。

2009 年，中山大学肿瘤防治中心孙颖团队发表里程碑研究，通过动态增强 MRI 追踪 943 例鼻咽癌患者的局部进展模式，首次建立基于解剖风险分层的“三区理论”：将鼻咽周围区域划分为高危区、中危区和低危区。该理论创新性地提出“CTV 应覆盖高危区双侧结构 + 同侧中低危区 + 颅底神经孔洞”的勾画原则，颠覆了传统对称性照射的固有模式。CTV1 为 GTV 向外扩展 5~10mm 所形成的区域，覆盖整个鼻咽黏膜及咽底筋膜内的相关结构。CTV2 则包括所有双侧高风险区域，如咽旁间隙、鼻腔后部、翼突、椎前肌、斜坡、岩尖、破裂孔以及蝶骨基底部，同时还应覆盖肿瘤沿侵袭路径可能波及的邻近下游解剖区域。在脑干、脊髓及颞叶等重要器官周围，CTV1 与 CTV2 的边缘应适当缩小至 2~3mm；若遇到空腔或骨性结构等无肿瘤侵犯风险的区域，则应沿其解剖边界勾画 CTV。2020 年该团队继续公布的 10 年前瞻性研究标志着分层理论进入精准化阶段。针对早期（$T_{1\sim2}$）鼻咽癌，创新性采用“分期指导的缩野策略”：T_1 期豁免对侧斜坡照射，T_2 期鼻腔受侵者限定 CTV2 后界于翼腭窝前缘。配合 68Gy/30 次的大分割放疗方案，10 年局部控制率达 94.7%。更值得关注的是，该团队通过多模态影像（MRI+PET-CT）分析肿瘤侵犯规律，提出基于解剖亚区的 CTV 勾画逻辑，如鼻咽顶壁肿瘤需包含蝶窦底壁，侧壁肿瘤覆盖咽旁间隙，在保持疗效的同时实现正常组织受照体积最小化。

2014 年，福建省肿瘤医院林少俊团队通过分析 414 例采用“小靶区 CTV”方案治疗的鼻咽癌病例三维剂量分布特征，首次揭示了靶区外扩边界的剂量学优化空间。研究团队运用影像组学技术对 GTV-CTV2 各向异性外扩边界进行量化分析，发现局部晚期（$T_{3\sim4}$ 期）患者在前、后、侧、上、下方向的外扩距离较全组平均值缩减 15%~22%。值得关注的是，这种定向缩野并未影响临床疗效，$T_{3\sim4}$ 期患者 4 年局部控制率仍达 94.3%（vs. 全组 95.1%，P=0.437）。基于此，研究团队提出“改良小靶区”勾画方式：不勾画 CTV1，直接勾画 CTV2（GTV+8mm+ 整个鼻咽黏膜，CTV 54~56Gy）。该团队在 2021 年发表的后续研究中，将这一理念进一步系统化。通过对 471 例患者的治疗数据分析，创新性实施三项关键改进：①取消传统 CTV1 剂量层级，利用 GTV（70Gy）与 CTV2（54~56Gy）间自然形成的 60Gy 剂量梯度覆盖高危亚临床病灶；②将 CTV2 外扩边界从常规 10mm 缩减至 8mm；③建立基于肿瘤侵犯方向的动态外扩算法。临床随访证实，“改良小靶区”方案 4 年局部控制率达 96.6%，急性黏膜炎发生率也大大降低，但远期吞咽功能障碍和优于历史对放射性颞叶损伤等指标仍需长期观察。

对于鼻咽癌诱导化疗前后的原发肿瘤靶区（gross tumor volume of nasopharyngeal carcinoma，GTVnx）勾画，2018 年香港大学李咏梅教授领衔发布的国际鼻咽癌临床靶区勾画指南建议：鼻咽癌靶区应参考其他头颈部肿瘤的处理原则，无论诱导化疗后肿瘤是否缩小，GTVnx 均应基于诱导化疗前的肿瘤范围进行勾画。然而，近年来多项研究表明，针对接受诱导化疗的鼻咽癌患者，依据化疗后残余肿瘤范围勾画 GTVnx 是安全可行的。这一策略不仅可显著减少正常组织接受的照射剂量，还可改善患者的生活质量。华西医院肿瘤中心吴静波团队针对212例患者的Ⅲ期研究显示，依据化疗后残余肿瘤勾画GTVnx，并不增加局部复发风险（诱导化疗前组和诱导化疗后组的5年OS、PFS、局部区域无复发生存率和远处无转移生存率分别为78.2% vs. 83.3%、72.0% vs. 78.1%、90.2% vs. 93.5%和78.1% vs. 82.1%）。诱导化疗前组的口干和听力损伤发生率明显高于诱导化疗后组。中山大学肿瘤防治中心赵充团队开展的一项10年随访研究发现，在GTVnx勾画中采用诱导化疗后实际残余肿瘤作为主要依据，同时将诱导化疗前的颅底骨质、翼状结构、颈椎及副鼻窦受累区域纳入CTV，而非GTVnx，可实现良好的长期局部区域控制，边缘与野外复发率低，且远期放射性不良反应发生率较低。中山大学肿瘤防治中心马骏院士团队2025年于国际肿瘤学顶级期刊*CA：A Cancer Journal for Clinicians*发表关于诱导化疗后缩小靶区放疗策略的前瞻性临床试验，系统介绍了研究的设计理念与关键发现。研究结果强有力地支持在诱导化疗后采用缩小体积放疗作为鼻咽癌治疗的有效方案，该策略有望使约70%的患者从中受益，进一步推动鼻咽癌精准放疗模式的国际共识。

2025年5月，香港大学深圳医院李咏梅教授与福建省肿瘤医院林少俊教授领衔，联合全球30余位顶尖专家共同制定《2024版鼻咽癌临床靶区勾画及剂量设计指引国际指南》，标志着鼻咽癌放射治疗领域迈入精准化、标准化的新阶段。2024版指南基于对70篇文献的系统回顾（包括33项新研究数据），通过德尔菲法对58个关键问题达成国际共识。首次整合了欧美与亚洲（特别是中国“小靶区”经验）的临床数据，为全球医生提供统一规范。新版指南将CTVp_70由GTV+5mm缩小为GTG+0~5mm，CTVn_70也缩小为GTVn+5mm，ENE者GTVn+10mm。高危CTV剂量由60~70Gy降为60Gy，低危CTV剂量由50~60Gy降为50Gy。由这一里程碑式的成就，将为鼻咽癌的放射治疗领域翻开崭新的篇章。

三、缩小颈部CTV的探索

鼻咽癌颈部淋巴结转移率高，约85%的患者在确诊时已存在颈部淋巴结转移。根据2018年国际鼻咽癌靶区勾画指南，推荐所有T分期和N分期的患者，其CTVn2应包括双侧咽后淋巴结区以及Ⅱ、Ⅲ、Ⅴa区淋巴结（照射剂量为60Gy）。若同侧颈部存在淋巴结转移（不包括咽后淋巴结），还应纳入Ⅳ区和Ⅴb区。然而，全颈照射所导致的正常组织损伤不可忽视，有研究显示多达30%~40%的患者在治疗2年内出现甲状腺功能减退、颈部皮肤纤维化，以及吞咽困难等晚期放射性毒副反应，显著影响患者生活质量。

为减少放疗相关并发症，国内外学者积极探索在确保治疗效果前提下缩小颈部CTV的策略。2013年江西李金高教授首次报道N_0鼻咽癌豁免下颈部照射不影响疗效。一项前瞻性研究和回顾性研究证实N_0侧省略Ⅳ区和Ⅴb区照射是安全的，局部控制上无不良影响。2022年，中山大学肿瘤防治中心马骏院士牵头一项多中心、非劣效性、Ⅲ期随机对照试验纳入了446例N_{0-1}期鼻咽癌患者，对比选择性上颈放疗与传统全颈放疗。中位随访53个月结果显示，两组在3年区域无复发生存率（regional recurrence-free survival，RRFS）、OS、远处无复发生存率（DMFS）和局部无复发生存率（locoregional recurrence-free survival，LRFS）方面均无显著差异。值得注意的是，尽管两组急性放疗毒性相似，但上颈放疗组的晚期不良反应发生率显著更低，显示安全性更优。但该策略在N_{2-3}期患者及非流行区人群中的适用性仍待进一步验证。

值得指出的是，当前大多数研究仍主要基于传统颈部解剖分区进行CTV勾画，忽略了实际淋巴结转移灶的精确空间分布。因此，个体化淋巴结CTV勾画策略成为研究热点。2024年，中国医学科学院肿瘤医院易俊林教授团队通过对三种不同的淋巴引流路径进行深入分析，首次全面揭示了鼻咽癌颈部淋巴结的潜在转移距离，将GTVn下界往下3cm作为下界，涵盖了所有可能的颈部引流方向。研究指出，相较于传统以解剖区域为基础的CTV勾画方式，根据转移风险的空间距离重构既实现科学合理的放疗靶区设计，也可在保证肿瘤控制率的前提下最大限度地减少对正常组织的照射。

Ⅰb区作为鼻咽癌低风险转移区域，其转移发生率仅为2%~8.5%，通常不纳入常规照射范围。但对于存在高危特征的患者，例如Ⅱa区淋巴结最大径≥20mm或出现淋巴结包膜外侵犯，应考虑将Ⅰb区纳入照射范围。2009年，福建省肿瘤医院林少俊团队首次在鼻咽癌“小靶区”实践方案中提出豁免Ⅰb区淋巴结照射，多项研究均表明，若患者无Ⅰb区高危因素，省略该区照射是安全的。2022年，林少俊团队报道数据更新结果，450例前瞻性队列研究，仅对Ⅰb区淋巴结受累、下颌下腺受累、口腔或鼻腔前1/2受累进行Ⅰb区照射，5年RRFS 95.4%，Ⅰb区4例复发。结论是对于Ⅱ组淋巴结包膜外受累或最大直径大于2cm者，无须预防性照射Ⅰb区。Ⅰb区豁免照射有效保护下颌下腺，有望减少放疗毒性。

整体而言，近年来鼻咽癌颈部CTV勾画方面，研究逐步从传统的区域照射向更为精细、个体化的精准照射转变，未来有望在进一步提升治疗效果的同时，最大限度减轻放疗相关损伤，改善患者的长期生活质量。

四、人工智能在靶区勾画中的应用

在精准医学与智能技术深度融合的当下，AI正重塑鼻咽癌放射治疗的实践模式。基于深度学习的自动勾画系统已取得突破性进展。然而，AI技术的临床应用仍面临关键挑战。鼻咽癌CTV勾画的本质是平衡标准化与个体化的艺术，既需遵循解剖扩散规律（如RTOG指南中翼腭窝、斜坡等结构的包含标准），又要结合肿瘤生物学特性进行动态调整。目前AI模型多基于解剖影像训练，尚未整合PET代谢参数、液体活检等分子信息，这导致其对微观浸润范围的预测准确性存在瓶颈。

面向未来，靶区勾画的智能化发展需要构建多维度的研究体系：首先，应建立基于大数据的动态知识库，通过迁移学习优化AI算法；其次，需推进前瞻性临床试验来验证AI辅助方案的临床价值；此外，发展“剂量雕刻”技术，结合肿瘤基因组特征和正常组织辐射敏感性预测模型，实现个体化生物靶区的智能设计。

总之，当前鼻咽癌放疗靶区勾画已取得一定进展，但仍存

在诸多争议与挑战：是否需要 GTV 外扩边界形成 CTV，是否像其他肿瘤一样只给予几何外扩而不考虑解剖裁剪，对于偏心的肿瘤，对侧结构是否可以豁免；对部分器官及淋巴引流区的预防照射研究尚不够深入，对于解剖结构未明确标记的区域，其照射范围多依赖于经验判断，缺乏数字化、精细化的指导标准，如腮腺区淋巴结区预防照射是否要照射整个腮腺。此外，不同分期的靶区勾画策略差异较大，且长期随访数据相对匮乏，难以准确评估各策略对预后的影响。因此，未来的临床研究应进一步聚焦于不同分期鼻咽癌患者，系统比较各类颈部 CTV 勾画策略在长期随访中的肿瘤控制率、生存率及毒副反应等关键指标，在保障疗效的前提下，探索最优化靶区范围与照射剂量。通过构建更加精准、个体化的靶区勾画方案，降低放疗相关毒副反应，进一步提升鼻咽癌患者的治疗结局与生存质量，为患者带来更显著的临床获益。

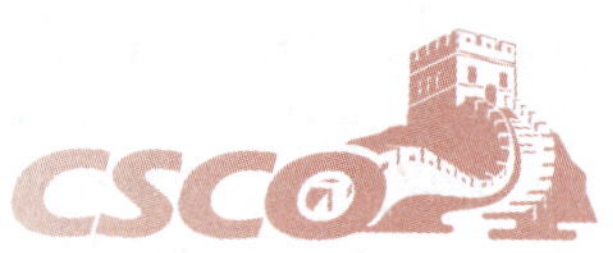

鼻咽癌免疫治疗进展

赵阳　王孝深

复旦大学附属眼耳鼻喉科医院

尽管全球范围内鼻咽癌属于少见癌种，但鼻咽癌具有鲜明的地域高发性，我国每年新发病例占全球48%左右，华南地区（尤其是广东和广西两省）发病率最高。因鼻咽解剖位置隐蔽，早期症状隐匿而且缺乏特异性，约70%患者确诊时已属局部晚期，经过标准治疗（诱导化疗联合同期放化疗）后仍有20%~30%的患者出现复发或转移，临床亟需高效低毒的新方案来改善局晚期鼻咽癌的预后。鼻咽癌独特的“热肿瘤”特性——肿瘤微环境中存在大量的淋巴细胞浸润及PD-L1高表达，使其成为免疫检查点抑制剂（ICIs）治疗（简称免疫治疗）的理想对象。近年来，以PD-1/PD-L1抑制剂为核心的免疫治疗，正从转移性场景向局晚期鼻咽癌治疗前移，重塑全程治疗格局。

一、局部晚期鼻咽癌：免疫治疗实现“高效低毒”突破

（一）全程免疫的增效探索

2024年发表于*Lancet*的CONTINUUM研究首次探索了在诱导化疗（induction chemotherapy，ICT）+同步放化疗（concurrent chemoradiotherapy，CCRT）中全程联合信迪利单抗（放疗前、中、后共12次）的疗效性及安全性。该研究是一项前瞻性、多中心、随机对照Ⅲ期临床试验，首次在高危局部晚期鼻咽癌病人的标准放化疗基础上评估增加PD-1抑制剂（信迪利单抗）的毒性和疗效。研究共入组了425例患者，将高危局部晚期鼻咽癌患者（$cT_{1\sim4}N_{2\sim3}M_0$或$cT_4N_1M_0$，AJCC^{8th}）随机1∶1分为两组，对照组采用吉西他滨联合顺铂标准ICT方案+CCRT，试验组则在此基础上联合信迪利单抗，ICT期间使用3个周期，放疗过程中使用3个周期，放疗结束后辅助使用6个周期，总共12个周期，主要研究终点为无瘤生存率（disease free survival，DFS）。经过42个月的中位随访，信迪利单抗组病人的复发转移和死亡风险降低了41%，3年DFS从76%提高到了86%，3年总生存率（overall survival，OS）差异无统计学意义。71%的患者可完成全部12程免疫治疗，但代价是3~4级不良反应率达74%，显著高于对照组（65%），该结果提示在标准放化疗基础上增加免疫治疗带来的毒性管理仍是挑战。

该研究创新性地在诱导、同期和辅助治疗阶段加入信迪利单抗，形成了一个全方位的治疗模式，与传统ICT-CCRT相比，患者的DFS显著提高，但不良反应发生率也相应提高。

（二）“免疫三明治”——诱导+辅助阶段免疫治疗证据

2024年于ASCO口头报告的BEACON研究旨在探索抗PD-1单抗（替雷利珠单抗）联合ICT及CCRT在局部晚期鼻咽癌中的疗效和安全性。该研究是一项随机、双盲、安慰剂对照的多中心Ⅲ期临床研究。共入组450例患者，其中替雷利珠单抗组223例，对照组227例。研究纳入高危的Ⅲ~Ⅳa期局部晚期鼻咽癌患者（排除T_3N_0患者和仅有咽后淋巴结转移的T_3N_1患者）。受试者按1∶1随机分组，分别接受3个周期的替雷利珠单抗或安慰剂联合GP诱导治疗，随后进行CCRT及8个周期的替雷利珠单抗或安慰剂辅助治疗。研究的主要终点是诱导治疗后的完全缓解率（complete response rate，CR）和PFS。

研究中期分析结果显示，替雷利珠单抗组和对照组分别有93.7%和93.8%的患者完成了3个周期的诱导治疗。在意向治疗人群中，替雷利珠单抗组的CR率显著提高，几乎是对照组的两倍（30.5% vs. 16.7%，P=0.000 6）。安全性方面，两组3~4级治疗相关不良事件（40.6% vs. 39.3%）和严重不良事件（2.3% vs. 1.3%）的发生率相似。替雷利珠单抗联合GP方案的诱导治疗总体耐受性良好，且安全性可控。

BEACON研究为首个证实抗PD-1单抗联合ICT显著提升CR率的Ⅲ期临床研究，为免疫治疗前移至局晚期鼻咽癌提供了循证医学证据。

（三）辅助免疫治疗确立新标准

2025年发表于*JAMA*的DIPPER研究以“后置免疫”策略规避了CCRT的毒性叠加，成为首个兼具高效与安全性的辅助免疫方案。研究纳入450例局部晚期鼻咽癌患者（$cT_{1\sim4}N_{2\sim3}M_0$或$cT_4N_1M_0$，AJCC^{8th}），在接受3个周期吉西他滨联合顺铂ICT后序贯根治性CCRT，随后按照1∶1的比例随机分为两组。试验组接受卡瑞利珠单抗单药辅助治疗，共12个周期，对照组则随访观察。主要研究终点为无事件生存率（event free survival，EFS）。经过39个月的中位随访后，卡瑞利珠单抗将患者的复发转移和死亡风险降低了44%，3年EFS从77.3%提高到了86.9%；转移风险降低了46%，无远处

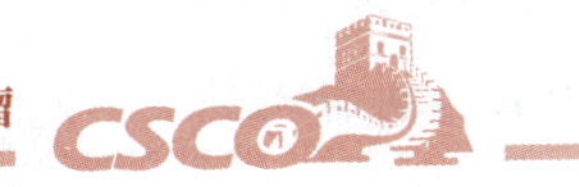

转移生存率(distant metastasis free survival,DMFS)从 84.5% 提高到 92.4%;复发风险降低了 47%,无复发生存率从 87% 提高到 92.8%。在不良反应方面,卡瑞利珠组的 3~4 级的毒性反应发生率为 11.2%,远远低于传统辅助化疗的 40%,有 81% 的患者能够完成方案规定的 12 个周期卡瑞利珠单抗治疗,并且接受辅助卡瑞利珠单抗治疗不会显著降低生活质量。

DIPPER 研究表明,在完成标准的放化疗后,使用卡瑞利珠单抗进行辅助治疗可以显著降低局部晚期鼻咽癌患者的复发转移风险,同时毒性轻微,为局部晚期鼻咽癌患者提供了新的辅助治疗选择。

(四) 去顺铂免疫联合方案突破传统框架

2025 年发表于 *Cancer Cell* 的 PLATINUM 研究,提出全程免疫联合“去同期顺铂”的全程治疗新方案,以降低局部晚期鼻咽癌治疗的毒性,提高患者的耐受性和生活质量,并为顺铂不耐受局部晚期鼻咽癌患者提供了新的治疗选择。该研究是一项多中心、单臂Ⅱ期临床研究,总共纳入了 152 例非转移、高危局晚期鼻咽癌(T_4N_1 或 $T_{1\sim4}N_{2\sim3}$)患者。研究采用 12 个周期的纳武利尤单抗,具体使用策略如下:GP 方案 ICT 联合纳武利尤单抗 3 个周期(360mg,每 3 周一次),然后调强适形放射治疗(IMRT)+ 纳武利尤单抗(360mg,每 3 周一次,3 个周期),放疗结束后辅助纳武利尤单抗治疗(480mg,每 4 周一次,6 个周期),总治疗周期近 11 个月。该研究在放疗阶段去除了同期使用顺铂,研究的主要研究终点是无失败生存,次要终点包括 OS、无复发生存、无转移生存、安全性、耐受性和生活质量。研究结果发现,采用上述方案可使患者的 3 年无失败生存率达到 88.5%,相较于历史参照值显著提高了 10.5%,还可使严重急性毒性发生率降低至 40.2%,其中放疗时相的严重急性毒性发生率仅为 16.7%。首创了局晚期鼻咽癌“高效低毒、耐受优质”的免疫治疗联合放化疗的治疗新策略,彰显了“减毒不减效”的治疗智慧。

(五)“去顺铂”时代的开启

在前期 PLATINUM Ⅱ期研究的基础上,2025 年 ASCO 展示了 DIAMOND 研究的数据,该研究是一项多中心、随机对照的前瞻性Ⅲ期非劣效性研究,旨在探索放疗过程中去除顺铂的可行性。对照组采用标准的 GP 方案 ICT 3 个周期 + CCRT(IMRT 联合同期顺铂,其中顺铂 $100mg/m^2$,每 3 周一次,总共 2 次);研究组采用 GP 方案 ICT 3 个周期 +IMRT(去除同期使用顺铂),在此基础上两组均联合特瑞普利单抗,从诱导阶段就介入使用(200mg,每 3 周一次),预期是使用 17 个周期,总的治疗时长为一年时间。该研究共纳入 532 例非转移的 T_4N_1 或 $N_{2\sim3}$ 分期局晚期鼻咽癌患者,入组患者按 1∶1 的比例随机分配进入研究组和对照组。本研究设计了 2 个共同主要终点,以无失败生存(非劣设计)作为疗效终点,以所有分级呕吐发生率(优效设计)作为呕吐毒性终点。

结果显示,研究组(去除同期顺铂)相较于对照组的 3 年无失败生存率分别为 88.3% 和 87.6%,意味着在联合免疫治疗的基础上去掉同期顺铂不会降低生存率。在呕吐毒性方面,试验组相较于对照组的所有级别呕吐发生率分别为 26.2% 和 59.8%,显著下降了 33.6%(P<0.001)并达到了优效性。此外,3~4 级严重急性毒性发生率分别为 52.3% 和 63.6%,下降了 11.3%,显示具有更高的耐受性和生活质量,说明在联合免疫治疗的基础上去掉同期顺铂可提高患者治疗的安全性,在改善呕吐方面尤为明显。

DIAMOND 研究为鼻咽癌“全疗程免疫联合同期去顺铂”治疗策略首次提供了Ⅰ类循证医学证据,在不影响疗效的前提下显著降低了治疗毒性,提高了患者的治疗顺应性及生活质量,为免疫治疗在局部晚期鼻咽癌治疗中的介入时机提供了新的策略,同时也标志着免疫治疗在局部晚期鼻咽癌领域实现了从辅助治疗到核心治疗角色的战略性突破。

局部晚期鼻咽癌免疫治疗已从“晚期解救”前移至“全程强化”,并通过辅助免疫巩固及去化疗降阶实现“高效低毒”范式革新。尽管局部晚期鼻咽癌的免疫治疗取得了显著进展,但仍面临一些挑战。如免疫相关不良反应的管理,需要进一步优化治疗方案和监测策略,以提高患者的耐受性和生活质量。此外,如何筛选出最可能从免疫治疗中获益的患者群体,以及如何确定最佳的治疗时机和疗程等,仍需要更多的临床研究来探索和解决。未来,随着对肿瘤免疫微环境的深入了解和新型免疫治疗技术的不断发展,有望为局部晚期鼻咽癌患者带来更多的治疗选择和更好的预后。

二、复发 / 转移鼻咽癌:一线至维持治疗的全流程优化

(一) 一线免疫联合化疗成为全球标准

鼻咽癌对放射线和化疗较为敏感,以放化疗为主的综合治疗模式已成为鼻咽癌的主要治疗手段,但仍有约 10%~30% 的患者因放疗抵抗、化疗耐药或其他原因发生局部复发或远处转移。近年来多项Ⅲ期临床研究(JUPITER-02、CAPTAIN-1st、RATIONAL309)探讨了 ICIs 在复发 / 转移鼻咽癌中的作用,针对复发 / 转移鼻咽癌的一线治疗推荐已从单一化疗发展为了化免结合,并贯穿于整个后线治疗。

1. **RATIONALE-309 研究数据更新** RATIONALE-309(NCT03924986)是一项多中心、双盲、Ⅲ期临床试验,旨在评估替雷利珠单抗联合化疗对比安慰剂联合化疗作为复发性或转移性鼻咽癌一线治疗的疗效和安全性。在中期分析中,该研究达到了主要终点,替雷利珠单抗联合化疗组的 PFS 显著长于安慰剂联合化疗组。经过 40 多个月的随访,在数据更新截止时,替雷利珠单抗联合化疗组与安慰剂联合化疗组相比,PFS 显著改善(PFS 中位数:9.6 个月 vs. 7.4 个月;HR=0.50;95% CI 0.37~0.68)。此次更新的 OS 数据更为成熟,试验组的 OS 中位数为 45.3(33.4~NE)个月,对照组为 31.8(25.0~NE)个月,HR=0.73(95% CI 0.51~1.05),有统计学获益趋势。这项更新分析显示,与安慰剂联合化疗相比,替雷利珠单抗联合化疗在 PFS 上显示出一致且具有临床意义的改善。替雷利珠单抗联合化疗组在 PFS2 和 OS 上也观察到具有临床意义的改善。这是首次报告 PD-1 抑制剂联合化疗在一线治疗复发转移鼻咽癌中 PFS2 的益处。这些结果支持将替雷利珠单抗联合化疗作为复发转移鼻咽癌的一线治疗选择。

2. **JUPITER-02 研究数据更新** JUPITER-02(NCT03581786)是一项国际多中心、双盲、随机对照Ⅲ期临床研究,旨在评估特瑞普利单抗联合吉西他滨和顺铂化疗作为复发或转移鼻咽癌一线治疗的疗效和安全性。在 2024 年 ASCO 年会公布了

四年随访数据及相关生物标志物动态分析结果。截至2024年1月9日，即最后一名患者入组后50个月，随访时间中位数为36.8个月。与最终OS分析结果相比，特瑞普利单抗组较安慰剂组表现出一致的生存改善，特瑞普利单抗联合GP方案化疗可显著延长OS，死亡风险降低39%，5年OS率分别为52.0% vs. 33.9%。在EBV DNA拷贝数的检测中发现，与安慰剂组相比，特瑞普利单抗组有更多患者EBV DNA拷贝数下降到无法检测到的水平（96.3% vs. 84.5%，P=0.004），并且在EBV DNA拷贝数初始下降后，特瑞普利单抗组患者发生EBV DNA拷贝数反弹的比例明显低于安慰剂组（36.5% vs. 57.4%，P=0.002）。综上，特瑞普利单抗联合GP方案化疗用于复发/转移鼻咽癌一线治疗具有长期生存获益，同样可以作为复发转移鼻咽癌的一线治疗选择。

3. PD-L1抑制剂自主研发突破 塔戈利单抗（tagitanlimab）是我国自主研发的PD-L1抑制剂，通过定点突变技术对药物Fc段进行优化，消除了抗体依赖性细胞介导的细胞毒作用（ADCC）和补体依赖的细胞毒性（complement dependent cytotoxicity，CDC）效应，具有稳定性高、免疫逃逸低等药物优势。既往发表于*Lancet*子刊*Lancet Reg Health West Pac*的Ⅱ期研究显示，在经过多重治疗且肿瘤负荷较高（肝转移43.9%，≥3线化疗31.8%）的复发/转移鼻咽癌患者中，塔戈利单抗单药治疗的客观缓解率（ORR）仍可达26.5%，PFS和OS中位数分别为2.8个月和16.2个月，且安全性良好。2025年ASCO报告了一项塔戈利单抗联合GP用于复发/转移鼻咽癌一线治疗Ⅲ期研究，旨在评估塔戈利单抗联合GP作为一线治疗的疗效性和安全性。此次报告披露数据已达主要研究终点，与单独化疗相比，塔戈利单抗联合化疗组具有更长的PFS中位数（未达到 vs. 7.9个月；HR=0.47，P<0.000 1），12个月PFS率提升至56.7%（对照组为26.7%）。ORR达81.7%，缓解持续时间（DoR）中位数11.7个月。安全性可控，患者治疗耐受性好。

基于这项ASCO报道的Ⅲ期研究，2025年1月，国家药品监督管理局（NMPA）批准塔戈利单抗联合顺铂和吉西他滨用于复发或转移性鼻咽癌的一线治疗。开发更多中国原创的、疗效和安全性俱佳、可及性更好的免疫治疗方案，可为复发/转移鼻咽癌患者提供更多治疗选择，满足更多的临床治疗需求。

4. 中国创新药国际化突破——新型差异化PD-1单抗FDA一线获批 派安普利（penpulimab）是一种采用IgG_1亚型并进行Fc段改造的新型差异化抗PD-1单抗。2025年4月美国癌症研究协会（American Association for Cancer Research，AACR）年会口头报告了派安普利单抗联合化疗对比安慰剂联合化疗作为复发性或转移性鼻咽癌一线治疗：一项全球多中心、随机、双盲、Ⅲ期临床研究（AK105-304），旨在评估派安普利联合化疗在复发或转移性鼻咽癌一线治疗中的疗效与安全性。该试验纳入18~75岁、经病理学确诊为复发或转移性鼻咽癌的患者，且要求患者此前未接受过针对复发/转移性疾病的系统性化疗。患者按1∶1比例随机分组，分别接受派安普利或安慰剂联合顺铂/卡铂及吉西他滨的化疗方案，完成诱导治疗后继续单药维持治疗。试验以PFS为核心评估指标，同时关注OS、ORR、DoR等次要终点。研究结果显示，截至2024年4月29日，随访时间中位数为19.1个月。派安普利单抗组和对照组的PFS中位数分别为9.6个月和7.0个月（HR=0.45，P<0.000 1），降低晚期鼻咽癌患者的疾病进展或死亡风险达55%。派安普利单抗组和对照组ORR分别为68.1%和63.9%，DoR中位数分别为9.8个月和5.7个月（HR=0.40，P<0.000 1）。OS数据尚未成熟，但未发现对OS的损害。

派安普利单抗联合化疗在复发或转移性鼻咽癌患者的一线治疗中展现出具有统计学意义和临床意义的生存获益，且具有优异的安全性，2025年4月25日，已获得美国FDA批准上市，用于治疗复发或转移性鼻咽癌的一线治疗和以铂类为基础的至少一线化疗治疗进展后治疗的2项适应证，为全球复发/转移性鼻咽癌患者提供了一种新的有益治疗选择。

5. 不同机制药物联合协同——"GAT"一线治疗新选择 不同机制药物的协同策略也是当前研究的重点之一。2022年发表于*Med*期刊的一项研究入组初诊复发/转移鼻咽癌患者，采用吉西他滨（化疗）+阿帕替尼（抗血管生成治疗）+特瑞普利单抗（免疫治疗）"GAT"三联方案，同时还使用阿帕替尼与免疫治疗联合方案代替免疫治疗单药长期维持。研究共入组41名复发转移鼻咽癌患者。具体方案为先使用GAT方案诱导化疗6个疗程，然后使用阿帕替尼+特瑞普利单抗继续长期维持。研究结果显示ORR高达90.2%，CR率为34.1%，PFS中位数为25.8个月，均略高于既往GP+PD-1单抗方案。≥3级治疗相关的毒性发生率为56.1%，低于GP+PD-1标准方案的87%~94%。值得注意的是该方案特有的不良事件，鼻咽坏死≥3级发生率高达21.9%。不同机制药物的联合使用为复发/转移一线治疗提供了新的联合治疗思路。

（二）后线免疫治疗新策略探索

1. 双特异性抗体后线治疗探索 卡度尼利单抗（AK104）是一种首创的双特异性PD-1/CTLA-4抗体。2024年发表的COMPASSION-06研究是一项评估卡度尼利单抗治疗既往治疗的复发性或转移性鼻咽癌的疗效和安全性的Ⅱ期多中心研究。这项Ⅱ期单臂研究纳入了一线铂类化疗和二线单药或联合化疗失败且既往未接受过免疫治疗的复发/转移鼻咽癌患者，患者每2周接受6mg/kg的卡度尼利单抗治疗。主要终点是ORR，次要终点包括PFS、OS、DoR、反应时间和安全性。研究共纳入23例患者，中位随访16.56个月（范围0.8~25.2个月），主要研究终点ORR为26.1%（95% CI 10.2~48.4），PD-L1 TPS≥50%患者的ORR为44.4%。PFS中位数为3.71个月。安全性方面，≥3级治疗相关不良反应（TRAEs）发生率：8.3%（2名患者），最常见的TRAEs为甲状腺功能减退症（30.4%）、皮疹（21.7%）、瘙痒（21.7%）。研究认为，卡度尼利单抗单药治疗在先前治疗过的复发/转移鼻咽癌患者中显示出良好的疗效和可控的毒性，为有效的挽救治疗选择提供了可能性。

2. 铂类耐药复发/转移鼻咽癌"去化疗"探索 2025年1月*Lancet Oncology*在线发表了一项Ⅱ期临床试验，旨在比较帕博利珠单抗单药治疗或联合贝伐珠单抗在铂类化疗后进展的复发或转移性鼻咽癌患者中的疗效和安全性。研究纳入年龄≥21岁、ECOG PS评分为0或1、铂耐药复发或转

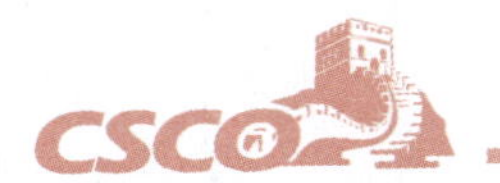

移性鼻咽癌患者，以1∶1的比例随机分配至两组，分别接受帕博利珠单抗（200mg）治疗或帕博利珠单抗联合贝伐珠单抗（7.5mg/kg）治疗，主要研究终点为ORR。研究共纳入符合条件的患者48例，数据截止时，随访时间中位数为28.3个月，帕博利珠单抗组和帕博利珠单抗+贝伐珠单抗组的ORR分别为12.5%（95% *CI* 2.7~32.4）和58.3%（95% *CI* 36.6~77.9），PFS中位数分别为1.6个月（95% *CI* 1.3~2.7）和13.8个月（95% *CI* 4.2~29.5），安全性方面，3~4级TRAEs事件发生率分别为8%和29%，该研究显示，在铂耐药复发或转移性鼻咽癌患者中，帕博利珠单抗联合贝伐珠单抗较帕博利珠单抗单药治疗更有效，且安全性相对可控。如果这一非化疗方案在Ⅲ期试验中得到验证，则有望成为该患者群体的新治疗选择。

3. 新型EGFR-ADC药物联合免疫治疗探索 2024年欧洲肿瘤内科学会亚洲年会（European Society for Medical Oncology Asia Congress，ESMO-ASIA）展示了该开放标签、Ⅱ期临床试验结果，旨在评估普特利单抗（pucotenlimab）联合表皮生长因子受体-抗体药物偶联物（EGFR-ADC）MRG003治疗复发/转移鼻咽癌的安全性和有效性。普特利单抗为一种PD-1抑制剂，MRG003为一种针对EGFR的抗体药物偶联物，两者联合治疗在EGFR阳性实体瘤患者中显示出潜在的协同抗肿瘤效果。研究纳入一线标准治疗失败的复发/转移鼻咽癌患者（96.7%接受过抗PD-L1治疗），接受每3周1次3.0mg/kg普特利单抗联合2.0mg/kg MRG003治疗。主要终点是ORR。本研究共纳入30例患者，疗效方面，2例患者达CR，18例达PR，8例达SD。确认的ORR和DCR分别为66.7%（95% *CI* 59.7%~73.7%）和93.3%（95% *CI* 91.9%~94.8%）。PFS和DoR尚未成熟。安全性方面，大部分不良反应是1~2级，最常见不良反应主要为皮肤反应和骨髓抑制。3~4级不良反应发生率仅23.3%，显著低于化疗发生率（43.8%）。该研究显示出PD-1抑制剂联合EGFR-ADC良好的耐受性和抗肿瘤活性，特别是在PD-1治疗失败的鼻咽癌患者中，为复发转移鼻咽癌患者后线治疗提供了新的选择。

4. 免疫联合抗血管生成药物治疗探索 抗血管生成药物可通过改善肿瘤微环境的血管网络，减少缺氧，增加$CD8^{+}T$细胞浸润、减少肿瘤相关巨噬细胞的募集，降低肿瘤和血清中TGF-β水平，从而增强PD-1单抗的效果，两者联合可能发挥协同增效抗肿瘤作用。

2023年*eClinicalMedicine*在线发表了一项使用法米替尼联合卡瑞利珠单抗治疗既往PD-1单抗失败的后线复发转移鼻咽癌的Ⅱ期多中心单臂临床研究，对于2线及以上患者，缓解率为65.5%，无进展生存期中位数达10.4个月，高于常规后线方案；尤其是对于单纯复发患者，缓解率更是高达80.0%。这也是首个在鼻咽癌中报道抗血管靶向药物联合免疫治疗的临床试验。2024年发表于*Cell Reports Medicine*的TORAL研究采用特瑞普利单抗联合安罗替尼治疗晚期二线及以上鼻咽癌患者，入组的30例患者中16例曾接受过免疫治疗，研究初步结果显示，ORR和DCR分别为36.7%和90.0%；对于以前接受过或未接受过免疫治疗的患者，ORR分别为25.0%和50.0%，PFS中位数为9.5个月。最常见的（≥20%）3/4级不良反应是黏膜炎（26.7%）和手足综合征（23.3%），14名患者因不良反应减少了安罗替尼的剂量。特瑞普利单抗联合安罗替尼的无化疗方案在含铂方案治疗失败的复发或转移性鼻咽癌中取得了理想疗效，安全性可控，为该部分患者提供了有效治疗新选择。

目前还有多项关于复发转移鼻咽癌免疫联合抗血管生成治疗的临床试验正在进行，复发转移鼻咽癌的免疫联合抗血管生成治疗已显示出良好的抗肿瘤活性和一定的生存获益，但仍需进一步开展大规模、多中心的临床试验来验证其疗效和安全性。

（三）维持治疗策略的优化升级

免疫联合化疗后免疫维持被推荐作为转移性鼻咽癌患者的一线标准治疗方法。虽然卡培他滨维持治疗已被证明可以改善转移性鼻咽癌患者的预后（2022年发表于*JAMA Oncology*），但关于卡培他滨与免疫治疗联合维持疗效的数据仍然有限。2025年发表于*ESMO Open*的一项回顾性研究揭示，转移性患者一线治疗后采用免疫联合卡培他滨维持较单药免疫显著延长PFS中位数（41.5 vs. 23.1个月），尤其是多发性转移患者3年PFS率提升22.5%。卡培他滨通过抗血管生成、清除微转移灶、增加$CD8^{+}T$细胞浸润“三重机制”增效，为高负荷患者提供关键生存获益。

此外，针对复发/转移鼻咽癌患者免疫联合卡培他滨维持治疗的前瞻性研究——特瑞普利单抗联合卡培他滨/安慰剂维持治疗复发转移鼻咽癌的疗效和安全性的随机、双盲、安慰剂对照、多中心Ⅲ期临床研究正在招募中，期待后续结果的披露，为转移性鼻咽癌患者一线治疗控制后药物维持选择提供循证学依据。

近年来，免疫治疗持续改写鼻咽癌治疗的格局。免疫联合化疗已确立为复发转移阶段的标准一线、后线方案。在此基础上，免疫疗法也逐步渗透至局部晚期阶段，形成以诱导、同步、辅助不同时相整合为核心的多元探索，治疗理念不断从“强化疗效”走向“优化全程”。免疫联合抗血管生成药物、ADC药物、抗EGFR单抗及双抗类新药的蓬勃发展也正在挑战新标准一线治疗，期待后续研究结果为晚期鼻咽癌患者提供更多治疗选择。

总结：鼻咽癌免疫治疗已形成“局部辅助防复发，晚期联合控转移”的完整体系，如何围绕患者特征精准筛选免疫联合方案适用人群，进一步识别生物标志物、优化免疫联合机制，将成为鼻咽癌免疫治疗深化的关键方向。期待最终实现“高效低毒、个体普惠”的鼻咽癌精准免疫治疗新时代。

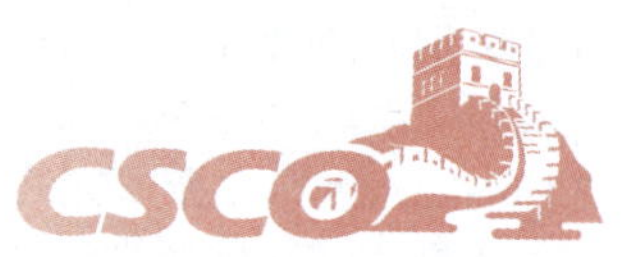

分化型甲状腺癌围 ^{131}I 治疗期的辐射防护

刘默凡　陆克义
山西医科大学第一医院

分化型甲状腺癌(differentiated thyroid carcinoma,DTC)术后 ^{131}I 治疗是 DTC 综合诊治的重要环节之一,^{131}I 是一种放射性核素,衰变过程中释放 β 射线与 γ 射线,在完成 β 射线治疗与 γ 射线显像诊断的同时,其辐射效应也给患者、医务人员及公众带来不可避免的辐射影响。本文以中华人民共和国国家标准《电离辐射防护与辐射源安全基本标准》(GB 18871—2002)、中华人民共和国国家职业卫生标准《核医学放射防护要求》(GBZ 120—2020)、中华人民共和国国家生态环境标准《核医学辐射防护与安全要求》(HJ 1188—2021)的相关要求为基础,结合国际原子能机构(International Atomic Energy Agency,IAEA)和国际放射防护委员会(International Commission on Radiological Protection,ICRP)等相关报告书为参考,系统梳理 DTC 术后围 ^{131}I 治疗期辐射防护要点,从 DTC 术后患者 ^{131}I 治疗前的风险预控与辐射宣教、治疗中的全流程规范管理,以及治疗后的随诊监测与防护宣教,结合临床实践经验与最新研究成果,构建科学、系统的辐射防护体系,旨在为临床 ^{131}I 治疗工作提供标准化、精细化的辐射防护指导,提升 DTC 术后 ^{131}I 规范治疗。

一、^{131}I 治疗的原理与辐射特性

DTC 保留了甲状腺细胞的钠碘同向转运体(Na/I symporter,NIS)表达可以高度选择性摄取碘的功能,^{131}I 作为一种碘的放射性同位素,进入人体后,会被 DTC 细胞特异性摄取。^{131}I 衰变释放射线中 β 射线占比 99%,其射程较短(射程 0.4~1mm)可通过电离作用直接破坏癌细胞致其凋亡或死亡,局部对癌细胞进行精准杀伤;同时,^{131}I 释放约 1% 的 γ 射线(以 364keV 能量为主)穿透性强,能够穿透人体组织,可被体外单光子发射型计算机体层显像仪(single photon emission computed tomography,SPECT)所探测,清晰地显示 ^{131}I 在术后残留甲状腺组织、局部或远处转移性病灶在体内的分布情况,为患者制定个体化 ^{131}I 治疗方案和疗效评估提供重要的可视化依据。

^{131}I 治疗中 β 射线射程短,对患者周围人群的辐射影响很小,而 γ 射线相对较长的射程和较强的穿透能力,能够穿透人体辐射到患者周围人群,带来不可避免的外照射影响。此外,^{131}I 也是一种挥发性核素,操作或治疗中可能会以气溶胶形式释放到局部空气中,被此环境中的工作人员或者陪侍人所吸入体内,在体内带来不必要的内照射影响。因此,针对 ^{131}I 的放射性辐射特性,在 DTC 术后围 ^{131}I 治疗期必须采取全面且有效的辐射防护措施来规范管理。

二、^{131}I 治疗前的患者风险预控与防护宣教

(一)特殊人群风险预控

1. 育龄及备孕患者　没有足够证据表明 ^{131}I 治疗影响生殖系统。^{131}I 治疗时生殖腺会受到来自血液、膀胱尿液和结直肠粪便中的 ^{131}I 间接照射,少数患者会有一过性的功能紊乱。约 25% 女性患者可出现一过性停经、经量减少或月经不规则,但 ^{131}I 并不会造成女性患者不孕、流产和胎儿畸形,但是,对于育龄期女性患者在 ^{131}I 治疗前仍然须排除妊娠可能,如血清人绒毛膜促性腺激素(β-hCG)检测。男性患者可出现一过性睾丸功能紊乱、暂时性精子数量减少及血浆卵泡刺激素水平升高。国内 GB 18871—2002 和 GBZ 120—2020,以及 IAEA 和 ICRP 的建议是:女性在 ^{131}I 治疗后 6~12 个月内避免妊娠,男性 3 个月内避免使伴侣怀孕,同时治疗期间应充分饮水、勤排尿,避免便秘等,尽可能降低 ^{131}I 治疗带来的不必要辐射。

2. 哺乳期女性患者　哺乳期女性患者因 ^{131}I 可分泌至乳汁,婴幼儿摄入可能会对其甲状腺等器官造成损伤风险,同时对母体乳腺也可能产生不良影响。基于此,国内 GB 18871—2002 和 GBZ 120—2020,以及 IAEA 建议 ^{131}I 治疗期间必须中断哺乳,同时治疗前 6 周停止母乳喂养;国际 ICRP 建议中断哺乳时间不小于 3 周。

3. 儿童与青少年患者　与成人比较,儿童与青少年正处于生长发育的关键时期,对 ^{131}I 等辐射相对更为敏感,目前尚未观察到不良生育结局的证据。儿童与青少年女性患者治疗后不孕、流产、早产及新生儿缺陷发生率并没有增高;对男性患者睾丸的影响尚不清楚,对生育有需求且累积 ^{131}I 治疗剂量超过 400mCi 时可考虑预先储存精子,但尚缺乏可靠证据。

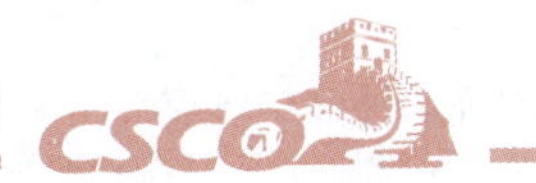

(二) 辐射宣教与心理干预

DTC 患者接受 ^{131}I 治疗前，应进行全面且深入的辐射防护知识宣教。建立标准化宣教流程，通过图文手册、视频动画等形式向患者讲解 ^{131}I 治疗的原理、流程、预期效果以及可能出现的不良反应，让患者充分认识 ^{131}I 治疗的必要性和治疗期间对周围环境和人群带来的辐射影响，使患者明白自身在辐射防护中的责任和义务，以及治疗期间需要遵循的防护要求等。

同时，患者对 ^{131}I 放射性治疗的恐惧和担忧可能会影响治疗期间的心理健康，医护人员应同步进行心理疏导与干预，帮助患者缓解紧张情绪，树立积极的心态，增强患者对治疗的信心和依从性。

三、^{131}I 治疗中的全流程规范化管理

(一) 核医学工作场所管理

按照 GB 18871—2002 规定，参考 ^{131}I 物理特性和操作方式等因素，DTC 患者 ^{131}I 治疗剂量较大，治疗区域一般划为乙级辐射工作场所，对该工作场所应分为控制区和监督区管理。控制区包括 ^{131}I 治疗病房、药物分装室、给药室、病房内卫生间和放射性废物暂存间等，设置必要的电离辐射警告标志及单向门禁系统，并标明控制区的标志，严格限制无关人员进出；控制区内应配置独立通风系统，避免病房内的 ^{131}I 放射性气溶胶扩散及交叉污染；病房区域内应配备测量患者体内活度的设备或可测量周围剂量当量率的仪器，规范出院管理。监督区为与控制区相连的通道等区域，入口处应设置指示标志。

^{131}I 治疗患者的病房多为单人间或双人间，双人间应保持一定床间距或有适当防护屏蔽，医务人员工作室与病房间配备语音或视频对讲、远程监控等设施，减少医护人员与患者的直接接触。病房内应配备独立的卫生间，患者大小便等排泄物应排入专门的衰变池中收集暂存，防止放射性物质扩散。病房内宜选用表面光滑、易于清洁的材质，以方便日常清洁和辐射去污。病房内通风系统应满足相关标准要求，确保病房区域内的空气单向负压流通，经单独的排气管道有组织排放。

(二) 医护人员管理

医护人员平时宜通过视频及对讲进行查房等医疗活动。当医护人员必须进入专用病房对患者进行救治时，应穿戴个人防污染用品，包括铅防护服、铅手套、防护眼镜、防护帽等。依据外照射防护的时间、距离及屏蔽的三个原则，尽可能减少医护人员的职业照射。分装 ^{131}I 药物宜采用自动分装、机械手分装或半自动分装。医护人员应佩戴个人剂量监测并记录个人累计辐射剂量，必要时检测甲状腺内照射剂量，评估受污染风险。

(三) 患者管理

GB 18871—2002、GBZ 120—2020 和 HJ 1188—2021 标准规定，DTC 患者 ^{131}I 治疗均需在核医学特定的病区内进行，住院期间限制其活动范围。住院期间 2 名以上患者不宜近距离接触或者集聚，患者食物宜选用产生废物少的食材，控制放射性废物的产生量。治疗期间需监测患者体内放射性活度，患者出院标准为体内放射性活度 ≤ 400MBq 或距患者体表 1m 处周围剂量当量率 ≤ 25μSv/h。出院时向患者发放出院告知书，详细说明出院后的注意事项及如何进行辐射防护等。

(四) 放射性废物管理

1. **固体放射性废物(固废)** GB 18871—2002、GBZ 120—2020 和 HJ 1188—2021 标准规定，^{131}I 治疗场所应备有废物暂存间，场所应有单独的排风管道，入口处应设置电离辐射警告标志，建立有效的防火、防丢、防射线泄漏等措施。按照 HJ 1188—2021 标准要求处理含 ^{131}I 的固废。住院期间固废来源包括口服 ^{131}I 器具、装 ^{131}I 原料的废弃安瓿瓶，以及处理受放射污染的呕吐物等的医疗废物等；对于破碎玻璃器皿等含尖锐物的废物，应预先装入利器盒再转入固废袋，防止刺破包装导致污染扩散。固废需使用特殊防渗漏塑料袋收集，袋外粘贴并标注 ^{131}I、重量、产生起始日期(封闭收集袋时)，置于专用固废桶盛放，固废桶表面应粘贴醒目的电离辐射标志和固废所含核素的名称等信息，核医学科专人负责固废的出库时间及监测结果等信息的台账管理。值得注意的是，患者住院期间使用的被服不属于固废，但应先进行存放衰变，至少一个半衰期再进行清洗。

2. **液态放射性废物(废液)** ^{131}I 治疗患者的排泄物中含有 ^{131}I，病房内的卫生间应配备专门的收集装置，如槽式衰变池和专用容器。按照 HJ 1188—2021 标准要求处理含 ^{131}I 的废液。住院期间，应告知患者在大小便后及时冲洗厕所，同时尽量减少废液的产生量。

3. **气态放射性废物(废气)** ^{131}I 作为一种挥发性核素，按照 HJ 1188—2021 标准要求病房区域应设置独立的通风系统，气流应遵循自清洁区向监督区再向控制区的流向设计，废气需经过滤净化后排放，避免污染周围环境。

四、^{131}I 治疗后的患者随诊监测与防护宣教

(一) 定期随诊

^{131}I 治疗后 DTC 患者遵循国家相关标准出院，应定期随诊复查。随访复查包括患者的身体状况、甲状腺功能、影像学检查等动态变化，以便及时发现和处理可能出现的不良问题。

(二) 接触人群的防护指导

1. **伴侣与家人** DTC 患者 ^{131}I 治疗出院后，体内仍滞留少量 ^{131}I，释放出的 γ 射线对周围人群不会带来辐射危险，但是出于辐射安全和避免接触不必要的辐射的考虑，还需遵循国家相关标准对患者周围接触人员做相应的接触限制。患者的配偶或伴侣、婴幼儿和小于 5 岁的儿童等特殊人群，其生活中存在同床共枕和搂抱等长时间近距离接触(≤ 0.5m)的情况，一般接触限制其 3~4 周时间，其间也宜间隔适当接触距离(≥ 2m)和近距离接触时间(≤ 2 小时)。对于家中孕妇、5 岁以上的儿童和少年(沟通后无搂抱)、成年人及老人，依据其对射线的敏感程度不同可适当放宽接触限制，依次限制时间从 4 周到 1 周不等。

2. **探视者** 亲戚或同事等探视者在探视时，因其为临时、短暂的接触，无需进行严格的接触限制。参考标准以出院时周围剂量当量率推算，1m 距离的探视交流 12 小时获得的辐射剂量仅为 0.3mSv，远低于公众年剂量限值 5mSv。

（三）社会活动的防护指导

1. **旅游与出行** ^{131}I 治疗后 DTC 患者参加小于 2 天的旅游出行，不论自由出行还是参团出行都是允许的。参加 2 天以上的旅游有相关的限制：①刚出院 1 周内，不建议参加任何形式的长时间旅游；②出院 1 周后（或离患者 1m 处剂量当量率降至出院标准的 50% 及以下），可以参加自由行旅游（与同伴保持距离 >1m），但不建议参团旅游；③出院 2 周后（剂量当量率约为 25% 及以下），可以参加自由行旅游（与同伴保持距离 >1m），或 3 天以内的短期参团旅游（与同伴保持距离 >1m）；④出院 3 周后（剂量当量率约为 12.5% 及以下），可以参加不受限制的自由行旅游，也可以长时间参团旅游（与同伴保持距离 >1m）；⑤出院 4 周后（剂量当量率约为 6.25% 及以下），可以参加不受限制的任何形式旅游。出院后短时间内乘坐公共交通工具时，宜尽量选择人员较少的时段和位置，减少与他人的近距离接触，特别是孕妇和婴幼儿。

2. **工作与社交** 遵循 GBZ 120—2020 标准要求，依据 DTC 患者服用 ^{131}I 治疗的剂量不同做相应的防护指导：① ^{131}I 治疗剂量 <1 850MBq（50mCi）的患者体内残留 ^{131}I 带来的辐射不影响正常上班；②当 ^{131}I 治疗剂量不超过 3 700MBq（100mCi）时，可请假 3 天后上班；③当 ^{131}I 治疗剂量不超过 5 550MBq（150mCi）时，可请假 7 天后上班；④当 ^{131}I 治疗剂量不超过 7 400MBq（200mCi）时，可请假 10 天后上班；⑤当 ^{131}I 治疗剂量达到 7 400MBq（200mCi）及以上时，可请假 12 天后上班。在社交活动中，也宜适当控制与他人的接触距离和时间，避免近距离长时间的聚集活动。

五、小结

DTC 术后围 ^{131}I 治疗期的辐射防护管理是一个涉及多方面、多环节的系统工程，应依据国家相关标准，从治疗前的风险预控与防护宣教、治疗中的全流程规范管理到治疗出院后的防护指导，严格落实各项辐射防护措施。在确保 ^{131}I 治疗效果的同时，最大限度降低 ^{131}I 辐射对患者、医护人员及公众的危害影响。DTC 术后围 ^{131}I 治疗辐射防护体系建设需要紧随时代前进的步伐而不断完善和优化，为 DTC 患者全程管理中 ^{131}I 治疗提供更加安全、可靠的辐射防护保障。

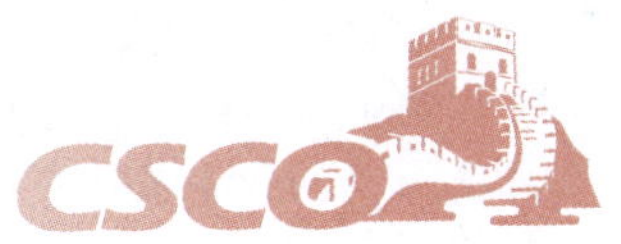

甲状腺癌人工智能领域研究进展

余见洪　吴宇
福建省肿瘤医院

一、前言

甲状腺癌的发病率在全球上升，这与医学影像学、筛查技术的进步及公共健康意识的提高相关。尽管大多数患者预后良好，但早期诊断和治疗的需求日益迫切。传统诊断方法依赖医生经验和影像检查，存在主观性和误诊风险。研究表明，医生判断受多种因素影响，可能导致误诊和延误最佳治疗时机。因此，需引入更客观的诊断工具，如人工智能（AI）。特别是机器学习和深度学习，正成为医学影像、病理分析和临床决策的重要工具。研究显示，AI能显著提高甲状腺癌的检测率，降低误诊率。在2023—2025年间，AI研究取得显著进展，模型能快速识别甲状腺癌特征，提升诊断准确性与效率。AI还用于个体化治疗方案和患者管理，帮助医务人员做出科学决策。本文总结甲状腺癌AI领域的最新研究成果，明确研究热点与发展趋势，为临床工作者提供参考，推动领域研究与发展。

二、各领域进展

(一) 甲状腺癌AI辅助诊断技术进展

1. 影像识别与分割算法　卷积神经网络（convolutional neural network，CNN）和U-Net分割模型在甲状腺结节超声图像的识别与分割中应用广泛，能够有效提取结节的边界、形态和回声等特征，显著提升识别和分割的准确率。U-Net模型通过编码-解码结构，处理不同尺度的图像特征，实现高精度分割，为临床医生提供可靠的决策支持。深度学习算法训练需大量标注数据，而超声图像获取容易，尤其在甲状腺疾病筛查中，具广泛应用前景，研究者开发了多种分割算法。Wang等基于U-Net的改进模型引入边缘信息和多尺度特征融合，提升分割精度和鲁棒性，处理超声图像中的噪声和伪影，增强识别率和分割质量。Hou等开发一种基于深度学习的表面增强拉曼散射（surface-enhanced Raman scattering，SERS）芯片用于术前诊断甲状腺乳头状癌（PTC）的组织学亚型和评估淋巴结转移，使用细针穿刺（fine needle aspiration，FNA）样本，通过卷积神经网络算法分析拉曼光谱指纹，成功区分了PTC亚型和淋巴结转移，准确率达到95.83%。此外，该深度学习辅助的SERS平台还成功用于识别中央颈部淋巴结转移，准确率达到100%。Yu等基于深度学习的自动诊断系统DLAPS可通过CT诊断PTC侧颈淋巴结转移，DLAPS由基于RefineNet模型的自动分割网络和基于集成模型（ResNet、Xception和DenseNet）的分类网络组成，有效且非侵入性地分割和分类淋巴结，具有良好的泛化能力。Qian等利用深度学习超声图像结合CT的方法，区分甲状腺结节的良性与恶性特征，研究发现与仅有单一影像相比，结合超声和CT成像的深度学习方法可以更准确、精确地分类TI-RADS 3~5级内的结节。Zhuo等使用多尺度交叉注意（multi-scale cross-attention，MSCA）模块进行初始图像特征提取。通过整合不同尺度的特征之间的相互作用，减少了甲状腺结节的形状和大小对分割结果的影响。通过在UNet网络的跳过连接步骤中加入了一个双注意（dual attention，DA）模块，促进了编码器和解码器之间的信息交换和融合。深度学习模型可扩展到特征提取和风险分层等任务，辅助医生进行风险评估，制定个性化治疗方案，减轻医生负担，提升患者诊疗效率，为甲状腺癌的早期发现和精准治疗提供新可能性。

2. 病理图像AI分析　AI在病理图像分析，特别是甲状腺癌的早期诊断和分类方面取得了显著进展。AI辅助的技术不断发展，提升了对恶性结节的识别灵敏度和特异度。这些技术依赖深度学习和机器学习模型，能够识别细胞形态特征，辅助快速判别甲状腺癌亚型，为临床提供精准诊断依据。多项研究表明，AI能有效提高甲状腺结节诊断准确率。Gao等的研究显示，AI模型在超声图像分析时，能高效识别良恶性结节，减少不必要的穿刺活检。一项针对中国临床实践的研究应用了高效机器学习模型（如efficientnetV2-b0）进行冰冻切片分析，结果显示了72.65%的灵敏度和100%的特异度，显著缩短了每张切片的诊断时间至平均237.6秒，这有助于缓解手术过程中病理医生的工作负担。此外，AI系统能自动提取结节的多维特征，提高诊断准确性和效率。机器学习模型的训练依赖大量标注的病理数据。随着技术进步，许多研究者构建了更先进的深度学习算法，如CNN，在处理复杂病理图像时表现出超越人类病理学家的潜力。Barnes等评估了基于AI的决策支持系统（Koios decision support），结果显示该系统能提高甲状腺结节超声诊断的特异度至53.3%，建议避免细针抽吸的比例在良性结节中达到53%，从而减少了诊断性手术需求。这些算法能有效区分细胞类型，快速识别癌变细胞，并为病理学家提供有力支持。AI在甲状腺癌亚型分类中也显示出良好前景，一项评估指出，AI技术在多种亚型中实现高准确率分类，尤其在复杂病例中表现突出。这种能力帮助病理学家理解肿瘤特征，并为治疗方案提供指导。然而，AI在临床应用中仍面临透明性和可解释性挑战，限制了推广速度。未来研究需提高AI技术的解释能力，以增强医生与AI之间的信任关系。

3. **多模态影像与数据融合** 多模态影像与数据融合在甲状腺癌的诊断中越来越重要。通过超声、细针穿刺细胞学和分子检测数据的融合，AI模型能够提供更全面的诊断，提高准确率。近年来，AI技术在医疗影像和健康数据分析等领域广泛应用，尤其在甲状腺癌的诊断中取得显著进展。研究显示，AI通过分析超声图像提高了甲状腺结节的分化能力，为临床提供更精确的诊断依据。AI在超声影像中的应用实现了创新，通过深度学习自动提取特征，提升了甲状腺疾病的智能诊断能力，CNN和UNet模型在甲状腺结节识别中表现出高准确率。这些模型显著提高了超声图像的识别准确性，为甲状腺癌的早期筛查提供了新思路。在多模态数据处理方面，内容基检索（content-based image retrieval，CBIR）和生成对抗网络（generative adversarial network，GAN）技术为研究人员提供了新方法，CBIR提高了医生的诊断参考价值，GAN则生成高质量合成图像，丰富了训练数据集。这些技术结合提高了甲状腺癌检测率，降低了误诊率，优化了临床决策。此外，AI在多模态影像与数据融合中的应用也包括临床数据的综合分析，通过结合超声图像、细针穿刺结果和分子检测数据，AI提供全面的疾病评估，帮助医生制定个性化治疗方案，提高了甲状腺癌患者的管理水平，尤其在决定手术和治疗时提供科学依据。多模态影像与数据融合在甲状腺癌的早期诊断和治疗中展现巨大潜力，借助AI技术，未来研究有望进一步提高诊断准确性和治疗有效性，为患者提供更好的医疗服务。

（二）AI在甲状腺癌风险分层与预后评估中的应用

1. **风险分层模型构建** 在甲状腺癌的研究中，风险分层模型的构建是利用机器学习算法整合临床和影像学特征，从而实现个体化风险评估的重要步骤。机器学习技术能够处理大量复杂数据，包括患者的生物标志物、影像学特征以及临床病史等。通过这些数据的分析，可以建立更为精准的风险评估模型。研究表明，结合临床数据和甲状腺影像学特征能够有效地预测甲状腺结节的良恶性及其淋巴结转移的风险。这种模型的建立不仅可以提高诊断的准确性，还可以为患者提供个体化的治疗方案，从而改善预后。Yao等构建基于均匀定位深度学习的甲状腺癌中枢淋巴结转移风险分层系统（ACE-Net）有效预测中央区淋巴结转移（AUC=0.561）并显著减少了不必要的淋巴结切除（37.9%）。此外，最新的研究显示，利用基因组数据和机器学习算法，能够显著提高甲状腺癌患者的风险评估准确性。例如，针对特定基因突变的分析，结合患者的临床表现，构建的风险模型能够有效区分高风险和低风险患者，进而指导临床决策，选择最合适的干预措施。这种基于数据驱动的方法在提高个体化医疗的同时，也为甲状腺癌的早期发现和治疗提供了新的思路。

2. **预后预测与复发风险评估** 深度学习技术的发展使得AI在临床资料和病理特征分析中成为有效的预后预测工具。这些AI模型通过大量数据分析识别复发风险因素，并提供个体化的随访和治疗建议。研究发现，甲状腺癌患者的生物标志物和临床特征与复发风险密切相关，例如基因突变、肿瘤大小和淋巴结转移等因素被认为是关键。Machens等的研究分析了542例滤泡性甲状腺癌患者的数据，显示淋巴结转移和年龄大于60岁与复发风险显著相关。这些发现为临床医生提供了数据支持，帮助评估复发风险，并促进个体化随访和治疗计划的制定。AI技术的高效数据处理和准确风险评估能力，显著提高了甲状腺癌患者影像学特征的预测准确性，改善了患者的早期诊断和干预。

（三）AI辅助分子靶向药物筛选与治疗优化

1. **AI驱动的分子靶点发现** AI还在药物分子对接中发挥着重要作用。传统的药物筛选过程往往耗时且效率低下，而AI的引入使得药物筛选的效率和准确度得到了显著提升。通过机器学习和深度学习算法，AI能够迅速分析分子结构及其相互作用，预测哪些分子可能与特定靶点结合。这样的技术不仅加速了药物发现的过程，还降低了成本，提高了成功率。在药物设计阶段，AI可以利用已知的化合物数据，通过模拟和预测，快速筛选出具有潜在活性的候选分子，这显著提升了药物开发的整体效率。此外，AI在药物靶点的识别和验证中也显示出了其独特的优势。利用AI模型，研究人员可以更好地理解靶点与药物之间的相互作用机制，进而优化药物设计。AI模型能够预测药物的生物活性和毒性，从而帮助筛选出更安全、更有效的药物。这种数据驱动的方法使得药物研发的每一个环节都变得更加高效和精准，为应对复杂的疾病提供了新的思路和方案。随着AI技术的不断进步，其在分子靶点发现中的应用将愈加广泛。

2. **靶向治疗个体化方案设计** 靶向治疗个性化方案设计是近年来的研究热点，尤其是结合基因组学与AI算法，以优化靶向药物组合。目前研究发现多个基因多态性与甲状腺癌的易感性相关，例如*PCNXL2*基因的多态性被发现与甲状腺癌风险相关。AI算法可以通过分析大规模的基因组数据，识别出与个体肿瘤相关的特征，并根据这些特征来预测药物的反应。这种方法允许医生更好地选择靶向药物组合，提高患者的治疗效果。针对*BRAF*V600E突变的甲状腺癌患者，研究表明，结合BRAFi与其他靶向治疗可以改善临床结果，并可能克服抗药性问题。此外，AI还可以辅助监测治疗反应并动态调整治疗策略。通过实时地分析患者的治疗反应数据，AI能够识别出治疗效果的变化，并根据这些变化快速调整治疗方案，从而实现真正的个性化治疗。研究表明，针对不同病理类型的甲状腺癌，AI可以帮助医生制定更为精准的预后评估与治疗计划。这种动态调整的过程不仅提高了治疗的有效性，也降低了不必要的治疗风险。

（四）AI在甲状腺癌手术辅助中的应用

1. **术中解剖结构及冰冻识别** 深度学习模型在解剖结构识别方面取得了显著进展，尤其是实时识别喉返神经和甲状腺动脉。一些临床研究表明，基于深度学习的模型在术中实时识别喉返神经的准确性高达90%以上，这为外科医生在手术过程中做出实时决策提供了重要支持，有效降低了术中

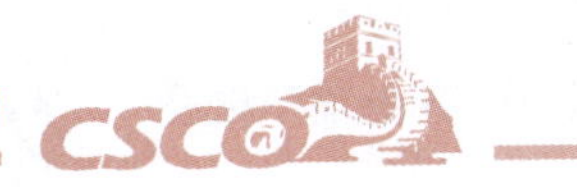

损伤风险。此外，AI 辅助的内镜手术视频分析成为提高手术安全性的又一有效手段。通过对内镜手术视频进行智能分析，AI 系统能够自动识别和标记关键解剖结构，从而为外科医生提供实时反馈。这种技术不仅提高了手术的可视化程度，还减少了对外科医生经验的依赖，使得即使是经验较少的外科医生也能在复杂的手术中保持较高的安全性。在术中解剖结构识别的应用中，深度学习模型还可以与其他成像技术结合使用。超声引导下的手术可以与 AI 图像分析相结合，以提供更加准确的解剖结构定位，从而降低术后并发症的发生率。He 等开发基于深度学习的术中冰冻甲状腺病变分类器，模型系统的准确率为 0.945 9，精确率为 0.947 5，AUC 为 0.995 5。在乳头状癌测试切片上，系统能够准确预测直径小至 2mm 的病变。在加速组件下测试时，切割处理可在 346.12 秒内完成，视觉推理预测结果可在 98.61 秒内获得，从而满足术中诊断的时间要求。未来的研究可能会进一步探索 AI 在术中解剖结构识别中的更多应用，包括针对特定患者群体的个性化手术指导。

2. 机器人辅助手术与 AI 集成 机器人辅助手术与 AI 技术结合显著提升了手术的精度和效率。机器人系统通过高精度的机械臂在复杂解剖中精细操作，尤其在甲状腺癌手术中至关重要。AI 技术使手术智能化，实时分析图像数据并提供反馈，帮助外科医生做出精准决策。AI 还可分析术前影像，为医生提供切口位置和手术路径建议，缩短手术时间并降低并发症风险。通过网络和机器人技术进行远程手术，能使外科医生在非手术室环境下操作，适合偏远地区患者。该技术依赖高质量影像传输和实时数据分析，AI 提供技术支持，例如通过深度学习算法分析操作视频，帮助医生识别关键解剖结构。单孔机器人手术减少切口，降低患者创伤和恢复时间。AI 优化单孔手术过程，提升可视化效果，使手术更安全有效。研究表明，AI 驱动的机器人在单孔手术中能自动调整策略，适应环境变化，降低风险并提高成功率。

（五）AI 在临床决策支持系统中的应用

IBM Watson for Oncology 作为 AI 工具，广泛用于辅助医生为癌症患者制定个性化治疗方案。该系统通过分析医学文献、临床指南和患者病历数据，提供基于证据的治疗建议，提高了治疗的精准度和有效性。研究表明，AI 在辅助诊断中可与经验丰富的放射科医生相媲美，甚至在某些情况下超过年轻医生的能力。尽管 AI 展现出巨大的潜力，但其应用仍面临挑战，需探讨 AI 推荐方案与临床实践的一致性。AI 辅助诊断显著提高了年轻医生的灵敏度和准确性，特别是在小于 1.5cm 的甲状腺癌筛查中，但可能导致过度筛查或不必要的活检。AI 推荐应视为辅助工具，最终决策需由经验丰富的医生做出。例如，AI-SONIC Thyroid 系统在诊断甲状腺结节时与经验医生表现相当，但医生仍需根据患者具体情况调整决策。研究显示，传统超声检查存在主观性和准确性不足的问题，而 AI 系统通过深度学习分析超声影像数据，提供更客观、精准的评估。Li 等研究表明，AI 辅助系统在评估小于 1.5cm 的结节时，准确率提升了 27.7%。实现 AI 在甲状腺癌诊疗中的全面应用，需要克服数据隐私、模型透明度及医生接受度等挑战，并建立有效反馈机制，以确保临床医生能够审查和调整 AI 的推荐，从而提升患者治疗效果，推动医疗行业向精准和高效发展。

（六）AI 在患者教育与信息服务中的应用

1. AI 问答系统与患者支持 生成式 AI 如 ChatGPT 在医疗中的应用日益受到关注，研究显示其问答系统可帮助甲状腺癌患者获取相关信息，满足教育需求。然而，评估 ChatGPT 在咨询中的表现及信息准确性仍是一个重要课题。一项研究发现，ChatGPT 对甲状腺癌相关问题的回答准确性、完整性和满意度分别为 57%、56% 和 52%。这表明，AI 工具虽有潜力，但无法替代专业医疗建议。AI 在回答患者问题时可能过度强调某些因素，导致误解和焦虑。尽管 AI 在患者教育中具有优势，如提供 24/7 支持和快速处理数据，但信息的准确性和可靠性依然存在风险，尤其是“幻觉”现象可能导致错误信息。未来研究应改进 AI 训练数据质量和算法透明度，并考虑与专业医疗人员结合，提升患者满意度和医疗决策质量，为甲状腺癌患者提供更全面的支持。

2. 个性化健康管理与随访 AI 辅助的患者随访计划实现精准个性化健康管理，医疗团队可动态监测病情并调整治疗方案。AI 分析历史和实时数据，为患者制定个性化计划，提升生活质量并降低医疗成本。通过自然语言处理（natural language processing，NLP）分析患者反馈，识别关注点，提升服务质量，并从社交媒体获取疾病管理数据，为临床决策提供依据。AI 还能帮助医生精准解读患者情感与健康，动态调整治疗方案，提升依从性与生活质量。但在个性化管理中仍面临数据安全和隐私性等挑战，须进一步研究。

（七）挑战与未来展望

1. 数据质量与模型泛化能力 数据质量和模型的泛化能力是关键因素。目前大多数 AI 模型依赖单中心数据，容易导致样本偏倚，影响泛化能力。研究表明，单中心数据集的局限性可能导致模型在不同人群或环境中的性能下降。Gao 等研究指出，AI 在特定数据集上表现良好，但在不同人群和临床环境中准确性显著下降。因此，构建多中心、大规模和高质量的数据库至关重要，有助于提供多样化样本数据，提高模型适应性。此外，AI 的深度学习算法可以利用多样化数据特征，提高甲状腺癌早期筛查和诊断的准确性，但依赖高质量训练数据集。而构建高质量数据库面临确保数据完整性和准确性的挑战，文献表明，数据完整性直接影响模型训练和预测能力。准确的超声特征分析需高质量数据支持，而这常受数据收集过程的技术和人员经验限制。未来研究需关注数据质量监控和评估，以确保训练数据反映真实临床情况。

2. 解释性与临床接受度 AI 诊断的“黑箱”特性是一个显著挑战，缺乏透明度使医生和患者难以理解 AI 的决策依据，这影响了医生对 AI 的信任，也限制了其临床应用。因此，开发可解释的 AI 模型非常重要，改进算法以提供可理解的解释有助于提升信任并促进应用。Yao 等的 TiNet 系统能提供可理解的 AI 报告，通过提取特征量化解释预测结果，增强医患信任。促进医生与 AI 的协同工作是提升临床接受度的关键，能提高诊断准确性和效率。AI 在超声影像分析、细胞学和分子评估中增强恶性风险估计，作为医生的辅助工具，能协助医生快速分析医疗数据，减少误诊和漏诊风险。Barnes 等研究表明，AI 辅助决策系统降低了甲状腺结节的细针穿刺率，显示 AI 在甲状腺癌诊断中的临床应用价值。实现这一目标，需解决医生对 AI 的接受度、培训需求和临床环境适应性等问题。医生的培训和对 AI 的理解直接影响其信心，AI 技术的应用也需在医疗环境中充分测试和优化。

3. **法规伦理与隐私保护** 在医疗领域，AI 的应用引发了对数据隐私和伦理问题的广泛关注，尤其是在甲状腺癌的诊断与治疗中。虽然 AI 技术在数据分析和医疗影像处理方面展现了潜力，但也带来了数据安全和隐私泄露的风险。因此，完善相关法规和伦理审查机制以保障患者数据安全显得尤为重要。同时，医疗机构和技术开发者需增强伦理意识，进行必要的伦理审查和风险评估，并加强医疗工作者的伦理培训，以提升对患者隐私的保护能力。

4. **跨学科融合与技术创新** 基因组学在甲状腺癌研究中提供了分子基础，通过分析相关基因的表达和变异，研究者深入了解肿瘤机制和生物标志物。影像学技术能帮助医生在早期准确定位和评估肿瘤特征，例如通过超声影像评估结节。这些技术结合促进了多维度数据分析，使甲状腺癌诊断更加准确高效。新兴 AI 技术如视觉变换器和生成对抗网络在甲状腺癌应用中展现潜力，视觉变换器能有效处理复杂医学图像数据，提供更高准确率。生成模型在图像生成和数据增强方面的重要性提升了 AI 模型的训练数据多样性。跨学科研究还整合临床数据，结合临床医学与计算机科学，开发智能化决策支持系统，优化甲状腺癌患者治疗方案，提高治疗效果和生活质量。这种信息整合分析提高了临床决策的科学性，并为未来研究提供了新方向。

三、结论

AI 在甲状腺癌的诊断和管理中取得了显著进展，尤其在超声影像、病理分析和临床决策支持方面展现了巨大潜力。尽管如此，数据质量和伦理法规等挑战依然存在。未来需加强数据共享和标准制定，提高模型透明度，以增强信任度。同时，伦理和法律框架也应与时俱进，为患者提供更安全、高效的个性化医疗服务。AI 有望引领甲状腺癌诊疗进入精准医疗新时代。

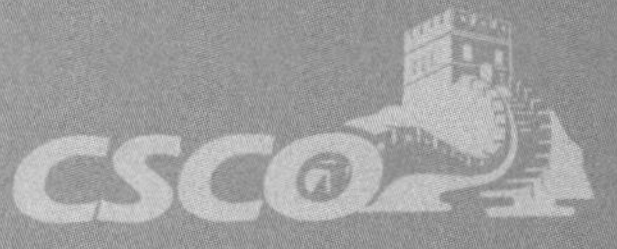

肺　癌

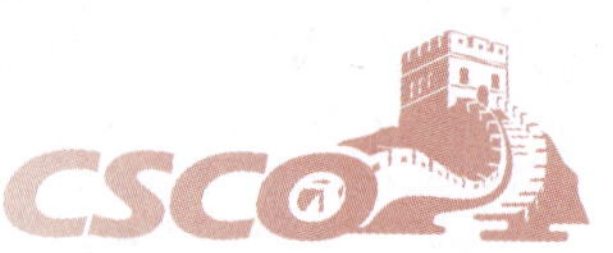

小细胞肺癌治疗的突破与愿景

张爽
吉林省肿瘤医院

随着免疫治疗的进步，新靶点、新机制的药物和新的治疗策略的异军突起，小细胞肺癌（small cell lung carcinoma，SCLC）的治疗格局正在发生彻底改变，确立了广泛期小细胞肺癌（extensive-stage small cell lung carcinoma，ES-SCLC）一线治疗、维持治疗、二线治疗的新标准，终结了同步放化疗作为局限期小细胞肺癌（limited-stage small cell lung cancer，LS-SCLC）唯一标准治疗选择的历史，让SCLC患者的生存获得不断改善。在这一历程中，中国研究者针对国外、国内SCLC的诊疗困境，开展了系列的研究，不仅证实了PD-L1抑制剂能够改善中国SCLC患者的生存，也回答了PD-1抑制剂能否为ES-SCLC带来生存获益的问题，创新的免疫治疗策略还刷新了ES-SCLC一线治疗生存纪录，解决了SCLC三线及后线治疗无药可选的困境。中国研究者主导的原创研究成为推进SCLC治疗进步的重要力量，中国的创新药物也成为SCLC治疗格局的重要担当者。

一、广泛期小细胞肺癌一线治疗突破

2018年的IMpower133研究为SCLC治疗的首个里程碑式进展，证实PD-L1抑制剂阿替利珠单抗联合化疗为ES-SCLC患者带来2个月的总生存（overall survival，OS）获益，确立了ES-SCLC一线治疗新标准。随后，另一项国际研究CASPIAN也获得与IMpower133研究一致的结果。但这两项研究以高加索裔为主，纳入的中国患者有限，同时两项研究中国亚组的数据并不一致。为了明确PD-L1抑制剂联合化疗是否能够改善中国ES-SCLC患者的生存，中国研究者牵头开展了CAPSTONE-1研究。这项研究首次证实了PD-L1抑制剂阿得贝利单抗联合化疗可以显著改善中国ES-SCLC患者的生存。面对国际原研的PD-1抑制剂在ES-SCLC一线治疗中两战两败的困境，中国研究者牵头的国际多中心ASTRUM-005研究首次证实，PD-1抑制剂斯鲁利单抗联合化疗可以为ES-SCLC带来4.5个月的生存获益。这项研究不仅为PD-1抑制剂在SCLC中的疗效正名，而且获得国际认可，斯鲁利单抗在中国、欧盟、印度尼西亚纷纷获批SCLC适应证。随后，中国研究者牵头了另外两项研究RATIONALE-312研究和EXTENTORCH研究，为PD-1抑制剂联合化疗一线治疗ES-SCLC增添了新的证据。目前PD-1（PD-L1）抑制剂联合化疗作为ES-SCLC新的标准治疗获得了充分的证据，ES-SCLC的生存从8~10个月，提升到12~15.8个月，3年的OS率为16%~25%。2025年的ASCO会议上，ASTRUM005公布了斯鲁利单抗联合化疗的4年OS率达到21.9%，对照组仅为7.2%。IMpower133的扩展研究（IMbrella A）纳入了在IMpower133研究结束时继续接受阿替利珠单抗治疗或在IMpower133研究中停用阿替利珠单抗且处于生存期随访的18例患者，其6年的生存率达11%，可见部分ES-SCLC患者一旦对免疫治疗产生应答，将持久获益，有望实现临床治愈。

二、广泛期小细胞肺癌一线免疫治疗如何超越

（一）广泛期小细胞肺癌一线治疗新方案

PD-1/PD-L1抑制剂联合化疗一线治疗ES-SCLC虽然已经获得越来越多的证据，但是ES-SCLC的生存期徘徊在12~15.4个月，无进展生存（progression free survival，PFS）也始终没有突破6个月，ES-SCLC一线免疫治疗陷入瓶颈。探索更加高效的免疫治疗策略成为重要的研究方向。

新的一线免疫诱导治疗方案是重要的探索之一。SCLC是一种高度血管化的肿瘤，肿瘤血管生成与肿瘤进展、耐药密切相关。抗血管生成治疗是SCLC的潜在治疗选择。考察大分子抗血管药物贝伐珠单抗联合免疫治疗和化疗一线治疗ES-SCLC的疗效和安全性的Ⅲ期临床研究虽然看到PFS有改善，但OS没有获益。安罗替尼是小分子多靶点酪氨酸激酶抑制剂（tyrosine kinase inhibitor，TKI），不仅抑制VEGFR1~4，PDGFRα/β，FGFR1~4这肿瘤血管生成的主要三条信号通路，而且能够抑制c-kit信号通路影响肿瘤细胞的增殖，增加药物的递送，还能促进免疫细胞浸润，与免疫治疗、化疗联合能够发挥协同抗肿瘤作用。安罗替尼是经临床研究证实的对复发性SCLC有效的治疗药物，2019年在中国被附条件批准用于SCLC三线及后线治疗，因此安罗替尼成为ES-SCLC一线免疫治疗的理想拍档。ETER701研究是由中国研究者创新性设计的一项安罗替尼联合PD-L1抑制剂

贝莫苏拜单抗和化疗一线治疗 ES-SCLC 的Ⅲ期随机对照研究，主要终点为 PFS 和 OS。这项研究发现，4 药组和化疗组的 PFS 中位数分别为 6.9 个月和 4.2 个月，与化疗相比，4 药治疗可以降低 68% 的疾病进展风险。4 药组和化疗组的 OS 中位数分别为 19.3 个月和 11.9 个月，4 药治疗为 ES-SCLC 带来 7.4 个月的 OS 获益，降低了 39% 的死亡风险。在客观缓解率（objective remission rate，ORR）方面，4 药组也具有明显的优势，达到 81.3%，化疗组为 66.8%。在安全性方面，4 药组中 ≥3 级的治疗相关不良事件（treatment-related adverse event，TRAE）虽然略高于对照组，但是毒性容易管理，没有新的安全性信号。ETER701 研究首次证实了多靶点抗血管药物安罗替尼联合免疫治疗和化疗可以为 ES-SCLC 带来显著的 OS 和 PFS 改善，OS 达到近 20 个月，是 ES-SCLC 患者 OS 的历史最高值，PFS 也突破了 6 个月的瓶颈。2024 年 5 月 9 日，NMPA 批准贝莫苏拜单抗联合安罗替尼和化疗一线治疗 ES-SCLC，并且 CSCO SCLC 诊疗指南将该方案作为Ⅰ级推荐（优选，1 类证据），成为 ES-SCLC 一线治疗新的选择。

能够同时靶向免疫检查点和肿瘤血管生成的双抗，与化疗联合是否能够获得与 ETER701 研究中 4 药物方案具有异曲同工甚至更优的作用，值得探索。PM8002 是一款靶向 PD-L1/VEGF 的双抗。一项 PM8002 联合化疗一线治疗 SCLC 的Ⅱ期研究，纳入了 50 例患者，48 例可评价疗效。随访时间中位数为 14.5 个月时，PFS 中位数为 6.9 个月，OS 中位数为 16.8 个月。≥3 级 TREA 发生率为 86%，主要为血液学毒性、高血压和蛋白尿，没有不可预期的毒性。可见 PM8002 联合化疗一线治疗 ES-SCLC 充满前景，安全性可控。基于这项研究，PM8002 联合化疗对比阿替利珠单抗联合化疗一线治疗 ES-SCLC 的Ⅲ期研究正在进行中。AK112 是 PD-1/VEGF 的双抗，也开始在 SCLC 中进行探索，一项 AK112 联合化疗一线治疗 ES-SCLC 的Ⅱ期研究已经完成入组，目前还在随访中，让我们拭目以待。

（二）广泛期小细胞肺癌维持治疗

维持治疗是延缓 SCLC 疾病进展，延长生存的重要策略。在化疗时代，研究者探索了化疗药物、干扰素、PAPR 抑制剂、抗血管生成药物、早期的靶向 DLL3 的 ADC-Rova-T 等在 ES-SCLC 中维持治疗的疗效，但是都没有带来 OS 的获益。进入免疫治疗时代，研究者最初探索了诱导化疗后免疫单药或者免疫联合维持治疗，即 CheckMeta-451 研究，然而无论是纳武利尤单抗还是纳武利尤单抗联合伊匹木单抗维持治疗，依然没有 OS 的改善。

随着免疫治疗联合化疗成为 ES-SCLC 的标准一线治疗选择，PD-L1/PD-1 抑制剂单药一线维持治疗已经成为标准。IMpower133 研究的探索性分析发现，阿替利珠单抗与安慰剂维持治疗的 PFS 分别为 2.6 个月和 1.8 个月，OS 分别为 12.5 个月和 8.4 个月，提示阿替利珠单抗维持治疗对 OS 的改善有重要贡献。免疫治疗一线诱导治疗后探索新的免疫维持治疗是延缓 ES-SCLC 疾病进展和延长生存潜在的突破口。

新型化疗药物芦比替定具有诱导免疫性细胞死亡，抑制 MDSC 的功能，影响炎症因子的释放，发挥免疫调节功能，与免疫检查点抑制剂（immune checkpoint inhibitor，ICI）联合发挥协同作用。芦比替定凭借Ⅱ期篮式研究和在中国的桥接研究已经获批 SCLC 二线治疗适应证。IMforte 研究评价了芦比替定联合阿替利珠单抗维持治疗 ES-SCLC 的疗效和安全性。这是一项国际多中心的Ⅲ期随机对照研究。研究的主要终点是 IRF-PFS 和 OS。共有 483 例完成诱导治疗且未进展的患者进行了随机分配。随访时间中位数为 15.0 个月时，联合组和单药组的 PFS 中位数分别为 5.4 个月和 2.1 个月，联合维持治疗可以降低 46% 的疾病进展风险。OS 中位数分别为 13.2 个月和 10.6 个月，两组间也获得显著差异，可以降低 27% 的死亡风险，两组的缓解持续时间（duration of response，DOR）分别为 9.0 个月和 5.6 个月，阿替利珠单抗联合芦比替定获得持久获益。IMforte 研究是首个在 SCLC 维持治疗领域同时改善 PFS 和 OS 的Ⅲ期研究，打破了 ES-SCLC 维持治疗的瓶颈，有望为 SCLC 提供急需的治疗新选择。

探索新的免疫联合维持治疗策略是 ES-SCLC 治疗的下一个突破口。塔拉妥单抗联合 PD-L1 抑制剂维持治疗的Ⅰb 期研究，PFS 达到 5.6 个月，而且有良好的安全性，DOR 可以达到 9.3 个月。塔拉妥单抗联合 PD-L1 抑制剂能否带来持久的生存，需等待 OS 的结果来揭秘。目前塔拉妥单抗联合度伐利尤单抗维持治疗的Ⅲ期研究 DeLLphi-305 正在进行中，未来这种去化疗的维持治疗模式是不是具有更好的安全性和更高的疗效，值得期待。此外，免疫治疗联合多靶点抗血管药物的维持治疗也在如火如荼地开展。DURABLE 研究是一项度伐利尤单抗联合安罗替尼对比度伐利尤单抗维持治疗的Ⅱ期研究。研究结果显示，度伐利尤单抗联合安罗替尼维持治疗和度伐利尤单抗单药维持治疗的 PFS 分别为 5.4 个月和 1.9 个月，OS 分别为 17.4 个月和 12.4 个月。这项研究提示，免疫联合多靶点抗血管药物维持治疗也是充满前景的研究方向。抗体偶联药物（antibody drug conjugate，ADC）在复发性 SCLC 中展现了良好的疗效，也开始向维持治疗探索。I-DXd 是靶向 B7-H3 的 ADC，在复发性 SCLC 展现出了强劲的疗效，在 ES-SCLC 中维持治疗的研究也已经启动。IDeate-Lung03 研究中包含了一个队列探索阿替利珠单抗联合化疗诱导治疗后未进展的患者接受 I-DXd 联合阿替利珠单抗维持治疗的疗效和安全性。这些新的联合维持治疗策略可能为 ES-SCLC 带来更好的治疗选择。

（三）增加局部治疗

胸部巩固放疗能够提高 ES-SCLC 的局部控制率，改善 2 年生存率，而且放疗与免疫治疗存在协同作用。免疫治疗、化疗联合胸部放疗成为提高 ES-SCLC 一线免疫治疗疗效的又一研究方向。目前有一些小样本的研究探索了在免疫联合化疗的基础上增加胸部放疗的疗效和安全性。一项阿得贝利单抗联合化疗 4~6 个周期有应答的患者接受胸部放疗和阿得贝利单抗维持治疗的Ⅱ期研究中，纳入了 67 例患者，45 例患者接受了胸部放疗，PFS 中位数为 10.1 个月，OS 中位数达到 21.4 个月，≥3 级的 TRAE 发生率为 58.2%，≥3 级肺炎的发生率为 6.0%。这提示免疫联合化疗后胸部放疗巩固治疗，具有良好的疗效且毒性可接受，值得进一步探索。除了在免疫维持治疗阶段进行胸部放疗外，也有小样本研究探索了在免疫治疗联合化疗诱导治疗阶段开始进行胸部放疗。MATCH 研究是一项低剂量胸部放疗（15Gy/5f，q.d.）同步阿替利珠单抗联合化疗一线治疗ES-SCLC的Ⅱ期研究，主要终点是ORR。研究纳入56例患者，ORR为87.5%，PFS中位数为6.9个月，OS仍然没有达到，≥3级肺炎的发生率为3.6%，1例因肺炎、肺栓塞而导致死亡。虽然这些研究看到初步的疗效，但是都是单臂研究。TREASURE研究是一项胸部放疗联合阿替利珠单抗对比阿替利珠单抗单药维持治疗ES-SCLC的Ⅱ期随机对照研究，尽管没有发现新的安全性信号，但联合治疗组有更高的SAE发生率和治疗相关的死亡发生，研究提前终止，提示胸部放疗联合免疫和化疗的安全性问题仍然需要关注。目前也有几项胸部放疗联合免疫治疗和化疗一线治疗ES-SCLC的Ⅲ期研究仍在进行中。除了探索胸部放疗与免疫治疗和化疗联合治疗最佳的介入时机，胸部放疗的分割方式、放疗剂量对SCLC肿瘤微环境的影响，也是需要深入研究的内容。

三、局限期小细胞肺癌免疫治疗研究进展

(一) 免疫巩固治疗

2024年，LS-SCLC结束了30余年的彷徨探索，实现了里程碑式飞跃，ADRIATIC研究作为LS-SCLC中首个获得阳性结果的免疫治疗Ⅲ期研究，证实了完成同步放化疗后应用度伐利尤单抗巩固治疗可以获得55.9个月的OS和16.6个月的PFS，与同步放化疗相比OS延长了近2年，PFS的获益也超过了7个月。2024年12月4日，美国食品药品监督管理局(Food and Drug Administration，FDA)批准度伐利尤单抗巩固治疗LS-SCLC的适应证，2025年3月和5月度伐利尤单抗巩固治疗LS-SCLC也分别获得了欧盟和NMPA的批准，打破了LS-SCLC几十年来无新药获批的局面，度伐利尤单抗巩固治疗成为同步放化疗后无进展的LS-SCLC患者新的标准治疗方案。

ADRIATIC研究作为LS-SCLC免疫治疗的里程碑研究，自2024年首次公布结果以来一直备受瞩目，亚组数据和探索性分析结果陆续公布。作为一项国际多中心Ⅲ期临床研究，中国也参与了这项研究，3个治疗组共纳入120例患者。2025年在ELCC上公布了度伐利尤单抗组和安慰剂组巩固治疗中国亚组结果。在中国亚组中，度伐利尤单抗组和安慰剂组共纳入95例患者，占总体的17.9%，两组分别纳入49例和46例患者。两组的OS中位数没有达到，*HR*为0.71(95% *CI* 0.37~1.37)，36个月的OS率分别为63.7%和55.4%。两组的PFS中位数分别为22.9个月和14.3个月(*HR*=0.67，95% *CI* 0.39~1.14)，中国亚组患者2年的PFS率分别为45.8%和37.6%。总体来说，在中国亚组中，完成同步放化疗后应用度伐利尤单抗巩固治疗的疗效与总体人群是一致的，支持中国的LS-SCLC患者接受度伐利尤单抗巩固治疗，并被SCLC指南和SCLC免疫治疗专家共识所推荐。

ADRIATIC研究虽然建立了LS-SCLC新的标准治疗模式，为LS-SCLC带来显著的OS和PFS的获益，但是同步放化疗后免疫巩固治疗中是否能取得持久获益，仍然不清楚。2025年的ASCO会议上报告了ADRIATIC研究中快速进展(EP，PFS<6个月)和长期无进展生存(LTP，PFS>12个月)患者的临床特征和分子特征的探索性分析结果。从疾病进展模式来看，EP患者胸内和胸外进展的比例相似，LTP患者主要为胸内疾病进展，这种疾病进展模式与治疗情况不相关。另外，在LTP患者中，与安慰剂相比，度伐利尤单抗巩固治疗组发生胸外进展的比例更低(2.7% vs. 9.0%)。这项探索性分析对同步放化疗前的肿瘤组织标本进行了RNA测序分析，发现与EP患者相比，度伐利尤单抗组LTP患者的T细胞炎症基因表达谱(T cell-inflamed gene expression profile，GEP)和STING通路表达有升高的趋势，但是在安慰剂组中没有这种趋势。另外研究发现，LTP患者的CD8A表达、CD8密度和MHCI表达水平均高于EP患者。虽然目前仍然没有明确的标志物可以区分出从度伐利尤单抗巩固治疗中长期获益的患者，但是这项研究对LS-SCLC免疫治疗疗效预测标志物进行了有益探索，是LS-SCLC免疫治疗的新起点。

目前除了PD-1/PD-L1抑制剂单药的免疫巩固治疗外，也有免疫联合巩固治疗在LS-SCLC中进行探索。BTLA-4抑制剂tifcemalimab联合特瑞普利单抗在复发性SCLC初步显现疗效，tifcemalimab联合特瑞普利单抗巩固治疗LS-SCLC的Ⅲ期研究正在进行。塔拉妥单抗在复发性SCLC中看到良好的疗效和安全性，在完成同步放化疗后没有进展的LS-SCLC中进行塔拉妥单抗巩固治疗的Ⅲ期临床研究也在进行中。另外，随着ETER701研究看到安罗替尼联合PD-L1抑制剂贝莫苏拜单抗和化疗为ES-SCLC带来前所未有的生存改善，研究者也在进行LS-SCLC同步放化疗后进行安罗替尼和贝莫苏拜单抗巩固治疗的研究。靶向免疫检查点和血管生成的双抗AK112在LS-SCLC患者中巩固治疗的Ⅲ期研究也在进行中。

(二) 从诱导治疗开始免疫治疗

ICI在同步放化疗中介入，是LS-SCLC免疫治疗的另一个探索方向。在NRG-LU005研究中，完成一个周期化疗后免疫治疗介入同步放化疗，与标准同步放化疗相比并没有PFS和OS的获益，但是免疫治疗从诱导治疗之初即开始进行，会给LS-SCLC患者带来免疫微环境的改变，其是否能够改善LS-SCLC的生存，研究仍在进行中。阿得贝利单抗与诱导化疗同步开始，第三周期开始时加入胸部放疗，最后阿得贝利单抗维持治疗的随机对照Ⅲ期临床研究也在开展。这项研究分为两阶段：第一阶段为安全性导入，第二阶段为随机对照。2024年ELCC上公布了安全性导入部分的结果。这部分研究纳入28例患者，4例(14.3%)患者发生了治疗相关肺炎，1例患者发生了免疫相关的肺病，均为2级，PFS中位数为17.9个月，OS中位数没有达到，2年的OS率为64.3%，结果提示在同步化疗阶段增加免疫治疗是安全的，也看到初步的疗效。目前，随机对照部分已经完成入组，正在随访中。此外，斯鲁利单抗联合化疗诱导治疗1周期后，从第二周期开始同步放疗，之后斯鲁利单抗进行维持治疗的随机对照Ⅲ期临床研究是一项国际多中心研究，也正在进行中。MK7339-013/KEYLYNK-013是一项国际多中心Ⅲ期临床研究，在同步放化疗开始时帕博利珠单抗就开始介入治疗，诱导治疗结束后采用帕博利珠单抗或者帕博利珠单抗联合奥拉帕利或者安慰剂进行巩固治疗。这种治疗模式是否能够给LS-SCLC患者带来PFS和OS的获益，是否具有良好的安全性，需要等待这些研究的结果公布。

四、小细胞肺癌新药研究进展

（一）靶向 DLL3 的 T 细胞连接器

T 细胞连接器能够同时靶向肿瘤细胞和活化 T 细胞，将 T 细胞募集到肿瘤细胞，实现杀死肿瘤细胞的目的。塔拉妥单抗是一种靶向 DLL3 的双特异性 T 细胞连接器，凭借Ⅱ期研究（DeLLphi-301）中塔拉妥单抗 10mg 治疗复发性 SCLC 具有持久的抗肿瘤活性且安全性容易管理，于 2024 年 5 月 16 日，FDA 加速批准塔拉妥单抗用于治疗在铂类化疗期间或之后进展的 SCLC。2025 年的 ASCO 会议上公布了塔拉妥单抗对比化疗二线治疗 SCLC 的随机Ⅲ期研究（DeLLphi-304）结果。研究发现，塔拉妥单抗和标准二线化疗的 OS 中位数分别为 13.6 个月和 8.3 个月，塔拉妥单抗可以降低 40% 的死亡风险；两组的 PFS 中位数分别为 4.2 个月和 3.7 个月，塔拉妥单抗可以降低 39% 的疾病进展风险。与基线相比，患者接受塔拉妥单抗治疗 18 周后，呼吸困难、咳嗽、胸痛症状获得显著改善。在安全性方面，与化疗相比，塔拉妥单抗 ≥3 级 TRAE 及 TRAE 导致的治疗中断、减量和终止发生的比例更低；CRS 和 ICANS 主要为 1~2 级。显著的生存获益、较低的毒性、患者报告的良好结果支持塔拉妥单抗作为 SCLC 二线治疗的新选择，DeLLphi-304 研究作为 SCLC 治疗的又一里程碑，开启了 BiTE 治疗 SCLC 的新模式。

BI764532 是另一款靶向 DLL3 的双特异性 T 细胞连接器，在Ⅰ期研究中初步显示出抗肿瘤活性。2025 年的 ASCO 会议上公布了 BI764532 联合托泊替康治疗复发性 SCLC 的Ⅰb 期研究结果。这项研究纳入了 25 例复发性 SCLC 患者，23 例可评价疗效，确认的 ORR 达到 69%，联合托泊替康具有良好的耐受性，没有不可预期的毒性，初步的疗效结果充满希望，提示靶向 DLL3 的 BiTE 联合化疗在复发性 SCLC 中值得探索。

ZG006 是一种针对 CD3 及两个不同 DLL3 表位的三特异性 T 细胞连接器。ZG006 治疗 SCLC 和 NEC 的剂量递增和剂量扩展Ⅰ期研究纳入了 47 例患者，其中 SCLC 患者 43 例，≥3 级 TRAE 发生率为 38.3%，100mg 剂量组 1 例患者发生了 DLT，为 3 级 CRS 和 4 级肺炎，ZG006 在 10mg、30mg、60mg 剂量下均展现了良好的抗肿瘤活性。Ⅱ期研究在 10mg、30mg 两个剂量水平评估了 ZG006 的疗效和安全性。10mg 和 30mg 剂量组均纳入了 24 例患者，ORR 分别为 62.5% 和 58.3%，30mg 剂量组 CRS 发生率虽然更高，但多数为 1、2 级，最佳剂量还有待数据进一步成熟后揭秘。

（二）抗体偶联药物

ADC 因其兼具靶向性和细胞毒性，已经改变了多种实体瘤的治疗格局，也为 SCLC 的治疗带来新希望。其中靶向 B7-H3 的 ADC 在 SCLC 中的研究成果不断涌现。从已报道数据来看，纳入的患者绝大多数为三线及以上治疗线数的患者，靶向 B7-H3 的 ADC 对复发性 SCLC 的 ORR 可以达到 50% 以上，PFS 中位数也超过了 5 个月。目前 I-DXd 和 HS-20093 公布了 OS 的数据，OS 中位数为近 1 年，对于既往经多线治疗的 SCLC，靶向 B7-H3 的 ADC 展现了具有前景的疗效，在安全性方面主要为血液学毒性和胃肠道反应，具有良好的耐受性，3 级 TEAE 发生率在 40%~60%。初步数据均支持 B7-H3ADC 在复发性 ES-SCLC 中进行进一步探索。值得一提的是，I-DXd、HS-20093 两款药物的研究中既往接受免疫治疗的患者超过 70%，YL201 研究中既往接受免疫治疗的患者更是达到 95%，在越来越多的患者接受免疫治疗的情况下，靶向 B7-H3 的 ADC 仍然可能是有效的治疗选择。

另外，I-DXd 和 YL201 这两款药物的研究关注了对 SCLC 脑转移人群的疗效。I-DXd 颅内的 ORR 超过 50%，系统 ORR 为 61.1%（12mg/kg）；YL201 对基线有脑转移的 29 例（21 例为 SCLC）患者进行了评价，确认的颅内 ORR 为 17.2%，13 例有靶病灶的肺癌患者（6 例为 SCLC）颅内 ORR 为 30.8%，SCLC 颅内的 PFS 为 6.2 个月。这些结果提示，靶向 B7-H3 的 ADC 能够透过血脑屏障，对颅内肿瘤也有良好的控制，可能是存在脑转移的复发性 SCLC 具有前景的治疗选择。

正是基于前期良好的疗效和可控的安全性，四款 B7-H3 的 ADC 纷纷启动二线治疗 SCLC 的Ⅲ期研究：I-DXd（IDeate-Lung02，NCT06203210）、HS-20093（ARTEMIS-008，NCT06498479）、YL201（NCT06612151）、MHB088C（NCT06954246）用于评估 ADC 单药对比标准二线治疗的疗效。ADC 进入 SCLC 临床实践的脚步正在逐渐提速，期待研究数据的早日公布，为患者带来新的选择。

DLL3 与 SCLC 发生发展密切相关，也成为 ADC 的重要靶点。Rova-T 是早期的一款针对 DLL3 的 ADC，由于工艺和毒性的问题而折戟。ZL-1310 是新一代靶向 DLL3 的 ADC，在 SCLC 的初步研究中展现出良好疗效。2025 年 ASCO 会议上公布了 ZL-1310 治疗 SCLC 的全球Ⅰa/Ⅰb 期研究的结果。研究纳入了 89 例患者，接受 0.8~2.8mg/kg 剂量的 ZL-1310 治疗，其中脑转移患者占 30%，既往接受 PD-1/PD-L1 抑制剂治疗的患者达 90%，既往接受伊立替康或者托泊替康治疗的为 23%。≥3 级 TEAE 发生率仅为 29%，≥2.0mg/kg 剂量水平的患者有 44% 发生了 ≥3 级 TEAE。74 例患者可评价疗效，确认的 ORR 为 37%，ZL-1310 二线治疗确认的 ORR 为 49%，22 例基线存在脑转移的患者确认的 ORR 为 46%。基于Ⅰ期研究的结果，ZL-1310 即将开展二线治疗 SCLC 的Ⅲ期研究。此外，另外一款 DLL3 的 ADC——SHR-4849 治疗实体瘤的Ⅰ期研究正在进行中。

戈沙妥珠单抗和 SHR-A1921 是靶向 TROP2 的 ADC，在 SCLC 领域的探索也拉开序幕。戈沙妥珠单抗选择一线免疫联合化疗后进展的二线 SCLC 人群，戈沙妥珠单抗二线治疗免疫进展的 SCLC 有效率也达到 40% 左右，OS 超过 1 年，即使是耐药复发患者的有效率也达到 35%。正是基于这样积极的数据，2024 年 12 月 FDA 授予戈沙妥珠单抗突破性疗法认定，靶向 TROP2 的 ADC 成为 SCLC 二线治疗颇具潜质的新选择。

靶向 SEZ6（癫痫相关同源蛋白 6）的 ADC 也成为 SCLC 新的研究方向。SEZ6 是神经系统发育和维持所必需的物质，能够选择性地在神经内分泌肿瘤上高表达，在正常组织表达有限，78% 的 SCLC 患者至少 5% 的肿瘤细胞表达 SEZ6。

ABBV-706是靶向SEZ6的ADC。其首次的人体研究纳入了23例SCLC患者，ORR达到60.9%，血液学毒性是DLT。ABBV-706治疗相关的SAE发生率为6%，没有ABBV-706治疗相关的死亡。初步的结果提示靶向SEZ6的ADC值得在SCLC中进一步进行探索。

HER［包括HER1（EGFR）、HER2、HER3和HER4］家族在调节细胞增殖、存活、分化和迁移等方面发挥了核心作用。HER家族的过表达与多种肿瘤发生发展相关。iza-bren是一款靶向EGFR和HER3的双特异性ADC。iza-bren治疗SCLC的Ⅰ期研究纳入了58例复发性SCLC患者，总体人群确认的ORR为44.8%，PFS和OS分别为4.0个月和12.0个月，20例一线接受免疫治疗的患者确认的ORR达到75.0%，PFS中位数和OS中位数分别为6.9个月和15.1个月，74.1%的患者发生了≥3级TRAE。iza-bren在SCLC患者中显示出令人鼓舞的疗效和可控的安全性，目前二线治疗SCLC的Ⅲ期研究正在进行中。

五、总结与展望

免疫联合化疗为ES-SCLC带来持久获益，但也面临瓶颈，提高一线治疗疗效的策略成为新的研究方向。IMforte研究证实，阿替利珠单抗联合芦比替定维持治疗改善了ES-SCLC一线治疗的PFS和OS，填补了ES-SCLC维持治疗的空白，新的免疫联合维持治疗策略正在探索中。ADRIATIC研究作为LS-SCLC里程碑研究，多项亚组分析结果也在多个层面为LS-SCLC免疫巩固治疗提供了证据。同时，针对LS-SCLC也在探索新的免疫治疗模式，获益人群的探索也是重要的研发方向。塔拉妥单抗开创了复发性SCLC治疗里程碑，更多的靶向DLL3的BiTE、TiTE成为SCLC研究的热点。ADC在SCLC中的研究热度不减，多款ADC角逐SCLC二线治疗，ADC联合治疗成为新的研究领域，其可能是SCLC治疗的下一个突破口。

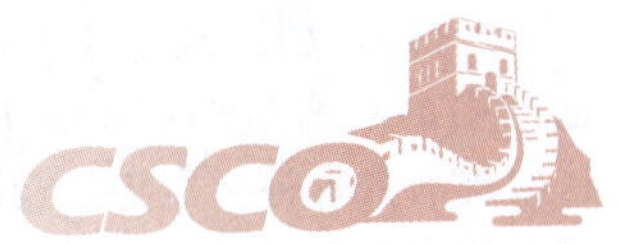

液体活检在肺癌领域中的进展

黄漪漪　段建春

中国医学科学院肿瘤医院

液体活检（liquid biopsy）是一种非侵入性诊断技术，通过采集并分析患者体液中的生物标志物来获取肿瘤等疾病的相关信息，所采集的“液体”范围不仅限于血液等传统体液，还包括如胸腔积液、脑脊液、尿液、唾液、痰液、支气管灌洗液等；检测对象包括 ctDNA、循环肿瘤细胞（circulating tumor cell，CTC）、微小 RNA（microRNA）、微泡（外泌体）等，其中 ctDNA 与 CTC 发展最为迅猛。目前液体活检主要应用领域是肿瘤的血液检测，即利用血液检测辅助肿瘤的早诊早筛，术后或抗肿瘤治疗后监测微小病灶残留（molecular residual disease，MRD），晚期肿瘤患者监测肿瘤发展进程及耐药机制等信息，指导肿瘤的个体化精准诊疗。相比传统的组织活检，液体活检具有微创、可重复和实时动态监测等优势。伴随着各种检测技术的进步，尤其是二代测序技术和算法的不断精进，液体活检已展现出越来越广泛的应用场景。本文主要聚焦于液体活检在肺癌领域中的进展作一概述。

一、液体活检在肺癌早诊早筛中的应用

目前，如何精准鉴别良恶性肺结节仍是一大难题，虽然低剂量计算机体层摄影（low-dose computed tomography，LDCT）对高风险人群筛查有效，但其高假阳性率问题不可忽视。液体活检为不确定肺结节（indeterminate pulmonary nodule，IPN）的无创分类提供了一种有前景的替代方案。目前，多种液体活检方法，包括血清蛋白、循环游离 DNA（circulating cell-free DNA，cfDNA）、外泌体、代谢组学、CTC 和血小板等在肺结节诊断方面的潜力已得到证实，但如表 1 所示，每种方法都有其优势和局限性。

（一）血清蛋白与自身抗体

血清抗原，如癌胚抗原（carcinoembryonic antigen，CEA）和细胞角蛋白 19 片段（cytokeratin 19 fragment，CYFRA21-1），已被确认为 NSCLC 诊断的可靠生物标志物；鳞状细胞癌抗原（squamous cell carcinoma antigen，SCC）、神经元特异性烯醇化酶（neuron-specific enolase，NSE）和胃泌素释放肽前体（pro-gastrin-releasing peptide，Pro-GRP），已被广泛推荐用于鳞癌和 SCLC 的诊断。结合这些血清蛋白可提高 LDCT 鉴别良恶性肺结节的诊断准确率。例如，2022 年 Fahrmann 等人评估了包含肺表面活性蛋白 B 前体（surfactant protein B，SP-B）、CA125、CEA 和 CYFRA21-1 的检测组合与 PLCOm2012 肺癌风险预测模型的联合应用，AUC 为 0.85，敏感性和特异性分别为 83.5% 和 69.3%。Ajona 等人强调了补体 C4d 在区分恶性与良性肺结节中的潜力，其检测在临床实践中达到了 89% 的特异度和 44% 的灵敏度。

表 1　肺癌诊断中各种液体活检方法的优缺点

方法	优势	局限性	成本
血清蛋白	广泛可及、成本效益高、非侵入性	特异度和灵敏度较低	低
循环游离 DNA	高特异度和灵敏度，有助于肿瘤早期检测	含量低、高背景信号	中～高
外泌体	在体液中稳定、具有识别肿瘤特异性标志物的潜力	分离与表征具有挑战性、缺乏标准化流程	中
代谢组学	可反映与肿瘤相关的代谢变化、支持通路分析	个体差异大、需广泛标准化	高
循环肿瘤细胞	实时揭示肿瘤异质性特征、支持分期和预后分析	早期肿瘤检出率低、检测需耗费大量人力	高
血小板	非侵入性、可反映肿瘤特异性 RNA 剪接事件	相对新颖、需在临床实践中进一步验证	中
综合分析	结合多种生物标志物以提高诊断准确率	计算和资源需求高、复杂的分析解读	高

2011 年，Chapman 等人提出，由肿瘤浸润性 B 淋巴细胞产生的自身抗体（autoantibody，AAb）有时可以在临床症状出现前数月甚至数年就能被检测到，这使得它们在肿瘤早期检测中具有重要价值，而鉴于肺部高度血管化和活跃的免疫反应，AAb 对于肺癌的诊断尤为重要。Qin 等人 2018 年的一项荟萃分析，从 11 515 例患者中鉴定出一系列肺癌高度特异性肿瘤相关自身抗体，如 p53、NY-ESO-1、Survivin、c-myc、CyclinB1、GBU4-5、CAGE、p16、SOX2 和 HuD。虽然每种自身抗体对肺癌均表现出高诊断特异度，但单独使用时灵敏度普遍不足，故将多种 AAb 组合成一个 panel 可提高诊断效能。例如，2016 年 Wang 等人开发了一个包含角蛋白 8（Ⅱ型）、TTC14、Kruppel 样因子 8、BRAF 和类蓬乱激酶 1 的五种 AAb 组合。该组合在 88% 特异度下以 30% 的灵敏度区分良恶性结节。2019 年 Lastwika 研究团队鉴定出一个由 EPB41L3、FGCR2A、LINGO1 和 S100A7L2 组成的四标志物组合，在分类不确定肺结节时 AUC 达到了 0.78。尽管如此，这些标志物的特异性有限，并且在良性疾病中偶有升高，限制了它们在肺癌诊断中的独立应用价值。

（二）基于 cfDNA 的方法：突变、片段组学与 DNA 甲基化

1. 肿瘤特异性基因突变 在肿瘤发展中，ctDNA 通过激活癌基因和失活抑癌基因发挥关键作用。ctDNA 中的突变可直接反映肿瘤突变，然而野生型序列的干扰可能限制 ctDNA 的灵敏度。2021 年 Jiang 等人运用靶向二代测序发现，ctDNA 中特定基因突变（如 *RNF213*）在鉴别肺结节良恶性时具有 100% 的特异度。血浆 ctDNA 在早期癌症检测中展现出潜力，尤其是在结合临床信息和传统生物标志物进行分析时。2019 年 Peng 等人的一项研究对血浆 ctDNA 中 65 个肺癌相关基因进行了分析，发现随着肿瘤进展，这些基因的突变水平相应升高，驱动基因尤为明显。ctDNA 检测区分肺结节性质的灵敏度为 69%，特异度达 96%；结合 ctDNA、血清生物标志物和患者年龄，可将灵敏度提升至 80%，特异度提高至 99%。2017 年 Chen 等人的研究表明，利用血浆 ctDNA 突变评估孤立性肺结节恶性程度的 AUC 达 0.887。2022 年 Zhang 等研究团队的一项前瞻性研究进一步验证了肿瘤源性突变（如 *TP53*、*EGFR* 和 *KRAS*）在放射学疑似肺结节诊断和基因组特征分析中的临床意义。然而，因早期肿瘤中 ctDNA 丰度低，通常需要超灵敏技术，如液滴式数字 PCR（droplet digital PCR，ddPCR）和先进的 NGS 平台来检测低频突变。

2. 片段组学分析 与正常细胞的 cfDNA 相比，肿瘤源性 cfDNA 常表现出不同的片段大小、分布和末端基序，而片段组学分析通过评估片段长度、末端序列和覆盖度揭示疾病特异性片段模式，这一分析方法对早期肿瘤检测尤为重要。例如，2024 年，Xu 等人开发了一种基于片段组学的液体活检检测技术，能有效区分恶性与良性肺结节，灵敏度达 89.6%，特异度为 68.2%，显著降低了 LDCT 筛查的假阳性率。2023 年，Wang 等人将 cfDNA 片段组学与机器学习结合于堆叠集成模型中，实现了早期肺癌检测的高诊断准确率。片段组学深化了对 DNA 断裂机制及组织来源的理解，对诊断转移性肿瘤或原发灶不明的肿瘤至关重要。

3. DNA 甲基化 DNA 甲基化是 DNA 化学修饰的一种形式。许多研究表明，基因启动子区域的甲基化改变在癌症发生的早期阶段就会出现，因此 cfDNA 甲基化可作为肺癌早期检测的标志物。2011 年，Kneip 等人发现血清 *SHOX2* 的甲基化水平可作为诊断肺癌的标志物，且支气管灌洗液中 *SHOX2* 甲基化诊断肺癌的灵敏度和特异度高于血清。2014 年，Ilse 等人验证了 *SHOX2* 试剂盒的性能，灵敏度和特异度分别为 63% 和 98%。此外，*SHOX2* 与抑癌基因 *RASSF1A* 的双甲基化诊断肺癌的灵敏度提高至 81.0%，特异度为 97.4%，超过了肺泡灌洗液细胞学和血清癌胚抗原的效能。NMPA 于 2017 年批准了肺泡灌洗液中 *SHOX2* 和 *RASSF1A* 基因甲基化的试剂盒用于早期肺癌的辅助诊断。2019 年，Liang 等人对 309 份肺结节组织标本进行 DNA 亚硫酸氢盐测序，从 3 886 个高甲基化区域中选定 9 个标志物构建诊断模型，在验证集中该模型区分肺癌与良性肺结节（BPN）的灵敏度为 79.5%，特异度达 85.2%。除高甲基化改变外，ctDNA 低甲基化也有助于肺结节诊断。2022 年，一项研究表明，肺癌患者中岩藻糖基转移酶 7 七个位点的甲基化水平显著低于正常对照组，且 CpG-4 和 CpG-7 位点的甲基化程度较 BPN 更低。

针对单个或数个基因甲基化的检测简便易行，但是很难覆盖不同个体、不同组织类型肺癌的所有甲基化位点，因此筛查的灵敏度有一定限制。随着高通量测序技术的进步和成本降低，研究者利用血清甲基化测序和机器学习的方法建立了肺癌检测模型。一项纳入了 899 例受试者的研究显示，血清甲基化模型诊断早期 NSCLC 的灵敏度和特异度分别为 68% 和 96%。2023 年，Wang 的研究团队采用多位点定量 PCR（quantitative PCR，qPCR）技术进行 ctDNA 甲基化分析，开发出 LunaCAM-S（侧重筛查灵敏度）和 LunaCAM-D（侧重诊断特异度）两种模型，分别实现早期肺癌灵敏检测（AUC 为 0.90）和肺部良性疾病精准分类（AUC 为 0.81）。

此外，由于 cfDNA 甲基化具有组织特异性，DNA 甲基化检测可以实现组织溯源和泛癌种的早检。2017 年，张鹍团队在 *Nature Genetics* 公布了首项基于 cfDNA 的高通量甲基化检测技术，可同时鉴定肿瘤和正常组织特异性 CpG 甲基化模式，以实现癌症早诊、肿瘤负荷评估及组织溯源。2020 年，*Annals of Oncology* 上公布了一项基于 cfDNA 甲基化检测进行泛癌种早检的研究结果，在特异度 99.3% 下，预先设定的 1 个瘤种中，Ⅰ～Ⅲ期的总体灵敏度达到 67.3%，组织溯源准确率高达 93%。基于该项研究结果，2019 年 5 月，基于 cfDNA 甲基化检测的泛癌种早期检测产品获得美国 FDA 授予的突破性医疗器械认定，可用于 50 岁以上人群中早期多癌种检测。2021 年，ASCO 上公布了 PATHFINDER 研究（是评估基于血液的多癌种早期检测产品有效性的研究）的中期分析结果：早期版本准确检测出了 29 例癌症患者，涵盖肺癌等 13 种癌症类型。在新检测出的癌症患者中，近 40%（9/23）处于临床Ⅰ～Ⅱ期，超过一半（13/23）在发生远处转移前（临床Ⅰ～Ⅲ期）被发现。2020 年，复旦大学团队在 *Nature Communications* 也发表了 ctDNA 甲基化诊断模型在泰州社区人群队列中检测五大癌种（结直肠癌、食管癌、肝癌、肺癌和胃癌）的回顾性研究，其中肺癌的灵敏度和特异度均为 96%，但组织溯源性未知。

（三）非编码 RNA 与外泌体

非编码 RNA 包括 microRNA、长链非编码 RNA（long

noncoding RNA,lncRNA）和环状 RNA（circular RNA,circRNA），在基因表达调控中发挥关键作用，与肿瘤的发生发展密切相关。2013 年，Cazzoli 等人鉴定出四种能区分结节与非结节形成的 microRNA（miR-378a、miR-379、miR-139-5p 和 miR-200b-5p）以及另外六种可区分肺腺癌与肉芽肿的 microRNA（miR-151a-5p、miR-30a-3p、miR-200b-5p、miR-629、miR-100 和 miR-154-3p）。2014 年，Sozzi 等人证明血清 microRNA 可以作为 LDCT 的补充，提高肺癌筛查效能。2018 年，Jiang 等人发现，在 NSCLC 患者中，lncRNAXLOC_009167 的水平显著高于健康对照或肺炎患者。2023 年，Chen 的研究团队发现，与 BPN 相比，肺癌患者体内 lncRNA THRIL 的浓度升高，提示其具备区分良恶性肺结节的潜力。2024 年，Kahkesh 等人通过 RNA pull-down 实验和萤光素酶报告基因研究等技术证实 circRNA 参与调控 NSCLC 中的 PI3K/Akt 等信号通路。

外泌体是由多种细胞分泌的小型胞外囊泡，可携带 RNA、DNA、蛋白质和脂质等多种分子成分。这些囊泡在细胞间通信中发挥关键作用，影响肿瘤进展、转移和免疫调节。外泌体 RNA（尤其是 miRNA）对 NSCLC 显示出较高的诊断准确率。例如，2023 年，Li 等人证明外泌体 miR-128-3p 和 miR-33a-5p 的 AUC 达 0.855，灵敏度和特异度分别为 83.3% 和 88.9%。2023 年，Chang 等人发现，NSCLC 患者血浆中的 EV 多能聚糖水平显著升高，其表达量与 TNM 分期及临床参数相关。与传统生物标志物（如 NSE、CYFRA21-1 和 SCC）相比，联合检测血浆多能聚糖和血浆 EV 多能聚糖在鉴别 NSCLC 患者及转移病例方面展现出更优的诊断效能。2022 年，Chang 等人的研究还强调了血浆外泌体纤维蛋白原链在区分良恶性肺结节中的有效性，凸显了外泌体在应对肺结节诊断挑战方面的多功能性。

（四）代谢组学

肺癌的代谢变化涉及糖酵解、柠檬酸循环、氨基酸代谢及细胞膜合成等通路。代谢组学技术能区分不同组织学亚型或遗传背景的肺癌，有助于鉴定内源性小分子化合物并分析差异代谢通路，从而筛选代表性生物标志物用于早期诊断、疾病监测和疗效评估。2022 年，Wang 等人开发了一种基于液相色谱 - 质谱法（liquid chromatography/mass spectrometry,LC/MS）的检测方法，整合了 9 种脂质生物标志物，在早期肺癌检测中实现了 92.93% 的灵敏度和 100% 的特异度。代谢组学也为解决孤立性肺结节的诊断难题带来了希望，尤其是针对影像学技术的高假阳性率问题。2023 年，Yao 等人采用高分辨率质谱分析血清代谢组，发现糖酵解和色氨酸代谢改变可作为肺癌早期诊断的潜在生物标志物。2023 年，其团队在另一项研究中通过基于标准物质的归一化法（normalization method,Ref-M）解决了大规模代谢组学研究的批次变异问题，鉴定出 20 种区分肺癌与健康对照的差异代谢物，在训练和验证队列中 AUC 分别为 0.853 和 0.843。然而，由于良性结节与恶性结节的代谢特征常存在重叠，而饮食、生活方式等外部因素引入的变异性进一步增加了诊断准确率的难度，尽管代谢组学潜力巨大，仍面临诸多挑战。

（五）CTC

2015 年，Chen 等人通过叶酸受体靶向 PCR 的 CTC 检测技术诊断 NSCLC，在训练和验证队列中的灵敏度和特异度分别为 84.21% 和 83.91% 以及 88.78% 和 87.36%。2016 年，中国 NMPA 批准了该 CTC 检测试剂盒，用于尚未确诊的肺癌疑似患者进行辅助诊断和 NSCLC 患者的治疗监测 CTC 检测试剂盒作为一种体内检测技术，克服了血液样本量小的限制，展现出高检出率，尤其在早期肺癌中表现突出。2020 年，Duan 等人采用 CTC 检测试剂盒检测 CTC 中 PD-L1 的表达，并运用 NGS 技术分析分子特征，AUC 达到 0.715，灵敏度为 52.94%，特异度为 90%。2021 年，Zhang 等人将 CT 与基于端粒酶逆转录酶的 CTC（TERT-CTC）检测相结合，显著改善了良恶性肺结节的鉴别能力，对小于 1cm 和 1~2cm 的结节同样有效。

（六）血小板（platelet,PLT）

多项研究已探索 PLT 作为肺癌诊断和预后标志物的潜力，并发现了 PLT RNA 测序、蛋白质谱分析及肿瘤教育血小板（tumor-educated platelet,TEP）等极具前景的液体活检标志物。2022 年，Zu 的团队基于 PLT 特征与 CT 数据开发并验证了 SCHC 模型，该模型可有效区分肺结节良恶性。2023 年，Christakoudi 等学者证实男性 PLT 计数与肺癌风险呈正相关。此外，血小板 - 淋巴细胞比值（platelet-to-lymphocyte ratio,PLR）也可作为诊断标志物。2022 年，Kuru 的研究发现，PLR 可区分原发性与转移性肺癌，不同 PLR 阈值能提示这两种情况的发生概率。然而，CTC 和 TEP 的异质性使得这些生物标志物的灵敏度和特异度不高，尤其在检测较小肺结节时。此外，由于缺乏靶向监测 TEP 的技术手段，其临床应用仍面临难题。

（七）人工智能（artificial intelligence,AI）在整合诊断中的运用

AI 与深度学习的进展显著提升了早期肺癌检测的准确率和效率。例如，2023 年，一项研究采用深度学习模型 LCPCNN 对偶发肺结节进行分层分析，发现恶性结节的 LCPCNN 评分随时间呈上升趋势，而良性结节则保持相对稳定。另有研究证明，整合临床特征、影像数据的 AI 分析和液体活检结果的模型（AUC 为 0.895）在肺癌预测中优于现有传统模型，早期诊断效能显著提升。2023 年，He 等人开发了 Pulmo Seek Plus 模型，该模型整合了临床数据、影像学特征和 cfDNA 甲基化生物标志物，AUC 为 0.91，灵敏度为 98%，特异度为 50%，有望成为更精确的肺结节分类工具。

二、液体活检在肺癌分子分型及靶向治疗的应用

当前肺癌的治疗手段越来越趋向于精准化、个体化。已有多项研究证实，基于血液标本检测驱动基因与基于组织标本检测具有很好的一致性，可精准指导靶向治疗。2020 年，WCLC 会议上公布了一项前瞻性伞状设计的研究 LUNGMAP。该研究基于组织标本和血液标本分别采用 Foundation One CDX 和 Foundation ACT 进行 NGS 检测，根据结果分配患者至生物标志物指导的相应新型药物治疗。结果表明，在这些驱动基因阳性的患者中，组织与血液标本检测的一致性高达 80%，证实了基于血液标本检测结果指导靶向

治疗的可行性。此外，2023 年，WCLC 报道的一项研究纳入 132 例 NSCLC 患者，发现液体活检在 17 例患者（12.8%）中识别出常规组织活检未能发现的可干预突变，其中 11 例患者据此接受了靶向治疗。这表明将液体活检与组织活检结果相结合，可为 NSCLC 患者拓展治疗机会。

液体活检在揭示耐药机制方面也具有重要作用。2021 年，中国学者在一项多中心Ⅱ期临床研究中，对克唑替尼治疗后进展的 ALK 阳性晚期 NSCLC 患者给予恩沙替尼治疗，分别在基线期、第 3 周期第 1 天和疾病进展时采集血液样本进行 ctDNA 分析，首次揭示了恩沙替尼 ALK 依赖和不依赖获得性耐药机制。2022 年，一项研究报告了一例 ALK 阳性 NSCLC 患者在疾病进展时通过液体活检发现 *KRAS* p.G12C 突变，据此调整了治疗方案，实现了对患者的精准诊疗。

三、液体活检在肺癌治疗监测和预后评估中的应用

（一）监测微小残留病灶（minimal residual disease，MRD）

监测 MRD 旨在通过对 ctDNA 含量的反复检测，动态地对患者进行肿瘤负荷评估和预后预测。已有多项研究在这一领域进行了探索。2017 年，一项研究表明，ctDNA 水平的变化可早于影像学检查发现疾病进展。2019 年，DYNAMIC 研究同时检测术后 1 天和 3 天两个时间点的 ctDNA，结果发现 1 天时间点的 ctDNA 无法预测无复发生存（relapse free survival，RFS），而 3 天时间点的 ctDNA 可以精准预测 RFS。这一结果提示，术后 ctDNA 检测的取样时间点应在术后三天以后，尽可能减少术前肿瘤组织所释放的 ctDNA 的影响。2021 年，ASCO 公布了一项新的 MRD 研究结果。该研究共入组 103 例接受手术切除和/或辅助治疗的中国 NSCLC 患者（60 例腺癌、38 例鳞癌、5 例其他），应用 NGS 动态监测患者 ctDNA，血液 ctDNA 采集时间点分别为基线、术后（1 个月）、辅助化疗（adjuvant chemotherapy treatment，ACT）后（2~4 个月）、之后每 3 个月。研究发现，术后、ACT 后以及血浆 ctDNA 监测期间，ctDNA 阳性的患者 RFS 显著缩短。在Ⅱ~Ⅲ期患者中，术后 ctDNA 阳性患者可以从 ACT 治疗中获益（RFS 较长）。而 ctDNA 阴性的患者，无论是否进行 ACT 治疗，RFS 均较长，复发风险相对较低。从 ctDNA 检测为阳性到复发的提前时间中位数为 88 天。2022 年，一项荟萃分析显示，MRD 检测是疾病复发的强预测因子（RFS：HR=4.95，95% CI 3.06~8.02；P<0.001），且与较差的 OS 相关（HR=3.93，95% CI 1.97~7.83；P<0.001）。

（二）治疗反应评估

无论是靶向治疗还是免疫治疗，抑或同步放化疗领域，多项研究均报道，治疗后患者的 ctDNA 含量若能显著减少或清零，则预示患者对治疗的反应及预后更佳。一项关于赛沃替尼治疗 *MET* 14 外显子跳跃突变（*MET* ex14）的晚期 NSCLC 临床研究中，有 46 例患者基线可检测到 ctDNA，其中 24 例有动态监测标本可评估其在赛沃替尼治疗后是否达到 ctDNA 清除。在这些患者中，14 例达到 ctDNA 清除，首次清除时间中位数是 1.4 个月（1.2~4.2 个月）。与治疗后 ctDNA 可检测到 *MET* ex14 的患者相比，赛沃替尼治疗后 *MET* ex14 清除与 PFS 及 OS 显著延长相关，证实了基线 ctDNA 未检测到 *MET* ex14 以及赛沃替尼治疗后 ctDNA 清除的患者具有更好的远期疗效。INSPIRE 研究是一项前瞻性Ⅱ期临床研究，共纳入 106 例晚期恶性肿瘤患者，分为五个队列：头颈部鳞状细胞癌、三阴性乳腺癌、高级别浆液性卵巢癌、恶性黑色素瘤和其他实体瘤。研究者检测了患者接受 3 个周期的帕博利珠单抗治疗后的 ctDNA 水平（ctDNAC3），以 ctDNAC3 的动态变化（清零/减少/增加）作为分组因素。生存曲线提示，ctDNA“清零”或“减少”的患者帕博利珠单抗疗效更佳。2022 年，一项荟萃分析发现，ctDNA 清除与病理缓解之间存在强相关性，且二者均与新辅助治疗后的生存期较长相关。此外，在免疫治疗疗效评估中，血液 TMB（blood-TMB，bTMB）被认为是预测免疫治疗有效性的潜在标志物；通过液体活检检测 PD-L1 表达水平以预测免疫治疗疗效的研究也正在进行中。

综上所述，液体活检技术通过分析血液等体液中的 ctDNA、CTC、外泌体、非编码 RNA、代谢组学等多种生物标志物，已在肺癌诊疗领域展现出巨大的潜力和广阔的应用前景。在肺癌早诊早筛方面，多种液体活检方法作为 LDCT 的重要补充，显著提高了良恶性肺结节的鉴别能力，有效降低了假阳性率，为肺癌的早期发现提供了更多无创选择。AI 的深度整合进一步提升了液体活检标志物与影像、临床数据的综合分析效能，催生了许多性能优越的诊断模型。在分子分型及靶向治疗指导方面，基于血液的驱动基因检测与组织活检结果具有高度一致性，已成为组织检测的有效补充或替代方案。液体活检不仅能精准指导靶向药物的选择，更能动态监测治疗反应，尤其在揭示复杂耐药机制方面具有独特优势，为后续治疗方案的调整提供了关键依据，从而有望实现患者的全程精准化诊疗。在治疗监测和预后评估方面，液体活检，尤其是基于 ctDNA 的 MRD 监测，已被证实是预测肺癌术后复发风险和评估预后的强有力工具。术后及辅助治疗后的 ctDNA 状态（阳性/阴性）以及治疗过程中 ctDNA 的动态变化（清除/减少/增加），均与患者 RFS 和 OS 显著相关，并为是否需要进行辅助治疗或调整治疗策略提供重要参考。ctDNA 清零/减少已被多项研究证实与靶向治疗、免疫治疗及新辅助治疗的疗效更优和患者生存期更长密切相关。

尽管液体活检在肺癌领域已取得了显著进展，其临床转化仍面临诸多挑战，包括进一步提高早期检测的灵敏度和特异度、实现多组学标志物的有效整合与标准化分析、降低成本以及制定统一的检测和结果解读规范等。然而，随着检测技术的不断革新（如更高通量、更灵敏的测序平台）、新型生物标志物的深入探索以及 AI 技术的深度赋能，液体活检必将在肺癌的精准预防、早期诊断、个体化治疗和全程化管理中发挥越来越核心的作用，持续推动肺癌诊疗模式向更加微创、动态和精准的方向发展，改善患者的生存预后。

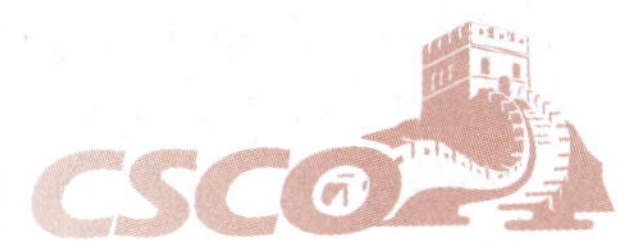

肺癌抗血管生成治疗：何去何从？

李思妮　范云

浙江省肿瘤医院

一、前言

早在1971年，Judah Folkman教授即提出新生血管的生成与肿瘤的生长、增殖密切相关，持续的血管生成更被认为是恶性肿瘤的十大特征之一。抗血管生成治疗可作用于肿瘤微环境，抑制肿瘤新生血管生成，现已成为晚期肺癌患者不可或缺的治疗策略之一。目前抗血管生成治疗药物主要分成三大类，包括靶点单一的大分子单抗类（贝伐珠单抗和雷莫西尤单抗等）、靶向VEGFR的特异性或非特异性小分子酪氨酸激酶抑制剂类（安罗替尼、阿帕替尼、索拉非尼、舒尼替尼、仑伐替尼、卡博替尼、尼达尼布等）以及内源性泛靶点血管生成抑制剂类（重组人血管内皮抑制素等）。尽管抗血管生成药物已在肺癌治疗领域取得成功，但近几年的一些备受关注的相关临床研究结果却喜忧参半。在靶向治疗及免疫治疗药物构成肺癌治疗主体的新背景下，抗血管生成治疗何去何从？本文综述了近年来肺癌抗血管生成治疗的研究进展，分析其当前存在的挑战与未来的发展方向，以期为临床治疗提供参考。

二、驱动基因阴性非小细胞肺癌抗血管生成治疗进展

在化疗时代，基于ECOG4599、BEYOND和AVAPERL等多项Ⅲ期临床研究结果，含铂双药化疗联合贝伐珠单抗是非鳞NSCLC的标准一线治疗方案。在晚期NSCLC患者的后线治疗中，REVEL研究提示，二线雷莫西尤单抗联合多西他赛较多西他赛显著延长了含铂化疗经治的晚期NSCLC患者的PFS中位数和OS中位数。雷莫西尤单抗成为继贝伐珠单抗后的第二个被美国FDA批准用于NSCLC治疗的大分子单抗。LUME-Lung1研究结果提示，对于含铂化疗经治的晚期肺腺癌患者，多西他赛联合尼达尼布较多西他赛使PFS中位数和OS中位数显著延长，2014年11月，欧盟批准尼达尼布联合多西他赛用于进展期或转移性肺腺癌的二线治疗。另外，基于ALTER0303的显著结果，安罗替尼被中国NMPA批准用于既往接受过至少两种系统化疗后进展的转移性NSCLC患者的三线及以上治疗。以上这些标志性的临床研究构建了抗血管生成治疗药物在肺癌化疗时代的地位。

随着免疫治疗的快速发展，以程序性死亡蛋白1（programmed death protein 1，PD-1）及其配体（programmed death ligand 1，PD-L1）为代表的ICI已经成为Ⅳ期无驱动基因突变NSCLC患者的一线标准治疗。一系列大型Ⅲ期临床研究（KEYNOTE、CAMEL、RATIONALE及IMpower等）结果证实，PD-1/PD-L1单抗 ± 含铂化疗治疗驱动基因阴性晚期NSCLC患者较单纯化疗获益显著，且安全性良好。ICI逐渐替代贝伐珠单抗成为晚期NSCLC患者的治疗支柱。既往研究证实，抗血管生成治疗在恢复肿瘤血管正常化的同时，可改善肿瘤的免疫微环境，而ICI可激活T淋巴细胞分泌干扰素-γ，减轻局部缺氧，促进肿瘤血管正常化，这两种治疗药物的联合应用在一定程度上存在协同作用。因此，目前临床上开展了多种形式的Ⅲ期临床研究，以评估抗血管生成药物与ICI联合及靶向PD-（L）1/VEGFR的双特异性抗体在晚期NSCLC中的疗效。

（一）一线抗血管生成治疗进展

IMpower150研究比较了阿替利珠单抗 + 贝伐珠单抗 + 紫杉醇 + 卡铂（ABCP）、阿替利珠单抗 + 紫杉醇 + 卡铂（ACP）以及贝伐珠单抗 + 紫杉醇 + 卡铂（BCP）三种治疗方案在晚期非鳞NSCLC患者一线治疗中的疗效。结果显示，在意向治疗（intention-to-treat，ITT）人群中，ABCP组较BCP组具有更长的OS中位数（19.2个月 vs. 14.7个月，HR=0.78；P=0.02）和PFS中位数（8.3个月 vs. 6.8个月，HR=0.62；P<0.001），且安全性良好。基于此，FDA批准阿替利珠单抗联合贝伐珠单抗及紫杉醇和卡铂作为转移性非鳞NSCLC患者的一线治疗方案。

LEAP系列临床研究评估了帕博利珠单抗和仑伐替尼联合的“可乐组合”在晚期NSCLC患者一线治疗中的作用。这两项大型Ⅲ期临床研究LEAP-007（PD-L1 TPS ≥ 1%人群）和LEAP-006（全人群）的研究结果均显示，“可乐组合”未能超越目前基于PD-1/PD-L1单抗的标准一线治疗方案。与此同时，中国专家探索了信迪利单抗联合安罗替尼在初治晚期野生型NSCLC患者中的疗效和安全性。Ⅱ期随机对照研究SUNRISE显示，在初治的、EGFR/ALK/ROS1阴性的Ⅳ期NSCLC中，信迪利单抗联合安罗替尼的PFS中位数较化疗

组显著延长（14.4 个月 vs. 5.6 个月，*HR*=0.39；*P*<0.001），ORR 也显著高于化疗组（44.9% vs. 18.0%），且信迪利单抗联合安罗替尼组的 3 级及以上 TRAE 的发生率低于化疗组（28.0% vs. 49.0%）。

此外，2025 年 ASCO 会议报道了三项关于安罗替尼联合免疫治疗 NSCLC 的Ⅲ期研究。CAMPASS 研究共纳入 531 例患者，旨在比较贝莫苏拜单抗联合安罗替尼与帕博利珠单抗联合安慰剂一线治疗局部晚期或复发 / 转移性 NSCLC 且 PD-L1 表达阳性（TPS ≥ 1%）患者的疗效及安全性，结果显示，贝莫苏拜单抗联合安罗替尼组的 PFS 中位数（11.0 个月 vs. 7.1 个月，*HR*=0.70，95% *CI* 0.55~0.91；*P*=0.007）和 ORR（57.3% vs. 39.6%，*P*<0.001）显著优于免疫联合安慰剂组，且耐受性良好，仅 5.7%/3.7% 的患者因 TRAE 永久停用贝莫苏拜单抗 / 安罗替尼，而因 TRAE 终止帕博利珠单抗 / 安慰剂治疗的患者占 8.0%/2.3%。亚组分析进一步显示，在 PD-L1 高表达以及鳞癌患者中，安罗替尼联合免疫治疗亦显示出显著疗效。TQB2450-Ⅲ-12 是另一项多中心、随机、双盲、平行对照Ⅲ期临床研究，旨在比较贝莫苏拜单抗 + 化疗序贯贝莫苏拜单抗联合安罗替尼与替雷利珠单抗 + 化疗序贯替雷利珠单抗联合安慰剂，用于局部晚期或转移性鳞状 NSCLC 一线治疗的疗效和安全性。结果显示，贝莫苏拜单抗联合化疗序贯安罗替尼可显著改善患者的 PFS 中位数（10.12 个月 vs. 7.79 个月，*HR*=0.64，95% *CI* 0.45~0.93；*P*=0.003 8），且几乎所有预设亚组均显示 PFS 获益优势，安全性亦可控。2025 年 4 月 23 日，贝莫苏拜单抗联合化疗后序贯安罗替尼方案被申请用于一线治疗晚期鳞状 NSCLC，目前待获批适应证。这些研究结果提示，抗血管生成治疗与 PD-1/PD-L1 单抗的联合（同步或序贯）有望成为晚期 NSCLC 一线治疗的新选择。

R-ALPS 研究则关注同步 / 序贯放化疗后未进展的局部晚期 / 不可切除Ⅲ期 NSCLC 患者，旨在评估贝莫苏拜单抗联合或不联合安罗替尼作为这部分患者巩固治疗的可行性，该研究共纳入 553 例患者，将患者随机分配至贝莫苏拜单抗联合安罗替尼组（209 例）、贝莫苏拜单抗联合安慰剂组（212 例）、安慰剂组（132 例）。数据表明，贝莫苏拜单抗联合或不联合安罗替尼可显著延长 PFS，且安全性可控，以上三组的 PFS 中位数分别为 15.1 个月、9.7 个月、4.2 个月；≥ 3 级 TRAE 发生率分别为 48.8%、29.4%、19.7%。这一研究的结果展现了抗血管生成治疗与免疫治疗联合的协同潜力，为不可切除的Ⅲ期 NSCLC 提供了一种有效的巩固治疗方案，目前中国 NMPA 正在同步受理贝莫苏拜单抗联合安罗替尼作为Ⅲ期 NSCLC 巩固治疗的适应证申请。

双特异性抗体目前也正在迅猛发展中，具有广阔的应用前景。AK112（ivonescimab，依沃西单抗）是具有 IgG1-ScFv 结构的人源化抗 PD-1/VEGF 双特异性抗体，是全球首个进入Ⅲ期临床研究的双抗。这种新颖结构的治疗药物具有双重阻断作用，不仅可恢复免疫系统的抗肿瘤作用，还可阻断 VEGF 的免疫抑制，抑制肿瘤血管生成，促进 T 细胞在肿瘤组织中的浸润，从而提高抗肿瘤疗效。Ⅲ期研究 HARMONi-2 的数据显示，在 PD-L1 阳性（TPS ≥ 1%）晚期 NSCLC 的一线治疗中，依沃西单抗单药疗效显著优于帕博利珠单抗（PFS 中位数：11.1 个月 vs. 5.8 个月；ORR 50% vs. 39%）。这表明依沃西单抗有望成为驱动基因阴性 PD-L1 阳性晚期 NSCLC 患者有效的治疗选择。目前首个全球性Ⅲ期临床研究 HARMONi-3 正在入组中，该研究旨在对比依沃西单抗或帕博利珠单抗联合含铂化疗一线治疗驱动基因阴性转移性 NSCLC 的疗效与安全性。另外，靶向 PD-L1/VEGF 的双抗 BNT327/PM8002 也在肺癌中展现出令人鼓舞的早期疗效和安全性特征。2025 年，ASCO 会议报道了全球多中心、随机开放标签、Ⅱ / Ⅲ期临床研究 ROSETTALung-02 的最新研究设计。该研究将入组约 982 例无 *EGFR* 突变或 *ALK* 重排的非鳞状 NSCLC 和鳞状 NSCLC 患者，旨在探索 BNT327 联合化疗用于一线治疗 NSCLC 的疗效及安全性，研究结果值得期待和关注。

（二）后线抗血管生成治疗进展

免疫治疗耐药患者的二线治疗一直是临床上的难题，基于免疫治疗和抗血管生成治疗的协同作用，研究者们进行了一系列的临床探索。一项单臂、小样本的探索性研究在 PD-1 单抗一线治疗进展的晚期 NSCLC 患者中评估了安罗替尼联合信迪利单抗的治疗效果。结果显示，17 例患者的 ORR 和 DCR 分别为 14.3% 和 85.7%，PFS 中位数和 OS 中位数分别为 6.0 个月和 17.9 个月。另一项Ⅱ期（Lung-MAPS1800A）研究纳入了 ICI 联合化疗经治的晚期 NSCLC 患者（136 例），随机分配患者接受雷莫西尤单抗联合帕博利珠单抗（69 例）或标准二线治疗（多西他赛 / 雷莫西尤单抗、多西他赛、吉西他滨和培美曲塞，67 例）。结果显示，联合治疗组较标准治疗组显著改善了患者的 OS 中位数（14.5 个月 vs. 11.6 个月，*HR*=0.69，95% *CI* 0.51~0.92），两组的 PFS 中位数（4.5 个月 vs. 5.2 个月，*HR*=0.86，95% *CI* 0.66~1.14）和 ORR 则相似（22% vs. 28%，*P*=0.19）。

尽管一些Ⅱ期研究显示抗血管生成药物联合 ICI 在免疫耐药患者中具有治疗潜力，但最近的Ⅲ期临床研究结果却不容乐观。Pragmatica-Lung 研究为了进一步验证 Lung-MAPS1800A 的研究结果，共招募 838 例患者，并按照 1 : 1 的比例随机分配患者至雷莫西尤单抗联合帕博利珠单抗组或标准二线治疗组，旨在通过实效性设计以减轻参与临床研究的负担，并促进所有符合条件的患者入组。2025 年，ASCO 会议报道了该研究的第二次中期分析结果，即联合治疗组和标准治疗组的 OS 中位数并无显著差异（10.1 个月 vs. 9.3 个月，*HR*=0.99，95% *CI* 0.81~1.22；*P*=0.46）。亚组分析则提示，在鳞癌患者中，联合治疗组的 OS 中位数优于标准治疗组（10.8 个月 vs. 8.2 个月，*HR*=0.82，95% *CI* 0.56~1.22；*P*=0.17）。另外，联合治疗组的 AE 发生率更低（29 例 vs. 41 例）。未来还需进一步评估雷莫西尤单抗联合帕博利珠单抗作为 NSCLC 后线治疗的应用价值，及其在肺鳞癌患者中的治疗潜力。

目前也有一些研究在晚期 NSCLC 的后线治疗中探索了小分子抗血管生成药物与免疫治疗联合使用的潜在价值，但结果不容乐观。LEAP-008 研究旨在评估“可乐组合”+ 化疗与帕博利珠单抗 + 化疗在 PD-（L）1 联合化疗治疗后进展的晚期 NSCLC 患者中的疗效和安全性，该研究结果未能达到 OS 和 PFS 的主要终点。另一项Ⅲ期临床研究 CONTACT-01 纳入了 366 例既往接受化疗或免疫治疗后进展的晚期 NSCLC 患者，按照 1 : 1 的比例随机将患者分配至阿替利珠

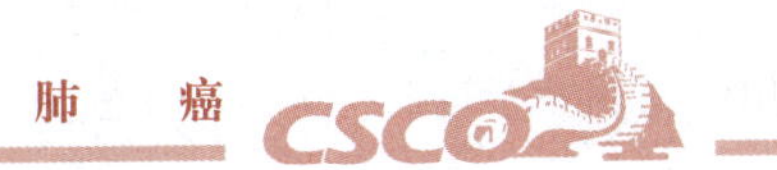

单抗联合卡博替尼组或多西他赛组，研究也未达到 OS 主要终点（10.7 个月 vs. 10.5 个月，*P*=0.366 8）。以上研究结果显示，免疫耐药仍是肿瘤治疗中的堡垒，小分子抗血管生成药物联合 ICI 未能获得疗效突破。

三、驱动基因阳性非小细胞肺癌抗血管生成治疗进展

靶向治疗是 *EGFR*、*ALK*、*ROS1* 等驱动基因阳性晚期 NSCLC 患者的标准一线治疗。研究表明，EGFR-TKI 通过抑制 EGFR 信号通路，直接抑制肿瘤细胞增殖并间接降低 VEGF 表达，从而抑制血管生成。抗血管生成药物通过抑制 VEGF 及其受体，减少肿瘤新生血管，从而增强 EGFR-TKI 的抗肿瘤效果。两者通过不同但互补的机制共同抑制肿瘤细胞生长和扩散。因此，抗血管生成治疗能否在 *EGFR* 突变患者的治疗中取得一席之地，仍然是当前许多研究探索的热点。

（一）一线抗血管生成治疗进展

既往的 JO25567、NEJ026 及 BEVERLY 研究表明，一代 EGFR-TKI 厄洛替尼联合贝伐珠单抗治疗获得了更长的 PFS，但 OS 的差异未达到统计学意义。RELAY 研究评估了雷莫西尤单抗联合厄洛替尼对比厄洛替尼单药在 EGFR 突变晚期 NSCLC 患者一线治疗中的疗效和安全性。结果表明，联合组的 PFS 中位数较对照组显著延长（19.4 个月 vs. 12.4 个月），但 OS 并无显著差异。ALTER-L004 研究评估了安罗替尼与埃克替尼联合一线治疗 *EGFR* 突变晚期非鳞状 NSCLC 患者的疗效和安全性。结果显示，PFS 中位数和 OS 中位数分别为 15.1 个月和 30 个月，ORR 为 68.5%，DCR 为 98.2%；安全性可控。FL-ALTER 研究则评估了吉非替尼联合安罗替尼（G+A）与吉非替尼联合安慰剂（G+P）在初治 *EGFR* 突变晚期 NSCLC 患者中的疗效和安全性。结果显示，与 G+P 组相比，G+A 组的 PFS 中位数显著延长（14.57 个月 vs. 11.20 个月，*HR*=0.64；*P*=0.002 8）。ACTIVE 研究进一步证实，阿帕替尼联合吉非替尼一线治疗 *EGFR* 突变晚期 NSCLC 时，可显著改善 *EGFR* 19del 突变患者的 PFS，但在 L858R 突变亚组中未观察到 PFS 的显著获益，另外伴有 *TP53* 基因 8 号外显子突变的患者更能从中获益。上述研究提示，抗血管生成治疗联合一代 TKI 带来的 PFS 获益较难转化为最终的 OS 获益。

除了一代 TKI，一些研究也探索了三代 EGFR-TKI 与抗血管生成药物联合治疗的优势，但结果不尽如人意。BOOSTER 研究和 WJOG9717 研究比较了奥希替尼联合贝伐珠单抗与奥希替尼单药治疗在晚期 NSCLC 患者中的疗效和安全性，均得到阴性结果。OSIRAM-1/TORG1833 研究纳入了 122 例初治 *EGFR* 突变晚期非鳞状 NSCLC 患者，按照 1∶1 的比例，随机分配患者至雷莫西尤单抗联合奥希替尼组和奥希替尼单药组。2024 年，ASCO 会议上报道的数据显示，联合治疗并未较奥希替尼单药改善患者的 PFS 中位数（24.0 个月 vs. 20.0 个月，*P*=0.462 1）和 OS（43.4 个月 vs. 未达到）。这些研究的陆续失败提示，在三代 EGFR-TKI 治疗的基础上联合抗血管生成治疗并未能进一步改善疗效。

（二）靶向耐药后抗血管生成治疗进展

鉴于免疫治疗在靶向耐药的 *EGFR* 突变人群中的作用一直备受关注，目前已有多项研究探索了免疫联合抗血管生成治疗在 EGFR-TKI 耐药 NSCLC 中的潜在作用。IMpower150 研究结果的探索性分析显示，在 78 例靶向治疗失败的 *EGFR* 突变患者中，与 BCP 组（18.1 个月）相比，ABCP 组改善了患者的 OS 中位数（27.8 个月，*HR*=0.74，），提示 ABCP 四药联合可能会给靶向耐药患者带来更多的生存获益。随后开展的 IMpower151 研究旨在评估 ABCP 与 BCP 一线治疗转移性非鳞 NSCLC 患者的有效性和安全性。亚组分析显示，在 163 例 *EGFR*/*ALK* 突变患者中，ABCP 组（81 例）和 BCP 组（82 例）具有相似的 PFS 中位数（8.5 个月 vs. 8.3 个月，*HR*=0.86，95% *CI* 0.61~1.21）。IMpower151 研究未能重复出 IMpower150 的阳性结果。

ORIENT-31 研究证实，信迪利单抗 +IBI305（贝伐珠单抗生物类似药）+ 含铂化疗对比信迪利单抗 + 含铂化疗以及含铂化疗治疗 EGFR-TKI 耐药后的非鳞 NSCLC，PFS 中位数有更显著的获益（7.2 个月 vs. 5.5 个月 vs. 4.3 个月），但 OS 并无显著获益（21.1 个月 vs. 20.5 个月 vs. 19.2 个月）。目前，贝伐珠单抗生物类似药联合信迪利单抗及化疗的治疗模式已获得中国 NMPA 批准用于 EGFR-TKI 治疗失败的 *EGFR* 突变晚期 NSCLC 患者，这使 *EGFR* 突变 NSCLC 二线治疗进入免疫 + 化疗 + 抗血管生成治疗的时代。但值得注意的是，Ⅱ期研究 ALTER-L038 的结果显示，贝莫苏拜单抗联合安罗替尼在 EGFR-TKI 治疗失败的 *EGFR* 突变晚期 NSCLC 患者中具有良好的抗肿瘤疗效及可控的安全性，PFS 中位数为 9.0 个月，OS 中位数达 28.9 个月，ORR 为 25.5%，DCR 为 87.3%，3 级及以上 TRAE 的发生率为 25.5%（14/55）。这种去化疗的免疫联合抗血管生成治疗模式带来的超预期 OS 也为 EGFR-TKI 耐药患者提供了新的研究思路。

除了抗血管生成治疗与免疫治疗的联合模式外，靶向 PD-1/VEGF 的双特异性抗体 AK112 在 EGFR-TKI 耐药人群中也有亮眼表现。Ⅲ期研究 HARMONi-A 比较了依沃西单抗联合含铂化疗和安慰剂联合含铂化疗在 EGFR-TKI 治疗后进展的非鳞 NSCLC 患者中的疗效和安全性，共纳入 322 例患者，联合治疗组和化疗组各 161 例，主要终点为 PFS。结果显示，与单纯化疗相比，联合治疗组的 PFS 中位数显著延长（7.1 个月 vs. 4.8 个月，*HR*=0.46，95% *CI* 0.34~0.62；*P*<0.001），且几乎所有的亚组均观察到与总人群一致的 PFS 获益，尤其是临床上备受关注的脑转移亚组和 *EGFR* L858R 敏感突变亚组。基于此研究，中国 NMPA 已批准依沃西单抗注射液上市，以 AK112 为代表的双抗为 *EGFR* 突变 NSCLC 的后线治疗开辟了新路径，值得进一步探索。

四、小细胞肺癌抗血管生成治疗进展

在化疗年代，贝伐珠单抗与化疗联合在 ES-SCLC 中开展了多项临床研究，包括Ⅲ期随机对照研究，但均以失败告终。安罗替尼凭借 ALTER1202 研究在三线及以上 ES-SCLC 患者的治疗中展现出 PFS 和 OS 的双重获益，已成为临床常用药物。近年来，免疫治疗联合化疗构建了 ES-SCLC 的一线

治疗新标准，在此基础上探索联合抗血管生成治疗能否进一步提升疗效成为备受关注的临床问题。ETER701 是一项随机、双盲、Ⅲ期临床研究，将 738 例 ES-SCLC 患者按 1∶1∶1 的比例随机分配至贝莫苏拜单抗 + 安罗替尼 + 化疗组、安慰剂 + 安罗替尼 + 化疗组以及安慰剂 + 化疗组。结果显示，在 ITT 人群中，四药联合组对比安慰剂 + 化疗组取得了 PFS（6.9 个月 vs. 4.2 个月，P<0.000 1）及 OS（19.3 个月 vs. 11.9 个月，P=0.000 2）的显著优势，整体安全性良好。该研究结果将 ES-SCLC 患者的 OS 带到了新高度。基于此，2024 年 5 月 9 日，贝莫苏拜单抗联合安罗替尼、卡铂和依托泊苷被中国 NMPA 批准用于 ES-SCLC 的一线治疗。2025 年，CSCO 指南也在 ES-SCLC 初始治疗中新增“贝莫苏拜单抗 + 安罗替尼 + 卡铂 + 依托泊苷 4 周期后贝莫苏拜单抗和安罗替尼维持治疗”作为Ⅰ级推荐。此外，靶向免疫和血管生成的双抗也逐渐在 SCLC 治疗中崭露头角。AK112 联合依托泊苷和卡铂一线治疗广泛期 SCLC 的Ⅰb 期临床研究数据显示，PFS 中位数为 6.9 个月，ORR 为 87.5%，6 个月的 PFS 率为 52.1%。目前，Ⅲ期随机对照研究正在进行中。另外，靶向 PD-L1/VEGF 的双抗 BNT327 也在 SCLC 中展现出较好的早期疗效和安全性。2025 年，ASCO 会议报道了全球多中心、Ⅲ期 ROSETTALung-01 的最新研究设计，该研究目前正在招募一线治疗 ES-SCLC 患者，旨在探索 BNT327 联合化疗对比阿替利珠单抗联合化疗一线治疗 ES-SCLC 的疗效及安全性，研究结果值得期待和关注。综上所述，这些研究表明，抗血管生成治疗可能是 ICI 联合化疗一线治疗 ES-SCLC 的潜在最佳搭档，但安全性问题仍不容忽视。

除了一线治疗外，抗血管生成治疗的相关临床研究也围绕 ES-SCLC 的一线维持治疗开展。BEAT-SC 是一项在日本和中国 ES-SCLC 患者中比较贝伐珠单抗联合阿替利珠单抗 + 卡铂 / 顺铂 + 依托泊苷（ACE）和安慰剂联合 ACE 的Ⅲ期研究，在初始免疫联合方案治疗后分别采用贝伐珠单抗 + 阿替利珠单抗或安慰剂 + 阿替利珠单抗进行维持，2024 年的 ASCO 会议报道了该研究的最新研究结果，与 ACE 方案相比，联合贝伐珠单抗治疗明显改善了患者的 ORR（81.9% vs. 73.3%），延长了 PFS 中位数（5.7 个月 vs. 4.4 个月，P=0.006）；但遗憾的是，联合贝伐珠单抗组未获得 OS 优势（13.0 个月 vs. 16.6 个月）。在安全性方面，两组在整体 AE、严重 AE 等方面未见明显差异。这提示抗血管生成药物联合免疫治疗作为 ES-SCLC 的一线维持治疗方案具有一定的可行性，值得进一步开展临床研究来评估。

五、总结与展望

抗血管生成治疗目前已成为肺癌综合治疗的重要支柱，在晚期肺癌中形成从一线到后线治疗的全面覆盖。靶向免疫及血管的双特异性抗体（AK112、BNT327 等）展现出惊人的治疗潜力，目前已经在 PD-L1 阳性的晚期 NSCLC 一线治疗的患者及 EGFR-TKI 耐药人群中获批治疗适应证；其是否能够全面改写现有 NSCLC 的免疫治疗模式，需要等待更多Ⅲ期随机对照研究的结果来揭秘，尤其是 OS 数据。安罗替尼及贝伐珠单抗作为传统的抗血管生成药物，不断突破治疗边界，有望参与到一线治疗的综合模式中。与此同时，抗血管、免疫及化疗的新型治疗模式打破了 ES-SCLC 的治疗僵局，并获得突破性应用。然而，抗血管生成治疗在临床实践中仍存在诸多挑战，包括优势人群的筛选、耐药性问题、疗效预测标志物尚不明确等。未来，应进一步探索联合治疗策略的优化、克服耐药、明确生物标志物以及开发新型抗血管生成药物等，以期不断优化抗血管生成治疗在肺癌领域中的策略，为肺癌治疗带来新希望。

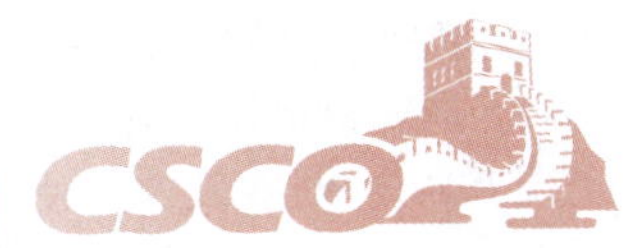

非小细胞肺癌免疫检查点抑制剂联合抗血管生成治疗：现状与展望

储天晴　韩宝惠

上海交通大学医学院附属胸科医院

ICI 彻底改变了晚期 NSCLC 的治疗格局。然而，单药 ICI 的疗效存在局限，应答率及持久性有待提升。近年来，ICI 联合抗血管生成药物成为一种极具前景的治疗策略。其理论基础源于肿瘤血管生成与抑制性免疫微环境（tumor microenvironment，TME）的密切关联。本综述将深入探讨该联合治疗的作用机制，系统回顾关键临床研究进展，分析当前面临的挑战，并展望未来发展方向。

一、理论基础：血管生成、免疫抑制与联合干预的协同效应

实体瘤的生长和转移高度依赖新生血管的形成（血管生成）。当肿瘤直径超过 2~3mm 时，肿瘤细胞分泌多种促血管生成因子，其中血管内皮生长因子（vascular endothelial growth factor，VEGF）信号通路起主导作用。VEGF 与血管内皮生长因子受体（vascular endothelial growth factor receptor，VEGFR），主要是 VEGFR2，结合，激活下游信号，导致结构紊乱、功能异常的肿瘤血管生成。这些异常血管具有高渗漏性、低灌注的特点，造成 TME 缺氧、酸中毒和高间质液压。

关键点在于 VEGF 不仅是强效的促血管生成因子，同时也是重要的免疫抑制因子。

1. **直接抑制免疫效应细胞**　① VEGF 可损害树突状细胞（dentritic cell，DC）的成熟与功能，削弱抗原提呈能力；②可促进髓源性抑制细胞（myeloid-derived suppressor cell，MDSC）的扩增和募集；③可诱导肿瘤相关巨噬细胞（tumor-associated macrophage，TAM）极化为免疫抑制的 M2 型；④上调调节性 T 细胞（regulatory T cell，Treg）的数量和功能。

2. **介导免疫检查点表达**　缺氧及 VEGF 信号可直接或间接（如通过 IFN-γ）上调肿瘤细胞和免疫细胞上的 PD-L1 等免疫检查点分子的表达，促进免疫逃逸。

3. **阻碍免疫细胞浸润**　异常的血管结构和功能阻碍了细胞毒性 T 淋巴细胞（cytotoxic T lymphocyte，CTL）等效应免疫细胞向肿瘤实质的有效浸润和接触。

抗血管生成药物的作用不仅在于抑制新生血管形成、切断肿瘤营养供应，其更重要的功能在于诱导“血管正常化”。这一概念由 Jain 教授团队提出，指通过适度阻断 VEGF/VEGFR 信号，可以在一定时间窗内（血管正常化窗口）改善肿瘤血管的结构和功能，增加灌注，缓解缺氧，降低间质液压。血管正常化的核心价值在于逆转 VEGF 介导的免疫抑制：促进 DC 成熟和抗原提呈，减少 MDSC 和 Treg，使 TAM 向促炎的 M1 型转化，并促进效应 T 细胞向肿瘤组织的浸润和功能发挥。

ICI（如 PD-1/PD-L1 抗体）的作用是解除肿瘤细胞或免疫细胞对 T 细胞的抑制，恢复其杀伤活性。因此，ICI 联合抗血管生成药物通过以下机制产生协同增效作用：①重塑免疫抑制性 TME。抗血管药物逆转 VEGF 介导的免疫抑制，将“冷肿瘤”转化为“热肿瘤”，为 ICI 发挥作用创造有利条件。ICI 进一步解除 T 细胞抑制，放大免疫反应。②促进抗原识别与提呈。抗血管药物可改善 DC 功能，增强肿瘤抗原特异性 T 细胞的启动和活化。③改善免疫细胞运输与浸润。血管正常化降低了物理屏障，促进效应 T 细胞和 NK 细胞等浸润至肿瘤核心区域。④恢复抗肿瘤免疫功能。ICI 激活的 T 细胞可有效杀伤肿瘤细胞，释放更多抗原，形成正向抗肿瘤免疫循环。两者共同作用，打破肿瘤进展的恶性循环。

二、抗血管生成药物概览

应用于 NSCLC 联合治疗中的抗血管生成药物主要如下。

1. **抗 VEGF 单抗**　贝伐珠单抗（bevacizumab），靶向 VEGF-A 配体。

2. **抗 VEGFR2 单抗**　雷莫西尤单抗，靶向 VEGFR2 受体。

3. **小分子多靶点 TKI**　如安罗替尼（anlotinib）、舒尼替尼（sunitinib）、索拉非尼（sorafenib）、阿帕替尼（apatinib）。它们主要靶向 VEGFR（1/2/3），同时也抑制 PDGFR、FGFR、c-Kit 等，具有广谱抗血管生成和抑制肿瘤生长的作用。

4. **双特异性抗体**　依沃西单抗（ivonescimab，AK112），全球首个获批的 PD-1/VEGF 双抗，可同时阻断 PD-1/PD-L1 通路和 VEGF/VEGFR 通路，实现“一药双靶”的协同作用。

三、临床前研究证据

大量临床前模型（肝癌、胰腺神经内分泌瘤、乳腺癌、胶

质瘤、肺癌等)证实了ICI联合抗血管生成药物的协同抗肿瘤作用。研究揭示其机制涉及:通过CD8$^+$ T细胞来源的IFN-γ上调PD-L1表达,使肿瘤对免疫治疗更敏感;促进肿瘤血管正常化;增加肿瘤内CD8$^+$ CTL的浸润和活化;改变TAM的M1/M2比例;减少Treg和免疫抑制性单核细胞的浸润等。这些结果为临床应用奠定了坚实的科学基础。

四、临床应用进展:从模式确立到精准探索

(一)含铂化疗四药联合模式的奠基

1. IMpower150研究 这项里程碑式的Ⅲ期临床研究确立了阿替利珠单抗(抗PD-L1)+贝伐珠单抗+紫杉醇+卡铂(ABCP)方案作为晚期非鳞NSCLC一线治疗的标准选择之一。该方案在总人群(ITT-WT)中显著改善PFS和OS,尤其在肝转移患者中获益显著。关键的突破在于其在ITT人群中包含了EGFR/ALK-TKI耐药患者。亚组分析显示,ABCP组相比BCP组(贝伐珠单抗+化疗)显著延长了PFS和OS,为这类难治人群提供了重要治疗选择。

2. TASUKI-52研究 在亚洲人群中验证了纳武利尤单抗(抗PD-1)+贝伐珠单抗+紫杉醇+卡铂方案的有效性。其3年随访数据展示了令人鼓舞的长期生存获益(OS中位数:31.6个月),且获益不受PD-L1表达水平和基线脑转移状态的限制。

(二)"去化疗"模式的兴起与探索

为减轻四药联合的毒性,提高耐受性,探索不含化疗的联合方案(ICI+抗血管)成为热点。

1. PD-L1高表达人群 WJOG10718L显示,阿替利珠单抗+贝伐珠单抗一线治疗PD-L1≥50%的非鳞NSCLC患者,ORR达69.2%,PFS中位数为15.74个月,OS中位数为36.07个月,显示出替代含铂化疗的潜力。

2. 抗VEGFR2单抗+ICI JVDF研究(雷莫西尤单抗+帕博利珠单抗)显示,在PD-L1高表达(TPS≥50%)的晚期NSCLC患者中,这种"去化疗"组合疗效更优(PFS获益显著)。

3. 小分子TKI+ICI ①卡瑞利珠单抗+阿帕替尼(Ⅱ期研究):在二线治疗及以上NSCLC中显示出活性(ORR为29.7%,DCR为81.3%)。②安罗替尼+信迪利单抗(SUNRISE研究-Ⅱ期RCT):这是目前"去化疗"TKI+ICI模式中数据最有力的方案。在一线治疗转移性NSCLC(含鳞癌)中,相比化疗,联合治疗显著提升ORR(44.9% vs. 18.0%)和PFS(14.4个月 vs. 5.6个月,*HR*=0.39)。突出优势为疗效不受PD-L1表达水平限制(PD-L1阳性者ORR为54.5%,PFS为19.3个月),且在鳞癌患者(ORR 43.5% vs. 9.5%,PFS 8.5个月 vs. 4.9个月)和脑转移患者(ORR 57.1% vs. 28.6%,PFS 18.4个月 vs. 5.6个月)中同样展现出显著疗效和可控的安全性。

4. 双特异性抗体模式[PD-(L)1/VEGF双抗] 依沃西单抗(Ⅲ期临床研究HARMONi-2)作为PD-1/VEGF双抗,单药对比帕博利珠单抗一线治疗PD-L1阳性(TPS≥1%)NSCLC。结果显示,无论PD-L1表达水平(高或低),依沃西单抗组PFS中位数均显著优于帕博利珠单抗组(总人群:11.14个月 vs. 5.82个月,*HR*=0.54),ORR和DCR也显著提升。重大突破在于在既往难以使用抗血管药物的鳞癌患者(占比45.5%)中,依沃西单抗同样显著改善PFS(9.7个月 vs. 5.8个月),且未增加≥3级出血风险,安全性良好。该研究为鳞癌患者提供了高效安全的新选择,并展示了双抗在简化方案(双抗单药 vs. 标准单药)和增效方面的巨大优势。

(三)*EGFR*突变TKI耐药后治疗的进展

*EGFR*突变患者TKI一线治疗耐药后,免疫单药疗效有限,联合策略带来转机。

1. IMpower150E GFR/ALK亚组 首次提示ABCP四药方案在此人群中的潜力(PFS和OS显著获益)。

2. ORIENT-31研究(Ⅲ期研究) 全球首个针对EGFR-TKI耐药NSCLC的前瞻性Ⅲ期临床研究,证明信迪利单抗+贝伐珠单抗+培美曲塞+顺铂(A组)对比单纯化疗(C组)显著延长PFS(7.2个月 vs. 4.3个月,*HR*=0.51),并基于此获NMPA批准。首次OS分析提示,OS有改善趋势但差异无统计学意义。

3. HARMONi-A研究(Ⅲ期研究) 探索双抗依沃西单抗+化疗对比单纯化疗在EGFR-TKI耐药人群的疗效。结果显示,依沃西单抗组显著改善PFS(7.1个月 vs. 4.8个月,*HR*=0.46)和OS(17.1个月 vs. 14.5个月,*HR*=0.70),且各关键亚组(不同TKI线数、突变类型、脑转移状态)均一致获益。这为EGFR耐药患者提供了高效且方案相对简化(双抗+化疗)的新选择。

4. "去化疗"探索(Ⅱ期研究) 以小样本探索为主,例如ALTER-L038研究显示,贝莫苏拜单抗(PD-L1单抗)+安罗替尼在此人群中的初步疗效(PFS为9.0个月,OS为28.9个月),提示"去化疗"模式在此人群中的可能性,且具有耐受性优势,但是目前属于小样本探索阶段,需要进一步开展大样本研究来验证。

五、面临的挑战与未来方向

尽管ICI联合抗血管生成治疗取得了显著成功,但是诸多挑战仍待解决。

(一)耐药机制复杂化

联合治疗的耐药机制比单药更复杂,可能涉及以下因素。

1. 肿瘤内在因素 包括抗原呈递机制缺陷、干扰素信号通路(*JAK/STAT*)突变、致癌信号通路持续激活、获得性免疫检查点分子表达(如TIM-3,LAG-3)。

2. TME因素 血管异常持续存在或复发(逃逸非VEGF通路)、免疫抑制性细胞(MDSC、TAM-M2、Treg)重建或活化、肿瘤相关成纤维细胞(cancer associated fibroblast,CAF)扩增导致纤维化屏障、代谢抑制(如色氨酸耗竭、腺苷累积)。

3. 血管正常化窗口失效 抗血管药物剂量/时机不当,导致过度修剪或无效。理解和管理这一窗口期至关重要。

(二)缺乏精准生物标志物

PD-L1表达和肿瘤突变负荷(tumor mutation burden,TMB)在联合治疗背景下的预测价值有限且不一致,亟须探索更有效的标志物,如:①综合TME特征(TIL密度及亚型、免疫基因特征、血管正常化评分);②循环生物标志物(ctDNA

动态变化、免疫相关细胞因子)；③多组学分析(基因组、转录组、蛋白组)识别预测性特征。

(三) 优化治疗策略

1. **最佳药物组合选择**　不同ICI、不同抗血管药物(单抗、TKI、双抗)的优劣如何？如何根据患者特征(组织学、分子分型、PD-L1状态、转移部位)选择？新型药物，如ADC、其他非抗血管双抗类药物等，是否可以与抗血管生成药物联合？

2. **给药模式精细化**　最佳剂量(尤其是TKI的低剂量优化，如阿帕替尼)、给药顺序(抗血管先于ICI以改善TME？)、治疗持续时间、维持治疗模式(ICI单药 vs. ICI + 抗血管)。

3. **"去化疗"模式的定位**　其在PD-L1高表达、特定组合(如双抗、安罗替尼 + 信迪利单抗)中前景明确，但在更广泛人群中的疗效持久性以及最佳适用人群，仍需大型Ⅲ期临床研究来验证。如何平衡疗效与长期安全性？

(四) 特殊人群的治疗

1. **脑转移**　虽然部分研究(如IMpower150肝转移亚组、TASUKI-52、SUNRISE脑转移亚组)显示联合方案对脑转移有效，但仍需更多前瞻性研究数据来验证。探索联合局部治疗(立体定向放疗SRS/SBRT)的策略。

2. **鳞癌**　HARMONi-2研究是鳞癌治疗的重要突破，证明了双抗的安全性和有效性。安罗替尼 + 信迪利单抗在鳞癌中的数据也提供了一种治疗选择。此外，需持续关注长期安全性和疗效。

(五) 新型药物与靶点开发

1. **下一代抗血管药物**　开发选择性更高、作用更持久、能延长血管正常化窗口的药物。探索非VEGF通路靶点(如Angiopoietin/Tie2、HGF/c-MET)或开发多靶点抑制剂(如VEGF/PDGF双抗)。

2. **免疫 - 血管双功能药物**　双特异性抗体[如PD-(L)1/VEGF双抗依沃西、KN046等]是重要方向，具有简化方案、增强协同、潜在改善耐受性的优势。此外，还可探索更多创新双抗 / 三抗。

3. **联合细胞治疗**　探索嵌合抗原受体T细胞免疫治疗(chimeric antigen receptor T cell immuno-therapy，CAR-T)细胞疗法等与抗血管生成治疗的联合，以克服TME屏障的阻碍。

4. **克服耐药的新策略**　针对上述耐药机制开发靶向药物(如靶向CAF、腺苷通路、TIM-3/LAG-3等)与现有联合治疗方案的整合。

六、结论

ICI联合抗血管生成药物通过逆转VEGF介导的免疫抑制和促进血管正常化，显著改善了晚期NSCLC患者的临床结局，已成为非鳞NSCLC的标准一线治疗选择之一(含铂四药治疗方案)，并在PD-L1高表达患者、EGFR-TKI耐药患者以及既往难以治疗的鳞癌患者中展现出突破性疗效。"去化疗"模式(特别是双抗和TKI+ICI组合)的兴起为优化耐受性和特定人群疗效提供了新思路。双特异性抗体(如依沃西单抗)凭借"一药双靶"的特性，在增效和简化治疗方面展现出巨大潜力。然而，由于耐药机制的复杂性、精准生物标志物的缺乏、最佳治疗策略的优化以及特殊人群的管理仍是亟待攻克的难题。未来研究需聚焦于深入理解耐药机制、开发新型药物和联合策略、建立精准分型体系，最终实现个体化、高效低毒的联合治疗，惠及更广泛的NSCLC患者。该领域的研究充满活力，前景广阔。

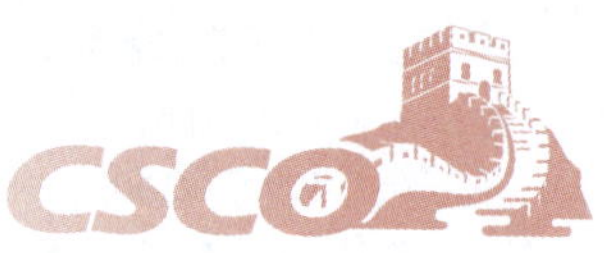

肺癌疫苗及细胞治疗进展

姚卓然　易伶璐　彭子翀　卢铀
四川大学华西医院

一、前言

肺癌是全球主要的死亡原因，包括化疗、放疗和手术在内的传统疗法疗效有限，肺癌的异质性以及耐药、复发等因素是提高肺癌治疗疗效的一大挑战。随着对肺癌免疫机制理解的深入，免疫治疗已发展成为应对包括肺癌在内的癌症治疗挑战的支柱。目前，已经发展出更多类型的免疫疗法来治疗肺癌，包括治疗性疫苗、过继性细胞疗法等，且正在逐渐获得认可。为此，本文将针对肺癌疫苗和细胞治疗在肺癌治疗中的进展进行详细论述。

二、肺癌疫苗进展

肺癌疫苗作为一种治疗性疫苗，具有能够同时表达多种肿瘤特异性抗原（tumor specific antigen，TSA）的显著优势，旨在扩展肺癌患者已经存在的和新生的T淋巴细胞免疫反应，建立肿瘤特异性免疫记忆来促进免疫监视作用。从传递路径上区分，疫苗平台主要包括合成长肽疫苗（synthetic long peptide，SLP），这是临床上最为常用的类型，但需要添加佐剂。mRNA疫苗具有固有免疫原性，因此无须额外引入佐剂，也是目前最受关注的肿瘤疫苗。此外，还有树突状细胞疫苗、DNA疫苗。尽管大部分肺癌疫苗仍处于临床研究阶段，但越来越多积极的临床数据提示，肺癌疫苗在预防复发转移中具有显著作用，特别是作为新辅助治疗的联合策略。对于早期肺癌患者而言，术后使用肺癌疫苗联合其他疗法，如ICI、放化疗等，或将成为一种新的选择。

（一）主要疫苗类型

1. 个体化新抗原疫苗　二代测序技术的普及提高了个体化新抗原筛选的可及性，即根据每位患者的基因组找到独有基因突变新表位。与共享肿瘤过表达抗原不同，这些源于肿瘤基因突变的肿瘤新抗原具有更高的且更确定的免疫原性，是理想的肿瘤疫苗靶标。

个体化新抗原疫苗在黑色素瘤中取得显著成效，如Tedopi疫苗，这是一种结合5种共享抗原和个体化新抗原的组合疫苗，其Ⅲ期临床研究结果显示，晚期NSCLC患者PD-1耐药或失败后，二三线治疗使用Tedopi，1年总生存率为44.4%，OS中位数增加了3.6个月，死亡风险显著降低41%。

Autogene cevumeran（BNT122）是包含20个表位的mRNA疫苗，在一项已经完成的针对包括NSCLC在内的多种晚期实体瘤的Ⅰa/Ⅱb期研究中证实了良好的安全性和耐受性。NEO-PV-01也是一款包含20种新抗原长肽的疫苗，在Ⅰb期临床研究中联合PD-1抑制剂和化疗治疗非鳞NSCLC，证实了其安全性和有效性，并观察到显著的抗原表位扩展。

随着mRNA制备技术的进展，新抗原疫苗可包含的表位数甚至可多达34个，如mRNA-4157/V940在已经完成的Ⅱb期临床研究中，联合PD-1抗体可将高风险黑色素瘤患者复发或死亡风险降低49%，同时将远处转移或死亡风险降低62%。目前这一组合疗法将进一步扩展到NSCLC中，已启动Ⅲ期随机临床研究，旨在评估V940（mRNA-4157）与抗PD-1疗法联合作为可切除的Ⅱ、Ⅲa或Ⅲb期（N_2）NSCLC患者的辅助治疗。

鉴于NSCLC的高TMB，新抗原疫苗的研究备受关注。然而，在SCLC中，新抗原疫苗的研究受限于样本获取困难、MHC表达低及肿瘤进展快等因素。尽管如此，SCLC的TMB特性及肿瘤疫苗对免疫反应的激活潜力，仍为肺癌免疫治疗提供了新方向。研究者正努力提升个体化新抗原的预测与制备技术，以降低成本并提高可及性。

2. 共享抗原疫苗　在过去的几十年中，研究最多的共享抗原疫苗是基于肿瘤相关抗原（tumor associated antigen，TAA），因其在多种肿瘤中的广泛过表达而成为研究焦点。例如，TERT在超85%的肿瘤中过表达，基于此的UCPVax多肽疫苗已用于治疗NSCLC（NCT04263051）。MAGE-A3、MUC1等亦被应用于NSCLC的治疗。P53疫苗（INGN-225）在SCLC中诱导免疫反应，耐受性良好。对于SCLC，还开发了GD3等糖脂类抗原靶点，其中GD3类似物BEC-2在临床研究中表现突出，患者生存率增加40%。然而，其他糖脂类靶点，如GM2、GloboH等，仍需进一步临床验证。

TAA疫苗具有共享性，但因其在正常组织也表达，免疫原性较低。相比之下，TSA具有肿瘤特异性和免疫原性高的优势。但也因此难以找到共享TSA抗原。目前常见的TSA

共享疫苗同个体化新抗原疫苗一样，主要是源自单碱基变异(single nucleotide variation，SNV)，其中仅有少数共享 TSA 开发成肺癌疫苗，包括 *KRAS* 突变和 *EGFR* 突变，目前尚处于早期临床研究阶段。如 mRNA-5671，是针对 *KRAS* 驱动突变的 mRNA 疫苗，正在进行Ⅰ/Ⅱ期临床研究，以及针对 *EGFR* L858R 和 T790M 突变的 ABOR2013，已完成首个临床研究。

为进一步挖掘更多潜在共享抗原，除源自 SNV 的新抗原以外，研究者们逐渐将目光拓宽到其他类型靶标，如融合基因、移码删失、非典型阅读框、RNA 异常剪接、环状 RNA、转座子等，目前已有一定发现，如 *TP53*-F2-344 的移码突变簇可能会是 NSCLC 中的一个共享靶点；此外，ABOR2013 也包含一个外显子 19 缺失突变，加上 L858R 和 T790M 突变的组合，覆盖高频原发突变及一代 TKI 治疗后的常见耐药突变，这一组合为 *EGFR* 突变且 TKI 耐药的 NSCLC 患者带来了新的免疫治疗方案选择。

多抗原组合的多价疫苗也是共享抗原疫苗的发展趋势之一。这种多组合形式旨在拓宽癌症患者的治疗选择，推动该领域超越单一靶向免疫疗法。目前的多价疫苗在肺癌治疗中的应用实例，如多个 TAA 组合的疫苗，如 CV9201 虽诱导了特异性免疫反应，但患者总生存率未提升。CV9201 疫苗与抗 PD-L1 或抗 CTLA-4 抗体的联用正在进行两臂Ⅰ/Ⅱ期研究(NCT03164772)。联合疗法，如 CV9202 与局部放疗结合，显示了潜在疗效。在 26 例可评价患者中，1 例达部分缓解(partial remission，PR)，12 例疾病稳定。另外 RNA-4106 包含可识别并攻击多种实体瘤的共享抗原，正在 START 癌症研究中心进行Ⅰ期临床研究的首例患者给药，其结果值得期待。多价共享疫苗相比单一靶点在应对肿瘤异质性问题上更具优势，但其具体的组合方式和治疗方案，仍需进一步探索。

3. **原位疫苗** 原位疫苗是一种直接在肿瘤部位激活免疫反应来抗击癌症的新型疫苗策略。例如，通过在肿瘤部位直接诱导肿瘤细胞死亡或注射免疫激活剂，包括 DC、病毒、PRR 激动剂和其他免疫刺激剂来诱导抗原呈递细胞(antigen presenting cell，APC)的募集、肿瘤抗原的加载和激活，这种策略旨在将抗原和佐剂共同传递给 APC(如 DC)，从而诱发系统性的抗肿瘤免疫应答。原位疫苗无须个体化定制，且能呈现完整肿瘤抗原谱。例如，一项在 NSCLC 患者中瘤内注射表达 CCL21 的未成熟、腺病毒感染的 DC 的研究，诱导了肿瘤浸润和循环的 $CD8^+$ T 细胞，肿瘤 PD-L1 表达上调。

Flt3 负责动员 cDC1，因此，Flt3L 可能补充瘤内 DC。另外一项Ⅰ期临床研究显示，局部放射治疗和 Flt3L 注射使 29 例接受治疗的 NSCLC 患者中有 9 例出现远隔效应。此外，当与 ICI 联用时，放疗本身也可能激发一定的原位疫苗效应，当引入具有增强肿瘤抗原的呈递或完全克服肿瘤免疫微环境抑制的功能纳米粒子后，这种原位疫苗效应会被进一步放大。这些原位疫苗的研究进展在很大程度上是由对呈递肿瘤抗原的 APC 的更深入理解所推动，其独特的优势和潜力使其成为癌症免疫治疗领域的重要研究方向。

4. **肿瘤相关免疫调节因子** 与肿瘤免疫抑制微环境相关的调节因子也被视为非典型肿瘤抗原，并被开发成肺癌疫苗。例如，mRNA-4359 疫苗针对 PD-L1 和 IDO，而 CIMAvax-EGF 则以 EGF 为靶点，两者均展现出显著疗效。在一项已完成的Ⅲ期临床研究中，当 CIMAvax-EGF 与纳武利尤单抗联合使用时，晚期 NSCLC 患者的疾病控制率(disease con-trol rate，DCR)达到了 47.6%，3 年 OS 率为 29%，OS 中位数延长至 11.9 个月。

(二) 疫苗递送方式比较

在疫苗开发中，疫苗的分子承载形式至关重要。目前，DNA、RNA 和多肽是主要的分子承载形式。然而，DNA 疫苗受限于其入胞和入核的物理传递效率，免疫原性和有效性有限，且存在整合到宿主基因组的潜在风险。多肽疫苗，尤其是包含多个抗原表位的 SLP，虽能引发更广泛和多样化的免疫应答，但制备复杂且受 HLA 限制，因此需配合免疫佐剂来诱导免疫反应。为促进多肽疫苗有效激活，研究者们正在尝试更好的多肽配方或者载体，可以将多肽疫苗和佐剂融为一体，如将多肽偶联到 CD40 激动剂上。相比之下，mRNA 疫苗无整合风险，可反复接种，无 HLA 限制，且本身具有固有免疫原性。基于 mRNA 的肺癌疫苗已在多项临床研究中显示出良好疗效，成为最有潜力的分子形式之一。特别是自扩增 mRNA，因其具备表达高而持久抗原水平的能力，可减少给药次数并提高疗效，已在 NSCLC 的临床治疗中取得显著成果。目前，该相关临床研究已经推进到Ⅱ/Ⅲ期。未来，对 mRNA 疫苗的研究需要进一步突破其分子设计和递送技术，以增加体内稳定性和表达效率，并通过更严格的临床研究验证其临床效果。

直接递送疫苗的方式不利于其体内运输，因此研究者开发了各种封装载体。其中，DC 作为功能最强的 APC，可直接负载呈递抗原，因此 DC 疫苗具有强大的免疫刺激效应，这一效应也在转移性肺癌患者中得到验证。然而，DC 疫苗需个性化定制，制备成本高，难以实现批量生产。病毒和细菌作为载体虽具有天然免疫原性和对缺氧肿瘤微环境的亲和力，且在少数临床研究中看到一定疗效，如利用安卡拉病毒表达 MUC1 抗原和 IL-2 的 Tg4010，但多数研究仍处于临床前阶段。

除天然载体外，还有一些人造载体被开发，包括脂质纳米粒(lipid nanoparticle，LNP)、外泌体、细菌来源的外膜囊泡等，用来增强疫苗的精准靶向和提高 DC 对抗原的摄取。目前运用最广的是 LNP，特别是和 mRNA 疫苗结合，多项研究已进行到临床研究阶段。此外，新兴的人工改造病毒样颗粒(virus-like particle，VLP)结合了病毒的优势，并去除了病毒基因组降低其潜在风险，通过基因工程修饰增加其对 DC 的靶向性和免疫刺激反应，已被运用到感染类疾病和肿瘤疫苗制备中。VLP 相比 LNP 具有更高的转导效率，且更容易进行靶向性的调节，既可以靶向到特定组织，如修饰 PDGFRβ 可靶向肺癌、肝癌、结直肠癌肿瘤组织，也可以靶向特定的细胞，这完全可取决于修饰何种抗体。未来，这一特点在肺癌疫苗中的应用值得期待。

三、肺癌细胞治疗进展

过继性细胞疗法(adoptive cell transfer therapy，ACT)是肿瘤免疫治疗领域的关键组成部分。该方法是一种将从患者自身体内采集的免疫细胞，经过体外培养和改造，使其具有更强的靶向性杀伤功能，然后再回输到患者体内，以攻击和杀灭癌细胞、病原体或突变细胞的治疗方法。细胞免疫疗法在血液肿瘤治疗中展现出卓越疗效和巨大潜力，但实体肿瘤由于其复杂的生物学特性和微环境，使得细胞免疫疗法的应用面临更大的挑战。目前ACT在绝大部分实体瘤（包括肺癌）中的疗效，难以达到理想的客观缓解率。实体肿瘤的TME极大地限制了过继细胞的功能，包括物理屏障阻碍T细胞的趋化浸润，免疫分子信号通路、细胞因子及其他免疫细胞抑制T细胞功能，这些因素使其成为ACT疗效不佳的关键原因。

（一）细胞治疗主要种类

1. 肿瘤浸润淋巴细胞疗法 肿瘤浸润淋巴细胞（tumor infiltrating lymphocyte，TIL）疗法是一种采用患者自身肿瘤中的淋巴细胞进行癌症治疗的方法。这些淋巴细胞自然存在于肿瘤组织中，已经对肿瘤细胞表面的特异性抗原产生了反应。TIL疗法的基本流程包括从患者的肿瘤组织中提取这些细胞，然后在实验室中将它们扩增，最后将其重新输回患者体内，以攻击和消除癌细胞。相较于外周血中数量庞大的旁观者“by-stander”T细胞，已经进入肿瘤的TIL具有更特异的肿瘤识别能力，而通过在体外扩增它们并以更大数量重新引入，它们可以更有效地针对和攻击实体肿瘤。

2016年，Rosenberg团队在*NEJM*报道，TIL疗法使一例多发肺转移晚期结直肠癌患者的7个病灶中6个取得完全缓解（complete response，CR）。此后，TIL疗法在乳腺癌、宫颈癌、肺癌等癌种中均显示出良好疗效。一项针对纳武利尤单抗单药耐药晚期NSCLC的Ⅰ期研究显示，13例患者中2例取得CR，其新抗原特异性T细胞克隆在治疗后持续存在。同时，TIL疗法在黑色素瘤中取得卓越进展。在Ⅲ期临床研究中，与抗CTLA-4疗法（ORR 21%）相比，TIL疗法获得更高ORR（49%）及CR，约40%患者治疗1年后仍病情稳定。这使lifileucel成为首个获批临床使用的TIL疗法及实体瘤细胞免疫疗法。

然而，TIL疗法的应用依然受到极大的限制，包括大剂量清淋以及大剂量IL-2输注带来的潜在感染及细胞因子释放综合征（cytokine release syndrome，CRS）风险、肿瘤样本手术获取以及细胞快速解离制备对时间及工艺的高要求、“冷”肿瘤的TIL扩增困难、缺乏精准的抗肿瘤靶点等。因此，我们需要思考更精准、更强效的细胞免疫疗法。

2. T细胞受体T细胞疗法 T细胞受体（T-cell receptor，TCR）是T淋巴细胞激活、识别并杀伤肿瘤细胞的重要媒介。当TCR与肿瘤细胞表面的MHC-抗原肽复合物结合时，T淋巴细胞通过信号转导被激活，启动免疫应答。通过基因工程技术改造患者的T细胞，使其表达特定的TCR，这些TCR能够识别并靶向TSA，进而使得TCR-T拥有精准的抗肿瘤功能。

目前，主流TCR-T靶点分为两类：一种针对常见的TAA，包括NY-ESO-1、MAGE-A4、HPV-16、GP100等，这类TCR-T具有更广的临床普及性，覆盖人群更广。其中，靶向GP100的TCR-T疗法tebentafusp-tebn，更是在*HLA-A**02：01阳性的葡萄膜黑色素瘤患者中取得了随机对照Ⅲ期临床研究的成功，成为全球首款获批的TCR-T疗法。另一种利用组学技术鉴定验证出肿瘤新抗原特异性TCR，并针对性开发患者个体特异性的TCR-T疗法。一项发表于*Nature*的研究中，研究者在包括肺癌在内的16例多种实体瘤患者的血液中分离出可特异性识别肿瘤抗原的T细胞，并进行了测序，获取新抗原特异性TCR基因序列。然后向患者输注敲除TCRα和TCRβ且敲入特异性TCR的T细胞。研究者观察到，这些T细胞优先流向癌细胞产生的位置，以杀灭癌细胞。该研究整体安全性可控，也从技术和机制上论证了这一理念的可行性。然而，在16例患者中，尤其是肺癌患者的抗肿瘤疗效依然有限。这也提示了这种复杂的、精密的TCR-T疗法目前仍存在一定的不成熟性，有待进一步研究。

3. 嵌合抗原受体T细胞疗法 与TIL疗法、TCR-T疗法不同，CAR-T无疑是目前最成功的细胞免疫疗法。在血液系统肿瘤，如淋巴瘤、多发性骨髓瘤等疾病中，CAR-T疗法已取得了显著的疗效及广泛的临床应用。与TCR-T类似，CAR-T也具有针对性识别肿瘤抗原的能力，这使其具有较好的肿瘤特异性。但CAR-T不依赖于TCR对肿瘤细胞MHC-多肽复合物进行识别，而通过嵌合的抗体序列，即可直接结合肿瘤膜蛋白抗原。这种类似抗体-抗原结合的识别模式使得CAR-T具有更强的肿瘤激活效应，以及更简化的临床前研发过程。目前，这些优势奠定了CAR-T在细胞治疗中的主流地位。未来，CAR-T有望成为肺癌细胞治疗领域重要的治疗选择。

目前，围绕实体瘤的CAR-T细胞疗法处于蓬勃的发展阶段，但持续肿瘤抗原暴露和肿瘤免疫抑制的微环境所致的T细胞功能障碍（耗竭）限制了CAR-T在实体瘤中的疗效。近年来，越来越多的新疗法、新技术正以此为路径解决这一挑战，并取得临床突破：①瞄准发现新的肿瘤特异性靶点，从而增强CAR-T的靶向性。②优化CAR-T制备工艺，缩短从车间到临床的时间。除了对常规制备、运输CAR-T工艺的优化，还可以制备通用型CAR-T（UCAR-T），即从特定的健康供体中获得T细胞，并在体外敲除HLA分子和TCR以克服排异反应，从而实现大量制备、存储和随取随用；或是体内编辑技术，即直接静脉输注表达CAR的载体（如脂质体），使得体内的T细胞瞬时表达CAR，毒性较低且可多次输注，极大简化CAR-T制备流程和降低成本。③改造CAR结构，以实现特定功能。一方面，针对CAR本身结构及下游通路进行改造，优化抗体序列、寻找新的共刺激域、新的类ITAM基序、转化免疫抑制信号等，如Tandem CAR-T能与靶肿瘤细胞形成二价免疫突触，能够有效阻止肿瘤逃逸；此外，通过用TCR近端分子信号替换CAR的ITAM序列，如ZAP-70，能降低T细胞耗竭，或通过平衡PI3K通路的活性水平能够为采取不同共刺激域的CAR-T带来益处。另一方面，研发辅助CAR功能及重塑肿瘤免疫微环境的结构，如以四代CAR-T为代表的共表达细胞因子策略，利用小分子药物开关（如rimiducid）可人为介导CAR与设计的增强结构域靠近，从而强化T细胞激活。④基因编辑和表观遗传修饰。借助于CRISPR、RNAi等技术对CAR-T进行基因层面的调控，从而实现增强杀伤、促进干性、减轻耗竭等功能。

此外，CAR-T治疗的安全性也越来越受到重视。CRS和神经毒性是CAR-T治疗后常见的不良反应，被认为与IL-6水平较高有关。临床上一般采用IL-6受体拮抗剂托珠单抗对抗，也有采用激素冲击对症治疗。除此以外，通过引入小分子药物“刹车”介导 CAR-T 细胞凋亡、双靶逻辑门控或依赖构建含有 ITIM 基序的 CAR 以降低脱靶毒性，以及包括上述 UCAR-T 技术可从 CAR 的底层设计层面减轻此类不良反应的发生。

4. **其他细胞疗法** CAR-NK 和 CAR-M 是基于嵌合抗原受体开发的新型细胞疗法。较之 CAR-T，其本身即具有通用性，但同样具有易耗竭、浸润差的缺点。CAR-NK 不仅拥有 CAR 的特异性杀伤途径，而且还保留 NK 依赖性的非特异杀伤途径，已经有研究向 CAR-NK 细胞中添加 IL-7 和 IL-7 受体，并在临床前实验中观察到更持久的肿瘤控制效果，同时能有效激活其他免疫细胞参与抗肿瘤过程。CAR-M 较容易迁移至肿瘤内部，并且还能通过动员免疫细胞，促进 M2 型巨噬细胞转化为 M1 型，改善抑制性的免疫微环境。有研究通过 mRNA/LNP 体内递送基于先天免疫受体 CD89 和 NKp44 构建的 CAR，这种 CAR 的激活依赖于仅表达在髓系细胞和 NK 细胞上的 FcRγ 和 DAP12，该研究靶向地构建了 CAR-NK 和 CAR-M，能够使其优势互补，产生良好的抗肿瘤效果。

(二) 肺癌细胞治疗主要靶点

1. EGFR EGFR 信号通路在肺癌的发生发展中发挥重要的作用。除目前已知的 *EGFR* 基因突变导致其信号异常变化外，*EGFR* 基因的拷贝数量增加，也会导致细胞中 EGFR 蛋白的过量表达。这种过量表达可以增强细胞的生长信号，使得 *EGFR* 基因扩增成为肺癌靶向治疗中已知的耐药机制之一。大约 15% 的 NSCLC 表达 EGFR，使其成为 CAR-T 细胞疗法的主要靶点。

两项临床前研究已初步证实 EGFR CAR-T 在 NSCLC 中的体内外疗效及安全性(NCT05060796、NCT04153799)，仅在 1 例患者中观察到急性肺水肿。尽管 EGFR CAR-T 具有良好的理论基础，但如何将其更顺利地转化为临床应用，还有待进一步开展临床前及临床研究来探索。

2. **间皮素**(mesothelin，MSLN) MSLN 是一种免疫原性糖蛋白，与预后不良和化疗耐药有关，在 NSCLC 和间皮瘤细胞中大量表达，在健康组织中无明显表达。在临床前研究中，MSLN CAR-T 疗法在肺癌等多种实体瘤中显示出良好的抗肿瘤活性，但迄今为止的临床研究数据表明，这些细胞在患者中的效果不一致，或并未持续增殖，且在一项研究高剂量组的 2 例受试者中观察到了严重肺毒性。因此，MSLN CAR-T 疗法在实体瘤治疗中的应用仍然是一个充满挑战的研究领域，需要进一步开展临床前研究和临床研究来优化疗法并评估其长期效果。

3. DLL3(Delta-like ligand 3) 小细胞肺癌在组织病理学上呈现出神经内分泌肿瘤的特点，其中 DLL3 作为神经内分泌肿瘤的经典标志物，在大部分小细胞肺癌细胞表面高表达。最近的研究显示，DLL3 CAR-T 细胞在 SCLC 的小鼠模型中显示出良好的疗效和安全性。这些 CAR-T 细胞能够在体内实现强大的抗肿瘤效果，包括在皮下和系统性 SCLC 模型中出现完全反应。此外，尽管检测到 CAR-T 细胞渗透到中间和后叶垂体，但在大脑或垂体中未观察到组织损伤。在临床研究方面，一项 AMG119(一种靶向 DLL3 的 CAR-T 细胞疗法)用于治疗复发 / 难治性 SCLC 的 I 期研究初步表明，AMG119 在成人患者中的安全性和耐受性良好。在可评估的患者中，观察到部分反应，并且 CAR-T 细胞在两个剂量队列中均可检测到长达 86 天。

总的来说，DLL3 CAR-T 疗法在小细胞肺癌治疗中的前景是积极的，临床前和早期临床研究支持进一步评估 DLL3 CAR-T 细胞作为 SCLC 治疗的潜在临床候选者。然而，这些疗法在实体瘤治疗中的应用仍然是一个充满挑战的研究领域，需要进一步开展临床前研究和临床研究来优化疗法并评估其长期效果。

4. **黏蛋白 1**(mucin-1，MUC1) MUC1 作为一种 TAA，在包括肺癌在内的多种实体瘤中过表达。在正常支气管细胞和肺部黏膜下层中 MUC1 仅在腔道侧表达，这一特性使得 MUC1 成为肺癌良好的治疗靶点。在一项靶向 MUC1 和前列腺干细胞抗原(prostate stem cell antigen，PSCA)的串联 CAR-T 的临床前研究中，该双靶 CAR-T 在 NSCLC 中体现出较好抗肿瘤疗效。一项 PD-1KO MUC1 CAR-T 的临床研究中，6 例患者中有 2 例出现了原发肿瘤病灶的缩小，但转移灶的疗效非常有限。因此，联合使用靶向 MUC1 和其他靶点的 CAR-T 对肺癌的疗效可能具有协同作用，但联合靶点的选择和治疗方案的安全性还需更多的临床研究进行验证和完善。

5. ATAD2 *ATAD2* 是近年来新发现的一种致癌基因，在 A 型和 N 型小细胞肺癌中高表达，被认为与 p53 和 p38-MAPK 介导的细胞凋亡、EMT 等多条通路有关，还参与到表观遗传修饰过程中。先前已有研究团队通过筛选 ATAD2 免疫肽发现 YSDDDVPSV 具有最有利的免疫靶向特征，且 *HLA-A**02：01 限制的 T 细胞对其反应性强，其可能成为 TCR-T 的潜在靶点。

四、总结与展望

肺癌疫苗和细胞疗法在肺癌免疫治疗领域展现出突破性潜力，但仍面临难题，如共享抗原疫苗面临肿瘤异质性的挑战、个体化新抗原疫苗则受限于制造过程时间滞后的难题。但是，随着技术完善，未来该问题解决所需时间线可能会缩短。此外，VLP 及原位疫苗值得关注。目前，实体瘤的异质性、免疫抑制微环境等是细胞治疗在实体瘤中应用突破的核心瓶颈，当前研究正通过多维度策略积极突破，包括新靶点发现和应用，如 DLL3、EGFR；利用基因编辑和工程化技术增强细胞持久性和浸润能力；优化制备技术(如 UCAR-T、在体内编辑)以提高可及性；开发其他形式(如 CAR-NK、CAR-M、TCE)以发挥互补优势。未来，肺癌疫苗和细胞疗法有望在肺癌治疗中发挥更大作用，与 ICI、放疗、靶向治疗等其他疗法的优化联合治疗将是大趋势，为患者带来更多希望。

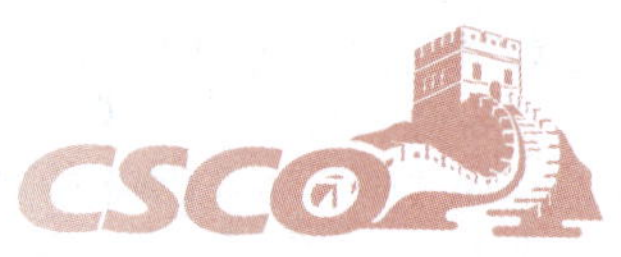

KRAS 突变的非小细胞肺癌靶向治疗进展

王宇婷　杨莹　陆舜
上海交通大学医学院附属胸科医院

Kirsten 大鼠肉瘤病毒癌基因（Kirsten rat sarcomaviral oncogene，*KRAS*）于 1984 年首次在 NSCLC 中被发现，被认为是肺癌发生的重要驱动基因之一，在肺腺癌和肺鳞癌中的发生率分别约为 25% 和 3%。在中国人群中，9.8%~11.7% 的肺腺癌患者携带 *KRAS* 突变。*KRAS* 突变主要集中于第 12、13、61 号密码子。超过 80% 的 NSCLC 的 *KRAS* 突变发生在 12 号密码子，其中以 *KRAS* G12C 突变频率最高，随后为 *KRAS* G12D、*KRAS* G12V 及 *KRAS* G12A 突变。在细胞内，KRAS 蛋白通过与鸟苷二磷酸（guanosine diphosphate，GDP）或鸟苷三磷酸（guanosine triphosphate，GTP）结合在失活和激活状态之间转换，其中与 GDP 结合时处于失活状态，而与 GTP 结合时则处于激活状态，进而激活下游信号通路。

一、靶向 KRAS 蛋白抑制剂的单药治疗

自 KRAS 被发现以来，其靶向药物的研发从未停止但进展缓慢，还曾一度被认为是“不可成药的靶点”，直到 2013 年 Ostrem 等人研究发现，*KRAS* G12C 的 12 位点甘氨酸（G）突变为半胱氨酸（C）后，KRAS 蛋白会在 Switch Ⅱ 的下方形成一个适合小分子药物结合的口袋。化合物结合于该口袋后会干扰 GDP 与 KRAS 的解离，进而影响 KRAS 转变为激活状态。这一发现为直接靶向 KRAS 带来了希望。目前 KRAS 抑制剂的单药治疗均作为二线或后线治疗展开探索。

（一）靶向 KRAS G12C 的抑制剂（表 1）

1. 索托拉西布　索托拉西布（sotorasib，AMG510）是专门针对 KRAS G12C 的口服小分子抑制剂，通过与 KRAS G12C 蛋白 S-ⅡP 中的 Cys12 形成不可逆的共价键，干扰 GDP 的解离，将其锁定在失活的 KRAS-GDP 结合态，从而抑制 KRAS 的信号转导。

基于 CodeBreaK100（NCT03600883）研究结果，2021 年 5 月 28 日，FDA 加速批准索托拉西布用于 *KRAS* G12C 突变局部晚期或转移性 NSCLC 的二线或后线治疗，它成为首个被批准用于临床的 KRAS G12C 靶向药。

索托拉西布也是首个被 FDA 要求优化剂量策略的药物。2025 年 ASCO 会议上索托拉西布标准剂量对比减剂量的荟萃分析评估了 960mg 与减剂量的有效性和安全性，以期为剂量优化提供参照。该荟萃分析共纳入 9 项索托拉西布的研究，标准剂量 960mg 组（*n*=889）的 ORR 为 32%（95% *CI* 28%~36%），减剂量 240mg 组（*n*=130）的 ORR 为 26%（95% *CI* 19%~34%），无显著差异（*RR*=1.26，95% *CI* 0.87~1.83）。标准剂量组的 PFS 也并未更优（*HR*=0.77，95% *CI* 0.56~1.55）。标准剂量组因 AE 降低剂量的发生率为 16%（95% *CI* 10%~23%），因 AE 停药率为 9%（95% *CI* 6%~13%）。索托拉西布标准剂量 960mg 相比减剂量显示出更优 ORR 的趋势，但并未显著提高 PFS，且治疗毒性更明显，致使更高比例的患者在治疗过程中下调剂量或停药。

2025 年 ASCO 大会上的美国 SWOG 癌症研究网络Ⅱ期临床研究 S1900E（NCT04625647）具有首创性，旨在探讨在 *TP53*、*STK11* 和 *KEAP1* 共突变背景下索托拉西布治疗 *KRAS* G12C NSCLC 的疗效。*TP53* 队列的 ORR 为 35%（95% *CI* 23%~47%），而 *STK11* 队列的 ORR 为 16%（95% *CI* 4%~28%）。DCR、DOR、研究者评估的 PFS 和 OS 的数据均显示 *TP53* 队列更优。≥3 级的 AE 发生率与索托拉西布单药治疗的既往报告一致。该研究的其他共突变队列结局将在后续报告。

2. 阿达格拉西布　阿达格拉西布（adagrasib，MRTX849）是全球第二款获得 FDA 批准的 KRAS G12C 口服小分子抑制剂，能够与 KRAS G12C 不可逆地结合并将其锁定在失活的状态。2022 年 12 月，基于 KRYSTAL-1（NCT03785249）研究结果，它被批准用于二线治疗 *KRAS* G12C 突变的局部晚期或转移性 NSCLC。

在 2024 年 ASCO 大会上，香港中文大学医学院莫树锦教授公布了一项开放标签、多中心、随机Ⅲ期研究 KRYSTAL-12（NCT04685135）的最新数据，阿达格拉西布相较于多西他赛在后线治疗局部晚期或转移性 *KRAS* G12C 突变 NSCLC 患者，主要终点 PFS 中位数为 5.49 个月 vs. 3.84 个月（*HR*=0.58，95% *CI* 0.45~0.76；*P*<0.000 1），次要终点 ORR 为 31.9%（95% *CI* 26.7%~37.5%）vs. 9.2%（95% *CI* 5.1%~15.0%）、DOR 中位数为 8.31 个月（95% *CI* 6.05~10.35 个月）vs. 5.36 个月（95% *CI* 2.86~8.54 个月）。安全性特征与既往报告一致，无新的安全性信号。这些结果进一步支持阿达格拉西布作为既往接受过治疗的 *KRAS* G12C 突变局部晚期或转移性 NSCLC 患者的有效治疗选择。KRYSTAL-12 研

究仍在进行中，期待关键次要终点 OS 数据公布。

3. **格索雷塞** 格索雷塞(garsorasib，D-1553)是一种高效 KRAS G12C 小分子抑制剂。

2024 年 AACR 大会上，上海市胸科医院陆舜教授团队公布了一项格索雷塞单药后线治疗 *KRAS* G12C 突变局部晚期或转移性 NSCLC 亚洲患者的开放标签、多中心、单臂Ⅱ期研究(NCT05383898)的疗效和安全性数据。该研究的 ORR 为 50%(95% *CI* 41%~59%)，DCR 为 89%(95% *CI* 82%~94%)，起效时间(time to response，TTR)中位数为 1.4 个月(*IQR* 1.4~1.5 个月)，DOR 中位数为 12.8 个月(95% *CI* 6.2 个月 ~NE)，12 个月的 DOR 率为 53%，PFS 中位数为 7.6 个月(95% *CI* 5.6~9.7 个月)，OS 中位数尚未达到，未见新发安全性信号。格索雷塞显著提高了患者的肿瘤缓解率，并延长了缓解时间，同时显示出良好的安全性。目前比较格索雷塞和多西他赛治疗 *KRAS* G12C 突变 NSCLC 患者的Ⅲ期临床研究(NCT06300177)正在进行中。

2024 年 11 月 8 日，格索雷塞已正式获得 NMPA 的上市批准，用于治疗至少接受过一种系统性治疗的 *KRAS* G12C 突变型的 NSCLC 成人患者。

4. **格来雷塞** 格来雷塞(glecirasib，JAB-21822)是一种 KRAS G12C 抑制剂。

2024 年 ASCO 大会上公布了格来雷塞二线治疗局部晚期或转移性 *KRAS* G12C 突变 NSCLC 的单臂Ⅱ期研究(NCT05009329)数据。ORR 为 47.9%(95% *CI* 38.5%~57.3%)，DCR 为 86.3%(95% *CI* 78.7%~92%)，PFS 中位数为 8.2 个月(95% *CI* 5.5~13.1 个月)，OS 中位数为 13.6 个月(95% *CI* 10.9 个月 ~ NE)。与阿达格拉西布和索托拉西布相比，格来雷塞具有较低的胃肠道毒性，这可能提高患者对口服治疗的依从性。2024 年 5 月 21 日格来雷塞获得 NDA 优先审评的资格。

5. **氟泽雷塞** 氟泽雷塞(fulzerasib，GFH925，IBI351)是一种高效口服 KRAS G12C 抑制剂。

2024 年 WCLC 大会上报告了氟泽雷塞在晚期 NSCLC 患者中的Ⅱ期单臂注册研究(NCT05005234)的临床数据更新。该研究的 ORR 为 49.1%(95% *CI* 39.7%~58.6%)，DCR 为 90.5%(95% *CI* 83.7%~95.2%)，DOR 中位数未达到，PFS 中位数为 9.7 个月(95% *CI* 5.6~11.0 个月)，OS 中位数尚未达到，12 个月的 OS 率为 54.4%。未见新发安全性信号。

氟泽雷塞已于 2024 年 8 月获 NMPA 批准上市，用于至少接受过一种系统性治疗的 *KRAS* G12C 突变的晚期 NSCLC 成人患者。它是中国首个获批的 KRAS G12C 抑制剂。

6. GDC-6036 GDC-6036(divarasib)是一种高效口服 KRAS G12C 抑制剂。它不可逆地将蛋白锁定在无活性状态，从而抑制其致癌信号。已证实 divarasib 的体外效力为索托拉西布和阿达格拉西布的 5~25 倍，选择性为索托拉西布和阿达格拉西布的 10~50 倍。

2024 年 WCLC 大会上报道了一项Ⅰ期研究(NCT04449874)，评价单药 divarasib 治疗 *KRAS* G12C 突变的晚期或转移性实体瘤的研究结果。在 NSCLC 患者中，ORR 为 59.1%(95% *CI* 43.3%~73.7%)，PFS 中位数为 15.3 个月(95% *CI* 12.3~25.9 个月)。未见新发安全性信号。

7. sosimerasib sosimerasib 是一种靶向 *KRAS* G12C 突变的小分子抑制剂，主要用于治疗晚期 NSCLC 等实体瘤。

2025 年 ASCO 大会上报道了一项中国多中心Ⅱ期开放标签单臂临床研究(ChiCTR2200059986)，旨在评估新型潜在 KRAS G12C 抑制剂 sosimerasib 的有效性和安全性。截至 2024 年 11 月，随访时间中位数为 6.8 个月(0.4~10.9 个月)，ORR 为 52.4%(95% *CI* 44.0%~60.8%)，缓解时间中位数为 1.4 个月(1.2~8.4 个月)，DCR 为 87.6%(95% *CI* 81.1%~92.5%)，PFS 中位数为 7.2 个月(95% *CI* 5.6 个月 ~NA)，DOR 中位数和 OS 中位数尚未达到。无致命性 TRAE。TRAE 导致的治疗中断率为 24.1%，减剂量率为 10.3%，永久停药率为 2.1%。sosimerasib 在局部晚期或转移性 *KRAS* G12C 突变 NSCLC 患者中显示有效性潜力，安全性可控。

8. BBO-8520 BBO-8520 在同类药物中具有首创性，为 KRAS G12C(ON)和(OFF)双重抑制剂。BBO-8520 在体外、体内实验中，表现出快速靶向和信号抑制作用，导致多种模型中的肿瘤持久消退。

2025 年 ASCO 大会上首次展示了在研药物 BBO-8520 的美国和澳大利亚多中心、开放标签、临床Ⅰ期研究(NCT06343402)的设计方案。该临床研究目前正处于患者招募阶段。

9. D3S-001 第一代 KRAS G12C 抑制剂面临原发性和获得性耐药的挑战。KRAS G12C 抑制的另一趋势为新一代药物聚焦克服耐药。D3S-001 是一款新一代 KRAS G12C 抑制剂，具有快速且完全的 KRAS G12C 靶点结合能力。临床前研究表明，D3S-001 展现出强效共价结合能力，在临床相关剂量下实现完全靶点结合及良好的血脑屏障穿透能力等。

2025 年 AACR 大会展示正在进行的Ⅰ期研究(NCT05410145)中针对单药治疗对 KRAS G12C 抑制剂耐药的 NSCLC 患者的研究结果。截至 2025 年 2 月 14 日，共入组 20 例患者。患者既往接受过的治疗包括 FDA 批准及研究性 KRAS G12C 抑制剂：7 例接受索托拉西布、1 例接受阿达格拉西布、12 例接受其他研究性 KRAS G12C 抑制剂。随访时间中位数为 4.7 个月(1.3~12.8 个月)，9 例(45%)患者仍在接受治疗。6 例(30%)达到 PR，DOR 中位数为 8.2 个月，DCR 为 80%，20 例中 12 例(60%)观察到肿瘤缩小。18 例(90%)患者出现任意级别 TRAE，其中 2 例(10%)为 3 级(无≥4 级)。

(二)靶向 KRAS G12D 的抑制剂

1. GFH375 GFH375 为口服高活性、高选择性小分子 KRAS G12D(ON/OFF)抑制剂。

2025 年 ASCO 大会上，上海市胸科医院陆舜教授团队报道了一项高选择性和强效口服 KRAS G12D 抑制剂(GFH375)用于治疗 *KRAS* G12D 突变晚期实体瘤患者的首次人体Ⅰ/Ⅱ期研究(NCT06500676)。截至数据截止日期(2025 年 3 月)，12 例可评估 NSCLC 患者 ORR 为 42%，DCR 为 83%。目前研究已确定 600mg 每日一次为Ⅱ期研究推荐剂量(RP2D)。TRAE 整体可控，无相关死亡发生。初步研究数据显示了 GFH375 的良好口服生物利用度和高选择性抑瘤活性，展现出初步疗效，同时整体安全性和耐受性良好。

目前 GFH375/VS-7375 已在国内进入Ⅱ期研究，在美国也已进入Ⅰ/Ⅱa 期研究。

2. RMC-9805　zoldonrasib（RMC-9805）是一种新型的口服 KRAS G12D（ON）选择性共价抑制剂，主要用于治疗携带 *KRAS* G12D 突变的实体瘤。

2025 年 AACR 会议上报道了 zoldonrasib（NCT06040541）在 *KRAS* G12D NSCLC 患者中显示出令人鼓舞的初始抗肿瘤活性。截至 2024 年 12 月 2 日，211 例 *KRAS* G12D 实体瘤患者接受了 5 个递增剂量水平的 zoldonrasib 单药治疗（每天 150~1 200mg）。未报告剂量限制性毒性（dose-limiting toxicity，DLT）或 4 级或 5 级 TRAE，未达到最大耐受剂量（maximum tolerated dose，MTD）。在数据截止前至少接受 8 周 zoldonrasib 1 200mg，q.d. 的 NSCLC 患者（*n*=18）中，ORR 为 61%（95% *CI* 36%~83%）。初始反应开始的时间中位数为 1.4 个月（1.2~2.8 个月），DCR 为 89%（95% *CI* 65%~99%）。这种总体安全性和抗肿瘤活性支持继续评估 zoldonrasib 作为 *KRAS* G12D NSCLC 患者的单药治疗，并与免疫治疗、化疗和靶向治疗联合治疗（NCT06162221）。

3. AZD0022　AZD0022 是一种口服、选择性 KRAS G12D 抑制剂，对 GDP 和 GTP 结合形式均具有抑制活性。

2025 年 AACR 会议上公布了 AZD0022 在临床前模型中的数据，包括良好的口服生物利用度（AZD0022 在胃肠道的吸收率为 30%~70%），强效的 KRAS 通路抑制能力（AZD0022 在肿瘤组织中的结合率约为血浆中的 18 倍），以及在 *KRAS* G12D 肿瘤模型中展现出显著的抗肿瘤活性。

目前，AZD0022 正在进行Ⅰ/Ⅱa 期研究（ALAFOSS-01，NCT06599502），来评估 AZD0022 作为单一疗法或与抗肿瘤药物联合治疗 *KRAS* G12D 突变成人肿瘤患者的安全性、耐受性、药代动力学和疗效。纳入患者包括晚期 NSCLC、结直肠癌、胰腺导管癌等肿瘤类型。

4. TSN1611　TSN1611 是一种高度选择性的 KRAS G12D 抑制剂，针对活跃（GTP 结合）和非活跃（GDP 结合）形式的 KRAS G12D 蛋白。TSN1611 在体外对 *KRAS* G12D 突变肿瘤细胞表现出高效能和选择性，并在多种 NSCLC、CRC、PDAC 模型中有效抑制肿瘤生长。

2025 年 ASCO 大会上报道了 TSN1611 的一项Ⅰ/Ⅱ期研究（NCT06385925），旨在招募携带 *KRAS* G12D 突变的晚期实体瘤患者。Ⅰa 研究阶段为剂量递增部分，采用贝叶斯优化剂量递增设计（BOIN 设计）进行加速滴定，以确定 MTD，推荐阶段 2 剂量和药代动力学（pharmacokinetics，PK）。在 13 例可评估患者中，根据 RECIST v1.1 标准，有 4 例（30.8%）显示疾病稳定。在 200 mg 或 400mg b.i.d. 的治疗中，观察到 3 例患者（CRC、PDAC 和 NSCLC，各 1 例）肿瘤缩小，治疗仍在进行中。TSN1611 被迅速吸收，药物达峰时间约为 2 小时，半衰期约为 15 小时。PK 特征表明在评估的剂量范围内暴露一般呈剂量依赖性，并且在多次给药后积累程度为低 ~ 中等。

（三）其他靶向 KRAS 的抑制剂

1. LY4066434　LY4066434 是一种口服、非共价、强效 pan-KRAS 抑制剂，临床前研究显示，LY4066434 可抑制 KRAS G12D、G12V、G12C、G13D、G12A 和 G12S 等，以及野生型 *KRAS* 等。

2025 年 AACR 大会上报告了 LY4066434 在患者来源异种移植（patient-derived tumor xenograft，PDX）模型和颅内癌症模型中的抗肿瘤活性，同时评估了 LY4066434 在携带不同 *KRAS* 突变（常见和罕见突变）、代表多种组织学类型的 PDX 模型中的作用。LY4066434 展现出了强大的抗肿瘤活性，可显著抑制肿瘤生长，甚至使肿瘤明显消退。

LY4066434 目前正在进行一项剂量递增阶段（Ⅰa 期）/剂量优化阶段（Ⅰb 期）临床研究（NCT06607185），该研究在美国和日本开展，旨在考察 LY4066434 的安全性和有效性。

2. QTX3544　QTX3544 是一种具有 G12V 偏好活性的 pan-KRAS 抑制剂。

2024 年 AACR 会议上报道了 QTX3544 的临床前活性。研究结果表明，QTX3544 在生化和细胞测定中抑制 “ON-state” 和 “OFF-state” KRAS 活性，对 KRAS G12V 活性最强，对 NRAS 和 HRAS 具有高度选择性。数据显示，QTX3544 在胃癌、胰腺癌、肺癌和卵巢癌的小鼠模型中展现出了显著的肿瘤生长抑制作用。

2025 年 1 月 8 日，QTX3544 的 IND 申请获得美国 FDA 批准，即将启动Ⅰ期临床研究。

二、靶向 KRAS 的抑制剂联合治疗

KRAS 靶向抑制剂发展迅速，但在临床使用中仍存在耐药问题，其机制可分为原发性耐药和获得性耐药，同一患者可能存在多种耐药机制。KRAS 靶向抑制剂与其他疗法的联用有望提高疗效，推迟耐药的发生，也是一线治疗的重要突破口。

（一）KRAS 抑制剂与化疗联合治疗

目前化疗仍然是 *KRAS* 突变晚期肺癌患者的重要治疗手段，但单用化疗效果不理想，KRAS G12C 抑制剂联合化疗有望提高抗肿瘤活性并克服耐药。

在 2024 年 ASCO 大会上报告了索托拉西布联合卡铂和培美曲塞治疗 *KRAS* G12C 晚期 NSCLC 的 CodeBreaK101（NCT04185883）Ⅰb 期研究的最新结果。在初治队列中，ORR 为 65%（95% *CI* 46.5%~80.3%），DCR 为 100%，DOR 中位数为 9.1 个月（95% *CI* 4.4~12.5 个月），PFS 中位数为 10.8 个月（95% *CI* 5.4 个月 ~NE）。其中 PD-L1<1% 亚组的 PFS 中位数可达 11.9 个月（95% *CI* 5.3 个月 ~NE）。在复治队列中，ORR 为 42%（95% *CI* 20.3%~66.5%），DCR 为 84%，DOR 中位数未达到，PFS 中位数为 8.3 个月（95% *CI* 4.1 个月 ~NE）。目前 OS 数据尚不成熟。相较于索托拉西布单药疗法中患者 6.8 个月的 PFS 中位数，联合含铂化疗取得了更好的疗效。此外，联合治疗 3/4 级 TRAE 发生率为 52%，主要是化疗相关的血液学毒性，但均可控。

CodeBreak101 的研究数据也支持正在进行的 CodeBreak202（NCT05920356）Ⅲ期研究中对该方案在初治、PD-L1 阴性、*KRAS* G12C 突变晚期 NSCLC 中的评价。

（二）KRAS 抑制剂与免疫抑制剂联合治疗

1. 阿达格拉西布联合帕博利珠单抗　2025 年 ASCO 上报道了一项国际多中心临床Ⅱ/Ⅲ期研究 KRYSTAL-7（NCT04613596），该研究旨在评估阿达格拉西布联合帕博利珠单抗一线应用于晚期或转移性、PD-L1 水平 ≥ 50% 的 *KRAS* G12C NSCLC 患者的有效性和安全性。截至 2024 年 8

月23日，整体队列的ORR为44.3%（95% *CI* 36.2%~52.7%），DOR中位数为26.3个月（95% *CI* 14.9个月~NE），PFS中位数为11.0个月（95% *CI* 5.8~14.0个月），治疗18个月的PFS率为37.6%（95% *CI* 29.0%~46.1%），OS中位数为18.3个月（95% *CI* 14.3个月~NE），治疗18个月的OS率为51.8%（95% *CI* 43.0%~59.8%）。PD-L1表达水平≥50%队列的获益更好，ORR达59.3%，PFS中位数达27.7个月（95% *CI* 8.1个月~NE），而PD-L1表达水平<50%队列仅为35.8%；PFS中位数仅为6.9个月（95% *CI* 3.9~12.4个月）。整体队列的TRAE发生率为94.6%，3级或4级TRAE发生率为6.7%，报告了3例5级TRAE（2例肺炎，1例吸入性肺病）。晚期或转移性*KRAS* G12C突变NSCLC患者一线应用阿达格拉西布联合帕博利珠单抗显示出良好的疗效和安全性，且PD-L1表达水平≥50%患者的获益更显著。KRYSTAL-7的Ⅲ期临床研究阶段将随机化对比评估帕博利珠单抗单药治疗及联合阿达格拉西布的方案。

2. olomorasib联合帕博利珠单抗　2025年ASCO大会上的一项国际多中心Ⅰ/Ⅱ期临床研究（NCT04956640）LOXO-RAS-20001旨在评估olomorasib联合帕博利珠单抗一线应用于*KRAS* G12C NSCLC患者的有效性和安全性。有效性分析集纳入40例患者，不区分PD-L1表达水平，随访时间中位数为9个月时，ORR为70%（28/40，95% *CI* 54%~83%），DCR为90%（36/40，95% *CI* 76%~97%）。区分PD-L1水平，≥50%患者组ORR为82%（14/17，95% *CI* 57%~96%），DCR为94%（16/17，95% *CI* 71%~99%）。DOR中位数尚未达到，治疗6个月时的PFS率为80%。局部晚期或转移性*KRAS* G12C NSCLC患者一线应用olomorasib联合帕博利珠单抗的安全性良好，抗肿瘤有效性比较乐观。当前一项全球性注册研究（SUNRAY-01，NCT06119581）正在招募患者，以更全面地评估该一线联合治疗方案。

3. divarasib联合帕博利珠单抗　2025年ASCO大会上报道了国际多中心临床Ⅲ期研究Krascendo2（NCT06793215），该研究将在未经治疗的晚期或转移性*KRAS* G12C突变NSCLC患者中，评估帕博利珠单抗应用背景下联合divarasib对比联合化疗的有效性和安全性。该研究预计2025年底启动。研究采取随机化、开放标签设计，对照组的干预方案为帕博利珠单抗联合培美曲塞和铂基化疗，研究组为divarasib联合帕博利珠单抗。入组患者有明确的PD-L1表达水平数据，以便后续进行分层分析。

4. MK-1084联合帕博利珠单抗　在研药物MK-1084是一种高效且高特异性的*KRAS* G12C-GDP大环抑制剂。其Ⅰ期临床研究KANDLELIT-001（NCT05067283）证实，该药单药治疗*KRAS* G12C突变实体瘤患者潜在有效并且安全性良好，在*KRAS* G12C突变NSCLC患者中联用帕博利珠单抗也取得不错的结果。

2025年ASCO大会上更新报告了该研究的数据分析结果。在21例NSCLC患者中，单独MK-1084治疗ORR为38%（95% *CI* 18%~62%），DCR为76%（95% *CI* 53%~92%），PFS中位数为8个月（95% *CI* 4个月~NR）。在20例NSCLC患者中，MK-1084联合帕博利珠单抗治疗ORR为40%（95% *CI* 19%~64%），DCR为80%（95% *CI* 56%~94%），PFS中位数未达到。研究表明，在*KRAS* G12C突变转移性NSCLC患者中，单独MK-1084或联合帕博利珠单抗 ± 化疗均是一线潜在治疗方案，并将在临床Ⅲ期研究KANDLELIT-004中进一步评估。

（三）KRAS抑制剂与SHP2抑制剂联合治疗

在正常细胞中，细胞膜上的受体单体（如EGFR、HER2、ErbB3和ErbB4等）与细胞膜外的配体结合形成二聚体，此二聚体自身磷酸化，激活下游信号转导蛋白。其中一条信号通路能够激活Src同源磷酸酶-2（SHP2），进一步促进SOS蛋白的活化，导致KRAS蛋白的激活。临床前模型显示，抑制SHP2可增加KRAS-GDP的结合率，并增强KRAS G12C抑制剂的抗肿瘤活性。

1. GDC-6036联合GDC-1971　2025年AACR大会报告了divarasib联合GDC-1971（SHP2抑制剂）治疗NSCLC患者的临床安全性与有效性。共有74例（94.6%）NSCLC患者接受了divarasib与GDC-1971联合治疗，未见新发安全性信号，2例（2.7%）患者因TRAE停用divarasib，5例（6.8%）患者因此停用GDC-1971。疗效方面，在48例既往未接受过KRAS G12C抑制剂治疗的患者中，确认的ORR为43.8%，PFS中位数为15.2个月（95% *CI* 8.4个月~NR）。divarasib联合GDC-1971在*KRAS* G12C阳性NSCLC患者中展现出可接受的安全性与初步临床活性。

2. 格来雷塞联合JAB-3312　格来雷塞联合JAB-3312（SHP2抑制剂）治疗*KRAS* G12C突变实体瘤患者的Ⅰ/Ⅱa期（NCT05288205）研究的更新数据在2024年ASCO大会亮相。88例*KRAS* G12C突变NSCLC患者接受一线治疗，ORR为72.5%，DCR为96.3%。在安全性方面，所有患者中，≥3级TRAE发生率为41.9%，整体安全性可控，且未出现治疗相关死亡。格来雷塞与JAB-3312联用具有良好的有效性和安全性。该联合治疗一线治疗NSCLC对比免疫治疗加化疗的Ⅲ期研究（NCT06416410）已在中国启动，若效果持续优异，有望帮助患者避免化疗和免疫治疗的严重不良反应。

（四）KRAS抑制剂与EGFR抑制剂联合治疗

KRAS G12C抑制剂的耐药机制之一是RTK的上调激活和野生型RAS的再激活，这表明采取垂直抑制策略可能提高KRAS G12C抑制剂的疗效。

氟泽雷塞联合西妥昔单抗一线治疗*KRAS* G12C突变NSCLC的Ⅱ期单臂临床研究KROCUS（NCT05756153）数据已于2024年ASCO大会上公布。ORR为80.0%（95% *CI* 56.3%~94.3%），DCR为100%（95% *CI* 83.2%~100.0%）。其中7例脑转移患者中有5例（71.4%）达到了PR。此外，联合治疗显示出良好的安全性和耐受性，77.8%的患者出现TRAE，多为1/2级，无4/5级TRAE发生，无附加毒性。这是首个公布的KRAS G12C抑制剂联合EGFR抑制剂用于一线治疗的临床数据。这种无化疗、无免疫的组合减轻了毒性，为后线免疫治疗留出空间，有利于延长患者的OS。

（五）KRAS抑制剂与FAK抑制剂联合治疗

ifebemtinib是一种潜在的高选择性靶向黏附性激酶（focal adhesion kinase，FAK）的小分子抑制剂，已被证明能与多种抗肿瘤治疗协同增效，尤其与RAS抑制剂联用增效。

在2025年ASCO大会上，中国多中心单臂研究报告了 33 例 *KRAS* G12C NSCLC 患者一线应用 ifebemtinib 联合格来雷塞的结果(NCT06166836)。数据截至 2025 年 1 月 22 日,随访时间中位数为 13.8 个月,12 个月的 PFS 率为 67.9%,生存曲线显示联合方案的有效性稳固持久。DOR 中位数、PFS 中位数和 OS 中位数均未达到。严重 AE 发生率为 24.2%。

三、KRAS 耐药后治疗新策略

(一) ADC

ADC 是近年来癌症治疗领域最具革命性的技术之一,被认为是靶向治疗的创新策略。

BL-B01D1(iza-bren)是 EGFR × HER3 双特异性 ADC。2025 年 ASCO 大会上报道了一项评估 iza-bren 用于携带除经典 *EGFR* 突变以外的驱动基因变异(GA)的局部晚期或转移性 NSCLC 患者的 Ⅰ 期临床研究(NCT05194982)。该研究的 Ⅰb 期部分包括扩展队列,每个队列由预先指定的 GA 定义,包括 *EGFR* 外显子 20 插入、非经典 *EGFR* 突变、*HER2*、*ALK*、*ROS1*、*BRAF*(V600E 及其他)、*KRAS*(G12C 及其他)、*SMARCA4*、*MET*(外显子 14)、*RET* 和 *NTRK* 的突变。这些携带该 GA 的患者在接受标准靶向治疗(如果可用)且之前只有一个化疗方案的情况下被纳入研究。截至 2024 年 12 月 5 日,共招募了 73 例具有列出 GA 的 NSCLC 患者。总体 ORR 为 45.6%,DCR 为 82.4%,PFS 中位数为 6.7 个月(95% *CI* 4.1~11.2 个月),在 8 例 *KRAS* G12C 突变的患者中,观察到 3 例临床部分缓解(cPR)和 1 例待确认的 PR。TRAE 导致停药率为 2.7%。仅观察到 1 例 2 级间质性肺病(interstitial lung disease,ILD)。没有报告与 iza-bren 相关的死亡事件。未观察到新的安全信号。在具有这些 GA 的 NSCLC 患者中,iza-bren 显示出良好的活性和可管理的安全性,支持在这些人群中进一步评估 iza-bren 的有效性。

(二) T 细胞疗法

针对 *KRAS* 突变的 TCR T 细胞疗法已在临床中展示了概念验证,但其反应持续时间仍面临挑战。AFNT-211 代表了一种新策略,旨在应对免疫抑制的肿瘤微环境,提高治疗反应率和持续时间。

2025 年 ASCO 大会上报道的一项 Ⅰ 期研究 AFNT-211(NCT05785741),针对晚期或转移性实体瘤患者,自体 $CD4^+$ 和 $CD8^+$ T 细胞经过工程改造,表达高亲和力 *HLA-A**11:01 限制的 KRAS G12V 特异性转基因 TCR,CD8a/b 共受体以及 FAS-41BB 开关受体。这项正在进行的多中心、开放标签 Ⅰ 期研究 AFNT-211 评估了安全性和耐受性,以及临床抗肿瘤活性,目标是在 *HLA-A**11:01 阳性且 *KRAS* G12V 突变驱动癌症的患者中确定最佳生物剂量和 RP2D。该研究已开始招募 18 岁及以上的 *HLA-A**11:01 阳性、*KRAS* G12V 突变的晚期 / 转移性实体瘤患者,这些患者先前对至少一种标准全身疗法表现出耐受性差或耐药。

(三) 肿瘤疫苗

2024 年 *Cell Research* 上发表了一项研究,在全球范围内首次报道针对 KRAS G12V 单靶点的 mRNA 肿瘤疫苗在实体肿瘤中的治疗效果,为传统治疗无法耐受或者耐药的晚期肿瘤患者带来新希望。研究表明,KRAS G12V 是 *HLA-A**11:01 型患者很好的新抗原候选者,针对 KRAS G12V 的单一新抗原 mRNA 疫苗和 PD-1 抑制剂帕博利珠单抗联合在 2 例终末期癌症患者(其中 1 例是胰腺癌,1 例是 NSCLC)中诱导肿瘤缩小。

四、总结与展望

KRAS 突变是 NSCLC 中最常见的驱动突变之一,长期以来被认为是靶向治疗的挑战。随着对 *KRAS* 突变生物学机制的深入理解,多个针对 *KRAS* 突变的靶向药物相继进入临床应用阶段,标志着靶向治疗在 NSCLC 领域的重大进展。尽管目前在 KRAS 靶向治疗方面取得了一定的成果,但疗效仍存在局限,且耐药问题突出。联合治疗不仅为提高疗效和解决耐药带来希望,也成为一线治疗的重要突破口。然而,这种治疗方式可能导致毒副作用叠加,因此需要在有效性与安全性之间找到平衡。另外,ADC、T 细胞疗法、肿瘤疫苗等新的治疗手段为患者带来了新的希望。鉴于 *KRAS* 突变的异质性及其与肿瘤微环境、免疫反应的相互作用,治疗过程中面临诸多挑战。未来的研究应当更加注重患者的异质性,探索精准医学在治疗策略中的应用,以实现个性化治疗。

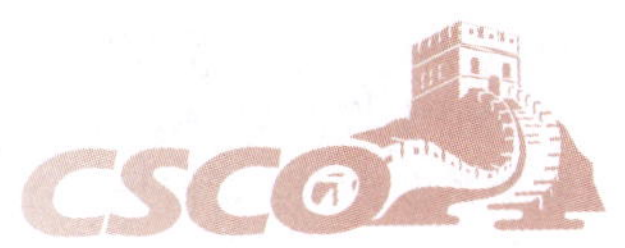

非小细胞肺癌靶向药物耐药后治疗的研究进展

祝佳怡　张彦　任胜祥

同济大学附属上海市肺科医院

一、非小细胞肺癌及靶向治疗耐药概述

近年来，随着分子生物学技术的快速发展，临床对 NSCLC 的分子分型和致病机制有了更加深入的认识。*EGFR*、间变性淋巴瘤激酶（anaplastic lymphoma kinase，*ALK*）、ROS 原癌基因 1（c-ros oncogene 1，*ROS1*）重排、*KRAS*、原癌基因人表皮生长因子受体 2（human epidermal growth factor receptor-2，*HER-2*）突变、鼠类肉瘤滤过性毒菌致癌同源体 B（v-raf murine sarcoma viral oncogene homolog B，*BRAF*）以及间质 - 上皮细胞转化因子（mesenchymal-epithelial transition factor，*MET*）等驱动基因突变的发现以及其对应靶向治疗策略的发展，为患者提供了更加精准、个体化的治疗方案，显著改善了驱动基因阳性 NSCLC 患者的预后。

然而，靶向药物往往不可避免地出现的耐药问题，成为限制长期治疗效果的主要瓶颈。临床上，耐药可分为原发性耐药和获得性耐药。原发性耐药患者是指初次使用靶向药时即无反应（肿瘤不缩小或继续进展）。获得性耐药是指初始单药治疗有效［符合世界卫生组织（World Health Organization，WHO）标准的 CR、PR 或具有 6 个月以上的疾病稳定期］，但后续出现疾病进展。大多数接受靶向治疗的患者在治疗一段时间后都会出现获得性耐药。随着临床样本的积累和基础研究的深入，研究人员发现 NSCLC 的靶向耐药机制具有高度异质性，涉及多种分子及细胞层面的改变。主要机制包括继发性靶点突变（如 *EGFR* T790M、C797S）、旁路信号通路激活（如 *MET* 扩增、*HER2* 上调）、病理类型转化（如向小细胞肺癌转化，或腺癌向鳞癌转化）、下游效应器激活（如 PI3K/AKT、MAPK 通路异常）、上皮 - 间质转化（EMT）、肝细胞生长因子（hepatocyte growth factor，HGF）介导的旁路激活以及抑癌基因缺失等。这些机制可能单独存在，也可能同时并存，增加了治疗应对的复杂性和挑战性。

在深入剖析耐药机制的基础上，临床治疗策略正由传统的经验性调整逐步转向以机制为导向的个体化方案。治疗设计愈发依赖对耐药类型的精准识别，进而推动靶向药物更替、联合治疗优化、局部干预整合以及新兴治疗手段的探索与应用。后续章节将系统梳理不同驱动基因靶点的耐药机制与相应治疗策略的最新进展，为临床实践提供参考。

二、靶向药物耐药后治疗策略

靶向药物耐药后的治疗策略需根据 NSCLC 的进展模式和耐药机制个体化选择，主要原则包括局部治疗联合全身治疗、针对耐药机制的精准干预以及多模式联合治疗。

（一）基于疾病进展模式的治疗

靶向药耐药后的进展模式主要分为寡进展、颅内进展、多发进展。寡进展和颅内进展后可继续靶向治疗联合局部治疗，如局部手术、放疗、消融治疗等。研究显示，对于 EGFR-TKI 治疗后出现寡进展的患者，继续原靶向治疗联合 SBRT 或消融治疗可使 PFS 中位数延长。手术切除也是可考虑的选择，特别是对于孤立性转移灶。对于靶向治疗耐药后出现广泛进展的患者，针对不同耐药机制，推荐给予相应的联合治疗，如双靶联合治疗、靶向联合化疗、抗血管治疗或免疫联合化疗等治疗手段。

（二）基于耐药机制的精准治疗

1. **靶基因依赖性耐药**　癌细胞能够产生新的基因修饰或突变，从而对特定治疗产生抵抗，这是最常见的耐药机制。对于这类患者，可以使用新一代靶向药物治疗由靶基因突变引起的耐药。例如，在 *EGFR* 突变患者接受一代或二代靶向药物治疗耐药后，T790M 突变是最主要的耐药机制。AURA3 研究结果提示，三代 EGFR-TKI 奥希替尼通过与 EGFR 激酶结构域的 C790 位点不可逆共价结合，选择性抑制含 T790M 突变的 EGFR 蛋白，从而克服第一、二代 TKI 治疗后的获得性耐药。该研究中，奥希替尼组治疗 T790M 阳性患者的 ORR 达到 71%，PFS 中位数为 10.1 个月。此外，针对奥希替尼耐药后出现的 C797S 等继发突变，目前正在研发的四代 EGFR-TKI 在临床前研究和早期临床研究中均展现出了一定的治疗前景。

2. **旁路信号激活**　肿瘤细胞可通过激活旁路信号通路，如 *MET* 扩增、*KRAS* 突变等，绕过被靶向抑制的通路以维持细胞存活和增殖，这种现象通常被称为“适应性耐药”。例如，针对 *MET* 扩增的机制，目前的研究主要集中于联合治疗策略。Ⅱ期研究 INSIGHT 显示，对于既往奥希替尼一线治疗耐药且*MET*扩增的*EGFR*突变晚期NSCLC患者，EGFR-TKI联合MET抑制剂特泊替尼的ORR达到50%，PFS中位数为5.6个月。此外，双特异性抗体埃万妥单抗在MARIPOSA-2研究中也显示出较好的联合治疗效果。而在2025年ASCO大会上公布的Ⅲ期临床研究显示，EGFR-TKI联合赛沃替尼治疗的ORR为58%，PFS中位数为9.8个月，有望成为新的标准治疗方案。

3. **组织学转化** 部分耐药患者的组织学会转化为小细胞癌或鳞癌，其中以小细胞肺癌转化最为常见，这些转化而来的SCLC往往伴有*TP53*突变以及抑癌基因*RB1*缺失。多项研究显示，转化型小细胞肺癌的预后比原发性小细胞肺癌更差，采用小细胞治疗方案铂类+依托泊苷或者非小细胞治疗方案疗效均有限，需探索更优方案。

（三）未明确耐药机制的综合治疗

随着分子检测技术的不断进步，越来越多再次突变、旁路激活以及类型转化的耐药机制被阐明，但仍有相当比例的患者耐药后无法检测到明确耐药机制，特别是在一线采用FLAURA2以及MARIPOSA方案联合治疗后，未知耐药原因患者比例大幅度提升。在既往标准治疗为含铂双药化疗联合抗血管生成药物治疗之后，近年来免疫治疗、双特异性抗体及细胞毒性药物克服耐药展现出良好的疗效。

1. **化疗联合抗血管生成药物** 对于靶向治疗耐药且无明确耐药突变的患者，采用含铂双药化疗联合抗血管生成药物（如贝伐珠单抗）治疗得到多项数据支持。

2. **化疗联合免疫及抗血管生成治疗** Ⅲ期临床研究ORIENT-31证实，免疫抑制剂+化疗 ± 贝伐珠单抗对比单纯化疗在EGFR-TKI耐药的非鳞NSCLC中，PFS获益显著。因此，免疫联合化疗和抗血管生成药物在靶向治疗耐药后的NSCLC中显示了较好的疗效，已成为该人群的标准治疗方案之一。然而，CheckMate-722和KEYNOTE-789这两项随机对照Ⅲ期研究的结果显示，PD-1单抗联合含铂化疗用于治疗靶向药耐药的*EGFR*突变患者，其疗效与化疗相当，尚未显示出明显优势。同样，IMpower151研究显示，抗血管生成药物联合免疫治疗和双药化疗较BEYOND治疗模式并未带来PFS和OS的改善，提示EGFR-TKI失败后免疫获益的人群需要进一步的研究加以确定。近年来，双特异性抗体为该领域带来新的希望。HARMONi-A研究结果显示，依沃西单抗（PD-1/VEGF双特异性抗体）联合化疗组的PFS中位数较单纯化疗组显著延长（7.06个月 vs. 4.80个月），ORR亦明显提高（50.6% vs. 35.4%），且在三代EGFR-TKI耐药患者中可使疾病进展或死亡风险降低52%，为EGFR-TKI患者提供了新选择。

3. **双特异性抗体及新型靶向治疗** 在多靶点抑制策略中，双特异性抗体药物凭借其独特的作用机制，为耐药后NSCLC患者提供了新的治疗选择。例如，埃万妥单抗（amivantamab）作为靶向EGFR/MET的双特异性抗体，联合靶向EGFR和c-Met可以同时阻断PI3K/AKT/mTOR与Ras/Raf/Mek双通路，通过抑制代偿性激活增强抗肿瘤效应。Ⅲ期临床研究PAPILLON显示，与单独化疗相比，埃万妥单抗联合化疗可将疾病进展或死亡风险降低61%，亚洲人群的PFS中位数达14.1个月。

4. **抗体偶联药物（ADC）** ADC是一类通过抗体精准靶向肿瘤细胞并递送强效细胞毒性药物的新型靶向疗法，在保留传统化疗杀伤力的同时显著降低全身毒性。针对不同耐药机制，T-DXd（靶向HER2）、Dato-DXd（靶向TROP2）、HER3-DXd（靶向HER3）、BL-B01D1（双靶向EGFR/HER3）等药物均显示出较好的治疗和研究前景。这些进展为靶向治疗耐药NSCLC患者提供了新的治疗选择。在2025年ASCO大会上，国产TROP2-ADC SKB264在三线治疗中ORR为45%，PFS中位数为6.9个月，其已经成为我国获批的标准治疗方案。

三、常见的驱动基因靶点治疗的耐药特点和后续治疗进展

（一）EGFR

1. **EGFR靶向治疗现状** EGFR-TKI靶向药物在*EGFR*突变NSCLC中的应用已取得显著进展。三代EGFR-TKI不仅能克服部分第一、二代TKI治疗后出现的耐药突变，还表现出良好的中枢神经系统渗透能力与脑转移控制效果，已成为*EGFR*敏感突变患者的标准一线治疗方案。然而，不可避免的获得性耐药问题仍是限制长期治疗效果的主要瓶颈。

尽管如此，不同代次的EGFR-TKI在耐药机制上存在显著差异。从机制分类来看，EGFR-TKI耐药可分为*EGFR*依赖性耐药（包括*EGFR*扩增、再突变、过表达等）和*EGFR*非依赖性耐药（包括小细胞转化、旁路激活、下游信号通路异常等）两大类。其中一、二代TKI耐药最常见的是T790M突变（约60%），旁路激活中*MET*、*HER2*扩增较常见。而三代TKI耐药机制更为分散复杂，以奥希替尼为例，由于奥希替尼已能有效抑制T790M，因此一线耐药后很少出现T790M突变，取而代之的是C797X突变、*MET*扩增、*HER2*扩增、*PI3KCA*突变等获得性改变，以及小细胞肺癌转化等组织学转化。二线奥希替尼耐药则表现出更高的肿瘤异质性和机制复杂性，不仅包括C797X突变、*MET*扩增，还涉及多种融合基因异常（*HER2*、*RET*、BRAF、NTRK等融合基因）、多种激酶突变（PI3KCA、KRAS、BRAF等）以及更高的小细胞癌转化比例，未知机制的比例高达40%~50%。

2. **耐药后临床处理策略** 根据临床表现，其耐药后的进展模式主要可分为寡进展、CNS进展和广泛进展。对于寡进展或者CNS进展患者，目前的治疗策略主张继续使用原EGFR-TKI联合局部治疗，同时建议进行活检以明确耐药机制，为后续治疗提供依据。对于广泛进展患者，若前期接受第一或第二代EGFR-TKI治疗，经活检证实出现T790M突变者，Ⅰ级推荐使用第三代EGFR-TKI；Ⅱ级推荐含铂双药化疗联合或不联合贝伐珠单抗。若活检未检出T790M突变或三代EGFR-TKI治疗失败，则推荐含铂双药化疗联合或不联合贝伐珠单抗治疗方案，或采用培美曲塞联合顺铂、贝伐珠单抗及信迪利单抗的免疫联合治疗方案，亦可考虑芦康沙妥珠单抗、埃万妥单抗联合化疗等新型治疗策略。

对于经EGFR-TKI治疗后进展的*EGFR*基因突变阳性局部晚期或转移性非鳞状NSCLC患者，依沃西单抗联合培美曲塞及卡铂作为新兴的治疗选择，为标准治疗失败后的患

者提供了新的治疗机会。在Ⅲ期临床研究 HARMONI-A 中，这类免疫联合抗血管双靶药物已显示出更优的 PFS 和 ORR，为 *EGFR* 突变耐药患者带来新的希望。对于 *EGFR* 敏感突变Ⅳ期 NSCLC 靶向及含铂双药化疗治疗失败后，PS 评分为 0~2 分的患者，推荐单药化疗，必要时可与贝伐珠单抗联合治疗或安罗替尼单药维持。

针对 *EGFR*20 号外显子插入突变（exon20ins）的后线治疗患者，因其对传统 TKI 不敏感，Ⅰ级推荐使用舒沃替尼，Ⅱ级推荐可参考无驱动基因Ⅳ期 NSCLC 的后线治疗路径，如系统化疗、免疫联合治疗等，Ⅲ级推荐则包括埃万妥单抗单药。近年来，此类突变成为研究热点，多款新药正在临床研究阶段，未来的治疗选择将更加多元化。

3. **EGFR 靶向耐药研究进展** 除了上述基于进展模式的治疗策略外，随着对耐药机制认识的不断深入，针对特定耐药突变的精准治疗也成为重要的发展方向。对于奥希替尼治疗后出现 C797S 突变的患者，虽然十多项第四代 EGFR-TKI 药物已经进入临床研究阶段，但目前的初步数据显示其疗效有限，仍需进一步优化和验证。此外，针对 *EGFR* 外显子 20 插入突变，多个 TKI 以及埃万妥双抗显示出疗效，为这类罕见突变患者提供了新的希望。

对于 EGFR-TKI 耐药机制不明确或存在复杂耐药模式的患者，多靶点联合治疗策略则成为研究热点。对此类患者相关治疗策略的探索进展如下。

免疫联合抗血管治疗作为重要的联合策略之一，已在多项临床研究中显示出良好的疗效。双特异性抗体依沃西单抗能够同时阻断 PD-L1 和 VEGF 信号通路，在 EGFR-TKI 耐药后治疗中同样显示出良好的疗效，且已获 CSCO 指南推荐。根据 2025 年 ASCO 年会最新数据，针对获得性 *MET* 扩增等耐药机制的患者，联合靶向治疗展现出治疗潜力。Ⅲ期临床研究 SACHI 显示，接受赛沃替尼和奥希替尼的联合双靶治疗组较化疗组的 PFS 中位数均得到显著延长，其中双靶联合治疗在既往一 / 二代 EGFR-TKI 经治人群中的 PFS 中位数可达 9.8 个月（vs. 5.4 个月，*HR*=0.34），在 ITT 人群中的 PFS 中位数可达 8.2 个月（vs. 4.5 个月，*HR*=0.34）。

ADC 作为另一新兴治疗手段，在 EGFR-TKI 耐药后治疗中同样展现出令人鼓舞的临床效果。OptiTROP-Lung03 研究在 EGFR-TKI 和含铂化疗治疗后进展的 *EGFR* 敏感突变 NSCLC 患者中，评估了靶向 TROP2 的 ADC 芦康沙妥珠单抗与多西他赛的疗效。结果显示，芦康沙妥珠单抗显著改善疗效，PFS 中位数延长至 6.9 个月（*HR*=0.30），ORR 达 45.1%，成为 NMPA 批准的新型治疗方案。HERTHENA-Lung02 研究在三代 EGFR-TKI 治疗后疾病进展的晚期 EGFR 突变 NSCLC 患者中，比较了靶向 HER3 的 ADC（HER3-DXd）与铂类化疗的疗效，虽 PFS 获益有限（5.8 个月 vs. 5.4 个月，*HR*=0.77），但差异仍有统计学意义（*P*=0.011）。另外，BL-B01D1 作为 EGFR 及 HER3 双特异性抗体药物偶联物，通过双靶点协同作用展现出良好的抗肿瘤活性。2025 年 ASCO 年会公布的最新数据显示，在 68 例患者中，BL-B01D1 的确认 ORR 为 35.3%，DCR 为 82.4%，PFS 中位数为 6.7 个月。Temab-A 是一种针对 c-MET 蛋白的 ADC，Ⅰ期临床研究显示，无论 c-Met 蛋白表达水平如何，均观察到相似的高 ORR，且疗效不受 *EGFR* L858R 突变、19 号外显子缺失或 T790M/C797S 等 TKI 耐药突变的影响，具有一定的后线治疗应用与探索的潜力。

值得注意的是，ICI 联合 EGFR-TKI 或单纯免疫联合化疗等策略在 *EGFR* 突变患者中的多项临床研究暂时未显示出预期获益，提示需要寻找更有效的联合治疗模式。

（二）ALK

1. **ALK 耐药机制** *ALK* 融合阳性 NSCLC 的靶向治疗已进入多代 TKI 药物齐头并进的时代，从第一代克唑替尼到第三代洛拉替尼，ALK-TKI 的治疗谱系日趋完善。然而，即使拥有如此丰富的药物可供选择，获得性耐药仍是临床实践中不可回避的挑战。与 EGFR-TKI 耐药相似，ALK-TKI 治疗失败后的进展模式同样呈现出明显的异质性特征。ALK 依赖性耐药包括 ALK 激酶结构域的突变和基因扩增，如 L1196M 和 G1202R 突变；非 ALK 依赖性耐药机制则包括细胞内旁路激活、组织学转变等。值得关注的是，约 40% 的患者在接受一、二代 ALK-TKI 治疗后会出现 G1202R 门控突变，而在洛拉替尼治疗失败后，复合突变（如 G1202R/L1196M、G1202R/G1269A 等）的出现进一步增加了治疗难度。基于对这些耐药机制的深入理解，临床治疗策略也相应制定了针对性应对方案。

2. **ALK 靶向治疗现状** 根据 CSCO 指南，对于寡进展或 CNS 进展的患者，推荐继续使用原 TKI 治疗联合局部治疗，一代 ALK 靶向药物耐药后可使用二代或三代 ALK 靶向药物控制。对于有广泛进展的患者且第一代 TKI 一线治疗失败后，可尝试使用二代 TKI；对于第二代 TKI 一线治疗或者第一代、二代 TKI 均失败的情况，则Ⅰ级推荐洛拉替尼；若三代 TKI 治疗均失败，则Ⅰ级推荐使用贝伐珠单抗联合含铂双药化疗。对于靶向药物及含铂双药化疗失败的患者，则推荐单药化疗。

3. **ALK 耐药后治疗进展** 对于已经出现耐药的患者，挽救治疗的探索同样重要。然而，采用类似 EGFR 耐药患者的 ATTLAS、IMpower150 等免疫联合抗血管治疗策略时，ALK 融合患者临床获益非常有限，ALK 阳性患者的免疫治疗策略急需探索其他治疗策略。

面对日益复杂的复合耐药突变挑战，新一代 TKI 的研发应运而生。与前三代“单突变活性”ALK-TKI 不同，NVL-655 具备“双突变活性”特征，能够同时克服 ALK 单一耐药突变和复合耐药突变。在Ⅰ期临床研究中，NVL-655 用于 103 例患者，ORR 为 38%，DOR 中位数为 14.4 个月，其中推荐Ⅱ期剂量组（150mg）的 6 个月缓解维持率达到 100%。此外，该药物还具有优异的脑渗透性以及对 TRK 的高选择性，有望显著降低既往 ALK-TKI 常见的神经系统不良反应，为 *ALK* 阳性 NSCLC 患者，特别是伴有脑转移或多线治疗失败的患者，提供新的治疗希望。

（三）ROS1

1. **ROS1 耐药机制** *ROS1* 突变包括融合（重排）、点突变、扩增，其靶向治疗虽然显著改善了患者预后，但耐药问题仍是临床面临的主要挑战。ROS1-TKI 的耐药机制分类中，在靶耐药机制主要表现为 ROS1 激酶区的继发突变，其中 G2032R 突变最为常见，还有 D2033N、L2026M、S1986Y 和

L1951R 突变等。这些突变对不同代 ROS1-TKI 的敏感性存在显著差异，比如，G2032R 对克唑替尼和恩曲替尼耐药，但对二代药物瑞普替尼部分敏感。脱靶耐药机制则主要表现为旁路信号激活和组织学转化，如 *MET* 扩增、*KRAS* 突变或 *EGFR* 旁路激活等。

2. ROS1 **靶向治疗现状** ALK 与 ROS1 激酶结构域有49% 氨基酸序列的同源性，因此大多数 ALK 抑制剂对 *ROS1* 阳性的 NSCLC 都表现出有效性。在一线治疗选择上，推荐一代克唑替尼、恩曲替尼、安奈克替尼以及二代的瑞普替尼和他雷替尼。对于一代靶向药物治疗后疾病进展的二线治疗，当患者出现寡进展或 CNS 进展时，建议继续原 TKI 治疗并联合局部治疗手段，或考虑使用二代的瑞普替尼和他雷替尼。

3. ROS1 **耐药后治疗进展** *ROS1* 获得性耐药突变时，可以根据具体的突变类型，选择其他 ROS1 抑制剂。TRIDENT-1 研究显示，伴 G2032R 耐药突变的瑞普替尼经治人群，cORR 达 59%；洛拉替尼对多种 *ROS1* 耐药突变（如 S1986Y、D2033N）具有活性。此外，NVL-520 等新一代 ROS1 抑制剂正在研发中，它是一种新型脑渗透性高选择性抑制剂，相比起恩曲替尼等药物神经毒性更低，可用于对 ROS1 抑制剂产生耐药的肿瘤患者，也为脑转移患者提供新型选择。另外，动态监测技术，如 ctDNA 检测，有助于早期发现耐药克隆。

（四）其他驱动基因突变

1. BRAF 其耐药机制主要涉及两方面：一是在 BRAF V600E 蛋白缺失情况下 MAPK 通路的持续激活；二是通过 c-Jun 介导的 EGFR 信号异常活化导致的旁路激活。目前标准一线治疗为达拉非尼联合曲美替尼的双重阻断方案。针对耐药后的治疗，临床探索主要集中在联合策略上，包括 EGFR 或 MEK 抑制剂的联合使用、三联靶向治疗（BRAF 抑制剂 + MEK 抑制剂 +EGFR 抑制剂）等。

2. MET *MET* 突变靶向治疗耐药机制复杂多样，*MET* 基因 14 号外显子跳跃突变在 NSCLC 患者中较为常见。此外，*MET* 基因的扩增也是 NSCLC 中常见的耐药机制之一，它可以通过激活下游信号通路（如 STAT、MAPK 和 PI3K 信号通路）来绕过 EGFR 信号通路，从而导致对 EGFR-TKI 的耐药。Ⅰ型抑制剂（如卡马替尼）主要面临 D1228 和 Y1230 位点突变导致的耐药，而Ⅱ型抑制剂（如卡博替尼）则易受 L1195 和 F1200 突变影响。新一代的 MET 抑制剂正在研发中。免疫治疗药物（如 PD-1/PD-L1 抑制剂）与 MET 抑制剂的联合使用也在探索中。

3. KRAS 目前，*KRAS* 突变 NSCLC 的一线治疗参考Ⅳ期无驱动基因非鳞 NSCLC 患者的一线治疗方案，以“免疫治疗 ± 化疗”为主。近年来，*KRAS* 突变 NSCLC 的靶向治疗策略取得了显著进展，KRAS G12C 抑制剂通过共价修饰突变半胱氨酸残基、稳定 KRAS 于非活性 GDP 结合构象并抑制下游信号级联反应，从而有效阻断肿瘤细胞增殖路径。FDA 批准的索托拉西布和阿达格拉西布的临床应用虽然改变了治疗格局，但耐药问题日益突出。此外，多个二代 KRAS G12C 抑制剂如 divarasib（GDC-6036）和 olomorasib（LY3537982）已经显示出良好的抗肿瘤活性，耐药机制主要包括在靶突变（如 Y96D、R68S）、旁路激活（如 *MET* 扩增、EGFR 信号上游激活等）以及组织学转化等。

联合疗法是克服 KRAS 抑制剂耐药的主要方法。ICI 与 KRAS 抑制剂的联合治疗也在探索中，以期通过增强免疫反应来克服耐药性。针对旁路激活的联合策略，目前已证实 KRAS G12C 抑制剂与 EGFR-TKI 具有协同作用，Ⅱ期研究 KROCUS 的结果显示，氟泽雷塞联合西妥昔单抗为 47 例初治晚期 *KRAS* G12C 突变 NSCLC 患者带来 80% 的 ORR，58% 患者肿瘤缩小 ≥ 50%，PFS 中位数为 12.5 个月，DOR 中位数和 OS 中位数未达到。此外，通过抑制含 Src 同源 2 结构域蛋白酪氨酸磷酸酶（Src homology 2 domain-containing protein tyrosine phosphatase-2，SHP2）来阻断上游受体酪氨酸激酶（receptor tyrosine kinase，RTK）介导的 RAS 通路激活，也是一种有效的策略。

4. HER2 *HER2* 突变主要包括激酶结构域的点突变，这些突变会导致 HER2 蛋白的异常激活，进而促进肿瘤细胞的增殖和存活。*HER2* 突变及与其他基因的相互作用可导致耐药。靶向 HER2 的药物包括单克隆抗体（如曲妥珠单抗、SHR-1811）和小分子抑制剂（如吡咯替尼、BAY088 和 BI1810631）。这些药物通过抑制 HER2 蛋白活性或诱导肿瘤细胞凋亡来克服耐药。联合使用 HER2 靶向药物与其他疗法是常见的耐药应对策略。目前，新一代 ADC 德曲妥珠单抗（T-DXd）在 DESTINY-Lung02 研究中展现出持续疗效，ORR 达 50%，PFS 中位数为 10 个月，SHR-1811 也因为优异的疗效获批了肺癌治疗适应证。针对获得性耐药机制（如 HER2 激酶域突变、旁路信号激活），多项联合治疗策略正在探索。未来需进一步优化生物标志物筛选和测序技术，以实现更精准的耐药后治疗。

四、总结与展望

靶向治疗显著改善了驱动基因阳性 NSCLC 患者的预后，但耐药问题仍是临床面临的主要挑战。耐药机制的多样性，包括靶基因继发突变、旁路激活和组织学转化等，推动治疗策略从经验性调整转向精准干预。本文主要总结了目前靶向药物的耐药机制，以及主要靶点耐药后治疗的研究进展，例如新一代靶向药物、双靶联合、抗体偶联药物及免疫联合方案的探索为耐药患者提供了更多选择。未来需进一步深化耐药机制研究，开发更高效的新型靶向药物和联合策略，同时探索克服免疫治疗瓶颈的途径，为患者带来长期生存获益，推动 NSCLC 治疗进入精准化、个体化的新时代。

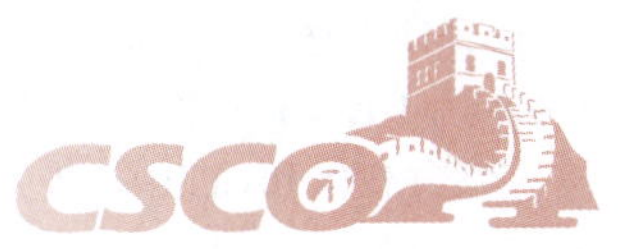

非小细胞肺癌免疫治疗进展

杨媛媛　仲佳　王洁

中国医学科学院肿瘤医院

一、非小细胞肺癌免疫治疗临床研究

非小细胞肺癌（non-small-cell lung cancer，NSCLC）作为全球发病率和死亡率最高的恶性肿瘤之一，长期面临疗效有限、复发率高及预后不良等挑战。免疫检查点抑制剂（immune checkpoint inhibitors，ICIs）的问世改变了NSCLC的治疗格局，从围术期新辅助及辅助治疗，到局部晚期的巩固治疗，再到晚期一线及后线治疗，均展现出显著的生存获益。目前免疫治疗策略已从单药治疗迈向联合治疗，包括免疫联合化疗、抗血管生成药物、双免疫联合等，逐步突破单药治疗的瓶颈并扩大了获益人群的覆盖。然而，NSCLC免疫治疗仍面临诸多挑战：疗效个体差异显著、生物标志物的预测价值需进一步优化、耐药机制尚未完全阐明，且特殊人群的治疗策略仍待明确。本文系统综述了NSCLC免疫治疗的最新进展，为临床实践与科研探索提供参考。

（一）围手术期非小细胞肺癌

多项临床研究围绕NSCLC新辅助免疫治疗方案开展研究，涵盖ICIs中最具代表性的PD-/PD-L1单药及其联合化疗、放疗、抗血管治疗、其他ICIs（如CTLA-4）等多种策略进行。早期研究如CheckMate-159、LCMC-3、IONESCO等，探索了不同PD-1/PD-L1单药新辅助治疗的应用价值，但受限于样本量较小，各项研究病理缓解率波动较大，且整体主要病理缓解率（major pathological response，MPR）和病理完全缓解率（pathological complete response，pCR）显著低于ICIs联合化疗方案，因此免疫单药新辅助治疗未进一步推进至Ⅲ期临床研究。

新辅助免疫治疗联合化疗的优越疗效已获多项大型Ⅲ期研究证实，可实现肿瘤降期并提高R0切除率。CheckMate-816研究显示，新辅助纳武利尤单抗联合化疗较化疗在无事件生存期（event-free survival，EFS）和pCR上均有显著改善，5年随访最终分析中总生存期（overall survival，OS）优势持续存在。CheckMate-77T研究进一步探索了纳武利尤单抗用于新辅助及辅助治疗的围术期模式，联合治疗组pCR、MPR、EFS中位数均显著高于化疗组。基于这两项研究，纳武利尤单抗成为中国目前唯一同时获批肺癌新辅助及围手术期适应证的免疫治疗药物。此外，根据NEOTORCH、KEYNOTE-671、RATIONALE-315、AEGEAN等研究的阳性结果，2025年CSCO指南已将“含铂化疗联合特瑞普利单抗/帕博利珠单抗/替雷利珠单抗/度伐利尤单抗新辅助+辅助治疗”列为可手术ⅢA或ⅢB（$T_3N_2M_0$）期NSCLC的Ⅰ级推荐。

以纳武利尤单抗联合伊匹木单抗为代表的双免疫联合治疗在新辅助治疗中初见成效。Ⅲ期CheckMate-816研究显示，新辅助纳武利尤单抗联合伊匹木单抗组对比化疗组，pCR、MPR、EFS中位数均有提高。Ⅱ期NEOSTAR研究中，双免组较纳武利尤单抗单药组pCR和MPR均有提升；Ⅱ期平台NEOSTAR试验则显示，双免联合化疗组和纳武利尤单抗联合化疗组的MPR分别为50%和32.1%。NEOpredict-Lung研究表明，纳武利尤单抗联合Relatlimab（LAG-3抑制剂）组pCR为16.7%、MPR为30%，与纳武利尤单抗单药组（13.3%、27%）基本相当。随着新靶点的探索，NeoCOAST研究创新性尝试新型联合疗法。84例NSCLC患者分别接受度伐利尤单抗联合oleclumab（抗CD73）/monalizumab（抗NKG2A）/danvarsen（抗STAT3）和度伐利尤单抗单药治疗，联合治疗组在MPR（19.0% vs. 30.0% vs. 31.3% vs. 11.1%）和pCR（9.5% vs. 10.0% vs. 12.5% vs. 3.7%）上均占有明显的优势。全球Ⅱ期随机对照NeoCOAST-2研究则进一步探索新型双免疫联合化疗模式的疗效与安全性。试验分为多个组别，包括度伐利尤单抗+oleclumab（抗CD73）+铂类双药化疗，后续度伐利尤单抗+oleclumab辅助治疗；度伐利尤单抗+monalizumab（抗NKG2A）+铂类双药化疗，后续度伐利尤单抗+monalizumab辅助治疗；度伐利尤单抗+datopotamab deruxtecan（TROP-2 ADC）+铂类单药化疗，后续度伐利尤单抗单药辅助治疗。三组pCR分别为20.3%、25.7%和35.2%，MPR分别为41.9%、50.0%和63.0%。该研究首次在NSCLC新辅助治疗中引入ADC，在保证手术可行性的同时展现出了显著疗效，在PD-L1低表达人群中更具优势，值得在新辅助治疗中对ADC联合检查点抑制进一步进行更大规模试验研究。

ICI联合抗血管生成治疗在NSCLC新辅助治疗中亦展现出一定潜力。ChiCTR2000033588试验纳入78例ⅡA~ⅢB期患者，采用新辅助卡瑞利珠单抗联合阿帕替尼治疗,MPR达57%,pCR达23%;EAST ENERGY试验针对24例ⅠB~ⅢA期患者,应用帕博利珠单抗联合雷莫芦单抗方案,MPR和pCR分别为50%和25%,初步验证了此类联合策略的可行性。新辅助ICIs联合放疗或放化疗的探索同样取得了一定进展。NCT02904954研究、ACTS-30研究、INCREASE研究、SACTION-01研究结果均显示放疗与免疫协同应用提供了新依据,但此类方案的安全性及疗效还需在更大规模的临床研究中进一步探索。

辅助免疫治疗在NSCLC术后治疗中展现出显著临床潜力,其核心机制在于通过激活T细胞、增强免疫应答以清除残余癌细胞及微小病灶,从而降低术后复发或转移风险。目前,以IMpower-010和KEYNOTE-091为代表的研究,为这一领域提供了关键证据。IMPOWER 010研究结果显示,对于接受完全手术切除的Ⅱ~ⅢA期NSCLC患者,辅助化疗后序贯阿替利珠单抗治疗的患者复发或死亡风险降低21%;PD-L1肿瘤细胞阳性比例分数(tumor proportion score,TPS)≥1%的患者获益更大,复发或死亡风险降低34%。KEYNOTE-091研究旨在探索帕博利珠单抗术后辅助治疗的疗效及安全性。结果显示,免疫治疗组和安慰剂组无病生存期中位数分别为53.6个月和42.0个月,患者术后疾病复发或死亡的风险降低了24%。

纵观NSCLC围术期治疗研究,新辅助免疫治疗较辅助免疫治疗展现出更好的临床获益。新辅助-手术-辅助免疫治疗的探索亦获阳性结果。未来围手术期不同免疫治疗模式的适应人群探索将在聚焦于整合临床和分子特征的多维度标志物的基础上进行。

(二)局部晚期非小细胞肺癌

对于不能手术的局部晚期NSCLC,同步放化疗是标准治疗方案。但放化疗所致炎性因子,如反应性氧和活性氮中间体的产生,可进一步诱导肿瘤生态系统中恶性细胞的选择性进化。炎症信号的进一步传播可能会通过刺激DC成熟、效应T细胞浸润以及免疫抑制细胞群(如Treg、巨噬细胞和MDSC)的招募,重塑肿瘤的免疫生态。免疫治疗改写了同步放化疗后无标准治疗的局面。PACIFIC研究发现,在同步放化疗后给予不超过1年的度伐利尤单抗(PD-L1抑制剂)维持治疗,可以延长患者的OS和PFS。虽然度伐利尤单抗组治疗相关副作用发生率高于对照组,但大部分为1~2级。鉴于该研究,2019年NMPA批准度伐利尤单抗用于不可手术切除NSCLC同步放化疗后未进展患者的维持治疗。另一项随机对照临床研究GEMSTONE-301显示,无论是同步放化疗还是序贯放化疗后的局部晚期NSCLC患者,舒格利单抗(PD-L1抑制剂)巩固治疗均可带来显著临床获益,而3级或4级TRAE发生率仅为9%。2022年,NMPA批准舒格利单抗用于同步或序贯放化疗后未发生疾病进展的不可切除Ⅲ期NSCLC患者的巩固治疗。

免疫联合同步放化疗的治疗模式也有相关报道。DETERRED是一项评估同步放化疗后序贯阿替利珠单抗巩固治疗对比同步阿替利珠单抗联合同步放化疗后序贯阿替利珠单抗巩固治疗的疗效和安全性的非随机对照Ⅱ期研究。该研究结果显示,同步免疫治疗与序贯免疫治疗的疗效十分接近,且均显示出可接受的安全性(≥3级肺炎发生率分别为0和3%)。这提示PD-L1抑制剂联合同步放化疗的模式是可行的。

另外,在PD-1抑制剂治疗局部晚期NSCLC方面也进行了相关探索。KEYNOTE-799对同步帕博利珠单抗联合放化疗在不可手术切除的Ⅲ期NSCLC的疗效及安全性进行了评估,NICOLAS研究评估了同步纳武利尤单抗联合放化疗在Ⅲ期NSCLC中的疗效和安全性。上述两项研究中,PD-1抑制剂同步放化疗治疗组患者3级以上肺炎发生率为6.9%~10%,该比例与PD-L1抑制剂相比明显升高,提示PD-1抑制剂与放疗的同步使用可能增加肺炎风险,这可能与PD-1抑制剂除了与PD-L1结合外还与PD-L2结合,从而阻断巨噬细胞和T细胞与PD-1/PD-L1的相互作用有关。

综上,尽管免疫治疗与放化疗的联合模式多样,需进一步探索,但疗效与风险的平衡十分重要。目前,同步放化疗后度伐利尤单抗维持治疗的PACIFIC模式仍是获益明确、安全可控的标准方案。

(三)晚期非小细胞肺癌

1. 非小细胞肺癌免疫一线治疗 PD-1/PD-L1抑制剂单药免疫治疗在PD-L1≥50%的晚期NSCLC中可以取得优于传统含铂双药化疗的生存优势(PFS及OS延长),且不良反应发生率更低,例如KEYNOTE-024研究、KEYNOTE-042研究、IMpower110研究均证明了上述结论。目前,帕博利珠单抗、阿替利珠单抗已在PD-L1高表达驱动基因阴性的NSCLC人群中获NMPA批准适应证。

为扩大免疫治疗的获益人群,PD-1/PD-L1抑制剂联合化疗成为适用人群更广泛的NSCLC的一线治疗选择。一系列研究证实,免疫联合化疗在鳞状及非鳞NSCLC中均可提高ORR、PFS及OS,在各个PD-L1表达亚组中均观察到获益,并且安全性良好。这些研究包括帕博利珠单抗联合化疗的KEYNOTE-189(非鳞癌)和KEYNOTE-407(鳞癌)研究、替雷利珠单抗联合化疗的RATIONALE304(非鳞癌)研究和RATIONALE307(鳞癌)研究、信迪利单抗联合化疗的ORIENT-11(非鳞癌)和ORIENT-12(鳞癌)研究、卡瑞利珠单抗联合化疗的CameL研究(非鳞癌)和CameL-sq研究、阿替利珠单抗联合化疗的IMpower132研究(非鳞癌),以及同时纳入鳞癌和非鳞癌的舒格利单抗联合化疗的GEMSTONE-302研究和特瑞普利单抗联合化疗的CHOICE-01研究。截至2022年8月1日,上述药物,除特瑞普利单抗的肺癌适应证尚在审批阶段,其他药物均已获NMPA批准免疫联合化疗治疗一线驱动基因阴性NSCLC适应证。因此,在针对驱动基因阴性晚期NSCLC一线治疗的一系列研究中,PD-1/PD-L1单抗联合化疗均取得了优于含铂双药化疗的研究结果。PD-1/PD-L1单抗联合化疗已成为驱动基因阴性晚期NSCLC一线治疗的适用人群最广、证据最充分的主要治疗方式。

肿瘤细胞在肿瘤生态系统的演化中逐步创造适宜获取能量和远处转移的条件。其与周围微环境在相互作用中共同构建了酸性及缺氧的生态环境,有利于TAM的募集以及肿瘤新生血管形成。这也催生了一线免疫联合治疗的其他模式,包括免疫联合抗血管生成药物、免疫联合免疫等。IMpower150是首个探索了免疫治疗联合抗血管生成药物和化疗一线治疗转移性非鳞NSCLC的Ⅲ期随机研究。该研究证明,阿替利珠单抗＋贝伐珠单抗＋卡铂＋紫杉醇（ABCP）较贝伐珠单抗＋卡铂＋紫杉醇（BCP）方案显著延长了 PFS 和 OS，且在 *EGFR* 突变人群中 ABCP 方案较 BCP 方案 PFS 也有延长。但在全身免疫反应激活及神经、内分泌等多种系统的相互作用下，肿瘤细胞被杀灭的同时也影响了机体的稳态。鉴于免疫系统与机体密切的关联，血管生成的抑制也在一定程度上影响 T 淋巴细胞等免疫细胞的招募，削弱免疫杀伤作用的同时，免疫相关 AE 凸显。在安全性上，ABCP 方案较 BCP 方案增加了 3 级及以上不良反应的发生率，因此，临床应用时需要充分评估获益及潜在风险。双免疫联合方面，CheckMate9LA 研究发现，纳武利尤单抗联合伊匹木单抗联合 2 个周期短疗程化疗对比标准化疗组 PFS 和 OS 均有延长，但双免联合化疗组较单纯化疗组的 3~4 级 TRAE 发生率更高。CheckMate227 也达到其两个主要研究终点，在 PD-L1 ≥ 1% 队列中，纳武利尤单抗联合伊匹木单抗较化疗延长了 OS 中位数，TMB ≥ 10 个突变 /Mb 的患者接受双免组的 PFS 中位数显著高于化疗组。安全性方面，双免组与化疗组的 3~4 级不良反应发生率相似。POSEIDON 研究同样观察到度伐利尤单抗联合曲美木单抗（CTLA-4 单抗）联合化疗较单纯化疗显著延长了 PFS 和 OS。肺癌双免联合方案目前尚无适应证获 NMPA 批准，但基于上述研究数据，也是晚期 NSCLC 一线治疗的可选治疗策略。

2. 非小细胞肺癌免疫后线治疗 已有多项研究证实，在既往接受含铂双药化疗的 NSCLC 二线治疗中，PD-1/PD-L1 单抗较多西他赛显著改善 PFS 和 OS，且安全性良好，3~4 级不良反应发生率更低。CheckMate017、CheckMate057 和 CheckMate078 三项随机Ⅲ期研究证明了纳武利尤单抗对比多西他赛二线治疗晚期 NSCLC 的生存优势，NMPA 批准纳武利尤单抗用于治疗驱动基因阴性的晚期 NSCLC 的二线治疗。KEYNOTE-010 是一项全球多中心Ⅱ/Ⅲ期临床研究，评估了帕博利珠单抗单药对比多西他赛在 PD-L1 阳性（PD-L1 TPS ≥ 1%）且既往接受过至少一种化疗方案的局部晚期或转移性 NSCLC 患者中的疗效。结果显示，帕博利珠单抗组的 OS 均明显优于多西他赛组。2015 年，FDA 批准了帕博利珠单抗二线治疗既往接受过至少一种化疗的 PD-L1 ≥ 1% 的局部晚期或转移性 NSCLC 患者。POPLAR 研究和 OAK 研究分别为评估了 PD-L1 抗体阿替利珠单抗对比多西他赛二线治疗复发性或转移性 NSCLC 的疗效和安全性的Ⅱ期和Ⅲ期随机临床研究。结果显示，在所有 PD-L1 表达和组织学类型中，与传统的多西他赛治疗组相比，阿替利珠单抗可以显著提高患者的 OS 中位数。因此，2016 年 FDA 批准阿替利珠单抗单药作为晚期 NSCLC 的二线治疗选择，无论 PD-L1 的表达水平。RATIONALE303 研究同样证实，在既往含铂类化疗失败的局部晚期或转移性 NSCLC 中，替雷利珠单抗二线或三线治疗较多西他赛显著延长了 ITT 人群（无论 PD-L1 表达水平）的 OS，替雷利珠单抗组的 ORR 和 DOR 也都优于多西他赛组，NMPA 批准了替雷利珠单抗用于 NSCLC 二线治疗的适应证。因此，对于一线未使用 ICI 治疗的患者，二线 ICI 单药治疗证据充分。目前在 NSCLC 二线 ICI 联合化疗或联合抗血管生成药物的临床研究也在进行中。一线免疫联合化疗方案进展后二线治疗方案如何选择，也是现有数据难以回答的问题，一系列新药临床研究正在进行中。

二、肺癌生态系统中的免疫治疗生物标志物

尽管免疫治疗为部分肺癌患者带来持久的生存获益，但是由于肿瘤生态系统的异质性和复杂性，仍有部分患者对免疫治疗无效。因此，识别免疫治疗获益人群具有重要的意义。本节介绍肺癌生态系统中潜在的免疫治疗生物预测标志物。

（一）肿瘤细胞相关生物标志物

1. PD-L1 PD-L1 是目前 NSCLC 指南中推荐等级最高的预测免疫治疗疗效的生物标志物。KEYNOTE-024、KEYNOTE-042、IMpower110 和 EMPOWER-Lung1 等一系列研究均表明，PD-L1 TPS ≥ 1% 的人群可以从免疫单药中获益。目前，针对 PD-L1 的检测主要是在肿瘤组织样本中进行。但只有部分的患者可以获得足够高质量的组织标本进行检测，因此，基于外泌体、CTC 等体液标本的 PD-L1 检测也逐渐受到重视。基线治疗前，外泌体 PD-L1 表达水平与免疫治疗疗效呈负相关，外泌体 PD-L1 表达水平高，免疫治疗疗效差。而基线 PD-L1 高表达的 CTC 比例及总 PD-L1+CTC 和 PD-L1 高表达的 CTC 的消除比例与免疫治疗的疗效呈正相关。然而，由于检测平台的不同，基线 CTC PD-L1 表达状态与免疫治疗疗效的关系仍存在争议。

2. 肿瘤突变负荷 TMB 指的是肿瘤基因组内存在的体细胞突变位点数量，可通过靶向捕获测序（panel）与全外显子组测序（whole exome sequencing，WES）进行检测，其间接地反映了肿瘤产生新抗原的能力。高 TMB 与多种晚期实体瘤免疫治疗的高应答和生存获益有关。2015 年，首个 TMB 与 NSCLC 免疫治疗疗效的研究发表于 *Science* 杂志。该研究发现，高于 TMB 中位数的 NSCLC 患者接受免疫治疗具有更长的 PFS。随后，CheckMate-026、CheckMate-227 等多项大型临床研究均证实，TMB 对 NSCLC 免疫治疗疗效有预测作用。尽管在部分研究中看到了 TMB 高的患者免疫治疗疗效更佳，但是在晚期 NSCLC 接受免疫联合化疗（如 KEYNOTE-021、KEYNOTE-189 和 KEYNOTE-407 的回顾性分析）以及 ES-SCLC 接受免疫联合化疗的研究中（如 IMpower-133 研究）均未发现 TMB 与疗效的相关性。

目前，TMB 常用的检测方法为 WES 检测和靶向二代测序（next generation sequencing，NGS）。由于 WES 检测较 NGS panel 成本和样本要求更高，数据分析也更复杂，因此 WES 在临床应用中有较大的局限性。目前，经过验证的 NGS panel 可作为 WES 的替代方式。TMB 主要利用组织样本检测，但由于多数患者不能获得足够的高质量的标本，基于 NGS panel 的 bTMB 检测成为新的探索方向。已有研究表明，bTMB 与多种 ICI 的临床获益有关。一项名为 B-F1RST 的前瞻性研究评估了 bTMB 作为阿特利珠单抗一线治疗局部晚期或转移性 NSCLC 的预测生物标志物。结果显示，高 bTMB（≥ 16）的患者 ORR 显著优于低 bTMB 患者（<16），长期随访研究表明，高 bTMB（≥ 16）组的 OS 更长。因此，bTMB 有望作为 NSCLC 免疫治疗疗效预测的生物标志物，但其生物学机制仍需进一步的探索和验证。

3. **特定基因突变** 在NSCLC中，*KRAS*突变通常被认为是免疫治疗疗效的正性预测因素。*KRAS*突变使得KRAS蛋白结构发生改变，处于持续激活的状态，并可通过其下游的丝裂原活化蛋白激酶(mitogen-activated protein kinase，MAPK)信号途径诱导PD-L1的表达。一项纳入5项临床研究的3 025例患者的meta分析发现，与*KRAS*野生型患者相比，*KRAS*突变患者对PD-1/PD-L1抑制剂治疗的反应性更好。然而，当KRAS突变合并苏氨酸激酶11(threonine kinase 11，STK11)或Kelch样环氧氯丙烷相关蛋白1(kelch-likeECH-associated protein 1，KEAP1)突变时，却未能观察到免疫治疗获益。其可能的机制是，在*KRAS*突变型中，*STK11*突变可以导致肿瘤细胞的MHC Ⅱ类分子下调，而*KEAP1*突变可以下调Ⅰ型干扰素和其他炎性因子的表达，提示*STK11*和/或*KEAP1*突变可导致*KRAS*突变的患者出现特殊的免疫抑制表型。

*EGFR*突变是亚裔NSCLC人群中常见的突变类型，常与免疫治疗尤其是免疫单药治疗效果欠佳有关。KEYNOTE-001、CheckMate012及ATLANTIC等研究中均观察到，免疫治疗对*EGFR*突变的NSCLC患者的疗效十分有限。这可能与EGFR信号通路活化导致的非炎性微环境相关，包括下调趋化因子配体10(C-X-C motif chemokine ligand10，CXCL10)，从而导致CD8 T细胞减少，抑制DC功能，增强免疫抑制性Treg的功能等。然而，IMpower150和ORIENT31研究中发现，*EGFR*突变人群可能从免疫联合化疗和抗血管生成治疗的四药联合方案中获益，尤其是三线耐药以后，具体的机制尚不清楚，可能与抗血管生成药物重塑免疫生态有关。

染色质重塑交配型转换/蔗糖不发酵复合物(mating type switch/sucrose non-fermenting，SWISNF)是一种比较保守的多酶复合物。SWI/SNF复合物对T细胞发育至关重要，其中成员包括富含AT的相互作用结构域蛋白1A(AT-rich interactive domain1A，ARID1A)，SWI/SNF相关基质关联肌动蛋白依赖染色质调控因子亚家族A4(SWI/SNF related matrix associated actin-dependent regulator of chromatin subfamily A member 4，SMARCA4)等。日本的一项多中心研究发现，*SMARCA4*和*ARID1A*突变可能影响NSCLC患者接受ICI治疗的临床结局，是其不良预后因素。

4. **DNA损伤修复(DDR)通路** DNA损伤修复(DNA damage response，DDR)由错配修复(mismatch repair，MMR)、碱基修复(base excision repair，BER)、同源重组修复(homologous recombination repair，HRR)等八条通路组成。错配修复缺陷(mismatch repair deficiency，dMMR)或微卫星不稳定性高(microsatellite instability-high，MSI-H)可能导致基因组的不稳定性，从而使TMB和新生抗原负荷(neoantigen load，NAL)升高。在结直肠癌、胃癌和尿路上皮癌中，MSI较为常见，但在NSCLC中仅占约1%。*HRR-BER*共突变在NSCLC中占17%。研究发现，*HRR-BER*共突变与高TMB和高NAL有关，可能成为ICI疗效的预测标志物。

DNA聚合酶ε(polymerase epsilon，POLE)和DNA聚合酶δ1(polymerase delta1，POLD1)均编码了参与DNA复制和修复的蛋白，*POLE*和*POLD1*突变已被证明与癌症的发生发展有关。*POLE*和*POLDI*基因突变可导致*DNA*修复缺陷和TMB增加，从而产生新抗原，促进淋巴细胞浸润。一项泛瘤种的研究表明，*POLE*和*POLD1*突变患者的TMB显著高于未突变患者；生存分析显示，*POLE/POLDI*突变较野生型患者更易从ICI治疗中获益(OS中位数：34个月 vs. 18个月)。因此，DDR通路相关基因有可能成为预测ICI治疗疗效的有效生物标志物，有待进一步的前瞻性研究证实。

(二)肿瘤生态环境中的免疫相关生物标志物

1. **肿瘤浸润淋巴细胞** ICI的抗肿瘤效果除了与肿瘤细胞本身相关，也与肿瘤生态系统中的免疫细胞(如T细胞、NK细胞和B细胞)的作用密切相关。TIL指离开血液进入到肿瘤中的淋巴细胞，是肿瘤免疫微环境的重要组成部分，与ICI的疗效密切相关。

早在2017年，DanielChen教授将肿瘤免疫微环境分为免疫沙漠型(immune-desert)、免疫豁免型(immune-excluded)和免疫炎症型(immune-inflamed)三种基本类型。免疫炎症型肿瘤具有$CD8^+$ T细胞浸润、IFN-Y信号富集等特点，因而对PD-1/PD-L1抑制剂会产生快速有效的应答。而免疫沙漠型与之相反，其特征是缺乏$CD8^+$T细胞浸润，缺少抗原提呈等，对PD-1/PD-L1抑制剂反应差。T细胞向肿瘤的运输减少、凋亡增加或效应T细胞功能障碍增加，以及免疫抑制细胞对肿瘤的浸润增加，协同促进了“冷”肿瘤的形成，这有利于肿瘤的侵袭和转移。解析肿瘤免疫逃避的潜在机制，为设计新的免疫疗法，将“冷”型肿瘤转化为“热”型肿瘤开辟了新道路。

2. **T细胞受体** 抗PD-1/PD-L1治疗有效的前提和关键环节是TCR能够有效识别肿瘤突变形成的新抗原，以及由此导致的功能性T细胞(PD-1+$CD8^+$ T细胞)的再激活和克隆性增生。因此，检测到新抗原特异的PD-1 $CD8^+$ TCR克隆可以预示PD-1/PD-L1单抗的有效性。研究显示，PD-1+$CD8^+$ TCR克隆的多样性和克隆性的动态演变与PD-1/PD-L1单抗的疗效相关。因此，TCR有望成为免疫治疗疗效的新型预测生物标志物，而近年来兴起的免疫组库技术为有效检测并识别特异性TCR提供了可行的方法。

(三)肿瘤生态环境中的系统性生物标志物

1. **外周血分类和计数** 患者外周血细胞分类和计数是临床上最为常用的检测指标。研究显示，中性粒细胞淋巴细胞比值(neutrophils-to-lymphocytes ratio，NLR)，血小板淋巴细胞比值(platelet-to-lymphocyte-ratio，PLR)和淋巴细胞单核细胞比值(lymphocyte-to-monocyte-ratio，LMR)与多癌种的免疫治疗疗效相关。一项纳入3 124例免疫治疗的NSCLC患者的meta分析发现，治疗前高NLR和高PLR，及治疗前和治疗后低LMR均与OS更差有关。

2. **HLA-Ⅰ杂合性** HLA是MHC的表达产物，参与抗原呈递及免疫应答，主要分为呈递内源性抗原的HLA-Ⅰ类分子和呈递外源性抗原的HLA-Ⅱ类分子。Ⅰ类分子主要将抗原呈递给$CD8^+$T细胞，其表达缺失会影响抗原呈递，进而削弱免疫治疗的疗效。研究显示，HLA-Ⅰ分型及与PD-1/PD-L1抑制剂疗效相关。一项纳入了1 525例接受PD-1/PD-L1抑制剂治疗的晚期实体瘤患者的分析发现，HLA-Ⅰ类分子在至少一个基因位点表现为纯合子与不良预后相关；在黑色素瘤的验证队列中发现，*HLA-B44*超型患者的OS延长，而*HLA-B62*超型(包括*HLA-B**15：01)或HLA-Ⅰ杂合性缺失的患者 OS 缩短。

3. **身体质量指数**(body mass index,BMI)　研究显示，在 NSCLC、黑色素瘤、肾透明细胞癌等癌种中，高 BMI(超重或肥胖)的患者接受 ICI 治疗的 PFS 和 OS 更长，也更容易发生免疫相关不良反应(immune-related adverse event,irAE)，提示 BMI 有可能成为免疫治疗的疗效和安全性的预测指标。其可能的机制包括脂肪组织中的巨噬细胞在皮下和内脏的脂肪中沉积，呈现促炎表型并释放 TNF-α 和 IL-6 等促炎因子；脂肪的蓄积提高 CD8 T 细胞浸润程度并促进 Treg 的清除；脂肪组织过表达核苷酸结合域、富含亮氨酸的家族、含吡喃结构域的 -3(Nlrp3)，导致 caspase-1 激活，随后由 IL-1β 和 IL-18 的分泌引起一系列炎症反应，最终导致更高的免疫治疗响应率和免疫不良反应。

4. **肠道微生物**　肠道微生物群是一个极其复杂的群体，被认为是人体器官或人类的第二基因组。肠道微生物群不仅与肠道免疫的关系密切，而且影响了全身免疫系统。研究显示，肠道微生物群可以影响免疫治疗的疗效。通过对 PD-1/PD-L1 抑制剂治疗有效或无效的晚期 NSCLC 患者的肠道菌群进行分析，发现有效患者的体内普遍存在阿克曼氏菌(Akkermansia muciniphila)。可见，肠道微生物群可能是一种预测 ICI 疗效的有效生物标志物。其具体的机制可能与有益菌群能增强抗原呈递能力、增加免疫效应细胞数量，以及下调免疫抑制细胞等有关。

三、肺癌免疫治疗的特殊人群

(一) ECOG 评分差的患者

评估患者一般状况的重要指标是评价其活动状态(performance status,PS)，美国东部肿瘤协作组(Eastern Cooperative Oncology Group,ECOG)制定的活动状态评分表是最常用的 PS 评分方法，将患者的活动状态分为 0~5 分，共 6 级。ECOG 评分差(ECOG 2 级及以上)的患者往往有较高的肿瘤负荷，对机体有较强的免疫功能抑制。PePS2 Ⅱ期研究纳入了 62 例 ECOG 2 级接受帕博利珠单抗 200mg q.3w. 治疗的 NSCLC 患者，发现其免疫单药治疗的疗效和安全性与 ECOG 0~1 级患者相似。但是 CheckMate171 和 CheckMate153 两项研究显示，与全组患者比较，ECOG 2 级的患者接受纳武利尤单抗作为二线及以上治疗晚期 NSCLC 显著降低了 OS 获益。可见，ECOG 2 级的患者异质性较强，需更多临床研究和临床实践探索可能从免疫治疗获益的人群。

(二) 老年患者

老年患者的免疫特征包括：①细胞衰老与功能状态受损；②自身免疫性疾病发生率增高；③感染性疾病发生率增高；④“免疫衰老”，即随着年龄增长，人体免疫系统将发生一系列改变，引起免疫应答能力下降，进一步导致机体易患肿瘤　和自身免疫性疾病，创伤修复能力及疫苗接种效果变差。肺癌作为一种老年性疾病，常发生于高龄患者，年龄是否影响免疫治疗的疗效对临床治疗具有重要意义。KEYNOTE-010、024 和 042 研究的汇总分析发现，在 ≥ 75 岁的 NSCLC 患者中，使用帕博利珠单抗相比于传统化疗显著提高了 OS，且 irAE 的发生率与非老年患者相似。在双免对比化疗的研究 CheckMate227 中同样证实，与单纯接受化疗相比，所有年龄段晚期 NSCLC 患者接受纳武利尤单抗联合伊匹木单抗均取得生存获益。另一项比较免疫联合化疗对比单纯化疗一线治疗晚期 NSCLC 疗效的 meta 分析显示，<65 岁和 ≥ 65 岁的患者均可从免疫联合化疗中获益。可见，老年患者并非免疫治疗的禁忌人群，同样可以从免疫治疗中获益。

(三) 合并自身免疫性疾病的患者

NSCLC 中部分患者会合并自身免疫性疾病，由于 ICI 具有潜在激活自身免疫系统的风险，这类人群常被排除在 ICI 的临床研究之外。然而，已有数据显示，这部分患者接受 ICI 治疗可能是安全的。一项对接受 PD-1 抑制剂治疗的晚期黑色素瘤患者的回顾性研究显示，52 例合并自身免疫性疾病(如风湿性关节炎、系统性红斑狼疮、风湿性多肌痛、干燥综合征、银屑病等)的患者亦可以从免疫治疗中获益，ORR 为 33%，PFS 中位数为 6.2 个月，疗效数据与无自身免疫病的患者相近，并且免疫相关毒副反应发生率未见明显升高，只有 2 例(4%)患者因自身免疫性疾病发作需要中断治疗，在 15 例(29%)出现其他 irAE 的患者中，仅 4 例(8%)需要中断治疗。尽管如此，在 ICI 治疗过程中仍然需要密切观察自身免疫性疾病的发作。虽然大部分自身免疫性疾病发作症状较轻微，但仍需警惕小部分患者免疫治疗后原有的自身免疫性疾病恶化的情况，特别是开始 PD-1/PD-L1 抑制剂治疗时合并活动性自身免疫性疾病的患者。因此，对于自身免疫性疾病活动期的肿瘤患者是否使用免疫治疗，应个体化考虑。

(四) 合并激素及抗生素使用的患者

接受 ICI 治疗的肿瘤患者在疾病的不同阶段，基于不同的治疗目的，可能存在糖皮质激素的使用指征，例如化疗前预处理、针对合并症及 irAE 的治疗等。KEYNOTE-189、KEYNOTE-407 等Ⅲ期研究显示，常规激素预处理并不影响免疫联合化疗的疗效。治疗剂量的糖皮质激素用于处理 irAE，整体上也是安全的，对 ICI 的抗肿瘤疗效无显著的负面影响。其可能的机制包括：①发生 irAE 时，机体抗肿瘤免疫已不同程度建立，此时的 T 细胞系统对糖皮质激素的免疫抑制作用具有良好的适应能力；② irAE 的出现通常标志着机体更强的免疫应答，治疗剂量的糖皮质激素可有效调节机体免疫处于合理的强度，而并不会显著影响 ICI 的抗肿瘤疗效。但是，目前的临床研究均排除了基线(ICI 治疗前)使用糖皮质激素治疗的患者。对于这类人群，激素是否影响 ICI 的疗效，尚不清楚。一项回顾性研究分析了 2 个中心的 640 例接受 ICI 治疗的 NSCLC 患者，其中 90 例患者基线使用了糖皮质激素治疗。结果显示，基线不低于 10mg/d 泼尼松当量的激素暴露会降低 PD-1/PD-L1 单抗的 ORR，显著缩短 PFS 及 OS。此外，在 PD-1/PD-L1 单抗治疗前 30 天内使用糖皮质激素也会降低患者的疗效获益，其中基线使用影响相对更明显。另一项研究显示，激素使用量也影响免疫治疗疗效。在免疫治疗前使用激素的晚期 NSCLC 患者中，不区分激素治疗原因的情况下，≥ 10mg 激素治疗组的 ORR、PFS 和 OS 显著低于<10mg 激素治疗组。因此，对于 ICI 治疗早期持续激素暴露是否对 ICI 疗效存在负面影响，目前存在一定争议。非必要情况下，应慎重考虑在 ICI 治疗早期持续使用超生理剂量的糖皮质激素治疗。

肠道微生物可以参与诱导炎症或免疫抑制，从而间接影响抗肿瘤治疗的效果。使用抗生素可能会改变肠道菌群的多样性和组成，导致菌群失调，减少参与激活免疫反应的微生物，并诱导抑制免疫反应的微生物生长，降低免疫治疗的效果。一项纳入 2 208 例 NSCLC 患者的 meta 分析显示，抗生素暴露组 ICI 单药的 OS 降低 6.7 个月，特别是在免疫治疗前后 60 天内使用抗生素的影响最明显。另一项研究显示，一线使用化疗联合 ICI 治疗的 NSCLC 患者，治疗前 30 天内使用过抗生素治疗组和非抗生素治疗组的 OS、PFS 和 ORR 均无差异。此外，PD-L1 高表达与否、是否在 1 周内使用抗生素以及不同的给药途径（口服或静脉）均不影响患者的预后。可见，使用抗生素可能并不影响 ICI 联合化疗的疗效。因此，在 ICI 单药治疗早期应尽量避免使用抗生素，若必须使用，需权衡利弊，兼顾肠道菌群的调节；在 ICI 联合化疗时，使用抗生素似乎不影响疗效，但有待前瞻性临床研究进一步加以证实。

（五）脑转移患者

脑转移是肺癌常见转移部位之一，晚期肺癌患者脑转移的发生率为 30%~50%，预后较差。既往研究认为，大脑是免疫豁免器官，缺乏效应淋巴细胞。而且由于存在血脑屏障，大分子药物极少能透过。近几年的研究发现，病理状态下（如恶性肿瘤），肿瘤新生血管可以破坏血脑屏障而使大分子进入脑实质，在脑转移患者的脑微血管内皮细胞中还发现了 TNF-α、IL-1、IL-6 等免疫因子，提示脑组织在肿瘤状态下不再是免疫豁免器官。另外，ICI 治疗，尤其是 PD-1 单抗，是通过激活免疫细胞发挥抗肿瘤作用而非直接作用于脑肿瘤，因此并不需要有很高的血脑屏障透过率。KEYNOTE-001、010、024 和 042 研究的汇总分析发现，帕博利珠单抗单药对比化疗一线治疗脑转移性 NSCLC 患者可以带来 OS 获益（19.7 个月 vs. 9.7 个月）。KEYNOTE-021、189 和 407 研究的汇总分析显示，免疫联合化疗一线治疗脑转移性 NSCLC 患者可以显著延长 PFS 和 OS。此外，CheckMate9LA 研究也发现，双免联合化疗一线治疗脑转移性 NSCLC 患者，可以显著提高 ORR 和 PFS。因此，脑转移患者也是免疫治疗获益的人群。

（六）肝转移患者

肝转移同样是肺癌常见转移部位之一，晚期肺癌的肝转移发生率约 15%~20%。肝脏是一个免疫耐受器官，由于长期大量暴露在无害的抗原中，且必须保持对这些抗原的耐受性，正常情况下，肝脏处于免疫抑制状态。在肝细胞癌中，有一群由骨髓细胞分化而来的未成熟髓样细胞——MDSC，具有很强的免疫抑制活性并会影响抗原呈递功能。MDSC 具有显著的多样性和可塑性，其在不同环境中可以分化为巨噬细胞、中性粒细胞和树突状细胞等，在肝脏免疫微环境中主要发挥免疫抑制作用。另外，肝脏拥有机体最大的巨噬细胞群，称为“库普弗细胞（Kupffer cell）”，占肝脏所有非实质细胞的 20%~35%，其通过 IL-10 与 NK 细胞相互作用，抑制 NK 细胞活性，还可以通过分泌 IL-10 和花生四烯酸衍生物前列腺素 E2（prostaglandin E2，PGE2）诱导 Treg 增殖。此外，肝转移瘤可以从体循环中募集（虹吸）活化的 $CD8^+$ T 细胞，而肝脏内 FasL'CD11bF4/80+ 单核细胞来源的巨噬细胞通过与活化的抗原特异性 Fas $CD8^+$ T 细胞相互作用，诱导 T 细胞发生凋亡。在临床样本验证中也证实，肝转移的患者外周血 T 细胞数量减少，肿瘤内 T 细胞多样性和功能降低。对肝脏行立体定向放射治疗后可以改善这种免疫抑制状态，增加 T 细胞活性并减少肝脏对 T 细胞的“虹吸”作用。临床数据显示，帕博利珠单抗在 NSCLC 患者肝转移亚组中未取得与其他亚组一样优于传统治疗的疗效。当 ICI 与抗血管生成药物联合后，可以改善肝转移患者的预后。IMpower150 研究则显示，PD-L1 单药联合贝伐珠单抗和化疗对比贝伐珠单抗和化疗可以显著改善肝转移患者的 OS 。因此，对于肝转移性 NSCLC 的治疗，或许可以开展多种联合治疗模式的探索。

总之，免疫治疗疗效是肿瘤与免疫系统在患者机体内动态的相互作用的结果。目前，免疫治疗在晚期肺癌的一线及后线治疗，局部晚期肺癌同步放化疗后维持治疗，早期肺癌的辅助、新辅助治疗中，都已有了成功的临床研究数据。未来更精准的预测生物标志物、更明确的耐药机制，更多的新型治疗药物以及更全面人群的覆盖，将助力免疫治疗为患者带来更多获益。

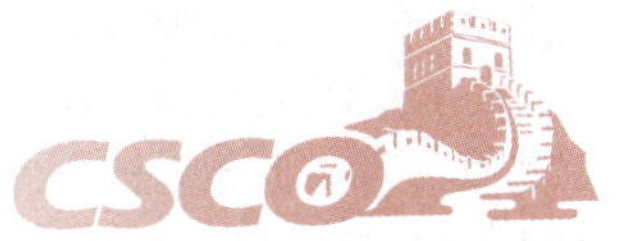

非小细胞肺癌放疗研究进展

杨宇帆[1]　毕楠[2]　王绿化[3]

[1]北京医院　[2]中国医学科学院肿瘤医院　[3]中国医学科学院肿瘤医院深圳医院

肺癌是全球死亡率居首的恶性肿瘤，且在我国的发病率呈上升趋势，其中 NSCLC 占所有肺癌的 80%。放射治疗作为局部治疗手段，在各个分期 NSCLC 的治疗中都发挥着重要作用，于主流格局中占据一席之地。而局部治疗与系统治疗联合的综合治疗理念也是肺癌治疗的突出特点。近一年，NSCLC 放疗领域有多项研究结果面世，进一步推动了治疗策略的细化和疗效的提升。本文将从放疗联合靶向治疗、放疗联合免疫治疗以及放疗技术革新三个方面，对近一年的研究进展进行梳理总结，以供读者共探新机、共明新局。

一、驱动基因阳性 NSCLC 放疗联合靶向治疗：填补空白，精准细化

近十年来，以 EGFR-TKI 为代表的分子靶向治疗的出现，改变了 NSCLC 治疗的现状，也掀起了肿瘤精准治疗的浪潮。*EGFR* 突变是国内 NSCLC 患者最常见的驱动基因变异，EGFR-TKI 已成为 *EGFR* 突变阳性晚期 NSCLC 患者的一线标准治疗。而既往研究显示，局部晚期 NSCLC（LA-NSCLC）患者中，*EGFR* 突变频率低于晚期患者（17%~31% vs. 40%~55%）。对于 *EGFR* 突变阳性的 LA-NSCLC 患者，其最佳治疗方案应如何组合排布，始终缺乏高质量临床数据的支持，如 PACIFIC 研究中仅纳入 5% 的 *EGFR* 突变阳性患者，且免疫巩固治疗疗效增益有限，GEMSTONE-301 研究则未纳入 *EGFR* 突变阳性患者。令人欣喜的是，2024 年发布的两项随机对照Ⅲ期临床研究结果，参照 PACIFIC 研究的巩固治疗模式，为 *EGFR* 突变阳性 LA-NSCLC 的治疗决策提供了重要的数据指导。

LAURA 研究是全球首个在 *EGFR* 突变阳性不可切除Ⅲ期 NSCLC 中探索靶向治疗的Ⅲ期随机、对照临床研究，其研究目的是比较根治性放化疗后接受奥希替尼与安慰剂巩固治疗的疗效与安全性。研究纳入符合条件患者 216 例，其中奥希替尼组 143 例，安慰剂组 73 例。分析结果表明，根治性放化疗后接受奥希替尼巩固治疗组的 PFS 中位数为 39.1 个月，安慰剂组为 5.6 个月，奥希替尼使疾病进展或死亡风险降低了 84%（*HR*=0.16；*P*<0.001），两组的 24 个月的 PFS 率分别为 65% 和 13%。中期 OS 分析结果也显示出有利于奥希替尼的获益趋势（*HR*=0.81），安慰剂组 81% 的患者在疾病进展后接受了奥希替尼治疗，整体 OS 数据仍有待进一步随访观察。奥希替尼组与安慰剂组分别有 35% 和 12% 的患者报告了 ≥3 级 AE，两组常见 AE 均为放射性肺炎（48% vs. 38%）、腹泻（36% vs. 14%）和皮疹（24% vs. 14%）。LAURA 研究中，奥希替尼以压倒性的优势填补了 LA-NSCLC 中精准靶向治疗的空白，实现奥希替尼的全期别 NSCLC 疗效提升的大满贯，成为 *EGFR* 突变阳性 LA-NSCLC 的治疗新标准。

与 LAURA 研究设计相似，POLESTAR 研究也于 2024 年 WCLC 大会上亮相。POLESTAR 研究旨在探索中国自主创新药物阿美替尼在 *EGFR* 突变阳性不可切除Ⅲ期 NSCLC 根治性放化疗后巩固治疗的疗效和安全性。研究纳入了 147 例患者，结果显示，阿美替尼组 PFS 中位数达到 30.4 个月，对比安慰剂组的 3.8 个月延长了 26.6 个月，将疾病进展或死亡风险降低了 80%（*HR*=0.20；*P*<0.001），在所有的预设亚组中均观察到阿美替尼巩固治疗带来的获益趋势。并且，阿美替尼组显示了良好的安全性，尽管放射性肺炎的发生率略高于对照组（45% vs. 30%），但是未有 3 级及以上肺炎的发生。间接比较中，腹泻和皮疹等常见 AE 的发生率也显著低于 LAURA 研究中的奥希替尼组。以上两项研究采用标准放化疗后巩固靶向治疗的模式，并都取得了惊艳的预后疗效，证实了该巩固治疗模式的优越性，也开创了对 LA-NSCLC 从基因层面指导治疗的新格局。

此外，更加多样、有效的组合模式也在持续探索。考虑到 *EGFR* 突变阳性 NSCLC 对 EGFR-TKI 药物的高反应性，临床上常有将 EGFR-TKI 药物治疗前置的治疗方案尝试。由中国医学科学院肿瘤医院牵头发起的 ADVANCE 研究针对这一模式进行了创新性的探索。该多中心研究旨在评估阿美替尼诱导后序贯阿美替尼联合同步放疗与传统同步放化疗的疗效对比。研究组突破性地采用“去化疗”模式，将靶向治疗贯穿 *EGFR* 突变阳性 LA-NSCLC 治疗的始终，在阿美替尼诱导治疗 2 个月后，进行放疗和同步阿美替尼治疗，继而应用阿美替尼维持治疗，主要终点为研究者评估的 PFS。研究共有 43 例患者被随机分组，随访时间为中位数 25.5 个月，研究组的 PFS 中位数为 34.0 个月，较对照组（7.8 个月）有显著延长（*HR*=0.15；*P*<0.001）。研究组 OS 中位数未达到，而对照

组为 30.5 个月。对照组的中性粒细胞减少(52.6% vs. 16.7%)和恶心(26.3% vs. 0)等 AE 发生率更高,研究组患者的生活质量更优。真实世界分析中,125 例患者中有 31 例接受放疗 +TKI 治疗,33 例接受放化疗 +TKI 治疗,61 例接受放化疗。在随访时间中位数为 32.7 个月时,放疗 +TKI 和放化疗 +TKI 的 PFS 和 OS 较放化疗组明显延长(PFS:NR vs. 36.7 个月 vs. 9.8 个月;OS:NR vs. NR vs. 48.9 个月;$P<0.001$)。放疗 +TKI 和放化疗 +TKI 之间的 PFS($P=0.59$)和 OS($P=0.80$)则无显著差异。以上数据均提示,靶向治疗联合局部放疗具有良好的疗效和安全性,将靶向治疗提前的诱导模式也可一定程度地筛选药物敏感性及实现前期缩瘤,进一步可减轻治疗毒性,提升患者预后和依从性,"去化疗"在 *EGFR* 突变 LA-NSCLC 的治疗中具有很大潜力,但仍需更大样本研究及更多实践数据的支持。

最后,在晚期 NSCLC 这片 EGFR-TKI 最初的登陆场上,以靶向治疗为基础,联合局部放疗的尝试也在积极进行中。其中,NROG-002 研究的目的是探索埃克替尼联合胸部放疗对比埃克替尼单药一线治疗 *EGFR* 突变阳性寡器官转移 NSCLC 的疗效与安全性。结果显示,埃克替尼早期联合胸部放疗能够显著改善寡转移 NSCLC 患者的 PFS(PFS 中位数:17.1 个月 vs. 10.6 个月,$P=0.041$)及 OS(OS 中位数:34.4 个月 vs. 26.2 个月,$P=0.029$),埃克替尼联合胸部放疗组的局部复发率和远处转移率分别为 13.6% 和 50.8%,埃克替尼单药组则分别为 33.9% 和 37.3%,存在脑转移及远处转移灶 ≥5 个的临床亚组也均能从胸部放疗中获益。这也提示对于 *EGFR* 突变阳性 NSCLC 患者,胸部放疗的介入有确切的意义,且此类患者"寡转移"的定义或需进一步明确细化。

总体上,针对 *EGFR* 突变阳性 NSCLC,局部晚期患者接受放化疗后巩固靶向治疗获益明确,诱导靶向治疗及"去化疗"的模式未来可期,而不同突变类型对药物反应不同,放疗敏感性亦有差异,有必要在基因层面精准细化。因此,推荐非鳞 LA-NSCLC 完善基因检测,为个体化精准治疗积累经验数据。而晚期患者在靶向治疗达到相对良好生存的基础上,局部胸部放疗的介入可进一步改善预后,此类患者的"寡转移"定义有待更新和确认。

二、驱动基因阴性 NSCLC 放疗联合免疫治疗:全期覆盖,日臻完善

伴随各类临床研究如火如荼地开展,免疫治疗在早、中、晚各分期 NSCLC 治疗中均崭露头角。近一年,局部放疗与免疫治疗的联合应用已渗透入 NSCLC 全期别的治疗格局中,放免协同效应在早期、可手术 / 不可手术局部晚期及转移性 NSCLC 的治疗中都碰撞出了别样的火花。

对于早期不可手术 NSCLC,2023 年发表的免疫治疗联合立体定向消融放疗(I-SABR)Ⅱ期临床研究显示,SABR 联合 4 周期纳武利尤单抗免疫治疗可显著提升早期不可手术 NSCLC 患者的 EFS(4 年 EFS 率:77% vs. 53%,$HR=0.38$;$P=0.006$)。然而,该治疗模式尚未得到新的Ⅲ期 RCT 数据支持。近期披露的 KEYNOTE-867 研究将帕博利珠单抗与 SABR 结合,结果却提示,与安慰剂相比,帕博利珠单抗联合 SABR 未能改善早期 NSCLC 的 EFS 和 OS,且 AE 发生率明显增加,该研究也因此被终止。目前,SABR 联合免疫治疗暂不能作为早期不可手术 NSCLC 的标准治疗,而未来 PACIFIC-4(SBRT ± 度伐利尤单抗)、SWOGS1914(SBRT ± 阿替利珠单抗)等研究结果的揭晓,或将帮助我们获得更加全面的信息,进一步筛选强化治疗的获益人群。

针对可手术 NSCLC 而言,SACTION-01 研究对术前放疗进行了大胆尝试。该研究是一项开放标签、单臂、单中心的Ⅱ期临床研究,入组了 46 例ⅡA~Ⅲ期可手术切除的 NSCLC 患者,接受新辅助 SABR(8Gy × 3 天),后序贯 2 周期替雷利珠单抗联合化疗,在末次给药后 4~6 周进行手术,术后辅助治疗替雷利珠单抗直至 12 个月。研究主要终点为 MPR(定义为手术切除标本中 ≤10% 存活肿瘤细胞),次要终点包括 R_0 切除率、pCR 率、EFS 和安全性等。分析显示,最终 44 例患者接受 R_0 切除,总体 MPR 率为 76.1%,pCR 率 52.2%,估算 18 个月 EFS 率为 79.6%,18 个月 OS 率为 92.9%。3 级及以上新辅助治疗相关 AE 发生率为 26%,最常见的 3 级及以上 AE 是中性粒细胞减少,整体耐受性可。尽管 SACTION-01 研究的远期预后数据仍不成熟,但目前近期疗效令人鼓舞,全新的治疗模式也显示出较好的安全性,为多年未有突破的新辅助放疗领域增添了许多信心。未来,在多学科合作愈发紧密的趋势下,放疗与免疫治疗的结合或将迈入新辅助治疗阶段,期待更多数据和联合模式的探索,助力放免协同实现效应最大化,在治疗毒性和时间成本可控的情况下,进一步延长可手术患者的生存期。

在不可手术 LA-NSCLC 中,基于 PACIFIC、GEMSTONE-301、PACIFIC-5 等多项研究结果,根治性放化疗联合巩固免疫治疗已成为目前临床广泛应用的标准治疗方案。以 PACIFIC 模式为基石,多项临床研究正在积极探索放化疗与免疫治疗的不同结合策略。过去一年里,两项将免疫治疗提前至与放化疗同步的Ⅲ期 RCT 均遭遇滑铁卢,其中 PACIFIC-2 研究将度伐利尤单抗与放化疗同期应用,而后继续维持治疗。初步结果显示,与安慰剂组相比,度伐利尤单抗组患者的 PFS 并无显著提高(PFS 中位数:13.8 个月 vs. 9.4 个月,$HR=0.85$;$P=0.247$),且毒性增加;而另一项Ⅲ期研究 CHECKMATE-73L 则因未达主要研究终点,故提前终止。

尽管放化疗同步免疫治疗的模式折戟沉沙,将免疫治疗进一步提前至诱导阶段的研究结果却显示了初步疗效。其中,巨块型(原发灶长径 ≥5cm 或淋巴结短径 ≥2cm)、不可切除 LA-NSCLC 是非常有可能从诱导免疫治疗中获益的一组人群。中国医学科学院肿瘤医院发起的单中心随机对照Ⅱ期研究 InTrist,纳入 52 例 *EGFR/ALK* 阴性的巨块型 LA-NSCLC 患者,随机分配至特瑞普利单抗联合化疗诱导治疗组或单纯诱导化疗组,完成 2 个周期治疗后接受根治性同步放化疗,无进展者后续接受巩固免疫治疗,最长至 12 个月,研究主要终点是 PFS。初步结果显示,特瑞普利单抗组的 ORR 和 DCR 分别为 77.8% 和 96.3%,对照组则分别为 40.0% 和 92.0%。特瑞普利单抗组的 PFS 中位数显著优于对照组($HR=0.26$;$P=0.012$),12 个月的 PFS 率分别为 85.6% 和 54.5%。在毒性方面,特瑞普利单抗组和对照组的 1~2 级肺炎发生率分别为 37.0% 和 48.0%,3 级肺炎发生率分别为 11.1%

和 4.0%，两组均无 4~5 级肺炎发生。尽管特瑞普利单抗组 3 级肺炎发生率高于对照组，但考虑到入组患者均为巨块型肿瘤，本身肺炎风险偏高，而诱导免疫治疗的加入可减少 74% 的进展或死亡，具有很高的临床可行性。本研究尚未提供 PD-L1 表达水平等生物标志物数据，相信随着更多研究数据的揭晓，该模式具体获益人群的筛选将更加精准有效。此外，KEYLYNK-012、PACIFIC-8、PACIFIC-9 等研究正在探索放化疗后巩固免疫双药或联合更多不同作用机制药物在不可手术 LA-NSCLC 中的应用，其结果同样值得期待。

当前，免疫治疗已成为晚期 NSCLC 的一线治疗。那么，在免疫治疗的基础上，局部治疗是否仍能为转移性患者带来预后的改善呢？在 2024 年 ASCO 大会上，Ⅱ/Ⅲ期研究 NRG-LU002 结果公布：对于有限转移的晚期 NSCLC，接受 4 周期一线全身治疗后稳定的患者，局部放疗 / 手术治疗组和对照组的 PFS 及 OS 均未显示显著差异，研究提前终止，该研究结果暂不支持在免疫治疗基础上常规使用局部巩固治疗。因此，对于晚期 NSCLC，应基于具体治疗目标和临床情境，在多学科会诊下进行个体化的治疗决策，以确认真正的获益人群，从而改善患者预后。

三、放疗技术革新：推陈出新，减毒增效

对于肺部肿瘤，现代精准放疗技术的革新是提升疗效、降低毒性的关键。通过与多学科交叉融合，多模态影像结合和四维 CT 定位技术可帮助精准定位肿瘤，调强放射治疗（intensity modulated radiation therapy，IMRT）和图像引导放疗技术则提高了治疗的准确率。过去一年，肺癌放疗在新兴技术、影像引导及自适应放疗等多个方面均取得了显著进步。

一方面，RTOG0617 研究更新了 5 年生存数据，并对 IMRT 与三维适形放射治疗（3-dimensional conformal radiation therapy，3D-CRT）两种技术手段进行了对比，结果显示，与 3D-CRT 相比，IMRT 可显著降低 3 级及以上级别肺炎的发生率（3.5% vs. 8.2%），且心脏 V_{40} ≥20% 与更差 OS 相关（P=0.01），印证了 IMRT 可有效减轻不可切除 LA-NSCLC 胸部放疗毒性的优势，应进一步推广其在临床的全面应用。另一方面，关注质子放疗技术。一项研究将两组不可手术 LA-NSCLC 接受质子放疗的前瞻性研究数据进行合并分析。结果显示，全部 354 例患者接受质子放疗（总剂量 ≥60Gy），其中 71 例后续接受巩固免疫治疗。单纯质子放疗组的 OS 中位数为 21 个月，而质子放疗联合免疫治疗组的 OS 中位数未达到（超过 36 个月），两组的 3 年 OS 率分别为 67% 和 30%（P<0.001）。两组的 3 级及以上肺炎发生率分别为 20% 和 30%（P=0.159），3 级及以上心脏毒性无明显差异（9% vs. 7%，P=0.754）。该研究提供了较大样本的质子治疗数据，也支持在胸部了质子放疗后巩固免疫治疗具有疗效提升价值，更多相关放射生物学机制的临床前及临床探索，将会为粒子放疗在 NSCLC 患者中的应用提供新的证据参考。

此外，根据氟代脱氧葡萄糖 / 正电子发射断层显像（fluorode-oxyglucose/positron emission tomography，FDG/PET）的自适应放疗也是目前研究的热点方向。Ⅱ期随机对照研究 RTEP7-IFCT-1402 在不可手术 LA-NSCLC 患者诱导化疗和放化疗后，根据放疗剂量达到 42Gy 时的 FDG/PET 影像的残余摄取情况，调整放疗剂量（最高达 74Gy），探索该增加剂量调整自适应放疗技术的疗效和安全性。总计 158 例患者被随机分配至试验组（81 例，51%）和对照组（77 例，49%），在试验组中，68 例（84%）患者接受了放化疗，其中 48 例（71%）在 FDG/PET 评估后仍有残留摄取，因而继续接受了 74Gy 的加量放疗；在对照组中，73 例（95%）患者接受了 66Gy 的标准剂量放疗联合化疗。分析显示，试验组患者的 15 个月局部控制率为 77.6%，对照组为 71.2%。两组患者的 OS 数据尚未成熟，目前试验组和对照组的 39 个月 OS 率分别为 67.8% 和 55.8%（OS 中位数：未达到 vs. 43.3 个月）。安全性方面，试验组的急性 3~4 级 AE 较对照组减少（29% vs. 45%），最常见的 3~4 级 AE 是中性粒细胞减少症和贫血。无独有偶，另一项Ⅱ期研究 NRG-RTOG1106 也同样得出了 FDG-PET 评估后剂量递增的自适应放疗安全可行的结论。这些数据表明，通过 FDG-PET 引导的自适应提升剂量放疗，有望在减少正常组织照射、不增加毒性的基础上，进一步提升肿瘤局部控制，改善患者预后。但由于样本量有限，更多基于功能影像或 AI 辅助的个性化放疗策略，有待在更大规模临床研究中接受进一步的考验和淬炼。

总结以上所述，NSCLC 患者群体广泛、特征多样，使得该人群对综合治疗与个性化治疗存在更高的要求。而放射治疗在各个分期、各种类型 NSCLC 的治疗中，均扮演着重要的角色。在免疫、靶向等药物治疗和放疗技术蓬勃发展的今天，精准、高效、低毒、个性化已成为放射治疗的发展目标。对于以上临床研究数据，无论是阳性还是阴性结果，都为我们当下的临床实践和未来的研究方向阐释了新思路和新方向。未来，期待更加多样的综合治疗格局、更加先进的放射治疗技术，能够为广大肺癌患者带来更加长久、优质的生存和生活质量。

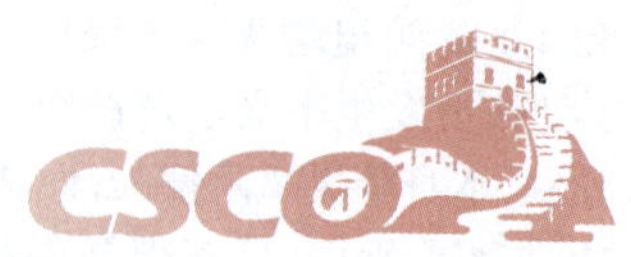

非小细胞肺癌围手术期免疫治疗：新基准与新思考

王长利
天津医科大学肿瘤医院

随着NSCLC围手术期免疫治疗临床研究的不断发展，2025年该领域取得了又一重大突破，在2025年的ASCO会议上，CheckMate816研究公布了OS获益的结果，这一结果能让更多NSCLC患者有机会获得治愈，我作为该项研究中国区的主要研究者，深感欣慰，但同时我们依然面临着诸多新的困惑。为此，我们与广大临床肿瘤学专家、同行们共同探讨这一领域重要话题。

一、引言

近年来，NSCLC围手术期免疫治疗不断取得重要突破，尤其是ICI的广泛应用，为患者带来了全线的显著获益，无论是短期的降期缩瘤、术式优化、病理缓解，还是长期的EFS、OS。

基于此，我们也看到，围手术期免疫治疗的三大模式（单纯新辅助，单纯辅助，“夹心饼”式的新辅助＋辅助），基于8项Ⅲ期临床研究，包括新辅助的CheckMate816研究，“夹心饼”式的CheckMate77T研究、KEYNOTE-671研究、RATIONALE315研究等，以及辅助的IMpower010研究，国内已经获批了多项适应证，在临床上进行了广泛的应用。

我们不禁要考虑，围手术期的治疗在2025年有哪些“突破”，以及有哪些“困惑”？基于这些思考，我们进一步实践和探索，以期为患者带来更大的获益。

二、最重要的突破，来自历史性的新辅助OS获益数据

2024年我们就已经知道，基于CheckMate816研究，单纯新辅助免疫加化疗即可带来OS的明确获益；基于KEYNOTE671研究，“夹心饼”式的围手术期免疫加化疗，可以带来具有统计学意义的OS获益。

在2025年的ASCO大会上，CheckMate816研究带来了5年OS的随访数据，纳武利尤单抗联合化疗组的5年OS率达到65%，显著高于传统化疗组的55%（*HR*=0.72，95% *CI* 0.523~0.998；*P*=0.047 9）。这也是首个新辅助免疫5年OS获益的研究。

从科研角度看，这一研究表明，在所有可切除的实体肿瘤中，NSCLC的新辅助治疗率先实现了5年OS获益有统计学意义的突破。我们知道，早期肿瘤研究要取得OS显著获益，天然面临巨大的挑战：一方面，因为早期可根治患者的基线OS较长，事件数积累缓慢，即便随访时间长达5年，数据成熟度依然可能较低，导致统计学效能不足；另一方面，术后复发患者有大量后续治疗方案可用，使其OS受到多重后续因素影响。这些因素会大大稀释研究组的疗效优势，对研究组获益水平提出了极高的要求；OS想取得的有统计学意义的获益难度极高。CheckMate816研究为未来肺癌，乃至全瘤种的科研探索提供了“样本”。

从临床实践角度看，3周期的免疫加化疗新辅助治疗，能够“撬动”5年生存率的提升，自此我们有足够的信心相信，免疫加化疗新辅助应该毫无疑问地成为驱动基因阴性可切除NSCLC患者的基准治疗方案。

不仅是CheckMate816研究，我们也看到KEYNOTE-671研究已经取得了4年OS率显著获益（68.0% vs. 56.7%，*HR*=0.72，95% *CI* 0.56~0.93；*P*=0.005 17）。RATIONAL315等研究同样也显示EFS有显著改善，而EFS的显著改善也提示有改善患者长期生存的潜力。

基于此，我们相信，NSCLC围手术期治疗已经明确进入了“新基准”时代，免疫加化疗的新辅助免疫治疗，成为可切除患者“必须优先考虑”的选项。

三、pCR患者的OS，引发治疗策略的再思考

pCR是指手术切除后，瘤床及淋巴结中均无残存活肿瘤细胞，即肿瘤在病理学上完全消退。pCR通过瘤床切片取材进行半定量评估，相比影像学评估更能反映药物治疗临床疗效。

pCR是大多数新辅助免疫治疗临床研究的主要终点之一，也一直是术前新辅助治疗的临床重点指标之一，始终受到关注。2023年我们就知晓，免疫加化疗新辅助后pCR患者的3年OS率非常高，我们也一直期待4年、5年的OS数据出炉，看看“pCR-EFS-OS”的疗效预测链是否成立。

2025年，我们终于迎来了这一数据。同样由CheckMate816研究带来的数据显示，纳武利尤单抗加化疗新辅助治疗3周期后达到pCR的患者，5年OS率高达95%（该研究中，pCR亚组的3年、4年OS率均为95%），明确提示pCR对长期生存应该有极高的预测价值，此外，pCR对比non-pCR患者，OS的*HR*=0.11，EFS的*HR*=0.14。因此，这一指标有望成为未来早期患者疗效的核心终点指标。参考CheckMate-816数据，只要患者通过3周期新辅助+手术后实现pCR（约1/4），即可认为有很大机会取得长期RFS。特别值得关注的是，在CheckMate816研究中，PD-L1检测阳性的pCR患者，其5年OS率达到100%。这一数据提示，PD-L1检测阳性患者（非驱动突变患者）是新辅助免疫治疗的最佳人群，也更加强调了PD-L1检测在临床实践中的必要性。

当前，不同的Ⅲ期临床研究均显示，免疫加化疗新辅助治疗可获得20%~40%的pCR率（基于CheckMate816、CheckMate77T、KEYNOTE671、RATIONAL315等研究）。既然"pCR-OS"的价值链明确，如何提高pCR率，也会成为下一阶段围手术期免疫治疗探索的较重要方向之一。

在我们被pCR患者的良好生存预期鼓舞的同时，也需要理性全面地思考pCR患者的综合治疗策略，需要认识到以下几个方面。

1. 临床研究pCR≠临床实践pCR　临床研究基本采用独立中心病理评估，严格遵循方案规定的病理评估标准，规范化取材，评估标准一致。在临床实践中，取材规范性如何？评估标准如何？原发灶和淋巴结是否均评估？如果病理评估不充分，可能会高估pCR结果。

pCR仅能评估瘤体局部退缩的情况，无法反映全身其他部位隐匿性转移情况。因此，pCR患者术后仍有复发风险，即使术后达到pCR的患者，若在手术切除范围之外的全身其他部位存在MRD，仍然存在一定的复发风险。

2. 手术质控对于降低局部复发至关重要，外科手术能否全部达到完全切除？　Ⅱ期、Ⅲ期肺癌患者手术中，肺门、纵隔淋巴结的清扫率等都极为关键。以往的手术数据以及近几年多项新辅助免疫治疗随机对照Ⅲ期临床研究均显示，在术后局部复发患者中，胸内淋巴结复发率占60%左右。所以，规范的高质量的外科手术，对于降低局部复发、提高治愈率至关重要。

3. 化疗与免疫的pCR可能不同　化疗通过直接的杀伤作用杀死肿瘤细胞。免疫治疗则通过激活人体自身免疫系统杀死肿瘤细胞，并持续监控、消灭微转移灶，其pCR反映的是这一系统性抗肿瘤机制的建立，因此对长期生存应该具有更佳的预测性。

尽管CheckMate816研究中的pCR患者4年、5年的OS率高达95%，但pCR患者3年复发率在25%左右。这些患者在手术后继续辅助免疫治疗，但是目前还没有能准确预测复发的生物标志物，令人困惑，而MRD等仅作为参考。

多项研究的pCR率在20%上下，RATIONAL315研究的pCR率接近41%，也就是新辅助免疫治疗后还有60%~80%的患者没有达到pCR，这些患者的新辅助免疫治疗效果并不理想。这时需要清醒地认识到，我们需要持续关注，研究之路可能还很长。

总体而言，首先，我们应在提升患者pCR率的方向上加大研究力度；其次，对于手术后pCR患者是否继续维持免疫治疗，需要综合考虑，若有条件可以做MRD等作为参考；最后，需要依据病理质控、手术质量、患者的耐受性等进行综合评估，个体化决定。

四、免疫加化疗新辅助治疗，已经不局限在Ⅲ期可切除患者中

近年来的多项研究表明，新辅助免疫联合化疗不仅在Ⅲ期患者中显示出显著疗效，也在Ⅱ期患者中表现出明确的获益。

CheckMate-816中，Ⅱ期患者的5年OS率有显著获益，特别是Ⅱb期患者的5年OS率提升显著。KEYNOTE671中，Ⅱ期患者的4年OS率较对照组有显著改善，明确了Ⅱ期NSCLC患者接受新辅助免疫治疗，相较单纯手术/新辅助化疗，生存有显著改善。

在OS获益的证据之外我们看到，在CheckMate816研究中，Ⅱ期患者接受纳武利尤单抗联合化疗后的pCR率达到35.0%，显著高于化疗组的15.0%（$P<0.001$）；特别是ⅡB期患者，pCR率达到40.0%。在RATIONALE-315研究中，Ⅱ期患者接受替雷利珠单抗联合化疗后的pCR率达到41.0%。在KEYNOTE-671研究中，Ⅱ期患者接受帕博利珠单抗联合化疗后的pCR率为27.5%，显著高于化疗组的10.0%（$P<0.001$）。在AEGEAN研究中，Ⅱ期患者接受度伐利尤单抗联合化疗后的pCR率为27.5%，显著高于化疗组的10.0%（$P<0.001$）。这些研究结果均表明，新辅助免疫联合化疗在Ⅱ期NSCLC患者中具有显著的疗效，能够显著提高pCR率和长期生存率。

以上证据均提示我们，虽然Ⅲ期患者的新辅助免疫治疗获益较Ⅱ期显著，但Ⅱ期患者同样有明确获益。在临床实践中，驱动基因阴性Ⅱ期患者，特别是ⅡB期患者，外科手术不是唯一选择，新辅助免疫治疗加外科手术才是最佳的治疗方案，即新辅助免疫治疗不仅仅适合Ⅲ期患者，对于Ⅱ期特别是ⅡB期患者，同样获益。

五、生物标志物方面，应重视PD-L1表达水平的检测以指导治疗

生物标志物的发现以及对临床诊疗的指导，一直是NSCLC围手术期治疗的热点：从免疫治疗生物标志物探索的分类来看，与肿瘤细胞相关的生物标志物中，PD-L1表达水平是经过验证的较为可靠的指标；TMB在各研究中的趋势不一致；其他的特定基因突变，各研究的趋势也不一致（*EGFR*、*ALK*、*KRAS*、*STK11*）。外周血的生物标志物，ctDNA/MRD相关研究进展迅速，目前其预后价值比较明确，预测价值有待验证，临床应用仍存在挑战。此外，与T细胞及免疫微环境相关的生物标志物有一定进展，如肿瘤炎性特征、TCR克隆多样性、TLS成熟度和丰度潜在与pCR/MPR/EFS相关；外周血记忆B细胞亚群可潜在预测复发风险，但成熟度较低，仍需要更多探索。

综上所述，基于多项围手术期Ⅲ期研究，PD-L1表达水平是目前预测免疫治疗疗效的主要标志物，随着PD-L1表达水平升高，pCR/EFS/OS获益越明显，呈正相关趋势。呼吁临床在治疗前应重视PD-L1表达水平的检测，以指导临床实践。

六、驱动基因突变患者的围手术期治疗考量

临床上，对于驱动基因阴性PD-L1表达阳性患者的围手术期治疗，免疫联合化疗的新辅助治疗已无争议；对于驱动基因突变患者的治疗，仍在探索。

*EGFR*突变是驱动基因突变的主要人群，代表性的研究NeoADAURA在2025年ASCO会议上公布的数据显示，*EGFR*突变的NSCLC患者，奥希替尼单药新辅助治疗的pCR率为9%，MPR率为25%；联合化疗组的pCR率为4%，MPR率为26%；化疗组的pCR率为0，MPR率为2%。EFS目前的成熟度为15%，没有看到三个组之间有差异。这表明，奥希替尼新辅助治疗在病理学的缓解方面效果似乎并不足够理想，EFS目前也没有看到优势。然而，ADAURA研究已经奠定*EGFR*突变患者术后辅助治疗的标准治疗地位，DFS和OS均有显著获益（也有手术后辅助靶向治疗失败的研究案例）。所以，目前的研究数据提示，对于*EGFR*突变的患者，术后辅助靶向治疗是更优的选择。

那么，对于*EGFR*突变的患者，术前是否可以给予新辅助免疫治疗？这不禁引发思考。从现有证据看，免疫治疗的加入带来的获益趋势并不统一，如在KEYNOTE-671研究中，EGFR+亚组接受围手术期免疫治疗EFS获益明显（*HR*=0.09），而在AEGEAN研究中，EGFR+亚组接受围手术期免疫治疗EFS获益则有限（*HR*=0.86）。同时，因为亚组人群样本量少，基线是否平衡并不明确，人群选择也可能存在偏倚，所以以上数据的证据质量较低。

所以，基于目前的研究数据，对于驱动基因阳性患者，靶向治疗获益主要表现在术后辅助治疗，而不是术前的新辅助治疗。对于驱动基因阴性的患者，免疫治疗的获益主要表现在术前新辅助治疗。

未来，对于*EGFR*突变PD-L1阳性的患者，应该采取何种术前新辅助策略，需要更多研究进行探索。

七、站在新基准线上，探索更精准的未来

当NSCLC的围手术期治疗探索来到2025年，我们已经明确，对于驱动基因阴性的患者，免疫加化疗的新辅助治疗，已经成为驱动基因阴性可切除患者的最优选项，并且不仅仅是Ⅲ期可切除患者，Ⅱ期，尤其是ⅡB期的患者同样获益。我们欣喜于免疫加化疗新辅助治疗后20%~40%的患者有机会获得pCR，更欣喜于这部分患者有了极高的长期生存率；同时，我们也必须清醒地看到，新辅助免疫治疗后还有60%~80%的患者没有达到pCR，这些患者的治疗效果并不理想，需要我们持续关注、研究。我们还要充分认识到，pCR在临床实践中仍存在质控提升的挑战，对于pCR患者我们需要综合考量后确定是否行术后辅助免疫治疗。我们在积极探索能够指导临床精准诊疗的生物标志物，但目前较为成熟的仍是PD-L1表达水平，临床应加大检测力度，同时，ctDNA-MRD也有了比较明确的预后价值，我们期待能在预测价值上有更大进步。对于驱动基因阴性患者，新辅助免疫治疗的价值更为确定，而对于驱动基因阳性患者，如*EGFR*突变、*ALK*融合突变人群，辅助靶向治疗的价值更为确定。

总体而言，NSCLC围手术期的治疗，每年都有新的数据呈现，较数年前，无论是科学探索还是临床实践，都取得了巨大的进步。这需要我们始终站在新的基准线上，继续探索更精准的未来。

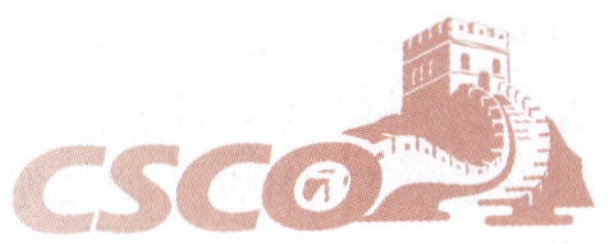

双特异性抗体研究进展

刘惟静　万蕊　王志杰

中国医学科学院肿瘤医院

双特异性抗体(bispecific antibodies,BsAb)通过同时靶向两个不同抗原表位,突破了传统单抗治疗的局限性,成为肿瘤免疫治疗的新引擎,其核心机制在于介导免疫细胞对肿瘤的特异性杀伤或阻断多条致癌信号通路。随着双抗平台技术迭代,针对实体瘤的疗法加速涌现,目前全球多款双抗上市,覆盖诸如PD-1/CTLA-4、EGFR/MET、DLL3/CD3等热门靶点组合,聚焦于提升肿瘤靶向精准性,克服免疫抑制微环境,探索与抗体偶联药物、细胞疗法的协同增效模式,为攻克实体瘤耐药瓶颈提供新策略。本文将聚焦于BsAb关键机制、肺癌领域临床最新进展,讨论其挑战及前景。

一、双特异性抗体的分子结构及生物学特性

(一) BsAb的结构分类

BsAb经历了从早期探索到平台化应用的持续演进。早期,四体杂交瘤(quadroma)技术首次实现BsAb工程化,但重链/轻链错配严重、产品纯度低。随着单链可变片段(single-chain variable fragment,scFv)串联设计简化结构,提高了产率和工程可控性,通过"knobs-into-holes"、CrossMab技术解决了重链/轻链错配问题,奠定了BsAb平台化发展的基础。伴随着技术发展,BsAb结构类型逐渐多样,主要可分为两类。

1. **IgG样BsAb**　保留可结晶片段(fragment crystallizable,Fc),具备较长半衰期,并可介导抗体依赖细胞介导的细胞毒作用(antibody-dependent cell-mediated cytotoxicity,ADCC)和抗体依赖性细胞吞噬作用(antibody-dependent cellular phagocytosis,ADCP)。

2. **非IgG样BsAb**　通常采用scFv串联设计,分子量小,组织穿透性好,适合短周期高频次给药,尤其在免疫"冷"瘤中具备优势。

两类设计在不同疾病类型与治疗需求中各具优势,相互补充。

(二) BsAb的作用机制分类

依据2021年美国FDA发布的行业指导文件,按照作用机制BsAb可分为两大类。

1. **桥接型**BsAb(cell-bridging bispecific antibodies)　通过同时结合免疫效应细胞(如T细胞或NK细胞)与肿瘤细胞表面抗原,形成近距离桥接,介导效应细胞对肿瘤的靶向杀伤。常见类型包括:

①T细胞重定向型BsAb,是实体瘤T细胞接合剂(T-cell engager,TCE)平台的核心技术,通过桥接T细胞(如CD3)与肿瘤抗原(如DLL3、CEA)诱导T细胞杀伤,如DLL3×CD3BsAb(塔拉妥单抗)。②NK细胞重定向型BsAb,目前尚处于早期开发,如CD16×肿瘤抗原。

2. **非桥接型**BsAb(non-cell-bridging bispecific antibodies)无须依赖细胞桥接,而是通过靶向细胞表面受体、可溶性细胞因子或免疫检查点通路,实现协同抗肿瘤效应。常见类型包括:①靶向两个可溶性因子,调控免疫微环境(如PD-L1×TGF-β);②靶向同一抗原的不同表位,增强靶向效应、克服免疫逃逸(如EGFR异表位组合);③靶向协同作用通路靶点,模拟或增强免疫调节功能(如PD-1×CTLA-4)。

桥接型通常采用非IgG-like构型,其中典型的双特异性T细胞接合剂(bispecific Tcell engager,BiTE)由两个scFv片段串联而成,分子量小,穿透性高。而非桥接型多采用IgG样结构设计,保留Fc段以增强ADCC/ADCP效应,实现长期稳定靶向。

二、BsAb在肺癌领域的研究进展

在肺癌治疗中,BsAb围绕克服靶向耐药、增强免疫应答、突破特定亚群治疗瓶颈及优化靶向递送策略等方向持续探索,为精准治疗带来新突破。

(一) 靶向治疗相关BsAb

靶向治疗耐药仍是NSCLC精准治疗中的主要难题,获得性耐药机制(如*MET*扩增、*HER3*旁路激活)在EGFR-TKI治疗中常见,影响患者长期获益。BsAb通过同步靶向双通路,协同阻断耐药,延缓肿瘤进展。

1. EGFR×c-MET　*MET*基因扩增是EGFR-TKI治疗后的常见耐药机制,c-MET旁路激活可通过下游信号通路,恢复肿瘤细胞增殖能力。联合抑制EGFR与MET双通路可实现逆转耐药。

埃万妥单抗(amivantamab)是一种靶向EGFR×c-MET

的 IgG1 型 BsAb。MARIPOSA 研究(NCT04487080) 显示,埃万妥单抗联合拉泽替尼一线治疗 *EGFR* 敏感突变 NSCLC,ORR 达 86%,DOR 中位数为 25.8 个月,较奥希替尼单药治疗延长近 10 个月。在 EGFR-TKI 耐药患者中,MARIPOSA-2 研究(NCT04988295)显示,埃万妥单抗联合化疗 ± 拉泽替尼较单纯化疗组将疾病进展或死亡风险分别降低 52% 和 56%,联合治疗组 PFS 中位数显著延长[8.3 个月(埃万妥单抗联合化疗和拉泽替尼)vs. 6.3 个月(埃万妥单抗联合化疗)]。此外,埃万妥单抗在 *EGFR* ex20ins(CHRYSALIS 研究,ORR 为 36%)突变患者中亦展现出良好疗效。目前,该药已获 NMPA 批准用于 *EGFR* ex20ins 突变 NSCLC 的一线治疗。

同类药物 MCLA-129 为 ADCC 增强型 BsAb,通过 Fc 工程化增强免疫介导杀伤作用。在Ⅰ/Ⅱ期研究(NCT04868877)中,MCLA-129 在 *MET* ex14、*EGFR* ex20ins 及 *EGFR* 敏感突变晚期 NSCLC 患者中 ORR 分别为 43.5%、28.6% 和 21.8%,安全性良好。

此外,全球已有十余款 EGFR × c-MET 靶向 BsAb(如 HS-20117、EMB-01、SHR-9838 等)尚处于Ⅰ/Ⅱ期临床研究。

2. MET × MET　此类 BsAb 通过双重靶向 MET 受体不同表位,诱导受体内化与降解,从而阻断 MET 介导的肿瘤细胞增殖信号。代表性药物为 davutamig(REGN5093),靶向 MET 的两个非重叠表位。在Ⅰ/Ⅱ期临床研究(NCT04077099)中,评估其在 *MET* 异常晚期 NSCLC 患者中的疗效。研究共纳入 82 例患者,在 *MET* ex14 突变 NSCLC 中有一定疗效,扩增/过表达人群疗效有限。其在 *MET* ex14 突变患者中具备活性(ORR 为 25%),但对扩增/过表达(ORR 为 13%)及耐药人群(无响应)疗效有限。

3. HER2 × HER3　神经调节蛋白 1(neuregulin1,NRG1)是 HER3 的高亲和力配体,结合后可诱导 HER2/HER3 形成异二聚体,激活下游信号通路,促进肿瘤细胞增殖。*NRG1* 基因融合是一类低频但具有明确驱动作用的基因异常,导致蛋白高表达,持续激活 HER3/HER2 轴,形成依赖性旁路信号,促进肿瘤进展与耐药。*NRG1* 融合虽低频(<1%),但在部分肺腺癌患者中呈富集性,成为重要靶点。此类患者对传统 TKI 及 ICI 疗效有限,靶向 HER3/HER2 异二聚体已成为重要研究方向。

MCLA-128(zenocutuzumab)是全球首个靶向 HER2 × HER3 的 IgG1 型 BsAb,获 FDA 加速批准用于 *NRG1* 基因融合阳性的 NSCLC 治疗。MCLA-128 抗肿瘤作用主要通过双重机制:一是阻断 HER2/HER3 异二聚化及 NRG1 与 HER3 结合;二是通过 ADCC 介导杀伤作用。在Ⅰ/Ⅱ期研究 eNRGy(NCT0291294)中,NSCLC 患者 ORR 为 29%,3 级 TRAE 发生率仅为 7%,疗效与安全性良好。

(二) 免疫治疗相关 BsAb

ICI 虽显著改善了肺癌患者的预后。然而,免疫耐药及驱动突变亚型肿瘤对 ICI 响应有限。BsAb 通过调节免疫微环境或桥接免疫效应细胞,有望弥补 ICI 短板,扩大获益人群。

1. 靶向两个免疫分子的 BsAb(非桥接型 BsAb)　靶向双免疫分子的 BsAb 属于非桥接型 BsAb,通过协同调节免疫检查点与免疫抑制因子,增强抗肿瘤免疫反应,提升疗效。除 PD-(L)1、CTLA-4、TIM-3 和 LAG-3 等典型检查点外,VEGF 和 TGF-β 等靶点亦可通过改善肿瘤微环境,成为 BsAb 设计的重要组合方向。

(1) PD-(L)1 × CTLA-4:PD-(L)1 阻断可恢复效应 T 细胞活性,CTLA-4 阻断可促进初始 T 细胞活化,二者作为目前 ICI 领域较成熟的联合靶点组合,其协同增强免疫效应已在多项临床研究中得到证实。

卡度尼利单抗(cadonilimab,AK104)是我国自主研发的全球首创 PD-1 × CTLA-4 四价 BsAb,采用 IgG-scFv 结构,基于 IgG1 骨架并去除 Fc 效应功能,以提高安全性。在Ⅰ/Ⅱ期临床研究(NCT04172454)中,单药用于标准治疗失败的转移性 NSCLC 患者,疗效与现有 PD-(L)1 抑制剂(如阿替利珠单抗、纳武利尤单抗及帕博利珠单抗)相当(ORR:10% vs. 13.7%~19%;PFS:1.91 个月 vs. 2.3~4 个月),安全性良好(3 级以上 TRAE 发生率为 11.3%)。

KN046 为靶向 PD-L1 × CTLA-4 的 BsAb,能够同时阻断 PD-L1/PD-1 及 CTLA-4/CD80/CD86 相互作用。在Ⅰ期研究(NCT03733951)中,实体瘤患者总体 ORR 为 12.5%,DOR 中位数为 16.6 个月,3 级以上 TRAE 发生率为 12.5%,且 $CD8^+$ T 细胞和 PD-L1 高表达患者预后更佳。在Ⅱ期研究(NCT03838848)中,KN046 作为转移性 NSCLC 二线治疗用药,ORR 达 14.1%,PFS 中位数为 3.7 个月,OS 中位数为 18.4 个月,3 级以上 TRAE 发生率达 42.2%,显示出一定疗效与可接受的安全性。

(2) PD-(L)1 × VEGF:VEGF 作为经典血管生成因子,在免疫微环境调控中发挥重要作用,可促进免疫抑制细胞(如 Treg 等)富集,实现抗血管生成与增强免疫治疗的协同效应。目前全球已有 30 余款 PD-(L)1 × VEGFBsAb 处于不同研发阶段。

依沃西单抗(ivonescimab,AK112)为我国首创 IgG1-ScFv 结构靶向 PD-1 × VEGF 的 BsAb。在 HARMONi-2 研究(NCT05499390)中,单药治疗 PD-L1 阳性/EGFR 阴性/ALK 阴性局部晚期或转移性 NSCLC 患者,PFS 中位数为 11.1 个月,ORR 为 50%,DCR 为 90%,目前已获 NMPA 批准用于 PD-L1 阳性晚期 NSCLC。2025 年 ASCO 大会上公布了全球Ⅲ期研究 HARMONi(NCT06396065)的结果,依沃西单抗联合化疗在 EGFR-TKI 治疗后进展的局部晚期或转移性非鳞 NSCLC 中,PFS 事件风险降低 48%(此前纳入中国人群的 HARMONi-A 研究中 PFS 风险比为 0.46),提示亚洲与西方人群均有 PFS 获益。3 级以上 TRAE 发生率为 56.9%,整体安全性可控。

PM8002(BNT327)为靶向 PD-L1 × VEGF 的 BsAb,已完成多项Ⅰ/Ⅱ期研究。2023 年公布的数据显示(ChiCTR2000040552),单药治疗晚期实体瘤总体 ORR 为 15.2%,DCR 为 75.4%,在 *EGFR* 突变 NSCLC 患者中 ORR 达 18.5%。2024 年公布的 PM8002 联合化疗(NCT05918445)在 EGFR-TKI 治疗后进展的 *EGFR* 突变 NSCLC 中,ORR 达 54.7%,DCR 为 95.3%,且不同 PD-L1 表达水平患者均有获益(高表达 92.3%、低表达 56.5%、无表达 35.7%)。

另一款 PD-L1 × VEGFBsAb,AXN-2510(IMM2510)通过多 VEGF 配体结合增强 ADCC 效应,在 NSCLC 患者中,

ORR 为 23.1%，DCR 为 69.2%，在末线治疗中 ORR 达 23%，62% 的患者肿瘤缩小。

(3) PD-(L)1 × TGF-β：TGF-β 是肿瘤免疫微环境中的关键免疫抑制因子，可促进免疫逃逸、纤维化及 Treg 富集。PD-(L)1 × TGF-β BsAb 通过协同阻断 PD-(L)1 轴和解除 TGF-β 介导的免疫抑制，激活效应 T 细胞。

SHR-1701 为靶向 PD-L1 × TGF-β 的 BsAb。2023 年 ESMO 大会报告了其单药治疗晚期或转移性 NSCLC 的临床研究（NCT03774979）：对于经 EGFR-TKI 治疗后进展的患者，ORR 为 19.5%，DCR 为 46.3%；对于既往接受抗 PD-(L)1 治疗后进展且最多接受三线治疗的患者，ORR 为 9.1%，DCR 为 54.5%；在未经化疗的 PD-L1 阳性患者中疗效更佳，ORR 为 36.8%，DCR 为 66.7%。此外，在 TRAILBLAZER 研究中，SHR-1701 联合化疗作为不可切除Ⅲ期 NSCLC 的新辅助治疗，亦展现出良好的抗肿瘤活性，为后续方案提供了有益探索。

(4) PD-(L)1 × LAG-3：淋巴细胞活化基因 -3（lymphocyte activation gene-3，LAG-3）在 T 细胞、NK 细胞及 DC 上表达，能与 MHC-Ⅱ分子高亲和结合，抑制效应 T 细胞激活，增强 Treg 的免疫抑制功能。研究表明，LAG-3 与 PD-1 协同驱动 T 细胞耗竭，联合阻断可解除免疫抑制、重塑 T 细胞功能，改善耐药或低应答患者的疗效。

MGD013（tebotelimab）为靶向 PD-1 × LAG-3 的 BsAb。临床前研究显示，其 T 细胞活化能力优于单独或联合使用 PD-1 和 LAG-3 单抗。Ⅰ期研究（NCT03219268）在不可切除或转移性肿瘤患者中评估其疗效，结果在 29 例 NSCLC 患者中，ORR 为 17.2%，DCR 为 58.6%，3 级以上 TRAE 发生率为 18%，安全性可控。

(5) PD-(L)1 × TIGIT：T 细胞免疫球蛋白 ITIM 结构域（T-cell immunoreceptor with immunoglobulin and ITIM domains，TIGIT）是近年来备受关注的新兴免疫检查点，在耗竭性 T 细胞和免疫抑制性 NK 细胞中高表达，常与 PD-1/PD-L1 通路协同形成免疫逃逸机制。PD-L1 × TIGIT BsAb 通过同步阻断 PD-L1/PD-1 轴和 TIGIT/CD155 轴，有望进一步恢复效应细胞活性和抗肿瘤反应。

AZD2936（rilvegostomig）是全球首款进入Ⅲ期临床研究的 PD-1 × TIGIT BsAb。在Ⅱ期研究 ARTEMIDE-01（NCT04995523）中，针对 ICI 经治晚期 NSCLC 患者（PD-L1 TPS ≥ 1%），83 例患者中 4 例 PR，33 例疾病稳定，6 个月的 DCR 为 31.3%，PFS 中位数为 2.1 个月，3 级以上 TRAE 发生率为 23%。后续研究公布了 ICI 初治晚期或转移性 NSCLC 患者数据。结果显示，在 TPS ≥ 1% 人群中，ORR 达 34.8%~68.2%，DOR 中位数为 10.5 个月，3 级以上 TRAE 发生率仅为 10.5%，安全性可控。

(6) PD-(L)1 × TIM-3：T 细胞免疫球蛋白及黏蛋白结构域分子 3（T-cell immunoglobin and mucin-domain containing protein 3，TIM-3），又称 HAVCR2 或 CD366，广泛表达于 $CD4^+$ TH1 细胞、$CD8^+$Tc1 细胞，并在具有强抑制功能的 Treg 中高表达。研究显示，NSCLC 患者中 TIM-3 上调是 PD-(L)1 治疗耐药的重要机制之一。临床前模型证实，同步阻断 PD-1 与 TIM-3 可促进肿瘤消退，并增强抗肿瘤 T 细胞免疫反应。

AZD7789（sabestomig）为 PD-1 × TIM-3 IgG1 型 BsAb。Ⅰ/Ⅱ期研究（NCT04931654）探究其对抗 PD-(L)1 经治后的晚期 NSCLC 疗效，结果发现在 19 例可评估患者中，7 例病情稳定，11 例疾病进展，8 例观察到病灶缩小，3 级以上 TRAE 发生率为 23%。

(7) PD-(L)1 × IL-2α：IBI363 是我国首创的 PD-1/IL-2α-bias 双特异性抗体融合蛋白，其独特设计能够同时阻断 PD-1 信号通路并激活 IL-2α-bias 信号通路。在Ⅰ期研究（NCT05460767）中，IBI363 用于抗 PD-(L)1 治疗失败的晚期 NSCLC 患者显示良好耐受性，3mg/kg 剂量组鳞癌 ORR 达 43.3%，PFS 为 7.3 个月，腺癌 ORR 为 28.0%，PFS 为 4.2 个月，且在 PD-L1 TPS<1% 患者中仍获益明显（鳞癌 ORR 为 45.5%，腺癌 ORR 为 29.4%）。该结果提示 IBI363 有望突破 ICI 耐药及 PD-L1 低表达 NSCLC 患者的治疗瓶颈。

2. **靶向免疫效应细胞和肿瘤细胞的 BsAb（桥接型 BsAb）** 这类 BsAb 通过桥接免疫效应细胞与肿瘤细胞，实现效应细胞介导的肿瘤杀伤。其中，CD3（T 细胞关键受体）与 CD16（NK 细胞关键受体）是常用的效应细胞靶点，但可能出现 T 细胞过度激活导致的 CRS，目前 T 细胞重定向型 BsAb（尤其是 TCE）的研究最为活跃，现有研究类型主要如下。

(1) CD3 × EpCAM：卡妥索单抗（catumaxomab）为全球首款获批的 BsAb，原用于治疗恶性腹水，但因较强免疫原性及商业化原因，于 2017 年退市，2024 年 CHMP 已推荐重新上市。此外，solitomab（MT110，AMG110）为 BiTE 型 BsAb，在Ⅰ期研究的 65 例患者中，95% 出现 3 级以上 TRAE，剂量难以递增至治疗水平。该毒性可能来自 EpCAM 在正常组织表达导致的非特异性靶向（on-target off-tumor）效应。

(2) CD3 × CEA：CEA 为常见肿瘤标志物，部分 NSCLC 亚型中高表达，具备 TCE 潜力靶点。但受限于 CEA 表达异质性及安全性考量，CD3 × CEA BsAb 在 NSCLC 领域仍处于早期探索阶段。cibisatamab（CEA-TCB，RG7802）为 IgG 型 BsAb，Ⅰ/Ⅱ期临床研究主要纳入 CEA 阳性实体瘤患者，BA1202 亦处于Ⅰ期临床研究阶段。

(3) CD3 × EGFR：BC3448 是一款国产 TCE BsAb，采用非对称亲和力设计（对 EGFR 亲和力高于 CD3）以减少 CRS 反应，为 EGFR-TKI 耐药等人群的 EGFR 高表达人群提供新的治疗选择。目前 BC3448 已获 FDA 批准在美国开展Ⅰ期研究，数据待发布。

(4) CD16A × EGFR：AFM24 为四价 NK 细胞重定向 BsAb，通过结合 NK 细胞 CD16A 与肿瘤细胞 EGFR，激活抗肿瘤免疫反应。Ⅰ期临床研究 AFM24-101（NCT04259450），28.6% 患者疾病稳定，在晚期实体瘤患者中初步显示抗肿瘤活性。在随后的Ⅰ/Ⅱ期临床研究 AFM24-102（NCT05109442）中，AFM24 联合阿替利珠单抗用于 ICI 及化疗后进展的 *EGFR* 野生型 NSCLC，ORR 达 23%，DCR 为 77%，PFS 中位数为 5.5 个月，部分既往 PD-1 治疗无应答患者亦实现肿瘤缓解，提示该联合方案有望拓展至免疫治疗耐药人群。

（三）肺神经内分泌癌相关 BsAb

肺神经内分泌癌亚型在生物学特征、免疫微环境及 BsAb 研发策略上均具明显独特性，本文特将其单独梳理。

SCLC 作为高度侵袭性、早期易血行转移的肺癌亚型，现有免疫联合化疗一线方案整体疗效有限，耐药进展普遍，仍是治疗最具挑战性的领域之一。除SCLC外，大细胞神经内分泌癌（large cell neuroendocrine carcinoma，LCNEC）及肺外神经内分泌癌（extra-pulmonary neuroendocrine carcinoma，EP-NEC）也有类似生物学特征，缺乏有效靶向治疗手段。Delta样配体3（Delta-like ligand，DLL3）作为Notch信号通路的配体，在SCLC等神经内分泌肿瘤中高度表达，成为BsAb探索的重要靶点之一。

1. CD3×DLL3　塔拉妥单抗（AMG757）是目前发展较成熟的非IgG样CD3×DLL3BsAb。在Ⅰ期研究DeLLphi-300（NCT03319940）中，复发/难治性SCLC患者的ORR为23.4%，OS中位数为13.2个月。Ⅱ期研究DeLLphi-301（NCT05060016）中，ORR为40%，OS中位数为14.3个月。基于上述结果，塔拉妥单抗于2024年5月获FDA加速批准用于含铂化疗后进展的广泛期SCLC。2025年ASCO会议中公布的Ⅲ期研究DeLLphi-304（NCT05740566）中，塔拉妥单抗对比研究者选择的化疗进一步改善一线化疗免疫治疗失败的广泛期SCLC的生存（OS：13.6个月 vs. 8.3个月，PFS：4.2个月 vs. 3.2个月），且≥3级TRAE发生率低于化疗组（27% vs. 62%）。当前DeLLphi-305、DeLLphi-306等Ⅲ期临床研究仍在推进中。

BI764532（obrixtamig）为IgG样TCE型CD3×DLL3 BsAb。在全球多中心Ⅰ期临床研究（NCT04429087）中，针对局部晚期/转移性DLL3阳性SCLC、LCNEC或EP-NEC，2024年ESMO会议上公布的数据显示，154例可评估患者的总体ORR为18%，其中SCLC（17%）、EP-NEC（20%）、LCNEC（40%）的DCR分别为43%、45%、90%，3级以上TRAE发生率为24%，安全性良好。当前Ⅱ期研究DAREON-5（NCT05882058）在持续推进中。

2. **基于DLL3的三特异性抗体**　在DLL3靶向T细胞重定向策略基础上，当前设计正朝多靶点协同与功能增强方向演进，相关研究正加速推进。

研究表明，DLL3三特异性设计相较双抗具备更优抗肿瘤活性。RO7616789（DLL3×CD3×4-1BB）通过引入4-1BB共刺激，强化T细胞抗肿瘤功能。国内同靶点的CMT012也在研究中。

除三特异性协同设计外，双DLL3表位增强型设计亦在探索中。ZG-006（CD3×DLL3×DLL3）采用两个不同DLL3表位设计。2025年，Ⅱ期研究（NCT06283719）数据显示，9例SCLC患者的ORR达66.7%，由于其中77.8%为DLL3低/中表达患者，显示其对DLL3低表达人群亦有活性。

三特异性T细胞激活构建体（tri-specific T-cell activating construct，TriTAC）作为新一代T细胞重定向平台，代表药物HPN328（MK-6070）采用DLL3×CD3×HSA设计。2024年数据显示（NCT04471727），SCLC患者（24例）ORR为50%，展现出良好的抗肿瘤活性。

3. **其他类型BsAb**　PT217是全球首创靶向CD47×DLL3的BsAb，当前通过SKYBRIDGE研究（NCT05652686）在SCLC及神经内分泌肿瘤中评估其单药及联合治疗的潜力，已获得FDA快速通道认定及孤儿药资格，展现出治疗难治性肿瘤的潜力。LBL-024为靶向PD-L1×4-1BB的BsAb，2025年ASCO公布数据显示，在神经内分泌肿瘤中表现出良好疗效及可控的安全性，具备进一步临床应用的前景。此外，PD-L1×VEGF类BsAb亦在积极探索中，PM8002联合含铂双药化疗或紫杉醇方案治疗广泛期SCLC的Ⅱ期研究（NCT06712355）正在稳步推进。

（四）双特异性抗体偶联药物（BsADC）

双特异性抗体偶联药物（bispecific antibody-drug conjugate，BsADC）是基于BsAb平台发展出的新型偶联药物形式，通过BsAb精准靶向肿瘤抗原，携带高效细胞毒载荷，兼具选择性与杀伤力。目前，部分早期研究展现出一定治疗潜力，但整体仍处于临床转化初期，尚需突破靶点筛选、偶联稳定性与安全性优化等挑战。

1. EGFR×HER3　BL-B01D1（iza-bren）为靶向EGFR×HER3的BsADC，采用稳定四肽可切割接头，偶联新型拓扑异构酶Ⅰ抑制剂Ed-04。2025年ASCO会议上公布的数据显示，ORR为46.2%，cORR为39.7%，PFS中位数为7.0个月，DCR为85.9%。针对*EGFR* ex20ins/非经典突变、*HER2*突变、*KRAS*/*BRAF*/*MET*突变及*ALK*/*ROS1*/*RET*融合亚组，ORR分别为69.2%、52.9%、40.0%和34.8%。此外，该药物在SCLC中亦展现出良好活性，在58例入组患者中，整体ORR为55.2%，PFS中位数和OS中位数分别为4.0个月和12.0个月。

2. FRα×TRPV6　CBP-1008为全球首款靶向FRα×TRPV6的小分子偶联药物，属于双配体偶联药物。在2024年ESMO会议上公布的Ⅰ期研究（NCT04740398）中，CBP-1008整体安全性良好，主要表现为可控的血液学毒性，眼毒性（2.6%）和神经毒性（9.0%）发生率低，优于同类ADC。目前肺癌队列仅纳入3例患者，疗效数据尚在积累中。

3. EGFR×c-MET　AZD9592是一款EGFR×c-METBsADC，旨在克服奥希替尼耐药，Ⅰ期临床研究（NCT05647122）正招募患者。此外，REGN5093-M114为靶向MET两个不同表位的BsADC，但疗效未达预期，已终止开发。

三、BsAb面临的挑战与机遇

（一）当前临床应用挑战

首先，BsAb仍有一定安全风险，如T细胞重定向型BsAb，因免疫过度激活，易诱发CRS；对于EpCAM这种TAA，可能引起“on-target off-tumor”效应，需通过靶点优化、抗体亲和力调控及剂量管理等提升安全窗口。其次，靶点同质化趋势明显，如PD-（L）1×VEGF或CTLA-A等热门靶点管线密集，作用机制趋同，长期将或限制技术创新和应用拓展。在产业化方面，生产工艺复杂、成本高昂，也限制了BsAb的可及性，仍需对BsAb平台持续优化。

（二）技术创新趋势

围绕上述瓶颈，BsAb技术创新不断推进。目前TriTAC和BsADC研发势头正旺，改进免疫活性及改善穿透性。除Fc段改造、亲和力调控之外，目前尚有其他新技术正在研发中。例如，前体药物（Prodrug）设计使BsAb在正常组织中保持失活，仅在肿瘤微环境中被激活，降低系统毒性；将PROTAC（诱导蛋白降解以实现更彻底靶向治疗的小分子技术）与 BsAb 整合，实现靶向蛋白降解能力，有望克服耐药；通过 mRNA 递送、溶瘤病毒及基因治疗技术实现肿瘤高效递送；还有通过模拟细胞因子信号（如 IL-2、IL-15 等），增强免疫调控功能，提升抗肿瘤活性。这些技术推动 BsAb 向更高效、更安全、更可控的方向演进。

（三）临床优化策略

在临床应用层面，BsAb 疗效依赖于靶点与人群的精准匹配。靶向类 BsAb 需明确特异性靶点，免疫类 BsAb 亦需结合免疫表型进行分层筛选。研发中应强化靶点设计与人群选择协同优化，避免“精准选人”与“all-in-one”简单对立，提升转化价值。通过整合多组学数据和生物标志物，精准筛选高获益人群，有望提升治疗效果。目前，联合治疗策略已在多项临床研究中取得积极成果，拓宽了肺癌精准治疗场景，亦展现出良好潜力。

四、总结

近年来，BsAb 正凭借 T 细胞重定向、双靶点协同和免疫微环境重塑等机制，突破传统治疗瓶颈，驱动肺癌精准免疫治疗快速演进。当前临床管线已从结构优化迈向三特异性抗体、BsADC 及联合治疗等策略，在多线治疗场景中展现出优异疗效。未来，优化结构设计、增加安全性及精准筛选获益人群，将是 BsAb 实现长期生存获益和广泛适应证拓展的核心突破方向。

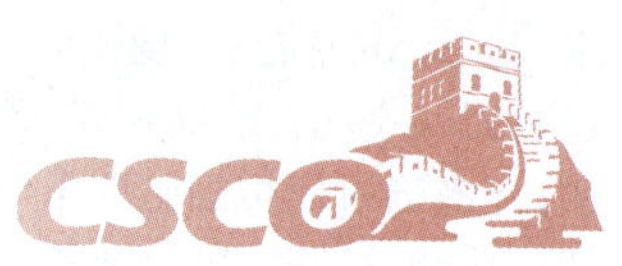

非小细胞肺癌重要临床研究纵览与解读

罗伟池　刘思阳　吴一龙
广东省人民医院

在高质量临床研究的驱动下，NSCLC 的治疗理念与临床实践正经历着快速演进。2023 年，两项研究重塑了早期驱动基因阳性肺癌的术后治疗策略：ADAURA 研究证实，奥希替尼辅助治疗能为 *EGFR* 突变的可切除 NSCLC 患者带来显著生存获益；随后，ALINA 研究也证实了术后阿来替尼辅助治疗给 *ALK* 阳性可切除 NSCLC 患者带来生存获益。两项研究共同将精准靶向治疗的应用，从晚期患者拓展至以治愈为目标的早期患者。同时，FLAURA2 研究证实了晚期 *EGFR* 突变型 NSCLC 患者一线接受奥希替尼联合化疗能获得 25.5 个月的 PFS 中位数。这些高质量、高价值的临床研究推动了肺癌"慢病化管理"理念的实践。

2024 年后，NSCLC 领域的临床研究取得重要成果。这些成果贯穿了 NSCLC 的全病程，从早期、局部晚期至晚期阶段，并覆盖了包括 *EGFR* 突变、*ALK* 融合等在内的主要分子亚型，丰富了肺癌的"慢病化管理"理念。因此，本文旨在对 2024 年及之后的重大临床研究、值得关注的临床研究以及突破性概念研究进行简要综述。

一、重大临床研究

（一）LAURA 研究确立 Ⅲ 期不可切除 *EGFR* 突变 NSCLC 治疗新模式

基于 PACIFIC 及 GEMSTONE-301 研究，Ⅲ期不可切除 NSCLC 的标准治疗为放化疗后 ICI 巩固治疗。然而，PACIFIC 亚组分析显示，该模式对 *EGFR*/*ALK* 驱动基因阳性患者的获益有限（*HR*=0.85，95% *CI* 0.37~1.97）。鉴于 EGFR-TKI 在早期、晚期 *EGFR* 突变患者中的确切疗效，其能否为Ⅲ期不可切除 *EGFR* 突变患者带来生存改善，是亟待解决的临床问题。

为了回答这一临床问题，LAURA 研究应运而生，这是一项全球多中心、随机、双盲、安慰剂对照的Ⅲ期临床研究，旨在评估在放化疗后未出现疾病进展的Ⅲ期不可切除 *EGFR* 突变 NSCLC 患者中奥希替尼作为巩固治疗的临床疗效。结果显示，与安慰剂组相比，奥希替尼组显著延长了 PFS 中位数，达到了 39.1 个月对比 5.6 个月的压倒性优势（*HR*=0.16，95% *CI* 0.10~0.24；*P*<0.001）。基于此高级别证据，2024 年 9 月，FDA 批准奥希替尼用于Ⅲ期不可切除 *EGFR* 突变 NSCLC 患者放化疗后的巩固治疗，从而确立了"放化疗后 EGFR-TKI 巩固"的新治疗范式，根本性地改变了临床实践。在中国，一项设计类似的Ⅲ期临床研究 POLESTAR 研究，使用阿美替尼进一步验证了这一治疗模式的有效性。其结果显示，阿美替尼同样显著改善了这部分患者的 PFS 中位数（30.4 个月 vs. 3.8 个月，*HR*=0.200，95% *CI* 0.114~0.352）；*P*<0.000 1）。这两项研究共同为 EGFR-TKI 在Ⅲ期不可切除 *EGFR* 突变 NSCLC 患者巩固治疗中的地位提供了坚实的循证医学依据。

然而也有 3 个问题值得思考：首先，放化疗进展患者的筛选标准及其治疗模式。LAURA 中有 70% 的患者无法接受奥希替尼巩固治疗，需要对这部分人群进行精准筛选并予以更精准治疗。其次，LAURA 模式能否成功外推至其他驱动基因亚型，是拓展该治疗范式普适性的关键，备受领域内关注。最后，是对奥希替尼巩固时长的思考。LAURA 研究引入了晚期治疗的模式，这与Ⅲ期"治愈性"理念发生碰撞。未来决定是否能够精准识别未获益患者、"降阶梯"治疗或安全停药的关键，极有可能依赖于高灵敏度的生物标志物。

（二）CROWN 研究是目前晚期 NSCLC 领域"最好"的临床研究

针对 *ALK* 融合晚期 NSCLC 的靶向治疗，充分体现并验证了精准医学在改善肿瘤患者生存结局中的核心价值。第一代 ALK-TKI 药物克唑替尼证实了靶向 *ALK* 的可行性，一线治疗的 PFS 中位数为 10.9 个月，颅内控制能力有限。基于 ALEX 研究的数据，以阿来替尼为代表的第二代 ALK-TKI，凭借其优越的血脑屏障穿透能力和更高的激酶抑制活性，将一线治疗的 PFS 中位数显著提升至 34.8 个月，并改善了脑转移患者的预后。在"肺癌慢病化"这一终极目标的驱动下，持续挑战现有疗效的上限、探索更优的治疗选择成为必然。在此背景下，旨在确立新一代疗效标杆的Ⅲ期临床研究—CROWN 研究，被设计并实施。

CROWN 研究的 5 年长期随访数据，为洛拉替尼在晚期 *ALK* 融合 NSCLC 患者一线治疗中的优越性提供了高级别证据。在经过 60.2 个月的随访后，洛拉替尼组的 PFS 中位数仍未达到，而对照克唑替尼组为 9.1 个月（*HR*=0.19，95% *CI* 0.13~0.27）。洛拉替尼组的 5 年 PFS 率高达 60%。这一 PFS

数据在晚期NSCLC患者中是前所未有的，为将晚期*ALK*融合NSCLC作为一种可管控的慢性病提供了坚实的循证医学证据，使其“慢病化管理”成为一种临床实践的现实，成为该领域暂时难以超越的新基准。因此，CROWN研究可以称之为目前“最好”的临床研究。

洛拉替尼在一线治疗中取得的成功，也使临床实践与未来研究的重心发生了深刻的转移。首先，洛拉替尼作为一线治疗方案取得成功后，其耐药后的最优序贯策略尚不明确，针对其耐药机制的探索与后续治疗方案是当前研究的重点。其次，长达数年的持续治疗对药物毒性的长期监测与管理提出了新的挑战。最后，在获得长生存患者中，探索“药物假期”或固定疗程等“降阶梯”策略的可行性，已成为重要的前沿研究方向。

（三）晚期野生型NSCLC：“更好”的临床研究

在过去十年中，以帕博利珠单抗为代表的PD-1/PD-L1单抗，通过单药或联合化疗的模式，成为晚期无驱动基因突变NSCLC一线标准治疗。然而，为了进一步提升疗效，探索超越现有PD-1/L1单抗单药或者联合治疗疗效上限的新策略，已成为当前研发的焦点，其中不乏直接与帕博利珠单抗单药或者联合化疗进行头对头比较的关键性临床研究，均未获得成功。

HARMONi-2是一项在PD-L1表达阳性（PD-L1 ≥ 1%）的局部晚期或转移性NSCLC患者中，比较依沃西单抗与帕博利珠单抗作为一线单药治疗疗效的随机、双盲、多中心Ⅲ期临床研究。依沃西单抗是一款携带PD-1/血管内皮生长因子的双特异性抗体，其设计旨在同时阻断PD-1通路与血管内皮生长因子通路。研究数据显示，依沃西单抗组的PFS中位数显著优于帕博利珠单抗组，达到了11.1个月（vs. 5.8个月，*HR*=0.51，95% *CI* 0.38~0.69；*P*<0.000 1），且在包括PD-L1高表达（TPS ≥ 50%）在内的关键亚组中均观察到了一致的获益。

HARMONI-2研究的阳性结果预示着，若其OS数据能够进一步证实其与对照组相比的生存优势，现行由PD-1/L1单抗主导的晚期肺癌治疗模式将面临根本性的挑战。另外，早期、局部晚期野生型NSCLC的免疫治疗实践也需要重新评估，可能引领肿瘤治疗进入一个以高效、双靶点协同为特征的免疫治疗新时代。因此，HARMONI-2研究也被认为可能是“更好”的研究。*The Lancet*述评中也同样提出，晚期野生型NSCLC患者一线治疗模式可能会在未来几年发生变化。HARMONI-2的OS结果是当前领域内最受关注的焦点之一。除了双特异性抗体外，目前还有PD-1/L1^{+} T细胞免疫球蛋白和ITIM结构域蛋白抑制剂、PD-1/L1^{+} ADC等联合治疗策略与帕博利珠单抗进行头对头研究，这些研究的结果也备受期待。

二、值得关注的研究

（一）HER2：TKI对ADC标准治疗地位的挑战

基于DESTINY-LUNG01研究结果，2022年8月美国FDA批准了德曲妥珠单抗用于既往经治的*HER2*突变转移性NSCLC患者。既往HER2小分子药物的ORR并不如预期。

LUNG-1研究公布的数据尤为引人注目，其结果显示，zongertinib在*HER2*突变NSCLC患者中展现出优异的抗肿瘤活性。zongertinib是一种口服、高选择性HER2-TKI，其可选择性地共价结合*HER2*外显子20突变的受体酪氨酸激酶结构域，这种选择性可以达到阻断*HER2*异常的下游信号转导，而不会影响野生型*EGFR*，从而降低毒性。在经治的患者中，关键的120mg每日一次剂量组中，ORR达到71%，PFS中位数为12.4个月，17%的患者发生 ≥ 3级TRAE。相比于德曲妥珠单抗40%左右的3级以上TRAE发生率，毒性更低，安全性良好。2024年8月，zongertinib获得中国NMPA药品审评中心突破性疗法认定，标志着监管机构对其临床潜力的认可，也预示着该领域治疗标准的潜在变迁。另一款在研HER2小分子药物BAY2927088也报道了72.1%的ORR。这些高效、低毒且具备口服便利性的特点，构成了TKI挑战ADC的核心优势。

除了*HER2*突变患者，ADC在*HER2*过表达的NSCLC亚型中，已初步展示了其治疗潜力。一个自然引出的问题是：HER2小分子药物的治疗优势能否外推至HER2蛋白过表达的患者群体，这也代表了ADC和小分子药物未来的竞争方向。

（二）*MET*扩增：优化*EGFR*突变NSCLC一线及后线治疗的策略

*MET*基因扩增是EGFR-TKI获得性耐药的关键机制之一，但长期以来，针对该耐药机制的最佳治疗策略及最优生物标志物阈值尚未明确。Ⅱ期研究INSIGHT2为这一临床挑战提供了重要的前瞻性数据。该研究评估了MET抑制剂特泊替尼联合奥希替尼用于奥希替尼经治且存在*MET*扩增的NSCLC患者的疗效。其结果显示，该联合方案取得了50.0%的ORR，PFS中位数和OS中位数分别为5.6个月和17.8个月。该研究为*MET*扩增的检测阈值提供了参考，其入组标准为组织荧光原位杂交检测基因拷贝数 ≥ 5或MET/CEP7 ≥ 2，或血浆检测基因拷贝数 ≥ 2.3。2025年ASCO大会上报道了随机、开放标签、多中心Ⅲ期临床研究SACHI的研究结果，证实了EGFR-TKI联合MET-TKI的治疗策略为这部分患者的治疗新选择。相较于对照化疗组，PFS中位数实现获益（8.2个月 vs. 4.6个月（*HR*=0.34，95% *CI* 0.23~0.49；*P*<0.000 1）。让我们期待SACHI研究的OS数据，另外一项Ⅲ期临床研究SAFFRON（NCT05261399）在研，期待研究结果的公布。

在临床实践中，*EGFR*突变与*MET*变异共存为EGFR-TKI疗效不佳的原因，已获得越来越多的关注。旨在应对这一挑战的Ⅱ期研究FLOWERS，前瞻性地探索了在初治、同时携带*EGFR*突变和*MET*扩增或过表达的患者接受奥希替尼联合MET抑制剂赛沃替尼的疗效，该研究中*MET*扩增定义与INSIGHT2研究相一致。其报告的ORR达90.5%，PFS中位数为19.6个月，初步证实了在一线通过联合抑制克服MET介导的原发性耐药，是一种极具前景的治疗模式。基于此，更大规模的Ⅲ期确证性研究SANOVO（NCT05009836）目前正在进行中，其研究结果将最终决定该联合方案能否成为这部分患者的一线治疗新标准。

（三）*KRAS* G12C：现状与未来

KRAS G12C 突变曾被认为是“不可成药”的靶点，但近年来 *KRAS* G12C 抑制剂的成功研发已彻底改变了这一局面。2024 年，这一领域取得了显著进展。氟泽雷塞与格索雷塞相继获得 NMPA 的批准，用于既往经治的晚期 *KRAS* G12C 突变 NSCLC 患者。研究数据报道，服用氟泽雷塞患者中 ORR 为 49.1%，PFS 中位数为 9.7 个月，而格索雷塞的 ORR 和 PFS 中位数则分别为 52.0% 和 9.1 个月。这两款国产药物的上市，极大地提高了中国晚期 *KRAS* G12C 突变患者的药物可及性，为其提供了有效的靶向治疗新选择。

然而，尽管单臂研究中的缓解率令人鼓舞，但如何将 *KRAS* G12C 抑制剂的疗效转化为更长期的生存获益，仍是该领域面临的核心挑战。这一点在两款已在海外获批药物的Ⅲ期确证性临床研究中尤为突出：在与标准化疗多西他赛的头对头比较中，索托雷塞和阿达格拉西布的 PFS 中位数分别为 5.6 个月和 5.5 个月。其对生存结局的改善相对有限。因此，未来的突破方向已明确指向联合治疗。目前，全球范围内正在积极探索 *KRAS* G12C 抑制剂与多种药物的联用策略，包括 ICI（如抗 PD-1/L1 抗体）、EGFR 单抗等。这些联合方案旨在通过协同增效或克服耐药机制，以期获得更深、更持久的缓解，从而真正改善患者的长期生存结局。

（四）*ROS1* 融合：新一代 TKI 确立治疗新标杆

ROS1 融合是 NSCLC 中一个重要的、可靶向的驱动基因，尽管第一代 TKI 克唑替尼已证实了其治疗有效性，但其有限的疗效持久性，构成了第一代 TKI 治疗的瓶颈。新一代的靶向药被成功开发。

TRIDENT-1 是一项Ⅰ/Ⅱ期临床研究，旨在评估瑞普替尼对 *ROS1* 融合患者的疗效和安全性。在该研究中，瑞普替尼用于 TKI 初治的晚期 *ROS1* 融合患者，展现出卓越的抗肿瘤活性：ORR 达 79%，PFS 中位数达 35.7 个月。因此，瑞普替尼已相继获得美国 FDA 和中国 NMPA 的批准，成为 *ROS1* 融合晚期 NSCLC 患者的标准治疗。

既往 *ROS1* 融合的患者二线无可用 TKI 治疗，他雷替尼和洛拉替尼实现了空白的填补。TRUST-Ⅰ和Ⅱ研究表明，他雷替尼对 TKI 初治的晚期 *ROS1* 融合患者，ORR 达 88.8%，PFS 中位数达 45.6 个月，而对经治的患者，ORR 为 55.8%，PFS 中位数为 9.7 个月。因此，中国 NMPA 批准他雷替尼作为 *ROS1* 融合患者的后线治疗。在另一项研究中，洛拉替尼作为 *ROS1* 融合患者的后线治疗，PFS 中位数达 17.9 个月。

目前，晚期 *ROS1* 融合 NSCLC 患者已经形成了一线、二线 TKI 的治疗模式，为 *ROS1* 融合 NSCLC 患者实现类似于 *ALK* 阳性群体的长期生存带来了合理的预期。

（五）早期肺癌：围手术期肺癌免疫治疗

免疫治疗已经全面进入围手术期 NSCLC 治疗，目前有三种治疗模式。

第一种是新辅助免疫治疗模式。目前研究认为，新辅助免疫联合化疗的生存获益优于化疗。新辅助免疫治疗的里程碑式研究为Ⅲ期研究 CheckMate816，该研究证实，对于ⅠB～ⅢA 期可切除的 NSCLC 患者，纳武利尤单抗联合化疗作为术前新辅助治疗，相较于单纯化疗，能够显著提升患者的 5 年 OS 率（65.4% vs. 55%，*HR*=0.72，95% *CI* 0.52~1.00；*P*=0.048），这一研究成果率先确定了新辅助免疫联合化疗的标准治疗地位。基于 CheckMate816 的研究结果，FDA 批准了纳武利尤单抗联合化疗用于可切除 NSCLC 患者术前新辅助治疗。另外，研究结果发现，纳武利尤单抗联合化疗组中 pCR 的患者 5 年生存率达到 95.3%，而未达到 pCR 组的患者只有 55.7%，因此 pCR 是与生存相关的重要指标，如何提高 pCR 率将是重要的临床问题。在 CheckMate816 研究中，纳武利尤单抗联合化疗组实现 ctDNA 清零的患者中，有 46% 达到了 pCR，而 ctDNA 未清零的患者均无法实现 pCR。因此，术前 ctDNA 可能是重要的生物标志物。

第二种是围手术期治疗模式，即术前新辅助免疫联合化疗，术后继续 ICI 辅助治疗，代表性研究为 CheckMate-77T。CheckMate-77T 是一项随机、双盲、国际多中心Ⅲ期临床研究，旨在评估术前接受“纳武利尤单抗 + 化疗”的新辅助治疗，并在术后继续纳武利尤单抗辅助治疗对患者的预后价值。18 个月的 EFS 率为 70.2% vs. 50%（*HR*=0.58，95% *CI* 0.42~0.81；*P*<0.001）。AEGEAN 研究同样取得阳性结果，2 年 EFS 率为 63.3%。这一模式的成功，证明了全程免疫覆盖的价值，FDA 于 2024 年 8 月和 10 月分别批准度伐利尤单抗和纳武利尤单抗用于围手术期免疫治疗。但同时也引出了核心的临床问题：是否所有患者都需要术后辅助治疗？实现 pCR 的患者是否需要术后辅助治疗？ 2025 年 ASCO 会议上的一项研究报道，pCR 患者也存在肿瘤细胞，并且与术后 1 个月内 MRD 状态密切相关，肿瘤细胞多的患者术后 MRD 也呈现阳性。未来研究的重点在于，如何通过多组学生物标志物精准筛选出那些能从额外辅助治疗中最大化获益的患者，从而实现治疗的“降阶”与个体化。

第三种是单纯术后辅助免疫治疗模式。该模式的临床研究结果呈现出显著的异质性。一方面，基于 IMpower010 研究和 KEYNOTE-091 研究的阳性结果，美国 FDA 已相继批准阿替利珠单抗（用于 PD-L1 阳性的Ⅱ～ⅢA 期患者）和帕博利珠单抗（用于ⅠB～ⅢA 期患者）作为辅助治疗选择。然而，两个研究仍有部分差异，IMpower010 研究提示 DFS 与 PD-L1 表达相关，而 KEYNOTE-091 则未发现相同现象。另一方面，旨在评估度伐利尤单抗辅助治疗的 BR.31 研究，其最终分析结果却未能达到主要终点。不同研究间结论的差异，凸显了单纯辅助免疫治疗的获益人群可能更为局限。因此，该模式似乎不是更优选择。

（六）早期肺癌：围手术期肺癌靶向治疗

ADAURA 研究已确证，奥希替尼辅助治疗可为早期 *EGFR* 突变 NSCLC 患者带来总生存获益，从而奠定其术后标准治疗的地位。借鉴新辅助免疫治疗在野生型患者中的成功，EGFR-TKI 新辅助治疗能否为 *EGFR* 突变患者带来相似的长期获益，是尚无答案的临床问题。neoADAURA 研究即在此背景下展开。

neoADAURA 研究是一项随机、对照、Ⅲ期研究，旨在评估术前新辅助奥希替尼联合化疗、奥希替尼对比化疗对患者 MPR 的贡献，这些患者术后可接受奥希替尼辅助治疗。结果显示，奥希替尼联合化疗组以及奥希替尼单药组的 MPR 率（26% vs. 25%）显著优于化疗组（2%），但两组的 pCR 率（4% vs. 9%）均处于较低水平；在 N_2 降期方面，奥希替尼组同样占优(53% vs. 53% vs. 21%)。目前 EFS 数据尚未成熟。

研究结果揭示两大现象：首先，新辅助奥希替尼联合化疗的病理学缓解并未优于单药治疗，其临床价值有待 EFS 和 OS 数据确证；其次，相较于新辅助免疫治疗在野生型 NSCLC 中的高缓解率，EGFR-TKI 的 MPR 及 pCR 率偏低。在 pCR 率有限且多数患者术后接受标准辅助治疗的背景下，短期新辅助干预的附加价值尚不明确。尽管如此，研究仍提示新辅助 EGFR-TKI 单药在实现肿瘤降期、提高 R_0 切除率上具备潜力，是一种可行的术前策略。然而，此手术层面的优势能否转化为生存获益，仍是未知数，有待最终生存数据揭晓。因此，正如同期述评所强调，目前对于该部分患者，仍然应该选择术后奥希替尼辅助治疗。

三、突破性概念研究

(一) Ⅲ期 NSCLC 治疗：免疫诱导治疗挑战“不可切除”的传统界限

在Ⅲ期 NSCLC 治疗中，“可切除”与“不可切除”的界定是决定治疗路径与治愈潜力的关键分水岭，其传统判断主要依据肿瘤的解剖学边界。然而，随着高效新辅助疗法的出现，这一静态的界限正变得动态和可变。通过强效的术前治疗实现肿瘤“降期”，从而将部分最初被判定为“不可切除”的患者转化为可接受根治性手术的候选者，已成为该领域极具吸引力的探索方向。

国产创新药物 SHR-1701 为一款同时靶向 PD-L1 和 TGF-β 的双功能融合蛋白药物，为这一“转化治疗”策略提供了新的证据。TGF-β 是肿瘤微环境中关键的免疫抑制因子，参与促进肿瘤纤维化并抑制 T 细胞功能。通过双重阻断，SHR-1701 理论上能比单纯的 PD-1/PD-L1 抑制剂更彻底地重塑免疫抑制微环境，从而诱导更深度、更广泛的肿瘤消退。

在一项旨在评估 SHR-1701 用于不可切除Ⅲ期 NSCLC 新辅助治疗的Ⅱ期研究中，其结果初步证实了这一“转化”潜力。研究的核心亮点在于手术转化率：经过 SHR-1701 新辅助治疗后，有 25.2% 最初被评估为不可切除的患者，最终成功接受了根治性手术。更重要的是，后续的生存数据显示出两条截然不同的轨迹：成功转化为手术的患者组，其 EFS 中位数尚未达到，其 1 年 EFS 率高达 74.4%；相比之下，未能手术而继续接受根治性放疗的患者组，其 EFS 中位数仅为 14.9 个月，1 年 EFS 率为 55.9%。

这些数据为“诱导 - 转化”这一治疗模式在Ⅲ期不可切除 NSCLC 患者中的可行性与巨大潜力，提供了重要的概念验证。它表明，通过高效的免疫药物干预，有望打破“可切除”与“不可切除”的绝对壁垒，从而扩大根治性手术的获益人群。目前有其他相同研究正在进行(NCT05766800)，期待数据公布。当然，这一策略仍需更大规模的随机对照Ⅲ期临床研究来最终确证，但它无疑为未来Ⅲ期 NSCLC 治疗范式的演进指明了新的方向。

(二) 晚期肺癌“药物假期”：迈向“去持续化”治疗的探索

对于携带驱动基因的晚期肺癌患者，长期、不间断地服用靶向药物是维持疗效的标准模式。然而，随之而来的是持续的药物毒性、沉重的经济负担以及获得性耐药的最终出现。“药物假期”，即在特定条件下有计划地、可逆地暂停用药。这一全新治疗理念正是在这一背景下提出的，旨在优化患者的长期生存质量。

Dong 等人在 *JAMA Oncology* 上发表的一项前瞻性研究，为这一设想的临床可行性提供了重要的初步证据。该研究聚焦于接受一线奥希替尼治疗后获得持续深度缓解的 *EGFR* 突变晚期 NSCLC 患者，其核心在于建立了一套基于生物标志物指导的间断治疗策略，旨在突破“晚期 = 持续用药”的传统认知。在该策略中，通过高灵敏度的液体活检技术对 ctDNA/MRD(分子残留病灶)及血清癌胚抗原水平进行动态监测，能够在影像学进展之前，即从分子层面捕捉到疾病复发的早期信号。MRD 的动态变化成为决定暂停或重启治疗的“前哨”，实现了更智能、更前瞻的个体化管理。

该研究的结果清晰地展示了基于生物标志物的风险分层：在药物假期期间，所有生物标志物(MRD 与癌胚抗原)持续阴性的患者均未发生疾病复发；作为对照，那些因生物标志物转阳而继续接受奥希替尼治疗的患者，其 PFS 中位数为 20.2 个月。更重要的是，对于因后续影像学进展而重新接受奥希替尼治疗的患者，其再治疗的 PFS 中位数仍达到了 5.5 个月，这表明肿瘤在停药后对 TKI 药物仍保留了敏感性。

这项研究提供了强有力的概念验证，证实了在经过严格筛选的优势人群中，MRD 指导下的“药物假期”策略是安全且可行的。然而，这只是该领域探索的第一步，未来的研究重点将围绕以下几个方面展开：首先，需要在更大规模的前瞻性随机对照研究中对该策略进行验证，以最终确立其临床地位；其次，MRD 检测技术的标准化确定，是该策略能否广泛应用的技术前提；最后，将这一“降阶梯”理念拓展至 ALK、ROS1 等其他靶点以及不同药物，将是未来重要的研究方向。

四、回顾与展望

2024 年以来，NSCLC 治疗领域成果丰硕。LAURA 研究为Ⅲ期不可切除 *EGFR* 突变 NSCLC 树立了新的标准；CROWN 研究展现了晚期肺癌“慢病化”管理的可能性；HARMONI-2 研究则预示着一线免疫治疗格局可能迎来变革。*MET* 扩增、*HER2* 靶点、围手术期治疗、*KRAS* G12C 等领域持续取得进展。同时，Ⅲ期不可切除 NSCLC 转变为可切除以及晚期药物假期等新概念逐渐成熟，为肺癌治疗带来了更多可能性。未来，肺癌的研究将继续聚焦于填补空白、追求更优疗效、实现更好预后，并不断探索创新性的治疗策略和研究方法，持续推动肺癌治疗的进步，最终造福更多患者。

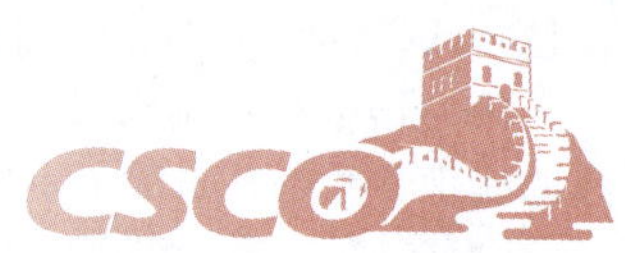

肺癌抗体偶联药物研究进展

方文峰　张力
中山大学肿瘤防治中心

肺癌是全球癌症相关死亡的主要原因，肺癌年死亡人数超过180万，占所有癌症死亡人数的18.7%。尽管近年来靶向治疗和免疫治疗取得了显著进展，但晚期NSCLC患者的5年生存率仍不足20%。ADC作为一种突破性的靶向治疗手段，通过将单克隆抗体与强效细胞毒性药物通过连接子(linker)共价偶联，实现了对肿瘤细胞的特异性杀伤，同时减少对正常组织的毒性，正在改写肺癌治疗格局。截至2025年6月，全球已有15款ADC获批上市，其中中国获批7款，另有超过200个ADC候选药物处于临床开发阶段。

在NSCLC治疗领域，ADC针对多种靶点(如HER2、TROP2、HER3、MET等)的开发取得了显著进展，其中HER2是最热门的靶点，同时针对TROP2、HER3等靶点的ADC也已进入较为成熟的研发阶段。本文重点对NSCLC治疗领域ADC最新研究进展进行综述与评价。

一、非小细胞肺癌ADC单药治疗进展

1. HER2-ADC　HER2-ADC在NSCLC治疗中取得显著进展，多个关键研究正在进行中。以德曲妥珠单抗(T-DXd，DS-8201)为代表的HER2-ADC在*HER2*突变NSCLC中展现出卓越活性。根据DESTINY-Lung01研究结果，经治HER-2突变NSCLC患者接受T-DXd治疗后，ORR达到55%，PFS中位数及OS中位数分别为8.2个月及18.6个月。为进一步探索T-DXd在经治*HER2*突变晚期NSCLC的最佳剂量，Ⅱ期研究DESTINY-Lung02(DL-02)探索了T-DXd 5.4mg/kg和6.4mg/kg的疗效及安全性。结果显示：经盲态独立中心(BICR)评估，两组PFS中位数分别为9.9个月和15.4个月，OS中位数分别为19.5个月和尚未达到(NE)；在安全性方面，药物相关ILD/肺炎发生率分别为12.9%和28.0%。这些数据不仅证实两种剂量都疗效显著，更明确了5.4mg/kg剂量具有更优的风险-获益比。基于DESTINY-Lung系列研究的突破性成果，美国FDA加速批准T-DXd用于*HER2*突变NSCLC后线治疗。DESTINY-Lung05作为DL-02研究在中国的桥接研究，研究数据显示，经独立中心评审(ICR)确认的ORR达到58.3%，DCR突破了90%，进一步验证了该药物在中国人群中的显著效果。德曲妥珠单抗已于2024年10月在中国获批上市，用于*HER2*突变晚期NSCLC患者的二线及以上治疗，为中国患者提供了与国际同步的创新治疗选择。

肺癌脑转移是导致患者死亡的重要原因，传统治疗手段由于BBB的天然屏障作用，难以有效作用于颅内病灶。德曲妥珠单抗为*HER2*突变NSCLC脑转移患者带来曙光。DESTINY-Lung01和02研究的汇总分析显示，在接受德曲妥珠单抗5.4mg/kg治疗的患者中，针对颅内病灶的ORR(颅内-cORR)高达50%。该结果证实了德曲妥珠单抗能够有效穿透血脑屏障，为*HER2*突变NSCLC伴脑转移这一难治性患者群体提供了极具潜力的治疗选择。

基于HORIZON-Lung研究，中国自主研发的HER2-ADC瑞康曲妥珠单抗(SHR-A1811)于国内获批用于*HER2*突变NSCLC后线治疗。2025年AACR年会上公布的最新结果显示，在既往经治的*HER2*突变晚期NSCLC患者中，经独立评审委员会(IRC)评估，瑞康曲妥珠单抗治疗的ORR高达74.5%，PFS中位数为11.5个月，12个月OS率高达88.2%，显著优于传统化疗。目前，一项关键Ⅲ期临床研究(NCT06430437)正在开展，旨在评估瑞康曲妥珠单抗与含铂化疗联合抗PD-(L)1疗法作为*HER2*突变晚期NSCLC一线治疗，这将为该药物在更早期治疗中的应用提供重要循证依据。

除了*HER2*突变外，*HER2*过表达作为晚期NSCLC的重要不良预后因素，其治疗策略近年来取得突破性进展。基于DESTINY-Lung01研究的关键数据，FDA于2024年正式批准德曲妥珠单抗用于*HER2*过表达(IHC 3+)晚期经治实体瘤成人患者。该研究针对*HER2*过表达(IHC 2+/3+)NSCLC患者的队列分析显示，IHC 3+患者组ORR达53%，PFS中位数为7.5个月，OS中位数为12.5个月，均优于IHC 2+患者。后续DESTINY-Lung03研究再创佳绩，在36例接受5.4mg/kg剂量治疗的*HER2*过表达NSCLC患者中，cORR达44.4%，DCR为77.8%，DOR中位数为11.0个月，PFS中位数为8.2个月，OS中位数为17.1个月，证实了德曲妥珠单抗在*HER2*过表达晚期NSCLC中可诱导持续且深度的疾病缓解，总体生存获益良好。

HER2-ADC正在重塑*HER2*突变NSCLC的治疗格局。德曲妥珠单抗(T-DXd)和瑞康曲妥珠单抗(SHR-A1811)作

为代表性药物，为患者提供了突破性的治疗选择。

2. TROP2-ADC　TROP2作为新兴的治疗靶点，在NSCLC治疗领域展现出重要潜力，其在NSCLC中的过表达率高达64%。戈沙妥珠单抗(sacituzumab govitecan，SG)作为首个TROP2-ADC，在经治晚期NSCLC患者中的ORR为17%。为了进一步提升疗效，新一代TROP2-ADC datopotamab deruxtecan(Dato-DXd)应运而生。TROPION-Lung 01研究证实，在经治驱动基因阴性晚期NSCLC患者中，Dato-DXd较传统治疗多西他赛展现出有统计学意义的PFS获益(4.4个月 vs. 3.7个月，*HR*=0.75；*P*=0.004)，且≥3级TRAE发生率更低(25% vs. 41%)。TROPION-Lung 05进一步显示，在既往接受过靶向治疗和含铂化疗的晚期NSCLC患者中，Dato-DXd单药治疗的ORR达35.8%，PFS中位数为5.4个月，OS为13.6个月；特别值得注意的是，在78例*EGFR*突变患者亚组中，ORR提升至43.6%，OS中位数达18.3个月。基于这些突破性数据，FDA于2024年12月授予Dato-DXd突破性疗法认定，标志着TROP2靶向治疗在肺癌领域的重要进展。

在2025年ELCC会议上公布的TROPION-PanTumor02研究，采用定量连续评分(quantitative continuous scoring，QCS)检测的TROP2标准化膜比率(normalized membrane ratio，NMR)被证实与Dato-DXd的临床疗效显著相关。研究结果显示，TROP2 QCS-NMR阳性患者相比阴性患者展现出更优的治疗反应：ORR分别为55.0%和27.8%，PFS中位数分别为9.6个月和5.7个月(*HR*=0.46)。这些发现提示了QCS-NMR可能作为一种潜在的预测性生物标志物，为未来精准筛选获益患者提供重要参考。

2025年3月，凭借OptiTROP-Lung03研究的阳性结果，我国自主研发的TROP2-ADC芦康沙妥珠单抗(sac-TMT/SKB264)于国内获批用于治疗经EGFR-TKI和含铂化疗治疗后进展的*EGFR*突变阳性晚期NSCLC成人患者，成为全球首个获批肺癌适应证的TROP2-ADC。我们团队在临床与转化研究中发现*EGFR*突变型肺癌相对*EGFR*野生型肺癌对TROP2-ADC具有更高的内吞活性从而具有更好的敏感性。在单臂Ⅱ期研究发现*EGFR*突变肺癌对芦康沙妥珠单抗具有令人鼓舞的疗效后，迅速启动了芦康沙妥珠单在*EGFR*突变肺癌后线的注册研究。OptiTROP-Lung03研究结果显示，经BIRC评估，芦康沙妥珠单抗组的cORR达45.1%，较多西他赛组(15.6%)提升近2倍(*P*=0.000 4)；PFS中位数显著延长至6.9个月(vs. 2.8个月)，疾病进展风险降低了70%(*HR*=0.30)；mOS也获得显著改善(*HR*=0.49，*P*=0.007 0)。在安全性方面，与多西他赛相比，Sac-TMT组中≥3级TRAE发生率更低(56% vs. 71.7%)，未报告ILD。值得注意的是，芦康沙妥珠单抗在*EGFR*非经典突变肺癌人群中展现出突出疗效：在42例患者(包括19例ex20ins突变和23例非ex20ins突变)中，总体ORR为35.7%，其中ex20ins突变亚组PFS中位数达到了9.0个月，疗效非常令人鼓舞，值得进一步探索芦康沙妥珠单抗对于*EGFR*非经典突变肺癌的治疗价值。芦康沙妥珠单抗在中国肺癌领域适应证的全球率先获批，实现了全球肺癌领域首个TROP2-ADC的研发成功，是中国智慧、中国速度引领中国创新药研发实现弯道超车的又一成功典范。

3. HER3-ADC　HER3靶点曾长期被视为“不可成药”靶点，但近年来在肺癌治疗领域取得突破性进展。HER3在25%~30%的NSCLC中过表达，且与EGFR-TKI耐药密切相关。全球首款HER3-DXd(U3-1402，patritumab deruxtecan)的临床研究数据显示，在既往接受过EGFR-TKI和含铂化疗的总人群中，该药物cORR为39.2%，DOR中位数为9.6个月，OS中位数为15.8个月。在78例曾接受三代EGFR-TKI和含铂化疗的患者中，cORR为41.0%，DOR中位数为11.2个月，OS中位数为16.2个月。这些数据不仅突破了HER3靶点“不可成药”的传统认知，更为EGFR-TKI耐药患者提供了新的治疗选择。

在关键Ⅲ期研究HERTHENA-Lung02中，patritumab deruxtecan用于三代EGFR-TKI治疗失败的*EGFR*突变NSCLC患者时，虽展现出有统计学意义的PFS改善(5.8个月 vs. 5.4个月，*HR*=0.77；*P*=0.011)，但临床意义的PFS绝对获益仅0.4个月，且OS未显示差异(16.0个月 vs. 15.9个月)。需要注意的是，patritumab deruxtecan组中出现14例与药物相关的ILD，其中两例为5级AE。此次结果的公布，为HER3-DXd的上市之路再添变数。

作为我国首个自主研发的HER3-ADC，SHR-A2009采用全人源抗HER3 IgG1单抗载体，在2024年ESMO年会上公布的Ⅰ期临床研究数据展现出显著潜力。结果显示，在接受9.0mg/kg推荐剂量的52例患者中(随访时间中位数为8.6个月)，经确认的ORR达46.9%(23/49)，DCR高达93.9%，PFS中位数为9.6个月。在安全性方面，56.3%的患者出现≥3级TRAE，但整体安全性可控。SHR-A2009显示出令人鼓舞的抗肿瘤活性，有望成为全球首个获批的中国原研HER3-ADC，为EGFR-TKI耐药患者提供新选择。

4. MET-ADC　MET-ADC的研发标志着肺癌精准治疗的又一重大进展。作为EGFR-TKI耐药的重要生物标志物，MET蛋白过表达在晚期NSCLC的个体化治疗中具有重要指导价值。

Teliso-V(telisotuzumab vedotin)是首个靶向c-Met蛋白的抗体和微管抑制剂偶联物(ADC)。2025年5月FDA加速批准了全球首个靶向c-Met的ADC，Teliso-V用于c-Met高表达晚期非鳞状NSCLC患者的后线治疗，这一批准主要基于关键性研究LUMINOSITY(NCT03539536)的阳性结果。该研究在84例*EGFR*野生型、c-Met高表达的非鳞状NSCLC患者中证实，Teliso-V治疗的ORR达35%，DOR中位数为9个月，PFS中位数达5.5个月。这些令人鼓舞的数据为MET过表达NSCLC患者提供了新的精准治疗选择。

Temab-A(telisotuzum abadizutecan，ABBV-400)是在研的下一代靶向c-Met的ADC。一项Ⅰ期研究(NCT05029882)数据显示，该药物在41例经治晚期*EGFR*突变非鳞状NSCLC患者中取得63%的ORR，且54%的应答患者DOR超过6个月，显示出持久的抗肿瘤活性。虽然73%的患者出现≥3级TEAE，但整体安全性可控。上述结果提示，Temab-A为三线及以上治疗的*EGFR*突变非鳞状NSCLC患者提供了具有显著临床获益的新型治疗选择，其后续研发值得期待。

二、非小细胞肺癌 ADC 联合治疗进展

ADC 与免疫治疗、靶向治疗等的联合策略已成为肺癌领域的研究热点方向。近年来多项关键研究数据证实，这种创新性的联合治疗方案取得了突破性进展，展现出显著的协同效应和临床获益，为肺癌患者提供了更优化的治疗选择。

1. ADC+ **免疫检查点抑制剂**（ICI） ADC 与 ICI 的联合策略正在重塑肺癌治疗格局。这种创新性组合通过多重机制发挥协同抗肿瘤作用：ADC 不仅能直接杀伤肿瘤细胞，还能诱导免疫原性细胞死亡、增强抗原呈递并重塑免疫微环境，从而显著增强免疫治疗响应。2025 年 ASCO 大会公布的三项关键研究为此提供了有力证据：① TROPION-Lung 02 研究首次证实，Dato-DXd 联合帕博利珠单抗 ± 铂类化疗在晚期 NSCLC 患者中具有协同效应，双联方案（ORR 54.8%，PFS 中位数 11.2 个月）和三联方案（ORR 55.6%，PFS 中位数 6.8 个月）均展现一定的活性，且不受 PD-L1 表达水平限制（PD-L1<50% 组：ORR 53.3%~55%； ≥50% 组：ORR 60%~100%）。② ROPION-Lung 04 研究则探索了 Dato-DXd 与 PD-1/TIGIT 双抗（rilvegostomig）的创新型组合。在 40 例一线治疗患者中观察到 57.5% 的 ORR 和 95% 的 DCR，且疗效跨越不同组织学类型（鳞癌 45.5%，非鳞癌 62.1%）。虽然 ≥3 级 TEAE 发生率达 60%，但安全性特征与单药治疗相当。这表明 Dato-DXd 联合 rilvegostomig 方案可能具有广泛的应用前景。③ OptiTROP-Lung 01 研究评估了芦康沙妥珠单抗联合 PD-L1 抑制剂塔戈利单抗在驱动基因阴性晚期非鳞 NSCLC 一线治疗中的疗效。该研究纳入 81 例患者，整体人群 ORR 达 59.3%，DOR 中位数为 16.5 个月，PFS 中位数达到 15 个月。值得注意的是，在 PD-L1 TPS ≥ 1% 的患者中，ORR 提升至 68.1%，PFS 中位数延长至 17.8 个月；而 PD-L1 TPS<1% 的患者仍显示出 47.1% 的 ORR 和 12.4 个月的 PFS 中位数，表明该联合方案的抗肿瘤活性具有 PD-L1 表达非依赖性特征。基于其显著的生存获益，特别是对 PD-L1 阴性患者的突出疗效，该联合方案已获得中国 NMPA 突破性疗法认定，有望重塑当前一线治疗格局。

2. ADC+ **靶向治疗** 针对特定分子异常的肺癌患者，ADC 与靶向药物的联合策略展现出显著临床价值。以 EGFR-TKI 耐药后治疗为例，第三代 EGFR-TKI 奥希替尼作为 *EGFR* 突变晚期 NSCLC 一线标准治疗，其耐药后治疗方案亟待突破。

ORCHARD Ⅱ期研究（NCT03944772）显示，在 69 例奥希替尼一线治疗进展的 *EGFR* 突变患者中，奥希替尼联合 Dato-DXd 的 4mg 组（n=35）和 6mg 组（n=34）ORR 分别为 43% 和 36%，PFS 中位数分别为 9.5 个月和 11.7 个月，提示 6mg 剂量更具优势。尽管 6mg 组 ≥3 级 TRAE 发生率较高（56% vs. 34%），但整体安全性可控。

在 c-Met 过表达人群方面，一项Ⅰb 期研究证实，Teliso-V 联合奥希替尼可使 ORR 提升至 50.0%（95% *CI* 33.4%~66.6%），相比既往报道 Teliso-V 单药在 *EGFR* 突变阳性人群中的 ORR 仅为 11.6% 有较大提升，PFS 中位数达 7.4 个月。Teliso-V 联合奥希替尼显示出有前景的疗效，且未出现新的安全性信号。

值得关注的是，正在进行的两项Ⅲ期注册研究 OptiTROP-Lung02（NCT05816252）与 TROPION-Lung14（NCT06350097）将 TROP2-ADC 联合奥希替尼方案前移至一线治疗，直接对比奥希替尼单药，有望为 *EGFR* 突变患者提供更优的一线治疗选择。

ADC 联合治疗方案的临床应用仍面临多重挑战，包括毒性叠加、给药时序和剂量调整等。例如，ADC 与 ICI 联用时，肺炎的发生率可能增加，需要密切监测和及时干预。此外，如何通过生物标志物筛选最可能获益的人群，以及如何设计合理的给药方案以最大化协同效应而最小化毒性，都是未来研究的重要方向。随着对这些联合策略作用机制的深入理解，以及更多临床数据的积累，ADC 联合治疗有望成为肺癌综合治疗的重要组成部分。

三、肺癌 ADC 研发及治疗的未来展望

ADC 在肺癌领域的序幕已经拉开，未来发展将围绕靶点创新、技术升级、精准治疗及克服耐药等方向展开。

肺癌 ADC 领域的未来发展将集中于新靶点的发现与验证。随着多组学技术的融合应用，肺癌特异性表面抗原的发现进入快车道。目前除 TROP2、HER2 等成熟靶点外，CEACAM5（约 20% NSCLC 高表达）、B7-H3（与不良预后显著相关）等新靶点崭露头角。其中，靶向 B7-H3 的 YL201 已显示出令人鼓舞的抗肿瘤活性。此外，通过蛋白质组学分析发现的 CLDN6 等新靶点也为 ADC 开发提供更多可能性。未来，AI 驱动的靶点预测平台正加速这一进程，使新靶点发现更具系统性和预见性。

ADC 技术的持续创新正从三大核心要素推动治疗突破：在连接子技术方面，新型酶敏感连接子和微环境响应型连接子通过肿瘤组织特异性裂解机制显著提升药物释放精准度，有效降低毒性；在载荷选择上，拓扑异构酶 I 抑制剂（如 exatecan 衍生物）和 RNA 聚合酶Ⅱ抑制剂（α-amanitin）等新型载荷展现出更强的抗肿瘤活性和显著的旁观者效应；抗体工程领域的突破包括双特异性 ADC 通过同时靶向两个 TAA 提高治疗特异性，位点特异性偶联技术（如 THIOMAB）改善药物均一性和药代动力学特性，以及通过 Fc 区功能调控优化免疫效应和清除特性。这些协同创新的技术进展正共同推动下一代 ADC 向更高疗效、更宽治疗窗和更优药代动力学特征的方向发展。

突破性生物标志物和精准治疗策略对最大化 ADC 临床价值至关重要。当前基于 *HER2* 突变或 TROP2 表达等单一标志物的筛选模式已显现局限性，未来将向多组学整合的智能预测体系发展：通过融合基因组特征、转录组通路活性、蛋白组表达谱及影像组学特征，构建多维生物标志物模型；其中基于 AI 的 TROP2 QCS-NMR IHC 定量技术展现出卓越的用药指导价值，而液体活检（ctDNA 动态监测）和 AI 病理分析技术则实现了靶点表达动态追踪和耐药预警。这些创新技术将共同推动 ADC 治疗进入真正的“精准匹配”时代，确保为每位患者提供最优的个体化治疗方案。

突破 ADC 耐药瓶颈需要多管齐下的创新策略，其耐药

机制呈现高度复杂性：既包括靶抗原（如 *HER2*）的突变或表达下调导致的结合障碍，也涉及药物内化缺陷、溶酶体功能障碍、载荷外排泵激活及凋亡信号通路异常等多重因素。针对这些机制，目前研发方向聚焦于三大突破路径：开发双靶点 ADC 以规避单靶点丢失风险，设计载荷组合型 ADC 实现多机制协同杀伤，构建免疫刺激型 ADC 激活肿瘤微环境免疫应答；同时优化治疗策略，通过 ADC 与 TKI 的序贯或交替治疗延缓耐药产生。这些基于耐药机制深度解析的创新方法，将显著提升 ADC 治疗的持久性和临床获益。

肺癌 ADC 的未来发展将重点突破特殊人群的治疗困境，针对老年患者、体能状态较差者及脑转移患者等传统治疗选择有限的群体，ADC 凭借其高效低毒的特性展现出独特优势。尤其在中枢神经系统转移方面，以 T-DXd 为代表的 ADC 已证实具有突破血脑屏障的潜力，未来通过抗体工程改造（如 Fc 区功能优化）和靶向递送系统的创新，将进一步提升脑部病灶的靶向性和控制效果。这些关键技术的突破将推动 ADC 成为覆盖肺癌全病程、全人群的核心治疗手段，为临床难治患者开辟新的生存希望。

四、结论

肺癌 ADC 领域取得突破性进展，已发展成为肺癌精准治疗的重要支柱。在单药治疗方面，靶向 HER2、TROP2、HER3 和 MET 等关键靶点的 ADC 展现出卓越疗效；联合治疗策略通过与免疫治疗及靶向药物协同，进一步拓展了获益人群。当前研究聚焦四大核心方向：创新靶点挖掘、技术平台升级（包括连接子优化和新型载荷开发）、精准生物标志物体系构建以及耐药机制破解。虽然仍面临毒性控制、患者筛选和耐药性等挑战，但随着技术迭代和临床证据的持续积累，ADC 正推动肺癌治疗范式向更高精度、更长生存的新纪元迈进。

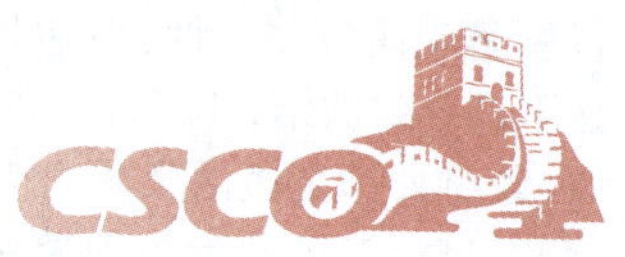

EGFR 突变非小细胞肺癌联合治疗进展

张良
吉林省肿瘤医院

表皮生长因子受体（epidermal growth factor receptor，EGFR）靶向治疗引领着肺癌的精准治疗之路，近年来，三代 EGFR-TKI 单药治疗奠定了其在 *EGFR* 敏感突变人群中的基石地位。如何能够进一步提高 *EGFR* 突变人群的疗效，克服和延缓靶向治疗耐药，是目前研究探索的重要方向。为了在 *EGFR* 突变人群中实现更大的突破，以三代 EGFR-TKI 为基础的联合治疗策略进行了多层次的探索和布局，成为目前炙手可热的研究方向，联合治疗正在重塑 *EGFR* 突变患者的治疗格局。随着双特异性抗体、抗体偶联药物等创新药物的研发与应用，*EGFR* 突变非小细胞肺癌（non-small cell lung carcinoma，NSCLC）患者的联合治疗策略将开启了新的篇章。

一、晚期 *EGFR* 突变 NSCLC 一线联合治疗进展

（一）重塑 *EGFR* 敏感突变肺癌治疗格局的联合策略

1. 三代 EGFR-TKI 联合化疗 靶向联合化疗的策略在 *EGFR* 突变人群中最早进行了探索。既往多项临床研究证实，一代 EGFR-TKI 联合化疗可以带来 PFS 获益。而 FLAURA 研究显示，奥希替尼展现出更优的 PFS 和 OS，这提示在更高效的奥希替尼基础上联合化疗可能进一步突破疗效瓶颈。FLAURA2 研究是全球首项探索三代 EGFR-TKI 联合化疗一线治疗 *EGFR* 敏感突变晚期 NSCLC 的随机对照Ⅲ期临床研究，旨在评估奥希替尼联合含铂双药化疗对比奥希替尼单药治疗的疗效和安全性。2023 年 WCLC 上首次公布了数据，证实奥希替尼联合化疗与奥希替尼单药相比具有显著 PFS 获益，将 *EGFR* 敏感突变晚期 NSCLC 一线治疗的疗效推向了新高度。探寻靶向联合化疗的获益人群是临床十分关注的问题，亚组分析显示，在 *EGFR* L858R 突变和脑转移这部分预后较差的人群中，奥希替尼联合化疗展现了显著的获益优势，在 L858R 突变亚组，奥希替尼联合化疗相较于奥希替尼单药治疗 PFS 中位数提升了 10.8 个月（*HR*=0.63）；在脑转移亚组中，奥希替尼联合化疗相较于奥希替尼单药可提升 PFS 中位数达 11.1 个月（*HR*=0.47）。靶向联合化疗能否转化为 OS 获益，也备受关注。在 2024 年 ELCC 会议上，FLAURA2 研究报告了第二次期中分析的 OS 数据。虽然 OS 仍未成熟（成熟度 41%），但已观察到令人鼓舞的 OS 获益趋势（NR vs. 36.7 个月，*HR*=0.75）。基于 FLAURA2 研究结果，2024 年 2 月美国 FDA 批准奥希替尼联合铂类化疗用于 *EGFR* 突变局部晚期或转移性 NSCLC 一线治疗的适应证。2024 年 6 月，国家药品监督管理局（National Medical Products Administration，NMPA）也批准了该适应证，奥希替尼联合培美曲塞及铂类化疗成为 *EGFR* 敏感突变患者一线治疗新选择。

2025 年 AACR 年会报道了阿美替尼联合化疗的Ⅲ期临床研究 AENEAS2 结果。该研究旨在评估阿美替尼联合培美曲塞和铂类化疗对比阿美替尼单药一线治疗局部晚期或转移性 *EGFR* 敏感突变 NSCLC 的疗效与安全性。在随访时间中位数为 23.4 个月时，阿美替尼联合化疗组和单药组的 PFS 中位数分别为 28.9 个月和 18.9 个月（*HR*=0.47，*P*<0.000 1）；OS 的随访时间中位数为 24.4 个月，成熟度为 21.6%，两组的 OS 中位数均未达到，但观察到了有统计学意义的差异（*HR*=0.44；95% *CI* 0.31~0.64）。在脑转移亚组中，阿美替尼联合化疗相较于阿美替尼单药 PFS 中位数提升了 8.3 个月（26.3 个月 vs. 18 个月，*HR*=0.56）；在基线不伴脑转移亚组中，阿美替尼联合化疗将 PFS 中位数提升了 11.2 个月（31.7 个月 vs. 20.5 个月，*HR*=0.43），无论是否存在脑转移均能带来显著获益。基于 AENEAS2 研究结果，阿美替尼联合化疗一线治疗 *EGFR* 敏感突变 NSCLC 的适应证申请已递交 NMPA，有望为中国 *EGFR* 突变人群提供一种新的一线靶向联合化疗的治疗选择。

2. 三代 EGFR-TKI 联合 EGFR/c-Met 双抗 埃万妥单抗是全球首个作用于 EGFR 和 c-Met 的双特异性抗体，MET 异常是介导 EGFR-TKI 耐药的主要机制之一，因此，埃万妥单抗联合 TKI 治疗有潜在延缓和克服靶向耐药的作用机制。MARIPOSA 研究是一项全球、随机对照Ⅲ期临床研究，旨在评估埃万妥单抗联合拉泽替尼 vs. 奥希替尼 vs. 拉泽替尼一线治疗 *EGFR* 敏感突变 NSCLC 的疗效和安全性，主要研究终点为埃万妥单抗联合拉泽替尼组 vs. 奥希替尼组的 PFS。结果显示，与奥希替尼相比，埃万妥单抗联合拉泽替尼的 PFS 显著延长 7.1 个月（23.7 个月 vs. 16.6 个月），降低 30% 的疾病进展或死亡风险。进行 MARIPOSA 研究第二次

分析数据时，在脑转移、肝转移、*TP53* 共突变、基线循环肿瘤DNA（circulating tumor deoxyribonucleic acid，ctDNA）检测到 *EGFR* 突变以及第 9 周时 ctDNA *EGFR* 突变未清除等高危人群中，埃万妥单抗联合拉泽替尼相比于奥希替尼均显著改善了 PFS。但是，联合治疗组的不良反应同样需要重视，皮疹、输注相关反应、静脉血栓栓塞等不良事件（adverseevent，AE）值得关注。2024 年 8 月，FDA 批准埃万妥单抗联合拉泽替尼一线治疗 *EGFR* 敏感突变局部晚期或转移性 NSCLC 的适应证，该方案成为晚期 *EGFR* 突变 NSCLC 新的一线治疗标准。

靶向联合治疗能否带来 OS 获益，一直是临床十分关注的问题。2025 年 ELCC 报道了 MARIPOSA 研究的最终 OS 数据。结果显示，在中位随访时间为 37.8 个月时，埃万妥单抗联合拉泽替尼治疗组和奥希替尼组的 OS 中位数分别为未达到（NR）和 36.7 个月（HR=0.75，P<0.005），预计联合治疗组可能至少有 12 个月的 OS 获益，联合治疗组具有显著的统计学及临床意义的 OS 改善。MARIPOSA 研究是首个有明确 OS 获益的三代 TKI 联合治疗的Ⅲ期临床研究，但是值得注意的是联合治疗同样带来了更多的毒性反应。未来，此种联合治疗策略的应用需要综合评估患者的身体状态、肿瘤转移情况以及药物价格等因素，以选择更加适合的治疗方案。

（二）靶向联合治疗策略在难治性人群中的探索

1. *EGFR* 外显子 20 插入突变 *EGFR* 外显子 20 插入突变（ex20ins）是一类难治的突变类型，埃万妥单抗是 FDA 首个批准用于 *EGFR* ex20ins 经治人群的靶向药物。鉴于埃万妥单抗单药在经治人群的疗效（ORR 为 37%，PFS 为 6.9 个月），在一线布局时采用了联合化疗的治疗策略。PAPILLON 是一项全球随机对照Ⅲ期研究，评估了埃万妥单抗联合化疗对比标准化疗一线治疗 *EGFR* ex20ins 晚期 NSCLC 疗效及安全性，主要终点为 PFS。在随访时间中位数为 14.9 个月时，埃万妥单抗联合化疗组和单独化疗组的中位 PFS 分别为 11.4 个月和 6.7 个月（HR=0.395，P<0.000 1），达到了主要研究终点，埃万妥单抗联合化疗显著改善了 PFS。2024 年 3 月，FDA 批准了埃万妥单抗联合化疗一线治疗 *EGFR* ex20ins 局部晚期或转移性 NSCLC 的适应证。2025 年 2 月，NMPA 也批准了该适应证。另一项国际多中心Ⅲ期 REZILIENT3 研究正在进行，旨在评估 zipalertinib（CLN-081）联合含铂化疗对比标准化疗一线治疗 *EGFR* ex20ins 突变的 NSCLC 患者的疗效和安全性，未来可能为 *EGFR* ex20ins 这类难治人群带来更大的获益。

2. *EGFR* 非经典突变 *EGFR* 非经典突变例如 G719X、L861Q、S768I 等，靶向单药治疗的效果并不理想。阿法替尼是目前唯一获批用于治疗非经典 *EGFR* 突变晚期 NSCLC 的靶向药物，PFS 中位数约为 10.7 个月，疗效仍有待进一步提高。因此，联合治疗策略也成为该类人群的探索方向。CHRYSALIS-2 研究队列 C 纳入了非经典 *EGFR* 突变（不包括 ex20ins）人群，这些患者接受埃万妥单抗联合拉泽替尼治疗（n=105），均为未经治疗或既往接受过≤二线治疗，最常见的突变类型是 G719X（54%）、L861Q（24%）和 S768I（22%）。在未经治疗的亚组中（n=49），ORR 为 55%，PFS 中位数为 19.5 个月；在之前接受过阿法替尼治疗的患者中（n=40），ORR 为 45%，PFS 中位数为 5.7 个月，在这项针对非经典 *EGFR* 突变晚期 NSCLC 的最大规模前瞻性研究中，埃万妥单抗联合拉泽替尼对未经治疗或在阿法替尼治疗后疾病进展的患者中均显示出有临床意义的抗肿瘤活性。

3. 脑实质或脑膜转移人群 脑实质及脑膜转移的患者是 *EGFR* 突变的难治人群，三代靶向药物具有较好的颅内抗肿瘤作用，但耐药仍不可避免。既往多项研究通过 TKI 联合抗血管生成药物、TKI 药物剂量加倍、研发更强穿透血脑屏障的 TKI 药物等方式探索脑转移患者的疗效。在 FLAURA2 研究和 MARIPOSA 研究脑转移亚组，奥希替尼联合化疗以及埃万妥单抗联合拉泽替尼治疗脑转移患者均有显著的临床获益。

EGFR 突变患者靶向治疗后脑膜转移发生率较高，预后极差，因此活动性脑转移或脑膜转移患者通常被排除在临床研究之外。一项前瞻性Ⅱ期研究评估了埃万妥单抗联合拉泽替尼治疗伴活动性 CNS 转移的 *EGFR* 突变 NSCLC 患者的疗效和安全性。该研究分为进展或新发活动性脑转移队列（n=20）和脑膜转移队列（n=22），既往治疗线数中位数为二线，主要终点是全身 ORR 和 CNS ORR。埃万妥单抗联合拉泽替尼治疗活动性脑转移和脑膜转移队列的全身 ORR 分别为 30% 和 32%，CNS ORR 分别为 40% 和 23%。研究结果显示，埃万妥单抗联合拉泽替尼在有活动性 CNS 疾病的 *EGFR* 突变患者中是一种很有前景的治疗策略。另外一项前瞻性Ⅱ期研究 FAITH，探索了伏美替尼剂量加倍（160mg）联合培美曲塞鞘内化疗用于 *EGFR* 突变脑膜转移患者（n=40），65% 的患者既往用过三代 TKI 治疗，颅内 PFS 中位数为 10.2 个月，OS 为 15.4 个月。一项真实世界研究评估了应用高剂量伏美替尼 240mg 联合贝伐珠单抗和培美曲塞（鞘内或静脉化疗）治疗 *EGFR* 突变脑膜转移患者（n=33），69.7% 的患者既往接受过三代 TKI 治疗，临床缓解率为 72.7%，ORR-LM 和 DCR 分别为 60.9% 和 91.3%。这些联合治疗策略为难治性脑膜转移患者提供了令人鼓舞的疗效，具有可供参考的临床意义。

（三）未来优化靶向联合治疗策略的探索

1. 靶向联合治疗策略在 *EGFR* 伴随突变人群中的探索 探索靶向联合治疗的获益人群将有助于实现进一步的精准治疗。多项回顾性研究提示，存在伴随突变的患者靶向单药治疗的效果欠佳。因此，联合治疗可能是 *EGFR* 伴随突变人群有前景的治疗策略。POISE 研究是一项多中心的Ⅰ期研究，评估了奥希替尼联合铂类和依托泊苷治疗初治 *EGFR* 突变且合并 *TP53* 和 *RB1* 突变 NSCLC 的疗效和安全性。患者先接受 3 个月的奥希替尼诱导治疗，然后接受 4 个周期的奥希替尼联合铂类和依托泊苷治疗，后续使用奥希替尼进行维持治疗直至疾病进展。在纳入的 11 例 *EGFR/TP53/RB1* 突变 NSCLC 患者中，ORR 为 82%，PFS 中位数为 15.6 个月，OS 中位数为 37.9 个月，初步显示了良好的抗肿瘤活性。目前评估靶向联合治疗在共突变人群中疗效的多项Ⅲ期临床研究正在进行中。例如一项Ⅲ期临床研究（NCT04695925）评估奥希替尼对比奥希替尼＋培美曲塞＋卡铂一线治疗 *EGFR* 和 *TP53* 共突变晚期 NSCLC 的疗效和安全性，一项Ⅲ期临床研究（NCT04500717）评估了阿美替尼对比阿美替尼＋培美曲塞＋卡铂一线治疗 *EGFR* 敏感突变合并非 *EGFR* 驱动基因突变的晚期 NSCLC 的疗效和安全性，还有一项Ⅲ期临床研究（NCT04500704）评估了阿美替尼对比阿美替尼 + 培美曲塞 + 卡铂一线治疗 *EGFR* 敏感突变合并抑癌基因突变晚期 NSCLC 的疗效和安全性。

2. ctDNA 指导的靶向联合治疗策略 晚期肺癌 ctDNA 动态监测可能有助于指导联合治疗策略。FLAURA 研究探索性分析显示，在奥希替尼组第 3 周血浆 *EGFR* 突变清除和未清除患者的中位 PFS 分别为 19.8 个月和 11.3 个月。另一项Ⅱ期研究 ACHIEVE 探索了阿美替尼血浆 *EGFR* ctDNA 清除状态与预后的相关性。结果显示，C2D1 时 ctDNA 清除患者的 PFS 显著优于 ctDNA 未清除患者。这些结果提示，靶向治疗后血浆 ctDNA 未清除的患者可能需要更加强化的联合治疗方案。目前，一项Ⅱ期研究 FLAME 针对奥希替尼单药治疗 3 周后 ctDNA 阳性人群，评估奥希替尼单药对比奥希替尼联合培美曲塞 + 卡铂疗效的随机对照研究正在进行中。另外一项Ⅱ期研究 FOCUS-C 将伏美替尼单药治疗 3 周后 ctDNA 未清除人群以 2∶2∶1 的比例随机分配至伏美替尼组、伏美替尼联合培美曲塞 + 卡铂组、伏美替尼联合贝伐珠单抗 + 培美曲塞 + 卡铂组，该研究正在进行中。未来，液态活检技术的应用有望为联合治疗提供更加精准的治疗模式。

3. 针对 *MET* 异常的靶向联合治疗策略 *EGFR* 突变和 *MET* 扩增或过表达共存会降低 EGFR-TKI 的敏感性，并且可能是介导一线 EGFR-TKI 单药治疗产生原发性耐药的关键机制。一项Ⅱ期研究 FLOWERS 探索了奥希替尼联合或不联合 MET 抑制剂赛沃替尼一线治疗 *EGFR* 突变且 *MET* 异常（*MET* 扩增或 *MET* 过表达）晚期 NSCLC 的疗效。研究结果显示，奥希替尼联合赛沃替尼组（n=21）的 ORR 为 90.5%，而奥希替尼单药组（n=23）的 ORR 为 60.9%，表明奥希替尼与赛沃替尼联合治疗作为一线治疗的初步疗效优于单独使用奥希替尼。一项评价赛沃替尼联合奥希替尼对比安慰剂联合奥希替尼一线治疗 *EGFR* 突变且存在 *MET* 异常的局部晚期或转移性 NSCLC 患者疗效和安全性的Ⅲ期研究（SANOVO），正在进行中。

4. 三代 EGFR-TKI 联合 ADC 治疗 近年来，ADC 在肺癌领域快速发展。ADC 兼具靶向和细胞毒性药物双重作用，其与 TKI 联合治疗的前景也备受关注，多款 ADC 如靶向 TROP2、HER-3、EGFR/HER-3、MET 等与 TKI 的联合治疗也正在探索中。一项在 *EGFR* 突变局部晚期或转移性 NSCLC 患者中评价奥希替尼联合或不联合 Dato-DXd（TROP2ADC）作为一线治疗的Ⅲ期临床研究（TROPION-Lung14），正在进行中。另一项评估芦康沙妥珠单抗（TROP2ADC）联合奥希替尼对比奥希替尼一线治疗 *EGFR* 突变局部晚期或转移性非鳞 NSCLC 患者的Ⅲ期研究，正在进行中。在 *EGFR* 突变局部晚期或转移性 NSCLC 一线治疗患者中对比 BL-B01D1（EGFR/HER-3 双抗 ADC）联合奥希替尼与奥希替尼单药的Ⅲ期研究正在进行中。一项Ⅰ期研究评估了 HER3-DXd（HER-3ADC）联合奥希替尼一线治疗 *EGFR* 突变患者的疗效和安全性。一项 RC108（c-METADC）联合伏美替尼对比伏美替尼一线治疗 *EGFR* 突变合并 *MET* 阳性局部晚期或转移性 NSCLC 的随机对照Ⅱ期研究也在进行中。未来 ADC 将提供更加多元化的联合治疗方案。

二、*EGFR* 突变靶向治疗耐药后的研究进展

（一）EGFR/c-Met 双抗联合化疗

MET 通路异常是 EGFR-TKI 的耐药机制之一，化疗是目前克服非 EGFR/MET 依赖性耐药的主要手段。因此，埃万妥单抗联合化疗在 EGFR-TKI 耐药人群中进行了探索。MARIPOSA-2 研究是一项全球多中心Ⅲ期研究，评估了埃万妥单抗 ± 拉泽替尼 + 卡铂 + 培美曲塞对比卡铂 + 培美曲塞在 EGFR-TKI 耐药 NSCLC 中的疗效和安全性。结果显示，埃万妥单抗 + 拉泽替尼 + 化疗组、埃万妥单抗 + 化疗组和单独化疗组的 PFS 中位数分别为 6.3 个月、8.3 个月和 4.2 个月，与单纯化疗相比，埃万妥单抗 + 拉泽替尼 + 化疗和埃万妥单抗 + 化疗方案均可显著延长 PFS。但是，相比于埃万妥单抗 + 化疗组，埃万妥单抗 + 拉泽替尼 + 化疗组并没有疗效优势，同时增加了不良反应的发生风险。基于此项研究结果，2024 年 9 月，FDA 批准埃万妥单抗联合化疗治疗奥希替尼耐药的 *EGFR* 突变 NSCLC 患者的适应证；2025 年 4 月，NMPA 也批准了该适应证。此种联合治疗策略为 TKI 耐药患者带来全新的治疗选择。

（二）PD-1/VEGF 双抗联合化疗

免疫联合治疗在 EGFR-TKI 耐药人群中进行了多次探索。既往 KEYNOTE-789、CheckMate-722 两项Ⅲ期研究提示，免疫联合化疗不能改善 EGFR-TKI 耐药人群的 PFS。临床前研究证实，EGFR 通路活化可诱导 VEGF 介导的免疫抑制，免疫联合抗血管的策略在 EGFR-TKI 耐药人群中可以发挥协同作用。基于 ORIENT-31 研究达到主要终点 PFS 的结果，2023 年 5 月，NMPA 批准信迪利单抗联合贝伐珠单抗 + 培美曲塞 + 顺铂用于 EGFR-TKI 治疗失败的局部晚期或转移性非鳞 NSCLC 的适应证，为临床提供了一种可供选择的治疗方案。

依沃西单抗是一种抗 PD-1/VEGF 双特异性抗体，可以同时阻断 PD-1 和 VEGF 两条通路，在发挥协同抗肿瘤作用的同时，依沃西单抗的四价结构使其与 VEGF-A 和 PD-1 的结合能力均显著提升。这种协同作用不仅增加了免疫和抗血管的效果，还使药物能更精准地富集在肿瘤组织，增强疗效的同时可以减轻脱靶毒性。HARMONi-A 研究是在中国进行的比较依沃西单抗联合化疗与单独化疗在 EGFR-TKI 耐药转移性非鳞 NSCLC 中疗效的Ⅲ期研究，主要终点为 PFS。中期分析结果显示，依沃西单抗联合化疗相比单独化疗可显著延长 PFS（7.06 个月 vs. 4.8 个月，HR=0.46；P<0.001）。随访时间中位数为 17.6 个月时，依沃西单抗联合方案 OS 中位数为 17.1 个月，对照组 OS 中位数为 14.5 个月，OS 有延长趋势（HR=0.77）。2024 年 5 月，NMPA 批准依沃西单抗联合化疗治疗 EGFR-TKI 耐药的局部晚期或转移性非鳞 NSCLC 的适应证，为中国 EGFR-TKI 耐药 NSCLC 的治疗格局带来改变。

HARMONi 研究是依沃西单抗联合化疗用于经三代 EGFR-TKI 治疗后进展的 *EGFR* 突变 NSCLC 的国际Ⅲ期临床研究，主要终点为 PFS 和 OS。2025 年 5 月，该研究公布达到主要研究终点 PFS（HR=0.52，P<0.000 01），OS 显示出积极趋势，但差异尚未达到统计学意义（HR=0.79，P=0.057）。该研

究 OS 达到统计学意义是 FDA 获批适应证的必要条件，因此还需要进一步随访 OS 数据。

PM8002/BNT327 是一款与依沃西单抗作用机制相似的双抗，其作用靶点为 PD-L1 和 VEGF。一项Ⅱ期单臂研究评估了 PM8002/BNT327 联合卡铂和培美曲塞在 EGFR-TKI 治疗后进展的 NSCLC 患者中的疗效和安全性，为了进一步探索获益人群，该研究根据不同 PD-L1 表达水平进行了分组，共有 64 例患者完成了 PD-L1 检测并纳入疗效评估。研究结果显示，整体 ORR 为 54.7%，而在 PD-L1 ≥ 50% 的高表达患者中，ORR 达到了 92.3%。这项研究提示，PD-L1 高表达人群更能从该联合治疗方案中获益。

（三）EGFR 和 MET 抑制剂双靶联合治疗

MET 异常是 EGFR-TKI 最常见的耐药机制之一。此前 INSIGHT2、TATTON、SAVANNAH 等研究提示，双靶联合治疗对伴有 *MET* 扩增和 / 或过表达的 EGFR-TKI 耐药 NSCLC 患者展现出良好的抗肿瘤活性。在 2025 年 ASCO 年会上，SAVANNAH 研究更新了结果数据。研究纳入一线奥希替尼治疗后进展的 *EGFR* 突变晚期 NSCLC 伴 *MET* 过表达和 / 或扩增的患者，按照 2 : 1 的比例将患者随机分配至赛沃替尼联合奥希替尼组（*n*=48）或赛沃替尼联合安慰剂组（*n*=25）。结果显示，赛沃替尼联合奥希替尼组和赛沃替尼联合安慰剂组的 ORR 分别为 58% 和 16%，PFS 中位数分别为 8.3 个月和 3.6 个月，双靶联合治疗方案在 EGFR-TKI 耐药人群中具有明确的疗效优势。

首个 EGFR 和 MET 双靶治疗的Ⅲ期研究在 2025 年的 ASCO 上公布了结果。SACHI 研究是一项在中国进行的随机、开放Ⅲ期临床研究，在 EGFR-TKI 一线治疗后出现疾病进展的 NSCLC 患者中，评估赛沃替尼联合奥希替尼对比培美曲塞联合铂类化疗的疗效和安全性，主要终点为 PFS。在 ITT 人群中，赛沃替尼联合奥希替尼组和化疗组的 PFS 中位数分别为 7.2 个月和 4.2 个月（HR=0.40，P<0.000 1），研究达到了主要研究终点；OS 数据成熟度为 40%，两组的 OS 中位数分别为 22.9 个月和 17.7 个月（HR=0.84）。NMPA 已经受理赛沃替尼联合奥希替尼治疗这类人群的上市申请并纳入优先审评，该方案有望改变这类患者的临床实践。目前在接受奥希替尼治疗后进展的 *EGFR* 突变 *MET* 过表达和 / 或扩增的局部晚期或转移性 NSCLC 患者中，一项比较赛沃替尼联合奥希替尼与含铂化疗疗效与安全性的全球Ⅲ期研究（SAFFRON）正在进行中。

（四）ADC 联合靶向治疗

ADC 在 EGFR-TKI 耐药人群中进行了多项探索，2025 年 3 月，NMPA 批准芦康沙妥珠单抗用于治疗经 EGFR-TKI 和含铂化疗治疗失败的局部晚期或转移性 *EGFR* 突变 NSCLC 患者。2025 年 5 月，FDA 批准了第一款靶向 c-MET 的 ADC Teliso-V 用于经治 c-Met 蛋白高表达的 *EGFR* 野生型非鳞 NSCLC 患者。在 ADC 联合治疗方面，一项Ⅰb 期研究显示，在 *EGFR* 突变奥希替尼治疗耐药且 *cMET* 过表达 NSCLC 患者中，Teliso-V 联合奥希替尼治疗的 ORR 达 58%。另一项Ⅰb/Ⅱ期研究评估了伏美替尼联合 RC108（c-MET 靶向 ADC）在 EGFR-TKI 治疗失败的局部晚期或转移性 NSCLC 患者中的疗效和安全性。结果显示，在 MET IHC ≥ 1+ 且肿瘤细胞呈胞质 3+ 强染色比例 ≤ 20% 的患者中，ORR 为 40.5%，PFS 中位数为 7.1 个月；在 MET IHC ≥ 3+ 且肿瘤细胞呈胞质 3+ 强染色比例 ≤ 20% 的患者中，ORR 为 61.1%，PFS 中位数为 8.2 个月，伏美替尼联合 RC108 在 MET 过表达局部晚期或转移性 NSCLC 患者中显示出积极的抗肿瘤活性。目前一项Ⅲ期研究正在进行中，比较奥希替尼联合 Teliso-V 与标准化疗在 *EGFR* 突变三代 TKI 耐药且 c-MET 蛋白过表达 NSCLC 患者中的疗效和安全性。未来 ADC 联合治疗模式可能为 EGFR-TKI 耐药人群提供新的治疗策略。

三、靶向联合治疗策略在可手术肺癌和不可切除局部晚期 NSCLC 中的探索

（一）三代 EGFR-TKI 联合化疗新辅助治疗

对于可切除的 *EGFR* 敏感突变人群，辅助靶向治疗已经改写了临床实践，但新辅助靶向治疗的临床意义仍在探索中。既往一项Ⅱ期研究报道，奥希替尼新辅助治疗的主要病理学缓解（major pathological response，MPR）率仅为 14.8%，并没有达到主要研究终点。靶向联合化疗在晚期 NSCLC 中取得成功的同时，在新辅助治疗领域的结果也备受期待。NeoADAURA 研究是全球首项新辅助靶向治疗的Ⅲ期临床研究，旨在评估新辅助奥希替尼联合或不联合化疗对比单纯化疗在可切除 *EGFR* 突变 NSCLC 中的疗效与安全性。按 1 : 1 : 1 的比例，随机分组患者接受不同的新辅助治疗：一组接受奥希替尼（>9 周）联合化疗（卡铂 + 培美曲塞，3 个周期）；一组接受奥希替尼单药治疗（>9 周）；一组为安慰剂联合化疗（卡铂 + 培美曲塞，3 个周期）。所有患者均接受奥希替尼辅助治疗，主要研究终点为 MPR，次要终点包括病理学完全缓解（pathological complete remission，pCR）、无事件生存（event-free survival，EFS）等。研究结果显示，奥希替尼联合化疗组、奥希替尼单药组和安慰剂联合化疗组的 MPR 率分别为 26%、25% 和 2%，三组的 pCR 率分别为 4%、9% 和 0，EFS 数据仍不成熟。NeoADAURA 研究达到了主要研究终点，相较于安慰剂联合化疗组，奥希替尼 ± 化疗均显著提升了 MPR；但在总体疗效数据上，与在驱动基因阴性患者中免疫联合化疗新辅助治疗的疗效相比，新辅助靶向治疗的 MPR 和 pCR 似乎并没有达到理想预期，而且与奥希替尼单药相比，奥希替尼联合化疗也没有显著改善 MPR 和 pCR，未来可能还需要更长时间随访来观察 EFS 是否会有显著获益。新辅助奥希替尼单药或奥希替尼联合化疗能否成为新的临床治疗标准，还有待进一步的随访。

（二）三代 EGFR-TKI 联合放疗在不可切除局部晚期肺癌中的探索

对于不可切除的 *EGFR* 突变Ⅲ期 NSCLC 患者，基于 LAURA 和 POLESTAR 两项Ⅲ期临床研究结果，对于放化疗后未进展的 *EGFR* 突变人群，给予奥希替尼或阿美替尼巩固治疗成为标准治疗方案。针对局部晚期不可手术 *EGFR* 突变人群，能否将靶向治疗前移并探索去化疗的治疗策略，一直是临床关注的重点。既往几项小样本Ⅱ期研究显示，一代 EGFR-TKI 联合放疗在这类人群中展现了良好的疗效和耐受性。2025 年 ASCO 报道了一项前瞻性研究 ADVANCE 的最

终分析结果。该研究旨在评估阿美替尼联合放疗用于不可切除Ⅲ期 *EGFR* 突变 NSCLC 的疗效和安全性，研究组给予阿美替尼诱导治疗 9 周，然后给予阿美替尼联合放疗，放疗结束后给予阿美替尼维持治疗直至疾病出现进展；对照组为同步放化疗。共 43 例 *EGFR* 突变的局部晚期 NSCLC 患者被随机分配至研究组（24 例）和对照组（19 例）。随访时间中位数为 25.5 个月，两组的 PFS 中位数分别为 34.0 个月和 7.8 个月（*HR*=0.15，95% *CI* 0.06~0.24），两组的 OS 分别为未达到（NR）和 30.5 个月，同时阿美替尼联合放疗组的骨髓抑制和胃肠道反应发生率显著更低，患者的生活质量更好。在不可切除的 *EGFR* 突变Ⅲ期 NSCLC 中，诱导 TKI 治疗后给予 TKI 联合放疗再行 TKI 巩固维持治疗的策略可延缓疾病进展并提高生活质量，是一种非常具有前景的治疗策略。但该研究的对照组为放化疗，而不是放化疗后 TKI 巩固治疗这一目前标准的治疗模式。未来靶向联合放疗的模式还需要开展Ⅲ期临床研究进一步加以验证。

四、总结

EGFR 突变 NSCLC 正在迎来全新的联合治疗时代，联合用药是目前进一步提升 *EGFR* 敏感突变人群靶向治疗疗效和克服耐药问题的重要治疗策略。无论是初治还是耐药的 *EGFR* 敏感突变人群，联合治疗策略已经改写了临床实践指南，重塑了肺癌的治疗格局。在 *EGFR* ex20ins 突变和脑膜转移等难治性人群中，联合治疗策略也带来了更大的生存获益，展现了良好的应用前景。未来，对于 *EGFR* 突变 NSCLC，需要进一步优化联合治疗策略，探索更加个体化和精准化的联合用药方案，基于生物标志物指导的靶向联合治疗有望实现更大的跨越。随着双抗和 ADC 等创新型抗肿瘤药物的研发和应用，更多联合治疗方案的不断涌现有望进一步改善 *EGFR* 突变 NSCLC 患者的生存获益，实现更大的突破，联合治疗将开启 *EGFR* 突变 NSCLC 新的篇章。

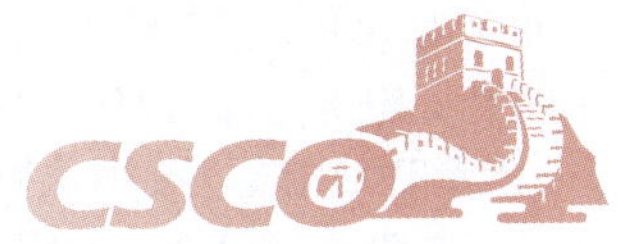

非小细胞肺癌辅助靶向治疗研究进展

林柏忻　钟文昭
广东省人民医院

一、引言

肺癌是全球范围内发病率和死亡率最高的恶性肿瘤，其中NSCLC约占所有肺癌病例的85%。根据最新统计数据，2024年中国肺癌新发病例逾70万例，死亡病例逾60万例，无论是发病率还是死亡率均在各类恶性肿瘤中居首位。对于许多早中期NSCLC患者，手术切除仍是达到治愈的重要手段，但ⅠB～ⅢA期患者5年复发率高达25%~75%，术后复发问题仍是迫切需要解决的临床问题，这促使研究者不断探索更有效的辅助治疗策略。传统ACT虽能提高5年生存率约5%，但3~4级不良反应发生率高达66%，且部分患者因毒性无法完成既定疗程。随着精准医学的发展，靶向治疗为驱动基因阳性的NSCLC患者带来了新的希望，术后靶向突变基因的研究也直接推动了术后辅助治疗策略的发展。研究证实，30%~50%的亚洲NSCLC患者存在*EGFR*敏感突变，4%~9%存在*ALK*融合，这些分子变异成为辅助靶向治疗的重要靶点。

自2017年ADJUVANT研究首次证实吉非替尼辅助治疗可延长*EGFR*突变患者DFS以来，靶向药物在辅助治疗领域的应用取得了显著进展。特别是第三代EGFR-TKI奥希替尼在ADAURA研究中显示出显著的DFS和OS获益，奠定了其在*EGFR*突变阳性NSCLC辅助治疗中的标准地位。类似地，ALINA研究证实，阿来替尼辅助治疗可提高*ALK*阳性NSCLC患者的2年DFS，为这类患者提供了新的治疗选择。

尽管辅助靶向治疗取得了显著成效，但仍面临诸多挑战，包括最佳治疗持续时间、耐药机制克服、罕见突变患者的治疗策略等。近年来，液体活检技术，如循环肿瘤DNA（ctDNA）检测用于MRD监测，为个体化治疗提供了新思路。本文旨在系统综述NSCLC辅助靶向治疗的最新研究进展，分析现有证据的临床意义，并探讨未来发展方向，为临床实践和研究提供参考。

二、*EGFR*突变阳性NSCLC辅助靶向治疗进展

*EGFR*突变是NSCLC亚洲人群中最常见的驱动突变基因，其检出率高达40%。其中19外显子缺失（ex19del）和21外显子L858R点突变占所有*EGFR*突变的80%~90%。基于这一特征，针对*EGFR*突变阳性患者的术后靶向治疗成为NSCLC研究领域的重要方向，而EGFR-TKI从第一代到第三代的研究进展，显著改善了这类患者的预后与临床结局。

（一）三代EGFR-TKI的临床证据与生存获益

奥希替尼是第三代EGFR-TKI，可高效、选择性地抑制*EGFR*敏感突变（如ex19del和L858R）以及T790M耐药突变，在辅助治疗中展现出卓越疗效。

ADAURA（NCT02511106）的全球Ⅲ期研究数据显示，在Ⅱ～ⅢA期患者中，奥希替尼辅助治疗组的5年OS达到85%，而安慰剂组为73%（*HR*=0.49，95% *CI* 0.33~0.73；*P*<0.001）。在总体人群（ⅠB~ⅢA期患者）中，奥希替尼组的5年OS率达到88%，安慰剂组为78%（*HR*=0.49，95% *CI* 0.34~0.70；*P*<0.001），死亡风险降低51%，这显示了奥希替尼组与安慰剂组在5年OS中存在显著差异。最新的数据显示，奥希替尼的DFS中位数为65.8个月（95% *CI* 61.7个月～NC），而安慰剂为28.1个月（95% *CI* 22.1~35.0个月）。亚组分析进一步揭示，奥希替尼对CNS转移的预防效果尤为突出，CNS复发风险降低82%（*HR*=0.18），这与其卓越的血脑屏障穿透能力（CSF/血浆浓度比≥1.5）密切相关。奥希替尼安全性良好，主要为腹泻（58%）、皮疹（41%）、甲沟炎（25%），多数为1~2级，≥3级AE发生率约20%，多数可控。奥希替尼总体耐受性良好，但需个体化权衡疗效与毒性。基于这些关键临床数据，奥希替尼（80mg/d，持续3年）已被纳入最新治疗指南——2025年NCCN指南明确推荐作为*EGFR*突变（包括19外显子缺失和L858R突变）ⅠB～ⅢA期NSCLC患者术后的标准辅助治疗方案。目前，对于携带*EGFR*敏感突变的ⅠB～ⅢA期肺癌患者，术后接受三年奥希替尼辅助治疗仍是全球公认的标准临床实践。

此外，LAURA研究探索了奥希替尼在局部晚期患者中的巩固治疗价值，显示放化疗后奥希替尼维持治疗的PFS达39.1个月（安慰剂组5.6个月，*HR*=0.16），12个月CNS进展率仅9%（安慰剂组36%），确立了奥希替尼作为*EGFR*突变Ⅲ期不可切除NSCLC患者CRT后巩固治疗的新标准，显著延长PFS并降低远处转移风险。2025年ELCC大会中进一步

发布了 LAURA 研究结果，截至 2024 年 11 月 29 日，奥希替尼组和安慰剂组随访时间中位数分别为 39.4 个月和 35.2 个月，奥希替尼组的 OS 中位数为 58.8 个月，安慰剂组为 54.0 个月，*HR* 为 0.67（95% *CI* 0.40~1.14），OS 数据成熟度为 31%，本次报告提示了奥希替尼组较安慰剂的 OS 获益趋势更加显著。

（二）一代 EGFR-TKI 的辅助治疗探索

在奥希替尼之前，一代 EGFR-TKI 已在辅助治疗领域进行了广泛探索。ADJUVANT 研究作为首个随机Ⅲ期临床研究证实，完全切除的 *EGFR* 突变阳性Ⅱ~ⅢA 期 NSCLC 患者术后接受吉非替尼辅助治疗，DFS 中位数较长春瑞滨 / 顺铂（NP）化疗方案延长 10.7 个月（28.7 个月 vs. 18.0 个月，*HR*=0.60，*P*=0.005）。然而，随访时间中位数 80 个月后的最终生存分析显示，两组 OS 无显著差异（75.5 个月 vs. 62.8 个月，*HR*=0.92；*P*=0.674），提示一代 EGFR-TKI 的辅助治疗可能主要通过延缓而非根除微转移病灶发挥作用，其临床获益存在局限性。

EVAN 研究比较了厄洛替尼与 NP 方案（长春瑞滨 + 顺铂），最终分析证实，厄洛替尼辅助治疗可显著改善ⅢA 期 *EGFR* 突变 NSCLC 患者生存：OS 中位数达 84.2 个月（vs. 61.1 个月，*HR*=0.318），5 年 OS 率提升至 84.8%（vs. 51.1%）；DFS 中位数延长至 42.4 个月（vs. 21 个月），且安全性更优（≥3 级 AE 发生率为 12% vs. 65%）。该研究首次证实 EGFR-TKI 辅助治疗可带来 OS 获益，为临床实践提供了重要依据。

EVIDENCE 研究证实，国产 EGFR-TKI 埃克替尼术后辅助治疗Ⅱ~ⅢA 期 *EGFR* 突变患者，较化疗显著延长 DFS 中位数（47.0 个月 vs. 22.1 个月，*HR*=0.36，*P*<0.000 1），3 年 DFS 率提升至 63.9%（vs. 32.5%），且≥3 级 AE 发生率更低（11% vs. 61%）。这些研究共同奠定了一代 EGFR-TKI 在辅助治疗中的地位，但 OS 数据尚未成熟，长期生存获益仍需进一步验证。

三、*ALK* 阳性 NSCLC 辅助靶向治疗突破

ALK 融合阳性 NSCLC 约占所有 NSCLC 的 4%~9%，因其对 ALK 酪氨酸激酶抑制剂（ALK-TKI）的高度敏感性，在临床实践中被称为“钻石突变”。随着 ALK 抑制剂在晚期 NSCLC 治疗中展现出显著疗效，其在辅助治疗中的应用也取得了重要进展。第二代 ALK-TKI 阿来替尼（alectinib）的优异表现，更是为这类患者带来了新的治愈机会和希望。

（一）阿来替尼的里程碑证据

ALINA 研究旨在评估阿来替尼作为辅助治疗用于完全切除的ⅠB（肿瘤≥4cm）至ⅢA 期 *ALK* 阳性 NSCLC 患者的疗效和安全性，其结果改写了临床实践。该研究纳入完全手术切除的ⅠB~ⅢA 期 *ALK* 阳性 NSCLC 患者，随机分配至阿来替尼组（600mg b.i.d.，治疗 2 年）或含铂化疗组（4 个周期）。2024 年更新数据显示，阿来替尼组 2 年 DFS 率高达 93.8%，显著优于化疗组的 63.0%（*HR*=0.24，*P*<0.001），疾病复发或死亡风险降低 76%。特别值得注意的是，阿来替尼对 CNS PFS 的影响表现出显著的临床意义。与化疗组相比，阿来替尼组的 CNS 无病生存期更长，CNS 复发或死亡的风险比为 0.22（95% *CI* 0.08~0.58），表明阿来替尼能够有效预防或延迟 CNS 复发。在安全性方面，阿来替尼表现优异，3 级以上 AE 发生率显著低于化疗组（12% vs. 48%），且因 AE 停药率更低，最常见 AE 为肌酸激酶升高（43.0%）和便秘（42.2%），但多为 1~2 级。

阿来替尼的分子机制研究证实，其可高效抑制 ALK 下游 PI3K-AKT、RAS 和 JAK/STAT 信号通路，显著优于第一代 ALK-TKI 克唑替尼。阿来替尼对 ALK 选择性更高，并能有效克服 G1202R/I1171N 等耐药突变，这些特性支持其在 ALINA 研究中展现的卓越临床疗效。2025 年 CSCO 指南更新：ALINA 研究数据推动 *ALK* 融合检测在ⅠB~ⅢA 期 NSCLC 中的Ⅰ级推荐，并确立阿来替尼为术后辅助治疗的优选方案。

（二）其他 ALK 抑制剂的探索

在阿来替尼应用于临床之前，第一代 ALK-TKI 克唑替尼已在 ALK 阳性 NSCLC 患者的辅助治疗领域进行了初步探索。PROFILE1014 研究（NCT01154140）证实，在晚期 *ALK* 阳性 NSCLC 一线治疗中，克唑替尼较标准化疗方案展现出显著优势，其 PFS 中位数达到 10.9 个月，显著优于化疗组的 7.0 个月（*HR*=0.45，*P*<0.001）。回顾性研究显示，克唑替尼辅助治疗可延长 ALK 阳性患者的 DFS，但 CNS 控制不佳，辅助治疗后脑转移发生率高达 20%~30%，这与该药物血脑屏障穿透能力有限有关，显著限制了其在预防 CNS 复发方面的临床价值。

第三代 ALK-TKI 洛拉替尼在晚期疾病中显示出广谱抗耐药突变活性，特别是对复合突变（如 G1202R+L1196M）有效。基于 CROWN 研究随访时间中位数为 60.2 个月时洛拉替尼组仍未达到中位 PFS 的优异数据，基线脑转移患者的颅内 ORR 达 72%，提示其在辅助治疗中的潜力。然而，洛拉替尼特有的中枢神经系统不良反应（如认知障碍、情绪变化）可能限制其在辅助治疗中的长期使用，需要更多安全性数据支持。

四、其他驱动基因靶向辅助治疗进展

随着分子检测技术的发展，NSCLC 中一系列低频驱动基因变异被逐步阐明，包括 *ROS1* 重排、*BRAF* V600E 点突变、*MET* 外显子 14 跳跃突变以及 *RET* 基因融合等。尽管这些遗传学变异个体发生率相对较低（约 1%~2%），但其累计发生率可达 NSCLC 病例的 10%~15%。针对这些罕见驱动基因变异的辅助治疗方案的研发与优化，对于实现 NSCLC 精准治疗具有重要的临床价值与研究意义。

（一）*ROS1* 重排阳性患者的治疗策略

对于 *ROS1* 融合阳性术后辅助靶向治疗，尽管目前尚未形成标准方案，但近年来对其仍取得了重要的研究进展，多项临床研究正在积极探索其可行性。回顾性分析显示，第一代 ROS1-TKI 克唑替尼使部分 *ROS1* 阳性 NSCLC 患者在术后靶向治疗后，无病生存期有所延长，但仍需前瞻性研究加以验证。而新一代 ROS1-TKI，如他雷替尼、瑞普替尼和恩曲替尼，由于更强的血脑屏障穿透能力和更卓越的疗效，正在被探索用于术后辅助治疗。TRIDENT-1 和 TRUST-I 研究数据显

示，他雷替尼和瑞普替尼在中晚期患者的 PFS 中位数分别达 35.7 个月和 45.6 个月，表现出持久的疗效。

目前，多项前瞻性临床研究（如 ROS1-ADJUVANT 研究和 TRUST-Ⅱ研究）正在评估 ROS1-TKI 在可手术患者中辅助治疗的潜力。然而，该领域仍面临重要挑战，包括高级别循证医学证据不足、耐药突变（如 G2032R）的出现以及最佳治疗持续时间尚未明确。

（二）*BRAF* V600E 突变辅助治疗

BRAF V600E 突变在 NSCLC 中占 1%~3%，回顾性分析显示，*BRAF* V600E 突变可能与较差的预后相关，ACT 获益有限，这为靶向治疗的介入提供了理论依据。达拉非尼（BRAF 抑制剂）联合曲美替尼（MEK 抑制剂）在晚期 *BRAF* V600E NSCLC 中已显示显著疗效（ORR＞60%，PFS 中位数 14.6 个月），但术后辅助治疗的应用尚未确立。目前 EASTENERGY 研究——针对达拉非尼联合曲美替尼用于ⅠB～ⅢB 期 *BRAF* V600E NSCLC 术后辅助治疗的Ⅲ期临床研究正在进行中，有望为这类患者提供首个靶向辅助治疗方案。

（三）*MET* ex14 跳跃突变

MET ex14 跳跃突变在 NSCLC 中的发生率为 3%~4%，传统 ACT 和免疫治疗对该人群疗效有限，但 MET 抑制剂（如卡马替尼、特泊替尼）在晚期患者中显示出显著疗效（ORR 为 50%~70%），这为术后辅助应用提供了理论依据。回顾性研究显示，MET 抑制剂辅助治疗可延长 2 年无病生存率至 75%（化疗组为 48%），并显著降低脑转移复发率。目前全球Ⅲ期研究 GEOMETRY-Adjuvant（评估卡马替尼）和中国 INSIGHT 研究（评估特泊替尼）正在进行，结果将提供高级别证据。随着 GEOMETRY-Adjuvant 等研究结果公布，*MET* ex14 跳跃突变 NSCLC 的辅助治疗格局可能迎来重大变革。2024 年专家共识建议，对完全切除的Ⅱ～ⅢA 期患者及高危ⅠB 期（肿瘤＞4cm 等）可考虑 MET 抑制剂辅助治疗，推荐疗程 2~3 年，需密切监测 ctDNA 和影像学以评估复发风险。

（四）新兴靶点的探索

随着多基因检测的普及，*NRG1*、*RET* 和 *HER2* 等新兴靶点受到关注。*NRG1* 融合发生率＜1%，但针对该靶点的特异性抑制剂 zenocutuzumab（MCLA-128）凭借其在 eNRGy 研究（NCT02912949）中展现的显著疗效（ORR 为 37.2%，DOR 中位数为 14.9 个月），已被 2025 年 NCCN 指南列为 *NRG1* 融合阳性 NSCLC 的 1 类推荐治疗方案。*RET* 基因融合约占 NSCLC 患者的 1%~2%。LIBRETTO-001 临床研究数据表明，选择性 RET 抑制剂塞普替尼在该人群中的系统性 ORR 可达 85%，展现出优异的治疗效果。*HER2* 基因突变（非扩增型）在 NSCLC 中的发生率为 2%~4%。抗体偶联药物德曲妥珠单抗（trastuzumab deruxtecan）针对 *HER2* 突变晚期 NSCLC 患者的临床研究显示，其 ORR 达到 55%，提示该药物在辅助治疗领域具有潜在应用价值。

值得关注的是，中国自主研发的第三代 EGFR-TKI 伏美替尼在 FAVOUR 研究中针对 *EGFR* 20 号外显子插入突变（ex20ins）患者表现出良好的抗肿瘤活性，为这类难治性突变患者提供了新的治疗选择。然而，这些靶向药物在罕见突变中的临床应用价值仍需通过更大规模的临床研究进一步验证。

五、辅助靶向治疗关键问题与挑战

尽管辅助靶向治疗显著改善了驱动基因阳性 NSCLC 患者的预后，但在临床实践中仍面临诸多挑战，包括耐药机制、治疗持续时间优化、生物标志物指导的个体化治疗等，解决这些问题对于进一步提高辅助治疗效果至关重要。

（一）耐药机制与应对策略

耐药性是辅助靶向治疗面临的主要挑战之一。EGFR-TKI 辅助治疗后最常见的耐药机制包括 C797S 突变（占奥希替尼耐药的 15%~20%）、*MET* 扩增（约 10%~15%）和组织学转化（如小细胞转化，5%~10%）。对于 C797S 突变，第四代 EGFR-TKI，如 BLU-945 和 BBT-176，已进入临床研究。针对 *MET* 扩增，奥希替尼联合赛沃替尼（SAVANNAH 研究）Ⅲ期研究 SACHI 结果显示，PFS 中位数为 8.2 个月（vs. 4.5 个月，*HR*=0.34），展现出良好的抗耐药活性。而针对小细胞转化，EP 方案联合免疫治疗正在评估中。ALK-TKI 的耐药机制更为复杂，包括 *ALK* 二次突变（如 G1202R）、旁路激活（如 *EGFR* 或 *KRAS* 突变）和表型转化等。对于携带 G1202R 突变的患者，第四代 ALK-TKI（如 NVL-655）的Ⅲ期临床研究 ALKAZAR 也在进行中。这些研究进展不仅阐明了耐药机制的分子特征，更为临床提供了针对性的干预策略，但未来仍需更多前瞻性研究来提供治疗方案和优化选择，以实现个体化精准治疗。

（二）治疗持续时间优化

NSCLC 术后靶向辅助治疗的最佳持续时间，目前尚存争议。现有证据表明，EGFR-TKI 辅助治疗的标准疗程为 3 年（基于 ADAURA 研究），ALK-TKI 辅助治疗的标准疗程为 2 年（基于 ALINA 研究），但最佳治疗时长仍需个体化考量。然而，长期随访发现，68% 的复发发生在奥希替尼停药后，其中 58% 集中于停药 12 个月内，提示部分患者可能需要延长治疗。MRD 监测为个体化治疗持续时间提供了可能。同时最新的研究基于之前的Ⅲ期研究 ADAURA 的结果，提示 MRD 在影像学 DFS 事件之前的时间中位数提前 4.7 个月。MRD 监测可能帮助识别高风险患者，从而实现个体化的后续治疗策略。此外，基于 TMB 和 MRD 的分子分层研究正在探索“治疗 - 暂停 - 再挑战”的间歇策略。这些进展推动辅助治疗从固定疗程向“MRD 指导的动态调整”模式转变，但需更多Ⅲ期临床研究验证个体化策略的长期获益。

六、未来发展方向

随着对 NSCLC 分子机制认识的深入和药物研发技术的进步，辅助靶向治疗领域呈现出多方面的发展趋势，包括新型药物研发、联合治疗策略优化、临床研究设计创新等，这些方向将共同推动辅助靶向治疗走向更加精准和个性化的时代。

（一）新型药物研发

近年来，双靶点抑制剂和 ADC 在 NSCLC 治疗领域成为研究热点。EGFR/c-MET 双特异性抗体埃万妥单抗已获批用于 *EGFR* ex20ins 突变患者的一线治疗，其辅助治疗应用研究显示可显著降低 *MET* 扩增介导的复发风险。EGFR/HER3

靶向ADC德帕曲妥尤单抗在EGFR-TKI耐药患者中展现出良好疗效，相关辅助治疗研究正在进行中。HER3-DXd在新辅助治疗中表现出较高的pCR率，其辅助治疗Ⅲ期研究已启动。针对ALK阳性患者，第四代ALK抑制剂康太替尼对洛拉替尼耐药突变显示出显著活性。这些创新药物为克服靶向治疗耐药提供了新的治疗选择，提供了突破性的解决方案，并推动肺癌辅助治疗向精准化方向发展。

（二）联合治疗策略优化

靶向与免疫联合尽管存在挑战，但仍有探索价值和前景。CheckMate370研究显示，*EGFR*突变患者对纳武利尤单抗单药反应有限（ORR为15%），但基础研究发现，靶向治疗可上调PD-L1表达和增加肿瘤抗原呈递，这为合理联合提供了依据。靶向与抗血管联合同样显示出协同效应。埃万妥单抗（EGFR/c-MET双抗）联合化疗在EGFR-TKI耐药后治疗中ORR达73%，这种模式在辅助治疗中的探索正在进行。此外，阿帕替尼联合吉非替尼的Ⅲ期研究ACTIVE显示，该方案显著延长患者PFS，显著提高颅内缓解率（86.5% vs. 57.1%）并延长颅内PFS，为高风险患者的辅助治疗提供了新选择。

（三）临床研究设计创新

MRD驱动的自适应设计是未来趋势。基于ADAURA研究中MRD阳性患者的高复发风险，采用MRD状态动态调整治疗强度，已成为NSCLC辅助治疗的重要策略。同时，AI技术的应用将提升辅助治疗的精准度。深度学习算法分析术前CT影像可预测基因突变状态，辅助临床决策。放射组学特征联合临床变量可预测辅助靶向治疗疗效，有助于识别潜在获益人群。

七、结论

在过去十年中，辅助靶向治疗彻底改变了驱动基因阳性NSCLC的治疗格局。奥希替尼在ADAURA研究中证实的生存获益（5年OS率为88%），以及阿来替尼在ALINA研究中的优异表现（2年DFS率为93.8%），确立了靶向药物在辅助治疗中的标准地位。同时，MRD动态监测为个体化治疗提供了新思路，液体活检技术使早期干预成为可能。

然而，辅助靶向治疗这一领域仍面临诸多挑战。耐药机制复杂多样、不同克隆演化模式需要针对性策略、治疗持续时间尚未统一、MRD指导的术后辅助模式需前瞻性验证，这些问题都在未来亟待解决。罕见突变患者的治疗选择有限，也需要更多临床研究关注。未来双靶点抑制剂、ADC等新型疗法可能进一步改善预后，而AI与多组学分析将推动精准治疗的发展。展望未来，辅助靶向治疗将整合基因组、微环境和临床特征的预测模型，以及新型药物和合理联合策略，有望进一步提高驱动基因阳性NSCLC患者的治愈率，继续向更精准、更个性化的方向发展，最终实现肺癌的精准全程管理。

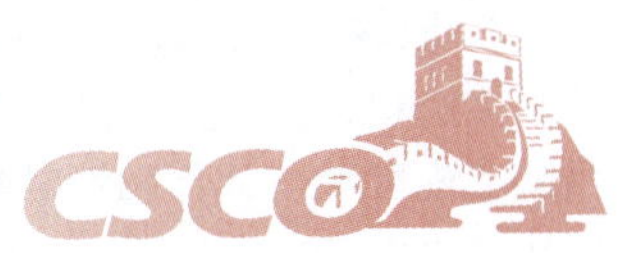

肺部流域地形图 2.0 临床应用和科技转化

钟文昭　黄国健
广东省人民医院

一、引言

近年来，随着影像学技术的进步和设备的发展，尤其是CT检查的普及，肺结节的检出率明显上升，肺结节的临床处理与决策已逐渐成为困扰临床医生的重要问题。相当一部分早期NSCLC在影像学上表现为磨玻璃影（ground-glassopacity，GGO），影像学为GGO的IA期肺腺癌是一组低度恶性肿瘤，预后极好，这类患者可以通过T_{1a}肿瘤的楔形切除术和T_{1b}肿瘤的肺段切除术成功治疗。对于IA期NSCLC患者，与肺叶切除术相比，解剖肺段切除术可能达到相当的复发率和生存率。因此，一种定位准确且并发症少的定位方法在胸腔镜下肺部小结节手术治疗中是关键。本文就肺部小结节定位方法进行综述，希望可为肺结节定位提供新思路。

二、肺结节定位技术的研究进展

（一）CT引导下经皮穿刺定位材料

包括传统材料（如hook-wire、微弹簧圈）、液体材料［如亚甲蓝或吲哚菁绿（indocyaninegreen，ICG）］及生物材料（如生物胶）等。hook-wire法最常见的并发症是气胸，其次是肺出血。失败包括未达到钩丝和病变之间的目标距离和设备移位。弹簧圈定位肺结节的成功率略低于hook-wire，但是弹簧圈定位在控制脱位、气胸和肺出血发生率方面较hook-wire定位具有明显优势。由于亚甲蓝或吲哚菁绿这类液体材料注入肺组织后不会影响肺结节及周围正常的肺组织结构，因此并发症发生率更低，但存在弥散速度较快的问题，限定了标记定位后手术衔接的时间。此外，亚甲蓝对于年龄较大、长期吸烟、多年从事采矿工作或长期接触粉尘的患者，由于肺泡内炭沫沉积，可能导致肺表面呈黑色改变，使定位后晕染边界不易被区分。因此，亟须更优化的定位方法，为惰性、缓慢生长且预后良好的肺结节患者提供更简化、更高效的选择。

（二）人工智能平台下的肺结节三维（three dimension，3D）可视化技术

这是一种用于显示、描述和解释肺结节及其周围3D空间结构和解剖形态的工具。该技术利用计算机视觉算法处理影像数据，对肺组织、肺结节、肺内血管及支气管等结构的形态及空间分布进行精确描述与解读，直观地呈现肺部解剖特征。这种技术为术前精准诊断及个体化手术方案的制订提供了重要的决策依据与参考。但该技术由于成本较高及开发定制模板的数字模型耗时较多，限制了其广泛应用。

（三）动脉流域分析定位法

动脉流域分析定位法是由广东省人民医院钟文昭教授团队近年来提出的一种创新研究方法。此方法的基本原理是在术中临时阻断预切除肺组织的供血动脉，接着在外周静脉注射吲哚菁绿，在荧光胸腔镜下进行观察，由于缺少血供，预切除的肺组织节段不能显影，与保留组织之间形成明显的分界线，从而实现精准定位。“流域地形图”是根据肺部靶血管的微观毛细血管网络解剖分水岭分割而成的具有特定纹理和形态的区域，术前规划结节在流域地形的毗邻关系，术中快速精准获取结节所在位置。与穿刺定位技术相比，流域地形图精准定位法因其可以在纵隔侧肺表面、肺裂、肺底显影立体流域边界，提供了结节的可视化深度信息，使楔形切除术的适应证进一步扩充到肺内2/3区域，并使切除范围可量化和规范化。基于流域分析的解剖性部分肺切除术以病灶为核心，在确保切缘安全的前提下，仅切断/阻断靶动静脉而不切断段支气管，旨在克服传统楔形切除存在的主观性问题，也简化了肺段切除的复杂步骤，可作为部分肺叶切除的有效补充。

三、肺部流域分析定位肺结节的应用场景及优缺点

（一）相关理论

1. 肺部动静脉支配区域差异　动脉分布于其供血的功能单元肺段中央区域，静脉分布于所引流的相邻功能单元肺段交界，动静脉交错互补，通过密集的毛细血管互相沟通。肺动脉呈交叉分布，通常伴随支气管主干的走行路径，与下级支气管共同构成肺泡亚亚段。多个亚亚段单元进一步组成亚段单元，亚段单元的集群则形成肺段。静脉的走行方式则相对独立，主要穿插于亚亚段、亚段及段间间隙，形成密集的网状结构。在这些网孔中，分布着丰富的毛细血管网和肺泡组织，因此静脉常被作为段（或亚段）间解剖界限的重要标志。

2. **流域分析概念** 流域理论的核心要点包括地理界定和水文过程，通过地貌学与人体仿生学原理的类比，河流对土壤的支配区域与肺部脉管对肺组织的供应范围高度契合：河口作为主水流出口，可类比为肺门；地理界定的流域边界作为平面结构，可类比为肺功能单位的段间平面；水文过程中的河流形态则可类比为动静脉分布。

3. **荧光胸腔镜及手术导航仪** 荧光胸腔镜技术通过观察 ICG 与体内血清蛋白结合后发出的近红外光波段，精准反映器官实时血流灌注情况，能够清晰地界定手术切除范围，从而提高手术安全性和效率。这种技术可以让血液在荧光胸腔镜下呈现翡翠般的绿色，靶段区域因切断了血流（阻断动脉）或区域内静脉压增高（阻断静脉），则表现为非荧光染色状态，这就是荧光反染法定位段间裂。

（二）应用场景

1. **适应证** 对于胸部 CT 发现的肺部直径<2cm 且 CTR ≤ 0.25 的混合型磨玻璃影或纯磨玻璃影，可选择流域法精准肺切除术。对于直径<1cm 且 CTR>0.25 的混合型磨玻璃影，流域法精准肺切除术为可选的切除方案。

2. **肺部结节适合流域法精准肺切除术的范围** 胸膜下 2cm 位置，根据流域地形楔形切除。肺中部 1/3 位置，类似亚段切除术。距离纵隔 1/3 位置，向远心端充分游离血管后从内向外的楔形切除。

3. **临床应用** 钟文昭教授团队探讨了在胸腔镜楔形切除术期间使用靶肺动脉的流域分析实时定位不可触及肺结节的可行性和安全性。该分析通过暂时阻断靶肺动脉并在手术过程中使用吲哚菁绿荧光来进行。研究中使用多排螺旋计算机断层扫描获得高精度三维重建模型，在术前对手术进行了模拟和评估。静脉注射吲哚菁绿（2.5mg/mL）后，使用红外胸腔镜系统观察肺部，并使用电烙术标记白色到蓝色的过渡区，然后进行楔形切除术。26 例患者中共有 25 例成功接受了楔形切除术。基于计算机断层扫描的平均肿瘤大小和深度分别为（13.2 ± 6.4）mm 和（12.2 ± 7.8）mm。平均手术时间为（142.6 ± 52.8）分钟。手术期间平均出血量为（12.9 ± 9.7）mL。平均引流管留置时间为（35.6 ± 20.0）小时，术后住院时间中位数为 3 天（2~6 天）。这表明使用靶肺动脉流域分析进行结节定位是安全可行的，它可能成为一种有效且有吸引力的替代方法，用于定位接受胸腔镜楔形切除术中不可触及肺结节的特定患者。

宋静超等探讨了流域分析法在胸腔镜下部分肺叶切除中的可行性。通过比较流域分析法下胸腔镜解剖性部分肺叶切除组（简称流域组）和胸腔镜下解剖性肺段切除组（简称肺段组）两组患者的一般资料、围手术期相关指标及术后并发症发生率，结果得出流域组在手术时间、术中出血量、切割闭合器钉仓数量方面优于肺段组，且流域组并发症发生率低于肺段组。两组在手术切缘距离、引流管留置时间方面相当。流域分析法在胸腔镜下部分肺叶切除中简化了手术操作流程，降低了并发症发生率，且科学合理。

季凤俊等探究三维重建联合静脉流域分析在早期周围型肺癌胸腔镜解剖性部分肺切除术中的应用，回顾性比较三维重建联合静脉流域分析和常规分析。结果提示，观察组手术时间、术后引流时间、术后住院时间、术中出血量均小于对照组。出院时，观察组最大通气量占预计值百分比（MVV%pred）、第 1 秒用力呼气容积占预计值百分比（FEV_1%pred）、用力肺活量占预计值百分比（FVC%pred）均大于对照组。观察组术后 1 天、3 天的 CRP、IL-6 均低于对照组。观察组并发症发生率与对照组相当。因此，术前行三维重建联合静脉流域分析更能促进早期周围型肺癌胸腔镜解剖性部分肺切除术患者恢复，保留更多肺功能。

Li 等人比较了吲哚菁绿（indocyanine green，ICG）荧光染色流域分析与改良膨胀 - 萎陷法在单孔胸腔镜肺段切除术中的短期临床安全性和有效性。结果提示，使用 ICG 荧光染色进行分水岭分析与复杂肺段切除术中手术时间更短、术后并发症更少和术后漏气风险更低相关。对肺功能的影响与传统方法相当。这些发现表明，使用 ICG 荧光染色进行分水岭分析是一种更有前途、更安全和有效的复杂肺段切除术方法。

周少等人探讨了在胸腔镜肺楔形切除术中应用动脉流域分析定位法定位肺磨玻璃结节的可行性和安全性。该研究通过对比传统 CT 扫描弹簧圈定位和动脉流域分析定位效果。结果提示，观察组的住院费用、围手术期并发症发生率低于对照组，观察组首次切除成功率高于对照组。两组的定位时间、术中出血量、术后第 1 天引流量、拔管时间相当。这表明动脉流域分析定位法是一种有潜力的新型肺结节定位方法，可以有效保证安全手术切缘，提高结节首次切除成功率，降低患者住院费用和围手术期并发症发生率，且定位简单，尤其适用于特殊位置的肺结节，便于患者接受，值得临床推广应用。该团队进一步比较动脉流域分析定位法定位组、CT 引导下微弹簧圈定位组、CT 引导下医用胶定位组与术中肺立体解剖定位法定位组这四组定位方法的定位时间、围手术期定位并发症发生率、定位成功率、首次切除成功率、楔形切除时间、术中出血量、术后第一天引流量、术后胸引管留置时间、术后住院时间、住院费用及病理类型等资料，评价四组患者的定位效果。结果表明，动脉流域分析定位法是一种新型肺结节定位方法，相较于一些传统定位方法，在保证定位成功率的同时，还能有效地保证安全手术切缘，提高结节首次切除成功率，缩短术中楔形切除时间，降低患者住院费用，且定位简单，更适用于一些特殊位置（如位于纵隔或者叶间裂附近，靠近大血管或者被肩胛骨、肋骨遮挡）的肺结节，患者易于接受，值得临床推广应用。

张楠等探讨基于“流域分析”的解剖性部分肺切除术在早期周围型肺癌治疗中的可行性。该研究回顾性分析了 2021 年 9 月—2022 年 3 月共 23 例胸腔镜下解剖性部分肺切除术的患者资料。术前行三维重建，明确结节所在流域的动脉及切除范围，行单操作孔胸腔镜手术，离断靶动脉，无须处理支气管，然后行荧光反染，切除肺实质。结果显示，23 例均顺利完成手术，无扩大切除，无中转肺叶切除。手术时间为（138.4 ± 35.0）分钟、术中出血量为（30.0 ± 19.7）mL、术后引流时间为（2.3 ± 0.9）天、术后住院时间为（4.6 ± 1.4）天、肿瘤最大直径为（1.0 ± 0.3）cm。切除淋巴结（3.2 ± 1.3）枚，均未见肿瘤转移。术后并发症 3 例，无死亡。结果表明，基于“流域分析”的解剖性部分肺切除术对于早期周围型肺癌的切除是安全、可行的。同时该团队探讨基于“流域分析”的解剖性部分肺切除术在早期周围型肺癌治疗中的临床疗效。该研究选取

2022年5月至2023年5月福建省福州肺科医院胸外科128例拟行胸腔镜下亚肺叶切除的早期周围型肺癌，术前采用信封法分为肺段组(64例)和流域组(64例)。肺段组行常规肺段切除术，流域组仅切断靶动脉或靶静脉，无须处理支气管。与肺段组相比，流域组在手术时间、术后住院时间方面低于肺段组，但差异无统计学意义。流域组在出血量、清扫淋巴结个数、术后引流时间方面低于肺段组，差异有统计学意义。研究结果表明，基于“流域分析”的解剖性部分肺切除术对于早期周围型肺癌的切除安全、可行，在减少手术时间及出血量上具有一定优势。该团队还探讨了“静脉流域分析法”精准切除位于亚段交界位置的早期周围型肺癌的可行性，报道了10例位于亚段交界位置的早期周围型肺癌，术前行三维重建，确定结节位于肺亚段交界，明确结节归属静脉流域及其靶静脉，行单操作孔胸腔镜手术，术中暂时阻断靶静脉，无须处理动脉、支气管，荧光反染法或膨胀-萎陷法确定边界，然后释放阻断的靶静脉，根据边界切除靶肺。结果提示，10例均顺利完成手术，无扩大切除，无中转肺叶切除，平均手术时间为74分钟；术中平均出血量20mL；术后平均引流时间2.6天；术后平均住院时间4.4天，切除淋巴结均未见肿瘤转移；10例患者平均随访时间为10.1个月，无并发症，无死亡。这表明“静脉流域分析法”精准切除位于亚段交界位置的早期周围型肺癌安全、可行。

Luo等人探讨了单孔胸腔镜手术中不可触及和不可定位的纯磨玻璃结节患者靶肺血管夹闭后楔形切除术后流域分析的可行性和安全性。术前使用Mimics软件对30例直径<1cm的纯磨玻璃结节且结节位置位于肺实质的外侧三分之一的患者薄层CT数据进行三维重建，以观察和识别在肺结节定位区域供应肺组织的靶肺血管，并在手术过程中暂时夹闭靶肺血管。接下来，用膨胀-塌陷法确定流域的范围，最后进行楔形切除。楔形切除靶肺组织后，夹闭的肺血管被释放，从而使作者能够在不损伤肺血管的情况下完成手术。所有患者均未出现术后并发症。术后6个月回顾所有患者的胸部CT，发现无肿瘤复发。研究结果表明，靶肺血管夹闭后的流域分析应用于肺纯磨玻璃结节楔形切除术是一种安全可行的方法。

Huang等人在临床应用中发现了动脉流域定位技术的局限性，因此开发了一种使用目标静脉的盆地分析来定位非胸膜下结节的技术，并验证了其可行性和安全性。通过对比静脉流域定位法(V-WALM)与CT引导下经皮穿刺定位楔形清扫术，结果提示V-WALM的定位成功率、手术时间、术中出血、术后引流和引流管留置时间的差异没有统计学意义。V-WALM的淋巴结采样率为48.0%，远高于CT引导定位组的24%。因此，V-WALM是一种安全可行的外周肺结节术中定位方法，它提供了一种高精度、快速和微创的术中定位方法。

(三) 优势与不足

肺部流域地形图2.0是一项基于大数据与AI算法的新技术，具有高效、安全、创伤小等优势，流域法部分肺叶切除术术式较传统肺段、亚段、联合(亚)段切除更简化，实操性更强。

该方法的主要优势包括：①有效保证安全手术切缘，提高结节首次切除成功率。特别是对于最大肿瘤直径2.0cm或更小且基于薄层CT的实性成分占比0.25或更小的肺癌，亚肺叶切除具有足够手术切缘，且提供了足够的局部控制和RFS率；②定位简单、无创，便于患者接受；③有效降低围手术期并发症发生率和患者住院费用；④尤其适用于特殊位置(位于纵隔附近、叶间裂、靠近大血管或者被肩胛骨肋骨遮挡)的肺结节；⑤低风险早期肺癌患者接受传统肺楔形切除术，造成16%的患者肺功能严重下降。而相较于接受传统肺楔形切除术的低风险早期肺癌患者，将靶肺动脉的流域分析实时定位应用于肺楔形切除术，能有效切除肺结节和最大限度保留肺功能。

该方法的主要不足包括：①因需要解剖分离流域动脉，需要分离一部分肺组织，可能会增加术后漏气和出血风险；②肺结节流域可能不仅仅由动脉决定，还受到静脉和肺组织质地的影响，存在定位偏差的风险。这些不足和风险都应该在使用动脉流域分析定位法时予以深入考虑和权衡，以确保患者的安全和手术的成功。

四、科技转化

(一) 临床应用突破

该技术通过高精度CT扫描和AI算法，生成亚肺段级别的3D血管模型，精准划分血管“流域范围”，术中配合荧光染色剂实时显影，让肿瘤所在的“流域边界”清晰可见，可99%~100%精准模拟出结节所在靶动静脉的锯齿折叠状流域范围，使8mm以下磨玻璃结节定位成功率提升至98%，还可实现靠近纵隔、肺底等“盲区”结节的安全切除。

(二) 手术效果优化

肺部流域地形图技术可将切除范围精确到亚肺段级别，保留肺组织量较传统肺段切除增加15%~20%。临床数据显示，患者术后3个月肺功能仅下降3.8%，远低于肺段切除术的12%~15%。同时，平均手术时间缩短40分钟，出血量减少约100mL，术后漏气、感染等并发症发生率降至3%以下。患者术中出血量、术后引流量、术后置管时间率、住院时间(天)、术后3个月肺功能损失值(3%~5%)优于传统术式；无围手术期死亡，一次楔形成功切除率达98%，平均手术时间(置入切口保护套到关胸)为16.7分钟。

(三) 技术规范建立

《肺部流域地形图2.0原理、技术规范及临床应用胸外科专家共识(2024版)》的发布，终结了以往技术应用的碎片化局面，建立了标准化操作体系，助力优质医疗资源下沉。目前，该技术已在县域医院成功开展，为下一步推广规范化肺部分切除术奠定了基础。

五、未来展望

(一) 技术发展趋势

正在研发的3.0版本将集成AI实时导航和增强现实技术，可实现术中亚毫米级血管自动识别、智能预警血管变异风险、动态调整切除路径的“自动驾驶”模式，预计可使早期肺癌微创手术占比从65%提升至85%，患者住院时间进一步缩短至3天以内。

(二) 应用场景拓展

除了肺癌手术，未来肺部流域地形图技术有望拓展到肺部其他疾病的治疗，如肺脓肿、肺动静脉畸形等，为更多肺部疾病的精准治疗提供支持。还可与远程医疗结合，实现专家远程指导基层医院手术，提升整体医疗水平。

(三) 普及推广应用

随着技术的成熟和共识的推广，未来 3 年全国 50% 以上三甲医院有望普及该技术，每年将惠及超 10 万患者，让更多肺癌患者受益于精准医疗技术。

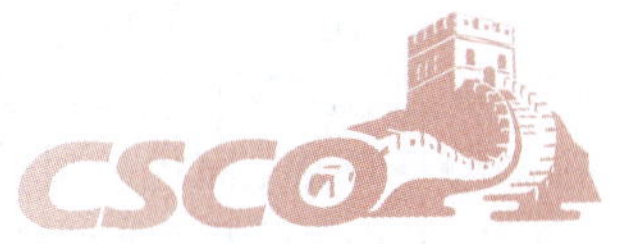

RET 阳性及 *ROS1* 阳性非小细胞肺癌的研究进展

周彩存
同济大学附属东方医院

一、肺癌的流行病学现状

肺癌是全球范围内发病率和死亡率最高的恶性肿瘤之一，其发病率和死亡率呈现上升趋势。根据 GLOBOCAN 统计数据，2022 年肺癌新发病例近 250 万，死亡病例超过 180 万，成为全球及中国癌症发病率和死亡率最高的癌症类型。

二、*RET* 阳性肺癌研究进展

（一）*RET* 阳性肺癌的生物学特性及临床特征

RET 是一个基因位于染色体 10q11.2 上的跨膜糖蛋白受体酪氨酸激酶，由胞外结构域、跨膜结构域和胞内激酶结构域三个结构域组成。RET 的激活需要与可溶性胶质细胞源性神经营养因子及其糖磷脂酰肌醇锚定的共受体形成复合物，进一步招募和刺激 RET 酪氨酸激酶活性以及胞内酪氨酸残基的自磷酸化，从而启动下游信号通路。

在 NSCLC 中，*RET* 重排的发生率约为 1%~2%。通常与其他致癌驱动基因（如 *EGFR*、*ALK* 和 *ROS1*）的突变互相排斥。*RET* 最常见的融合伴侣是 *KIF5B*（40%~70%），其次是 *CCDC6*（15%~30%）。*KIF5B* 基因融合伴侣对 NSCLC 具有高度特异性。

RET 融合阳性的 NSCLC 患者通常有轻度或无吸烟史，更为年轻（诊断时的年龄中位数 ≤ 60 岁），肿瘤为腺癌。CNS 转移是 *RET* 融合阳性 NSCLC 患者的常见症状，且是预后不良的因素。

（二）*RET* 阳性肺癌临床研究进展

1. 选择性靶向 RET 抑制剂 目前已有两种选择性小分子抑制剂已获得 FDA 批准用于转移性 *RET* 融合阳性 NSCLC 的治疗，分别是普拉替尼（pralsetinib）及塞普替尼（selpercatinib）。

（1）普拉替尼：普拉替尼是一种口服选择性、强效的 RET TKI，高效且选择性靶向 *RET* 突变，包括最常见的 *RET* 融合（例如 *KIF5B*::*RET* 和 *CCDC6*::*RET*）以及 *RET* 激活突变（例如 C634W、M918T 和 V804L/M）。在临床前模型中，普拉替尼对 *RET* 突变和耐药突变的疗效比多靶点抑制剂卡博替尼、凡德他尼等提高 ≥ 10 倍，已显示出对抗 *KIF5B*::*RET* Ba/F3 和 *KIF5B*::*RET* V804LBa/F3 同种异体移植肿瘤的活性。临床前研究表明，其可穿透血脑屏障并具有抗颅内肿瘤的活性。

ARROW 研究（NCT03037385）是一项全球性 Ⅰ/Ⅱ 期临床研究，旨在评估普拉替尼在 *RET* 融合阳性 NSCLC、*RET* 突变型甲状腺髓样癌（medullary thyroid carcinoma，MTC）和其他 *RET* 融合的晚期实体瘤患者中的安全性和有效性。Ⅱ 期临床研究的共同主要终点为独立盲法中心评估的 ORR 和安全性。

2017 年 3 月 17 日至 2020 年 11 月 6 日，ARROW 研究共入组 281 例 *RET* 融合阳性 NSCLC 患者。初治患者的 ORR 为 72%（54/75；95% *CI* 60%~82%），既往接受过铂类化疗的患者 ORR 为 59%（80/136；95% *CI* 50%~67%）；初治患者的 DOR 中位数未达到，既往接受过铂类化疗的患者 DOR 中位数为 22.3 个月。所有初治患者和 97% 既往接受过铂类化疗的患者均观察到肿瘤缩小；PFS 中位数分别为 13.0 个月和 16.5 个月。

在 ARROW 研究中，普拉替尼在 *RET* 融合阳性 NSCLC 且存在可测量基线脑转移的患者中显示出颅内活性，包括诱导颅内 CR。在可测量颅内转移灶的患者中，颅内缓解率为 70%；所有患者既往均接受过全身治疗。

在数据截止时，接受普拉替尼治疗的 *RET* 融合阳性 NSCLC 初治患者中（*n*=116），最常见的 3~4 级 TRAE 为中性粒细胞减少症（18%）、高血压（10%）、血肌酸磷酸激酶升高（9%）和淋巴细胞减少症（9%）。总体有 7%（20/281）的患者因 TRAE 停药。

ARROW 研究证实，无论患者先前的治疗如何，普拉替尼在 *RET* 融合阳性 NSCLC 患者中都具有抗肿瘤活性，且安全可管理，其为 *RET* 融合阳性 NSCLC 患者提供了有效的治疗选择。NMPA 分别于 2021 年和 2023 年批准普拉替尼用于既往接受过含铂化疗的 *RET* 融合阳性局部晚期或转移性 NSCLC 以及 *RET* 基因融合阳性的局部晚期或转移性 NSCLC 成人患者的一线治疗。

（2）塞普替尼：塞普替尼是一种小分子、ATP 竞争性、高选择性口服 RET 抑制剂，可抑制野生型 *RET* 和多种突变的 *RET* 亚型，并在一定程度上避免作用于非 RET，例如 VEGFR

和 FGFR。在临床前模型中，塞普替尼显示出对 *RET* 融合和 *RET* 突变细胞系的强效活性。塞普替尼较多靶点抑制剂在抑制 *KIF5B-RET* 方面的效果要高出 60~1 300 倍，并且对携带 V804M 获得性耐药突变的模型表现出抗肿瘤活性。

LIBRETTO-001 研究（NCT03157128）是一项塞普替尼治疗既往接受过铂类化疗的晚期 *RET* 融合阳性以及既往未接受过治疗的 NSCLC 患者的Ⅰ~Ⅱ期临床研究。主要终点是由独立审查委员会确定的 ORR。次要终点包括 DOR、PFS 和安全性。69 例初治患者的 ORR 为 83%，DOR 中位数为 20.3 个月（随访时间中位数为 37.1 个月），PFS 中位数为 22.0 个月。在 247 例既往接受过铂类化疗的患者中，ORR 为 62%，DOR 中位数为 31.6 个月（随访时间中位数为 39.5 个月），PFS 中位数为 26.2 个月。共有 26 例患者在基线时存在可测量的 CNS 转移，CNS-ORR 为 85%，CNS-DOR 中位数为 9.4 个月（随访时间中位数为 25.8 个月），CNS-PFS 中位数为 11.0 个月。在 36 个月里程碑时，57% 的既往接受过治疗的患者和 66% 的初治患者仍然存活。

LIBRETTO-431 研究（NCT04194944）是一项评估了塞普替尼对照帕博利珠单抗联合化疗（由研究者酌情决定联合帕博利珠单抗）一线治疗晚期 *RET* 融合阳性 NSCLC 患者的疗效和安全性的Ⅲ期临床研究。主要终点是意向治疗帕博利珠单抗组和总体意向治疗组的 PFS。共有 212 例患者被随机分配到意向治疗帕博利珠单抗组。在中期疗效分析时，塞普替尼组的 PFS 中位数为 24.8 个月（95% *CI* 16.9 个月 ~NE），而对照治疗组的 PFS 中位数为 11.2 个月（95% *CI* 8.8~16.8 个月）（*HR*=0.46；95% *CI* 0.31~0.70；*P*<0.001）。塞普替尼组 ORR 达 84%（95% *CI* 76%~90%），而对照治疗组 ORR 达 65%（95% *CI* 54%~75%）。

在 LIBRETTO-431 中，42 例患者在基线时确诊脑转移，其中 29 例有可测量疾病（塞普替尼组 17 例；对照组 12 例），塞普替尼组的 iORR 为 82%，对照组为 58%。塞普替尼组有 35% 的完全颅内缓解，对照组为 17%。12 个月时，76% 使用塞普替尼的患者颅内缓解持续存在，而对照组这一比例为 63%。颅内缓解中位持续时间的数据尚不成熟。CNS 疾病进展时间的病因特异性 *HR* 为 0.28（95% *CI* 0.12~0.68）。总体意向治疗人群（261 例患者）的疗效结果与意向治疗帕博利珠单抗人群的疗效结果相似。

LIBRETTO-001 研究和 LIBRETTO-431 研究安全性结果显示，使用塞普替尼观察到的最常见的 3 级以上 TEAE 是高血压（20.0%）、谷丙转氨酶升高（11%~22%）、谷草转氨酶升高（9%~13.0%）、腹泻（1%~5%）和 QT 间期延长（5%~9.0%）。15%~25% 的患者报告出现肌酐升高，大多为 1~2 级。LIBRETTO-001 研究中 53% 的患者因任何原因减少剂量，共计 11% 的患者因 AE 停止治疗，其中 4% 的患者因研究者评估的与塞普替尼相关的 AE 停止治疗。LIBRETTO-431 研究中塞普替尼组 10% 的患者和对照组 2% 的患者报告了导致永久终止治疗的 AE。塞普替尼组 2 例患者（4.4%）在治疗期间或终止治疗后 30 天内发生与塞普替尼相关的致命性 AE，对照组无患者发生此类事件。

LIBRETTO-001 研究和 LIBRETTO-431 研究表明，塞普替尼能改善 *RET* 融合阳性 NSCLC 的 PFS，同时具有较好的颅内疗效，临床安全可耐受，为临床 *RET* 融合阳性 NSCLC 患者带来新选择。2022 年塞普替尼获 NMPA 批准用于 *RET* 基因融合阳性的局部晚期或转移性 NSCLC 成人患者的治疗。

2. RET 耐药机制 选择性 RET 抑制剂能使 RET 重排 NSCLC 患者从中获益，但耐药问题亦是不容忽视的挑战。在治疗 *RET* 重排 NSCLC 过程中产生的耐药机制包括获得 *RET* 耐药突变以及脱靶耐药机制。

RET 基因改变的肺癌中，选择性 RET 抑制剂疗法的原发性和获得性耐药的关键机制均集中在 MAPK 通路激活上，且在个体患者中存在多种机制，这些机制部分重叠且通常共存。在许多情况下，这些 MAPK 通路激活事件在同一患者体内可能呈多克隆性。这些可以单独发生，也可以与靶向 RET 耐药突变同时发生，其中溶剂前沿突变似乎最为常见。

LIBRETTO-001 研究分析了经塞普替尼治疗患者的 72 份进展后肿瘤活检和血浆样本。两例对塞普替尼原发性耐药的患者在血浆测序中发现了 *KRAS* G12D 和 *KRAS* G12V 突变的等位基因，频率较低，但在组织中未检测到，这表明肿瘤间存在异质性。在 18 例使用塞普替尼后进展的患者中，有 11 例（61%）发现了可识别的获得性耐药机制。在 3 例病例中，发现了靶向耐药性，并出现了继发性 *RET* 突变，例如 *RET* G810C、*RET* G810S 和 *RET* Y806C。在 7 例获得 *KRAS*、*NRAS* 和 *MET* 或 *FGFR1* 扩增的患者中发现了 MAPK 激活改变，这是一种关键的旁路机制。*RET* 靶向治疗可能需要序贯靶向其他 MAPK 效应分子的抑制剂联合治疗。

在 ARROW 研究中，研究人员对 36 份普拉替尼组基线血浆样本的耐药机制进行了分析。结果显示，11% 的患者观察到激酶结构域的获得性 *RET* 耐药突变，例如 *RET* G810C、*RET* L730V、*RET* G810S 加 *RET* L730V 以及 *RET* G810C 加 *RET* T729L_730delinsL，另有 11% 的患者观察到潜在的脱靶耐药机制，包括 *MET* 扩增和 *BRAF* V600E。

RETgistry 回顾性分析来自 88 例接受 RET 选择性 TKI 治疗并出现疾病进展患者［塞普替尼（*n*=70）、普拉替尼（*n*=14）、塞普替尼和普拉替尼序贯治疗（*n*=4）］的 103 份不同时间的活检样本（62 份组织样本、30 份血浆样本、11 份配对组织 / 血浆样本）。患者的肿瘤类型如下：72 例 NSCLC（69% *KIF5B*::*RET* 突变、21% *CCDC6*::*RET* 突变、10% 其他 *RET* 融合突变）、13 例 MTC（54% *RET* M918T 突变、46% 其他 *RET* 突变）、2 例乳头状 TC 和 1 例间变性 TC（均为 *RET* 融合）。耐药性活检样本采集于 TKI 治疗起始后时间中位数为 15.0 个月（1.8~58.8 个月）。14 例（14%）患者检测到获得性 *RET* 突变，最常见的是 G810 基因替换，12 例（12%）患者出现该突变。在 43 例（42%）中发现的潜在脱靶耐药基因变异包括 *MET* 扩增（14%）、*BRAF* V600E 或融合（2%）、*KRAS* 增益或突变（5%）、*ERBB2* 扩增（2%）、*EGFR* 扩增（3%）、*ROS1* 融合（1%）、激活 *PIK3CA* 突变或 *PTEN* 损失（4%）。耐药性肺癌活检没有显示小细胞转化。TKI 治疗持续时间（*HR*=0.64，*P*=0.11）或 PFS（*HR*=0.75，*P*=0.33）并未因存在靶向耐药和脱靶耐药而有所不同。对 RET 选择性 TKI 治疗前肿瘤（*n*=92）的 NGS 分析显示 *TP53*（29%）和 *CDKN2A/B*（12%）中频繁同时发生的改变，提示获得性 *RET* 突变导致的对 RET 抑制的靶向耐药性低于脱靶耐药性，后者发生率为 14%。大多数 RET TKI 耐药性是由脱靶机制介导的，例如旁路受体酪氨酸激酶激活。

3. 新型 RET 抑制剂

（1）TPX-0046：TPX-0046 是一种新型口服双重 RET/SRC 抑制剂，对 RET G810 溶剂前沿 *RET* 突变体具有强效作用。它在体外和体内均能有效对抗多种 *RET* 变异，例如溶剂前沿突变耐药性。TPX-0046 并不抑制 VEGFR。因此，它可以避免高血压等心血管毒性，并且安全性更高。Sword-1 研究是一项单臂Ⅰ/Ⅱ期临床研究（NCT04161391），旨在确定 TPX-0046 对 *RET* 改变的晚期或转移性实体瘤患者的疗效和安全性。该研究收集了 21 例患者的初步临床数据，其中包括 10 例 NSCLC 患者和 11 例 MTC 患者。在 5 例未接受 RET TKI 治疗的患者中，4 例患者获得 PR。值得注意的是，在 9 例既往接受过 TKI 治疗的患者中，3 例患者接受了肿瘤消退评估。最常见的 TEAE 是 1 级或 2 级头晕，TEAE 导致的剂量减少和治疗中断率较低。这些初步数据证明了该疗法的安全性和疗效，并鼓励开展后续研究。

（2）zeteletinib：zeteletinib 是一种新型强效选择性 RET 激酶抑制剂，对 VEGFR2 的选择性提高 300 倍以上，可最大程度上降低潜在的毒性。在 Ba/F3-*RET* V804L 皮下肿瘤模型和携带 *RET* V804E 耐药突变的 NSCLC *RET-CCDC6* 融合异种移植模型中，zeteletinib 具有抗肿瘤活性，而卡博替尼和凡德他尼则没有。2021 年 ASCO 大会上公布的Ⅰ/Ⅱ期研究 BOS172738（NCT03780517）中，该药物在 30 例 *RET* 融合 NSCLC 患者（无论有无中枢神经系统受累）中的 ORR 为 33%。入组 67 例患者，最常见的 TEAE 是肌酸磷酸激酶升高（54%）、呼吸困难（34%）、面部水肿、谷草转氨酶升高及贫血（各 25%）、中性粒细胞减少及腹泻（各 22%）、疲劳（21%）和便秘（20%）。重要的是，没有发生 ALT 升高和高血压。

（3）LOXO-260：LOXO-260 是 RET 抑制剂，它不仅能保持对抗 *RET* 融合或突变的效力，还能对抗 G810S/V804M 突变。LOXO-260 对初始变异（*CCDC6-RET* IC_{50} 4nmol/L、*KIF5B-RET* IC_{50} 1nmol/L、*RET* M918T IC_{50} 6nmol/L）以及 *KIF5B-RET* G810S（IC_{50} 11nmol/L）、*KIF5B-RET* V804L（IC_{50} 21nmol/L）、*KIF5B-RET* V804M（IC_{50} 34nmol/L）、*KIF5B-RET* G810S+V804M（IC_{50} 36nmol/L）、*RET* M 918T+G810S（IC_{50} 8nmol/L）具有很强的疗效。目前正在美国进行Ⅰ/Ⅱ期临床研究（NCT05241834）。

（4）EP0031：EP0031 是一种高度选择的 RET 抑制剂，在临床前研究中，其对常见 *RET* 异常（包括获得性 RET 耐药突变）的疗效优于第一代 TKI。在颅内异种移植模型中，EP0031 的脑暴露量高于第一代 TKI。EP0031 的两项Ⅰ/Ⅱ期临床研究正在中国（NCT05265091）和西方国家（NCT05443126）进行。中国Ⅰ/Ⅱ期临床研究的初步结果分析了首批 109 例 *RET* 阳性实体瘤患者在接受 EP0031 以所有剂量（10~120mg/d）治疗后，未报告 DLT。AE 发生率为 94.5%，最常见的 AE 为 AST 升高（51.4%）和 ALT 升高（48.6%）、便秘（31.2%）、肌酐升高（30.3%）和头痛（30.3%）。在 59 例 *RET* 融合阳性 NSCLC 患者中，26 例初治患者和 33 例既往接受过治疗的患者的 ORR 分别为 80.8% 和 69.7%。DOR 无法估计。7 例既往接受过首个 TKI 治疗并接受 90~120mg 剂量 EP0031 治疗的患者中，5 例达到 PR。在 6 例 CNS 靶病变患者中，IC-ORR 为 83.3%。在 2024 年 ASCO 会议上公布了西方国家Ⅰ/Ⅱ期研究的更新结果（NCT05443126），共有 35 例患者可进行安全性评估，24 例患者（12 例 NSCLC）可进行疗效评估。未达到 MTD，选择 90mg q.d. 作为 RP2D，所有相关 *RET* 融合/突变（包括耐药突变）的血浆水平 > IC_{90}。最常见的 AE 是头痛、便秘、头晕、ALT 及 AST 异常、视力模糊、贫血、口干、恶心和背痛。在 12 例 *RET* 融合阳性 NSCLC 患者中，ORR 为 50%（6/12）。10 例先前接受过第一代 TKI 治疗的患者中有 4 例获得 PR，5 例 CNS 转移患者中有 2 例获得整体 ORR。目前Ⅱ期研究正在进行中，研究对象为接受过或未接受过 TKI 治疗的 NSCLC、MTC 或其他实体瘤患者。

（5）vepafestinib：vepafestinib 是高选择性 RET 抑制剂，其对 RET 的选择性高于塞普替尼和普拉替尼，并且对靶向耐药突变（*RET* V804M、G810 溶剂前沿、L730）具有活性。其在表达 *RET* V804M、V804L、G810R、G810S、G810C 的细胞中，vepafestinib 比塞普替尼和普拉替尼更有效。与其体外活性一致，vepafestinib 导致 NSCLC 异种移植模型中的生长呈剂量依赖性下降。与塞普替尼和普拉替尼相比，vepafestinib 对血脑屏障表达的外排转运蛋白［P- 糖蛋白、P-gp 和乳腺癌耐药蛋白（breast cancer resistance protein，BCRP）］的敏感性较低，因此表现出较高的中枢神经系统利用度。在小鼠模型中，vepafastinib 显示出更高的脑渗透性。vepafastinib 的 IND 申请于 2020 年 4 月获得 FDA 批准，目前 vepafastinib 针对 *RET* 突变的实体瘤患者的Ⅰ~Ⅱ期研究（NCT04683250）正在进行中。

4. *RET* 阳性 NSCLC 研究进展总结 选择性 RET 抑制剂普拉替尼和塞普替尼已改善 *RET* 融合阳性 NSCLC 患者的预后。各种机制导致耐药仍是临床面临的挑战。当前已有诸多下一代 RET 抑制剂的开发针对 *RET* 突变耐药，同时兼具更高选择性，有望进一步提高疗效及安全性。

三、*ROS1* 阳性肺癌研究进展

（一）*ROS1* 阳性肺癌的生物学特性及临床特征

ROS1 由位于染色体 6q22.1 的 *ROS1* 基因编码，属于酪氨酸激酶胰岛素受体亚家族，于 1986 年在涉及鸡肉瘤 RNA UR2 肿瘤病毒的研究中首次发现。该基因编码 2 347 个氨基酸，形成一个跨膜蛋白，ROS1 蛋白由一个胞外结构域和一个胞内成分组成，胞外结构域包含一个允许跨膜通过的疏水片段，胞内成分包含一个带有末端羧基的酪氨酸激酶结构域。

2007 年，Rikova 通过磷酸化酪氨酸信号转导谱，识别出 NSCLC 的 ROS 融合蛋白。ROS1 在与分化、增殖、细胞生长和存活相关的多条信号通路的激活中起着重要作用。*ROS1* 重排通过在 ROS 末端形成磷酸化酪氨酸募集位点，导致蛋白质激酶活性失调和信号通路异常激活。*CD74* 是最常见的 *ROS1* 融合伴侣，*CD74*::*ROS1* 融合存在于约 44% 的 *ROS1* 重排 NSCLC 病例中，携带 *CD74*::*ROS1* 融合的 NSCLC 患者更容易发生脑转移。

ROS1 重排存在于约 1%~2% 的 NSCLC。与 *ALK* 重排类似，*ROS1* 重排在年轻、女性、从不吸烟者及腺癌中更为常见，且诊断时通常已为晚期（Ⅲ~Ⅳ期），且脑转移的发生率更高。

（二）*ROS1* 阳性肺癌临床研究进展

1. **ROS1 抑制剂** *ROS1* 阳性 NSCLC 的靶向治疗相比化疗具有更高的缓解率和更好的毒性特征，已被临床实践广泛接受作为转移性 *ROS1* 重排 NSCLC 的治疗。ROS1 抑制剂均为多靶点激酶抑制剂，除 ROS 外，还可抑制 ALK、MET 和其他激酶如 EGFR、JAK2 和 TrkA 等。

第一代 ROS1 抑制剂，如克唑替尼和恩曲替尼等，是首批研究的 ROS1 TKI，对获得性耐药突变的疗效相对有限。第二代 ROS1 抑制剂，如他雷替尼和瑞普替尼，其结构设计得到更合理地改进，可以覆盖部分导致第一代抑制剂产生耐药的突变。

（1）克唑替尼：克唑替尼是一种针对多个靶点的 TKI，包括 ROS1、ALK 和 MET，通过结合相应的蛋白激酶结构域来抑制 ATP 依赖性细胞功能，从而有效抑制 ROS1、MET 和 ALK。2012 年首次报道克唑替尼用于治疗 *ROS1* 基因重排的肺癌。在Ⅰ期临床研究 PROFILE1001 中，纳入 50 例 *ROS1* 重排 NSCLC 患者，同时还纳入 *ALK* 重排的晚期 NCLSC 患者，所有患者均接受了克唑替尼治疗。*ROS1* 阳性患者的 DCR 为 90%，PFS 中位数为 19.2 个月，ORR 为 72%，12 个月的 OS 率约为 85%。10% 患者出现 TRAE，包括呕吐、恶心、便秘、腹泻、疲劳、视力障碍和头晕，绝大多数被评估为临床可管理，仅 4% 被评估为 3 级或 4 级，未观察到 5 级 AE。2019 年更新的研究结果显示，最终 PFS 中位数和 OS 中位数分别为 19.3 个月和 51.4 个月。在 Acsè 的前瞻性Ⅱ期研究中，纳入 39 例 *ROS1* 阳性 NSCLC 患者，显示 DCR 为 89%，总体 ORR 为 54%，43% 的患者在 12 个月后评估为疾病无进展。一项在亚洲开展的前瞻性研究招募了 127 例患者，8 周时的 DCR 为 89%，ORR 为 72%，PFS 中位数和 OS 中位数分别为 15.9 个月和 32 个月，11% 的患者获得 CR。由于克唑替尼的 CNS 活性有限，*ROS1* 阳性患者经克唑替尼治疗后，50% 患者 24 个月内发生颅内转移进展。

（2）恩曲替尼：恩曲替尼是一种Ⅰ型多靶点 TKI，针对 ROS1、TRK 和 ALK 等靶点，是一种强效 ROS1 TKI，可穿透血脑屏障作用于中枢神经系统。ALKA-372-001、STARTRK-1 和 STARTRK-2 三项Ⅰ/Ⅱ期临床研究的综合分析结果显示，恩曲替尼在 *ROS1* 阳性 NSCLC 患者中取得了深度且持久的缓解。截至 2023 年 7 月 16 日，在疗效可评估的 198 例 *ROS1*-fp NSCLC 患者中，恩曲替尼 ORR 达到 67.2%，DOR 中位数为 20.4 个月，PFS 中位数为 15.8 个月，OS 中位数为 46.9 个月。在接受恩曲替尼作为一线治疗的 85 例患者中，ORR 为 68.2%；DOR 中位数为 35.6 个月，PFS 中位数为 17.5 个月，OS 中位数为 52.3 个月。恩曲替尼在基线 CNS 转移患者中也取得了持久的颅内缓解。在根据 BICR 评估的基线 CNS 转移的患者中，IC-ORR 为 50.9%，IC-DOR 中位数为 12.9 个月，IC-PFS 中位数为 10.2 个月。在恩曲替尼一线治疗基线伴 CNS 转移患者中，IC-ORR 为 66.7%，IC-DOR 中位数为 12.9 个月，IC-PFS 中位数为 14.7 个月。

BFAST 研究是一项全球性、开放标签、多队列研究，旨在评估多种疗法对液体活检发现可靶向改变的晚期 / 转移性 NSCLC 患者的疗效和安全性。队列 D 共纳入 55 例液体活检检测为ⅢB/Ⅳ期 *ROS1* 阳性 NSCLC 的患者，达到了其主要终点。研究者确认的 ORR 为 81.5%，恩曲替尼队列 D 中，恩曲替尼在经液体活检确诊的 *ROS1* 阳性 NSCLC 患者中的疗效及安全性结果与在通过组织学检测确诊的 *ROS1* 阳性 NSCLC 患者中的综合分析结果一致，支持液体活检在指导临床决策方面的临床价值。另一项在局部晚期或转移性 NSCLC 伴 *ROS1* 融合患者中比较恩曲替尼与克唑替尼的随机、开放、多中心、Ⅲ期研究（NCT04603807）正在进行中。

（3）安奈克替尼：安奈克替尼（TQ-B3101）是一种靶向 ROS1、ALK 和 c-MET 的多靶点 TKI，是克唑替尼通过吡啶环结构修饰而获得的衍生物，与克唑替尼类似，安奈克替尼能够抑制 AKT 磷酸化及其下游信号分子 ERK1/2。一项安奈克替尼治疗 *ROS1* 阳性的局部晚期或转移性 NSCLC 未经 ROS1 TKI 治疗患者的Ⅱ期临床研究证实，在整体 111 例可评估疗效的患者中，ORR 达到 81.08%，PFS 中位数为 17.25 个月。33 例伴脑转移患者中 ORR 为 72.73%，PFS 中位数、DOR 中位数和 OS 中位数分别为 10.09 个月、9.23 个月和 28.22 个月，证实脑转移患者也可从安奈克替尼治疗中获益。在既往接受过化疗的患者中，ORR 为 79.17%，DOR 中位数为 20.30 个月，PFS 中位数达到了 19.32 个月。在颅内疗效方面，根据 RANO-BM 标准评估的颅内 DOR 中位数和颅内 TTP 分别为 9.36 个月和 17.25 个月，提示患者能够获得持久的颅内缓解。在安全性方面，研究数据显示治疗相关的 SAE 为 5.31%，未发生 3 级及以上治疗相关眼部疾病和神经毒性。

（4）他雷替尼：他雷替尼是 ROS1 和 TRKA/B/C（NTRK）的选择性Ⅰ型抑制剂，经临床前模型证实可对抗克唑替尼耐药的 *ROS1* 重排肿瘤，临床前模型中可有效治疗 *ROS1* 或 *NTRK* 重排肿瘤，包括对克唑替尼耐药且存在继发性激酶结构域突变的 *ROS1* 阳性肿瘤，尤其是 G2032R 突变。

在中国进行的 *ROS1* 阳性 NSCLC 的关键性研究 TRUST-Ⅰ，评估了他雷替尼在 TKI 初治患者和克唑替尼预治患者的疗效及安全性。入组 173 例患者（年龄中位数为 55 岁，58% 为女性，73% 从未吸烟，TKI 初治患者 106 例，克唑替尼预处理患者 67 例）。TKI 初治患者的 cORR 和颅内 cORR 分别为 91% 和 88%，克唑替尼预处理患者分别为 52% 和 73%。TKI 初治患者的 DOR 中位数和 PFS 中位数分别在 22.1 个月和 23.5 个月。在接受克唑替尼治疗的患者中，DOR 中位数为 10.6 个月（95% *CI* 6.3 个月 ~NR；随访时间为 8.4 个月），PFS 中位数为 7.6 个月（95% *CI* 5.5~12.0 个月；随访时间为 9.7 个月）。12 例携带 G2032R 突变的患者中，67% 对治疗缓解。最常见的治疗中出现的 AE 为 AST 升高（76%）、腹泻（70%）和 ALT 升高（68%），其中大多数为 1~2 级。神经系统 TEAE 发生率较低（头晕：23%；味觉障碍：10%），且大多为 1 级。因 TEAE 而停药（5%）和减量（19%）的病例较少。

TRUST-Ⅱ是一项全球性、多中心、拓展研究，评估他雷替尼治疗 *ROS1* 阳性肿瘤患者的效果。研究纳入了两个注册性 NSCLC 队列：①未接受过 TKI 治疗且接受过 ≤ 一线化疗的患者；②接受过 TKI 治疗且接受过 1 种 ROS1 TKI 治疗且接受过 ≤ 一线化疗的患者。在队列 1（*n*=54）和队列 2（*n*=49）中，33% 的 TKI 初治患者和 55% 的 TKI 既往治疗患者观察到基线脑转移；17% 的 TKI 初治患者和 33% 的 TKI 既往治疗患者既往接受过化疗。在 TKI 初治患者中，cORR 为 87%

(95% *CI* 74%~94%),IC-ORR 为 75%(95% *CI* 35%~97%)。在接受 TKI 治疗的患者中,cORR 为 55%(95% *CI* 39%~70%),IC-ORR 为 56%(95% *CI* 30%~80%)。12 个月的 DOR 在未接受 TKI 治疗的患者中为 80%,在接受 TKI 治疗的患者中为 75%。两组患者的随访时间为 9.7 个月,TKI 未接受治疗患者的 PFS 中位数未达到,在接受 TKI 治疗的患者中为 11.9 个月。他雷替尼在未接受 TKI 治疗和接受 TKI 治疗的 *ROS1* 阳性 NSCLC 患者中持续表现出高且持久的总体缓解率、强大的 IC 活性以及良好的安全性,且神经系统 AE 发生率较低。他雷替尼在 TRUST-Ⅱ研究中的疗效和安全性与 TRUST-I 研究高度一致。

MAIC 分析证实,他雷替尼在未接受过 TKI 治疗和接受过 TKI 治疗的患者中表现出较高的缓解率。针对 TKI 初治患者,他雷替尼 ORR 达 88.8%,PFS 中位数达 45.6 个月,且 36 个月总生存率高达 66.3%。针对耐药人群,他雷替尼仍保持 55.8% 的 ORR,尤其对 G2032R 耐药突变亚组 ORR 达 61.5%。在初治和经治患者中,IC-ORR 分别达 76.5% 和 65.6%。他雷替尼通过优化 ROS1/TrKB 靶点选择性,将治疗相关停药率降至 6.5%。

(5)瑞普替尼:瑞普替尼(TPX-0005)是新一代大环Ⅰ型 TKI,具有抗 ROS1、TRKA/B/C 和 ALK 活性,凭借其紧凑的大环结构,避免空间干扰来克服 *ROS1* G2032R 等耐药突变。瑞普替尼较小的分子量有望增强脑渗透性,临床前研究表明,与恩曲替尼或克唑替尼相比,它对 *ROS1* WT 具有更强的效力,并且对 *CD74-ROS1* WT 和 G2032R 突变肿瘤均有活性。

一项Ⅰ/Ⅱ期研究 TRIDENT-1(NCT03093116)在 *ROS1* 阳性或 *NTRK* 阳性晚期实体瘤患者中开展。在Ⅰ期研究中,观察到 11 例未接受过 ROS1 TKI 治疗的患者接受了瑞普替尼治疗,其中 10 例患者的 DOR 中位数为 23.1 个月,PFS 中位数为 24.6 个月。5 例先前接受过 TKI 治疗的患者中,有 4 例仍处于 PR,另有 7 例未接受过 TKI 治疗的患者仍在接受治疗。这提示瑞普替尼在 *ROS1* 融合阳性 NSCLC 和 *TRK* 融合阳性实体瘤患者中显示出令人鼓舞的总体临床活性。不良反应轻微,例如头晕(62%)、疲劳(39%)、便秘(33%)、味觉障碍(33%)和呼吸困难(28%),未见治疗相关死亡。

在Ⅱ期研究中,患者根据治疗史分为四组:TKI 初治组、一种 TKI 且未进行化疗、一种 TKI 和一种铂类化疗以及两种 TKI 且未进行化疗。主要疗效队列的随访时间中位数:TKI 初治队列为 24.0 个月,而此前接受过 1 种 ROS1 TKI 且未进行化疗队列为 21.5 个月。PFS 中位数为 35.7 个月,估计 12 个月和 18 个月 PFS 率分别为 77% 和 70%。在既往接受过 1 种 TKI 治疗且未接受化疗的队列中,PFS 中位数为 9.0 个月,预计 12 个月 PFS 率为 41%。对于具有 G2032R 突变的患者,ORR 为 59%,这证实瑞普替尼在这一分子亚组的疗效。瑞普替尼还表现出强大的 CNS 活性,对于未接受 TKI 治疗的患者,颅内 ORR 为 89%,对于之前接受过治疗的患者,颅内 ORR 为 38%。所有组的安全性结局相似。51% 患者治疗中发生了 ≥3 级 AE,其中 29% 被认为与治疗相关。TRIDENT-1 研究表明,该药物对 *ROS1* 阳性 NSCLC 患者(包括颅内活动性)均具有显著疗效,无论是在未接受过 TKI 治疗的队列中,还是在既往接受过 1 种 TKI 治疗且未接受化疗的队列中,均有显著疗效。一项比较瑞普替尼与克唑替尼在未接受 TKI 治疗的 *ROS1* 驱动型 NSCLC 患者中的疗效的Ⅲ期临床研究 TRIDENT-3(NCT06140836),仍在进行中。

2. ROS1TKI 获得性耐药机制 克唑替尼与恩曲替尼治疗 *ROS1* 阳性 NSCLC 患者后共同获得性耐药突变包括 G2032R、L2026M、L2086F、G2032R/L2086F 双重耐药突变等。瑞普替尼的获得性耐药改变包括 *ROS1* L2086F 错义突变,该突变发生在 ATP 结合口袋的底层,涉及 ROS1 的 CS6 残基。瑞普替尼存在神经毒性(头晕、味觉障碍、感觉异常、共济失调、记忆力减退)和致体重增加风险,可能由同时进行的 TRK 抑制所介导,可脱靶抑制 JAK/STAT 信号通路,这可能导致血细胞减少症的发生。

3. 新一代 ROS1 抑制剂 NVL-520(zidesamtinib)是一种新型选择性 ROS1 TKI,兼具多种 *ROS1* 融合伴侣和突变活性的大环小分子,旨在最大限度地减小溶剂前沿区域的体积,从而保留对 ROS1 G2032R 的亲和力,N- 乙基吡唑可降低与 RTK 的结合,而特异性与 ROS1 的 Leu2028 结合,具有高度选择性。其对多种 *ROS1* 获得性耐药突变有效,并在 *CD74-ROS1* G2032R 的颅内模型被验证具有良好的脑渗透性。也可避免 TRK 相关的神经毒性,可应对现有 ROS1 抑制剂耐药后无药可用的场景。

ARROS-1(NCT05118789)研究是一项 zidesamtinib 治疗晚期 *ROS1* 阳性的 NSCLC 和其他实体瘤患者中的全球多中心Ⅰ/Ⅱ期单组多队列临床研究,旨在验证既往接受过多线治疗的晚期 *ROS1* 阳性 NSCLC 患者使用 zidesamtinib 的初步活性和安全性。该研究共纳入 104 例患者(99 例 NSCLC 患者,5 例其他)接受 zidesamtinib 治疗。患者既往接受过中位数为 3 种的抗肿瘤治疗,包括任何 ROS1 TKI(99%);洛拉替尼(55%)、瑞普替尼(21%)或其中任一种(67%);≥2 种 ROS1 TKI(69%)以及化疗(66%)。53% 的患者有中枢神经系统转移病史。结果证实,选择 zidesamtinib 100mg q.d. 作为Ⅱ期研究推荐剂量,未观察到安全性或疗效与剂量存在相关性。没有发生 DLT 或因 TRAE 导致的停药。TRAE 导致 5.8% 的患者剂量减少。最常见的 TRAE 是外周水肿(18%)和转氨酶升高(12%);7.7% 的患者 TRAE 为 3 级或以上。共 73 例 *ROS1* 阳性 NSCLC 患者可进行疗效评估。在 *ROS1* G2032R 阳性的患者中,未接受过瑞普替尼治疗的患者 ORR 为 65%,DOR 中位数为 15.8 个月;前期接受过瑞普替尼治疗的患者 ORR 为 38%。对于颅内转移灶可测量且既往接受过 ≥2 种 ROS1 TKI 治疗的患者(均接受过洛拉替尼和/或瑞普替尼),颅内 ORR 为 57%。

ARROS-1 研究证实 zidesamtinib 在既往接受过治疗的 *ROS1* 阳性 NSCLC 患者、携带 *ROS1* 耐药突变(包括 G2032R)和/或 CNS 转移灶的患者中表现出令人鼓舞的疗效和持久性。安全性良好,符合高度 ROS1 选择性和 TRK 抑制的设计。当前Ⅱ期临床研究正在进行中。

4. *ROS1* 阳性 NSCLC 研究进展总结 目前对 *ROS1* 阳性 NSCLC 的生物学机制及靶向治疗的研究已取得了长足进步。从发现 *ROS1* 融合基因作为 NSCLC 的生物标志物,到包含克唑替尼、恩曲替尼、安奈克替尼、他雷替尼和瑞普替尼等多个 ROS1 靶向治疗药物的研发，再到耐药机制的明确及下一代 ROS1 抑制剂的研发，均显著改善 *ROS1* 阳性 NSCLC 患者的临床结局。

四、*RET* 及 *ROS1* 阳性肺癌的展望

近二十年，肺癌的靶向治疗发生了革命性的变化，新的靶向治疗不断改善患者的生存和生活质量。目前 *RET* 及 *ROS1* 阳性 NSCLC 的治疗前景充满了希望。随着对耐药分子机制理解的不断深入，新一代 RET TKI 及 ROS1 TKI 能更广泛地覆盖耐药突变，并具有 CNS 渗透性。同时，其他应对相应 TKI 耐药的治疗策略也在不断地研发中。*RET* 阳性及 *ROS1* 阳性 NSCLC 的治疗需要考虑其对全身和中枢神经系统的疗效、耐受性以及临床可及性进行综合选择。目前多种新型治疗药物仍在探索研究中，有望进一步改善 *RET* 及 *ROS1* 阳性 NSCLC 患者的临床结局。

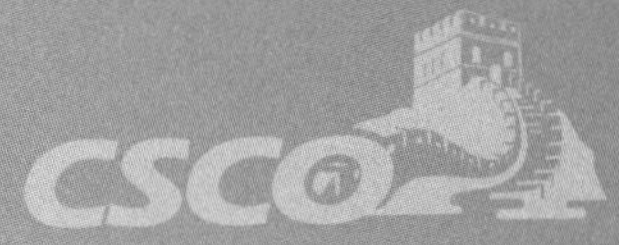

食管癌

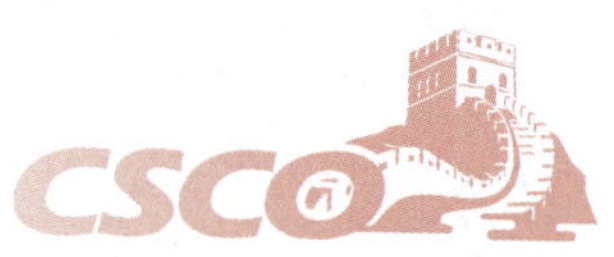

食管癌的围手术期综合治疗研究进展

秦建军　李印
中国医学科学院肿瘤医院

局部晚期食管癌的围手术期综合治疗已经在世界范围内成为共识。综合治疗理念和措施的进步促进了食管癌治疗水平的提高和患者预后的改善。传统的新辅助治疗模式是同步放化疗和单纯化疗，随着免疫治疗的发展，在食管癌领域，包括新辅助免疫治疗在内的研究数据逐渐增多。本文将着重介绍近年来发布的Ⅲ期临床研究数据，以飨读者。

一、新辅助放化疗

（一）CROSS 研究

新辅助放化疗是证据最多的新辅助治疗模式。经典的 CROSS 试验是在荷兰开展的。研究纳入 366 例患者，其中 75% 为食管癌和食管胃结合部腺癌，研究结果最初于 2012 年发表。结果显示，对于局部晚期食管癌患者，新辅助放化疗（紫杉醇、卡铂和 41.4Gy/23 次）优于单独手术治疗。腺癌患者的总生存（overall survival，OS）中位数为 45 个月，食管鳞状细胞癌（esophageal squamous cell carcinoma，ESCC；简称食管鳞癌）患者的 OS 中位数为 81.6 个月，而单纯手术组仅为 24 个月。多模式治疗（新辅助治疗后行根治性手术切除）的 5 年 OS 率为 47%，单纯手术组为 34%，且新辅助放化疗无明显增加手术死亡率的证据。整体病理学完全缓解（pathologic complete response，pCR）率为 29%（腺癌 23%，鳞癌 49%）。

（二）NEOCRTEC5010 研究

后来在中国开展的 NEOCRTEC5010 研究中，共招募 451 例 18~70 岁胸段食管鳞癌患者，分期为 $T_{1-4}N_{+}M_0/T_4N_0M_0$（AJCC 第六版），随机分为 2 组：新辅助放化疗（neoadjuvant chemoradiotherapy，NCRT）加手术组和单纯手术组。NCRT 加手术组患者接受术前同步化疗和放疗（长春瑞滨 25mg/m²，静脉输注，第 1 天和第 8 天；顺铂 75mg/m²，静脉输注，第 1 天或 25mg/m²，静脉输注，第 1 天至第 4 天，每 3 周给药一次，持续两个周期。从第一个化疗周期的第一天开始放疗，每次 2.0Gy，每周 5 次，共 20 次，总剂量为 40.0Gy），然后进行手术。单独接受手术的患者（手术组）在随机化后接受手术。结果证实，术前放化疗联合手术可改善局部晚期食管鳞癌患者的 OS 中位数（100.1 个月 vs. 66.5 个月）、无病生存（disease free survival，DFS）中位数（100.1 个月 vs. 41.7 个月），5 年生存率中位数（59.9% vs. 49.1%）。NCRT 加手术组 pCR 率为 43.2%。

新辅助放化疗（CROSS 研究方案）的疗效在东西方不同人种中也可能存在差异。尽管在荷兰和美国开展的调查 CROSS 研究外新辅助放化疗方案结果的观察性研究报告了可比的 pCR 率，但在东亚的食管鳞癌研究中应用 CROSS 研究方案只显示了 28%~33% 这一较低 pCR 率。NEOCRTEC5010 研究中新辅助同步放化疗的化疗药物选用了长春瑞滨，但其在临床实践中的应用却较少。

二、新辅助化疗

新辅助化疗（neoadjuvant chemotherapy，NAC）在东亚，特别是中国和日本，应用较为广泛。

（一）JCOG1109 研究

日本开展的 JCOG1109（NExT）研究，将 NCRT 和术前 DCF 三药化疗（多西他赛 + 顺铂 + 氟尿嘧啶）作为试验治疗，并将术前 CF 两药化疗（顺铂 + 氟尿嘧啶）作为标准对照治疗，进行随机试验。研究对象为未接受治疗的ⅠB ~ Ⅲ期（非 T_4，UICC 第七版）胸部食管鳞癌患者，按照 1∶1∶1 的比例，随机分为术前 CF 组（氟尿嘧啶 800mg/m²，第 1~5 天，顺铂 80mg/m²，第 1 天；每 3 周，共 2 个疗程）、术前 DCF 组（多西他赛 70mg/m²，第 1 天，顺铂 70mg/m²，第 1 天，氟尿嘧啶 750mg/m²，第 1~5 天；每 4 周，共 3 个疗程）和术前 CF-RT 组（氟尿嘧啶 1 000mg/m²，第 1~4 天，顺铂 75mg/m²，第 1 天；每 4 周，共 2 个疗程，放射剂量 41.4Gy/23 次）。该研究的主要研究终点为 OS，次要研究终点为无进展生存（progression free survival，PFS）。结果显示，CF 组、DCF 组和 CF-RT 组的 OS 中位数分别为 5.8 年、10.2 年和 8.2 年，5 年 OS 率分别为 51.9%、65.1% 和 60.2%（CF 组 vs. DCF 组，P=0.004；CF 组 vs. CF-RT 组，P=0.15）。CF 组、DCF 组和 CF-RT 组的 PFS 中位数分别为 2.7 年、9.5 年和 5.8 年，5 年 PFS 率分别为 42.6%、55.7% 和 53.5%。CF 组、DCF 组和 CF-RT 组的 pCR 率分别为 2.2%、18.6% 和 36.7%，术后复发率分别为 50.8%、37.6% 和 37.5%，累计远处转移复发的比例分别为 18.1%、12.4% 和 18.5%。三组在术后并发症、再次手术以及术后死亡方面并无显著差异。CF-RT 组的复发部位主要以远处转移为主，高达 83.5%，其他原因导致的病死率高达 27.3%。该研究结果显示，随访 5 年后，对于局部晚期食管鳞癌患者，新辅助 DCF 方案较 CF 方案展示出在 OS 和 PFS 方面的显著获益，而新辅助同步放化疗较 CF 方案无显著生存获益。

研究结果支持 DCF 三药化疗方案作为日本局部晚期食管鳞癌的标准治疗。与术前治疗相关的 3 级以上不良事件发生率结果显示，术前 CF 组、术前 DCF 组、术前 CF-RT 组的中性粒细胞减少分别为 23.4%、85.2%、44.5%，发热性中性粒细胞减少为 1.0%、16.3%、4.7%，术前 DCF 组发生率略高。未能证明术前 CRT 的优越性，原因可能包括：日本普遍进行三野淋巴结清扫术、增加放疗局部控制的优势较小；此外，术前 CRT 组的其他原因死亡较高，可能与放疗的晚期毒性相关。该研究的非癌症相关死亡的结果也于 2025 年在美国临床肿瘤学会胃肠道肿瘤研讨会（ASCO GI）上公布。研究发现，CF 组、DCF 组和 CF-RT 组的非癌症相关死亡率分别为 12%、7% 和 18%，其中肺部相关并发症占三组非癌症相关死亡人数的比例分别为 21%、8% 和 31%。

（二）NCT02442440 研究

2025 年，ASCO 报道了中国一项 NAC Ⅲ期临床研究（NCT02442440）的生存数据。从 2015 年 7 月 18 日到 2018 年 3 月 29 日，中国 8 家研究中心招募了 605 例临床分期为ⅠB～Ⅲ期胸段食管鳞癌（不包括 T_{4b}、N_3，UICC 第七版）患者。他们被随机分为 NAC 加手术组（NAC 组；n=304）或单独进行手术组（S 组；n=301）。在 NAC 组中，应用紫杉醇 175mg/m^2 和顺铂 75mg/m^2，每 3 周方案，进行 2 个疗程。所有患者均接受 McKeown 术、Ivor-Lewis 术或微创食管切除术和扩大二野淋巴结清扫术。主要结果是 5 年 OS 率，次要结果包括 DFS、R_0 切除率、pCR 率和不良反应。分析时遵循了意向性治疗分析（intention-to-treat，ITT）原则。NAC 组 5 年 OS 率较好（61.1% vs. 51.6%；HR=0.79，95% CI 0.63~1.0；P=0.046 9），并且 5 年 DFS 率延长（58.5% vs. 46.2%；HR=0.71，95% CI 0.56~0.91；P=0.067）。NAC 组的 pCR 率为 6.58%，NAC 组的 R_0 切除率较高（98.8% vs. 98.5%，P>0.999）。这项研究表明，在局部晚期食管鳞癌患者中，NAC（紫杉醇 + 顺铂，TP 方案）加手术比单纯手术显著提高生存率，且不良事件可控。

这是中国首个食管鳞癌 NAC 的Ⅲ期临床研究，解决了临床实践中长期以来 NAC，特别是 TP 方案缺乏高级别循证医学证据的困扰，而且为将来以 TP 方案药物组合为基础的其他临床研究奠定了坚实的基础。

三、化疗对比放化疗

（一）围手术期化疗对比新辅助放化疗

1. Neo-AEGIS 研究 Neo-AEGIS 是在欧洲 24 个研究中心进行的一项开放标签、随机、Ⅲ期临床研究。研究目的是比较三联疗法［术前放疗联合卡铂 + 紫杉醇（CROSS 方案）］与同期最佳的围手术期化疗方案［2018 年前为表柔比星 + 顺铂或奥沙利铂 + 氟尿嘧啶或卡培他滨（一种改良 MAGIC 方案），以及 2018 年后的氟尿嘧啶、亚叶酸钙、奥沙利铂和多西紫杉醇（FLOT 方案）］。377 例 18 岁及以上临床肿瘤分期 $T_{2\sim3}$ 期、$N_{0\sim3}$ 期和 M_0 期食管腺癌和食管胃结合部腺癌患者被随机分为围手术期化疗组或 CROSS 组。在第二次中期无效分析（143 例死亡）后，该试验于 2020 年 12 月提前结束。结果显示，pCR 率（P=0.012）、R_0 率（P=0.000 3）有利于 CROSS 方案。两种方案的 3 年 OS 率与 DFS 中位数无显著差异。最常见的 3~4 级不良反应是中性粒细胞减少症，其次是腹泻和肺栓塞。围手术期化疗组 1 例（1%）和 CROSS 组 3 例（2%）死于严重不良事件。两组在 1 年和 3 年的手术死亡率［围手术期化疗组有 5 例（3%）死亡，CROSS 组有 4 例（2%）死亡］、主要并发症或整体健康状况方面没有差异。Neo-AEGIS 为接受围手术期化疗和 CROSS 方案三联疗法治疗的食管和食管胃交界处腺癌患者提供了最大样本量的随机数据集，并报告了相似的 3 年生存率，并且在手术和健康相关的生活质量结局方面无显著差异。

Neo-AEGIS 研究结果虽然重要，但因其过早结束而受到影响。此外，该研究在评估非劣效性方面的效力不足；研究中有 14% 的患者接受了 FLOT 方案治疗，该方案的 OS 优于表柔比星 / 顺铂 / 氟尿嘧啶方案，进一步增加了对研究结果解释的复杂性。尽管如此，Neo-AEGIS 研究结果表明在早期食管腺癌的治疗中，NAC 与 NCRT 的疗效相当。

2. ESOPEC 研究 Neo-AEGIS 研究将 CROSS 研究中使用的术前放化疗方案与 FLOT 或 MAGIC 试验中所用的改良化疗方案进行了比较，结果显示食管或食管胃结合部腺癌患者在两种治疗模式下的临床生存率相当。ESOPEC 研究评估了对于可切除食管腺癌患者的总体生存率，应用 FLOT 围手术期化疗是否优于术前放化疗。这是一项由研究者发起的、多中心、非盲法、随机对照Ⅲ期临床研究，在德国 25 个中心进行。在这项试验中，按 1∶1 的比例将可切除食管腺癌患者分配接受 FLOT（氟尿嘧啶、亚叶酸、奥沙利铂和多西他赛）围手术期化疗加手术或术前放化疗（放疗剂量为 41.4Gy，联合卡铂和紫杉醇）加手术。入组标准主要为分期为 cT_1N_+、$cT_{2\sim4a}N_+$ 或 $cT_{2\sim4a}N_0$ 食管腺癌患者或肿瘤中心位于距食管胃交界处 5cm 以内且延伸至食管的腺癌患者。主要终点是 OS，随访时间中位数为 55 个月。FLOT 组 3 年 OS 率为 57.4%（95% CI 50.1%~64.0%），术前放化疗组为 50.7%（95% CI 43.5%~57.5%）。术前放化疗组的死亡 HR 为 0.70（95% CI 0.53~0.92；P=0.01）。FLOT 组的 3 年 PFS 率为 51.6%（95% CI 44.3%~58.4%），术前放化疗组为 35.0%（95% CI 28.4%~41.7%）（疾病进展或死亡的 HR 为 0.66，95% CI 0.51~0.85）。FLOT 组 pCR 率为 16.7%，而术前放化疗组 pCR 率为 10.1%。与术前放化疗相比，FLOT 围手术期化疗可提高可切除食管腺癌患者的生存率。该研究结论迅速被 NCCN 和 ESMO 指南采纳。

（二）新辅助化疗对比新辅助放化疗

1. CMISG1701 研究 中国开展的 CMISG1701 研究，旨在评估局部晚期食管鳞癌患者行 NCRT 和 NAC 的安全性和有效性。将患者随机分配到 NCRT 组（紫杉醇联合顺铂，放疗总剂量：40Gy）或化疗组（紫杉醇联合顺铂）。主要终点是 3 年 OS。研究共纳入 264 例 $cT_{3\sim4a}N_{0\sim1}M_0$（UICC 第八版）患者，尽管 NCRT 组的 pCR 率（27.7%，31/112）高于 NAC 组（2.9%，3/104）（P<0.001），但两组的 OS（HR=0.82，95% CI 0.58~1.18；

P=0.28）差异无统计学意义。同样，PFS（HR=0.83，95% CI 0.59~1.16；P=0.27）和无复发生存（relapse free survive，RFS）（HR=1.07，95% CI 0.71~1.60；P=0.75）也无显著差异。该研究表明，尽管NCRT有助于提高pCR率，但是与NAC相比，总生存获益相当。

2. HCHTOG1903研究　在中国进行的一项开放标签、单中心、Ⅲ期随机对照研究，于2025年在美国胸外科学会年会上报告了中期结果。食管鳞癌患者（$cT_{2\sim4a}N_{+}M_0$和$cT_{3\sim4a}N_0M_0$）以1∶1被分为NCRT组［CROSS方案：紫杉醇50mg/m²，卡铂（AUC=2），q.1w.，5个周期；同步放疗，41.4Gy/23F，超过5周］或NAC组（紫杉醇175mg/m²，顺铂75mg/m²，q.21d.，2个周期）。主要终点是5年OS，次要终点包括5年RFS、pCR率、术后并发症和术后死亡率。结果显示，共450例食管鳞癌患者被随机分组，其中222例被分配到NCRT组，228例被分配到NAC组。共有370例（82.2%）患者完成了新辅助联合手术治疗（NCRT组175例，NAC组195例）。在意向治疗人群中，NCRT组的pCR率显著高于NAC组（40.1% vs. 9.2%，P<0.001）。NCRT组中3级或4级治疗相关不良事件的发生率低于NAC组（55.4% vs. 77.2%，P<0.001）。两组术后Clavien-Dindo分级Ⅲ级及以上并发症发生率均为15.4%（P=0.991）。两组术后30天死亡率分别为0.6%和0.5%（P=0.939）。随访时间中位数为26.6个月时，NCRT组的2年OS率为84.1%，NAC组为77.9%（HR=0.778，95% CI 0.508~1.193；P=0.250）；NCRT组的2年RFS率为81.3%，NAC组为69.8%（HR=0.585，95% CI 0.375~0.913；P=0.018）。HCHTOG1903研究的中期分析显示，对于可切除的局部晚期食管鳞癌患者，术前放化疗在提高pCR率和改善RFS方面表现更好。

四、围手术期免疫治疗

免疫检查点抑制剂的出现极大程度上改变了癌症患者的治疗前景，术前新辅助免疫治疗方案作为一种有效、安全的治疗方案逐渐受到重视。

（一）食管鳞癌的围手术期免疫治疗

已有多项Ⅱ期临床研究证实新辅助免疫联合化疗的有效性和安全性。ESCORT-NEO研究是全球首个针对食管癌围手术期免疫治疗联合化疗治疗模式的Ⅲ期临床研究，评估卡瑞利珠单抗联合化疗与单纯化疗在治疗局部晚期可切除食管鳞癌的疗效和安全性。纳入可切除胸段局部晚期食管鳞癌患者（$cT_{1b\sim3}N_{1\sim3}M_0$或$cT_3N_0M_0$，UICC第八版），主要研究终点为pCR率和无事件生存（event free survival，EFS），次要研究终点包括主要病理学缓解（major pathological response，MPR）、R_0切除率和术后并发症发生率。研究入组中国24家中心391例可切除食管鳞癌患者，按1∶1∶1随机分为三组，A组为卡瑞利珠单抗＋白蛋白紫杉醇＋顺铂新辅助治疗＋手术序贯卡瑞利珠单抗辅助治疗，B组为卡瑞利珠单抗＋紫杉醇＋顺铂新辅助治疗＋手术序贯卡瑞利珠单抗辅助治疗，C组仅采取紫杉醇＋顺铂（TP）新辅助治疗＋手术。结果显示，新辅助免疫联合治疗组较单纯化疗组取得显著获益，A组、B组pCR率均较C组显著改善，分别为28.0%、15.4%、4.7%。三组的MPR率分别为59.1%、36.2%、20.9%。同时，新辅助治疗并未增加手术难度，三组R_0切除率分别为99.1%、95.7%、92.2%。新辅助治疗相关≥3级不良事件发生率分别为34.1%、29.2%、28.8%，≥3级手术并发症发生率分别为6.1%、12.1%、6.8%，显示该治疗方案具有可接受的安全性。此外，研究提示白蛋白紫杉醇联合免疫治疗在提高pCR率方面可能优于传统紫杉醇。

（二）胃食管结合部腺癌的围手术期免疫治疗

1. ECOG-ACRIN EA2174研究　ECOG-ACRIN EA2174研究是一项Ⅱ/Ⅲ期临床研究，纳入了AJCC第八版分期为$cT_1N_{1\sim3}M_0$或$T_{2\sim3}N_{0\sim2}M_0$局部晚期食管/胃食管结合部（E/GEJ）腺癌患者。在新辅助治疗阶段，患者被随机分配到A组（接受卡铂/紫杉醇化疗及41.1~50.4Gy放疗）或B组（接受卡铂/紫杉醇化疗及41.1~50.4Gy放疗联合纳武利尤单抗治疗）。接受食管切除术后，患者进行第二轮随机化治疗，随机接受6~12个月的纳武利尤单抗单药辅助治疗或纳武利尤单抗联合6个月的伊匹木单抗治疗。研究主要终点是pCR率，辅助治疗阶段的主要终点是比较纳武利尤单抗单药及纳武利尤单抗/伊匹木单抗联合治疗的DFS。研究入组了275例患者，其中食管腺癌占60.4%，食管胃结合部腺癌占39.3%。只有78.5%的患者接受了手术治疗（A组76.1%，B组81.0%）。两组的pCR率没有展现出显著差异（A组21.0%，B组24.8%；P=0.27）。手术安全性方面，两组之间的手术并发症发生率相似（A组28.7%，B组25.4%）。在新辅助紫杉醇、卡铂化疗联合放疗的基础上增加纳武利尤单抗不能提高可手术切除E/GEJ腺癌的pCR率。与Checkmate-577不同的是，EA2174研究囊括了新辅助治疗后达到pCR的患者，其研究结果有望进一步探讨pCR患者辅助免疫治疗的疗效，同时探索双免辅助治疗是否较PD-1抗体单药治疗能进一步改善局部晚期E/GEJ腺癌患者的预后。

2. KEYNOTE-585研究　KEYNOTE-585研究是一项随机、双盲、Ⅲ期临床研究，纳入了1 007例既往未经治疗的局部晚期可切除胃癌/胃食管结合部癌（GC/GEJC）患者。研究主要终点包括pCR率、EFS和OS。患者被随机分配接受新辅助帕博利珠单抗联合化疗（卡培他滨＋顺铂或氟尿嘧啶＋顺铂）或单纯化疗，并在术后接受最多3个周期的帕博利珠单抗联合化疗或单纯化疗，随后进行最多11个周期的帕博利珠单抗单药或安慰剂治疗。研究结果显示，联合治疗组和单纯化疗组的pCR率分别为13.4%和2.0%；对于主要队列+FLOT队列，两组的pCR率分别为14.2%和2.8%。尽管pCR率有所提高，但EFS差异无统计学意义。

3. MATTERHORN研究　MATTERHORN研究评估了在标准围手术期FLOT化疗方案基础上联合PD-L1抑制剂度伐利尤单抗用于可切除胃癌/胃食管结合部癌（GC/GEJC）的疗效与安全性。共纳入了948例经组织学确诊、可手术切除（AJCC第8版分期Ⅱ~Ⅳa期）且未接受过治疗的GC/GEJC患者。将患者按1∶1比例随机分组。度伐利尤单抗联合化疗组（n=474）：围手术期接受度伐利尤单抗（1 500mg，每4周第1天静脉输注）联合FLOT化疗（在第1天和第15天给药，共进行4个周期，新辅助和辅助各2个周期），随后接受度伐利尤单抗（1 500mg，每4周第1天）单药治疗，共10个周期；安慰剂联合化疗组（n=474）：围手术期接受安慰剂联合

FLOT 化疗，随后接受安慰剂单药治疗（每 4 周第 1 天），共 10 个周期。研究的主要终点为 EFS，关键次要终点包括 OS 和 pCR 率。研究依据地理区域（亚洲 vs. 非亚洲）、临床淋巴结状态（阳性 vs. 阴性）和 PD-L1 表达水平（TAP<1% vs. ≥1%）进行分层。

在随访时间中位数达到 31.5 个月时，MATTERHORN 研究的主要终点 EFS 分析结果显示，度伐利尤单抗的加入显著改善了患者的 EFS，度伐利尤单抗组参与者的两年 EFS 率为 67.4%，安慰剂组为 58.5%（HR=0.71，P<0.001）。度伐利尤单抗联合 FLOT 组的 EFS 中位数在数据截止时尚未达到（NR），而安慰剂联合 FLOT 组的 EFS 中位数为 32.8 个月。关键次要终点分析结果显示，度伐利尤单抗联合 FLOT 组 pCR 率提升（19.2% vs. 7.2%）。度伐利尤单抗联合 FLOT 组的 OS 中位数尚未达到，而对照组为 47.2 个月（HR=0.78，P=0.025）。在 DFS 方面，度伐利尤单抗联合 FLOT 组同样显示出优势，其 DFS 中位数尚未达到，而对照组为 39.8 个月（HR=0.70）。两组间任意级别的不良事件（adverse event，AE）的发生率（均为 99%）、3~4 级严重 AE 的发生率（72% vs. 71%）相当。与安慰剂联合 FLOT 组相比，度伐利尤单抗联合 FLOT 方案并未导致手术或辅助治疗启动的延迟。

MATTERHORN 研究为度伐利尤单抗联合 FLOT 方案在可切除 GC/GEJC 围手术期治疗中的应用提供了高级别循证医学证据。与 KEYNOTE-585 研究相比，MATTERHORN 研究采用了更强的化疗方案和更多的周期数，且两个试验应用的免疫药物也不同，所以应该谨慎解释围手术期免疫在胃食管结合部腺癌中的价值。

（三）术后辅助免疫

1. ATTRACTION-5 研究 ATTRACTION-5 试验是一项针对亚洲人群开展的多中心、双盲、安慰剂对照的Ⅲ期临床研究，旨在评估纳武利尤单抗联合化疗作为术后辅助治疗在病理Ⅲ期胃癌 / 胃食管结合部癌（GC/GEJC）患者中的疗效和安全性。研究共入组 755 例患者，这些患者在完成 D2 或更大范围的胃癌切除术后，接受研究者选择的辅助化疗方案（S-1 或 CapeOX）。随后，将患者按 1∶1 比例随机分配至纳武利尤单抗联合化疗组（n=377）或安慰剂联合化疗组（n=378）。主要终点是 RFS，次要终点包括 OS 和安全性。结果显示，纳武利尤单抗联合化疗组的 3 年 RFS 率为 68.4%，安慰剂联合化疗组为 65.3%，无显著差异。但值得注意的是，在亚组分析中，PD-L1 ≥ 1% 的患者能够在纳武利尤单抗加入后得到显著获益，这意味着对于 PD-L1 表达阳性患者，采用 PD-1 单抗治疗可能仍具有重要价值。

2. CHECKMATE 577 研究 入组患者为接受了新辅助放化疗且仍有病理学残留的Ⅱ / Ⅲ期 EC/GEJC（鳞癌或腺癌）R_0 切除术后成人患者，按 2∶1 随机分配接受纳武利尤单抗 240mg q.2w. 或安慰剂 q.2w. 治疗 16 周，随后接受纳武利尤单抗 480mg 或安慰剂 q.4w. 治疗。最大治疗持续时间为 1 年。主要终点为 DFS。次要终点为 OS，探索性终点包括安全性、无远处转移生存（distant metastasis-free survival，DMFS）和后续全身治疗的 PFS。

共 794 例患者被随机分组（纳武利尤单抗组 n=532，安慰剂组 n=262）。随访时间中位数达到 78.3 个月（60.1~96.6 个月）时，辅助纳武利尤单抗对比安慰剂持续显示 DFS 获益（HR=0.76，95% CI 0.63~0.91）。纳武利尤单抗组的 OS 中位数在数值上长于安慰剂组（51.7 个月 vs. 35.3 个月），但差异无统计学意义（HR=0.85，95% CI 0.70~1.04；P=0.106 4）。纳武利尤单抗组对比安慰剂组的 3 年和 5 年 OS 率分别为 57% vs. 50% 和 46% vs. 41%。纳武利尤单抗与安慰剂在 DMFS 方面显示出有临床意义的改善。PFS 数据显示纳武利尤单抗组更有利（HR=0.81，95% CI 0.67~0.98）。在术后纳武利尤单抗组中，46% 的患者复发后接受了后续治疗，而术后安慰剂组为 60%；纳武利尤单抗辅助治疗组复发后 5% 接受了后续免疫治疗，安慰剂组复发后 15% 接受了后续免疫治疗。

五、总结

随着新辅助免疫治疗的研究数据不断更新，将有助于我们进一步确定局部晚期食管癌新辅助治疗的价值。ATTRACTION-5 研究和 CHECKMATE 577 研究都对术后辅助免疫治疗能否带来生存获益提出疑问，考虑到术后长期辅助免疫治疗除了增加经济负担，也可能给患者带来更多的毒副作用。未来需要通过精心设计的临床试验及更精准的患者分层研究，进一步明确辅助免疫治疗的价值。

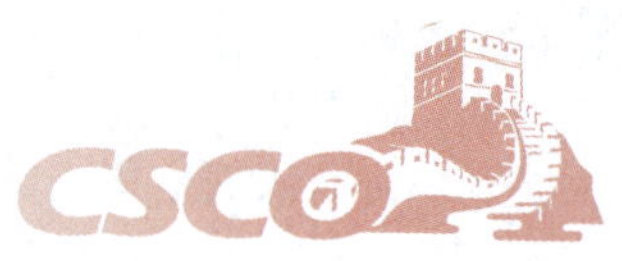

食管癌外科治疗的革新与挑战

康晓征　李印

中国医学科学院肿瘤医院

一、食管癌的全球疾病负担与外科临床挑战

食管癌是全球男性第七大常见恶性肿瘤，2022 年新发病例约 51.2 万例，死亡病例达 44.5 万例。其病理类型主要包括鳞状细胞癌和腺癌，二者在发病机制、地域分布及治疗策略上存在显著差异。尽管放疗、化疗及免疫治疗取得了进展，外科手术仍是可切除食管癌患者的首选治疗方式。然而，食管癌手术的总体并发症发生率(如吻合口瘘、肺部感染)高达 59%，超过半数患者术后需干预治疗，反映了手术可带来显著的生理性创伤；严重并发症(Clavien-Dindo 分级 ≥ Ⅲb 级)占比 17.2%，提示约 1/6 患者需手术再干预或重症监护支持，显著增加医疗资源消耗；术后 30 天与 90 天死亡率分别为 2.4% 和 4.5%，后者明显升高，提示晚期死亡多源于非直接手术因素。术后 5 年总体生存率仍徘徊在 52.9%~59.9%，凸显了优化外科技术的迫切需求。近十年来，在微创外科技术普及、多学科整合深化、精准医学理念渗透、加速康复路径优化及患者中心理念崛起的五大核心驱动力推动下，食管癌外科治疗体系经历了系统性重构，显著提升了治疗效果与患者生存质量。

二、微创外科技术的进展与临床实践变革

传统的开放式食管切除术(open esophagectomy，OE)由于手术创伤较大，存在较高的并发症发生率(例如肺部并发症 30.8%，吻合口瘘 12.5%)。此外，恢复过程缓慢，给患者的长期生存率和生活质量带来影响。因此，微创技术在食管癌治疗中的应用逐渐增多，旨在减少手术创伤，加速术后恢复，并改善患者整体预后。然而，其在临床推广中仍面临技术熟练度、手术范围及安全性等挑战，亟须多中心临床研究系统评估与优化。

基于 TIME、MIRO、MONET 等里程碑式随机对照试验(randomized controlled trial，RCT)证实，相较于 OE，微创食管切除术(minimally invasive esophagectomy，MIE)可显著降低术后肺部并发症(从 34% 降至 18%)、减少术中失血(约 150~200mL)、加速术后康复(患者术后第 2 日下床活动率由 55% 上升至 80%)，且 5 年生存率非劣效于 OE(43.4% vs. 46.1%，*HR*=0.98，95% *CI* 0.72~1.34；*P*=0.89)。MONET 研究(JCOG1409)报道 MIE 治疗 Ⅰ ~ Ⅲ 期(非 T_4)胸段鳞状细胞癌术后 3 年 OS 率达 82.0%(95% *CI* 73.8%~87.8%)，相比 OE 组 3 年 OS 率为 70.9%(95% *CI* 61.6%~78.4%)［*HR*=0.64；98.8%*CI* 0.34~1.21(达到非劣效界值 *HR* 上限<1.44)］，提示 MIE 组在 OS 率上非劣效且有优势倾向；3 年 RFS 率为 72.9% vs. 61.9%(*HR*=0.68，95% *CI* 0.46~1.01)，提示 MIE 组复发率有下降趋势。目前，Ivor Lewis 术与 McKeown MIE 术已在全球大型食管外科中心成为主流，手术标准化程度显著提升。

凭借三维(3D)高清视野、震颤过滤及七自由度器械优势，机器人辅助微创食管切除术(robotic-assisted minimally invasive esophagectomy，RAMIE)在复杂纵隔解剖(如喉返神经旁淋巴结清扫)中展现精准优势。RAMIE 研究证实其手术时间显著缩短，淋巴结清扫质量提升，但术后总体并发症及严重并发症发生率并未显著增加。尽管长期肿瘤学结局需进一步随访验证，成本效益比仍需优化，但 RAMIE 已逐步成为大型医疗中心的重要选项。

三、淋巴结清扫的精细化与个体化决策

颈部淋巴结转移在中、上段食管鳞癌患者中发生率可达 20%~30%，三野(three-field，3F)淋巴结清扫可能会更全面地清除病灶累及范围。多项日本大型回顾性研究及部分荟萃分析显示，预防性 3F 淋巴结清扫组患者总体 OS 和 RFS 比二野(two-field，2F)淋巴结清扫组略有改善，尤其在中上段鳞癌或已知颈部可疑转移者中更为明显。该观点认为，清扫颈部隐匿转移灶可消除术后颈部和上纵隔的残余病灶，降低区域复发风险。然而，实施预防性 3F 清扫面临手术风险加大及并发症增多的问题：平均手术时间延长约 1~2 小时；术中出血量增加，术后低蛋白血症、淋巴水肿、颈部切口感染、喉返神经损伤发生率显著升高；因颈部解剖复杂，患者早期口咽功能恢复缓慢会影响术后生活质量。与此同时，多数欧美 RCT 或队列研究并未显示出显著 OS 优势，且并发症可能折损生存获益；研究间异质性大，对“颈部可疑转移”定义不一，难以得出统

一结论。

复旦大学附属肿瘤医院陈海泉团队开展的单中心、前瞻性 RCT，共入组 400 例中下段食管鳞癌患者，随机分为 3F 和 2F 清扫组，采用意向性治疗分析，随访时间中位数为 55 个月（95% *CI* 52~58 个月）。结果显示，两组术后 5 年 OS 率为 63% vs. 63%（*HR*=1.019，95% *CI* 0.727~1.428，*P*=0.912）；5 年 RFS 率为 59% vs. 53%（*HR*=0.868，95% *CI* 0.636~1.184；*P*=0.371）；亚组分析显示，不论有无纵隔 / 腹部淋巴转移，3F 与 2F 组的 OS 均无显著差异；病理Ⅲ~Ⅳ期是 OS 的唯一独立风险因素（*HR*=3.330，*P*<0.001）。鉴于该研究有术前未行新辅助治疗的局限性，未来研究侧重优化局部进展期（Ⅲ~Ⅳ期）患者的围手术期综合治疗管理，可能有助于揭示预防性 3F 淋巴结清扫术的获益人群。

MODERN3 研究（JCOG2013）是一项日本多中心（54 家机构）、随机、开放标签、Ⅲ期非劣效临床研究，计划纳入 480 例可切除的上段或中段胸段食管癌患者，局部进展期患者术前接受新辅助化疗（CF 或 DCF 方案，不超过 3 周期），试图验证“免除锁骨上淋巴结的 2F 清扫”在 OS 上不劣于“常规包含锁骨上区的 3F 清扫”；在保证生存获益的前提下，探索缩小手术范围是否可降低并发症、缩短手术时间、优化术后恢复。MODERN3 研究结果有望为上 / 中段食管癌外科治疗的术式选择与个体化管理提供坚实的循证基础。

鉴于全球对淋巴结清扫范围尚无共识，尤其是腺癌的数据缺乏，淋巴结分站分类标准不统一，导致研究结果难以比较，增加了术式选择的难度和风险。一项国际、多中心、前瞻性观察队列研究（TIGER study）旨在客观评估各中心食管切除术中的淋巴结清扫范围，建立统一且国际通用的食管癌淋巴结分期体系，优化不同肿瘤类型与新辅助治疗状态下的手术策略。TIGER 研究可能揭示食管癌术后淋巴结复发 / 转移模式，为术后监测与放疗靶区设计提供依据，并为未来多中心外科研究提供术式的标准化与质量评估范本。

四、围手术期多学科综合治疗策略的重塑

已有十年循证医学数据证实，CROSS 方案使局部进展期食管癌（$cT_{2\sim4a}N_{0\sim3}M_0$）pCR 率达 23%~49%，并将 5 年 OS 率从 34% 提升至 47%。外科医生面临放化疗后组织纤维化、血管脆性增加等挑战，应推动精细解剖与吻合技术创新。

ESCORT-NEO 研究是全球首项针对局部进展期食管鳞癌开展新辅助化疗联合免疫治疗的多中心、随机、开放标签Ⅲ期临床研究。共计纳入 391 例可切除局部进展期食管鳞癌（$T_{1b\sim3}N_{1\sim3}M_0$ 或 $T_3N_0M_0$）患者，比较不同方案［卡瑞利珠单抗 + 白蛋白紫杉醇 + 顺铂（Cam+nab-TP）、卡瑞利珠单抗 + 紫杉醇 + 顺铂（Cam+TP）］与单纯 TP 方案化疗（紫杉醇 + 顺铂）的疗效差异。结果显示，pCR 率为 28.0% vs. 15.4% vs. 4.7%。新辅助期间 ≥3 级治疗相关不良事件发生率分别为 34.1%、29.2%、28.8%，术后并发症发生率相近（32.0%~38.8%）。结果提示，新辅助卡瑞利珠单抗联合化疗显著提高 pCR 率，疗效优于单纯化疗，围手术期安全可控，为局部进展期食管鳞癌术前治疗提供了新的选择。EFS 数据尚待成熟。

针对胃食管结合部腺癌的 FLOT4 研究证实，FLOT 方案（4 周期多西他赛 + 奥沙利铂 + 氟尿嘧啶 / 亚叶酸钙）较传统 ECF 方案（表柔比星 + 顺铂 + 氟尿嘧啶）显著提升了 pCR 率（16% vs. 6%）、OS 中位数（50 个月 vs. 35 个月）及 5 年 OS 率（45% vs. 36%，*HR*=0.77）。FLOT 方案因生存获益优势，已成为可切除食管胃交界腺癌的首选围手术期化疗方案。近期，ESOPEC 研究进一步证实，FLOT 方案较 CROSS 方案的 pCR 率更优（16.7% vs. 10.1%），3 年 PFS 率（51.6% vs. 35.0%，*HR*=0.66）及 OS 率更高（57.4% vs. 50.7%，*HR*=0.70），提示围手术期 FLOT 方案相较于单纯术前放化疗可显著改善可切除食管腺癌患者的生存结局。

CheckMate 577 研究确立了纳武利尤单抗作为新辅助放化疗后未达 pCR 患者的辅助治疗新标准，显著延长 DFS（22.4 个月 vs. 11.0 个月）。尽管近期公布的数据 OS 中位数延长 16.4 个月（51.7 个月 vs. 35.3 个月），但差异无统计学意义。不同病理分期、PD-L1 表达等亚组疗效尚待详解。VESTIGE 为一项国际多中心、开放标签、随机Ⅱ期临床研究，纳入经新辅助化疗 + 手术后出现病理淋巴结阳性（ypN_+）和 / 或 R_1 切除的高危胃食管腺癌患者，比较术后双免辅助治疗（纳武利尤单抗 + 伊匹木单抗，共 1 年）与常规辅助化疗的远期生存差异。结果显示，术后 DFS 中位数为 11.4 个月 vs. 20.8 个月（*HR*=1.55，95% *CI* 1.07~2.25，单侧 *P*=0.99）；术后 12 个月 DFS 率为 47.1% vs. 64.0%，提示术后双免辅助治疗方案在 ypN_+ 和 / 或 R_1 高危患者中未能改善 DFS，反而不及标准化疗。因远期生存无显著获益，独立数据监测委员会于 2022 年 6 月建议停止入组。未来应结合术后分子标志物［PD-L1、肿瘤突变负荷（tumor mutational burden，TMB）等］与临床分期，精准筛选免疫治疗可获益亚群。

五、食管外科质量控制体系的多维评价：TO 标准的临床价值与规范化推进

食管癌外科的手术因其复杂性和高风险性，治疗质量评价亟须综合、精细的指标体系。“教科书式结局”（textbook outcome，TO）应运而生，成为一种具有高度临床价值的复合质量衡量标准。研究显示，达到 TO 与患者的长期生存改善密切相关。该指标严谨整合了 10 项关键的短期术后结局指标，通常涵盖手术技术成功（如 R_0 切除）、术后恢复顺利（如无严重并发症、计划内出院）以及避免治疗延误或非计划再干预等核心维度。TO 精准刻画了患者从术前到术后早期康复的围手术期关键阶段是否“理想”度过。因此，TO 为评估医疗机构及外科团队的整体表现提供了客观、全面且高标准的标杆，其推广可推动临床路径优化与医疗质量持续改进，最终惠及患者。

一项基于国际食管胃吻合外科数据库（Oesophago-Gastric Anastomotic Audit，OGAA）的回顾性研究，首次在全球范围内分析食管癌患者 TO 达成率及影响因素。该研究纳入 2018 年 4—12 月期间接受根治性食管癌切除术的病例（*n*=2 159）。TO 定义为同时满足：① R_0 切除 + 清扫淋巴结 ≥15 枚；②无术后严重并发症；③无须非计划再入院。结果显示，TO 达成率仅为 39.7%，提示食管切除术术后管理和技术水平在世界范围内仍有较大提升空间，“无重大并发

症”是最主要的瓶颈。另一项加拿大安大略省横断面研究（Population Registry of Esophageal and Stomach Tumours in Ontario，PRESTO）纳入 1 836 例行根治性胃切除术的非转移性胃腺癌患者，其中仅 402 例（22%）达到 TO 标准。达成 TO 的患者术后 3 年 OS 率为 75%，未达成者仅为 55%（log-rank P<0.001）；多因素 Cox 回归显示，达成 TO 与死亡风险显著降低相关（调整后 HR=0.59；95% CI 0.48~0.72；P<0.001）。这提示达成 TO 不仅是手术质量的综合体现，也与胃癌患者的长期生存密切相关。

为推进我国食管外科质量持续改进，相关专业学会组织制定了系统化、可操作的专家共识，聚焦 TO 在食管癌手术中的应用，以期提升 TO 达标率、降低术后并发症与再入院率，最终提升患者中长期生存率与生活质量。共识将随着新证据、新技术的不断更新而进一步完善。

六、围手术期管理的革新：加速康复外科（ERAS）路径的优化

ERAS 是食管外科围手术期管理的重要革新，其核心在于通过多模式、循证医学支持的干预措施，减少手术应激反应，优化生理功能，从而缩短康复周期并改善预后。在食管癌手术中，ERAS 方案涵盖术前（患者教育、营养支持、戒烟酒）、术中（微创技术、目标导向性液体管理、体温维护）及术后（早期肠内营养、多模式镇痛、早期活动）全流程。研究证实，ERAS 可有效减少总体并发症，尤其是心房颤动和术后肠梗阻，为推广食管癌术后多学科快速康复提供了框架。

ERAS 成功实施的关键之一是打破传统禁食观念，推行早期经口进食（early oral feeding，EOF）。近年的证据表明，在严密监测下，EOF（术后 24~48 小时内）不仅安全，还能促进肠功能恢复，减少感染并发症并改善营养状态。我们团队的研究发现，EOF 组（术后第 1 天进食）与延迟经口进食（late oral feeding，LOF）组（术后第 7 天）术后心、肺、胃肠并发症发生率相近（30.0% vs. 32.9%，95% CI 13.8%~8.0%）；EOF 组肠功能恢复更快，术后 2 周时生活质量（quality of life，QoL）评分更高。NUTRIENT Ⅱ研究纳入 132 例行 McKeown 微创食管切除术并胸内吻合的患者，发现 EOF 并未增加心肺或吻合口并发症，其安全性与传统禁食相等；功能恢复时间有缩短趋势；EOF 有助于改善患者舒适度、促进肠道功能恢复。长期随访显示，EOF 组患者术后 3 年 OS 率和 5 年 RFS 率显著提高，提示 EOF 不但安全，还可能改善中长期肿瘤结局，值得纳入食管切除术 ERAS 路径。

七、器官保留策略与功能重建的优化前景

随着多学科综合治疗及新辅助治疗方案的改进，局部进展期食管癌治疗疗效显著提升。NCRT 后 pCR 率已接近 30%，为特定条件下保留食管器官提供了可能。

对于达到 pCR 的患者，根治性食管切除术的必要性成为焦点。手术切除可能带来不必要的创伤和术后生活质量问题；过度依赖非手术治疗又可能遗漏微小残留病灶。因此，基于精准识别临床完全缓解（clinical complete response，CCR），探索选择性保留食管的个体化治疗策略成为前沿方向。

实现这一目标亟须高灵敏度的 CCR 评估体系，整合内镜精查（内镜下深取检）、多模态影像学［如正电子发射计算机体层显像（positron emission tomography and computed tomography，PET/CT）、高分辨率磁共振成像（magnetic resonance imaging，MRI）］以及液体活检［循环肿瘤 DNA（Circulating Tumor DNA，ctDNA）检测］等技术。preSANO 研究显示，内镜下深取检结合淋巴结细针穿刺术（fine-needle aspiration，FNA）的灵敏度优于常规活检；超声内镜（endoscopic ultrasound，EUS）单独检测灵敏度低；PET/CT 对局部残留检出不如组织学，但对远处转移有价值。SANO 研究纳入 309 例局部进展期食管癌患者（NCRT 后积极监测组 198 例，直接手术组 111 例），意向治疗分析显示两组 2 年 OS 率分别为 75% 和 70%，满足非劣效性假设。这提示积极监测策略在 2 年内无生存劣势，延期手术未增加并发症风险，可能更有利于改善患者生活质量。

近期，上海市胸科医院李志刚教授团队开展的前瞻性、多中心研究（preSINO）纳入 309 例局部晚期食管鳞癌患者，NCRT 后在不同时间点行内镜下深取检结合 FNA、全身 PET/CT 扫描及 ctDNA 检测。结果显示，假阴性率（false negative rate，FNR）为 13.5%，灵敏度为 81.7%，特异度为 93.2%，阴性预测值为 68.7%，阳性预测值为 96.5%。PET/CT 术前发现新发远处转移 13 例（4.9%）。随访 ≥ 12 个月后，ctDNA 阳性组全身复发率为 28.0%，ctDNA 阴性组为 5.3%。这提示“内镜下深取检 +EUS-FNA”是可靠的残余病灶评估方法，有助于筛选适合“主动监测”的患者；常规 PET/CT 可避免部分不必要的手术风险；ctDNA 检测有望成为预后和复发风险分层的新型生物标志物。未来，结合人工智能辅助诊断和分子残留病灶（molecular residual disease，MRD）监测技术，食管癌治疗有望进入“精准筛选 - 器官保留”的新时代，在确保安全的前提下提升患者长期生存质量。

八、食管癌外科治疗对患者远期生活质量影响的再认识

手术治疗为食管癌患者提供了最佳治愈机会。然而，食管切除术被认为会对 QoL 造成长期影响，使部分医患倾向于非手术治疗。全面了解术后 QoL 动态变化规律对临床决策至关重要。一项单中心回顾性研究随访了 226 例术后存活 ≥ 3 年的患者（其中 158 例完成评估）。结果显示，术后 1~3 个月癌症治疗功能评估 - 食管癌特异性量表（Functional Assessment of Cancer Therapy-Esophageal，FACT-E）评分下降，12 个月回升至基线水平（126 分），5 年进一步升至 147 分。手术方式、临床或病理分期、术后并发症对长期 FACT-E 评分无显著影响。存活 ≥ 3 年患者的 QoL 与一般人群差异无统计学意义。这表明，不同手术方式或分期对长期 QoL 影响不大，为术前沟通提供了长期 QoL 预期依据，有助于打破“食管切除术必然严重损害生活质量”的偏见，并强调术后 1 年内康复支持的重要性。

在当前新辅助治疗联合手术时代，关注点正扩展到更全面的疗效评价体系。患者报告结局（patient-reported outcome，

PRO）和 QoL 评估影响着医患决策，并重新定义了手术“成功”标准。van der Wilk 等人基于 CROSS 试验队列的长期随访研究，首次系统揭示了 NCRT 联合食管切除术后患者的健康相关生活质量（health-related quality of life，HRQoL）演变规律：基线 HRQoL 较高的患者，在术后短期和长期（进食问题、整体 HRQoL 及疲劳症状）表现出更显著的恶化趋势；与Ⅲ期患者相比，Ⅱ期患者在进食问题和整体 HRQoL 方面的下降更明显。这提示治疗前功能状态良好的患者可能是术后 QoL 受损的高危人群。术前需要更全面考量患者的心理预期和社会支持系统。

随着患者生存期延长，术后 QoL 成为关键指标。未来研究应致力于建立标准化 QoL 评估体系、开发针对高危患者的干预措施、探索微创技术与功能保护优化方案，实现生存获益与生活质量并重。

九、新兴技术驱动下的食管外科未来方向

食管外科正迎来由前沿技术驱动的深刻变革。人工智能（artificial intelligence，AI）、三维重建规划及分子影像导航等不仅提升手术精准度与安全性，更重塑诊疗全流程。

1. **AI 驱动决策与手术规划**　AI 算法深度挖掘影像、病理及基因组数据，构建预测模型。核心价值在于：术前精准分期与预后评估，指导个体化新辅助策略；术中基于实时影像分析（与增强现实融合），辅助辨识肿瘤边界及重要结构（如隆突下、喉返神经旁）；术后智能分析并发症风险。AI 正成为提升全程管理精准性的核心引擎。然而，该领域在患者教育、参与方面仍处起步阶段，缺乏高质量证据，亟须前瞻性研究验证。在 RAMIE 术中视频评估和阶段识别领域，AI（如深度学习模型）有助于提升手术精度、优化决策流程和改善术后结局，亟须更多临床研究验证。

2. **术中分子影像与导航**　基于靶向荧光探针［如吲哚菁绿（indocyanine green，ICG）、肿瘤特异性抗体或肽类标志物］的术中分子成像技术，为外科医生提供术中实时导航。术前或术中注射的探针可在肿瘤组织、前哨淋巴结或微小转移灶中积聚显影，极大提高了识别阳性淋巴结、判定切缘（尤其是黏膜内癌）、发现隐匿灶的准确率。

3. **未来发展趋势是多模态技术深度整合**　AI 实时分析指导机器人操作，术中荧光导航与机器人视觉系统融合，依赖 AI 建模的生物打印个性化移植物设计等。技术临床转化仍面临成本效益、标准化规范、长期疗效验证及伦理法规等挑战。唯有通过严谨研究、多学科协作及持续创新，这些新兴技术才能真正重塑实践，实现改善患者生存与 QoL 的目标。

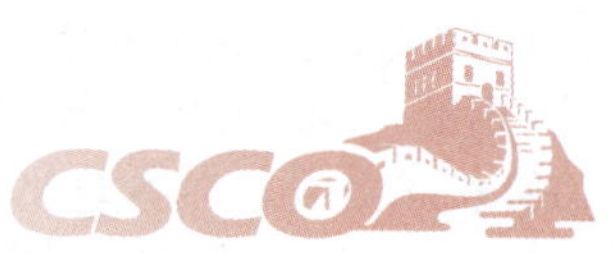

食管癌放射治疗新纪元：改写治疗新格局，打响器官保卫战

姜威　王绿化
中国医学科学院肿瘤医院

食管癌治疗领域迎来多项突破性进展，放疗作为核心治疗手段，在早期器官保留、局部晚期免疫联合、围手术期优化以及晚期寡转移治疗等方面取得显著成果。

一、围手术期谁与争锋？

食管癌放疗领域较重要的研究焦点之一是围手术期优化策略之争。局部晚期可切除食管癌是食管癌多学科联合治疗的焦点和难点。新辅助放化疗或新辅助化疗是该类患者的标准治疗选择，但最佳模式之争一直未见高下。新辅助治疗在局部晚期可切除食管癌的治疗中占据核心地位，其目的是缩小肿瘤体积、提高手术切除率、清除微转移病灶并改善长期预后。2024—2025年间，新辅助治疗领域取得了多项突破性进展。

（一）新辅助化疗

2024年发现三药化疗（DCF）方案在局部晚期食管鳞癌治疗中展现明显优势。日本JCOG1109 NExT研究纳入601例局部晚期食管癌患者，随访时间中位数为50.7个月时，DCF三药组在OS和PFS方面均显著优于CF两药组。与DCF组相比，NCRT的pCR率最高（36.7%），而CF组和DCF组则分别为2.2%和18.6%。然而，放化疗组（chemoradiotherapy，CRT）的食管癌（esophageal carcinoma，EC）诱导死亡率较低（63.2% vs. 80.8%），治疗相关死亡率也更低（2.6% vs. 5.3%）。需要警惕的是，DCF方案的毒性反应（如发热性中性粒细胞减少症）较为显著，需谨慎评估患者耐受性。该研究提示DCF新辅助治疗可能提供更优生存获益，对当前关于最佳新辅助治疗的观点提出了挑战。针对食管腺癌的围手术期治疗也取得了突破，2024年ASCO会议上公布的ESOPEC研究显示，围手术期FLOT方案（多西他赛＋奥沙利铂＋氟尿嘧啶）相比传统NCRT（CROSS方案）显著提高了可切除局部晚期食管腺癌患者的生存率，OS中位数达66个月，3年OS率为57.4%。

此外，印度开展的一项Ⅲ期随机临床研究对比了紫杉醇联合铂类与氟尿嘧啶联合铂类作为可切除局部晚期食管或胃食管连接处鳞状细胞癌新辅助化疗方案的效果。结果显示，紫杉醇联合铂类组完成全部3个化疗周期的患者比例显著更高（92.3% vs. 85.9%，P=0.009），而氟尿嘧啶联合铂类组≥3级毒性反应发生率更高（69.7% vs. 51.9%，P=0.001）。两组手术率相近（62.4% vs. 66.2%，P=0.415）。紫杉醇联合铂类组在原发灶pCR率（25.8% vs. 15.0%，P=0.04）和pCR（21.9% vs. 12.4%，P=0.053）方面更具优势。两组OS中位数无显著差异（27.5个月 vs. 27.1个月，P=0.346），但显示出紫杉醇联合铂类有一定的优越性。

（二）新辅助免疫治疗联合化疗挑战传统放化疗

免疫疗法的引入为食管癌的最佳新辅助治疗策略增添了新的变数。一项来自中国医学科学院肿瘤医院的回顾性研究对比了新辅助免疫治疗联合化疗（neoadjuvant chemoimmunotherapy，nCIT）与nCRT在食管鳞癌患者中的疗效。结果显示，nICT在R_0切除率和pCR率方面与nCRT相当，同时在3年OS和DFS上展现出显著更优的结果。一项国内多中心纳入1 428例食管鳞状细胞癌患者的研究，对比了nCRT和nCIT在食管鳞状细胞癌患者中的疗效，虽然nCRT组的MPR率更高，但两组的pCR率相近。经过倾向评分匹配后，nCIT组在2年OS率和DFS率上均显著高于nCRT组。多变量Cox回归分析也显示，nCIT治疗与更优的OS和DFS独立相关。这表明，尽管nCRT在减少肿瘤负荷方面更有效，但nCIT在提高患者生存率和无病生存率方面更具优势。

（三）新辅助免疫联合化疗策略如火如荼

多项新辅助免疫联合化疗Ⅲ期临床研究陆续公布结果，显示出其优越性。中国开展的ESCORT-NEO研究作为全球首个免疫联合化疗新辅助治疗的前瞻性研究，结果显示该联合方案在食管鳞癌治疗中展现出显著的病理学缓解和生存获益。具体数据显示，卡瑞利珠单抗联合白蛋白紫杉醇与顺铂组（A组：卡瑞利珠单抗＋nab-TP）及卡瑞利珠单抗联合紫杉醇与顺铂组（B组：卡瑞利珠单抗＋TP）的pCR率均显著优于紫杉醇联合顺铂组（C组：TP）（A组 vs. C组：28.0% vs. 4.7%，P<0.000 1；B组 vs. C组：15.4% vs. 4.7%，P=0.003 4），两组均达到主要研究终点。该方案未显著升高手术风险，整体安全性良好，A组、B组、C组的MPR率分别为1%、2%、9%，同时进一步证明了白蛋白紫杉醇较传统紫杉醇更具优越性。

另一项关于特瑞普利单抗的Ⅲ期临床试验中期结果显示，252 例 $T_1N_{1\sim3}M_0$ 至 $T_{2\sim3}N_{0\sim3}M_0$ 期食管鳞癌患者被随机分配到两组。特瑞普利单抗组的 1 年 EFS 率达 77.9%，显著高于化疗组的 64.3%（*HR*=0.62，95% *CI* 0.39~1.00；*P*=0.05）。1 年 OS 率分别为 94.1% 和 83.0%（*HR*=0.48，95% *CI* 0.24~0.97；*P*=0.037）。两组间 3 级或 4 级治疗相关 AE 的发生率未观察到显著差异（12.5% vs. 12.4%）。在可切除食管鳞癌患者中，围手术期加用特瑞普利单抗的安全性良好，显著改善 OS，并有望成为标准治疗方案。

纳武利尤单抗相关Ⅱ期临床研究结果显示，相较于对照组（13.3%），纳武利尤单抗组的 pCR 率（15%）略高，但差异无统计学意义（*HR*=1.13，95% *CI* 0.38~3.36）。两组在 R_0 切除率方面亦未观察到显著差异（纳武利尤单抗组 96.4% vs. 对照组 96.6%，*P*＞0.05）。随访时间中位数 24.9 个月后，纳武利尤单抗组两年 EFS 率为 63.11%，化疗组为 60.47%（*HR*=0.97，95% *CI* 0.49~1.92）；两年总生存率分别为 83.32% 和 79.4%（*HR*=0.82，，95% *CI* 0.29~2.31）。其余Ⅱ期研究报道免疫联合化疗的 pCR 率为 25.0%~45.5%，MPR 率为 42.9%~87.5%。

（四）新辅助放疗联合免疫化疗策略展现病理缓解优势

在 2024 年 ASCO 会议上公布的 ECOG-ACRIN EA 2174 研究（NCT03604991）有望为食管癌新辅助治疗带来重要洞见。这项Ⅱ/Ⅲ期随机临床研究评估了免疫疗法在新辅助治疗中的应用，及其与 NCRT 联合用于辅助治疗的效果，包括使用纳武利尤单抗或伊匹木单抗 / 纳武利尤单抗方案。本报告聚焦新辅助治疗阶段的结果。遗憾的是，在 NCRT 基础上加用纳武利尤单抗未能提高食管及胃食管结合部腺癌的 pCR（nICRT 组为 24.8%，NCRT 组为 21.0%），尽管辅助治疗方案尚未最终确定。当前数据表明，食管腺癌的新辅助治疗策略中，在 nCRT 基础上增加免疫疗法未显示出额外获益。

而食管鳞癌领域首个Ⅲ期前瞻性随机对照研究于 2025 年在 ASCO GI 会议上公布，即入选最新突破摘要（late-breaking abstract，LBA）的 SCIENCES 研究。该研究对比了新辅助化免治疗、新辅助放化免治疗及单纯 NCRT 在局部晚期可切除食管鳞癌中的疗效与安全性。三组 pCR 率分别为 13%、60% 和 47.3%。放化疗联合免疫治疗组取得了最优 pCR 率，其能否进一步转化为长期生存获益，将决定该方案是否能成为新的标准治疗。

（五）新辅助免疫 + 靶向模式，一项失败的尝试

抗血管生成治疗联合免疫化疗可有效治疗晚期食管癌患者，但针对可切除食管癌的新辅助治疗方案的研究仍显不足。一项研究聚焦于 $T_{2\sim4}N_xM_0$ 期可切除食管癌患者，采用安罗替尼联合信迪利单抗（200mg）及化疗进行 3 周期新辅助治疗，后续行手术治疗。经筛选 34 例患者后，17 例成功入组，其中 14 例完成全部治疗，pCR 率达 35.3%（6/17）。然而，该方案导致 2 例患者死亡。根据 Clavien-Dindo 分级标准，术后 ≥3 级并发症发生率为 78.6%（11/14），其中 57.1%（8/14）的患者出现吻合口瘘。与单纯 NAC 相比，该方案虽显著提升 pCR 率；但与免疫化疗方案相比，其疗效未显示出明显优势。鉴于该方案可能增加术后并发症（尤其是吻合口瘘）风险，临床应用时需格外谨慎。

二、局部晚期精益求精

局部晚期不可手术食管癌的治疗正在向更加个体化和精准化的方向发展，除了传统化疗和放疗方案的继续优化，新型联合治疗方案和免疫治疗的引入为患者提供了更多的治疗选择和希望。未来，随着更多临床试验的开展和数据的积累，这些治疗方案有望进一步优化，为患者带来更好的生存获益。

（一）传统放化疗的——优化"减毒"化疗方案

CRTCOESC 研究是一项多中心Ⅱ期临床研究，旨在比较卡培他滨（C）、XELOX（奥沙利铂 + 卡培他滨）和 PF（顺铂 + 氟尿嘧啶）三种方案在局部晚期食管鳞癌同步放化疗中的疗效与安全性，并探索巩固化疗的价值。该研究纳入 246 例无法手术的患者，同步化疗后，按 1∶1 随机分配至巩固化疗组或非巩固组。结果显示：①疗效方面，三组的 2 年 OS 率分别为 75%、66.7% 和 70.9%，OS 中位数（40.9~41.9 个月）和 PFS 中位数（26.1~30.2 个月）无显著差异，但达到临床完全缓解（clinical complete response，CCR）的患者 OS 中位数显著延长至 52.8 个月；②安全性方面，卡培他滨组 3 级 AE 发生率（28.8%）显著低于 PF 组（45.7%），与 XELOX 组（36.5%）相当；③巩固化疗价值，可延长 OS 中位数达 5.0 个月（41.9 vs. 36.9 个月），尤其对淋巴结阳性、临床Ⅲ期及男性患者获益更为显著。研究建议将卡培他滨单药作为中国局部晚期食管鳞癌同步放化疗的首选方案（毒性更低），并推荐高危患者同步放化疗后接受巩固化疗。该研究强调了"减法思维"在食管癌治疗中的价值，为亚洲人群提供了本土化循证依据，并有力推动了诊疗指南更新。

（二）放疗同步靶向方案——省化疗方案可行性

一项关于纳布紫杉醇联合顺铂在局部晚期可切除或不可切除食管鳞癌患者中作为同步放化疗（concurrent chemoradiotherapy，CCRT）方案的有效性和安全性的Ⅰ/Ⅱ期前瞻性队列研究，纳入 35 例患者接受 SIB-IMRT 和尼妥珠单抗（200mg/ 周，共 6 周）治疗。结果显示，治疗完成率为 97.1%，无 4~5 级不良事件，主要毒性为急性放射性食管炎（发生率为 68.6%）。疗效方面，完全缓解率为 22.8%，部分缓解率为 71.4%，客观缓解率为 94.2%，疾病控制率为 97.1%。1 年、2 年和 3 年局部控制率分别为 85.5%、75.4% 和 64.9%，PFS 率分别为 65.7%、54.1% 和 49.6%，OS 率分别为 77.1%、62.9% 和 54.5%。结果表明，SIB-IMRT 联合尼妥珠单抗治疗局部晚期食管鳞癌具有较好的可行性、安全性和有效性，值得进一步临床探索。

（三）根治性放化疗联合免疫

传统的根治性同步放化疗是局部晚期不可切除食管癌的标准治疗方案，但局部复发和远处转移率仍居高不下。联合 PD-1/PD-L1 抑制剂可显著提升生存率并降低复发风险，且安全性可控，Ⅲ期临床研究结果即将公布。由中山大学肿瘤防治中心刘慧教授团队牵头的 GASTO 1071 研究，聚焦不可切除局部晚期食管鳞癌患者。该研究采用新辅助免疫联合化疗序贯根治性同步放化疗方案，将 124 例患者随机分配至两个队列，分别接受不同剂量放疗联合化疗与免疫治疗。结果显示，新辅助治疗后客观缓解率高达 90.5% 和 93.4%，同步放化

疗后完全缓解率进一步攀升。生存数据表现突出，且通过优化放疗剂量有效降低了不良事件发生率。该研究首次证实，此治疗方案可显著提升完全缓解率，为局部晚期食管鳞癌患者带来突破性希望，有望重塑治疗指南，提供高效低毒的个体化治疗路径。未来仍需深入验证与探索，以优化治疗方案。

一项Ⅱ期研究评估了CD40激动剂抗体sotigalimab联合NCRT治疗食管癌及胃食管交界处（GEJ）癌的安全性与有效性。入组的33例患者中，76%为腺癌，24%为鳞状细胞癌。结果显示，pCR率达37.9%。该联合方案总体耐受性良好，其pCR率显著高于既往报道的历史数据，展现出令人鼓舞的应用前景。

（四）不可切除局部晚期食管癌的维持治疗——巩固免疫治疗初现曙光

维持免疫治疗在可切除患者中已得到验证，而在不可切除患者中的角色仍不明确。EPOC1802研究是一项在日本开展的多中心Ⅱ期临床研究，旨在评估在不可切除的局部晚期食管鳞癌患者中，根治性放化疗（definitive chemoradiotherapy，dCRT）后序贯使用PD-L1抑制剂阿替利珠单抗（atezolizumab）治疗的疗效和安全性。研究纳入40例T_{4b}期或淋巴结广泛转移的不可切除食管鳞癌患者。结果显示：cCR为42.1%，总缓解率为65.8%，PFS中位数为3.2个月，OS中位数为31.0个月。安全性方面，整体耐受性良好，无治疗相关死亡。EPOC1802研究证实，根治性放化疗后序贯阿替利珠单抗可改善不可切除食管鳞癌患者的完全缓解率和生存期，且安全性可控。这一研究结果为不可切除局部晚期食管鳞癌患者提供了新的治疗策略，有望改善患者的生存预后。

（五）巩固化疗Ⅲ期临床研究——巩固传统化疗未见效果

其他研究者同时探讨了ESC患者同步放化疗后巩固化疗的意义。通过随机对照Ⅲ期临床研究，比较了顺铂联合氟尿嘧啶（PF）和顺铂联合紫杉醇（TP）方案的预后差异，并评估了巩固化疗对预后的影响。研究共纳入124例患者，随机分为PF组（55例）和TP组（59例）。结果显示，TP组Ⅲ~Ⅳ级白细胞减少症发生率高于PF组（49.2% vs. 25.5%，P=0.012）。两组的短期疗效相似，但TP组不良反应较多。PFS中位数在PF组为28.6个月，TP组为30.3个月（P=0.623）。OS中位数在PF组为31.0个月，TP组为50.3个月（P=0.263）。接受巩固化疗的患者OS无显著优势（46.9个月 vs. 38.3个月，P=0.866）。综上所述，PF和TP方案在同步放化疗中的PFS和OS相似，巩固化疗未显示出显著OS优势。

（六）放疗技术研究——优化“减毒”放疗方案

随着减毒方案逐渐成为时尚潮流，国内研究者探讨了不同放射剂量和减少照射野在局部晚期食管鳞癌患者同步放化疗中的效果，通过随机、多中心、Ⅲ期临床研究，研究比较了高剂量（59.4Gy）与标准剂量（50.4Gy）放射治疗，以及累及野照射（involved-field irradiation，IFI）与选择性淋巴结照射（elective nodal irradiation，ENI）的生存率差异。结果显示，IFI与ENI在OS和无PFS上效果相似。高剂量治疗改善了PFS，但未显著延长OS。在四个治疗组中，HD+IFI组生存率最佳，而SD+IFI组预后最差。严重不良事件发生率无显著差异。研究建议，基于IFI的高剂量放射治疗（HD+IFI）效果优于当前推荐的SD+ENI，值得进一步验证。这篇文章为局部晚期胸段食管鳞状细胞癌的放疗方案优化提供了新的证据，通过比较不同剂量和照射范围的治疗效果，为临床实践提供了重要参考。同步推量放射治疗联合尼妥珠单抗治疗局部晚期食管癌具有较好的可行性、安全性和有效性，值得进一步临床探索。同时小样本研究显示，对于老年患者，低剂量放疗（50.4Gy）联合口服替吉奥单药显示出与标准剂量（61.2Gy）放疗相当的疗效，且安全性更好，上述均体现了放疗减毒策略的优越性。

三、器官保留未来已至

器官保留策略在食管癌治疗中日益受到重视。新辅助治疗后达到pCR的患者采用SANO观察模式，已在局部晚期食管癌治疗中获得逐步验证，有望显著降低手术创伤并提升患者生活质量。该策略的核心在于规避手术切除食管，有效保留患者食管功能，保障生活质量。另一重要策略是通过筛选经诱导治疗后降期至早期（T_1）食管癌患者，接受根治性放化疗以实现器官保留。未来将形成根据新辅助的治疗效果进行分层的管理，比如：若患者达到pCR进行密切观察，降期至pT_{1b}采用放化疗进行器官保护，其他期别患者采用根治手术。未来探索将深入验证器官保留策略的有效性与安全性，为食管癌患者提供更丰富的治疗选择。

（一）器官保留-观察策略的兴起

SANO研究显示，对NCRT后达到cCR的患者进行密切随访观察，其生存情况与直接手术相当。SANO研究是局部晚期食管癌保器官治疗的重要里程碑。该研究纳入309例NCRT后达到cCR的患者，结果显示，主动监测组（密切随访）与立即手术组的2年OS率分别为74%和71%，非劣效性成立。2025年preSINO研究进一步验证了该模式在中国食管鳞癌患者中的可行性，假阴性率为13.5%，但通过PET/CT和咬取活检的联合应用，可有效降低残留肿瘤的漏诊风险。中国临床肿瘤学会（Chinese Society of Clinical Oncology，CSCO）食管癌指南已将保器官策略作为食管鳞癌的Ⅲ级推荐，并在2024年版本中推广到食管腺癌。

（二）诱导-分层治疗器官保留策略

对于初诊T_{1b}或内镜治疗后病理为pT_{1b}的早期食管癌患者，JCOG0508研究表明，根治性放化疗与手术效果相当，5年RFS率分别为87.5%和77%。这一结果支持了早期食管鳞癌患者采用放化疗作为保器官治疗的选择，尤其适用于拒绝手术或存在手术禁忌证的患者。对于初诊T_{1b}或内镜治疗后病理为pT_{1b}的食管癌患者，保器官策略证据并不充足，但有研究显示根治性放化疗与手术效果相当。

故不一定达到pCR，也可以通过放化疗进行器官保护，ROC Ⅱ期研究由河南省肿瘤医院牵头，针对可切除食管鳞癌，开展了此创新性的探索性临床试验。研究纳入92例临床ⅠB~Ⅲ期患者，采用DCF方案进行3周期诱导化疗后，依据肿瘤应答实施分层治疗。结果显示，RR组接受同步放化疗后，完全缓解率高达89.8%，1年和3年OS率分别达100%和93.1%。LPR组1年和3年OS率则为83.7%和62.8%。研究创新性在于验证“诱导化疗-分层治疗”模式的可行性，并显著延长了生存期。然而，样本量较小及放疗剂量未标准化是研究的局限性。未来需进一步验证长期生存获益，并探索联合免疫治疗的优化潜力。ROC Ⅱ期研究为局部晚期食管鳞癌的个体化治疗带来新思路，有望成为新辅助治疗的重要补充方案。未来随着更多的新辅助治疗研究出现，根据诱导效果进行分层治疗将逐渐普及。

四、晚期肿瘤格局被改写

晚期食管癌治疗格局在2024—2025年间发生了根本性改变，晚期食管癌的治疗策略也从单纯延长生存期转向提高生存质量和实现长期生存。免疫联合化疗方案在晚期食管癌中占据主导地位。CheckMate-648研究显示，纳武利尤单抗联合化疗或伊匹木单抗的方案在晚期食管癌中均优于单独化疗。KEYNOTE-590研究进一步证实帕博利珠单抗联合化疗的疗效优势，在PD-L1 CPS≥10的食管鳞癌人群中，5年OS率达到了13.8%。2025年在ASCO会议上公布的CheckMate 649研究聚焦于中国人群，结果显示，在PD-L1 CPS≥5的人群中，约20%的患者能够实现5年生存，为晚期胃食管癌患者带来长期生存希望。

寡转移被视为潜在可干预的中间状态，复旦大学附属肿瘤医院赵快乐教授发起的多中心随机Ⅱ期ESO-Shanghai 13研究，针对寡转移食管鳞癌患者，旨在比较系统治疗（化疗+抗PD-1抑制剂）联合或不联合局部治疗（放疗、手术等）的疗效。研究对象选择原发灶控制良好、转移灶≤4个的患者，按1∶1随机分组。结果显示，联合治疗组PFS中位数为15.3个月（药物组6.4个月，*HR*=0.26），OS中位数尚未达到（药物组18.6个月，*HR*=0.42）。两组严重不良反应相似，局部组急性食管炎发生率较高但多为1~2级。首次通过随机试验证实，局部联合系统治疗可显著延长寡转移患者的生存时间，且安全性可控，为优化治疗策略提供了依据，为指导后续开展更大规模的临床试验具有重要意义。

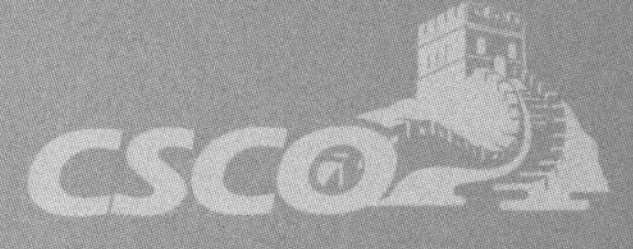

乳腺癌

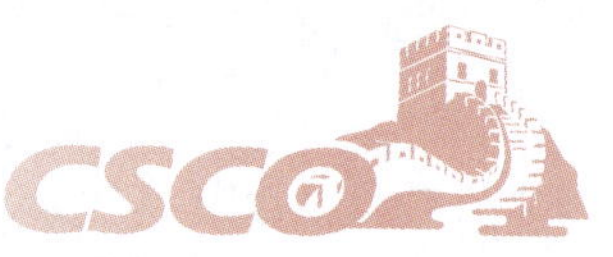

乳腺癌放疗技术进展：迈向更个体、更轻松的新时代

郑思悦　陈佳艺
上海交通大学医学院附属瑞金医院

乳腺癌综合治疗策略持续革新。放射治疗在降低术后复发风险、提升生存质量方面的核心作用已获循证医学充分验证。随着技术迭代与机制研究的深度融合，2024—2025 年乳腺癌放疗领域呈现以下转型趋势：大分割放疗及加速部分乳腺照射走向成熟、局部治疗的减法策略以及质子治疗带来的改变，本文对此进行梳理。

一、大分割及加速部分乳腺放疗走向成熟

大分割放疗通过提高单次剂量、减少总治疗次数，在保证疗效的同时，显著提高治疗效率。近年来，来自 START 研究、Canadian 研究等随机研究和真实世界研究的证据表明，40~42.5Gy/15~16 次的三周治疗方案是全乳照射的首选方案，并已被世界范围内多项指南明确推荐。近年来，其应用范围已从早期低危患者扩展至需要区域淋巴结照射（regional nodal irradiation，RNI）的高危人群。然而，加速部分乳腺照射（accelerated partial breast irradiation，APBI）作为早期低危患者全乳放疗（whole breast irradiation，WBI）的替代方案，其剂量分割模式优化一直存在争议。如 NSABP-39 及 RAPID 研究采用一天两次的放疗模式，但疗效及美容效果欠佳；Florence 研究采用隔天一次的放疗策略，则取得了较为理想的局部控制疗效及美容效果。本年度更新的临床研究将从大分割放疗模式向乳房重建术后等复杂场景拓展，并进一步探索了 APBI 的理想模式。

（一）重建术后的大分割研究——FABREC 及 RT CHARM 研究

乳房重建术后患者的放疗长期面临着感染、假体包膜挛缩、假体移位、自体皮瓣耐受性的挑战，因此在早期的大分割放疗探索中通常将重建患者排除在外。2024 年多项前瞻性研究为重建术后大分割放疗提供了关键证据。

FABREC 是一项多中心、随机对照研究，共纳入了 400 例接受假体重建的 0～Ⅲ期乳腺癌患者，比较了常规分割（CF-RT：46~50Gy/23~25 次 /5 周）与大分割（HF-RT：39.9~42.5Gy/15~16 次 /3 周）的效果，其中 79.2% 为扩张器植入，85.5% 接受了 RNI。随访时间中位数为 40.4 个月的关键数据分析显示，HF-RT 组疗程中断率显著降低（2.7% vs. 7.7%，P=0.03），需要无薪休假的比例显著降低（8.5% vs. 16.9%，P=0.02），并显著提高了<45 岁年轻患者的生活质量；两组的胸壁毒性反应发生率无显著差异，包括放疗开始后发生的 3 级及以上的感染、伤口愈合延迟、扩张器取出、非计划性的手术干预（HF-RT 组 20 例 vs. CF-RT 组 19 例，P=0.8）；两组的生存预后无显著差异，共发生 23 例远处转移（HF-RT 组 12 例 vs. CF-RT 组 11 例）、4 例死亡（HF-RT 组 2 例 vs. CF-RT 组 2 例）、2 例复发（HF-RT 组 1 例 vs. CF-RT 组 1 例）。

同样，在乳房重建术后患者中对比常规分割与大分割放疗效果的 RT CHARM 研究中则包含了 43% 的自体组织重建患者。共 898 例 $pT_{0\sim2}N_{1\sim2}$ 或 pT_3N_0 的乳房重建术后患者被随机分配到 CF-RT 组（50Gy/25 次 /5 周）及 HF-RT 组（42.56Gy/16 次 /3 周），并全部接受 RNI。2024 年在 ASTRO 会议上的汇报显示，在随访时间中位数为 4.5 年时，重建术后大分割放疗与常规分割放疗的 2 年重建并发症发生率无显著差异（HF-RT 组 14% vs. CF-RT 组 11.7%，满足非劣效假设），急性与远期毒性反应发生率均无显著差异；自体重建组的并发症发生率显著低于植入物组（OR=0.504，P=0.005 9）；在生存方面，两组的 3 年局部区域复发率同样无显著差异（HF-RT 组 1.5% vs. CF-RT 组 2.3%）。

这些发现将进一步推动大分割放疗在乳腺癌重建术后患者中的应用，无论是对自体重建患者还是对假体植入术后患者，都将带来显著的社会经济效益。

（二）APBI 方案的优化——OPAR 研究

OPAR 研究作为首个 APBI 两剂量梯度直接对比的随机对照研究，对 APBI 的理想模式给出了重要答案。该研究将保乳术后患者随机分配到 30Gy/5 次 /1 周组（n=142）和 27.5Gy/5 次 /1 周组（n=139），随访时间中位数为 5 年时发现，两组放疗后 2 年由照片评价以及护士评价的不良美容效果发生率均满足 90%CI 上限小于 23% 的预设假设。在放疗后 3 年的患者自评中，30Gy 组的不良美容效果发生率为 20.1%（90%CI 13.6%~30.0%），超过了预设标准。30Gy 组有 1 例患者出现局部复发，27.5Gy 组有 2 例患者出现局部复发。

对于适用 APBI 的早期低危乳腺癌患者而言，美容效果始终是关注的焦点。采用每日一次照射方案的 OPAR 研究美容效果虽明显优于 RAPID 研究，却仍差于 Florence 研究。这

提示，未来 APBI 方案的优化仍需在剂量分次、放疗技术以及患者选择方面进行综合考量。

二、局部处理的减法策略

精准医学时代下，乳腺癌局部治疗的策略正经历从加法到减法的转变，并在多个临床场景中实现突破：①低风险老年患者放疗与内分泌治疗的选择；②新辅助治疗后腋窝淋巴结转阴的患者是否能够豁免 RNI；③ Z0011、AMAROS 等研究证明，前哨淋巴结活检（sentinel lymph node biopsy，SLNB）少量阳性的早期乳腺癌患者可安全豁免腋窝淋巴结清扫（axillary lymph node dissection，ALND），并进一步探索了腋窝手术降级的可能性；④在新辅助治疗后病理学完全缓解（pathologic complete response，pCR）的患者中用放疗替代手术的先锋尝试。

（一）EUROPA 研究重塑老年患者标准

EUROPA Ⅲ期随机对照研究首次头对头比较豁免放疗与豁免内分泌治疗在老年低危患者中的价值。该研究纳入≥70 岁、pT_1N_0、雌激素受体（estrogen receptor，ER）/ 孕激素受体（progesterone receptor，PR）≥10%、Ki67≤20%、人类表皮生长因子受体 2（human epidermal growth factor receptor 2，HER2）阴性患者，随机分配到单纯放疗组（可选择 WBI 40Gy/15Fx 或 26Gy/5Fx 或 APBI）或单纯内分泌治疗组。关键发现包括：在生活质量方面，放疗组在治疗 24 个月时的总体健康评分显著优于内分泌组，治疗相关副反应发生率也更低（67% vs. 85%）；短期疗效方面，随访时间中位数 2 年内，两组均无同侧复发。

这一结果颠覆了传统认知。在既往的 LUMINA、PRIME Ⅱ等临床研究中，内分泌治疗通常被视为一种较为温和的选择，在老年患者中更多地探索了豁免放疗的可能性。但 EUROPA 研究聚焦于内分泌治疗的副作用及依从性，证实对于经过严格筛选的老年患者，短程及超短程放疗可提供负担更小的替代方案，将相似的疗效与更高的耐受性相结合。

（二）新辅助治疗后 RNI 人群的精细化筛选

RNI 适应证的精准化是当前研究热点。NSABP B51 研究试图解答新辅助化疗后降期至 ypN_0 的患者可否进一步行 RNI 降阶梯治疗，具体方案为：保乳术后患者被随机分配到 WBI+RNI 组或 WBI 组，乳房切除术后患者被随机分配到放疗组或观察组，对比 RNI 与观察的效果。随访时间中位数为 59.5 个月时，两组的 5 年无乳腺浸润性癌复发生存率、5 年无病生存率、5 年总生存率等多项生存指标均无显著差异，亚组分析显示，三阴性乳腺癌（triple-negative breast cancer，TNBC）患者最可能从 RNI 中获益。放疗组与观察组的 4 级不良反应发生率分别为 0.5% 和 0.1%。这一结果与既往的 RAPCHEM 研究结果呼应，提示对于上述患者，在结合分子分型的精准化筛选后，有机会实现区域淋巴结治疗的降阶梯。

（三）腋窝手术降阶梯——INSEMA 与 SENOMAC 的实践启示

对于腋窝手术降阶梯的进一步探索，近期有两项重要研究提供了新证据。INSEMA 研究纳入了 $cT_{1\sim2}N_0$ 的保乳术后患者，将其随机分配到 SLNB 组与无 SLNB 组，所有患者均接受 WBI，仅在 SLN 阳性≥4 枚时应用 RNI。在随访时间中位数为 73.6 个月时发现，5 年无浸润性癌复发生存率满足非劣效假设（无 SLNB 组 91.9% vs. SLNB 组 91.7%），且无 SLNB 组的上肢淋巴水肿及功能障碍发生率均更低（1.8% vs. 5.7%，2.0% vs. 3.5%）。

SENOMAC 研究则在 cN_0 伴有 1~2 枚前哨淋巴结宏转移患者中对比 SLNB 与 ALND，其中近 90% 患者接受了 RNI。随访时间中位数为 45.2 个月时，ALND 组出现严重上肢功能障碍患者的比例显著高于 SLNB 组，分别为 13% vs. 4%（P<0.000 1）。

然而，目前对于豁免 ALND 甚至 SLNB 后腋窝低负荷患者的放疗策略，仍未有定论。以 SENOMAC 研究为例，虽然研究规定辅助放疗应按照国家级指南进行，但是入组患者的放疗计划评估显示，由于瑞典和丹麦的指南差异以及由不同的医生进行临床评估，SLNB 组的腋窝Ⅰ组及内乳区放疗决策仍有极大的异质性。因此，对上述患者的后续放疗策略仍有待进一步探索。

（四）新辅助后 pCR 患者：放疗替代手术的突破性进展

2025 年，MD 安德森癌症中心发表于 *JAMA Oncology* 的研究首次证实了乳腺癌患者无手术治愈的可行性。该研究纳入了临床分期为 $cT_{1\sim2}N_{0\sim1}M_0$ 的 HER2 阳性或三阴性并且在新辅助治疗后经真空辅助活检确认 pCR 的乳腺癌患者。最终共有 31 例患者接受了放疗。对于 N_0 患者，给予 WBI 40Gy/15 次 + 瘤床加量 14Gy；对于腋窝淋巴结阳性患者，给予全乳 +RNI 50Gy/25 次 + 瘤床加量 14Gy，不行手术。随访时间中位数为 55.4 个月时进行分析发现，同侧复发率为 0，无病生存率为 100%，总体生存率为 100%。虽然该研究样本量较小，有待更大规模人群的研究来进一步验证，但仍然带来了突破性的意义，即探索了通过放疗来达成无手术治愈早期乳腺癌的可能性。

三、质子治疗带来的改变

质子治疗凭借其布拉格峰物理特性，在乳腺癌复杂解剖部位照射中展现出独特优势，尤其对正常组织如心脏的保护具有突破性意义。上海交通大学医学院附属瑞金医院通过质子调强适形放射治疗（intensity-modulated proton therapy，IMPT）与光子调强适形放射治疗（intensity-modulated radiotherapy，IMRT）的剂量学对比，揭示了 IMPT 具有核心优势：对于左侧 WBI 患者，心脏平均剂量降幅达 92.83%（P<0.001），右侧乳腺癌患者的多项心脏剂量参数更是接近于 0；对于左侧乳腺癌且需要内乳区放疗的患者，左冠状动脉前降支减少 82.25%（P=0.009），其他亚结构减少 90% 以上。正常组织并发症概率（normal tissue complication probability，NTCP）模型进一步提示，IMPT 在降低个体急性冠状动脉事件风险方面优于 IMRT。

2024—2025 年，乳腺癌放疗继续迈向更个体化、更轻松的新时代。越来越多的研究推动了大分割、超大分割放疗以及 APBI 走向成熟；手术、放疗及内分泌治疗的减法策略推动了对低危患者的进一步筛选以及治疗的降级；质子治疗则通过对正常组织的保护为合并心血管等风险的患者提供了新选择。

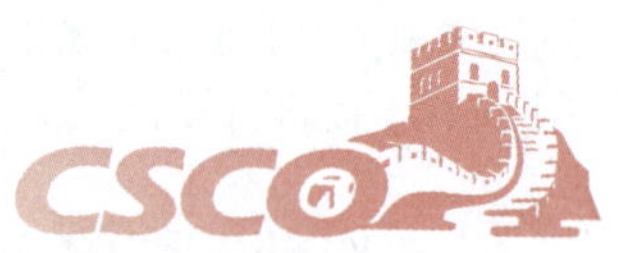

CDK4/6 抑制剂治疗失败后的药物选择

郝春芳
天津医科大学肿瘤医院

激素受体（hormone receptor，HR）阳性、HER2- 乳腺癌占所有乳腺癌病例的约 70%，是乳腺癌中最常见的亚型。过去十年中，细胞周期蛋白依赖性激酶 4 和 6（cyclin-dependent kinase 4 and 6，CDK4/6）抑制剂（包括哌柏西利、瑞波西利、阿贝西利等）联合内分泌治疗彻底改变了 $HR^+/HER2^-$ 晚期乳腺癌的治疗格局，成为一线治疗的金标准。然而，CDK4/6 抑制剂治疗耐药不可避免，几乎所有患者最终都会经历疾病进展。CDK4/6 抑制剂治疗失败后的药物选择成为临床医生面临的重大挑战。

近年来，针对 CDK4/6 抑制剂耐药后的治疗策略不断涌现并取得显著进展，包括 PI3K/AKT/mTOR 通路抑制剂（如阿培利司、伊那利塞、卡匹色替）、新型口服选择性雌激素受体下调剂（selective estrogen receptor downregulator，SERD）（如艾拉司群、camizestrant、imlunestrant）、抗体药物偶联物（antibody-drug conjugate，ADC）（如德曲妥珠单抗、datopotamab deruxtecan、戈沙妥珠单抗）以及 PARP 抑制剂等。这些药物通过不同机制克服或绕过 CDK4/6 抑制剂耐药，为患者提供了更多治疗选择。本文就 CDK4/6 抑制剂治疗失败后药物选择的最新研究进展进行梳理。

一、基于内分泌治疗策略

（一）CDK4/6 抑制剂跨线治疗策略

CDK4/6 抑制剂进展后是否继续使用 CDK4/6 抑制剂，是一个颇具争议的话题。从理论上讲，更换内分泌治疗药物的同时维持 CDK4/6 抑制，可能延缓耐药克隆的生长，但同时也可能面临交叉耐药的风险。近年来，多项临床研究探索了 CDK4/6 抑制剂跨线治疗的可行性，为这一策略提供了循证依据。

1. postMONARCH 研究：阿贝西利跨线治疗 postMONARCH 研究（NCT05169567）是首个评估 CDK4/6 抑制剂跨线治疗的Ⅲ期随机对照研究。该研究纳入 368 例 $HR^+/HER2^-$ 晚期乳腺癌患者，患者晚期阶段应用芳香化酶抑制剂（aromatase inhibitor，AI）+CDK4/6 抑制剂初始治疗后疾病进展，或者 ET+CDK4/6 抑制剂辅助治疗中或治疗后疾病复发，且在晚期阶段没有接受过其他治疗。绝经前、绝经后女性和男性患者均可入组。患者被随机分配至阿贝西利（150mg，每日两次）联合氟维司群组或安慰剂联合氟维司群组。主要终点是研究者评估的 PFS。结果显示，阿贝西利组的 PFS 中位数为 6.0 个月，较对照组的 5.3 个月延长（*HR*=0.73，95% *CI* 0.60~0.90；*P*=0.02），绝对获益为 0.7 个月。亚组分析显示，无内脏转移患者（*HR*=0.52）、一线 CDK4/6 抑制剂治疗 ≥ 12 个月的患者（*HR*=0.59）以及未检测到 PI3K/AKT/PTEN 通路（PAM 通路）突变的患者（*HR*=0.63）获益更为显著。PAM 通路突变患者阿贝西利组的 PFS 获益有限（*HR*=0.91），提示通路激活可能介导对 CDK4/6 抑制剂的耐药。

2. MAINTAIN 研究：瑞波西利跨线治疗 MAINTAIN 研究（NCT02632045）是一项Ⅱ期、双盲、安慰剂对照临床研究，在经哌柏西利治疗后进展的 $HR^+/HER2^-$ 不可切除或转移性乳腺癌患者中，探索氟维司群或依西美坦联合或不联合瑞波西利治疗的疗效。该研究纳入 120 例 $HR^+/HER2^-$ 晚期乳腺癌患者，87% 接受过哌柏西利。结果显示，CDK4/6 抑制剂跨线组 PFS 中位数为 5.2 个月，显著优于单独内分泌治疗组的 2.8 个月（*HR*=0.57，95% *CI* 0.39~0.84；*P*=0.004）。亚组分析显示，前期 CDK4/6 抑制剂治疗时间 ≥ 12 个月的患者获益更显著（*HR*=0.50）。根据内分泌治疗类型分类进行的分析发现，从 AI 转换为氟维司群的获益似乎优于相反顺序。

3. PACE 和 PALMIRA 研究：不同跨线模式的探索 PACE 研究（NCT03147287）评估了氟维司群单药、氟维司群联合 CDK4/6 抑制剂（跨线）以及氟维司群联合 CDK4/6 抑制剂和程序性细胞死亡配体 1（programmed cell death-ligand 1，PD-L1）抑制剂 avelumab 在三线治疗中的疗效。初步结果显示，氟维司群联合 CDK4/6 抑制剂组的 PFS 与氟维司群单药组无显著差异（4.8 个月 vs. 4.6 个月，*HR*=0.75；*P*=0.23），但前期 CDK4/6 抑制剂治疗时间 ≥ 12 个月的患者亚组有获益趋势。PALMIRA 研究（NCT03809988）则评估了在哌柏西利联合来曲唑一线治疗进展后，二线治疗继续哌柏西利联合氟维司群的疗效。结果显示，PFS 中位数仅为 3.8 个月，提示这种跨线治疗模式获益有限。

4. CDK4/6 抑制剂跨线治疗的临床启示 综合分析现有研究数据，可以得出以下临床启示：①整体人群获益有限。在未经选择的人群中，CDK4/6 抑制剂跨线治疗仅带来有限的

PFS 获益(0.7~2.4 个月)。②特定亚组可能获益。无内脏转移、前期 CDK4/6 抑制剂治疗时间长(≥ 12 个月)、无 PAM 通路突变的患者更可能从跨线治疗中获益。③联合内分泌治疗更换。更换不同类型的内分泌治疗(如从 AI 换为氟维司群)可能增强跨线治疗效果。④生物标志物指导。PAM 通路突变检测可能有助于筛选不适合跨线治疗的患者。

(二) PI3K/AKT/mTOR 通路抑制剂的应用

PI3K/AKT/mTOR 信号通路的异常激活是 CDK4/6 抑制剂耐药的重要机制之一,约 50% 的 HR$^+$/HER2$^-$ 乳腺癌患者存在该通路相关基因的改变。针对这一通路的抑制剂已成为 CDK4/6 抑制剂治疗失败后的重要选择,主要包括 PI3K 抑制剂、AKT 抑制剂和 mTOR 抑制剂三类药物。

1. PI3K 抑制剂——阿培利司 SOLAR-1 研究(NCT02437318)是一项Ⅲ期随机对照研究,在既往接受过 AI 治疗的 HR$^+$/HER2$^-$ 晚期乳腺癌人群中,评估 PI3Kα 抑制剂阿培利司联合氟维司群的疗效。研究纳入 572 例患者,其中 341 例患者的肿瘤组织确认存在 *PIK3CA* 突变,近 90% 的患者为内分泌原发性或继发性耐药,晚期阶段未接受化学治疗。研究结果显示,在 *PIK3CA* 突变人群中,阿培利司联合氟维司群较氟维司群单药在 PFS 方面取得显著获益,PFS 中位数为 11 个月 vs. 5.7 个月(HR=0.65,95% CI 0.50~0.85;P<0.001)。研究中既往应用过 CDK4/6 抑制剂的患者仅占 6% 左右。BYLieve Ⅱ期临床研究中,研究 A 队列共纳入 121 例 CDK4/6 抑制剂联合 AI 治疗中或治疗后进展的 *PIK3CA* 突变的 HR$^+$/HER2$^-$ 晚期乳腺癌患者,阿培利司联合氟维司群治疗 6 个月的 PFS 率为 50.4%,PFS 中位数为 7.3 个月。该研究为 CDK4/6 抑制剂治疗失败后的患者应用阿培利司联合氟维司群增添了新的证据。由于阿培利司缺乏在中国人群中的数据,因此在国内尚未获批上市,可及性不佳。

2. PI3K 抑制剂——伊那利塞 INAVO120 研究(NCT04191499)是一项Ⅲ期随机对照研究,评估了 PI3Kα 特异性抑制剂伊那利塞联合哌柏西利和氟维司群在 *PIK3CA* 突变 HR$^+$/HER2$^-$ 晚期乳腺癌一线治疗中的疗效。该研究特别关注内分泌辅助治疗快速进展的高危人群(定义为内分泌辅助治疗完成后 12 个月内或治疗中进展),共纳入 325 例患者,随机分配至伊那利塞(9mg,q.d.)联合哌柏西利(125mg,q.d.,d1~21)和氟维司群组或安慰剂联合哌柏西利和氟维司群组。患者基线特征显示肿瘤负荷高,肝 / 肺内脏转移比例近 90%,但 CDK4/6 抑制剂经治比例仅为 1.9%。

研究者评估主要终点数据显示,伊那利塞组 PFS 中位数为 17.2 个月,显著优于对照组的 7.3 个月(HR=0.42,95% CI 0.32~0.55);中期分析显示,伊那利塞组总生存期(overall survival,OS)中位数为 34.0 个月,较对照组的 27.0 个月显著延长(HR=0.67,95% CI 0.48~0.94;P=0.019),绝对获益 7 个月。伊那利塞组常见的≥ 3 级不良事件包括高血糖(21%)、腹泻(15%)和口腔炎(12%)。INAVO120 研究表明,辅助治疗快速进展的 *PIK3CA* 突变人群中,一线治疗采用 PI3K 抑制剂联合 CDK4/6 抑制剂和内分泌治疗的三联方案可带来显著 PFS 和 OS 获益,为这一特定人群提供了新的治疗选择。其已获 FDA 及国家药品监督管理局(National Medical Products Administration,NMPA)批准用于内分泌治疗耐药(包括在辅助内分泌治疗期间或之后出现复发)、*PIK3CA* 突变、HR$^+$/HER2$^-$ 的局部晚期或转移性乳腺癌成人患者。

3. AKT 抑制剂——卡匹色替 CAPItello-291 研究(NCT04305496)是一项Ⅲ期随机对照研究,评估了 AKT 抑制剂卡匹色替联合氟维司群在 HR$^+$/HER2$^-$ 晚期乳腺癌患者中的疗效。该研究纳入 708 例内分泌治疗耐药的患者,约 70% 曾接受过 CDK4/6 抑制剂治疗,按 PIK3CA/AKT1/PTEN 通路突变状态分层。结果显示,在总体人群中,卡匹色替组 PFS 中位数为 7.2 个月,优于安慰剂组的 3.6 个月(HR=0.60,95% CI 0.51~0.71;P<0.001)。在 PIK3CA/AKT1/PTEN 通路改变亚组中,卡匹色替组 PFS 中位数为 7.3 个月,显著优于安慰剂组的 3.1 个月(HR=0.50,95% CI 0.38~0.65)。特别针对 CDK4/6 抑制剂经治亚组的分析显示,在 PIK3CA/AKT1/PTEN 通路突变患者中,卡匹色替组 PFS 中位数为 5.5 个月,优于安慰剂组的 2.0 个月(HR=0.49,95% CI 0.36~0.66)。不同 PIK3CA/AKT1/PTEN 通路改变类型(*AKT1* 突变、*PIK3CA* 突变、*PTEN* 缺失)患者均观察到一致获益,获益程度与既往 CDK4/6 抑制剂治疗时间无关。基于 CAPItello-291 研究结果,卡匹色替联合氟维司群于 2023 年获得 FDA 的批准,用于治疗 PIK3CA/AKT1/PTEN 通路突变的 HR$^+$/HER2$^-$ 晚期乳腺癌患者,成为首个获批乳腺癌适应证的 AKT 抑制剂。2025 年 4 月 18 日,NMPA 批准卡匹色替片用于 *PIK3CA/AKT1/PTEN* 基因突变的局部晚期或转移性乳腺癌成人患者,成为首个且唯一在中国获批该适应证的 AKT 抑制剂。

4. mTOR 抑制剂——依维莫司 BOLERO-2 研究(NCT00863655)是一项全球多中心Ⅲ期随机临床研究,在既往应用过非甾体类 AI 的绝经后 HR$^+$/HER2$^-$ 晚期乳腺癌患者中,比较依维莫司联合依西美坦与依西美坦的疗效。该研究显示,依维莫司联合依西美坦能够显著延长 PFS(研究者评估:7.8 个月 vs. 3.2 个月,HR=0.45,95% CI 0.38~0.54;P<0.000 1;中心评估:11.0 个月 vs. 4.1 个月,HR=0.38,95% CI 0.31~0.48);P<0.000 1)。但由于研究开展较早,目前尚缺乏依维莫司联合内分泌治疗在 CDK4/6 抑制剂应用后人群中的高级别证据。在我国,依维莫司可及性好且纳入了医保目录,因此也成为 HR$^+$/HER2$^-$ 晚期乳腺癌后线治疗的可选方案。

(三) 新型雌激素受体下调剂 / 降解剂的应用

ER 信号通路的持续激活是 HR$^+$ 乳腺癌进展和耐药的核心机制。SERD 通过诱导 ER 降解,全面阻断 ER 信号通路,成为克服内分泌耐药的重要策略。在 CDK4/6 抑制剂治疗失败后,新型口服 SERD 如艾拉司群、camizestrant、imlunestrant 以及选择性口服 PROTAC 均显示出显著临床获益,特别对于 *ESR1* 突变患者。*ESR1* 突变在 CDK4/6 抑制剂经治患者中的发生率约为 30%~40%,且随治疗线数增加而升高。

1. 艾拉司群(elacestrant) EMERALD 研究(NCT03778931)是一项Ⅲ期随机对照研究,评估了口服 SERD 艾拉司群对比标准内分泌治疗(氟维司群或 AI)在 ER$^+$/HER2$^-$ 晚期乳腺癌患者中的疗效。该研究纳入 478 例全部接受过 CDK4/6 抑制剂治疗的患者。研究结果显示,在 ITT 人群和携带 *ESR1* 突变的患者亚组中,PFS 的差异有统计学意义,总人群 mPFS 为 2.8 个月 vs. 1.9 个月(HR=0.70,95% CI 0.55~0.88;P=0.002),*ESR1* 突变的患者 mPFS 为 3.8 个月 vs. 1.9 个月(HR=0.55,

95% *CI* 0.39~0.77；*P*<0.001）。在既往ET+CDK4/6抑制剂治疗≥12个月的*ESR1*突变人群中，艾拉司群组mPFS为8.6个月，对照组为1.9个月（*HR*=0.41，95% *CI* 0.26~0.63；*P*<0.014）。在基线时检测到*ESR1*突变的患者中，艾拉司群显著延长患者的PFS中位数（8.0个月 vs. 2.2个月，*HR*=0.44）。基于此，艾拉司群于2023年获FDA批准用于*ESR1*突变的ER$^+$/HER2$^-$晚期乳腺癌患者，成为首个获批的口服SERD。

2. camizestrant SERENA-2研究（NCT04214288）是一项Ⅱ期临床研究，评估了不同剂量camizestrant（75mg或150mg）与氟维司群在ER$^+$/HER2$^-$晚期乳腺癌患者中的疗效。该研究纳入240例患者，约50%接受过CDK4/6抑制剂治疗。主要结果显示，研究者评估的PFS中位数，camizestrant 75mg组为7.2个月，150mg组为7.7个月，氟维司群组为3.7个月。*ESR1*突变亚组camizestrant 75mg组PFS中位数为6.3个月，显著优于氟维司群组的2.2个月（*HR*=0.33），150mg组PFS中位数为6.3个月，显著优于氟维司群组的2.2个月（*HR*=0.33）。在安全性上，camizestrant耐受性良好，常见不良事件包括心动过缓（多为无症状）、乏力和恶心。

SERENA-6研究（NCT04964934）是一项Ⅲ期双盲、随机研究，旨在在疾病进展之前出现*ESR1*突变的HR$^+$/HER2$^-$晚期乳腺癌患者中，评估camizestrant与CDK4/6抑制剂联合治疗相较于AI与CDK4/6抑制剂联合治疗的疗效和安全性。在315例检测到*ESR1*突变且无疾病进展的患者中，按1∶1比例随机分配至camizestrant（75mg）联合持续CDK4/6抑制剂（类型和剂量保持不变）+AI安慰剂治疗组或AI+CDK4/6抑制剂+camizestrant安慰剂组。结果显示，camizestrant治疗组和AI治疗组患者的PFS中位数分别为16.0个月和9.2个月（*HR*=0.44，95% *CI* 0.31~0.60；*P*<0.000 01），12个月PFS率分别为60.7%和33.4%，24个月PFS率分别为29.7%（95% *CI* 19.0%~41.2%）和5.4%（95% *CI* 0.7%~18.2%）。

3. imlunestrant EMBER-3研究（NCT04975308）是一项Ⅲ期随机对照研究，纳入AI治疗进展或与CDK4/6抑制剂联合使用后进展的患者。按照1∶1∶1的比例，将患者随机分组接受imlunestrant、氟维司群/AI或imlunestrant联合阿贝西利治疗。共纳入874例患者，约60%接受过CDK4/6抑制剂治疗。结果显示，在256例*ESR1*突变的患者中，使用imlunestrant治疗的mPFS为5.5个月，优于氟维司群的mPFS（3.8个月）。imlunestrant+阿贝西利组和imlunestrant组的mPFS分别为9.4个月和5.5个月（*HR*=0.57，95% *CI* 0.44~0.73；*P*<0.001）。亚组分析显示，在既往经CDK4/6抑制剂治疗的患者中，imlunestrant联合阿贝西利治疗和仅使用imlunestrant治疗的mPFS分别为9.1个月和3.7个月（*HR*=0.51，95% *CI* 0.38~0.68；*P*<0.001）。

4. **口服PROTAC vepdegestrant** VERITAC-2研究（NCT05654623）是一项全球性、随机的Ⅲ期临床研究，在CDK4/6抑制剂联合内分泌治疗进展的624例患者中，43%的患者（*n*=270）检测出存在*ESR1*突变。在*ESR1*突变的患者中，vepdegestrant组对比氟维司群组的无进展生存（progression free survival，PFS）中位数为5.0个月vs 2.1个月（*HR*=0.58；*P*<0.001），在所有患者中，vepdegestrant组的mPFS为3.7个月，氟维司群组为3.6个月（*HR*=0.83；*P*=0.07）。安全性方面，vepdegestrant组中最常见的TEAE是疲劳（26.6%）、ALT升高（14.4%）、AST升高（14.4%）和恶心（13.5%）。

对于CDK4/6抑制剂治疗失败的HR$^+$/HER2$^-$晚期乳腺癌患者，选择新型口服SERD应考虑*ESR1*突变状态及前期CDK4/6抑制剂治疗时间，治疗时间≥12个月更可能从口服SERD中获益。

（四）HDAC抑制剂

1. **西达本胺** ACE研究（NCT02482753）纳入了内分泌治疗进展的HR$^+$/HER2$^-$晚期乳腺癌患者。患者随机分配到HDAC抑制剂西达本胺联合依西美坦组和安慰剂联合依西美坦组。由于该研究启动时间较早，并没有纳入CDK4/6抑制剂经治的患者。西达本胺组PFS中位数为7.4个月，较安慰剂组（3.8个月）差异有统计学意义。西达本胺联合依西美坦组的客观缓解率（objective response rate，ORR）和临床获益率分别为18.4%和46.7%，优于对照组的9.1%和35.5%，差异均有统计学意义。

2. **恩替司他** EOC103A3101研究（NCT03538171）是一项Ⅲ期随机、双盲、对照临床研究，对比了恩替司他+依西美坦（*n*=235）与依西美坦（*n*=119）的疗效。恩替司他+依西美坦组mPFS得到显著改善，为6.32个月 vs. 3.72个月（*HR*=0.76，95% *CI* 0.58~0.98；*P*=0.046），mOS达到38.39个月，较依西美坦组延长超过9个月（*HR*=0.83，95% *CI* 0.62~1.10；*P*=0.184）。该项研究也未针对CDK4/6抑制剂治疗进展的患者进行分析。在安全性上，恩替司他+依西美坦组常见的≥3级不良事件为中性粒细胞减少（43.8%）、血小板减少（8.5%）、白细胞减少（6.4%）、谷草转氨酶升高（2.6%）。

二、基于非内分泌治疗的策略

（一）抗体药物偶联物（ADC）的应用

ADC通过将靶向抗体与强效细胞毒性药物结合，实现了精准化疗的理念。近年来，ADC药物在CDK4/6抑制剂治疗失败的HR$^+$/HER2$^-$晚期乳腺癌中展现出显著疗效，成为重要的后线治疗选择。

1. **靶向HER2 ADC——T-DXd**

（1）DESTINY-Breast04研究，HER2低表达开拓者：DESTINY-Breast04研究（NCT03734029）是一项Ⅲ期随机对照研究，评估了T-DXd（5.4mg/kg，q.3w.）对比医生选择的化疗在HER2低表达（IHC 1+或IHC 2+/ISH−）HR$^+$/HER2$^-$晚期乳腺癌患者中的疗效。该研究纳入557例患者（约70%接受过CDK4/6抑制剂治疗），主要研究终点为HR$^+$人群的PFS。结果显示，T-DXd组的PFS中位数为10.1个月，显著优于化疗组的5.4个月（*HR*=0.51，95% *CI* 0.40~0.64；*P*<0.001）。T-DXd组OS中位数为23.9个月，较化疗组显著延长。总体人群的PFS为9.9个月 vs. 5.1个月（*HR*=0.55），总体人群OS中位数为23.4个月，较化疗组的16.8个月显著延长（*HR*=0.64，95% *CI* 0.49~0.84；*P*=0.001），CDK4/6抑制剂经治亚组T-DXd组PFS中位数为10.0个月，优于化疗组的5.4个月（*HR*=0.55）。在安全性上，T-DXd组常见≥3级不良事

件包括中性粒细胞减少(13.7%)、贫血(8.1%)和乏力(7.5%),间质性肺病(interstitial lung disease,ILD)发生率为12.1%(多数为1~2级)。基于DB04研究结果,T-DXd于2022年获FDA批准用于治疗HER2低表达(IHC 1+或IHC 2+/ISH−)不可切除或转移性乳腺癌患者,成为首个针对HER2低表达乳腺癌的靶向药物;于2023年7月中国获批。

(2)DESTINY-Breast06研究,拓展至HER2超低表达:DESTINY-Breast06研究(NCT04494425)进一步评估了T-DXd在晚期阶段未化疗以及HER2超低表达(IHC 0,有膜染色)$HR^+/HER2^-$晚期乳腺癌患者中的疗效。该研究纳入866例患者,90%接受过CDK4/6抑制剂治疗,将患者随机分配到T-DXd组或医生选择的化疗组。主要结果显示,HER2低表达人群T-DXd组PFS中位数为13.2个月,显著优于化疗组的8.1个月(*HR*=0.62,95% *CI* 0.51~0.74),HER2超低表达人群T-DXd组PFS中位数为13.2个月,同样优于化疗组的8.3个月(*HR*=0.78,95% *CI* 0.50~1.21)。生物标志物分析显示,无论PI3K/AKT通路、*ESR1*或*BRCA1/2*突变状态,T-DXd均显示出PFS获益。DESTINY-Breast06研究进一步拓宽了ADC药物的治疗边界。2025年1月,T-DXd获FDA批准用于治疗不可切除或转移性、HR^+且HER2低表达(IHC 1+或IHC 2+/ISH−)或HER2超低表达(IHC 0,有膜染色)的乳腺癌患者。

2. **靶向TROP-2的ADC**

(1)TROPICS-02研究,SG的疗效:TROPICS-02研究(NCT03901339)评估了TROP2靶向ADC药物SG(10mg/kg,d1、d8,q.21d.)对比医生选择的化疗在$HR^+/HER2^-$晚期乳腺癌患者中的疗效。该研究纳入543例患者,全部接受过CDK4/6抑制剂治疗,约50%接受过二线以上化疗。主要结果显示,SG组PFS中位数为5.5个月,优于化疗组的4.0个月(*HR*=0.66,95% *CI* 0.53~0.83;*P*<0.001),SG组OS中位数为14.4个月,较化疗组的11.2个月显著延长(*HR*=0.79,95% *CI* 0.65~0.96;*P*=0.02)。在安全性上,SG组常见≥3级不良事件包括中性粒细胞减少(51%)、腹泻(10.5%)和贫血(8.1%)。2023年,SG获FDA批准用于$HR^+/HER2^-$晚期乳腺癌患者(接受过内分泌治疗和至少二线系统治疗)。2025年3月,SG在中国获批。

(2)TROPION-Breast01研究,Dato-DXd的进展:TROPION-Breast01研究(NCT05104866)评估了Dato-DXd(datopotamab deruxtecan,6mg/kg,q.3w.)对比医生选择的化疗在$HR^+/HER2^-$晚期乳腺癌患者中的疗效。该研究纳入732例患者,80%接受过CDK4/6抑制剂治疗,约40%接受过二线化疗。对主要终点分析显示,Dato-DXd组PFS中位数为6.9个月,优于化疗组的4.9个月(*HR*=0.63,95% *CI* 0.52~0.76;*P*<0.000 1),Dato-DXd组ORR为36.4%,高于化疗组的22.9%。无论既往CDK4/6抑制剂治疗长短,Dato-DXd组获益优于化疗组。安全性方面,Dato-DXd组常见≥3级不良事件包括口腔炎(6%),ILD发生率为3%。2025年1月,Dato-DXd获FDA批准用于治疗既往接受过内分泌治疗和化疗的HR阳性、HER2阴性(IHC 0、IHC 1+或IHC 2+/ISH−)不可切除或转移性乳腺癌成人患者。

对于CDK4/6抑制剂治疗失败的$HR^+/HER2^-$晚期乳腺癌患者,ADC药物的选择应考虑以下因素:HER2表达状态、适应证批准人群、安全性及药物可及性等。

(二)PARP抑制剂在*gBRCA/PALB2*突变患者中的应用

5%~10%的$HR^+/HER2^-$乳腺癌患者携带胚系*BRCA1/2*(*gBRCA*)或*PALB2*突变,导致同源重组修复缺陷(homologous recombination repair deficiency,HRD)。这类患者可能从PARP抑制剂中获益。FABULOUS研究(NCT04296370)是一项随机、多中心、Ⅲ期临床研究,纳入伴有致病性*BRCA*突变的HER2阴性乳腺癌患者。按1∶1∶1比例,将254例患者随机分配到氟唑帕利(100mg,b.i.d.)联合阿帕替尼(500mg,q.d.)(F+A组)、氟唑帕利(150mg,b.i.d.,F组)或标准化疗方案组进行治疗。入组患者中近60%为HR^+患者。研究结果显示,F+A组的mPFS为11个月,ORR为67.3%;F组的mPFS为6.7个月,ORR为43.6%;化疗组的mPFS为3.0个月,ORR为23.3%。PARP抑制剂最常见的不良反应为贫血。在该研究中,相较于F组,降低氟唑帕利剂量的F+A组任何级别贫血的发生率更低。基于FABULOUS研究,2024年12月,NMPA批准氟唑帕利单药或联合甲磺酸阿帕替尼用于新辅助、辅助或转移阶段接受过化疗治疗的伴有*gBRCA*突变的HER2阴性转移性乳腺癌成年患者。

(三)化疗的角色与选择

尽管靶向治疗发展迅速,化疗仍是CDK4/6抑制剂治疗失败患者的重要选择,尤其对于未行精准生物标志物筛选、新型靶向药物不可及或者毒性不能耐受等患者,化疗仍为此类患者的一种治疗选择。

三、总结

CDK4/6抑制剂联合内分泌治疗已成为$HR^+/HER2^-$晚期乳腺癌的标准一线治疗方案,但耐药不可避免。本文系统综述了CDK4/6抑制剂治疗失败后的多种药物选择,为临床决策提供循证依据。未来方向应聚焦于:①优化耐药机制研究和生物标志物检测;②开发更有效、更安全的靶向药物;③探索合理联合治疗策略;④完善精准治疗决策模型;⑤CDK4/6抑制剂治疗失败后的管理需要个体化决策,基于分子特征、疾病特点和患者偏好,选择最合适的治疗方案。随着新型药物的不断涌现,$HR^+/HER2^-$晚期乳腺癌患者的预后将持续改善。

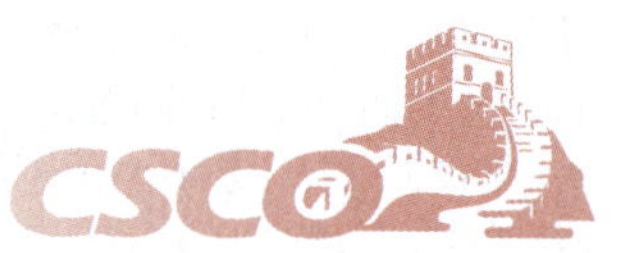

2025 年 CSCO 乳腺癌诊疗指南更新要点

张会强　江泽飞

中国人民解放军总医院肿瘤医学部

2017 年中国临床肿瘤学会(Chinese Society of Clinical Oncology,CSCO)制定第 1 版乳腺癌诊疗指南,该指南兼顾了地区发展差异、药物和诊疗手段的可及性及肿瘤治疗的社会价值三个方面。临床问题的诊疗意见均根据循证医学证据和专家共识度形成证据类别,同时结合产品的可及性形成推荐等级。CSCO 乳腺癌专家委员会于 2025 年更新了乳腺癌诊疗指南。该新版指南在 2024 版的基础上,基于循证医学证据兼顾诊疗产品的可及性,吸收新的进展,认真考虑并积极采纳专家投票的建议,同时强调精准分类和精确分层的重要性,更贴合我国的临床实际。本文具体介绍本年度的指南更新要点。

一、乳腺癌的早期治疗

(一) HER2 阳性乳腺癌新辅助治疗

在 HER2 阳性乳腺癌新辅助治疗领域,靶向 HER2 的治疗药物的应用对提升患者 pCR 率及延长生存期有着至关重要的作用。然而,在临床应用过程中,部分耐受性欠佳的患者采用双化疗联合曲妥珠单抗与帕妥珠单抗的双靶向方案时,会出现难以耐受的不良反应。为优化新辅助治疗策略,在降低化疗毒副反应的同时,应充分发挥抗 HER2 治疗的优势,Ⅲ期临床研究 HELEN-006 为临床治疗提供了新的思路。研究证实,双靶向联合紫杉醇单药(THP × 6)方案在 pCR 率方面达到了研究终点。此外,CSCO BC 多中心真实世界研究也进一步明确了 THP × 6 新辅助双靶治疗方案的有效性与安全性。上述研究涵盖了接受“曲帕”双靶新辅助治疗的患者群体,为临床个体化治疗决策提供了有力依据。基于上述相关研究,新版指南将 THP × 6 方案的证据级别由 1B 调整为 1A。

国内学者就曲妥珠单抗新辅助治疗耐药问题展开了关于酪氨酸激酶抑制剂(tyrosine kinase inhibitor,TKI)的深入研究。NeoPaTHer 研究作为一项多中心、前瞻性临床研究,旨在探究吡咯替尼在改善曲妥珠单抗耐药患者治疗结局方面的潜力。研究发现,联合吡咯替尼组显著提升了早期曲妥珠单抗治疗无反应患者的 pCR 率,为个体化治疗开辟了新的途径,也为新辅助人群的治疗方案精准选择提供了依据。THP × 4 方案的证据级别下调。在新版指南的Ⅱ级推荐中,对 THP × 4 方案与 TH+ 吡咯替尼方案的顺序进行了调整。

临床对治疗方案优化的探索不断深入,新版指南也强调了“科学、合理设计的临床研究”的重要性。随着抗 HER2 靶向药物日益丰富,除传统抗 HER2 单克隆抗体和 TKI 类药物外,新型 ADC 也展现出较好的疗效。FASCINATE-N 研究显示,国产 ADC 药物瑞康曲妥珠单抗(SHR-A1811)在早期 HER2 阳性乳腺癌新辅助治疗中有着较好的临床效果且耐受性良好,为患者提供了新的方案选择。

(二) 三阴性乳腺癌新辅助治疗

TNBC 新辅助治疗中,PD-1 抑制剂联合化疗方案已获得多项临床研究验证。研究数据表明,该联合治疗策略不受 PD-L1 表达状态的限制,为 TNBC 患者群体带来显著获益。其中,KEYNOTE-522 研究证实,帕博利珠单抗联合化疗在新辅助治疗阶段获得突破性疗效。由中国学者发起的 CamRelief 随机对照Ⅲ期临床研究纳入了中国人群,结果显示,主要终点 pCR 率(ypT_0/T_{is} ypN_0)显著提升,且获益不受 PD-L1 表达水平、淋巴结转移状态及基线肿瘤分期的影响,该研究进一步为免疫治疗联合化疗新辅助治疗提供了循证医学证据,为治疗方案优化提供了基于中国人群的数据。据此,新版诊疗指南建议,对于适合新辅助治疗且无免疫治疗禁忌的 TNBC 患者,应优先考虑新辅助化疗联合免疫治疗,而基于 KEYNOTE-522 研究及 CamRelief 研究结果,TP-AC 联合 PD-1 抑制剂成为Ⅰ级推荐方案。

在 TNBC 患者的新辅助治疗中,对化疗降阶联合免疫治疗进行了探索性研究。Ⅱ期临床研究 cTRIO 与 NeoPACT 研究均评估了免疫治疗联合 TP 化疗(6 周期)的疗效,两项研究获得的 pCR 率(ypT_0/T_{is} ypN_0)基本一致。尽管这些研究为化疗耐受性差的患者提供了可选择的降阶治疗方案,但指南强调此类策略仍需大样本Ⅲ期研究来验证。综合 NeoTENNIS、NeoPACT 及 cTRIO 等系列研究结果,最新指南将 TP 联合 PD-1 抑制剂的推荐等级调整为Ⅱ级。

(三) 激素受体阳性乳腺癌辅助内分泌治疗

新版指南进一步强化了精准分层治疗理念,对 HR^+ 乳腺癌人群辅助治疗实施风险分层。基于疾病分期、病理特征及生物学标志物,将患者划分为高、中、低复发风险层级,重点优化辅助强化治疗适用人群的筛选标准。

MonarchE 研究聚焦于淋巴结阳性≥4个或淋巴结阳性1~3个但伴高危因素（组织学分级3级或T≥5cm或Ki67≥20%）的患者，在标准内分泌辅助治疗中联合应用阿贝西利2年，可显著降低早期患者复发风险。此次更新，基于NATALEE研究结果对复发风险分层进行了进一步明确，使辅助强化治疗覆盖更广泛的患者。该研究涵盖ⅡA～ⅢC期激素受体阳性HER2阴性患者，其中ⅡA期淋巴结阴性患者需同时具有高危因素，如组织学分级3级、组织学分级2级且Ki67≥20%、基因检测为高危。结果显示，联合瑞波西利可使患者的复发风险降低25%。

鉴于MonarchE与NATALEE研究入组人群的特征，新版指南合理调整患者危险因素分层，以区分高、中、低复发风险。综合考虑NATALEE研究结果、2024年瑞波西利辅助治疗适应证获美国FDA和欧洲EMA批准的情况，新版指南在高、中风险分层患者中Ⅱ级推荐新增AI＋瑞波西利治疗，并规范联合用药疗程及剂量标准（表1）。

二、复发转移性乳腺癌解救治疗

（一）HER2阳性乳腺癌解救治疗

HER2阳性晚期乳腺癌解救治疗中，新版指南仍然强调抗HER2双靶治疗的重要地位，以及精准分层治疗的重要意义。分别针对曲妥珠单抗敏感人群、曲妥珠单抗治疗失败人群及TKI治疗失败人群设定分级推荐。

对于曲妥珠单抗治疗敏感的HER2阳性晚期乳腺癌患者，双靶向治疗联合紫杉类药物仍是当前的标准治疗方案。基于CLEOPATRA研究等多项临床研究结果，双靶向治疗在PFS和OS方面均展现出显著优势，其疗效获益已通过长期随访数据得到验证。而PHILA研究中的一线解救治疗方案也为曲妥珠单抗敏感人群提供了新的临床用药选择。国内外指南推荐双靶向联合紫杉类药物方案作为一线首选，同时对Ⅱ级推荐进行了调整，新增了“曲帕”双靶联合化疗药物（如艾立布林、长春瑞滨）的策略，为临床提供了更灵活的治疗选择。

针对曲妥珠单抗治疗失败患者，基于DESTINY-Breast系列研究结果，ADC中的T-DXd凭借其突破性疗效和医保覆盖优势，已成为临床的首选方案。最新指南将其推荐级别提升至Ⅰ级，主要基于以下循证依据：多项国际研究证实其可显著延长疾病进展时间，且对脑转移患者展现出特殊疗效；医保的纳入显著提升了药物的可及性，使更多患者能够接受规范治疗。此外，吡咯替尼联合卡培他滨作为传统治疗方案仍保持其临床价值。上述指南的更新也体现了指南兼顾疗效和药物可及性的考量。

对于既往接受过TKI治疗的患者，指南基于真实世界数据和最新临床研究证据，将T-DXd的推荐级别由Ⅱ级上调至Ⅰ级。这一调整综合考虑了药物机制优势、医保覆盖后的经济性和可及性以及中国人群的疗效数据。临床实践中可依据精准分层体系，结合患者既往对治疗的反应，制定优化的治疗方案。

（二）三阴性乳腺癌解救治疗

随着KEYNOTE-355与TORCHLIGHT等关键性研究证据的出现，免疫治疗在PD-L1阳性晚期TNBC治疗中的地位得到显著强化。指南强调，解救阶段未接受过免疫治疗同时无免疫治疗禁忌证的患者，应优先选择化疗联合免疫治疗。KEYNOTE-355研究获益人群为PD-L1阳性评分（CPS）≥10，而TORCHLIGHT研究中应用特瑞普利单抗获益人群为CPS≥1，且NMPA批准了特瑞普利单抗在晚期TNBC中的适应证（适用人群为CPS≥1），拓展了免疫治疗在TNBC中的适应人群。

基于FABULOUS Ⅲ期临床研究的证据，新版指南对胚系*BRCA*突变（g*BRCA*m）晚期TNBC的治疗作出调整：Ⅱ级推荐新增氟唑帕利＋阿帕替尼，Ⅲ级推荐新增氟唑帕利。该研究证实，相较于传统化疗，氟唑帕利联合阿帕替尼或氟唑帕利单药显示出PFS延长，且联合组有着更好的获益。同时，该方案已经获得NMPA批准，用于新辅助、辅助或转移阶段接受过化疗治疗的伴有g*BRCA*突变的HER2阴性转移性乳腺癌患者，对于激素受体阳性乳腺癌患者，既往需接受过内分泌治疗或不适合接受内分泌治疗。

表1　激素受体阳性绝经后乳腺癌辅助内分泌治疗策略（初始治疗）

分层	Ⅰ级推荐	Ⅱ级推荐	Ⅲ级推荐
高复发风险的患者： 1. 淋巴结阳性≥4个 2. 淋巴结1~3个阳性，同时具备任一临床危险因素	AI+阿贝西利（1A）	1. AI+瑞波西利（1B） 2. TAM+阿贝西利（2A） 3. AI（2A）	TAM（2A）
中复发风险的患者： 1. 淋巴结1~3个阳性，且无其他临床危险因素 2. $T_{3\text{-}4}N_0$ 3. T_2N_0 且伴临床危险因素，或伴基因高风险	AI（2A）	AI+瑞波西利（1B）	TAM（2A）
低复发风险的患者： 1. T_1N_0 2. T_2N_0 且不伴临床危险因素，或基因检测高风险	AI（1A）	TAM（2B）	

注：临床危险因素包括：T≥5cm、G_3、Ki67≥20%。AI，芳香化酶抑制剂；TAM，三苯氧胺。本表来源于《中国临床肿瘤学会（CSCO）乳腺癌诊疗指南2025》。

复发转移性TNBC的解救治疗，随着新型ADC的疗效不断得到确认，其为患者带来了新的治疗方案。新版指南中的Ⅱ级推荐在紫杉治疗失败分层中纳入了靶向人滋养细胞表面抗原2（trophoblast cell-surface antigen 2，TROP2）的ADC药物芦康沙妥珠单抗。这一调整也是基于OptiTROP-Breast01研究中该治疗方案相较于化疗有明显获益。同时，NMPA批准其用于治疗既往至少接受过2种系统治疗（其中至少1种治疗针对晚期或转移性阶段）的不可切除的局部晚期或转移性TNBC患者。

（三）激素受体阳性乳腺癌解救治疗

新版指南中，激素受体阳性未接受CDK4/6抑制剂的患者行解救内分泌治疗联合CDK4/6抑制剂在各分层中的推荐等级没有发生变化，其联合内分泌治疗依旧是首选标准方案。也有关键临床研究为激素受体阳性HER2阴性晚期乳腺癌的精准治疗提供了新的循证依据，并推动了新版指南的更新。*PIK3CA*基因位于PI3K-AKT-mTOR（PAM）信号通路，此基因突变可导致该通路的过度激活，促进肿瘤细胞的生长和抗凋亡能力，从而引起乳腺癌治疗的耐药，进而影响预后。INAVO120研究纳入了激素受体阳性HER2阴性局部晚期或转移性*PIK3CA*基因突变的乳腺癌患者，接受伊那利塞联合哌柏西利及氟维司群作为一线解救治疗，治疗组PFS有近一倍的延长，并且已获得NMPA批准。此外，Ⅲ期临床研究CAPItello-291证实，在晚期乳腺癌患者中，AKT抑制剂卡匹色替联合氟维司群可显著延长PFS，且在*PIK3CA*/*AKT*/*PTEN*突变患者中获益更显著。研究中近70%患者为CDK4/6抑制剂经治人群，该亚组PFS同样获得显著改善，为靶向治疗提供了新选择。

上述相关研究已证实，*PIK3CA*突变作为乳腺癌治疗的重要预后标志物，指南也强调了检测这一突变的重要性，并新增了*PIK3CA*基因突变检测章节，若存在基因突变可依据病情选择对应靶点的药物。新版指南新增伊那利塞＋哌柏西利＋氟维司群作为他莫昔芬治疗失败、AI治疗失败患者的Ⅱ级推荐（有*PIK3CA*突变时推荐）；卡匹色替联合氟维司群作为AI治疗失败、CDK4/6抑制剂治疗失败患者的Ⅲ级推荐方案（有*PIK3CA*/*AKT*/*PTEN*突变时推荐）。此外，国内外研究在激素受体阳性患者解救治疗方面进行了诸多探索，指南对此也进行了注解说明，涵盖了节拍化疗、SERD等治疗。MECCA研究证实了卡培他滨节拍化疗联合AI作为一线治疗的疗效和安全性；EMBER-3研究则聚焦于既往接受过AI（联合或不联合CDK4/6抑制剂）后进展的患者，发现对于*ESR1*突变的患者，接受imlunestrant单药相较于标准内分泌治疗能获得更好疗效，而联合方案又可进一步延长获益时间。

（四）HER2低表达乳腺癌解救治疗

HER2低表达占乳腺癌总体人群的45%~55%，在激素受体阳性患者中比例更高。临床中应重视对HER2低表达或超低表达人群的识别。激素受体阳性HER2低表达患者可参照激素受体阳性乳腺癌解救治疗的推荐，CDK4/6抑制剂治疗失败后可考虑ADC药物。DESTINY-Breast06研究提示，T-DXd对于内分泌治疗进展的激素受体阳性HER2低表达患者相较于传统化疗，其PFS有改善，基于此结果且HER2低表达的适应证已经纳入医保，指南将T-DXd纳入了Ⅰ级推荐，证据级别为1A。

此外，基于相关的大型临床研究数据，新型靶向TROP-2的ADC在新版指南中的推荐内容也进行了更新。EVER-132-002研究是一项在中国进行的针对全球TROPiCS-02研究的桥接研究，验证了戈沙妥珠单抗对中国转移性TNBC患者的疗效，显著延长了PFS及OS，且其获益不受既往CDK4/6抑制剂治疗史和HER2状态影响，尤其是在HER2低表达患者中有效。该研究结果也为戈沙妥珠单抗在中国获批上市提供了关键支持证据。应用芦康沙妥珠单抗的KL264-01研究，在既往的ESMO会议上公布了其用于经过多线治疗患者的初步结果，PFS中位数为11.1个月，且耐受性良好。Ⅲ期临床研究TROPION-Breast01的结果显示，在内分泌治疗耐药且接受过一、二线化疗的难治性$HR^+/HER2^-$（含HER2低表达）转移性乳腺癌患者中，Dato-DXd相比标准化疗延长了患者的PFS，并已获得FDA批准，但国内尚未获批。基于上述研究的积极结果，新版指南的Ⅱ级推荐进行了调整：戈沙妥珠单抗为1A类证据，新增芦康沙妥珠单抗（2A类证据）；Ⅲ级推荐中新增Dato-DXd。

三、小结

《中国临床肿瘤学会（CSCO）乳腺癌诊疗指南2025》立足循证医学证据与中国临床实际，优化了乳腺癌的精确分层治疗策略。以国际研究成果与中国人群数据为基础，结合医保最新政策与创新药获批情况，实现了从早期诊疗到晚期个体化的全程管理。该指南与国内权威指南共同为临床医生提供了兼具时效性与实用性的决策工具，以期能够进一步推进我国乳腺癌诊疗的规范化进程。

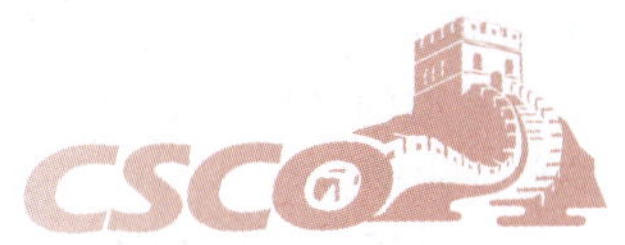

人工智能在乳腺肿瘤病理诊断中的实践与展望

刘月平[1]　李健斌[2]　江泽飞[2]

[1]河北医科大学第四医院　[2]中国人民解放军总医院第五医学中心

当前，乳腺病理诊断正逐步朝着融合形态学特征、分子病理学信息、免疫表型及临床信息的多维整合方向发展，从而为个体化诊疗策略提供更全面的支持。随着数字病理技术的成熟以及人工智能（artificial intelligence，AI）算法的引入，乳腺病理学诊断体系正在不断优化与重构。依托大规模图像数据与临床资料训练的智能模型，已能够实现病变区域的自动识别、生物标志物的定量分析及肿瘤亚型的辅助判断等关键任务。这些技术的应用不仅显著提升了诊断的效率与一致性，也为临床提供了标准化、可重复的参考依据，进一步推动了精准医疗的深入实施。随着多模态数据融合能力的增强和智能技术在临床中的不断渗透，乳腺病理学在疾病的早期发现、亚型识别、预后评估与疗效监测等方面，逐步建立起既标准化又精准化的诊断体系。AI技术在乳腺病理领域的蓬勃发展，正逐步推动传统病理诊断范式向智能化、精准化转型。本文将围绕AI辅助乳腺病理诊断的关键应用场景、技术演进历程以及未来发展趋势展开综述。

一、AI辅助乳腺病理诊断的关键场景

随着全切片数字扫描技术（whole slide imaging，WSI）的出现，实现了病理切片的数字化，使得病理医生在计算机上就能进行高分辨率的远程阅片，提升了病理诊断的便捷性，为偏远地区或基层医疗机构提供了更多的病理诊断支持，也为将AI引入病理实践提供了技术基础。WSI与AI技术的融合，推动了病理诊断向自动化、标准化和智能化方向发展。目前，数字病理与AI的临床应用场景不断拓展，涵盖了常规病理辅助诊断、淋巴结转移的检测与预测、生物标志物的定量分析、疗效反应与预后的预测评估，以及辅助瘤床区域的精准取材与评估等多个方面。

（一）AI辅助乳腺病理常规诊断

近年来，乳腺癌的发病率持续上升，已成为女性常见恶性肿瘤之一。乳腺肿瘤病理诊断的准确率对于后续的分子分型及治疗策略的制定具有至关重要的意义。然而，传统乳腺病理诊断方法在一定程度上仍存在主观性，可能影响诊断的一致性与精确性。

Fondón等人提出了一种用于乳腺病变良恶性判读的AI辅助诊断方法，通过分析组织学图像中的细胞核形态、颜色区域及纹理特征，结合交叉验证与外部图像集进行评估，诊断准确率为61.11%~75.8%，能在一定程度上区分乳腺正常、良性、原位癌及浸润癌等不同病变类型。Han等人则构建了一个可对乳腺癌不同组织学类型（如导管癌、小叶癌、黏液癌、乳头状癌等）进行自动分类的模型，在大样本数据集上验证后，平均准确率达到93.2%。Sandbank等人开发的辅助工具则可在乳腺活检中较为准确地识别癌症类型，其检测浸润性癌和导管原位癌的受试者工作特征曲线下面积（area under the curve，AUC）可达0.99和0.98，区分浸润性导管癌与小叶癌的AUC为0.97，区分高级别导管原位癌与低级别导管原位癌/非典型导管增生的AUC为0.92，并且可以准确识别间质肿瘤浸润淋巴细胞，其AUC可达0.965。

总之，这些工具在乳腺肿瘤良恶性判断、原位与浸润性病变的区分、不同组织学亚型的识别等方面均显示出较好的辅助诊断价值，有望在一定程度上减轻病理医生的工作负担，提升诊断的准确率和一致性。

（二）AI辅助淋巴结转移检测

准确识别淋巴结转移灶是临床病理诊断的重要环节，对治疗方案的选择具有重要指导意义，但在实际工作中仍面临显著挑战。虽然显微镜下视觉评估能较容易识别宏转移灶，但对微转移和孤立肿瘤细胞的检测却存在较大困难。这些微小病灶由于体积小、形态学特征不典型，在常规病理检查中极易被漏诊。

近年来，一些研究探索了深度学习在淋巴结转移辅助评估中的应用，以期提升微小病灶的检出率、降低漏诊率。Steiner等人研究结果表明，AI辅助病理医生评估淋巴结转移具有更高的准确率，尤其是在检测微小病灶方面，并且每张图像的评估时间也更短。Challa等人使用数字成像分析“metastasis AI”检测应用程序（Visiopharm Integrator System metastasis AI算法）来筛查乳腺癌患者的淋巴结转移情况，结果显示，AI算法的总体灵敏度和阴性预测值为100%，可以成为病理医生审查淋巴结HE染色切片之前的一种有效的筛查工具，该应用程序与临床工作流程的集成在某些情况下减少了对免疫组织化学染色的需求。Liu等人研发了一种多模式多实例（multi-modal and multi-instance，MMMI）深度学习模

型，结果显示，无论预测哪种乳腺癌淋巴结状态，MMMI 深度学习模型的预测结果均明显优于基于临床病理参数或 WSI 的单一模型。

由此可见，AI 辅助淋巴结转移检测可在 WSI 图像上进行全局扫描，比人工阅片更快、更全面地检测转移灶，并且可以辅助病理医生发现微转移或隐匿性转移，尤其在大规模筛查中具有重要价值。

(三) AI 辅助肿瘤浸润淋巴细胞评估

在乳腺癌中，肿瘤浸润淋巴细胞(tumor infiltrating lymphocyte，TIL)已成为乳腺癌的一种关键生物标志物，尤其是 TNBC 和 HER2 阳性乳腺癌，肿瘤微环境中 TIL 的存在与更好的治疗反应和总生存率相关。然而，TIL 的手动评估是主观的，具有显著的观察者间变异性和较差的可重复性。近年来，随着 TIL 评估的机器学习方法迅速发展，结果显示，AI 可以更快地实现良好的可重现性，是辅助病理医生评估的有效手段。Basavanhally 等人开发了一种使用 WSI 自动检测和分级 HER2 阳性乳腺癌中淋巴细胞浸润程度的深度学习算法，结果显示，该算法成功区分了高淋巴细胞浸润水平和低淋巴细胞浸润水平的样本，分类准确率大于 90%。Bai 等人构建了一个开源自动化的 TIL 评估深度学习模型，应用于 TNBC 的病理图像分析，结果显示，该算法能够准确识别并量化 TIL 的浸润程度，为 TNBC 患者的预后评估和治疗决策提供了有力支持。Liu 等人提出了基于感兴趣视野和全切片的 AI 算法，结果显示，AI 辅助 TIL 评分预测新辅助治疗后 pCR 的 AUC 可达 0.937。目前，基于 AI 辅助评估 TIL 技术的数据仍处于研究阶段，是否会将该技术扩展到临床诊断工具中，仍有待进一步临床验证。

(四) AI 辅助乳腺癌生物标志物定量检测

乳腺癌的诊疗决策高度依赖于多种生物标志物的检测结果，这些标志物不仅用于疾病的早期筛查和明确诊断，还在预后评估及靶向治疗策略的制定中发挥关键作用。常用的乳腺癌生物标志物包括 ER、PR、HER2、细胞增殖相关抗原 Ki67、PD-L1 等。

目前，相关标志物的表达评估多根据染色强度、阳性细胞比例等指标，在显微镜下由病理医生进行判读。然而，在实际操作中，这一过程常常受到阅片经验、判断标准和个体主观因素的影响，观察者之间的一致性偏低，给诊断的准确率与可重复性带来一定挑战。近年来，随着数字化技术在病理诊断中的应用不断拓展，相关图像分析工具被逐步引入用于乳腺癌生物标志物的定量评估。AI 可在病理切片图像中自动识别肿瘤区域，分析染色情况并给出数值化结果，有助于提升判读的效率和一致性，尤其在人工评分差异较大的环节中表现出较强优势。

在 ER 和 PR 的检测中，AI 辅助能有效降低不同阅片者之间的评分差异，尤其在低表达(1%~10%)病例中，能够更加灵敏地识别弱阳性信号，为内分泌治疗人群的筛选提供重要参考。相关研究表明，AI 辅助判读与人工判读之间具有较高的一致性，适用于标准化 ER/PR 评估流程的建立。在 PD-L1 的判读方面，由于评估对象不仅包括肿瘤细胞，还涉及免疫细胞表达，评分本身存在一定复杂性，且容易受主观因素干扰。目前，已有多项研究提出以图像识别技术辅助进行细胞区域划分与阳性计数，并结合评分标准进行自动计算，在联合阳性评分(CPS)等方面展现出较好的稳定性和重复性，有望提升免疫治疗人群的识别准确率。而 HER2 的表达评估在临床中尤为关键，特别是在 0 与 1+ 之间的边界病例。传统人工评分易受主观判断影响，尤其在 HER2 低表达和超低表达乳腺癌患者中容易存在误差。而借助图像分析技术辅助，可实现连续、量化的评分，并在阅片过程中提供参考信息，提升了评估的效率和准确率，进一步推动 HER2 靶向治疗策略的精准化发展。Ki67 是反映肿瘤细胞增殖活性的关键指标，但其判读过程同样易受区域选择与人工计数误差影响，评分差异显著。在实际应用中，结合图像识别系统对全视野细胞进行自动化计数与分类，有助于减少主观干扰、提升评分一致性，并有望在 ER 阳性、HER2 阴性乳腺癌的风险分层管理中提供更为可靠的数据支持。

综上所述，伴随病理图像分析工具的不断优化，其在乳腺癌生物标志物免疫组织化学评估中的应用价值日益凸显。其优势不仅体现在提高阅片效率与判读一致性方面，更在于推动标志物评估的客观化、量化和标准化，为乳腺癌个体化诊疗和精准治疗的进一步落实提供了坚实支撑。

二、从传统机器学习到基础大模型在乳腺病理中的应用

乳腺病理的智能化辅助诊断早期以计算机辅助分析为主，逐步发展为以深度学习为核心、具备多任务处理能力的智能系统。初期研究多采用传统机器学习方法，如支持向量机和随机森林等。然而，此类方法在很大程度上依赖人工的标注与特征提取，模型的泛化能力和适应性相对有限，难以应对结构复杂、形态异质性显著的病理图像分析。同时，此类方法在计算效率方面亦存在一定局限，难以对大规模病理图像数据进行高效处理，不能满足当前临床对智能化、精准化病理诊断日益增长的需求。

随着深度学习技术的不断发展，特别是卷积神经网络在图像处理领域的广泛应用，病理人工智能取得了实质性进展。Paige. AI 作为首个获得 FDA 批准的病理 AI 产品，初步验证了该技术在临床应用中的可行性。然而，此类模型仍面临诸多挑战，如对大规模高质量标注数据的依赖、可解释性不足、泛化能力有限，以及与临床流程融合度不高等问题。特别是在乳腺病理图像异质性强、病例复杂度高的背景下，模型性能易受干扰，限制了其在更大范围内的推广应用。

自 2019 年以来，病理人工智能逐步进入以基础模型为代表的发展新阶段。以自监督学习、多模态融合等技术为核心的新一代模型，能够在缺乏大量人工标注数据的前提下，从大规模 WSI 中自动学习图像特征表示，支持分类、分割、预后预测及报告生成等多任务协同处理。在乳腺病理领域，此类模型显著拓展了病理智能分析的广度与深度，推动系统从单一任务向全流程辅助诊断的转变。

以哈佛医学院发布的 UNI 模型为例，该模型通过在超 10 万例诊断性全切片图像构成的大规模未标注数据集上进行自监督预训练，展现出对多类病理任务的强大泛化能力。在乳腺癌病理领域，UNI 模型可同步实现肿瘤亚型分类、淋巴结

状态评估及预后预测等任务，其基于 Vision Transformer（ViT）架构的特征提取能力，在保持高稳定性的同时，显著降低了传统方法对大规模人工标注数据的依赖。与此同时，多模态融合模型在乳腺病理中的探索也逐渐展开。CONCH 模型基于 CoCa 这一最先进的视觉语言基础预训练框架，通过图像与文本的语义对齐机制，使病理医生可通过自然语言获取病理图像的辅助解释，提升了人机交互的可用性与灵活性，适用于乳腺病理教学、病例复现及科研工作。斯坦福大学团队开发的 MUSK 模型，通过整合乳腺病理图像与病理报告文本数据开展分析，在乳腺癌预后预测任务中展现出卓越性能，为病理信息与文本层面数据的深度融合及实际应用提供了有力支撑。因此，在乳腺病理等异质性强、诊断依赖多源信息的临床场景中，基础模型通过统一架构支撑多任务、跨模态分析，有望打通图像识别、信息整合与决策支持各环节，为构建更加精准、高效、可推广的智能病理系统提供新路径。然而，其在真实世界场景中的稳定性、可解释性与伦理合规性仍需持续探索，特别是在推动其走进常规诊断工作流程之前，仍需大量临床验证与多中心协作研究加以支撑。

三、临床落地面临的挑战

尽管近年来病理智能辅助诊断技术迅速发展，但其在从技术研发向实际临床应用转化过程中仍面临诸多挑战，主要体现在技术与临床需求的差距、法规伦理的风险，以及病理工作流程重构的阻力等方面。

（一）智能辅助诊断的技术与临床实际需求的差距

目前，智能辅助诊断技术在常见病理类型的识别中已初步展现应用价值，以乳腺癌诊断为例，系统对乳腺浸润性导管癌的辅助诊断已具备较高的准确率和可靠性。然而，在发病率较低的特殊病理亚型（如乳腺腺样囊性癌、分泌性癌及浸润性微乳头状癌）诊断中，现有系统面临显著挑战。这类病变不仅样本量稀缺，其组织学结构的不典型性和形态学的高度异质性更导致特征提取困难。由于训练数据不足，模型难以建立准确的分类边界，误诊和漏诊风险显著增加。在新辅助治疗后的乳腺癌病理评估中，治疗诱导的炎性改变、纤维化及组织细胞增生等常导致组织形态复杂多变，这也给系统识别残留病灶带来干扰，增加误判风险，影响对病灶范围和治疗反应的准确评估。这类病例由于样本数量有限、组织学特征异质性强，加之现有标注资料质量参差、图像来源多样，进一步限制了系统的稳定性与泛化能力，其漏诊风险相对较高。

不同中心在切片染色方法、厚度控制、扫描设备参数等方面的差异，亦对图像质量、色彩一致性和结构清晰度产生重要影响，成为当前限制智能辅助诊断技术跨中心推广的重要因素之一。这提示现阶段相关系统在多源图像适应性和标准化处理流程方面，仍需持续优化与规范。此外，病理图像前处理过程中的变量，如切片染色方法、厚度差异、扫描设备性能等，均可能对辅助诊断结果产生较大影响。在多中心应用背景下，系统对不同来源图像的适应能力不足，易引发假阳性或假阴性问题，进而影响诊断的准确率和一致性。因此，提升其在多源数据条件下的稳定性和鲁棒性，是当前亟须解决的关键问题。

（二）临床应用规范与工作流程适应性

在 AI 辅助病理诊断系统的临床应用过程中，病理工作规范与操作流程之间尚存在一定脱节，成为当前技术推广与实际应用的重要制约因素。

一方面，尽管 AI 诊断系统仅用于辅助诊断，最终诊断责任仍由病理医生承担，但当系统结果对诊断判断造成误导时，其引发的法律责任归属问题尚无统一规范，存在潜在风险。此外，病理图像的数字化过程中涉及大量患者敏感信息，如何在确保隐私安全的前提下实现数据的共享与再利用，亦是当前亟须解决的问题。目前，行业尚未建立统一的数据存储、传输与使用标准，有待在政策层面加强顶层设计与规范化建设。

另一方面，病理医生对该类辅助系统的信任尚需逐步建立，现有多数系统采用深度学习模型，其“黑箱化”决策机制难以提供可追溯的判断依据，导致医生在面对复杂病例时难以验证算法逻辑，因而审慎态度普遍存在，临床应用的接受度较低。同时，系统的引入对传统病理工作流程也提出了新的挑战，如切片扫描流程的重构、辅助软件的熟练掌握以及医技协作模式的调整，均可能增加工作负担与资源投入。为推动该类技术在常规工作中的规范化应用，建议在系统研发与部署过程中，注重临床实际需求与工程实现之间的协同，强化病理科在系统设计、优化与验证中的主体参与地位，并以病理医生的使用反馈为核心，持续提升系统的可用性、可解释性及与工作流程的适配性。

智能辅助系统的引入对病理工作提出了新的要求，相关技术的持续优化与应用规范的建立将是其能否在临床真正发挥作用的关键。

四、展望

未来 AI 辅助病理诊断技术的发展将更加关注以病理医生为核心的协作模式，使病理医生在诊断过程中能够对系统输出进行调整和修正，形成基于临床经验的反馈闭环，从而提升其在实际诊断中的可用性与可靠性。在应用层面，有必要继续探索多源信息的融合路径，包括整合乳腺病理图像、影像学检查、分子检测及临床信息等内容，以期在复杂病例中提供更加全面的辅助支持。同时，标准化体系的建设也亟须推进。制定针对乳腺癌辅助诊断的操作规范与质量控制要求，明确使用场景、判读流程与职责界限，将有助于该类技术在实际工作中的稳步推进。此外，构建高质量图像数据库，并依托多中心协作开展研究，有望为 AI 辅助乳腺病理工具的优化与转化提供坚实的数据基础和验证平台。上述探索将有助于推动乳腺病理诊断在准确率、规范性与个体化方面的持续提升，为临床治疗决策与疗效评估提供更为有力的支持。

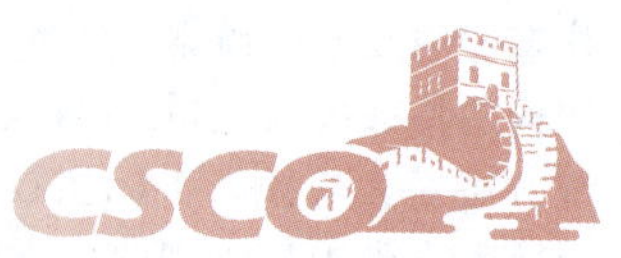

2025年乳腺癌新辅助治疗及疗效预测相关进展

朱腾　王坤

广东省人民医院

乳腺癌新辅助治疗领域正经历前所未有的变革性突破。本文将通过阐述各个分子亚型乳腺癌近一年的治疗进展以及疗效预测相关的前沿探索等方面，揭示精准医疗时代下“高效低毒”治疗范式的实现路径。

一、HER2阳性乳腺癌新辅助治疗进展

近一年来，HER2阳性乳腺癌新辅助治疗领域主要聚焦于降阶梯治疗、耐药优化等方面，显著提升了个体化治疗水平。

（一）降阶梯治疗突破

2025年，广东省人民医院王坤教授在ASCO口头报告中汇报了neoCARHP研究的结果，即HER2阳性早期乳腺癌患者接受“去卡铂”的THP方案（多西他赛＋曲妥珠单抗＋帕妥珠单抗）与标准TCHP方案（含卡铂）相比，pCR率为64.1% vs. 65.9%（绝对差值–1.8%，满足非劣效假设），但3~4级不良事件发生率降低约14%（20.7% vs. 34.6%），严重中性粒细胞减少发生率降低约10%。此外，河南省肿瘤医院刘真真教授发起的HELEN-006研究，旨在比较白蛋白结合型紫杉醇联合曲妥珠单抗与帕妥珠单抗（nab-PHP）方案与标准多西他赛＋卡铂联合双靶（TCbHP）方案的疗效与安全性。结果显示，去卡铂的单药化疗联合双靶具有优效性：nab-PHP组pCR率显著高于TCbHP组（66.3% vs. 57.6%，$P<0.01$），且nab-PHP组≥3级不良事件发生率显著降低（30.1% vs. 38.0%）。这两项研究为减少多药化疗毒性提供了高质量循证依据。基于此，2025版CSCO指南将THP方案的证据级别从2A级升至1A级，为不耐受卡铂的早期HER2阳性患者提供了新选择。

新一代的ADC药物也在HER2阳性早期乳腺癌新辅助治疗阶段逐渐崭露头角，其中FASCINATE-N研究显示，第三代ADC药物SHR-A1811单药治疗HER2阳性乳腺癌的pCR率达63.2%，与传统四药联合方案PCbHP（白蛋白紫杉醇＋卡铂＋曲妥珠单抗＋帕妥珠单抗）的64.4%相当，且≥3级不良事件发生率显著低于传统四药联合治疗组（单药组44.8% vs. 传统四药联合组71.6%）。DESTINY-Breast11研究也正在探索T-DXd单药或序贯THP对比ddAC序贯THP的新辅助治疗疗效，期待后续的结果验证ADC药物在HER2阳性乳腺癌新辅助治疗中的巨大潜力。

（二）靶向治疗耐药患者的优化策略

NeoPaTHer研究为HER2阳性乳腺癌新辅助治疗中曲妥珠单抗原发耐药患者提供了重要的优化策略。该前瞻性、多中心、Ⅱ期临床研究采用“响应适应性设计”，对129例患者先给予2周期多西他赛＋卡铂＋曲妥珠单抗（TCbH）治疗，MRI评估无效者（约50%）分为两组：B组继续TCbH（n=26），C组加用口服TKI吡咯替尼（n=41）。结果显示，初始有效组（A组，n=62）的pCR率为30.6%，而无效后继续原方案的B组pCR率显著降低至15.4%；相比之下，加用吡咯替尼的C组pCR率提升至29.3%，与初始有效组水平相当（OR=1.04，95% CI 0.40~2.70）。安全性方面，吡咯替尼组主要不良事件为腹泻（58.5%）、红细胞减少（46.3%）、贫血（43.9%），未出现新的安全性信号或死亡事件，提示耐受性良好。

二、三阴性乳腺癌新辅助治疗新进展

近一年的TNBC新辅助治疗进展，免疫治疗的地位依然在被强化。基于KEYNOTE-522及CamRelief研究的突破性数据，《中国临床肿瘤学会（CSCO）乳腺癌诊疗指南2025》将紫杉类＋铂类序贯蒽环类（TP-AC）联合PD-1抑制剂方案提升为早期TNBC新辅助治疗的唯一Ⅰ级推荐，标志着该策略正式成为国内临床实践的最高标准。这一更新核心依托以下关键证据。

（一）长期生存获益确立

KEYNOTE-522研究的5年随访数据显示，帕博利珠单抗联合化疗（含铂＋蒽环）显著提升OS率（86.6% vs. 81.7%）和无事件生存（event-free survival，EFS）（81.3% vs. 72.3%），且无论PD-L1表达状态均观察到持续获益，首次证实免疫治疗可改善TNBC长期预后。

（二）中国方案在高危人群中的价值

CamRelief研究在纳入70.5%淋巴结阳性、35.8% Ⅲ期高危中国患者的前提下，卡瑞利珠单抗联合化疗（白蛋白紫杉醇＋卡铂序贯蒽环）将pCR率从44.7%提升至56.8%（绝对获益

12.1%)，为本土高危人群提供了高效且可及的选择。

（三）治疗模式优化

两项研究共同验证了免疫治疗贯穿新辅助至辅助阶段全程管理的价值。指南强调，TP-AC 联合 PD-1 抑制剂不仅提高了 pCR 率（KEYNOTE-522：64.8% vs. 51.2%），更通过术后维持治疗降低 37% 的复发风险，尤其对未达 pCR 患者仍可提供生存保障。此次升级凸显了 CSCO 指南对“高效低毒”理念的践行：TP-AC 方案兼顾化疗强度与免疫协同，而 PD-1 抑制剂的加入突破了传统化疗的瓶颈，为 TNBC 患者提供了迄今最权威的根治性治疗路径。

基于多项Ⅱ期研究（NeoPACT 研究以及 cTRIO 研究）共同验证了 TP（紫杉类 + 铂类）联合 PD-1 抑制剂方案的疗效（pCR 率为 56.5%~58%）与生存获益（3 年 EFS 率为 86%），尤其为不耐受蒽环类药物或高危人群（如 N_3 期）提供了高效替代选择，推动 TNBC 新辅助治疗向“降阶增效”转型。TP+PD-1 抑制剂调整为Ⅱ级推荐。

此外，NeoSTAR 研究还首次探索了 ADC 戈沙妥珠单抗（SG）联合帕博利珠单抗（P）新辅助治疗早期 TNBC 的疗效。结果显示，接受研究方案治疗后整体 pCR 率为 32%。但由于多数患者术前额外接受了化疗，其中部分患者未确认在接受 SG/P 研究方案治疗后是否有残留病灶，因此，SG/P 联合方案的真实 pCR 率仍需验证。尽管如此，该方案的毒性显著低于当前的标准治疗 Keynote-522 研究的治疗方案，该方案前景依然可期。

三、HR⁺/HER2⁻ 乳腺癌新辅助治疗拥有更多选择

HR⁺/HER2⁻ 乳腺癌新辅助治疗领域在分层治疗以及治疗动态优化等个体化策略方面取得了一定突破，核心进展如下。

FLEX 研究显示，基于 70 基因检测（MammaPrint）的风险分层可精准指导化疗方案选择：一般高危（H1）患者采用去蒽环方案（多西他赛 + 环磷酰胺，TC）与含蒽环方案（AC-T）的 pCR 率无差异（7.7% vs. 7.0%），3 年无复发生存（relapse free survive，RFS）率相似（97.1% vs. 95.3%）；而极高危（H2）患者仍需含蒽环方案，其 pCR 率显著更高（32.0% vs. 0）。这些结果表明，一般高危的患者可以尝试去蒽环的新辅助化疗方案，而极高危组仍然需要含蒽环化疗方案来改善预后。来自复旦大学附属肿瘤医院的 FINEST 研究创新性地提出“化疗敏感性筛选→非敏感人群转向靶向联合”的动态策略，其核心价值在于：通过早期 MRI 评估（2 周期后）快速识别化疗不敏感人群（占 37%），使其免于后续的无效化疗，转而接受毒性更可控的内分泌 + 免疫 +CDK4/6 抑制剂联合治疗（3 级不良事件以中性粒细胞减少为主，未新增严重 irAE），其 ORR 高达 81.5%，显著高于继续化疗组（66.7%），且术后 Ki67 指数显著降低（P<0.001），证实 CDK4/6 抑制剂 + 免疫治疗联合内分泌治疗可快速抑制肿瘤增殖活性，为不可手术者创造手术机会。该研究为 HR⁺/HER2⁻ 乳腺癌新辅助治疗提供了“动态调优”新范式，通过早期疗效筛选实现治疗降阶（化疗豁免）或升阶（强化靶向），推动该领域向精准化、低毒化迈进。未来需整合多基因检测（如 Oncotype DX）与分子分型，进一步优化分层阈值及联合方案。

四、乳腺癌新辅助治疗疗效精准评估

在乳腺癌新辅助治疗疗效预测方面，近一年取得了显著突破，主要集中在分子标志物的优化、多模态 AI 预测模型及疗效动态监测策略。

乳腺癌新辅助治疗分子标志物的优化主要来自新技术的应用。复旦大学团队通过空间转录组分析对 FASCINATE-N 临床研究中的 HER2⁺ 乳腺癌队列开展了一项转化研究发现，在 HR 阴性患者中，细胞毒性 T 细胞的空间聚集密度与 SHR-A1811（新型抗 HER2 的 ADC 药物）的 pCR 率呈显著正相关；而在 HR 阳性患者中，HER2 强阳性肿瘤细胞的紧密聚集与耐药密切相关。基于此开发的 AI 空间拓扑模型整合了细胞距离、免疫分布等特征，预测 ADC 新辅助治疗疗效的准确率高达 86%。

目前的多模态 AI 预测模型逐渐转向对生物学信息的探索，以挖掘模型背后的生物学原理。山东的研究者开发的 MIFAPS 系统整合 MRI、病理切片和临床数据，预测乳腺癌新辅助化疗 pCR 的 AUC 达 0.909（前瞻性队列），灵敏度与特异度分别为 81.5% 和 85.4%。该系统在 HER2 阳性、三阴性和管腔型亚组中均表现稳定（AUC>0.85），且通过热图可视化发现，高评分患者肿瘤微环境中 CD4 记忆 T 细胞和 M1 巨噬细胞浸润更丰富，为免疫激活型肿瘤的疗效优势提供了生物学解释。广东省人民医院王坤教授团队的研究，通过收集患者治疗前和治疗中期的动态增强磁共振成像图像，采用 K-means 聚类算法将肿瘤区域划分为不同的“栖息地”，在影像上刻画了肿瘤内部的异质性。接着从全肿瘤（传统影像组学）和肿瘤亚区（空间栖息地影像组学）提取特征，构建了基于磁共振成像生境成像的 AI 模型，可在术前精准预测乳腺癌的 pCR 率。同时，还结合转录组和单细胞 RNA 测序，阐述了影像生境特征与肿瘤免疫微环境（特别是 B 淋巴细胞浸润）的关系，以验证 AI 模型的生物学基础。

疗效动态监测策略则进一步强化了关于新辅助治疗早期疗效动态引导方案调整的观点。NeoPaTHer 研究的核心突破在于通过早期疗效动态调整方案，2 周期化疗联合双靶治疗后 MRI 评估无效者（占 50%），加用吡咯替尼组 pCR 率提升至 29.3%，接近初始有效组水平（30.6%），而继续原方案组仅 15.4%，将原发耐药患者的治疗有效率提升了近一倍。其“早期响应引导治疗”模式为耐药患者提供了精准增效路径，避免了无效治疗的延续，并推动后续开展大样本Ⅲ期临床研究来进一步验证及探索生物标志物，有望改写临床实践。此外，前述的 FINEST 研究针对 HR⁺/HER2⁻ 乳腺癌 2 周期化疗后 MRI 识别不敏感人群（37%），转换为“内分泌 +CDK4/6 抑制剂 + 免疫”联合治疗，ORR 达 81.5%，显著高于继续化疗组（66.7%），且术后 Ki67 指数显著降低（P<0.001）。

因此，关于乳腺癌新辅助治疗的疗效预测正从静态标志物向“多维度分子分型 + 动态影像 +AI 整合”演进，为个体化降阶或强化治疗提供精准导航。

五、总结

随着ADC单药破局、免疫治疗前移及多模态AI预测模型的崛起，乳腺癌新辅助治疗已迈入“精准降阶、动态调优”的新纪元。治疗方案的优化不再局限于药物选择，更拓展至给药时序的重构（如响应适应性策略中早期评估引导靶向强化）、跨机制药物的协同搭配（免疫治疗联合ADC替代传统化疗）以及个体化疗程的精准裁量。这些变革性突破，正推动临床决策从“经验驱动”转向“数据导航”，要求医生不仅掌握多学科知识（病理、影像、分子生物学），更需具备整合动态监测工具（如ctDNA清除率、空间拓扑AI模型）以实现实时干预的能力。未来，唯有通过多维度疗效预测与全程管理闭环的深度融合，方能真正践行“高效低毒”的精准医疗愿景，为患者带来生存与生活质量的双重提升。

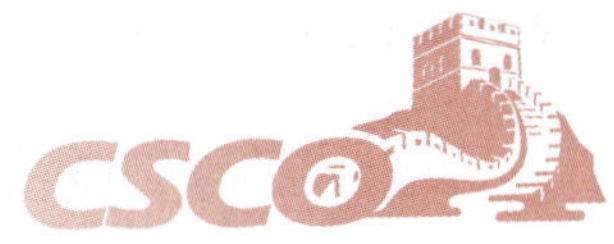

乳腺癌 BRCA1/2 检测临床实践

谢菲　杨柳　吴金波　王殊
北京大学人民医院

乳腺癌约 5% 可检测出乳腺癌易感基因（breast cancer susceptibility gene，BRCA）的胚系有害变异。*BRCA* 是一组重要的抑癌基因，在 DNA 同源重组修复中起到重要作用，包括 *BRCA1* 和 *BRCA2*。胚系 *BRCA1/2* 有害变异与乳腺癌、卵巢癌等肿瘤的发生密切相关。*BRCA1/2* 突变携带者可通过一系列干预措施降低乳腺癌患病风险，同时 *BRCA1/2* 也可作为抗肿瘤药物治疗的靶点。识别 *BRCA1/2* 有害变异的高风险人群并合理检测，将有助于为突变患者制定合理的治疗方案，并为突变携带者提供有效的肿瘤风险防控建议。

一、*BRCA1/2* 检测的临床意义

（一）*BRCA1/2* 基因结构及蛋白质功能

BRCA1 定位于 17q21，DNA 全长 100kb，含有 24 个外显子，转录产生 7.8kb mRNA，共编码 1 863 个氨基酸；*BRCA2* 定位于 13q12，DNA 全长 70kb，编码区共 10 987bp，富含 AT（64%），共含有 27 个外显子，转录产生 10.2kb mRNA，共编码 3 418 个氨基酸。二者均为关键的肿瘤抑制基因，以常染色体显性方式遗传，其编码蛋白在 DNA 双链断裂的同源重组修复（homologous recombination repair，HRR）、基因转录调控和调节细胞周期中发挥核心作用。

（二）*BRCA1/2* 突变的种类与人群分布特征

BRCA1/2 突变分为胚系突变（germline mutation）和体细胞突变（somatic mutation）。胚系突变来自生殖细胞，存在于机体所有细胞中，可遗传给后代；体细胞突变仅存在于肿瘤细胞中，为非遗传性突变。在乳腺癌中具有治疗靶点意义的突变均为胚系突变。

全球数据显示，人群中 *BRCA1/2* 致病突变携带率为 1/800~1/500，具有显著的种族及地域特异性，德裔犹太人群突变率最高，亚裔人群突变率较低，中国健康人群中 *BRCA1* 和 *BRCA2* 的突变携带率分别为 0.3% 和 0.1%。

突变分布和类型在不同地域和种族人群中存在显著差异，在特定人群中存在“始祖突变（founder mutation）”现象。在欧洲德系犹太人中的始祖突变包括：*BRCA1* 185delAG（c.68_69delAG）、*BRCA1* 5382insC（c.5266dupC）和 *BRCA2* 6174delT（c.5946delT），占所有遗传性乳腺癌突变类型的 30% 以上。北欧地区荷兰人群高频出现 *BRCA1* 的 exon 13 缺失、*BRCA2* 的 5579insA。冰岛人群特有的 *BRCA2* 999del5 突变占所有致病突变的 60%。在波兰人群中，*BRCA1* 的 5382insC、C61G 及 4153delA 三个突变约占所有检测到突变的 90%。在中国人群中，5589del8 与 1100delAT 是 *BRCA1* 常见的两个重复突变位点。

（三）*BRCA1/2* 突变与乳腺癌的患病风险

携带 *BRCA1/2* 致病突变女性的终身乳腺癌累积风险呈现年龄依赖性和基因特异性差异。研究表明，*BRCA1* 突变携带者的终身乳腺癌患病风险为 57%~72%，卵巢癌患病风险为 39%~44%，而 *BRCA2* 突变携带者的终生乳腺癌患病风险为 45%~69%，卵巢癌患病风险为 11%~18%。中国 *BRCA1/2* 突变携带者的乳腺癌患病风险相对略低，分别为 37.9% 和 36.5%。*BRCA1* 突变乳腺癌患者的平均诊断年龄为 39.73 岁，*BRCA2* 携带者为 41.07 岁，均较野生型患者更为年轻。60%~80% 的 *BRCA1* 突变患者为 TNBC，而 *BRCA2* 突变患者多为 HR^+。

（四）*BRCA1/2* 突变乳腺癌患者的预后

中国乳腺癌患者 *BRCA1/2* 突变携带率约为 5.3%，其中散发性乳腺癌突变率为 2%，家族性乳腺癌突变率为 16.9%。在不同分子分型乳腺癌中，TNBC 的 *BRCA1/2* 突变率最高，达 11.2%；HER2 阳性患者突变率仅为 1.8%。*BRCA1/2* 基因突变与乳腺癌患者预后的关系，尚未完全明确。目前研究结果不支持 *BRCA1/2* 突变与淋巴结转移相关。荟萃分析结果显示，*BRCA1* 突变患者的 OS 短于野生型患者，而 *BRCA2* 突变患者的 OS 与野生型患者无显著差异。多项研究显示，携带 *BRCA* 突变的 TNBC 患者的预后优于野生型患者，可能与其对系统治疗的敏感性有关。

BRCA1/2 突变患者对侧乳腺癌发病风险显著高于野生型患者，散发性乳腺癌患者术后 10 年对侧乳腺癌的发生率仅为 5%，*BRCA1* 携带者在乳腺癌诊断 20 年后发生对侧乳腺癌的累积风险为 40%，*BRCA2* 携带者为 26%。有证据支持，对侧乳房预防性切除可能降低 *BRCA1/2* 突变乳腺癌患者的对侧乳腺癌发生率及相关死亡风险。*BRCA1/2* 突变和野生型患者保乳术后 10 年同侧乳房复发率分别为 8.7%、4.1% 和 20%。各指南均推荐具有保乳适应证的首诊 *BRCA1/2* 突变乳腺癌

患者在保证辅助治疗的前提下,可接受保乳手术。

二、*BRCA1/2* 的变异类型和检测的指征

BRCA1/2 变异类型主要包括点突变、小片段插入/缺失和大片段重排(large rearrangement)等。此外,结构变异(structural variation,SV)也是目前备受关注的变异类型。除了基因编码区外,内含子区域的变异也可能会通过干扰 RNA 剪切等方式影响蛋白质功能,因此 *BRCA1/2* 检测除了要同时覆盖编码区和相邻边界区以外,还应关注内含子区域的变异以及>50 个碱基对的结构变异。

目前,NCCN、ESMO、ASCO、CBCS、CSCO、CSBrS 等指南对于 *BRCA1/2* 检测推荐人群的选择主要基于患者年龄、相关肿瘤家族史、肿瘤类型等因素进行推荐。ASCO/SSO 2024 指南以治疗驱动检测理念重构适应证,将检测年龄阈值扩展至 65 岁,确立了多基因同步检测的地位,建议新诊断的 ≤65 岁乳腺癌患者(Ⅰ~Ⅲ期或新发Ⅳ期/转移性疾病),如果符合以下条件,均应仅进行 *BRCA1/2* 检测:①可能从 PARP 抑制剂治疗中获益的(早期或晚期)患者;② TNBC 患者;③个人肿瘤史或肿瘤家族史提示可能存在 *BRCA1/2* 致病性变异患者;④男性乳腺癌患者;⑤对侧或同侧乳房第二原发癌的患者。

三、*BRCA1/2* 变异的检测方法

第一代测序技术,即 Sanger 测序,又称为 SBS 法、末端终止法,是检测 *BRCA1/2* 点突变和小片段插入缺失的传统技术,也可以作为其他检测方法的补充或结果验证手段。第一代测序技术是公认的测序技术的"金标准",它的主要特点是测序读长可达 1 000bp,准确率高达 99.999%,但其存在测序速度慢、通量低等缺点,严重制约了其大规模应用。

第二代测序技术,也被称为新一代测序(next generation sequencing,NGS)或短读长测序(short read sequencing,SRS),是一种能同时对几十万到几百万条 DNA 分子进行序列测定的技术。与第一代测序相比,其最大的特点就是通量高、成本低、速度快。当前基因检测主要采用 NGS 技术,可用于检测点突变、50bp 以内的结构变异。但因 NGS 测序技术的特点,常规的 NGS 测序可能会漏检一些特殊类型的突变,如 50bp 以上的结构变异、基因组重复区域的变异、富含 GC 序列区域的变异、内含子和非编码区域的变异等。

第三代测序技术(third generation sequencing,TGS),也被称为单分子测序技术或长读长测序(long read sequencing,LRS)技术,指的是在 DNA 测序过程中,不需要经过 PCR 扩增,实现对每一条 DNA 分子的单独测序的技术。目前主流的 TGS 技术平台包括 SMRT 测序和纳米孔测序。第三代测序技术具有长读长(1kb~1Mb)、高通量、速度快、无 PCR 扩增偏倚以及直接检测 RNA 的能力,能够跨越重复序列区域,实现复杂基因组区域(如重复序列、结构变异等)的准确组装和变异检测。此外,TGS 还可用于全长转录本测序、可变剪接分析、表观修饰检测等转录组研究。

此外,多重连接依赖性探针扩增(multiplex ligation-dependent probe amplification assay,MLPA)、定量聚合酶链反应(quantitative polymerase chain reaction,qPCR)和长片段聚合酶链反应(long range PCR,L-PCR)是目前用于检测 *BRCA1/2* 大片段重排的三个主要技术平台,可作为大片段重排和结构变异的验证补充方法。

四、*BRCA1/2* 变异的结果解读

(一) *BRCA1/2* 变异的判读流程

目前已知的 *BRCA1/2* 变异分布于基因全长,尚未发现变异热点区域。因此,需要有统一的流程及标准对注释后的变异数据进行筛选与分类,以指导遗传咨询与临床治疗。目前,遗传变异判读的最具权威指南是美国医学遗传学和基因组学学会(American College of Medical Genetics and Genomics,ACMG)和美国分子病理学会(Association for Molecular Pathology,AMP)于 2015 年修改并联合颁布的基因序列变异解读标准和指南。针对 *BRCA1/2* 变异的判读,各国学术机构也颁布了相应指南,包括胚系突变等位基因解读实证联盟(Evidence-based Network for the Interpretation of Germline Mutant Allele,ENIGMA)于 2017 年颁布的 *BRCA1/2* 变异解读和分类标准、我国中华医学会病理学分会和病理质控中心于 2021 年联合修改颁布的 *BRCA1/2* 数据解读中国专家共识等。

(二) BRCA1/2 变异的证据评价体系

遗传变异判读的过程是有关变异的致病性或良性证据收集与归纳的过程。以 ACMG 变异解读指南为基础,结合 ENIGMA 解读与分类标准和我国专家共识,遗传变异的判读基本流程如下:将注释后的变异测序数据在人群数据库中进行等位基因频率比对筛选,收集致病性或良性变异证据(包括临床数据库证据、体内体外功能研究证据、共分离证据、队列研究/疾病表型证据、计算机模拟预测分析),判定变异的分类,并复核判读结果。

ACMG 和 AMP 建立了完善的遗传变异证据评价体系,将支持致病性的证据分为 4 类,包括极强证据、强证据、中等证据和支持性证据;将支持良性的证据分为 3 类,包括独立性证据、强证据和支持性证据。ENIGMA 证据评价体系将 *BRCA1/2* 遗传性变异证据按照致病风险度分为 3 类,包括:高危证据(导致编码蛋白结构或功能损害的变异)、不确定性证据(点突变、罕见变异和临床意义未明的变异)和无风险证据(人群等位基因频率>1% 的单核苷酸多态性和无临床意义的变异)。但是,ENIGMA 评价体系标准相对宽泛和主观,不利于变异的统一判读。我国 *BRCA1/2* 变异解读专家共识基本沿用 ACMG 和 AMP 证据评价体系。

(三) *BRCA1/2* 变异的分类

ACMG 和 AMP 根据变异的致病性或良性证据评价体系将遗传变异分为以下 5 类:致病性变异(pathogenic)、可能致病性变异(likely pathogenic)、意义未明变异(variants of uncertain significance,VUS)、可能良性变异(likely benign)和良性变异(benign)。目前,ACMG 和 AMP 建立的"五分类"系统是遗传变异临床分类的公认权威方法。Sherloc 变异分类方法仍沿用 ACMG 和 AMP 遗传变异"五分类"系统,但对分类的标准进行了量化赋分。ENIGMA 根据其变异证据

评价体系，建立 *BRCA1/2* 遗传变异的“三分类”系统，包括致病性变异、意义未明变异和良性变异。另外，ENIGMA 针对 BRCA1/2 VUS 提出了再分类标准，即根据计算机模拟预测等方法将 *BRCA1/2* VUS 进一步分为 5 类，包括：确定致病性（definitely pathogenic）、可能致病性（likely pathogenic）、意义未明（uncertain）、可能良性或临床无意义（likely not pathogenic or of no clinical significance）和良性或临床无意义（benign or of no clinical significance）。我国 *BRCA1/2* 变异解读专家共识基本沿用 ACMG 和 AMP “五分类”体系对 *BRCA1/2* 遗传性变异进行临床分类。

五、*BRCA1/2* 变异携带者的风险管理

（一）BRCA1/2 变异的筛查策略

针对携带 *BRCA1/2* 有害遗传变异的健康人群所实施的强化筛查策略，在筛查手段和筛查周期等方面与在散发人群中实施的常规筛查策略有很大差异。NCCN、ESMO 和 ASCO 指南均推荐，将乳腺 MRI 作为遗传高危人群首选的影像学筛查手段。我国专家共识认为，中国女性乳腺腺体较为致密，患病年龄较西方国家早，兼顾 MRI 的可及性，将乳腺 MRI 和超声同时纳入高危人群首选的筛查手段，推荐 25 岁开始每年行乳腺 MRI 扫描联合每半年乳腺超声检查，如不具备乳腺 MRI 检查条件，可考虑 25 岁开始每年行乳腺 X 线检查联合每半年乳腺超声检查。

（二）风险防控策略

预防性手术指预防性双侧乳腺切除术（bilateral risk-reducing mastectomy，BRRM），是 *BRCA1/2* 有害遗传变异携带者乳腺癌发病风险控制最有效的手段。一项荟萃分析结果亦提示，BRRM 可显著降低携带 *BRCA1/2* 有害遗传变异的健康女性的乳腺癌罹患风险（RR=0.114；95% CI 0.041~0.317）。然而，*BRCA1/2* 有害遗传变异携带者接受 BRRM 是否可转化为长期生存获益尚不明确，缺少高质量证据支持。BRRM 可引起一系列近期和远期并发症，涉及生理层面（如局部感觉丧失、疼痛、感染和水肿）及心理层面（自卑和性生活不和谐等）。保留乳头的腺体切除术（nipple-sparing mastectomy，NSM）可一定程度弥补 BRRM 所致的美容效果损失，但仍需长期随访结果支持 NSM 预防性切除的肿瘤安全性。国际指南及我国专家共识推荐对于携带 *BRCA1/2* 有害变异的健康女性结合个人意愿实施 BRRM，可考虑联合乳房重建。

目前，化学预防对于降低易感基因有害遗传变异携带者乳腺癌罹患风险的循证医学证据非常有限。LIBER 研究中来曲唑并未改善 *BRCA1/2* 有害变异携带者的 5 年无乳腺癌生存。NSABP-P1 研究中包含 19 例携带 *BRCA1/2* 有害变异的健康女性，亚组分析结果提示，他莫昔芬使携带 *BRCA2* 有害变异的健康女性（他莫昔芬组 3 例，安慰剂组 8 例）乳腺癌罹患风险降低 62%，而在携带 *BRCA1* 有害变异的健康女性（他莫昔芬组 5 例，安慰剂组 3 例）中，未观察到他莫昔芬的预防效果。但该结果源于事后分析，样本量不足，循证等级较低。基于上述证据，ESMO 指南仅推荐对于遗传风险较高但拒绝接受 BRRM 或遗传风险较低的人群可考虑使用化学预防（C 级推荐）。我国专家共识不推荐使用化学预防降低乳腺癌罹患风险。

综上，随着 PARP 抑制剂从晚期治疗向早期辅助治疗的拓展，*BRCA1/2* 检测已超越单纯的遗传风险评估，成为乳腺癌全程管理的决策基石。检测技术的革新显著提升了变异的检测效能，本土数据库的完善将是促进变异精准化解读的重要支撑。

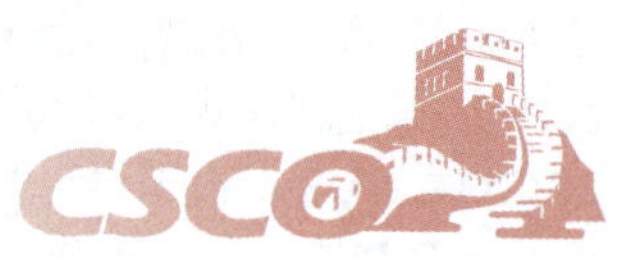

HER2 阳性晚期乳腺癌治疗进展

周金姝　王涛　江泽飞

中国人民解放军总医院第五医学中心

HER2 阳性乳腺癌约占所有乳腺癌的 20%~25%，该亚型侵袭性强、恶性程度高、易复发和脑转移、预后不佳。靶向抗 HER2 治疗的进步，显著延长了 HER2 阳性晚期乳腺癌患者的生存期。本文主要围绕近年的临床研究进展及未来发展方向展开概述，为临床实践提供参考与思路。

一、HER2 阳性晚期乳腺癌一线方案不断丰富

（一）HER2 阳性晚期乳腺癌一线治疗现状

近年来，HER2 阳性晚期乳腺癌（metastatic breast cancer，MBC）一线治疗策略呈现出多元化趋势，已进入了“双靶向”治疗时代，包括两种大分子单抗、大分子单抗与小分子 TKI 的联合。CLEOPATRA 研究奠定了紫杉联合“曲帕”双靶在 $HER2^+$ MBC 中的一线治疗地位，双靶显著延长了患者的 PFS 中位数（18.5 个月 vs. 12.4 个月，*HR*=0.62，95% *CI* 0.51~0.75；*P*<0.001）和 OS（57.1 个月 vs. 40.8 个月，*HR*=0.69，95% *CI* 0.58~0.82），8 年生存率高达 37%。随着新型抗 HER2 药物的推陈出新，一线治疗方案亦进行了新探索。首个在 HER2 阳性 MBC 患者中探索“大小分子联合治疗”一线治疗模式的 PHILA 研究显示，多西他赛联合大分子单抗曲妥珠单抗再联合小分子 TKI 吡咯替尼显著改善患者的 PFS（22.1 个月 vs. 10.5 个月，*HR*=0.44，95% *CI* 0.36~0.53；*P*<0.001）和 OS（4 年 OS 率，74.5% vs. 64.3%，*HR*=0.64，95% *CI* 0.46~0.89；单侧 *P*=0.003 8）。JBCRG-M06 研究显示，艾立布林联合“曲帕”双靶作为 $HER2^+$ MBC 的一线治疗非劣效于紫杉类药物（14.0 个月 vs. 12.9 个月，*HR*=0.95，95% *CI* 0.76~1.19，*P*=0.681 7），为临床实践提供了新的化疗配伍选择。

上述研究丰富了一线治疗方案，如何根据患者的临床特征和生物学标志实现个体化、精准化治疗，尚需进一步探索。真实世界中越来越多的患者在新辅助 / 辅助治疗期间使用了曲妥珠单抗，而 CLEOPATRA 研究中仅有 10% 的患者既往用过曲妥珠单抗。探索性的亚组分析显示，曲妥珠单抗经治患者双靶治疗的 PFS 优于曲妥珠单抗单靶（12.6 个月 vs. 10.4 个月）但短于曲妥珠单抗未经治患者（12.6 个月 vs. 21.6 个月），OS 相较于单靶无明显延长（53.8 个月 vs. 46.6 个月）。抗 HER2 大小分子联合的 PHILA 研究中，纳入了 15% 既往曲妥珠单抗经治患者，亚组分析显示，曲妥珠单抗联合吡咯替尼的获益不受既往曲妥珠单抗经治的影响（曲妥珠单抗经治 NR vs. 9.3 个月，*HR*=0.23；曲妥珠单抗未经治 21.9 个月 vs. 10.4 个月，*HR*=0.45），经治患者的 *HR* 明显低于未经治患者（0.23 vs. 0.45）。相关机制研究亦显示，换用与抗体作用机制不同的小分子 TKI 药物吡咯替尼可能疗效更好。此外，TKI 相较于大分子单抗具有分子量小、血脑屏障穿透性强的优势。PERMEATE 研究显示，吡咯替尼对脑转移患者有良好疗效。这些亚组分析和临床研究结果将为我们临床实践的选择提供帮助。基因检测指导的精准治疗是未来研究的方向，CLEOPATRA 研究的后续分析显示，HER2DX 评分低的患者对曲妥珠单抗联合帕妥珠单抗加化疗的反应性较差，初步展示了用分子特征指导精准和个体化治疗的潜在价值。

（二）新型 ADC 有望重塑 HER2 阳性 MBC 一线治疗新标准

德曲妥珠单抗（trastuzumab deruxtecan，T-DXd）是新一代 ADC 中的佼佼者，具有精准靶向、强效杀伤的优势。DESTINY-Breast 09 研究是一项国际多中心、Ⅲ期临床研究，纳入 1 157 例既往未在晚期阶段接受过系统治疗（允许接受 ≤ 一线内分泌治疗）的 HER2 阳性乳腺癌患者。按照 1∶1∶1 的比例，随机分配患者接受 T-DXd+ 安慰剂、T-DXd+ 帕妥珠单抗（T-DXd+P）、紫杉联合“曲帕”双靶（THP）治疗。对于激素受体阳性患者，允许在完成 6 周期 T-DXd 治疗后或停用紫杉类药物后同步使用内分泌治疗。研究结果显示，T-DXd+P 组的 PFS 显著优于 THP 组，PFS 中位数超过 3 年，达到 40.7 个月，对照组为 26.9 个月（*HR*=0.56，*P*<0.000 01）。在所有预设亚组中，T-DXd+P 组相比 THP 组均显示出与总人群一致的 PFS 获益。在此次计划的中期分析时，OS 这一关键次要终点的数据尚未成熟（成熟度 16%），但从分析曲线看，与 THP 治疗方案相比，T-DXd+P 治疗方案已呈现出积极的获益趋势（*HR*=0.84，95% *CI* 0.59~1.19）。T-DXd+P 组和 THP 组的 ORR 分别为 85.1% 和 78.6%，其中完全缓解（complete response，CR）率分别为 15.1% 和 8.5%。目前，PFS2 数据尚不成熟（两组成熟度分别为 20% 和 30%），但 T-DXd+P 组较 THP 组已显示出具有统计学意义的改善，分别为 NC vs. 36.5 个月（*HR*=0.65，95% *CI* 0.45~0.79；*P*=0.000 38）。T-DXd+P 治

疗方案的安全性与既往两药安全性特征一致，未发现新的安全性信号，特别关注的不良反应 ILD 的发生率为 12.1%，主要为 1~2 级，无 3~4 级事件，有 2 例（0.5%）5 级事件。

DESTINY-Breast 09 研究将 HER2 阳性 MBC 患者一线治疗的 PFS 提升至 40.7 个月，首次突破三年大关，创下该人群一线治疗的新纪录。该研究中，28.7% 的患者既往接受过曲妥珠单抗治疗，更贴近当前临床实践。亚组分析显示，在 HER2 靶向治疗既往经治和未经治人群中，T-DXd+P 治疗方案相较 THP 治疗方案均展现出一致的 PFS 获益趋势（*HR* 分别为 0.55 和 0.56）。此外，PFS2 与 OS 的初步结果显示，T-DXd 方案可帮助更多患者实现疾病长期稳定与延缓进展，有望推动乳腺癌迈向“慢病化”管理的新阶段。凭借卓越的疗效，T-DXd+P 方案成为 HER2 阳性 MBC 一线治疗的潜在优选方案。

二、HER2 阳性晚期乳腺癌二线方案迭代更新

既往 EMILIA 研究确立了恩美曲妥珠单抗（trastuzumab emtansine，T-DM1）作为 HER2 阳性 MBC 患者的二线标准治疗方案。在我国，基于 PHENIX 和 PHOEBE 研究的结果，吡咯替尼联合卡培他滨也被纳入 HER2 阳性 MBC 的二线标准治疗选择。近年来，DESTINY-Breast03 研究凭借其颠覆性的疗效成果，重塑了现有二线治疗的格局，成为 HER2 阳性 MBC 治疗领域的重要里程碑。

DESTINY-Breast03 研究是一项全球、随机、开放标签的Ⅲ期临床研究，旨在对比 T-DXd 与 T-DM1 在既往接受曲妥珠单抗和紫杉烷类药物治疗的 HER2 阳性不可切除和 / 或转移性乳腺癌患者中的安全性和有效性。研究结果显示，T-DXd 和 T-DM1 的 PFS 中位数分别为 28.8 个月（95% *CI* 22.4~37.9 个月）和 6.8 个月（95% *CI* 5.6~8.2 个月）（*HR*=0.33，95% *CI* 0.26~0.43；*P*<0.000 01），OS 中位数分别为 52.6 个月和 42.7 个月（*HR*=0.73）。在所有亚组中，均观察到了一致的 PFS 及 OS 获益。基于此，国内外指南均推荐 T-DXd 作为 HER2 阳性乳腺癌的二线标准治疗方案，树立了该人群长期生存的新标杆。DESTINY-Breast 03 研究后续对 309 例亚洲人群的亚组分析结果，进一步验证了 T-DXd 在亚洲 HER2 阳性乳腺癌二线治疗中的重要价值和临床意义，T-DXd 与 T-DM1 的 mPFS 分别为 25.1 个月和 5.4 个月（*HR*=0.30，95% *CI* 0.22~0.41），OS 分别为未达到（95% *CI* NE~NE）和 37.7 个月（95% *CI* 30.3 个月 ~NE）（*HR*=0.62，95% *CI* 0.42~0.91）。

随着 DESTINY-Breast 09 研究结果的公布，如果一线治疗选择 T-DXd 方案，疾病进展后如何选择二线方案，将是一个新的挑战。

三、T-DXd 后 HER2 阳性晚期乳腺癌的治疗探索

目前，T-DXd 已经成为 HER2 阳性 MBC 的二线标准治疗，并有望成为一线治疗新标准。在这一治疗格局下，T-DXd 治疗失败的后续治疗策略成为临床探讨的热点话题和未来研究的方向。T-DXd 的耐药机制尚不完全清楚，可能与肿瘤细胞的基因突变、HER2 表达的降低、药物内吞与裂解障碍、肿瘤微环境的改变等因素有关。尽管关于 T-DXd 耐药后治疗策略的循证证据仍有限，DB 系列研究的后续分析及真实世界数据为临床提供了有价值的参考依据。

在 2023 年 ASCO 年会上公布的一项法国多中心、回顾性研究，探索了 101 例 HER2 阳性 MBC 在 T-DXd 经治后使用图卡替尼 + 曲妥珠单抗 + 卡培他滨疗效的真实世界数据，既往治疗线数中位数为四线，其中 39 例（38.9%）存在脑转移，患者的 PFS 中位数为 4.7 个月，OS 中位数为 13.4 个月。2025 年 ESMO BC 大会报道了 DB-02 和 DB-03 研究的探索性分析，总结了停用 T-DXd 后不同方案的治疗持续时间。在 DB-02 研究中，后续治疗包括抗 HER2 TKI 联合治疗（*n*=96）、曲妥珠单抗联合治疗（*n*=84）、曲妥珠单抗单药治疗（*n*=18）、帕妥珠单抗联合治疗（*n*=10）、T-DM1 单药治疗（*n*=3）、HER2 TKI 单药治疗（*n*=2），治疗持续时间中位数分别为 4.8 个月、5.7 个月、5.2 个月、7.0 个月、4.9 个月、1.4 个月；DB-03 研究中，后续治疗包括 T-DM1（*n*=61）、曲妥珠单抗联合治疗（*n*=20）、HER2 TKI 联合治疗（*n*=20）、帕妥珠单抗联合治疗（*n*=9）、曲妥珠单抗单药治疗（*n*=8），治疗持续时间中位数分别为 7.6 个月、5.1 个月、9.0 个月、4.5 个月、18.6 个月。这些研究提示，T-DXd 治疗失败后，不同机制的抗 HER2 联合治疗有望进一步提高疗效。

四、三阳性晚期乳腺癌内分泌靶向的优化

HR^+/$HER2^+$ 乳腺癌是一种特殊的乳腺癌亚型，占所有乳腺癌的 5%~10%，具有独特的生物学特征和临床特征。目前，三阳性乳腺癌的指南治疗策略为先给予化疗联合抗 HER2 双靶治疗，疾病得到控制后再抗 HER2 治疗联合内分泌治疗。然而，考虑到该亚型同时具备 HR 和 HER2 表达的特征，HR/HER2 双通路阻断有望更有效地抑制肿瘤细胞的增殖与生长。ALTERNATIVE、PERTAIN、SYSUC002 等多项临床研究已验证了内分泌联合抗 HER2 靶向治疗策略在三阳性乳腺癌中的可行性与疗效，为无化疗治疗方案的临床实践提供了依据。随着 CDK4/6 抑制剂在 HR^+/$HER2^-$ 乳腺癌中的成功应用，其治疗潜力亦被拓展至三阳性乳腺癌这一具有双通路驱动特征的亚型。

Ⅱ期临床研究 MonarcHER 首次显示，CDK4/6 抑制剂阿贝西利 + 曲妥珠单抗 + 氟维司群对于接受过至少二线抗 HER2 治疗的晚期三阳性乳腺癌患者有良好的治疗潜力。PATINA（AFT-38）研究是一项随机、开放标签的Ⅲ期临床研究，旨在评估哌柏西利 + 抗 HER2 靶向（曲妥珠单抗 ± 帕妥珠单抗）+ 内分泌疗法与抗 HER2 靶向 + 内分泌疗法在 HR^+/$HER2^+$ 转移性乳腺癌患者中作为一线维持治疗（接续诱导化疗）的疗效和安全性。研究纳入了 518 例患者，诱导化疗中位数为 6 周期，97.3% 患者接受“曲帕”双靶治疗，结果显示，哌柏西利联合抗 HER2 靶向及内分泌疗法患者的 PFS 中位数高于仅接受抗 HER2 靶向及内分泌疗法的患者（44.3 个月 vs. 29.1 个月，*HR*=0.74，95% *CI* 0.58~0.94；未分层单侧 *P*=0.007 4）。在 2025 年 ASCO 年会上报道的Ⅰb/Ⅱ期研究

KCSG BR 18-10(MINI)评估了瑞波西利、曲妥珠单抗和来曲唑作为HR^+/$HER2^+$ MBC一线治疗的疗效。结果显示,患者的PFS中位数为30.4个月,安全性可控。上述研究结果支持在三阳性MBC患者中采用内分泌治疗联合CDK4/6抑制剂及抗HER2靶向药物的无化疗联合方案,展现出良好的疗效潜力,为该类患者提供了一种更为温和且有效的治疗选择。

五、HER2阳性乳腺癌脑转移的治疗取得突破

随着系统治疗方案的不断改进以及患者生存期的显著延长,HER2阳性乳腺癌脑转移的累计发生率逐渐升高,在疾病进程中约有50%的患者会出现脑转移。乳腺癌脑转移(brain metastases,BMs)一直以来以局部治疗包括手术或放疗为主,抗HER2靶向药物为HER2阳性BMs患者带来了新希望。指南指出,对于HER2阳性BMs患者,治疗方案应根据治疗线数及BMs的状态来选择。TKI具有分子量小、血脑屏障穿透性强的优势,LANDSCAPE、TBCRC-022、HER2CLIMB、PERMEATE研究分别展示了拉帕替尼、奈拉替尼、图卡替尼、吡咯替尼治疗BMs的疗效,图卡替尼、吡咯替尼分别为国际、国内指南推荐用于乳腺癌BMs的治疗。

新型ADC药物T-DXd展现出了非凡的系统抗肿瘤疗效,对BMs亦展现了不俗的治疗效果。DB-01、DB-02、DB-03的汇总分析显示,T-DXd治疗稳定性BMs的中枢神经系统(central nervous system,CNS)-PFS为12.3个月,治疗活动性BMs的CNS-PFS为18.5个月。DESTINY-Breast12研究纳入263例BMs患者,患者的PFS中位数为17.3个月,12个月时的PFS率为61.6%,12个月时的CNS-PFS率为58.9%(稳定性和活动性BMs分别为57.8%、60.1%),CNS-ORR为71.7%(稳定性和活动性BMs分别为79.2%、62.3%),证实了T-DXd治疗HER2阳性BMs的强劲实力。瑞康曲妥珠单抗(SHR-A1811)作为一款新型ADC,亦展现出了巨大的治疗潜力。REIN研究(两队列、多分组的Ⅱ期临床研究)首次探索了SHR-A1811治疗HER2阳性乳腺癌活动性BMs的疗效和安全性。结果显示,CNS-ORR高达84.4%,CNS-PFS为13.2个月。

软脑膜转移是BMs的一种特殊形式,与预后不良和生活质量下降密切相关,是临床治疗的难点和痛点。单臂、开放标签、5个队列的Ⅱ期临床研究DEBBRAH初步显示,T-DXd治疗软脑膜转移有显著疗效,7例患者的OS中位数为13.3个月,PFS中位数为8.9个月,结果令人鼓舞。上述抗HER2药物在HER2阳性乳腺癌BMs的治疗中展现了可喜的疗效进展,为患者提供了更多有效的治疗手段,BMs患者的生存预期迎来了新的突破。

综上所述,HER2阳性MBC的治疗正逐步迈入精准化、个体化以及慢病化管理的新阶段。随着靶向治疗手段的不断进步,临床治疗策略日趋多样化,患者的生存期显著延长,疾病控制呈现出“慢病化”趋势。未来的研究必将进一步聚焦于治疗策略的合理序贯与优化组合、耐药机制的深入解析及新靶点的持续挖掘,助力实现更精准的分层管理和更广泛的临床获益,以期不断提升患者的临床获益与生活质量。

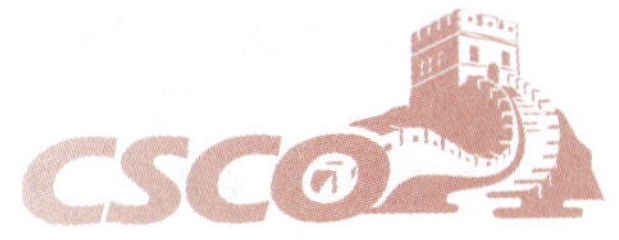

晚期乳腺癌重要临床研究进展

韩宇航　徐兵河

中国医学科学院肿瘤医院

一、前言

晚期(转移性或局部晚期不可手术)乳腺癌致死率高,临床管理复杂,是亟待攻克的重大挑战。5%~10% 的乳腺癌患者在初诊时即有远处转移,另有 20%~30% 的早期乳腺癌患者最终发展为晚期乳腺癌(MBC)。

MBC 的临床管理面临多重挑战:原发性或继发性耐药严重制约治疗效果,导致疾病进展;肿瘤的高度异质性使不同病灶对治疗反应不一,增加了精准干预的难度;长期治疗的累积毒性显著影响患者生活质量;此外,脑转移、骨转移等特殊部位转移的处理亦较为棘手。这些因素共同构成 MBC 治疗的"瓶颈",需要突破性策略的介入。

在这一背景下,MBC 的治疗目标已从单纯追求生存期的延长,逐步转向更全面的疾病全程管理理念:①改善生活质量。在控制肿瘤的同时,注重症状缓解、功能维持与心理社会支持,帮助患者在带瘤生存状态下保持尊严与生活自主性。②推动精准分型治疗。基于分子分型及生物标志物制定个体化方案,提升患者的生存获益。③探索"慢性病化管理"模式。通过序贯治疗、联合策略及新型药物研发,延长疾病稳定期,使 MBC 向可控慢性病转变。

本文按照乳腺癌的分子亚型,结合 2025 年 ASCO 会议上的更新,总结过去一年 MBC 的重要临床研究进展。

二、激素受体阳性 / 人表皮生长因子受体 2 阴性($HR^+/HER2^-$)乳腺癌

目前,CDK4/6 抑制剂联合内分泌治疗是 HR 阳性 MBC 的标准一线治疗方案,可显著延长患者的 PFS。然而,接受 CDK4/6 抑制剂治疗的患者仍然会出现耐药,导致疾病进展。对于 CDK4/6 抑制剂耐药后的患者,目前临床上仍缺乏标准治疗方案。可供考虑的治疗方案主要包括更换 CDK4/6 抑制剂、更换内分泌治疗、联合其他靶向治疗药物以及应用 ADC 药物等。

(一) CDK4/6i 跨线应用研究

越来越多的随机对照研究正在探索在晚期患者 CDK4/6 抑制剂一线治疗进展后再次使用不同 CDK4/6 抑制剂的可行性,尚未取得一致性结论。

Ⅱ期 PACE 研究及Ⅱ期 PALMIRA 研究设计相似,结果表明,哌柏西利 + 内分泌一线治疗后进展的 $HR^+/HER2^-$ MBC 患者,继续使用哌柏西利 + 仅更换另一种 ET 药物二线治疗并未显著延长 PFS 中位数。Ⅱ期 MAINTAIN 研究则取得了阳性结果,瑞波西利 + 氟维司群 / 依西美坦对比内分泌单药组显著改善了 PFS(5.3 个月 vs. 2.8 个月,HR=0.57;P=0.006)。Ⅲ期临床研究 postMONARCH 为 CDK4/6 抑制剂跨线治疗提供了重要参考。结果显示,跨线应用阿贝西利联合氟维司群相比氟维司群单药显著改善了 PFS(6 个月 vs. 5.3 个月,HR=0.73;P=0.02),但绝对获益仅 0.7 个月。尤其值得注意的是,探索性分析显示,携带 *PIK3CA*/*AKT1*/*PTEN* 基因变异的亚组 HR 为 0.86,获益并不理想。

总的来看,关于 CDK4/6 抑制剂跨线治疗的循证证据有限,仅凭现有数据尚不足以充分支持 CDK4/6 抑制剂跨线治疗的广泛应用。

(二) 更换新型内分泌治疗

内分泌治疗耐药的一个关键驱动因素是 *ESR1* 基因突变,它导致 ER 持续激活,因此即使在低雌激素环境下也能驱动肿瘤生长。氟维司群是目前最常用的 SERD,是 *ESR1* 突变患者内分泌治疗的选择之一,但氟维司群需肌内注射,生物利用度有限。新型口服 SERD 为内分泌治疗耐药伴随 *ESR1* 基因突变的患者提供了新的内分泌治疗选择。

基于 EMERALD 研究成果,艾拉司群成为迄今为止全球获批上市的首款且仅有的一款口服 SERD。EMERALD 研究结果显示,在总人群中,相较于标准内分泌治疗,艾拉司群的治疗效果更优,尤其在 *ESR1* 突变的肿瘤患者中,PFS 获益更为显著(3.8 个月 vs. 1.9 个月,HR=0.55)。对于 CDK4/6 抑制剂经治 ≥ 12 个月的患者,艾拉司群治疗的 PFS 优势也更加明显(8.6 个月 vs. 1.9 个月,HR=0.41)。

SERENA-6 是一项Ⅲ期双盲、随机临床研究,旨在评估新型口服 SERD camizestrant 与 CDK4/6 抑制剂联合治疗相较于 AI 与 CDK4/6 抑制剂联合治疗在疾病进展之前出现 *ESR1* 突变的 $HR^+/HER2^-$ MBC 中的疗效和安全性。该研究在 2025 年 ASCO 会议上进行了口头报告,研究设计非常巧妙,在患

者一线治疗接受 AI 联合 CDK4/6 抑制剂出现疾病进展之前，通过 ctDNA 检测到血液中耐药的信号，找出存在 *ESR1* 突变的人群，及早进行治疗干预，即转换成 camizestrant 联合 CDK4/6 抑制剂进行针对性治疗。研究结果显示，转换为 camizestrant 联合 CDK4/6 抑制剂治疗相比继续原方案，可显著延长 PFS（16 个月 vs. 9.2 个月，*aHR*=0.44，95% *CI* 0.31~0.60；*P*<0.000 1）以及至生活质量恶化时间（23.0 个月 vs. 6.4 个月，*aHR*=0.53，95% *CI* 0.33~0.82；*P*<0.001）。SERENA-6 是第一个通过 ctDNA 检测来改变临床治疗模式并且达到临床获益的研究，对患者来说有划时代的意义，同时也为临床提供了新的治疗思路。

除 SERD 外，新型 ER 降解剂 vepdegestrant 的Ⅲ期临床研究首次取得阳性结果，可能成为 *ESR1* 突变型 ER^+/$HER2^-$ MBC 患者的一种新的口服治疗选择。vepdegestrant 是一种基于 PROTAC 技术研制的新一代口服 SERD，可通过激活细胞内泛素 - 蛋白酶体系统直接介导 ER 蛋白降解。VERITAC-2 研究比较了 vepdegestrant 与氟维司群在 ER^+/$HER2^-$ MBC 患者中的疗效。结果显示，在总体人群中，vepdegestrant 组与氟维司群组的 PFS 无显著差异；PFS 中位数（mPFS）为 3.7 个月（95% *CI* 3.6~5.3 个月）vs. 3.6 个月（95% *CI* 3.2~3.8 个月）。然而，对于携带 *ESR1* 突变的 ER^+/$HER2^-$ MBC 亚组，vepdegestrant 对比氟维司群显示出 PFS 改善（5.0 个月 vs. 2.1 个月）。

（三）内分泌治疗联合其他靶向治疗

对于 CDK4/6 抑制剂治疗耐药的机制，目前已有多项研究证实，PI3K/AKT/mTOR 通路变异是其中一个重要机制，约 50% 的 HR^+/$HER2^-$ 乳腺癌患者存在通路相关基因改变或活化。因此，精准靶向 PI3K/AKT/mTOR 通路成为 CDK4/6 抑制剂后时代乳腺癌治疗的关键方向。

PIK3CA 基因突变将导致 PI3K 和 AKT 信号转导的活化，发挥促肿瘤生长作用。阿培利司是一种有效的、选择性的 PI3Kα 抑制剂。Ⅲ期临床研究 SOLAR-1 显示，阿培利司联合氟维司群可显著改善既往接受过 AI 治疗的 *PIK3CA* 突变 HR^+/$HER2^-$ 乳腺癌患者的 PFS 中位数。但该研究仅纳入了 5.9% 的 CDK4/6 抑制剂经治患者，限制了其在此类关键人群中的应用指导价值。后续的 BYLieve 研究为阿培利司补充了 CDK4/6 抑制剂经治的证据，但 BYLieve 研究仅为Ⅱ期、单臂的临床研究，纳入样本量较少，循证等级不高。

为获得更高级别的循证证据并探索更优的一线治疗策略，全球性、多中心、双盲、随机对照Ⅲ期临床研究 INAVO120 应运而生。该研究旨在探索一线伊那利塞（一种新型强效选择性 PI3Kα 抑制剂）或安慰剂联合 CDK4/6 抑制剂哌柏西利 + 氟维司群用于辅助内分泌治疗期间或完成治疗 12 个月内复发的 *PIK3CA* 突变 HR^+/$HER2^-$ 局部晚期或转移性乳腺癌的疗效和安全性。基于这项研究，2025 年 3 月，伊那利塞正式获得 NMPA 优先审评批准，联合哌柏西利和氟维司群，适用于内分泌治疗耐药（包括在辅助内分泌治疗期间或之后出现复发）、*PIK3CA* 突变、HR^+/$HER2^-$ 的局部晚期或转移性乳腺癌成人患者。2025 年 ASCO 会议披露了 INAVO120 研究的最新 OS 数据。结果显示，随访中位数为 34.2 个月时，伊那利塞三药联合组的 mOS 长达 34 个月，较安慰剂联合对照组（27 个月）显著延长 7 个月（*HR*=0.67，95% *CI* 0.48~0.94；*P*=0.019 0），且 OS 获益在各关键亚组中保持一致。

卡匹色替是一种口服 AKT 通路抑制剂，其基于关键性临床研究 CAPItello-291 的阳性结果，成为首个获 FDA 批准用于治疗 *PIK3CA*/*AKT1*/*PTEN* 变异的 HR^+/$HER2^-$ MBC 的 AKT 抑制剂，其联合内分泌治疗可用于 CDK4/6 抑制剂治疗后进展患者的选择方案。在Ⅲ期临床研究 CAPItello-291 中，纳入的患者 89% 既往接受过 ≥ 一线治疗，69.6% 为 CDK4/6 抑制剂经治。结果提示，在总人群中，卡匹色替联合氟维司群较氟维司群单药可显著改善患者 PFS 中位数，降低 40% 的疾病进展风险（7.2 个月 vs. 3.6 个月；*HR*=0.60，95% *CI* 0.51~0.71；*P*<0.001）；在 *PIK3CA*/*AKT1*/*PTEN* 变异人群中，卡匹色替联合氟维司群组的 PFS 中位数可延长 4.2 个月，疾病进展或死亡风险降低 50%（7.3 个月 vs. 3.1 个月，*HR*=0.50；*P*<0.001）。

三、HER2 阳性乳腺癌

基于 CLEOPATRA 研究结果，THP 方案确立了其作为 $HER2^+$ MBC 一线标准治疗的地位。然而，历经十余年的临床实践，$HER2^+$ MBC 治疗仍存在诸多未满足的临床需求：一方面，多数患者既往已在新辅助或辅助治疗阶段接受过抗 HER2 治疗，后续再使用抗 HER2 靶向方案时，易因继发耐药导致疗效衰减；另一方面，由于大分子单抗难以透过血脑屏障，THP 方案对脑转移的预防和治疗效果十分有限。为进一步延缓疾病进展、延长生存期并实现深度持久缓解，研究者致力于探索更优的治疗方案

2024 年，$HER2^+$ 乳腺癌研究进展主要聚焦在以下四个方面：一线方案的丰富、T-Dxd 二线治疗地位的确立、脑转移治疗的进展、HER2 低表达的治疗。

（一）一线方案丰富

当前，$HER2^+$ MBC 的一线治疗正在不断探索新的抗 HER2 靶向治疗以及新的化疗药物组合，包括大小分子双靶治疗、新的化疗与靶向治疗组合方式以及创新的 ADC 药物联合靶向治疗。

大小分子双靶联合化疗的策略在提高疗效方面展现出显著潜力。PHILA 研究为一项随机、双盲、多中心、安慰剂对照Ⅲ期临床研究，旨在评估吡咯替尼 + 曲妥珠单抗 + 多西他赛（PyroHT）方案对比安慰剂联合曲妥珠单抗和多西他赛（HT）一线治疗 $HER2^+$ 复发 / 转移性乳腺癌的疗效和安全性。2024 年 SABCS 会议大会公布了延长两年随访后的 PFS 最终分析。结果显示，PyroHT 组对比 HT 组的 mPFS 为 22.1 个月 vs. 10.5 个月，3 年 PFS 率为 39.7% vs. 9.9%。曲妥珠单抗经治患者从 PyroHT 方案中的获益更加明显，为解决曲妥珠单抗耐药问题提供了新的思路。基于 PHILA 研究的突破性成果，吡咯替尼联合曲妥珠单抗和多西他赛方案已获得 NMPA 的批准，作为 $HER2^+$ MBC 的一线治疗，随着该方案纳入医保目录，药物可及性进一步提高，能让更多患者受益。

双靶联合紫杉类药物是当前复发性或转移性 $HER2^+$ 乳腺癌的一线标准治疗方案。然而，由于紫杉类药物引起的毒性，开发毒性较低但同样有效的替代方案是必要的。2024 年

ASCO 会议上报道了来自日本的 EMERALD 研究，结果显示，作为一线治疗，艾立布林与双靶使用时，疗效不劣于紫杉类药物。EMERALD 是一项多中心、随机、非劣效Ⅲ期临床研究，旨在评估在局部晚期或转移性 HER2$^+$ 乳腺癌患者中艾立布林 +HP 与多西他赛 / 紫杉醇 +HP（对照方案）作为一线化疗的非劣效性。研究组和对照组的 PFS 中位数分别为 14.0 个月和 12.9 个月，证实了研究方案的非劣效性。对照组的 OS 中位数为 65.3 个月，而研究组的 OS 中位数尚未达到。研究组 3 级中性粒细胞减少、水肿和腹泻的发生率均低于对照组。该研究为不适用紫杉类药物的患者提供了新的选择，使晚期一线治疗方案得到了进一步的丰富。

在探索药物组合的同时，将新型强效 ADC 药物（如 T-DXd）的治疗线数前移以最大化患者获益，成为另一重要研究方向。随着治疗线数前移，T-DXd 疗效数据改善明显，提示尽早使用 T-DXd，获益更显著持久。基于这一发现，“T-DXd 治疗线数前移至一线能否带来更优生存获益”逐渐成为临床探索的焦点。Ⅰb/Ⅱ期 DB-07 研究结果初步证实，T-DXd 联合帕妥珠单抗具有良好的一线治疗潜力，ORR 达 84%，12 个月 PFS 率高达 89.4%，mPFS 尚未达到——为 T-DXd 进军一线治疗提供了有力支持。作为 DB-07 研究的“接力者”，DB-09 研究通过更大样本量和更长随访周期，进一步验证 T-DXd 前移至一线的生存获益，并与一线治疗标准 THP 方案进行头对头比较。在 2025 年 ASCO 年会上，DB-09 研究作为重磅研究公布了中期分析结果。结果显示，T-DXd+P 组 mPFS 达到 40.7 个月，较 THP 标准治疗组的 26.9 个月显著延长（HR=0.56，95% CI 0.44~0.71；P<0.000 01）。DB-09 研究数据支持尽早使用这一高效的治疗方案，以优化患者结局，其结果可能将影响未来的一线治疗格局。

（二）T-Dxd 二线治疗地位确立

以 T-DXd 为代表的新一代 ADC 药物，通过高活性载药、高药物抗体比（DAR=8）和高效的抗肿瘤“旁观者效应”，在克服肿瘤异质性和耐药方面展现出显著优势。截至目前，已有系列研究证实了 T-DXd 在 HER2$^+$ MBC 不同治疗线数中的显著疗效，逐步推动 T-DXd 治疗适应证向更前线拓展。

1. 后线治疗 DESTINY-Breast01（DB-01）研究证实，T-DXd 在既往接受过多线治疗（既往治疗线数中位数为六线）的患者中具有显著疗效。随访时间中位数为 26.5 个月时，ORR 达 62.0%，mPFS 达 19.4 个月。基于 DB-01 研究结果，FDA 于 2019 年 12 月加速批准 T-DXd 用于接受过≥二线抗 HER2 治疗的不可切除或转移性 HER2$^+$ 乳腺癌成人患者。

2. 三线治疗 DESTINY-Breast02（DB-02）作为 DB-01 的验证性Ⅲ期临床研究，在 T-DM1 经治患者中证实了 T-DXd 的显著疗效和良好安全性。结果显示，T-DXd 组 mPFS（17.8 个月）较医生选择的标准化疗联合抗 HER2 靶向治疗组（6.9 个月）显著延长（HR=0.36，95% CI 0.28~0.45），且 mOS、ORR、DoR 均明显改善。

3. 二线治疗 DESTINY-Breast03（DB-03）通过头对头比较 T-DXd 和 T-DM1，确立了 T-DXd 作为 HER2$^+$ MBC 二线治疗新标准的地位。T-DXd 二线治疗的 BICR mPFS 达 28.8 个月，显著优于 T-DM1 组。2024 年公布的最终数据显示，OS 达到 52 个月，生存时间接近 5 年。这对 HER2$^+$ MBC 患者来说是巨大的福音。该研究结果推动 T-DXd 进阶至二线治疗，并为 T-DXd 在一线治疗中的应用探索奠定了循证医学基础。

（三）脑转移的治疗进展

脑转移是 HER2$^+$ 乳腺癌研究中的热点问题，也是临床治疗的难点。目前 HER2$^+$ 乳腺癌脑转移药物治疗主要是小分子 TKI 类药物，例如吡咯替尼、奈拉替尼、图卡替尼，这些药物可以透过血脑屏障，对脑转移具有明确的疗效。此外，DB 系列研究也显示出 T-DXd 在脑转移患者中的疗效。这些药物为脑转移患者提供了重要的系统性治疗选择。

其中，吡咯替尼作为代表性 TKI，其联合方案在脑转移治疗中的表现受到广泛关注。PERMEATE 研究是一项多中心、单臂、双队列、Ⅱ期临床研究，旨在研究吡咯替尼联合卡培他滨治疗 HER2$^+$ 乳腺癌脑转移的有效性及安全性。研究分为两个队列：队列 A（未经局部放疗的脑转移患者，n=59）和队列 B（局部放疗后再次进展的脑转移患者，n=19）。结果显示，队列 A 的 OS 中位数达到 35.9 个月，队列 B 的 OS 中位数为 30.6 个月。这一结果表明，无论患者是否接受过局部放疗，吡咯替尼联合卡培他滨的治疗方案都能为 HER2$^+$ 乳腺癌伴脑转移的患者提供长期的生存期获益。尤其在未接受放疗的患者中，生存期延长尤为显著，进一步验证了在治疗早期采用药物干预的重要性。这一突破性数据为临床实践带来了新的治疗思路。

然而，脑转移患者的治疗常常需要多学科协作，局部放疗仍是重要治疗手段。因此，探索有效的全身药物治疗与局部放疗的最佳联合策略，成为提升脑转移控制效果的关键方向。*JAMA Oncol* 发表了一项单臂、单中心、Ⅱ期非随机临床研究，评估放射治疗联合吡咯替尼和卡培他滨对 ERBB2$^+$ 乳腺癌伴脑转移患者的疗效和安全性。1 年 CNS-PFS 率为 74.9%，CNS-PFS 中位数为 18.0 个月。1 年 PFS 率为 66.9%，PFS 中位数为 17.6 个月。结果表明，放射治疗联合吡咯替尼和卡培他滨对 ERBB2$^+$ MBC 和脑转移患者具有长期颅内生存益处，且安全性可接受。该研究为药物与放疗联合模式提供了有力的临床证据。

在探索 TKI 联合方案的同时，新一代 ADC 药物 T-DXd 因其卓越的全身疗效和在脑转移中的潜力，成为该领域另一个令人瞩目的焦点。2024 ESMO 大会公布了 DESTINY Breast-12（DB-12）研究的主要结果。DB-12 是一项多中心、开放标签、Ⅲb/Ⅳ期的前瞻性研究，评估了 T-DXd 在既往接受过治疗的 HER2$^+$ MBC 患者中的疗效和安全性。研究共纳入 504 例受试者，根据是否存在脑转移将其分为脑转移队列和非脑转移队列。值得注意的是，这也是目前涵盖最多脑转移患者的 T-Dxd 治疗研究。结果显示，脑转移队列 PFS 中位数达到了 17.3 个月，12 个月 PFS 率为 61.6%，12 个月 CNS-PFS 率与之相当，达到 58.9%，表明 T-DXd 的全身和颅内疗效非常接近。DB-12 研究的强有力数据进一步巩固了 T-DXd 在 HER2$^+$ 乳腺癌脑转移治疗中的重要地位，特别是在全身控制与颅内控制方面展现出的高度一致性，为这类难治患者带来了新的希望。

（四）HER2 低表达的治疗

由于能够从新型 ADC 治疗中获益，HER2 低表达乳腺癌成为临床上一种独特的乳腺癌类型。T-DXd 作为代表性药物，其关键性研究 Destiny Breast-04（DB-04）彻底改变了这类患者的治疗格局。DB-04 研究纳入的患者均为既往接受过一、二线晚期化疗的 HR^+ 或 HR^-、HER2 低表达 MBC 患者。结果显示，在 HR^+ 患者中，T-DXd 的 PFS 为 10.1 个月，较常规化疗的 5.4 个月显著延长（*HR*=0.51，*P*<0.001）。在 HR^- 患者中，T-DXd 的 PFS 中位数达到 8.5 个月，而化疗组仅为 2.9 个月（*HR*=0.46），其获益与 HR^+ 队列一致。DB-04 研究不仅重塑了乳腺癌抗 HER2 治疗格局、扩大了获益人群，更为 HER2 低表达乳腺癌患者提供了新的治疗选择与希望。

在 DB-04 成功证实 T-DXd 对经治 HER2 低表达患者的显著疗效后，研究焦点前移至更早期的治疗线数，并探索其对表达水平更低患者的适用性。Destiny-Breast 06 研究纳入晚期阶段未经过化疗且接受过至少二线内分泌治疗的患者。这些患者包括晚期一线 CDK4/6 抑制剂联合内分泌 6 个月内进展或晚期至少二线内分泌的患者，还纳入 HER2 超低表达（HER2 免疫组织化学范围为 0~1+）的患者。结果显示，在激素受体阳性、HER2 低表达转移性乳腺癌患者中，T-DXd 与标准化疗相比可显著降低疾病进展或死亡风险（13.2 个月 vs. 8.1 个月，*HR*=0.62，95% *CI* 0.51~0.74），亚组分析显示，无论患者年龄、是否 CDK4/6 抑制剂经治、既往内分泌治疗线数及肝脏转移情况，PFS 的获益均一致。更重要的是，在 HER2 超低表达亚组中也观察到了具有临床意义的获益趋势。Destiny-Breast 06 研究进一步证实了 T-DXd 在 HER2 低表达和超低表达 MBC 患者中均展示出具有临床意义的 PFS 及 OS 获益趋势，拓展了抗 HER2 靶向治疗的获益人群，为这类患者提供了更有效的治疗选择。而正在进行的一些研究将进一步探索 T-DXd 在 HER2 零表达中的价值，也可能改变现有的临床实践。

四、三阴性乳腺癌（TNBC）

TNBC 因其侵袭性强和治疗选择有限，一直是乳腺癌领域的治疗难点。近年来，其治疗格局在多方面取得显著突破。

（一）免疫治疗

免疫治疗在三阴性 MBC 的治疗中已占据重要地位，并随着研究的深入，其应用范围有望进一步拓展。基于 PD-L1 表达水平筛选获益人群是当前免疫治疗的关键策略。KEYNOTE-355 研究证实，帕博利珠单抗联合化疗可改善患者的 PFS 和 OS，尤其是 CPS ≥ 10 的患者。为了探索在更广泛 PD-L1 表达患者（CPS ≥ 1）中的免疫治疗价值，TORCHLIGHT 研究纳入了 CPS ≥ 1 的晚期 TNBC 患者，研究主要终点为 PD-L1 阳性亚组和 ITT 人群的 PFS。结果提示，在 PD-L1 阳性人群中，特瑞普利单抗联合白蛋白紫杉醇显著延长 PFS 中位数（*HR*=0.65，95% *CI* 0.470~0.906）和 OS（*HR*=0.62，95% *CI* 0.414~0.914），在 ITT 人群中也能看到相似的趋势。该研究入组 CPS ≥ 1 的患者，扩大了免疫治疗的获益人群，让更多 TNBC 患者有了免疫治疗的选择。

尽管免疫联合化疗已成为标准，但传统化疗方案的毒性问题仍是临床挑战。节拍化疗以其低毒、持续给药的特性，成为优化免疫联合策略的潜在方向，旨在平衡疗效与耐受性。在此背景下，一项创新性的Ⅱ期随机对照研究在全球首次对比了节拍化疗、常规化疗及抗血管生成治疗联合 PD-1 抑制剂特瑞普利单抗在 HER2 阴性 MBC 中的疗效。研究采用贝叶斯后验概率的随机方式和疗效监测方法，患者被随机分入 5 个治疗组：长春瑞滨节拍化疗（NVB 组）、长春瑞滨节拍化疗联合 PD-1 抑制剂（α-PD1+NVB 组）、长春瑞滨节拍化疗联合顺铂常规化疗和 PD-1 抑制剂（DDP 组）、长春瑞滨节拍化疗联合贝伐珠单抗和 PD-1 抑制剂（BEV 组）、长春瑞滨 + 卡培他滨 + 环磷酰胺三药节拍化疗联合 PD-1 抑制剂（VEX 组）。研究结果令人鼓舞：在 TNBC 患者中，VEX 组的 PFS 中位数最长，达 9.8 个月，优于 DDP 组（4.4 个月）和 BEV 组（3.5 个月）；在 $HR^+/HER2^-$ 患者中，VEX 组的 PFS 中位数仍然最长，为 5.2 个月，优于 DDP 组（3.0 个月）和 BEV 组（4.9 个月）。值得注意的是，VEX 方案展现出了较其他含常规化疗或抗血管生成药物方案更优的生存获益。这是全球首个将节拍化疗理念应用于乳腺癌免疫治疗联合策略的随机对照研究，为 MBC 患者免疫治疗提供了更多的化疗选择。

（二）ADC 药物

目前针对 TNBC 的 ADC 药物分为 HER2 和 TROP-2 两个靶点。其中，靶向 TROP-2 的 ADC 药物发展尤为迅速，为多线治疗后的 TNBC 患者提供了新的希望。

作为该领域的先行者，戈沙妥珠单抗是第一个获批针对 TROP-2 靶点的 ADC 药物。其关键性 ASCENT Ⅲ期临床研究奠定了其在经治 TNBC 中的地位：戈沙妥珠单抗与医生选择的化疗（TPC）相比，对既往接受过至少二线化疗的晚期 TNBC 患者展示出 PFS 和 OS 获益。戈沙妥珠单抗组的 PFS 中位数为 4.8 个月，OS 中位数为 11.8 个月，而 TPC 组 PFS 中位数仅为 1.7 个月（*HR*=0.41），OS 中位数为 6.9 个月（*HR*=0.51）。

在戈沙妥珠单抗成功的基础上，国产 TROP-2 ADC 药物也取得了突破性进展。OptiTROP-Breast01 Ⅲ期研究结果的公布让我们看到了国产 TROP-2 ADC 芦康沙妥珠单抗的治疗效果。该研究直接对比了芦康沙妥珠单抗与单药化疗治疗晚期 TNBC 的疗效。随访时间中位数为 10.4 个月，芦康沙妥珠单抗较 TPC 组显著延长 PFS 中位数 4.2 个月，分别为 6.7 个月 vs 2.5 个月（*HR*=0.32，95% *CI* 0.22~0.44；*P*<0.000 01）。根据该研究结果，芦康沙妥珠单抗已在中国获批用于既往至少接受过 2 种系统治疗（其中至少 1 种治疗针对晚期或转移性阶段）的不可切除的局部晚期或转移性 TNBC 成人患者，给中国患者提供了更优的治疗选择。

除上述药物外，Dato-DXd 是另一款具有潜力的靶向 TROP-2 的 ADC 药物，在既往多线治疗后的晚期 TNBC 患者中展现出良好的疗效。国际性多中心的 TROPION-PanTumor01 研究纳入了 44 例 TNBC 患者，患者的既往治疗线数中位数为三线，后续接受 Dato-DXd 治疗的 PFS 中位数达到了 4.4 个月，疾病的 ORR 为 31.8%。随后的 TROPION-PanTumor02 研究则验证了 Dato-DXd 在中国晚期 TNBC 患者中的疗效及安全性。该研究共纳入 79 例患者，既往治疗线数中位数为五线。在随访时间中位数为 12 个月时，患者的 PFS 中位数为 5.3 个月，OS 中位数为 13.5 个月，ORR 为 33.8%。TROPION-PanTumor02 研究表明，Dato-DXd 在既往多线治疗后中国 TNBC 患者中显示出较满意且具有临床意义的疗效，且其总体不良反应可控，Dato-DXd 可为此类人群带来新的治疗获益。

（三）PARP 抑制剂

BRCA1/2 基因是乳腺癌中最常见的易感基因，随着 PARP 抑制剂的出现，胚系 *BRCA* 突变乳腺癌进入了靶向治疗时代。对于胚系 *BRCA1/2* 基因突变的 MBC 患者，PARP 抑制剂奥拉帕利是治疗的选择，但它在我国尚未获批晚期适应证。

为填补这一空白并探索更优方案，FABULOUS 研究应运而生，这是一项对比氟唑帕利单药及联合阿帕替尼治疗 *BRCA* 突变 HER2 阴性乳腺癌的Ⅲ期临床研究。期中分析结果显示：氟唑帕利 + 阿帕替尼组 PFS 中位数达到了 11 个月，氟唑帕利单药组为 6.7 个月，化疗组只有 3 个月。两药联合以及氟唑帕利单药组的 PFS 都优于化疗组。在 OS 方面也观察到了明确的获益趋势：氟唑帕利 + 阿帕替尼组 OS 中位数为 29.2 个月，氟唑帕利单药组为 31.5 个月，标准化疗组为 21.5 个月，OS 延长将近 10 个月。FABULOUS 研究不仅证实了氟唑帕利单药的有效性，更探索了其联合抗血管生成药物阿帕替尼的增效潜力，为 g*BRCA*m HER2 阴性 MBC 患者提供了强有力的治疗新证据。

基于 FABULOUS 研究积极结果的公布，2024 年 12 月我国研发的 PARP 抑制剂氟唑帕利在国内获批乳腺癌适应证，获批方案包括单药或联合甲磺酸阿帕替尼用于治疗伴有胚系 *BRCA* 突变的 HER2 阴性 MBC。作为首个在国内获批该适应证的国产 PARP 抑制剂，氟唑帕利的上市不仅填补了国内 g*BRCA*m MBC 靶向治疗的空白，其具有可及性更高，价格更亲民的特点，也必将让更多的中国患者能够及时获得这一高效治疗并从中获益。

五、泛癌种 ADC 治疗的应用

（一）抗体药物偶联物的全面崛起

ADC 是肿瘤领域发展最快的治疗方式之一，目前已有 15 种 ADC 获批，超过 210 种正在进行临床研究，在 HER2、EGFR、Trop2、CLDN18.2、Nectin-4 等靶点上展示出显著的疗效和良好的安全性。为了突破传统瘤种限制，让更广泛的患者群体有机会从这一创新疗法中获益，多种 ADC 已经开始了泛瘤种治疗的探索。

在众多靶点中，HER2 因其在多种实体瘤中的异常表达而备受关注。HER2 是一种跨膜酪氨酸激酶受体，参与细胞增殖、分化和存活的调控。HER2 过表达或扩增可发生在多种实体肿瘤中，包括乳腺癌、胃癌、胆管癌、膀胱癌、胰腺癌和妇科肿瘤等。这一特性使其成为泛瘤种 ADC 开发的理想靶标。2024 年 4 月 5 日，FDA 加速批准德曲妥珠单抗用于治疗不可切除或转移性 HER2 阳性（IHC 3+）实体瘤成年患者，标志着 ADC 正式进入“不限癌种”治疗时代。其依据整合了 DESTINY-PanTumor02、DESTINY-Lung01 和 DESTINY-CRC02 三项研究结果。对这三项研究中共 192 例既往接受过治疗的不可切除或转移性 HER2 阳性（IHC 3+）实体瘤成人患者的疗效评估显示：ORR 分别为 51.4%、52.9% 和 46.9%，缓解持续时间（duration of response，DoR）中位数分别为 19.4 个月、6.9 个月和 5.5 个月。这些数据强有力地证明了 T-DXd 在多种 HER2 阳性实体瘤中的广泛抗肿瘤活性。

继 HER2 之后，PD-L1 作为另一个关键的泛肿瘤靶点，正成为 ADC 开发的新热点。PD-L1 作为泛肿瘤靶点，在非小细胞肺癌、鳞状细胞癌、结直肠癌、TNBC、黑色素瘤等肿瘤中均有表达，在大部分肿瘤中的阳性率超过 50%，在肺癌中更是高达 70%。与免疫检查点抑制剂（immune checkpoint inhibitor，ICI）单纯阻断免疫抑制信号不同，靶向 PD-L1 的 ADC 旨在通过递送细胞毒性载荷直接杀伤肿瘤细胞，并可能克服 ICI 耐药，因此被视为极具前景的治疗策略。这一领域的最新突破在 2025 年 ASCO 大会上惊艳亮相——HLX43 首次公布了其Ⅰ期研究数据。HLX43 是目前全球率先开展Ⅱ期临床研究的 PD-L1 ADC 药物，由靶向 PD-L1 人免疫球蛋白 IgG1 HLX20 与拓扑异构酶Ⅰ抑制剂 C24 通过可裂解的三肽连接子组成。初步结果显示出优异的抗肿瘤活性和可控的安全性，尤其在难治患者和胸腺鳞状细胞癌（TSCC）患者中展现了令人鼓舞的初步疗效，极具潜力，且整体安全性可控，耐受性较好。结合疗效和安全性来看，PD-L1 ADC 在耐药群体中让人备受期待，未来可能突破 PD-L1 表达的限制，触及更广泛的实体瘤患者人群，甚至是 PD-L1 低表达或者阴性人群。

（二）ADC 药物的毒性管理

ADC 凭借其“精准制导”的设计理念，通过将强效细胞毒性药物靶向递送至肿瘤细胞，在保障疗效的同时，整体上具有良好的耐受性。然而，其不良反应仍不容忽视，主要源于两方面机制：一是“脱靶毒性”，即载荷药物在血液循环中过早释放或作用于非靶标组织；二是“在靶毒性”，即 ADC 作用于正常组织（尤其是那些低水平表达靶抗原的正常细胞）所产生的副作用。因此，深入理解并有效管理 ADC 的独特毒性谱至关重要。

ADC 常见的不良反应涵盖多个系统，主要包括：① ILD/肺炎。这是部分 ADC（如 T-DXd）的重要关注点。ILD/肺炎的发生率、严重程度和临床表现因 ADC 类型而异，需要高度警惕和早期识别并进行干预。②血液学毒性。极为常见，可表现为中性粒细胞减少、贫血和血小板减少等。例如，戈沙妥珠单抗治疗期间约 64% 的患者出现中性粒细胞减少症；而恩美曲妥珠单抗则以血小板减少症发生率较高为特点，需常规进行血细胞计数监测并及时处理。③消化道毒性。发生率较高，是 ADC 治疗中最普遍的副作用之一，包括恶心、呕吐、腹泻、食欲下降等。尽管这些症状通常为轻中度，但可能显著影响患者的日常生活质量和治疗依从性，需要积极的预防性用药和支持治疗。④眼毒性。与特定 ADC 的靶点分布或载荷特性密切相关，如含微管蛋白抑制剂的 ADC。临床表现可包括干眼症、角膜炎、视力模糊等。值得强调的是，眼部不良反应通常可以通过常规的眼部护理得到控制，并且大多数情况下是可逆的。因此，基线及治疗期间眼科评估很重要。⑤肝毒性。最常见的临床表现是无症状的转氨酶升高。因此，治疗期间应定期常规监测肝功能。一旦发现异常，需及时评估并给予护肝治疗，必要时调整剂量或暂停用药。⑥心脏毒性。虽相对少见，但某些 ADC，尤其是含特定载荷如蒽环类衍生物，可能带来左心室功能不全。基线评估和治疗期间的心功能监测对高风险患者尤为重要。

（三）生物标志物预测 ADC 疗效

ADC 药物的疗效已在多项临床研究中得到证实，然而，并非所有患者都能从中获益，且潜在的严重毒性（如致残性 ILD）警示我们需避免治疗的“过度应用”。因此，识别能够可靠预测 ADC 疗效的生物标志物，对于优化患者选择、实现精准治疗并最大化治疗获益 - 风险比至关重要。当前的研究热点集中在靶点表达水平（如 HER2、TROP-2）的动态变化与定量评估，以及整合多维信息构建综合预测模型。

DESTINY-Breast04 研究不仅确立了 T-DXd 在 HER2 低表达乳腺癌中的标准治疗地位，更揭示了疗效与 HER2 表达水平的相关性：HER2 表达水平较高的患者（即使仍在“低表达”范畴内），其 ORR 和 PFS 显著优于表达水平更低的患者。这提示在 HER2 低表达群体内部，表达量的差异仍需精细区分以预测 T-DXd 疗效。

TROPION-Lung01 研究在 2024 年世界肺癌大会（World Conference on Lung Cancer，WCLC）上公布的数据引入了更先进的评估方法。该研究表明，通过创新的定量连续评分（quantitative continuous scoring，QCS）计算的 TROP2 归一化膜比值（nmr）是预测 Dato-DXd 疗效的有力工具。在总体生物标志物可评估人群中，被定义为 TROP2 QCS-nmr$^+$ 的患者接受 Dato-DXd 治疗后，其 ORR 和 PFS 中位数均显著更优，并且治疗与生物标志物状态之间存在显著的交互效应。

2025 年 4 月发表于 *Cancer Cell* 的一项突破性研究，采用了多组学融合策略（计算病理学、单细胞原位空间成像和人工智能驱动建模），深入探索乳腺癌中预测 ADC 疗效的复杂生物标志物。研究发现：在 HR 阴性肿瘤中，TIL 的水平与 ADC 新辅助治疗的 pCR 率呈正相关。在 HR 阳性疾病中，HER2 强阳性肿瘤细胞的空间分布模式具有预测价值，即紧密聚集的分布而非均匀分布与较低的缓解率相关。更重要的是，基于这些关键的临床病理特征和高维病理图像信息，研究团队成功开发并验证了一个具有高度临床应用潜力的预测模型。该模型能够有效预测患者对 SHR-A1811 及其他新型 ADC 新辅助治疗的反应，为实现个体化 ADC 治疗决策提供了强有力的工具。

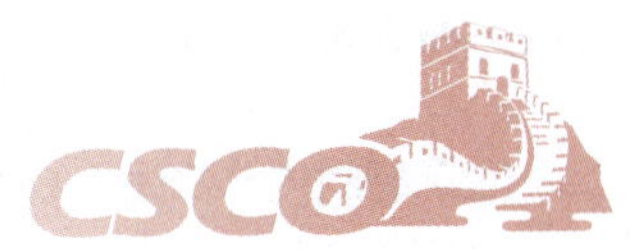

乳腺癌辅助内分泌治疗升阶时代的临床实践重塑

姚礼彤　王安琦　徐莹莹

中国医科大学附属第一医院

作为占比最高的分子亚型的主要治疗方式，内分泌治疗贯穿HR阳性乳腺癌新辅助、辅助及解救治疗的全过程。辅助内分泌治疗能够有效提高HR阳性乳腺癌患者的无病生存（disease free survival，DFS）及OS，是Luminal A型及中低基因风险Luminal B型乳腺癌的唯一辅助治疗手段。

5年他莫昔芬（TAM）或第三代AI曾是乳腺癌辅助内分泌治疗的"金标准"。但随着对HR阳性乳腺癌分子生物学特性及复发模式的深入认知，研究者意识到中高风险患者需要更积极的内分泌"升阶梯"治疗策略。多项研究证实，与三阴性及HER2阳性乳腺癌不同，年龄是HR阳性乳腺癌的独立预后因素，提示年轻患者需要更强力有效的内分泌治疗。此外，与HR阴性乳腺癌不同，HR阳性乳腺癌表现出独特的"双峰"复发模式（术后2~3年和7~8年），超过50%的复发事件和近2/3的死亡发生在5年以后。

目前，针对HR阳性中高复发风险患者的辅助强化治疗新模式已逐渐形成：治疗早期（5年内）的强化策略，包括绝经前患者联合卵巢功能抑制（ovarian function suppression，OFS），CDK4/6抑制剂与内分泌药物的联合应用；治疗晚期（5~10年）的强化策略，则是通过延长内分泌治疗时长至8~10年实现持续保护。这种分阶段、个体化的强化治疗方案，为改善HR阳性乳腺癌患者的长期预后提供了新的临床路径。

一、早期（5年内）强化

（一）绝经前患者联合卵巢功能抑制

自2005年起，多项临床研究开始探索TAM联合OFS在绝经前乳腺癌治疗中的价值。然而，由于研究人群的异质性，结论存在较大分歧，OFS的临床获益不明，直到2015年SOFT研究5.6年随访结果的公布才得以澄清。该研究证实，对于具有较高复发风险的绝经前患者（尤其是既往接受过化疗者），内分泌药物联合OFS可带来显著的生存获益。在化疗亚组中，与TAM单药相比，OFS+TAM和OFS+AI组的5年无乳腺癌生存（breast cancer-free interval，BCFI）绝对获益分别达到4.5%和7.7%；在年龄<35岁的年轻患者中，这一获益更为显著，分别提升至11.2%和15.7%。此后，ASTRAR、HOBOE-2等研究也相继验证了这一结论。2025年ASCO大会上公布的SOFT&TEXT和ASTRRA研究长期随访数据进一步夯实了OFS的获益证据。SOFT研究随访时间中位数15年、TEXT研究随访时间中位数16.6年的结果显示：与TAM单药相比，OFS+TAM组和OFS+AI组的BCFI绝对获益分别提升3.6%和6.5%；在<35岁年轻患者中，OFS联合组的获益更为突出。值得注意的是，OFS+AI相较于OFS+TAM方案在无远处复发间期（distant recurrence-free interval，DRFI）和DFS方面有显著优势，OS也呈现数值上的改善。ASTRRA研究10年随访数据表明：相比TAM单药，OFS+TAM组的DFS获益随时间推移持续扩大，5年、8年和10年的绝对获益分别为3.6%、5%和7.8%，呈现出"时间依赖性累积获益"的特征。

此外，2025年ASCO会议公布的一项国际、多中心、队列二次分析为OFS在特殊人群中的应用提供了重要证据。该研究显示，在年轻*BRCA*突变的HR阳性乳腺癌患者中，OFS联合方案可显著改善患者的DFS、BCFI和OS，证实了其在此类人群中的应用价值。

2023年ASCO大会报道了23项随机研究的患者水平荟萃分析，纳入了14 999例年龄<55岁、绝经前、ER阳性或未知的乳腺癌患者。总体人群分析表明，卵巢切除/抑制组较对照组复发事件更少，在未接受化疗或化疗后未绝经的人群中，15年复发风险降低12.1%，20年乳腺癌相关死亡风险降低10.9%，卵巢切除/抑制显著改善预后，尤其45岁以下绝经前患者获益更显著，是OFS联合治疗的又一力证。

《中国早期乳腺癌卵巢功能抑制临床应用专家共识（2024年版）》对OFS的应用问题进行梳理。推荐促性腺激素释放激素类似物（gonadotropin-releasing hormone analogue，GnRha）药物去势作为绝经前HR阳性早期乳腺癌OFS的首选，常用药物包括戈舍瑞林、曲普瑞林和亮丙瑞林。有化疗指征的人群是OFS的适用人群，基于monarchE和NATALEE研究，推荐GnRHa联合内分泌治疗基础上添加特定CDK4/6抑制剂，并要尽量符合相应临床研究的入组人群。OFS用药推荐依据化疗前卵巢功能状态，若考虑卵巢保护，推荐GnRHa同步化疗，不影响患者生存获益；若不考虑卵巢保护，GnRHa同步化疗以及化疗后序贯使用均被认可，后者更为推荐。在用药过程中不推荐常规监测雌激素水平，如怀疑不完全的OFS，可进行雌激素水平测定以辅助决策。GnRHa 应用时长建议为 5 年。

(二) 靶向内分泌强化治疗

随着 CDK4/6 抑制剂、PARP 抑制剂、mTOR 抑制剂、PI3K 抑制剂等新药的问世，“靶向联合内分泌”模式开辟了转移性乳腺癌内分泌治疗的新格局。其中，最为耀眼的当属 CDK4/6 抑制剂，凭借在 PALOMA、MONALEESA 及 MONARCH 系列研究中的不俗表现，成为 $HR^+/HER2^-$ MBC 一线治疗的首选。珠玉在前，CDK4/6 抑制剂又向早期乳腺癌辅助治疗领域延伸，并在辅助强化治疗中取得突破性进展。

monarchE 研究是首个证实 CDK4/6 抑制剂在辅助强化内分泌治疗中价值的Ⅲ期临床研究，共纳入 5 637 例淋巴结阳性的 $HR^+/HER2^-$ 高危早期乳腺癌患者。研究采用随机对照设计(1∶1)，比较阿贝西利(2 年)联合内分泌治疗与单纯内分泌治疗的疗效。设立了两个风险分层队列：队列 1(n=5 120，占 ITT 人群 91%)纳入临床病理高危患者(≥4 枚阳性淋巴结，或 1~3 枚阳性淋巴结合组织学 3 级或肿瘤≥5cm)；队列 2(n=517，占 9%)则为相对低危患者(1~3 枚阳性淋巴结但不满足其他高危因素)，并增加 Ki67≥20% 的分子标志物筛选条件。2022 年 SABCS 大会公布了 4 年随访结果，ITT 人群 2 年、3 年、4 年无浸润性疾病生存率(invasive disease-free survival，iDFS)绝对获益分别为 2.8%、4.8%、6.4%；无远处转移生存率(distant recurrence-free survival，DRFS)绝对获益分别为 2.4%、4.0%、5.9%，证实了阿贝西利在早期高危人群中稳健的疗效。值得注意的是，队列 1 分析显示，阿贝西利的临床获益与 Ki67 表达水平无关，证实 Ki67 是该人群的独立预后因素而非疗效预测因子。这一重要发现于 2023 年 1 月发表在 *Lancet Oncology*。基于 monarchE 研究的可靠证据，FDA 批准将阿贝西利的适应证扩展至队列 1 定义的全部高危人群，标志着 $HR^+/HER2^-$ 早期乳腺癌辅助治疗进入靶向联合新时代。

NATALEE 研究首次亮相于 2023 年 ASCO 年会，这项全球多中心Ⅲ期临床研究创新性地探索了瑞波西利(3 年)联合内分泌治疗在更广泛 $HR^+/HER2^-$ 早期乳腺癌患者中的价值。研究设计具有以下特点：①入组标准更具包容性，不仅包括 monarchE 研究定义的高危人群，还纳入了临床更为常见的 N_0 伴高危因素患者；②瑞波西利采用了低于转移性乳腺癌 600mg 的标准剂量，辅助治疗剂量为 400mg，与 MONALEESA 系列研究对比，低剂量具有更好的耐受性和安全性，可大幅降低不良事件(中性粒细胞减少和 Q-T 间期延长)的发生概率；③治疗时长延长至 3 年，对于 $HR^+/HER2^-$ 这类有更长久复发风险的亚型，低剂量长时间的药物作用可能对延缓复发转移具有重要意义；④基线特征更贴近临床实践，允许已接受≤12 个月初始内分泌治疗的患者入组。2024 年 ESMO 会议更新的随访数据显示，瑞波西利较对照组显著改善 4 年 iDFS 绝对获益达 4.9%，且所有预设亚组(包括 N_0、Ⅱ期和Ⅲ期患者)临床获益一致。该研究结果于 2024 年 3 月发表在 *NEJM*，同期配发社论指出其“重新定义了早期 $HR^+/HER2^-$ 乳腺癌的辅助治疗格局”。

真实世界数据为 NATALEE 研究结果提供了重要佐证。2024 年 SABCS 公布的美国真实世界研究显示，符合 NATALEE 入组标准的患者，3 年和 5 年的无浸润性乳腺癌生存期(iBCFS)率分别为 89.2% 和 81.4%，DRFS 率为 90.4% 和 83.1%，提示即使接受标准辅助治疗后，仍有近 20% 患者 5 年内出现复发。ESMO-BC 大会公布的三项真实世界研究进一步证实，NATALEE 研究人群确实存在客观的复发风险，特别是在 N_1 及 N_0 伴高危因素患者中。中国国家癌症中心数据库的回顾性分析同样显示，N_0 伴高危因素患者的 5 年复发风险约为无高危因素 N_0 患者的 2 倍。2024 年 9 月，FDA 正式批准瑞波西利联合 AI 用于Ⅱ~Ⅲ期 $HR^+/HER2^-$ 早期乳腺癌的辅助治疗，不仅涵盖淋巴结转移(N_+)人群，还涵盖了具有较高复发风险的无淋巴结转移(N_0)人群，为 CDK4/6 抑制剂在早期乳腺癌辅助治疗中的应用拓展了新的疆界。

2025 年 ASCO 大会揭晓了 DAWNA-A 研究的中期分析数据，达尔西利联合内分泌治疗可显著延长 $HR^+/HER2^-$ 高危早期乳腺癌的 iDFS，降低复发风险达 44%。该研究不仅为 $HR^+/HER2^-$ 高危乳腺癌辅助治疗贡献了首个中国循证方案，更有力夯实了 CDK4/6 抑制剂在早期乳腺癌辅助治疗领域的应用证据。

二、晚期(5~10 年)强化

基于 HR 阳性乳腺癌复发风险存在双峰及延迟的特点，既往一系列研究对内分泌治疗时长和模式进行了探索，主要包含以下几种。

(一) TAM 延长治疗

NSABP B-14 早期研究因仅纳入淋巴结阴性患者，未能证实 5 年以上 TAM 治疗可改善生存结局。后续的 ATLAS 和 aTTom 研究通过纳入更高比例的淋巴结转移患者(分别为 40% 和 31%)，明确了延长 TAM 治疗至 10 年可显著降低患者的复发死亡风险。现有证据表明，延长治疗的获益与疾病风险相关，低风险患者进行 5 年 TAM 治疗足矣。

(二) TAM 序贯 AI 类药物延长治疗

MA.17 研究纳入了 5 187 例已完成 5 年 TAM 治疗的早期乳腺癌患者，在此基础上延长 5 年来曲唑治疗可显著改善患者的 DFS 及无远处转移生存(distant disease-free survival，DDFS)。NSABPB-33 和 ABCSG-6a 研究与 MA.17 研究设计相似，探究序贯使用依西美坦和阿那曲唑的疗效，对于完成 5 年 TAM 治疗的绝经后乳腺癌患者继续使用 3~5 年 AI 获益显著。

(三) AI 类药物延长治疗

NSABPB-42 研究探索了 5 年初始或序贯 AI 基础上延长 5 年 AI 的疗效。2019 年更新的 10 年随访数据表明，延长治疗可以带来 4% 的 DFS 绝对获益，尤其是淋巴结阳性、初始 TAM 治疗、骨密度较低的患者获益更显著，而骨密度低的患者初始选择 TAM 的可能性更高。

序贯 AI 的最佳时长，由于 IDEAL、DATA、ABCSG-16 研究的起始方案、延长时间等设计不同，结果参差不齐。一项 EBCTCG 荟萃分析，汇总了 12 项研究，涉及 22 192 例乳腺癌患者，旨在探讨延长 AI 治疗对患者生存的影响。结果表明，初始 TAM- 延长 AI 治疗，DFS 绝对获益 3.6%；初始 TAM 序贯 AI- 延长 AI 治疗，DFS 绝对获益 2.1%；初始 AI- 延长 AI

治疗，DFS 绝对获益 1.2%。淋巴结阴性患者，延长治疗绝对获益 1.1%；淋巴结 1~3 枚阳性，延长治疗绝对获益 3.8%；淋巴结 4 枚及以上阳性，延长治疗绝对获益 7.7%。该分析提示复发风险越高、前期内分泌治疗越不足的患者，从延长内分泌治疗中获益越多。2018 年 ASCO 指南指出，淋巴结阳性患者应接受延长 AI 治疗，直至完成最长达 10 年的辅助内分泌治疗；淋巴结阴性患者可根据预后因素评估复发风险，并酌情延长辅助内分泌治疗。

另外，对于完成 5 年 OFS 早期强化治疗的患者，仍缺乏延长治疗证据。《中国临床肿瘤学会（CSCO）乳腺癌诊疗指南 2024》建议，完成 OFS+TAM 初始 5 年治疗且耐受性良好的患者，绝经者序贯 AI 治疗 2~5 年（2A），未绝经者使用 TAM 治疗 5 年（2B）；完成 OFS+AI 初始 5 年治疗且耐受性良好的患者，绝经者使用 AI 治疗 3~5 年（2A），未绝经者使用 TAM 或 OFS+AI 治疗 5 年（2B）。

当下，中高风险患者已进入到 CDK4/6 抑制剂联合内分泌辅助强化治疗的新时代，延长治疗的循证医学证据缺失。从 EBCTCG 的荟萃分析来看，前期治疗越不足，后期延长越有效，那么在 CDK4/6 抑制剂大幅提高前 5 年生存绝对获益的背景下，后续延长治疗还将增加多少获益不得而知。新形势，新问题，需要新的解决思路。

循环肿瘤 DNA（circulating tumor deoxyribonucleic acid，ctDNA）作为一种新型的液体活检方式，其在疗效预测、预后判断中的价值已在多项研究中得到证实。2024 年 ASCO 年会公布了 monarchE 研究关于 ctDNA 预测高危 $HR^+/HER2^-$ 早期乳腺癌复发风险和疗效的数据。基线 ctDNA 阳性患者复发风险更高，进一步支持其可作为预后生物标志物；治疗期间 ctDNA 的动态变化（如清除或持续存在）与 iDFS 显著相关，提示 ctDNA 监测可能有助于早期识别治疗应答或耐药。那么，可否通过 ctDNA 协助判定 5 年后的复发风险以指导延长治疗的选择，未来可设计前瞻性研究验证其可行性。

三、预测模型及基因工具指导内分泌强化治疗人群选择

（一）早期疾病风险预测指导 OFS 强化治疗

STEPP 是基于 SOFT 和 TEXT 研究开发的复发风险评分工具，主要基于年龄、组织学分级、肿瘤大小、腋窝淋巴结状态及 ER/PR、Ki67 等临床病理指标，评估绝经前患者的复发风险。高风险患者推荐 OFS+AI；低风险患者不需要联合 OFS；中风险患者意见不一，虽然从获益值来看，OFS 联合 AI 优于联合 TAM，但绝对获益不及高风险人群，所以有专家提出 OFS+TAM 方案可作为选择。2020 年 *JCO* 发表综述，提出将 21 基因 RS 评分和 STEPP 分析相结合，用于绝经前 HR 阳性乳腺癌的个体化决策，可为中风险人群的治疗方案选择提供新思路。

近两年的国际大会陆续报道了基因工具在 SOFT 研究样本中的分析数据，探索其预后及预测价值。2022 年 SABCS 会议公布的数据表明，乳腺癌指数（breast cancer index，BCI，HOXB13 和 IL17BR 基因表达比值，即 H/I）对绝经前 HR 阳性早期乳腺癌远处复发有预测效能，但与预先假设不一致，BCI 低评分患者的 OFS 强化治疗与临床获益一致。2023 年 ASCO 大会报道了 SOFT 研究 PAM50 队列特征，复发风险（ROR）评分对绝经前 $HR^+/HER2^-$ 乳腺癌有预后价值，但对 OFS 治疗获益没有预测作用。这也提示我们应该思考各基因工具产生的背景及适用人群，不应盲目追求所谓的精准。

（二）晚期复发风险预测指导内分泌延长治疗

疾病风险与延长治疗获益密切相关，如何判定患者的远期复发风险是关键问题。目前临床常用 St.Gallen 乳腺癌危险度分级，但其适用于所有乳腺癌亚型的全程风险评估，缺乏指导延长内分泌治疗的特异性。CTS5 预后模型即是为评估 HR 阳性乳腺癌 5 年内分泌治疗后的晚期远处转移风险而开发，以 ATAC 研究为训练集、BIG1-98 研究为验证集，CTS5 对于远处转移风险有显著预测效能（HR=2.47，P<0.001）。2019 年，SABCS 报道了 CTS5 对 TAILORx 研究人群的回顾性分析，发现其在 OncotypeDX 低分组及 50 岁及以下人群的预测效能不足，这恰恰与需要延长治疗的人群特性及模型开发的基线人群特征（ATAC、BIG1-98 均为绝经后患者）不谋而合，此模型的适用范围进一步明晰。

BCI 风险评分是预测 ER 阳性、淋巴结阴性乳腺癌远期复发风险的基因工具，可用于指导延长内分泌治疗。该工具在多项临床研究（MA.17、IDEAL、NSABPB-42 等）的样本中进行验证，BCI 高评分患者延长内分泌治疗显著降低复发风险。目前，BCI 是 NCCN 指南唯一推荐用于指导 $HR^+/HER2^-$ 早期乳腺癌延长内分泌治疗的多基因工具（2A）。2022 年 SABCS 大会报道了 IDEAL 研究的 MammaPrint（70 基因）分析结果提示，MammaPrint 低风险但非极低风险患者从 5 年内分泌延长治疗中获益明显，与既往 NSABP-B42 研究具有一致的获益趋势。然而，无论从基因工具的国人数据欠缺和可及性角度，还是前述提到的早期内分泌治疗方式改变，导致延长治疗循证医学证据不足的问题，这些工具并未在我国临床实践中应用。

四、凡事皆有代价：内分泌治疗的毒性、费用及依从性亟须关注

走进内分泌“升阶梯”时代，依从性成为疗效最真实的挑战。事实上，辅助内分泌治疗的依从性堪忧。新泽西一项纳入 2 378 例患者的回顾性分析表明，4 年以后内分泌治疗的依从性降至 50%。那么，患者拒绝开始或中断治疗的原因是什么呢？

1. 费用　2014 年的一项研究显示，将 AI 从价格较高的药物换为更便宜的药物后，治疗的依从性有所提高。患者拒绝开始或中断治疗不只在于费用，也取决于消费能力，患者家庭净资产、社会经济地位以及药物的自付费用比例，均与内分泌治疗的依从性有关。

2. 行为　BQUAL 研究提示，患者的依从性与治疗周期（>4 个周期）、对治疗的看法相关。还有研究发现，在内分泌治疗前，因某种或多种慢性病（如高血压、高脂血症、食管反流病、甲状腺疾病、糖尿病、骨质疏松症）坚持服药的患者，内分泌治疗的依从性较高；而之前出现过停药的患者，内分泌治疗的依从性也较差。

3. **毒性** 针对毒性对治疗的影响，可以绘制出一个概念框架：治疗、症状和转归是这个框架中的3个核心元素。其中，患者自身因素（疾病因素）、外界因素（包括健康系统、医疗机构中的各种因素）都会影响治疗。ATAC研究中，47%的患者在使用AI过程中会出现关节疼痛，44%出现关节僵硬，其中8%出现严重不良反应。OFS治疗也会增加骨质疏松、心血管疾病、抑郁等不良反应的发生率。几项CDK4/6抑制剂辅助强化治疗的研究中，均有不同比例因毒副反应而永久停药的患者，影响了治疗效果。未来可针对症状管理来设计、开展临床研究，以改善症状，提高内分泌治疗的依从性。

综上，近几年乳腺癌辅助内分泌治疗模式不断有新的突破，在升阶时代的临床实践中，应综合考量疾病风险、药物毒副反应、患者的身体情况等多维度因素，制订个体化的辅助内分泌治疗方案，以获得最优的生存获益，即净获益理念。应注重药物的不良反应管理，提高患者的依从性。初始治疗方案的更新迭代，也对既往治疗模式、耐药后的治疗策略以及长期生存的影响提出了新的挑战。

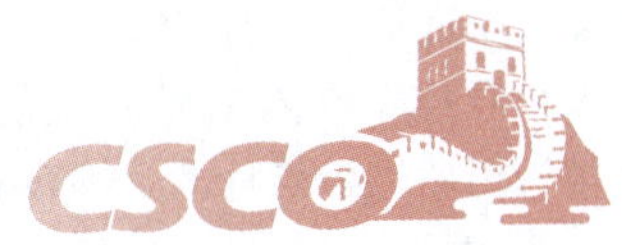

乳腺癌脑转移治疗进展

闫敏

河南省肿瘤医院

在复发转移乳腺癌患者中，脑转移的发生率达15%~50%，其中HER2阳性及TNBC亚型风险最高。脑转移可引起多种神经功能症状，严重影响患者生存质量及预后。传统治疗策略以手术、全脑放疗（whole brain radiotherapy，WBRT）和立体定向放射外科（stereotaxic radiosurgery，SRS）为主，这些手段有较高的局部短期疗效，但伴随神经功能的损失等并发症及存在未涉及区域复发风险。近年来，具有血脑屏障（blood brain barrier，BBB）穿透能力的系统治疗药物不断涌现，包括小分子TKI（如吡咯替尼）和新一代ADC（如T-DXd、SHR-A1811），它们在改善颅内病灶的控制率及延长生存方面展现出积极的前景。在此基础上，优化局部治疗（手术、放疗）与具有中枢神经系统活性的系统治疗（化疗、靶向治疗、免疫治疗）之间的协同时机及策略，已成为当前临床研究的重要方向。本文结合中国临床多项研究数据，系统梳理乳腺癌脑转移的治疗进展，探讨个体化治疗策略，以期为临床决策提供参考。

一、手术治疗

（一）手术适应证

手术切除适用于单发或寡转移（1~3个病灶）、病灶位置表浅且可切除、伴有明显占位效应或高颅压症状的患者。手术可迅速缓解症状，并提供组织样本进行分子检测，指导后续治疗。

（二）手术疗效

手术是缓解占位症状最有效的手段。回顾性研究显示，与单纯支持治疗仅2~3个月的OS相比，手术联合WBRT的OS中位数可达12~16个月。既往的研究也提示，对于HER2阳性患者，术后联合靶向治疗（如曲妥珠单抗、拉帕替尼）可进一步改善预后。近年来，随着针对活动性脑转移药物治疗的进展，能够对颅内和颅外病灶同时高效的药物治疗方案为患者带来更长生存期，手术的适用范围和时机也需要重新评估。

（三）手术联合其他治疗

近年来，手术联合术中放疗（intraoperative radiation therapy，IORT）或术后SRS的探索性研究显示，该策略可降低局部复发率，同时减少WBRT的神经认知毒性，需从患者总体获益角度谨慎评估适应证。

二、放射治疗

（一）全脑放疗

WBRT是传统治疗手段，适用于多发（≥4个）脑转移或软脑膜转移患者。标准剂量为30Gy/10次或20Gy/5次，可有效缓解症状，但长期生存获益有限（OS中位数为4~6个月），且可能导致认知功能下降，海马保护性WBRT和联合美金刚的应用可减少神经毒性，改善患者生活质量。近年来，随着放疗技术的进步和药物治疗疗效的提高，尽可能推迟WBRT，延长患者生存期的同时保护神经认知功能的策略成为探索方向。

（二）立体定向放射外科

SRS适用于1~4个转移灶（直径≤3cm），具有精准、微创的优势。多项研究表明，SRS单用的局部控制率（LC）可达80%~90%，且对认知功能影响较小。对于HER2阳性乳腺癌脑转移（breast cancer brain metastasis，BCBM），SRS联合靶向治疗（如T-DXd）可延长颅内无进展生存期（iPFS）。目前，SRS联合免疫检查点抑制剂（如帕博利珠单抗）的临床研究正在进行中。

（三）分次立体定向放射治疗

分次立体定向放射治疗（fractionated stereotactic radiotherapy，FSRT）适用于较大病灶（>3cm）或邻近关键结构（如脑干）的转移瘤，通过分次照射（如27Gy/3次）降低放射性坏死风险。

三、系统治疗

（一）系统治疗开展随机对照临床研究的挑战

无论RECIST疗效评价标准还是RANO疗效评价标准，都不将局部治疗后的稳定性脑转移作为可测量病灶，就是因为此类病症无法排除局部治疗的疗效贡献，因此仅可作为药物优效性的间接证据。严格设计、以未经局部治疗或治疗后再进展的活动性脑转移为研究对象的前瞻性临床研究中，获得较高颅内客观缓解率（objective response rate-intracranial，ORR-IC）的数据，才是真正体现药物对脑转移直接有效的循证医学证据。然而，目前为止，新药的随机对照Ⅲ期临床研究大多数排除脑转移患者，或仅允许经局部治疗后稳定的脑转移入组。这种设计源于脑转移并非常见的首发转移部位，而是相对较晚的事件，且脑转移发生的时间也会因既往新辅助治疗史、辅助治疗史、分子亚型及前期颅外转移后治疗方案等的不同，而存在显著差异，且在不同药物治疗线数出现的脑转移，对治疗方案的选择都有影响，因此针对有可测量病灶的活动性脑转移设计药物研究方案的随机对照临床研究非常困难。同时，因脑转移是全身性疾病的一部分，对照组设计仅用局部治疗不符合伦理，而对照组设计为局部治疗联合药物方案对研究组产生不公平（研究组后续还有机会局部治疗获益），这些因素均导致目前临床研究设计极具挑战性。因此，目前针对未经放疗的或放疗后再进展的有可测量病灶的活动性脑转移，以 ORR-IC 为主要研究终点的前瞻性临床研究，仍是评价药物治疗脑转移有效性最可靠的循证医学证据。

（二）HER2 阳性乳腺癌脑转移的系统治疗突破

近年来，HER2 阳性乳腺癌脑转移的系统治疗经历了从大分子单抗、小分子 TKI 到 ADC 的逐步演进。得益于良好的血脑屏障穿透性，小分子 TKI 显著提高了颅内病灶的控制率，其中吡咯替尼联合卡培他滨对未经放疗患者的疗效尤为突出。新一代 ADC 药物（如以拓扑异构酶Ⅰ抑制剂为载荷的德曲妥珠单抗和瑞康曲妥珠单抗）同样表现出明显的中枢治疗优势，尤其在 HER2 低表达患者中疗效显著。随着 ADC 联合 TKI 等方案的临床探索逐步推进，HER2 阳性乳腺癌脑转移的治疗正向多药物联合的个体化方向发展。

1. 大分子单抗对脑转移的直接疗效有限 2021 年发表于 *Journal of Clinical Oncology*（*JCO*）的Ⅱ期研究 PATRICIA 显示，针对放疗后进展的乳腺癌活动性脑转移 40 例（其中 11 例同时接受卡培他滨、来曲唑、哌柏西利等其他抗肿瘤治疗），帕妥珠单抗 + 高剂量曲妥珠单抗治疗的 ORR-IC 为 11%。

此外，分别发表于 2019 年 *NEJM* 和 2020 年 *JCO* 的Ⅲ期临床研究 HER2CLIMB 中，允许未经治疗、治疗后稳定和治疗进展的脑转移患者入组，在对照组卡培他滨 + 曲妥珠单抗中，具有可测量病灶的活动性脑转移患者（*n*=20）的 ORR-IC 为 20%，所有活动性脑转移患者（*n*=56）PFS 中位数为 4.0 个月，OS 中位数为 11.8 个月。

基于以上结果，尽管曲妥珠单抗和帕妥珠单抗对颅外病灶非常有效，但对未经局部治疗或放疗后再进展的活动性脑转移的疗效有限。

2. 小分子 TKI 的颅内活性 2013 年发表于 *Lancet Oncology* 的单臂Ⅱ期研究 LANDSCAPE 的结果显示，在 HER2 阳性新发未经治疗的活动性脑转移的患者中，拉帕替尼联合卡培他滨的 ORR-IC（基于 RECIST 疗效评价标准）达 57.1%，PFS 中位数为 5.5 个月，OS 中位数为 17 个月。2014 年，ASCO 脑转移指南推荐拉帕替尼联合卡培他滨作为新发 HER2 阳性脑转移可选方案之一。

2019 年，发表在 *JCO* 的Ⅱ期 TBCRC022 研究结果显示，奈拉替尼联合卡培他滨治疗 HER2 阳性活动性脑转移患者，其中 92% 接受过局部手术或放疗，既往未接受过拉帕替尼的患者（*n*=37）中，ORR-IC 为 49%，PFS 中位数为 5.5 个月，OS 中位数为 13.3 个月；而在既往接受过拉帕替尼治疗的患者（*n*=12）中，ORR-IC 为 33%，PFS 中位数为 3.1 个月，OS 中位数为 15.1 个月。

Ⅲ期 HER2CLIMB 研究显示，在研究组图卡替尼 + 卡培他滨 + 曲妥珠单抗中，有可测量病灶的活动性脑转移患者（*n*=55）的 ORR-IC 为 47.3%；活动性脑转移患者（*n*=118）PFS 中位数为 9.6 个月，OS 中位数为 21.4 个月，基于上述疗效，图卡替尼联合卡培他滨及曲妥珠单抗被纳入 NCCN 指南推荐的 HER2 阳性乳腺癌脑转移治疗方案之一。

吡咯替尼是中国首个自主研发的泛 HER 家族小分子 TKI（EGFR/HER2/HER4-TKI）。2022 年发表于 *Lancet Oncology* 和 2024 年发表在 *EClinicalMedicine* 的Ⅱ期研究 PERMEATE 的数据显示，未经放疗的新发 HER2 阳性活动性脑转移患者（A 组，*n*=59），吡咯替尼联合卡培他滨的 ORR-IC 达到 74.6%，PFS 中位数为 10.9 个月，OS 中位数为 35.9 个月。放疗后进展的活动性脑转移患者（B 组，*n*=19）的 ORR-IC 达到 42.1%，PFS 中位数为 5.7 个月，OS 中位数为 30.6 个月。该研究为吡咯替尼联合卡培他滨治疗 HER2 阳性新发脑转移提供了重要的循证依据。

综上所述，小分子 TKI 联合卡培他滨治疗 HER2 阳性脑转移的疗效得到确认，其中吡咯替尼治疗新发脑转移患者的 ORR-IC 最高。当前拉帕替尼已退出中国，奈拉替尼在中国尚未获批 MBC 适应证，图卡替尼尚未在中国上市。2025 版的 CSCO 指南已将吡咯替尼联合卡培他滨列为 HER2 阳性乳腺癌脑转移药物治疗的Ⅰ级推荐。

3. 抗体药物偶联物（ADC）的革命性进展 在 KAMILLA 观察性研究中，纳入了 398 例基线存在 BCBM 的患者，其中 126 例有可测量病灶，结果显示：恩美曲妥珠单抗（T-DM1）单药治疗 BCBM 患者的 ORR-IC 为 42.9%，其中未经脑转移治疗的 67 例患者的 ORR-IC 为 49.3%，PFS 中位数和 OS 中位数分别为 5.5 个月和 18.9 个月。

2022 年发表在 *Nature Medicine* 和 2024 年发表在 *Neuro-Oncology* 的Ⅱ期 TUXEDO-1 研究（*n*=15，1 例为脑膜转移，不符合方案入组），德曲妥珠单抗（T-DXd）治疗新发活动性脑转移患者（*n*=6）的 ORR-IC 达 100%，放疗后进展患者（*n*=8）的 ORR-IC 达 62.5%，总人群的 PFS 中位数为 21 个月。2024 年发表在 *Nature Medicine* 的 DESTINY-Breast 12 前瞻性临床研究入组 263 例脑转移患者，61 例基线具有可测量病灶的活动性脑转移患者的 ORR-IC 达 62.3%，其中未经治疗的有可测量病灶的脑转移患者 23 例，其 ORR-IC 高达 82.6%。全部脑转移患者的 PFS 中位数为 17.3 个月。

正在进行的 REIN 研究探索未经放疗的 HER2 阳性及 HER2 低表达的乳腺癌活动性脑转移患者，双队列多臂设计，2025 ASCO 大会快速口头报告（摘要号 1017）公布结果，对于瑞康曲妥珠单抗单药组（*n*=32）的结果，其中未经治的脑转移患者 19 例，脑转移后经过一线吡咯替尼联合方案治疗后进展患者 11 例，以及脑转移后经过二线治疗（吡咯替尼联合卡培他滨、优替德隆联合贝伐珠单抗）后进展患者 2 例。瑞康曲妥珠单抗单药治疗的 ORR-IC 为 84.4%，PFS 中位数为 13.2 个月。瑞康曲妥珠单抗联合贝伐珠单抗组（*n*=22）的 ORR-IC 为 72.7%，PFS 数据还不成熟。

上述拓扑异构酶Ⅰ抑制剂为载荷的新型抗 HER2-ADC 显示出良好的中枢神经活性，2025 版的 CSCO 指南已将德曲妥珠单抗列为 HER2 阳性和 HER2 低表达乳腺癌脑转移药物治疗的Ⅰ级推荐。

4. **ADC 与 TKI 的联合探索** HER2CLIMB-04 研究和 DESTINY-Breast 07 研究正在探索 T-DXd 联合图卡替尼方案，REIN 研究也正在探索瑞康曲妥珠单抗联合吡咯替尼治疗 HER2 阳性乳腺癌活动性脑转移，期待更多研究结果出现。

（三）HER2 阴性乳腺癌脑转移的治疗进展

与 HER2 阳性亚型相比，HER2 阴性乳腺癌脑转移患者的系统治疗选择相对受限，且整体预后较差。目前仍以 WBRT 或 SRS 等局部手段为主，推荐的系统治疗方案缺乏充分的循证支持，尚无高质量前瞻性研究明确其疗效。近年来，化疗联合抗血管生成治疗、免疫检查点抑制剂及靶向药物（如 T-DXd）在部分患者中显示出颅内活性，初步结果提示其潜在应用前景。

1. **化疗联合抗血管生成药物** 2025 年 6 月，发表在 *JAMA Oncology* 上的Ⅱ期研究 U-BOMB 入组了 47 例 HER2 阴性活动性 BCBM，其中 35 例为未经治的新发脑转移，12 例为放疗后进展的脑转移，HR 阳性 27 例，TNBC 20 例。研究结果显示，优替德隆联合贝伐珠单抗的 ORR-IC 为 42.6%，PFS 中位数为 7.7 个月，CNS-PFS 中位数为 10.6 个月，OS 中位数为 15.1 个月。

2025 年，ASCO 大会上快速口头报告的另一项Ⅱ期前瞻性单臂研究（摘要号 2012）调查优替德隆联合依托泊苷和贝伐珠单抗治疗 HER2 阴性乳腺癌脑转移患者的疗效，已入组的 34 例患者中，TNBC 11 例，Luminal 型 23 例。年龄中位数为 52 岁（34~74 岁），治疗线数中位数为三线。随访时间中位数为 11.5 个月，ORR-IC 达到 67.6%，PFS 中位数为 6 个月，CNS-PFS 为 15 个月。

基于上述两项研究的初步结果，FDA 授予优替德隆注射液治疗乳腺癌脑转移的孤儿药认定。

2. **化疗联合免疫治疗的突破** ABC 研究（2025 ASCO 快速口头报告，摘要号 1018）评估了阿得贝利单抗（PD-L1 抑制剂）联合贝伐珠单抗及铂类治疗 TNBC 脑转移的疗效，结果显示，ORR-IC 达 77.1%，CNS-PFS 中位数为 11.5 个月。此外，该研究进一步分析显示：免疫调节型（IM 型）患者获益更显著，PFS 中位数为 19 个月，而非免疫调节型（Non-IM 型）PFS 中位数为 6.1 个月。

3. **靶向治疗的新希望** Ⅲ期 DESTINY-Breast 04 研究首次验证了 T-DXd 在 HER2 低表达 MBC 中的疗效，该研究中 35 例基线存在脑转移，亚组分析显示，T-DXd 治疗组患者（*n*=4）的 ORR-IC 显著高于化疗组（*n*=11），分别为 25.0% 和 0，其中 CR 率为 16.7%（4/24）。T-DXd 组的 CNS-PFS 中位数为 9.7 个月，OS 中位数为 16.7 个月。

多项小样本研究也提示，T-DXd 对 HER2 低表达 MBC 脑转移具有一定治疗潜力。在 DASIY 研究的队列 2 和 3 中分别纳入了 HER2 低表达或 HER2 IHC 0 的患者，均观察到 T-DXd 在脑转移患者中的初步疗效。DEBBRAH 研究在队列 2（*n*=6，未经治疗的无症状脑转移）和队列 4（*n*=6，局部治疗进展的脑转移）中纳入了 HER2 低表达脑转移患者，ORR-IC 分别为 50% 和 33.3%，脑部疾病的控制时间中位数达 5.4 个月。TUXEDO-4 研究（NCT06048718）正在进一步前瞻性收集 T-DXd 对 HER2 低表达、活动性脑转移乳腺癌患者的疗效数据。

正在进行的 REIN 研究也正在探索瑞康曲妥珠单抗单药及联合贝伐珠单抗治疗 HER2 低表达、活动性脑转移的疗效。

此外，针对 TNBC 脑转移的探索也在持续推进，包括 PARP 抑制剂及 TROP2-ADC（如戈沙妥珠单抗）在内的多种治疗也进入临床研究阶段，初步数据提示有一定的颅内活性，具有潜在临床应用前景。

四、系统治疗与局部治疗联合策略

BCBM 治疗逐渐从单一手段向多模式联合转变，明确局部治疗与全身治疗个体化的治疗时机，是选择序贯应用还是同时应用以期达到协同效应成为提高颅内控制率和改善生存预后的研究方向。

（一）系统治疗联合局部治疗

对于 HER2 阳性 BCBM，2024 年发表在 *JAMA Oncology* 上的Ⅱ期研究 BROPTIMA 入组了 40 例活动性 BCBM，其中 75% 的患者存在 CNS 症状，7.5% 为局部放疗后，研究方案为吡咯替尼联合卡培他滨，同时联合放疗。主要研究终点 12 个月时的 CNS-PFS 率为 74.9%，ORR-IC 达到 85%，PFS 中位数为 17.6 个月，CNS-PFS 为 18 个月。

HER2 阴性乳腺癌（TNBC）脑转移中，由于有效的药物治疗方案及其 ORR-IC 有限，探索更有效的系统性药物治疗方案，及联合放疗也是目前的研究方向。例如，PARP 抑制剂（如奥拉帕利）或 PD-1/PD-L1 抑制剂联合放疗的研究正在探索中。

（二）系统治疗与局部治疗序贯优化

对于 HER2 阳性乳腺癌脑转移，对于无症状或对症支持治疗可快速缓解症状的患者，目前在 CSCO 指南中已推荐有药物治疗方案 T-DXd 和吡咯替尼联合卡培他滨，延迟放疗和有创手术，必要时再用，就是序贯应用的策略；而对于局部占位症状明显，很难缓解的寡转移患者，优先进行手术治疗，对孤立病灶的术区加做放疗；对于药物治疗多重耐药或颅内疗效不佳的分子分型，或有症状的脑转移，或对症支持治疗症状缓解不佳的脑广泛转移，或脑膜转移，放疗（包括 SRS、WBRT 等）联合全身治疗仍是标准选择。

五、未来研究方向与挑战

尽管近年来局部治疗和全身治疗手段不断进步，但 BCBM 的预后仍不尽如人意，颅内疾病控制与长期生存改善仍面临多重挑战。未来研究方向如下。

1. **精准放疗技术** 如质子治疗、FLASH 放疗的探索，在保护正常脑组织、减少神经毒性方面展现潜力，有望提升放疗的安全性与精准度。

2. **新型药物突破** 能够穿透血脑屏障的新型药物，如 ADC、高选择的小分子 TKI 等。

3. **生物标志物探索及个体化治疗策略** 基于分子分型及 PD-L1 状态、*PIK3CA* 突变、*BRCA* 突变等潜在的生物标志物，指导个体化治疗，制定差异化的治疗方案。

4. **联合策略优化** 如何合理安排放疗与系统性药物治疗（如 ADC 或 TKI）的时序与组合方式，仍需更多的研究予以验证。

5. **预防脑转移** 对颅内和颅外转移都高效的新型药物（如 T-DXd 或瑞康曲妥珠单抗）在早期 HER2 阳性乳腺癌中应用是否可推迟或降低脑转移的发生率，也是值得期待的。

6. **基础研究的挑战** 深入了解血脑屏障结构及应对策略，如何让其按需打开或封闭，可能是最终让脑转移不再成为特殊难题的根本。

六、结论

乳腺癌脑转移的治疗正在经历以局部治疗为主，向“系统治疗与局部治疗并重”，并最终向“系统治疗为主、局部治疗为辅”的策略转变中，局部治疗在改善生存及生活质量方面仍具有重要价值，而更多新型有效的系统治疗方案的发现能够为提供包括脑部在内的全身控制率和延长患者 OS 带来新的希望，未来乳腺癌脑转移的治疗将进入更加精准和个体化的治疗时代。

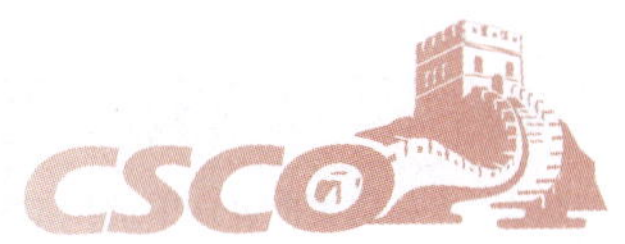

乳腺癌 ADC 药物研究现状及进展

蒋枋利　赵晓妍　梁艳　黄香　殷咏梅
南京医科大学第一附属医院

乳腺癌的高度异质性使其治疗面临严峻挑战：在传统分子分型框架下，HER2 阳性亚型虽有明确靶点，但侵袭性强、易复发转移；TNBC 因缺乏治疗靶点、化疗易耐药且免疫治疗获益人群有限（如 PD-L1 高表达），成为预后最差的亚型；激素受体阳性亚型也面临内分泌耐药后的治疗选择困境。针对这些核心难点，ADC 凭借其独特的“生物导弹”设计，通过抗体靶向递送高效细胞毒性药物至肿瘤细胞，不仅大幅降低传统化疗的全身毒性，更因其突破性的“旁观者效应”，有效克服了肿瘤微环境的抗原表达异质性与空间屏障，显著增强了其在低抗原密度肿瘤（如 HER2 低表达乳腺癌）和复杂耐药环境中的治疗效果。随着 ADC 在乳腺癌各亚型中取得里程碑式临床突破以及连接子、载药及抗体工程设计技术的迭代，其已成为重塑乳腺癌治疗格局、推动治疗升级的核心力量。本文将从 ADC 组成与作用机制、临床应用、毒性管理及耐药机制方面阐述当前治疗现状，并对未来发展方向进行展望。

一、ADC 药物的组成与作用机制

ADC 药物是一种通过稳定连接子将单克隆抗体与高效细胞毒性药物（有效载荷）共价连接的靶向治疗药物，兼具抗体的靶向选择性和化疗药物的强效杀伤力。其核心结构包含三部分：靶向肿瘤相关抗原的单克隆抗体、高活性细胞毒性有效载荷以及连接二者的连接子——该连接子需确保在系统循环中的高度稳定性，同时根据治疗目标设计裂解特性：不可裂解连接子提供更可控的毒性谱，而可裂解连接子通过肿瘤微环境触发载药释放以扩大杀伤范围（如旁观者效应）。

ADC 药物作用机制如下：抗体与肿瘤细胞表面靶抗原特异性结合后，经内吞作用依次形成早期内体、晚期内体，并最终与溶酶体融合；在溶酶体酸性环境中，可裂解连接子经酶解或化学裂解释放游离有效载荷，不可裂解连接子则通过降解抗体骨架释放载药 - 残基复合物，无论是游离载荷还是复合物，均能通过靶向 DNA 或微管诱导肿瘤细胞凋亡。值得一提的是，当可裂解连接子释放的跨膜有效载荷扩散至邻近抗原低表达肿瘤细胞时，可触发“旁观者效应”。此效应不仅直接扩大 ADC 药物的杀伤范围，而且能通过改变肿瘤微环境（如免疫细胞浸润）协同增强疗效。另外，部分 ADC 在设计上保留了其抗体部分的 Fc 片段功能，当 Fab 片段结合肿瘤抗原后，其 Fc 片段可与 NK 细胞、巨噬细胞等效应细胞表面的 Fc 受体结合，介导抗体依赖细胞介导的细胞毒作用（antibody-dependent cell-mediated cytotoxicity，ADCC）直接杀伤靶细胞。

二、ADC 在乳腺癌中的应用

在乳腺癌的 ADC 研发领域，HER2 与 TROP-2 凭借其明确的靶向性和生物学功能优势，已成为当前临床转化进展最快的两大方向。HER2 作为经典致癌驱动基因，在 15%~20% 乳腺癌中高表达，其 ADC 药物可通过精准递送细胞毒性药物显著改善患者生存。TROP-2 作为一种跨膜蛋白，与肿瘤侵袭、转移及不良预后密切相关，80%~90% 的乳腺癌患者异常高表达，成为乳腺癌治疗的重要靶点。

从药物研发进展来看，目前国内已上市 4 款靶向 HER2 的 ADC 药物（T-DM1、T-DXd、RC48、A1811），其中 3 款明确获批乳腺癌适应证；靶向 TROP-2 的戈沙妥珠单抗和芦康沙妥珠单抗也已在中国获批用于治疗乳腺癌，标志着此类药物从研究基础到临床应用的成功跨越。此外，针对 HER3、LIV-1、Nectin-4 等新兴靶点的 ADC 正处于临床研究阶段，其疗效和安全性数据的积累或将进一步拓展乳腺癌精准治疗的策略选择（表 1）。

（一）以 HER2 为靶点的 ADC

1. 恩美曲妥珠单抗（trastuzumab emtansine，T-DM1） T-DM1 是第一代抗 HER2 的 ADC 药物，由曲妥珠单抗与微管抑制剂 DM1 通过不可裂解的硫醚连接子共价偶联而成。该药已被批准用于 HER2 阳性早期乳腺癌曲妥珠单抗新辅助治疗后未达到 pCR 患者的术后辅助治疗以及曲妥珠单抗联合紫杉烷治疗失败后 MBC 的二线方案。KATHERINE 临床研究显示，相较于曲妥珠单抗，T-DM1 显著延长新辅助治疗后 non-pCR 患者的 iDFS，8.4 年长期随访的 7 年 iDFS 绝对获益为 13.7%（80.8% vs. 67.1%）。在曲妥珠单抗和紫杉类治疗后失败的 HER2 阳性转移性乳腺癌患者中，全国多中心 EMILIA 研究显示，T-DM1 组 PFS 中位数为 9.6 个月，显著优于拉帕替尼 + 卡培他滨组的 6.4 个月；OS 中位数延长至 29.9 个月（vs. 25.9 个月）。此外，ELAINA 桥接研究进一步验证了 T-DM1 在中国人群中的疗效与安全性，为其在国内临床实践中的应用提供了循证支持。

表 1 治疗乳腺癌的不同靶点 ADC 药物的特征

靶点	药品名称	毒素	毒素类型	DAR	旁观者效应	NMPA 已批准上市	用药前预防
HER2	恩美曲妥珠单抗(T-DM1)	DM1	微管抑制剂	3.5	否	是	
	德曲妥珠单抗(T-DXd)	DXd	拓扑异构酶Ⅰ抑制剂	8	是	是	每次给药前必须使用两联或三联方案预防恶心呕吐
	维迪西妥单抗(RC48)	MMAE	微管抑制剂	4	是	是	
	瑞康曲妥珠单抗(SHR-A1811)	瑞泽替康	拓扑异构酶Ⅰ抑制剂	6	是	是(肺癌)	
	ARX788	AS269	微管抑制剂	2	否	否	
	A166	Duostatin-5	微管抑制剂	2	是	否	
TROP-2	戈沙妥珠单抗	SN-38	拓扑异构酶Ⅰ抑制剂	7.6	是	是	FN 高风险患者需要 G-CSF 一级预防 推荐输注前对输注反应和恶心呕吐进行一级预防
	芦康沙妥珠单抗	KL610023	拓扑异构酶Ⅰ抑制剂	7.4	是	是	输注前对输注反应进行一级预防
	datopotamab deruxtecan (Dato-DXd)	DXd	拓扑异构酶Ⅰ抑制剂	4	是	否	需要使用类固醇漱口水和输注时口腔冰疗作为一级预防。推荐输注前对输注反应,恶心呕吐和眼毒性进行一级预防
HER3	U3-1402	DXd	拓扑异构酶Ⅰ抑制剂	8	是	否	
Nectin-4	维恩妥尤单抗	MMAE	微管抑制剂	3.4	是	是(尿路上皮癌)	可考虑使用人工泪液预防干眼
LIV-1	ladiratuzumab vedotin	MMAE	微管抑制剂	4	是	否	

2. **德曲妥珠单抗(trastuzumab deruxtecan,T-DXd)** T-DXd 由德曲妥珠单抗与拓扑异构酶Ⅰ抑制剂 DXd 通过可裂解的四肽连接子连接组成,其药物抗体比(drug-to-antibody ratio,DAR)为 8。该药物是首个在 HER2 低表达(IHC1+或 IHC2+/ISH-)转移性乳腺癌患者中展现出显著疗效的抗 HER2 药物,对乳腺癌分子分型的临床实践具有里程碑意义。T-DXd 已在中国获批的适应证有 HER2 阳性乳腺癌的二线治疗、内分泌和化疗治疗失败的 HER2 低表达乳腺癌的治疗。

德曲妥珠单抗的临床价值在多项Ⅲ期临床研究中得到验证。DB-02 研究显示,在 T-DM1 经治的 HER2 阳性转移性乳腺癌患者中,T-DXd 较化疗组显著延长 PFS 中位数(17.8 个月 vs. 6.9 个月)和 OS 中位数(39.2 个月 vs. 26.5 个月);随后,DB-03 研究进一步证实 T-DXd 二线治疗优于 T-DM1(PFS:29.0 个月 vs. 7.2 个月;OS:52.6 个月 vs. 42.7 个月)。DB-09 研究进一步挑战一线治疗的金标准,证实 T-DXd+ 帕妥珠单抗相比"曲帕"双靶 + 紫杉类能带来更长的 PFS(40.7 个月 vs. 26.9 个月)。将获益人群拓展到 HER2 低表达人群的 DB-04 研究显示,T-DXd 较化疗显著延长 HER2 低表达患者的 PFS(9.6 个月 vs. 4.2 个月)和 OS 中位数(23.9 个月 vs. 17.6 个月)。DB-04 研究的成功,推动了 DB-06 研究验证其在 HER2 超低表达(IHC>0 且<1+)患者中的疗效,并证实在 HER2 低表达人群(PFS 13.2 个月 vs. 5.1 个月)和超低表达人群(PFS 13.2 个月 vs. 5.1 个月)中均有获益。针对脑转移的探索性 DB-12 研究显示,T-DXd 治疗基线伴脑转移患者的 PFS 中位数为 17.3 个月,12 个月时的 PFS 率为 61.6%。除上述研究以外,目前,DB-05 研究正在评估术后辅助治疗的 iDFS 差异,而 DB-11 研究则聚焦新辅助治疗的 pCR 率和 EFS,期待这几项研究数据的公布。

3. **维迪西妥单抗(disitamab vedotin,RC48)** RC48 由全人源化抗 HER2 抗体 disitamab、组织蛋白酶可裂解二肽连接子和微管抑制剂单甲基澳瑞他汀 E(MMAE)组成。其已被 NMPA 批准用于既往曲妥珠单抗和紫杉治疗失败的 HER2 阳性肝转移患者。在 RC48-C006 研究的Ⅲ期数据中,RC48 对比拉帕替尼 + 卡培他滨治疗 HER2 阳性乳腺癌伴肝转移患者可显著延长 PFS 中位数(9.9 个月 vs. 4.9 个月)。另外,针对 HER2 低表达乳腺癌患者的Ⅲ期临床研究 RC48-C012 正在进行中。

4. **瑞康曲妥珠单抗(trastuzumab rezetecan,SHR-A1811)** SHR-A1811 由曲妥珠单抗、可裂解的四肽 GGFG 连接子以及载荷拓扑异构酶Ⅰ抑制剂瑞泽替康(SHR169265)组合而成,DAR 为 6。其载荷相比 DXd 引入了一个手性环丙基,以增强和连接子的稳定性,并且具有更强的细胞毒性和更高的透膜性，可增强对靶细胞的杀伤作用。

SHR-A1811 目前在乳腺癌领域已开展多项临床研究。在已经公布的Ⅰ期临床研究中，纳入 136 例 HER2 阳性和 110 例 HER2 低表达乳腺癌患者，ORR 分别为 79.4% 和 60.9%，PFS 中位数分别为 17.6 个月和 10.6 个月。Ⅱ期 FASCINATE-N 研究显示，在 $HER2^+$ 早期患者中，SHR-A1811 单药治疗的 tpCR 率达到 63.2%。Ⅱ期 REIN 研究中，SHR-A1811 单药（6.4mg/kg）治疗 $HER2^+$ 脑转移的 MBC 患者，CNS-ORR 达到 84.4%，PFS 中位数达到 13.2 个月；SHR-A1811（4.8mg/kg）联合贝伐珠单抗队列在 $HER2^+$ 脑转移患者的 CNS-ORR 达到 72.7%。多项Ⅲ期研究正在进行中，包括 HER2 阳性早期乳腺癌 non-pCR 后的辅助治疗、HER2 阳性乳腺癌晚期一线和二线治疗和 HER2 低表达乳腺癌晚期治疗。

5. ARX788　ARX788 是由曲妥珠单抗和细胞毒性小分子药物 AS269（微管蛋白抑制剂）通过不可裂解连接子组成的 ADC，DAR 为 2。ARX788 应用了非天然氨基酸定点偶联技术，克服了随机偶联带来的 DAR 不均一、偶联位点不可控等导致的产物异质性高的问题。一项随机对照Ⅲ期 ACE-Breast-02 研究了 ARX788 对比拉帕替尼联合卡培他滨治疗 $HER2^+$ MBC 患者（既往曲妥珠单抗和紫杉烷经治）的疗效。独立评审委员会评估的 ARX788 组的 PFS 中位数为 11.33 个月，拉帕替尼联合卡培他滨组为 8.25 个月，ARX788 组显著降低了疾病进展风险。

6. A166（博度曲妥珠单抗）　A166 由曲妥珠单抗、酶可裂解的缬氨酸瓜氨酸（Val-Cit）二肽连接子以及微管蛋白抑制剂（MMAF）衍生物 duostatin-5 组成，采用定点偶联技术，DAR 为 2。在 A166 已经公布的Ⅰ期研究中，在有效剂量 4.8mg/kg 下，可进行疗效评估的 HER2 阳性乳腺癌患者 ORR 和 PFS 分别为 73.9% 和 12.3 个月。此外，一项 HER2 阳性二线治疗的Ⅲ期研究有待公布结果。

7. **其他抗 HER2 ADC**　还有多款抗 HER2 ADC 药物（如 DB-1303、FS-1502、MRG002、DP303c、BL-M07D1）已进入Ⅲ期临床阶段。从药物设计上，上述产品均基于曲妥珠单抗，采用可裂解连接子偶联微管或拓扑异构酶抑制剂（DAR 2~8）。靶向 HER2 的双抗 ADC 也在研发中，双靶点 / 双表位设计可以增强肿瘤选择性，减少脱靶毒性；受体交联效应使内吞效率达单抗 ADC 的 2~3 倍，双重信号阻断克服耐药性。代表药物 JSKN003 和 TQB2102，双靶点同时靶向 HER2 结构域的Ⅱ区和Ⅳ区。一项Ⅰ/Ⅱ期研究汇总分析中显示，JSKN003 在既往治疗后的晚期 HER2 阳性乳腺癌的 ORR 为 54.7%。一项Ⅰ期临床研究提示，TQB2102 在 $HER2^+$ 乳腺癌患者中的 ORR 达 51.3%，在 HER2 低表达乳腺癌患者中的 ORR 为 51.5%，对于 T-DM1 或 T-DXd 治疗失败的患者仍有效。JSKN003 和 TQB2102 的Ⅲ期临床研究已在进行中。

（二）以 TROP-2 为靶点的 ADC

1. **戈沙妥珠单抗**　戈沙妥珠单抗是第一个被批准用于转移性乳腺癌的抗 TROP-2 ADC，目前已被 NMPA 批准用于既往接受过≥二线系统治疗的三阴性和激素受体阳性 HER2 阴性 MBC。它通过可水解连接子将人源化 RS7（hRS7）抗 TROP-2 抗体（sacituzumab）与伊立替康的活性代谢物 SN-38 相结合。SN-38 的效力是伊立替康的 2~3 倍，并且还具有膜渗透性，使其在可裂解连接子的帮助下能够充分发挥旁观者效应。

在既往接受过两线治疗的晚期 TNBC 患者中，ASCENT 研究证实，戈沙妥珠单抗对比研究者选择的单药化疗（TPC）组显著延长了 PFS 中位数（4.8 个月 vs. 1.7 个月）和 OS 中位数（11.8 个月 vs. 6.9 个月）。ASCENT 04 研究进一步证实了与帕博利珠单抗＋化疗相比，戈沙妥珠单抗＋帕博利珠单抗可以显著改善 PFS（11.2 个月 vs. 7.8 个月）。在既往内分泌和化疗治疗失败的 HR^+HER2^- 患者中，TROPiCS-02 研究结果显示，与单药化疗组相比，戈沙妥珠单抗获得 PFS 和 OS 的显著改善（PFS 为 5.5 个月 vs. 4.0 个月，OS 为 14.4 个月 vs. 11.2 个月），并在中国桥接 EVER-132-002 研究中验证了其在中国人群中的疗效。多项Ⅲ期临床研究正在进行中，覆盖不同阶段治疗人群，包括 TNBC 不适合免疫的一线患者、HR^+HER2^- 二线患者，以及早期术后有残留病灶的 TNBC。

2. **芦康沙妥珠单抗（sacituzumab tirumotecan，SKB264）**　芦康沙妥珠单抗是首个中国原研的 TROP-2 ADC，通过优化的可裂解 CL2A 连接子将 sacituzumab 与自研的新型拓扑异构酶Ⅰ抑制剂 T030（KL610023）相结合。Ⅲ期 OptiTROP-Breast01 研究入组了既往至少接受过 2 种系统治疗的晚期 TNBC 患者，研究结果显示，芦康沙妥珠单抗组对比化疗组显著延长患者的 PFS 中位数（6.7 个月 vs. 2.5 个月）和 OS 中位数（NR vs. 9.4 个月）。Ⅱ期 OptiTROP-Breast05 研究进一步将治疗线数前移，SKB264 单药作为 TNBC 的一线治疗，ORR 达 70.7%，PFS 中位数达 13.4 个月。针对 TNBC 不适合免疫治疗的一线（OptiTROP-Breast03）、二线（TroFuse-011）、早期 TNBC 新辅助和 HR^+HER2^- 二线患者的Ⅲ期临床研究正在进行中。

3. datopotamab deruxtecan（Dato-DXd）　Dato-DXd 由人源化抗 TROP2 IgG1 单克隆抗体与有效载荷强效拓扑异构酶Ⅰ抑制剂通过稳定的四肽可裂解连接子偶联而成，DAR 为 4，具有旁观者效应。Ⅲ期 TROPION-Breast01 研究显示，在既往内分泌治疗进展，接受过一、二线化疗的 HR^+HER2^- 患者中，Dato-DXd 相较于化疗显著延长 PFS（6.9 个月 vs. 4.9 个月），但 OS 的最终分析未达统计学意义。在 TNBC 早期以及 TNBC 晚期一线的多项Ⅲ期研究正在进行中。

4. **其他靶点**　在乳腺癌治疗中，也有一些新兴靶点的 ADC 正在研发当中。patritumab deruxtecan 是靶向 HER3 的 ADC，通过阻断 HER2/HER3 异二聚体信号克服耐药。Ⅱ期研究显示其在 CDK4/6 抑制剂耐药的 $HR^+/HER2^-$ MBC 患者中的 ORR 达 53.5%，PFS 中位数达 9.4 个月。维恩妥尤单抗（enfortumab vedotin）是靶向 Nectin-4 的 ADC，Nectin-4 在乳腺癌中异常高表达，通过多途径激活 PI3K，促进癌细胞增殖。Ⅱ期研究 EV-202 显示，维恩妥尤单抗治疗 TNBC 患者的 ORR 为 19%、PFS 中位数为 3.5 个月，$HR^+/HER2^-$ 患者的 ORR 为 15.6%，PFS 为 5.4 个月。ladiratuzumab vedotin 是靶向 LIV-1 靶点的 ADC，该靶点与乳腺癌淋巴结转移相关。一项Ⅰb/Ⅱ期研究提示，ladiratuzumab vedotin 联合 PD-1 在初治转移性 TNBC 中的 ORR 达 54%。上述靶点产品均处于早期研发阶段，尚未在乳腺癌开展Ⅲ期临床研究。同时，靶向 HER3 和 EGFR 的双特异性抗体 BL-B01D1 已布局Ⅲ期临床研究，目标人群包括 $HR^{+}HER2^{-}$ 以及 TNBC 的后线治疗人群，期待研究数据的公布。

三、ADC 的毒性反应及管理

在 ADC 的使用过程中，针对不良反应的管理对于提升患者生活质量，保障患者依从性至关重要。作为模块化药物，ADC 的抗体、连接子和载荷的选择共同决定了其预期与非预期的毒性谱。例如，携带微管蛋白抑制剂 MMAE 的 ADC 常诱发周围神经病变；而选用拓扑异构酶 I 抑制剂（如 SN-38、DXd）作为载荷的 ADC，则更易导致腹泻、脱发和中性粒细胞减少等典型化疗相关不良反应。连接子稳定性不足可导致载荷过早释放入体循环，显著增加全身性毒性风险。此外，部分靶抗原（如 TROP-2 在皮肤和黏膜的基础表达）决定了相应 ADC 常表现出皮疹和口腔黏膜炎等靶点相关不良反应。鉴于化疗相关不良反应的处理经验已较丰富，本文仅对 ADC 药物特有的不良反应及其处理进行总结。

（一）肺毒性

对于接受 ADC 药物治疗的患者来说，肺毒性主要表现为 ILD 和肺炎，如诊断或治疗不及时，严重者可危及生命，需要引起格外重视。不同 ADC 药物引起的 ILD 的发生率和严重程度有所不同。在 HER-2 靶点 ADC 药物中，肺毒性在 ARX788 和 T-DXd 中发生率较高，需要特别重视。在 ACE-Breast-02 研究中，ARX788 组 32.7% 的患者发生 ILD（≥3 级 5.9%）、20% 的患者发生肺炎（≥3 级 0.9%），因 ILD/ 肺炎导致死亡的比例为 1.8%。在 T-DXd 的研究中，多项研究汇总数据显示，在 5.4mg/kg 剂量下接受 T-DXd 治疗的患者，ILD 的发生率为 12.5%。大多数 ILD 为 1 级（3.2%）和 2 级（7.4%），3 级的发生率为 0.8%，无 4 级，5 级（致死性）事件的发生率为 1.0%。以 TROP-2 为靶点的 ADC 药物中，Dato-DXd 需要特别注意 ILD 事件。在 TROPION-Breast0 研究中，4.2% 的患者出现 ILD/ 肺炎（≥3 级 0.5%），因 ILD 事件导致死亡的比例为 0.3%。

ILD 在不同药物的发生时间中位数为 3~5 个月。ADC 药物引发的肺毒性机制尚不明确，可能与载荷在肺组织的脱靶蓄积和肺泡巨噬细胞的非靶内吞诱发免疫级联反应有关。ILD 事件的处理应遵循“早发现、早确诊、早干预”的原则。早期识别与确诊依赖于对咳嗽、呼吸困难、发热等新发或加重症状的密切监测，并通过影像学检查及呼吸科检查和会诊及时明确诊断。如确诊为 ADC 药物治疗引起的 ILD 或非感染性肺炎，应进行分级处理，根据药品说明书采取中断或永久停用 ADC 治疗，同时患者应接受皮质类固醇和支持性治疗来控制肺毒性的症状。此外，放疗是 ILD 的风险因素，中重度肾功能损害及老年患者 ILD 风险升高，需强化监测并积极干预。

（二）眼部毒性

在临床应用中，ADC 相关的眼部不良事件（ocular adverse event，OAE）主要包括视力模糊、角膜炎、干眼症及微囊样角膜上皮病变。其作用机制尚未完全阐明，部分研究提示完整的 ADC 可通过巨胞饮作用非特异性摄取导致脱靶眼毒性，同时部分靶抗原（如 HER2、TROP-2）在角膜上皮细胞的基础表达及其在维持角膜稳态中的作用也可能介导靶点相关毒性。

不同 ADC 的眼毒性特征存在差异。在靶向 HER2 的 ADC 中，A166 和 ARX788 发生眼毒性的报道更为常见。在 ACE-Breast-02 研究中，ARX788 组 74.5% 患者发生 OAE，常见表现为干眼症（所有级别 55%，3 级 9.1%）、视力模糊（所有级别 35%，3 级 12.3%）、角膜病变（所有级别 28.2%，3 级 5.9%）和结膜炎（所有级别 25%，3 级 2.3%），发病时间中位数为 29.5 天，19.1% 患者经历 3 级事件；A166 在 I 期临床 RP2D 剂量（4.8mg/kg）下，角膜病变发生率达 100%（3 级 40.7%），视力模糊发生率达 85.2%（3 级 25.9%），干眼症发生率达 33.3%（3 级 11.1%）。靶向 TROP-2 的 ADC 中，Dato-DXd 眼部不良事件发生率更高，在 TROPION-Breast01 研究中，OAE 发生率为 51%，包括干眼症（所有级别 27%，3 级 0.8%）和角膜炎（所有级别 24%，3 级 1.1%）。

针对 ADC 眼毒性，管理策略强调基础预防与分级干预：基础预防包括全程使用无防腐剂人工泪液频繁润滑（每日 ≥4 次）并避免佩戴隐形眼镜；治疗期间需定期眼科评估（视力、裂隙灯、角膜染色）；分级干预建议 1 级事件维持剂量并加强润滑，2 级事件暂停给药并应用支持治疗（如自体血清滴眼液），缓解后考虑剂量调整，≥3 级事件（视力下降或日常生活受限）则永久停药并转诊眼科专科处理。

（三）皮肤 / 黏膜毒性

由于 TROP-2 在皮肤基底层、口腔黏膜高表达，因此靶向 TROP-2 的 ADC 药物更容易发生皮疹和口腔黏膜炎。OptiTROP-Breast01 研究中，芦康沙妥珠单抗所致口腔黏膜炎的发生率为 49.2%（3 级 10%），皮疹发生率为 32.3%（3 级 3.8%）。TROPION-Breast01 研究中，Dato-DXd 所致口腔黏膜炎的发生率为 59%（3 级 7%），皮疹发生率为 19%（3 级 0%）。戈沙妥珠单抗较少引起皮肤 / 黏膜相关不良反应。对于口腔黏膜炎建议使用惰性无酒精漱口水含漱，避免可能导致黏膜损伤的粗糙和酸性食物。一旦患者出现口腔黏膜炎的相关症状，则建议使用含皮质类固醇的漱口水，必要时添加局部麻醉药物。根据需要还可考虑给予黏膜保护剂、口腔护理液、抗感染等治疗。

（四）其他常见毒性的特殊管理

除上述毒性外，还有一些其他常见毒性在管理或者发生率上要特别关注。血小板减少症在 T-DM1 治疗中高发，且亚洲人群风险显著高于全球数据：EMILIA 全球研究中 ≥3 级发生率为 13.9%（总发生率为 30.4%），而 ELAINA 中国桥接研究显示，≥3 级发生率高达 40.4%（总发生率为 76.2%），提示临床需依据种族差异调整监测与干预策略。消化道反应方面，以 SN-38 为载荷的戈沙妥珠单抗所致腹泻机制区别于 TKI 类药物——伊立替康的活性代谢物 SN-38 直接损伤肠黏膜，并可能导致胆碱能神经功能兴奋，肠道平滑肌过度收缩。腹泻发生后需先排除感染性病因，并立即按规范使用洛哌丁胺（首剂 4mg，后续每次腹泻后 2mg，日最大量 16mg）对症处理；同时甄别胆碱能症状（如腹泻伴腹部绞痛），必要时后续治疗周期可用阿托品预防。

四、ADC 的耐药机制及管理

ADC 在乳腺癌治疗中取得突破性进展，然而耐药问题仍是亟待解决的临床难题。耐药机制复杂，涉及多因素共同作用。

（一）抗原表达水平异常

ADC的作用依赖于肿瘤细胞表面抗原的表达，当抗原表达水平降低或缺失，ADC药物将无法有效结合并发挥其细胞毒性作用。例如，HER2表达水平的下调是HER2靶向ADC药物（如T-DM1）耐药的重要机制之一。双抗ADC可克服抗原异质性，增强肿瘤覆盖范围。此外，位点特异性偶联技术的进展也正在研究中，通过改善药物抗体比、一致性和药代动力学，以提高治疗指数。

（二）抗原与受体二聚化

抗原与另一种细胞表面受体的二聚化也可能介导耐药性。例如，NRG-1β配体可引发HER2/HER3异二聚化，从而抑制T-DM1的细胞毒性。这种耐药性可以通过添加帕妥珠单抗来阻断HER2/HER3二聚化，或者联合抑制下游信号转导的TKI药物来克服。

（三）内化与溶酶体功能障碍

ADC需通过受体介导的内吞作用进入细胞，并在溶酶体中释放有效载荷。当内吞途径缺陷（如CAV1过表达导致溶酶体递送减少）或溶酶体功能受损（如组织蛋白酶活性下降、囊泡运输蛋白异常），ADC无法有效释放细胞毒性成分，从而引发耐药性。

（四）有效载荷靶标的突变

ADC的靶标突变能直接削弱药物作用，例如应用T-DM1后有效载荷靶标TOP1发生点突变，从而改变酶的DNA结合亲和力，并阻止有效载荷与酶-DNA界面的充分结合，产生耐药性。有效载荷多样化可能是克服此项耐药机制的一种有效方法。

（五）肿瘤微环境的影响

肿瘤微环境中的因素如缺氧、酸性环境、间质屏障或免疫抑制等也可能影响ADC的疗效。例如，缺氧环境可能降低ADC药物的内化效率或增加药物外排；肿瘤相关巨噬细胞通过FcγR介导ADC降解，并分泌IL-10等抑制免疫反应，从而削弱ADC的免疫协同效应。可通过采取联合治疗策略如与PD-1/PD-L1抑制剂联用增强抗肿瘤免疫。

五、未来发展方向

ADC药物的优化方向聚焦于高效低毒与精准靶向的革新突破。包括：通过双抗ADC设计（如靶向EGFR/HER3、靶向HER2双表位）增强肿瘤选择性并克服单靶点耐药性；开发抗体前药技术，药物在初始阶段作为“前药”不发挥功能，到达肿瘤细胞后才转化为活性形式，从而实现精准释放，最大限度减少全身毒性；开发杀伤强度更高的载荷（如DNA烷基化剂PBD）。同时，人工智能与多组学技术驱动精准人群筛选，例如FASCINATE-N研究结合数字病理与空间组学技术，利用人工智能方法构建了首个可预测A1811疗效的实用模型，为锁定优势获益人群提供了临床工具，实现个体化用药指导。这些创新正推动ADC从“广谱治疗”向“精准制导”跃迁，通过多靶点协同、智能释放系统及数据驱动的个体化用药，重塑从晚期到早期的全程治疗格局，最终实现高效低毒、脱靶效应最小化的临床目标。

六、总结

近年来，ADC通过靶点创新、联合策略及精准化设计在乳腺癌治疗中已经展现出非常显著的临床价值。虽然仍面临着毒性反应和耐药性的挑战，但是积极的管理策略使药物应用的有效性和安全性不断上升。未来还需进一步探索新型ADC结构、个体化治疗以及联合治疗策略，以实现从晚期解救到早期预防的全程管理突破。

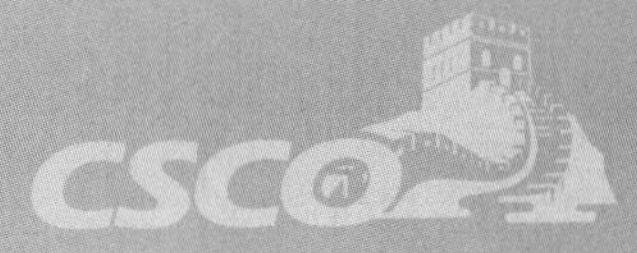

肝胆胰肿瘤

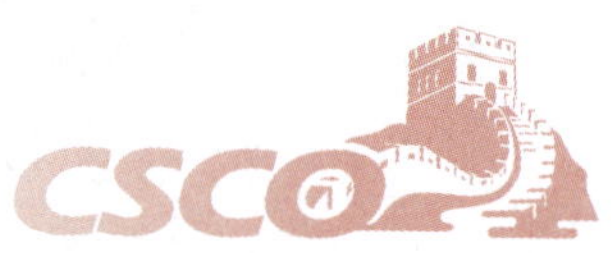

肝细胞癌系统治疗进展与展望

刘秀峰

中国人民解放军东部战区总医院全军肿瘤中心

我国肝细胞癌(hepatocellular carcinoma,HCC)患者临床确诊时大部分已届病程的中晚期,5 年总生存率低于 15% 的局面一直以来并没有得到明显改观。针对中晚期 HCC,近 5 年来免疫联合治疗取得了长足进步,国内外指南和共识都已作为优先推荐。以免疫检查点抑制剂(immune checkpoint inhibitor,ICI)为主的全病程管理体系逐步建立,系列优化组合方案以及方案前移的临床研究正在积极开展。相信未来 5 年,我国 HCC 的 5 年生存率会有大幅提高。本文仅对目前 HCC 领域系统治疗的研究进行综述,重点关注临床上未被满足的需求,以期临床参考。

一、肝细胞癌系统治疗概述

我国中晚期 HCC 系统治疗选择目前有三种趋势:单药治疗(单靶或单免)、靶免联合和双免联合,而免疫联合治疗是目前的优势选择。纵观至 2025 年 5 月止,8 项阳性结果的Ⅲ期研究试验组人群的基线特征中、外差别较大,病因学、性别、年龄、病期和肝功能状态等因素需要在亚组分析中仔细甄别。总体上,近期客观缓解率(objective response rate,ORR)在 30% 左右,总生存中位数(median overall survival,mOS)接近 2 年。不同联合方案之间疗效的起效时间(time to response,TTR)、缓解持续时间(duration of response,DoR)、疾病进展(progressive disease,PD)率以及 3 级以上不良反应(adverse event,AE)发生率有所区别。可能正是这些细微的差别,影响了中、外学者对一线系统治疗的优化、转化治疗模式以及进展后治疗的选择。

二、肝细胞癌一线系统治疗的优化

临床试验和临床实践中,中国 HCC 患者可供选择的一线系统治疗方案多达 10 余种(在此不再罗列),如何优化是“幸福的烦恼”。众所周知,系统治疗的适应证范围是中国肝癌分期(China liver cancer staging,CNLC)Ⅱb~Ⅲb 期人群,对应巴塞罗那肝癌分期(Barcelona clinic liver cancer,BCLC)B~C 期。针对这一组异质性较大的人群,国内众多共识均建议个体化和精细化管理,需要综合多组学进行二次分层,初步区分潜在可切除、免疫禁忌和 / 或高出血风险人群。

就一线系统治疗而言,目前争议最大的是选择“双免”组合还是“靶免”组合? “双免”组合对应的方案包括:“O+Y”组合(纳武利尤单抗联合伊匹木单抗)和 STRIDE 方案(度伐利尤单抗联合替西木单抗);“靶免”组合包括:“T+A”组合(阿替利珠单抗联合贝伐珠单抗)、“双达”组合(信迪利单抗联合贝伐珠单抗类似物)、“双艾”组合(卡瑞利珠单抗联合阿帕替尼)、“双安”组合(派安普利单抗联合安罗替尼)、特瑞普利单抗联合贝伐珠单抗以及 SCT-I10A 联合 SCT510 等。在中国中晚期 HCC 的临床实践中,衍生的组合还包括 ICI 与多纳非尼或仑伐替尼的组合。近 10 种的免疫组合方式都依次罗列在相关指南里,但不同学科有不同的理解和倾向性选择。2025 年美国临床肿瘤学会胃肠道肿瘤研讨会(ASCO GI)报告了 CheckMate 9DW 和 CARES-310 研究的最新进展,“O+Y”的 ORR 为 36%(包括 7% 的 CR),“双艾”的 ORR 为 25.4%,mOS 都逼近 2 年。就不可切除 HCC 的一线治疗而言,2 年的时间节点很快将被突破,多学科协作(multidisciplinary team,MDT)团队成员都在跃跃欲试,因为可以用“时间换空间”。从内科视角,9DW 可能回答了一个问题,最佳疗效(best of response,BoR)的患者(即便是 SD,也有 30 个月的生存,而 CR/PR 者生存期尚未达到)存在“长拖尾”效应,可能不是转化治疗的优势人群,或者在“wait and watch”之后再考虑。这个场景 HIMALAYA 也同样呈现过,是否暗示“双免”在辅助治疗中的价值?从外科视角,虽然“靶免”较“双免”ORR 略低,但快速起效和迅速分离的 OS 曲线似乎更适合转化治疗,相关研究正在进行中。

人工智能(artificial intelligence,AI)是否能够帮助临床医师做出一线系统治疗的选择?韩国 Ji W Han 教授团队的研究给了重要启示。他们从多个中心招募了 2 626 例 BCLC C 期的 HCC 患者,包括训练 / 测试组(n=1 693)和验证组(n=933),纳入了包括门静脉侵犯、甲胎蛋白(alpha fetoprotein,AFP)、肝内病灶最大直径、白蛋白、PIVKA-Ⅱ、肺转移等 23 个变量,在机器学习(machine learning,ML)模型中获得最佳性能,根据预估预后将患者分为低、中、高、极高危亚组,并将该分类命名为 CLAM-C(CLAssification via Machine learning of

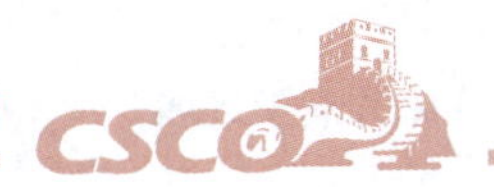

BCLC-C)。结果显示，在低和中危亚组中，ICI 和经动脉治疗对比酪氨酸激酶抑制剂（tyrosine kinase inhibitor，TKI）的生存率显著提高；在一线系统治疗领域，CLAM-C 确定 “T+A” 是最好的治疗方法，特别是在高危人群中；在后线治疗领域，在低至中危亚组中，纳武利尤单抗比 TKI 有更好的生存，而 TKI 在高至极高危亚组中有更好的生存。AI 辅助临床医师做出一线治疗的选择是大势所趋，可能也克服了疾病分期异质性的热点问题，但地域、药效经济学、患者意愿等诸多问题仍需在临床实践中面对。

三、肝细胞癌一线系统治疗临床研究的未来探索

索拉非尼进入系统治疗至今，HCC 系统治疗经历了靶向、化疗、靶免和双免时代。自 2017 年始，大多数 RCT 的对照组选择了索拉非尼，其中 LEAP 002 研究和 CheckMate 9DW 研究选择了仑伐替尼。以 ICI 为主的多种组合方案现已成为标准治疗（standard of care，SoC）。下一阶段如何进一步提高 HCC 系统治疗的疗效，超越现有的 SoC？从临床研究设计的角度，势必需要以现有的 SoC 作为对照组。在 OS 接近 2 年（中国亚组已超 2 年）和 *HR*=0.75 左右（国人 RCT 数据可能更优）的当下，挑战和机遇并存。如果现阶段系统治疗进入 2.0 版本，下一阶段的重要趋势就是 3.0 版本，即在现有程序性细胞死亡蛋白 -1 及其配体（PD-1/L1）抑制剂联合 TKI 或 PD-1/L1 抑制剂联合细胞毒性 T 淋巴细胞相关蛋白 4（CTLA-4）抑制剂的基础上，再增加一个不同信号通路的药物，构成 “三联” 组合。

早在 2023 年美国临床肿瘤学会（ASCO）年会上，Richard S.Finn 教授就报告了 “MORPHEUS-liver” 研究的初步结果（NCT04524871）。该项Ⅰb/Ⅱ期研究设计按 2∶1 接受 “T+A+TIGIT 抑制剂 tiragolumab”（*n*=40）或 “T+A” 治疗（*n*=18），主要终点是 ORR。2025 年 2 月该研究结果发表，“三药” 组对比 “两药” 组的 ORR 分别是 43% 和 11%，PD 率分别为 8% 和 28%；无进展生存中位数（median progression-free survival，mPFS）分别是 12.3 个月和 4.2 个月，mOS 分别为 28.9 个月和 15.1 个月；“三药” 组瘙痒、关节痛和腹泻的比例略高，多为 1~2 级。该研究还在进行中，但目前公布的数据提供了重要的信息和启示。首先，跟强大的 SoC 对比，Richard S.Finn 教授报告的研究开了先河；其次，如此低的 PD 率会带来什么效应？直击转化 / 新辅助领域或系统治疗的长生存（DoR 尚未达到）？期待Ⅲ期研究 IMbrave152/SKYSCRAPER-14（NCT05904886）的结果！

2024 年欧洲肿瘤内科学会（ESMO）年会上，秦叔逵教授报道了 DUBHE-H-308 研究的初步结果，同样开创了中国该领域的先河。这是一项自适应、析因、序贯、开放标签、内在无缝连接的Ⅱ/Ⅲ期研究（NCT05976568）。QL1706 是一种新型双功能组合抗体，由 PD-1 抗体 IgG4 和 CTLA-4 抗体 IgG 以固定比例（2∶1）混合而成，通过创新性组合抗体技术在单一细胞中同时表达两种抗体分子。此前的Ⅰb/Ⅱ期研究中，QL1706 联合贝伐珠单抗的 ORR 为 38.3%，疾病控制率（disease control rate，DCR）为 74.5%，3 级及以上 AE 发生率为 34%。本次Ⅱ期部分研究共入组 120 例患者，随机分配（1∶1∶1∶1）至四个治疗组：组 1 接受 QL1706+ 贝伐珠单抗 + 化疗；组 2 接受 QL1706+ 贝伐珠单抗；组 3 接受 QL1706+ 化疗；组 4 接受信迪利单抗 + 贝伐珠单抗，主要终点为 ORR 和安全性。结果显示，QL1706 联合贝伐珠单抗和 / 或化疗方案展现出了显著的疗效优势，ORR 为 35.5%，DCR 高达 87.1%，两者均超越了对照组。此外，该方案的 6 个月 PFS 率为 79.0%，同样优于对照标准，且安全性可控。QL1706 联合贝伐珠单抗与 XELOX 方案（三联四药）对比 “双达” 方案的Ⅲ期 RCT 已经启动，与 Richard S.Finn 教授领衔的研究 IMbrave152/SKYSCRAPER-14 遥相呼应，但其意义对中国 HCC 患者来说可能更加深远。首先，这种 “三联四药” 组合涵盖了 PD-1、CTLA-4 和血管内皮生长因子（vascular endothelial growth factor，VEGF）三条通路；其次，4 周期 XELOX 方案在肿瘤免疫微循环中的角色定位打破了西方对传统化疗的认知，具有显著的中国特色；再者，对照组 “双达” 是中国特色的 SoC；最后，这种 “三联四药” 组合初步显示了快速缩瘤的效果，可能为转化治疗带来了更大的空间。

除此以外，TIM-3、GPC-3、IL-27、c-MET、PPARα 等通路的抑制剂与靶免或双免治疗的联合在 2025 年 ASCO 年会上均有涉及，其中代表性的报道有两项：一项来自中国科技大学第一附属医院刘连新教授领衔的Ⅰb/Ⅱ期研究，该研究采用了新型 CTLA-4 抑制剂 SHR-8068 联合 PD-L1 抑制剂阿德贝利单抗以及贝伐珠单抗，在 SHR-8068 4mg/kg 单次激发组中，观察到 ORR 为 47.2%，DoR 为 12.7 个月；另一项Ⅱ期研究 “MONTBLANC” 来自德国，在原 STRIDE 方案基础上联合贝伐珠单抗，本次报道了安全性数据。可以洞见，三通路联合的大幕正在徐徐展开。

四、免疫联合治疗进展患者的治疗如何选择?

免疫联合治疗疗效的攀升促成全球的关注点转向转化治疗，以期达到 HCC 手术转化和 “无瘤” 的理想状态，很少有研究涉足免疫联合治疗进展后如何开展临床研究和临床实践工作。已有研究观察到，15%~40% 的患者在初始应用免疫联合治疗过程中出现 PD（原发耐药）；另外，获益患者在 DoR 以后仍然会出现再次 PD（继发耐药）；除外这两类患者，尚有小部分患者毒性不能耐受（3 级及以上 AE 发生率为 40%~85%）。基于此，亟待回答 “后免疫时代” 患者的全病程体系布局。

纵观近 5 年公布的阳性Ⅲ期 RCT 结果，NBNC 相关 HCC 亚组，靶免治疗的疗效都逊色于病毒相关亚组。究其原因，原发耐药的可能性不排除，似乎也呼应了 20% 左右的 PD 率。从病因学角度分析，全球 HCC 约 85% 与病毒有关，而非病毒因素约占 15%［包括非酒精性脂肪性肝病（non-alcoholic fatty liver disease，NAFLD）、酒精性肝病（alcoholic liver disease，ALD）、原发性胆汁性肝硬化（primary biliary cirrhosis，PBC）、自身免疫性肝炎（autoimmune hepatitis，AIH）、原发性硬化性胆管炎（primary sclerosing cholangitis，PSC）、遗

传性血色病（hereditary hemochromatosis，HH）、肝豆状核变性（hepatolenticular degeneration）等]。近期 MetALD（Metabolic dysfunction and alcohol-related liver disease）整合了代谢和酒精的因素，是 HCC 病因学领域的新课题。这部分 NBNC 相关 HCC 临床上绝大部分对应到 AFP 低水平表达，合并 Wnt/β- 连环蛋白和 JAK 1/2 通路的失调，免疫治疗的疗效不佳，可能更适合 TKI 初始治疗，或者在靶免治疗进展后从分子生物学行为的角度探索新的治疗手段，如 IL-17、TGFβ 通路的抑制或者 CAR-T、CIK、NKT 等细胞免疫治疗。因此，从多组学角度精细化一线靶免治疗势在必行，进而有可能避免后续治疗选择的盲从。

国内外指南对 HCC 二线或后线治疗的推荐目前多是基于 TKI 治疗失败后，而靶免联合治疗失败后的推荐没有 SoC，未来建立 SoC 相当于回答了继发耐药的问题。2024 年，ASCO 年会报道了一线免疫治疗进展后二线应用帕博利珠单抗联合瑞戈非尼的Ⅱ期研究初步结果。瑞戈非尼可以靶向多通路，对免疫微环境的重塑有正反馈作用。本项Ⅱ期研究期待一线 "T+A" 或免疫单药治疗进展后得到 TKI 助力的免疫跨线会有疗效的持续。结果显示，无论 ORR、mPFS 还是 mOS，一线免疫单药组优于一线免疫联合组。就回答一线靶免进展后如何应对继发耐药的问题，该研究似乎没有参考价值。2025 年 ASCO 年会上，一项来自中国的多中心、回顾性研究同样探索了二线瑞戈非尼联合 PD-1 抑制剂或瑞戈非尼单药的疗效，得到类似的结论，即一线 TKI 失败后瑞戈非尼联合 PD-1 抑制剂疗效更优。从系统治疗的角度，一线治疗失败理应及时更换为二线治疗方案或考虑参加临床研究。如一线应用 PD-1/L1 单抗联合贝伐珠单抗，后续可采用仑伐替尼或索拉非尼等 TKI 类药物作为进展后治疗。对于一线应用 PD-1/L1 单抗治疗失败的患者，也可联合 CTLA-4 抗体治疗。正在开展的 IMbrave251 研究是一项全球、多中心的Ⅲ期临床研究，旨在观察一线接受阿替利珠单抗联合贝伐珠单抗治疗后进展的晚期 HCC 患者，二线使用索拉非尼或仑伐替尼治疗联合阿替利珠单抗治疗对比只用索拉非尼或仑伐替尼治疗是否能够获得更好的疗效，值得期待。如前所属，继发耐药既然与免疫治疗开始后肿瘤向低免疫原性表型的克隆进化有关，甄别进展模式对后续治疗的选择至关重要。从局部治疗的角度，部分肝内进展或肝外进展患者可以在原方案的基础上联合局部治疗如经导管动脉栓塞化疗（transcatheter arterial chemoembolization，TACE）、肝动脉灌注化疗（hepatic artery infusion chemotherapy，HAIC）或立体定向体部放射治疗（stereotactic body radiation therapy，SBRT），这也是不同进展模式预后差异的主要原因。

五、肝功能 Child Pugh B7 以上患者的系统治疗

肝功能 Child Pugh（CP）B7 以上 HCC 患者通常被排除在大型 RCT 之外，包括了 CP B7~9。其实这是一类异质性人群，可以从代偿的 7 分无腹水到 9 分伴难治性腹水和明显的肝性脑病。临床实践中，晚期肝硬化引起的腹水需要与肿瘤门静脉侵袭引起的腹水鉴别。即使在没有肝硬化的背景下，大血管侵犯也可引起门静脉高压，特别是门静脉主干侵犯时，而这类患者被分类到 CP B 级时，尽管肝脏合成、代谢、排泄和解毒功能良好，但不能得到积极有效的抗肿瘤治疗，这是 CP 评分的局限性之一；此外，肝功能 CP B 级患者的治疗需要 MDT 讨论，根据个体特征（包括肿瘤负荷、肝硬化和门静脉高压的严重程度）仔细甄别筛选。肿瘤负荷大如果是 CP B 级的成因，那么，理论上诱导肿瘤缩小的方案有可能改善肝功能，而这类患者临床实践中比比皆是，目前的指南同样没有给出积极的诊疗路径，这是 CP 评分的又一局限性。另外，肝功能处于代偿期（CP A 级）的 HCC 患者，"死亡" 通常认为与肿瘤进展有关，而失代偿（CP B 或 C 级）患者的死亡原因可能很难准确界定。在 HCC 临床研究中，肝脏失代偿的风险从未作为一个临床终点指标进行前瞻性评估，基线时代偿状态是入组的必要条件，但随访期间肝功能参数的变化或肝功能失代偿的临床表现从未被评估过，从未被视为 "时间 - 事件终点"，这是临床研究的局限性之一。有学者提出无失代偿生存（decompensation-free survival，DFS）作为临床研究终点指标的观点，值得关注和积极探索。

从生物标志物的角度，CP 分级指导 HCC 系统治疗，尤其是免疫治疗，是一种不完善的体系。TKI 时代，CP 分级就不能很好地预测药物的药代动力学和毒性。而 ICI 的耐受性基本不受潜在肝功能障碍的影响，因为它们不通过肝脏代谢。一项回顾性研究显示，在肝功能不全的患者中，ICI 可引起真实和持久的肝功能改善效应。CP B 级与 A 级比较，ORR 和安全性相似，肝脏相关的 AE 略高，部分有效病例肝功能由 CP B 级转为 A 级（至少维持 6 个月），OS 相对短于 CP A 级。2024 年权威杂志 *JAMA Oncology* 发表了一篇 "回顾性、多中心、国际临床病例队列研究"，充分昭示了 CP B 级 HCC 系统治疗的重要性。研究整合了 2017 年 9 月—2022 年 12 月接受一线基于 ICI 方案的 CP B 级不可切除性 HCC 患者的数据，并与接受最佳支持治疗（best supportive care，BSC）的 CP B 级患者队列进行了比较。应用纳入标准后，ICI 组和 BSC 组分别为 187 例和 156 例。根据年龄、AFP 水平、CP 评分、肝外扩散、门静脉癌栓形成、肝硬化、腹水和美国东部肿瘤协作组（Eastern Cooperative Oncology Group，ECOG）等变量计算倾向评分。ICI 组患者接受 "T+A"（n=141）或纳武利尤单抗（n=46）的一线全身治疗。结果显示，在治疗加权逆概率（inverse probability of treatment weighting，IPTW）人群中，ICI 组的生存期中位数显著延长（7.50 个月 vs. 4.04 个月，HR=0.55；P<0.001）。CP B 级不可切除性 HCC 领域系统治疗正如上述，指南里没有答案（多数推荐 BSC），该项队列研究将对照组设为 BSC，可以说填补了国际空白，期待未来开展高级别循证医学证据的 RCT。

六、小结与展望

中晚期 HCC 系统治疗近 5 年来取得了长足进步，也带来了全病程领域的快速发展。我国是肝癌大国，系统治疗的 "助力" 具有重大的战略意义。就肿瘤内科视角，一方面，众多的系统治疗方案需要在临床实践中优化，疗效、毒性、药效

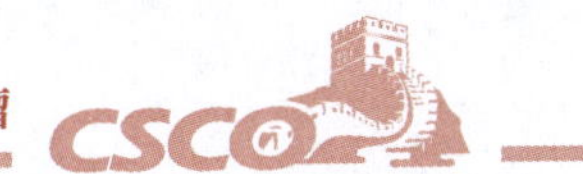

经济学等诸多方面需要综合考量；另一方面，目前2年左右的mOS和30%左右的ORR也给未来系统治疗临床研究带来了挑战。除此以外，被RCT排除的人群如何布局系统治疗同样值得关注，如CP B7以上的患者或ICI联合治疗进展后的患者，这其中也涉及病因驱动的个体化治疗。总之，无论是系统治疗、系统与局部的联合，抑或围手术期/转化治疗，站在肿瘤免疫微环境改造的角度，建立个体化和精细化的全病程管理体系势在必行。

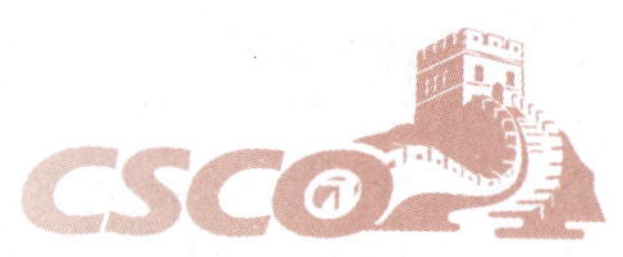

钇-90树脂微球选择性内放射治疗肝细胞癌的现状和研究进展

寻琛　杨帆　秦叔逵
中国药科大学第一附属医院

一、概述

2022年中国原发性肝癌(primary liver cancer,PLC)新发病例36.77万,居于所有癌症的第4位;死亡31.65万,居于所有癌症的第2位。已知肝细胞癌(hepatocellular carcinoma,HCC)是PLC最主要的病理学类型,占比达到85%~90%。HCC多有基础肝病,起病隐匿,早期症状不典型,确诊时约85%的患者已经达到中晚期,往往失去了手术切除等根治的机会,主要通过局部治疗(包括介入治疗、消融治疗和放射治疗等)和/或系统治疗,以控制疾病进展、改善生存质量和延长带瘤生存时间。因此,迫切需要高度重视和积极有效地降低肝癌疾病负担。近年来,HCC治疗策略和模式进步明显,提倡多学科协作、多种治疗方法和多种药物合理的综合应用,系统治疗(包括化疗、靶向治疗和免疫治疗等)与局部治疗的联合,极大地提升了客观疗效和生存获益。

放射治疗是HCC局部治疗的重要手段,按照应用方式可以分为外放射和内放射治疗。内放射治疗通常是利用血管造影技术,通过导管介入的方式,或者采取经皮肤局部穿刺到达肝脏,将放射性核素精准地递送至肝脏肿瘤病灶,并使其截留在肿瘤的末端血管网中,对肿瘤细胞实行近距离的高剂量辐射,达到有效治疗肿瘤的目的。钇-90(yttrium-90,^{90}Y)作为一种治疗用放射性核素,具备多种理想的生物物理特性:①发射纯β射线,具有较高的能量(最高能量2.27MeV,平均0.94MeV),可以高效杀伤肿瘤细胞;②半衰期较短,仅为2.67天,其能量在11天内释放达94%;③辐射距离短,组织穿透深度平均仅2.5mm,在精确杀伤肿瘤细胞的同时,可尽量避免损伤周围的正常组织和细胞;④纯度高,衰变产物为锆-90(^{90}Zr),稳定无毒。

应用^{90}Y微球治疗肿瘤的研究,始于20世纪50年代。目前,已经获得美国食品药品监督管理局(Food and Drug Administration,FDA)批准上市的^{90}Y放射微球有两种类型,分别为树脂微球和玻璃微球。早在1999年,FDA批准^{90}Y玻璃微球放射栓塞治疗用于不可切除的HCC;2002年,又批准^{90}Y树脂微球放射栓塞治疗用于结直肠癌肝转移;2022年,^{90}Y树脂微球通过国家药品监督管理局(National Medical Products Administration,NMPA)批准在国内上市,正在推广应用。

玻璃微球是将^{90}Y包裹在玻璃球内,直径为20~30μm,放射性活度为2 500Bq/微球,微球数量为(1.2~8.0)×10^{6}/瓶,比重约为(3.2~3.9)g/dL;而树脂微球将^{90}Y附着在微球表面,直径为20~60μm,放射性活度为50Bq/微球,微球数量为(40~80)×10^{6}/瓶,比重约为1.6g/dL。目前认为,树脂微球的比重更加接近血液的比重,在血流中分布均匀,能够有效地到达目标肿瘤病灶血管末端;而且树脂微球的数量更为充足,因此相较于大比重的玻璃微球,树脂微球可以更为均匀地分布在肿瘤血管床中,具有一定的优势。同时,树脂微球可以与造影剂接触,微球注入过程中可以在数字减影血管造影(digital subtraction angiography,DSA)监测下进行,玻璃微球注入过程中需要使用高压推注技术,并且不能与造影剂接触,所以术中无法通过DSA观察注入情况。此外,树脂微球的生物相容性较好,可与^{90}Y稳定结合,减少在治疗过程中的潜在风险。随着^{90}Y树脂微球治疗HCC的临床应用越来越广泛,除了用于结直肠癌肝转移,在实践中大多数是用于HCC,积累了大量的数据和经验。本文将^{90}Y树脂微球治疗HCC的现状和研究进展简要综述,以供临床上进一步合理应用和后续研究提供重要参考。

二、钇-90树脂微球用于HCC的根治性治疗

通过将高剂量的核素微球精确投递到肿瘤所在的肝段,^{90}Y微球选择性内放射治疗(selective internal radiation therapy,SIRT)可以达到类似于根治性治疗的效果,尤其适用于无法或不愿进行手术切除或消融治疗的早中期HCC患者。为了实现有效的肿瘤控制,提高局部控制(ORR),^{90}Y-SIRT应通过动态的影像评估、精确的剂量计算和周密的治疗计划,确保对肿瘤病灶施加较大的辐射剂量,同时达到最小化对正常肝组织的损伤。

Villalobos A等报告了一项研究,纳入81例用^{90}Y微球进行根治性治疗的HCC患者,其中20例接受^{90}Y树脂微球、61例接受^{90}Y玻璃微球治疗。结果:两组的完全缓解(complete

response，CR）率分别为 95% 和 56%（P=0.003）。树脂微球治疗组预测 ORR 的吸收剂量阈值为 176Gy，预测 CR 的吸收剂量阈值为 247Gy；而玻璃微球治疗组分别为 290Gy 和 481Gy。两组基线特征和治疗后不良事件并无显著差异。该研究表明，采用 ^{90}Y 树脂微球治疗可以在较小的剂量下，实现更佳的疗效，证实了 ^{90}Y 树脂微球治疗早期 HCC 的安全性和有效性，并为未来的剂量优化提供了重要参考。

另一项 ^{90}Y-SIRT 根治性治疗 HCC 的回顾性研究报告，67 例患者的肿瘤吸收剂量中位数为 232Gy，其中 88% 的患者达到每个病灶的持续缓解时间 ≥1 年，72% 的患者达到总体持续缓解时间 ≥1 年。治疗后，67 例患者中，有 8 例（12%）接受了肝切除术，2 例（3%）接受了肝移植；术后病理检查显示，这 10 例患者中有 6 例（60%）肿瘤组织完全坏死，4 例（40%）出现广泛坏死（1 例坏死率为 90%~99%，3 例为 50%~89%）；同时，安全性良好，患者可以耐受。

以上研究提示，对于无法或不愿进行手术切除或消融治疗的早期 HCC 患者，^{90}Y-SIRT 可能是一项高效且安全性良好的选择。

三、钇 -90 树脂微球用于 HCC 围手术期治疗

（一）转化治疗

许多局部非转移性 HCC 患者在初诊时并不适合接受手术，这主要由于患者体质或肿瘤的特异性因素，比如肝内存在多个病灶、肿瘤靠近大血管或合并门静脉癌栓（portal vein tumor thrombus，PVTT）等，这些因素限制了直接手术的可行性，或者由于肿瘤过大导致剩余肝体积不足，可能会增加术后肝衰竭的风险。采用 ^{90}Y-SIRT 治疗的优势在于：它能够发射 β 射线直接辐射肿瘤，使最初无法手术的 HCC 肿瘤体积缩小或病灶失活，即缩瘤降期，从而转化为可手术状态；同时能够诱导未治疗的肝叶的增生肥大，增加未来肝脏残余体积（future liver remnant，FLR）和代偿能力，为患者提供根治性手术的机会。另外，^{90}Y-SIRT 对于伴有 PVTT 的患者同样有效，可以通过其独特的作用机制消退 PVTT 实现肿瘤降期，可能为患者创造手术机会。

Martelletti C 等比较了 ^{90}Y-SIRT 与分子靶向药物索拉非尼治疗伴有 PVTT 的局部晚期 HCC 患者的疗效。研究共纳入 65 例患者，其中 41 例接受 ^{90}Y-SIRT（23 例接受 ^{90}Y 树脂微球，18 例接受 ^{90}Y 玻璃微球），24 例接受索拉非尼治疗。结果：11 例患者（10 例接受 ^{90}Y-SIRT，1 例接受索拉非尼）降期，可以实施根治性手术，降期和手术后的 mOS 为 54 个月。倾向评分和贝叶斯模型平均分析均证实，^{90}Y-SIRT 组的 OS 较索拉非尼组有显著优势。一项荟萃分析纳入了 14 项 ^{90}Y-SIRT 降期或桥接至肝移植的研究，治疗组的降期率为 45%，术后 mOS 为 7.77 年，5 年生存率为 69.4%。在另一项前瞻性研究中，17 例合并 PVTT 的 HCC 患者接受 ^{90}Y 树脂微球 SIRT，其中 29.4% 的患者获得成功降期且接受了肝移植手术；而接受肝移植的患者 5 年 OS 率显著高于未进行肝移植的患者，分别为 60% 和 0。

除了直接治疗肿瘤，^{90}Y-SIRT 能诱导对侧未治疗的肝叶发生肥大，可为因 FLR 不足而无法手术的患者提供手术切除的机会。其机理可能为诱导肝脏治疗区域的肝纤维化和重塑，治疗侧血管因为受到 ^{90}Y 的辐射和栓塞作用，引起门脉直径减小、肝叶萎缩，对侧肝叶因为血流增加和肝细胞增殖信号通路的激活而发生代偿性增大。一项系统综述分析了 16 项研究共 602 例患者接受 ^{90}Y-SIRT（72% 使用玻璃微球，28% 使用树脂微球）后对侧肝脏肥大和肿瘤预后的结果，发现对侧肝叶中位每周增生率为 0.7%，随着时间延长略有下降；局部肿瘤控制率达到 84%，30% 原本无法手术的患者在接受 ^{90}Y-SIRT 治疗后成功进行了肝切除手术。一项回顾性研究比较了采取门静脉栓塞（portal vein embolization，PVE）和 ^{90}Y-SIRT 在 HCC 切除术前的应用效果。结果显示，与 PVE 相比，^{90}Y-SIRT 后 FLR 的增大更为显著，分别为 63% 和 36%（P<0.01）；并且，^{90}Y-SIRT 在肿瘤控制方面疗效更佳，CR 率达到 50%，而 PVE 组无人达到 CR。

（二）桥接治疗

符合肝癌肝移植适应证的 HCC 患者在等待供肝期间，可以接受桥接治疗控制肿瘤进展，以防止发生肿瘤进展而失去肝移植机会。^{90}Y-SIRT 作为一种桥接至肝移植的治疗方法，对肝功能影响较小，使其可能成为理想的过渡手段，可帮助患者维持或改善肝功能、控制肿瘤进展，直至进行肝移植，因此在多项研究中已经显示出了良好的疗效和安全性。

Fakhoury B 等报告，分析了 2003—2023 年美国等待肝移植的 45 782 例 HCC 患者所进行的桥接局部治疗（local regional treatment，LRT），发现接受 LRT 的患者比例从 50.5% 增加到 91.6%。自 2013 年起，^{90}Y-SIRT 的使用显著增加，到 2023 年已经成为最常用的 LRT 方式，占比达到 36%，而 TACE 的使用则显著减少。一项研究比较了 HCC 患者在肝移植前接受 ^{90}Y 树脂微球 SIRT 与载药微球栓塞（DEB-TACE）桥接治疗的病理完全坏死率，结果发现，^{90}Y 树脂微球 SIRT 组的病理学完全坏死率显著高于 DEB-TACE（69.2% vs. 21.4%，P<0.005），可能对提高肝移植后的无复发生存率具有潜在的有益影响。另一项研究中，22 例 HCC 患者接受 ^{90}Y 树脂微球 SIRT 作为肝移植前的局部治疗，78.9%（15/19）的患者达到成功降期，100% 实现了桥接（3/3），而 ^{90}Y 树脂微球 SIRT 后 mOS 长达 43.9 个月。

四、钇 -90 树脂微球 SIRT 单独或联合系统治疗药物治疗无法手术的 HCC

对于中晚期无法手术的 HCC 患者，早年的研究表明，单独使用 ^{90}Y 治疗，就能够提供有效安全的局部控制，改善患者的生存质量，延长生存时间，为临床实践提供了一种有效的治疗选择。SARAH 研究是一项在法国 25 个肝病中心进行的前瞻性随机对照、开放标签、多中心的Ⅲ期临床研究，467 例局部晚期或不适于根治性治疗的 HCC，按照 1∶1 随机给予 ^{90}Y 树脂微球 SIRT 或索拉非尼治疗，主要研究终点为 OS。结果显示，两组在 OS 上差异无统计学意义，mOS 分别为 8.0 个月和 9.9 个月（HR=1.15，P=0.18）。在意向治疗人群（intention-to-treat population，ITT）中，SIRT 组的 ORR 显著高于索拉非尼组（19% vs. 12%，P=0.042 1）。生活质量方面，无论是 ITT

人群还是总人群，SIRT组的整体健康状况评分均显著优于索拉非尼组（组效应 P=0.004 8；时间效应 P<0.000 1），并且组间差异随着时间的推移而明显增加（组间交互作用 P=0.044 7）。事后分析，将接受SIRT肿瘤剂量≥100Gy的患者与接受索拉非尼的患者进行倾向性评分，结果表明，接受至少SIRT 100Gy治疗的患者（n=67）的mOS比接受少于100Gy的患者（n=54）显著延长（14.1个月 vs. 6.1个月，P<0.001）。在白蛋白-胆红素（albumin-bilirubin，ALBI）1级、肝肿瘤负荷≤25%，肿瘤吸收剂量≥100Gy的患者中，SIRT治疗具有生存获益的趋势（17个月 vs. 11个月，P=0.14）。SIRveNIB研究是一项在亚太地区进行的随机对照、国际多中心Ⅲ期临床研究，来自11个国家/地区的360例局部晚期不可切除的HCC患者，按照1∶1比例，随机接受 ^{90}Y树脂微球SIRT或索拉非尼治疗，主要研究终点为OS。结果显示，两组的mOS没有显著差异，SIRT组和索拉非尼组的mOS分别为8.8个月和10.0个月（HR=1.1，P=0.36）；但是，无论ITT人群还是治疗人群（treated population）中，SIRT组肿瘤应答率（tumor respond rate，TRR）均显著高于索拉非尼组（ITT人群：16.5% vs. 1.7%，P<0.001；治疗人群：23.1% vs. 1.9%，P<0.001）；同时，安全性方面，对于≥3级不良事件的发生率，SIRT组显著低于索拉非尼组（27.7% vs. 50.6%，P<0.001）。

近年来，随着新的分子靶向药物、ICI等系统治疗药物的不断出现，TACE、HAIC和SIRT等血管介入治疗技术的进步，肝癌综合治疗的ORR不断增高，为中晚期肝癌的治疗带来了更多的生存获益。多项研究表明，^{90}Y与系统治疗联合应用，对中晚期HCC患者可以展现出一定的协同疗效。

SORAMIC研究是一项治疗晚期HCC随机对照、多中心的Ⅱ期临床研究，其中216例患者给予 ^{90}Y树脂微球SIRT联合索拉非尼治疗，208例仅接受索拉非尼单药治疗，主要研究终点为OS。结果显示，两组的OS无显著差异，联合治疗组mOS为12.1个月，索拉非尼单药组为11.4个月（HR=1.01，P=0.952 9）；但是联合治疗组的ORR（61.6% vs. 29.8%，P<0.001）和CR率（13.7% vs. 3.8%，P=0.022）显著高于索拉非尼单药组。与索拉非尼单药组治疗相比，联合治疗组的mPFS（8.9个月 vs. 5.4个月，P=0.022）和肝脏病灶PFS（9.0个月 vs. 5.7个月，P=0.014）均显著改善。另外，有两项Ⅱ期临床研究也显示出 ^{90}Y树脂微球SIRT联合PD-1单抗治疗晚期HCC，具有较好抗肿瘤活性和可接受的安全性。NASIR-HCC研究中，纳入42例HCC患者先接受 ^{90}Y树脂微球SIRT，3周后再接受纳武利尤单抗治疗。结果ORR达到41.5%，mPFS为9.0个月，mOS为20.9个月。CA 209-678研究中，40例HCC患者接受了相似的治疗方案，ORR为41.7%，mPFS为5.6个月，mOS为16.9个月。两项研究均未报告新的安全性事件，提示 ^{90}Y微球SIRT联合ICI治疗是一种可行的治疗策略，值得开展前瞻性研究进一步确证。

在我国，多项 ^{90}Y树脂微球SIRT联合靶免单中心观察，报道ORR可达69.8%~90.5%。如2025年ASCO GI会议上，Zhang H等报道了一项来自广州的回顾性研究，收集了30例2022年11月—2023年10月接受 ^{90}Y树脂微球SIRT联合仑伐替尼和PD-1单抗治疗晚期瘤灶较大（≥5cm）或巨块（≥10cm）的HCC患者，平均最大肿瘤直径9.6cm，50%伴有血管侵犯，43.3%有肝外转移，53.3%为经治患者。结果显示，ORR为73.3%（mRECIST标准），DCR达到90%，mPFS为7个月，mOS尚未达到。这提示 ^{90}Y树脂微球SIRT联合治疗对于亚太地区，包括我国HCC患者有效，同时也是未来治疗的重要方向。

Federico AD等阐述了 ^{90}Y-SIRT、抗血管生成剂和ICI三者联合可以协同增效的机制，主要在于 ^{90}Y-SIRT和抗VEGF药物可以相互增强新抗原释放、抗原呈递和免疫浸润以及使肿瘤血管短暂正常化，两药均可增强ICI的治疗效果，三种药物联合应用可能相互协同增效。

目前报告的临床研究或者观察多为单臂、回顾性研究或者单中心小样本，仅个别为前瞻性多中心的Ⅲ期临床研究。在早期开展的若干项研究中，^{90}Y-SIRT治疗与系统治疗相比并未取得OS优效，这可能与多方面因素影响有关。

1. 当时对于肝癌认识不足，研究设计和管理水平较低；同时，各家研究中心的能力、水平参差不齐 SARAH研究在25家中心开展，SIRveNIB研究在27家中心开展，SORAMIC研究在38家中心开展。各家中心的设备、人员资质、经验以及技术水平等都存在较大的异质性，缺乏同质性。

2. ^{90}Y-SIRT治疗前等待期过长 在SARAH、SIRveNIB和SORAMIC研究中，从随机分组到SIRT治疗的时间中位数分别为21天、29天和22天，而给予索拉非尼治疗前等待期仅为3天、7天和4天。两组"无治疗时间"相差了3周多，这对预期寿命短的患者治疗效果和疗后生存期具有较大的影响。

3. ^{90}Y-SIRT组脱落率高 在SARAH、SIRveNIB和SORAMIC研究中，分别有26.6%、28.6%和15%的 ^{90}Y-SIRT组患者并未实施 ^{90}Y-SIRT，远高于索拉非尼组（仅分别为7%、9%和5%），造成明显的负向偏倚。

4. ^{90}Y-SIRT剂量计算方法落后 以往研究的剂量计算是依据体表面积法，剂量可能偏低，而现在的分区模型剂量方法比较科学准确。随着 ^{90}Y-SIRT技术在临床应用的日益增多和临床经验的积累，给药已经趋向规范化和个体化，可为患者提供更为精准和有效的治疗方案，同时能够减少不良反应，使更多患者能够从中获益。

另外，鉴于局部治疗作用机制的解剖局限性和全身性混杂因素的异质性，将OS作为局部治疗的主要终点指标也存在明显的局限性，因其无法有效区分治疗特异性效应与全身性疾病进程对整个结局的影响，因此，应该考虑采用局部控制率或PFS等更具治疗靶向相关性的替代终点进行疗效评估。目前，新的临床研究正在如火如荼地开展，这些研究包括即将开展规范化的关键性注册试验，强调科学设计和严格管理，有望在未来提供高级别的循证医学证据，以充分支持其临床应用，值得期待。

五、^{90}Y-SIRT在HCC国内外指南中的推荐

随着大量实践观察的经验丰富和临床研究的数据积累，^{90}Y-SIRT已经被越来越多的国际和国内权威指南纳入并且推荐用于HCC患者的治疗，包括多种应用策略和应用方法，从晚期姑息治疗到早中期根治性治疗，为HCC患者提供了全面的治疗选择（表1~表4）。

表 1 ^{90}Y-SIRT 治疗无法手术 HCC 的临床研究

研究名称 / 第一作者	研究设计	样本量 / 例	入组人群	治疗方案	ORR（mRECIST）	DCR（mRECIST）	mPFS/ 个月	mOS/ 个月
SARAH/ Vilgrain V	随机对照、多中心、开放、Ⅲ期	467	BCLC C 期、不适合手术切除、肝移植或消融治疗，以及经过两次 TACE 治疗失败的 HCC	^{90}Y-SIRT vs. 索拉非尼	19% vs. 12%*（P=0.042 1）	68% vs. 78%*（P=0.034 6）	4.1 vs. 3.7（P=0.76）	8.0 vs. 9.9（P=0.18）
SIRveNIB/ Chow PK	随机对照、开放、多中心、Ⅲ期	360	局部晚期 HCC	^{90}Y-SIRT vs. 索拉非尼	16.5% vs. 1.7%（P<0.001）	NA	ITT 人群：5.8 vs. 5.1；治疗人群：6.3 vs. 5.2	ITT 人群：8.8 vs. 10.0；治疗人群：11.3 vs. 10.4
SORAMIC/ Öcal O	多中心、随机对照、Ⅱ期	216	晚期 HCC	^{90}Y-SIRT 联合索拉非尼 vs. 索拉非尼单药	61.6% vs. 29.8%（P<0.001）	79.2% vs. 72.1%（P=0.075）	8.9 vs. 5.4（P=0.022）	12.1 vs. 11.4（P=0.77）
NASIR-HCC/de la Torre-Aláez M	单臂、多中心、开放标签、Ⅱ期	43	BCLC B2 期 HCC	^{90}Y-SIRT 联合纳武利尤单抗	41.5%*	92.7%*	9.0	20.9
CA 209-678/ Tai D	单臂、单中心、Ⅱ期	40	不适合进行根治性手术的 Child-Pugh A 期肝硬化和晚期 HCC	^{90}Y-SIRT 联合纳武利尤单抗	41.7%	61.1%	5.6	16.9
RESiN/ Frantz S	前瞻性、多中心、真实世界	448	BCLC A/B/C/D 期 HCC	^{90}Y-SIRT	NA	NA	BCLC A 期：19.8；BCLC B 期：10.0；BCLC C 期：6.3；BCLC D 期：5.9	BCLC A 期：未达到；BCLC B 期：19.5；BCLC C 期：13.6；BCLC D 期：11.5
CIRT/ Kolligs F	前瞻性、观察性、多中心	422	BCLC A/B/C/D 期 HCC	^{90}Y-SIRT	NA	NA	6.1	16.5
Park B J	前瞻性、多中心	40	BCLC A/B/C 期 HCC	^{90}Y-SIRT	3 个月：57.5%；6 个月：63.9%	3 个月：95%；6 个月：83.3%	NA	3 年 OS 率：75%
Agirrezabal I	匹配调整的间接比较	342	不可切除的 HCC	^{90}Y-SIRT vs. 阿替利珠单抗 + 贝伐珠单抗	19.8% vs. 25%（P=0.306）	68.3% vs. 73%（P=0.420）	4.4 vs. 6.8（P=0.068）	15.0 vs. 14.9（P=0.922）
ENRY/ SangroB	回顾性研究	325	不适合手术切除的中晚期 HCC	^{90}Y-SIRT	NA	NA	NA	12.8
Hur MH	多中心、回顾性、队列研究	216	伴 PVTT 的 HCC	^{90}Y-SIRT vs. TKI（索拉非尼或仑伐替尼）	53.0%~56.7% vs. 12.3%~15.0%	NA	4.5 vs. 3.1	24.2 vs. 8.4（P=0.004）
Kim MA	回顾性研究	138	HCC	^{90}Y-SIRT vs. TACE	87.0% vs. 83.4%（P=0.66）	96.3% vs. 85.8%（P=0.06）	NA	未达到 vs. 20.8（P=0.02）

续表

研究名称 / 第一作者	研究设计	样本量 / 例	入组人群	治疗方案	ORR（mRECIST）	DCR（mRECIST）	mPFS/ 个月	mOS/ 个月
Klompenhouwer EG	回顾性	30	对 DEB-TACE 治疗无效的中晚期 HCC	^{90}Y-SIRT	36.7%	63.4%	NA	14.8
Kao YH	回顾性	10	不可手术的 HCC	^{90}Y-SIRT	100%	NA	未达到	未达到
GI15-225/ McRee AJ	多中心、单臂	29	预后较差的 HCC	^{90}Y-SIRT 联合帕博利珠单抗	27%	NA	8.6	22
Kwon JH	单中心、回顾性	19	HCC	^{90}Y-SIRT 联合 TACE	NA	NA	NA	27.3

注：* 按照 RECIST 1.1 标准评估。

表 2　国内 ^{90}Y-SIRT 联合靶免治疗 *HCC 的部分临床研究

医院	会议 / 期刊	研究例数	研究入组人群	基线特征	ORR（mRECIST）	DCR（mRECIST）	手术患者例数（占比）	安全性
清华大学附属北京清华长庚医院	ESMO Asia	63	BCLC A 期：22.22% B 期：22.22% C 期：53.97% D 期：1.59%	平均年龄（58.8 ± 12.7）岁，44.44% 伴 PVTT，平均最大肿瘤直径（8.01 ± 3.38）cm	69.8%	87.3%	12（19%）	无 ≥ 3 级不良事件
广州医科大学第二附属医院	ASCO GI	30	BCLC C	平均最大肿瘤直径 9.6cm，50% 伴有血管侵犯，43.3% 有肝外转移，53.3% 为经治患者	73.3%	90.0%	/	无 ≥ 3 级不良事件
陆军军医大学第一附属医院	ASCO	21（其中 mCRC 3 例）	BCLC A 期：23.5% B 期：35.3% C 期：41.2%	年龄中位数 54 岁，38% 伴 PVTT，肿瘤数量中位数 2.5 个，肿瘤直径中位数 10.04cm	90.5%	90.5%	9（43%）	无 ≥ 3 级不良事件
清华大学附属北京清华长庚医院	APPLE	20	BCLC B/C 期 CNLC Ⅱa/b~Ⅲa 期	/	80%	100%	6（30%）	仅 1 例（5%）发生 3 级 TRAE
东南大学附属中大医院	ISMIO	18（HCC）	CNLC Ⅰb 期：33.3% Ⅱb 期：16.7% Ⅲa~b 期：50%	年龄中位数 57 岁，肿瘤直径中位数 7.3cm，53.3% 伴基础疾病	72%	100%	/	无 ≥ 3 级不良事件
暨南大学附属第一医院	APPLE	17	BCLC A 期：22.2% B 期：44.4% C 期：33.4%	年龄中位数 48 岁，肿瘤直径中位数 9.0cm，29.4% 有肝外转移，17.6% 伴门静脉侵犯	70%	94.1%	3（18%）	无 ≥ 3 级不良事件
浙江大学医学院第一附属医院	APSCVIR	10	BCLC A 期：40% B 期：20% C 期：40%	年龄中位数 66.5 岁，平均肿瘤直径 5.37cm	90%	90%	/	无 ≥ 3 级不良事件
陆军军医大学第一附属医院	中华消化外科杂志	10（2 例非 HCC）	BCLC B 期：50% C 期：50%	年龄中位数 57 岁，平均肿瘤直径 9.6cm，平均肿瘤体积 185cm^3，2 例合并门静脉癌栓	90%	90%	/	无 ≥ 3 级不良事件

注：* 以上研究中，绝大部分患者为 SIRT 联合靶免治疗。

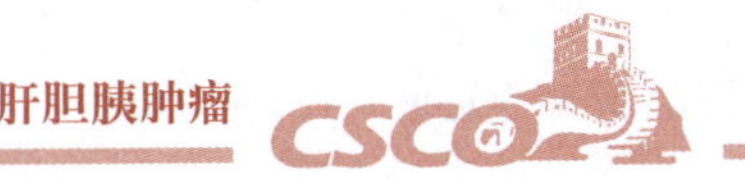

表 3　^{90}Y-SIRT 联合靶免治疗正在进行的临床研究

试验登记号	研究设计	患者人群	治疗方案	主要研究终点
NCT04541173	国际多中心、随机对照、Ⅱ期研究	局部进展期 HCC	^{90}Y-SIRT vs. ^{90}Y-SIRT 序贯阿替利珠单抗 + 贝伐珠单抗（T+A）	PFS
NCT05377034	国际多中心、平行、双盲、安慰剂对照、Ⅱ期研究	局部晚期 HCC	^{90}Y-SIRT 序贯 T+A vs. ^{90}Y-SIRT 序贯安慰剂	12 个月的最佳总体缓解率
NCT04605731	Ⅰb 期研究	不可切除的局部晚期 HCC	^{90}Y-SIRT 序贯度伐利尤单抗 + Tremelimumab	ORR、安全性
NCT04522544	Ⅱ期研究	中期 HCC	^{90}Y-SIRT+Tremelimumab+ 度伐利尤单抗 vs. DEB-TACE+Tremelimumab+ 度伐利尤单抗	ORR

表 4　^{90}Y-SIRT 在 HCC 国内外指南中的推荐

指南	相关推荐
2025 ESMO 肝细胞癌诊断、治疗和随访临床实践指南	① BCLC A 期：对于单发的直径 ≤ 8cm 的肿瘤，如果不适合手术切除，选择性或消融性 ^{90}Y-SIRT 可以作为一种替代选择；② BCLC B 期：^{90}Y-SIRT 可被视为 TACE 的替代治疗；③预计肝移植等待时间较长时，可以为患者进行 ^{90}Y-SIRT。对于等待肝移植的小肿瘤患者，^{90}Y-SIRT 的推荐度高于 TACE
2025 V1 NCCN 肝细胞癌临床实践指南	①对于解剖学局限性肝细胞癌，应考虑采用 ^{90}Y 放射性肝段消融术；② ^{90}Y-SIRT 可能适用于晚期 HCC 患者，尤其肝段或肝叶伴门静脉癌栓者，而非门脉主干癌栓者
2024 EASL 肝细胞癌指南	①若存在消融后复发的显著风险，^{90}Y-SIRT 放射性肝段消融策略可作为经皮消融的替代方案；②对于单发 HCC 患者，如果肿瘤不适合热消融或消融后复发，^{90}Y-SIRT 可以作为 TACE 的替代方案，尤其是作为桥接至肝移植或促使初始不可切除患者后续行肝切除治疗
2024 原发性肝癌诊疗指南	①早期肝癌患者的根治性治疗，可使肿瘤完全坏死；②中期肝癌患者的降期治疗，为外科手术切除或肝移植创造条件；③晚期肝癌患者（伴门静脉癌栓）的姑息性治疗，延长患者生存期；④放射性肝叶切除，治疗肿瘤的同时使余肝体积增加，为外科手术切除创造机会；⑤与系统抗肿瘤治疗联合，提高肝癌患者疗效
2024 CSCO 原发性肝癌诊疗指南	推荐 ^{90}Y-SIRT 治疗不可切除 HCC
2024 钇 -90 微球选择性内放射治疗肝脏恶性肿瘤规范化操作专家共识	①放射性肝段切除适用于肿瘤病灶局限于 ≤ 2 个肝段的患者。放射性肝叶切除适用于单叶病变的患者，允许靶肝叶接受较高的吸收剂量，并诱导对侧肝叶增生、肥大；② ^{90}Y-SIRT 后病灶能够接受根治性治疗，适用于临界可切除或有转化潜能的患者；③对于存在 ^{90}Y-SIRT 适应证，但不适合以上两种治疗方式的患者，均适合姑息性治疗
2023 AASLD：肝细胞癌的预防、诊断和治疗	① ^{90}Y-SIRT 可用于治疗单发不适合手术切除的 HCC，可提高 FLR；② ^{90}Y-SIRT 通常被用作控制肿瘤生长和降低候补名单退出风险的桥接治疗；③放射肝段消融术可以提供持久的局部肿瘤控制，显著延长进展时间，并作为肝移植的有效桥接治疗
2023 肝细胞癌新辅助及转化治疗中国专家共识	① ^{90}Y-SIRT 可用于因肿瘤负荷初始无法实现 R0 切除的转化治疗；② ^{90}Y-SIRT 可用于多灶性 HCC 的降期治疗
2023 肝细胞癌全程管理中国专家共识	^{90}Y-SIRT 是等待肝移植期间控制肿瘤进展的有效桥接治疗
2022 BCLC 预后预测和治疗推荐策略	① BCLC 0 期：根治性治疗不佳或无法实施时，可考虑 SIRT 治疗；② BCLC A 期：可应用 SIRT 于增大余肝、桥接至肝移植治疗；根治性治疗不佳或无法实施时，可考虑 SIRT 治疗；③ BCLC B 期：符合“肝移植扩展标准”的 B1 期亚组：肝移植 / 降期移植（可考虑 SIRT 降期）治疗；肿瘤界限清晰，门脉血流良好，选择性进入肿瘤供血动脉有可行性的 B2 期亚组：可考虑 SIRT 降期治疗；④ BCLC C 期：对于无肝外转移者，可考虑 SIRT 治疗
2022 亚洲临床共识声明：肝细胞癌钇 90 树脂微球选择性内照射治疗	①局部早期 HCC，应以根治性治疗为目的进行消融性 SIRT；②中期 HCC 应以降期为目的选择 ^{90}Y-SIRT 或消融性选择性内放射治疗；③局部晚期 HCC 应以姑息性 SIRT 为主；④ HCC 合并 PVTT 是一种特殊类型 HCC，需经多学科讨论决定是否进行外科切除和 / 或消融性 SIRT 等其他治疗手段
2022 动脉放射性药物治疗肝癌和肝转移瘤指南	①对于 ≤ 2 个肝段的患者，可以给予目标灌注区域更高剂量，会有高 ORR 和长 PFS，可能优于化疗栓塞；②放射性肝叶切除可用于增大余肝转化至手术切除及降期 / 桥接至肝移植治疗；③不适合进行根治性手术的单肝叶病灶患者可采取姑息治疗；④双肝叶病灶患者需在保证正常肝功能的情况下，给予靶病灶较高剂量。在某些情况下，可双肝叶序贯治疗

续表

指南	相关推荐
2022 肝癌转化治疗中肝功能全程管理中国专家共识	^{90}Y-SIRT 可作为肝癌转化治疗的选择之一
2021 中国肝癌肝移植临床实践指南	^{90}Y-SIRT 可用于 HCC 肝移植术前的降期治疗，效果令人满意，在减少住院时间及并发症方面相比 TACE 更具优势
2021 钇 90 树脂微球管理专家共识	①对潜在可手术的早期 HCC，^{90}Y-SIRT 可作为切除或移植前的转化治疗手段；② ^{90}Y-SIRT 可作为姑息治疗手段单独用于其他治疗无效的 HCC 患者；③对合并门静脉癌栓的 HCC 患者，^{90}Y-SIRT 在缩小肿瘤的同时还可有效消除癌栓；④ SIRT 亦可与免疫检查点抑制剂或抗血管生成剂等药物联用
2020 肝细胞癌肝切除术后复发预防和治疗中国专家共识	①对不适合再切除、消融治疗或补救性肝移植的复发性 HCC 患者，推荐 ^{90}Y-SIRT；②对不可切除 HCC 可尝试应用 ^{90}Y-SIRT 等使肿瘤降期或增加剩余肝脏体积

六、总结与展望

EMERALD-1 以及 LEAP-012 两项大型国际、多中心、关键性研究的中期数据分析表明，肝动脉介入 TACE 联合靶免系统治疗能够明显提高局部控制率，并且能转化为生存获益，使中晚期 HCC 患者获得更好的生存；因此，新近我国的 NMPA 已经在全球率先批准 TACE 联合仑伐替尼和帕博利珠单抗治疗中期 HCC。^{90}Y 树脂微球 SIRT 作为一种上市 20 多年、成熟、有效且安全的肝动脉介入疗法，已在全球许多个国家和地区获得批准和广泛应用，获得了多项国内外权威临床指南和专家共识的推荐。

未来应该进一步探索 ^{90}Y 树脂微球 SIRT 在 HCC 中的应用及其重要价值，有关研究重点如下。

1. 持续技术改进，开发更精准的成像技术，如 PET/CT 引导的实时术中监测，以确保微球的精准分布和辐射剂量的准确覆盖。

2. 深入研究 ^{90}Y-SIRT 的生物标志物，以预测和评估治疗效果。同时结合基因组学和分子分型等，实现个体化的剂量调整和治疗方案，提高治疗效果并降低不良反应。

3. 探索 ^{90}Y-SIRT 与含奥沙利铂化疗、靶向治疗、免疫治疗等其他系统治疗方法的最佳联合方案，包括治疗的顺序、剂量强度和时间间隔的优化，进一步提高患者的生活质量和生存。

4. 积极开展多项大规模、随机对照、多中心的临床研究，以验证 ^{90}Y-SIRT 治疗各期 HCC 的方法和价值，进一步扩大在 HCC 的适应证，包括早期肝癌、多发性肝癌等更广泛患者群体以及围手术期应用等。

5. 加强肝癌 MDT 建设，有效推动 ^{90}Y 治疗技术的专业化、规范化和标准化，促进多学科的深度融合。

目前，多项关于 ^{90}Y-SIRT 用于 HCC 的临床研究正在进行之中，其中，由樊嘉、董家鸿和秦叔逵教授共同牵头组织的规范化的全国多中心关键性注册研究，即探究 ^{90}Y- 树脂微球 SIRT 联合靶免治疗 HCC 患者的有效性、安全性和耐受性等的研究，已经获得 NMPA 批准同意，目前已经启动和顺利开展。该研究旨在与时俱进，积极探索并且确证更优的 ^{90}Y- 树脂微球 SIRT 治疗策略和联合用药方案，以获得国家药监部门正式批准治疗 HCC 的适应证，同时提供充分的循证医学证据，强力支持推广应用。

综上所述，^{90}Y 树脂微球 SIRT 作为肝癌局部治疗的重要手段，具有精准高效和生活质量的优势，在临床上已经应用多年，但是存在“先上车后补票”的现实状况，必须完善，同时需要与时俱进，强调紧密结合中国国情和患者特点研究和实践，积极探索联合 HCC 的其他先进治疗药物及手段，筑建具有“中国智慧”的肝癌诊疗新模式和“中国方案”，为我国和全球的肝癌患者带来更好的生活质量和更长的生存获益。

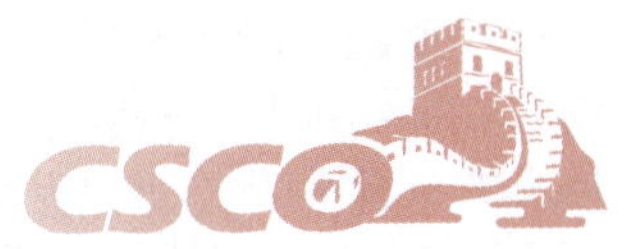

免疫联合治疗在晚期胆管癌中的突破与挑战：从卡瑞利珠单抗联合方案到代谢重编程调控的新视角

董雪珊[1]　邓薇[2]

[1]首都医科大学附属北京友谊医院　[2]北京朝阳中西医结合急诊抢救医院

胆管癌（cholangiocarcinoma，CCA）作为胆道系统恶性程度最高的肿瘤类型，其治疗挑战主要源于疾病的高度侵袭性和延迟诊断特征。多数患者在确诊时已失去根治性治疗机会，这凸显了晚期系统治疗方案创新的迫切需求。当前胆管癌治疗格局呈现双重突破：一方面，分子靶向治疗通过识别特定驱动基因变异，为精准干预提供基础；另一方面，免疫检查点抑制剂的应用为传统化疗不敏感患者开辟了新路径。但单药治疗的应答持续时间及覆盖人群仍存在显著局限性，具体表现为分子异质性导致的靶向治疗耐药，以及肿瘤免疫微环境抑制引发的免疫治疗低应答。联合治疗策略的开发正在改写治疗范式：基础研究揭示了靶向药物对肿瘤免疫微环境的重塑潜力，而临床观察发现靶免联合可产生协同抗肿瘤效应。这种协同作用主要体现在肿瘤抗原释放增强、免疫抑制性细胞群调控及效应T细胞功能活化等机制层面。值得关注的是，治疗时序的优化和生物标志物指导的个体化方案筛选，将成为提升联合治疗获益的关键研究方向。当前证据表明，基于分子分型的联合策略较传统化疗展现出更优的疾病控制能力，但其长期生存获益及安全性特征仍需通过严谨的临床研究进一步验证。

胆管癌的系统性治疗体系历经显著演变。传统化疗方案中，吉西他滨联合顺铂（GC方案）基于多项Ⅲ期研究证据被确立为晚期患者的一线标准治疗，但其疗效局限性逐渐显现——多数研究显示，该方案无进展生存中位数（median progression-free survival，mPFS）不足6个月，且超过50%患者3个月内出现耐药进展。近年来，治疗范式开始向免疫联合策略倾斜。程序性细胞死亡配体1（programmed cell death-ligand 1，PD-L1）抑制剂度伐利尤单抗（durvalumab）联合GC方案经TOPAZ-1研究验证，成为首个获美国食品药品监督管理局（Food and Drug Administration，FDA）批准用于胆管癌一线治疗的免疫联合方案，这一突破标志着胆管癌正式进入免疫治疗时代。但值得注意的是，该方案相较于黑色素瘤等免疫治疗敏感瘤种仍存在显著差距，表现为应答持续时间短［缓解持续时间（duration of response，DoR）中位数<7个月］及跨分子分型疗效波动［客观缓解率（objective response rate，ORR）差异达15.8%］。目前，学术界对治疗抵抗机制的解析取得重要进展：单细胞测序研究证实，胆管癌特有的免疫荒漠型微环境内，肿瘤相关巨噬细胞（tumor-associated macrophage，TAM）通过CXCL12/CXCR4轴介导的T细胞排斥效应，与癌症相关成纤维细胞（cancer-associated fibroblasts，CAF）构建的物理屏障共同导致免疫细胞浸润障碍。此外，独特的胆汁酸代谢重编程可通过激活法尼醇X受体（farnesoid X receptor，FXR）受体抑制树突状细胞（dendritic cell，DC）抗原呈递功能，形成多维度免疫逃逸机制。

胆管癌的代谢重塑特征已逐渐成为肿瘤免疫调控研究的核心方向。Warburg效应异常激活及IDO1介导的色氨酸代谢紊乱作为典型代谢重编程事件，通过双重机制影响治疗应答：其一，肿瘤细胞通过糖酵解途径优势获取增殖能量，同时生成大量乳酸构建酸性微环境，抑制T细胞活性；其二，色氨酸分解代谢产生的犬尿氨酸不仅促进调节性T细胞（regulatory T cell，Treg）扩增，更直接诱导$CD8^+$ T细胞线粒体功能障碍。这种代谢适应性改变，不仅赋予肿瘤细胞化疗/靶向治疗抗性，更是导致免疫检查点抑制剂耐药的重要屏障。因此，了解胆管癌的代谢重编程及其在肿瘤微环境中的作用，对于开发新型的免疫治疗策略具有重要意义。

本文将系统梳理临床与基础研究证据，探讨免疫联合治疗在晚期胆管癌中的优化方向以及代谢干预的新靶点，以推动胆管癌的治疗研究进展。

一、晚期胆管癌的免疫治疗现状与瓶颈

（一）晚期胆管癌免疫单药治疗的局限性及机制解析

基于KEYNOTE-028及KEYNOTE-158临床研究数据，帕博利珠单抗单药治疗晚期胆管癌的ORR仅为5.8%，mPFS止步于1.8个月，凸显其临床转化价值受限的客观现实。机制层面，三大约束要素构成治疗瓶颈。①肿瘤免疫原性缺陷：低肿瘤突变负荷（tumor mutation burden，TMB）限制肿瘤新抗原生成，导致T细胞克隆活化不足；②PD-L1表达异质性：空间/时间维度显著波动的PD-L1表达特征（阳性率30%~40%），致使部分肿瘤细胞免疫逃逸，且疗效预测效能受限；③抗原呈递系统障碍：主要组织相容性复合体Ⅰ类（major histocompatibility complex-Ⅰ，MHC-Ⅰ）分子表达缺失及ERAP1/2酶功能异常，阻断肿瘤抗原递呈链条，直接影响

CD8$^+$ T 细胞介导的免疫应答。值得注意的是，肿瘤微环境中髓源性抑制细胞（myeloid-derived suppressor cell，MDSC）扩增及 Treg 异常活化，进一步加剧免疫抑制效应。上述分子病理基础揭示，突破单药治疗困境亟待开发联合干预策略——通过免疫检查点抑制剂与化疗、抗血管生成药物或表观遗传调节剂的协同应用，逆转免疫耐受微环境，并增强肿瘤抗原可见性，或将成为改善预后的关键突破口。

（二）免疫联合治疗的临床突破

当前临床研究证实，免疫联合治疗方案为晚期胆管癌治疗开辟了新方向。卡瑞利珠单抗联合吉西他滨与奥沙利铂（GEMOX 方案）的临床研究（NCT03092895）显示，该方案 ORR 为 36.7%，mPFS 为 6.1 个月，提示免疫联合化疗可显著改善疗效。此外，程序性细胞死亡蛋白 -1（programmed death-1，PD-1）抑制剂与抗血管生成药物（如阿帕替尼）的联合应用研究进一步发现，抗血管治疗通过促进肿瘤血管正常化，可增强 T 细胞在肿瘤微环境中的浸润密度，从而提升免疫治疗应答率。

（三）中国研究的核心贡献

由中国学者徐建明团队主导的Ⅱ期研究（NCT03092895）显示，卡瑞利珠单抗联合 GEMOX 方案的 ORR 达 36.7%，mPFS 为 6.1 个月。作为中国自主研发的 PD-1 抑制剂，其胆管癌适应证已在部分省份通过地方医保覆盖，显著提高可及性。中国多中心、回顾性研究（CMJ 2023）表明，卡瑞利珠单抗联合化疗的 3 级以上免疫相关不良事件（immune-related adverse event，irAE）发生率较帕博利珠单抗降低 15%，提示更适合亚洲人群。

机制研究表明，联合治疗通过多途径实现协同增效：一方面，化疗药物可能通过诱导免疫原性细胞死亡，增强肿瘤抗原暴露；另一方面，免疫检查点抑制剂可解除 T 细胞功能抑制状态。文献同时指出，单一靶向治疗或免疫治疗的临床获益有限，而联合方案通过多机制协同（如免疫调节与血管调控）展现出更优的疾病控制潜力。

在生物标志物探索中，特定免疫相关基因的表达水平与患者预后相关，例如 PD-L1 表达异质性及 TMB 可能与免疫治疗敏感性存在关联，这为筛选潜在获益人群提供了依据。未来研究需进一步明确能够精准预测疗效的分子标志物，以实现个体化治疗策略的优化。

二、卡瑞利珠单抗联合化疗的机制与临床证据

（一）协同增效的生物学基础

在晚期胆管癌治疗中，免疫联合治疗展现出了良好的临床前景，其中化疗和免疫治疗的协同作用是关键的生物学基础。化疗可以诱导免疫原性细胞死亡（immunogenic cell death，ICD），这一过程不仅能够直接杀死肿瘤细胞，还会释放一些重要的免疫信号分子，如高迁移率族蛋白 B1（high mobility group box 1，HMGB1）和腺苷三磷酸（adenosine triphosphate，ATP）。这些分子在肿瘤微环境中起到了促进 DC 活化的作用，使得 DC 更有效地捕获和呈递肿瘤抗原，从而增强特异性 T 细胞的免疫应答。

卡瑞利珠单抗作为一种免疫检查点抑制剂，能够有效阻断 PD-1 与其配体 PD-L1 之间的相互作用。此机制不仅可以逆转肿瘤微环境中的 T 细胞耗竭状态，还能恢复 T 细胞的功能，增强其对肿瘤细胞的杀伤能力。研究表明，结合卡瑞利珠单抗的化疗方案在晚期胆管癌患者中显著提高了治疗的有效性，改善了患者的生存预后。

在晚期胆管癌的背景下，化疗与免疫治疗的结合不仅是单纯的药物联合使用，还涉及对肿瘤微环境的重新塑造。通过化疗诱导的 ICD，肿瘤细胞释放的 HMGB1 和 ATP 等信号分子，能够促进免疫系统的激活，进而为免疫检查点抑制剂的应用创造良好的条件。研究证实，免疫治疗的成功依赖于肿瘤微环境中免疫细胞的充分活化和重编程，这一过程使得肿瘤细胞更加敏感于后续的免疫干预。

总的来说，协同增效的生物学基础在于通过化疗引发的 ICD 与免疫检查点抑制剂的相互作用，这一机制为晚期胆管癌的治疗提供了新的思路和策略。未来的研究可进一步探索不同化疗药物与免疫治疗的最佳组合方案，以期实现更高的治疗效果和更好的患者生存率。

（二）关键Ⅲ期临床研究进展与临床决策优化

TOPAZ-1 全球Ⅲ期临床研究证实，度伐利尤单抗联合吉西他滨 / 顺铂方案可显著改善晚期胆管癌患者总生存期（HR=0.80），且安全性特征与化疗单药一致，标志着免疫联合化疗正式成为一线治疗新标准。亚组分析表明，亚洲人群中，卡瑞利珠单抗因地域特异性医疗经济学优势（如本土可及性及医保覆盖率）展现出更优的临床适用性，提示治疗方案选择需综合疗效、安全性与卫生经济学多维指标。研究同时揭示，患者社会经济背景差异（如自费医疗负担）、区域医疗资源分布不均（基层与三级医院执行差异）及文化认知特征（姑息治疗接受度差异）等非临床变量显著影响治疗依从性与预后转归。进一步研究需构建整合生物标志物指导体系（如 PD-L1 动态表达谱）、区域适应性临床研究模型及跨学科决策支持系统（涵盖质量调整生命年评估与药物经济学建模），以推动晚期胆管癌治疗策略向精准化、公平化和可持续化方向发展。

三、免疫联合靶向治疗的新策略

（一）*IDH1/2* 突变患者的精准治疗

异柠檬酸脱氢酶 1（isocitrate dehydrogenase 1，IDH1）和异柠檬酸脱氢酶 2（isocitrate dehydrogenase 2，IDH2）突变在多种肿瘤中频繁出现，尤其是在急性髓系白血病（acute myeloid leukemia，AML）和胆管癌中，已被证实为具有重要的临床意义。这些突变导致正常的 IDH 酶活性丧失并产生新活性，转而催化 α- 酮戊二酸生成 2- 羟基戊二酸（2-hydroxyglutarate，2-HG），该物质对细胞代谢及表观遗传状态具有显著影响。对于 *IDH1/2* 突变的患者，靶向治疗策略如 IDH 抑制剂（例如艾伏尼布）联合 PD-1 抑制剂的应用，显示出改善疗效的潜力。研究表明，IDH 抑制剂能够逆转 2-HG 介导的 T 细胞抑制，从而增强免疫应答，提升治疗效果。

临床研究证实，IDH1 变构抑制剂艾伏尼布在治疗携带 *IDH1* R132 位点突变的 AML 患者中展现出显著治疗效应。机制学研究揭示，该药物通过选择性抑制突变 *IDH1* 酶活性，

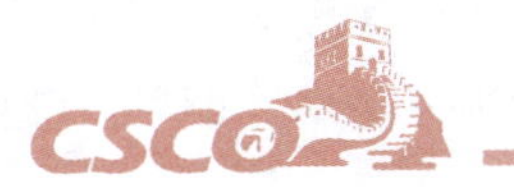

有效逆转肿瘤代谢异常微环境，将病理状态下升高的致癌代谢物 2-HG 浓度降至生理水平。这种代谢调控作用诱导肿瘤微环境中 T 淋巴细胞的活化与克隆增殖。值得注意的是，当联合 PD-1 抑制剂形成双通路调控方案时，治疗组观察到 ORR 提升和无进展生存（progression-free survival，PFS）延长。该发现从代谢重编程和免疫重塑两个维度，为 AML 的精准治疗提供了新的机制依据。

IDH 突变患者的代谢特征也为精准治疗提供了新的视角。研究显示，*IDH* 突变导致的代谢重编程不仅影响肿瘤细胞的生长和存活，还可能影响其对化疗的敏感性。例如，*IDH1* 突变的肿瘤细胞对脂肪酸的依赖性增加，可能会使其在特定的代谢抑制剂作用下更为脆弱，提示联合使用脂肪酸合成抑制剂可能为治疗提供新的策略。因此，针对 *IDH* 突变的精准治疗不仅依赖于靶向 *IDH* 的化合物，还需结合代谢重编程的特点，制订个性化的治疗方案。

在胆管癌患者中，*IDH1* 和 *IDH2* 突变也显示出独特的生物学特征，这些突变与患者的预后和对治疗的反应密切相关。通过对 *IDH* 突变的分子特征进行评估，可以为患者选择最合适的治疗方案。例如，艾伏尼布已被批准用于治疗 *IDH1* 突变的胆管癌患者，该药显示出改善患者生存期的潜力。此外，针对 *IDH2* 突变的靶向治疗也在积极开展中，未来有望成为临床常规治疗的一部分。

IDH1/2 突变患者的精准治疗展现了代谢重编程在肿瘤免疫微环境中的重要作用。联合使用代谢抑制剂和免疫疗法的策略，不仅能够提升患者的治疗效果，还可能为临床上不同类型的肿瘤患者提供新的治疗选择。随着对 *IDH* 突变患者生物学特征的深入研究，未来将可能出现更多创新的治疗方案，以提高患者的生存率和生活质量。

（二）*FGFR2* 融合靶向与免疫协同

成纤维细胞生长因子受体 2（*FGFR2*）融合基因在晚期胆管癌中的作用已引起了广泛关注，尤其是在靶向治疗与免疫治疗的联合应用方面。*FGFR2* 基因重排在胆管癌中常见，尤其是小胆管型胆管癌，其预后较差，且传统治疗效果有限。近年来，针对 *FGFR2* 融合的靶向抑制剂，如佩米替尼（pemigatinib），显示出良好的疗效，尤其是在 *FGFR2* 融合阳性的患者中。这些靶向药物的作用机制主要是通过抑制 FGFR2 的激酶活性，从而阻断其下游信号通路，抑制癌细胞的增殖和存活。

研究表明，FGFR 抑制剂不仅可以有效抑制 *FGFR2* 融合阳性肿瘤细胞的生长，还能通过上调 MHC-I 的表达，增强 $CD8^+$ T 细胞的识别能力，进而激活免疫反应。这一发现为将 FGFR 抑制剂与免疫治疗相结合提供了理论基础。具体而言，FGFR 抑制剂的应用可以改变肿瘤微环境，提高肿瘤抗原的表达，进而增强免疫治疗的效果。例如，研究显示，*FGFR2* 融合阳性肿瘤在接受 FGFR 抑制剂治疗后，肿瘤浸润淋巴细胞（tumor infiltrating lymphocyte，TIL）数量增加，特别是 $CD8^+$ T 细胞的浸润程度显著提高，这与肿瘤的免疫逃逸机制密切相关。

此外，*FGFR2* 的基因重排还与肿瘤微环境的改变有关。*FGFR2* 融合阳性的肿瘤通常伴随较低的 TMB 和较少的免疫抑制性细胞浸润，这使得其对免疫检查点抑制剂的反应可能较差。然而，FGFR 抑制剂的应用能够重新塑造肿瘤微环境，增加肿瘤对免疫治疗的敏感性。例如，*FGFR2* 融合阳性患者在接受 FGFR 抑制剂后，往往能获得更好的免疫治疗反应，这为未来的治疗策略提供了新的思路。

尽管 FGFR 抑制剂与免疫治疗的联合应用展现出良好的前景，但仍面临一些挑战。首先，FGFR 抑制剂的耐药性问题亟待解决，部分患者在初期反应良好后会出现耐药现象，这限制了其长期疗效。其次，如何在临床实践中有效筛选出适合联合治疗的患者，以及制订个体化的治疗方案，仍需要更多的临床研究来验证。

FGFR2 融合靶向与免疫协同的研究为晚期胆管癌的治疗提供了新的视角，尽管当前仍存在一些挑战，但其潜在的疗效和临床意义值得持续关注与深入探讨。未来的研究应集中于优化治疗方案，克服耐药性以及探索更广泛的联合治疗策略，以期改善患者的预后与生存质量。

四、局部治疗与免疫联合的协同效应

（一）放射治疗的远隔效应

放射治疗通过诱导免疫原性细胞死亡和释放肿瘤相关抗原，激活系统性抗肿瘤免疫反应，其核心机制包括：①立体定向体部放射治疗（stereotactic body radiation therapy，SBRT）促进趋化因子 CXCL10 的释放，增强 DC 的抗原交叉呈递能力；②募集 T 细胞及 DC 至肿瘤微环境，激活并扩增肿瘤特异性 T 细胞克隆。临床研究表明，放疗联合免疫检查点抑制剂可产生协同效应，显著提高未照射病灶的免疫清除效率，其协同作用与放疗剂量、靶区覆盖范围及免疫治疗启动时机密切相关。目前仍需进一步探索标准化放疗参数（如分割模式、总剂量）及生物标志物筛选策略，以提高远隔效应的临床发生率。

（二）肝动脉灌注化疗的免疫调节

肝动脉灌注化疗（hepatic artery infusion chemotherapy，HAIC）通过区域性给药显著提升肝内药物浓度，降低全身毒性。研究显示，FOLFOX-HAIC（基于 FOLFOX 方案的 HAIC）联合卡瑞利珠单抗可改善晚期胆管癌患者肝内病灶控制，ORR 达 48.6%，较单纯化疗（28.9%）显著提升。其免疫调节机制包括：①通过高浓度化疗药物诱导免疫原性抗原暴露；②促进效应 T 细胞向肿瘤微环境浸润；③部分逆转局部免疫抑制状态。安全性分析表明，该联合方案未显著增加 3 级以上血液学毒性，主要不良事件（如血小板减少、白细胞减少）可控。未来需通过前瞻性临床研究优化 HAIC 联合免疫治疗的适用人群及序贯策略。

五、代谢重编程对免疫治疗应答的影响

（一）糖酵解与 T 细胞功能耗竭

糖酵解是 T 细胞能量代谢的重要途径，尤其在 T 细胞激活和增殖过程中起着关键作用。然而，在肿瘤微环境中，肿瘤细胞通过一系列机制抑制 T 细胞的糖酵解，导致 T 细胞功能的耗竭。研究表明，肿瘤细胞通过乳酸脱氢酶 A（lactate dehydrogenase A，LDHA）介导的乳酸积累，抑制了干扰素 -γ（interferon-γ，IFN-γ）的分泌，进而影响 T 细胞的功能。这一机

制在多项研究中得到了证实，尤其是在肿瘤相关的微环境中，乳酸的积累不仅导致了局部酸化，还抑制了T细胞的激活和增殖能力。

在肿瘤微环境中，T细胞通常面临严重的代谢压力，这种压力来源于肿瘤细胞对营养物质（如葡萄糖）的竞争。肿瘤细胞通过增强自身的糖酵解来获取能量，导致T细胞可用的葡萄糖减少，从而抑制其糖酵解和功能。与此同时，肿瘤细胞的代谢产物（如乳酸）不仅造成局部酸性环境，还通过抑制T细胞的信号通路，进一步促进T细胞的耗竭状态。这种代谢上的竞争与T细胞的功能性耗竭密切相关，尤其是在慢性病毒感染和肿瘤发展过程中，T细胞逐渐失去其效应功能，表现为对抗原的反应减弱和细胞因子分泌减少。

近年来，针对T细胞功能耗竭的治疗策略，逐渐将重点放在代谢重编程上。通过调节T细胞的糖酵解途径，可以恢复其功能性。例如，研究显示，通过抑制LDHA的活性，可以减轻肿瘤微环境对T细胞的抑制作用，进而增强T细胞的抗肿瘤活性。此外，某些代谢干预，如使用糖酵解抑制剂，能够重新激活耗竭的T细胞，提高其抗肿瘤效应，从而为免疫治疗提供新的思路。

糖酵解与T细胞功能耗竭之间的关系复杂且深刻。肿瘤细胞通过改变代谢环境，抑制T细胞的能量代谢，导致其功能的持续性损伤。未来的研究应着重探索如何通过代谢干预改善T细胞的功能，以期提高癌症免疫治疗的效果。这不仅为理解T细胞在肿瘤微环境中的行为提供了新的视角，也为临床治疗策略的开发指明了方向。

（二）脂肪酸氧化的免疫抑制

脂肪酸氧化在肿瘤微环境中的免疫抑制作用备受关注。研究表明，肿瘤干细胞，特别是CD36^{+}肿瘤干细胞，通过分泌前列腺素E2（prostaglandin E2，PGE2）来诱导Treg的扩增。这一过程在肿瘤细胞的生长和存活中起着重要作用，尤其是在胆管癌等恶性肿瘤中更为显著。CD36作为一种脂肪酸转运蛋白，促进肿瘤细胞对脂肪酸的摄取，而脂肪酸氧化则是肿瘤细胞适应微环境、维持能量代谢的重要途径。

在肿瘤微环境中，肿瘤细胞会通过改变其代谢途径来适应低氧和营养不足的环境。具体来说，肿瘤细胞通过增强脂肪酸氧化来满足其快速增殖的需要，从而产生能量。这种代谢重编程不仅支持肿瘤细胞增殖，还通过释放代谢产物，如PGE2，影响免疫细胞的功能，促进免疫抑制状态的形成。例如，PGE2的分泌可以抑制效应T细胞的活性，促进Treg的增殖，从而降低抗肿瘤免疫反应的有效性。

此外，脂肪酸氧化还与MDSC功能密切相关。在肿瘤微环境中，MDSC通过脂肪酸氧化增强其免疫抑制能力，导致效应T细胞的凋亡和抑制性细胞的增殖。这种机制不仅限于胆管癌，还普遍存在于多种恶性肿瘤中。同时，研究发现，MDSC的代谢特征与其抑制性功能高度相关，脂肪酸氧化的上调使其在肿瘤微环境中占据主导地位，从而进一步增强了其免疫抑制作用。

近年来，针对脂肪酸氧化及其相关代谢途径的研究逐渐增多，提出了通过靶向脂肪酸代谢来调节肿瘤免疫微环境的潜在策略。例如，抑制脂肪酸氧化可以恢复效应T细胞的功能和抗肿瘤免疫反应。这一策略可能为胆管癌等肿瘤的治疗提供新的思路，尤其是在免疫治疗效果不佳的情况下。

脂肪酸氧化在肿瘤微环境中的免疫抑制机制复杂且多样，涉及肿瘤干细胞、MDSC以及调节性T细胞等多种细胞类型的相互作用。理解这些机制对于开发有效的免疫治疗策略具有重要意义，未来的研究可能会集中在如何通过调节脂肪酸代谢来提升肿瘤免疫治疗的效果。

六、靶向代谢的联合治疗新策略

（一）糖酵解抑制剂的应用

糖酵解抑制剂在癌症治疗中展现出重要的潜力，尤其是在晚期胆管癌的免疫联合治疗中。己糖激酶2（hexokinase 2，HK2）抑制剂，如2-脱氧-D-葡萄糖（2-deoxy-D-glucose，2-DG），结合PD-1抑制剂的使用，显示出能够逆转癌症相关的酸性微环境，这对于改善患者的预后至关重要。研究表明，在癌细胞中，增强的糖酵解不仅支持了肿瘤细胞的快速增殖，还造成了微环境的酸化，进而抑制了免疫细胞的功能。例如，2-DG作为一种糖酵解抑制剂，能够有效减少肿瘤细胞的乳酸生成，降低肿瘤微环境的酸性，从而改善肿瘤对免疫治疗的反应。

在一项研究中，2-DG与PD-1抑制剂的联合使用显示出显著的抗肿瘤效果，尤其是在抑制肿瘤细胞增殖和促进免疫细胞活化方面。具体而言，2-DG可以通过抑制HK2活性，阻断肿瘤细胞的糖酵解途径，进而减少肿瘤细胞内的能量供应，导致细胞凋亡的增加。这种机制为糖酵解抑制剂在改善肿瘤微环境、提高免疫治疗效果方面提供了新的理论依据。

此外，2-DG的使用还与TAM的重塑有关。TAM在肿瘤微环境中发挥着重要的免疫调节作用，而糖酵解代谢的增加会导致TAM的功能抑制。通过使用糖酵解抑制剂，可以有效降低TAM的活性，进而减轻其对肿瘤的支持作用，增强免疫细胞的抗肿瘤能力。

总的来说，糖酵解抑制剂如2-DG在晚期胆管癌的治疗中展现出良好的应用前景。这些抑制剂不仅可以改善肿瘤微环境的酸性，还能通过调节代谢途径来增强免疫细胞的功能，为癌症患者提供新的治疗选择。然而，未来的研究仍需集中于如何优化这些药物的使用，以最大化其抗肿瘤效果，并减少潜在的副作用。

（二）色氨酸代谢干预

在癌症的免疫逃逸和肿瘤微环境的调节中，色氨酸代谢发挥着重要作用。近年来，研究表明，色氨酸代谢通过酪氨酸代谢途径（如IDO1，色氨酸-2，3-双加氧酶）对免疫系统的功能产生深远影响，尤其是在肿瘤免疫治疗的背景下。IDO1抑制剂（例如epacadostat）与免疫检查点抑制剂（如卡瑞利珠单抗）联合使用的临床研究显示出增强的疗效。例如，有Ⅱ期研究表明，在接受epacadostat和卡瑞利珠单抗联合治疗的患者中，ORR提高至34%。这一结果不仅为晚期胆管癌患者的治疗提供了新的思路，也为其他类型肿瘤的免疫治疗提供了借鉴。

在过去的研究中，色氨酸代谢的异常与肿瘤的发展、转移及治疗抵抗密切相关。肿瘤细胞通过上调IDO1表达，增强色氨酸的代谢，进而产生免疫抑制性代谢物（如犬尿喹啉酸），

抑制效应T细胞的功能，进而促进肿瘤的生长和转移。这一机制显示了色氨酸代谢在肿瘤微环境中的重要性，并揭示了通过调节色氨酸代谢来改善免疫治疗效果的潜力。

近年来的研究还指出，通过调节色氨酸代谢，特别是通过IDO1的抑制，可以提高肿瘤对免疫治疗的敏感性。这一发现不仅为胆管癌的治疗提供了新的靶点，还为多种肿瘤类型的联合治疗策略奠定了基础。例如，将IDO1抑制剂与PD-1/PD-L1抑制剂联合使用，已显示出在多种恶性肿瘤中具有协同作用，显著提高了患者的整体生存率。

综上所述，色氨酸代谢干预在癌症治疗中展现出广阔的前景，特别是在提高免疫治疗效果方面。随着对色氨酸代谢在肿瘤免疫逃逸中作用的理解加深，未来的研究将可能集中于优化色氨酸代谢的调节策略，以便在临床实践中改善患者的预后和生活质量。进一步的研究需要探索新的IDO1抑制剂以及其他代谢干预措施的应用，以期在肿瘤治疗中实现更高的疗效。

七、空间多组学分析技术为胆管癌研究提供了新的视角

空间多组学分析是近年来生物医学研究的一个重要进展。它通过高分辨率的空间分布数据，揭示了细胞和组织中的分子特征及其空间组织。这项技术的应用在癌症研究中尤为突出，特别是在胆管癌等恶性肿瘤的研究中，为理解肿瘤微环境的复杂性和细胞间的相互作用提供了新的视角。质谱流式细胞技术（CyTOF）作为一种高通量的空间多组学技术，能够同时分析多达数十种细胞标志物，并通过其高灵敏度和高通量的特性，揭示 $CD8^+$ Granzyme B^+ T细胞在肿瘤微环境中的空间分布与免疫应答之间的正相关关系。

研究显示，$CD8^+$ Granzyme B^+ T细胞在肿瘤微环境中的分布情况与其功能状态密切相关。具体而言，$CD8^+$ T细胞是重要的细胞毒性T细胞，能够识别和消灭肿瘤细胞。在胆管癌样本中，CyTOF分析显示，这些细胞的富集程度与患者的免疫应答能力呈正相关性，这意味着 $CD8^+$ Granzyme B^+ T细胞的存在和活性可能是影响肿瘤进展的重要因素。此外，空间多组学技术还能够识别肿瘤微环境中其他细胞类型与 $CD8^+$ T细胞的相互作用，进一步揭示了肿瘤微环境的复杂性。

空间多组学技术，如单细胞RNA测序和空间转录组学能够提供关于 $CD8^+$ T细胞在不同肿瘤微环境中动态变化的信息。这些技术使研究人员能够在单细胞水平上分析细胞间的相互作用，识别出影响 $CD8^+$ T细胞活性的重要因子。例如，TAM与 $CD8^+$ T细胞之间的相互作用可能通过分泌抑制性细胞因子，影响T细胞的功能。

随着空间多组学技术的快速发展，研究者们能够更全面地理解肿瘤微环境的空间结构及其对免疫应答的影响。这些技术的结合使得研究者可以探索肿瘤细胞与其周围微环境之间的相互作用，从而为开发新的免疫治疗策略提供理论基础。不仅如此，空间多组学分析还为个性化医疗提供了新的思路，通过对肿瘤微环境的深入分析，有助于识别潜在的生物标志物和治疗靶点，进而提高胆管癌等恶性肿瘤的治疗效果。

空间多组学分析通过揭示 $CD8^+$ Granzyme B^+ T细胞的分布及其与肿瘤微环境的相互关系，为我们理解肿瘤免疫微环境提供了全新的视角和研究工具。这些技术的发展不仅推动了基础研究的深入，也为临床应用提供了新的可能性。

八、挑战与未来方向

(一) 耐药机制解析

当前研究揭示，晚期胆管癌治疗抵抗的核心机制涉及免疫微环境动态调控与肿瘤代谢适应性重塑的双重作用。单细胞组学技术证实，特定耗竭性T细胞亚群通过共表达多重免疫检查点分子参与获得性耐药进程，其中LAG3（淋巴细胞激活基因3）与TIM3（T淋巴细胞免疫球蛋白黏蛋白-3）的共表达特征被视为免疫治疗应答失效的关键生物学标志。这类T细胞在肿瘤浸润区域呈现功能性失活状态，其调控网络涉及肿瘤-免疫细胞间双向信号传递异常及表观遗传修饰失调。

代谢层面研究指出，胆管癌细胞通过重构能量代谢途径建立治疗抵抗屏障。优势糖酵解代谢流不仅维持肿瘤快速增殖的能源需求，同时通过酸化微环境抑制免疫效应细胞功能；脂质代谢重分布则与化疗药物外排泵的激活存在密切关联。值得关注的是，代谢异常与免疫抑制微环境的协同演化可能是耐药持续进展的核心驱动因素。

(二) 个体化治疗策略-基于类器官药敏测试的精准联合方案筛选

晚期胆管癌治疗领域正经历从传统方案向生物标志物导向型个体化策略的范式转变，其中基于类器官模型的药物敏感性检测平台（drug sensitivity test，DST）展现出重要的临床价值。该技术通过三维培养体系完整保留患者肿瘤的分子异质性及微环境特征，为免疫联合方案的精准筛选提供体外验证模型。目前证据表明，类器官DST可有效预测PD-1抑制剂联合化疗/抗血管生成药物的临床应答趋势，其预测准确性显著优于传统基因组检测方法。

核心研究进展揭示：①类器官模型可动态模拟免疫检查点抑制剂与肿瘤-免疫微环境的交互作用，识别T细胞浸润阈值与治疗敏感性的量化关系；②通过构建药物组合筛选矩阵，可前瞻性规避毒性叠加风险，并优化给药时序。*Lancet Oncology* 刊载的研究系统阐释了该技术的转化应用路径：利用原代类器官建立的免疫联合治疗反应谱，能够准确区分优势应答亚群（约32%患者存在潜在治疗增效组合），为临床决策提供可视化循证依据。这一策略突破性整合了基因组变异特征、代谢适应机制及微环境重塑潜能等多维度生物信息，标志着实体瘤个体化治疗进入多组学指导的新阶段。例如，上海东方肝胆外科医院团队利用胆管癌类器官成功预测PD-1抑制剂联合靶向药的敏感性，为精准治疗提供依据。CLASSIC研究（NCT04520269）的初步数据显示，类器官指导的联合方案mPFS达6.9个月（对照组为4.5个月）。

目前临床应用共识建议：针对晚期二线治疗失败患者，优先开展类器官DST指导下的方案优化选择，特别是免疫治疗超进展风险群体及高度化疗耐药患者。随着微流控芯片与人工智能分析技术的介入，类器官药敏测试正逐步实现高通量、标准化的临床应用转型，为建立胆管癌精准治疗决策支持

系统奠定技术基础。

九、结论

晚期胆管癌治疗领域已形成免疫联合策略与代谢调控协同演进的双轨范式。以 PD-1 抑制剂为核心的免疫联合方案，通过重塑肿瘤微环境突破了传统化疗的疗效瓶颈，而代谢研究从能量通路解析向免疫代谢调控的纵深拓展，揭示了 Warburg 效应介导的 T 细胞耗竭机制及脂质代谢重构对免疫检查点表达的调控规律，推动“代谢靶点共抑制”策略的临床转化。与此同时，多组学技术的整合应用构建了基因组 - 代谢组 - 微环境动态映射网络，空间转录组与代谢流分析的融合，不仅精准定位耐药克隆的时空分布特征，更发现特定免疫细胞亚群与代谢通路交互的枢纽节点，为开发新型生物标志物体系奠定基础。在治疗模式创新层面，SBRT 与免疫治疗的时序性协同可诱导放射远隔效应，而介入治疗联合代谢微环境调节则通过调控肿瘤免疫原性增强系统治疗响应。

当前研究焦点正转向构建动态决策框架：基于循环肿瘤 DNA 甲基化谱、肠道菌群特征及单细胞多组学数据建立治疗敏感度预测模型，结合类器官药敏平台实现从“治疗 - 耐药 - 再治疗”的全周期管理。尽管该领域仍面临免疫代谢网络动态演化复杂性、局部与系统治疗协同机制不明确等挑战，但通过适应性临床研究设计与多学科交叉研究体系的完善，晚期胆管癌精准治疗正迈向靶向肿瘤进化本质的新维度。

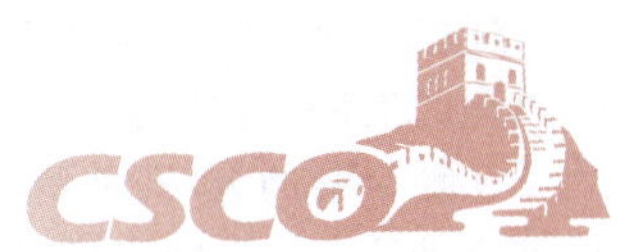

儿童肝细胞癌现况及新辅助治疗研究进展

陈雄[1] 梁志鹏[1] 王文静[2] 刘家麒[2] 陆荫英[3]

[1] 贵州医科大学 [2] 中国人民解放军医学院研究生院 [3] 中国人民解放军总医院第五医学中心

肝脏恶性肿瘤占所有儿童恶性肿瘤的略多于1%，在儿童中较为罕见。全球67%~80%的儿童肝癌为肝母细胞瘤，其余20%~33%为肝细胞癌(hepatocellular carcinoma，HCC)。根据GBD2021(2021年全球疾病负担研究)数据显示，从2000—2021年，5~19岁年龄组的肝癌发生率和死亡率在全球范围内持续下降。肝母细胞瘤是9岁以下人群肝癌的唯一原因，而乙型肝炎和丙型肝炎引起的肝癌是10~14岁年龄组的主要风险因素，15岁以上人群因酒精使用和非酒精性脂肪肝引起的癌症呈上升趋势。目前，国际组织致力于推动对组织学诊断、基因组分析和治疗方法采用统一的方法，特别是2014在洛杉矶举行的国际会议上起草的小儿肝肿瘤新分类已被纳入最近的WHO分类，目前被PHITT(小儿肝恶性肿瘤国际肿瘤研究)和其他治疗方案使用。然而，由于儿童HCC研究起步较晚，仍然是一种研究严重不足的疾病，特别是新辅助治疗方面的研究相对较少，导致目前针对儿童HCC系统治疗方法仍参考于成人数据，缺乏特异性的指南指导。本文将探讨儿童HCC与成人HCC的特异性区别，对影响儿童HCC发生的相关机制进行阐述，并探讨近年来儿童HCC分子标志物研究情况，并对新辅助治疗在儿童HCC中的治疗研究进展进行综述，为儿童HCC的诊疗提供新的思路与见解。

一、儿童HCC与成人HCC的区别

儿童HCC新版定义为年龄≤18岁，具有肝细胞分化特征的上皮细胞构成的恶性肿瘤。与成人不同，其具有特征性的病因倾向及生物学行为，30%的儿童HCC在肝硬化或潜在肝病背景下发生发展，常见疾病有乙型肝炎、胆道闭锁、Fontan术后相关肝脏疾病、α-1抗胰蛋白酶缺乏症、阿拉日耶综合征、威尔逊病、酪氨酸血症和糖原贮积症Ⅰ型，以及进行性家族性肝内胆汁淤积症Ⅰ型和Ⅲ型。预先存在肝病的情况下，原发性肝肿瘤的生物学背景在儿童和成人中是相似的：HCC的发展涉及纤维生成机制以及坏死炎症和再生事件之间的相互作用，此类患者常在患者出生后约5年内发生。剩下70%的儿童HCC常发生于没有肝硬化的儿童中，常好发于10岁以上的儿童。儿童HCC的组织学特征与成人HCC分类方法相同，分为高分化(well differentiated)、中分化(moderately differentiated)和低分化(poorly differentiated)，但也存在区别于成人HCC的特点。与成人HCC相比，儿童HCC更常见表达Glypican3、EpCAM和CK19；相较于HBL，儿童HCC的β-连环蛋白(βcatenin，CTNNB1)核阳性罕见。儿童HCC的临床分期与成人HCC一致，都遵循美国癌症联合委员会(American Joint Committee on Cancer，AJCC)癌症分期手册(第8版)的TNM分期系统。儿童HCC的治疗与成人HCC不同。研究表明，儿童HCC对化疗更敏感，这与成人HCC相反，这可能与儿童HCC的不同生物行为和肿瘤的侵袭性较低有关。因此，对于无法根治性手术的儿童HCC患者，推荐新辅助化疗降阶后进行完全手术切除。然而，不幸的是，尽管儿童HCC对化疗敏感，但通常反应性不足，无法导致一期切除。因此，晚期儿童HCC的治疗需要新的治疗策略。总而言之，儿童HCC明显区别于成人HCC，其具有特异性的病因、发病特点及生物学行为，而且目前针对儿童HCC的研究较少，且缺乏有效的共识，因此，对于开展积极儿童HCC的研究更为迫切。

二、儿童HCC的发病机制

1. Wnt通路的激活 Wnt通路的激活是HCC发生的首要因素，也是肝前体细胞发育的关键调控因子，涉及细胞增殖和分化。Wnt通路的激活可能存在多种分子改变(*CTNNB1*基因缺失最常见；*APC*和*AMER1*体细胞突变)和端粒酶相关基因改变(TERT激活或*ATRX*突变)。它通过*CTNNB1*中的错义突变或基因内缺失而发生。*CTNNB1*位于3p21，是成人HCC中的主要致病遗传改变。一项研究通过对15例非纤维板层儿童HCC进行癌症相关基因测序并进行基因表达分析，研究检测到多种类型的Wnt信号通路改变：包括*APC*倒位、*AMER1*体细胞突变和最常见的*CTNNB1*基因内缺失。通过端粒酶逆转录酶(telomerase reverse tranase，TERT)激活或*ATRX*突变对端粒酶通路进行调控。Wnt通路的激活可能由负调节因子(如*APC*和*AXIN*基因)的功能丧失突变引起。Mosca等人通过使用各种转录组数据集和收集生物样本分析了HCC和肝母细胞瘤样本中LHX2的表达，通过RNA测序数据和生物信息学分析证实了表达LHX2的HCC中与细胞迁移、细胞存活和肝脏癌变相关的许多生物学功能和分子过程的失调。在机制水平上，LHX2 介导 CTNNB1/T 细胞因子 4 复合物的分解，并诱导 Wnt 和 MAPK/ERK 通路的多种抑制剂的表达。研究证实了在这两种肝癌中，LHX2 下调与 Wnt 激活之间存在很强的联系，表明 LHX2 在成人和儿童肝癌中具有肿瘤抑制功能。一项日本研究对 163 例儿童肝肿瘤（154 例肝母细胞瘤和 9 例 HCC）进行了整合基因组分析，旨在探索肝母细胞致癌作用的表观遗传驱动因素和获得识别肿瘤的潜在分子标志物的一种方法，大多数肝母细胞瘤显示 *CTNNB1* 和 *TERT* 基因突变。遗憾的是，未报道 9 例儿童 HCC 的单独数据。Taniguchi 等人通过检查 HCC 和肝母细胞瘤中 *CTNNB1*、*AXIN1* 和 *AXIN2* 的突变谱，结果显示在 19.2%（73 种中的 14 种）的 HCC 和 70.4%（27 种中的 19 种）肝母细胞瘤中检测到 *CTNNB1* 突变，2 例 HCC 同时具有 *AXIN1* 和 *CTNNB1* 突变，1 例 HCC 同时具有 *AXIN2* 和 *CTNNB1* 突变。总体而言，这些研究数据表明，除了约 20% 的 HCC 和 80% 的肝母细胞瘤具有导致肝癌发生的 *CTNNB1* 突变外，*AXIN1* 和 *AXIN2* 突变似乎在另外 10% 的 HCC 和肝母细胞瘤中也很重要。有对儿童 HCC 与成人 HCC 的比较研究发现，有些病例中 *NFE2L2* 和 *CTNNB1* 突变同时存在，表明激活的 Wnt 和 NFE2L2 通路可能在肝肿瘤发生中协同作用。目前的研究结果表明，Wnt/CTNNB1 通路在肝母细胞瘤和成人 HCC 中具有重要作用，同时在儿童 HCC 的发病机制中也显示出日益重要的作用。

2. *TP53* 突变可检测到，但发生频率低。

3. 20% 的病例检测到 MAPK/ERK 信号通路中的 *MAPK1* 和 *BRAF* 突变，可作为潜在治疗靶点。

4. **其他通路** EPHB2 通路的改变已被证明在多种癌症类型中异常表达，如结直肠癌、胃癌和成人 HCC。Hafner 及其同事通过免疫组化分析表明，EPHB2 是在分化良好的 HCC 中最上调的 EphB/EphrinB 分子之一，并且 EPHB2 表达从正常肝脏组织到肝硬化肝脏组织直至 HCC，在小鼠和人类 HCC 中逐渐增加。关于 EPHB2 在儿童 HCC 中的作用尚无数据。Hedgehog 信号通路参与肝脏发育和再生，其激活已被证实对成人 HCC 和肝母细胞瘤的发生有贡献，但在儿童 HCC 中的作用尚待阐明。

5. 对于乙肝病毒感染相关的儿童 HCC，其发生可能遵循成人 HCC 中慢性肝炎肝硬化癌前病变 HCC 的经典模式。

总而言之，Wnt 信号通路的激活是 HCC 发生的首要因素，也是肝前体细胞发育的关键调控因子，涉及细胞增殖和分化。

三、儿童 HCC 诊断分子标志物研究进展

(一) 影像学检查方法

儿童肝脏肿瘤发病相对罕见，占儿童肿瘤的 1%，虽然诊断时可切除疾病患者的 3 年结局接近 90%，但大多数患者表现为晚期疾病，结局令人沮丧。因此，对于儿童肝脏肿瘤早期诊断及识别至关重要。超声（ultrasound，US）是首选的影像学方法，具有高分辨率和血管评估能力。对比增强超声（contrast-enhanced ultrasound，CEUS）可提供与计算机断层扫描（computed tomography，CT）相当的诊断可靠性，且副作用风险低。磁共振成像（magnetic resonance imaging，MRI）是另一种重要的检查手段，尤其在超声结果不明确时。MRI 可通过动态对比剂序列表现提供更多信息，但可能需要在深度镇静或麻醉下进行。CT 因辐射剂量高，通常仅在特定情况下（如术前精确显示血管位置或检测小钙化灶）使用。对于可疑恶性肿瘤，应进行多模态影像学检查和组织病理学评估。

(二) 组织病理学和免疫组织化学

经典 HCC 表现为与正常肝细胞相似的肿瘤细胞，具有不同程度的细胞和组织学异型性，因此被分为分化良好、中等分化或分化不良。然而，由于 HCC 的组织学异质性，只有约 35% 的 HCC 可以进一步被分类为组织学亚型。这些包括纤维板层型、脂肪肝型、透明细胞型、大梁型 - 大块型、硬变型、嫌色型、富含中性粒细胞型和富含淋巴细胞型。免疫组织化学染色显示对传统肝细胞分化肿瘤标志物的反应性，包括 HepPar-1 和糖胺聚糖 -3。纤维板层型肝细胞癌（fibrolamellar hepatocellular carcinoma，FL-HCC）表现出细胞角蛋白 7 的表达，与经典 HCC 不同。与肝母细胞瘤不同，HCC 通常不显示 CTNNB1 的核表达。

(三) 分子标志物

甲胎蛋白（alpha fetoprotein，AFP）是几种肝恶性肿瘤的极常见标志物。因此，此标志物在已知肝硬化或易感条件患者的监测中非常有用，因为其在该组中的灵敏度较高，并且诊断时 AFP 水平较高的患者病死率较高。然而，FL-HCC 患者通常 AFP 不升高。作为肝胆疾病和恶性肿瘤的生物标志物，尽管不特异于肝脏，碱性磷酸酶（alkaline phosphatase，ALP）在 Cowell 等人的病例系列中报告的灵敏度最高。一项研究使用了靛氰绿（indocyanine green，ICG）作为儿童肝脏肿瘤的循环肿瘤细胞（circulating tumor cell，CTC）的液体活检测试，结果表明，与非恶性肝细胞、非肝实体瘤细胞和其他非恶性细胞相比，ICG 积累对肝癌细胞具有特异性，可用于在混合细胞群中识别肝肿瘤细胞。因此，液体活检相较于传统的分子标志物，可以及早识别肿瘤，对于早期诊断有重要价值，可能是未来儿童肝脏肿瘤诊断的重要方向。

四、儿童 HCC 新辅助治疗研究进展

儿童 HCC 治疗仍面临挑战，治疗效果远低于成人 HCC 和儿童肝母细胞瘤。儿童 HCC 的诊治需要具备专业儿童肿瘤专家及肝脏肿瘤外科和肝移植经验丰富的多学科团队协作。目前完全手术切除仍是成功治愈的关键，然而，只有不到 20% 的患者适合切除，大部分患者发现时已达晚期（多灶性侵犯、血管侵犯、肝外病变）而失去手术机会。介入治疗［包括单纯栓塞、经导管动脉栓塞化疗（transcatheter arterial chemoembolization，TACE）和经动脉放射性栓塞（transarterial radioembolization，TARE）］或可作为不可切除肿瘤的姑息治疗手段，但因目前缺乏大规模、高质量的临床研究证据支持从而限制了其广泛使用。因此，新辅助化疗方案成为这类患者的选择之一，可将不可切除的肿瘤转化为可切除的肿瘤。对于无法切除的肿瘤，应根据个体情况为每例儿童 HCC 患者决定是否进行肝移植。在针对成人 HCC 的新辅助治疗试验中，

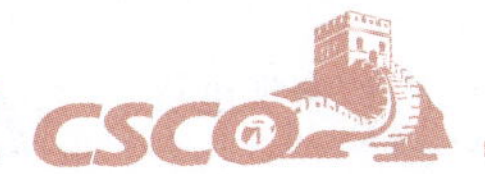

尚没有一项取得令人信服的转化成果，成人 HCC 化疗后存活率一直很低。美国肝病研究学会（American Association for the Study of Liver Diseases，AASLD）建议成人成功切除或消融 HCC 后不再使用辅助治疗。靶向治疗及免疫治疗在成人 HCC 患者中已取得较好的获益，探究新辅助系统治疗方案在儿童 HCC 患者中的应用或许是未来的方向。

（一）新辅助化疗

目前国际上已经进行了各种研究，使用不同的化疗组合以减少肿瘤负荷，以期帮助患者进行肿瘤降期适合切除。在 POG/CCG 研究中，HCC 患儿被随机分配接受方案 A（顺铂、长春新碱和氟尿嘧啶）或方案 B（PLADO），5 年无事件生存率为 19%±6%，两种方案之间没有差异。生存率和结果取决于疾病分期——所有 8 例完全切除的Ⅰ期患者在化疗后均存活，而 38 例晚期（Ⅲ期或Ⅳ期）患者中有 18 例（47%）在手术前有事件（进展、死亡或新肿瘤），接受化疗的 20 例患者中只有 2 例（10%）可切除。第一次国际儿童肿瘤学会肝肿瘤研究（SIOPEL-1 研究）纳入 40 例 HCC 患者，除 2 例患者外，所有患者均接受术前化疗（顺铂和多柔比星）。研究显示，49% 的儿童对顺铂和多柔比星（PLADO）有反应，14 例患者实现了肿瘤完全切除。20 例患者从未手术，5 年总生存（overall survival，OS）率为 28%，无事件生存（event-free survival，EFS）率为 17%。在接下来的研究（SIOPEL-2/3 研究）中，评估了 85 例 super PLADO（顺铂、卡铂和多柔比星）患儿的结局，13 例患者进行前期手术，在 72 例未进行初次手术的患者中，有 29 例观察到对术前化疗的反应，39 例从未变得可切除。40% 可实现完全切除（包括肝移植）。切除或肝移植组（59%）的生存率高于非切除组（10%）。切除时无肿瘤切缘预后较好。在德国儿童肿瘤和血液学会的 GPOH 研究中，评估了 12 例小儿 HCC 患者（7~16 岁），其中 7 例患有不可切除的肿瘤。使用 PLADO 治疗，其中 6 例儿童接受了肝切除术，2 例儿童接受了肝移植，20 个月内无复发。在 7 例诊断时为不可切除的肿瘤患者中，3 例（43%）变为可切除，所有高 AFP 患者在 2 个周期后均有显著下降。SIOPEL5 是一项Ⅱ期单臂研究，旨在评估在儿童 HCC 中添加沙利度胺至顺铂、多柔比星和环磷酰胺中的作用，但由于患者招募不足，该研究于 2009 年关闭，未取得结果。AHEP1531/PHITT 是第一项前瞻性设计的儿科国际合作肝肿瘤研究，其中代表美国儿童肿瘤协作组（Children's Oncology Group，COG）、国际儿童肝脏肿瘤协作组（International Childhood Liver Tumors Strategy Group，SIOPEL）和日本儿童癌症组（JCCG）的研究人员建立了共识方法。该研究建立在各个联盟的最新研究建立的治疗策略的基础上，提出了研究肝母细胞瘤 和 HCC 肿瘤（包括 FLC）的新方法。PLADO 化疗的常见副作用包括细胞减少症、呕吐、机会性感染、耳毒性、肾毒性、心肌毒性和转氨酶升高。

（二）靶向治疗

自 2007 年以来，索拉非尼和其他多激酶抑制剂一直用于成人 HCC 的治疗，在成人 HCC 中获得较好的疗效。然而，因为儿童 HCC 研究较晚，目前仅有限靶向药物应用于儿童 HCC 中。一项欧洲小规模试点研究提供了有限的数据，该研究在 12 例新诊断的晚期 HCC 儿童和青少年中使用索拉非尼联合顺铂和多柔比星的标准化疗，研究结果显示，索拉非尼联合 PLADO 可能是治疗儿童 HCC 的一种很有前途的方法。但因目前研究较有限，索拉非尼仅被批准用于治疗成人 HCC，其在儿童中的使用尚未获得许可，但可以在控制试验中使用。Pearson 等人从索拉非尼的作用机制、临床前和临床证据、剂量和药物管理以及毒性，讨论了管理索拉非尼相关副作用的临床研究和建议。儿童肝恶性肿瘤国际治疗试验（PHITT）是当前的国际Ⅲ期研究（NCT03017326），在儿童和青少年（adolescent/young adult，AYA）所有阶段的肝母细胞瘤和 HCC 治疗方案的大规模项目中，将研究索拉非尼与化疗联合应用的疗效。在儿童 HCC 的临床实践中尚未使用其他靶向治疗。因此，未来需要进一步开展其他靶向药物在儿童 HCC 中的前瞻性研究，以期推动靶向药物在儿童 HCC 患者中的逐步应用。

（三）免疫治疗

近年来，癌症免疫疗法的使用引起了越来越多的关注，尤其是 PD-1/PD-L1 通路介导的免疫抑制。免疫检查点抑制剂通过打破 PD-1/PD-L1 通路进行免疫激活。已有多个抗程序性细胞死亡蛋白 -1（programmed death-1，PD-1）抗体获批用于肝癌治疗，包括卡瑞利珠单抗、替雷利珠单抗、帕博利珠单抗等。2019 年，阿替利珠单抗联合贝伐珠单抗Ⅲ期临床研究（IMbrave150）的成功，开创免疫联合靶向一线治疗晚期肝癌的新格局。双免联合治疗方案，如针对细胞毒性 T 淋巴细胞抗原 4（CTLA-4）、PD-1/PD-L1 的免疫检查点抑制剂、CAR-T（chimeric antigen receptor T-cell immunotherapy，嵌合抗原受体 T 细胞免疫疗法）等治疗方案，逐渐被批准用于包括成人 HCC 在内的不同癌症。然而，可能因为儿童相较于成人免疫功能未健全，免疫药物治疗的许多问题仍未解决，如不确定或低效、副作用和对治疗的耐药性。目前，免疫药物在儿童中仍处于临床研究阶段。一项Ⅱ期临床研究（NCT04134559）旨在评估检查点抑制在复发 / 耐药儿童 HCC 中的作用，正在招募患者。研究人员正在研究 PD-1 抑制剂帕博利珠单抗是否可以作为儿童患者的一种可能治疗方案，并正在探索肿瘤的生物学因素，这些因素可能预测对帕博利珠单抗的反应。此外，一项Ⅰ/Ⅱ期 ARYA-2 研究（NCT04634357）正在探索 ET140203 ARTEMIS T 细胞疗法在复发或耐药的儿童肝母细胞瘤和 HCC 中的应用。它是基于一种工程 T 细胞受体（TCR）的 T 细胞免疫疗法，靶向肝癌细胞表面表达的 α- 胎蛋白 - 肽与 HLA-A2 复合物之间的复合体。在 FL-HCC 中，一项Ⅰ期临床研究正在招募 12 岁及以上的患者，以评估针对 DNAJB1-PRKACA 融合激酶的疫苗的安全性和耐受性。目前，尚未有免疫药物成功用于儿童 HCC 患者中，相关研究尚处于招募阶段，期待获得有价值的研究结果，为推动免疫药物在儿童 HCC 中的应用提供理论指导及参考依据。

五、总结与展望

由于儿童肿瘤的罕见性、异质性，儿童 HCC 仍是一个研究严重不足的疾病，具有不同于成人 HCC 的发病机制及临床特点，国际组织加强合作，致力于对组织学诊断、基因组分析和治疗方法采用统一的方法，推动研究发展。儿童 HCC 的治疗仍面临挑战，完全手术切除仍是成功治愈的关键，然而，许多患者发现时已进展为完全 HCC，失去手术机会，局部治疗及辅助化疗及系统治疗方案成为儿童不可切除 HCC 的治疗方式，部分患者转化后可以有手术机会（包括肝移植）。

展望未来，在临床研究方向，亟须构建前瞻性随访队列，探索新辅助治疗方案在儿童 HCC 中的应用，并配套建立相应的生物样本库，通过长期随访，追踪临床特征、病理及相关分子生物学资料，随访疗效预后，评估新辅助治疗疗效。需不断进行生物标志物验证与组织学共识参数、临床参数的整合，有望在不久的将来为儿童肝癌患者提供更精准的诊断、风险分层和治疗方案。亟须致力有统一的组织学、基因组图谱和治疗方法，可以从正在进行的和未来的研究，帮助对该疾病的深入了解，推动儿童 HCC 的诊疗进展，亟待制定儿童特异性指南。

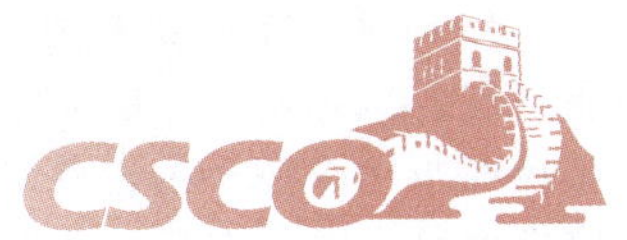

靶向 RAS 在胰腺癌中的研究进展

薛生白 方亚群 吴思明 崔玖洁 王理伟
上海交通大学医学院附属仁济医院

胰腺导管腺癌(pancreatic ductal adenocarcinoma,PDAC)是一种致死性的恶性肿瘤,具有起病隐匿,进展快,预后极差的特点。目前,胰腺癌总体5年生存率仅约7%,手术是唯一可能治愈胰腺癌的方法,但超过80%的患者在就诊时已进展为局部晚期或转移性胰腺癌,从而错失手术切除治愈的机会。因此,晚期胰腺癌的治疗主要依赖于药物治疗。

近年来,胰腺癌基于全基因组测序的分子分型已经近乎完善。胰腺癌患者最主要的四个驱动基因突变为*KRAS*、*TP53*、*SMAD4*和*CDKN2A*突变。*KRAS*突变,已被证明与多种恶性肿瘤的发生密切相关。在胰腺癌中,*KRAS*突变的发生率高达90%,导致KRAS蛋白的持续激活,从而促进肿瘤的生长和转移。尽管化疗和放疗等传统治疗方法在某些情况下有效,但由于*KRAS*突变所导致的耐药性,许多患者的治疗效果并不理想。因此,开发针对*KRAS*突变的特异性抑制剂,尤其是在胰腺癌中的应用,成为了当前研究的热点。

长期以来,*KRAS*被认为是“不可成药”靶点,而针对*KRAS* G12C突变的药物索托拉西布(sotorasib)和阿达格拉西布(adagrasib)的上市,打破了这一困境,为临床提供了新的治疗选择。KRAS抑制剂的研发经历了从“不可靶向”到“可靶向”的转变,但针对其他*KRAS*突变(如G12D和G12V)的药物仍在研发阶段,且面临着耐药性等挑战。针对这些问题,研究者们正在探索各种联合疗法,以期提高治疗效果并克服耐药性。本文就靶向RAS在胰腺癌中的研究进展展开综述。

一、靶向 RAS 的药物分类及其作用机制

(一) RAS 基因家族及其信号通路

RAS基因家族作为重要的分子开关,在细胞信号转导和肿瘤发生发展中发挥着核心调控作用。RAS蛋白属于小GTP酶超家族,通过周期性切换三磷酸鸟苷(guanosine triphosphate,GTP)结合(激活态)和二磷酸鸟苷(guanosine diphosphate,GDP)结合(失活态)的分子状态,调控下游多条信号通路的活性,进而影响细胞增殖、凋亡、分化等关键生物学过程。深入解析RAS各亚型的结构特征、效应分子及其调控网络,对于阐明其致癌分子机制具有重要意义,同时也为开发靶向RAS及其下游信号通路的抗肿瘤药物提供理论依据。

1. ***RAS*基因家族的分类** *RAS*基因家族主要包括*HRAS*、*KRAS*和*NRAS*三种成员,在约20%的癌症中都观察到改变。其中,*KRAS*突变比例最高,在胰腺癌中高达90%,在结直肠癌中占50%,在肺腺癌中占30%。相较之下,*HRAS*和*NRAS*的突变则相对较少,但它们在其他类型的癌症中同样重要。此外,*RAS*基因的突变类型也与不同的临床表现和预后相关,了解其分类对癌症的诊断和治疗具有重要意义。

2. **RAS信号转导通路的作用** *RAS*基因编码小GTP结合蛋白,其作为信号中枢发挥作用,将细胞表面的上游受体与参与细胞增殖、迁移、存活和代谢的各种下游途径连接起来。RAS信号转导通路是细胞内重要的信号传导网络,主要通过RAF-MEK-ERK和PI3K-AKT等下游通路传递信号。RAS蛋白通过与GTP结合而激活,进而激活下游的RAF激酶,启动丝裂原活化蛋白激酶(mitogen-activated protein kinase,MAPK)信号通路,促进细胞增殖和生存。此外,RAS还可以通过磷脂酰肌醇-3-激酶(phosphatidylinositol 3-kinase,PI3K)途径调控细胞的代谢和存活,参与细胞对外界刺激的反应。因此,靶向RAS信号通路的药物开发成为癌症治疗的重要策略之一。

3. ***RAS*突变对细胞生物学的影响** 致癌性*RAS*突变通常以密码子G12、G13或Q61中的单个氨基酸取代形式发生,破坏GTP水解,导致下游效应物信号传导途径的持续激活,从而导致细胞的无限增殖和逃避凋亡。例如,*KRAS* G12D和G12V突变会导致细胞周期的失控,增加细胞对生长因子的依赖,并促进肿瘤微环境的改变,进一步推动肿瘤的发展和转移。此外,*RAS*突变还可能影响细胞的代谢状态,促进肿瘤细胞对营养物质的摄取和利用,从而支持肿瘤的快速生长和扩散。

(二) *KRAS* 突变特异性抑制剂分类及作用机制

*KRAS*突变类型中,G12D、G12V、G12C和G13D等位点突变最为常见,约占所有*KRAS*驱动肿瘤的85%以上。然而,因其缺乏传统小分子结合口袋,且与GTP/GDP具有高亲和力,使其难以靶向。近年来,基于结构生物学和药物化学的突破,研究者成功开发出多种*KRAS*突变特异性抑制剂。这些进展不仅拓展了KRAS靶向治疗的适用范围,也为克服耐药性、提高疗效提供了新的研究方向。

1. *KRAS* G12C **抑制剂** *KRAS* G12C在胰腺癌中突变较少，仅占1%~3%。其抑制剂索托拉西布（AMG 510）和阿达格拉西布（MRTX849）已获得FDA批准，在治疗*KRAS* G12C突变的肿瘤患者中显示良好的疗效。*KRAS* G12C抑制剂通过共价键不可逆地结合KRAS G12C蛋白的Switch Ⅱ口袋，阻止其从GDP结合状态转变为GTP结合状态，进而影响下游信号通路，如MAPK和PI3K通路，抑制肿瘤细胞的增殖。然而，尽管这两种药物在临床研究中表现出一定的疗效，但仍然面临着耐药性挑战，包括其他*KRAS*亚型获得性突变以及旁路激活等。

2. *KRAS* G12D **抑制剂** *KRAS* G12D突变是胰腺癌中最常见的突变类型，占比40%以上。然而，相较于*KRAS* G12C，其独特的结构使其更加难以靶向。MRTX-1133是目前最具代表性的KRAS G12D小分子抑制剂，其作用机制在于非共价、高亲和力地结合在KRAS G12D的Switch Ⅱ口袋中，稳定其GDP结合的非活化状态。该结合抑制KRAS G12D转变为活化状态（GTP结合状态），进而阻断下游信号通路激活。临床前研究表明，MRTX-1133在多种*KRAS* G12D突变的肿瘤模型中表现出显著的抗肿瘤活性，尤其是在胰腺癌模型中显示出良好的效果。

此外，RMC-9805是一种新型口服小分子药物，处于临床前研究和早期临床研究阶段。该药物采用通用型变构调控机制，通过一个独特的三元复合体机制（tri-complex formation）实现靶向抑制。RMC-9805与KRAS G12D的活化态结合，并同时募集胞质内的一种分子伴侣蛋白Cyclophilin A。三者共同形成一个稳定的三元复合体，从而特异性干扰KRAS与其下游效应分子的结合。这一机制区别于传统直接阻断Switch Ⅱ口袋的方法，使得RMC-9805能够靶向KRAS的活化构象，具有更广泛的治疗潜力。

3. **泛RAS抑制剂** 尽管突变型RAS的靶向治疗近年来取得显著突破，但RAS亚型间存在显著的信号通路冗余和功能代偿机制，单一亚型或突变体特异性抑制剂往往无法完全阻断RAS信号网络的活性，导致疗效受限和耐药性产生。此外，某些RAS突变体（如G12V、Q61R）仍缺乏高选择性抑制。因此，开发泛RAS抑制剂具有重要的临床意义。

inRas37抗体是一种新型的泛RAS抑制剂，专门针对活化的KRAS突变体，能够有效抑制其与下游效应蛋白的相互作用，从而阻断RAS信号通路的激活。该抗体通过肿瘤细胞特异性内化进入细胞质，能够直接作用于细胞内的活化形式，显示出强大的抗肿瘤活性。研究表明，inRas37的联合应用可以抑制MAPK通路的再激活，从而提高PI3K抑制剂（如BEZ-235）的药效，进而抑制肿瘤细胞的增殖、迁移和侵袭能力。在小鼠模型中，inRas37与BEZ-235的联合治疗显著抑制了肿瘤生长，表明这种联合疗法在临床应用中具有潜在的前景。

此外，BI-2865是一种非共价的泛RAS抑制剂，针对KRAS的“关闭”状态，能够有效抑制KRAS突变体的活性。其作用机制在于直接干扰KRAS的功能，阻止其下游信号通路的激活，从而抑制肿瘤细胞的增殖和生长。临床前研究显示，BI-2865在多种*KRAS*突变的癌症模型中展现出显著的抗肿瘤活性，尤其是在胰腺癌细胞系中。此外，BI-2865还被发现能够逆转由P-糖蛋白等引起的多药耐药性，增强化疗药物（如多柔比星、紫杉醇和长春新碱）的疗效，显示出其在临床应用中的广泛潜力。

（三）靶向RAS信号通路上下游节点的药物及其作用机制

由于RAS蛋白本身的结构特性及其复杂的调控网络，直接靶向RAS的抑制剂开发面临巨大挑战。即便近年来*KRAS*突变特异性抑制剂取得突破，源于RAS信号网络的代偿性激活和通路冗余仍可能会导致耐药。因此，靶向RAS信号通路上游调控因子（如受体酪氨酸激酶RTK、SOS1）、下游效应分子（如RAF、MEK、ERK、PI3K等）或关键调节因子（如SHP2等）成为重要的替代策略。通过干预这些关键节点，可以间接抑制RAS的致癌信号通路。此外，针对上下游节点的药物往往具有更广泛的适用性，能够覆盖不同RAS突变类型，甚至野生型RAS驱动的胰腺癌，并为联合治疗提供更多可能性。

1. **SHP2抑制剂** 蛋白酪氨酸磷酸酶SHP2（src homology 2 domain-containing phosphatase 2）是RAS信号通路的关键调节因子，其通过去磷酸化作用促进GRB2-SOS复合物与RAS的结合，激活下游RAS-RAF-MEK-ERK通路。其抑制剂RMC-4550可与SHP2的自抑制构象结合，使其保持“关闭”状态，抑制其磷酸酶活性，阻止SHP激活GRB2-SOS-RAS复合体形成，从而抑制RAS的GTP负载，终止下游MAPK信号通路（MEK/ERK）活化。临床研究显示，RMC-4550与其他靶向药物联合使用时，能够显著提高治疗效果。例如，RMC-4550与KRAS抑制剂联合应用时，能够克服*KRAS*突变引起的耐药性，增强抗肿瘤效果。此外，RMC-4550在与免疫检查点抑制剂联合使用时，也表现出良好的协同作用，能够改善肿瘤微环境，促进抗肿瘤免疫反应。这些研究表明，SHP2抑制剂在靶向RAS信号通路的治疗策略中具有重要的应用潜力。

2. **PI3K/AKT/mTOR及RAF/MEK抑制剂** PI3K/AKT/mTOR及RAF/MEK通路是RAS的重要下游信号通路，因此靶向这些通路的抑制剂在癌症治疗中备受关注。然而，单药治疗往往面临耐药性问题，这限制了其临床应用的有效性。研究表明，PI3K/mTOR抑制剂和RAF/MEK抑制剂的联合使用，可以显著提高抗肿瘤效果。例如，BEZ235（PI3K/mTOR双重抑制剂）与MEK抑制剂的联合应用在多种癌症模型中显示出协同效应，能够有效抑制肿瘤细胞的增殖并克服耐药性。

总的来说，针对RAS不同亚型及其上下游的靶向药物研发取得显著突破，从共价抑制剂到变构调节剂，再到蛋白降解技术，对*RAS*突变特异性抑制机制的理解正不断深入。未来，针对不同*RAS*突变谱的个体化治疗策略，有望为患者带来更大的临床获益。

二、靶向RAS的临床前及临床研究进展

（一）RAS靶向治疗的临床前进展

临床前研究是RAS靶向治疗从概念验证向临床转化的重要桥梁。尽管近年来直接靶向*KRAS*突变体（如G12C、G12D）的小分子抑制剂已在临床研究中展现出显著疗效，但耐药性和肿瘤异质性等问题仍限制其广泛应用。通过建立基

因工程小鼠模型(GEMMs)、患者来源异种移植模型(PDXs)以及三维类器官等先进的临床前研究体系,可以系统评估靶向药物的疗效机制和耐药规律,为优化给药策略和探索联合用药提供理论依据。深入理解这些临床前研究进展,对于推动RAS抑制剂的临床转化具有重要意义。

1. ***KRAS*突变特异性抑制剂** *KRAS*突变特异性抑制剂的开发显著推动了胰腺癌中*KRAS*突变靶向治疗的发展,在临床前模型中展现出上佳的疗效。KRAS G12C抑制剂AMG-510(索托拉西布)在具有免疫活性的小鼠中,驱动了*KRAS* G12C突变MIA PaCa-2异种移植瘤的消退(肿瘤体积减少超过60%),并诱导出持久的抗肿瘤免疫反应,且全身毒性极小。KRAS G12D抑制剂MRTX1133在临床前模型(包括胰腺癌患者来源异种移植瘤模型)中也显示出强大的抗肿瘤活性,治疗导致小鼠模型肿瘤显著消退和生存期延长。类似地,另一种KRAS G12D特异性抑制剂HRS-4642在胰腺癌细胞系中表现出显著的抗增殖效应,并在小鼠异种移植模型中实现了明显的肿瘤消退,同时改善了免疫微环境。这些发现凸显了*KRAS*突变特异性抑制剂在胰腺癌中的治疗潜力,未来应进一步推动其临床转化,以验证其在临床前模型中的疗效。

2. **泛RAS抑制剂** 靶向多种RAS亚型的泛RAS抑制剂提供了更广泛的RAS抑制途径。口服泛RAS抑制剂ADT-1004在携带多种*KRAS*突变(包括G12D、G12V和G12C)的小鼠和人类胰腺癌模型中均显示出强大的抗肿瘤活性。值得注意的是,ADT-1004治疗能显著抑制肿瘤生长且未观察到明显毒性,表明其具有良好的安全性。此外,研究发现,ADT-1004可通过增加$CD4^+$和$CD8^+$ T细胞、M1巨噬细胞以及树突状细胞的浸润来调节肿瘤微环境,这表明其与免疫疗法具有潜在的协同效应。这些临床前结果支持在*RAS*突变胰腺癌中将ADT-1004作为有前景的治疗候选药物,进行进一步开发。

3. **联合疗法** 为克服耐药性并提高疗效,RAS抑制剂与其他治疗药物的联合使用方案正被不断探索。临床前研究表明,KRAS抑制剂(如MRTX1133)联合化疗药物(如吉西他滨或白蛋白结合型紫杉醇),相较于单药治疗,能显著减少肿瘤生长和转移。将HRS-4642与蛋白酶体抑制剂联合使用也在临床前模型中显示出良好的协同作用。此外,将RAS抑制剂与免疫疗法联合也显示出令人鼓舞的结果。例如,RAS(ON)多重选择性抑制剂与免疫疗法的联合治疗,在半数治疗小鼠模型出现肿瘤缩小和完全缓解,凸显了此类组合在增强抗肿瘤免疫应答方面的潜力。未来仍需探索更多的联合用药方案,以达到更好的疗效。

(二) RAS靶向治疗的临床研究进展

随着两款KRAS G12C抑制剂的获批上市,RAS靶向治疗正式进入精准肿瘤学时代。临床研究不仅验证了靶向*RAS*突变的治疗可行性,更提供了循证依据。此外,基于生物标志物的患者分层和新型临床研究设计,加速推动了下一代RAS靶向药物的临床转化进程。深入解析临床研究进展,对于拓展*RAS*突变肿瘤的治疗选择,改善患者预后具有重要意义。

1. **KRAS G12C抑制剂** 尽管*KRAS* G12C突变在胰腺癌中较为罕见,但已可通过索托拉西布和阿达格拉西布等特异性抑制剂进行靶向治疗。在一项Ⅰ/Ⅱ期研究中,索托拉西布在携带*KRAS* G12C突变的晚期胰腺癌患者中显示出抗肿瘤活性。在38例患者中,客观缓解率(objective response rate,ORR)达到21%,疾病控制率(disease control rate,DCR)达到84.2%,无进展生存中位数(median progression-free survival,mPFS)为4个月,总生存中位数(median overall survival,mOS)为6.9个月,且安全性可控。此外,阿达格拉西布也在*KRAS* G12C突变的晚期胰腺癌患者中显示出良好的抗肿瘤活性。在10例胰腺癌患者中,mPFS为6.6个月,ORR达到50%,DCR达到100%。总之,KRAS G12C抑制剂在胰腺癌患者中已展现出初步的抗肿瘤活性,未来仍需大队列研究进行验证。

2. **KRAS G12D抑制剂** 在一项早期Ⅰ期试验中,HRS-4642单药治疗在约1/3的*KRAS* G12D突变胰腺癌患者中诱导出部分缓解,并在近80%的可评估病例中实现了疾病控制,且大多数治疗相关不良事件仅限于1~2级。另一种KRAS G12D抑制剂RMC-9805目前正在进行临床研究。早期临床数据显示,在*KRAS* G12D突变胰腺癌患者中ORR达到30%,DCR达到80%,且安全性可控。鉴于*KRAS* G12D突变是胰腺癌最常见的KRAS突变类型,这些结果凸显了靶向KRAS G12D潜在的治疗前景。

3. **泛RAS抑制剂** 临床研究数据显示,泛RAS抑制剂daraxonrasib(RMC-6236)在*RAS*突变胰腺癌患者中展现出初步疗效和可控的安全性。一项Ⅰ期临床研究结果表明,对于接受300mg每日1次剂量治疗的*KRAS* G12X突变胰腺癌患者,mPFS达8.5个月,mOS为14.5个月。其中,二线治疗亚组ORR为29%,三线及以上治疗亚组ORR为22%。安全性分析显示未发生5级治疗相关不良事件,整体安全性可控。目前,该药物已进入Ⅲ期临床研究阶段(RASolute 302)。这些数据提示,泛RAS抑制剂可能为更广泛的*RAS*突变患者群体带来持久的临床获益,但其安全性特征仍需进一步评估,以优化临床应用方案,并确保患者用药安全。

总的来说,RAS抑制剂的临床前与临床研究取得了显著进展,多项针对不同*RAS*突变亚型的抑制剂已进入临床评估阶段。然而,目前大多数临床研究仍处于Ⅰ/Ⅱ期阶段,尚需更大规模的队列研究和随机对照研究来提供更高级别的循证医学证据。此外,为进一步提高疗效和克服耐药,未来研究应着重探索RAS抑制剂放化疗、其他靶向药物或免疫治疗的联合方案,以期能为患者带来更大的临床获益。

三、靶向RAS的耐药机制研究进展

尽管近年来靶向特定RAS突变体的小分子抑制剂在临床或临床前应用中展现出突破性疗效,但原发性或获得性耐药仍是治疗失败的主要原因。耐药性不仅源于RAS信号网络本身的复杂特性,还与胰腺癌独特的肿瘤微环境及代谢重编程密切相关。深入解析这些机制,对于开发联合治疗策略、逆转耐药至关重要。

(一) RAS信号通路的代偿性激活

RAS抑制后,表皮生长因子受体(epidermal growth factor receptor,EGFR)、人类表皮生长因子受体2(human epidermal growth factor receptor 2,HER2)等受体酪氨酸激酶往往通过反馈性上调或配体分泌,重新激活 MAPK/ERK 通路,从而导致获得性耐药。一项研究胰腺癌临床前模型的研究发现,KRAS G12D 抑制剂 MRTX1133 治疗会引起 ERBB 信号通路的激活而导致耐药,而与 panERBB 抑制剂联合应用则具有高度协同作用。此外,Julien 等也在胰腺癌的细胞系和类器官模型中发现,RTK-RAS 途径的激活可以导致 KRAS 抑制抗性的产生。而除了上游的反馈性激活外,RAS 通路的下游效应蛋白也可能发生突变导致耐药。Julien 等也发现,KRAS 抑制剂治疗后激活的 PI3K 信号通路亦会引起耐药。此外,在一项针对 KRAS G12C 获得性耐药的机制研究中发现,KRAS 下游 BRAF、MAP2K1 在 KRAS G12C 抑制剂耐药患者中发生激活突变。这项研究同时发现,其他 RAS 亚型(NRAS、HRAS)或 KRAS 其他亚型(G12D 等)在 KRAS G12C 抑制后的突变激活也可能导致耐药。因此,靶向 KRAS 信号通路的关键节点,如 RTK 抑制剂或 MAPK 抑制剂,与 KRAS 抑制剂联合应用或许能成为克服获得性耐药的关键。多项相关临床研究也正在开展中。

(二) 肿瘤微环境

RAS 信号通路在肿瘤微环境中起着至关重要的作用。致癌 KRAS 通过诱导多种细胞因子分泌以及配体表达,导致免疫抑制单核细胞和中性粒细胞的募集、$CD8^+$ T 细胞功能的抑制等,从而促进肿瘤进展。KRAS 的抑制可以逆转免疫抑制微环境,增加 $CD8^+$ T 细胞的浸润,因此,与免疫检查点抑制剂联合应用在胰腺癌临床前模型中表现出良好的疗效。然而,胰腺癌本身具有“冷肿瘤”的特点,肿瘤突变负荷低,微环境具有免疫抑制性,通常导致对免疫检查点抑制剂的反应较差。因此,KRAS 抑制引起的免疫浸润的增加是否足以使这种极度免疫抑制的肿瘤类型对免疫检查点抑制剂敏感,仍然存疑。此外,胰腺癌微环境有着致密的纤维化间质,也是导致其对各种治疗耐药的主要因素之一。既往研究也发现,MRTX1133 治疗后会引起癌症相关成纤维细胞(cancer-associated fibroblast,CAF)的比例增加。因此,联合靶向 CAF 和 KRAS 或许会成为一种潜在的克服耐药策略。

(三) 代谢重编程

RAS 蛋白在调控细胞代谢中扮演着核心枢纽的角色,其突变可通过直接重编程糖酵解、谷氨酰胺代谢和脂质合成等关键通路,为肿瘤细胞提供能量和生物合成原料。Jiang 等的一项研究发现,KRAS G12D 通过 Rb/E2F1/p53 轴调节 UBE2T 转录,重塑了戊糖磷酸途径(pentose phosphate pathway,PPP)主导的中心碳代谢模式,促进了胰腺癌的恶性进展和对 MRTX1133 的抗性,而联合应用 UBE2T 抑制剂可以逆转耐药。此外,Li 等发现,胰腺癌细胞内晚期糖基化终产物特异性受体(AGER)的上调会刺激巨噬细胞,促进血清白蛋白的内化和随后的氨基酸生成。这些氨基酸被用于合成抗氧化剂谷胱甘肽,通过抑制凋亡导致对 MRTX1133 治疗的抗性。总之,由于 KRAS 在代谢重编程中发挥复杂的作用,通过靶向相关代谢途径或产物来逆转其耐药是未来的新型研究方向。

总的来说,KRAS 抑制剂的耐药具有高度的复杂性和异质性。未来研究需整合多组学分析(转录组、蛋白组及代谢组),系统解析耐药产生的机制。在此基础上,应加速探索基于多靶点协同阻断的联合用药策略,以克服单药治疗的局限,最终改善胰腺癌患者的临床预后。

四、总结

从基础到临床,靶向 RAS 在胰腺癌中的应用迅速发展,进入百花齐放的时代。针对不同 RAS 突变亚型抑制剂的开发,为广大患者提供了更多样、精准、个性化的选择。临床前和临床研究的快速发展,证实了靶向 RAS 在胰腺癌中的治疗潜力,加速推动了临床转化应用。虽然耐药仍是巨大的挑战,但其机制正在多个层面被深入挖掘。未来研究仍需不断寻找新的联合治疗方案,以克服耐药,保证有效性的同时,减少不良反应事件发生,最终为胰腺癌患者带来巨大的生存获益。

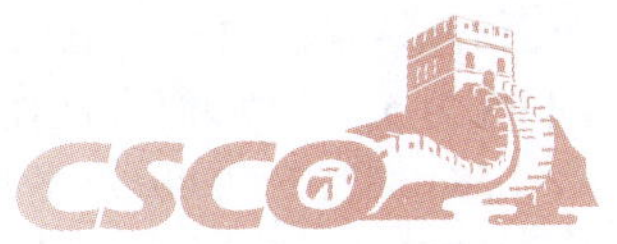

晚期胰腺癌维持治疗进展

程晓苑　王畅
吉林大学第一医院

抗肿瘤维持治疗是指患者在完成有效的高强度诱导治疗一定周期后，体能状态尚可，再继续使用一种或几种高效、低毒药物进行减低强度的持续治疗，使患者在保持较好耐受性的同时又能保持持续肿瘤控制，从而延长生存周期，改善患者生存质量的一种模式。与持续治疗相比，维持治疗疗效相似，但毒副作用显著减轻；与暂停治疗疾病进展后再治疗相比，维持治疗展现出更优的肿瘤控制效果，延长患者的无疾病进展时间。目前，维持治疗已成为部分血液系统恶性肿瘤（如白血病、淋巴瘤等）及实体瘤（如乳腺癌、结直肠癌等）的标准治疗模式。然而，胰腺癌因其高度恶性、治疗反应差、生存期短及治疗选择有限等特点，维持治疗的可行性及生存获益尚无明确结论，相关研究仍较为有限，值得深入探讨和积极开展相关临床研究。

本文就晚期胰腺癌维持治疗模式的可行性、目前存在的争议、相关临床研究进展以及最优维持治疗模式探索的内容进行梳理和综述，旨在为晚期胰腺癌有效诱导治疗后维持治疗的临床应用提供理论依据和帮助。

一、抗肿瘤维持治疗模式的提出与临床应用

维持治疗其理论基础来源于 Goldie 和 Coldman 假设，即尽早使用非交叉抑制药物可以在耐药产生前增加杀伤肿瘤细胞的效能，使治疗效果最优化。维持治疗较传统的持续治疗或间歇治疗具有优势，其较持续治疗疗效相当且不良反应少；其至疾病进展时间优于间歇治疗，维持治疗模式在有效延长患者生存周期的同时，可减少药物不良反应，提高患者生活质量。维持治疗模式最早应用于白血病，后逐渐在乳腺癌、非小细胞肺癌和结直肠癌中进行积极探索，并获得高级别循证医学证据，证明维持治疗的优势及可行性，并为其他瘤种对维持治疗的探索提供了借鉴方案。从肿瘤维持治疗的相关临床研究可以看出，如果满足如下条件，维持治疗效果可能更好：①诱导治疗有效，肿瘤早期退缩、缓解深度大的患者更能从后续的维持治疗中获益；②维持治疗药物的疗效好、有效率高；③维持治疗药物的毒性低；④维持治疗药物的经济性和便利性。

二、晚期胰腺癌维持治疗意义及可行性分析

胰腺癌是一种恶性度高、预后差的消化道恶性肿瘤。根据 2022 年中国恶性肿瘤流行病学数据统计，胰腺癌在中国所有恶性肿瘤中发病率为第 11 位，死亡率为第 8 位。近年来，随着生活方式的改变，胰腺癌发病率逐渐升高，Lola Rahib 等人曾预测到，2030 年胰腺癌将会成为美国第 2 大癌症死亡原因。因其侵袭性强、早期诊断困难、治疗手段有限，胰腺癌 5 年内生存率较低。最新美国癌症协会数据显示，尽管从 1975—2019 年胰腺癌 5 年相对生存率从 3% 提高到 13%，但相比其他癌种来说，生存率仍较低。胰腺癌患者诊断时大多数已处于晚期，即使局部晚期胰腺癌患者行 R0 切除术，术后复发率仍可达 62%，手术治疗对于晚期胰腺癌患者获益小，所以对于晚期胰腺癌患者来说，以全身药物治疗为主。在既往的胰腺癌药物治疗中，对于维持治疗的概念是十分模糊或者说是难以实现的，主要是因为患者总生存期短，药物有效率低。据统计，1997—2005 年以吉西他滨或氟尿嘧啶治疗为主的总生存中位数（median overall survival，mOS）为 4.41 个月 ~7.1 个月，患者经过治疗后短期内便恶化进展，因此难以谈及进入维持治疗。在文献中也少有晚期胰腺癌维持治疗的报道。

在近 20 年里，随着新型化疗药物、靶向药物的不断研发与临床应用，多种联合方案从临床研究进入临床实践，大大提高了晚期胰腺癌的治疗效果，延长患者生存期。其中，以奥沙利铂、伊替立康、氟尿嘧啶 / 亚叶酸（FOLFIRINOX 方案）三药化疗联合方案和以吉西他滨与白蛋白结合型紫杉醇（GA 方案）两药化疗联合方案为代表的新方案的出现，不同类型药物组合提高了患者的生存率。Thierry 等 2011 年发表的一项Ⅱ/Ⅲ临床研究结果表明，FOLFIRINOX 方案组与吉西他滨组相比，mOS 为 11.1 个月 vs. 6.8 个月（HR=0.57，95% CI 0.45~0.73；P<0.001），无进展生存中位数（median progression-free survival，mPFS）为 6.4 个月 vs. 3.3 个月（HR=0.47，95% CI 0.37~0.59；P<0.001）。2013 年发表的 MPACT 研究结果表明，GA 方案组的 mOS 为 8.5 个月，而吉西他滨组为 6.7

个月（*HR*=0.72，95% *CI* 0.62~0.83；*P*<0.001）；GA方案组的mPFS为5.5个月，而吉西他滨组为3.7个月（*HR*=0.69，95% *CI* 0.58~0.82；*P*<0.001）。晚期胰腺癌药物治疗的有效率显著提高至约30%，mOS从6个月延长到接近1年。传统化疗药物的改进（如伊立替康脂质体）及新型靶向药物如聚腺苷二磷酸-核糖聚合酶（poly-ADP-ribose polymerase，PARP）抑制剂等的研发与应用，使得治疗效果进一步提升，同时也揭开了胰腺癌精准医学的序幕。抗肿瘤治疗疗效的明显提升和生存期的延长是晚期胰腺癌维持治疗模式可行的前提条件。

此外，近年来，肿瘤支持治疗越来越受到人们的关注，在积极的抗肿瘤治疗同时联合应用多种支持治疗手段，进一步改善了患者体能状态，减轻了治疗相关毒副反应，这为晚期胰腺癌患者在有效诱导治疗后进入维持治疗进一步提供了可能性。

三、晚期胰腺癌维持治疗模式相关争议

对于晚期胰腺癌维持治疗模式的应用也存在争议。到目前为止，大多数临床研究只是Ⅰ期或Ⅱ期小样本研究，缺乏高级别循证医学证据的支持，并且维持治疗是否能使患者获益，结果尚不完全一致。POLO研究是探索晚期胰腺癌维持治疗具有代表性的Ⅲ期临床研究，该临床研究针对具有胚系*BRCA*突变的晚期胰腺癌患者，在前期接受含铂类化疗药物诱导治疗得到有效疾病控制后，利用PARP抑制剂奥拉帕利进行维持治疗，研究取得了阳性结果，维持治疗组显著延长了患者无进展生存（progression-free survival，PFS）（7.4个月 vs. 3.8个月），但mOS（18.9个月 vs. 18.0个月）未达到统计学显著获益，这成为维持治疗是否可行的一大争议点。同时，由于胚系*BRCA*突变在胰腺癌中占比较少，仅为10%~20%，受益人群有限，该维持治疗方案无法适用于绝大多数晚期胰腺癌患者。

在一线系统治疗后且疾病未进展时，是否需要立即开始维持治疗，以及何时开始维持治疗尚无定论。一些研究认为，在初始化疗取得疾病控制后，立即给予维持治疗可以延长生存期。例如，在非小细胞肺癌中，标准诱导化疗为4~6周期，维持治疗需在完成后启动以延缓进展。但也有观点认为，需要给予患者一定的治疗间歇期，以让患者的身体从一线治疗的毒性中恢复，同时避免过早进入维持治疗可能导致的耐药性问题。在胰腺癌的治疗中，管理治疗间歇期是一个有争议的问题，一般的选择包括停止有毒药物、停止治疗或使用不同药物进行维持，具体用药方式及用药选择还需进一步探索。

维持治疗的重点在于如何平衡好药效与药物毒性之间的关系，有效诱导治疗后如何选择后续维持治疗方案仍存在争议。例如，前期经过FOLFIRINOX三药化疗方案诱导治疗后，后续维持治疗方案是选择双药还是单药化疗维持，目前尚无确切定论。临床实践中，通常情况下，大家会选择停掉奥沙利铂，因为其具有明显的累积毒性，尤其是神经毒性，但应用FOLFIRI（伊替立康、氟尿嘧啶/亚叶酸）双药化疗进行维持治疗，可能患者仍难以耐受其毒性，而单药化疗维持，又担心疾病控制疗效不佳，故临床上尚无统一推荐。PANOPTIMOX-PRODIGE 35研究初步提示维持治疗的有效性和可行性。但是维持治疗组较持续治疗组严重神经毒性比率更高，主要因为维持治疗给患者获得了更长的治疗时间，保持了体力，疾病再次进展后仍能继续应用含奥沙利铂的三药化疗，总的FOLFIRINOX平均周期数更多，其奥沙利铂累积计量较接受持续FOLFIRINOX治疗组更多，因此神经毒更明显。而对于奥拉帕利等靶向治疗药物，虽然其毒性相对较低，但在长期使用过程中仍可能出现一些不良反应，如贫血等，需要密切监测和管理。晚期胰腺癌患者的身体状况和对治疗的耐受性存在较大差异，一些患者可能无法耐受维持治疗的毒性，而另一些患者则可能较好地耐受并从中获益，因此，如何筛选适合进入维持治疗的患者，根据患者的具体情况制订个体化的维持治疗方案，以最大化治疗获益并最小化毒性，也是亟须解决的临床实际问题。

四、晚期胰腺癌维持治疗相关临床研究

近年来，有关晚期胰腺癌维持治疗的临床研究逐渐增多，初步看到了这种治疗模式的可能性，但多数仍是小样本Ⅰ/Ⅱ期临床研究和回顾性研究，尚未形成标准的治疗方案，仍需积极开展临床研究加以证明。关于晚期胰腺癌维持治疗的临床研究数据显示，常用的维持治疗药物仍非常有限，多采用氟尿嘧啶类、吉西他滨、奥拉帕利的单药维持治疗，诱导治疗时间约为3~4个月，mOS为16.7个月，mPFS为7.2个月，毒副反应相对较低，耐受性较好，初步看到了维持治疗的疗效及可行性。

（一）单药维持治疗

1. 单药化疗维持治疗 最常见的维持治疗方案，主要有氟尿嘧啶和吉西他滨的维持治疗。

（1）氟尿嘧啶类单药维持治疗：氟尿嘧啶类药物，包括氟尿嘧啶（5-FU）、替吉奥、卡培他滨，是胰腺癌基石类化疗药物，也是胰腺癌维持治疗最常应用的药物。

一项Ⅱ期随机临床研究，发现前期经过FOLFIRINOX方案诱导治疗，后续使用5-FU/LV（亚叶酸钙）进行维持治疗（B组），与持续6个月使用FOLFIRINOX方案（A组）、吉西他滨与FOLFIRI交替序贯治疗（C组）相比，B组mPFS为5.7个月（95% *CI* 5.3个月~7.3个月）、A组mPFS为6.3个月（95% *CI* 5.3个月~7.6个月）及C组mPFS为4.5个月（95% *CI* 3.5个月~5.7个月）；B组mOS为11.2个月（95% *CI* 9.0个月~13.1个月），A组mOS为10.1个月（95% *CI* 8.5个月~12.2个月），C组mOS为7.3个月（95% *CI* 5.7个月~9.5个月）。研究表明，对于曾接受过4个月FOLFIRINOX诱导疗法（B组）且病情得到控制的晚期胰腺癌患者，使用5-FU/LV进行维持治疗是可行且有效的，其疗效与持续FOLFIRINOX治疗（A组）相当，但患者至生活质量恶化的时间中位数更长（B组11.4个月>A组7.2个月）。

替吉奥作为维持治疗方案的选择，也有一些临床研究中证明其可行性。刘志、王彩玲等研究显示，在替吉奥联合吉西他滨一线诱导治疗方案后，试验组应用替吉奥进行维持治疗，与停止治疗对照组相比，试验组患者的生存期显著延长，且耐受性良好，不良反应多以Ⅰ~Ⅱ级为主，安全性可控，两组之间生存期及不良反应发生率差异均具有统计学意义。Yan Shi

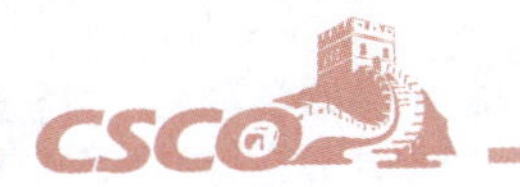

等基于一项前瞻性Ⅱ期临床试验，探讨了白蛋白结合型紫杉醇联合替吉奥作为晚期胰腺癌患者一线治疗方案后，用替吉奥作为维持治疗药物的有效性，结果提示，接受维持治疗组与接受前期诱导方案治疗后4个月内无进展的总体患者相比，维持治疗组显著降低死亡风险（*HR*=0.18，95% *CI* 0.10~0.35；*P*<0.001）。樊启林团队也曾报道一例进展期胰腺癌患者经过替吉奥联合白蛋白结合型紫杉醇诱导治疗，后序贯替吉奥化疗同步胰腺病灶放疗，后采用替吉奥单药维持治疗，患者获得完全临床缓解达20个月，这种强诱导化疗后，给予局部放化疗，后期再用化疗单药的维持治疗模式，给患者带来非常好的治疗效果，也为临床实践提供一种有前景的治疗方式，值得进一步探索。上述相关临床数据显示，无论前期诱导方案是否相同，采用替吉奥作为胰腺癌患者维持治疗的可行性。

卡培他滨作为维持治疗，也取得了初步结果。有两项研究结果显示，晚期胰腺癌患者经过前期治疗后，采用卡培他滨维持治疗mPFS约为13.01个月，mOS为17个月~28.42个月，毒副作用可控。

（2）吉西他滨单药维持治疗：在一项前瞻性观察性研究中，入组36例老年晚期胰腺癌患者，在经过GA方案中位3个周期化疗后，应用吉西他滨单药维持治疗，结果显示，诱导治疗与维持治疗期间mPFS为6.4个月；mOS为13.4个月；6个月疾病控制率（disease control rate，DCR）为61%（95% *CI* 45%~77%），患者的耐受性良好，不良反应发生率较低，3级及以上血液学毒性发生率为19%，未观察到≥3级非血液学毒性事件。研究结果表明，在老年患者中，通过早期计划将GA一线治疗方案转向吉西他滨维持治疗，可以保持疗效的同时，有效避免药物的过度毒性累积，使患者生存获益。由于该研究人群是老年患者，在一定程度上也提示，吉西他滨可作为老年晚期胰腺癌患者、体能状态欠佳的优选维持治疗药物，值得在随机对照研究中进一步评估。

2. 单药靶向维持治疗

（1）PARP抑制剂单药维持治疗：一项多中心Ⅱ期研究结果提示，对于具有胚系*BRCA1/2*突变的、在吉西他滨治疗期间进展或不适合吉西他滨治疗的晚期胰腺癌患者，无论前期是否接受过含铂类药物治疗，使用奥拉帕利进行治疗后，看到了较好的疗效，客观缓解率（objective response rate，ORR）为21.7%（95% *CI* 7.5%~43.7%），mPFS为4.6个月，mOS为9.8个月；严重不良反应发生率为30.4%，这提示着PARP抑制剂在具有胚系*BRCA 1/2*突变的胰腺癌中具有可观的疗效，可有效延长患者生存期且毒副作用可耐受。随后POLO临床研究结果的公布，正式奠定了PARP抑制剂在晚期胰腺癌患者中维持治疗的地位。研究结果显示，对于携带胚系*BRCA*突变的转移性胰腺癌患者，与安慰剂组相比，接受含铂类化疗后接受奥拉帕利维持治疗组的中位mPFS为7.4个月，明显高于安慰剂组（3.8个月），疾病进展或死亡风险显著降低（*HR*=0.53，95% *CI* 0.35~0.82；*P*=0.004）。POLO研究的最终分析显示，尽管奥拉帕利组mOS为18.9个月，较安慰剂组的18.1个月延长0.8个月，但差异未达到统计学意义（*HR*=0.91，95% *CI* 0.56~1.46；*P*=0.68）。基于上述奥拉帕利维持治疗mPFS显著改善，NCCN指南仍推荐奥拉帕利作为胚系*BRCA*突变的晚期胰腺癌患者维持治疗选择。另一项Ⅱ期临床研究结果表明，卢卡帕利在携带同源重组修复（homologous recombination repair，HRR）相关基因突变的晚期胰腺癌患者中具有显著的维持治疗价值，并拓宽了PARP抑制剂的适用人群至具有体系*BRCA2*突变和胚系*PALB2*突变患者，为这类难治性肿瘤提供了新的治疗方向。此外，该研究还发现，34例接受过铂类药物治疗≥16周的患者与8例未接受完整16周铂类药物治疗的患者在PFS或OS方面没有明显差异，这表明在开始使用PARP抑制剂进行维持治疗之前，可能不需要接受长达4个月的铂类治疗，该发现具有重要临床意义，鉴于部分患者可能在4个月治疗期内出现铂类相关剂量限制性毒性，建议进一步探讨诱导治疗周期优化及铂类药物剂量调整的可行性。

（2）酪氨酸激酶抑制剂维持治疗：一项Ⅱ期临床研究显示了酪氨酸激酶抑制剂舒尼替尼用于晚期胰腺癌患者维持治疗的有效性。该研究探讨了晚期胰腺癌患者在接受以吉西他滨为主的单药或者联合化疗后，采用舒尼替尼作为维持治疗的疗效及安全性，结果显示，舒尼替尼维持治疗组mPFS为3.2个月，而观察组为2.0个月（*HR*=0.51，95% *CI* 0.29~0.89；*P*<0.01），2年OS率分别为22.9%和7.1%。不良反应分析显示，在维持治疗组中，中性粒细胞减少、血小板减少及手足综合征等发生率更高。尽管存在这些不良反应，舒尼替尼作为胰腺癌维持治疗药物的可行性仍得到初步证实。由于该研究的样本量限制，其循证医学证据尚不充分，未来仍需开展大样本随机对照研究以进一步验证其临床应用价值。

（二）联合方案维持治疗

1. 化疗联合方案维持治疗 化疗联合方案的维持治疗已成为一些晚期恶性肿瘤系统治疗的重要组成部分。该模式作为一种优化策略，旨在延长PFS并维持患者生活质量，同时减轻明显的累积毒性。一项回顾性、单中心研究表明，22例胰腺癌患者在接受FOLFIRINOX方案诱导治疗后，继续接受FOLFIRI方案维持治疗，mPFS为8个月，最长时间为61个月（1例），FOLFIRINOX方案和FOLFIRI方案维持治疗的总mPFS为11个月；发生3级及以上的不良事件发生率为18%，神经毒性是停用FOLFIRINOX方案的主要原因，但维持阶段仅5%患者出现≥2级神经病变，表明FOLFIRI方案安全性可控。上述实验结果表明，经过FOLFIRINOX方案诱导治疗后，继续接受FOLFIRI方案维持治疗是可行、有效的。

2. 靶免联合方案维持治疗 鉴于PARP抑制剂作为晚期胰腺癌维持治疗效果的肯定，虽然胰腺癌属于“冷肿瘤”，免疫抑制剂对其疗效不佳，但对于二者联合用药展现出了较为可观的结果。Kim A Reiss等进行了一项随机化Ⅰb/Ⅱ期研究，针对铂类敏感的晚期胰腺癌患者［无论是否存在DNA损伤修复（repair of DNA damage，DDR）变异］在完成≥16周铂类化疗后疾病未进展，将入组患者随机分组，比较尼拉帕利联合伊匹木单抗（nira/ipi）与尼拉帕利联合纳武利尤单抗（nira/nivo）的维持治疗效果。研究以既往舒尼替尼（sunitinib）维持治疗的6个月无进展生存率（PFS6）22%为对照，主要终点为安全性和PFS6，采用双侧检验（原假设PFS6=44% vs. 备择假设PFS6≠44%）。研究显示，nira/ipi组PFS6为59.6%（95% *CI* 44.3%~74.9%；*P*=0.045）；mPFS为8.1个月（95% *CI* 5.5个月~10.6个月），显著优于原假设；nira/nivo组PFS6为20.6%

(95% *CI* 8.3%~32.9%; *P*=0.000 2),mPFS 为 1.9 个月(95% *CI* 1.4 个月 ~2.3 个月),疗效显著劣于预期。安全性方面,nira/ipi 组 3~4 级治疗相关不良反应发生率更高(50% vs. 22.2%),但无治疗相关死亡。值得关注的是,在 nira/ipi 组中,33 例患者为 *BRCA1/2* 和 *PALB2* 野生型,30 例患者未检测到任何种类的胚系 DDR 变异,在这 30 例无 DDR 变异的患者中,mPFS 仍为 7.6 个月(95% *CI* 2.8 个月 ~12.3 个月),mOS 为 15 个月(95% *CI* 4.3 个月 ~25.7 个月);在 nira/nivo 组中,37 例患者为 *BRCA1/2* 和 *PALB2* 野生型,32 例无 DDR 变异患者中 mPFS 为 1.8 个月(95% *CI* 1.8 个月 ~1.9 个月),mOS 为 13.2 个月(95% *CI* 6.1 个月 ~20.3 个月)。该研究首次证实了 PARP 抑制剂联合免疫抑制剂在铂敏感晚期胰腺癌维持治疗中的潜力,尤其对于无已知 DDR 变异的患者群体。nira/ipi 组合的显著疗效为这一难治性疾病提供了非化疗维持方案的新选择,但其较高的不良反应发生率提示需要谨慎选择和管理患者。

五、晚期胰腺癌潜在新的维持治疗药物分析

近年来,随着分子生物技术水平的提升,以及医药研发的不断进步,一些针对晚期胰腺癌的新型靶点及相关靶向药物不断地发现与临床探索,初步看到疗效,而且毒性耐受性好,有望成为新的有效的维持治疗药物。

(一) KRAS 抑制剂在维持治疗中的应用潜力

胰腺癌中约 90% 发生了 *KRAS* 突变,其中常见的 *KRAS* 突变包括 G12D(44%)、G12V(34%) 和 G12R(20%),与患者预后不良密切相关。由于 KRAS 缺乏小分子结合位点,近 40 年来一直被认为难以成药,所以 KRAS G12C 抑制剂索托拉西布(sotorasib)与阿达格拉西布(adagrasib)二者的出现对提高晚期胰腺癌患者生存率提供了新的希望。由于其精准靶向的特点,对患者造成的毒副反应较传统化疗药物小,也标志着在胰腺癌患者中正式拉开了靶向治疗、精准医学的序幕。CodeBreaK 100 临床研究及 KRYSTAL-1 临床研究结果表明,对于具有 *KRAS* G12C 突变、既往已接受过中位二线治疗的晚期胰腺癌患者,Sotorasib 组和 adagrasib 组的 mPFS 分别为 4.0 个月和 5.4 个月,mOS 分别为 6.9 个月和 8.0 个月,证明了 KRAS G12C 抑制剂在具有 *KRAS* G12C 突变的晚期胰腺癌患者中的药物疗效。安全性方面,使用 sotorasib 治疗相关不良事件 3 级仅为 16%,无 4~5 级事件或治疗相关死亡,显示出潜在的临床获益,为 *KRAS* G12C 突变胰腺癌患者提供了新的治疗选择。此外,针对实体瘤中 *KRAS* G12D 突变以及广谱的 KRAS 抑制剂药物的问世,虽然其抗肿瘤活性作用已在研究中证明具有巨大潜力,但由于缺乏更高级别循证医学证据,目前还处于探索阶段。针对胰腺癌患者靶向治疗已逐步开展,且已有证据可以证明其可以为患者带来益处,为维持治疗提供了机会,同时由于其毒副作用小、安全性好等特点,有望成为新的维持治疗药物,后续仍需要我们进一步探索研究。

(二) 针对具有 MSI/dMMR 的免疫抑制剂在维持治疗中的应用潜力

由于胰腺癌高度肿瘤免疫抑制微环境的原因,造成胰腺癌对免疫治疗反应欠佳,然而对于具有 MSI/dMMR(微卫星不稳定性 / 错配修复缺陷)的患者,治疗效果较好。美国临床肿瘤学会(American Society of Clinical Oncology,ASCO)指南推荐晚期胰腺癌患者行错配修复(mismatch repair,MMR)检测,以便筛选出对免疫抑制剂敏感的患者,提高疗效。Keynote 158 研究结果提示,对于既往治疗的晚期胰腺癌 MSI-H/dMMR 患者,给予帕博利珠单抗后,ORR 为 18.2%,mPFS 为 2.1 个月,mOS 为 4 个月。虽然 MSI-H/dMMR 胰腺癌在临床较为罕见,目前的研究中,MSI-H/dMMR(高度微卫星不稳定性 / 错配修复缺陷)检出率约为 1%,但此阳性结果仍然可作为患者精准用药依据,为晚期胰腺癌患者可以步入维持治疗提供新的可能。同时,由于药物低毒高效的特点,有望成为后续维持治疗方案的"候选者",未来还需要我们去进行更多的临床研究探索其可能性。

(三) NTRK 抑制剂在维持治疗中的应用潜力

神经营养因子受体络氨酸激酶(*NTRK*)基因融合是所有实体瘤中约 1% 的致癌驱动因子,并且可以使用 NTRK 靶向物进行治疗,与 MMR 相似,*NTRK* 基因融合在胰腺癌中发生率较低,约为 1%。早年 FDA 已批准 NTRK 抑制剂在含有 *NTRK* 融合基因中的实体瘤中的治疗。在一项Ⅰ/Ⅱ期研究中,入组 55 例患者(*NTRK* 融合阳性胰腺肿瘤 2 例),采用 NTRK 抑制剂拉罗替尼(larorectinib)治疗具有显著的临床疗效,总有效率为 75%,不良反应主要为 1 级。另一项Ⅰ/Ⅱ期研究的汇总分析显示,另一种 NTRK 抑制剂恩曲替尼(entrectinib)在携带 *NTRK* 基因融合的晚期实体肿瘤患者中的总有效率为 57%,缓解时间为 10 个月,PFS 和 OS 分别为 11.2 个月和 20.9 个月,大多数不良反应多为 1 或 2 级,安全性较好。目前,NTRK 抑制剂在晚期胰腺癌中的大型临床研究匮乏,仅见个别病例报道其对携带 *NTRK* 基因融合的晚期胰腺癌患者有效。例如,Pishvaian,M.J. 等报道的 2 例发生 *TPR-NTRK1* 融合的患者对 NTRK 抑制剂恩曲替尼反应良好,2 例患者均在治疗初期(4~8 周)即显示显著临床获益(代谢活性下降或部分缓解),并伴随体重增加(非水肿所致,可能与 TRKB 抑制相关)和 CA19-9 水平下降。这些数据表明,恩曲替尼在 *NTRK/ROS1* 融合阳性胰腺癌患者中可快速诱导临床获益。O'Reilly 与 Hechtman 等报道 1 例携带 *CTRC-NTRK1* 基因融合的晚期胰腺癌患者,接受拉罗替尼治疗后 2 个月达到部分缓解,持续 6 个月后出现疾病进展。治疗耐受性良好。研究证实,拉罗替尼对 *NTRK* 融合阳性晚期胰腺癌患者具有抗肿瘤活性,且相比化疗(如 mFOLFIRINOX)显著改善生活质量。综上,针对晚期胰腺癌患者进行基因检测,筛查出具有 *NTRK* 基因融合的人群,有助于提高治疗效果,从而延长患者生存周期,为后续进入维持治疗提供可能,同时由于 NTRK 抑制剂毒副作用小的特点,在后续维持治疗中也可以作为备选药物,但目前相关研究依旧尚少,需要我们未来继续努力探索。

六、晚期胰腺癌维持治疗总结与展望

随着药物的不断研发与应用,多种联合方案的临床探索,大大提高了晚期胰腺癌患者的治疗效果,延长了生存,且具有较好的耐受性,这为胰腺癌的维持治疗创造了前提。从目前的一些临床研究结果也初步看到了维持治疗模式对于晚期胰

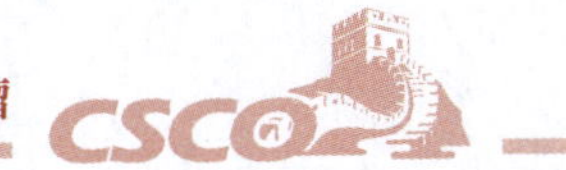

腺癌患者是有效诱导治疗后的优选治疗模式，既有利于病情控制，又进一步维持生活质量，减轻恶化进程。但是，针对胰腺癌维持治疗的循证医学证据尚不充分，哪些患者适合进行维持治疗，采取什么方案进行维持治疗，何时由诱导强化治疗进入维持治疗，哪些新型药物有望成为新的潜在维持治疗药物，等等的一系列问题仍需积极进行探索，开展临床研究加以验证，希望维持治疗能够成为晚期胰腺癌患者的优选治疗模式。

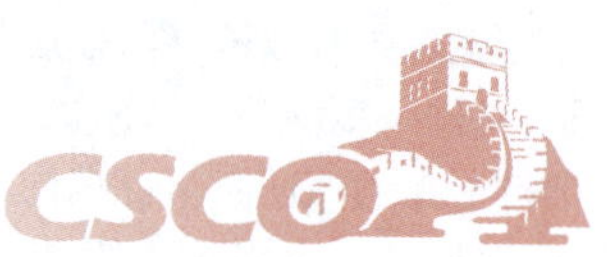

胰腺癌分子靶向治疗的现状及最新进展：从基础到临床的突破与挑战

赵磊 张涛

华中科技大学同济医学院附属协和医院

胰腺导管腺癌（pancreatic ductal adenocarcinoma，PDAC）被公认为预后最差的实体恶性肿瘤之一。尽管手术、放疗和化疗技术不断进步，胰腺癌的5年生存率仍徘徊在9%左右，在所有常见恶性肿瘤中居于末位。其高度侵袭性、早期诊断困难、解剖位置特殊以及对常规治疗的固有抵抗力共同构成了胰腺癌治疗的严峻挑战。在过去几十年中，化疗方案的优化虽然带来了生存获益，但进展有限且伴随显著毒性，迫切需要更有效、更精准的治疗策略。

分子靶向治疗作为肿瘤学领域的革命性进展，已在多种癌症中取得显著成功。然而，胰腺癌的靶向治疗之路异常曲折。长期以来，胰腺癌被认为是“不可靶向”的癌症，这主要归因于其驱动基因突变谱的特点。*KRAS*基因突变发生率高达90%，曾被视为“不可成药”靶点；肿瘤异质性显著且微环境复杂，形成了物理和生物学屏障；DNA损伤修复通路异常仅限于少数亚群；同时，胰腺癌对免疫治疗普遍耐药。这些挑战导致靶向治疗在胰腺癌中的应用进展缓慢。

然而，近五年来，胰腺癌靶向治疗领域迎来了历史性转折。首先，KRAS直接抑制剂的成功开发彻底改变了胰腺癌靶向治疗的格局。2021年，FDA批准的首个KRAS G12C抑制剂索托拉西布（sotorasib）以及随后的阿达格拉西布（adagrasib）在临床研究中显示出令人鼓舞的抗肿瘤活性。其次，PARP抑制剂奥拉帕利（olaparib）在POLO研究中证实可显著延长*BRCA*突变胰腺癌患者的无进展生存（progression-free survival，PFS），为基于生物标志物的精准治疗提供了范例。再次，分子分型和综合组学研究深化了对胰腺癌异质性的理解，推动了亚型特异性治疗策略的发展。最后，创新技术平台如蛋白降解技术（PROTAC）、人工智能（artificial intelligence，AI）驱动的药物设计和液体活检指导的动态监测为靶向治疗开辟了新途径。

本综述系统梳理了胰腺癌分子靶向治疗的最新研究进展，重点关注2020—2025年的突破性发现。文章首先介绍胰腺癌分子分型与精准医学策略的演进；其次详细分析KRAS靶向、DNA损伤修复通路靶向和肿瘤微环境靶向三大主要方向的研究成果；然后探讨靶向治疗耐药机制与克服策略；最后展望AI驱动的药物开发、创新临床研究设计等前沿领域。

通过整合基础研究、转化医学和临床实践的最新证据，本综述旨在为胰腺癌精准治疗提供系统视角，促进多学科协作，加速有效治疗策略的临床转化。随着靶向治疗从“不可能”到“现实可行”的转变，我们有理由相信，胰腺癌治疗正在进入一个精准、个体化的新时代，为这一棘手疾病带来前所未有的希望。

一、分子分型：从基因图谱到治疗决策的革命

（一）分子亚型与靶向治疗关联性

胰腺癌的分子异质性长期以来阻碍了靶向治疗的广泛应用与有效性。TCGA/ICGC多组学研究（2017—2023年）通过对胰腺癌基因组、转录组和蛋白质组的综合分析，逐渐确立了三大主要分子亚型，这一分型系统为靶向治疗选择提供了理论基础。

1. **基底样亚型**（35%） 该亚型基因特征：*KRAS*突变率高达95%（以G12D/G12V为主），伴随*SMAD4*缺失（70%）和*TP53*突变（90%），以及显著的APOBEC突变特征；表型特点：上皮分化不良，细胞周期调控异常，DNA损伤修复功能紊乱；治疗响应：对KRAS直接抑制剂的初始响应率高[客观缓解率（objective response rate，ORR）>30%]，但获得性耐药发生迅速（mPFS<6个月）；标志性通路：TGF-β通路失活导致EMT加速；MAPK信号过度激活。

2. **经典型亚型**（45%） 该亚型基因特征：*GATA6*高表达/扩增（85%），黏附分子（如CDH1）表达上调，代谢重编程显著；表型特点：保留胰腺发育谱系，分化良好，腺泡样结构明显；治疗响应：COMPASS临床研究证实，该亚型患者接受厄洛替尼联合吉西他滨的mOS达9.8个月，显著优于单纯化疗（*HR*=0.62，95% *CI* 0.51~0.76）；标志性通路：EGFR-MAPK信号轴和PI3K-AKT通路激活。

3. **间充质亚型**（20%） 该亚型基因特征：低*GATA6*表达，高频Hedgehog通路异常激活，基质重塑基因谱系显著；表型特点：肿瘤基质丰富，癌症相关成纤维细胞（cancer-associated fibroblasts，CAF）浸润明显，高度免疫抑制微环境；治疗响应：对传统靶向药物原发性耐药，但对微环境靶向策略敏感性增加；标志性通路：Hedgehog信号过度激活介导CAF

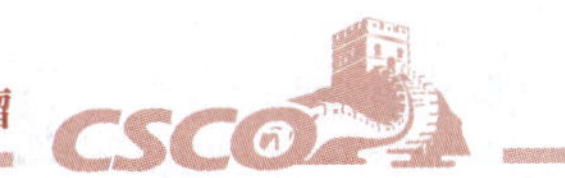

交互作用，IL-6/JAK/STAT 炎症通路增强。

另外，2024 年 Bailey 团队通过单细胞测序和空间转录组学技术，对 PDAC 分子亚型的空间异质性和时间演化提出重要警示：83% 的胰腺癌样本存在瘤内亚型共存现象，导致靶向治疗反应不一致；更重要的是，KRAS 抑制剂治疗 6 周后可诱导经典型向间充质型转分化，这一发现解释了临床上观察到的治疗应答“切换”现象。Lomberk 等设计的分子分型检测芯片在临床前 PDX 模型中验证，基底样亚型对细胞周期蛋白依赖性激酶 4 和 6（cyclin-dependent kinase 4 and 6，CDK4/6）抑制剂的敏感性是经典型的 2.6 倍（P<0.001），而经典型对表皮生长因子受体（epidermal growth factor receptor，EGFR）抑制剂敏感性最高；这一发现正被应用于 PRECISION-Panc 临床研究平台中，为患者匹配最适靶向治疗。

（二）精准治疗临床转化里程碑

1. **Bailey 分型在靶向治疗预测方面取得突破性进展 - 鳞状亚型特异性药物敏感性**　Waters 等通过在鳞状亚型 PDX 模型中系统筛选药物库，发现这类肿瘤对 PARP 抑制剂的 IC_{50}（0.8μmol/L）显著低于前驱亚型（2.6μmol/L）（P<0.001）。机制研究发现，KDM6A 缺失导致 H3K27me3 去甲基化水平升高，进一步加剧同源重组修复缺陷。

2. **前沿技术驱动的分型检测**　外周血循环肿瘤 DNA（circulating tumor DNA，ctDNA）基因甲基化谱型分析技术（MethPanc）可准确分型胰腺癌（AUC 为 0.87），为无创精准分型提供临床可行方案。MRD（微小残留病变）级别的 ctDNA 检测可在常规影像学进展前 8~10 周预警，为“耐药前干预”提供时间窗口。

3. **临床转化平台成果**　基于二代测序技术（next-generation sequencing，NGS）分型的 PASS-01 研究（NCT04037241）招募 428 例转移性胰腺癌患者，分子分型导向治疗组的 ORR 达 31%，显著优于常规治疗组的 14%（P=0.003），2025 年该结果正式发表于 *Lancet Oncology*。

4. **个体化治疗决策路径**　PanCanPRECISION 研究将分子亚型与基因突变整合，设计出临床决策算法，将患者分为 4 个治疗优先级群体。① DNA 损伤修复（repair of DNA damage，DDR）基因突变（*BRCA1/2*、*PALB2*）：PARP 抑制剂优先；②经典型 +KRAS G12C/D：KRAS 抑制剂优先；③基底样亚型无特定突变：CDK4/6 抑制剂优先；④间充质亚型：基质靶向 + 免疫治疗优先。

5. **跨学科转化研究**　Hingorani 团队通过高通量规律间隔成簇短回文重复序列（clustered regularly interspaced short palindromic repeat，CRISPR）筛选鉴定分子亚型特异性合成致死靶点：经典型胰腺癌细胞对 BCL-XL 抑制剂超敏感，IC_{50} 低至 5nmol/L，而间充质亚型对 HDAC6 抑制剂特异响应。这一发现启动了针对性的Ⅰ期临床研究（NCT05642793）。

二、靶向药物：从单靶点到协同杀伤

（一）KRAS 抑制剂临床突破

KRAS 突变作为胰腺癌最常见的驱动突变（>90%），长期被视为“不可成药”靶点。然而，2021—2025 年，KRAS 直接靶向领域取得里程碑式进展，多款特异性抑制剂进入临床研究，改写了胰腺癌靶向治疗格局。

1. **G12C 抑制剂临床数据**　索托拉西布（AMG 510）作为首个获 FDA 批准的 KRAS G12C 抑制剂，在 KRYSTAL-1 研究胰腺癌队列中显示出 21.1% 的 ORR 和 4.2 个月的 mPFS。值得注意的是，经典型分子亚型患者的缓解率（30.8%）显著高于其他亚型（P=0.02）。divarasib（JNJ-74699157）在Ⅰ/Ⅱ期临床研究中表现更佳，ORR 达 35.7%，mPFS 达 5.8 个月，并且显示出与化疗联合的协同效应。

2. **G12D 抑制剂重大突破**　MRTX1133 作为首个选择性 KRAS G12D 抑制剂，在Ⅰ期临床研究中取得 37.5% 的 ORR，有望成为胰腺癌治疗的重大突破。该药通过变构机制占据 Switch Ⅱ结构域，使 KRAS-GDP 结合半衰期延长 100 倍（K_d=0.8nmol/L）。2024 年，Ostrem 团队发表于 *Nature* 的冷冻电镜结构研究揭示其阻断 SOS1 催化界面的精确机制。

3. **其他 KRAS 亚型抑制剂进展**　针对 G12V 突变（胰腺癌中占比约 21%）的 RMC-6236 在 2025 年初报道的Ⅰ期数据中显示出 33.3% 的 ORR，尽管毒性略高（3 级以上不良反应发生率为 28%）。G12R 抑制剂 BI-4046 在临床前模型中显示出强效抗肿瘤活性，Ⅰ期研究正在进行中。

4. **联合治疗策略创新**　KRAS 抑制剂单药治疗面临快速耐药挑战，联合策略成为焦点。KRYSTAL-1C 研究显示，索托拉西布联合 MEK 抑制剂曲美替尼（trametinib）将 PFS 从 4.2 个月延长至 7.1 个月（HR=0.58，P=0.007）。阿达格拉西布联合 SHP2 抑制剂 RMC-4630 防止旁路信号激活，ORR 达 52.9%，且缓解持续时间（duration of response，DOR）中位数延长至 8.6 个月。LY3537982（pan-KRAS 抑制剂）联合 PI3Kα 抑制剂阿培利司（alpelisib）在具有 *PIK3CA* 共突变的患者中 ORR 高达 61.5%。

（二）DNA 损伤修复靶向治疗进阶

PARP 抑制剂在胰腺癌的临床应用实现三级跃迁，从验证性研究到标准治疗，再到克服耐药的新策略。

1. **维持治疗标准确立**　POLO 研究 5 年随访结果证实，奥拉帕利维持治疗 *BRCA1/2* 突变（5%~7% PDAC 患者）的价值：mPFS 达 7.4 个月（ vs. 安慰剂 3.8 个月，HR=0.44，P<0.001）；3 年 OS 率达 33.9%（ vs. 安慰剂 24.4%，P=0.054）；长期生存者分析显示，18.5% 的患者 PFS>2 年，具有持续获益。

2. **适应证拓展研究**　TAPUR 注册研究扩大了 PARP 抑制剂适用人群：*PALB2* 突变患者（1%~2% PDAC）接受尼拉帕利治疗 ORR 达 45%（95% CI 31%~59%）；*ATM* 突变患者（约 4% PDAC）对 PARP 抑制剂部分敏感（ORR 为 21.7%）；*RAD51C/D* 突变患者响应率达 36.8%，启动了针对性的Ⅱ期临床研究。

3. **克服耐药新策略**　PARP 抑制剂原发性或获得性耐药是临床面临的主要挑战。NCT04009090 研究证明，ATR 抑制剂 ceralasertib 可显著恢复奥拉帕利敏感性，联合组 PFS 达 12.1 个月（ vs. 单药 5.5 个月，HR=0.39，P<0.001）。机制研究表明，ATR 抑制剂可阻断奥拉帕利耐药 *BRCA2* 突变细胞的复制叉稳定，同时抑制 RAD51 依赖的同源重组（homologous recombination，HR）修复。

4. **生物标志物精确预测** HRDetect评分系统整合基因组不稳定性特征，实现对HRD表型的精准预测（灵敏度为92%，特异度为85%）。COMPASS-2研究开发的ctDNA HRD评分可无创预测PARP抑制剂疗效（AUC为0.85），为克服组织获取障碍提供解决方案。

（三）微环境靶向与新兴治疗策略

胰腺癌基质屏障是药物递送和免疫治疗失败的主要原因。近年来，微环境靶向策略取得多项突破。

1. **基质重塑与药物递送增强** 玻尿酸酶（PEGPH20）联合化疗在高透明质酸（hyaluronic acid，HA）表达（>50%）的胰腺癌患者中将药物递送效率提高3.8倍，ORR达46.1%（vs. 单纯化疗27.8%，P=0.004）。FAK抑制剂defactinib通过减少癌症相关成纤维细胞（cancer-associated fibroblasts，CAF）活化和细胞外基质（extracellular matrix，ECM）沉积，使化疗药物在肿瘤中的浓度提高2.7倍，已启动Ⅱ/Ⅲ期临床试验。

2. **CAF重编程策略** CAF异质性研究揭示，myCAF（α-SMA$^+$）和iCAF（IL-6$^+$）两种亚型在胰腺癌微环境中发挥不同作用。TGF-β抑制剂galunisertib可将促肿瘤的myCAF转化为抗肿瘤的iCAF，Ⅰ期临床研究显示联合化疗DCR达73.8%。

3. **双特异性抗体新策略** CD3xMUC16双特异抗体（MUC16-CD3）在高黏蛋白表达胰腺癌模型中显示强效抗肿瘤活性，促进CD8$^+$ T细胞浸润，Ⅰ期临床研究显示ORR达28.6%。RON-PDL1双抗（CBT-15）同时靶向肿瘤侵袭和免疫抑制，在难治性胰腺癌患者中DCR达62.5%。

4. **代谢靶向创新** 胰腺癌显著依赖谷氨酰胺代谢维持增殖和抗氧化防御。谷氨酰胺酶抑制剂Telaglenastat（CB-839）联合MEK抑制剂显示协同抗肿瘤活性，在Ⅰ/Ⅱ期临床研究中DCR达70.4%。最新开发的双靶点抑制剂IPN60090同时靶向谷氨酰胺酶和脂肪酸氧化，克服了单一代谢靶点的代偿机制，显示出更持久的抗肿瘤活性。

5. **靶向联合策略优化-基于多组学分析的理性联合设计成为关键趋势** Lito团队通过CRISPR-Cas9筛选发现MAPK与PI3K双通路抑制联合mTOR抑制是克服KRAS抑制剂耐药的有效策略，三药联合可预防90%以上的耐药克隆出现。通过PDX模型高通量联合药物筛选，确定CDK4/6抑制剂与BET抑制剂的协同效应，此组合在初始耐药患者中实现30.8%的ORR。

三、耐药机制深度解析

（一）KRAS抑制剂耐药的分子机制

随着KRAS抑制剂在胰腺癌中的广泛应用，其耐药机制研究取得重要进展。基于多中心ctDNA分析和单细胞测序数据，我们提出“KRAS抑制剂耐药演化树”模型，系统描述耐药的时空动态演化过程。

1. **原发性耐药机制** 旁路通路激活：约30%患者在治疗前即表现出EGFR、MET或FGFR过度激活，持续驱动下游MAPK信号；肿瘤异质性：单细胞测序显示同一肿瘤内存在多个*KRAS*突变亚克隆，导致药物抑制不完全；表型转换：基底状态下约15%的肿瘤细胞呈现EMT表型，对KRAS抑制剂天然不敏感。

2. **获得性耐药机制** 二次*KRAS*突变：ctDNA动态监测显示，38%的KRAS G12D抑制剂治疗进展患者检出*KRAS* Y96D继发突变，8%出现Y96C突变，这些突变可降低抑制剂结合亲和力。旁路基因扩增：约25%的耐药样本出现*FGFR1*扩增或*MET*扩增，通过平行信号通路绕过KRAS依赖。YAP1/TAZ通路激活：YAP1核转位介导的转录重编程在45%耐药样本中被检测到，驱动肿瘤细胞向间充质表型转化。

3. **免疫微环境重塑相关耐药** Vonderheide团队通过多区域取样和空间转录组学发现，KRAS抑制剂治疗后肿瘤微环境发生显著变化：M2型巨噬细胞浸润增加（平均增幅2.4倍）；CD8$^+$ T细胞耗竭标志物（PD-1、TIM-3）表达上调；调节性T细胞比例提高（从8.2%增至19.5%）。

4. **表型可塑性驱动耐药** 单细胞多组学和谱系追踪研究揭示，KRAS抑制剂治疗过程中肿瘤细胞通过表型转换而非基因突变获得耐药。具体表现为：SOX4介导的鳞状转分化（21%耐药样本）；ITGB4$^+$/ZEB1$^+$克隆比例从12%增至64%，显示EMT加速；由FOSL1驱动的神经内分泌分化（8%耐药样本）。

5. **耐药预测模型** 基于中期ctDNA动态变化和早期影像学改变，Hong等开发了KRAS抑制剂耐药预测算法：治疗8周时ctDNA *KRAS*等位基因频率（AF）>0.1%的患者，94%在随后8周内发生影像学进展；*KRAS* Y96突变出现时间与OS显著相关（r=−0.76，P<0.001）；ctDNA MAPK信号特征基因组（11基因）可预测获得性耐药风险（AUC为0.89）。

（二）合成致死抑制剂耐药破解

DDR靶向药物在胰腺癌中的广泛应用催生了对其耐药机制的深入研究。

1. **PARP抑制剂耐药机制** HR功能恢复：约30%耐药患者出现*BRCA2*复原突变（reversion mutations），恢复同源重组修复功能。复制叉保护：PARP抑制剂耐药细胞通过上调RAD51和FANCD2实现复制叉稳定，减少复制应激。药物外排增强：P-糖蛋白（MDR1）过表达在25%耐药样本中被检出，降低细胞内药物浓度。

2. **ATR抑制剂与PARP联合策略** ATR抑制剂通过三重机制克服PARP抑制剂耐药：①阻断*BRCA*突变细胞的复制叉保护机制；②抑制53BP1依赖的非同源末端连接修复途径；③通过合成致死效应杀伤HR修复恢复的细胞。

3. **临床前研究发现** *ARID1A*突变（约8% PDAC）与EZH2抑制剂高度敏感性相关，为解决PARP抑制剂耐药提供新靶点。WEE1抑制剂adavosertib在*BRCA1/2*复原突变细胞中仍保持活性，通过G_2/M检查点破坏引起染色体桥和分裂灾难。Cyclin E扩增是PARP抑制剂原发性耐药的关键预测因子，可通过CDK2抑制剂克服。

4. **生物标志物指导精准用药** 2025年报道的MATCH-R前瞻性队列研究显示：DDR评分（DRS）可预测PARP抑制剂疗效（高DRS和低DRS的mPFS分别为8.3个月和3.1个月，HR=0.31）；治疗前RAD51核聚焦缺失预测长期获益（PFS>12个月）（PPV=83%，NPV=91%）；PARP活性PET显像可早期（治疗2周）预测治疗反应，灵敏度达93%。

（三）克服耐药的创新策略

针对胰腺癌靶向治疗耐药的复杂性，多中心合作研发了

一系列创新克服策略。

1. **靶向药物序贯与轮换策略** KRAS-SOS1 抑制剂双轮换方案可防止 Y96D 突变株出现，I 期临床研究 DCR 达 76.2%。MEK-ERK 抑制剂轮换可降低 MEK 抑制剂相关不良反应，并延缓耐药出现。

2. **预防性联合抑制 - 基于耐药机制的理性联合设计成为焦点** KRAS 抑制剂 +SHP2 抑制剂 +IGF1R 抑制剂三联组合在 PDX 模型中可抑制 90% 以上的耐药克隆出现。奥拉帕利 +ATR 抑制剂 +WEE1 抑制剂三联方案可同时抑制 HR 和非同源性末端接合（non homologous end joining，NHEJ）修复，显著延缓耐药出现。

3. **表观遗传调控干预** BET 抑制剂可抑制 EMT 转录因子的表达，逆转 KRAS 抑制剂耐药相关的表型转换。HDAC6 抑制剂通过促进 HSP90 乙酰化，降低客户蛋白稳定性，间接抑制多种旁路信号蛋白。

4. **免疫治疗联合** KRAS 抑制剂 +CD40 激动剂联合引起免疫原性细胞死亡并重塑肿瘤微环境，在小鼠模型中完全缓解（complete response，CR）率达 40%。PARP 抑制剂 +STING 激动剂联合可通过细胞质 DNA 感应激活干扰素信号通路，提升免疫治疗敏感性。

5. ctDNA 指导的耐药前干预 - 基于 ctDNA 动态监测的早期干预实现“耐药前”治疗策略调整 DYNAMIC-Pancreas 研究（NCT05067595）证明，ctDNA 检测到 *KRAS* Y96D 突变后立即添加 SHP2 抑制剂，可使 46.7% 患者避免影像学进展。MRD 监测指导的 PARP 抑制剂强化治疗将生化复发转化为持续缓解的比例达 38.5%。

四、前沿突破：2024—2025 年最新进展

（一）创新靶向技术与新型药物

1. **蛋白降解技术（PROTAC）革命** PROTAC 技术通过招募 E3 泛素连接酶促进靶蛋白降解，为“不可成药”靶点提供新策略：KRAS-G12V PROTAC 降解剂 LC-2 实现 94% 的 KRAS 蛋白降解（Western blot 验证）；患者源性类器官模型显示肿瘤消退达 89%（ vs. siRNA 45%）；解决了 G12V 突变“深口袋”结合障碍，为多突变靶向提供范例。

2. **双特异性抗体前沿进展** 在 HER2 低表达（IHC 1+）胰腺癌患者中，HER2xCD3 双抗 ZW49 显示出 42% 的 ORR（95% *CI* 29%~55%）；独特的 Fab 臂设计降低细胞因子释放综合征（cytokine release syndrome，CRS）发生率至 8%，明显优于传统 BiTE 平台（>40%）；通过 $CD4^+$/$CD8^+$T 细胞协同活化克服免疫沙漠微环境。

3. **RNA 靶向新方向** 反义寡核苷酸（antisense oligonucleotide，ASO）靶向 *KRAS* mRNA 的 GEN-1 到达临床研究阶段，安全性数据良好；miR-34a 模拟物 MRX34 联合吉西他滨在 I 期研究中显示 DCR 达 64.3%；小分子 RNA 剪接调节剂 H3B-8800 特异靶向 KRAS 突变体转录本，I 期临床研究正在进行。

4. **分子胶（molecular glue）技术** CC-885 分子胶通过 CRBN 介导的蛋白降解靶向多种致癌蛋白；针对 KRAS 的分子胶 SRG3-6 在临床前模型中显示广谱 RAS 抑制活性，对 G12C/D/V 突变均有效；GSPT1 靶向分子胶 CC-90009 通过翻译终止引起肿瘤细胞凋亡，I 期临床研究显示良好耐受性。

（二）人工智能驱动的靶点发现与药物开发

AI 技术在胰腺癌靶向治疗研发中扮演越来越重要的角色。

1. **DeepPanc 模型的突破性应用** Zhang 等开发的 DeepPanc 模型整合 15 407 例多组学数据，成功预测 IL1RAP 为胰腺癌新型靶点。IL1RAP 高表达与间充质型胰腺癌高度相关（*r*=0.83），预后不良。AlphaFold 优化的抗体设计将亲和力提升 10 倍（K_d 从 7.8nmol/L 降至 0.76nmol/L）。虚拟筛选发现变构抑制剂 DC-PANC-001（IC_{50}=7nmol/L）。临床前研究显示，IL1RAP 抑制可重塑肿瘤微环境，增强化疗敏感性。

2. **AI 驱动的药物设计** DeepMind 开发的 AlphaFold Multimer 和 RoseTTAFold 大幅加速了蛋白质相互作用预测，指导新一代 KRAS 抑制剂设计。生成式 AI 模型（如 DiffDock）在 KRAS G12R 抑制剂设计中实现高精度对接预测，指导了 BI-4046 的优化。药物再利用算法筛选 FDA 批准药物库，发现血管紧张素受体阻滞（angiotensin receptor blocker，ARB）类降压药物可协同 KRAS 抑制剂抗肿瘤。

3. **多组学数据驱动的个体化治疗** PRECISION-PREDICT 模型整合基因组、转录组和影像组学数据，预测 FOLFIRINOX 治疗反应（AUC 为 0.87）；基于图神经网络的 DrugCell 模型预测药物协同作用，发现新型组合方案；数字孪生模型实现患者特异性药物筛选，精确预测体内药物响应。

4. **AI 辅助临床研究设计** 自适应平台研究设计（如 PRECISION-Panc）整合生物标志物指导方案调整；贝叶斯响应适应性设计减少样本量需求（平均减少 30%），加速靶向药物获批；数字生物标志物整合优化患者选择和疗效评估。

（三）临床研究中的突破性发现

1. **2025 年 ASCO-GI 重要进展** CAR-M 巨噬细胞疗法：CT-0508（抗 HER2 CAR-M）治疗晚期胰腺癌的 I 期临床研究展示了细胞治疗在实体瘤中的潜力。ORR 达 39%（11/28），其中 2 例 CR；通过重编程肿瘤相关巨噬细胞（tumor-associated macrophages，TAM），逆转免疫抑制微环境；联合化疗后 ORR 进一步提高至 52%，同时 CAR-T 细胞浸润增加 4.2 倍。

线粒体靶向疗法：线粒体解偶联剂 BAM-15 通过干扰肿瘤能量代谢逆转化疗耐药。联合吉西他滨使化疗敏感性提升 8 倍（IC_{50} 降低 87.5%）；I 期临床研究显示耐药患者中 DCR 达 63.6%；安全性良好，3 级以上不良反应发生率仅 16%。

2. **2024—2025 年关键临床研究数据更新** KRYSTAL-7 研究：阿达格拉西布联合化疗一线治疗 KRAS G12C 胰腺癌的 Ⅲ 期临床研究。mOS 显著延长：15.1 个月 vs. 化疗单药 10.7 个月（*HR*=0.62，*P*=0.003）；ORR：53.6% vs. 27.8%（*P*<0.001）；分子分型分层分析显示经典型获益最大（*HR*=0.41）。

POLO-2 研究：奥拉帕利联合免疫检查点抑制剂在维持治疗中的 Ⅲ 期随机对照研究。联合组 vs. 单药组：mPFS 9.2 个月 vs. 7.4 个月（*HR*=0.76，*P*=0.04）；2 年 OS 率：38.5% vs. 28.6%（*P*=0.03）；HRD 高表达亚组获益更显著（*HR*=0.58）。

FIGHT-202 研究：FGFR 抑制剂佩米替尼在 *FGFR2* 融合 / 重排（约 3%PDAC）患者中的长期随访数据。ORR 为 40.9%（9/22），DCR 为 81.8%；DOR 中位数为 9.6 个月，mPFS 为 7.8

个月；确认 *FGFR2* 融合是新型可靶向分子亚型。

（四）未来发展方向与挑战

胰腺癌靶向治疗领域面临的主要挑战与未来可能的发展方向：

1. 关键挑战 肿瘤异质性：空间与时间异质性导致靶向治疗反应不一致，需要开发针对异质性的整合策略；微环境屏障：基质屏障限制药物递送，免疫抑制微环境削弱联合策略效果；耐药机制复杂性：多条平行旁路信号与表型可塑性介导耐药，需要多靶点协同干预；生物标志物精确性：ctDNA 检测标准缺失，组织与液体活检整合方法有待优化；临床转化速度：从概念验证到临床实践的时间过长，需要创新临床研究设计。

2. 未来发展方向 多组学指导的精准治疗：①整合基因组、转录组、蛋白质组和代谢组数据驱动治疗决策；②空间转录组学指导靶向与免疫联合策略；③单细胞测序赋能耐药监测与克服。创新靶向技术平台：①蛋白降解技术（PROTAC/分子胶）实现“不可成药”靶点的药物开发；②新一代双特异性抗体设计克服微环境屏障；③ mRNA/siRNA 递送技术提高特异性与递送效率。动态监测与早期干预：① ctDNA 指导的“耐药前”干预成为标准实践；②数字生物标志物整合优化患者管理；③功能影像学早期预测治疗反应。微环境重塑策略：① CAF 重编程从抑制转向重定向；②巨噬细胞极化调控增强免疫监视；③基质酶选择性抑制改善药物递送。AI 驱动的药物开发与临床决策：①大语言模型整合医学文献知识指导个体化治疗；②生成式 AI 加速新药设计与筛选；③数字孪生技术实现患者特异性药物反应预测。

五、结论与展望

胰腺癌分子靶向治疗领域在过去五年取得了突破性进展。从“不可成药”的 KRAS 到今天多款特异性抑制剂的临床应用，从 PARP 抑制剂的维持治疗标准确立到克服耐药的新策略涌现，胰腺癌靶向治疗正在经历历史性变革。

分子分型驱动的精准治疗模式为患者提供了个体化治疗机会，而 ctDNA 监测和动态干预策略正在改变传统治疗范式。然而，肿瘤异质性与复杂的耐药机制仍然是亟待解决的挑战。未来的胰腺癌靶向治疗将向多靶点协同干预、动态监测指导的早期干预、AI 赋能的精准治疗方向发展。随着多学科交叉融合、大数据驱动发现和创新技术平台涌现，我们有理由相信，胰腺癌这一“癌症之王”将在不久的将来被有效控制，甚至在部分患者中实现长期生存。

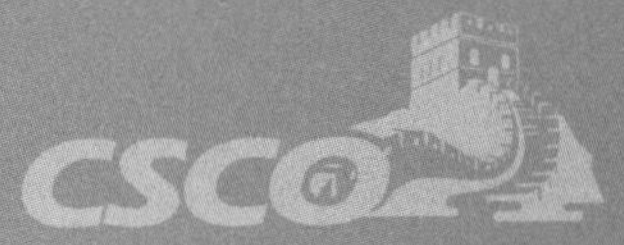

胃肠肿瘤

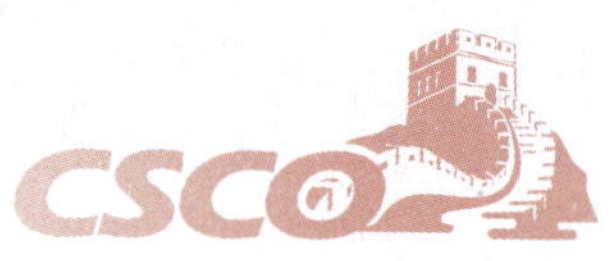

胃癌抗体偶联药物的研究现状

李文柯　韩红艳　成沫　刘明　毕锋
四川大学华西医院

一、背景

对于不可切除的晚期胃癌(advanced gastric cancer, AGC),以化疗为基石的系统治疗是主要手段。尽管联合程序性死亡受体1(programmed cell death protein 1,PD-1)抑制剂或抗人表皮生长因子受体2(human epidermal growth factor receptor 2,HER2)单抗(曲妥珠单抗)的方案已成为一线标准治疗,但传统化疗固有的非靶向性毒副作用(如骨髓抑制、胃肠道反应)与后线治疗中面临的疗效瓶颈,仍是限制患者生存获益的主要障碍。因此,如何在提升抗肿瘤活性的同时降低毒副作用,已成为GC系统性治疗领域亟待解决的关键问题。

抗体偶联药物(antibody-drug conjugate,ADC)通过其抗体部分特异性识别肿瘤靶抗原,将高效化疗载荷精准递送至癌细胞内部,从而在增强抗肿瘤活性的同时,显著降低全身性毒副作用。在GC治疗领域,针对HER2、CLDN18.2及TROP2等靶点的ADC研发方兴未艾。其中,以德曲妥珠单抗(T-DXd)和维迪西妥单抗(RC48)为代表的抗HER2 ADC,已在临床研究中证实可为AGC患者带来突破性的生存获益,其客观缓解率(objective response rate,ORR)和无进展生存(progression free survival,PFS)均显著优于传统疗法。ADC单药及其联合疗法策略,正展现出重塑GC精准治疗体系的广阔前景。

二、ADC概述

(一)基本构成

ADC的基本结构由单克隆抗体(monoclonal antibody, mAb)、连接子(linker)和细胞毒性载荷(payload)三部分构成。mAb作为ADC的靶向部分,能够特异性结合肿瘤细胞表面高表达的抗原,介导ADC的选择性递送并触发细胞内化。连接子是连接mAb与细胞毒性载荷的化学桥梁,其稳定性与可控裂解性直接影响ADC在体内的疗效与安全性。目前,连接子主要分为可在肿瘤微环境(tumor microenvironment,TME)或细胞内特定条件下(如酸性、酶切或还原性环境)断裂的可裂解连接子,以及依赖mAb在溶酶体内降解后释放载荷的非可裂解连接子。ADC所携带的载荷多为高效小分子药物,如微管蛋白抑制剂(奥瑞他汀类MMAE、美坦新类DM1)、DNA损伤剂(吡咯并苯并二氮䓬类PBD)或拓扑异构酶Ⅰ抑制剂(德鲁替康,deruxtecan),其细胞毒活性远超常规化疗药物,可在低剂量下实现对肿瘤细胞的强效杀伤。

(二)技术迭代

ADC技术的发展经历了三代关键迭代,每一代均在构建方式、释放控制与治疗窗口上实现了重要优化。

第一代ADC主要采用鼠源或嵌合抗体,通过随机偶联方式连接稳定性欠佳的连接子和常规细胞毒性药物,导致ADC的均质性差、药物释放不可控、疗效有限且毒性较大。人源化mAb的引入和细胞毒性剂效力加速了ADC向临床的转化,吉妥珠单抗奥唑米星是该代ADC的代表,但因毒性问题被撤市,反映了其早期设计的不足。为解决上述问题,第二代ADC在多个环节进行了技术升级。抗体普遍采用人源化IgG1形式,以降低免疫原性并延长半衰期;连接子引入了可裂解设计,增强了胞内释放的精准性;载荷则替换为MMAE或DM1等高活性毒素。恩美曲妥珠单抗(T-DM1)是第二代ADC的典型药物,其结构体现了稳定性与靶向释放的平衡。第三代ADC则引入精准偶联技术,通过工程化抗体或化学修饰实现药物抗体比(drug-to-antibody ratio,DAR)的均一控制,大幅提升了制剂的稳定性。同时,这一代产品普遍选用具有“旁观者效应”(bystander effect)的细胞毒性药物,使得ADC在靶抗原异质性明显的肿瘤中也能产生有效杀伤。代表药物如T-DXd及RC48。

总体而言,ADC的发展呈现出从“毒性难控”到“精准释放”的演化趋势。

(三)抗肿瘤机制

ADC的抗肿瘤机制是多维度的。其核心机制是通过mAb将载荷精准递送至抗原阳性的肿瘤细胞内,发挥直接杀伤作用。此外,ADC还可通过以下机制增强抗肿瘤效果,①旁观者效应:部分ADC采用的膜可渗透性载荷,在靶细胞死亡后能被释放至TME,进而杀伤邻近的抗原阴性或低表达的肿瘤细胞;②抗体自身活性:许多ADC所用的mAb(尤其是IgG1亚型)自身即具备生物学活性,可通过抗体依赖细胞介导的细胞毒作用(antibody-dependent cell-mediated cytotoxicity，ADCC）和补体依赖的细胞毒性（complement dependent cytotoxicity，CDC）直接或间接诱导肿瘤细胞凋亡。

三、胃癌 ADC 临床研究进展

GC 固有的高度异质性与不良预后，持续驱动着创新疗法的探索。ADC 在 GC 领域的应用，最初源于靶向 HER2 的药物在乳腺癌中取得的突破。此后，该策略成功延伸至 HER2 阳性 GC，并逐步扩展至 HER2 低表达乃至阴性亚型，显著扩大了受益人群。与此同时，针对 CLDN18.2、TROP2 及 HER3 等新型靶点的 ADC 研发方兴未艾，成为 GC 治疗的前沿方向。本节将回顾 GC 领域主要 ADC 的临床研究进展。

（一）靶向 HER2 的 ADC

HER2 是 GC 治疗中最为成熟的分子靶点。ToGA 研究奠定了曲妥珠单抗联合化疗作为 HER2 阳性 AGC 一线标准治疗的地位，该方案可显著延长患者的总生存中位数（median overall survival，mOS）。在众多 HER2 靶向治疗中，ADC 是技术相对成熟且应用前景最广阔的策略之一。

目前，临床上主要的靶向 HER2 的 ADC 包括德曲妥珠单抗（T-DXd）、维迪西妥单抗（RC48）和恩美曲妥珠单抗（T-DM1）。作为第二代 ADC，T-DM1 在 GATSBY 研究中用于 GC 二线治疗的疗效未优于紫杉醇，其临床应用受限。而相比之下，T-DXd 作为一种第三代 ADC，得益于其载荷较高的膜渗透性，T-DXd 表现出强大的旁观者杀伤效应。Ⅱ期研究 DESTINY-Gastric01 探索了 T-DXd 在 HER2 阳性 AGC 后线（≥三线）的疗效。结果显示，与标准化疗相比，T-DXd 带来了显著的生存获益（mOS：12.5 个月 vs. 8.9 个月；mPFS：5.6 个月 vs. 3.5 个月；ORR：42.0% vs. 12.5%）。尽管 T-DXd 组的≥3 级不良事件（adverse event，AE）发生率更高（85.6% vs. 56.5%），且有 12.8% 的患者发生了 T-DXd 相关的间质性肺疾病，但总体安全性可控。随后的 DESTINY-Gastric06 研究在中国患者中再次证实了这一获益。基于这些研究，T-DXd 已被多个指南推荐为 HER2 阳性 AGC 的标准三线治疗方案。近期公布的Ⅲ期临床研究 DESTINY-Gastric04 结果显示，在 AGC 的二线治疗中，T-DXd 的生存获益显著优于当前的标准方案（雷莫西尤单抗联合紫杉醇）（mOS：14.7 个月 vs. 11.4 个月），且 AE 谱相当，从而确立了其在 HER2 阳性 GC 二线治疗中的地位。此外，T-DXd 在一线治疗领域的探索也正在进行中。DESTINY-Gastric03 研究初步证实了 T-DXd 联合含氟嘧啶（FP）化疗及帕博利珠单抗一线治疗的疗效，但 6.4mg/kg 的 T-DXd 剂量在该联合方案中耐受性较差，因此，正在进行的Ⅲ期研究 DESTINY-Gastric05 选用了较低的 5.4mg/kg 剂量，以进一步探索其在一线治疗中的应用潜力。

国产 ADC RC48 在 GC 治疗中同样取得了重要进展。一项Ⅱ期临床研究显示，RC48 单药在 HER2 高表达（IHC 3+）及部分低表达（IHC 2+）的晚期 / 转移性 GC 后线（≥三线）治疗中展现出良好的疗效（mPFS：4.1 个月；mOS：7.9 个月）。基于此，RC48 已被中国临床肿瘤学会（Chinese Society of Clinical Oncology，CSCO）指南推荐用于后线治疗（≥三线）。Ⅰ期研究 RC48-C013 探索了 RC48 联合特瑞普利单抗（一种 PD-1 mAb）在二线及以上治疗中的疗效，结果显示该联合方案在 HER2 阳性或低表达人群中均能带来生存获益（mPFS：5.1 个月；mOS：14.0 个月），揭示了该联合方案在前线治疗中的潜力。在一线治疗方面，Ⅱ期研究 RCTS 的最新结果显示，RC48 联合替雷利珠单抗及替吉奥（S-1）一线治疗 HER2 IHC≥2+ AGC 的 ORR 高达 89.4%，mPFS 达 12.7 个月，这一获益在 HER2 阳性或 PD-L1≥1% 的人群中更为显著，展示了其巨大的潜力。目前，一项Ⅲ期临床研究（NCT06944496）正在评估在一线标准治疗基础上联合 RC48 治疗 HER2 低表达 AGC 的疗效与安全性。在新辅助治疗领域，一项Ⅱ期研究发现，RC48 联合免疫检查点抑制剂（immune checkpoint inhibitor，ICI）及 S-1 在 HER2 IHC≥2+ 的患者中取得了 25% 的病理学完全缓解（pathological complete response，pCR），但由于样本量较小，该结果尚需更大规模的研究验证。

尽管靶向 HER2 的 ADC 与 ICI 的联合应用前景广阔，但安全性问题仍不容忽视。多项研究表明，此类 ADC 最常见的≥3 级 AE 为血液学毒性（如贫血、白细胞减少）和胃肠道反应。此外，少数患者出现了药物相关间质性肺疾病（interstitial lung disease，ILD）。由于 ADC 与 ICI 的 AE 谱存在重叠（尤其是间质性肺炎），联合使用可能导致 AE 发生率升高。因此，这类联合方案的安全性与可行性仍需进一步评估。

（二）靶向 CLDN18.2 的 ADC

CLDN18.2 是一种在正常胃黏膜中表达受限，但在 GC 细胞表面特异性暴露的理想靶点。CLDN18.2 阳性指 IHC 检测证实≥75% 的肿瘤细胞呈现 2+ 或 3+ 的膜染色强度。研究表明，在 HER2 阴性的 AGC 患者中，CLDN18.2 的阳性率约为 38.4%，这使得靶向 CLDN18.2 的策略成为对现有靶向治疗的有力补充。Ⅲ期研究 SPOTLIGHT 和 GLOW 证实，靶向 CLDN18.2 的佐妥昔单抗联合化疗一线治疗 HER2 阴性、CLDN18.2 阳性的 AGC 患者可显著改善生存。基于此，佐妥昔单抗联合方案已被 CSCO 指南推荐为一线治疗。尽管 CLDN18.2 已是 GC 中成熟的治疗靶点，但靶向该靶点的 ADC 目前尚无获批上市，多数仍处于不同研究阶段。其中，CMG901、IBI343 和 LM-302 是研发进展较快的代表性药物。

CMG901 是一款以 MMAE 为载荷的 ADC，是全球首个进入Ⅲ期临床研究的靶向 CLDN18.2 的 ADC。Ⅰ期研究 KYM901 的 GC 队列评估了其疗效与安全性，结果显示其在 AGC 后线（≥二线）治疗中安全性良好，并确定了 2.2mg/kg 为Ⅱ期推荐剂量（recommended phase Ⅱ dose，RP2D）。在该剂量组中，药物展现出良好的生存获益（mPFS：4.8 个月；mOS：11.8 个月），所有剂量组的≥3 级治疗相关 AE 发生率为 55%，安全性可控。IBI343 是另一款靶向 CLDN18.2 的 ADC，其独特之处在于 mAb 骨架采用了 IgG1 Fc 沉默设计，可减弱 ADCC 和 CDC 效应，从而有望提高安全性。Ⅰ期研究显示，IBI343 具有良好的耐受性及初步疗效，其≥3 级胃肠道 AE 发生率低于 2%，显著低于 KYM901 研究中观察到的 10%。目前，CMG901、IBI343 和 LM-302 均已开展Ⅲ期临床研究，旨在评估其在 CLDN18.2 阳性 AGC 后线治疗中的疗效与安全性。

（三）靶向 TROP2 的 ADC

TROP2 是上皮细胞黏附分子（epithelial cell adhesion

molecule，EpCAM）家族的一种跨膜糖蛋白，在正常上皮组织中低水平表达，但在多种上皮源性肿瘤中高度表达。TROP2能促进肿瘤细胞的增殖、迁移和侵袭，其高表达常与肿瘤的高侵袭性及不良预后相关。在GC中，TROP2的阳性表达率约为56%，且其表达水平与肿瘤分化程度、淋巴结转移及肿瘤-淋巴结-转移（tumor node metastasis，TNM）分期等临床病理特征呈正相关，提示其兼具预后预测价值和治疗靶点潜力。因此，靶向TROP2的ADC正成为AGC治疗中备受关注的新策略。芦康沙妥珠单抗（SKB264）是一款靶向TROP2的ADC，其采用新型连接子将贝洛替康衍生物（一种拓扑异构酶Ⅰ抑制剂）与抗体偶联。Ⅱ期研究KL264-01的扩展队列结果显示，在经治的AGC患者（≥二线）中，SKB264的ORR为22%。亚组分析显示，在≥三线治疗的患者中，该药带来了有临床意义的生存获益（mPFS：3.7个月；mOS：7.6个月），12个月的OS率为32.6%。≥3级AE发生率为52.1%，安全性可接受。目前，一项旨在进一步验证SKB264在AGC三线及以上治疗潜力的Ⅲ期临床研究（NCT06356311）正在进行中。此外，评估SKB264联合化疗及帕博利珠单抗一线治疗的Ⅰ/Ⅱ期临床研究（NCT06469944）也已启动。

（四）靶向HER3的ADC

HER3是表皮生长因子受体（epidermal growth factor receptor，EGFR）家族的成员之一，其自身几乎不具备酪氨酸激酶活性，但可与HER2、EGFR等形成异源二聚体，激活下游PI3K/AKT和MAPK等信号通路，参与细胞增殖、迁移及化疗耐药过程。研究显示，HER3在GC组织中存在过表达，且与肿瘤侵袭深度、LNM、TNM分期以及OS降低显著相关，是一个潜在的治疗靶点。由于HER3激酶活性微弱，传统TKI难以对其发挥作用，而抗HER3单抗的单一疗效也相对有限。ADC策略则通过抗体直接递送载荷，绕开了对激酶活性的依赖。

研究表明，HER3的上调与多种治疗的耐药机制相关。例如，HER3通路激活是HER2靶向治疗后常见的耐药机制之一；此外，在ICI治疗失败的肿瘤中，HER3的表达也显著上调。这些发现提示，靶向HER3的ADC有望成为HER2靶向治疗或ICI治疗失败后患者的有效后续选择。帕妥珠单抗德鲁替康（patritumab deruxtecan；HER3-DXd）是该领域的代表药物。然而，在经EGFR-TKI治疗失败的非小细胞肺癌（non-small cell lung cancer，NSCLC）患者中，一项Ⅲ期临床研究显示，尽管HER3-DXd的安全性可控，但与标准化疗相比，其并未带来具有统计学意义的OS获益。一项Ⅱ期临床研究也在探索HER3-DXd在晚期实体瘤（包含GC）≥二线治疗中的疗效（NCT06172478）。结合HER3的机制来看，在ICI治疗耐药后，使用HER3-DXd再次联合ICI治疗可能是一个有希望的研究方向，目前暂未有相关研究进行。

（五）靶向GCC的ADC

鸟苷酸环化酶C（guanylate cyclase C，GCC）是一种跨膜受体，其正常生理表达局限于胃肠道上皮细胞。在GC、食管癌、胰腺癌，尤其是结直肠癌（colorectal cancer，CRC）中，GCC常呈异常高表达，使其成为一个潜在的治疗靶点。TAK-264是早期开发的一款靶向GCC的ADC，其载荷为MMAE。然而，初步临床研究显示其疗效甚微，在晚期胰腺癌患者中的有效率仅为3%。其迭代产品TAK-164将载荷替换为旁观者效应更强的exatecan，并优化了连接子。尽管如此，在一项针对消化道实体瘤的Ⅰ期临床研究中，该药物被发现具有显著的肝脏毒性，而其RP2D又被认为不足以产生有临床意义的疗效，因此目前其开发已被终止。

综上所述，ADC在GC领域的临床研究已取得了令人鼓舞的进展。从最初针对HER2阳性GC患者的尝试，到逐步扩展至HER2低表达甚至HER2阴性亚型，以及CLDN18.2、TROP2、HER3、GCC等新兴靶点的积极探索，ADC药物不仅扩展了GC精准治疗的受益人群，也提供了新的治疗策略与可能性。然而，随着ADC药物的广泛应用，临床耐药问题逐渐凸显，探索ADC药物耐药机制并制定有效的临床应对策略已成为未来亟须解决的关键问题之一。

四、胃癌ADC耐药机制与临床应对策略

ADC在体内发挥抗肿瘤作用需经历一系列精确的生物学过程，包括：与靶抗原结合、内吞进入细胞、在溶酶体内降解并释放载荷、载荷作用于靶点诱导细胞死亡。任一环节的失调均可能导致耐药的产生。

（一）靶抗原-抗体的结合异常

ADC的疗效高度依赖于肿瘤细胞表面靶抗原的持续高表达。临床实践中，靶抗原表达水平的下调甚至完全丧失是ADC耐药的常见原因。DESTINY-Gastric01研究观察到，部分接受T-DXd治疗后进展的HER2阳性GC患者，其肿瘤组织中的HER2表达水平由IHC 3+降至0或1+，这表明肿瘤细胞在治疗压力下通过选择性逃逸机制下调了HER2表达，从而规避ADC的靶向识别。此现象并非ADC特有，既往接受过抗HER2单抗（如曲妥珠单抗）治疗的患者同样可能发生HER2表达的动态变化，从而影响后续ADC治疗的敏感性。

此外，靶抗原的异质性是影响ADC疗效的另一关键因素。肿瘤组织内不同区域的细胞抗原表达水平可能存在差异，ADC治疗可清除大部分高表达靶抗原的肿瘤细胞，但残存的低表达或阴性细胞可能增殖并导致疾病复发。研究显示，GC中HER2表达的异质性较乳腺癌更为显著，仅约20%的HER2阳性GC患者表现为弥漫性强表达，而超过30%的患者呈区域性或斑片状表达，这导致ADC难以实现对肿瘤组织的完全覆盖。同样，CLDN18.2在GC中的表达也存在显著的异质性。最后，靶向治疗后HER2可能发生二聚化，特别是形成HER2-HER3异源二聚体，这可能遮蔽其关键表位，降低ADC的结合亲和力，从而削弱药效。

靶抗原-抗体的结合异常是目前包括ADC在内的mAb靶向策略的重要耐药机制。针对该问题，目前的应对策略如下，①选用具有强旁观者效应的ADC。如T-DXd所携带的德鲁替康，其高膜渗透性使其能够扩散至邻近的抗原低表达或阴性细胞，从而克服因表达异质性造成的治疗盲区。②联合治疗。ADC与ICI、抗血管生成药物等联合应用，可借助不同机制杀伤靶抗原阴性的肿瘤细胞，并可能通过激活局部免疫微环境来扩大抗肿瘤效应。③开发双特异性ADC：针对因靶抗原二聚化引起的耐药，可开发同时靶向两个不同表位或靶点的双特异性ADC。例如，靶向HER2两个不同表位的

ZW49 已进入Ⅰ期临床研究，而靶向 HER2/HER3 的双特异性 ADC 仍处于概念验证阶段。

（二）ADC 内化和溶酶体功能障碍

ADC 与靶抗原结合后，需通过内吞作用进入细胞内部。此过程涉及多种蛋白（如 AP2、dynamin），其功能异常可影响 ADC 的内化效率。临床前研究发现，部分耐药细胞通过下调这些内吞相关分子的表达来削弱 ADC 的摄取。

进入细胞后，ADC 的命运依赖于溶酶体功能。研究发现，采用非可裂解连接子的 ADC（如 T-DM1）必须依赖溶酶体 V-ATPase 驱动的酸性环境及组织蛋白酶（cathepsin）等水解酶来释放载荷。在某些 GC 耐药细胞中，V-ATPase 活性降低导致溶酶体 pH 升高和组织蛋白酶活性减弱，从而抑制了有效载荷的生成，显著削弱 ADC 的杀伤作用。此外，载荷从溶酶体释放至细胞质需要溶酶体膜转运蛋白（如 SLC46A3）的辅助。若 SLC46A3 表达下调，载荷将被困于溶酶体内无法发挥作用，导致耐药。

为应对胞吞与溶酶体功能障碍带来的 ADC 耐药，目前已做出许多努力，如近期研发 / 上市的药物的载药多具有强大的旁观者效应，如 MMAE 和德鲁替康，也能杀伤邻近癌细胞；设计对多种刺激（如特定肽酶、酸性 pH、谷胱甘肽）均敏感的多重响应连接子，可提高胞内载荷的释放效率；HDACi 可通过表观遗传学调控，上调内吞相关蛋白的表达并改善溶酶体酸化环境，从而增强 ADC 的内化和载荷释放。尽管该机制已在临床前模型中得到验证，但其临床转化仍需进一步研究。

（三）细胞毒药物外排增加

多药耐药相关转运体（multidrug resistance-associated transporter，MDR），特别是 ATP 结合盒（ATP-binding cassette，ABC）转运体家族的 P- 糖蛋白（P-glycoprotein，P-gp/ABCB1）和 ABCG2，是导致 ADC 耐药的重要机制之一。这些转运体能主动将胞内的细胞毒性载荷泵出细胞，降低其有效浓度。研究表明，多种常用 ADC 载荷（如 MMAE、DM1）均是 P-gp 的底物。当肿瘤细胞高表达 ABC 转运体时，ADC 释放的载荷会被迅速外排，导致疗效下降。在 GC 中，经过多线化疗的患者其肿瘤细胞常上调这类外排泵的表达，这提示既往治疗史可能影响后续 ADC 的敏感性。

为克服该类耐药机制，目前已提出多种应对策略。首先，从源头避免毒素被识别，采用非 P-gp 底物作为载药成为一项有效手段。如德鲁替康，对 P-gp 的活性依赖度低，可一定程度绕过药物外排的问题。DESTINY-Breast02 研究显示 T-DM1 耐药的患者使用 T-DXd 仍有显著生存获益。联合 P-gp 抑制剂是理论可行方案之一，但由于 P-gp 在体内广泛存在，P-gp 抑制剂毒性问题仍需解决。优化连接子的设计亦有潜力，使用多酶敏感的连接子可加快毒素释放，缩短在细胞质中被外排的时间窗；最后具有旁观者效应的 ADC 毒素可透过细胞膜扩散至邻近细胞，即使部分细胞出现了外排耐药，仍能实现广泛的细胞毒作用。

（四）抑制性免疫微环境与药物屏障

GC 的 TME 复杂且具有高度免疫抑制性，是限制 ADC 疗效的重要因素。首先，TME 中的缺氧、乳酸积聚和酸性 pH 等代谢异常，可能影响连接子的稳定性及载荷的化学活性。其次，TME 中富集的髓源性抑制细胞（myeloid-derived suppressor cell，MDSC）、调节性 T 细胞（regulatory T cell，Treg 细胞）以及 TGF-β、IL-10 等抑制性细胞因子，会削弱 ADC 通过其 Fc 段介导的 ADCC 和 CDC 等免疫效应，从而削弱 ADC 可能诱发的免疫辅助效应。

异常血管的过度生成是 GC 的特征之一。这种异常的血管网络常常会引起严重的灌注不均，不仅限制了多种药物包括 ADC 的均匀分布，还可能使部分肿瘤区域长期处于药物无法有效到达的“治疗盲区”。由于这些部位长期处于缺氧状态，导致其癌症相关成纤维细胞（cancer-associated fibroblast，CAF）在 TME 中高度富集，通过分泌胶原、透明质酸等细胞外基质成分，增加组织致密度和间质压力，进一步加强了“药物屏障”的作用，尤其是对于分子量较大的 mAb、ADC。

为应对 TME 所带来的免疫抑制与药物递送障碍，目前已提出多项干预策略。抗血管生成药物（如贝伐珠单抗）可使肿瘤异常血管结构“正常化”，联合使用可改善肿瘤灌注与 ADC 分布，从而提高药物递送效率。靶向 CAF 活性（如 FAP 抑制剂）或酶解降解基质成分（如透明质酸酶）已被证实可缓解肿瘤组织的致密屏障，有望改善 ADC 的瘤内渗透与抗肿瘤效应。结合 ICI 也逐渐成为 ADC 组合治疗的热点策略，不仅有望逆转 TME 中免疫抑制状态，还可能增强 ADC 诱导的免疫协同杀伤效应。上述多靶点、多机制联合策略的探索，为克服 TME 相关耐药提供了新思路与实践方向。

五、总结与临床展望

ADC 作为新一代靶向治疗策略，成功整合了 mAb 的肿瘤靶向能力与高效细胞毒性药物的强大杀伤效应，在 GC 治疗中展现出显著潜力，并且毒副反应可控，最常见的 3 级以上不良反应多为血液毒性及胃肠道反应。

现阶段，靶向 HER2 的 ADC 是 GC 治疗的核心力量。T-DXd 与 RC48 已在 HER2 阳性或低表达的 AGC 二线及后线治疗中取得了突破性成功，并在一线治疗的探索中显示出巨大的应用前景。与此同时，针对 CLDN18.2、TROP2、HER3 等新兴靶点的 ADC 研发也在积极推进，有望为更多 AGC 患者提供新的治疗选择。

尽管如此，ADC 在 GC 领域的广泛应用仍面临诸多挑战，尤其是在耐药机制方面。例如，靶抗原表达的下调与异质性可降低 ADC 靶向效率，胞吞与溶酶体功能障碍则影响毒素释放，药物外排转运体的激活以及复杂的 TME 也可能共同削弱治疗效果。针对这些问题，已在进行积极探索，优化抗体构型与连接子结构、引入旁观者效应强的毒素、开发双特异性 ADC，以及联合 ICI 或微环境调节药物以增强治疗协同等都是目前在做的努力。尽管如此，耐药问题仍客观存在，相关机制仍未被完全阐明，未来需进一步深入机制研究，为优化治疗方案和个体化选择提供依据。

综上所述，ADC 作为连接精准靶向与高效杀伤的桥梁，已为 GC 治疗开辟了新的篇章。随着对耐药机制理解的深化、药物设计的持续创新以及联合治疗策略的不断优化，ADC 有望在未来成为 GC 多线、多亚型治疗体系中的重要支柱，为改善患者预后带来新的希望。

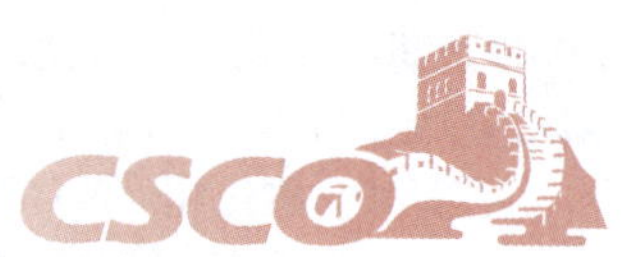

基于多模态影像组学和病理组学的胃癌精准诊断与分型研究进展

陈琛斌　史依　项益岚　陈锦飞
温州医科大学附属第一医院

人工智能(artificial intelligence,AI)的兴起,尤其是机器学习(machine learning,ML)和深度学习(deep learning,DL)等算法的更新,使得影像组学和病理组学在胃癌(GC)的诊断、分型和诊疗等方面取得了新的突破。影像组学能够通过高通量的方式,从计算机断层扫描(computed tomography,CT)、核磁共振成像(magnetic resonance imaging,MRI)等医学影像中提取不同的定量特征;这些特征涵盖了肿瘤的大小、形状、密度、纹理等多个方面,全面、细致地评估肿瘤的异质性。病理组学则聚焦于病理切片,结合基因测序、蛋白质组学分析等模态,从分子和细胞等微观层面揭示肿瘤发生、发展的内在特征。而影像组学提供的宏观信息与病理组学提供的微观信息相互补充、相互印证,能够更准确地判断肿瘤的类型、分期以及预后情况,从而为患者制订更加精准、有效的治疗方案,提高治疗效果。

一、胃癌的临床诊断现状与挑战

(一) 传统诊断方法的局限性

目前GC的诊断主要依赖于内镜检查、组织活检和影像学检查(如CT、MRI)等传统方法。然而,这些方法存在明显的局限性。内镜检查虽然直观,但依赖于操作者的经验,早期胃癌(early gastric cancer,EGC)的检出率较低,且对于某些特殊部位(如胃底、贲门)的病变容易漏诊。组织活检虽然可以提供病理学依据,但由于取样误差,可能无法全面反映肿瘤的异质性。影像学检查在评估肿瘤分期和转移方面有一定优势,但对于EGC的灵敏度不足。此外,这些方法通常需要侵入性操作,患者接受度较低,且费用较高,限制了其在人群筛查中的广泛应用。因此,亟须开发更灵敏、非侵入性且经济高效的诊断方法。

(二) 胃癌异质性对诊断和分型的影响

GC是一种高度异质性的肿瘤,其分子特征、病理类型和临床行为存在显著差异,而这种异质性给诊断和分型带来了巨大挑战。例如,肠型GC和弥漫型GC在生物学行为和治疗反应上截然不同,但传统病理分型可能无法完全捕捉这些差异。此外,肿瘤内异质性(intratumor heterogeneity,ITH)(即同一肿瘤内不同区域的分子特征差异)可能导致活检结果的片面性,影响治疗决策。近年来,随着基因组学、转录组学和蛋白质组学的发展,研究者开始探索基于分子特征的GC分型,如TCGA分型[EBV阳性型、微卫星不稳定型(microsatellite instability,MSI)、基因组稳定型和染色体不稳定型]。然而,如何将这些分子分型整合到临床诊断中,并实现个体化治疗,仍是亟待解决的问题。

(三) 精准医学时代下的新需求

精准医学的兴起为GC诊断带来了新的机遇和挑战。一方面,液体活检[如循环肿瘤DNA(circulating tumor DNA,ctDNA)、外泌体]等新兴技术能够无创、动态监测肿瘤的分子特征,有望弥补传统方法的不足。例如,ctDNA检测可以反映肿瘤的基因组变异,并用于早期诊断、疗效评估和复发监测。另一方面,AI在医学影像分析和病理诊断中的应用逐渐成熟,可以提高GC检测的准确率和效率。然而,这些新技术在实际应用中仍面临诸多问题,如标准化、成本控制和临床验证等。此外,精准医学要求将患者的分子特征与临床数据整合,制订个体化治疗方案,这对多学科协作和数据共享提出了更高要求。未来,需要进一步优化技术流程,开展大规模临床研究,以推动精准诊断在GC中的实际应用。

二、影像组学在胃癌精准分型和诊疗中的应用

(一) 影像组学的基本概念与技术流程

影像组学是一种基于医学影像的高通量特征提取与分析方法,通过计算机算法从CT、MRI或正电子发射计算机断层显像(positron emission tomography-computed tomography,PET/CT)等影像中提取大量定量特征,并结合ML或DL模型进行疾病诊断、预后评估及治疗反应预测。其技术流程主要包括以下几个步骤:影像采集、图像分割、特征提取、特征筛选及模型构建。首先,高质量的影像数据是影像组学分析的基础,需确保扫描参数的一致性以减少噪声干扰。其次,通过手动或自动分割方法勾画感兴趣区域(region of interest,ROI),如肿瘤病灶。随后,利用算法提取形态学、纹理、小波及高阶统计特征等。特征筛选则通过降维方法(如主成分分析或最小绝对收缩与选择算子)去除冗余信息,最终构建诊断或

预测模型。尽管影像组学在GC中的应用仍处于探索阶段，但其无创、可重复的优势使其成为辅助诊断的重要工具。

不同影像模态在GC影像组学分析中各有优势。CT影像组学主要基于肿瘤的密度异质性提取特征，如灰度共生矩阵（gray-level co-occurrence matrix，GLCM）和小波变换特征，可用于评估肿瘤的侵袭性及LNM风险。MRI则凭借优异的软组织对比度，在T_2加权或扩散加权成像（diffusion weighted imaging，DWI）中提取纹理特征，有助于区分GC的病理亚型或预测治疗反应。PET/CT结合代谢与解剖信息，通过标准化摄取值（standard uptake value，SUV）及相关纹理参数（如熵、均匀性）反映肿瘤的代谢活性，对GC分期及疗效监测具有较高价值。多模态影像组学的联合分析（如CT+PET）可能进一步提升诊断效能，但需解决数据配准与特征融合的技术挑战。

（二）影像组学在胃癌不同分型中的应用

GC是一种高度异质性的疾病，其分子分型的多样性反映了肿瘤在基因组学、表观遗传学及转录组学等方面的复杂性。影像组学在GC个体化分型和治疗中的应用正逐步受到关注，尤其是在不同组织学类型（如肠型和弥漫型）的自动识别方面。通过深入分析影像数据，研究者们结合计算机视觉与ML技术，能够有效提取影像特征，进而对不同亚型的GC进行辨识与分类，为非侵入性分型提供了可能的解决方案。一项研究利用CT影像提取的放射组学特征，成功区分了微卫星稳定型（microsatellite stability，MSS）和上皮-间质转化（epithelial-mesenchymal transition，EMT）的GC亚型，模型在训练和测试集中的曲线下面积（area under curve，AUC）分别达到0.849和0.840，显示出良好的预测能力。此外，影像组学特征与临床病理特征的结合，例如肿瘤大小、年龄及Lauren分型等，进一步提升了模型的预测准确率，这种多维度的整合为GC的精准医疗提供了重要的依据。进一步的，一项研究开发了一个CT影像组学标志物，可以预测DNA错配修复（mismatch repair，MMR）缺陷，这一缺陷与免疫治疗的有效性密切相关；结果显示，该标志物在不同的验证队列中均表现出良好的预测能力，AUC高达0.902。

同时，影像组学还在预测GC中某些特定的生物标志物方面展现了潜力。Wu等通过提取CT影像的放射组学特征，可以预测同源重组修复通路的相关生物标志物（如RAD51D和XRCC2）在GC患者中的表达情况。这些生物标志物不仅与肿瘤的病理分期、淋巴结分期及TNM分期显著相关，还有助于在化疗方案的选择上提供指导。

此外，影像组学特征与肿瘤免疫微环境的关系也逐渐引起关注。有研究开发了基于CT的影像组学评分（radiomic score，RS），发现其与中性粒细胞-淋巴细胞比率（neutrophil-to-lymphocyte ratio，NLR）存在显著相关性，这为评估GC患者的预后及对免疫治疗反应的预测提供了新的思路。通过分析2 272例GC患者的数据，Huang等发现，RS能够有效预测NLR，且在不同的队列中，RS对患者预后能力与传统的免疫组织化学（immunohistochemistry，IHC）结果相当，均能显著预测OS和无病生存（disease free survival，DFS）。通过对影像组学特征与分子分型之间的关联进行深入研究，可以为GC的个体化治疗提供更为精准的指导，也为未来的研究开辟了更多的可能性。综上所述，影像组学特征在GC分子分型中的相关性研究不仅丰富了我们对疾病的理解，也为临床实践提供了重要的支持。

（三）影像组学在胃癌治疗反应预测中的作用

影像组学在预测患者对新辅助化疗（neoadjuvant chemotherapy，NACT）的反应方面展现了显著的潜力。通过提取影像特征，研究者能够评估患者肿瘤的生物学特征，并根据这些特征预测治疗效果。影像组学特征与肿瘤大小、形态和纹理等因素密切相关，这使得其成为预测化疗反应的重要工具。在一项研究中，研究者分析了231例接受NACT的AGC患者的临床、病理和CT数据，建立了影像组学模型以预测病理反应。研究结果显示，影像组学模型的AUC在训练组和验证组中分别为0.960和0.843，表明该模型在预测化疗反应方面具有高效性。此外，结合影像组学特征与临床数据的综合模型表现更为优越，进一步提高了预测的准确率。

在另一项系统评价和荟萃分析中，研究者纳入了14项研究，涉及3 373例GC患者，旨在探讨影像组学在NACT反应预测中的准确率。发现当仅使用影像组学特征进行建模时，预测性能的C指数为0.750，而当结合临床数据时，预测性能显著提升，C指数达到0.814。这表明结合影像组学与临床数据的模型能够更有效地识别可能的化疗反应者，提高个体化治疗的精准度。

（四）影像组学在胃癌预后评估中的应用

作为一种新兴的医学影像分析技术，影像组学已在GC的生存期预测中显示出良好的应用潜力。多项研究表明，影像特征的提取与分析能够有效地与患者的生存期相关联，从而为临床提供重要的预后信息。研究显示，通过提取来自CT图像的1 670个影像特征，研究者开发了基于影像组学的预后模型，构建了与生存期相关的影像组学署例，并通过LASSO回归分析筛选出16个关键特征。另有研究探讨了PET/CT影像组学特征在预测GC患者生存期中的应用；结果表明，基于影像组学的生存风险模型在生存期的分层预测上优于传统临床模型，且影像组学特征在预后评估中表现出高度的可靠性。

当然，在GC的精准治疗中，个体化风险模型的构建显得尤为重要。根据现有的研究，结合临床指标和影像特征可以有效提高预后评估的准确率。基于513例接受根治性胃切除术的GC患者的影像数据，研究者从中提取出五个具有显著预后价值的影像特征。这些特征能够帮助实现对患者OS和无复发生存（recurrence free survival，RFS）的预测，其C指数显示该模型在训练组和验证组的预后效果均显著优于传统的TNM分期系统。此外，另一项研究则专注于结合临床因素与RS的联合模型，以提高HER2阳性GC患者的预后预测准确率。该模型通过分析431例患者的CT影像特征和临床变量，构建的放射组学模型在不同分组中表现出了良好的预测能力，AUC分别为0.801、0.793和0.784，显示了其在识别患者预后风险方面的潜力。在另一项研究中，研究者们开发了一种基于纵向CT影像特征的风险评分系统，旨在预测接受NACT后局部AGC患者的PFS。该系统整合了基线和再评估CT影像特征，最终通过临床因素的结合，构建了一个更为精准的预测模型，C指数达到0.754，显示出该模型在PFS预测中的优越性。这些研究表明，影像组学特征与临床指标的结合能够有效提升 GC 患者的预后风险评分系统的构建质量，进而为个体化治疗提供科学依据。未来的研究应考虑更大规模的患者样本，以进一步验证这些模型在临床中的适用性和有效性。

三、病理组学在胃癌精准分型和诊疗中的应用

(一) 胃癌病理组学与分子病理学的发展

传统病理组学在 GC 的诊断中发挥着至关重要的作用，主要通过组织学分型与 IHC 来实现对 GC 的准确识别和分类。首先，组织学分型是病理组学的核心内容之一，通过对 GC 组织切片的观察与分析，病理学家能够识别出不同的组织学类型，如弥漫型和肠型，这些类型在生物学行为、临床表现及预后上均存在显著差异。研究表明，EGC 中 *CDH1* 基因突变的发生率在早发 GC 患者中显著高于传统 GC。此外，病理学分型还能够帮助医生制订个性化的治疗方案，提供更为准确的预后评估。

其次，IHC 作为一种重要的辅助诊断工具，在传统病理组学中同样不可或缺。通过特定抗体与肿瘤细胞的结合，IHC 可以帮助识别肿瘤标志物的表达情况，如 HER2、Ki67 等，这对于判断肿瘤的分化程度及生物学行为具有重要意义。例如，在一项研究中，利用 IHC 对 HER2 的检测显示，改善了 GC 患者的预后评估，并为靶向治疗提供了依据。此外，IHC 标志物的检测还可以与患者的临床特征相结合，帮助识别高风险患者，从而实施更为精细化的监测与治疗策略。

此外，分子病理学技术的进展也为临床提供了重要的信息基础。特别是在基因表达谱和突变分析方面，新的分子技术能够揭示肿瘤的分子特征，从而指导个性化治疗。基因表达谱分析能有效区分 GC 的不同亚型，帮助临床医生根据患者的具体分子特征制订治疗方案。

(二) AI 辅助的病理诊断与分型

ML 和 DL 技术在医学图像分析中正逐渐成为不可或缺的工具，特别是在 GC 的诊断与治疗中。尤其是 AI 的引入使得病理诊断过程更加高效和准确，极大地改善了临床诊断的质量。在组织学亚型的自动分类方面，AI 借助 DL 技术，特别是卷积神经网络（convolutional neural network，CNN），可以从病理图像中提取特征并进行分类。这一技术的进步使得 AI 能够识别和区分不同的 GC 亚型，例如肠型和弥漫型 GC，且分类准确率已达到超过 90%。同时，Liu 等提出的 Deeplab v3+ 神经网络，在识别医学图像和分割 GC 组织病理切片方面，取得了优于 SegNet 和 Faster-RCNN 模型的结果，灵敏度、特异度、准确率和 Dice 系数分别为 91.45%、92.31%、95.76% 和 91.66%。此外，CNN-CAD 系统在 GC 病理诊断中的 AUC 为 0.89，灵敏度为 77.8%，特异度为 99.5%，总体准确率为 98.9%，阳性和阴性预测值分别为 82.2% 和 99.4%。在训练过程中，AI 算法使用了大量的高分辨率病理图像数据，从而提升了其对复杂病理特征的识别能力。研究表明，AI 在分类组织学亚型时的表现不仅优于初级病理学家，甚至能够与经验丰富的病理学家相媲美。这种自动化的分类方法有助于减少人为错误，提高诊断的一致性，从而为临床决策提供更为可靠的依据。

在组织学分类方面，Song 等采用深度卷积神经网络，利用苏木精 - 伊红染色（hematoxylin-eosin staining，HE 染色）的全玻片图像，开发了临床适用的组织病理学诊断系统，在实际测试队列中实现了接近 100% 的灵敏度和 80.6% 的平均特异度。在三级分类（癌或疑似癌、腺瘤或疑似肿瘤性病变、肿瘤性病变阴性）中，AI 图像分析软件的总体一致率为 55.6%（1702/3062），kappa 系数为 0.28（95% *CI* 0.26~0.30；相当一致）。

当然，在 HER2 状态预测中，Sharma 等提出了一种基于图的方法，对 HE 染色的组织学载玻片中的胃肿瘤 HER2 状态进行分类。实验结果表明，该方法优于其他使用多个纹理特征的 ML 方法，总体精度为 0.584 7。他们进一步利用 DL 模型进行 GC 分类，自行设计的九层 CNN 的癌症分类准确率达到 0.699，优于所有传统的 ML 方法。

四、结论

通过整合多模态数据，如 CT、MRI、内镜图像及病理切片信息，研究者能够更全面地评估肿瘤的生物学特征，从而提高诊断的准确率和分型的可靠性。然而，当前的研究仍面临数据标准化不足、算法泛化能力有限以及临床转化困难等关键问题。

从现有研究来看，影像组学和病理组学的结合显著提升了 GC 的分子分型能力，特别是在 HER2 表达、MSS 状态及 TME 分析等方面展现出巨大潜力。然而，不同研究之间的数据采集方法、特征提取标准以及模型构建策略存在较大差异，导致结果的可比性和可重复性受到影响。因此，未来的研究亟须建立统一的标准化流程，包括数据采集协议、特征提取规范以及多中心验证框架，以确保研究结果的稳健性。AI 技术的快速发展为多模态数据的整合提供了新的机遇。DL 模型在特征自动提取和模式识别方面表现出色，但其"黑箱"特性也带来了临床可解释性的挑战。如何在保持模型性能的同时增强其可解释性，是未来研究的重要方向。此外，多中心合作和大规模前瞻性临床研究将是推动影像组学和病理组学从实验室走向临床的关键。

总而言之，多模态影像组学和病理组学在 GC 精准医学中的应用前景广阔，但仍需克服技术、标准化和临床转化等多重障碍。通过跨学科协作、技术创新和严格的临床验证，这一领域有望为 GC 患者提供更精准、个性化的诊疗方案，从而改善患者的生活质量和预后。

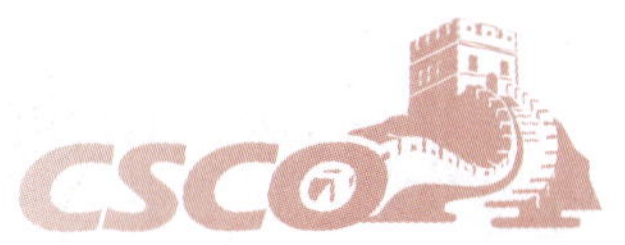

影像组学驱动的胃癌肿瘤内异质性评估及其应用

袁吉　罗再　王悦玲　黄陈
上海交通大学医学院附属第一人民医院

胃癌(GC)在分子和表型层面均表现出高度异质性，这使得GC的诊断与精准治疗成为挑战。肿瘤异质性是指细胞增殖过程中，由于内在遗传不稳定性所导致的肿瘤间或肿瘤内的显著差异，这种差异也可能是在表观遗传、转录或蛋白质水平的其他变异来源作用下形成的，最终表现出明显的肿瘤个体差异。肿瘤异质性可进一步分为肿瘤间异质性与肿瘤内异质性(intra tumor heterogeneity，ITH)。前者体现在不同患者、不同肿瘤类型以及同一肿瘤不同发病部位上，后者则主要在时间与空间维度上得以体现。时间维度上，肿瘤表现出随时间演进的增殖、进化、转移等动态变化；空间维度上，则体现肿瘤内部的复杂结构特征，特别是肿瘤细胞与TME内的特定细胞之间的相互作用机制，这要求更加个性化的临床治疗方案。ITH是肿瘤进展、复发、转移以及治疗失败的关键因素之一。随着单细胞组学和空间组学等新兴技术的快速发展，研究者得以深入肿瘤内部，细致探究其ITH。相比之下，肿瘤间异质性关注的是不同患者之间肿瘤的差异性，尽管其研究价值不容忽视，但在临床实践中并非焦点。ITH具体体现在多个方面，包括病理分期、分子分型、复发与转移、周围神经浸润(perineural invasion，PNI)与淋巴血管浸润(lymphovascular invasion，LVI)以及TME等。

ITH不仅可能促进肿瘤的转移和进展，还可能会对化疗药物产生耐药性，并降低免疫治疗的疗效。此外，ITH也是靶向治疗药物研发的关键障碍，这些因素通常会导致治疗失败和不良预后。在ITH评估中，已有多种方法被广泛采用，全基因组测序(whole genome sequencing，WGS)与全外显子组测序(whole exomesequencing，WES)能够提供肿瘤样本基因组变异的详尽视图，如单核苷酸变异(single nucleotide variation，SNV)和拷贝数变异(copy number variation，CNV)等，从而辅助研究者深入理解肿瘤的空间异质性；单细胞组学分析则能够揭示肿瘤细胞在基因表达、DNA甲基化和染色质可及性等不同维度的异质性信息。IHC用于揭示HER2表达状态，而HE染色病理检查则进一步判定MMR蛋白表达状态。尽管这些技术在ITH评估方面表现出色，但它们存在侵入性、样本采集难以体现异质性等局限性。因此，探索一种全面、无创且简便的ITH评估方法，在肿瘤患者的临床诊疗管理中具有重要意义。

影像组学利用计算机技术对医学影像进行精细的表征与分析，通过提取肿瘤ROI的特征，为临床提供更为丰富的信息。与其他ITH评估技术相比，影像组学展现出其术前评估、操作简便性、无创性以及可重复性的优势。此外，影像组学能够以肿瘤的三维形态为研究对象，提供更为全面的肿瘤整体信息。影像组学已经成为量化ITH的有效工具。在影像组学领域，评估ITH的常规方法是通过提取一系列传统影像特征来量化ITH，例如，直方图特征能够反映参数分布的特性，而纹理特征则用于衡量空间复杂度。新兴的研究方向是运用AI技术来识别并提取肿瘤亚区域的特征，以此来量化ITH中的空间异质性。此外，研究者们还倾向于将瘤内特征与瘤周特征相结合，以更全面地量化ITH。随着影像组学技术的不断进步，研究也逐步拓展至影像组学宏观分析与多种组学微观研究相结合的模式，通过整合转录组学、病理组学、基因组学等多维度组学研究，不仅为影像组学赋予了生物学层面的阐释，而且开辟了ITH评估的新视角，成为辅助肿瘤临床诊疗的创新工具。基于以上，本文着重分析和探讨了影像组学在GC异质性研究中的最新进展，旨在为未来的ITH研究提供新的研究路径和方法论，同时为GC的临床诊疗贡献新的思路和见解。

一、影像组学

常规的影像组学研究流程主要包括如下步骤：从多种影像中获取高质量标准化的图像信息，如CT、MRI等；选定ROI进行图像分割；特征提取；利用统计学方法和AI算法建立模型；采用多种方式进行模型验证。在影像组学领域，对ITH的评估涉及多种特征的提取，包括形状特征、纹理特征、直方图特征以及高阶特征等。特征提取的方法存在多样性，如亚区域特征提取、瘤周特征提取和瘤内特征提取等。然而，这些特征类型和提取方式在不同研究中表现出显著的差异性。AI的普及以及医学数据的爆炸式增长，推动了AI在影像组学研究领域的广泛应用，也为GC异质性评估提供了强有力的工具。

二、影像组学在泛癌种异质性评估中的应用

影像组学作为一种评估ITH的工具，并非仅限于特定类型的肿瘤，而是广泛适用于多种实体瘤，例如肺癌、乳腺癌（breast cancer，BC）、结直肠癌、肝癌等。肺癌是全球新发病例最高的恶性肿瘤，其中NSCLC是最常见的肺癌亚型。Zhang等开展了一项涉及508例NSCLC患者CT影像与临床数据的三中心回顾性研究，在DL技术的辅助下，成功构建了用于鉴别各种分子改变的DL影像组学决策模型（deep-radscore）。该模型不仅能后预测LVI、胸膜浸润和T分期等各类预后因素，还可以预测包括*EGFR*在内的6种基因突变以及PD-1/程序性死亡配体1（programmed death-ligand 1，PD-L1）的免疫治疗表型。在验证队列中，模型预测的AUC均超过0.88，这为NSCLC的靶向治疗与免疫治疗的个性化治疗策略制定提供了可能。乳腺癌作为女性群体中发病较为普遍的恶性肿瘤，其高度的异质性特征使其精准治疗面临诸多挑战。Chen等基于614例乳腺癌患者MRI亚区域影像组学特征，构建了ITH表征模型，通过量化ITH来区分HER2表达状态，预测效果优异，在外部验证队列中AUC为0.84，此方法能够为精准医疗和个体化治疗提供有力支持。结直肠癌的发病率高且预后不佳。Dercle等基于667例CRC患者的CT影像数据和随机森林（random forest，RF）算法，开发一种ML标签，其目的在于识别抗EGFR治疗患者亚群。在验证集中，该ML标签相较于传统基线预测指标展现出更优越的性能，其AUC可达0.80，因此，该标签有望成为指导临床EGFR靶向治疗的最新工具。Cai等整合了475例直肠癌（rectal cancer，RC）患者的MRI亚区域影像组学特征，并结合ML，开发并验证了一个亚区域影像组学模型。该模型旨在评估MSI的高危亚区域，并预测RC患者的MSI状态，在外部验证队中，AUC达到了0.87，进而识别出具有不良预后的患者亚群，从而为临床医生提供了辅助诊断的参考。肝细胞癌（hepatocellular carcinoma，HCC）是最常见的原发性肝癌，在基因组、分子组织学层面展现出显著的异质性。其中巨梁型-大块型肝细胞癌（macrotrabecular-massive hepatocellular carcinoma，MTM HCC）亚型就是与血管生成显著相关的侵袭性变异亚型。Feng等根据365例HCC患者的CT影像及临床资料，运用支持向量机（support vector machine，SVM）算法构建了一个联合模型，旨在精准预测MTM HCC亚型。该模型在内部验证队列与外部验证队列中AUC分别为0.80和0.74。此外，研究还通过病理组学、转录组学的深入分析，进一步探讨该亚型的免疫浸润模式，揭示了其特有的免疫微环境特征。这些发现为制订个体化的免疫治疗策略提供了理论依据。

三、影像组学在胃癌异质性研究中的应用

GC的异质性特征是其病理分期和分子分型的关键驱动因素，并与GC的转移性和侵袭性密切相关。GC的ITH不仅体现在病理分期与分子分型上，还在GC的复发与转移、PNI与LVI以及TME上有所体现。影像组学与AI算法的结合，能够提取高通量特征，为精准评估ITH提供了可量化的医学工具。

（一）胃癌的病理分期

在制定GC治疗策略时，TNM分期发挥着至关重要的作用。对于EGC，手术是主要治疗手段；而对于AGC患者，综合运用化疗、放疗以及靶向治疗等多种治疗策略。但相同TNM分期患者由于异质性的差异，仍然可能对同种治疗策略产生差异化的治疗反应，因此影像组学评估ITH是对传统TNM分期的有效补充，有利于促进个性化诊疗的进行。You等创新性地运用了263例GC患者的双能量计算机断层扫描（dual-energy computed tomography，DECT）衍生的碘图谱，并结合RF、逻辑回归（logistic regression，LR）、高斯朴素贝叶斯、SVM算法，以结果最优且最稳定的LR构建了用于区分$T_{3/4a}$期与$T_{1/2}$期的RS，通过回顾性研究与前瞻性验证相结合的方法，在外部验证队列1和2中，该RS的AUC分别为0.894和0.821，与肿瘤分期呈正相关（$P<0.001$）。在此基础上，进一步开发了包含RS、常规临床特征与DECT定量参数在内的列线图。该研究不仅代表了影像组学在GC病理分期领域的新探索，而且为临床医生制订个性化治疗策略提供了新的辅助工具。

淋巴结转移（lymph node metastasis，LNM）在制订个体化治疗方案中扮演着至关重要的角色，高异质性往往与LNM呈正相关。在EGC的治疗中，传统内镜黏膜下剥离术（endoscopic submucosal dissection，ESD）实施前提是不存在LNM。相对地，在AGC的治疗中，胃切除术与淋巴结清扫术的联合应用已成为标准治疗方案。鉴于此，术前无创性预测LNM的必要性显得尤为突出。针对EGC，Gao等对463例患者的CT影像进行了分析。通过提取影像组学特征并结合淋巴结状态，构建了影像组学模型。该模型在预测EGC患者术前LNM方面表现出色，在内部训练队列中的AUC达到0.91，在外部验证队列中也达到0.89。该模型的开发有望显著提升临床决策的精确性。在AGC中，Dong等基于730例局部晚期胃癌（locally advanced gastric cancer，LAGC）患者的CT影像，运用深度卷积神经网络技术，构建了一种DL影像组学联合模型（deep learning radiomic nomogram，DLRN）。该模型融合了临床独立预测因子与影像组学特征，相较于其他诊断方案（临床N分期、肿瘤大小和传统临床模型），DLRN在指导淋巴结清扫方面展现出显著的优越性（$P<0.05$）。该模型不仅能够有效预测LAGC患者术前LNM的数量，并且对于隐匿性LNM具有良好的检测能力，有望成为LAGC的LNM的新型辅助诊疗工具。

ITH是一个跨尺度的复杂现象。在分子层面上，同一肿瘤内部存在多个亚克隆区域，这些区域携带不同的突变基因，还有部分是由于DNA甲基化、组蛋白修饰造成的表观遗传异质性，影像组学往往与基因组学、转录组学等相结合，利用各类特征量化ITH，进而将RS与基因突变等分子层面解释联系起来；在蛋白质层面上，同一蛋白（如EGFR、HER2）可表现出不同的构象状态，这将对靶向治疗的疗效产生影响；在病理层面上，通过数字病理影像技术分析，能够揭示细胞形态的异质性，并且能够展现TME的异质性；在影像层面上，图像参数以及传统的一阶、纹理等特征均能反映ITH，进而成为评估

ITH 的有效工具。

(二) 胃癌的分子分型

分子分型是 ITH 的基本表现形式,表现为肿瘤不同区域或者部位中,分子的表达水平和表达与否存在差异。鉴于此,GC 治疗过程常常面临“分期相同但结局迥异”的困境,因此,实现个体化精准治疗不仅依赖于医学技术的进步,还亟须更为精细和准确的分子分型方法。影像组学通过辅助判别 HER2 亚型、Lauren 分类、MSI 状态、PD-1/PD-L1 表达水平以及 EB 病毒(epstein-barrvirus,EBV)状态,有助于解析 ITH,进而促进个体化精准治疗策略的制定。HER2 阳性患者通常对曲妥珠单抗显示出显著的疗效反应。Zhao 等纳入 713 例 GC 患者的 CT 影像结合 SVM 算法,开发了一种 RS,用于评估 HER2 过表达阳性。而且在以 237 例患者的 DECT 影像作为外部验证队列的测试中,该评分也展现了卓越的区分能力。这表明从常规 CT 到 DECT,该评分具有良好的泛化能力。进一步地,将该评分与统计分析得出的临床变量,包括肿瘤位置、cTNM 分期、癌胚抗原(carcinoembryonic antigen,CEA)、糖类抗原 199(carbohydrate antigen 199,CA199)相结合,构建了一个列线图。该列线图在量化个体 HER2 过表达阳性状态方面达到了最佳效能(AUC 为 0.703)。Lauren 分类是一种广泛应用的 GC 组织学分类方法,该体系依据 GC 的组织学特征,将其细分为肠型与弥漫型。各亚型在临床表现及分子遗传学特征方面展现出显著的异质性,弥漫型 GC 具有高度侵袭性,相较于肠型 GC 更易复发、OS 更短、预后更差。基于 433 例 GC 患者的 CT 影像与临床资料,Cao 等构建了三个术前预测 GCLauren 分类的模型。临床模型整合了年龄、癌胚抗原 125(cancer antigen 125,CA125)水平及肿瘤最大直径等变量。影像组学模型则利用 nnU-Net 自动分割 DL 模型进行构建。进一步地,将临床模型与影像组学模型相结合,形成了联合模型。研究结果表明,联合模型与影像组学模型在预测性能上显著优于临床模型(P<0.05)。然而,与其他的研究结果不同,该研究中联合模型与影像组学模型在预测性能上未显示出显著差异(P>0.05)。该模型可作为辅助医师诊断 GC 分类的有效工具。MSI 状态评估对于 GC 诊疗具有极其重要的临床价值,不仅能够预测化疗的反应性并指导免疫治疗策略的制定,而且在预后评估及个性化治疗方案的构建中发挥着关键作用。Jiang 等利用 223 例 GC 患者的对比增强计算机断层扫描(contrast-enhanced computed tomography,CECT)影像,结合 DL 技术,开发了一种融合临床风险预测因子与 RS 的综合预测模型。研究结果表明,MSI 状态与高评分组具有显著相关性(P<0.001)。该综合模型在预测 MSI 状态方面展现了优异的性能(AUC 为 0.802)。此研究展示了 DL 在影像组学领域的应用前景。免疫治疗已成为 GC 治疗策略中不可或缺的组成部分,其中 PD-1/PD-L1 作为关键的生物标志物,对于 GC 的免疫治疗选择具有决定性意义。Dai 等开展了一项涉及 285 例 GC 患者的 CECT 影像的双中心回顾性研究,旨在识别预测 PD-1 高表达 GC 患者亚群,该研究采用了 11 种主流 ML 算法进行模型构建。在模型性能的验证过程中,光梯度提升机展现出了最佳的预测性能(AUC 为 0.822),为免疫治疗的决策提供了科学依据。EBV 呈阳性的 GC 患者在免疫治疗中表现出较为积极的反应。Zhao 等回顾性分析了源自癌症基因组图谱 - 癌症影像档案库(The Cancer Genome Atlas-The Cancer Imaging Archive,TCGA-TCIA) 以及两家医院的 133 例 GC 患者的临床特征和 CT 影像组学特征,构建了用于预测 EBV 状态的二维和三维列线图。二者在区分 EBV 阳性和 EBV 阴性上均表现优异(AUC 分别为 0.939 和 0.955),且在预测性能上并无明显差异,因此,二维影像组学列线图有望作为临床实践中基因型检测的参考。

(三) 胃癌的复发与转移

ITH 是指肿瘤细胞在基因、表型、代谢以及 TME 等多个层面的差异性。这种异质性显著影响肿瘤的生长速率、侵袭行为以及转移潜能。在肿瘤复发和转移的过程中,高 ITH 可能导致某些亚克隆群体展现出更为强烈的侵袭性和转移能力,从而规避治疗和免疫系统的监视,最终促成肿瘤的复发和转移。而 GC 复发与转移又显著影响患者的总体预后,因此预测 GC 复发成为研究者们亟须解决的问题。影像组学作为非侵入性的评估 ITH 工具,对复发与转移的精准预测使其成为该问题的重要解决途径。Ding 等针对此问题,开展了一项基于 1 286 例 GC 患者的 CT 影像的回顾性训练与前瞻性验证相结合的研究。通过整合临床独立影响因素与影像组学模型,构建了风险评估模型(RAS)。在由 609 例接受根治性手术的 GC 患者组成的复发验证队列中,该模型展现了对腹膜复发(peritoneal recurrence,PR)的强预测能力(AUC 为 0.823)。腹膜转移(peritoneal metastasis,PM)是 GC 最常见的转移形式之一,与不良预后紧密相关。Chen 等基于 167 例 AGC 患者的 ^{18}F- 氟脱氧葡萄糖正电子发射断层扫描(^{18}F-fluorodeoxyglucose positron emission tomography,^{18}F-FDG PET)影像组学特征,结合 ML,构建了一个用于预测 AGC 患者 PM 的联合模型(MMF)。该模型整合了临床因素与专家诊断结果,其预测性能显著优于单一模型(AUC 为 0.908,P<0.05)。此外,MMF 模型展现出卓越的泛化能力,在 ^{18}F-FDG PET 摄取不良的特殊类型胃癌(如黏液性腺癌、印戒细胞癌)中,其预测性能 AUC 依然可达到 0.897。远处转移是另一常见形式,它是导致 GC 患者高病死率的主要因素之一。一项入组 301 例 GC 患者的回顾性研究,基于 5 种 ML 算法与 CT 影像,构建出影像评分。通过比较,选出了预测性能最优的 LR 算法。随后,该评分与临床模型相结合,形成了一个联合预测模型。该模型的主要目的是识别具有远处转移高风险的 GC 患者亚群,并在预测性能方面表现出色(AUC 为 0.880)。

(四) 胃癌的神经浸润与脉管浸润

PNI 是指肿瘤细胞侵入神经周围组织或神经纤维的现象,该现象被视为更具侵袭性的肿瘤特征及预后不良的重要风险因素,LVI 被定义为肿瘤细胞对淋巴管或血管的浸润现象。这同样是一个不良的预后指标,与 GC 的复发和转移密切相关。而 ITH 不仅影响肿瘤的生长速度,还会影响其对周围组织的侵袭能力,因此在 PNI 和 LVI 的发生和发展中扮演着重要角色。影像组学通过高通量特征提取建模评估 ITH,进而预测 GC 患者 PNI 和 LVI,有望成为预后评估有力工具。Gao 等对 955 例 GC 患者的 CECT 影像特征进行了深入分析,并联合 7 种 ML 学习算法,构建了一种列线图。该列线图用于预测 GC 患者的 PNI,其 AUC 达到 0.82。该列线图不仅整合影像组学筛选出的关键特征评分，还纳入了T分期这一重要的临床预测因素。研究发现，PNI的阳性率与较高的T分期及影像评分之间存在显著的正相关性（$P<0.01$）。Chen等纳入了194例胃腺癌患者的CECT影像，结合动脉期和门静脉期的影像特征、Lauren分类以及Ki67指数，构建一个用于预测胃腺癌患者LVI的影像组学模型（AUC为0.80）。此模型不仅为个性化临床治疗方案的选择提供了优化，同时也为预后评估提供了有力的辅助工具。

四、胃癌微环境异质性

随着对TME研究的不断深入以及免疫治疗、靶向治疗等综合治疗手段的广泛运用，基于TME的细胞亚群分类研究逐渐成为研究者关注的焦点。传统TME评估方法基于组织病理学，但GC的异质性导致TME评估常受到采样偏倚的限制，因此，影像组学这种非侵入性方法逐渐成为基于TME术前患者风险分层研究的新方法新手段。Sun等针对TME开展了一项涉及2 600例GC患者的多中心、多队列的回顾性研究。研究基于CT影像构建了淋巴影像组学评分（lymphoid radiomics score，LRS）和骨髓影像组学评分（myeloid radiomics score，MRS），同时依据IHC结果，创建了淋巴免疫评分和骨髓免疫评分。这些评分之间存在相互对应关系，并通过组织病理学方法对影像组学的无创预测进行了验证。研究结果表明，两种CT成像标志物能有效评估免疫微环境。此外，基于LRS/MRS进一步开发了影像学亚型分类器。研究发现，对于免疫治疗，四种亚型的ORR表现出显著的异质性，这反映了GC异质性特征。同样是基于TME的研究，Jiang等整合了两个中心的2 686例GC患者的CT影像数据，并结合DL技术，构建了一个基于IHC的TME分类器，该模型预测性能优异（AUC为0.909）。结果表明，DLRS高分组基于既往研究构建的ML分类器划分出的TME高分组呈正相关，进一步的分析揭示了DLRS评分与淋巴细胞特征之间的正相关性（$P<0.05$），以及与成纤维细胞、血管和骨髓细胞特征之间的负相关性。这些发现揭示了DLRS评分与TME特征之间的紧密联系，并有效地反映了TME异质性，为个性化诊疗提供了新的理论依据。Huang等针对TME中不同类型T淋巴细胞浸润水平进行了预测。研究收集了103例AGC患者的动态增强磁共振成像（dynamic contrast-enhanced magnetic resonance imaging，DCE-MRI）影像数据，并利用LR、SVM、RF以及极端梯度提升（eXtreme Gradient Boosting，XGBoost）构建了4个ML模型。通过对比验证各模型的性能，研究发现LR在预测$CD3^+$ T细胞浸润水平上表现最佳（AUC为0.817），RF则能更好地预测$CD4^+$和$CD8^+$ T细胞浸润水平（AUC为0.908）。这一结果充分揭示了TME的异质性，并有助于识别对免疫治疗具有良好反应的患者群体。

五、多组学联合的新发展趋势

影像组学与多组学研究构成了医学、医工交叉研究领域当前的核心研究方向与发展趋势。基因组学、转录组学、病理组学以及新兴的单细胞组学、空间组学等都是离体分析，缺失了生物体重要的“在体”信息，而影像组学则有效地弥补了这一点，两者结合优势互补，可全面而多维探索ITH。在影像联合基因组学方面，Zhao等进行了一项多中心前瞻性研究，通过整合2 032例不确定肺结节（indeterminate pulmonary nodules，IPL）患者的临床因素、影像组学特征和循环游离DNA（circulating free DNA，cfDNA）片段组学特征（特别是5-甲基胞嘧啶富集区域），构建1个临床模型和4个多组学模型。在模型验证阶段，临床因素、DL-影像组学模型与6bp-5mC模型结合成的联合模型（clinic-RadmC）在预测IPL的恶性肿瘤风险方面展现出超越单一组学模型的效能（AUC为0.923）。该联合模型在临床上能够减少良性IPL 10.9%~21.9%的不必要的侵入性操作，并预防肺癌延误治疗3.8%~13.8%。Ning等整合了146例前列腺癌（prostate cancer，PCa）患者的正电子发射断层扫描/磁共振成像（positron emission tomography/magnetic resonance，PET/MR）影像特征、WES获得的基因组学特征以及IHC得到的病理组学特征，结合k最近邻（k-nearest neighbors，kNN）、RF、XGBoost、SVM和LR构建了5个ML模型，旨在评估PCa中Gleason分级。在众多模型中，RF模型的评估性能最佳，AUC显著高于传统穿刺活检分级评估方法（0.87 vs. 0.75），这表明RF模型在辅助临床医生制订个性化诊疗方案方面具有潜在优势。在影像联合病理组学方面，Yang等基于200例GC患者的CT影像特征以及全视野数字切片（whole slide image，WSI）特征，开发了一个用于预测GC的病理分期、区分Ⅰ~Ⅱ期和Ⅲ期的列线图。该列线图结合了表现最佳的影像组学（MLP_rad）模型和病理组学（SVM_rad）模型，展现了优于单独模型的预测能力（AUC为0.837）。Yao等结合467例RC患者的MRI影像组学特征以及WSI，开发了一种综合临床模型、深度学习影像组学评分（deep-learning radiomics score，DLRS）和深度学习病理组学评分（deep learning pathological score，DLPS）的列线图。该列线图在预测RC患者的MSI状态方面表现出卓越的性能（AUC为0.974）。影像组学通过宏观层面描绘肿瘤特征，病理组学则专注于肿瘤微观特征，深入研究病理改变，为疾病诊断和治疗策略提供基础。结合两者能更全面揭示ITH，提供丰富生物学信息。在影像联合转录组学方面，Zhan等基于两家医院的428例GC患者的CT影像数据构建了三种模型（影像组学模型、临床模型、联合模型），旨在评估GC患者的MSI状态。研究发现，影像组学模型展现出最佳的预测性能（AUC为0.816），并且在低评分组中MSI状态的比例较高。此外，通过TCIA数据库中的29例GC患者转录组测序数据的转录组学分析揭示，低评分组患者表现出更好的生物生存获益，这与低评分组存在激活的免疫微环境相关。Long等通过纳入660例HCC患者的MRI影像数据，手工提取了影像特征，并结合迁移学习特征，构建了一个用于预测瘤内三级淋巴结构（intratumoraltertiary lymphoid structures，iTLS）状态的联合模型（TLR模型）。在外部验证队列中，TLR模型展现了卓越的预测性能，其AUC可达0.85。此外，对TCIA数据库的14例HCC患者的RNA测序数据进行分析，进一步揭示了iTLS状态与炎症反应、免疫通路以及特异性肿瘤相关信号之间的显著相关性

（$P<0.001$）。两项研究中，转录组学分析的结果都显著提升了其模型的可解释性。在影像联合空间组学方面，Long 等基于 4 例 HCC 空间转录组学数据，对肿瘤周围三级淋巴结构（peritumoral TLS，pTLS）密度与 HCC 预后及免疫治疗反应的相关性进行了深入探究。结果表明，高密度 pTLS 与更佳的免疫治疗反应性（$P=0.03$）以及更长的 OS（$P<0.001$）显著相关。在此研究基础上，研究者进一步整合了 701 例 HCC 的 MRI 瘤周和瘤内的影像数据，构建了 3 个 pTLS 的模型，综合评估表明，联合模型展现出最佳的预测性能（AUC 为 0.91）。在影像联合单细胞组学方面，Huang 等进行了一项纳入 2 279 例乳腺癌患者的多中心回顾性研究，通过结合多时间点的 MRI 亚区域影像特征与 ML 技术，构建了两种预测乳腺癌患者 NACT 的完全病理缓解的多模态模型。其中，Clin-SHR 模型不仅在外部验证队列中展现了更为卓越的预测性能（AUC 为 0.863），并且在不同亚组分析中也表现出较高的 AUC 和准确率，进一步的转录组学和单细胞 RNA 测序分析揭示了模型与肿瘤免疫微环境的相关性，表明高分组 Clin-SHR 肿瘤具有更为丰富的 B 细胞驱动的免疫微环境。此外，该模型在 NACT 期间对动态的 ITH 的捕捉能力也更为出色。

影像组学联合多组学还有着更为广泛的应用，Yu 等开展了一项与 TME 中 CAF 相关的研究。该研究整合了来自 TCGA 数据库以及基因表达数据库（Gene Expression Omnibus，GEO）的雌激素受体（estrogen receptor，ER）阳性乳腺癌患者的单细胞 RNA 测序数据、空间转录组数据、影像组学数据、大规模 RNA 测序数据以及基因组数据。研究不仅揭示了 ER 阳性乳腺癌的 4 种不同类型的 CAF，展示了其异质性，而且证实了 COL1A2（+）MMP1（+/–）CAF 通过 CAF 的内在进化在 TME 中发挥肿瘤促进作用，并进一步影响预后。基于此，研究者通过基于 MRI 的影像组学模型来评估这些 CAF 的丰度。该研究从细胞异质性、空间信息和临床应用潜力等方面进行了综合分析，进一步揭示了多组学联合研究的发展趋势。

六、总结与展望

本文旨在探讨影像组学在 GC 异质性研究中的应用现状。作为近年来备受关注的研究领域，影像组学不仅能够无创地预测 GC 的病理分期（TNM 分期）和分子分型（HER2 状态、Lauren 分类、MSI 状态、PD-1/PD-L1 表达、EBV 感染），而且在 GC 复发与转移、PNI、LVI 以及 TME 的研究中展现出其独特价值。此外，影像组学不仅在 GC 研究中发挥作用，在其他多种癌症类型中也是肿瘤诊疗研究的重要工具。随着影像组学与 AI 技术的结合，研究领域已从单一的影像组学扩展至多组学联合研究，这反映了医学研究的发展趋势和必然方向。这种跨组学的融合，将为 GC 异质性评估提供更为宽广的研究视角，进而促进 GC 临床个性化诊疗的实现。

和传统的术后组织病理学检验相比，影像组学评估 ITH，不仅可以实现术前的无创预测、具备操作简便性、耗时短以及可重复性等优势，还能够三维立体地展现肿瘤的全部信息，更精确地揭示肿瘤的异质性特征，这种“在体”优势可以和组织病理检验形成有效补充。然而，影像组学在评估 GC 异质性时，也存在其固有的局限性：①现有的大部分研究均以回顾性研究为主，研究成果是否能成功地临床转化，成为研究者们需要深入思考的另一难题；②相较于乳腺癌和 HCC，GC 在新兴的空间组学或单细胞组学与影像组学结合领域的研究相对较少，研究者们可以借鉴并参考其他癌症类型研究中的热点问题；③少部分研究已经开展前瞻性验证，以此验证模型的泛化性和鲁棒性，但是对于前瞻队列的设计在研究中还缺乏统一的标准。

随着医学数据的指数级增长以及多组学研究的深入整合，影像组学在 GC 异质性分析中的重要性将不断上升。影像组学与基因组学、转录组学、病理组学以及新兴的单细胞组学、空间组学等多组学联合研究，将是后续癌症研究的主流方式。研究者们正致力于突破当前的限制，期望为 GC 患者带来更好的治疗效果与生活质量。

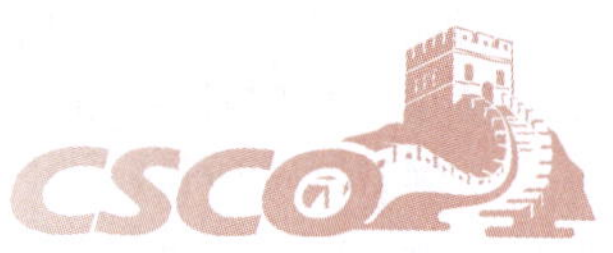

局部晚期胃癌放疗的困境与突破

王宁玉[1]　张文文[1]　金晶[1,2]

[1]中国医学科学院肿瘤医院　[2]中国医学科学院肿瘤医院深圳医院

放疗是局部晚期胃癌（LAGC）综合治疗的重要手段之一。从理论上来讲，术后放疗能杀伤术后残留的潜在亚临床病灶、减少局部复发；术前放疗可使肿瘤降期、为原本无法手术的患者创造手术机会，在降低术后复发风险、控制肿瘤局部进展、提高手术切除率、提高 pCR 率等方面具有潜在价值。然而，近年来有关 GC 围手术期放疗的相关研究结论并不一致，使得围手术期放疗在 LAGC 中的应用变得举步维艰。尽管困难重重，免疫治疗时代的到来为 GC 疗效的提升开辟了新的赛道。放疗因其具有免疫激活潜在机制，与免疫治疗联合应用于 LAGC 的协同增效作用也在多项小样本前瞻性临床研究中初见端倪，有望为 LAGC 综合治疗模式的突破提供新思路。

一、困境：争议与挑战交织的现状

（一）术后辅助放疗证据的矛盾性

2001 年发表的美国 INT-0116 研究是术后辅助放化疗的里程碑研究。该研究纳入 556 例可切除的胃或胃食管交界腺癌患者，随机分为单纯手术组和术后放化疗组（放疗 45Gy/1.8f 联合氟尿嘧啶和亚叶酸）。5 年结果显示，术后放化疗组 OS 中位数为 36 个月，显著长于单纯手术组的 27 个月（*HR*=1.35；*P*=0.005）；RFS 也显著改善（30 个月 vs. 19 个月，*HR*=1.52；*P*<0.001）。随后十年随访结果显示的 OS（*HR*=1.32，95% *CI* 1.10~1.60；*P*=0.004 6）和 RFS（*HR*=1.51，95% *CI* 1.25~1.83；*P*<0.001）数据也表明术后放化疗持续获益。该研究在当时确立了术后放化疗在 LAGC 中的标准治疗地位，尤其对于 $T_{3\text{-}4}$ 期或淋巴结阳性患者。然而，该研究开展的时代较为久远，存在一定的局限性：首先，该研究入组患者中完成 D2 清扫的患者只占 10%，多数为 D0/D1 手术；其次，该研究中放疗组仅 64% 完成了计划中的治疗方案，可能因当时的放疗技术和靶区设计理念导致毒副反应较大所致；最后，该研究的对照组为单纯手术而非术后辅助化疗，两组的局部区域复发（local regional recurrence，LRR）及远处转移率（distant metastasis rate，DMR）均较高。因此，尽管该研究得到了阳性结果，术后辅助放疗仅被认为是 D0/D1 手术后局部治疗的弥补，是否适用于 D2 根治术后或接受术后辅助化疗的患者仍备受争议。

此后关于 GC 术后放疗的研究基本针对 D2 根治术后患者。2005 年韩国的多中心观察性队列研究纳入 544 例 D2 根治术后患者接受术后放化疗，与 446 例单纯手术患者相比，术后放化疗组 OS 中位数显著延长（95.3 个月 vs. 62.6 个月），死亡风险降低 20%（*HR*=0.80；*P*=0.020 0），且对生存的改善在Ⅱ、ⅢA、ⅢB、Ⅳ期各期别均持续存在，提示局部 AGC D2 根治术后患者仍获益于术后同步放化疗。随后韩国开展的前瞻性随机对照Ⅲ期研究 ARTIST 在 D2 根治术后对比了卡培他滨联合顺铂方案（XP）辅助化疗联合放疗对比 XP 方案辅助化疗，两组间 DFS（*HR*=0.740，95% *CI* 0.520~1.050；*P*=0.092 2）、OS（*HR*=1.130，95% *CI* 0.775~1.647；*P*=0.527 2）差异均未见统计学意义。亚组分析显示，在淋巴结阳性或肠型 GC 患者中，术后放化疗组 DFS 有获益趋势，尤其对于淋巴结阳性比例>25% 的患者，术后放化疗延长了 DFS 和 OS，对于复发模式的分析发现术后放化疗组的 LRR 率也有显著下降（7% vs. 13%，*P*=0.003 3）。值得注意的是，该研究入组患者近 60% 为ⅠB~Ⅱ期的患者，较好的预后可能掩盖了术后放疗的作用，导致阴性结果。随后开展的 ARTIST Ⅱ在 D2 根治术后淋巴结阳性 GC 患者中对比了单药 S-1 化疗、SOX 方案化疗、SOX 方案联合放疗。结果显示术后 SOX 方案联合放疗组与单药 S-1 化疗组相比延长了 DFS，但与术后 SOX 方案化疗组相比并未明显降低局部复发，且两组 DFS 相似。该研究表明在 D2 术后，强化化疗可能与放化疗效果相当，挑战了术后放疗的必要性。但该研究提前终止，样本量未达预期，可能影响结论的说服力。另外，尽管该研究入组患者均为 LNM，但 LNM 率仅 13%，是否因 D2 手术质量高削弱了术后放疗的价值也是值得探讨的问题。

随着 MAGIC、FNCLCC、FLOT4、RESOLVE、PRODIGY 等多项Ⅲ期临床研究结果的公布，围手术期化疗已成为 LAGC 的标准治疗方案。欧洲开展的 CRITICS 研究比较了围手术期化疗与在此基础上应用术后放疗的效果。结果显示，可切除 GC 患者经术前化疗和 D1+ 根治手术后，术后辅助放化疗组的 5 年 OS 率并不优于术后化疗（40% vs. 42%，*HR*=1.01，95% *CI* 0.84~1.22；*P*=0.90）。也有分析认为阴性结果可能与该研究入组患者分期较早（大部分为Ⅰ~ⅢA 期）、治疗完成度低(仅 50% 左右)有关。CRITICS 研究的符合方案分析(per-protocol,PP)结果显示,术后放化疗组 5 年 OS 率显著低于术后化疗组(45.5% vs. 57.9%,*HR*=1.62,95% *CI* 1.24~2.12;*P*=0.000 4),提示在 NACT+ 手术的前提下,术后化疗可能更优。

根据以上前瞻性临床研究结果,LAGC 在围手术期化疗及 D2 淋巴结清扫术的前提下,术后辅助放疗并没有带来进一步的生存获益。尽管如此,由于以上各项研究均存在一定的局限性,对其结果需谨慎解读。我国学者对术后放化疗在 LAGC 治疗中的价值进行了荟萃分析,纳入 2010—2021 年发表的 28 项研究(*n*=20 200)。分析结果显示,术后放化疗较术后化疗提高了 OS 和 DFS、降低了 LRR 率,尤其推荐用于未曾接受术前化疗或手术切缘阳性的患者。

综上所述,LAGC 术后放疗与否并不是一道简单的判断题,而是一道选择题,当务之急是精准筛选出能够从术后放疗中获益的优势人群,例如对于仅接受了 D0/D1 手术、LNM 率高、手术切缘阳性、病理类型为肠型或无法耐受化疗的患者,术后放疗仍是重要选择。未来可能需要探索通过分子标志物等更为个体化的精准手段筛选获益人群,进一步优化治疗策略。目前国内外主要指南对于 LAGC 术后辅助放疗的推荐如下:① ESMO 指南建议,对于未行 NACT 的 ≥ ⅠB 期 GC 术后患者,可给予术后辅助放化疗或辅助化疗。②美国国立综合癌症网络(National Comprehensive Cancer Network,NCCN)指南则推荐,对于淋巴结清扫未达到 D2 的 $T_{3/4}$ 期或淋巴结阳性的 GC 患者,应行术后辅助放化疗。③ CSCO 指南推荐,对于 R0 切除未达到 D2 者,术后放化疗为 1A 类证据;对于 R1/2 切除者,术后放化疗为 2A 类证据;而对于 D2 根治术后患者,辅助放化疗为 3 类证据。

(二)术前新辅助放疗面临的挑战

与术后放疗相比,术前放疗的潜在优势包括:缩小肿瘤、提高 R0 切除率及 pCR 率,并在术前对微小转移灶进行治疗;患者在术前通常具有更好的耐受性,可能提高治疗完成率;可根据术前放化疗的效果评估患者对放化疗的敏感性,协助判断预后并指导术后辅助治疗;术前肿瘤的血供较好,可能对放疗的敏感性更高;术前患者靶区勾画更为准确,有助于精确放疗。鉴于术后放疗在 GC 治疗中的尝试屡战屡败,术前放疗模式也逐渐被探索,包括胃食管连接部癌和非贲门部 GC。

1. 胃食管连接部癌的术前放疗　中国医学科学院肿瘤医院在 20 世纪 70 年代率先开展Ⅲ期随机对照临床研究,探索贲门癌围手术期放疗的作用,结果显示术前放疗联合手术组的 OS 显著优于单纯手术组(5 年 OS 率:30.10% vs. 19.75%,*P*=0.009;10 年 OS 率:20.26% vs. 13.30%,*P*=0.009),且切除率、病理降期率更高,局部复发和 LNM 率更低。经典的 CROSS 研究在食管及胃食管交界癌中对比了术前放化疗后手术与单纯手术,结果显示术前放化疗(41.4Gy 联合卡铂和紫杉醇)对比单纯手术,OS 中位数显著延长(48.6 个月 vs. 24.0 个月,*HR*=0.68;*P*=0.003),生存获益始终显著(5 年 OS 率:47% vs. 33%;10 年 OS 率:38% vs. 25%),死亡风险降低 40%,且在鳞癌和腺癌中均有获益。该研究术前放化疗组的孤立 LRR 率(*HR*=0.40,95% *CI* 0.21~0.72)、同时性 LRR 及 DMR(*HR*=0.43,95% *CI* 0.26~0.72)均显著低于单纯手术组,孤立的 DMR 两组间相似(*HR*=0.76,95% *CI* 0.52~1.13),可见术前放化疗可能主要通过降低局部区域复发以获得生存的改善,也提示需要系统治疗的加入以进一步提高生存。德国 POET 研究是首个在食管胃腺癌中对比诱导化疗后术前放化疗(30Gy/2Gy/15F)与术前化疗的随机对照Ⅲ期临床研究,因入组缓慢提前终止(*n*=119)。结果显示,术前放化疗组 3 年 OS 率有改善趋势(46.7% vs. 26.1%;*HR*=0.65;*P*=0.055),局部 PFS 显著改善(*HR*=0.37;*P*=0.01)。遗憾的是该研究因样本量的限制降低了研究效力,但仍可提示在术前化疗的基础上增加术前同步放化疗的潜在优势,由此奠定了术前放化疗在胃食管连接部癌治疗中的地位。

然而,随着围手术期化疗强度的不断升级以及欧洲 Neo-AEGIS 和德国 ESOPEC 两项研究结果的公布,经典的 CROSS 术前放化疗方案在胃食管连接部癌中的应用也受到了挑战。两项研究均在可切除局部晚期食管或胃食管连接部癌中对比了围手术期化疗(Neo-AEGIS 研究主要为改良 MAGIC 方案,ESOPEC 研究为 FLOT 方案)和术前放化疗(CROSS 方案)。Neo-AEGIS 研究提前终止,结果显示术前放化疗组的 pCR 率、主要病理缓解率、R_0 切除率显著优于围手术期化疗组,但两组间 3 年 OS 率相似(55% vs. 57%,*HR*=1.03;*P*=0.82)。而 ESOPEC 研究结果的公布更是强烈撼动了术前放化疗的地位,其结果显示两组 R0 切除率相似,而围手术期 FLOT 方案化疗组 pCR 率显著高于术前放化疗组(16.7% vs. 10.1%),且 3 年 OS 率更优(57.4% vs. 50.7%,*HR*=0.70;*P*=0.01),3 级或 3 级以上毒性反应较高(58% vs. 50%),术后并发症两组间相似。但值得注意的是,从复发模式上来看,孤立 DMR 围手术期化疗组更低,而孤立 LRR 率则是术前放化疗组更低,不免让人猜想术前放化疗组惨遭失败的原因可能是系统治疗的不足。如果在同样围手术期化疗的基础上增加术前放疗,可能会是不一样的结果,但目前尚无研究回答这个问题。

2. 非贲门部胃癌的术前放疗　相比于胃食管连接部癌,非贲门部 GC 术前放疗的尝试更是困难与疑惑并存。美国 MDADCC 癌症中心率先开展了包括 RTOG 9904 研究在内的几项前瞻性Ⅱ期临床研究,以探索术前放化疗在非贲门部 GC 中的疗效及安全性。该系列研究结果显示,放化疗后 R0 切除率 70%~78%,pCR 率为 20%~30%,且具有良好的耐受性,并没有显著增加手术难度和术后短期并发症的发生率,同时还发现了术前放化疗后达到 pCR 可改善生存的积极意义。此后有一系列小样本的Ⅰ期或Ⅱ期临床研究探索不同新辅助放化疗方案的安全性和可行性。总的来说,结果显示术前放疗的耐受性较好,并未增加术后短期并发症的发生率和病死率,但少有涉及术前放疗的长期生存获益的研究。另外,亚洲国家开展的相关研究中可切除的 GC 患者基本都接受了 D2 根治术,其手术根治度显著高于西方国家。一项基于我国多中心回顾性数据的倾向评分匹配分析结果显示:在 LAGC 患者中,术前放化疗组的 3 年无远处转移生存(distant metastasis-free survival,DMFS)、DFS 和 OS 优于辅助放化疗组,提示术前放化疗在肿瘤治疗方面可能更具优势。而一项基于 NCDB 数据库的倾向评分匹配分析结果显示:对于胃 /

胃食管连接部癌，在围手术期化疗的基础上增加术前放化疗改善了 pCR 率(13.1% vs. 8.2%，P=0.01)，围手术期化疗组生存反而优于术前放化疗组(OS 中位数：45.1 个月 vs. 31.4 个月，HR=0.70；P=0.016)。这一结果也表明，GC 术前治疗带来病理反应的改善并不必然带来生存率的提高，对未来开展 GC 新辅助治疗研究提出了更高的要求，不能仅着眼于近期疗效的提高。当然该研究仅是基于数据库的回顾性分析，不能据此否定 LAGC 术前放化疗的价值。

正当 LAGC 术前放化疗价值扑朔迷离之际，由澳大利亚牵头并入组了来自澳大利亚、北美、欧洲等 70 家医学中心的重磅研究——TOPGEAR 研究结果正式发表。该研究共入组 574 例ⅠB~ⅢC 期可切除的胃癌 / 胃食管交界腺癌患者，随机分为术前放化疗 + 辅助化疗组(286 例)和围手术期化疗组(288 例)。研究结果显示，与围手术期化疗组相比，术前放化疗组显著提高了 pCR 率(16.8% vs. 8.0%，P<0.000 1)及肿瘤降期率，未增加治疗相关不良反应及术后并发症发生率。然而，术前放化疗的加入未带来额外的 PFS 或 OS 获益。虽然术前放化疗组的 pCR 率和降期率更高，但未转化为生存优势，可能与术前放化疗组与围手术期化疗 pCR 率的绝对差别并不很大，转化为长期生存获益不够有关；另外，也可能与术后化疗完成率低有关(56% vs. 66%，P=0.01)。还值得注意的是，该研究两组中分别仅有 44% 和 42% 的患者接受了 D2 根治术，可能也在一定程度上削弱了放疗的局部区域控制作用。

总的来说，目前术前放疗在可切除 GC 治疗中的作用仍然存在很大争议，而争议的焦点在于术前放疗的加入能否带来长期的生存获益。尽管 TOPGEAR 研究似乎给出了否定的回答，但因其存在一定缺陷，仍需客观理性地分析其结论。目前关于 LAGC 术前放化疗的探索仍未停歇，在研项目包括荷兰 CRITICS-Ⅱ研究、中山大学肿瘤防治中心 Neo-CRAG 研究(NCT01815853)、复旦大学附属肿瘤医院 PREACT 研究(NCT03013010)等，结果值得期待。

二、破局路径：联合治疗模式的优化重组与精准实施

LAGC 的治疗一直是肿瘤领域的难点。在传统治疗模式下，随着手术清扫范围的扩大、化疗强度的增加，术前或术后放疗的价值正在不断被淡化。然而机遇总是与挑战并存，近年来随着放疗技术的进步，免疫治疗及靶向治疗等新兴疗法的兴起，以及分子标志物指导下的精准治疗的推广，包括放疗在内的联合治疗策略不断优化重组，在 LAGC 中实现了诸多创新突破，为患者带来了新的希望。

(一) 联合治疗策略的优化重组

随着免疫治疗时代的到来，放疗与免疫治疗联合可能存在的协同增效作用逐渐受到重视。放疗不仅能直接杀伤肿瘤细胞，还能通过诱导肿瘤细胞免疫原性死亡，释放肿瘤抗原，激活全身免疫反应，即“放疗的远隔效应”。同时，放疗可调节 TME，增加肿瘤细胞表面主要组织相容性复合体分子表达，增强抗原呈递，与 ICI 产生协同作用。免疫治疗则能解除肿瘤细胞对免疫系统的抑制，两者联合可实现“局部控制 + 全身免疫激活”的双重获益。

CheckMate577 研究是一项全球多中心、随机、双盲、安慰剂对照、Ⅲ期临床研究，纳入了 794 例接受新辅助放化疗的食管癌或食管胃结合部癌的患者，2∶1 随机分配至术后辅助纳武利尤单抗组与安慰剂组。结果显示，纳武利尤单抗组 DFS 优于对照组(DFS 中位数：22.4 个月 vs. 11.0 个月，HR=0.60；P<0.001)，降低了 31% 的疾病复发或死亡风险。ATTRACTION05 研究入组 755 例接受 D2 或扩大 GC 根治术的Ⅲ期胃或食管胃结合部腺癌患者，随机分配至术后化疗联合纳武利尤单抗组与术后化疗联合安慰剂组。结果显示，两组的 3 年 RFS 率并未显示明显差异(68.4% vs. 65.3%)。在亚组分析中，对于 PD-L1 表达阳性的患者，HR 为 0.33(95% CI 0.14~0.75)，提示术后化疗联合纳武利尤单抗可延长这类患者的 RFS。分析以上两项研究的不同结果，除了因不同肿瘤对免疫治疗可能存在不同反应等因素外，CheckMate577 研究中新辅助放化疗的应用是否起到了激活免疫效应的作用值得深思。希望以后会有前瞻性临床研究，对比新辅助放化疗联合术后免疫治疗对比单纯术后免疫化疗的结果，来证实新辅助放化疗对辅助免疫治疗是否具有增强作用，那么新辅助放化疗在免疫治疗时代的多学科治疗中的地位将得到进一步巩固。

随着多项研究结果证实 ICI 在局部晚期不可切除 / 转移性 GC 中的生存获益，免疫治疗联合化疗已经成为 AGC 的一线标准治疗。而对于可切除局部晚期患者，KEYNOTE 585、MATTERHORN、PERSIST、NEOSUMMIT-01、DANTE 研究等多项Ⅱ期或Ⅲ期临床研究结果显示：化疗联合免疫治疗作为新辅助治疗可提升 pCR 率和主要病理学缓解(major pathological response，MPR)，pCR 率为 12.9%~27.9%。NACT 联合免疫治疗为术前放疗的应用提供了新的突破口，目前已有多项Ⅱ期小样本研究在 LAGC 中探索了新辅助放化免治疗的疗效及安全性，初步结果显示：新辅助放化疗联合 ICI 可能显著提高 LAGC 的 pCR 率，报道的 pCR 率为 22.6%~38.2%。例如 SHARED 研究显示，术前应用信迪利单抗联合放化疗(S-1+ 白蛋白紫杉醇 +45Gy 放疗)用于局部进展期胃 / 胃食管结合部腺癌，pCR 率达 38.2%，DFS 中位数为 17.0 个月，1 年 OS 率达 92.6%。Neo-PLANET 研究显示，术前应用卡瑞利珠单抗联合 XELOX 方案化疗及放疗后，pCR 率为 33.3%，2 年 DFS 率和 OS 率分别为 66.9% 和 76.1%，展现出良好的长期获益趋势。但新辅助放化免联合治疗是否可以显著延长局部进展期 GC 患者的长期生存，仍急需大样本Ⅲ期临床研究的证实。

除了与免疫治疗的联合，放疗与靶向药物、ADC 等的联合也是可能的突破口之一。放疗可重塑肿瘤血管正常化，联合抗血管药物(如阿帕替尼)改善肿瘤缺氧微环境。TAOS-3B 研究(2022ESMO IO Poster 85P)中出现了放疗联合靶向治疗的尝试，替雷利珠单抗 + 阿帕替尼 +SOX 方案用于高危 LAGC(Borrmann Ⅳ型)，pCR 率达 24%，R0 切除率 100%。HER2 阳性 GC 中，放疗联合曲妥珠单抗及 PD-1 抑制剂(如替雷利珠单抗)显著提升 pCR(58.3%)。一项针对 HER2 阳性 LAGC/ 胃食管结合部癌的Ⅱ期单臂研究(NCT06487429)采用术前短程放疗(如 25Gy/5F)序贯 ADC(维迪西妥单抗)+ 免疫治疗(信迪利单抗)+S-1，可缩短治疗周期并增强免疫原

性，放疗后 1~2 周启动免疫治疗，利用抗原释放窗口期增强 T 细胞应答，结果也值得期待。

除了联合药物模式的创新，LAGC 全新辅助治疗（total neoadjuvant therapy，TNT）模式的探索也是研究热点。短程放疗序贯免疫联合化疗（如 TORCH、STELLA 研究）在 RC 中显示协同效应，为 GC 提供借鉴思路。MDADCC 癌症中心开展的 I 期研究评估了基于术前短程放化疗的 TNT 应用于潜在可切除胃或胃食管腺癌患者的安全性和毒性，随访时间中位数为 28 个月，OS 中位数未达到。1 年和 3 年 OS 率分别为 96% 和 85%，24 例患者中有 2 例出现了 3 级及以上手术并发症。

总的来说，目前已发表的术前放化疗联合免疫 / 靶向治疗或基于术前放化疗的 TNT 模式的研究均为单臂小样本研究，近期疗效好且安全性可接受，尚有很多登记在研的临床研究。随着免疫治疗、靶向治疗及 ADC 治疗的发展，放疗也迎来了前所未有的机遇，关于联合治疗优势人群的筛选、放疗的最佳剂量、分割模式的探索、靶区勾画及分次放疗对靶区的精准性要求、免疫药物 / 靶向药物 /ADC 的选择、联合治疗的时机、TNT 治疗最佳模式等，都是未来值得探索和可突破的新方向。

（二）生物标志物驱动的个体化精准治疗

LAGC 的放疗突破除了联合治疗模式的优化，更需要实现精准个体化治疗，如利用生物标志物如 MSI、PD-L1、ctDNA 等筛选联合治疗优势人群，避免过度治疗。对于 MSI-H/dMMR 的患者人群表现出高免疫原性，对放疗联合免疫治疗敏感，可考虑去化疗或减量化疗，优先选择免疫 + 放疗；而 MSS 型表现为免疫荒漠表型，需要依赖放疗增敏，需考虑放疗联合强效化疗（如 FLOT）或抗血管药物。同样，PD-L1 的表达对放疗的决策也有影响。KEYNOTE-061/062 研究中，对于 PD-L1 高表达的人群，免疫应答潜力高，对 ICI（如帕博利珠单抗）的疗效与生存获益更明显，进一步指导筛选放疗联合免疫的优势人群。WuhanUHG1001 研究结果则提示肠型 GC 放疗敏感性优于弥漫型，新辅助放化疗应优先考虑用于肠型患者。同时有必要根据分子分型动态调整治疗方案，推动放疗从“辅助手段”迈向“根治性角色”。例如在针对 MSI-HGC 的 INFINITY 研究中，治疗前 ctDNA 阳性患者预后较差，需强化联合治疗（如放疗 + 免疫），而 TNT 后 ctDNA 清除者可能有豁免手术机会。此外，放疗可增加 $CD8^+$ T 细胞浸润，但可能上调 Treg 细胞水平（抑制免疫），导致免疫重塑。联合 PD-1/CTLA-4 双重抑制剂（如卡度尼利单抗）可阻断抑制性信号，增强远隔效应。

LAGC 放疗的突破，源于联合治疗策略的不断优化重组与创新。从传统放化疗到放免联合、放靶联合，从经验性治疗到生物标志物指导的精准治疗，放疗在 LAGC 中的角色正从单纯的局部控制手段，向全身系统治疗的重要组成部分转变。随着技术进步和机制研究的深入，放疗联合治疗有望为 LAGC 患者带来更多生存获益和生活质量的提升。正如 NCCN 指南强调的“多学科协作是 GC 治疗的核心”，放疗的价值需在外科、肿瘤内科、影像科的共同决策中重新定位。唯有打破“局部治疗 vs. 全身治疗”的二元对立，在争议中寻找证据锚点，才能为 LAGC 患者开辟“精准控局、生存提质”的新路径。

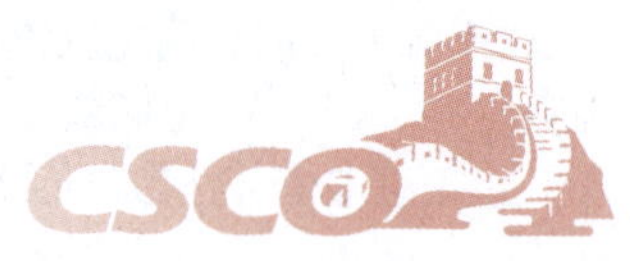

转移性胃癌的免疫细胞治疗

褚雁鸿　刘宝瑞

南京大学医学院附属鼓楼医院

近年来多项临床研究数据的公布，为胃癌（GC）一线靶向治疗和免疫治疗开辟了全新的局面。在新靶点研究方面，CLDN18.2、FGFR2b、TROP2、CAPRIN1、DKK1等逐渐成为研究热点。对于HER2中/低/不表达且Claudin18.2表达（IHC 2~3+，≥75%）的患者，佐妥昔单抗联合化疗被列为Ⅰ级推荐治疗方案。在免疫治疗领域，既往主要依据PD-L1综合阳性评分（combined positive score，CPS）来制定差异化推荐策略，通常仅在CPS≥1时才推荐化疗联合PD-1单抗。但2025年基于COMPASSION-15的研究成果，无论患者PD-L1的表达状态如何，卡度尼利单抗联合化疗均被作为Ⅰ级推荐方案。由此可见，免疫疗法在转移性GC的治疗中正发挥着愈发关键的作用。

一、转移性胃癌的免疫细胞治疗进展

除了ICI，免疫细胞治疗也是免疫治疗的重要手段。2024年可被称为"细胞疗法实体瘤爆发元年"：全球首款实体瘤肿瘤浸润淋巴细胞（tumor-infiltrating lymphocytes，TIL）疗法与T细胞受体T细胞（T-cell receptor T-cell，TCR-T）疗法相继获批上市。按是否经基因工程改造可分为两大类：经基因工程改造的主要包括嵌合抗原受体T细胞（chimeric antigen receptor-T cell，CAR-T）、TCR-T等；非基因工程改造的免疫细胞治疗主要包括细胞因子诱导的杀伤（cytokine induced killer，CIK）细胞、TIL、淋巴因子激活的杀伤（lymphokine-activated killer，LAK）细胞、CD3激活的杀伤细胞（CD3-AK）等。虽然在GC领域，大部分免疫细胞治疗仍处于早期临床研究阶段，但因疗效突出仍然备受关注。

（一）CAR-T疗法

CAR-T疗法以其高度特异性脱颖而出，能够依据特定的靶点进行个性化定制，为患者提供更为精准的治疗方案。在GC治疗中，针对HER2、CEA和Claudin18.2等靶点的CAR-T疗法已逐步进入临床探索阶段。其中，Claudin18.2成为当前GCCAR-T研究中的焦点靶点。作为一种紧密连接蛋白，CLDN18.2主要选择性表达于癌细胞表面，而在正常组织中极少表达，这使其成为理想的靶向治疗候选。

2024年美国临床肿瘤学会（American Society of Clinical Oncology，ASCO）会议公布了一项Claudin18.2特异性自体CAR-T细胞（IMC002）的Ⅰ期临床研究数据（NCT05472857）。IMC002由Claudin18.2特异性VHH抗体引导，其特异性已通过膜蛋白组芯片分析得到证实。临床前研究显示，IMC002在细胞和动物模型中均表现出高度的肿瘤特异性、抗肿瘤疗效和优异的安全性。这是一项开放标签、首次人体Ⅰ期剂量递增研究，旨在评估IMC002在表达Claudin18.2（定义为≥10%的肿瘤细胞中膜染色强度≥1+）的晚期实体瘤患者中的安全性和有效性。截至2024年1月17日，3例晚期不可切除GC患者接受了IMC002输注，最佳总体反应均为疾病稳定（stable disease，SD）。其中2例患者分别在IMC002输注后第11周和第44周成功进行了根治性手术。在第44周接受手术的患者实现了pCR。3例均未报告剂量限制毒性（dose-limiting toxicity，DLT）或严重不良事件（serious adverse event，SAE）。可见IMC002在晚期Claudin18.2阳性GC患者中表现出良好的安全性，以及令人鼓舞的抗肿瘤活性，为不可切除GC患者提供了手术治疗的机会。

当然，最受瞩目的还是由北京大学肿瘤医院沈琳教授团队牵头开展的一项关于Claudin18.2特异性CAR-T细胞（CT041）的Ⅱ期研究（CT041-ST-01，NCT04581473），是全球首个针对实体瘤CAR-T疗法的随机对照研究，其主要研究结果于2025年6月发表在*Lancet*上。该研究为一项在中国开展的开放标签、多中心、随机对照研究，旨在对比舒瑞基奥仑赛注射液（CT041）与现有标准治疗在Claudin18.2表达阳性（IHC≥2+且阳性肿瘤细胞≥40%）、至少接受过二线治疗但失败的晚期胃/胃食管结合部癌（G/GEJC）患者中的有效性和安全性。2022年3月22日—2024年7月29日，共有266例患者参与筛选，最终156例患者随机入组，其中CT041组104例，TPC组52例。CT041组患者接受最多3次输注（每次250×10^6个细胞），TPC组患者接受标准治疗（包括纳武利尤单抗、紫杉醇、多西他赛、伊立替康或阿帕替尼）。在研究过程中，TPC组有20例因疾病进展或不耐受而交叉接受CT041治疗。从患者基线特征来看，CT041组和TPC组分别有26.9%和19.2%的受试者接受过至少三线治疗，Lauren弥漫/混合型比例分别为71.2%和65.4%，腹膜转移比例分别为69.2%和59.6%。研究结果显示，CT041相较于标准治

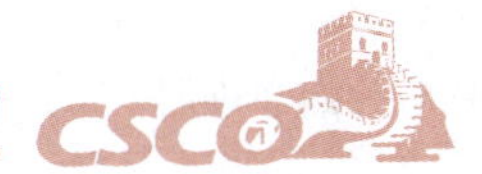

疗，能够显著延长患者的 PFS 中位数，CT041 组为 3.25 个月，TPC 组为 1.77 个月（HR=0.37，95% CI 0.24~0.56；单侧 P<0.000 1）。同时，OS 也呈现出明显的获益趋势，CT041 组 mOS 为 7.92 个月，TPC 组为 5.49 个月（HR=0.693，95% CI 0.457~1.051；单侧 P=0.041 6）。进一步分析发现，两组所有接受 CT041 输注的 108 例患者 mOS 达 9.17 个月，而 TPC 组未使用 CT041 治疗的 28 例患者 mOS 仅 3.98 个月（HR=0.288，95% CI 0169~0.492）。这一系列数据充分提示，CT041 输注能够为患者带来显著的生存获益。

目前，舒瑞基奥仑赛注射液已被国家药品监督管理局（National Medical Products Administration，NMPA）药品审评中心纳入突破性治疗药物名单，有望成为全球首款递交新药上市申请的实体瘤 CAR-T 产品，为 GC 患者带来新的治疗希望。然而，值得注意的是，CT041 组有 88 例（99%）患者发生了≥3 级治疗相关不良事件（treatment-emergent adverse event，TEAE），而 TPC 组仅有 30 例（63%），且 CT041 组 95% 的患者出现了细胞因子释放综合征。这反映出基因工程改造的细胞治疗虽然具有靶点特异性强的优势，但也存在一些共性问题，如治疗费用高昂（例如我国首个获批的靶向 CD19 的 CAR-T 药物——阿基仑赛注射液，费用高达 120 万）、存在不可逆损伤风险等。

（二）非基因工程免疫细胞疗法

非基因工程改造的细胞疗法凭借成本可控、靶点广谱、安全性佳以及可及性强等诸多显著优势，正逐渐成为 GC 综合治疗领域的重要发展方向。CIK 疗法便是其中的典型代表。该疗法通过将患者外周血单个核细胞（peripheral blood mononuclear cells，PBMC）取出，在体外利用 IL-2、IFN-γ、抗 CD3 单抗等细胞因子进行诱导培养，从而获得同时表达 $CD3^{+}CD56^{+}$ 的异质性细胞群。这类细胞独具特色，既具备 T 细胞强大的细胞毒性，又拥有 NK 细胞不受 MHC 限制的杀瘤能力，能够突破 TME 的重重阻碍，直接对散在的肿瘤细胞展开清除行动。在临床应用方面，自体 CIK 疗法的代表性产品——爱可仑赛注射液作为三类医疗技术，已在国内临床实践中广泛应用，累计应用病例超过 4 000 例，覆盖了肝癌、GC、肠癌等多种实体瘤。值得一提的是，2025 年 3 月 31 日，NMPA 药品审评中心（Center for Drug Evaluation，CDE）正式受理了其附条件上市申请，这标志着我国首个实体瘤 CIK 疗法正式迈入上市审批阶段（尽管目前公开信息中其适应证暂未明确包含 GC，但这一进展无疑为相关治疗领域带来了新的曙光）。

CTL 疗法将患者 PBMC 在体外经肿瘤特异性抗原肽进行刺激，进而扩增出能够靶向肿瘤细胞的杀伤性 T 细胞群。其核心优势在于抗原导向性识别，能够精准地清除表达对应抗原的肿瘤细胞。目前，多靶点复合抗原 CTL 疗法 KACM001（MTCA-CTL）已成功获得 NMPA 的临床研究默示许可，正在紧锣密鼓地开展联合替吉奥 / 奥沙利铂或顺铂治疗局部晚期不可切除或转移性 GC 的Ⅱ期临床研究。我们满怀期待，静候后续研究传来振奋人心的成果，为 GC 患者带来更多的治疗希望。

（三）DC 疫苗

树突状细胞（dendritic cell，DC）作为免疫系统的“指挥官”，可以通过激活 T 细胞来调控免疫反应，在转移性 GC 的治疗中也具有不可忽视的潜力。目前首个也是唯一获美国 FDA 批准的治疗性疫苗 Sipuleucel-T 就是一种 DC 疫苗，是由自体 DC 负载 PCa 相关抗原前列腺酸性磷酸酶制成。2020 年 ASCO 泌尿生殖系统癌症研讨会上公布了 Sipuleucel-T 的真实世界研究数据，6 000 多例 PCa 患者在口服化疗过程中的任何时候加入 Sipuleucel-T 治疗，患者的病死率降低了 45%，OS 延长了 14.5 个月。Sipuleucel-T 的成功提示了自体细胞疫苗治疗巨大的抗肿瘤优势。

目前已发现新抗原（neoantigen）才是疫苗的理想靶点。2022 年 *NPJ Precision Oncology* 报告了一例转移性 GC 患者的病例。该患者接受了负载个性化新抗原的单核细胞来源 DC（Neo-MoDC）疫苗治疗，随后接受了 Neo-MoDC 疫苗与 ICI 的联合治疗。患者在仅接受 Neo-MoDC 疫苗后即产生了针对新抗原的 T 细胞应答。随后的联合治疗引发了更强的免疫反应，并介导了所有肿瘤的完全消退，疗效持续超过 25 个月（截至 2021 年 10 月）。这提示了 DC 疫苗对转移性胃癌是一种有前景的治疗方式。

二、胃癌免疫细胞治疗的临床实践和思考

（一）NRT 细胞

新抗原反应性 T 细胞（neoantigen-reactive T cell，NRT）是由新抗原肽体外活化患者自体 T 细胞获得，是特异性杀伤肿瘤细胞的主力军。南京大学医学院附属鼓楼医院肿瘤中心采用共享新抗原肽库快速筛选个体化靶点（20 天内完成），显著缩短制备周期，并完成了一项单中心Ⅰb/Ⅱ期临床研究（注册号：ChICTR-OIC-17011913），旨在评估 NRT 辅助治疗Ⅲ期胃印戒细胞癌的安全性和有效性。共纳入 20 例接受根治术及辅助化疗（多西他赛 +S-1 或奥沙利铂 +S-1）的Ⅲ期胃印戒细胞癌患者。化疗后，患者接受 1~4 周期 NRT 输注（平均每剂 8.3×10^{9} 个细胞），并联合 IL-2 支持治疗。随访时间中位数为 41 个月，2 年 DFS 率和 OS 率分别为 73.7% 和 95%，5 年 DFS 率和 OS 率达 44% 和 69%，优于历史数据（化疗组 5 年 OS 率仅 29.6%）。完成 4 周期 NRT 治疗的患者（n=12）生存期更长（5 年 DFS：62.5 个月 vs. 21.4 个月，P=0.18）。仅出现 1~2 级不良反应（发热、疲劳等），无 3~4 级毒性，安全性良好。首次在辅助治疗阶段验证了 NRT 对胃癌的治疗潜力，为化疗耐药患者提供了新选择。

（二）SmarT 细胞

在实体肿瘤的治疗领域，无论是基因工程改造的免疫细胞治疗技术，还是非基因工程改造的免疫细胞治疗技术，都面临着肿瘤组织浸润不足这一棘手难题。既往研究揭示，回输至患者体内的免疫细胞中，仅有 1%~2% 能够真正成功浸润到肿瘤组织内部。而肿瘤组织中免疫细胞的数量，与过继细胞治疗的临床疗效之间存在着紧密的相关性。正因如此，如何提高免疫细胞在肿瘤组织中的数量，已然成为改善当前实体瘤免疫细胞治疗现状亟待解决的关键问题。

南京大学医学院附属鼓楼医院肿瘤中心团队运用脂质膜融合技术，成功构建了一种新型细胞治疗技术——SmarT。首次将 iRGD-anti-CD3 融合蛋白修饰到 T 细胞表面，不仅使

T 细胞对肿瘤组织的浸润数量提升了 10 倍之多，而且 CD3 单域抗体还为 T 细胞提供了额外的活化信号，进一步增强了 T 细胞的激活水平。目前，基于自体 SmarT 的临床研究已经顺利完成受试者入组工作（ChiCTR2200061306）。该研究分为两个阶段有序推进：第一阶段为剂量递增阶段，主要招募那些经一线或标准治疗失败，或者缺乏有效治疗方法的实体瘤患者，旨在全面评估 SmarT 的安全性和耐受性；第二阶段为剂量扩展阶段，重点招募经组织学或细胞学确诊的、既往未接受过治疗的转移性或局部晚期不可切除的胃 / 胃食管结合部癌（G/GEJC）患者，通过对比研究，分析 SmarT 联合 PD-1+ 化疗与 PD-1+ 化疗在意向治疗（intent-to-treat，ITT）人群中的 ORR 和 PFS。初步研究结果令人振奋：在 ORR 方面，SmarT+PD-1+ 化疗组达到了 66%（33/50），显著高于 PD-1+ 化疗组的 52%（26/50）；在 PFS 方面，SmarT+PD-1+ 化疗组较 PD-1+ 化疗组显著延长（mPFS：384 天 vs. 207 天）。值得一提的是，在该研究中已有 AGC 患者接受了这一治疗方案，治疗后肿瘤明显退缩，并成功接受了胃癌根治术，术后达到了完全病理缓解。总体而言，该治疗方案初步展现出良好的安全性（SmarT+PD-1+ 化疗组仅有 1 例发生 ≥3 级 TEAE），临床适用范围较为广泛，为 AGC 患者带来了全新的治疗选择。

（三）多组学技术和 AI

当前，免疫细胞疗法虽展现出巨大潜力，但仍面临诸多严峻的临床挑战，如脱靶效应、TME 介导的免疫抑制以及继发性 T 细胞恶性肿瘤等。因此，开发出更为安全、有效的免疫细胞产品，已然成为临床实践中的迫切需求。在此背景下，多组学技术和 AI 的迅猛发展犹如一把利刃，为优化免疫细胞疗法提供了强有力的工具。

基因组学运用 WGS、WES、基于 CRISPR 的筛选技术及深度测序癌症个体化分析（cancer personalized profiling by deep sequencing，CAPP-seq）等关键技术，在优化免疫细胞工程化的同时，揭示了肿瘤异质性和耐药机制。表观基因组学通过全基因组亚硫酸氢盐测序（whole-genome bisulfite sequencing，WGBS）、转座酶可及染色质测序（assay for transposase-accessible chromatin using sequencing，ATAC-seq）、染色质免疫共沉淀测序（chromatin immunoprecipitation followed by sequencing，ChIP-seq）及靶向切割标记技术（cleavage under targets and tagmentation，CUT & Tag），解析了影响免疫细胞分化与耗竭的表观遗传调控机制。转录组学涵盖 bulk RNA 测序、单细胞 RNA 测序（single-cell RNA sequencing，scRNA-seq）和空间转录组学技术，可全面描绘免疫细胞功能与毒性的转录图谱。基于飞行时间流式细胞术（cytometry by time-of-flight mass spectrometry，CyTOF）、IsoPlexis 单细胞蛋白分析、定量蛋白质组学和噬菌体免疫沉淀测序（phage-immunoprecipitation sequencing，PhIP-Seq）的单细胞蛋白质分析，则能鉴定关键治疗靶点与预后标志物。代谢组学采用高效液相色谱（high performance liquid chromatography，HPLC）和液相色谱 - 质谱联用（liquid chromatography-mass spectrometry，LC-MS）等高通量技术，研究免疫细胞与 TME 的代谢重编程过程。此外，微生物组学通过 16S rRNA 测序和宏基因组学，探索了肠道微生物组对免疫细胞疗效的潜在影响。

生物医学工程领域的快速进展（尤其是高端显微技术与活体成像技术）表明，免疫细胞疗法的实时监测与动态调控即将成为现实。纳米技术、微电子学、自动化制造、逻辑门控及 3D 细胞支架等新兴技术，在免疫细胞改造与临床转化方面展现出巨大潜力。而 AI 凭借其强大的计算能力，在免疫细胞疗法领域发挥着日益重要的作用。AI 能够加速免疫细胞作用机制的解析与结构优化进程，通过分析大量的多组学数据，挖掘出潜在的生物学规律和治疗靶点。要突破现有新型免疫细胞治疗产品的技术瓶颈，需要整合多组学、先进可视化与新兴技术的协同优势，形成多学科交叉融合的研究模式，共同推动免疫细胞疗法的发展。

三、总结与展望

近年来，免疫细胞治疗备受瞩目，靶向 Claudin18.2 的 CAR-T 疗法在胃癌中展现出显著生存获益，非基因工程改造的 CIK 疗法和 CTL 疗法也因成本可控、安全性佳等优势成为重要研究方向。此外，南京大学医学院附属鼓楼医院开发的 SmarT 细胞疗法通过创新技术显著提高了肿瘤组织浸润能力，初步临床结果令人鼓舞。多组学技术与 AI 的融合为优化免疫细胞疗法提供了强大工具，加速了治疗靶点的发现和疗法的优化。未来，需加强早期诊断与筛查，深化免疫治疗研究，推动免疫细胞治疗临床转化，整合多组学与 AI 技术，开展多中心临床研究，以改善胃癌患者预后和生活质量，实现从“晚期治疗”向“早期预防”和“精准治疗”的跨越。

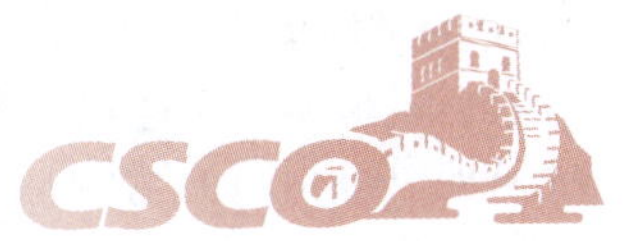

精准治疗时代胃癌维持治疗模式的变迁

刘静
中国医科大学附属盛京医院

近年来，靶向和免疫治疗的出现构建了胃癌精准治疗新格局，AGC 患者的生存时间得以延长，如何兼顾延长生存时间和改善生活质量，是目前面临的难题。维持治疗作为 AGC 全程管理的重要环节，是指在诱导治疗使病情得到控制后，采用毒性较小的药物持续治疗，以延缓疾病进展，延长患者 PFS 与 OS，提升生活质量。胃癌维持治疗领域研究虽取得诸多进展，但在治疗方案标准化、获益人群精准筛选及长期安全性评估等方面仍存在挑战。

一、化疗时代胃癌维持治疗模式

(一) 减药维持

与 CRC 患者最多接受约 6 个月诱导治疗的情况不同，胃癌一线化疗的最佳持续时间尚未明确界定。在绝大多数胃癌一线治疗的临床研究中，化疗将持续至疾病进展或出现不可耐受的毒性反应，迄今为止尚未有随机研究探索过一线治疗的理想持续时间。然而，大多数患者由于累积毒性或体能状态恶化，无法耐受超过 6~8 个周期的联合化疗。因此，采用毒性小的药物进行维持治疗，进而巩固一线治疗疗效与延缓肿瘤进展具有至关重要的临床意义。

在 AGC 一线使用氟尿嘧啶类方案联合治疗后，单药氟尿嘧啶类药物维持治疗展现出良好的临床价值，尤其是口服氟尿嘧啶类药物，如卡培他滨、替吉奥，因服用方便，更多用于维持治疗的研究。徐瑞华教授团队首次于 2014 年报告了卡培他滨在中国 AGC 患者完成 6 个周期奥沙利铂联合卡培他滨（XELOX）一线化疗后作为维持治疗的疗效。该研究将 64 例接受卡培他滨维持治疗的患者与 222 例未接受任何维持治疗的患者进行对比。结果显示，卡培他滨维持治疗可显著延长 PFS（11.4 个月 vs. 7.1 个月，P<0.001）和 OS（23.0 个月 vs. 14.7 个月，P<0.001）。多变量分析显示，维持治疗是独立预后因素，且未观察到维持治疗引发额外毒性反应。另一项中国学者开展的Ⅱ期研究同样探索了卡培他滨作为一线联合化疗（紫杉醇联合卡培他滨，加或不加奥沙利铂）后维持治疗的疗效。72 例 AGC 患者接受了 2~6 个周期以卡培他滨为基础的一线化疗，对治疗有反应的 60 例患者被随机分配至不治疗组或持续使用卡培他滨组，直至疾病进展或出现不可耐受的毒性。研究显示，与对照组相比，卡培他滨组患者的 PFS 和 OS 均有所改善（PFS：11 个月 vs. 7 个月，P<0.05；OS：17.0 个月 vs. 11.0 个月，P<0.05）。治疗相关毒性发生率总体较低，且卡培他滨维持组与对照组之间无显著差异。

除卡培他滨外，替吉奥作为维持治疗的研究也取得类似的疗效。MATEO 是一项国际多中心、随机、非劣效Ⅱ期临床研究，采用铂类 + 氟尿嘧啶诱导治疗 3 个月后，将未进展的患者按 2∶1 比例随机分配至替吉奥单药维持组（A 组）或继续联合化疗组（B 组）。研究结果提示，两组的 OS 分别为：A 组 13.4 个月 vs. B 组 11.4 个月，PFS 中位数分别为：A 组 4.3 个月 vs. B 组 6.1 个月。A 组 TEAE 发生率显著较低（84.9% vs. 93.9%），且 ≥2 级周围感觉神经病变发生率明显减少（9.4% vs. 36.7%）。该研究结果提示，对于 AGC 患者，诱导治疗后采用替吉奥维持治疗的生存结局不劣于持续联合化疗，而维持治疗组更小的毒性反应也支持氟尿嘧啶类维持治疗的策略。

(二) 换药维持

传统一线治疗主要依赖氟尿嘧啶类和铂类药物，由于疾病进展迅速、体能状态恶化以及影像学难以及时识别疾病进展等问题，治疗转换时机难以把握，导致 AGC 患者的预后仍然较差。即使在Ⅲ期临床研究中，仅有 40%~50% 的患者能过渡到二线治疗。这一发现凸显了真实世界中转换治疗的挑战性。此外，一项针对 25 项Ⅲ期研究的系统评价证实，后续化疗实施率与胃癌患者 OS 改善存在显著相关性。这些证据共同强调了及时转换治疗方案对优化生存预后的关键意义。

1. **PARP 抑制剂维持** 胃癌中常见的突变基因包括 DNA 同源重组修复通路成员，导致肿瘤出现同源重组缺陷（homologous recombination deficiency，HRD）。多腺苷二磷酸核糖聚合酶（polyadenosine-diphosphate-ribose polymerase，PARP）抑制剂能干扰 DNA 修复，特别是在 HRD 的肿瘤中疗效更佳。虽然目前 PARP 抑制剂并未用于胃癌的治疗，但 GOLD 研究结果提示在一线治疗进展的 AGC 患者中，奥拉帕利与紫杉醇联用与安慰剂组相比，OS 在数值上有所改善，这支持了 PARP 抑制剂在胃癌中可能具有潜在的临床获益。2023 年发表的双盲、随机、Ⅱ期研究 PARALLEL-303 探索了帕米帕利在胃癌维持治疗中的应用。研究采用帕米帕利 60mg/d 两次口服，对比安慰剂作为维持治疗策略，主要终点是 PFS。结果提示：帕米帕利组 PFS 中位数在数值上长于安慰剂组，但差异未达到统计学意义（3.7 个月 vs. 2.1 个月，*HR*=0.8；*P*=0.142 8）。帕米帕利组 OS 中位数为 10.2 个月，安慰剂组为 12.0 个月。该研究结果不支持 PARP 抑制剂用于未经筛选的 AGC 患者维持治疗。

2. **早期二线维持** 紫杉醇联合雷莫西尤单抗已被公认为有效的二线治疗方案。ARMANI 研究是一项Ⅲ期多中心研究，旨在探讨与继续使用奥沙利铂和氟尿嘧啶双药化疗相比，改用紫杉醇联合雷莫西尤单抗作为维持治疗或早期二线治疗是否能改善预后。280 例 AGC 患者在接受 3 个月的 FOLFOX 或 CAPOX 方案治疗病情得到控制后，按 1∶1 随机分配至紫杉醇联合雷莫西尤单抗（转换维持组），或继续 FOLFOX 或 CAPOX 化疗 12 周（对照组）。结果提示，转换维持组 PFS 中位数为 6.6 个月，显著优于对照组的 3.5 个月（*HR*=0.61；*P*=0.000 2）。毒性结果提示，转换维持组的 3~4 级不良反应高于对照组（中性粒细胞减少、周围神经病变、高血压）。SAE 也高于对照组，未发生治疗相关死亡。事后分析显示，转换维持治疗对诱导治疗后病情稳定的患者尤为有益，其 PFS 中位数为 7.5 个月（*HR*=0.42），OS 中位数为 12.2 个月（*HR*=0.46）。而对于达到完全或部分缓解的患者，PFS 中位数（6.0 个月 vs. 3.7 个月，*HR*=0.80）和 OS（13.3 个月 vs. 13.6 个月，*HR*=0.97）均未观察到显著差异。该研究结果支持将紫杉醇联合雷莫西尤单抗作为一线含铂双药化疗后的转换维持治疗，特别是病情稳定患者。尽管伴随更高的血液学毒性发生，该策略为 AGC 患者提供了一种新的有效治疗选择。

3. **ICI 维持** 在 ICI 成为 AGC 一线标准治疗之前，研究者对于一线化疗后能否使用 ICI 进行维持治疗也进行了相关探索。JAVELIN Gastric 100 是一项全球性、开放标签的Ⅲ期临床研究。805 例 AGC 患者在接受奥沙利铂联合氟尿嘧啶类一线化疗 12 周后，499 例未出现疾病进展的患者按 1∶1 比例随机分配至 avelumab 组或继续化疗组。avelumab 组和化疗组 OS 中位数分别为 10.4 个月和 10.9 个月，在 PD-L1 阳性人群中，OS 的 *HR* 为 1.13（95% *CI* 0.57~2.23；*P*=0.635 2）。研究结果不支持在 AGC 患者应用 avelumab 进行维持治疗。

另一项类似的 PLATFORM 研究评估了度伐利尤单抗维持治疗的价值。患者在完成 18 周含铂一线化疗并获得疾病控制或缓解后，被随机分配至主动监测组或维持治疗组。主要终点为 PFS。两组在 PFS（*HR*=0.84；*P*=0.13）和 OS（*HR*=0.98；*P*=0.45）方面均未观察到显著差异。在 PD-L1 CPS ≥ 5 和免疫生物标志物阳性亚组中，度伐利尤单抗较监测组显示出 OS 获益趋势。

以上两项研究结果提示，对于一线未使用免疫治疗的胃癌患者，ICI 维持治疗未带来生存获益，但在部分患者中有获益趋势，提示结合免疫微环境特征和 PD-L1 CPS 可能帮助识别适合抗 PD-L1 治疗的潜在获益人群。

4. **其他药物维持** 瑞戈非尼作为多靶点酪氨酸激酶抑制剂，在 AGC 患者中显示出有前景的活性。a-MANTRA 研究旨在评估瑞戈非尼作为 AGC 一线治疗后维持治疗的疗效和安全性。患者在接受以铂类和氟尿嘧啶为基础的一线治疗后达到疾病控制，按 1∶1 比例随机分配至接受安慰剂维持治疗（A 组）或瑞戈非尼维持治疗（B 组）。A 组和 B 组的 mPFS 分别为 3.91 个月和 5.19 个月（*P*=0.131 8）。mOS 分别为 11.25 个月和 16.97 个月（*P*=0.100 3）。瑞戈非尼维持治疗未显示更好的生存结局，因此该研究结果不支持瑞戈非尼作为 AGC 一线化疗后的维持治疗策略。

除瑞戈非尼之外，阿帕替尼是另一种小分子血管内皮生长因子受体 -2（vascular endothelial growth factor receptor-2，VEGFR-2）酪氨酸激酶抑制剂，目前已获批用于 AGC 二线化疗失败后的三线治疗。有个案报告显示 AGC 患者在接受 SOX 一线治疗达到部分缓解后，采用替吉奥 + 阿帕替尼维持治疗，用药期间耐受性良好，PFS 超过 7 年。阿帕替尼作为胃癌维持治疗的大规模临床研究正在开展中。

二、靶向治疗后的维持治疗

（一）抗 HER2 靶向治疗

自 2010 年 ToGA 研究结果公布以来，曲妥珠单抗联合氟尿嘧啶 / 铂类化疗方案成为首个获批用于 AGC 治疗的靶向药物。该研究包含了两种维持治疗模式：研究初期，曲妥珠单抗持续使用至疾病进展，氟尿嘧啶联合铂类或卡培他滨联合铂类化疗进行 6 个周期。后续经过方案修订允许持续使用氟尿嘧啶 / 卡培他滨。因此，针对 HER2 阳性胃癌患者完成 6 个周期顺铂治疗后，存在两种维持治疗证据：单独使用曲妥珠单抗，以及曲妥珠单抗联合氟尿嘧啶 / 卡培他滨方案。因此，HER2 阳性胃癌患者的最佳维持治疗方案仍不明确。刘天舒教授团队发表的一项前瞻性、观察性研究，比较了曲妥珠单抗单药维持治疗与曲妥珠单抗联合初始化疗方案中单一化疗药物的疗效差异。两组在 OS（16.5 个月 vs. 20.0 个月，*HR*=0.71；*P*=0.169）和 PFS（7.9 个月 vs. 11.0 个月，*HR*=1.06；*P*=0.892）方面均未显示显著差异。亚组分析显示，在 SD 患者（*HR*=0.084；*P*=0.004）、65 岁及以上老年患者（*HR*=0.4；*P*=0.015）、无肝转移患者（*HR*=0.271；*P*=0.008）以及转移器官少于两个的患者（*HR*=0.263；*P*=0.005）中，曲妥珠单抗联合单一化疗药物的维持治疗方案能带来生存获益。

在此基础上，KEYNOTE811 研究进一步探索帕博利珠单抗联合曲妥珠单抗及化疗的方案。研究纳入 698 例 HER2 阳性初治的 AGC 患者，随机分配至帕博利珠单抗联合曲妥珠单抗及化疗组（FP 或 CAPOX）和安慰剂联合曲妥珠单抗及化疗组。其中，顺铂建议最多使用 6 周期；奥沙利铂未设上限；曲妥珠单抗、帕博利珠单抗和氟尿嘧啶 / 卡培他滨建议使用 35 周期，如研究者认为有需要，最多可再用 1 年。从研究设计可以看出，在诱导治疗之后，患者采用曲妥珠单抗 + 帕博利珠单抗 + 氟尿嘧啶类进行维持治疗。研究结果显示，与曲妥珠单抗联合化疗相比，帕博利珠单抗 + 曲妥珠单抗 + 化疗显著改善 PD-L1 CPS ≥ 1 人群的 PFS 和 OS，PFS 中位数分别为 10.9 个月和 7.3 个月（*HR*=0.72）。OS 中位数分别为 20.1 个月和 15.7 个月（*HR*=0.79）。该研究为 HER2 阳性 AGC 一线治疗提供了新的有效方案，也提供了新的维持治疗模式。

（二）抗 Claudin18.2 靶向治疗

继 ToGA 研究之后，针对 AGC 开展了一系列靶向治疗的探索，结果均以失败告终，直至 GLOW 和 SOLIGHT

两项随机、双盲、安慰剂对照的Ⅲ期临床研究验证了抗Claudin18.2靶向药物佐妥昔单抗在AGC患者中的疗效，为胃癌的精准靶向治疗打开了第二扇大门。两项研究的汇总结果提示，佐妥昔单抗联合FOLFOX或CAPOX方案化疗可显著延长Claudin18.2阳性胃癌患者的PFS和OS，PFS中位数分别为9.2个月和8.2个月（*HR*=0.71），OS中位数分别为16.4个月和13.7个月（*HR*=0.77）。在两项研究中，佐妥昔单抗联合FOLFOX或CAPOX的诱导治疗均不超过6个月，之后采用佐妥昔单抗±FU/卡培他滨维持治疗。虽然佐妥昔单抗主要的不良反应为恶心、呕吐和血清白蛋白下降等，但大多出现在初始治疗阶段，随着治疗时间的延长，上述不良反应逐渐减轻，因此在维持治疗阶段耐受性良好。研究结果为Claudin18.2阳性AGC患者提供了新的标准治疗选择。

三、免疫治疗后的维持治疗

AGC已经全面进入免疫治疗时代，ICI联合化疗已经成为HER2阴性AGC的一线标准治疗。纵观ICI在AGC一线治疗的注册研究设计，诱导治疗多数不超过6周期，之后的维持治疗多采用ICI单药维持，少数研究联合氟尿嘧啶类药物维持治疗。ICI用药时长通常不超过2年，具体见表1。

表1　免疫治疗后的维持治疗研究

研究	Checkmate 649	RATIONALE 305		KEYNOTE 859	ORIENT 16	GEMSTONE 303	COMPASSION-15	SHR1701-307
区域	全球	全球		全球	中国	中国	中国	中国
免疫制剂（靶点）	纳武利尤单抗（PD-1）	替雷利珠单抗（PD-1）		帕博利珠单抗（PD-1）	信迪利单抗（PD-1）	舒格利单抗（PD-L1）	卡度尼利单抗（PD-1/CTLA4）	SHR1701（PD-L1/TGFβ）
诱导化疗方案及周期	XELOX或FOLFOX 参照当地指南	FP 最多6周期	XELOX 最多6周期	FP或CAPOX 6周期后可停铂类	XELOX 最多6周期	CAPOX 最多6周期	XELOX 最多6周期	CAPOX 最多6周期
维持治疗方案	纳武利尤单抗	替雷利珠单抗	替雷利珠单抗±卡培他滨	帕博利珠单抗±卡培他滨或FU	信迪利单抗+卡培他滨	舒格利单抗	卡度尼利单抗	SHR1701
维持治疗时长	不超过2年	无上限		不超过2年	不超过2年	不超过2年	不超过2年	不超过2年
PFS中位数	7.7个月 vs. 6.9个月，*HR*=0.80	6.9个月 vs. 6.2个月，*HR*=0.78		6.9个月 vs. 5.6个月，*HR*=0.76	7.1个月 vs. 5.7个月，*HR*=0.636	7.62个月 vs. 6.08个月，*HR*=0.66	7.0个月 vs. 5.3个月，*HR*=0.53	7.0个月 vs. 5.5个月，*HR*=0.57
OS中位数	13.7个月 vs. 11.6个月，*HR*=0.79	15.0个月 vs. 12.9个月，*HR*=0.79		12.9个月 vs. 11.5个月，*HR*=0.79	15.2个月 vs. 12.3个月，*HR*=0.681	15.64个月 vs. 12.65个月，*HR*=0.75	15.0个月 vs. 10.8个月，*HR*=0.62	15.8个月 vs. 11.2个月，*HR*=0.66

鉴于ICI可能会带来长期的免疫相关不良反应（immune-related adverse event，irAE），在维持治疗阶段仍需密切监测各类不良反应，及时对症处理。

四、维持治疗的毒性问题

维持治疗策略的主要担忧之一涉及耐受性和安全性，尤其是长期毒性问题。虽然维持治疗药物比诱导化疗方案的耐受性更好，但仍存在与剂量限制性不良反应相关的耐受性问题，这可能影响长期给药。在所有提出的维持治疗策略中，通过对症治疗、剂量调整或暂停给药，各种毒性反应似乎都是可控的。

在维持治疗中，最常使用的氟尿嘧啶类药物仅表现出轻度血液学毒性，大多数剂量限制性不良反应为非血液学毒性，如手足综合征、疲劳、食欲减退和腹泻，这些不良反应主要表现为1~2级毒性，通过对症处理和适当调整药物剂量可获得缓解。靶向药物的长期毒性似乎比维持化疗更轻微。曲妥珠单抗报告的大多数AE（如左心室射血分数下降、疲劳和厌食）均为无症状或轻度症状，通过对症干预即可有效控制。ICI导致的毒性可能持续时间较长，如内分泌毒性（甲状腺功能减低、垂体炎和1型糖尿病等）、风湿免疫系统毒性等，其中内分泌毒性通常可通过替代治疗缓解。此外，一些irAE可能表现为迟发性，如免疫性结肠炎、皮疹、肺炎等，在维持治疗中仍需密切监测，及时处理。

鉴于维持治疗的目标既要延长生存期，又要保障生活质量，因此应特别关注毒性事件的发生，并为个体症状选择合适的评估方法。采用复合终点指标和患者报告结局等测量工具，将有助于更全面地评估维持治疗的临床获益。

五、小结

综上所述，目前的临床研究结果支持对一线治疗有效的胃癌患者进行维持治疗。维持治疗模式可依据一线治疗进行选择，方案及时长尚缺乏统一标准。换药维持尚存争议，二线方案早期干预可能适用于部分人群。从化疗时代到精准治疗时代，胃癌维持治疗模式不断演进，从传统的减药、换药维持，逐步发展为基于分子靶点与免疫机制的精准化治疗。尽管取得诸多进展，但目前胃癌维持治疗仍面临缺乏统一标准方案、获益人群筛选不精准、长期安全性与成本效果评估不足等问题。未来需依托更多高质量临床研究，结合多组学分子标志物检测，深化个体化治疗理念，推动胃癌维持治疗向更精准、高效、安全的方向发展，切实改善 AGC 患者的生存预后。

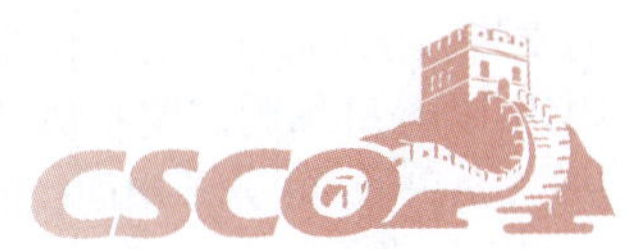

胃肝样腺癌的研究进展：从分子机制到临床实践

朱妍静　刘天舒
复旦大学附属中山医院

胃肝样腺癌（hepatoid adenocarcinoma of the stomach，HAS）是胃癌中的一种罕见特殊亚型，发病率占胃癌的0.3%~1%，以肿瘤组织中出现肝细胞样分化区以及高表达甲胎蛋白（α-fetoprotein，AFP）为主要特征。HAS具有高度恶性的生物学行为，早期易出现脉管侵犯及远处转移，尤其是肝脏转移，预后极差。由于其发病率较低，临床对其认识不足，在临床实践中容易发生漏诊或误诊。此外，由于其病因复杂、发病隐匿、恶性程度较高，目前HAS基础研究相对缺乏，对其发生发展及侵袭转移的分子机制尚不明确，极大地限制了其临床治疗方向探索。本文就HAS的溯源、临床病理特征、分子机制、临床诊疗策略及未来研究方向进行探讨，以期加深对其生物学行为与病理特征的理解，进一步制定精准治疗策略。

一、HAS的溯源与概述

HAS的概念起源于产AFP胃癌（AFP-producing gastric cancer，AFPGC）。HAS为基于病理形态的诊断，主要特征为肿瘤组织中出现肝细胞样分化区，并常伴有AFP的高水平表达。AFPGC定义为血清AFP水平升高的胃癌。HAS和AFPGC两者间有很大重叠又略有不同。20世纪70年代，Bourreille等首次报道了1例胃癌肝转移伴有血清AFP升高的患者，之后逐渐有病例报道。1985年，日本学者Ishikura等报道了1例胃癌患者，其病理呈现出肝细胞样形态分化的特点，同时伴有血清AFP的显著升高，因此正式提出了HAS的概念。后续对AFPGC的一系列病理学分析提示，AFPGC病理学表现可分为肝样分化型（hepatoid type，HPT，即肝样腺癌）、胎儿胃肠道型（亦称肠母细胞分化型，enteroblastic type，ENT）、卵黄囊瘤样型（yolk sac tumor，YST）及混合型。其中，HAS占比最高。研究发现，HAS和AFPGC患者的AFP表达无显著差异。目前，越来越多的研究认为，肝样腺癌的本质特征是出现肝细胞样分化区的组织病理学特征，而非产生AFP。2019年WHO关于消化系统肿瘤分类中并没有将AFPGC作为一种单独的胃癌亚型，而是将HAS单独列出，进一步证实了病理形态特征在HAS诊断中的重要性。

二、HAS的临床与组织病理学特征

HAS大多数好发于中老年男性，男女比例为2.3∶1。与普通胃腺癌一样，HAS的临床症状并无明显特异性。但研究发现，血清AFP升高（>500ng/mL）是其独立预后因素，与预后不良显著相关。与普通胃腺癌相比，HAS疾病进展迅速，恶性程度较高，侵袭性较强，易发生早期转移，淋巴结（57.5%）和肝脏（46.3%）是其主要转移部位，约75%患者在确诊时已处于Ⅲ~Ⅳ期，生存期中位数仅11个月。尽管根治性手术可显著延长生存期，但HAS对化疗敏感性较低，应答率仅为8.3%。

HAS诊断依赖于组织病理学，典型表现为双相分化，即肝细胞样区（梁索状排列、嗜酸性胞质）与腺癌区（管状/乳头状结构）共存。此外，IHC也被广泛用于HAS的鉴别诊断。HAS表达多种标志物，包括肝细胞标志物Glypican-3（100%）、AFP（91.6%）、Hep Par-1（38.1%）、癌胚蛋白CEA（78.7%）、上皮细胞标志物CK7（15.4%）、CK18（100%）、CK19（100%）、CK20（28.6%）以及其他标志物，如α1-AT（91%）、CD10（62.5%）等。也有研究发现，CDX2表达缺失及SALL4/LIN28联合检测有助于鉴别HAS与原发性HCC。以肝脏肿块为首发临床表现的病例，可利用CK7、CK19、SALL、CDX2、PLUNC、LIN28等鉴别HCC和转移性HAS，前者标志物常呈阴性。在临床实践中，应仔细甄别组织病理学和IHC标志物差异，以避免HAS的漏诊及误诊。

三、HAS的发生机制

HAS作为一种兼具腺癌与肝样分化的特殊胃癌亚型，其发生机制尚未完全阐明，但近年研究揭示了其独特的胚胎起源、分子遗传学特征及表型转化规律。

（一）胚胎起源与细胞同源性假说

研究表明，HAS的肝样分化特性可能源于胃与肝脏在胚胎发育中的共同前肠起源。前肠衍生的多能干细胞在异常分化过程中可能保留肝系分化潜能，这一假说得到组织学证据的支持：HAS 肝样分化区细胞超微结构（如丰富线粒体、粗面内质网）与肝细胞高度相似，且表达肝特异性标志物（如 Hep Par-1、AFP 等）。分子层面，表观遗传调控可能也参与了 HAS 的发生。据报道，CTCFL（一种生殖细胞特异性染色质重构因子）在 HAS 中异常激活，通过去甲基化作用驱动 AFP 基因表达，提示表观遗传重编程也在肝系转分化中发挥了关键作用。

（二）分子遗传学机制

1. 高频基因突变 WGS 显示，HAS 呈现独特的分子特征，显著区别于 TCGA 定义的胃癌主要亚型（EBV 阳性、MSI、基因组稳定 GS 及染色体不稳定 CIN 型）。*TP53* 是 HAS 中最常见的突变基因（突变率 42%~65%），以 DNA 结合域无义突变（如 p.R91）为主，导致 p53 蛋白功能丧失，促进基因组不稳定及侵袭表型。HAS 其他高频突变包括 *MUC19*（35%）、*TTN*（35%）。HAS 的突变机制也与其他腺癌不同，其突变特征以 C>T 为主（占所有 SNV 的 57.67%）。这与 APOBEC 介导的 TCW 突变模式的偏好性相关，提示其基因组的特异性。此外，HAS 中还有一些特有的突变基因，如 *CEBPA* 和 *RPTOR*。研究发现，*CEBPA*（CCAAT 增强子结合蛋白 α）突变见于 15%~20% 病例，可能通过扰乱髓系分化通路参与肝样分化。

2. CNV 与染色体不稳定性 HAS 表现出显著的染色体结构变异，尤其是染色体 20q11.21-13.12 区域扩增。该区段包含多个癌基因如 *TOP1*（47.8%）、*STK4*（43.5%）等，与血清 AFP 水平升高及不良预后显著相关。此外，19q12 区 *CCNE1* 扩增（22%）可通过激活 CDK2 通路驱动细胞周期失控，可能与化疗耐药相关。HAS 中还常见 8q24.21（*MYC*）、11q13.3（*CCND1*）扩增及 9p21.3（*CDKN2A*）缺失。

（三）表型转化与克隆演化

临床病理学研究提示，HAS 可能起源于肠型胃腺癌的转分化过程。约 80% 的 HAS 病例中，腺癌区呈现肠型分化特征（$MUC2^+/CDX2^+$），而肝样区则丢失肠型标志物并获得肝系表型（$CDX2^-/AFP^+$），支持“肠型腺癌→肝样转分化”的演化路径。Liu 等通过基因组测序和单细胞测序技术，进一步证实 HAS 的腺癌组分与肝样腺癌组分共享相同的 *TP53* 突变谱，且二者均为单克隆起源。同时，肝样腺癌组分很可能起源于多能前体细胞，同时较经典腺癌具有高干性、高蛋氨酸循环活性以及更复杂的细胞分化特征。进一步研究发现，HAS 的这种表型可塑性可能与 Wnt/β-catenin 通路异常激活有关：一方面，MUC19 可增加 β-catenin 的核定位从而激活 Wnt/β-catenin 通路；另一方面，HAS 高表达 LGR5、SOX2 等干细胞标志物维持其肿瘤干性。

（四）代谢重编程与微环境调控

HAS 表现出独特的代谢特征，Liu 等转录组学测序分析发现，HAS 中蛋氨酸代谢通路活性显著升高。具体而言，关键酶 MAT2A（蛋氨酸腺苷转移酶 2A）和 AHCY（S- 腺苷高半胱氨酸水解酶）在 HAS 中显著高表达，其可通过维持甲基供体 S- 腺苷基蛋氨酸水平促进表观遗传修饰（如 *AFP* 基因去甲基化），同时通过调控氧化应激增强化疗抵抗。而在 TME 中，研究发现 AFP 不仅作为分泌蛋白上调 VEGF 和 VEGFR 的表达从而促进血管生成，还可通过抑制树突细胞成熟及 NK 细胞活性介导肿瘤免疫逃逸。对于 HAS 的肿瘤免疫微环境，研究发现部分 HAS 表现出较高的 TIL 状态，PD-L1（CPS>1）阳性率高达 25%，可作为 HAS 患者的免疫治疗预后指标。

（五）信号通路异常

HAS 的恶性进展与多维度信号通路的协同异常密切相关。这些通路通过基因突变、表观调控和代谢重编程驱动肿瘤的恶性表型及治疗抵抗。研究表明，HIF-1 通路、干细胞多能性调控通路及甲硫氨酸代谢通路的异常富集构成 HAS 的核心分子特征，而 Wnt/β-catenin 通路（*CTNNB1* 突变）和 PI3K/AKT/mTOR 通路的异常活化（PTEN 失活）进一步加剧了肿瘤的恶性转化。事实上，上述信号通路的异常并非孤立存在，而是通过分子网络形成协同效应。例如，HIF-1 通路与 Wnt 通路共同促进 EMT 进程，而 PI3K/AKT/mTOR 通路通过调控能量代谢与干细胞特性维持形成恶性循环。针对这些交互节点的联合靶向策略（如 HIF-1 抑制剂联合 Wnt 通路拮抗剂）可能突破单通路靶向治疗的局限性。此外，甲硫氨酸代谢通路的关键酶（如 MAT2A）作为“代谢检查点”，为开发基于代谢干预的精准治疗提供了新方向。未来需通过多组学整合分析解析 HAS 特异性通路网络拓扑结构，为个体化治疗方案的制定奠定基础。

四、HAS 临床诊疗策略

（一）优化诊断流程

HAS 的准确诊断需基于多模态联合检测，以克服其临床与病理的异质性。首先，血清 AFP 检测是初筛的重要标志物。85%~90% 的 HAS 患者血清 AFP 水平显著升高（>200ng/mL），但需注意 10%~15% 的病例呈 AFP 阴性，此类患者易被误诊为普通胃腺癌或 HCC 转移。其次，胃镜活检是诊断基石。但由于 HAS 常呈混合性分化（肝样分化区与腺癌区共存），建议多点深部取材，同时结合 IHC 标志物（如 HepPar-1、AFP、Glypican-3）明确肝样分化特征。影像学鉴别也尤为关键：HAS 原发灶多位于胃窦或胃体，增强 CT/MRI 可显示肿瘤内部异质性强化，而肝转移灶需通过动态增强扫描的“快进快出”模式与原发性肝癌鉴别。此外，PET/CT 对检测淋巴结及远处转移具有优势，但其对肝内病灶的特异性较低，需结合病理及分子标志物进行综合分析。对于疑难病例，液体活检（如 ctDNA 检测）及二代测序（检测 *CTNNB1*、*TP53* 等高频突变）可辅助鉴别诊断，并指导后续治疗策略选择。

（二）手术治疗

根治性胃切除联合 D2 淋巴结清扫是局限期 HAS 的首选治疗方式，手术范围需根据肿瘤位置及浸润深度调整：近端胃肿瘤建议全胃切除，远端病变可行远端胃大部切除，但需确保切缘阴性（推荐 ≥ 5cm）。淋巴结清扫范围应覆盖胃周、腹腔干及脾门淋巴结，因 HAS LNM 率高达 60%~70%。但对于肝转移灶的处理，目前仍存在争议，建议如不能达到 D2 淋巴结清扫，则不推荐切除肝转移灶。值得注意的是，HAS 肝转移灶多呈富血供特征，术前肝动脉化疗栓塞术（transcatheter arterial chemoembolization，TACE）或靶向治疗可能缩小病灶体积，提高 R0 切除率。术后辅助治疗方面，尽管缺乏高级别证据，多数中心推荐基于铂类（如奥沙利铂）的联合化疗方案，但需警惕HAS对传统化疗的高耐药性。

（三）系统治疗进展

HAS的系统治疗面临巨大挑战，亟须基于分子分型的精准策略。HAS对胃癌常规化疗方案的反应通常较差，可能与肿瘤干细胞富集及药物代谢酶（如DPD）异常表达相关。个案报道提示，伊立替康（拓扑异构酶Ⅰ抑制剂）或紫杉类药物（如多西他赛）对部分进展期患者有效，可能与微管稳定性改变及凋亡通路激活有关。靶向治疗中，抗HER2治疗（曲妥珠单抗）仅适用于HER2 IHC 3+或FISH阳性患者（约占HAS的5%~8%），而抗血管生成药物（如阿帕替尼）通过抑制VEGFR2通路可改善部分患者PFS，但需警惕出血及高血压风险。免疫治疗方面，研究发现，HAS虽然恶性程度高、预后差，但对ICI治疗应答较好。2025年，张小田等报道了一项单臂、多中心、Ⅱ期临床研究（ClinicalTrials.gov NCT04609176），发现卡瑞利珠单抗加阿帕替尼维持治疗，在产AFP的胃或胃食管交界处腺癌（AFP-producing gastric or gastro-esophageal junction adenocarcinoma，AFP-G/GEJ）中是有效且安全的，确认的ORR为66.7%，PFS中位数达到7.8个月，OS中位数达到18.0个月。尽管ICI可以提高HAS的疗效，但是疗效提高幅度仍相对有限，需要寻找新的治疗方向，尤其是需通过多基因panel检测筛选获益人群，同时进一步探索HAS的免疫联合治疗方案。

五、HAS未来研究方向

（一）分子分型与精准治疗

随着2001年人类基因组计划的完成，从基因组维度解析生理和疾病状态下的生物学过程，精准肿瘤学和个体化医疗概念由此诞生。HAS的发生是一个复杂的多因素多步骤过程，多数患者在慢性致病因素（如幽门螺杆菌感染、高盐饮食等）影响下获得不同的病理、基因组及微环境改变，逐步癌变最终发展为恶性肿瘤。高通量基因组、转录组分析等技术的发展使我们对HAS发生发展机制有了初步认识，也是HAS精准治疗的基础和开端。通过整合病因、突变谱、表达谱、临床特征等信息，将HAS患者进行分子分层（如*TP53*突变型、*CCNE1*扩增型等），有助于推动HAS个性化治疗与精准治疗的发展。而近年来，随着染色质开放性测序技术（如ATAC-seq）、染色体三维基因组学测序（Bridge Linker-Hi-C，BL-Hi-C）、蛋白质组学以及单细胞高通量测序技术等研究的进一步深入，科研人员往往会采取多组学联合分析的方式深入探索肿瘤特征，这样就完成了从遗传信息的开放程度，到遗传信息的转录，再到遗传信息的修饰，最终到遗传信息的翻译整个过程的全景展示。整合多组学数据将有助于多维度全面解析HAS的发生发展机制，为HAS的精准分型与个体化治疗、疗效监测、预后判断等提供新的思路和策略。

（二）临床转化研究

1. **建立患者来源类器官模型** 类器官因其能更好地保留原始肿瘤的三维空间组织结构、多向分化能力以及细胞间相互作用，从更多维度评估药物对肿瘤的影响，如增殖、形态、黏附、信号转导以及细胞-微环境相互作用等，近年来被用以研究包括肿瘤发生、转移和药物筛选等多种科学问题。目前，研究人员已成功构建了包括PCa、胰腺癌、乳腺癌、胃癌、肝癌等肿瘤类器官。就胃癌而言，2018年，*Cell*报道了日本科学家利用使用外科切除、内镜活检、腹水收集等不同方式获取的胃癌患者细胞样本，通过组织培养的方式建立37例胃癌患者类器官，用于进行胃癌研究。其中包括罕见的基因稳定的胃癌样本。2018年，*Science*杂志报道了Vlachogiannis等通过使用患者来源的类器官（patient-derived organoid，PDO）技术，在体外类器官培养模型以及体内类器官移植瘤模型中均成功模拟了转移性胃肠肿瘤对不同药物处理的响应情况。这些肿瘤类器官生物样本库的建立，对于我们认识肿瘤的发病机理、促进肿瘤的新药研发和靶向治疗等具有重要的价值。然而，目前仍缺乏HAS PDO模型的构建。此外，目前类器官也存在一些问题，例如成本高、制备耗时且困难，且缺乏免疫组分和肿瘤间质成分，尚不能完全模拟临床胃癌全部特征，若要应用于免疫治疗筛选以及抗血管生成等药物测试，仍需进一步完善。

2. **推动多中心前瞻性研究** HAS的临床研究长期受限于病例罕见性及异质性，现有治疗证据多来自回顾性分析或小样本病例报道，缺乏高级别循证医学支持。为了突破这一困境，亟须推动多中心前瞻性临床研究，并将HAS作为独立亚型纳入国际权威指南（如NCCN、CSCO）的研究框架。首先，从研究设计与患者分层方面，基于HAS独特的分子特征，相关临床研究可采用生物标志物驱动的分层设计。例如，可根据*TP53*突变状态、*CCNE1*扩增或MSI-H状态划分亚组，针对性探索靶向治疗（如PARP抑制剂、CDK4/6抑制剂）或ICI的疗效。也可根据治疗线数分层，采用一线治疗可对比含铂化疗（如SOX方案）与免疫联合化疗（如PD-1抑制剂+奥沙利铂/替吉奥），二线及以上治疗重点评估抗血管生成药物（阿帕替尼）或ADC（DS-8201）的活性等。其次，推动指南整合与国际协作。目前NCCN胃癌指南未将HAS列为独立亚型，CSCO指南虽提及HAS的诊断标准，但治疗推荐与普通胃癌无异。加快推动HAS专属章节设立，通过国际协作加速患者入组与数据共享，以明确其病理诊断标准、分子检测（TP53、CCNE1、MSI/PD-L1等）及治疗路径。此外，推动真实世界数据与转化研究联动，收集真实世界诊疗、预后、分子特征等数据，系统解析HAS的基因组演化规律与耐药机制，为动态治疗策略提供依据。

3. **基于AI和大数据整合分析的新型药物筛选技术** 随着信息时代下计算机分析能力的突飞猛进，AI也越来越多地被应用到了现实生活中，肿瘤药物筛选便是其未来主要发展方向之一。当前，AI已经可以借助肿瘤患者WGS数据，结合患者体内外的病理模型和药物敏感性的数据，对患者的治疗提供全方位、多层面的药物治疗指导。受限于目前HAS患者药物数据不完善、临床研究缺乏以及研究模型不全面等问题，利用AI预测药物的策略尚未在HAS中展开大规模的应用。但随着测序活动的推进和数据库的进一步完善，AI在这个基础上可以获得进一步的训练，其预测HAS患者对药物反应的能力将大大提升，将更好地为HAS临床治疗提供依据。

六、小结与展望

尽管目前关于HAS的认知逐渐深入，但其发生发展的完整图谱仍未明晰，尤其在诊断标准以及治疗决策等方面仍存在较多分歧。以HAS为重点的研究仅限于病例报道、回顾性分析或文献综述，分子机制层面的综合研究极少。随着技术的蓬勃快速发展，基于多组学的HAS精准诊疗有望在以下方面取得重要突破：①分子病理整合。需建立基于多组学数据的分子分型体系，结合病理形态与基因标志物（如MUC19、AFP），优化HAS诊断标准以减少误诊。②精准治疗探索。一方面，基于HAS大样本队列构建用于潜在药物应答及预后预测的PDO及小鼠模型；另一方面，针对高频基因突变、异常信号通路、肿瘤干性与代谢等相关靶点开展药物研发，探索联合放疗、抗血管治疗、免疫治疗等的协同效应。③跨学科平台建设。应加强病理科、分子生物学团队与临床肿瘤科深度协作，推动HAS专病队列建立及生物样本库共享，加速HAS临床转化研究；同时，建立AI与大数据整合的新型药物筛选技术，引入液体活检技术动态监测ctDNA及AFP水平，实现HAS的早诊、早治与疗效预测。相信随着对HAS认识的不断深入，HAS患者的预后可以进一步改善。

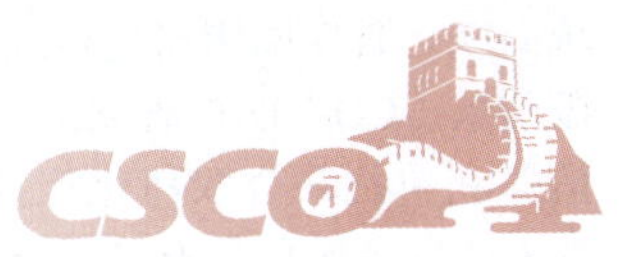

胃癌精准免疫治疗的现状与展望

杨宇奇　曲秀娟
中国医科大学附属第一医院

近年来，以PD-1/PD-L1抑制剂为代表的ICI在胃癌治疗领域取得重大突破，从晚期后线治疗逐步推进到一线治疗，并拓展至围手术期治疗领域。然而，临床实践中发现未经筛选的胃癌患者的免疫治疗应答率仅约为20%，其治疗反应与分子亚型密切相关。例如，微卫星高度不稳定、MMR缺陷、EBV相关性胃癌、高PD-L1表达的患者对免疫治疗应答率显著高于其他亚型。然而，这些标志物的预测效能并不理想。如MSI-H患者只占AGC人群的4%~7%，受众人群有限。TMB检测复杂，且尚无统一标准。PD-L1表达和抗PD-（L）1疗效之间的不一致性，提示影响免疫治疗疗效的因素极其复杂。因此，深入探索胃癌的肿瘤免疫微环境特征，寻找可靠的疗效预测标志物，建立基于分子分型的精准免疫治疗策略，已成为当前胃癌研究的关键方向。

本文将从不同临床场景切入，结合新型生物标志物研究进展，系统阐述胃癌精准免疫治疗的现状与挑战。

一、免疫治疗在胃癌中的应用

目前免疫治疗在胃癌中的价值已不仅限于晚期姑息治疗，其向围手术期阶段的探索，为追求根治性目标带来了新的希望。以下将从AGC免疫治疗开始，逐步探讨其在更早期阶段的应用进展。

（一）AGC免疫治疗

针对YOSHIDA分型Ⅳ型患者，免疫联合化疗已成为一线标准治疗，多项Ⅲ期研究如GEMSTONE-303、ORIENT-16证实了免疫联合化疗显著改善生存，PD-L1联合阳性分数（combined positive score，CPS）≥5患者获益更明确。

在双特异性抗体方面，COMPASSION-15研究结果显示，卡度尼利单抗联合化疗组全人群死亡风险下降38%，ITT人群mOS延长4.2个月，PD-L1 CPS≥5人群死亡风险下降44%，PD-L1 CPS<5人群mOS延长3.7个月，死亡风险下降30%；OS亚组分析结果表明ECOG PS 1、肝转移、PD-L1 CPS<5人群各亚组均显著获益；ITT人群、PD-L1 CPS≥5人群以及CPS<5人群的PFS中位数均得到延长，进展风险分别降低47%、49%和40%。由于卡度尼利单抗显著的阳性结果：全人群生存获益显著，突破PD-L1低表达瓶颈，长拖尾效应，2025 CSCO指南新增了无论PD-L1表达状态，XELOX方案联合卡度尼利单抗为Ⅰ级推荐（1A类证据）。

过继性细胞疗法也在胃癌中实现突破，CT041-ST-01研究关键Ⅱ期研究结果表明，靶向Claudin18.2（CLDN18.2）的自体CAR-T细胞疗法satri-cel在CLDN18.2阳性晚期GC/GEJC患者的三线治疗中展现出显著生存获益：PFS延长达3.25个月，疾病进展或死亡风险降低63%。OS有改善趋势，satri-cel组OS中位数为7.92个月，OS中位数延长2.4个月，死亡风险降低31%。尽管CAR-T疗法存在潜在严重毒性，但satri-cel的安全性整体可控。基于研究结果，satri-cel有望成为CLDN18.2阳性AGC/食管胃结合部腺癌患者的三线治疗新选择。

免疫治疗联合HER2靶向治疗领域也取得重大拓展。KEYNOTE-811研究证实，在标准化疗和曲妥珠单抗的基础上加用帕博利珠单抗，可显著改善不可切除或转移性HER2阳性胃癌或胃食管结合部腺癌且CPS≥1的患者OS，从而改变了这一亚型患者的治疗格局。RCTS研究（Ⅱ期）更新数据表明，维迪西妥单抗联合替雷利珠单抗及替吉奥方案在HER2过表达转移性GC患者中ORR达89.4%，PFS中位数为13.1个月，18个月OS率为67.8%；在CPS较高亚组中，PFS中位数更延长至16.7个月。该研究创新性地验证了HER2分层治疗价值：传统HER2高表达（IHC 3+或IHC 2+/FISH+）患者显著获益外，HER2中表达（IHC 2+/FISH–）和低表达（IHC 1+）人群亦显示突破性疗效，使抗HER2精准治疗获益人群从原有的15%扩展至30%。

此外，其他靶向治疗联合免疫策略同样取得了一定的进展。临床前研究显示，CLDN18.2靶向药TST001可上调PD-L1表达并促进淋巴细胞浸润，TranStar102研究队列G证实TST001联合纳武利尤单抗和CAPOX治疗AGC的疗效与CLDN18.2表达显著相关。LEAP-015研究证实，与传统化疗相比，帕博利珠单抗联合仑伐替尼和化疗能够显著提高晚期不可切除或转移性胃食管癌患者的PFS和ORR，然而OS改善未达到统计学意义（12.6个月 vs. 12.9个月，*HR*=0.84，95% *CI* 0.71~1.00；*P*=0.024 4；显著性边界值为0.020 4）。

针对潜在可切除的YOSHIDA分型Ⅰ/Ⅱ型GC，免疫治疗的核心目标是通过转化治疗提高手术切除率。目前该领域尚缺乏Ⅲ期临床研究数据支持，但近期Ⅱ期研究已展现积极前景。CO-STAR研究是一项Ⅱ期前瞻性临床研究，评估了信迪利单抗联合双药化疗及阿帕替尼在不可切除HER2阴性GC患者中的转化治疗效果。研究纳入55例患者，ORR达61.7%，33例患者接受转化手术，其中22例实现R0切除，pCR率为15.2%，OS中位数达18.8个月。该项研究提示其安全性较好，且转化率较高，具有较好的临床应用前景，未来仍需更多高质量的Ⅲ期研究验证转化治疗策略。

（二）新辅助免疫治疗

新辅助免疫治疗旨在术前激活机体抗肿瘤免疫反应，缩小原发灶并清除微转移灶，提高手术R0切除率。DANTE研究评估了阿替利珠单抗联合FLOT方案在可切除食管胃结合部癌患者中的疗效。研究显示联合组pCR率达24%，显著高于单纯FLOT组的15%（P=0.032），且PD-L1高表达和MSI-H人群获益更显著。

针对特殊病理类型，福建省肿瘤医院开展的Ⅱ期研究聚焦Borrmann Ⅳ型、大体积Borrmann Ⅲ型及Bulky N+/HER2阴性局部进展期GC患者。采用替雷利珠单抗联合阿帕替尼和SOX方案的新辅助治疗，在17例可评估患者中实现41.2%的TRG 0/1级病理缓解率（7例），ORR达88.2%，R0切除率为93.3%，为弥漫型GC的治疗提供了新方向。

（三）术后辅助免疫治疗

辅助免疫治疗旨在术后清除残留的微转移灶，延长患者DFS和OS。然而，与术前新辅助免疫治疗取得的显著成果相比，术后辅助免疫治疗的临床价值仍存在争议。CheckMate-577研究纳入794例接受新辅助放化疗的食管癌或食管胃结合部癌患者（胃结合部癌占42%），术后辅助纳武利尤单抗组DFS中位数达22.4个月，显著优于安慰剂组的11.0个月（P<0.001），在2025年ASCO年会上报告了OS的最终分析及更长时间的DFS随访数据。研究发现纳武利尤单抗组显示出持续的长期DFS获益和数值上的OS改善（51.7个月 vs. 35.3个月），然而差异无统计学意义。ATTRACTION-5研究在755例仅接受手术的Ⅲ期胃/胃食管结合部腺癌患者中，术后化疗联合纳武利尤单抗组3年RFS率（68.4% vs. 65.3%）无显著差异。值得注意的是，其亚组分析显示ⅢC期患者有获益趋势，PD-L1阳性亚组 HR=0.33（95% CI 0.14~0.75）。两项研究结果的差异揭示了GC辅助免疫治疗的复杂性，其争议根源可能与术前治疗背景及生物标志物表达差异有关。

（四）围手术期免疫治疗

围手术期免疫治疗将新辅助与辅助治疗阶段有机结合，通过全程免疫调控，实现抗肿瘤免疫应答的最大化。围手术期免疫治疗的理论基础在于免疫应答的延续性与记忆性。术前新辅助免疫治疗可激活肿瘤特异性T细胞，这些活化T细胞在术后可能持续存在并发挥抗肿瘤作用。术后辅助阶段的免疫治疗则进一步强化这一免疫记忆，清除残留的微转移灶。

NEOSUMMIT-01研究作为全球首个报道的局部进展期GC围手术期化疗联合免疫治疗对比单纯化疗取得主要终点的随机对照研究，纳入108例患者随机分配至特瑞普利单抗联合SOX/XELOX化疗组或单纯化疗组。结果显示，联合治疗组肿瘤退缩分级0/1比例显著提高（44.4% vs. 20.4%，P=0.009），pCR率为22.2% vs. 7.4%（P=0.03）。

DRAGON-IV研究首次探索卡瑞利珠单抗联合阿帕替尼及SOX方案的三联模式，结果显示较单纯SOX显著提升pCR率和主要病理缓解率，且不同PD-L1表达亚组一致获益。值得注意的是，三重联合方案的整体安全性可控，未显著增加手术并发症（如腹腔内出血、吻合口瘘等）发生率，也未影响手术可行性。

KEYNOTE-585研究是首个评估帕博利珠单抗联合化疗围手术期疗效的随机、双盲、Ⅲ期临床研究，结果显示联合治疗组和单纯化疗组的pCR率分别为13.4%和2.0%。尽管pCR率有所提高，但将病理缓解转化为生存获益仍存挑战。该研究EFS差异无统计学意义（44.4个月 vs. 25.7个月，HR=0.81；P=0.019 8）。究其原因，可能与未进行优势人群的筛选有关，也反映出当前对免疫治疗获益人群的识别体系尚不完善。

MATTERHORN研究作为里程碑式Ⅲ期研究，在随访时间中位数为31.5个月时显示度伐利尤单抗联合FLOT方案较安慰剂联合FLOT显著改善EFS（HR=0.71；P<0.001），pCR率显著提高（19% vs. 7%；P<0.001），OS呈现获益趋势（HR=0.78；P=0.025），且未导致手术或辅助治疗延迟。

目前，围手术期免疫治疗的最佳策略的确立仍存在诸多挑战，包括围手术期免疫治疗的最佳周期数尚未明确；免疫治疗可能引起组织纤维化和粘连，增加手术难度；临床实践中需平衡免疫治疗周期与手术时机，确保R0切除率；对于新辅助治疗后达到完全缓解的患者，术后辅助治疗的强度可能需要调整等问题仍需进一步优化。

二、免疫治疗相关生物标志物

精准免疫治疗的核心在于可靠生物标志物的发现与验证。GC的高度异质性决定了传统标志物的局限性，新型标志物的发现与多维度生物标志物体系的建立已成为必然趋势。

（一）组织/细胞学标志物

目前临床上常见的免疫治疗相关生物标志物有PD-L1、MSI-H/dMMR、TMB、EBV等。

MSI-HGC具有高突变负荷、丰富TIL和新抗原负荷高的特点。多项研究表明，MSI-H/dMMR患者对免疫治疗反应尤为显著。NEONIPIGA研究显示，针对可切除的MSI-H/dMMRGC患者，应用纳武利尤单抗联合伊匹木单抗新辅助治疗，术后pCR率高达59%。同样，INFINITY研究中，术前使用曲美木单抗联合度伐利尤单抗治疗MSI-H患者，pCR率也达60%。然而，MSI-HGC仅占AGC的4%~7%，发生率较低。而占AGC 90%以上的MSS型患者，仍有约10%对ICI响应。刘云鹏教授团队应用半监督ML方法，以高准确率（AUC为0.924）识别出MSS型胃癌中潜在的ICI响应者，深入阐明了T-bet$^+$ CD8$^+$ T细胞在MSS型胃癌抗肿瘤免疫和ICI响应中的核心调控地位，发现其不仅具有更强的肿瘤浸润能力和细胞毒性，而且其丰度能预测ICI疗效。总之，探索更广泛的预测标志物，仍是未来研究的关键挑战。

除MSI状态外，PD-L1表达水平也是临床最广泛使用的预测标志物，CheckMate-649和KEYNOTE-062等研究中，PD-L1 CPS ≥ 5或 ≥ 10的患者获益更显著。然而约15%的

PD-L1 阴性患者仍能从免疫治疗中获益，提示应联用其他生物标志物以提高其预测准确率，且存在时空异质性，其检测结果也因检测标准（CPS vs. TPS）、检测平台、检测抗体及病理医生判读不统一而存在差异。

EBVaGC 占全球 GC 的 5%~15%，是 TCGA 分子分型中唯一以病毒为特征的亚型。相关文献证实，晚期 EBVaGC 患者 5 年 OS 率显著高于 EBV 阴性 GC，然而，研究中 179 例 GC 患者中只有 15 例患者（8.4%）EBV 呈阳性。EBV 作为独立预测因子的价值仍需大样本研究验证。

TMB 反映肿瘤新抗原负荷，具有较高水平的 TMB 肿瘤细胞更容易被免疫系统识别，因此对 ICI 有更强的免疫应答。美国 FDA 已批准 TMB 作为帕博利珠单抗的伴随诊断标志物，用于治疗高 TMB（≥ 10mut/Mb）的实体瘤患者。但 TMB 检测标准化不足，与 MSI 状态高度重叠，且价格高昂，限制了其独立应用价值。

（二）外周血标志物

现有标志物如 PD-L1 表达、TMB 等在预测免疫治疗响应方面存在局限，难以实现真正的精准免疫，迫切需要开发更可靠的预测标志物。

近来有研究发现，单核细胞 / 淋巴细胞比值（monocyte-to-lymphocyte ratio，MLR）作为系统性炎症指标，可有效预测 AGC 一线免疫联合化疗的疗效。该研究表明，在接受免疫联合化疗的患者中，低基线 MLR 与显著延长的 PFS 和 OS 相关，且 MLR 是 OS 的独立预后因素。动态监测还发现，基线和两周期治疗后，MLR 均较低的患者生存获益更显著。

此外，ctDNA 可动态监测肿瘤基因组变异和微小残留病灶。研究表明，新辅助治疗后 ctDNA 清除与病理缓解显著相关，而术后 ctDNA 阳性提示高复发风险。2025 ASCO 年会上公布了一项研究，纳入正在接受 ICI 治疗的胃肠癌患者，通过个体化 ctDNA 动态监测评估疗效相关性，结果显示 12 例（86%）患者 ctDNA 动态变化与影像学应答一致（P=0.006 5）。

外泌体已被证实是免疫耐药性的关键因素。肿瘤源性外泌体通过传递免疫抑制信号驱动耐药性并塑造转移微环境。其中外泌体 PD-L1 可抑制局部及远端淋巴组织 T 细胞活性，直接导致免疫治疗抵抗。陈永顺教授团队针对 HER2 阴性晚期胃食管印戒细胞癌的前瞻性研究发现：传统组织 PD-L1 表达无法预测 PD-1 抑制剂联合 XELOX 化疗疗效，但治疗前外周血外泌体 PD-L1 与乳酸低表达患者 ORR 显著提升且 PFS 延长。研究揭示低外泌体 PD-L1 水平与高 $CD8^+$ T 细胞浸润相关，而高乳酸水平则伴随 Treg 增多及 $CD8^+$ T 细胞减少，表明二者通过调节 T 细胞平衡影响治疗响应。该研究首次证实外泌体 PD-L1 与乳酸可作为预测免疫化疗疗效的新型生物标志物，为克服免疫耐药提供新方向。

可溶性 PD-L1（soluble programmed death ligand-1，sPD-L1）是膜结合 PD-L1 的剪接变体，缺乏跨膜结构域，可分泌至血液循环。其作用机制类似于膜结合 PD-L1，通过结合 T 细胞表面的 PD-1 受体，抑制 T 细胞活化与增殖，形成免疫抑制微环境，研究提示治疗前高水平 sPD-L1 与免疫治疗不良预后相关。

这些外周血标志物涵盖肿瘤和宿主两方面信息，有助于完善患者分层治疗策略。特别是对于无法获取足够组织样本的晚期患者，外周血标志物为其提供了一种可行的替代方案。

（三）多模态 AI 学指导下的个体化治疗

随着分子检测技术的进步，基于多组学的个体化免疫治疗成为可能。综合基因组、转录组、表观遗传组和蛋白质组等多维信息，可构建更精准的分子分型体系，指导治疗决策。AI 技术在整合多组学数据、预测治疗反应方面也展现出强大潜力。浙江大学医学院附属第一医院刘剑团队在 *Drug Resistance Updates* 发表的研究，通过多组学分析方法研究了 AGC 患者对抗化疗联合免疫治疗的反应和耐药性在细胞和空间水平上的差异。所构建的 SVM 模型结合了多组学和空间数据，预测能力显著，在探索和验证队列中的 AUC 分别为 0.93 和 0.84。这类技术有助于解决传统检测的时空异质性问题，为精准免疫治疗提供新工具。2024 年发表于 *Journal for ImmunoTherapy of Cancer* 的一项研究，基于病理组学特征，通过 DL 提取 GC 全视野病理切片中的三类定量特征（核形态、单细胞空间分布、微环境），精准预测患者对 ICI 的治疗响应，其性能在多中心验证中显著优于传统 PD-L1 CPS（训练队列 AUC 为 0.985，验证队列 AUC 为 0.914~0.921）。该模型为 GC 免疫治疗获益人群的筛选提供了新工具。然而，目前 AI 算法与多组学技术在临床应用方面仍面临多重瓶颈，不仅数据维度高、规模庞大，且不同组学层间的数据整合与关键生物标志物挖掘仍存在显著技术壁垒。此外，数据质量参差不齐、样本采集标准不统一、临床注释不完整等问题严重制约了 AI 模型的训练效能与泛化能力。

三、个体化免疫治疗的时代机遇

GC 精准免疫治疗已从理论走向实践，在晚期治疗、围手术期治疗等不同场景均取得显著进展。然而，GC 精准免疫治疗仍面临多重挑战。

1. 原发性和获得性耐药　肿瘤免疫微环境中的抑制性细胞（如 Treg、MDSC）和抑制性因子（如 TGF-β、IL-10）可能介导耐药，免疫微环境中脂质代谢异常可阻碍 $CD8^+$ T 细胞活性，而糖酵解增强导致的乳酸堆积进一步强化免疫抑制状态。深入了解免疫治疗耐药的分子机制是未来研究重点。

2. irAE 管理　随着免疫治疗向早期推进和联合策略增多，优化 irAE 管理策略至关重要。目前，GC 的围手术期免疫治疗大多为探索性研究，已披露安全性数据的Ⅱ期和Ⅲ期研究较少，仍需密切随访并关注治疗的安全性。建立预测 irAE 的生物标志物模型是未来方向之一。

3. 治疗成本与可及性　目前临床上通过分子分型（如 MSI-H、CLDN18.2）筛选获益人群，而精准免疫治疗的高成本可能限制其广泛应用，开发低成本 AI 预测模型可替代昂贵基因检测、推进本土创新药物等策略是提高可及性的关键。

多组学技术指导下的个体化免疫治疗将成为主流方向。整合基因组、转录组、蛋白质组和微环境特征的多维分型体系，将为每位患者量身定制最佳治疗方案。同时，新型药物如双特异性抗体、ADC 和细胞疗法的快速发展，为精准免疫治疗提供更丰富的武器库。随着技术创新和临床研究的深入，GC 精准免疫治疗将不断突破现有局限，最终实现从“千人一药”到“量体裁衣”的转变，为不同亚型 GC 患者带来长期生存的希望。

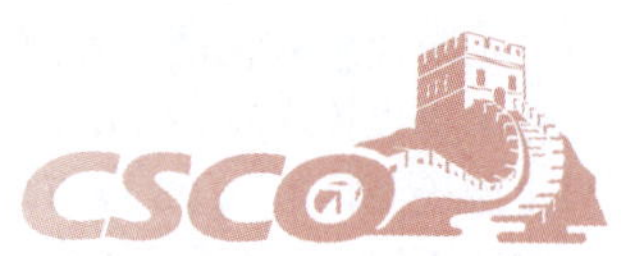

单细胞测序在转移性胃癌中的应用与进展

张明达　林晓琳　肖秀英
上海交通大学医学院附属仁济医院

一、概论

scRNA-seq 作为生命科学领域的一项新兴测序技术，凭借独特的单细胞分辨率优势，近年来在胃癌（GC）领域得到了广泛应用。通过检测单个细胞的基因表达谱，系统性揭示了 GC 发生发展过程中复杂的细胞谱系动态演变规律、TME 的构成、显著的 ITH 特征，以及关键细胞亚群间的特异性基因表达差异。这些研究在细胞水平推动了人们对 GC 分子机制的理解。

目前，大量基于单细胞转录组测序的分析已在转移性 GC 研究中取得重要进展，特别是在细胞层面阐明了肿瘤发生发展的机制、微环境在肿瘤演进过程中的动态重编程特征，以及介导免疫逃逸的关键信号通路等重要科学问题。鉴于此，本文旨在系统整理和归纳关于转移性 GC 单细胞转录组测序研究的最新文献，全面总结现有研究成果，并深入探讨该领域当前面临的挑战，同时展望未来研究方向，以期为转移性 GC 的早期诊断和靶向治疗提供新的思路。

二、scRNA-seq 揭示转移性胃癌的肿瘤异质性

肿瘤异质性源于肿瘤细胞生长过程中存在的具有不同基因型的细胞群，这些多样的细胞群可能导致不同的 GC 分型。根据 Correa 假说，GC 起源于慢性萎缩性胃炎，经历肠上皮化生，最终发展为 GC。一项针对不同阶段胃病变的研究发现，在肠化生阶段，一个表达分泌性标志物 HES6 的祖细胞亚群出现。这群细胞可能代表了处于分化早期的杯状细胞，而 HES6 将有助于在高风险患者中识别癌前病变。另一项基于 Lauren 分型的研究比较了肠型和弥漫型 GC 中上皮细胞的演化轨迹，揭示了不同的致癌机制。肠型 GC 显示出从非恶性细胞到肿瘤细胞的动态变化，其标志物基因（如 *MUC13* 和 *CDH17*）的表达水平随时间推移而升高，肿瘤发生风险相应增加。与之相反，在弥漫型 GC 中，相关标志物基因的表达无明显变化，这也提示不同病理分型的 GC 的发病机制有所不同。分析肿瘤异质性对于理解 GC 及其转移的生物学特性，以及探究潜在的诊断和治疗靶点至关重要。

（一）转移性胃癌的肿瘤异质性

研究表明，EMT 是肿瘤细胞获得侵袭和转移能力的关键环节。循环肿瘤细胞（circulating tumor cell，CTC）从原发肿瘤迁移进入血管，促使 GC 向远处组织转移。对单个 CTC 转录组谱的分析表明，很大一部分胃癌 CTC 经历了 EMT，并且血小板黏附被确定为驱动 EMT 进程和获得化疗耐药性的潜在关键因素。一项研究发现 DZIP1 在 CAF 和恶性上皮细胞中表达升高，通过参与肿瘤 - 间质信号交互，参与重塑免疫抑制微环境并诱导 EMT 形成。

（二）胃癌腹膜转移

GC 腹膜转移是最常见的远处转移形式，与不良预后和高死亡率密切相关。研究通过 scRNA-seq 在单细胞分辨率下探索腹膜转移的具体特性，极大地增进了我们对 GC 腹膜转移分子和细胞特征的理解。Wang 等构建了 GC 腹膜转移患者的单细胞转录组图谱，分析了肿瘤细胞亚群的转录组特征，描绘了腹膜转移肿瘤细胞的 ITH，并确定了其与患者生存期的显著相关性。在 GC 腹膜转移过程中，单核细胞亚群中 DC 明显增加，这些细胞表现出促血管生成的特性，抗原呈递能力降低，并且与 GC 的不良预后相关。此外，在 GC 腹膜转移患者的腹水中，免疫抑制性巨噬细胞可从组织蛋白酶高表达的肿瘤相关巨噬细胞（tumor-associated macrophage，TAM）向补体 C1q 高表达的 TAM 转变。在腹膜转移过程中，成纤维细胞也发挥至关重要的作用，$CXCR7^+$ 的成纤维细胞分泌 CLDN11，促进 GC 细胞的增殖和腹膜转移；并且 $CXCR7^+$ 成纤维细胞还与组织中 M2 型巨噬细胞的免疫浸润密切相关。

（三）胃癌淋巴结转移

LNM 是 GC 常见的另一转移途径。Qian 等的 scRNA-seq 研究表明中性粒细胞的极化和成熟紊乱；以及免疫检查点 SPP1 的激活，可能是促进 GC LNM 的关键因素。这项研究为理解 GC LNM 的机制和潜在治疗靶点提供了新视角。另一项对 GC LNM 的分析揭示了 ERBB2、CLDN11 和 CDK12 作为 LNM 的标志物，它们可能促进 GC 的 LNM。此外，源自淋巴结的 $CD8^+$ 耗竭型 T 细胞表达的一个包含 20 个基因的集合可用于预测 LNM，而靶向 HLA-E-KLRC1/KLRC2 信号通路可能为 GC 提供新的临床治疗思路。

(四) 胃癌肝转移

肿瘤干细胞(cancer stem cell,CSC)密切参与肿瘤复发和转移,对于癌症治疗和预后至关重要。一项研究通过 scRNA-seq 结合转录组测序发现一群高表达 CXCR4 的 CSC 具有肿瘤干细胞表型,有助于 GC 细胞的生长和肝转移的发生。同时,在 GC 肝转移的免疫抑制微环境中,$SPP1^+$ TAM 与 $CD8^+$ 耗竭型 T 细胞之间的相互作用至关重要;在这些相互作用中,GDF15-TGFBR2 配体受体结合可能发挥重要的免疫抑制作用。

(五) 胃癌卵巢转移

GC 卵巢转移也被称为 Krukenburg 瘤,是一种特殊类型的 GC 转移瘤。最近一项研究鉴定出卵巢中 ER 阳性的 CAF 亚群在 GC 卵巢转移过程中发挥重要作用,雌激素刺激 CAF 分泌中期因子(midkine,MDK),促进肿瘤细胞的转移。同时,研究发现不同类型样本细胞组成比例不完全相同,与胃原发灶和癌旁组织相比,卵巢转移灶中基质细胞的比例均较高,而 B 细胞和细胞毒性 T 细胞等免疫细胞占比明显较低,表现出肿瘤转移的相关特征。

(六) 小结

克隆演化理论表明,肿瘤进展是一个动态过程,每个阶段都有其自身的特征。无论肿瘤是发生、进展还是转移到不同器官,都展现出高度的异质性特征。scRNA-seq 的出现使得研究人员能够在单细胞分辨率下评估 GC 的异质性,揭示与其发展和转移相关的特征性变化,有助于阐明胃转移瘤的生物学复杂性,对于发现新的治疗靶点和评估预后至关重要。

三、scRNA-seq 揭示转移性胃癌的 TME 特征

肿瘤细胞、免疫细胞和基质细胞,连同分泌因子和细胞外基质,共同构成了 TME。TME 在肿瘤的发生发展、侵袭转移和耐药性中具有重要贡献。在微环境研究中,通过 bulk RNA-seq 评估免疫浸润仍存在一定局限性,而 scRNA-seq 可以在单细胞水平区分细胞类型,对研究细胞间的相互作用和调控机制具有巨大优势。多项研究已经描绘出 GC TME 的细胞图谱。通过对数万至数十万个细胞进行测序分析,研究者们根据特异性分子标志物对所有细胞进行分群,主要包括 T 细胞、B 细胞、髓系细胞、上皮细胞、内皮细胞和成纤维细胞等。并进一步探究各个细胞亚群的分子特征、功能状态及其在肿瘤进展、免疫调节、治疗抵抗等过程中的关键作用。同时,这些单细胞层面的发现常进一步与患者的临床特征(如病理分型、转移部位和生存预后)以及多组学分析(如基因组、转录组和表观遗传组)整合,从而构建起更全面、更具有临床意义的 GC 生物学模型。

(一) T 细胞

在 GC 的 scRNA-seq 数据集中,通过 CD2 和 CD3D 标记的 T 细胞是被识别最多的免疫细胞。Li 等的 scRNA-seq 分析揭示,T 细胞是 TME 中富集程度最高的免疫细胞群,并且其比例随着疾病进展而增加。与患者配对的正常组织或肿瘤组织相比,在肿瘤组织内鉴定出独特 T 细胞亚群和 T 细胞受体的多样性更高,这表明 TME 中存在多种独特的 T 细胞浸润。在 GC scRNA-seq 数据集中,显示浸润 TME 的主要 T 细胞亚群包括 $CD4^+$ T 辅助细胞(T helper cell,Th)、$CD8^+$ 细胞毒性 T 淋巴细胞(cytotoxic T lymphocyte,CTL)、Treg 和自然杀伤 T 细胞(natural killer T cell,NKT)。研究发现,T 细胞耗竭与 GC 远处转移密切相关,与非转移性 GC 患者相比,转移性 GC 患者的 CTL 也出现富集,并与较差的生存预后相关。胃印戒细胞癌(gastric signet ring cell carcinoma,GSRCC)的特征是细胞质内含有大量黏液和偏位的细胞核,其经常发生远处转移,治疗较为困难,因此预后较差。针对 GSRCC 的 TME 的 scRNA-seq 分析显示,产生 CXCL13 的 $CD8^+$ 耗竭型 T 细胞在促进抗肿瘤反应中发挥重要作用。与非 GSRCC 相比,$CD8^+$ 耗竭型 T 细胞介导的调节功能受损是导致 GSRCC 免疫反应不应答的原因。因此,增强 $CD8^+$ 耗竭型 T 细胞产生 CXCL13 的能力,对于逆转 GSRCC 的恶性状态可能至关重要。

(二) 巨噬细胞

在 GC scRNA-seq 数据集中通过 CD68 和 CD14 表达识别的肿瘤相关巨噬细胞(tumor-associated macrophage,TAM),多样性和可塑性是 TAM 的重要特性。在特定的 TME 条件下被划分为两种不同的极化状态,发挥相反的作用。M1 型巨噬细胞已知具有促炎特性并能促进抗肿瘤免疫;M2 型巨噬细胞具有抗炎特性并可能抑制抗肿瘤免疫。然而,大量研究发现 GC 组织中 TAM 在转录水平上具有高度异质性,并不符合简单的 M1/M2 二分范式,而是归属于其他离散的表型,其中同一细胞群会同时表达 M1 和 M2 的特征标志基因,这些结果也表明 TAM 可能比以前认为的更具有多样性。

为了克服这种复杂性,一些研究者开发了在 scRNA-seq 数据集中识别 M1 和 M2 巨噬细胞的替代方法。Wang 等使用类似的 M1/M2 参考数据来识别 scRNA-seq 数据中的巨噬细胞,发现在预后较好的 GC 患者中,M1 样巨噬细胞的比例更高;相比之下在预后较差的患者中,M2 样巨噬细胞占主导地位。同时,Kim 等发现 GC 患者化疗后 M1 样 TAM 增加而 M2 样 TAM 减少,这表明化疗在对治疗有反应的患者中改善了抗肿瘤的 TAM 表型。Eum 等通过 scRNA-seq 研究 GC 患者腹水中免疫细胞和肿瘤细胞的异质性及相互作用,结果发现大多数巨噬细胞表现出替代性激活的 M2 表型,该表型似乎受转移部位和肿瘤类型的影响,而 M2 型 TAM 来源的外泌体可通过 MALAT1 介导的糖酵解调节来促进 GC 进展;并且与体外诱导培养的巨噬细胞相比,GC 恶性腹水中的巨噬细胞表现出非炎症性特征。肿瘤细胞通过 IL1B-IL1R2 配体 - 受体结合与 TAM 相互作用,从而抑制炎症信号转导并促进肿瘤生长。

(三) 成纤维细胞

成纤维细胞在多种肿瘤中促进癌症进展,它们的表型、在癌组织附近的位置以及与 TME 中其他细胞类型的相互作用决定了它们对肿瘤的影响。GC 特异性成纤维细胞的丰度随着肿瘤进展而增加,而它们在深层肿瘤组织中也十分丰富,这些细胞被称为 CAF,在 GC scRNA-seq 数据集中通过 DCN 和 COL4A1 表达识别。与邻近组织成纤维细胞相比,CAF 中促进肿瘤生长的相关基因表达增加,例如参与细胞增殖、血管生成、炎症和细胞外基质(extracellular matrix,ECM)重塑

的基因。研究发现 CAFs 中 ACTA2 和 EGR2 表达升高，促进肿瘤组织内的收缩性和纤维化。同时，研究鉴定出一个富集 INHBA 和 FAP 的 CAF 亚群，其丰度与肿瘤分期 / 分级的恶性化程度呈明显正相关，并与不良临床预后相关。

在 GCscRNA-seq 数据集中鉴定出两种不同的成纤维细胞表型。一种是细胞外基质型肿瘤相关成纤维细胞（extracellular matrix cancer-associated fibroblast，eCAF），另一种是炎症型肿瘤相关成纤维细胞（inflammatory cancer-associated fibroblast，iCAF）。在这些 CAF 亚群中，iCAF 通过分泌 IL-6 和 CXCL12 与 $CD8^+$ T 细胞相互作用；而富含骨膜蛋白（periostin，POSTN）的 eCAF 表现出更强的 M2 型巨噬细胞趋化能力，并与 GC 患者 OS 缩短相关。Kim 等发现弥漫型 GC 组织中 iCAF 的丰度更高；并且 iCAF 总数量显著增加。该研究还发现 iCAF 与肿瘤促干性之间的相关性，提示这些细胞促进肿瘤干细胞的形成，这也表明 iCAF 具有调节免疫反应和促进有利于肿瘤发展的微环境形成的潜力。与 iCAF 相比，远端癌旁组织更富集 eCAF，这也间接表明 eCAF 在 GC 转移过程中的重要作用。Kumar 等和 Jiang 等均鉴定出一个表达肌细胞相关转录本（如 ACTA2、TAGLN）的 CAF 亚群，该亚群可能代表了促进肿瘤侵袭的 eCAF 子集。

在 TME 中，基质细胞通过分泌细胞因子和趋化因子，促进 ECM 形成及血管生成，从而影响肿瘤的生长与远处转移。通过大规模 scRNA-seq 分析，研究者发现多种 CAF 分泌蛋白，其中 SERPINE2 在 GC 组织间质成纤维细胞中显著富集，并能够促进肿瘤定植和形成免疫抑制性微环境。同时，Luo 等对包括 GC 在内的多种实体瘤进行了泛癌单细胞 TME 特征分析，其研究强调了异质性 CAF 的共有特征及可塑性，特别是 $SPP1^+$ 的 TAM 可能通过与邻近的内皮 - 间质转化型 CAF 相互作用参与肿瘤血管生成，该过程被视为血管生成的起始步骤。

（四）上皮细胞

GC 的细胞谱系源自上皮细胞，即胃壁内的腺体细胞。研究发现炎症主动促进胃上皮细胞转化，启动向 GC 发展的病理进程，是 GC 发生发展的主要病因之一。因此，研究者通过 scRNAseq 分析炎症对上皮细胞的影响和与预后较差肿瘤相关的炎症特征。研究发现，由肥大细胞或 2 型固有淋巴细胞产生的 IL-4 和 / 或 IL-13 是驱动上皮细胞化生的关键因素。另一项研究发现，弥漫型 GC 显示出多个趋化因子（CXCL3、CXCL5 和 CXCL7）的富集，这些趋化因子与恶性肿瘤进展高度相关。在转移性 GC 中，转录因子 FOS 和 JUN 与转移进展相关密切相关，而 ERBB2 和 CDK12 可用于区分转移灶与胃原发灶的来源差异。而一项针对 GC 不同器官转移灶的研究发现，恶性上皮细胞具有侵袭特征、器官转移倾向、肿瘤干细胞表型以及类休眠特征，恶性上皮细胞的这些特性也与转移倾向和复发密切相关。

四、scRNA-seq 用于评估转移性胃癌的治疗反应

转移性 GC 患者由于进展较快，及缺乏有效的治疗方法，患者临床预后较差。因此，对于转移性 GC 患者治疗效果的评估非常重要。转移性 GC 患者的主要治疗方案包括化疗、免疫治疗和手术治疗等。但越来越多的证据表明，肿瘤异质性使得肿瘤细胞能够在常规化疗、放疗和靶向治疗中存活下来。耐药性出现可能由于治疗产生的选择性压力，这种压力可能会促进残留的亚克隆细胞扩增，或者是耐药细胞的产生。通过 scRNA-seq 检测用药前后 TME 中细胞的变化，有可能发现影响药物治疗反应的潜在机制，这对于将“冷肿瘤”转化为“热肿瘤”具有重要意义。

（一）化学治疗

化疗作为转移性 GC 的一线治疗方法，然而患者的治疗反应存在差异。大量研究表明化疗过程中存在 TME 重塑现象。一项研究发现化疗后促炎基因和 MHC Ⅰ类抗原呈递基因的表达下降，同时 M2 型巨噬细胞相关基因的表达也降低，表明化疗后巨噬细胞从 M2 型向 M1 型转化；Dong 等发现耗竭的 ECM 成分和增强的免疫过程是 GC 患者对氟尿嘧啶产生有益应答的两个关键 TME 特征；Kim 等通过多组学分析标准一线化疗前后的配对标本，发现应答者中存在化疗诱导的 NK 细胞浸润、巨噬细胞复极化和抗原呈递增加。此外，无应答者表现出 LAG3 表达增加和 DC 丰度降低。上述研究表明化疗应答过程中存在广泛的 TME 的重塑，这可能与化疗耐药密切相关。

（二）免疫治疗

免疫疗法作为一种新兴治疗方法，与传统治疗相比，显示出良好的疗效和可耐受的毒性，因此目前多种免疫检查点阻断疗法已被批准作为转移性 GC 患者的一线治疗方案。ICI，例如 PD-L1 和细胞毒性 T 淋巴细胞相关抗原 4（cytotoxic T-lymphocyte-associated antigen 4，CTLA-4）抑制剂，已在临床前和临床环境中被开发并广泛研究。尽管 PD-L1 阻断疗法在临床研究中显示出良好效果，但仍有部分患者无应答并产生耐药性。scRNA-seq 为发现潜在的耐药机制提供了新的研究方向。

PD-L1 在多种恶性肿瘤中高水平表达，尤其在 GC 中显著存在，特别是在 EBV 阳性或 MSI 的患者中。虽然 ICI 的在 GC 免疫治疗中取得重大进展，但其疗效和毒性仍然限制了其临床的广泛应用。MSI-H 的 GC 约占病例的 20%，并且肿瘤与 TAM 富集和 PD-L1 表达升高相关。然而，50% 的 MSI-H 患者对 PD-1 治疗存在耐药性。scRNA-seq 结果显示，只有具有更高肿瘤突变负荷、丰富的 T 细胞浸润、更高的 TCR 克隆多样性以及更少的 Tex 细胞的 MSI-H GC 患者，仅需帕博利珠单抗即可达到最佳疗效。在另一项研究中，Luo 等利用 scRNA-seq 和 PDX 模型证明抗 PD-1 免疫治疗可能通过 CXCL5-CXCR2 轴促进肿瘤相关中性粒细胞的募集，从而重塑免疫抑制性的 TME；并且出人意料的是，阿帕替尼作为一种 VEGFR 抑制剂，能够抑制抗 PD-1 治疗过程中引起的 CXCL5 上调。根据一项对接受帕博利珠单抗治疗的 MSI-H 患者的研究，应答者体内的 T 细胞和 NK 细胞水平均高于无应答者，无应答者在两个治疗周期后，T 细胞和 NK 细胞数量减少，而基质细胞及耗竭型 $CD8^+$ T 细胞显著增加。因此，未能有效激活免疫系统与 MSI-H GC 对 ICI 治疗耐药密切相关。如何激活无应答者的自身免疫反应，是免疫治疗面临的重要问题。

（三）联合治疗

目前，根治性手术切除联合围手术期化疗是转移性 GC 患者的主要治疗方法。NACT 也称为术前化疗，被认为是 AGC 患者的主要选择。TME 可能影响 GC 的进展和转移，同时 TME 在 NACT 后也会发生明显变化。因此，全面分析 NACT 后细胞组成的变化，可为后续针对 TME 引起的耐药性提供新的理解，从而有效控制 GC 的进展。Chen 等通过 scRNA-seq 研究发现 NACT 可以重塑 TME，与治疗前相比，治疗后 TME 表现为一个具有免疫抑制性的环境，内皮细胞和成纤维细胞比例增加，而 T 细胞表现出更低的细胞毒性和增殖特性，同时免疫相关通路被抑制，而肿瘤细胞和内皮细胞中的血管生成通路则被激活。另外，他们的研究结果首次证明 eCAF 在 GCNACT 耐药中发挥重要作用。

Li 等对接受新辅助免疫治疗联合化疗的 GC 样本进行 scRNA-seq 分析，以阐明 TME 特征与联合治疗之间的相互作用。他们证明表达 IFN-γ 的 $CD8^+$ T 细胞可以用来预测对联合治疗的应答反应；同时，他们观察到在新辅助治疗期间，IFN-γ 在不同细胞类型中显著减少，以及耗竭型 $CD8^+$ T 细胞受到显著抑制，这些结果强调了 $CD8^+$ T 细胞在预测 GC 联合治疗应答中的重要性。EBV 阳性 GC 患者表现出炎症免疫表型，伴有 T 细胞和 B 细胞浸润增加，但部分患者仍对免疫治疗无应答反应。Qiu 等利用 scRNA-seq 分析接受化疗联合免疫治疗的 EBV 阳性 GC 患者的动态肿瘤 TME 特征。值得注意的是，显著富集于 EBV 阳性 GC 患者中的 $ISG15^+$ $CD8^+$ T 细胞，被认为可以预测 GC 患者联合治疗反应的潜在生物标志物。在应答的 EBV 阳性 GC 患者中，可以观察到 $ISG15^+$ $CD8^+$ T 细胞亚群的重新出现，这有助于形成表达 CXCL13 的效应细胞群体。然而，在无应答的 EBV 阳性 GC 患者中，LAG3 的滞留可能导致 $ISG15^+$ $CD8^+$ T 细胞进入终末耗竭状态。因此，抗 LAG3 治疗可以有效减轻难治性 EBV 阳性 GC 患者的肿瘤负荷。

五、总结与展望

GC 是一种消化系统来源的恶性肿瘤，其肿瘤异质性对患者的临床治疗和生存预后有显著影响。随着 scRNA-seq 技术的进步与成熟，研究者能够更好地理解 TME 的复杂组成和动态变化，以及药物疗效如何随疾病进展而变化，对 GC 的复杂性和多样性有了更深层次的理解。它能以前所未有的方式揭示细胞异质性、TME、肿瘤发生与转移以及药物反应。

本综述总结并讨论了 scRNA-seq 技术在揭示转移性 GC 的起源与发展、发病机制、细胞异质性、TME 以及相应治疗策略方面的应用与进展。不同 GC 患者间显著的异质性可能与患者的疾病进展和对治疗的反应密切相关，这也提示全面理解 TME 的变化是当前面对转移性 GC 的诊疗难题的有效解决方向。因此，我们有理由相信 scRNA-seq 技术能极大地促进转移性 GC 领域的研究。首先，scRNA-seq 有助于从转录组学角度追踪 CTC 的来源和进展；其次，scRNA-seq 能够捕捉 TME 的动态变化，并展现转移性 GC 不同阶段的免疫浸润特征；最后，scRNA-seq 可以发现作为治疗新靶点的新型免疫组分，特别是对于那些对 ICI 治疗无应答的 GC 患者。

scRNA-seq 在转移性 GC 生物学研究中的应用，加深了我们对肿瘤异质性的理解，阐明了肿瘤演进和转移的分子机制，并促进了为个体化治疗寻找新的治疗方案。但到目前为止，scRNA-seq 仍存在一些局限性。例如，部分转移灶来源的样本比较难以采集，并且采集后很难在规定时限内完成处理。部分冷冻样本的测序结果显示，细胞活性差会极大地影响后续测序分析。同时，测序样本的细胞具有局限性，很难完整代表全部肿瘤的生物学特性。以及一些测序分析方法仍存在局限性，关于遗传变异估算 CNV 的方法并非完全准确。基于此，研究者已经开发了多种新的测序技术方法，单细胞核转录组测序和空间转录组测序等能够很好地弥补 scRNA-seq 的部分局限性。

随着 scRNA-seq 技术的不断改进和普及，我们预计 scRNA-seq 有希望更广泛地用于确定细胞群体的分子特征和谱系关系，并验证特定类型细胞中的基因表达。此外，scRNA-seq 联合多组学分析（包括转录组学、基因组学、蛋白组学、代谢组学和表观遗传学等）不仅全面描绘了单细胞的遗传图谱，还有助于我们理解细胞的异质性和复杂的相互作用。另外，进一步通过分子和细胞学实验验证 scRNA-seq 结果，可以使得测序结果更加具有说服力和应用价值。

总而言之，由于多种客观原因，目前 scRNA-seq 在临床中的运用仍然较为有限，但其应用前景极其广阔。在未来的研究中，通过 scRNA-seq 研究不同类型转移性 GC 的特征，发现更多的生物标志物，作为早期诊断的指标和精准治疗的靶点。scRNA-seq 技术有希望为转移性 GC 的研究提供更多视角，解决诸多临床困难，并推进个体化医疗的进程。

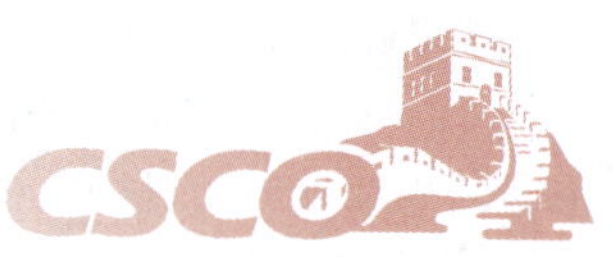

新型免疫细胞治疗胃癌的研究进展

刘航宇　陈哲灵　杨柳
浙江省人民医院

近年来，以 CAR-T 为代表的免疫细胞疗法在胃癌（GC）治疗中取得突破，但其应用受限于实体瘤微环境抑制、细胞因子风暴及个体化制备成本高等挑战。相较之下，嵌合抗原受体自然杀伤细胞（chimeric antigen receptor-NK cell，CAR-NK）凭借其天然抗肿瘤活性、低移植物抗宿主病（graft-versus-host-disease，GVHD）风险及可异体输注等优势，成为极具潜力的替代策略。本文系统综述了 CAR-NK 细胞的生物学特性、技术优势、靶点选择策略、临床前研究进展及临床转化挑战，重点探讨了其在 GC 治疗中的应用前景与现存瓶颈。

一、NK 细胞的生物学特性

NK 细胞最早于 1974 年被正式命名，存在于健康个体的肝脏、骨髓和血液中，主要来源是骨髓 $CD34^+$ 淋巴细胞。外周血中，NK 细胞占淋巴细胞总数的 10%~20%。NK 细胞作为固有免疫细胞，具有广谱杀伤功能，不仅与抗肿瘤、抗病毒相关，还能与机体多种免疫细胞相互作用，调节免疫应答。根据 2022 年国际免疫学会最新分类，人 NK 细胞根据两种表面分子 CD56（由 *NCAM* 编码）和 CD16a（由 *FCGR3A* 编码）的表达水平进行分类。其中，$CD56^{bright}$ $CD16^-$ NK 细胞亚群（分泌型）占比约 10%，主要聚集在人体组织中，如次级淋巴组织及淋巴组织，通过分泌细胞因子、生长因子和趋化因子等发挥免疫调节作用。$CD56^{dim}$ $CD16^+$ NK 细胞（细胞毒性型）约占 90%，高表达 Fcγ Ⅲ受体，通过释放穿孔素和颗粒酶诱导细胞凋亡，以及 ADCC 杀伤靶细胞。

与 T 细胞的杀伤机制不同，NK 细胞由于缺乏 MHC 限制性，能够在没有预先致敏的前提下，非特异性识别并杀伤异常的细胞，这种杀伤活性受到 NK 细胞表面的抑制性和激活性受体的精密调控。生理状态下，正常组织表面广泛表达 MHC-Ⅰ，NK 细胞表面抑制性受体识别后使其功能受到抑制，因此无法对自身正常细胞进行杀伤；而在肿瘤组织中，由于肿瘤细胞表面 MHC-Ⅰ表达下调，NK 细胞的抑制信号减弱，激活信号占主导，从而触发杀伤机制。这种独特的识别机制使 NK 细胞能够有效清除 MHC 表达缺陷的肿瘤细胞，而不受抗原呈递过程的限制。

目前已知的 NK 细胞杀伤机制主要包括以下几种类型。

（一）经典杀伤机制

①释放穿孔素和颗粒酶诱导靶细胞凋亡；②表达 Fas 配体（Fas ligand，FasL）以及肿瘤坏死因子相关凋亡诱导配体（TNF-related apoptosis-inducing ligand，TRAIL），与肿瘤细胞表面相应死亡受体结合后，通过激活死亡受体信号通路诱导细胞凋亡；③分泌多种细胞因子，如干扰素 -γ（IFN-γ）、肿瘤坏死因子 -α（TNF-α）等调节免疫微环境；④通过 ADCC 杀伤抗体包被的靶细胞。

（二）通过“免疫突触”识别肿瘤细胞

TME 中的 NK 细胞表面膜突起显著减少，导致其无法形成“免疫突触”并识别肿瘤细胞，从而丧失杀伤能力导致免疫逃逸。研究表明，NK 细胞膜鞘磷脂的丢失是引发膜突起减少的主要原因。通过靶向鞘磷脂酶的抑制剂干预，可恢复 NK 细胞膜突起结构，提高肿瘤细胞识别以及杀伤能力。且联合应用鞘磷脂酶抑制剂与 PD-1/PD-L1 阻断剂，可协同增强抗肿瘤效果。

（三）组织驻留 NK 细胞（ILC1s）的代谢免疫检查点调控

TME 中的脂质代谢物溶血磷脂酰丝氨酸（LysoPS）通过其受体 GPR34 抑制 ILC1s（组织驻留 NK 细胞）的功能。阻断 GPR34 可显著增强 ILC1s 的抗肿瘤活性，抑制肝癌和 CRC 生长。机制研究表明，LysoPS 以 GPR34 依赖的方式通过 cAMP-PKA-CREB 途径抑制 ILC1 的活化。此外，GPR34 抑制剂联合抗 TIGIT 抗体可进一步提高抗肿瘤效果。因此，靶向组织驻留免疫细胞表面代谢免疫检查点可能提高其杀伤作用。

（四）识别特异性肿瘤抗原

英国南安普顿大学研究发现，NK 细胞可通过 KIR2DS2 受体特异性识别肿瘤核输出蛋白 XPO1（Exportin-1/CRM1）的肽段，该肽段由 HLA-C 分子呈递。XPO1 高表达与 NK 细胞浸润相关，在肝癌、头颈癌等肿瘤中，XPO1 高表达且 NK 细胞浸润的患者生存期显著延长。基于 XPO1 靶点的 NK 细胞疫苗正在研发中，可能成为新一代免疫疗法。

（五）通过外泌体调控 TME

NK 细胞外泌体富含 NK 细胞特异性蛋白、抗肿瘤 miRNA 及免疫调节因子。外泌体携带的穿孔素和颗粒酶可对肿瘤细胞直接杀伤。研究发现，NK 细胞通过外泌体递送

miR-186 等调控分子可抑制神经母细胞瘤的致瘤潜力，并防止 NK 细胞产生 TGFβ1 依赖性抑制，进而增强免疫细胞的抗肿瘤活性。除可直接杀伤肿瘤细胞外，NK 细胞来源的外泌体还可以通过递送顺铂，增强其在卵巢癌中的抗瘤作用。

二、CAR-NK 细胞的技术原理与优势

(一) CAR 结构

癌症免疫治疗在过去十年中取得了突破性进展，其中 CAR 修饰的免疫细胞疗法尤为引人注目。CAR 是一种人工合成的受体，通常由三个主要部分构成：细胞外抗原识别域（通常为单链抗体片段 scFv 分子）、跨膜区以及细胞内信号结构域。目前，CAR-NK 研究已经发展出了四代 CAR 结构：①第一代 CAR 包含 CD3ζ 或 FcεRIγ 信号域，只能提供基本的激活信号，因此在持久性和扩增能力上存在局限；②第二代 CAR 在 CD3ζ 基础上增加了一个共刺激域（如 CD28、4-1BB 或 DAP10），从而显著提升了细胞活化和持久性。研究显示，4-1BB 共刺激域能够促进 NK 细胞线粒体的生物合成以及长期存活；③第三代 CAR 进一步包含了两个共刺激域（如 CD28 + 4-1BB）；④第四代 CAR 则在传统 CAR 结构的基础上，加载了细胞因子（如 IL-15）或趋化因子受体（如 CXCR4）的表达，旨在增强 NK 细胞的增殖能力和持久性。

(二) CAR 在 NK 细胞中的表达

CAR-NK 疗法通过在 NK 上搭载嵌合抗原受体分子，显著增强了 NK 细胞的靶向能力，使其能够更为精准地消灭肿瘤细胞。当前，将 CAR 导入 NK 细胞的方法主要包括病毒载体（如慢病毒和逆转录病毒）和非病毒方式（如电转 mRNA 和转座子系统）。由于 NK 细胞对慢病毒的转导效率通常不高，因此需要通过优化启动子或采用离心增强感染等手段来提升转染效率。而非病毒方法主要用于瞬时转导 CAR，安全性较高，但持久性相对较差。PiggyBac 转座子系统不仅能够实现稳定的基因组整合，还具有较低的生产成本，因此受到了广泛关注。

(三) CAR-NK 细胞的来源

目前运用于临床治疗的 NK 细胞有多种来源，包括 PBMC、脐带血细胞（umbilical cord blood，UCB）、NK-92 细胞系、CD34⁺ 造血祖细胞（hematopoietic progenitor cell，HPC）和诱导的多能干细胞（induced pluripotent stem cell，iPSC）。

1. **外周血来源的 NK（PB-NK）** 人 PBMC 由骨髓中的造血干细胞（hematopoietic stem cell，HSC）发育而来，包括淋巴细胞（如 T 细胞、B 细胞和 NK 细胞）和单核细胞，NK 细胞在 PBMC 中占比为 10%~20%，相对容易获得，但转染效率不高。异体 NK 细胞表面 KIR 受体与患者 HLA-I 不匹配，不会诱导抑制性信号，因此异体 NK 细胞能维持较长的杀伤时间。自体 NK 细胞回输后会与正常细胞表达的 HLA-I 结合产生抑制信号，也可能与肿瘤细胞表面非经典 HLA-G、HLA-E 等结合抑制 NK 细胞活化。所以首选异基因 PB-NK 进行治疗，但需严格对产品中的 T 淋巴细胞进行清除，避免发生 GVHD。

2. **脐血来源的 NK（UCB-NK）** 脐带血来源的细胞增殖能力强，其中 NK 细胞占比约 20%，可以在短时间内产生大量的 NK 细胞。与外周血来源的 NK 细胞相比，UCB-NK 细胞表现出较低水平的黏附分子（CD2、CD11a、CD18 和 CD54）和成熟受体（KIR 和 CD57），但保持了关键细胞毒性分子（如颗粒酶 B 和穿孔素）的表达。

3. **NK 细胞系** NK-92 细胞系是目前 CAR-NK 研究中应用最广泛的细胞系，于 1992 年从一例确诊为非霍奇金淋巴瘤的 50 岁男性患者外周血中分离获得。这种已经建立的细胞系易于培养，可以在体外大量扩增，且由于抑制性受体表达低，具有高度细胞毒性。NK-92 表面 PD-1 抑制分子亦表达缺失，因此能够避免与肿瘤细胞高表达的 PD-L1 结合，在治疗实体瘤中具有一定的潜力。由于 NK-92 细胞系存在潜在的致瘤性，需在输注前对细胞进行辐射，抑制其在体内的增殖能力和持续时间。

4. **CD34⁺ 造血祖细胞和诱导的多能干细胞来源的 NK（iPSC-NK）** 来源途径相对较多，在增殖过程中可保持多能性。与 PB-NK 一样，iPSC-NK 细胞也表达 CD56、DNAM-1、CD69、NKG2A/D 和 NCR。然而，CD16 表达较低，影响了 NK 细胞介导的 ADCC。此外，需要通过分选获得 CD34 阳性的细胞，导致制备成本较高，且体外培养的要求也很高。

(四) CAR-NK 相对于 CAR-T 的核心优势

1. **安全性优势** CAR-T 治疗可能引起严重的细胞因子释放综合征（cytokine release syndrome，CRS），而 NK 细胞分泌的细胞因子与 T 细胞的不同，主要体现为 IL-6 分泌更少，而 IFN-γ 产生更多，故 NK 细胞引起 CRS 的风险显著降低。免疫效应细胞相关神经毒性综合征（immune effector cell-associated neurotoxicity syndrome，ICANS）常伴随 CRS 发生，大量的细胞因子通过血脑屏障激活脑内小胶质细胞和星形胶质细胞，引发神经炎症和毒性。部分 CAR-T 细胞可穿透血脑屏障，通过抗原依赖或非依赖方式直接作用于神经细胞，导致神经元损伤或功能障碍。NK 细胞由于自身活化不持久、细胞因子谱差异，以及对中枢神经细胞浸润能力弱，因此 CAR-NK 细胞治疗发生 ICANS 风险更低。此外，由于独特的识别机制，同种异体 NK 细胞移植发生 GVHD 的概率更低（表 1）。

2. **生物学特性优势** ①多重杀伤机制：CAR-NK 保留天然细胞毒性受体（NKG2D/NCR）；②不依赖抗原递呈（克服 MHC-Ⅰ丢失）：NK 细胞的活化不依赖于主要组织相容性复合体，除 CAR 依赖的靶向杀伤外，CAR-NK 细胞可以通过多种受体识别并杀伤肿瘤。因此，CAR-NK 对 MHC 表达下调的肿瘤细胞也能发挥毒性作用，降低了肿瘤抗原逃逸风险。

3. **临床应用优势** 无须 HLA 配型（冻存现货产品），来源广泛，可以从外周血、脐带血、NK 细胞系（NK-92）及 iPSC 等多种途径获得。

4. **微环境适应性** 在 pH 6.5 环境中保持 90% 活性，缺氧条件下存活时间延长 2~3 倍，肿瘤浸润能力更强。

三、CAR-NK 治疗胃癌的靶点选择

目前 GC 的 CAR-NK 细胞疗法研究仍处于起步阶段，主要集中在临床前研究和早期临床研究，然而，已发现多个颇具潜力的治疗靶点。这些靶点的选定基于其在 GC 细胞上的特异性表达、在肿瘤演进中的关键作用以及对正常组织潜在毒

表 1 CAR-NK vs. CAR-T 治疗 CRS 及 ICANS 发生率

治疗	CRS				ICANS			
	总体发生率	≥3 级发生率	严重程度	机制差异	总体发生率	≥3 级发生率	严重程度	机制差异
CAR-NK	0%~30%	<5%(罕见)	多无须干预,对症处理即可	以 IFN-γ 为主,IL-6 水平较低	0%~10%	<2%(罕见)	多为 1 级,无须干预	CAR-NK 血脑屏障浸润能力弱
CAR-T	30%~90%	10%~30%	常需托珠单抗(IL-6 抑制剂)或激素治疗	T 细胞大量活化,释放 IL-6、IL-2 等促炎因子	20%~60%	10%~30%	常需糖皮质激素或 ICU 支持	T 细胞穿透血脑屏障,释放促炎因子

性的评估。一个理想的靶点应当在 GC 细胞中呈现高表达且分布均匀,而在正常组织中的表达则受到限制,以避免发生“脱靶”效应(表 2)。

表 2 靶点选择标准与策略

特征维度	具体要求	评估方法
肿瘤特异性	胃癌组织阳性率>50%	IHC/ 流式细胞术
正常组织分布	关键器官表达缺失 / 局限	组织芯片分析
生物学功能	参与肿瘤增殖 / 转移关键通路	CRISPR 筛选
膜定位特性	细胞膜表面稳定表达	免疫电镜
异质性	瘤内表达均一性>80%	多重荧光染色

目前,针对 GC 的 CAR-NK 疗法研究的重要靶点包括 HER2(10%~20%)、Claudin18.2(70%~80%)、MSLN(50%~60%)、EpCAM(80%)等。

1. HER2 HER2 是一种酪氨酸激酶受体,由酪氨酸激酶受体 *ERBB2* 基因编码。HER2 阳性定义为 IHC 3+ 或 FISH + 定义为阳性,在 GC 中占比 12%~23%,虽然抗 HER2 抗体曲妥珠单抗联合化疗已成为 HER2 阳性 GC 的一线治疗,但仍有部分患者存在耐药现象。因此,研究者们设计开发了 HER2-CAR-NK 细胞。这些细胞特异性靶向并杀伤 HER2 阳性的肿瘤细胞,产生大量的细胞因子。HER2-CAR-NK 在效靶比 10 : 1 时杀伤率达 60%。动物实验也表明,针对较大体积的实体瘤时,HER2-CAR-NK 细胞与阿帕替尼联合治疗有更好的疗效。

2. Claudin18.2 Claudin18.2(CLDN18.2)是紧密连接蛋白 Claudin 家族成员,在 70%~80% 的 GC 中特异性高表达,而在正常组织中主要局限于胃黏膜分化的上皮细胞,且表达受限。已有研究报道,CLDN18.2-CAR-T 已在小鼠 GC 模型中显示出有效的抗肿瘤作用。靶向 CLDN18.2 的 CAR-T 药物(AZD6422)已在包括 GC 在内的多种胃肠道人源性组织异种移植(patient-derived tumor xenograft,PDX)模型中取得了显著疗效。靶向 CLDN18.2 的 CAR-NK 则可利用 NK 细胞的天然毒性对肿瘤细胞进行杀伤并激活抗肿瘤免疫应答,而相应的作用机制则有待进一步研究。

3. **间皮素**(mesothelin,MSLN) MSLN 是一种糖基磷脂酰肌醇锚定蛋白,在 50%~60% GC 中过表达,与肿瘤侵袭和不良预后相关。MSLN 的表达水平与腹膜转移显著相关,可溶性 MSLN 水平是 GC 的预后标志物。正常组织中 MSLN 表达于胸膜、腹膜和心包膜间皮细胞。研究报道,针对 MSLN 靶点的 CAR-NK 细胞不仅在体外可以特异性靶向并杀伤 MSLN 阳性的 GC 细胞系,也在 GC 皮下瘤和腹腔移植瘤模型显示出抑瘤效果,进一步在 PDX 模型中也显示出抗肿瘤活性和 NK 细胞的广泛浸润。第四代 CAR-NK 设计 MSLN-CAR-IL-15 iNK 在多种实体瘤中发挥抗肿瘤作用:通过将 LiPSC-GR1.1 改造为靶向 MSLN 并分泌 IL-15 的 iPSC-NK(iNK),使得 iNK 可以在富含 TGF-β 的低氧 TME 中维持活化、代谢适应性和有效的肿瘤杀伤能力。

4. **其他靶点** ① EpCAM:在 80% 以上的 GC 中高表达,参与肿瘤的发生与转移。但也在多种正常上皮组织中表达,因此设计低亲和力的 CAR,可以使 NK 细胞仅对高表达 EpCAM 的肿瘤细胞产生反应。② CD70:研究表明,CD70 在 GC 免疫逃逸中起关键的作用,CD70-CAR-NK 联合 CD28 共刺激分子可以显著提高 NK 细胞的毒性。③人癌胚抗原相关的黏附分子 5(CEACAM5):在肠型 GC 中表达率高,目前 CEACAM5-CAR-T 已进入临床研究,CAR-NK 研究也正在进行中。④黏蛋白 1(MUC1):是一种高度糖基化的跨膜蛋白,异常糖基化的 MUC1 在包括 GC 在内的多种上皮性肿瘤中高度表达,靶向 MUC1 的 CAR-NK 在乳腺癌模型中显示出疗效,是否在 GC 中具有同样的疗效则有待进一步探索。

四、CAR-NK 细胞的临床前研究进展

(一) 体外研究体系优化

1. **基础筛选平台** 常用的 GC 细胞系:MKN-45(弥漫型)、HGC-27(肠型)、NCI-N87(HER2+)及检测指标:①细胞毒性(Calcein-AM 释放法,效靶比梯度 1 : 1~10 : 1);②细胞因子谱(32 重 Luminex 检测)。

2. **原代细胞平台** 使用肿瘤患者来源的组织标本进行相关实验:手术标本→类器官培养→单细胞悬液,优势在于保留了肿瘤的异质性(可评估不同分化程度细胞敏感性)。

3. **耐药模型平台** 通过间歇性 CAR-NK 压力筛选(≥20 代)等体外实验构建 CAR-NK 耐药模型,重点评估抗原表达变化(流式)及表型转换(scRNA-seq)。

（二）动物模型的应用

动物模型的具体应用见表3。

表3 动物模型的应用

模型类型	构建方法	应用价值	局限性
皮下瘤模型	NCG小鼠腋下接种	治疗响应快速评估（7~10天出结果）	微环境失真
原位模型	胃壁注射+内镜监测	模拟解剖学定位	技术难度高
PDX模型	第三代移植（P3）	保留患者异质性	成本高
人源化模型	$CD34^+$ HSC重建	评估免疫互作	嵌合率波动（30%~70%）

（三）转移模型突破

GC的转移模型主要包括以下两类。①腹膜转移模型：通过腹腔注射荧光标记的肿瘤细胞（GFP/luc），使用小动物PET/CT定量腹水肿瘤负荷评估终点；②血行转移模型：通过尾静脉注射CTC，在实验终点时通过显微CT成像检测微转移灶。

（四）转化医学关键发现

①剂量效应关系。最低有效剂量：1×10^6个细胞/鼠（相当于临床1×10^8个细胞/m²）；最大耐受剂量：5×10^6个细胞/鼠（出现一过性细胞因子升高）。②生物分布特征。利用^{89}Zr-oxine标记示踪肿瘤富集率（24小时达峰值）和主要清除器官［肝脏（需关注转氨酶变化）］。③联合治疗策略。最佳协同方案：抗PD-1抗体（增强浸润）；西罗莫司（抑制NK细胞耗竭）。

五、CAR-NK治疗胃癌的难点与策略

（一）免疫抑制性TME

GC TME具有高度免疫抑制性，主要体现如下。①免疫抑制性细胞：Treg、MDSC等通过分泌TGF-β、IL-10抑制NK细胞功能。研究显示，表达嵌合受体TRII/21R（TGF-βRII胞外域+IL-21R跨膜/胞内域）的NKG2D-CAR-NK细胞，可将TGF-β抑制信号转化为IL-21R-STAT3激活信号，增强抗肿瘤活性；②代谢竞争：GC TME的缺氧、低葡萄糖环境损害CAR-NK代谢功能。曹雪涛团队发现，Neo-2/15（IL-2/15超级激动剂）修饰的CAR-NK可激活c-Myc/NRF1通路，改善代谢适应性，提升实体瘤疗效。该研究在胰腺癌和卵巢癌模型中验证，其在GC中的作用仍需进一步探索。

（二）靶抗原的选择与异质性

①靶抗原丢失导致的免疫逃逸：GC常见的靶点如HER2、Claudin18.2表达不均，部分患者治疗后出现抗原丢失，导致治疗耐受。双靶点CAR的设计则有利于减少肿瘤细胞的逃逸。②脱靶毒性：Claudin18.2在正常胃黏膜中表达较低，但靶向该抗原仍需警惕消化道毒性。

（三）细胞扩增与持久性

①扩增困难：原代NK细胞培养效率低，iPSC来源的CAR-NK则可以改善这一特性。中南大学构建了CAR19-IL24-iPSCs，并通过建立优化的体外分化和扩增体系获得成熟并具有抗杀肿瘤功能的iPSCs衍生NK细胞（iPSC-derived NK，iNK）。体内外实验结果表明，CAR19-IL24-iNK细胞表现出更强的肿瘤杀伤能力，同时具有抗凋亡特性，提高了CAR-NK细胞的增殖能力和持久性。②体内存活时间短：异体NK细胞通常在2周内被清除，需反复输注。而构建IL-15/IL-21共表达的CAR-NK则可显著延长NK细胞的存活期。

（四）CAR-NK细胞的迁移能力

调控淋巴细胞趋化性的主要因素之一是活化NK细胞上CXCR3的表达，可以诱导其向趋化因子配体如CXCL9、CXCL10、CXCL11迁移。因此，加载CXCR3的CAR可能增强NK细胞对分泌趋化因子肿瘤的趋化性，促进NK细胞向肿瘤部位的迁移。同样，靶向EGFRvⅢ特异性CAR和表达CXCR4基因工程改造的NK细胞浸润肿瘤部位的能力增强，改善了实体瘤的免疫治疗。

（五）联合治疗策略

①与抗体药物联用：抗PD-1/L1抗体可以解除CAR-NK的检查点抑制。研究发现，靶向PD-L1的高亲和力自然杀伤细胞（PD-L1 targeting high-affinity natural killer，PD L1 t-haNK）可以裂解包括GC细胞系在内的多种人源肿瘤细胞系，并且杀伤毒性程度与肿瘤细胞表面PD-L1的表达水平相关。这种细胞来源于NK-92细胞系，经工程化改造后表达高亲和力CD16、IL-2和PD-L1-CAR，既保留天然NK细胞受体的表达，还可以分泌大量穿孔素和颗粒酶。与抗PD-1抗体组合治疗进一步缩小C57BL/6小鼠皮下口腔癌的生长。②与溶瘤病毒联用：溶瘤病毒可以导致肿瘤体积缩小，促进CAR-NK细胞的浸润、增殖和活化以及促炎细胞因子的产生。③与化疗联用：与对照NK细胞相比，顺铂序贯联合CD133-CAR-NK和CD44-CAR-NK92细胞治疗对卵巢癌干细胞系的杀伤作用更强。

六、临床转化进展与挑战

（一）临床研究现状

截至2024年，全球注册的CAR-NK细胞治疗临床研究超过100项，其中针对实体瘤的约占20%。加载特定肿瘤抗原CAR的人类原代NK细胞已经在许多临床研究中被测试，包括针对几种实体肿瘤的ROBO1（NCT03940820）、针对PCa的PSMA（NCT03692663）、针对上皮性卵巢癌的MSLN（NCT03692637）和针对卵巢癌、睾丸癌和难治性子宫内膜癌的CLDN6（NCT05410717）。CAR-NK92细胞疗法的临床研究包括：HER2-CAR-NK靶向胶质母细胞瘤（NCT03383978），以及嵌合共刺激转换受体（CCCR）CAR-NK靶向NSCLC（NCT03656705）。

GC相关临床研究也正在逐步开展。PD-L1-CAR-NK细胞与帕博利珠单抗和N-803联合用于GC和头颈癌的Ⅱ期临床研究（NCT04847466）正在招募。而由北京大学肿瘤医院沈琳教授设计主导的全球首个CLDN18.2-CAR-TGC随机对照研究（NCT04581473）已获得阳性结果，结果证实CAR-T细胞治疗对GC实体瘤有显著抗肿瘤作用，可改善患者PFS。本研究团队通过获取脐带血NK细胞，首项靶向GC和胰

腺癌 CLDN18.2 的 Ⅰ 期临床研究（NCT06464965）也正在开展中。

（二）生产制造挑战

1. **来源选择** ①外周血 NK：患者自体或异体外周血是相对便捷的细胞来源，但供体个体间的功能差异显著，且细胞在体外的扩增能力普遍受限；②脐血 NK：脐带血库提供了丰富的潜在来源，其免疫原性通常较低。然而，单份 UCB 数量有限，需高效扩增；③ NK-92 细胞系：可无限扩增但需辐照处理，限制了疗效的持久性，且存在理论上的成瘤风险；④ iPSC-NK：可实现标准化生产，但分化方案复杂，成本较高。

2. **扩增培养** ①细胞因子组合：IL-2、IL-15 和 IL-21 是常用扩增因子，但最佳比例和时序需优化；②原代 NK 细胞（尤其 PB-NK 和 UCB-NK）在体外扩增倍数有限，达到治疗剂量需要时间长（通常 2~4 周）；③在整个扩增周期中，维持细胞的高活力、强大的细胞毒性以及正常的细胞因子分泌功能至关重要。过度扩增可能导致细胞耗竭、功能下降或衰老。

3. **冷冻保存和复苏** ① NK 细胞对冻融过程比 T 细胞更敏感，复苏后活力和功能（尤其是 ADCC）可能显著下降；②优化冻存液配方、降温程序和复苏方法是即用型“现货”CAR-NK 产品的核心环节，确保产品在复苏后能立即发挥强大功能。

七、总结与展望

近年来，CAR-NK 细胞在 GC 免疫治疗中取得重要进展，但关键技术优化和临床转化仍是核心挑战。基础研究方面通过优化 CAR 结构设计、提升 NK 细胞扩增效率及建立动态靶点筛选体系，有望实现疗效与安全性的双重提升。深入研究 CAR-NK 与 TME 中免疫细胞的互作机制，开发基于基因编辑的微环境调控策略，将成为增强疗效的关键。

临床转化需多路径推进：一是利用单细胞测序等技术建立 GC 分子分型系统；二是整合多组学数据实现治疗方案动态优化；三是开展多中心临床研究，结合真实世界证据验证疗效。随着合成生物学等技术的发展，智能化 CAR-NK 工程平台将加速技术迭代，其与溶瘤病毒等疗法的联合应用有望显著提高 AGC 治疗效果。经过优化的 CAR-NK 疗法有望成为 GC 治疗的重要支柱，为患者带来显著的生存获益。

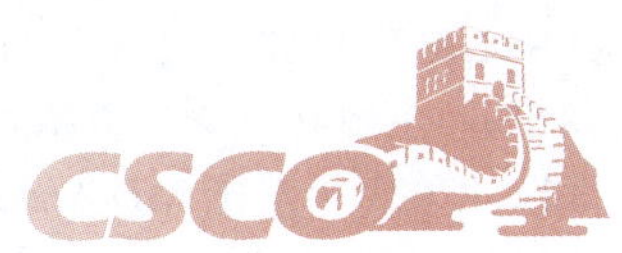

胃癌质子放疗现状及进展

于丹丹　张涛

华中科技大学同济医学院附属协和医院

一、引言

对于 LAGC 胃癌患者，放疗可以作为局部治疗手段，增强对 LAGC 胃癌的控制力度，减少肿瘤体积，为手术创造条件。放疗可以与化疗、靶向治疗等其他治疗手段联合使用，形成综合治疗方案，提高治疗效果。对于原本不可手术的进展期胃癌，放疗可能使肿瘤降期，转化为可手术状态，提高治愈机会。对于 AGC 患者，放射治疗可用于控制出血、骨转移、寡转移的姑息放疗中。放射治疗与其他治疗（化疗、靶向、免疫）方法存在协同效应。放射治疗在胃癌的治疗中发挥着重要作用，与化疗、靶向治疗和免疫治疗等手段的联合使用，可为患者提供多样化和个性化的治疗选择。

二、胃癌放疗的挑战

尽管放疗在胃癌治疗中发挥关键作用，但目前仍面临诸多挑战。首先，胃癌解剖学位置具有特殊性，与邻近器官关系紧密。胃部肿瘤可生长于贲门、胃体、幽门等不同位置，心脏、左肺底、肝脏、肾脏、脊髓、小肠等器官环绕周围，不同部位肿瘤周围的邻近器官各不相同；胃癌术后患者解剖结果的改变（如残胃位置、吻合口、重建方式）增加放疗难度及毒性风险；其次，由于胃癌的生物学行为，往往需要同步化疗及免疫治疗，同步治疗的需求会进一步加剧心脏及血液学毒性；再次，胃癌作为空腔脏器，其运动位移受呼吸、进食、充盈状态、周围脏器影响，运动度极大，传统放疗中靶区误差及范围较大；最后，传统放疗模式[调强放射治疗（intensity-modulated radiation therapy，IMRT）和容积调强放射治疗（volumetric modulated arc therapy，VMAT）]低剂量区域范围广，无法完全避免关键器官（如心脏、十二指肠等）受量。

三、质子放疗的原理与优势

质子是带正电的粒子，在组织中穿行时能量损失速率随深度增加而缓慢上升，在接近射程末端时能量骤然释放形成布拉格峰，之后剂量迅速跌落至近乎零。传统光子（X 射线）在组织中呈指数衰减，入射处剂量最高，穿透路径后方形成“出射剂量”，造成肿瘤前方正常组织高剂量照射（如皮肤、肌肉），且肿瘤后方器官持续受量。通过调节质子束能量，精确控制布拉格峰深度，使其覆盖肿瘤靶区（如胃壁及淋巴结区域）。同时通过叠加不同能量的质子束，形成覆盖肿瘤厚度的平坦剂量平台，确保靶区内剂量均匀。质子放疗显著减少肿瘤前方正常组织受量，几乎消除肿瘤后方出射剂量。这在胃癌放疗中对于保护心脏、肺、对侧肾脏、脊髓等至关重要。

四、胃癌质子放疗的现状

胃癌质子放疗的应用现状目前主要体现在以下几个方面。

（一）精准靶向与器官保护

质子治疗的布拉格峰效应可减少对周围正常组织（如心脏、肺、肾脏）的辐射剂量。2022 年发表在 *Journal of Radiation Oncology-Biology-Physics* 中的文章，比较了胃癌质子放疗与光子放疗的剂量分布情况，质子治疗相比 IMRT 显著降低心脏和左肾的辐射剂量（降低 30%~50%）。2023 年发表了胃癌治疗中关于质子放疗对比光子放疗的系统评价，纳入了 12 项研究（3 项前瞻性、9 项回顾性），共 1 023 例患者，分析提示质子放疗显著降低心脏平均剂量约 40%（$P<0.001$）。2 年 OS 率提高 8%（$HR=0.82$，95% CI 0.70~0.96）。目前已发表的文献中可以看出在心脏、肺、肾脏、肝脏、脊髓、小肠、吻合口部位剂量降低方面有明显优势，最为关键的降低心脏平均剂量，尤其是左心室，冠状动脉区域剂量分布方面，质子放疗显示出巨大优势。

（二）生存率与毒性改善

2020 年日本发表的回顾性多中心研究，纳入 78 例接受术后质子放疗的胃癌患者（术后分期以Ⅲ期为主），对比历史光子放疗队列，结果显示质子组 3 年 OS 率为 72%，对比光子组 65%（$P=0.03$），3 级及以上毒性质子组为 10%，对比光子组 22%（$P=0.01$），心脏毒性显著降低。2023 年韩国学者发表的一项前瞻性Ⅱ期研究将质子放疗应用于 LAGC 不可手术胃癌患者，研究共纳入 45 例患者，同步质子放疗（50.4GyE）联合化疗（S-1+ 奥沙利铂），研究结果提示 ORR 为 73.3%，其中CR为15.6%。2年局部控制率为81.2%,2年OS率为68.5%。主要毒性为3级恶心/呕吐,发生率为11%,无4级毒性。2021年美国MD Anderson癌症中心进行了一项胃癌剂量递增研究,旨在评估质子放疗联合FLOT方案化疗的安全性(Ⅰ期),探索最大耐受剂量(maximum tolerated dose,MTD)。结果提示质子放疗MTD确定为54GyE,未出现剂量限制性毒性(dose-limiting toxicity,DLT)。pCR率达28%。而目前全球范围内也正在进行相关的关键Ⅲ期临床研究,包括PROGRESS-GC研究(NCT05155345),该研究用于比较质子放疗与光子放疗在LAGC胃癌中的疗效与毒性。研究计划纳入400例患者,主要终点为3年PFS,次要终点包括心脏毒性、生活质量。截至2023年12月,入组率65%,预计2025年可发布初步结果。以上研究提示,质子治疗在降低毒性后可能允许更安全的剂量提升或联合更强化疗,从而潜在改善生存;但目前因缺乏大型Ⅲ期随机对照研究,需要进一步验证。

基于以上证据,我们可以大胆推测质子放疗在胃癌中的应用场景如下:①新辅助治疗,用于降期,提高手术切除率,降低术后并发症;②辅助治疗,术后复杂解剖环境下器官保护,提高治疗完成度;③局部复发及不可手术胃癌根治性治疗或提高姑息治疗剂量;④基于保护心肺功能的独特优势用于胃食管交界胃癌这一特殊部位治疗中。

由此不难得出质子放疗最可能获益人群:①肿瘤位置邻近关键器官(尤其贲门癌累及食管下段,需保护心肺);②需行高剂量放疗(如根治性放疗、复发再程放疗);③同步放化疗患者(预期毒性叠加);④存在基础疾病(如心脏病、慢性肾病、肺病、肝硬化)对特定器官保护要求高者;⑤年轻患者(降低长期迟发毒性风险);⑥术后解剖结构复杂,光子放疗难以保护关键器官者。

五、胃癌质子放疗的挑战

任何治疗的突破都需要在患者中进行长期的随访数据,而当今胃癌质子放疗领域缺乏长期随访数据,证据级别较低,多数研究随访时间小于5年,而长期生存获益、远期心脏毒性(如10年冠心病风险)往往需要更久的随访周期。与此同时,在质子放疗带来的巨大治疗潜力方面,我们还面对巨大挑战。首先在于技术挑战,包括胃的充盈状态、呼吸运动带来的器官运动管理,组织不均匀性(肺、骨、胃腔气体)对质子射程的影响;其次是靶区勾画挑战,术后/复发患者解剖改变带来靶区勾画的复杂性,质子治疗对于区域淋巴结边界勾画的要求可能更精细;最后就是成本效果考量,质子设备昂贵,治疗费用高,是普通光子放疗的3.5倍左右,胃癌患者生存率不佳,如何选择胃癌治疗的亚组患者,从而降低长期毒性相关医疗费用、提高生存获益以使其更具成本效果,是卫生经济学需要考量的关键环节。

六、总结

尽管目前质子放疗在胃癌患者中的应用还起步不久,但质子治疗在剂量学上的显著优势(尤其心脏保护)和早期临床研究中已显示出可接受的毒性与有前景的疗效。质子治疗为解决胃癌放疗中长期存在的关键器官毒性问题提供了革命性的技术手段。质子治疗的当前证据主要基于回顾性和Ⅱ期小样本研究,缺乏Ⅲ期随机对照研究证明其生存获益显著优于先进光子放疗,这一缺陷也正在加紧弥补缺口中。未来胃癌质子放疗可集中于以下研究方向:设计良好的多中心Ⅲ期临床研究;学科交叉集中解决优化运动管理策略和技术;探索与新型全身治疗(免疫治疗、靶向治疗)的联合;长期随访数据收集(>5年,10年);基于影像组学/AI的个体化治疗和毒性预测;成本效果分析的深入研究和模型建立。质子治疗在优化胃癌综合治疗、改善患者生存质量和长期预后方面具有广阔前景,期待各大放疗中心齐心协力,推动高质量胃癌质子放疗研究的发展。

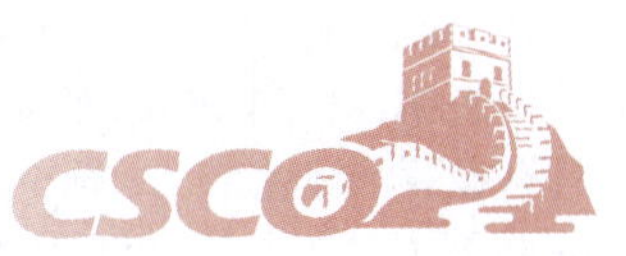

多组学整合视角下的胃癌分子分型：从异质性解析到精准治疗决策

马铭　兰娅　张艳桥

哈尔滨医科大学附属肿瘤医院

一、引言

无论是组织形态还是分子分型，胃癌都表现出显著的异质性，这一特征导致临床实践中胃癌患者对治疗的响应存在显著差异。基于多组学整合分析总结出多种不同的胃癌分子分型，这些分型不仅作为经典的胃癌生物标志物的补充为胃癌的精准治疗提供了分层的理论依据，更加为开发胃癌的新型治疗药物指明了潜在方向。本文基于胃癌的高度异质性，总结了目前分子分型的研究进展及其在胃癌精准治疗决策中的潜在价值。

二、经典及新兴生物标志物和临床挑战

依据肿瘤的生长方式特点、组织结构和病理特征，胃癌具有不同的病理分型系统。经典的 Lauren 分型分为肠型、弥漫型和混合型。肠型胃癌生长相对缓慢，预后较好；弥漫型胃癌（diffuse gastric cancer，DGC）侵袭性强且易早期转移，预后较差。WHO 分型根据组织形态将胃癌分为腺癌（含乳头状腺癌、管状腺癌、黏液腺癌、印戒细胞癌等）、鳞状细胞癌、腺鳞癌、未分化癌及其他罕见类型等。临床实践中形态学分型难以指导 AGC 的治疗决策，针对生物标志物的研究及应用不断取得突破，一些可以指导 AGC 治疗的有效分子靶点已经应用到临床实践且取得了显著成果。

（一）HER2

HER2 是胃癌的重要治疗靶点，约 12%~20%AGC 患者呈 HER2 阳性（IHC 3+ 或 2+/ISH+）。基于 ToGA 研究结果，曲妥珠单抗联合化疗较单纯化疗显著延长此类患者的 mOS（13.5 个月 vs. 11.1 个月）和 mPFS（6.7 个月 vs. 5.5 个月），成为一线标准治疗。近年来，新一代 ADC 取得突破：德曲妥珠单抗（T-DXd）在 DESTINY Gastric01 研究中，用于 ≥ 二线治疗时 ORR 达 51%（化疗组为 14%），mOS 达 12.5 个月（化疗组为 8.4 个月）；维迪西妥单抗（RC48）在 RC48-C008 研究中，用于三线及以上治疗时 ORR 为 24.8%，mPFS 为 4.1 个月，mOS 为 7.9 个月。这些进展推动了 2025 年版 CSCO 胃癌指南将 HER2 检测更新为四分类法（高表达：IHC 3+ 或 IHC 2+/FISH +；中表达：IHC 2+ 且 FISH−；低表达：IHC 1+；不表达：IHC 无反应），靶向 HER2 治疗贯彻胃癌全线。然而，抗 HER2 治疗仍面临耐药挑战，如克隆进化导致的 HER2 表达缺失、旁路激活（如 CCNE1、PI3K 或 PTEN 异常）以及肿瘤原发灶与转移灶间的 HER2 异质性。

（二）微卫星不稳定性和错配修复蛋白缺失（MSI-H/dMMR）

错配修复蛋白缺失（deficient mismatch repair，dMMR）导致高度微卫星不稳定性（microsatellite instability-high，MSI-H）和高肿瘤突变负荷，赋予肿瘤强免疫原性。多队列的 KEYNOTE-158 研究中，帕博利珠单抗对 MSI-H/dMMR 的实体瘤患者显示出强有力的抗肿瘤活性和持久应答[中国实体瘤队列中，ORR 达 70%，12 个月的疾病控制率（disease control rate，DCR）高达 85.7%]。5%~10% 的胃癌患者表现为 MSI-H/dMMR。KEYNOTE 系列研究（包括 059、061、062）的事后分析显示，无论治疗线数，帕博利珠单抗单药或联合化疗对 MSI-H 型胃 / 胃食管结合部癌（G/GEJ）的疗效显著优于化疗：KEYNOTE-061 中 ORR 达 46.7%（化疗组为 16.7%），PFS 延长至 17.8 个月（化疗组为 3.5 个月），OS 多数未达到。这些结果确立了 MSI-H/dMMR 作为 AGC 免疫治疗生物标志物的地位。然而，此类患者比例低，且面临原发性耐药（如免疫抑制性 TME）和获得性耐药（如新抗原丢失、T 细胞耗竭或代谢改变）的挑战。

（三）PD-L1

PD-L1 表达水平，尤其是 PD-L1 的 CPS 评分，被认为是胃癌对 ICI 反应的预测标志物。多项研究（KEYNOTE-062、Rationale-305、ATTRACTION-4、ORIENT-16、CheckMate-649 等）表明，ICI 联合化疗可显著延长晚期 HER2 阴性胃癌患者的 PFS 和 OS，尤其是 CPS ≥ 5 的患者。然而，一项研究探索了低 PD-L1 表达的 G/GEJ 患者一线使用 ICI 的疗效，通过 KMSubtraction 方法重建 CheckMate-649、KEYNOTE-062 等研究中未报告的 PD-L1 亚组数据，发现 CheckMate-649 中 PD-L1 CPS 的 1~4 亚组和 KEYNOTE-062 中 CPS 1~9 亚组使用 ICI 联合化疗对比单纯化疗，在 OS 和 PFS 上均无显著差异，且 KEYNOTE-062 中 PD-L1 CPS 1~9 亚组单药使用帕博利珠单抗会增加肿瘤进展风险，提示低 PD-L1 表达的 G/GEJ

患者添加 ICI 至化疗中并无获益。而 COMPASSION-15 研究结果表明，对于 CPS<5 的非免疫优势人群，卡度尼利单抗仍具有显著治疗效果，CPS<5 人群中卡度尼利单抗联合化疗组 mOS 延长 3.7 个月，死亡风险下降 30%，实现了对于 PD-L1 低表达人群的免疫治疗突破。目前，FDA 认为 CPS<1 的晚期 HER2 阴性 MSSG/GEJ 腺癌患者中，PD-1 抑制剂作为一线治疗的风险大于收益。对于 PD-L1 中度表达（1 ≤ CPS<5）能否从免疫治疗中获益以及确定合适的 CPS 界值仍需要进一步探索。

（四）Claudin-18 剪接变异体 2（CLDN18.2）

CLDN18.2 是一种跨膜蛋白，是紧密连接的重要组成部分，在 30%~40% 的胃癌中特异性高表达，靶向 CLDN18.2 填补了 HER2 阴性、MSS 型胃癌经传统治疗失败后的空白。SPOTLIGHT 和 GLOW 两项Ⅲ期研究的联合分析显示，与安慰剂相比，佐妥昔单抗（zolbetuximab）联合一线化疗（mFOLFOX6 或 CAPOX）可显著延长 HER2 阴性、CLDN18.2 阳性的 LAGC 不可切除或转移性 G/GEJ 患者的 mPFS（9.2 个月 vs. 8.2 个月，*HR*=0.71）和 mOS（16.4 个月 vs. 13.7 个月，*HR*=0.77），且 SPOTLIGHT 研究亚组分析结果显示中国人群 PFS 获益更优，PFS 显著延长（9.8 个月 vs. 6.5 个月；*P*=0.023 4），疾病进展或死亡风险降低 52%，从而坚实地确立了 CLDN18.2 靶点药物在胃癌一线治疗领域的重要地位。然而，一项研究也指出，约 61.3% 的 CLDN18.2 阳性胃癌存在肿瘤内异质性。高度的肿瘤内异质性、检测标准统一化和药物相关胃肠道毒性的管理都是靶向 CLDN18.2 治疗面临的挑战。

（五）成纤维细胞生长因子受体 2b（FGFR2b）

20%~30% 的胃癌患者存在 FGFR2b 过表达。FGFR2b 可能与胃癌分化差、淋巴结转移和不良预后相关，是胃癌靶向治疗领域的新兴靶点。FIGHT 研究显示，全球人群中，贝玛妥珠单抗（bemarituzumab）联合化疗可显著延长 HER2 阴性 FGFR2b 过表达 AGC 患者的 mOS（19.2 个月 vs. 13.5 个月，*HR*=0.77）和 mPFS（9.5 个月 vs. 7.4 个月，*HR*=0.72），且东亚地区 FGFR2b 高表达亚组表现出更优的生存获益，mPFS 为 17.9 个月，mOS 为 30.1 个月，均超 2 倍于安慰剂组，AGC 患者一线总生存首次突破了 2 年时间，创造了里程碑式的新突破。该研究的Ⅲ期确证性研究 FORTITUDE-101 目前已完成入组且公布了 FGFR2b 过表达的数据：37.8% 患者存在 FGFR2b 阳性（任何 2+/3+），16.2% 患者存在 FGFR2b 过表达（≥ 10%2+/3+）。临床研究和实践中需要进一步完善 FGFR2b 的标准化检测、认识肿瘤异质性、探索潜在耐药机制（如 *FGFR2* 基因扩增丢失）和精细管控不良反应。

（六）EBV

EBV 相关型胃癌（Epstein-Barr virus-associated gastric cancer，EBVaGC）占全球胃癌的 5%~10%，其特征为肿瘤细胞中存在 EBV 基因组整合及病毒编码 RNA（Epstein-Barr encoding region，EBER）表达。大量研究表明，EBVaGC 具有独特的临床病理特征，如肿瘤内淋巴细胞浸润丰富、淋巴结转移率较低、预后相对较好（相比非 EBV 感染型胃癌）。一项研究发现 EBVaGC 患者接受 ICI 治疗的 ORR 达 54.5%，且生存获益与 dMMR/MSI-H 患者相当，提示 EBV 可能是胃癌免疫治疗的优势生物标志物。目前 EBVaGC 免疫治疗的临床数据样本量小且机制不明，需进一步大样本研究验证以及优化 EBV 检测技术等。

（七）生物标志物共表达现象

指导 AGC 治疗的生物标志物之间存在着普遍的共表达现象。欧洲肿瘤内科学会（European Society for Medical Oncology，ESMO）会议上一项研究发现，FGFR2b 与 HER2 的共表达率约为 15%，与 CPS ≥ 5 也存在一定程度的重叠（13.5%），而与 Claudin 18.2 的共表达率则高达 35%。值得注意的是，dMMR 患者并不表达 FGFR2b，但支持这一结果的样本量较小。另外一项研究还发现不同亚型胃癌中 CLDN18.2 表达阳性率无明显差异，dMMR 组为 20.8%（5/24），EBV^+ 组为 26.7%（4/15），$HER2^+$ 组为 26.7%（4/15），均阴性组为 23.8%（74/311），提示 CLDN18.2 是独立于其他亚型的新型治疗靶点。不同生物标志物之间的共表达现象，为临床治疗方案的选择提供了联合治疗的新思路，也带来了如何确定靶向治疗优先顺序的临床挑战。

三、胃癌分子分型的研究进展和临床意义

尽管基于 HER2、CLDN18.2 等靶点的精准分层改善了部分 AGC 患者的生存，但其局限性日益成为精准医疗的瓶颈：从人群覆盖看，超半数患者因缺乏有效靶点深陷治疗困境；从疗效持久性看，耐药克隆进化（如 HER2 丢失、旁路信号激活）导致“初始有效，最终复发”的临床困局；且基因突变仅是胃癌生态系统的“冰山一角”，表观修饰、蛋白互作及免疫微环境等因素共同决定了治疗响应。胃癌分子分型通过整合基因组、转录组、蛋白组和表观遗传特征，将胃癌解构为具有独特驱动机制、微环境特征和治疗响应的亚型，为非经典生物标志物阳性患者提供了新的治疗机会，推动了精准医疗实践。

（一）TCGA 分型

2014 年，TCGA 研究团队通过多组学分析将胃腺癌划分为四种分子亚型，各具特征性临床表现和治疗响应模式。EBV 型多位于胃底和胃体，常见于 60 岁以下男性，以 *PIK3CA*、*ARID1A* 基因突变和 PD-L1/2 过表达为特征；MSI 多见于胃窦部，具有 DNA 错配修复缺陷特征；基因组稳定型（genomically stable，GS）多表现为弥漫型组织学特征；染色体不稳定型（chromosome instability，CIN）则好发于胃食管结合部，呈现显著的基因组非整倍性特征。后续研究进一步揭示了各亚型的治疗响应差异。Lee 团队建立的预后模型显示，EBV 型患者预后最佳，GS 型预后最差。在治疗响应方面，CIN 型对辅助化疗获益显著，MSI 型则对 ICI 表现出良好响应。Simta 团队研究发现，EBV 型患者对新辅助化疗反应最佳，MSI 型反应相对较差。这些发现为临床治疗决策提供了重要参考：EBV 型可能适合免疫治疗联合 mTOR 抑制剂，MSI 型宜选择 PD-1 抑制剂，CIN 型推荐紫杉类 / 铂类化疗方案，而 GS 型则需要探索新的靶向治疗策略。值得注意的是，韩国学者开展的雷莫西尤单抗联合紫杉醇治疗二线胃癌患者的Ⅱ期临床研究进一步证实，基于 TCGA 分子分型指导的个体化治疗方案具有临床可行性，为胃癌精准治疗实践提供了重要依据。

(二) ACRG 分型

2015 年,ACRG 针对亚洲人群提出了一个新的胃癌分子分型体系,包括四种亚型:MSI 型、MSS/EMT 型、MSS/TP53$^+$ 型和 MSS/TP53$^-$ 型。MSS/EMT 亚型常见于弥漫性癌,在印戒细胞癌中可表现为 *CDH1* 基因缺失。MSS/TP53$^+$ 亚型多 EBV 阳性,并伴有 *ARID1A*、*KRAS* 等高频突变。MSS/TP53$^-$ 亚型与 TCGA 分型中 CIN 亚型存在重叠。生存分析提示 MSI 亚型预后最好,MSS/EMT 亚型预后最差。ACRG 和 TCGA 两种分型存在部分对应关系方式具有一定的相似性,都具有 MSI 亚型,TCGA 的 GS、EBV 和 CIN 亚型分别富集于 ACRG 的 MSS/EMT、MSS/TP53$^+$ 和 MSS/TP53$^-$ 亚型。然而,两种分型方式仅部分重合,原因可能在样本差异,TCGA 数据源于欧洲,而 ACRG 包含了朝鲜和美国。尽管 ACRG 分型具有一定的局限性,但其将分子亚型与临床信息相关联,为胃癌精准治疗提供了一定的基础。MSS/TP53$^-$ 亚型中常有 *ERBB2* 基因扩增,可选择 HER2 靶向药物治疗。而预后最差的 MSS/EMT 型需强化治疗并密切监测腹膜转移(peritoneal metastasis,PM)。

(三) 胃癌共识分子分型(CGS 分型)

2023 年,Jeong 团队通过整合 8 种已发表分型系统,首次定义了 6 种胃癌共识分子亚型(CGS1~6)。CGS1 具有高干细胞特性,预后最差但对免疫治疗可能敏感。CGS2 保留正常胃上皮细胞的基因表达模式,预后中等。CGS3 和 CGS4 均以高拷贝数变异为特征,但前者以 *HER2* 扩增和放疗敏感性为核心,后者则依赖 KRAS 和 SALL4 的激活。值得注意的是,CGS3 对放疗敏感性可能与铁死亡途径激活相关,实验证明他汀类药物能够通过增强铁死亡进一步增敏放疗效果,为联合治疗提供了新思路。CGS5 和 CGS6 分别呈现高突变负荷和 EBV 相关超甲基化,可能受益于 ICI。此分型临床意义在于其与治疗响应的强关联性。例如,CGS3 患者在接受辅助放化疗(ARTIST 研究)时显示显著生存获益,而 CGS1 和 CGS6 的高免疫活性评分支持免疫治疗的优先探索。此外,亚型特异性靶点的鉴定(如 CGS3 的 HER2、CGS4 的 SALL4)为靶向药物开发指明了方向。然而,该分型的局限性在于部分结论仍需前瞻性临床研究验证,且跨种族数据的普适性有待进一步评估。

(四) 间充质亚型

胃癌的间充质亚型(Mes-GC)是胃癌分子分型中最具侵袭性亚群,约占全部病例的 30%~45%,其临床特征与 Lauren 弥漫型或 TCGA 分型 GS 亚型高度重叠,表现为高度异质性、化疗耐药和不良预后。2022 年,Ho 等人通过整合多队列数据,首次建立了基于 993 个上皮细胞固有基因的 Mes-GC 共识分类器,并系统解析了其表观基因组景观,为这一难治性亚型提供了新的干预策略。转录组分析显示,Mes-GC 高表达 EMT 相关转录因子(如 SNAI2、ZEB1/2)和间质标志物(如 VIM),同时伴随上皮标记(如 E-cadherin)缺失。单细胞测序证实这些特征主要来源于肿瘤上皮细胞本身,而非 TME 中的成纤维细胞。基因组分析显示 Mes-GC 亚型的突变负荷较低但特异性富集 *CDH1* 突变和 *CD44* 扩增,并且缺乏 HER2、PIK3CA 等传统靶向治疗靶点,这与其对常规靶向治疗不敏感的特性相符。临床数据进一步证实,Mes-GC 患者对铂类化疗和 PD-1 抑制剂均表现出原发性耐药,生存期中位数显著短于其他亚型。Ho 等人通过表观基因组 - 转录组联合分析揭示 TEAD1 和 NUAK1 作为 Mes-GC 的新型治疗靶点。未来需聚焦于靶向药物的临床转化,并探索与其他治疗手段,如免疫治疗联合策略,以改善 Mes-GC 患者的预后。

四、特殊类型胃癌的异质性分型

随着对胃癌高度异质性的认识逐渐深入,研究者们发现当聚焦于某些特殊类型的胃癌[如产 AFP 胃癌、早发型胃癌(early-onset gastric cancer,EOGC)、伴 PM 的胃癌、HER2 阳性胃癌等]时,仍可以进一步解析其微环境异质性和分子特征差异。

(一) 产 AFP 胃癌

产甲胎蛋白(Alpha-fetoprotein,AFP)胃癌(AFPGC)一般用血清 AFP 水平过高或免疫组织化学检测 AFP 阳性来定义,发病率约为 1.3%~5.4%,通常表现为高侵袭性、高肝转移率、对单纯化疗不敏感、预后差、疾病进展快、出血风险较大等特点。一项研究过全外显子测序解析 AFPGC 的基因组特征,发现其具有更高频的 *TP53* 突变,且 *ERBB2* 和 *CCNE1* 扩增是预后不良的分子标志,提出同时抑制 ERBB2 和 CCNE1 是针对 *ERBB2/CCNE1* 共扩增的 AFPGC 的一种潜在治疗策略。前瞻性、单臂、Ⅱ期 CAP 06 研究探索了卡瑞利珠单抗联合阿帕替尼和 SOX 方案一线治疗 AFPGC 的疗效和安全性,研究结果取得了突破性疗效(ORR 为 66.7%;mOS 为 18 个月),为这一罕见亚型带来了长生存获益。进一步探索性分析显示,*LRP1B* 突变和 PI3K 通路改变与无持久临床获益(non-durable clinical benefit,NDB)相关,而持久临床获益(durable clinical benefit,DCB)组患者治疗前 TME 中 PD-1$^+$ CD8$^+$ T 细胞密度更高,提示这些生物标志物可能预测 AFPGC 的治疗反应。

(二) 早发型胃癌

EOGC 通常定义为发病年龄在 45 岁或 50 岁以下的胃癌患者,以 DGC 为主,具有高转移率、预后差的特点。近年来,EOGC 的发病率呈上升趋势,尤其在女性患者中更为常见。EOGC 具有独特的分子特征,研究发现 CLDN18.2 在 EOGC 中的表达率显著高于非 EOGC,提示其可能作为潜在的治疗靶点。相反,dMMR 在 EOGC 中的发生率较低,表明 ICI 在该人群中的疗效可能有限。一项研究通过整合 80 例早发型 DGC 患者的外显子、mRNA 测序及蛋白组学数据,发现 *CDH1*、*TP53*、*BANP*、*MUC5B*、*RHOA* 和 *ARID1A* 等显著突变基因,并聚类鉴定出增殖型、免疫型、代谢型、侵袭型 4 种与临床预后密切相关的分子亚型,其中免疫型预后最佳,侵袭型最差,为进一步了解 EOGC 的生物学特征和患者分层提供新依据。

(三) 胃癌伴腹膜转移

胃癌伴腹膜转移(GC-PM)是胃癌晚期常见且致命的转移方式,5 年生存率<10%,缺乏有效治疗靶点。GC-PM 患者的免疫微环境具有高度异质性,一项研究将 GC-PM 分为对化疗响应率不同的分子分型:间充质样亚型(M 型)对化疗响应率仅 31%,T 细胞耗竭水平较高,提示需联合多重 ICI;

而上皮样亚型（E 型）对化疗响应率达 71%，因高 $CD8^+$ T 细胞浸润，可能对 PD-1 抑制剂更敏感。最近的研究中通过多组学整合方法，提出了由 THBS2 阳性基质型癌相关成纤维细胞（THBS2+mCAF）与 C3AR1 阳性肿瘤相关巨噬细胞（C3AR1+TAM）之间构成的免疫抑制通路信号轴，是 GC-PM 中 ICI 治疗耐药的核心机制，并提出 C3AR1 抑制剂联合 ICI 的精准治疗策略，为逆转 GC-PM 免疫耐药提供新的靶点。

（四）HER2 阳性胃癌

尽管抗 HER2 治疗在 HER2 阳性 AGC 的一线治疗中至关重要，但仅约 50%HER2 阳性胃癌对曲妥珠单抗治疗有效，这提示着 HER2 阳性胃癌仍具有潜在的影响疗效的异质性。一项研究通过多组学整合分析，揭示了 HER2 阳性胃癌靶向治疗的疗效分层机制，证实高 ERBB2 扩增水平是拉帕替尼治疗敏感性的关键正向预测因子，而 CCNE1 共扩增则驱动原发性耐药。近年研究发现，HER2 阳性胃癌的代谢异质性显著影响曲妥珠单抗疗效。通过空间代谢组学分析，证实高代谢异质性患者疗效更优（灵敏度 82% vs. 44%），并鉴定出耐药相关亚群（核苷酸代谢下调）与敏感亚群（碳水化合物代谢上调），为个体化治疗提供新型生物标志物。

五、分子分型的临床转化：从理论到实践的探索

现有的胃癌分子分型，如 TCGA 和 ACRG 分型，通过基因组、转录组和表观遗传学等多组学数据，深入解析了胃癌的异质性，并揭示了不同亚型在治疗响应和预后上的显著差异。然而，这些分型在实际临床应用中仍面临诸多挑战，例如技术复杂性、成本高昂以及标准化不足等问题。如何将这些分子分型转化为简便、经济且可靠的临床检测工具，从而推动胃癌的精准治疗实践，成为当前研究的重点。以下是几个成功转化的案例，展示了分子分型在临床实践中应用的潜力。

（一）基因表达谱数据的临床转化

TME 对胃癌免疫治疗响应至关重要。Liao 团队在 TIMES001 研究中基于 30 个 TME 相关基因开发了 TMEscore 评分系统（AUC 为 0.873），其预测效能显著优于 PD-L1 CPS 和 MSI（AUC 分别为 0.524 和 0.511）。高 TMEscore 患者多伴有 EBV 感染、MSI-H 及预后良好的分子特征，且与 TMB 正相关。结合临床变量形成的 TMEscoreX 模型进一步提高了预测准确率。TMEscore 不仅将推动精准免疫治疗的临床实践，未来还可拓展至 HER2/CLDN18.2 靶向治疗领域。TMEscore 的成功转化得益于其标准化的检测流程和快速的报告周期（5 天内完成），使其能够广泛应用于多中心临床研究。这一案例表明，基于基因表达谱的分子分型可以通过简化技术和优化算法，实现从实验室到临床的高效转化，推动胃癌精准免疫治疗的临床实践。

（二）免疫组织化学分型提高分子分型的临床可及性

分子分型因高通量测序存在成本高、周期长等限制。IHC 技术因其经济高效成为理想替代方案。Setia 等人创新性地利用 4 种 IHC 标志物（EBER、错配修复蛋白、E-cadherin 和 p53）成功复现 TCGA 分子分型，将胃癌分为 EBV 阳性、MSI、E-cadherin 异常、p53 异常及正常 p53 表达五大类。该方案与基因组分类特征高度吻合，且更具临床实用性。检测成本仅为测序的 1/10~1/5，1~3 天可出结果。例如，MLH1/PMS2 检测可快速识别 MSI 患者；EBER 检测确定的 EBV 阳性亚型 PD-L1 高表达；p53 异常亚型与 HER2 表达相关。这些发现为精准治疗提供了重要依据。然而，IHC 分型仍存在一定局限性。肿瘤异质性可能影响小样本检测的准确率，不同实验室的评分标准也需要进一步统一。未来，结合 AI 技术实现定量分析，开发多标志物整合方案，将有助于提升 IHC 分型的精准度，推动胃癌精准诊疗的普及应用。

（三）AI 加速分子分型的临床转化

分子分型临床转化面临数据复杂性和异质性等挑战。AI 的快速发展为这一领域提供了新的解决方案，特别是在多模态数据整合和预测模型构建方面展现出巨大潜力。以 HER2 阳性胃癌治疗为例，传统单模态数据难以全面反映肿瘤特征，而 AI 驱动的多模态模型能够整合病理、影像和临床数据，显著提升治疗反应预测的准确率。例如，Chen 等人开发的 MuMo 模型通过深度学习融合多源数据，预测抗 HER2 治疗反应的 AUC 达 0.821~0.914，并能有效区分高低风险患者，为个体化治疗提供支持。其优势在于高效处理多源数据、挖掘潜在生物标志物，并适应新的数据类型。MuMo 模型通过跨模态特征对齐，即使部分数据缺失，仍能保持预测稳定性。此外，AI 还能识别关键临床变量，如 TIL 和 PM，与现有临床知识高度吻合。未来，AI 模型可进一步整合基因组学和实时监测数据，提升预测精准性。

六、展望

胃癌的分子分型研究正在经历从实验室探索到临床实践的关键转型期。随着 TCGA、ACRG 等分型体系的建立，我们逐渐认识到传统“一刀切”的治疗模式已无法满足临床需求。然而，当前分子分型的临床应用仍面临三大矛盾：分型体系的复杂性与临床可及性之间的矛盾、肿瘤时空异质性与静态检测之间的矛盾、靶向药物研发速度与临床验证滞后之间的矛盾。值得注意的是，某些特殊类型胃癌（产 AFP 胃癌）的分子特征研究为突破这些矛盾提供了新思路。这提示我们，未来研究应当更加关注特定亚群的分子特征，而非追求“大一统”的分型体系。近期发表的 CGS 共识分型正是这一趋势的体现，其基于临床治疗响应的分类方式更具转化价值。在技术层面，AI 辅助的多模态整合分析展现出独特优势。MuMo 模型证明，通过深度学习整合影像组、病理组和临床数据，可以突破单一组学的局限性，实现更精准的疗效预测。这种“以临床问题为导向”的技术路线，或将成为推动分子分型落地的重要范式。展望未来，胃癌分子分型研究需要实现三个转变：从描述性分型向可干预分型转变、从单一时间点检测向动态监测转变、从专家中心模式向基层普及转变。要实现这些目标，需要建立跨学科的合作平台，将基础研究发现快速转化为临床可用的检测方法，并通过真实世界研究验证其临床价值。只有将分子分型真正转化为临床医生的“决策工具”，而非“科研标签”，才能最终实现胃癌精准治疗的愿景。

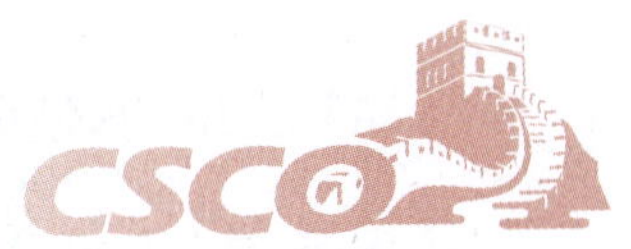

微卫星稳定型转移性结直肠癌的免疫联合治疗进展

张雪萍　陈文琦
香港大学深圳医院

尽管我国在结直肠癌(colorectal cancer，CRC)早诊早治领域取得显著进步，患者生存结局仍不理想，新确诊患者中约20%初诊即为转移性结直肠癌(metastatic colorectal cancer，mCRC)，40%接受局部治疗后出现复发转移，mCRC患者5年生存率不足20%。随着肿瘤发生发展机制的研究深入，mCRC治疗模式已从基于化疗的标准方案转向以分子病理为指导的个体化治疗。近十年临床实践证实个体化策略显著改善了mCRC患者的整体预后。其中，MSI作为CRC发生的关键驱动机制，其相关MMR系统已成为重要的分子分型标志。根据微卫星状态，CRC可分为三类：MSI-H、MSI-L和MSS。其中，MSI-H型在mCRC中占比仅5%。同时，因MSI-L亚型与MSS亚型对ICI的应答特征相近，临床研究倾向将MSI-L与MSS归为同一类别。

自2011年美国FDA批准伊匹木单抗用于转移性黑色素瘤以来，ICI凭借其卓越疗效，迅速成为多种实体瘤治疗指南的核心组成部分。ICI通过靶向PD-1、PD-L1和CTLA-4等受体或配体，阻断肿瘤介导的免疫抑制信号，从而恢复机体对肿瘤的免疫监视功能，有效清除肿瘤细胞。在CRC中，MSI-H mCRC因其高免疫原性新抗原负荷和丰富的肿瘤浸润淋巴细胞等特点，对ICI治疗高度敏感，临床研究已证实其显著改善患者预后，然而，对于占比更高的MSS mCRC患者，ICI单药疗效极为有限。为克服耐药机制，研究者正致力于多角度调控肿瘤免疫微环境，以期提升MSS mCRC患者的整体预后。同时，鉴于MSI-H与MSS型CRC患者对免疫治疗应答机制的显著差异，临床上亟须更多生物标志物来筛选可能对ICI治疗有良好反应的MSS型患者。本文旨在阐述免疫治疗联合多种策略在MSS型mCRC患者中的探索，重点关注其分子机制、潜在预测标志物及临床研究进展。

一、肿瘤免疫级联反应

ICI抗肿瘤治疗过程主要依靠T细胞免疫介导形成。由免疫原性或耐受性细胞死亡产生的肿瘤新抗原最初被树突细胞捕获加工。抗原加工后，树突状细胞通过Ⅰ/Ⅱ类MHC分子向T细胞呈递抗原，激活并分化出能识别癌症特异性抗原的效应T细胞。这些活化的效应T细胞继而迁移并浸润至肿瘤部位。在那里它们通过T细胞受体和来自癌细胞的pMHC复合物之间的相互作用特异性识别并结合癌细胞。这种结合导致癌细胞的靶向杀伤，释放更多的肿瘤抗原，从而重新启动循环。在癌症患者中，这个循环中的任何一步都可能出现缺陷，导致免疫系统无法控制肿瘤。肿瘤抗原可能逃避免疫识别；树突状细胞和T细胞可能将抗原视为自身抗原而非外来抗原，从而导致调节性T细胞反应而非效应性T细胞反应；T细胞可能无法归巢于肿瘤，或者可能被阻止浸润肿瘤；另外，TME内的细胞因子可能发挥免疫抑制的功能。

以T细胞为核心的适应性免疫并非孤立运作，其启动、扩增效应的充分发挥依赖固有免疫系统的精密调控与协同作用。作为机体的第一道防线和免疫应答的指挥中枢，固有免疫系统在肿瘤免疫监视和免疫治疗中扮演着不可或缺且日益重要的角色：作为肿瘤抗原的感知与提呈的启动者，树突状细胞通过模式识别受体捕获、加工肿瘤抗原，并迁移至淋巴结，将抗原提呈给初始T细胞，从而启动抗原特异性的T细胞反应。另外，巨噬细胞、中性粒细胞等通过分泌多种细胞因子、趋化因子和一氧化氮等介质，调节肿瘤免疫微环境，既能促进促炎、抗肿瘤的微环境，也能被肿瘤"驯化"为免疫抑制状态。自然杀伤细胞是固有免疫系统消灭肿瘤的明星成员，可通过识别肿瘤细胞表面应激分子或缺失的MHC-Ⅰ分子，释放穿孔素、颗粒酶诱导肿瘤细胞凋亡，或通过死亡受体途径以及抗体依赖的细胞介导的细胞毒性作用杀伤肿瘤。传统肿瘤治疗方法的抗肿瘤效应部分依赖于其对固有免疫系统的激活。

通过收集免疫治疗前肿瘤患者的活检组织切片，将肿瘤分为三种免疫表型，第一种为免疫炎症表型，其特征在于肿瘤实质中存在$CD4^+$和$CD8^+$ T细胞，免疫细胞与肿瘤细胞空间毗邻，起到较好的肿瘤浸润作用，该类型肿瘤对ICI的治疗预后较为理想。第二种为免疫排斥表型，其特征是存在大量免疫细胞，但由于肿瘤穿透基质的阻断或免疫细胞滞留在基质中无法浸润肿瘤细胞，导致免疫应答欠佳。第三种类型是免疫沙漠表型，其特征是肿瘤的实质与间质中缺乏T细胞，因此肿瘤很少对ICI疗法有反应，MSS mCRC主要属于免疫沙漠表型和免疫排斥表型，极少表现为免疫炎症表型。

二、MSS mCRC 免疫联合治疗

(一) 免疫治疗 + 化疗

既往研究考虑化疗在杀伤肿瘤细胞的同时，对增殖的免疫细胞造成损伤，结合临床上化疗后明显的骨髓抑制，一般认为化疗仅仅是免疫抑制作用。近期的研究显示，多种化疗药物从多方面调节肿瘤免疫微环境，一定程度上起到了促进肿瘤免疫治疗的作用。喜树碱是从喜树等植物中提取的单萜吲哚生物碱，可以选择性地结合 DNA 拓扑异构酶 Ⅰ 并抑制其活性，从而发挥抗肿瘤活性。喜树碱的结构中，C-9 位或 C-10 位引入羟基、硝基和氨基等活性基团可提高抗肿瘤活性和水溶性。临床上，C-10 位羟基化的喜树碱衍生物伊立替康是 CRC 治疗中最常用的二线药物。体外试验显示，伊立替康治疗后，危险相关分子模式（damage-associated molecular pattern，DAMP）高迁移率族蛋白 1（high mobility group box 1 protein，HMGB1）和热激蛋白 70（heat shock protein 70，HSP70）上调。DAMP 具有诱导树突状细胞成熟的潜力，导致炎症性抗肿瘤反应。基于铂的抗肿瘤药物抑制 DNA 转录成 RNA，从而阻止蛋白质合成。作为转移性肠癌中最常用的化疗药物，奥沙利铂在上调 DAMP 的同时诱导树突状细胞上 PD-L1 表达上调及 TME 中 T 细胞的浸润。KEYNOTE-651 是一项国际、多中心、非随机、开放标签、Ⅰb 期研究，研究的对象是 MSS/pMMRmCRC 患者，旨在评估帕博利珠单抗联合 mFOLFO7 方案一线或帕博利珠单抗联合 FOLFIRI 方案二线治疗 MSS/pMMRmCRC 的长期安全性和 ORR。随访 2.5 年后，帕博利珠单抗联合 mFOLFO7 方案一线治疗组 31 例患者中，ORR 为 61%，DOR 中位数为 12.2 个月，PFS 中位数分别为 8.6 个月，OS 中位数为 28.6 个月；帕博利珠单抗联合 FOLFIRI 方案二线治疗组 32 例患者中，ORR 为 25%，8 例获得 PR，DOR 中位数为 20.2 个月，PFS 中位数 8.3 个月，OS 中位数为 25.1 个月；与标准一线治疗数据相当，且该研究的安全性可控，未观察到与帕博利珠相关的新的不良反应。提示帕博利珠单抗联合化疗一线、二线治疗 MSS/pMMR 型 mCRC 均安全有效。

MEDITREME（NCT03202758）研究纳入了来自 8 家法国医院的 57 例不可切除的转移性 *RAS* 突变 CRC 患者，其中 51 例为 MSS CRC 患者。患者接受 3 个月的改良 mFOLFOX6 方案（6 个周期）联合度伐利尤单抗（PD-L1）和曲美木单抗（CTLA-4）作为诱导治疗，然后使用度伐利尤单抗维持治疗，直到病情进展。在 57 例患者中，3 个月的 PFS 率为 90.7%，6 个月的 PFS 率为 60%，PFS 中位数为 8.2 个月，与单独使用 FOLFOX 的人群的预期 PFS 中位数（5~6 个月）相比有明显提高。同时，就应答率而言，31 例（64.5%）患者达到了实体肿瘤缓解评价标准（the Response Evaluation Criteria in Solid Tumors，RECIST），ORR 明显提高；25 例（52%）患者获得了 PR；6 例（12.5%）患者获得了 CR。DCR（CR+PR+SD）为 93.7%。对比 FOLFOX 单药治疗的 36% 缓解率该研究具有明显优势。通过基因组学分析，在应答者更好的免疫浸润、高 CD8$^+$ 细胞及高 PD-L1 表达之外，iCAF 的低表达及低核心蛋白多糖水平有助于提高肿瘤特异性免疫应答。

(二) 免疫治疗 + 靶向治疗

病理性肿瘤脉管系统在促血管生成因子的驱动下异常发育，表现为不均匀分布、扭曲、扩张和血管周围细胞功能不全，伴有功能性缺血、缺氧和血管通透性过高等异常，最后形成缺氧、酸性、斑片状低灌注和高间质流体压力为特征的 TME。在抗肿瘤的免疫治疗过程中，免疫细胞需要首先进入肿瘤脉管系统，黏附到内皮上，然后穿过血管壁。一方面，肿瘤脉管系统的高渗透性和由于渗漏导致的高间质流体压力状态增大了免疫细胞迁移过程需要克服的阻力；另一方面，一些促血管生成分子可以通过影响血管内皮细胞和免疫细胞上黏附分子的表达来阻止免疫细胞从免疫器官进入肿瘤组织区域，同时，异常的肿瘤脉管系统通过分泌多种细胞因子抑制以 T 细胞为主的适应性免疫激活，最终形成肿瘤免疫抑制性微环境。通过抗血管药物的治疗，将病理性肿瘤血管系统转变为功能性灌注血管系统，有助于改善缺氧、酸性、高间质液压力和其他不利因素的 TME，提高肿瘤免疫效果。

Ⅲ期 LEAP-017 研究尝试探究仑伐替尼联合帕博利珠单抗对比标准治疗在非 MSI-H 型 mCRC 患者中的疗效和安全性。该研究的入组条件为既往治疗后疾病进展或不耐受、不可切除、无 MSI-H/dMMRmCRC 患者。入组患者接受了帕博利珠单抗联合仑伐替尼（K+L 组）或接受标准治疗方案（SOC 组）。主要终点为 OS。尽管该研究未达到预设的优效性阈值，但在亚组分析中，亚洲人群亚组 OS 在 K+L 组的改善具有统计学意义。体外研究证实，瑞戈非尼联合免疫治疗显著减少了免疫抑制性巨噬细胞和调节性 T 细胞向 TME 的浸润并提高肿瘤内 IFNγ 水平。动物实验证明，瑞戈非尼联合免疫治疗对比单药来说显著提高了抗肿瘤活性，有效抑制了肿瘤生长及肝转移。基于以上研究背景，我国开展了一项单臂、开放的Ⅱ期临床研究（NCT04745130），旨在评估抗血管生成药物瑞戈非尼与信迪利单抗联合治疗 MSS mCRC 患者的疗效和安全性。主要终点是 OS。次要终点包括 PFS、ORR、DCR、DoR 和安全性。研究共纳入 103 例患者，接受瑞戈非尼和信迪利单抗治疗，直至疾病进展或出现不可耐受的不良事件。所有患者均接受过系统性治疗，OS 中位数为 14.1 个月，PFS 中位数为 4.1 个月；ORR 为 21.4%，DCR 为 63.1%，DoR 为 13.0 个月。应用瑞戈非尼联合信迪利单抗的疗效（ORR：21.4%；OS：14.1 个月）较单用瑞戈非尼（ORR：1%~4%；OS：6.4~8.8 个月）达到较高的 ORR 和更长的 OS。在晚期 MSS CRC 患者中，瑞戈非尼和信迪利单抗组合具有良好的耐受性，与任一种药物的单一治疗相比，该联合方案提供了更长的生存期，明显改善了肿瘤预后。进一步分析显示，与治疗耐受组相比，治疗敏感组中 CD8$^+$ T 细胞的密度更高，与 CK$^+$ 细胞的距离更短。

2024 年 9 月，中山大学附属第六医院邓艳红教授在 ESMO 大会口头报告了 AK112-206 研究的突破性成果，该双队列Ⅱ期开放性研究纳入 40 例初治 MSS mCRC 患者，按 1∶1 随机分配至改良 FOLFOXIRI 化疗（奥沙利铂 + 伊立替康 + 氟尿嘧啶）联合依沃西单抗（全球首个 PD-1/VEGF 双抗，可同步阻断免疫抑制与血管生成）组（A 组），或联合依沃西单抗及莱法利单抗（抗 CD47 单抗，激活巨噬细胞吞噬功能）组（B 组）。研究采用改良化疗方案以降低腹泻等不良反应风险，结

果显示：A 组 ORR 达 81.8%(18/22)，B 组 ORR 进一步提升至 88.2%(15/17)；所有 40 例入组患者均未出现肿瘤进展，所有患者的肿瘤都有不同程度的缩小，其中显著缩小的比例超过了 80%，DCR 达 100%，9 个月 PFS 率达 80% 以上，该方案在传统免疫耐药型 mCRC 中取得历史性高缓解率与疾病控制，获得了大会专家的高度评价。

卡度尼利单抗（AK104）作为新型 PD-1/CTLA-4 双特异性抗体，通过同步抑制两个免疫检查点，协同增强效应性 T 细胞活性并阻断肿瘤免疫逃逸，已在多项晚期实体瘤临床研究中证实其显著疗效。2025 年 1 月，福建省肿瘤医院林榕波教授团队在 ASCO GI 会议发布 SYLT-026 研究结果，该方案采用 FOLFOXIRI（氟尿嘧啶 + 亚叶酸钙 + 奥沙利铂 + 伊立替康）联合贝伐珠单抗及卡度尼利单抗，旨在验证其治疗 MSS mCRC 的安全性与疗效提升潜力。截至 2024 年 8 月 30 日，研究入组 20 例患者，超半数患者存在 ≥3 个器官转移，35% 携带 *RAS* 或 *BRAF* 突变；随访时间中位数为 5 个月，15 例完成 ≥2 次影像评估的患者确认 ORR 为 100%，DCR 达 100%。尽管 PFS 中位数及 OS 中位数因随访时间尚短暂未成熟，但当前高效缓解数据已为后续生存结果奠定积极基础。

（三）免疫治疗 + 表观遗传治疗 + 靶向治疗

与正常细胞相比，癌症的表观遗传学发生了显著改变。其中，抑癌基因的 DNA 甲基化和染色质去乙酰化被认为是两个主要的决定因素。组蛋白脱乙酰酶（histone deacetylase，HDAC），是一个从组蛋白上去除乙酰基的酶家族。HDAC 从 DNA 包裹的带正电荷的组蛋白中去除带负电荷的乙酰基，压缩染色质并沉默基因。与传统意义上的肿瘤基因突变不同，表观遗传改变大多是可逆的，组蛋白去乙酰化酶抑制剂（histone deacetylase inhibitor，HDACi）通过干扰 HDAC 发挥作用，可以逆转肿瘤抑制基因的转录抑制。西达本胺是我国自主研发的全球首个口服选择性组蛋白去乙酰化抑制剂，该药物在增加染色体组蛋白的乙酰化水平肿瘤细胞凋亡的同时，可通过组蛋白修饰增强 T 细胞趋化因子表达，增强 IFN-γ 反应，并增加 $CD8^+$ T 细胞浸润。Capability-01 研究旨在探索信迪利单抗 + 西达本胺 +/– 贝伐珠单抗治疗无法切除的化疗难治性 LAGC 或转移性 MSS/pMMR CRC 的疗效与安全性。研究将 48 例符合入组条件的患者，按 1∶1 随机分配至西达本胺 + 信迪利单抗 + 贝伐珠单抗的三药组（n=25）与西达本胺 + 信迪利单抗的两药组（n=23）接受治疗。研究主要终点为接受治疗后 18 周 PFS，次要终点为 OS、ORR、DCR、DOR 及安全性等。研究结果显示，截至 2023 年 5 月 26 日，两组患者总的 18 周 PFS 率为 42.6%，达到了研究终点。加入贝伐珠单抗的三药组的 18 周 PFS、ORR 等方面显著高于两药组，OS 结果尚不成熟，整体肿瘤相关不良反应在可控范围内。进一步研究显示，三联治疗组中 $CD8^+$ T 细胞浸润增加、抗肿瘤免疫反应相关的信号通路显著上调，由此推测，表观遗传修饰药物西达本胺的加入在联合治疗方案中发挥了重要作用，大幅提升了抗肿瘤免疫应答效果。

（四）免疫治疗 + 局部治疗

作为抗肿瘤治疗主要手段之一，放疗通过 DNA 损伤诱导肿瘤细胞死亡。既往放射治疗受治疗计划、成像和放射治疗系统的限制，接受放疗暴露的面积大，血计数明显减少，研究人员普遍认为放疗对免疫有抑制作用。随着放疗技术的不断发展，研究人员发现局部高度集中的放疗技术可以提高免疫疗法控制肿瘤的效果。进一步研究显示，放疗调节免疫治疗主要通过以下几方面：放疗诱导的 DNA 损伤导致肿瘤细胞死亡并释放更多新抗原用于免疫识别；除直接杀死癌细胞之外，低剂量辐射促进肿瘤脉管系统的正常化和 M2 样巨噬细胞向 M1 样表型的极化，诱导 Th1 趋化因子的表达，将 $CD8^+$ T 和 $CD4^+$ T 细胞募集至肿瘤，促进 T 细胞介导的抗肿瘤作用。同时，放疗可通过调节免疫检查点表达数量调控肿瘤免疫反应。一项单臂、非随机、Ⅱ期临床研究旨在结合放疗、伊匹木单抗和纳武利尤单抗治疗转移性 MSS CRC 患者中，探索安全性和临床效果，该研究纳入 MSS CRC 患者共 40 例，其中因进展、毒性、PS 下降等因素共 27 例患者接受放射治疗，主要终点是 DCR。结果显示：40 例 mCRC 患者的 DCR 为 25%，mOS 为 7.1 个月，其中 27 例接受放疗的患者 DCR 为 37%，mOS 为 10.9 个月。虽然不能直接比较，但联合使用伊匹木单抗、纳武利尤单抗和放疗的缓解率仍然超过了使用标准治疗的缓解率。这项研究提供了在免疫治疗耐药肿瘤中结合放射和 ICI 有效控制肿瘤进展的证据。同时，中山大学附属第六医院的Ⅱ期临床研究 MODIFI 正处于招募阶段，研究旨在比较淋巴结保留改良短程放疗联合化疗、贝伐珠单抗和 PD-1 阻断剂是否可以改善 pMMR/MSS CRC 患者的 PFS、治疗耐受性和总体预后。放疗联合免疫治疗的最佳时序安排、剂量优化以及靶区确定等问题，仍具有较大探索空间。

晚期 CRC 发生肝转移后整体预后明显减退，研究表明 CRC 无肝转移患者的 ORR 约为 20%，而有肝转移患者的 ORR 约为 2%。因 CRC 患者肝转移的免疫抑制细胞大量富集，具有高度免疫抑制表型，从 ICI 治疗中获益较少。对于 CRC 孤立性肝转移的患者，如果不能进行根治性切除，非手术局部治疗可提高整体预后。钇 -90 微球是目前我国首个获得批准用于治疗 CRC 肝转移的产品，随着树脂或玻璃微球搭载，送达肿瘤血管，随着血流停驻在肿瘤内的微细动脉中，通过释放 β 射线集中快速杀灭肿瘤细胞，避免损伤肝脏。通常，该治疗与化疗联合使用，作为不可切除肝转移 CRC 的多模式治疗，既往研究曾报道化疗失败的宫颈癌肝转移的患者从钇 -90 联合免疫疗法中获益，该组合疗法在 CRC 肝转移患者的系统治疗效果值得期待。

三、MSS mCRC 潜在预测标志物

（一）TMB

TMB 一般指特定基因组区域内每兆碱基对体细胞非同义突变的个数，TMB 水平反映的是肿瘤细胞内 DNA 的修复损伤情况。MSI-H 型肿瘤因错配修复缺陷通常表现出较高的突变负荷。KEYNOTE-158 以不可切除或发生转移的 dMMR/MSI-H 非 CRC 实体瘤为研究对象，开展了非随机、Ⅱ期、开放性研究，结果显示高 TMB 水平（TMB>10mut/Mb）患者的 ORR 为 29%，而低 TMB 水平（TMB<10mut/Mb）患者的 ORR 为 6%。基于以上研究，FDA 批准帕博利珠单抗用于治疗 FoundationOneCDx 检测中 TMB ≥ 10mut/Mb 的所有

实体瘤。考虑该研究未能纳入 CRC，TAPUR Ⅱ期研究的高 TMB MSS mCRC 患者的结果为 CRC 人群提供了有效的数据支持。该研究纳入 28 例 TMB>9mut/Mb 的 mCRC 患者，其中 26 例为 MSS mCRC 患者，结果显示，在 TMB 评分为 10mut/Mb 的患者中观察到 PR，7 例患者的疾病稳定持续了至少 16 周，DCR 达到 28%，PFS 中位数达到 9.3 周，治疗 1 年后仍有 46% 的患者存活。基于以上研究，TMB 可作为 MSS mCRC 患者免疫治疗效果的潜在预测标志物，但考虑入组数量 / 个体差异等原因，后续仍需大型临床研究明确 TMB 截断值及临床预测效能。

（二）POLE/POLD1

Pol ε 和 Pol δ 同属于 DNA 聚合酶 B 族，分别指导 DNA 前导链和滞后链的合成，在识别和校正 DNA 复制过程中产生的错配碱基起重要作用。*POLE* 和 *POLD1* 基因分别编码 Pol ε 和 Pol δ 酶复合物的主要催化亚基和校对亚基。*POLE* 和 *POLD1* 编码核酸外切酶区的基因突变导致校正功能缺失，显著增加突变负荷，提高超突变表型 CRC 的发生概率。在 CRC 患者中检测到 *POLE/POLD1* 突变的概率为 7%，大部分 *POLE/POLD1* 突变发生在 MSS 型 CRC 中。值得注意的是，*POLE* 突变型肠癌表现出 $CD8^+$ 淋巴细胞浸润密度显著升高，并伴随 T 淋巴细胞活化标志物、效应细胞因子的表达增强，以及免疫检查点基因 PD-1、PD-L1 和 CTLA4 的转录水平明显上调。2019 年中山大学王峰教授的研究显示携带 *POLE/POLD1* 突变的患者在大多数癌种中呈现显著升高的 TMB。免疫治疗队列分析显示，突变组患者 OS 中位数达 34 个月，较 WT 组（18 个月）显著延长，*POLE/POLD1* 突变可作为实体瘤泛瘤种对免疫治疗应答的预测标志物。2024 年 ESMO 报告了 *POLE/POLD1* 突变 mCRC 的免疫治疗研究，该研究比较了 610 例接受 ICI 治疗的 dMMR/MSI-H mCRC 患者与 27 例接受 ICI 治疗的 *POLE/POLD1* 突变 mCRC 患者（25 例为 MSS mCRC，2 例为 MSI-H mCRC 患者）的临床病理、基因组特征及预后，研究结果表明与 dMMR/MSI-H mCRC 相比，*POLE/POLD1* 患者的 ORR 显著更高（89% vs. 54%），随访时间中位数 24.9 个月后其 PFS 显著更优，OS 亦呈良好趋势；经多变量校正 DNA 修复缺陷类型后，*POLE/POLD1* 仍与 PFS 和 OS 显著改善独立相关；分子谱分析显示 *POLE/POLD1* 肿瘤具有更高的 TMB，且两类亚型患者均观察到治疗响应，其强度与 *POLE/POLD1* 突变特征水平相关。以上研究显示，*POLE/POLD1* 突变可作为 MSS mCRC 患者的潜在免疫治疗标志物筛选出非 MSI-H 但仍从 ICI 获益的患者，拓展免疫治疗适用人群。考虑当前的检测方法在灵敏度和特异度方面仍存在局限，提高 *POLE/POLD1* 突变检测技术的准确率是未来研究的重要方向之一。

（三）PD-L1 表达水平

生理状态下，PD-1 作为免疫抑制检查点，主要表达在活化的 T 淋巴细胞、NK 细胞、B 淋巴细胞的表面。其配体 PD-L1 通常在抗原呈递细胞如巨噬细胞和树突状细胞上表达，并可被炎症因子上调。肿瘤病理状态下，肿瘤细胞高表达的 PD-L1 结合免疫细胞的 PD-1 受体，阻碍免疫细胞对肿瘤细胞的杀伤作用，最终导致肿瘤免疫逃逸。PD-1/PD-L1 抑制剂特异性破坏 PD-1 与 PD-L1 的结合，增强 T 细胞激活信号，刺激 T 细胞增殖和分化，并恢复它们对肿瘤细胞的监视和杀伤，达到抗肿瘤治疗的目的。Keynote-177 研究结果显示：相较于化疗，PD-1/PD-L1 抑制剂可显著改善初治型 MSI-H/dMMR 转移性 CRC 患者的 PFS，可作为 MSI-H/dMMR 转移性 CRC 患者的一线治疗。但目前尚无大型临床研究证明，PD-L1 的表达水平与 MSS mCRC 的免疫治疗及预后明显相关，两者相关性仍需进一步探索。

四、提高免疫应答的潜在手段

（一）基因工程技术协助肿瘤新抗原识别

肿瘤新抗原加工和呈递对于启动适应性免疫至关重要，对这些新抗原的识别常受到诸如免疫原性不足、免疫逃逸和 TME 内免疫抑制等因素的限制。肿瘤抗原在肿瘤细胞内通过复杂的途径进行加工，装载到 MHC 分子上被运输到肿瘤细胞表面，然后被 $CD8^+$ T 细胞和 $CD4^+$ T 细胞上的 TCR 识别，触发免疫反应。研究者通过基因工程技术将特异性识别肿瘤新抗原的 TCR 基因导入 T 细胞，使改造后的 T 细胞表达能够精准识别肿瘤新抗原，激活 T 细胞内的信号通路，促使 T 细胞大量扩增并分化为效应 T 细胞。部分 TCR-T 细胞分化为记忆性 T 细胞，长期存活于体内，监控肿瘤复发并启动快速免疫应答。

（二）纳米工程技术协助免疫应答

活化的效应 T 细胞迁移到肿瘤部位，通过与 MHC- Ⅰ呈递的抗原之间的相互作用特异性识别并结合癌细胞，从而介导靶向的癌细胞杀伤。CCR5 和 CXCR3 等趋化因子引导 T 细胞运输途径中激活整合素，促进细胞骨架组装，从而沿着胶原纤维爬行穿过细胞外基质。然而，TME 中的物理屏障和免疫抑制因子限制了 T 细胞的迁移和浸润，削弱了靶向和消除癌细胞的能力。在免疫排斥型肿瘤中，肿瘤周围有一层致密有序的纤维基质和肿瘤相关成纤维细胞防止 $CD8^+$ T 细胞浸润肿瘤核心。这种损伤主要是由于物理障碍，而不是 T 细胞的功能障碍。目前，纳米技术的发展有望协助 T 细胞克服迁移阻力。研究学者使用 pH 和 MMP-2 双重敏感的碳酸钙纳米载体共同递送透明质酸酶、IL-12 和抗 PD-L1 抗体。肿瘤酸性环境触发载体溶解促进了 IL-12 和透明质酸酶的释放，透明质酸酶降解肿瘤致密的透明质酸基质，破除物理屏障，促进 T 细胞浸润，IL-12 激活 CTL 增殖，并诱导 TAM 从抑癌的 M1 型转为促癌的 M2 型，抗 PD-L1 抗体的释放阻断了免疫逃逸，有效地克服了肿瘤免疫抑制的特性。

同时，纳米工程技术有助于调节肿瘤免疫微环境。SMAD4 缺陷的 CRC 通过异常表达 CCL9 和 PD-L1 招募 CCR1 阳性粒细胞样髓系抑制细胞至肿瘤部位，这些细胞产生大量 TGF-β 协同 PD-L1 抑制细胞毒性 T 细胞活性从而促进转移；对此研究人员构建了具有 CCR1 靶向和 TGF-β 捕获双功能的免疫治疗纳米囊泡，该囊泡通过 CCL9/CCR1 轴靶向肿瘤并阻断 TGF-β 信号转导，减少调节性 T 细胞并激活肿瘤浸润细胞毒性 T 细胞，显著延缓转移；纳米囊泡联合抗 PD-L1 抗体治疗时可协同阻断促转移因子，诱导形成成熟的三级淋巴结构，激发强效免疫反应并根除转移灶，为临床治疗 SMAD4 缺陷肿瘤提供了新策略。

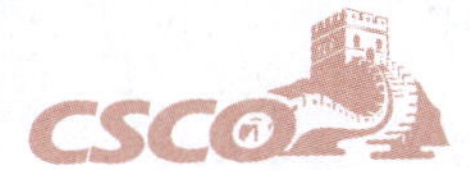

五、总结

微卫星状态是所有肠癌治疗前需要明确的重要分子分型。由于肿瘤抗原免疫逃逸、T细胞无法归巢等原因，晚期肠癌中占比90%以上的MSS mCRC患者对免疫治疗的应答显著落后于MSI-H mCRC。考虑免疫治疗在MSI-H CRC患者中的应用极大地改善了患者的预后，研究学者尝试免疫治疗联合多种治疗手段调节肿瘤免疫微环境，提高免疫治疗效果。本文重点阐述了免疫联合化疗、靶向、局部治疗及双免疫药物等方法调节肿瘤免疫微环境的分子机制及临床研究结果。目前看来，许多联合治疗手段已初见成效，但考虑入组的样本数量、个体差异等客观限制，仍需多中心、大样本的临床研究来进一步验证免疫组合治疗的实际效果，同时，组合治疗的给药顺序、给药剂量、给药方式需进一步探索，对组合治疗的不良反应、毒性监测仍需进一步加强。鉴于MSS mCRC和MSI-H mCRC患者在基因突变的机制及突变位点差异，两者对于免疫治疗效果的预测标志物也不尽相同，尽管部分研究显示TMB、POLE/POLD1等标志物具有预测MSS mCRC免疫治疗效果的潜在功能，但从检测到临床应用仍任重道远，是未来MSS mCRC免疫治疗重要的研究方向。在免疫联合治疗从药物层面调整肿瘤免疫环境的同时，基因工程的发展可协助研究人员从微观上调整抗原识别、细胞刺激因子释放并促进T细胞顺利迁徙至肿瘤，构建积极的免疫治疗环境，但目前该研究尚未进入临床研究阶段，细胞毒性、不良反应有待进一步考察。

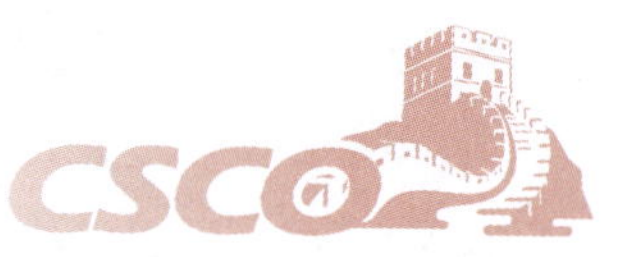

晚期结直肠癌靶向 EGFR 通路的精准治疗进展

邱萌　周裕文
四川大学华西医院

RAS-RAF-MAPK 信号通路在 CRC 的发生和发展中扮演着关键角色，该通路的异常激活可以导致细胞增殖失控、凋亡受阻以及细胞周期调节失衡，从而促进肠癌的进展。因此，针对 MAPK 信号通路的靶向治疗成为肠癌治疗策略的重要组成部分。*RAS*、*BRAF* 基因状态指导下的晚期肠癌靶向治疗策略已成为标准治疗（standard of care，SOC），临床上希望进一步提高针对 MAPK 通路的靶向治疗疗效及进行治疗细分，在此梳理了近期相关研究进展供大家参考。

一、*RAS/BRAF* V600E WT 晚期肠癌靶向治疗

基于 FIRE3、CALGB/SWOG 80405 等多项 RCT 研究和亚组分析结果，国内外指南均推荐双药化疗联合靶向治疗作为 *RAS/BRAF* V600E WT 晚期肠癌一线治疗方案，针对左半肠癌，首选西妥昔单抗联合 FOLFOX 或 FOLFIRI 方案，而右半肠癌则首选贝伐珠单抗联合双药化疗。关于更强的化疗骨架如三药化疗 FOLFOXIRI 联合抗 EGFR 单抗是否优于两药化疗联合抗 EGFR 单抗一直存在争议。以转化为目标的治疗策略中，DEEPER 研究显示三药化疗联合西妥昔单抗较联合贝伐珠单抗有更高的肿瘤退缩深度（59.2% vs. 46.1%），FORCUM 研究则告诉我们，在潜在或不可手术切除的肠癌肝转移患者中，三药化疗联合西妥昔单抗较单纯三药化疗有更高的 ORR、转化成功率、R0 切除率，并带来更长 PFS 和 OS。当大家都认为三药联合西妥昔单抗是转化优选方案时，随后连续两项Ⅲ期 RCT 研究对比了三药或两药化疗联合抗 EGFR 单抗的疗效，均显示在 *RAS/BRAF* WT 左半肠癌中三药联合抗 EGFR 单抗并不优于两药联合 EGFR 单抗。TRIPLETE 研究是在不可切除 *RAS* 和 *BRAF* WT mCRC 中比较 mFOLFOX/ 帕尼单抗或 mFOLFOXIRI/ 帕尼单抗，主要终点是 ORR，最终 ORR、PFS、DpR、ETS 和 R0 切除率两组没有差异，2025 年 ASCO 报道的次要终点 OS 在三药化疗联合帕尼单抗组达到 41.4 个月，优于双药化疗组的 33.3 个月。TRICE 研究是李宇红教授牵头开展的在 *RAS/BRAF* WT 不可手术切除肝转移中比较三药化疗或双药化疗联合西妥昔单抗，主要终点同样是 ORR，结果三药组和两药组的 ORR（84.7% vs. 79.7%）、R0 切除率（54.2% vs. 52.7%）及 PFS（11.7 个月 vs. 13.4 个月）均无差异，安全性方面三药化疗则明显劣于两药，因此 CSCO 指南在初始不可切除转移性肠癌的治疗（潜在可切除）方案章节，对于“适合强烈治疗（*RAS* 和 *BRAF* 均 WT）”的患者，Ⅲ级推荐中删除了“FOLFOXIRI+ 西妥昔单抗”的推荐。

另一个关于抗 EGFR 单抗能否与卡培他滨联合的问题一直缺乏高级别循证证据。2011 年公布的 COIN 研究显示，在一线不同含铂化疗方案基础上联合西妥昔单抗不优于单纯化疗，西妥昔单抗联合含铂化疗并不改善疗效，尤其是亚组分析显示 CAPOX 联合西妥昔单抗无获益。随后，TAILOR 研究首次在中国人群中证实了 FOLFOX 联合西妥昔单抗的疗效优势，为含奥沙利铂方案联合西妥昔单抗在 *RAS* WT mCRC 患者一线治疗中的应用提供了高级别的循证支持，但国内外指南推荐的与西妥昔单抗联合的含铂化疗骨架方案仅限于 FOLFOX。CSCO 指南自 2021 年起率先删除了对卡培他滨联合西妥昔单抗的不推荐，推荐依据主要是基于一线维持治疗阶段卡培他滨联合西妥昔单抗的中国单臂研究数据，难以外推至支持 CAPOX 联合西妥昔单抗作为一线治疗方案。2025 ASCO 上报道了由邱萌教授牵头的中国 CAPCET 研究，该研究评估了改良 CAPOX 或 FOLFOX 联合西妥昔单抗在 *RAS/BRAF* WT mCRC 一线治疗中的疗效与安全性。患者按照 1∶1 被随机分配至两组：试验组接受改良的双周 CAPOX 方案联合西妥昔单抗，对照组接受标准 FOLFOX 方案联合西妥昔单抗，两组均接受最多 12 个周期的诱导治疗，之后进入维持治疗。结果显示两组的 PFS 曲线几乎重叠，PFS 中位数分别为 12.7 个月与 12.0 个月，ORR 表现同样近似，试验组为 69.2%，对照组为 60.3%，在安全性方面，试验组≥3 级不良反应发生率仅为 7.7%，而对照组发生率达到 21.2%，该研究为卡培他滨联合西妥昔单抗的联合合理性方面提供了较充分的高级别循证。

关于一线西妥昔单抗进展患者后线西妥昔单抗再挑战策略，其生物学原理为经西妥昔单抗治疗后可能出现耐药基因，停止西妥昔单抗治疗后可能出现耐药基因消减，并再次对西妥昔单抗敏感。首个前瞻性单臂Ⅱ期研究 CRICKET 显示西妥昔单抗再挑战联合伊立替康在高选择人群（一线西妥

昔单抗治疗达到 PR/CR 且 PFS ≥ 6 个月，二线治疗 PFS ≥ 4 个月）中，ORR 为 21%，其中 ctDNA 为 *RAS* WT 患者接受再挑战治疗后 PFS 为 4 个月，OS 为 12.5 个月。同样有多项西妥昔单抗再挑战Ⅱ期研究显示 ORR 均大于 10%。VELO 研究比较了三线接受帕尼单抗再挑战联合 TAS-102 与 TAS-102 单药的疗效和安全性，主要终点 PFS 在再挑战组和 TAS-102 单药组分别为 4.0 个月 vs. 2.5 个月。2025 ASCO 报到了唯一一项Ⅲ期 RCT 研究 -FIRE4，该研究在一线 FOLFIRI 联合西妥昔单抗有效的 *RAS* WT mCRC 三线治疗中比较西妥昔单抗再挑战方案与研究者选择的方案的疗效和安全性，主要终点为三线治疗 OS，结果西妥昔单抗再挑战组 ORR 为 26.7%，高于对照组，三线 PFS 和 OS 均无明显差异。此外 2025 年同时报道了Ⅱ期研究 PARERE 研究，在既往一线帕尼单抗联合方案控制时间 ≥ 6 个月、末次帕尼单抗用药距离筛选试验超过 4 个月且入组 ctDNA 为 *RAS*/*BRAF* WT 的人群中，比较三线治疗中帕尼单抗再挑战与标准三线瑞戈非尼的不同治疗顺序的疗效，结果任一顺序中帕尼单抗再挑战策略具有更高的 ORR、DCR 和 PFS。不同研究出现的结果差异，可能在于患者选择，再挑战策略最获益人群还需要通过既往疗效、无抗 EGFR 单抗治疗间隔时间以及 ctDNA 检查耐药基因等方法进行更加严格的筛选。2025 年 ASCO 报道的 REMARYR&PURSUIT 更进一步地显示了动态 ctDNA 检测在西妥昔单抗再挑战策略中的重要性，再挑战前检测多基因 ctDNA 为阴性可能是必不可少的。

二、*KRAS* G12C 突变晚期肠癌靶向治疗

在肠癌中 *KRAS* G12C 突变约占 3%，是预后不良的 *RAS* 突变类型。既往针对 *KRAS* 突变难以成药的主要难点有 KRAS 蛋白本身作为 GTP 酶，与 GTP 的亲和力高达皮摩尔级别，而且 KRAS 的底物 GTP 在细胞内的浓度很高，难以找到与其竞争结合的小分子化合物；KRAS 蛋白表面非常平滑，一直未发现可供药物结合的“口袋”以及 KRAS 的 WT 和 MT 区别极小，需要药物对 KRAS 有很好的选择性。直到 2013 年 Kevan Shokat 团队发现当 KRAS G12C 蛋白与 GDP 结合时，失活的 KRAS 蛋白表面出现一个新的由 Switch Ⅱ参与组成的结合口袋，KRAS p.G12C 突变蛋白的第 12 位半胱氨酸易形成共价键，并因此设计出能不可逆地靶向半胱氨酸残基的共价小分子抑制剂，从而将 KRAS（G12C）锁死在失活状态下达到抗肿瘤效应。

与肺癌不同，最早进入临床研究的 KRAS G12C 抑制剂索托拉西布（sotorasib）单药治疗 *KRAS* G12C 突变晚期肠癌疗效很不理想，有效率仅 7%，PFS 中位数为 4 个月，这与肠癌 *KRAS* G12C 突变位点被抑制后会出现上游信号通路负反馈活化形成旁路下传生长信号，而联合上游关键位点抑制剂如联合抗 EGFR 单抗会形成协同增效作用，之后的多种 KRAS G12C 抑制剂联合抗 EGFR 单抗的单臂研究也验证了这种靶向联合策略的疗效更佳，客观有效率提高到 30%~46%，PFS 中位数达到 6 个月。

CodeBreak300 研究是首个在接受过至少一线治疗失败的晚期 *KRAS* G12C 突变肠癌中比较不同剂量索托拉西布（960mg q.d.；240mg q.d.）联合帕尼单抗与标准三线治疗（瑞戈非尼或 TAS102）的Ⅲ期 RCT 研究，结果显示不同剂量的联合靶向治疗组 PFS 和 ORR 均显著优于标准三线治疗（5.6 个月 vs. 3.9 个月 vs. 2.2 个月；30% vs. 8% vs. 2%），且双靶治疗疗效与剂量相关，因此索托拉西布（960mg q.d.）联合帕尼单抗成为 *KRAS* G12C 突变晚期肠癌后线治疗的首选治疗。KRAS G12C 抑制剂向前线治疗推进是目前的热点，CodeBreak101 研究探索了在晚期肠癌二线治疗中索托拉西布、帕尼单抗联合 FOLFIRI 的疗效与安全性，2025 年 ASCO 会议报道了长期随访结果，三联治疗的 ORR 达到 57.5%，PFS 中位数为 8.7 个月，OS 中位数则达到 15.6 个月，与既往二线化疗的疗效比较有明显延长，安全性可耐受，正在进行中的 KRYSTAL-10 研究对比了另一种 KRAS G12C 抑制剂阿达格拉西布（adagrasib）联合西妥昔单抗与化疗作为二线治疗 *KRAS* G12C 突变的转移性 CRC 患者的随机Ⅲ期研究。此外全球多中心Ⅲ期研究 CodeBreak301 更进一步评估 KRAS G12C 抑制剂作为一线治疗的疗效，非常值得期待。

此外，一些新型的 *KRAS* G12C 抑制剂具有更高的靶点亲和性及更低 IC_{50} 浓度，如 olomorasib、divarasib 表现出更强的单药或联合抗肿瘤作用，包括对既往使用过索托拉西布单药治疗的患者。此外国内的Ⅰ/Ⅱ期研究中，国产 KRAS G12C 抑制剂也显示出在晚期肠癌中有前景的疗效，正在开展Ⅱ/Ⅲ期研究验证在后线和前线中的有效性。

三、*BRAF* V600E 突变晚期肠癌进展

BRAF V600E 突变是晚期肠癌预后不良的基因类型，既往指南推荐一线治疗为两药或三药化疗联合贝伐珠单抗，CSCO 指南推荐 PS 评分好、年轻、肿瘤负荷较大的患者优先选择三药化疗联合贝伐珠单抗，TRIBE 研究 *BRAF* V600E 突变亚组分析显示三药联合贝伐珠单抗 OS 为 19 个月，优于两药联合贝伐珠单抗。BEACON CRC 研究是首个探索 BRAF/MEK 抑制剂联合抗 EGFR 单抗在 *BRAF* V600E 突变型 mCRC 中疗效的Ⅲ期优效性研究，该研究证实了康奈非尼 + 西妥昔单抗 ± 比美替尼的三靶或双靶方案在既往接受过至少一种或两种系统性治疗患者的疗效与安全性，2024 年 ASCO 上 BEACON 研究的中国桥接研究 NAUTICAL CRC 研究公布了其结果，与全球 BEACON CRC 研究的结果一致，因此国内外指南均推荐 BRAF 抑制剂联合抗 EGFR 单抗 ± MEK 抑制剂的双靶或三靶方案用于二线和后线治疗，三靶联合治疗虽 ORR 优于双靶治疗，但 PFS 和 OS 无差异。基于 SWOG S1406 研究，VIC 方案（维莫非尼 / 西妥昔单抗 / 伊立替康）在 2022 年也被 CSCO 指南推荐用于 *BRAF* 突变 mCRC 的二线治疗。

基于精准治疗的发展，多靶联合方案进入 *BRAF* V600E 突变肠癌一线治疗备受期待。ANCHOR CRC 研究最早探索了这一方向，结果显示，康奈非尼 + 西妥昔单抗 + 比美替尼在一线治疗的 ORR 为 47.4%（95% *CI* 37.0%~57.9%），PFS 中位数为 5.8 个月，OS 中位数为 18.3 个月，且安全性可耐受。因此，Ⅲ期 BREAKWATER 研究应运而生，旨在评估康奈非尼 + 西妥昔单抗（EC）+/– 化疗对比 SOC 在一线治疗中

的疗效与安全性，早期公布的安全性导入阶段结果显示康奈非尼＋西妥昔单抗（EC）+mFOLFOX6 或 FOLFIRI 在一线治疗中的 ORR 近 70%，2024 年 ESMO 公布 EC+FOLFIRI 在一线治疗和二线治疗的 ORR 高达 83.3%；2025 年 ASCO 上正式公布了一线治疗结果，该研究将符合条件的、未经治疗的具有 *BRAF* V600E 突变的 mCRC 患者按 1∶1∶1 随机分配接受 EC、EC+mFOLFOX6 或 SOC 治疗；修订后方案，EC 组停止入组。双重主要终点为由 BICR 评估的 ORR 和 PFS，关键次要终点为 OS，均为 EC+mFOLFOX6 对比 SOC，结果显示 EC+mFOLFOX6 对比 SOC，PFS 中位数分别为 12.8 个月和 7.1 个月（*HR*=0.53，*P*<0.000 1），OS 中位数分别为 30.3 个月和 15.1 个月（*HR*=0.49，95% *CI* 0.375~0.632；*P*<0.000 1），因此确诊了 EC 联合 FOLFOX 方案成为 *BRAF* V600E 突变晚期肠癌的标准一线优选方案，且是首个 OS 超过 2 年的方案。EC 组虽然早期终止入组，但 OS 中位数也达到 19.5 个月，超过了化疗组，临床中对于不适合化疗的患者可以作为替代方案。此外，在一线治疗中，中国的研究者也做了一些创新探索，上海长征医院的 IMPROVEMENT 研究探索了维莫非尼 / 西妥昔单抗联合 FOLFIRI 的有效性和安全性，ORR 达到 81%，PFS 中位数和 OS 中位数分别为 9.7 个月和 15.4 个月，FOLFIRI 联合双靶的模式也在 BREAKWARTER 研究新增队列中探索；复旦大学附属中山医院许剑民教授的一项单中心非随机队列研究比较了 VIC 方案与贝伐珠单抗联合两药或三药化疗在一线治疗的疗效差异，显示 VIC 方案在 PFS 和 OS 方面显著优于贝伐珠单抗联合化疗，OS 达到 24 个月。对于生物学行为差、进展迅速、生存期中位数短的 *BRAF* V600E 突变晚期肠癌，前线使用多靶向联合治疗成为改善 OS 的优选组合。

四、免疫治疗

MSI-H 型是肠癌中免疫治疗最获益人群，其中部分患者合并 *BRAF* V600E 突变，其比例在东西方存在差异，西方国家约 25%，中国为 4%~5%。KEYNOTE177 和 Checkmate8HW 研究亚组分析显示合并 *BRAF* V600E 突变患者可以从免疫治疗中获益，但预后差于 WT 患者，正在开展的Ⅱ期研究 SEAMARK 拟比较 PD-1 抑制剂联合康奈非尼和西妥昔单抗与 PD-1 抑制剂单药治疗用于一线治疗 *BRAF* V600E 突变 MSI-H/dMMRmCRC 患者的有效性和安全性。

MSS 型晚期肠癌免疫治疗的疗效一直缺乏突破和验证，获益人群筛选热点，能否基于 RAS/BRAF 状态探索不同分子分型肠癌免疫治疗疗效备受关注。浙江大学医学院附属第二医院袁瑛教授牵头的 BBCAP 研究是首个在 *RAS* 突变 MSS 型晚期肠癌中探索一线信迪利单抗联合 CAPOX 和贝伐珠单抗疗效的前瞻性研究，最终 ORR 为 84%，DCR 为 100%。6 例（24%）患者接受了手术治疗，达到无瘤状态，PPS 中，患者的 OS 中位数为 35.5 个月，IIT 人群 OS 尚未达到，目前正在开展Ⅲ期 RCT 研究 -BBCAP Ⅱ研究进一步确诊 BBCAP 方案的疗效。

免疫治疗在 *RAS* WT 肠癌中的探索目前主要报道在后线治疗，尤其是联合抗 EGFR 单抗再挑战策略。CAVE 研究中采用西妥昔单抗＋阿维鲁单抗（avelumab）进行再挑战，在 *RAS/BRAF* WT 患者中，OS 中位数可达 17.3 个月，但 ORR 不足 10%。而来自复旦大学附属中山医院刘天舒教授的单中心研究结果显示，采用抗 EGFR 单抗＋伊立替康＋替雷利珠单抗进行再挑战，ORR 可达 36%，DCR 为 78.8%。此外，一项评价多靶点靶向药物联合免疫治疗的篮式研究 CAMILLA CRC 研究中，卡博替尼联合度伐利尤单抗治疗晚期肠癌尤其是 *RAS* 野生 MSS 型患者有效率可达 50%，DCR 为 83.3%，PFS 中位数为 6.3 个月，OS 中位数为 21.5 个月，对于肝转移患者仍然有效，表现出来非常有潜力的有效性和安全性。目前已有研究在 *RAS* WT 肠癌一线治疗中探索免疫治疗联合策略的疗效。

BRAF V600E 突变 MSS 型肠癌存在多种免疫逃逸机制，包括免疫抑制因子 PD-L1、HLA-G 表达上调，免疫抑制细胞如 Treg 细胞增加浸润，肿瘤相关性成纤维细胞功能影响等，可能从 ICI 治疗中获益。哈佛大学医学院 Ryan B.Corcoran 等首个开展了 sparatlizumab（PDR001）、达拉非尼和曲美替尼的概念验证单臂Ⅱ期临床研究，主要终点是总反应率，确认的反应率为所有患者 24.3%，MSS 型未接受过 BRAF 抑制剂治疗者 ORR 为 25%。随后基于临床前研究发现 EGFR/BRAF 抑制剂下调 MMR 和同源重组（homologous recombination，HR）DNA 修复基因，同时上调药物耐受细胞中的易出错聚合酶，在治疗过程中，患者来源的异种移植瘤和肿瘤标本中 MMR 蛋白也下调，EGFR/BRAF 抑制剂诱导 DNA 损伤，增加变异性和触发 MSI，因此 BRAF 抑制剂、EGFR 抑制剂和 PD-1 单抗可能形成协同作用，一项 SWOG Ⅱ期研究初步证明了这种三联组合的有效性，恩考替尼、西妥昔单抗和纳武利尤单抗作为 *BRAF* V600E 突变 MSS 型 mCRC 二线治疗的有效率达到 50%，PFS 中位数为 7.4 个月，OS 中位数为 15.1 个月，是目前文献报道 *BRAF* V600E 突变患者后线治疗的最佳生存数据。四川大学华西医院邱萌教授团队同样初步探索了维莫非尼、西妥昔单抗和 PD-1 单抗三联方案的安全性和疗效，主要纳入三、四线后治疗患者，ORR 达到 40%，PFS 为 3.5 个月，OS 中位数为 10.2 个月。目前国际上开展了 SWOG S2107 研究，进一步评价康奈非尼＋西妥昔单抗 ± 纳武利尤单抗治疗既往接受过治疗的 MSS *BRAF* V600E mCRC 的疗效和安全性。

五、NeoRAS 及其临床意义

RAS 基因突变型转移性 CRC 在系统治疗后，RAS 状态可能从突变型转变为 WT，这种现象被称为“NeoRAS WT”或“*RAS* 突变清除”，这种现象的发生也得益于 NGS 和液体活检的临床运用，报道的相关发生率为 22%~45%。2025 年 ASCO 报道了 SCRUM-Japan GOZILA 子研究，纳入 1 391 例患者，最终 NeoRAS 发生率约为 6.5%，且具有独特的临床病理特征，如较低的肝转移、淋巴结转移和多器官转移发生率，但肺转移和腹膜转移的发生率较高，既往该研究还报道过了 6 例 NeoRAS 患者接受抗 EGFR 单抗单一或联合伊立替康治疗的疗效，1 例患者 PR，另外 2 例患者 SD 至少 6 个月，似乎疗效并不理想。CONVERTIX、CETIDYL、KAIROS 等研究正

在前瞻性探索抗 EGFR 单抗联合化疗在 NeoRAS 后线治疗中的疗效。

六、展望

靶向 RAS-RAF-MAPK 信号通路的治疗仍然是晚期肠癌，尤其是 MSS 型肠癌的关键治疗策略，但非常出现继发性耐药，液体活检 ctDNA 提供了动态检测耐药基因发生和消减的新手段，且可能指导后续靶向治疗药物，如 *KRAS* 突变、*HER2* 或 *MET* 扩增、*BRAF* 突变是常见的抗 EGFR 单抗耐药基因变异类型，临床上也有相关的特异性靶向药物可用于 EGFR 单抗耐药的后续治疗选择。基于不同 *RAS*/*RAF* 状态的免疫联合策略都显示了初步的疗效，结合 TIME 评估，有望筛选出 MSS 型肠癌的免疫获益人群。此外针对 *KRAS* 突变的靶向治疗前移至一线治疗可能带来更长的 OS，值得加快探索。

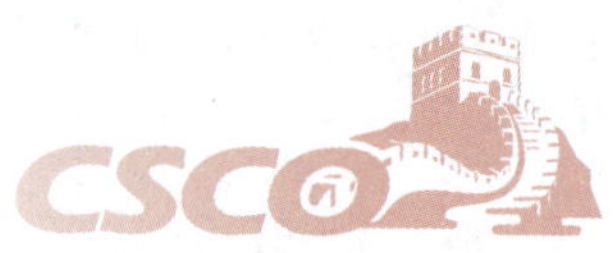

RAS/RAF 通路与免疫微环境的研究进展

马瑞　李菁宜　曲秀娟
中国医科大学附属第一医院

RAS/RAF/MEK/ERK 信号通路是调控细胞增殖、分化和存活的核心通路，其异常激活（由 *RAS* 或 *RAF* 基因突变驱动）在肿瘤发生中起关键作用。近年研究发现，该通路不仅促进肿瘤生长，还深度重塑肿瘤免疫微环境（tumor immune microenvironment，TIME），影响免疫治疗效果。*RAS* 原癌基因家族在高达 19% 的所有癌症中观察到突变。*KRAS*、*NRAS* 和 *HRAS* 是癌症中受影响的三种主要亚型，其中 *KRAS* 突变频率最高，发生在高达 90% 的胰腺癌、30%~40% 的 CRC 和 30% 的肺腺癌患者中。RAF 是 RAS 的下游效应因子，通过激活 ERK-MAPK 激酶级联反应促进细胞增殖。RAF 亚型最常见的突变类型是 *BRAF* V600E 突变，这类突变发生在约 80% 的甲状腺癌患者、50% 的黑色素瘤患者和约 10% 的肠癌患者中。近期研究发现突变型 *RAS* 及 *RAF* 在 TIME 构成中发挥重要作用。*KRAS* 突变患者对 ICI 疗效的影响存在显著异质性。有回顾性研究发现 *KRAS* 突变的肺癌患者对 PD-1/PD-L1 抑制剂的反应更加敏感，而另一项研究则证实在 NSCLC 患者中 *KRAS* 突变与免疫抑制 TIME 相关，从而降低 ICI 单药治疗的敏感性。而在肠癌和胰腺癌中，*KRAS* 突变普遍与免疫荒漠型 TIME 相关。同样突变的 *BRAF* 对免疫微环境的影响也存在一定异质性，但在多种肿瘤中均有 *BRAF* 突变与 PD-L1 表达呈正相关的报道，因此临床观察无论单药免疫治疗是否有效，联合治疗均能进一步提高疗效的结果。

在过去的十年中，随着针对 RAS-RAF 致癌蛋白的新型靶向药物的出现，突变肿瘤患者的治疗局面逐渐被打开。然而耐药的迅速出现迫使研究者不断寻找新的联合治疗方案以提高药物疗效。RAS/RAF 通路的异常激活通过多种机制抑制抗肿瘤免疫反应，这提示抑制 RAS/RAF 可能增加免疫治疗的敏感性，也为 RAS/RAF 抑制剂与免疫检查点阻断（immune checkpoint blockade，ICB）联合应用提供了理论依据。然而联合治疗方案仍面临许多挑战，在临床决策制定中需综合考虑突变类型、肿瘤类型、MSI 状态、PD-L1 表达、TMB 以及治疗目标和毒性耐受性等进行综合判断。本文系统阐述了 *RAS/RAF* 突变后对于 TIME 的具体影响以及 RAS/RAF 抑制剂与 ICI 联合应用的现状与挑战，以期为突变患者提供更多治疗选择。

一、RAS/RAF 通路异常激活与 TIME 的交互作用

（一）*RAS* 突变与 TIME

1. *RAS* 突变调控 PD-L1 表达　PD-L1 的异常上调是肿瘤免疫逃逸的重要机制。早期研究发现，肺癌中 *KRAS* 突变与 PD-L1 高表达显著相关，尤其在吸烟的患者中更为突出。机制上，致癌 RAS 信号可通过两条途径促进 PD-L1 表达，一方面，通过稳定 PD-L1 mRNA，提高其转录水平；另一方面，*KRAS* 突变诱导活性氧（reactive oxygen species，ROS）生成，进而激活 FGFR1 信号，上调 PD-L1 表达。临床数据显示，*KRAS* 突变患者 PD-L1 表达率（31.4%）显著高于 WT（21.6%）。提示 *KRAS* 突变与 PD-L1 表达在一定程度上正相关。

2. *RAS* 突变重塑细胞因子与趋化因子网络　*RAS* 信号通路激活后，肿瘤细胞通过分泌多种细胞因子和趋化因子，构建免疫抑制性微环境。在 NSCLC 和宫颈癌中，*KRAS* 突变通过上调 CXCL-8，抑制 T 细胞功能和浸润并促进血管生成。在肠癌中 *KRAS* G12D 诱导 CXCL3 上调，通过招募髓源性抑制细胞（myeloid-derived suppressor cell，MDSC）导致 ICI 耐药。此外，*KRAS* G12D 突变肺癌患者分泌 CXCL10/CXCL11，抑制 $CD8^+$ T 细胞迁移，降低 TIL 数量。

3. *RAS* 突变调控免疫细胞亚群功能与浸润　*KRAS* 突变可重塑 TIME 中的免疫细胞格局。肺癌中，*KRAS* 突变通过上调 PD-L1 表达，抑制巨噬细胞对肿瘤细胞的吞噬作用。肠癌中，*KRAS* 突变可以将巨噬细胞重编程为 TAM 表型，介导免疫治疗耐药。胰腺癌中，突变型 KRAS 通过上调肿瘤细胞因子表达（如 GM-CSF），促进 MDSC 积聚，减少 $CD8^+$ T 细胞数量，并增加 Treg 细胞浸润。此外，*HRAS* 突变与头颈部鳞状细胞癌的激活免疫特征相关。*NRAS* 突变的恶性黑则表现为 TIL 水平下降。提示不同 *RAS* 亚型突变对免疫微环境的调控存在差异。

因此 *RAS* 突变通过多维度调控 TIME，限制天然免疫和适应性免疫的抗肿瘤效应。

（二）*BRAF* 突变与 TIME

1. *BRAF* 突变上调 PD-L1 表达　*BRAF* V600E 突变与

多种肿瘤的 PD-L1 高表达显著相关。甲状腺癌中，*BRAF* V600E 突变直接驱动 PD-L1/PD-1 表达上调。肠癌中，*BRAF* 突变型肿瘤的 PD-L1 表达水平显著高于野生型（WT），伴随免疫微环境中 PD-1⁺ 免疫细胞浸润增加。BRAF 影响 PD-L1 表达机制包括 MAPK 通路的过度激活，激活 STAT1 通路以及诱导 IFN-γ 活化而上调 PD-L1 表达等。

2. ***BRAF* 突变重塑细胞因子与趋化因子网络** *BRAF* V600E 突变通过调控趋化因子网络构建免疫抑制微环境。甲状腺癌中，*BRAF* V600E 突变通过上调 CXCR2 配体招募 MDSC 到 TME 中，导致肿瘤免疫逃逸。肠癌中，*BRAF* V600E 突变可能通过调节 CXCL16 表达和促进 TME 中的血管生成来促进 CRC 的转移。*BRAF* V600E 突变在黑色素瘤细胞系中诱导白细胞介素 1α（IL-1α）和白细胞介素 1β（IL-1β）的转录，通过基质细胞介导的免疫抑制，同时通过促进 MHC-Ⅰ类分子内化，减少肿瘤细胞的抗原呈递，削弱 $CD8^+$ T 细胞识别能力。

3. ***BRAF* 突变调控免疫细胞亚群功能与浸润** *BRAF* 突变对免疫细胞亚群的调控呈现肿瘤特异性。

（1）免疫激活微环境相关：甲状腺癌中，*BRAF* 突变伴随 PD-L1 和 CTLA4 高表达，及 $CD4^+$ T 细胞浸润增加，提示免疫治疗潜在获益。肠癌中，*BRAF* 突变型肿瘤免疫检查点分子（如 PD-1、PD-L1、CTLA-4 等）表达升高，且与更多的基质细胞及免疫细胞浸润相关，提示这类患者可能对免疫治疗更加敏感。

（2）免疫抑制微环境相关：恶性黑色素瘤中，*BRAF* V600E 突变导致 CD8 T 细胞显著减少，而 B 细胞和 Treg 细胞增加，同时通过 FOXP3（+）Treg 细胞募集，进一步促成肿瘤免疫逃逸。在肠癌中，*BRAF* 突变肿瘤 B 细胞的比例显著降低，而髓系细胞的比例增加，其通过 SIRPG-CD47 通路传递免疫抑制信号，通过 MIF-CD74 通路削弱整体抗肿瘤免疫反应。

因此 *BRAF* 突变通过影响分子、细胞因子及免疫细胞格局的重塑，既可能诱导免疫逃逸，也可能在部分肿瘤中形成免疫“热”表型。

二、靶向 RAS/RAF 通路的免疫调节策略

RAS/RAF 抑制剂不仅通过阻断下游通路而抑制肿瘤增殖，还能通过改变免疫微环境而将“冷肿瘤”变为“热肿瘤”。

（一）KRAS 抑制剂对免疫微环境的重塑作用

在肺癌模型中，KRAS G12C 抑制剂通过抑制 Myc 下调 IFN-γ 表达而重塑免疫微环境，在免疫原性肿瘤模型中起到增敏免疫治疗的作用。在胰腺癌模型中，KRAS G12D 抑制剂 MRTX1133 则通过增强了 IFN-γ 信号，诱导抗原呈递分子表达，改善肿瘤免疫识别。此外，RAS 抑制剂在胰腺导管腺癌小鼠模型中促进 T 细胞和巨噬细胞浸润，与 ICI 联用展现出协同抗肿瘤活性。针对 RAS 通路上下游的联合抑制策略进一步拓展了免疫调节潜能，RAS 和 SHP2 抑制剂联合作用通过重塑 TIME，降低免疫抑制，使 ICI 作用更加持久。

（二）BRAF 抑制剂的免疫激活作用

在黑色素瘤中，BRAF 抑制剂单药即可增加 TME 中 $CD8^+$ T 细胞的浸润，提升肿瘤免疫原性。甲状腺未分化癌（anaplastic thyroid carcinoma，ATC）模型研究显示，BRAF 抑制剂与 ICI 的联用可显著延长小鼠生存期，其机制涉及 TME 中效应 T 细胞功能增强及髓系抑制细胞活性抑制。在肠癌中，BRAF 抑制剂也有免疫激活作用。一项临床前研究发现，一种泛 RAF 抑制剂 SJ-C1044 可以导致 T 细胞浸润增加，并减少 TIME 内肿瘤相关巨噬细胞和调节性 T 细胞的存在，显示出免疫调节潜力和增强抗肿瘤反应的能力。

三、RAS/RAF 抑制剂与 ICI 联合治疗的协同效应

基于靶向 RAS/RAF 信号通路可重塑抑制性 TIME 的理论基础，学界已开展大量研究探索 RAS/RAF 抑制剂与 ICI 的联合应用策略。当前临床研究正从药效学与安全性角度，系统评估该类联合方案在肿瘤治疗中的实际价值。

（一）KRAS 抑制剂与免疫治疗的联合探索

针对 *KRAS* G12C 突变肿瘤，多项临床研究证实靶向治疗与 ICI 联合应用具有抗肿瘤潜力，但需平衡疗效与毒性。CodeBreak 100/101 Ⅰb 期研究显示，索托拉西布与帕博利珠单抗或阿替利珠单抗联合治疗时，导入队列（先单药后联合）的 ORR 为 37% 和 20%，并发队列中（直接联合）ORR 为 32% 和 20%。导入队列的临床疗效更持久且安全性更好，提示给药顺序优化可改善安全性和疗效持久性。KRYSTAL-7 Ⅱ期研究进一步证实，阿达格拉西布联合帕博利珠单抗在 PD-L1>50% 的 NSCLC 中 ORR 达 63%，DCR 为 84%，并推动Ⅲ期研究开展。2024 年 ASCO 和 ESMO 大会数据显示，KRAS G12C 抑制剂联合免疫治疗在 NSCLC 和实体瘤中 ORR 可达到 63%~71%。但是肝毒性等 TRAE 发生率较高，优化剂量与给药方案是降低毒性的关键策略。

（二）*BRAF* 突变肿瘤的靶免联合治疗探索

在 *BRAF* 突变恶性黑色素瘤中，MEK/BRAF 抑制剂联合 ICI 可增加免疫细胞浸润，重塑免疫微环境。且安全性可控，疗效持久。Ⅲ期 COMBI-Ⅰ研究显示，达拉非尼 + 曲美替尼联合 PD-1 单抗 spartalizumab 的 PFS 中位数为 16.2 个月，较安慰剂组为提升 4.2 个月。但 ORR 仅提升 5%（69% vs. 64%）。多项基于推动 *BRAF* 突变肠癌的靶免联合治疗的临床研究正在不断开展。Ⅱ期研究显示达拉非尼 + 曲美替尼联合 ICI 在 *BRAF* V600E 突变型 CRC 中 ORR 为 24.3%，DCR 达 70%。在一项Ⅰ/Ⅱ期临床研究中，BRAF 抑制剂 +EGFR 单抗联合 ICI 在 *BRAF* 突变 MSS 肠癌患者中的 ORR 为 45%，DCR 达到 95%，均取得了不俗战绩。但肠癌患者需注意微卫星状态对疗效的影响——MSI-H 肿瘤对免疫治疗单药敏感，联合方案需优先确认分子分型。

四、讨论

RAS/RAF 通路的异常激活通过多种机制诱导免疫逃逸。在分子层面，激活的 RAS 信号通过多种方式显著上调 PD-L1 在肿瘤细胞表面的丰度，从而抑制 T 细胞的杀伤功能。同时，通路激活还通过下调 MHC 分子表达，削弱肿瘤抗原呈递能力，进一步阻碍免疫系统对肿瘤细胞的识别。在细胞层面，

RAS 驱动的 TME 中 Treg 细胞和 M2 型巨噬细胞比例显著增加，这些免疫抑制性细胞通过分泌 TGF-β 和 IL-10 等细胞因子，抑制效应 T 细胞的浸润与活化。此外，RAS/RAF 通路还可通过调控趋化因子（如 CXCL3、CXCL8）的分泌，吸引中性粒细胞并诱导其向免疫抑制表型转化。

靶向 RAS/RAF 通路的小分子抑制剂不仅能直接抑制肿瘤细胞增殖，还可通过调节免疫微环境增强抗肿瘤免疫应答。例如，KRAS G12C 抑制剂索托拉西布和阿达格拉西布通过将突变型 KRAS 锁定在失活状态，显著提高 PD-1 的表达，恢复 T 细胞的浸润能力。临床前研究表明，这类抑制剂与 PD-1 抑制剂联用可协同增强抗肿瘤效果，甚至在部分 *KRAS* G12C 突变肺癌模型中实现完全缓解。RAF 抑制剂（如维莫非尼）与 MEK 抑制剂（如曲美替尼）的联合应用，通过垂直抑制 RAS/RAF/MEK/ERK 通路，不仅克服了单药耐药问题，还可通过下调 Treg 细胞比例和增加细胞毒性 T 细胞浸润，重塑免疫微环境。

不同肿瘤类型中 RAS/RAF 通路的激活模式及其对免疫微环境的影响存在显著差异。在黑色素瘤中，*NRAS* 突变与低 TIL 等级相关，导致 ICI 疗效不佳，而 *BRAF* 突变型黑色素瘤则更适合靶向治疗联合免疫治疗。此外，在肠癌中，*BRAF* V600E 突变虽然与高度免疫抑制微环境相关，但协同 MSI-H/dMMR 的患者仍对免疫治疗具有良好的反应。因此应充分考虑肿瘤异质性的影响，制订个体化的治疗策略。

尽管靶向 RAS/RAF 通路的免疫调节策略展现出潜力，但仍面临多重挑战。首先，*RAS* 突变的异质性（如 *KRAS* G12D/V 等难靶突变）限制了现有抑制剂的应用范围。其次，TME 的动态演变可能导致适应性耐药，例如 KRAS 抑制剂治疗后 EGFR 等上游受体的反馈激活。此外，联合治疗的最佳时序和剂量仍需进一步探索。未来研究需深入解析 RAS/RAF 通路调控免疫微环境的分子机制，以开发预测疗效的生物标志物并提供新靶点。

RAS/RAF 通路与免疫微环境的交互作用是肿瘤发生发展和治疗响应的关键决定因素。靶向该通路不仅能直接抑制肿瘤细胞增殖，还可通过重塑免疫微环境增强抗肿瘤免疫应答。随着新型抑制剂的不断涌现和联合治疗策略的优化，RAS/RAF 通路有望成为连接靶向治疗与免疫治疗的核心桥梁。未来研究需进一步整合基因组学、免疫学和代谢组学等，推动基础研究向临床转化的突破。

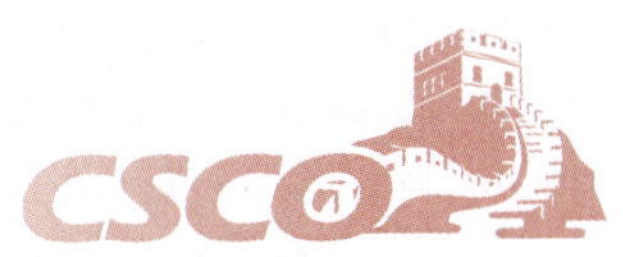

伴有 *SMAD4* 基因突变结直肠癌研究进展

辛锐　王畅
吉林大学第一医院肿瘤中心

随着分子生物学技术的不断进步,CRC 的诊治发生了巨大的进步,目前已经进入精准治疗时代,一系列基因改变、信号转导通路异常被发现与 CRC 密切相关,不仅在 CRC 发生发展中起着重要作用,并且已成为 CRC 预后判断、疗效预测的重要分子标志物和有效的治疗靶点。

人母亲 DPP 同源物 4(mothers against decapentaplegic homolog 4,也称 SMAD family member 4),最早以胰腺癌缺失位点 4 基因(deleted in pancreatic carcinoma locus 4,DPC4)的名字被命名。在正常生理状态下,*SMAD4* 是一种抑癌基因,最早于 20 世纪 90 年代中期由 Hahn 等学者在胰腺癌研究中克隆鉴定。已知 *SMAD4* 的缺失或突变与胰腺癌、幼年性息肉综合征、遗传性出血性毛细血管扩张症的发生相关。随着分子检测技术的不断进步,人们逐渐加深对 SMAD4 相关研究,并且发现 SMAD4 在 CRC 诊断、预后判断、药物预测等方面存在一定价值,SMAD4 的功能失活(通过基因缺失、突变或翻译后修饰)在 CRC 演进中发挥重要作用,其可能成为 CRC 有效生物标志物和治疗靶点。

本文系统梳理了 *SMAD4* 基因突变在 CRC 中的研究进展及其临床意义。我们检索 PubMed、Web of Science、Springer、Elsevier、万方医学等数据库,对 *SMAD4* 基因及其突变在 CRC 发生发展中的作用,以及该基因改变对 CRC 预后判断及疗效预测的相关性及意义进行综述,旨在为临床实践与转化医学研究提供参考和借鉴。

一、SMAD 家族与 *SMAD4* 基因概述

SMAD 家族根据家族成员的结构与功能,可分为 3 个亚型:受体激活型 SMAD [receptor-regulated SMAD(R-SMAD),包括 SMAD1、SMAD2、SMAD3、SMAD5、SMAD8],抑制型 SMAD [inhibitory SMAD(I-SMAD),包括 SMAD6、SMAD7],共同介质型 SMAD [common partner SMAD(Co-SMAD),包括 SMAD4]。*SMAD4* 基因位于 18 号染色体长臂 2 区 1 带(18q21.1),属于经典抑癌基因。作为 SMAD 信号通路中的枢纽分子,*SMAD4* 在恶性肿瘤中高频失活,是家族成员中代表性的“失活型”抑癌基因。

SMAD4 基因由 12 个外显子和 10 个内含子组成,编码一条 552 个氨基酸、约 60kDa 的肿瘤抑制蛋白。从 N 末端到 C 末端,SMAD4 蛋白依次包括 MH_1 结构域、连接区(linker)和 MH_2 结构域。MH_1 结构域能够特异性识别并结合 GTCTAGAC 回文 DNA 序列,实现对下游靶基因启动子的定位;MH_2 结构域则负责与其他 SMAD 蛋白相互作用并招募转录激活或抑制因子,直接执行转录调控功能;而夹在两者之间的连接区富含可被多种激酶修饰的位点,通过磷酸化、泛素化等方式调节 SMAD*4* 的核 - 胞质转位及蛋白稳定性,从而精细控制信号转导的强度和时长。

二、SMAD4 与 TGF-β 通路

SMAD4 不仅是 SMAD 信号通路的主要成员,也是编码转化生长因子 β(transforming growth factor beta,TGF-β)信号通路的核心成员,因此 SMAD4 与 TGF-β 超家族存在着交互作用。TGF-β 超家族主要由 TGF-β 亚家族和骨形态发生蛋白(bone morphogenetic protein,BMP)亚家族构成。当这些配体与靶细胞表面的Ⅰ型和Ⅱ型丝氨酸 / 苏氨酸受体结合后,Ⅰ型受体的激酶活性被激活:TGF-β Ⅰ型受体磷酸化 SMAD2/3,而 BMP Ⅰ型受体磷酸化 SMAD1/5/8。受体激活的 R-SMADS 随后与 Co-SMAD(SMAD4)形成 SMAD 复合物,转移入细胞核并招募多种共激活或共抑制因子,调控靶基因的转录。与此同时,抑制型 SMAD(SMAD6、SMAD7)可通过竞争性结合Ⅰ型受体或截留 SMAD4 来负调控信号强度,维持 TGF-β/BMP 通路的动态平衡。TGF-β 和 BMP 家族的多种成员在胚胎发育、组织修复以及肿瘤发生过程中扮演重要角色,其失调往往与多种癌症的侵袭和转移密切相关。

激活状态下,SMAD4 与被 TGF-β 受体磷酸化的 R-SMADS 组装成异源复合物,进入细胞核结合特定基因调控元件,实现对细胞周期阻滞和凋亡信号的维持,从而抑制异常增殖、维系组织稳态。临床研究表明,*SMAD4* 在胰腺导管腺癌和 CRC 等多种实体瘤中以高频突变或缺失形式失活。一旦 SMAD4 功能丧失或突变,TGF-β 信号的肿瘤抑制作用被削弱,细胞周期调控失衡、凋亡通路受阻,从而为肿瘤的发生和进展提供有利条件。其中,常见的突变区域集中在 MH_1 结构域的 DNA 结合区和 MH_2 结构域的受体 / 伙伴蛋白结合位点,这些改变

不仅阻碍了 SMAD4 与受体复合物的形成，还破坏了其在核内的转录激活能力，进而削弱整体抑癌机制。

三、CRC *SMAD4* 基因突变频率、类型及与分子分型相关性

(一) *SMAD4* 基因突变在 CRC 中的发生频率与类型

SMAD4 基因是 CRC 中突变频率较高的驱动基因之一。根据美国癌症基因组图谱（The Cancer Genome Atlas，TCGA）数据显示，*SMAD4* 突变在 CRC 患者中占比约为 10%；Fang 等人通过对 1999—2020 年的相关文献进行系统评价与荟萃分析，发现 *SMAD4* 突变率范围为 5.0%~24.2%；张海明等人基于 310 例 CRC 患者的高通量测序（next-generation sequencing，NGS）检测，报告 *SMAD4* 突变率为 16.1%。

在突变类型方面，*SMAD4* 错义突变最为常见，尤以位于 MH_2 结构域的热点突变频发，影响其与 SMAD2/3 形成异源复合物的能力，从而削弱 TGF-β 信号通路的抑癌功能。尽管这类突变一般被归为功能缺失（loss-of-function），但其集中于少数功能核心区域的特点亦具“获得功能”（gain-of-function）特征，提示其生物学效应具有多样性。

(二) *SMAD4* 基因突变与 CRC 共识分子亚型的相关性

CRC 的共识分子亚型（consensus molecular subtype，CMS）分型系统，将 CRC 分为四类：CMS1［microsatellite instability (MSI)- 免疫型］、CMS2（经典型）、CMS3（代谢型）与 CMS4（间充质型）。研究发现，*SMAD4* 突变更常见于 CMS3 型，常与 *RAS/RAF* 共突变共存，提示该亚型中可能存在代谢与信号调控协同失调。相对地，在 TGF-β 高度激活的 CMS4 型中，*SMAD4* 突变率较低（约 6%），但 SMAD4 蛋白在间质区表达升高，表明其激活形式可能不依赖基因突变，而更多受 BMP 通路的上游调控。这一现象也提示我们不能将 *SMAD4* 突变与其功能状态完全等同，需结合蛋白表达及下游信号活动综合判断。

(三) 伴 *SMAD4* 基因突变 CRC 的临床病理特征

伴 *SMAD4* 基因突变 CRC 通常生存期短、预后差。Mizuno 等人基于Ⅳ期 CRC 患者的回顾性队列研究发现，*SMAD4* 突变组的 3 年总生存率显著低于 WT 组（22% vs. 38%；P=0.012），且多因素 Cox 回归分析中，*SMAD4* 突变显著增加总死亡风险（HR=1.647；P=0.032）。

SMAD4 基因突变在黏液腺癌中相对高发，并且右半结肠癌高于左半结肠癌。

此外，本团队前期的荟萃分析显示，伴有 *SMAD4* 基因突变 CRC 还有如下特征：①淋巴结转移风险增加（OR=1.42；P<0.001)；②远处转移风险升高（OR=1.28，P=0.025)；③ *RAS* 突变共存（OR=2.13；P=0.001)。

多项研究表明，SMAD4 缺失倾向于促进肿瘤细胞向肝脏和肺部等特定部位转移。临床数据显示，*SMAD4* 突变的 CRC 患者更易发生肝转移，这一现象在动物模型中也得到了验证：研究表明 SMAD4 缺失通过激活 CCL15-CCR1 趋化轴，促进髓系抑制性细胞（myeloid-derived suppressor cell，MDSC）募集，增强肿瘤细胞的转移能力，尤其在富含 TGF-β 的肝脏微环境中表现明显。但也有研究显示不同的结论，一项纳入 90 例伴 *SMAD4* 基因突变 CRC 患者的研究显示，其突变状态与年龄、种族、肿瘤分级及远处转移之间无统计学相关性，但与结肠原发部位、女性患者及不良预后相关联。因此，*SMAD4* 突变与转移风险之间的关系可能存在亚型差异，需结合其他分子特征综合判断。

四、*SMAD4* 基因突变对 CRC 的预后作用

(一) 单独 *SMAD4* 基因突变对 CRC 的预后作用

SMAD4 突变型的 CRC 预后较差，因其促进上皮 - 间质转化（epithelial-mesenchymal transition，EMT），激活 Rho/ROCK/LIMK 通路，增强细胞迁移与侵袭能力。SMAD4 突变型患者的 RFS 和 OS 相比于野生型（WT）明显降低。复发风险提高约 1.46 倍，且不受年龄或肿瘤分化程度影响。在年轻男性患者中，*SMAD4* 突变具有更强的预后判断价值。有研究表明，在 50 岁以下男性患者中，该突变是主要致死因素之一，提示 SMAD4 具有年龄特异性的预后价值，但以上分析均是在小样本研究中得到，具有一定的局限性，有待进一步验证。

(二) *SMAD4* 基因突变联合其他多基因突变在 CRC 中的预后作用

SMAD4 基因突变的同时常伴有 CRC 其他关键基因的突变，这种协同突变不但加速了肿瘤的进展，还促进了肿瘤的相关治疗耐药，预示着患者极差的预后。基于 TCGA 的生物信息学研究进一步确认了 *SMAD4* 与 *TP53*、*KRAS*、*PIK3CA*、*APC* 等驱动基因共同构成 CRC 分子变异核心，其中 *SMAD4* 突变与 *TP53* 共突变可能协同推动腺瘤向浸润癌转化，并对患者生存期具有协同负面效应：*TP53/SMAD4* 双突变患者死亡风险增加至 WT 组的 2.91 倍，远高于 *RAS* 联合突变者的风险水平。这一协同效应可能源于 IKK 信号复合物的异常活化与 JNK 路径依赖性磷酸化失衡，导致细胞凋亡受抑。临床上，这类双突变患者多接受标准一线治疗方案（如 FOLFOX、FOLFIRI ± 靶向药物)，但治疗效果显著受限。研究还发现 *SMAD4* 突变与化疗反应率下降密切相关，进一步验证了其作为预测耐药的重要分子标志物。

为实现精确预后评估，一些学者尝试构建 *SMAD4* 相关的分子预后评分系统。Chen 等人针对中国 519 例 CRC 肝转移患者的样本研究发现，*SMAD4* 突变与 *RAS* 突变同为 CRC 肝转移患者肝切除术后 OS 缩短的独立危险因素，而 *APC* 突变则与较好的预后相关。该研究根据具有有害状态的基因数量开发了一种新的评分系统将 CRLM 患者分为四个风险组，如表 1 所示，分数计算公式如下：分数 =1 分（*RAS* 突变）+1 分（*SMAD4* 突变）+1 分（*APC* WT)，其中极高危组（3 分）患者的 OS 中位数仅 17.1 个月。该模型的 Harrell 氏一致性 C 指数（C-index）达 0.627，性能与临床广泛应用的 GAME 评分相当，为术前评估与治疗决策提供相关依据。

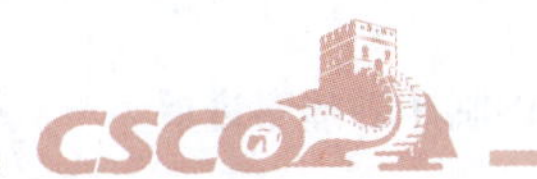

表 1　基于 *SMAD4* 状态的风险分层及临床管理建议

风险组别	分子特征	OS 中位数	5 年生存率	临床管理建议
低危 0 分	*SMAD4* WT	未达到	>60%	直接手术 + 术后辅助化疗
中危 1 分	单一风险突变	45.6 个月	~40%	新辅助化疗 + 手术
高危 2 分	双重风险突变	28.3 个月	~25%	强化新辅助治疗 + 手术评估
极高危 3 分	*SMAD4* 突变 + *RAS* 突变	17.1 个月	<15%	姑息治疗 / 临床研究，避免高创伤手术

五、*SMAD4* 基因突变对 CRC 药物疗效预测作用

（一）*SMAD4* 基因突变对不同化疗药物的疗效预测作用

伴 *SMAD4* 突变的 CRC 患者对氟尿嘧啶疗效不佳。*SMAD4* 突变显著影响 CRC 患者对传统化疗方案的敏感性，尤其是氟尿嘧啶为基础的方案如 FOLFOX 和 FOLFIRI。有研究表明，SMAD4 缺失或功能异常的 CRC 细胞对氟尿嘧啶诱导的细胞毒性反应减弱，这一现象与 TGF-β 信号通路的中断密切相关。在 SMAD4 功能完整的细胞中，化疗可通过 TGF-β-SMAD 通路激活凋亡反应，而 *SMAD4* 突变则迫使细胞转而激活 PI3K/Akt、MAPK 等替代生存路径，抑制细胞周期阻滞，从而促成耐药性，*SMAD4* 突变激活了 PI3K/Akt/CDC2/ 存活素（survivin）信号轴，削弱了氟尿嘧啶诱导的 G_1/S 或 G_2/M 周期停滞效应。

此外，SMAD4 缺失还与肠道菌群失衡有关，这种微生态紊乱通过免疫和代谢机制进一步影响药物的作用效果。临床数据也支持这一点，PETACC-3 临床研究发现 SMAD4 缺失患者对伊立替康类药物的疗效较差。另一项研究也显示，SMAD4 缺失患者在接受奥沙利铂联合氟尿嘧啶治疗时预后较差。这些发现提示 SMAD4 状态应作为化疗策略选择中的一个分层指标。

（二）*SMAD4* 基因突变对不同靶向药物的疗效预测作用

SMAD4 基因突变在转移性 CRC 中对不同靶点药物疗效预测存在差异。靶向治疗已经成为晚期 CRC 的 SOC，在临床中广泛应用，积极寻找有效疗效预测标志物、筛选获益人群是基础、转化及临床研究的重点和热点。在 CRC 中，EGFR 信号通路的活化与肿瘤生长和转移密切相关，因此成为重要的治疗靶点，该靶向药物尤其适用于左半结肠癌同时伴有全野生基因型的患者。抗 EGFR 单抗如西妥昔单抗（cetuximab）和帕尼单抗（panitumumab）通过竞争性结合 EGFR，阻断其下游 MAPK 和 PI3K/AKT/mTOR 信号转导，从而抑制肿瘤细胞增殖与存活。*SMAD4* 沉默可通过促进 EMT 表型降低 CRC 细胞对 EGFR 单抗的敏感性。

在 CRC 中，VEGF 表达水平与肿瘤分期、淋巴结转移及整体预后密切相关，SMAD4 的缺失上调 VEGF 表达，从而促进肿瘤的血管生成。抗 VEGF 单抗如贝伐珠单抗（bevacizumab）通过抑制肿瘤血管生成和重塑 TME，改善转移性 CRC 患者预后，是 mCRC 治疗的主要靶向药物之一。对于 SMAD4 缺失的患者，靶向 VEGF 药物联合化疗可能更加获益。目前各大指南均推荐对于转移性 MSS 型右半结肠癌或 *RAS/BRAF* V600E 突变 CRC，首选化疗联合贝伐珠单抗治疗（抗 VEGF 单抗）。而对于 *RAS/BRAF* V600E 均 WT 的左半 CRC，目前的 SOC 是化疗联合抗 EGFR 单抗治疗，然而这部分患者如果同时伴有 *SMAD4* 基因突变，那么提示对抗 EGFR 单抗疗效不佳，因此这类患者仍建议优先选择化疗联合抗 VEGF 单抗治疗。因此，上述研究结果提示我们，在应用抗 EGFR 单抗靶向治疗时不仅需参考 RAS/BRAF 等经典生物标志物，也应纳入 *SMAD4* 基因状态的评估。

由于 SMAD4 作为 TGF-β 信号通路的核心调控因子，其突变常伴随该通路功能紊乱，特别是在促进免疫抑制、肿瘤间质反应及转移方面作用显著。已有研究表明，靶向 TGF-β 信号可部分恢复对化疗和免疫治疗的敏感性。EW-7197（vactosertib）是一种选择性 TGF-β Ⅰ型受体激酶抑制剂，已在多项 CRC 研究中表现出良好的抗肿瘤活性。其联合氟尿嘧啶可显著抑制肿瘤间质的纤维化程度，并增强化疗药物的穿透与杀伤力。此外，该药物在抑制免疫逃逸和促进抗肿瘤免疫反应方面也显示出重要潜能，提示 TGF-β 通路是未来联合治疗策略中不可忽视的一环，也是针对伴 *SMAD4* 基因突变这种预后很差的 mCRC 的治疗新策略。

（三）*SMAD4* 基因突变对免疫治疗的疗效预测作用

SMAD4 突变患者的肿瘤突变负荷（tumor mutation burden，TMB）往往更高。多组学分析显示，*SMAD4* 基因突变可以显著影响 CRC 患者的免疫状态，包括 $CD4^+$ 记忆 T 细胞升高，血浆样树突状细胞的数量减少，同时也影响了多个相关通路的免疫信号。*SMAD4* 基因突变抑制 TIME 中 T 淋巴细胞的反应，倾向于表现出“冷肿瘤”的特征。在临床 CRC 肿瘤标本的分析中，SMAD4 缺失与 PD-L1 表达水平之间存在显著正相关，SMAD4 缺失导致肿瘤细胞 PD-L1 异常上调，与 TGF-β 协同形成免疫抑制微环境，提示单独 ICI PD-1/ 抗 PD-L1 抑制剂疗效不佳。

伴 *SMAD4* 基因突变 mCRC 患者对 PD-1/PD-L1 抑制剂疗效不佳与 TGF-β 介导的免疫抑制持续存在相关。具体原因为：SMAD4 缺失招募免疫抑制细胞，如粒细胞样髓源性抑制细胞（granulocytic MDCS，G-MDSC），间接导致 TME 中 TGF-β 水平显著升高，直接抑制细胞毒性 T 淋巴细胞（cytotoxic T lymphocyte，CTL）活性（如降低颗粒酶 B 表达），同时诱导调节性 T 细胞（regulatory T cell，Treg）分化，进一步抑制抗肿瘤免疫应答。Niu 等人针对抑制 TME 而非血液内的 TGF-β 分泌及抑制趋化因子 CCL9 高表达，构建出 CCL9/CCR1 轴驱动纳米囊泡，在小鼠模型中进行了实验，通过联合抗 PD-L1 ICI，诱导三级淋巴结构（tertiary lymphoid structure，TLS）形成，激活 $CXCL13^+$ $CD4^+$ T 细胞和 $CXCR5^+$ $CD20^+$ B 细胞，成功逆转 SMAD4 缺失型 CRC 的免疫抑制微环境，显著抑制 SMAD4 缺陷型 CRC 的肝转移。基于该实验得到相应启发，应深入解析 SMAD4 缺失下的免疫网络，精准地解除 SMAD4 缺失触发的免疫抑制“枷锁”并协同激活有效免疫应答，同时可以进行多靶点协同干预，为患者获得最大的生存获益。针对 TGF-β 信号通路（尤其是肿瘤局部）的抑制剂与其他 ICI（如 PD-1/PD-L1、CTLA-4 抑制剂）或新型免疫调节剂（如靶向 CCL9/CCR1、Treg、MDSC 等）的联合方案，可能成为伴 *SMAD4* 基因突变 mCRC 的有效治疗模式，有待进一步临床研究证实。

（四）*SMAD4* 基因突变对的 HDACi 的疗效预测作用

组蛋白去乙酰化酶抑制剂（histone deacetylase inhibitor，HDACi）是一种表观遗传调控药物，通过提高组蛋白乙酰化水平，调节染色质开放和激活基因转录，起到抗肿瘤作用。在实体瘤的研究中发现，HDACi 具有免疫调节的作用，与 ICI 联合应用起到协同抑瘤作用。HDACi（西达本胺）联合 PD-1 单抗（信迪利单抗）和贝伐珠单抗治疗已在 MSS/pMMR 且至少经过二线系统治疗后进展的 mCRC 患者获得了突破性的治疗效果，患者 PFS 可达 7.3 个月。有研究显示，*SMAD4* 基因突变患者对 HDACi 的治疗相对敏感。并且观察到 *SMAD4* 低表达与 HDACi 帕比司他（panobinostat）敏感性显著正相关。故使用 HDACi 联合 ICI 及抗血管生成药物的这种联合方案或可成为治疗伴 *SMAD4* 基因突变这种预后不良的 CRC 的有效治疗模式。

六、对伴 *SMAD4* 基因突变 CRC 治疗策略的思考

伴 *SMAD4* 基因突变 CRC 预后差，治疗效果不佳，通过对相关文献的梳理和综述，对于这种类型的 CRC 的治疗有如下思考：①伴有 *SMAD4* 基因突变型 CRC 对常规氟尿嘧啶单药化疗表现出明显耐药，避免单药应用，应以联合化疗方案为主；②伴有 *SMAD4* 基因突变型 CRC 对抗 EGFR 疗效不佳，对于 *RAS/BRAF* 全野生型左半结直肠癌建议以化疗联合抗 VEGF 单抗为主的方案；③ SMAD4 与 TGF-β 信号通路存在明显的相关性，TGF-β 抑制剂可能对伴有 *SMAD4* 基因突变型 CRC 有效，尚需开展临床研究进行验证；④ *SMAD4* 基因突变可能是 HDACi 有效疗效预测标志物，因此伴有 *SMAD4* 基因突变的 mCRC 可能是新型治疗方案 HDACi 联合 PD-1 单抗 + 抗 VEGF 的优选人群，尚有待于进一步印证。

七、总结与展望

SMAD4 是 TGF-β/BMP 信号通路的枢纽分子，其失活（突变 / 缺失）通过破坏细胞周期阻滞、凋亡诱导及免疫微环境调控，促进 CRC 的恶性演进。*SMAD4* 基因突变在 CRC 患者中发生率为 10%~20%，以 MH_2 结构域的错义突变为主，兼具功能缺失与潜在“获得功能”特性。该突变富集于 CMS 中的 CMS3 型（代谢型），常与 *RAS/RAF* 共突变共存，驱动代谢 - 信号失调；而在 CMS4 型（间充质型）中，SMAD4 蛋白表达升高但突变率较低。在临床病理特征方面，伴 *SMAD4* 基因突变 CRC 多为黏液腺癌、以右半结肠癌为主，常发生肝、淋巴结等部位远处转移。伴有 *SMAD4* 基因突变的 CRC 预后差，尤其当与 *TP53* 突变、*KRAS* 突变共存时，患者死亡风险显著增加（*HR*=2.91）。*SMAD4* 基因突变患者的疗效欠佳，尤其对氟尿嘧啶单药、抗 EGFR 单抗等药物敏感性差，应积极进行联合新型靶向药物（如 TGF-β 抑制剂）、免疫和抗血管生成以及表观遗传调控药物 HDACi 的探索，以进一步提高疗效，使患者获益。目前针对伴 *SMAD4* 基因突变 CRC 的研究正处于积极探索中，数据仍有限，希望能有更多的转化及临床研究结果得以应用于临床以改善这种预后较差的 CRC 患者的预后。

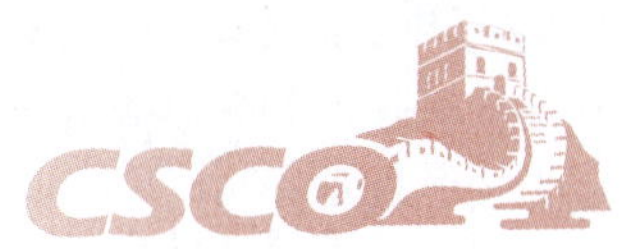

结直肠癌免疫治疗进展

肖棋匀　陈帆　王峰
中山大学肿瘤防治中心

免疫治疗已在多种肿瘤中展现出革命性疗效，但在结直肠癌（CRC）中，其临床获益仍主要局限于特定分子亚型。对于未经分子筛选的 CRC 患者，程序性细胞死亡蛋白 -1（programmed death-1，PD-1）单抗的治疗反应十分有限，整体 ORR 仅约为 2%。近年来，多项临床研究致力于探索 CRC 中的免疫联合治疗策略，显示出拓展免疫治疗适用人群的潜在前景。本文将系统评述 CRC 免疫治疗的最新临床研究进展，并围绕其作用机制及亟待解决的关键科学问题展开讨论。

一、免疫治疗疗效预测标志物

（一）错配修复蛋白

CRC 的免疫治疗具有显著的分子特征依赖性，其中错配修复（mismatch repair，MMR）功能状态和微卫星不稳定性（microsatellite instability，MSI）水平已成为预测免疫疗效的关键生物标志物。KEYNOTE-016 研究首次证实，在微卫星高度不稳定（microsatellite instability-high，MSI-H）/ 错配修复缺陷（deficient mismatch repair，dMMR）型转移性 CRC（mCRC）患者中，PD-1 单抗治疗可获得高达 40% 的 ORR，而错配修复功能正常（proficient mismatch repair，pMMR）/MSS 患者几乎无应答。这一发现，以及后续的 CheckMate-142 等研究结果，确立了 dMMR/MSI-H 作为免疫治疗优势人群的地位。然而，dMMR/MSI-H 仅占全部 CRC 患者的 5%~15%，在晚期病例中比例更低，如何扩大免疫获益人群已成为该领域研究的核心挑战和热点方向。

（二）*POLE*/*POLD1* 突变

除经典 MMR 蛋白外，*POLE*（DNA 聚合酶 ε 催化亚基基因）/*POLD*（DNA 聚合酶 δ 催化亚基基因）的预测价值近年备受关注。这类基因编码的聚合酶具有 DNA 复制过程中的错配识别与校正功能，当其核酸外切酶功能区发生致病性突变时，将导致 DNA 校对功能缺陷。致病性 POLE 体细胞在 CRC 中的突变率约为 1%。*POLE*/*POLD1* 校对缺陷（POLE/D1pd）亚型的 CRC 患者通常表现为较高的体细胞肿瘤突变负荷（tumor mutation burden，TMB），且通常不伴有 MMR 缺陷。基因组分析发现，POLE/D1pd 型 mCRC 患者群体存在明显的人口学和分子特征倾向——以年轻男性为主，且较少出现 *RAS*/*BRAF* 驱动突变。与 pMMR 患者相比，*POLE* 突变型 CRC 患者的肿瘤免疫微环境呈现出更强的免疫活化状态，具体表现为 $CD8^+$ 细胞毒性 T 淋巴细胞浸润程度更高，且有更多肿瘤新抗原的产生。

早在 2019 年，我们团队即基于近五万例患者的基因组数据证实，*POLE*/*POLD1* 突变可作为实体瘤泛瘤种对免疫治疗应答的有效预测标志物。*POLE*/*POLD* 突变可分为外切酶结构域内突变（POL-EDM）和非外切酶结构域突变（POL-non-EDM）。既往研究认为，*POL* 突变相关的免疫治疗获益仅与影响核酸外切酶校对功能、DNA 结合簇或催化位点的域内突变相关。然而，我们团队研究发现，POL-non-EDM 同样具有免疫疗效预测价值。

近年，我们团队开展的Ⅱ期、前瞻性、临床研究进一步探索了 *POLE*/*POLD1* 突变患者的免疫治疗疗效：在 15 例携带 *POLE*/*POLD* 突变的非 MSI-H 晚期实体瘤患者中，PD-1 单抗特瑞普利单抗治疗的 ORR 为 21.4%，DCR 为 57.1%。其中，POL-EDM 患者的 ORR 达 66.7%，而 POL-non-EDM 患者仅为 9.1%。值得注意的是，该研究中 1 例携带 POL-non-EDM 的患者实现部分缓解，PFS 超过 3 年，而 1 例携带 POL-EDM 和高 TMB 的患者却对治疗无反应并快速进展，提示无论突变位于域内还是域外，都不足以充分预测疗效，可能仍需结合其他生物标志物。同期，Ambrosini 等开展的国际、多中心、回顾性研究，揭示了 POLE/D1pd 亚型 mCRC 患者对免疫治疗的获益优于 dMMR/MSI-H 亚型患者。在 27 例接受 PD-1/PD-L1 单抗（± CTLA-4 单抗）治疗的 POLE/D1pd mCRC 患者与 610 例 dMMR/MSI-H 亚型患者的疗效比较中，POLE/D1pd 患者的 ORR 显著高于 dMMR/MSI-H 亚型患者（89% vs. 54%）。在 24.9 个月的随访时间中位数中，POLE/D1pd 患者的 PFS 显著延长（*HR*=0.24，95% *CI* 0.08~0.74），OS 亦有改善趋势（*HR*=0.38，95% *CI* 0.12~1.18）。该研究进一步为 POLE/D1pd 亚型 CRC 患者的免疫治疗提供了有力证据。

目前，中国临床肿瘤学会（Chinese Society of Clinical Oncology，CSCO）指南在病理诊断原则中已将 *POLE*/*POLD1* 基因突变检测增加为Ⅲ级推荐，并提及携带致病突变的患者可考虑免疫治疗；最新美国国立综合癌症网络（National Comprehensive Cancer Network，NCCN）指南也对携带 *POLE*/

POLD1 基因且具有超突变特征(如 TMB>50mut/Mb)的患者采取与 dMMR/MSI-H 患者一致的免疫治疗推荐。

二、MSI-H/dMMR 型 CRC 的免疫治疗

(一) 晚期一线 MSI-H/dMMR 型 CRC 的免疫治疗

ICI 在 MSI-H/dMMR 型 mCRC 治疗中具有显著疗效。对于标准治疗失败的患者，PD-1 单抗单药治疗的 ORR 为 30%~40%。在一线治疗领域，KEYNOTE-177 研究具有里程碑意义，与标准化疗相比，一线帕博利珠单抗治疗显著延长了 MSI-H/dMMR 型 mCRC 患者的 PFS。基于这一突破性结果，该方案迅速获得 FDA 批准，为晚期 CRC 一线治疗带来了革命性改变。然而，单免治疗仍存在肿瘤缓解不足、PFS 早期交叉、部分亚组获益受限等问题。随后，CheckMate-8HW 研究在 dMMR/MSI-H 型 CRC 一线治疗中探索双免方案，取得了重大突破，结果显示出显著的 PFS 获益(HR=0.21)，且全人群均获益，无论年龄、体能状况、有无肝转移或 *RAS/BRAF* 突变，其中亚洲人群的 HR 为 0.03。CheckMate 142 研究(64 个月随访数据)进一步证实了免疫治疗的持久疗效，一线治疗的 mCRC 患者的 ORR 达 71%，5 年 PFS 率达 55%，总 OS 率达 67%，PFS 中位数和 OS 中位数仍未达到，显示出前所未有的长期生存优势。基于 CheckMate-8HW 的优异结果，国家药品监督管理局于 2024 年 10 月批准纳武利尤单抗联合伊匹木单抗用于 MSI-H/dMMR 型 mCRC 的一线治疗。

(二) 局部晚期 MSI-H/dMMR 直肠癌的免疫治疗

局部晚期直肠癌(locally advanced rectal cancer，LARC)的标准治疗模式为新辅助放化疗(neoadjuvant chemoradiotherapy，nCRT)联合根治性手术。尽管该方案提高了肿瘤治愈率，但也常伴随不良反应及并发症，包括肛门功能丧失、放射性肠炎及泌尿生殖系统功能障碍等。dMMR/MSI-H 型直肠癌占 5%~10%，对传统放化疗反应欠佳。基于 PD-1/PD-L1 抑制剂在转移性 dMMR/MSI-H 型 CRC 中展现出的显著疗效，已有多项研究探索其在 LARC 新辅助治疗中的潜力。

我们团队开展的Ⅱ期研究首次评估了信迪利单抗(200mg，每 3 周一次 ×4 周期)在 17 例初治 dMMR/MSI-H 型 LARC 患者中的疗效。结果显示，94%(15/16)的患者出现肿瘤退缩，其中 56%(9/16)达到临床完全缓解(clinical complete response，cCR)并选择非手术治疗；接受手术的 6 例患者中，50%(3/6)实现病理学完全缓解(pathological complete response，pCR)，总体缓解率达 75%。值得注意的是，免疫治疗的应答时间较传统 nCRT 更长(中位数 5.2 个月)，但缓解持久，随访期内无复发。安全性分析显示，仅 1 例患者出现 3 级不良反应，其余均为 1~2 级。

这一发现与同期纪念斯隆凯特琳癌症中心的一项Ⅱ期研究结果高度吻合。该研究采用多塔利单抗(500mg，静脉注射 q.3w.×6 个月)治疗 16 例 dMMR/MSI-H 型Ⅱ/Ⅲ期直肠腺癌患者。在完成治疗的 12 例患者中，100% 达到 cCR(12/12)，且未观察到≥3 级治疗相关不良事件。新近公布的该研究拓展队列的数据进一步验证了该方案的有效性：49 例完成 6 个月免疫治疗的 dMMR 型直肠癌患者均达到 cCR(100%)，12 个月随访中 37 例患者持续维持 cCR(75.5%)，无须后续治疗。该研究证实短期(6 个月)PD-1 单抗单药治疗可在 dMMR 型 LARC 患者中诱导持久的治疗应答，实现器官功能保留的同时避免三联治疗(化疗 - 放疗 - 手术)带来的多重毒性。

此外，PICC 研究探索了 PD-1 单药联合抗炎药物疗效，该研究将 34 例 dMMR/MSI-H 型局部晚期 CRC 患者，随机分为 PD-1 单抗特瑞普利单抗或联合 COX-2 抑制剂塞来昔布组，结果显示，联合组的 pCR 率显著高于单药组(88% vs. 65%)。2024 年欧洲肿瘤内科学会(European Society for Medical Oncology，ESMO)上 PICC 研究更新了 3 年随访的数据：特瑞普利单抗联合 COX-2 抑制剂组的患者达到了 100% 的无事件生存(event-free survival，EFS)率，而特瑞普利单抗单药治疗组中，3 年的 EFS 率达到了 94%。

以上研究为 dMMR/MSI-H 型 LARC 建立了全新的治疗范式：通过精准的分子分型筛选，PD-1 抑制剂新辅助治疗可诱导高病理缓解率，部分患者甚至实现 cCR，从而避免根治性手术，显著提高器官保留率，改善患者生活质量，同时可维持疾病控制。未来需要更大样本的Ⅲ期随机对照研究和长期随访数据来进一步验证这一治疗策略的远期疗效。

(三) MSI-H/dMMR 型结肠癌的免疫治疗

1. 新辅助治疗 在非转移性结肠癌中，dMMR 型患者约占 10%~15%。NICHE 系列研究系统探索了新辅助免疫治疗在 dMMR 型结肠癌中的疗效。NICHE-1 研究首次验证免疫治疗潜力：dMMR 患者(n=21)接受纳武利尤单抗 + 伊匹木单抗治疗后，pCR 率为 60%；相比之下，pMMR 组(n=19)pCR 仅为 27%(P<0.001)。NICHE-2 研究扩大样本量(n=111)，进一步确认 dMMR 患者中 98% 病理缓解，95% 达到主要病理缓解(major pathological response，MPR)，pCR 率达 67%，新近公布的 3 年 DFS 率为 100%。NICHE-3 研究引入 LAG-3 抑制剂瑞拉利单抗联合纳武利尤单抗，59 例局部进展期 dMMR 型结肠癌患者中，97% 达病理缓解，92% 达到 MRP，pCR 率达 68%。

我们团队在 2024 年美国临床肿瘤学会(American Society of Clinical Oncology，ASCO)上报告了针对 dMMR/MSI-H 型 CRC 双免疫治疗的首项随机对照研究。结果显示，PD-1 单抗联合抗 CTLA-4 抗体在 dMMR/MSI-H 型 CRC 新辅助治疗可展现出更显著的治疗优势。这项开放标签、Ⅰb 期研究共纳入 101 例未经治疗的ⅡB~Ⅲ期可切除患者，随机分配至 1 个周期 IBI310(1mg/kg)+2 个周期信迪利单抗(200mg，每 3 周一次)或 2 个周期信迪利单抗(200mg，每 3 周一次)。疗效分析显示，联合治疗组 pCR 率达到 80%(40/50)，显著高于单药组的 47.7%(21/44)(p=0.000 7)。术后评估证实，两组 R0 切除率均为 100%，手术间隔时间中位数为 47 天。值得注意的是，在高危亚组(T_4 或 N_2 期，占 75%)中，联合方案同样展现出优势，且两种治疗方案的安全性相当。基于该结果，我们团队正在进行的Ⅲ期研究将进一步验证双免疫联合作为新标准治疗的临床价值。

2. 辅助治疗 对于根治性手术后的Ⅲ期结肠癌患者(无论 MMR 状态)，氟尿嘧啶类联合奥沙利铂是当前标准辅助治疗方案。然而，即使接受辅助化疗，仍有约 30% 的患者会出现疾病复发，且 dMMR 型结肠癌对氟尿嘧啶敏感

性较差。2025 年，ASCO 公布的 ATOMIC 研究结果显示，在 mFOLFOX6 方案基础上加用 PD-L1 抑制剂阿替利珠单抗可显著改善 dMMR 型患者的预后：化免联合组 3 年无病生存（disease-free survival，DFS）显著高于对照组（86.4% vs. 76.6%），且与单独化疗相比，联合阿替利珠单抗使疾病事件和死亡风险降低了 50%（*HR*=0.50，95% *CI* 0.35~0.72；*P*<0.000 1）。这一获益在各亚组中一致，包括高龄（>65 岁）和高危患者。随访时间中位数为 42.5 个月时，总生存数据尚未成熟。该研究证实了辅助化疗联合阿替利珠单抗可使Ⅲ期 dMMR 型结肠癌 3 年 DFS 提高近 10%，为术后 dMMR 型结肠癌患者提供了新的治疗选择。

总体而言，局部进展期 MSI-H/dMMR 型 CRC 的免疫治疗，无论单免还是双免，均表现出可观的临床疗效。然而，该领域仍存在若干关键问题亟待解决，例如：在局限性结肠癌中应用新辅助免疫治疗是否存在病灶进展至不可切除的风险；如何准确区分达到 pCR 与未达 pCR 的患者；新辅助免疫治疗的最佳疗程时长；辅助治疗的必要性及其适用人群；新辅助与辅助治疗的相对疗效等。这些问题需要通过更多前瞻性临床研究进一步验证。

三、克服 MSS/pMMRCRC 的免疫治疗抵抗

尽管免疫治疗已成为 dMMR/MSI-H 型 mCRC 患者的一线标准治疗方案，但在临床绝大多数（约 95%）pMMR/MSS 型患者中，免疫治疗的获益仍然有限。在 CheckMate 9X8 研究中，195 例未经治疗、不可切除的 mCRC 患者（未筛选 MSI 状态）被随机分配至免疫联合标准治疗组（mFOLFOX6 方案 + 贝伐珠单抗 + 纳武利尤单抗，*n*=127）或标准治疗组（mFOLFOX6 方案 + 贝伐珠单抗，*n*=68）。研究显示，虽然免疫联合标准治疗组在 12 个月 PFS 率（28% vs. 9%）和 ORR 率（60% vs. 46%）方面优于标准治疗组，但在随访时间中位数 ≥21.5 个月时，两组的 PFS 中位数均为 11.9 个月（*HR*=0.81，95% *CI* 0.53~1.23），未达到预设的主要终点。

AtezoTRIBE 研究采用强化疗联合策略，将 218 例 mCRC 患者随机分配至 FOLFOXIRI/ 贝伐珠单抗 ± 阿替利珠单抗组。初期分析（随访时间中位数 19.9 个月）显示，联合组 PFS 有改善趋势（13.1 个月 vs. 11.5 个月，*P*=0.012），但未达到预设的统计学显著性阈值。最新更新的长期随访数据（随访时间中位数 45.2 个月）表明，化疗联合免疫治疗组的总 OS 仅显示获益趋势（33.0 个月 vs. 27.2 个月，*P*=0.084）。在 pMMR 型亚组中（*n*=202），两组的 OS 中位数同样未观察到有统计学意义的差异（30.8 个月 vs. 29.2 个月，*P*=0.084）。这些结果提示，在未经选择的 mCRC 人群中，免疫治疗联合标准治疗的临床获益可能有限。

ASTRUM-015 研究是我们团队开展的一项随机、双盲、多中心Ⅱ/Ⅲ期临床研究，旨在评估斯鲁利单抗对比安慰剂联合贝伐珠单抗及 XELOX 方案一线治疗 mCRC 患者的疗效和安全性。Ⅱ期研究结果显示：在整体人群（包括 pMMR/MSS 型患者）中，斯鲁利单抗联合治疗组显示出延长 mPFS 的趋势（17.2 个月 vs. 10.7 个月，*HR*=0.60；*P*=0.114）。在 MSS 亚型患者中，该联合方案也显示出 PFS 获益（17.2 个月 vs. 10.1 个月，*HR*=0.58），且 OS 也呈现出类似改善趋势。近期，团队在 2025 年 ASCO GI 上公布了 ASTRUM-015 研究最新数据（随访时间中位数 31.0 个月）：与对照组相比，斯鲁利单抗联合治疗组持续表现出 PFS 改善（16.6 个月 vs. 10.7 个月，*HR*=0.66，95% *CI* 0.37~1.19）和缓解持续时间（duration of response，DOR）显著延长（17.7 个月 vs. 11.3 个月，*HR*=0.45，95% *CI* 0.20~0.98）。虽然 OS 中位数差异无统计学意义（25.6 个月 vs. 21.2 个月，分层 *HR*=0.86，95% *CI* 0.53~1.42），但在 MSS 型患者中仍观察到 PFS（16.8 个月 vs. 10.1 个月，分层 *HR*=0.65，95% *CI* 0.33~1.29）和 OS（23.5 个月 vs. 20.2 个月，分层 *HR*=0.79，95% *CI* 0.45~1.38）的数值优势。目前该研究的Ⅲ期阶段正在进行，将为这一治疗策略提供更全面的评估。

此外，我们团队开展了一项随机Ⅱ期临床研究（NCT04304209），旨在探索免疫治疗在 pMMR 型 LARC 患者中的疗效。该研究纳入 134 例 pMMR 型 LARC 患者，按 1∶1 比例随机分配至 nCRT 组或 nCRT 联合信迪利单抗治疗组。结果显示，nCRT 组总完全缓解（complete response，CR）率为 26.9%（18/67；95% *CI* 16.0%~37.8%），联合治疗组为 44.8%（30/67；95% *CI* 32.6%~57.0%），两组间差异显著（卡方检验 *P*=0.031）。与 nCRT 相比，联合治疗使 pMMR 型 LARC 患者 CR 率提高了 17.9%，且安全性良好。免疫组织化学分析提示，PD-L1 CPS ≥ 2 的患者可能从联合治疗中获益更多。该研究为优化 LARC 治疗策略提供了重要循证依据，未来需要更大规模的Ⅲ期研究进一步验证结果。

为进一步克服标准治疗失败的 pMMR/MSS 型患者的治疗困境，近年来多项临床研究探索了新型免疫联合治疗策略，其中包括免疫联合抗血管药物、表观遗传调控药物和化学药物诱导 pMMR 肿瘤转化为 dMMR 表型等。

（一）联合抗血管治疗

临床前研究显示，与单独治疗相比，ICI 联合血管生成抑制剂可表现出协同肿瘤抑制作用。REGONIVO 研究首次报道了瑞戈非尼联合纳武利尤单抗在 MSS 型 mCRC 后线治疗中的积极结果，ORR 达 33%，mPFS 为 7.9 个月。与此同时，我们团队开展的 REGOTORI 研究进一步验证了这一联合方案在中国人群中的疗效，结果显示，ORR 为 15.2%，DCR 为 36.4%，mOS 延长至 15.5 个月，且安全性特征良好。值得注意的是，该研究首次发现，肠道微生物菌群中梭杆菌属可能作为预测联合治疗疗效的生物标志物，为个体化治疗提供了新思路。

近期公布的一项单臂、Ⅱ期临床研究（NCT04745130）数据表明，瑞戈非尼联合信迪利单抗可使 MSS 型 mCRC 患者获得 14.1 个月的 mOS 和 4.1 个月的 mPFS，ORR 达 21.4%。其中 RAS/RAF 野生型患者的 mOS（23.3 个月；95% *CI* 10.0~36.6 个月）显著长于突变型患者（12.1 个月；95% *CI* 8.4~15.8 个月）。

然而，最新公布的随机对照Ⅲ期 LEAP-017 研究对免疫联合抗血管治疗在 MSS 型 mCRC 中的疗效提出了新的挑战。该研究采用仑伐替尼联合帕博利珠单抗对比标准治疗（瑞戈非尼或 TAS-102），入组人群为不可切除的 pMMR 或非 MSI-H 型 mCRC 患者，且均为标准治疗失败后的后线治疗人群。尽管前期Ⅱ期研究曾提示免疫联合抗血管生成治疗的潜在获益，但 LEAP-017 研究的最终分析显示，联合组的 OS 中位数仅较标准治疗组延长 0.5 个月（9.8 个月 vs. 9.3 个月，

HR=0.83，95% CI 0.68~1.02；P=0.037 9)，未达到预设的统计学显著性阈值($P\leqslant 0.021\,4$)。这一结果提示，尽管联合方案在PFS(3.8个月 vs. 3.3个月，HR=0.69)和ORR(10.4% vs. 1.7%)方面呈现数值优势，但其临床获益可能仅限于特定亚组(如亚洲人群或无肝转移患者)，而整体人群的生存改善仍有限。

目前证据表明，虽然免疫联合抗血管方案为标准治疗失败的pMMR/MSS型mCRC患者提供了新的治疗选择，但总体有效率仍有限(10%~30%)。未来研究应着重于生物标志物探索和优势人群筛选，以优化治疗策略。同时，针对该人群的新型治疗方案仍需进一步研发和验证。

(二)联合抗血管治疗和表观遗传调控

近年来，表观遗传修饰异常被认为是驱动肿瘤发生与进展的重要调节因素，并在肿瘤免疫治疗领域显示出应用潜力。其中，组蛋白去乙酰化酶抑制剂(histone deacetylase inhibitor，HDACi)因具备独特的免疫调控作用而受到关注。基础研究表明，HDACi可通过多种途径激活机体的抗肿瘤免疫效应。然而，尽管HDACi与PD-1抗体的联合治疗策略已在多种实体瘤中进行尝试，但疗效并不理想，提示表观遗传机制可能与实体瘤免疫微环境之间存在复杂的相互关系，仍需进一步探索。

我们团队开展的CAPability-01研究是国内首个探索HDACi西达本胺联合PD-1单抗及抗血管生成药物治疗pMMR/MSS晚期CRC患者的随机对照Ⅱ期临床研究，该研究在全国多中心纳入48例标准治疗失败的患者，随机分配至三药联合组(西达本胺＋信迪利单抗＋贝伐珠单抗)或两药组(西达本胺＋信迪利单抗)。主要研究终点18周PFS在三药组达到64.0%，显著优于两药组的21.3%(P<0.01)。生存分析显示，三药组mPFS达7.3个月(95% CI 5.2~9.4个月)，是对照组的4.9倍(1.5个月，HR=0.32，95% CI 1.2~1.8个月；P<0.001)。在肿瘤缓解方面，三药组ORR(44.0% vs. 13.0%)和DCR(72.0% vs. 39.1%)均显著提升，且DOR中位数达12.0个月。特别值得关注的是，在传统认为免疫治疗不敏感的肝转移亚组中，三药方案仍显示出显著优势：18周PFS率维持64.3%，ORR达50.0%，DCR为71.4%，而对照组相应指标均为8.3%。深入机制研究揭示了该联合方案的协同作用机制：HDACi可增强$CD8^+$ T细胞中效应分子(如IFN-γ、GZMB等)启动子区的染色质开放性，但同时会诱导肿瘤相关巨噬细胞分泌VEGFa，导致血管密度增加但功能紊乱。联合贝伐珠单抗后，不仅可逆转血管异常化，还能促进$CD8^+$ T细胞向肿瘤核心区的浸润。这种“表观遗传调控-免疫激活-血管正常化”的三重协同机制，为克服pMMR/MSS型肿瘤的免疫治疗耐药提供了新思路。

基于CAPability-01研究的突破性成果，我们团队正在开展系列转化研究：CAPability-02研究在一线治疗失败的pMMR/MSS型肠癌中对比该方案与FOLFIRI+贝伐珠单抗的标准二线治疗；CAPability-03研究则在多线治疗失败的患者中评估其相对于呋喹替尼的优效性。此外，该联合策略在食管癌、胃癌和胃食管交界部肿瘤等其他实体瘤中的拓展研究也正在进行。这些研究将为进一步验证该联合方案提供高级别循证医学证据。

(三)化学药物诱导dMMR表型

肿瘤突变诱导的新抗原与免疫治疗疗效密切相关。MAYA和ARETHUSA研究显示，O^6-甲基鸟嘌呤-DNA甲基转移酶(MGMT)沉默的CRC患者经替莫唑胺(TMZ)治疗后可能获得dMMR特征，从而受益于后续免疫治疗。这一发现为探索化疗药物诱导dMMR表型CRC转化的策略提供了新思路，有助于扩大免疫治疗的获益人群。

近期发表的两项研究探讨了TMZ与顺铂(CDDP)在未筛选MGMT状态pMMR型CRC中诱导dMMR基因型和增强肿瘤免疫原性的潜力。研究表明，CDDP-TMZ可通过表观遗传调控下调MSH2/MSH6表达，产生特征性突变谱(SBS11和SBS31/35)，显著提升TMB和新抗原数量。这种类dMMR表型不依赖基因突变，而可能与启动子甲基化相关。CDDP-TMZ预处理的CRC细胞在免疫健全小鼠体内生长显著延迟，完全消退率达77.5%。其中，$CD8^+$ T细胞是主要效应细胞，而短期CDDP-TMZ暴露即可增加细胞毒性NK细胞、减少M2型巨噬细胞，重塑先天免疫并产生持久应答。联合抗PD-1治疗可使初治移植瘤显著缩小，完全消退率达50%。机制研究揭示，CDDP-TMZ可通过单核苷酸变异累积模拟dMMR特征，并重塑TME。在同源小鼠模型中，TMZ-CDDP联合抗PD-1治疗能延长生存期，提升瘤内T细胞浸润并降低MSH2表达，且不影响健康组织。

然而，探索性临床研究评估TMZ、CDDP与纳武利尤单抗用于后线CRC患者的疗效未能复制临床前结果。虽然转化分析显示循环肿瘤DNA中突变负荷和MSI评分升高，证实了药物的化学诱变效应，但18例后线治疗患者均未达到客观缓解。相关临床研究的核心挑战可能在于如何平衡突变诱导与肿瘤控制的时间窗。动物模型中低剂量方案可有效控制肿瘤进展，但临床研究中75%患者在获得dMMR特征前即发生疾病进展。这提示需要优化治疗策略，包括调整诱导期与维持治疗的时序，或联合其他有效药物(如伊立替康)。此外，基线MGMT甲基化状态可能影响疗效，强调精准分层的必要性。虽然，CDDP-TMZ方案的临床转化尚未成功，但其开创的“表型转化”策略为肿瘤免疫治疗提供了新范式，后续需通过机制优化和临床研究设计革新来突破当前瓶颈。

四、展望

免疫治疗正朝着精准化和个体化方向深入发展，其策略优化需基于肿瘤免疫原性本质。对于具有免疫敏感性的dMMR/MSI-H型CRC，免疫单药已展现出显著疗效，后续研究重点在于筛选更精准的疗效预测标志物，以优化治疗获益人群，并开发动态监测技术以应对肿瘤异质性带来的耐药挑战。更具挑战性的则是针对传统免疫耐药型的pMMR/MSS型CRC的治疗策略创新。目前，通过联合抗血管、表观遗传调控和化学诱导免疫原性转化等多靶点联合治疗策略，可一定程度逆转pMMR/MSS型CRC的免疫耐药状态，为突破传统治疗瓶颈提供了新思路。未来研究应重点关注三个关键方向：①基于特定免疫耐药机制，建立动态生物标志物指导的个体化治疗；②开发多机制协同的联合治疗策略，克服免疫耐药屏障；③探索兼顾长期生存获益与器官功能保全的创新治疗模式，提升患者生活质量。这一系列转化研究框架将推动CRC免疫治疗进入精准高效的新阶段。

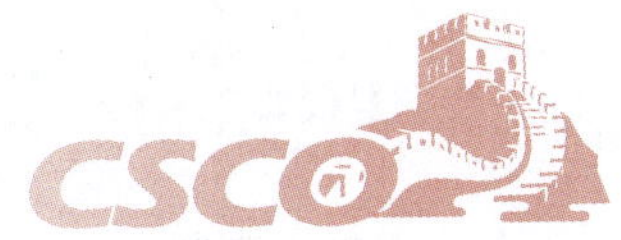

转移性结直肠癌少见突变治疗进展

丁怡心　王晰程　巴一
北京协和医院

一、引言

从单纯化疗到联合靶向治疗(抗 EGFR 和抗血管生长因子药物),转移性 CRC 患者的生存已得到了显著改善。然而,传统细胞毒类的化疗仍受限于疗效有限和毒性累积。抗 EGFR 单抗治疗仅对 RAS/BRAF 野生型患者有效,同时相较于肺癌等实体瘤种,转移性 CRC 能应用的靶向治疗相对有限。随着 NGS 技术在临床应用的普及,越来越多的少见突变在 CRC 中被发现。

少见突变(或称罕见突变)被定义为在人群中发生频率较低的基因变异(突变频率<5%),这些变异可能导致疾病的发生或影响疾病的进展。在 CRC 中,目前已知有成熟靶向药物的少见突变包括:MAPK 通路上的 *KRAS* G12C/*BRAF* V600E 和 *HER2* 扩增、*POLE*/*POLD1* 突变、*NTRK*/*RET*/*ALK* 基因融合等。虽然携带少见突变的 CRC 患者整体占比小,但其独特的临床分子特征也需要在临床实践中精准识别,并给予相应的靶向治疗,从而改善其生存及预后(表 1)。本综述旨在系统梳理 CRC 少见突变的分子特征以及最新的药物治疗进展,希望为少见突变 CRC 患者的个体化治疗及全程管理提供临床数据支持(表 1)。

表 1　CRC 少见基因突变频率及临床病理特征

突变类型	发生率	临床特征	共突变 / 分子关联
KRAS G12C	2.8%	预后差 左半结肠多见	*TP53* 突变(71.4%) *APC* 突变(53.6%) 非 *KRAS* G12C 突变(3.8%) *BRAF* 突变(3.6%)
KRAS G12D	15%	预后差 男性多见,肝转移发生率高	—
BRAF V600E	5%~10%	预后差 老年女性、右半结肠、黏液型低分化腺癌多见	*RAS* WT MSI
HER2 扩增	3%~6%	预后无相关性,左半结肠多见	*RAS*/*BRAF* WT(80%)
POLE/*POLD1* 突变	1%	低复发风险、年轻患者(年龄中位数为 54.5 岁)、男性,右半结肠常见、肿瘤 TIL 浸润显著	*KRAS* WT(59%) *BRAF* WT(92%) MSS(98%) TMB-H(>100mut/Mb)
NTRK 融合	0.2%~0.4%	女性、右半结肠、肿瘤体积较大、浸润性生长常见	*RAS*/*BRAF* WT MSI-H(62%~88%)
RET 融合	<1%	老年患者(年龄中位数为 72.5 岁)	*RAS*/*BRAF* WT MSI-H(63.2%)
ALK 融合	0.05%~2.5%	老年患者(年龄中位数为 72 岁)、女性、右半结肠常见	*RAS*/*BRAF* WT MSI-H(44%~83%)

二、EGFR-MAPK 通路少见突变

（一）*KRAS* 突变

KRAS 突变在晚期 mCRC 中具有重要的临床意义，其中 *KRAS* G12C 占 CRC 全体的 2.8%。首个获批的 KRAS G12C 抑制剂索托拉西布，通过选择性不可逆结合机制靶向抑制 *KRAS* G12C 蛋白，用于 *KRAS* G12C 突变晚期 NSCLC 后线治疗。然而，在 mCRC 治疗领域，KRAS G12C 抑制剂单药在三线及以上治疗中表现出有限的临床疗效，其耐药机制主要涉及 EGFR 信号通路的代偿性再激活。这一发现推动了联合治疗策略的开发：CodeBreaK100 研究首次评估了索托拉西布单药在经治 *KRAS* G12C 突变 mCRC 患者中的疗效，ORR 为 9.7%，mPFS 为 4.0 个月。随后的 CodeBreaK300 研究采用索托拉西布联合帕尼单抗的双靶向方案，将 mPFS 延长至 5.6 个月，ORR 提升至 26.4%。在此基础上，CodeBreaK101 研究进一步探索了索托拉西布联合帕尼单抗及 FOLFIRI 化疗方案用于 mCRC 一线治疗的疗效，ORR 获得显著提升，达到 75%。这种协同效应在其他 KRAS G12C 抑制剂联合治疗中也得到验证：阿达格拉西布联合西妥昔单抗（cetuximab）的 ORR（46%）显著优于单药治疗（23%）。新型抑制剂 divarasib 凭借更高的选择性和效能，单药 ORR 达 35.9%，联合西妥昔单抗后 ORR 进一步提升至 62.5%。最新研究显示 glecirasib 联合西妥昔单抗将 ORR 从单药的 22.7% 提升至 50%。这些数据共同表明，针对 *KRAS* G12C 突变的联合靶向策略可显著克服单药治疗的局限性，为转移性 CRC 患者带来新的治疗希望。

相较于 *KRAS* G12C，*KRAS* G12D 在 CRC 中突变频率更高，占 *KRAS* 突变人群的 15% 左右。然而，由于该突变缺乏合适的药物结合位点，共价小分子抑制剂的开发一直面临重大挑战。目前，包括 MRTX1133、RMC-9805、TH-Z835 和 BI-2852 在内的多款 KRAS G12D 抑制剂已在体外模型中显示出抗肿瘤活性，但均尚处于临床前研究阶段。首批进入Ⅰ期临床研究的 KRAS G12D 抑制剂 HRS-4642，在 mCRC 中的研究（NCT05533463）数据显示，5 例 CRC 患者中有 3 例为 SD，其中 2 例表现为肿瘤退缩，且安全性可控。此外，研究还揭示了 HRS-4642 联合蛋白酶体抑制剂可作为抗肿瘤增敏方案，可能是一种有前景的治疗策略。另一种 KRAS G12D 抑制剂 zoldonrasib（RMC-9805）在至少接受过一线治疗的 *KRAS* G12D 突变实体瘤患者进行尝试，结果显示 ORR 达到 61%，DCR 达到 89%，期待其在 *KRAS* G12D 突变 mCRC 中开展更大规模的临床研究。

（二）*BRAF* 突变

BRAF V600E 突变作为最常见的 *BRAF* 突变类型，常导致侵袭性强、预后不良的临床表型，在 CRC 患者中占比约 5%~10%。此类突变因驱动下游的 MAPK 通路持续激活，且不受上游 EGFR 抑制的影响，早期研究显示单纯的 EGFR 抑制剂联合化疗的治疗反应较差。尽管一代 BRAF 抑制剂单药治疗 mCRC 的应答率低于 5%，但通过转向 MAPK 通路的多靶点联合阻断策略，治疗效果获得了突破性提升。

BRAF 抑制剂联合 EGFR 单抗 ±MEK 抑制剂的联合方案目前已被推荐用于一线治疗失败的 *BRAF* V600E 突变 mCRC 治疗，其中康奈非尼（encorafenib）联合西妥昔单抗的 ORR 达到 20%，mPFS 为 4.2 个月，mOS 为 8.4 个月。达拉非尼 + 帕尼单抗 + 曲美替尼三靶联合方案的 ORR 为 21%。BEACON CRC 研究探索了双靶与三靶方案的差异，结果显示三靶方案（康奈非尼 + 西妥昔单抗 + 比美替尼）和双靶方案（康奈非尼 + 西妥昔单抗）相较于对照组（化疗 + 西妥昔单抗）均改善了患者肿瘤反应和生存，ORR 分别为 27%、20% 和 2%，mOS 分别为 9.3 个月、9.3 个月和 5.9 个月。以上结果显现出 BRAF 抑制剂 + 抗 EGFR 单抗在 *BRAF* 突变患者一线治疗失败后的治疗潜力。

基于 BEACON CRC 的研究结果，ANCHOR CRC 旨在探索三靶方案（康奈非尼 + 西妥昔单抗 + 比美替尼）在一线治疗中的表现。研究结果显示 ORR 为 47.4%，mPFS 为 5.8 个月，mOS 为 18.3 个月。尽管跨研究比较具有其局限性，但 ANCHOR CRC 研究展现的 ORR 和 OS 优于传统化疗 ± 抗 EGFR/ 贝伐珠单抗的部分历史数据，尤其是在患者人群疾病更为严重的情况下也取得较好效果，提供了不含化疗的靶向联合方案在 *BRAF* V600E 突变 mCRC 中的重要前线治疗证据。为此，BREAKWATER 研究应运而生。其最新公布的数据显示，康奈非尼 + 西妥昔单抗 +mFOLFOX6（EC+mFOLFOX6）方案显著优于一线标准治疗组（研究者选择的化疗 ± 贝伐珠单抗）和 EC 方案治疗组，确认有客观反应的患者占比分别为 65.7%、37.4% 和 45.6%，mPFS 分别为 12.8 个月、7.1 个月和 6.8 个月，mOS 分别为 30.3 个月、15.1 个月和 19.5 个月。BREAKWATER 作为 *BRAF* V600E 突变里程碑式的研究首次证明 FOLFOX 化疗联合双靶治疗将该类患者生存延长至 30 个月，其研究结果必将改写指南。

（三）*HER2* 扩增 / 过表达

与 EGFR 类似，HER2 同属于受体酪氨酸激酶（receptor tyrosine kinase，RTK）家族。在 CRC 中，*HER2* 扩增 / 过表达的发生率为 3%~6%，而在 *RAS/BRAF* 野生型患者中，这一比例可升高至 5%~14%。不同于乳腺癌和胃癌，在 CRC 中的多项临床前研究提示单一抗 HER2 药物的抗肿瘤活性十分有限，而双重 HER2 阻断策略可能更具治疗潜力。HERACLES 研究在 *KRAS* 野生型、HER2 阳性 mCRC 患者中探索了曲妥珠单抗联合拉帕替尼的疗效，ORR 为 30%，后期 HERACLES-A 的长期随访公布的生存数据为 mPFS 4.7 个月，mOS 为 10.0 个月。值得注意的是，该研究还证实了原发灶与转移灶的 HER2 表达状态高度一致，支持 HER2 检测在 mCRC 中的临床适用性。曲妥珠单抗联合帕妥珠单抗是 HER2 阳性转移性乳腺癌的一线标准治疗，MyPathway 首次将双抗 HER2 治疗用于既往治疗失败的 mCRC 患者，该组合取得了 32% 的 ORR，mPFS 为 2.9 个月，mOS 为 11.5 个月。MyPathway 研究还发现 *KRAS* 突变亚组 ORR 显著差于 *KRAS* 野生型亚组（8% vs. 40%），提示抗 HER2 靶向治疗对 *KRAS* 突变的 *HER2* 扩增患者是无效的。TRIUMPH 研究证实了双重 HER2 抑制的疗效，基于组织或 ctDNA 检测筛选的 HER2 阳性患者队列 ORR 分别为 30% 和 28%。该研究表明，与传统组织检测相比，ctDNA 检测可加速患者筛选且不影响疗效，为 mCRC 的 HER2 检测提供了更灵活的临床策

略。图卡替尼（tucatinib）是一种高选择性HER2酪氨酸激酶抑制剂，已获美国FDA批准联合曲妥珠单抗/卡培他滨治疗HER2阳性转移性乳腺癌。MOUNTAINEER研究显示，该药联合曲妥珠单抗治疗化疗难治性HER2阳性mCRC疗效显著，ORR为38.1%，mPFS为8.2个月，mOS为24.1个月，创下该领域最佳生存纪录。

HER2靶向治疗在mCRC一线治疗中的潜力日益凸显。泽尼达妥单抗（zanidatamab）作为一种新型双特异性抗体，能同时结合HER2的ECD2和ECD4结构域。2024年ESMO最新数据显示，泽尼达妥单抗联合mFOLFOX6±贝伐珠单抗一线治疗HER2阳性mCRC的ORR高达91%（10/11），显示出卓越的抗肿瘤活性。目前，全球多中心Ⅲ期MOUNTAINEER-03研究（NCT05253651）正在评估图卡替尼+曲妥珠单抗+mFOLFOX6方案的疗效，有望进一步推动HER2靶向治疗的临床应用。

ADC将单克隆抗体的靶向性与细胞毒性药物的强效性结合，已在多种HER2表达肿瘤中取得显著疗效。在HER2阳性乳腺癌和胃癌中，恩美曲妥珠单抗（trastuzumab emtansine，T-DM1）与德曲妥珠单抗（trastuzumab deruxtecan，T-DXd）等ADC已取得了一定成功，显著改善了患者的生存预后。这些成功经验促使研究者探索ADC在HER2阳性mCRC中的潜力。T-DXd是由曲妥珠单抗与拓扑异构酶Ⅰ抑制剂偶联而成。DESTINY-CRC01研究结果显示，T-DXd在二线治疗进展后的HER2阳性（IHC 3+或IHC 2+/ISH +）mCRC中ORR达到45.3%，mPFS为6.9个月，mOS为15.5个月，显著优于三线标准治疗数据。但不同于乳腺癌和胃癌的是，T-DXd在HER2 IHC 2+/ISH– 和IHC 1+患者中并未观察到肿瘤反应。

综上所述，在存在MAPK通路关键分子异常（包括*KRAS*突变、*BRAF* V600E突变及*HER2*扩增等）的患者目前临床实践中通常一线治疗选择化疗联合抗血管药物治疗，针对MAPK通路靶向药物通常是二线及后线治疗，这种单纯靶向治疗显著限制了患者的临床获益。分子机制研究表明，*KRAS*/*BRAF*突变或*HER2*扩增的mCRC在接受靶向治疗后，可通过RTK的反馈性上调，直接或间接重新激活MAPK信号通路，从而介导治疗耐药。基于这一机制，将靶向药物前移至一线治疗并与细胞毒性药物联合的策略，临床前研究显示可通过早期降低肿瘤负荷、减少克隆异质性、同时阻断MAPK通路和RTK再激活等多重作用延缓耐药发生。这一理念已在*BRAF* V600E突变mCRC的治疗中取得成功（如BREAKWATER研究），而针对*KRAS*突变和*HER2*扩增的一线化疗联合靶向的Ⅲ期临床研究也正在进行中，其结果有望为优化靶向治疗策略提供关键证据。

三、*POLE*/*POLD1*突变

DNA聚合酶ε（*POLE*）和DNA聚合酶δ1（*POLD1*）基因编码参与DNA复制校对的关键酶，其功能异常可导致肿瘤基因组高频突变。在*POLE*/*POLD1*所有突变中，如果发生核酸外切酶结构域变异（exonuclease domain mutation，EDM）将导致蛋白质的校对功能丧失，产生大量单核苷酸变异，也被称为*POLE*/*POLD1*校对缺陷（*POLE*/*POLD1* proofreading deficiency，*POLE*/*D1* pd）。*POLE* pd约占全部CRC患者的1%~2%，*POLD1* pd的发生率极低。具有*POLE*/*D1* pd的CRC患者TMB通常显著升高（>100mut/Mb），并伴有丰富的肿瘤浸润淋巴细胞，理论上将受益于ICI的治疗。

基于4例携带*POLE*/*D1* pd的CRC肝转移患者的回顾性研究结果提示，*POLE*/*D1* pd患者TMB显著高于MSI-H、POLE非EDM和MSS患者。所有患者在接受抗PD-1+化疗±贝伐珠单抗联合治疗后均达到部分缓解，且原发灶及转移灶术后均达到pCR。Ambrosini等人的回顾性研究进一步证实，接受ICI治疗的*POLE*/*D1* pd mCRC患者的预后显著优于dMMR/MSI-H患者。该研究还首次报道了MSS背景下*POLD1* pd病例对免疫治疗的响应，表明*POLE* pd和*POLD1* pd均可在MSS肿瘤中驱动免疫原性。

基于现有证据，2024.V1版NCCN指南已推荐对*POLE*/*POLD1*突变进行检测，而2025.V1版指南进一步将dMMR/MSI-H亚型细化为“dMMR/MSI-H或具有超高突变表型的*POLE*/*POLD1*突变”。2025版CSCO结直肠癌指南亦新增推荐，建议在三线治疗中采用PD-1抑制剂±CTLA-4抑制剂治疗*POLE*/*POLD1*致病突变mCRC。然而，EDM状态是否可作为免疫治疗疗效的绝对预测标志物，以及不同突变变体对免疫应答的影响机制，仍需更多前瞻性研究探索。

四、融合基因

（一）*NTRK*融合

*NTRK*基因重排可导致*NTRK*与其他基因发生融合，形成具有组成型激活特性的嵌合蛋白，持续激活下游促增殖信号通路。0.2%~0.4%的CRC患者表现为*NTRK*融合，多表现为*RAS*或*BRAF*野生型。值得注意的是，*NTRK*融合CRC群体中62%~88%表现为MSI-H状态，这也提示MSI-H CRC是*NTRK*融合基因的富集人群。

目前，*NTRK*抑制剂拉罗替尼（larotrectinib）和恩曲替尼（entrectinib）已被FDA批准用于*NTRK*基因融合阳性mCRC患者标准治疗后进展的治疗。拉罗替尼在*NTRK*融合阳性的CRC中展现了良好的抗肿瘤活性。NAVIGATE（NCT02576431）Ⅱ期篮式研究评估拉罗替尼在TRK融合阳性晚期实体瘤中的疗效和安全性，总体ORR达到80%；CRC亚组ORR为50%，但样本量少（*n*=4）。一项针对TRK融合阳性胃肠道肿瘤的临床研究显示，在CRC患者队列（*n*=26）中拉罗替尼治疗的ORR达到了44%，mPFS为7个月，mOS为29.4个月。尤为值得注意的是，在同时具有*NTRK*融合和MSI-H特征的CRC亚组中，mPFS和mOS均达到29个月，展现出持久的疾病控制效果。另有临床病例报告提示，一例*NTRK*融合阳性的MSI-H mCRC患者在接受免疫单药和双药一线治疗进展后接受拉罗替尼治疗，缩瘤效果显著，术后表现为pCR。这一发现具有重要的临床意义：鉴于dMMR/MSI-H的mCRC患者免疫治疗耐药后的治疗选择十分有限，*NTRK*融合在dMMR/MSI-H人群中占比高于全人群，且靶向NTRK激酶带来了长久的生存获益，因此建议对免疫治疗耐药的dMMR/MSI-H患者进行包括*NTRK*等融合基因的检测。

（二）*RET*融合

*RET*基因融合在CRC中的发生率不足1%，常见的基因融合伴侣包括*NCOA4*和*CCDC6*等基因。*RET*融合常导致RET激酶活性上调，促进下游细胞增殖和抗凋亡通路。与*NTRK*基因融合相似，*RET*融合阳性的CRC常表现为*RAS*或*BRAF*野生型，约63.2%的病例表现为MSI状态。

RET靶向治疗在甲状腺癌和NSCLC中疗效显著，但在CRC中的临床应用仍面临挑战。现有数据显示，*RET*融合阳性肿瘤对传统化疗及免疫治疗反应不佳。第一代多靶点激酶抑制剂虽有一定疗效，但存在显著局限性，如脱靶毒性大、耐药发生快，且疗效远不及EGFR/ALK等靶向药物等。新一代高选择性RET抑制剂普拉替尼（pralsetinib）在ARROW研究中表现出色，对*RET*融合阳性甲状腺癌和NSCLC患者的ORR分别高达98%和61%，然而在后续纳入的2例CRC患者中却未能观察到显著疗效。类似地，塞普替尼（selpercatinib）在LIBRETTO-001研究中获得美国FDA批准用于泛实体瘤治疗，但其在mCRC亚组（n=10）的ORR仅为20%，远低于其他瘤种（ORR为43.9%）。这些发现提示我们需要更深入地了解*RET*融合阳性CRC的分子特征，特别是微卫星状态对治疗反应的影响，这将为开发靶向治疗联合ICI等创新策略提供重要依据。

（三）*ALK*融合

*ALK*基因融合在NSCLC中已被确认为重要的驱动基因变异，因其对靶向治疗的高敏感性而被誉为“钻石突变”。ALK融合的发生率在CRC患者中占比较低（约0.05%），常表现为*KRAS*/*BRAF*野生型，是CRC患者预后的不良因素。目前已报道的*ALK*融合伴侣基因包括*EML4*、*CAD*、*STRN*和*SPTBN1*等，这些融合变异均可导致ALK激酶持续活化，促进肿瘤进展。

目前针对*ALK*融合阳性CRC的临床研究数据极为有限，治疗策略主要借鉴NSCLC经验。已报道的病例显示发生在CRC患者群体中的*ALK*融合常表现为*CAD*::*ALK*融合、*STRN*::*ALK*融合和*EMLA*::*ALK*融合形式，在标准治疗失败后均可从ALK-TKI中获益。此外，一例恩沙替尼治疗后出现获得性耐药的患者，其检测到的ALK耐药突变与NSCLC中报道的突变类型相似，且对洛拉替尼治疗产生应答。这些发现提示*ALK*融合阳性CRC与NSCLC可能具有相似的耐药机制。因此，对于*KRAS*/*BRAF*野生型且MSS的晚期CRC患者，应考虑进行*ALK*融合检测。一旦确诊，可参考NSCLC治疗经验，在标准治疗失败后尝试ALK-TKI治疗。未来需要建立*ALK*融合在CRC中的精准检测方案，并开展针对*ALK*融合阳性CRC的专项临床研究，明确各代ALK-TKI的疗效差异。

综上所述，尽管*NRTK*融合、*RET*融合和*ALK*融合虽在CRC人群中占比低，但由于其对应的靶向治疗可带来显著优于传统后线治疗的临床获益，这些靶点具有重要的临床价值。目前指南推荐通过免疫组织化学、荧光原位杂交及基于DNA/RNA的NGS进行检测，其中大型回顾性研究提示MSI-H患者融合变异率（6.7%）显著高于MSS/MSI-L患者（0.5%），*RAS*/*BRAF*野生型患者（2.0%）较突变型（0.2%）更易检出融合。临床实践中，建议优先对MSI-H/dMMR、*RAS*/*BRAF*野生型及标准治疗失败患者进行融合基因检测，资源充足时首选RNA-based NGS，确诊后应在多学科诊疗模式下优先考虑相应靶向治疗。

五、总结

尽管CRC的靶向治疗近年来取得显著进展，但相较于其他瘤种（如肺癌、乳腺癌等）临床仍面临很大挑战，即分子检测普及率不足、靶向药物选择有限、后线治疗耐药机制复杂以及如何优化靶向-化疗-免疫联合策略。在这一背景下，本文列举的少见但可干预的基因变异正成为精准医疗的重要突破口。随着高通量测序技术的普及和新型靶向药物的研发，这些少见突变正在从基础研究转化为临床可成药的靶点，并将通过更多的联合治疗方式提高临床获益，为特定CRC亚群带来前所未有的治疗机遇。未来还需要更多转化研究揭示少见突变肿瘤的微环境特征，并通过伞式/篮式临床试验加速靶向药物的跨瘤种验证。我们期待这既是精准医疗的终极目标，也是当前研究最迫切的使命。

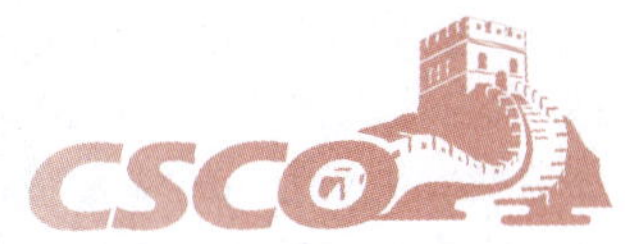

免疫治疗助力 pMMR/MSS 型直肠癌器官保留之路

夏凡　王雅琪　陈雅婕　章真
复旦大学附属肿瘤医院

直肠癌的治疗策略旨在实现生存期延长与生活质量的同步提升。对于中低位直肠癌患者，在确保肿瘤学根治的前提下，器官功能保留，尤其是保肛治疗的需求尤为突出。新辅助放化疗可显著降低局部复发率，促进肿瘤退缩，并可能达到pCR，而pCR的患者已被证实具有更优的预后。部分患者在完成新辅助治疗后达到cCR，可采取“观察等待”（watch and wait，WW）策略，在保留器官的同时获得良好的肛门功能和生活质量。随着免疫治疗的发展，新辅助放化疗联合免疫治疗的临床研究逐步开展，并展现出显著的肿瘤退缩效果。放疗与免疫治疗的协同作用有望突破pMMR/MSS型直肠癌对免疫治疗相对不敏感的瓶颈，为患者提供器官保留和生存获益的新选择。本文系统综述了直肠癌新辅助放化疗联合免疫治疗的临床研究进展，并展望了免疫治疗在pMMR/MSS型直肠癌器官保留中的应用前景。

一、直肠癌新辅助放化疗

对于早期直肠癌，目前根治性手术仍是标准治疗手段，方法包括局部切除（local excision，LE）和全直肠系膜切除术（total mesorectal excision，TME）。随着患者对器官保留需求的不断提升，越来越多的研究致力于通过新辅助治疗提高完全缓解（complete response，CR，pCR+cCR）率，为手术难以保留肛门括约肌的中低位早期直肠癌患者提供器官保留的可能。新辅助治疗模式包括长程放化疗（long course chemoradiotherapy，LCRT，50Gy/25Fx，同期氟尿嘧啶或卡培他滨增敏），长程放化疗序贯化疗或腔内放疗加量，或短程放疗（short course radiotherapy，SCRT，25Gy/5Fx），后续根据肿瘤退缩选择WW、LE或TME。

对于局部晚期直肠癌（locally advanced rectal cancer，LARC），其传统标准治疗方案是新辅助放化疗（包括长程放化疗和短程放疗）联合TME和辅助化疗。为了较早地控制远处转移，提高化疗依从性，研究者将辅助化疗前移至术前进行，从而形成全程新辅助治疗（total neoadjuvant therapy，TNT）。TNT模式可以将pCR率提高至约30%，延长DFS。然而能够取得CR的患者不足1/3，对于通过WW/非手术治疗实现器官保留的目标仍有较大差距。因此，追求更大程度的肿瘤退缩和器官保留，进一步延长生存，是研究者努力的方向。

随着抗肿瘤治疗进入免疫治疗时代，以PD-1/PD-L1抑制剂为代表的免疫治疗已成为DNA错配修复缺陷/微卫星高度不稳定（deficient mismatch repair/microsatellite instability，dMMR/MSI-H）型晚期结肠直肠癌一线治疗标准方案，并在dMMR/MSI-H型LARC患者中获得非常高的CR率（75%~100%）和出色的生存结局。然而，dMMR/MSI-H型直肠癌占比不足5%，95%的患者为对单纯免疫治疗不敏感的pMMR/MSS型。因此，如何提高pMMR/MSS型直肠癌对于免疫治疗的疗效，成为当前的研究热点。临床前研究显示，放疗可增加肿瘤特异性抗原释放，促进树突状细胞扩增，递呈抗原激活肿瘤特异性T细胞，促进TIL浸润；扩大T细胞中的免疫作用以促进原位疫苗效应，甚至产生更多的“远隔效应”。因此，放疗和免疫治疗具有协同效应，两者联合有望突破pMMR/MSS型直肠癌免疫治疗的困境。越来越多的研究者正在探索放化疗联合PD-1/PD-L1抑制剂用于pMMR/MSS型直肠癌的新辅助治疗并取得了令人鼓舞的近期疗效。

二、新辅助放化疗联合免疫治疗

（一）早期直肠癌

对于早期直肠癌，放化疗联合免疫治疗的临床研究相对较少（表1）。上海长海医院开展的CHOICE-I研究是一项Ⅱ期单臂临床研究，纳入23例$T_{1\sim3a}N_{0\sim1}$期超低位直肠癌患者（其中N_0期患者占69.6%），采用LCRT联合信迪利单抗2周期，随后序贯信迪利单抗联合卡培他滨或CAPOX 6周期。研究显示，cCR率为43.5%（10/23），pCR率为20%（2/10），总CR率达52.2%（12/23），保肛率高达95.5%（21/22），3~4级毒性发生率为17.4%。复旦大学附属肿瘤医院开展的TORCH-E研究首次探索了SCRT联合特瑞普利单抗的全程新辅助治疗模式（immune-based total neoadjuvant therapy，iTNT）在早期低位直肠癌中的价值。在2024年ESSO会议上公布的初步结果中，76.9%（20/26）患者基线分期为T_3，距肛距离中位数为3cm，13例患者实现cCR并进入WW，其余13例接受手术治疗，其中6例行LE手术且病理证实无残留肿瘤（ypT_0），另

7 例接受 TME，其中 4 例为 ypT_0N_0（TRG_0）。总体 CR 率高达 88.5%（23/26），73.1%（19/26）的患者实现器官功能保留，3~4 级毒性发生率为 30.7%（8/26）。这两项研究结果提示，对于有保肛需求且传统手术难以实现保肛的早中期直肠癌患者，新辅助放化疗联合免疫治疗有望成为一种高效、低毒的器官保留治疗新策略，值得进一步探索（表 2、表 3）。

（二）LAGC 直肠癌

对于 LARC，已有众多新辅助放化疗联合 PD-1/PD-L1 抑制剂的临床试验发表结果，并有多项Ⅲ期临床研究正在进行中。

表 1　pMMR/MSS 型早期直肠癌新辅助放化疗联合免疫治疗临床研究疗效

类别	研究名称	时间	国家	期别	样本量/例	患者特征	研究设计	pCR/CR 率	OP 率
长程放疗联合免疫化疗	CHOICE-I ChiCTR2100042785	2025 年	中国	Ⅱ期单臂	23	$T_{1\sim3a}N_{0\sim1}$ 超低位 距肛≤2cm	LCRT（信迪利单抗 2）+CAP/CAPOX 6+ 信迪利单抗 2	cCR 率：43.5%	保直肠率：63.4%
SCRT 联合免疫化疗	TORCH-E NCT05555888	2024 年	中国	Ⅱ期单臂	34	$cT_{1\sim3b}N_0$ 低位 D_{max}<4cm	SCRT+（CAPOX+ 特瑞普利单抗）4	CR 率：88.5%	保直肠率：73.1%

表 2　pMMR/MSS 型 LAGC 直肠癌新辅助放化疗联合免疫治疗临床研究疗效

类别	研究名称	时间	国家	期别	样本量/例	患者特征	研究设计	pCR/CR 率	OP 率
LCRT 序贯免疫治疗	VOLTAGE-A NCT02948348	2019 年	日本	Ⅰb 期单臂	37	Ⅲ期 23%	LCRT+ 纳武利尤单抗 5	pMMR pCR 率：30%	保肛率：87%
	NSABP FR-2 NCT03102047	2021 年	美国	Ⅱ期单臂	45	Ⅲ期 89%	LCRT+ 度伐利尤单抗 4	pCR 率：22.2% cCR 率：31.1%	保肛率：71.4%
	PANDORA NCT04083365	2021 年	意大利	Ⅱ期单臂	55	$T_{3\sim4}$ 期 95%； N_+ 期 79%	LCRT+ 纳武利尤单抗 3	pCR 率：34.5%	NA
LCRT 同期免疫治疗	AVANA NCT03854799	2021 年	意大利	Ⅱ期单臂	101	Ⅲ期 94%	LCRT/ 阿维鲁单抗 6	pCR 率：23%	NA
	R-IMMUNE NCT03127007	2023 年	北美	Ⅰb/Ⅱ期单臂	37	Ⅲ期 84%	LCRT/ 阿替利珠单抗 4	pMMR pCR 率：24%	NA
	NECTAR NCT04911517	2021 年	中国	Ⅱ期单臂	50	$T_{3\sim4}$ 期 92%； N_+ 期 64%	LCRT/ 替雷利珠单抗 3	pCR 率：40%	保肛率：89.1%
	POLAR-STAR NCT05245474	2023 年	中国	Ⅱ期随机对照	186	$cT_{3\sim4a}N_0M_0$ $cT_{1\sim4a}N_{1\sim2}M_0$	Arm1：LCRT/ 替雷利珠单抗 3 Arm2：LCRT+ 替雷利珠单抗 3 Arm3：LCRT	pCR 率 Arm1：27.1% Arm2：32.7% Arm3：14.0%	保肛率 Arm1：88% Arm2：87% Arm3：70%
LCRT 联合化疗免疫	PKUCH 04 NCT04340401	2022 年	中国	Ⅱ期单臂	25	N_2 期 76%； MRF+ 56%	（CAPOX+ 卡瑞利珠单抗）3+LCRT+CAPOX 2	pCR 率：28% WW（cCR+ ncCR）：16%	保肛率：72%
	DUREC NCT04293419	2023 年	西班牙	Ⅱ期单臂	627	$T_{3\sim4}/N_+$ 期	FOLFOX 6+ 度伐利尤单抗 6+LCRT	39%	NA
	STARS-RC03 NCT04906044	2023 年	中国	Ⅱ期单臂	30	$T_{3\sim4}/N_+$ 期	TNT/ 信迪利单抗	55%	NA
	NRG-GI002 NCT02921256	2021 年	美国	Ⅱ期随机对照	95	高危 $T_{3\sim4}/N_+$ 期	Arm1：FOLFOX 6+（LCRT+ 帕博利珠单抗 6） Arm2：FOLFOX 6+ LCRT	pCR 率 Arm1：31.9% Arm2：29.4%	保肛率 Arm1：59.4% Arm2：71.0%
	中肿研究 NCT04304209	2019 年	中国	Ⅱ期随机对照	134	$T_{3\sim4}/N_+$ 期	Arm1：（信迪利单抗 + CAPOX）4/50Gy Arm2：CAPOX 4/50Gy	CR 率 Arm1：44.8% Arm2：26.9%	非保肛术率 Arm1：6% Arm2：3%

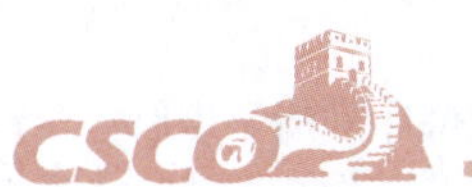

续表

类别	研究名称	时间	国家	期别	样本量/例	患者特征	研究设计	pCR/CR 率	OP 率
SCRT 序贯化疗免疫	Averectal NCT03503630	2021 年	欧洲	Ⅱ期单臂	40	Ⅲ期 91%	SCRT+(FOLFOX+ 阿维鲁单抗)6	pCR 率:37.5%	NA
	武汉协和Ⅱ期 NCT04231552	2021 年	中国	Ⅱ期单臂	30	高危 $T_{3\sim4}$/N_+ 期	SCRT+(CAPOX+ 卡瑞利珠单抗)2	pMMR pCR 率:46.2%	保肛率:88.9%
	PRECAM NCT05216653	2023 年	中国	Ⅱ期单臂	32	$T_{3\sim4}$/N_+ 期	SCRT+CAPOX 2/ 恩沃利单抗(q.w.)6	pCR 率:62.5%	NA
	TORCH NCT04518280	2023 年	中国	Ⅱ期随机对照	130	$T_{3\sim4}$/N_+ 期	Arm1:SCRT+(CAPOX+ 特瑞普利单抗)6 Arm2:(CAPOX+ 特瑞普利单抗)2+SCRT+(CAPOX+ 特瑞普利单抗)4	CR 率 Arm1:56.5% Arm2:54.2%	保肛率 Arm1:82.3% Arm2:86.4%
	SPRING-01 ChiCRT2100052288	2021 年	中国	Ⅱ期随机对照	98	高危 $T_{3\sim4}$/N_+ 期	Arm1:SCRT+(CAPOX+ 信迪利单抗)6 Arm2:SCRT+CAPOX 6	CR 率:61.2% pCR 率 Arm1:59.2% Arm2:32.7%	NA
	UNION NCT04928807	2023 年	中国	Ⅲ期随机对照	231	$T_{3\sim4}$/N_+ 期	Arm1:SCRT+(CAPOX+ 卡瑞利珠单抗)2 Arm2:LCRT+CAPOX 2	pCR 率 Arm1:39.8% Arm2:15.3%	保肛率 Arm1:94.2% Arm2:89.9%
	STELLAR Ⅱ NCT05484024	2023 年	中国	Ⅲ期随机对照	588	$T_{3\sim4}$/N_+ 期	Arm1:SCRT+(CAPOX 4/ FOLFOX 6)/ 信迪利单抗 4 Arm2:SCRT+CAPOX 4/ FOLFOX 6	CR 率 Arm1:45.5% Arm2:25.0%	NA
长程 vs. SCRT 序贯化疗免疫	PRIME-RT NCT04621370	2020 年	英国	Ⅱ期随机对照	48	$cT_{3b+}N_+$ 期,EMVI+ 或低位直肠肿瘤	Arm1:(SCRT+FOLFOX 6)/ 度伐利尤单抗 Arm2:(LCRT+FOLFOX 4)/ 度伐利尤单抗	CR 率 Arm1:57% Arm2:48%	NA

表 3 pMMR/MSS 型 LAGC 直肠癌新辅助放化疗联合免疫治疗正在开展的Ⅲ期临床研究(尚无结果)

类别	研究名称	时间	国家	期别	样本量/例	患者特征	研究设计	终点
LCRT 联合化疗免疫	CHOICE Ⅱ NCT05215379	2022 年	中国	Ⅱ~Ⅲ期	180	距肛 ≤ 5cm $T_{1\sim3a}N_{0\sim1}$	Arm1:LCRT+CAPOX 2 Arm2:LCRT/ 信迪利单抗 2+(CAPOX+ 信迪利单抗)2	cCR
	北京友谊 NCT06312982	2024 年	中国	Ⅲ期	375	$T_{1\sim2}N_{1\sim2}M_0$ 或 $T_3N_{0\sim2}M_0$,MRF−,LLND−	Arm1:LCRT+CAPOX 2 Arm2:LCRT/ 替雷利珠单抗 3+CAPOX 2	CR
	PKUCH-R07 NCT06229041	2023 年	中国	Ⅲ期	472	T_{4b},N_2,MRF+,EMVI+,LLN+	Arm1:TNTi Arm2:TNT	pCR
SCRT 序贯化疗免疫	mRCAT- Ⅲ NCT06507371	2024 年	中国	Ⅲ期	170	$T_{3\sim4}$/N_+	SCRT +(CAPOX+ 信迪利单抗)4 仅照射肿瘤 SCRT +(CAPOX+ 信迪利单抗)4 SCRT + CAPOX 4	pCR,cCR

已经发布结果的临床研究主要研究终点多为近期疗效,如肿瘤退缩程度[总 CR 率、pCR 率、cCR 率、肿瘤退缩分级(tumor regression grade,TRG)、新辅助直肠评分(neoadjuvant rectal score,NAR)]。这些研究在研究方案设计上各有特点,如采用不同的放疗分割模式(长程或短程)、放免联合时序(诱导、同期或序贯)、免疫治疗和化疗联合周期等,治疗模式可分为如下四类:LCRT 序贯免疫治疗、LCRT 同期免疫治疗、LCRT 联合化疗和免疫治疗、SCRT 联合化疗和免疫治疗。

1. LCRT **联合免疫治疗** LCRT 联合免疫治疗单药的 CR 率约为 30%，如 LCRT 序贯免疫治疗的 VOLTAGE-A 研究、NSABPFR-2 研究以及 PANDORA 研究，以及 LCRT 同期免疫治疗的 ANAVA 研究、R-IMMUNE 研究和 NECTAR 研究，CR 率高于标准放化疗（15%~20%）。首都医科大学附属北京友谊医院在 NECTAR 研究的基础上开展了随机对照Ⅱ期研究 POLAR-STAR，将 LARC 患者随机分为三组：LCRT 同期 PD-1 单抗（3 程）组、LCRT 序贯 PD-1 单抗（3 程）组和 LCRT 组（对照组）。前两组相较对照组均获得了更高的 pCR 率（27.1% vs. 32.7 vs. 14.0%），和保肛率（88% vs. 87% vs. 70%），且序贯治疗组的改善获得了统计学意义。

中山大学肿瘤防治中心开展了一项长程放疗联合化疗和 PD-1 抑制剂的Ⅱ期随机对照临床研究（NCT04304209），试验组治疗方案为：1 周期 CAPOX 联合信迪利单抗诱导治疗后，行长程放疗并同步实施 2 周期 CAPOX 联合信迪利单抗，放疗后追加 1 周期上述联合治疗；对照组则采用 1 周期 CAPOX 诱导治疗后，行长程放疗并同步实施 2 周期 CAPOX，放疗后追加 1 周期 CAPOX。对于获得 cCR 的患者，继续 4 周期 CAPOX 化疗后进入 WW 阶段；未获得 cCR（non-cCR）者建议行 TME，术后完成 4 周期 CAPOX 化疗。主要终点为 CR 率，次要终点包括不良反应、局部复发率及远处转移率。结果显示，试验组 CR 率显著高于对照组（44.8% vs. 26.9%；P=0.031，RR=1.67），且在 PD-L1 CPS>2 的患者中，试验组 CR 率优势更为显著（53.8% vs. 23.7%；P=0.007）。试验组与对照组的非保肛手术率分别为 6% 和 3%。

目前，多项针对不同风险分层的直肠癌患者的Ⅲ期随机对照临床研究正在进行中。其中，北京大学肿瘤医院开展的 PKUCH-R07 研究（NCT06229041）针对高危患者，比较全程新辅助放化疗与联合免疫治疗的疗效；首都医科大学附属北京友谊医院的研究（NCT06312982）聚焦低危患者，对比 LCRT 序贯化疗与同期免疫化疗的差异；上海长海医院 CHOICE Ⅱ研究（NCT05215379）则针对超低位低危患者，评估 LCRT 序贯化疗与同期免疫化疗的疗效差异。这些研究均采用随机对照设计，旨在评估免疫治疗在传统放化疗基础上能否进一步提升治疗效果。

2. SCRT **联合免疫治疗** SCRT 也是直肠癌新辅助治疗的常用模式，SCRT 序贯化疗可取得与 LCRT 相似的 pCR 率。研究显示，相对于常规分割放疗，短程大分割放疗和免疫治疗的联合可能具有更多优势。目前已有多项 SCRT 联合化疗和免疫治疗的临床研究取得了非常优异的近期疗效。

华中科技大学同济医学院附属协和医院开展的 UNION-Ⅱ期临床研究纳入具有高危因素的 LARC 患者，采用 SCRT 序贯 2 周期 CAPOX 化疗联合卡瑞利珠单抗的治疗方案。结果显示，27 例接受手术患者的 pCR 率达 48%（13/27），其中 pMMR/MSS 型患者 pCR 率为 46%（12/26），肛门保留率达 89%（24/27）。该研究在 2 个月的治疗周期内获得近 50% 的 pCR 率，证实了大分割放疗与免疫治疗具有显著的协同效应。复旦大学附属肿瘤医院 TORCH 研究首次采取了 SCRT 联合化疗免疫的 iTNT 模式，并允许进行选择性 WW。该研究采用随机对照设计，纳入 130 例患者并分为巩固组（A 组）和诱导组（B 组）。A 组治疗方案为 SCRT 序贯 6 周期 CAPOX 联合特瑞普利单抗；B 组则采用 2 周期 CAPOX 联合特瑞普利单抗诱导治疗后行 SCRT，再序贯 4 周期 CAPOX 联合特瑞普利单抗，随后行 TME，其中达到 cCR 的患者可选择 WW 策略。研究结果显示，总体 CR 率为 55.4%（67/121），其中 A 组为 56.5%（35/62），B 组为 54.2%（32/59）。新辅助治疗后 cCR 率分别为 A 组 43.5%（27/62）和 B 组 35.6%（21/59），肛门保留率分别为 A 组 82.3%（51/62）和 B 组 86.4%（51/59）。山东省立医院在 2025 年 ASCO 会议上报告的 SPIRNG-01 研究采用与 TORCH 研究相似的 SCRT 序贯化疗联合免疫治疗（iTNT）方案，在高危患者群体中显著提高了 pCR 率（59.2% vs. 32.7%；P=0.015），其中试验组 CR 率达 61.2%，显著优于传统 SCRT 序贯化疗（TNT）方案。

SCRT 联合化疗及免疫治疗方案在多项研究中均显示出较高的 CR 率，其疗效需通过Ⅲ期随机对照研究进一步验证。基于前期研究结果，华中科技大学同济医学院附属协和医院开展了Ⅲ期随机对照多中心临床研究（UNION 研究），共纳入 231 例患者，随机分配至 CAPOX 组和 CAM（卡瑞利珠单抗）+CAPOX 组。CAPOX 组治疗方案为 LCRT（50.4Gy 联合卡培他滨）序贯 2 周期 CAPOX 化疗，随后行 TME 及 6 周期 CAPOX 化疗；CAM+CAPOX 组则采用 SCRT（25Gy/5Fx）序贯 2 周期 CAPOX 联合卡瑞利珠单抗治疗，随后行 TME 及 6~9 周期 CAPOX 联合卡瑞利珠单抗治疗。研究结果显示，CAM+CAPOX 组 pCR 率显著优于 CAPOX 组（39.8% vs. 15.3%；P<0.001），两组肛门保留率分别为 94.2% 和 89.9%。

此外，中国医学科学院肿瘤医院在前期 STELLAR 研究的基础上，开展了 SCRT 联合化疗和免疫治疗（iTNT）对比 LCRT 序贯化疗（TNT）的Ⅱ~Ⅲ期随机对照临床研究 STELLAR Ⅱ研究（NCT05484024），主要研究终点是 CR 率（Ⅱ期终点）和 3 年 DFS 率（Ⅲ期终点）。研究团队在 2025 年 ESTRO 会议报道了第一阶段 218 例的近期疗效，结果显示 iTNT 组 CR 率显著高于 TNT 组（45.5% vs. 25.0%，P=0.002）。

现有研究数据表明，无论采用 LCRT 或 SCRT，联合化疗与免疫治疗均显示出显著的近期疗效，其中免疫治疗在 pMMR/MSS 型直肠癌器官功能保留方面具有重要临床价值。然而，其长期生存获益仍需进一步随访评估。此外，关于放疗、化疗与免疫治疗的最佳联合模式尚未达成共识，有待通过大样本随机对照研究进行深入探讨。

3. 放化疗联合免疫治疗的挑战和展望

（1）器官保留有待标准化分析：随着治疗理念的进步，直肠癌患者对器官功能保留的需求日益凸显。研究表明，新辅助治疗后达到 cCR 的患者采用 WW 策略，可获得与 pCR 患者相当的生存获益，同时具有更优的肛门直肠功能和生活质量。LARC 的新辅助治疗目标已从单纯控制局部复发转变为提升肿瘤退缩程度、实现器官功能保留以及改善长期预后。然而，现有研究在保肛率的评估标准上存在显著异质性，其定义涵盖手术时或随访 1~3 年的器官保留率及非造口率等指标，且缺乏与传统放化疗队列的系统比较。此外，由于新辅助治疗周期及后续治疗决策的差异性，保肛率呈现较大波动（70%~99%）。目前多数研究仍以手术为主要治疗决策，采用 TNT 或免疫联合 iTNT 后实施 WW 策略的研究相对有限。值得注意的是，以器官保留为目标的临床研究需考虑 WW 策略患者在1~2年内可能出现局部复发并接受挽救性手术的情况，因此需要长期随访以准确评估器官保留率。同时，器官保留不仅涉及解剖结构的完整性，更应关注功能的维持。现有临床研究往往缺乏对直肠肛门功能的标准化评估，建议采用专业量表将主观感受量化为客观评分，并通过规范化的随访流程和严格的质量控制来确保评估结果的可靠性。

（2）疗效评估手段亟须优化：中低位直肠癌患者新辅助治疗后的疗效评估对手术决策及WW策略的选择具有重要意义。然而，免疫治疗的应用显著增加了肿瘤退缩评估的复杂性。目前，国际上尚未建立统一的新辅助治疗疗效评估标准，主要依赖肛门指检、MRI、血清肿瘤标志物、肠镜及活检等传统方法，辅以直肠腔内超声和PET/CT等检查。值得注意的是，经传统方法评估为cCR的患者中仍存在微小残留病灶（minimal residual disease，MRD），而部分评估为非cCR（non-cCR）的患者术后病理却显示为pCR，即“假残留”现象。研究表明，传统TNT模式的OPRA研究中假残留比例为10%；而免疫联合iTNT模式的TORCH研究则达到34.2%（25/73）。与其他免疫治疗研究结果一致，假残留现象在免疫治疗时代更为显著（42%~77%），内镜与MRI评估不一致率超过50%。其潜在机制可能涉及免疫治疗诱导的胶原沉积、免疫细胞（淋巴细胞/巨噬细胞/浆细胞）浸润、三级淋巴结构形成，以及放化疗相关的水肿和纤维化。因此，建议在传统评估方法基础上，整合功能磁共振、影像组学、深度学习及ctDNA-MRD检测等高灵敏度技术，构建更为精准的疗效评估模型，以优化手术及WW决策。

（3）放免联合最佳模式仍待探索：长程与SCRT在直肠癌新辅助治疗中的应用价值一直是临床研究的重点议题。传统放化疗时代，长程放疗相较于SCRT展现出更高的器官保留率和更低的盆腔复发率；然而，在免疫治疗时代，两者的优劣尚需进一步验证。大分割放疗具有多重免疫调节效应：促进肿瘤抗原释放与提呈，增强肿瘤免疫原性，刺激免疫相关细胞因子分泌；同时可最大限度保护外周血淋巴细胞，维持免疫细胞功能；此外，还能抑制骨髓来源抑制性细胞（myeloid-derived suppressor cell，MDSC）向TME的募集，从而获得优于常规分割的肿瘤控制效果。一项针对LAGC非小细胞肺癌的小样本临床研究（n=45）将患者随机分配至三种放疗联合免疫治疗方案：常规分割（2Gy×20次）、大分割（5Gy×5次）及超大分割（8Gy×3次），结果显示大分割组和超大分割组的完全缓解率显著优于常规分割组，证实了大分割放疗联合免疫治疗的潜在优势。一项荟萃分析显示，SCRT联合免疫治疗的病理完全缓解率显著高于LCRT联合免疫治疗（51% vs. 30%）。PRIME-RT研究（NCT04621370）作为首个对比短程与长程放疗联合免疫治疗的随机对照研究，均采用免疫联合新辅助治疗模式，使用抗PD-L1单抗度伐利尤单抗（durvalumab）。2025年ESTRO会议公布的中期结果显示，在42例入组患者中，短程iTNT组的ITT CR率为57%（12/21），PP为67%（12/18）；而长程iTNT组的ITT和PP人群CR率均为48%（10/21）。在手术患者中，短程iTNT组较长期iTNT组展现出更高的pCR率（44% vs. 27%）、淋巴结阴性率（100% vs. 73%）及更低的新辅助直肠评分（3.8分vs. 15.0分）。机制研究表明，短程iTNT组在治疗第二周后外周血循环淋巴细胞水平和TIL数量显著高于长程iTNT组，这可能是其疗效更优的潜在机制。然而，由于样本量有限，长程与SCRT的优劣仍需更大规模研究进一步验证。

放疗与免疫治疗的时序安排是影响治疗效果的关键因素。在传统放化疗时代，放疗序贯化疗的巩固模式较诱导化疗模式可获得更高的器官保留率。然而，在免疫治疗时代，同步、巩固及诱导三种策略的优劣仍存在争议。POLAR-STAR研究显示，LCRT同步或序贯免疫单药治疗的pCR率和器官保留率无显著差异。TORCH研究对比了巩固与诱导两种iTNT模式，尽管两组总体CR率差异无统计学意义，但巩固组的新辅助治疗后cCR率绝对值高于诱导组（43.5% vs. 35.6%），提示放疗先行的巩固方案可能更有利于器官保留。值得注意的是，尽管现有临床研究探索了多种治疗模式，但仍缺乏大样本前瞻性对照研究和系统性回顾分析，同时相关基础转化研究也有待深入。

临床前研究表明，淋巴引流区放疗可能通过抑制树突状细胞的抗原提呈功能，削弱肿瘤特异性T细胞的活化、增殖、循环及肿瘤浸润，从而降低放疗联合免疫治疗的肿瘤退缩效果。因此，在免疫治疗时代，减少淋巴引流区照射具有潜在的理论优势。然而，对于直肠癌患者而言，缩小盆腔淋巴引流区靶区范围是否能够提高肿瘤退缩率和生存获益，或减轻肠道相关不良反应，仍需通过临床研究进一步验证。浙江大学医学院附属邵逸夫医院开展的mRCAT-Ⅲ研究作为首个探索直肠癌缩小淋巴引流区照射的Ⅲ期多中心随机对照研究，对比了SCRT（照射直肠肿瘤及淋巴引流区）与仅照射直肠肿瘤后序贯4程化疗联合免疫治疗的肿瘤退缩差异。值得注意的是，在免疫治疗时代，放疗模式的新理念已进入研究视野，放疗联合免疫治疗正逐步展现出新的变革方向。

（4）生存获益需要长期随访：放疗联合免疫治疗通过增强免疫应答，理论上有助于诱导机体形成长期免疫记忆，产生“拖尾效应”，在提升肿瘤持续缓解率和延长患者长期生存方面具有潜在优势。近期多项临床研究（包括PRODIGE 23研究、RAPIDO研究和STELLAR研究）显示传统TNT模式可显著改善肿瘤退缩率、降低远处转移风险并延长患者生存期。然而，新辅助放化疗联合免疫治疗在患者生存获益方面的临床价值仍需进一步研究证实。

在LCRT联合单药免疫治疗领域，VOLTAGE-A研究作为首个针对LARC探索放疗序贯免疫治疗的临床研究，其长期随访数据显示：pMMR/MSS型患者的3年RFS率为79.5%，3年OS率达97.4%。亚组分析进一步表明，基线PD-L1阳性（TPS≥1%或CPS≥1%）、CD8/eTreg比值≥2.5，以及$CD8^+$ T细胞中Ki67、CTLA-4、PD-1高表达的患者具有更优的3年RFS率。尽管该研究显示出良好的长期预后，但由于治疗强度相对较低且样本量有限，其长期生存获益仍需通过更大样本量的研究加以验证。

在LCRT联合化疗及免疫治疗领域，2023年ASCO GI会议公布的NRG-GI002研究长期随访数据显示，帕博利珠单抗组与传统放化疗组的3年DFS率相当（64% vs. 64%），但帕博利珠单抗组显示出更优的3年OS率（95% vs. 87%；P=0.04），提示其潜在的生存获益优势。值得注意的是，当前研究的治疗模式存在显著异质性：NRG-GI002研究采用诱导化疗后长程放疗期间联合免疫治疗的策略，而 CHOICE I 研究、中肿研究及 PKUCH 04 研究等则采用免疫治疗与化疗同步进行的方案。

在 SCRT 序贯化疗联合免疫治疗领域，华中科技大学同济医学院附属协和医院近期发表的Ⅱ期临床研究长期随访数据显示：随访时间中位数为 40.8 个月后，患者局部复发率为 3.7%（1/27），远处转移率为 18.5%（5/27），3 年 DFS 率和 3 年 OS 率分别为 80.2% 和 93.3%。亚组分析表明，达到 pCR、pN_0、MRF 阴性、EMVI 阴性以及 CPS ≥ 1 的患者具有更优的 3 年 DFS 率和 3 年 OS 率。然而，由于 SCRT 的生物学等效剂量相对较低，其潜在的局部再生和盆腔复发风险仍需通过长期随访进一步评估。

在长程或短程 TNT 基础上联合免疫治疗的 iTNT 模式主要应用于高危患者群体，其通过早期实施高强度全身系统性治疗，在提升肿瘤退缩效果的同时，可能进一步降低转移风险。目前，包括 TORCH 研究、STELLAR Ⅱ研究及 PKUCH-R07 研究在内的多项临床研究正在探索这一治疗策略，其是否能带来更优的长期生存获益值得期待。

（5）疗效预测标志物亟须筛选：新辅助放化疗联合免疫治疗已展现出显著的肿瘤退缩疗效，然而其疗效评估与预测仍面临诸多挑战。为优化临床决策，建立精准的疗效预测模型具有重要的临床意义。目前，多项研究已通过分析患者免疫微环境特征、基因组学特征及 ctDNA 动态变化等，致力于探索预测肿瘤退缩和长期生存的潜在生物标志物。

免疫微环境方面，Averectal 研究发现基线肿瘤组织免疫评分和肿瘤退缩（pCR/TRG）相关。Voltage-A 研究收集了患者基线、放化疗后、3 程免疫治疗后的肿瘤组织，发现基线肿瘤 PD-L1 TPS ≥ 1%、CD8/Treg 比例动态增加者 pCR 率更高。华中科技大学同济医学院附属协和医院Ⅱ期研究显示基线肿瘤 PD-L1 CPS ≥ 1、TMB ≥ 10 者 pCR 比例更高；T 细胞数量在治疗后明显增加且和肿瘤退缩显著相关；另外发现 *FGFR1~3* 缺失可能与肿瘤不良退缩有关。另外，中肿研究同样证实，基线肿瘤 CPS ≥ 2 的患者比<2 的患者获得更高的 CR 率，且免疫细胞浸润丰度更高。

在基因突变特征分析方面，中肿研究数据显示：无论是传统放化疗组还是免疫治疗组，*PDGFA* 和 *IL2RG* 基因突变均与较差的肿瘤退缩显著相关（$P<0.05$）。进一步研究发现，*PDGFA* 突变与 TME 内皮细胞丰度呈正相关（$r=0.68$；$P=0.003$），而 *IL2RG* 突变则与 $CD4^+$ 调节性 T 细胞（Treg）丰度显著正相关（$r=0.72$；$P=0.002$）。PANDORA 研究基因组分析表明，*ARID1A* 突变（17%）和 *SMAD4* 突变（21%）患者均未达到病理完全缓解（non-pCR）；其中 *SMAD4* 突变与 PD-L1 低表达显著相关（$P=0.017$）。虽然 31% 的患者呈现 TMB，但尚未发现其与治疗反应的相关性（$P>0.05$）。值得注意的是，高 TMB 状态与 *ARID1A*、*FBXW7*、*MYC* 及 *RICTOR1* 基因突变显著相关（$P<0.05$）。

在液态活检领域，ctDNA 在检测治疗后 MRD 方面展现出独特的临床价值。多项研究表明，ctDNA 动态监测在直肠癌新辅助放化疗中具有疗效评估和预后预测作用。UNION 研究对 79 例患者在基线（C1）、放疗后（C2）、化疗免疫治疗后（C3）和术后（C4）四个时间节点采集的 244 份血浆样本进行 ctDNA 基因测序分析。结果显示，新辅助治疗期间 ctDNA 水平显著下降，其中短程免疫治疗组放疗后 ctDNA 清除率（$P=0.049$）和 MRD 清除率（$P=0.015$）均与 pCR 显著相关。基于 MRD 的风险评分预测模型在 C2 时间点具有最佳预测效能（AUC 为 0.85），且新辅助治疗期间未检测到 ctDNA-MRD 的患者预后更佳。值得注意的是，MRD 清除 CEA 的预测模型（AUC 为 0.983；95% *CI* 0.937~1.000）较单一 MRD 清除模型（AUC 为 0.917）或 CEA 模型（AUC 为 0.733）在 pCR/non-pCR 预测方面表现更优。此外，与长程放疗相比，SCRT 联合免疫治疗显著增加了肿瘤组织 MSI（$P=0.042$），这可能是其疗效提升的潜在机制之一。

综上所述，新辅助放化疗联合免疫治疗在直肠癌治疗中展现出显著的肿瘤退缩疗效，在 pMMR/MSS 型患者中，免疫治疗为器官保留提供了新的治疗策略。然而，上述研究中的器官保留率和生存获益仍需通过长期随访进一步验证。未来研究应着重开展大规模随机对照临床研究和转化研究，重点探索以下方向：①优化放疗与免疫治疗的联合模式；②建立标准化的直肠肛门功能评估体系；③构建精准的疗效评估模型；④筛选有效的预测性生物标志物。通过系统性的研究探索，有望将当前优异的短期疗效转化为患者器官保留率和长期生存率的实质性提升。

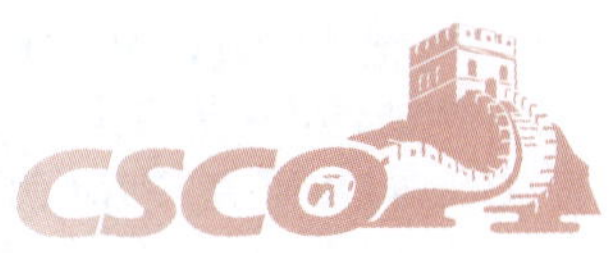

HER2 阳性晚期结直肠癌治疗进展

周玲　詹金波　项晓军
南昌大学第一附属医院

一、引言

根据多个Ⅲ期临床研究结果显示，在目前标准治疗下，mCRC 患者的 mOS 约为 30 个月。针对 RAS、BRAF 等靶点以及错配修复蛋白 /MSI 等亚型的结直肠癌的治疗显著改善了患者的生存。但 mCRC 患者预后仍然很差，5 年生存率约为 14%。研究显示，3%~5% 的 mCRC 患者存在 *HER2* 的过表达或扩增。HER2 在乳腺癌和胃癌等多种恶性肿瘤中表达，抗 HER2 靶向药物，如曲妥珠单抗等，能够显著改善 HER2 阳性乳腺癌及胃癌患者的预后。本文就 HER2 阳性晚期结直肠癌的治疗进展进行系统阐述。

二、HER2 和肿瘤的发生发展

HER2（ERBB2）蛋白由 *HER2* 基因编码，该基因位于人类 17 号染色体长臂 2 区 1 带（17q21），属于原癌基因，其可编码一种由配体结合区、单链跨膜区和酪氨酸蛋白激酶区三部分组成的蛋白。HER2 蛋白属于受体酪氨酸激酶家族成员之一，该家族还包括 ERBB1（EGFR）、ERBB3、ERBB4。HER2 在正常组织中不表达或微量表达，当其受到致癌因子刺激后，*HER2* 基因拷贝数可扩增至平时的几十倍至几千倍不等，导致 HER2 蛋白过表达。其中，以 HER2 胞外区 S310F，激酶区 V8421、V777L 及 L755S 扩增最为常见。HER2 蛋白无已知配体，主要通过与家族中其他成员（HER1/EGFR、HER3、HER4）形成二聚体，诱导胞内酪氨酸激酶结构域的磷酸化，激活多种下游信号通路（如 RAS/RAF/MAPK、PIK3K/AKT/mTOR 等），并在调控细胞增殖和分化的细胞信号网络中发挥重要作用。HER2 作为治疗靶点受到广泛关注。

研究表明，HER2 在乳腺癌和胃癌等肿瘤细胞均有过表达，其中，乳腺癌患者的发生率为 20%~30%，胃癌为 10%~20%。HER2 过表达与肿瘤细胞的增殖和侵袭能力提高相关。同时，HER2 过表达和乳腺癌患者较差的预后密切相关。起初，Greene 等人发现抗 HER2 单抗能够逆转大鼠中 HER2 诱导的成纤维细胞的转化表型。Hudziak 等人报道了另一种针对人的 HER2（4D5）的鼠源性 P185HER2 单抗，对 HER2 扩增的乳腺癌细胞具有很好的生长抑制作用。随后 Carter 等人研发的人源化 4D5 单抗即曲妥珠单抗在临床研究中显示出较好的疗效。与单独化疗组相比，曲妥珠单抗联合化疗组在有效率、PFS、OS 方面均有显著提高。因此，曲妥珠单抗在 1998 年被批准用于 HER2 阳性的乳腺癌患者。在 2010 年，曲妥珠单抗获批用于 HER2 阳性的转移性胃或胃食管交界癌。随着抗 HER2 靶向药物在乳腺癌和胃癌中陆续获批，许多临床研究开始探索抗 HER2 治疗用于 mCRC 的疗效。

三、HER2 阳性结直肠癌的临床特征和预后

（一）临床特征

由于两侧结肠不同的胚胎起源，左侧和右侧结肠有着不同的分子特点和病理特征。因此，针对不同部位的结肠恶性肿瘤，在治疗上会有不同的选择。HER2 阳性的 mCRC 是一种少见的类型，大约 3% 的结直肠癌患者出现 *HER2* 扩增 / 过表达。既往多项研究发现，HER2 的表达状态与结直肠癌患者的肿瘤原发部位相关，远端结直肠癌比近端结直肠癌更常出现 HER2 过表达，65%~90% 的 HER2 阳性结直肠发生在远端结直肠。在 *RAS* 和 *BRAF* 野生型的 mCRC 患者中，HER2 过表达的发生率约为 6%，较突变型高。同时，研究还发现 HER2 阳性的结直肠癌更容易合并肺或者脑的转移，在合并脑转移的结直肠癌患者中，*HER2* 扩增的频率高达 20%。HER2 高表达患者与 HER2 低表达患者在年龄、性别、种族 / 民族、体能状态、肿瘤位置、转移灶数量、RAS 突变状态和 MSI 状态方面未观察到显著差异，而 *BRAF* 突变在 HER2 低表达肿瘤中更为常见（16.9% vs. 7.5%；P<0.000 1）。

（二）预后和预测价值

HER2 作为致癌驱动因素和治疗靶点的作用已得到确认，但在结直肠癌中的预后生物标志物价值仍存在争议。两项回顾性研究中显示，*HER2* 扩增或过表达的患者对抗 EGFR 治疗表现出较低的反应率和较短的 PFS；然而，一项纳入 1 645 例结直肠癌患者的回顾性研究发现，HER2 过表达虽然与较高的 UICC 分期及淋巴结转移相关，但对患

者的 OS 率无明显影响。此外，一项更大回顾性研究纳入了 3 256 例结直肠癌患者进行分析，其中包括Ⅱ~Ⅲ期的术后患者（QUASAR 研究，1 914 例）和Ⅳ期的晚期患者（Focus 和 Piccolo 研究，1 342 例）。结果发现，HER2 过表达的患者中有较高的疾病复发率，但差异并不显著；且 HER2 过表达或扩增与患者的 OS 和 PFS 不相关。当然，也有部分研究表明 HER2 的高表达却与 PFS 时间较长相关。在 CALGB 80203 研究中，研究者发现 HER2 mRNA 水平越高，患者 PFS 越长。最近，有研究者提出 HER2 过表达与扩增对预后的影响不一致。CALGB/SWOG80405 研究发现，肿瘤 HER2 高表达（以中位数分高低）的患者无论接受何种治疗，其 PFS 和 OS 均较低表达显著更长，而 *HER2* 扩增（*HER2* 拷贝数变异 ≥6）对 OS 和 PFS 无预后意义。此外，*HER2* 扩增还与转移部位有关，在 44.8% 的结直肠癌卵巢转移患者中观察到 *HER2* 扩增，20% 脑转移的结直肠癌患者中存在 *HER2* 扩增。

四、检测方法

起初，在 mCRC 中，关于 HER2 阳性的判断并无明确标准。直到 2016 年，Valtorta 等人在 HERACLES 研究的登记期间，明确了 HER2 阳性结直肠癌诊断标准（HERACLES 诊断标准）。应用 IHC 和荧光原位杂交（fluorescence in situ hybridization，FISH）作为评估 HER2 过表达和基因扩增的标准方法。根据 HERACLES 诊断标准，以下 3 种情况被定义为 HER2 阳性：①超过 50% 的肿瘤细胞中 HER2 免疫组织化学染色（IHC）3+（IHC 3+：细胞膜基底和侧边或整个细胞膜强阳性染色）；② 10%~50% 的肿瘤细胞中 IHC 3+ 及 FISH 阳性，其中 FISH 阳性的定义为：大于 50% 的细胞中 HER2：CEP17（染色体计数探针）≥2；③超过 50% 的肿瘤细胞 IHC 2+ 及 FISH 阳性。

除上述检测方式外，NCCN 指南也推荐二代测序（next-generation sequencing，NGS）作为 HER2 过表达或扩增的检测方式之一。采用 NGS 对肿瘤样本中提取到的 DNA 进行分析，通过识别 HER2 的拷贝数和序列改变来判断 HER2 在肿瘤中的表达状态。根据 Foundation Medicine，*HER2* 扩增定义为 NGS 检测到的 *HER2* 拷贝数变异 ≥6。结直肠癌 *HER2* 扩增与 IHC 和 FISH 的高度一致性支持其在 HER2 阳性 mCRC 中的应用。MyPathway 研究中，一项评估 NGS 检测有效性的事后分析结果显示，经 IHC 和 FISH 检测证实为 HER2 过表达的患者，NGS 再检测的符合率达到 81%。Camilla Pilati 等人采用 IHC、FISH、RNA-seq、NGS 四种方法分析了 PETACC8 和 IDEA- 法国队列Ⅲ期结肠癌患者手术标本的 HER2 表达，同样发现 NGS 结果与 IHC/FISH 高度一致，但有 7 例患者（0.43%）通过 NGS 检测出 *HER2* 扩增而 IHC/FISH 未呈阳性。来自 MOUNTAINEER 研究的数据表明，在 10 例 HER2 IHC/FISH 阴性的患者中，唯一对 HER2 靶向治疗有效的患者的 NGS 结果为 *HER2* 扩增。这表明即使传统 IHC/FISH 方法显示阴性结果，NGS 可能识别出可以从靶向治疗中获益的患者。

此外，通过 NGS 检测 ctDNA 也可以确定结直肠癌中 HER2 的状态。参考大量临床研究数据，通常 *HER2* 基因拷贝数 ≥2.2~2.5（不同平台阈值略有差异）被定义为 *HER2* 扩增。2018 年 ASCO 会议上的一项研究报告显示，通过对 HERACLES 研究中的患者进行 ctDNA *HER2* 基因拷贝数的检测，97.6%（46/47）的患者能够被筛选出来。校正后的数据也显示 ctDNA 中 *HER2* 的基因拷贝数与组织学中的拷贝数具有明显的相关性。为了评估 ctDNA 基因分型的效用，日本国立癌症研究中心的研究团队比较了 ctDNA 基因分型与组织活检对中晚期胃肠道癌症患者的临床研究入组情况和治疗效果。该研究团队分为两项大型研究，一项名为 SCRUM-Japan GOZILA 的研究使用 Guardant360 液体活检来识别患者，另一项 GI-SCREEN 研究则使用组织基因分型。研究发现，与组织基因分型相比，ctDNA 基因分型显著缩短了患者筛选时间，提高了试验入组率，且未遗漏应该入组的患者。该中心的另外一项Ⅱ期临床研究（TRIUMPH），入组的是经 ctDNA 或肿瘤组织基因分型确认的 HER2 阳性结直肠癌患者，评估帕妥珠单抗和曲妥珠单抗联合治疗的有效性和安全性。该研究发现无论是通过 ctDNA 基因分型还是传统的组织基因分型确认 HER2 阳性的 mCRC 患者，联合治疗都表现出相似的疗效，即 ctDNA 基因分型的准确率与组织基因分型相似。液体活检是一项比组织活检更无创的替代方法，且在治疗效果监测方面具有独特的优势。

五、HER2 阳性 mCRC 的治疗

随着抗 HER2 靶向药物（如曲妥珠单抗）在乳腺癌和胃癌治疗中的成功应用，研究者开始探索其在结直肠中的潜力。然而，临床前研究表明，单药抗 HER2 治疗对 HER2 阳性转移性结直肠的疗效有限，主要由于 HER2/EGFR 信号通路的抑制不足以及 HER3 磷酸化的代偿性激活。因此，多项临床研究通过联合用药策略显著提升了抗 HER2 治疗的疗效，并推动了相关方案的临床应用。目前，抗 HER2 治疗已被纳入 ESMO 指南和 NCCN 指南，尽管中国尚缺少 *HER2* 扩增结直肠癌相关抗 HER2 靶向治疗数据，借鉴 NCCN 指南，CSCO 指南推荐曲妥珠单抗 + 帕妥珠单抗或曲妥珠单抗 + 拉帕替尼在 *HER2* 扩增的晚期结直肠癌三线治疗。同时，鼓励 HER2 过表达 / 扩增的晚期结直肠癌患者参加抗 HER2 ADC 相关临床研究。

（一）曲妥珠单抗联合 TKI

HERACLES 研究共筛选了 914 例 *KRAS* 野生型 mCRC 患者，检测出 48 例（5%）HER2 阳性的患者，最终有 27 例最终接受了曲妥珠单抗 + 拉帕替尼（EGFR/HER2 双靶 TKI 抑制剂）治疗。结果提示 ORR 为 30%，DCR 为 74%，mPFS 达到了 21 周。27 例患者中有 6 例（22%）有 3 级不良反应，包括 4 例患者乏力，1 例患者出现皮疹，1 例患者胆红素浓度升高，无 4 级或 5 级不良事件发生。MOUNTAINEER 研究探索了曲妥珠单抗 + 图卡替尼（一个高度靶向 HER2 的 TKI）的疗效。2021 年公布的该研究中期数据显示，可评估的 23 例患者中，ORR 为 52.2%，mPFS 为 8.1 个月，mOS 为 18.7 个月，只有 2 例患者发生 3 级不良反应。该研究在 2023 年 *Lancet* 杂志上更新了数据，研究显示在图卡替尼联合曲妥珠单抗治疗组中，ORR 达到了 38.1%，图卡替尼单药组仅为 3.3%。联合治

疗组 mPFS 为 8.2 个月，mOS 达到了 24.1 个月。因此，FDA 批准了图卡替尼联合曲妥珠单抗用于 HER2 阳性 mCRC 患者。同时，MOUNTAINEER-03 研究正在入组患者，旨在评估图卡替尼 + 曲妥珠单抗 +mFOLFOX6 对比 mFOLFOX6 ± 西妥昔单抗 / 贝伐珠单抗在 HER2 阳性的 mCRC 患者中一线治疗疗效。另一项Ⅱ期研究探索了吡咯替尼（EGFR/HER2 双靶点 TKI 抑制剂）+ 曲妥珠单抗治疗 HER2 阳性 mCRC（NCT04380012）患者的疗效。在入组的 11 例患者中，ORR 为 27%。此外，一项评估吡咯替尼 + 卡培他滨治疗 HER2 阳性结直肠癌患者疗效的研究（NCT04227041）正在进行中。

（二）双重抗 HER2 抗体治疗

2019 年 MyPathway 研究公布的结果显示，曲妥珠单抗 + 帕妥珠单抗疗效显著。在入组的 57 例患者中，1 例完全缓解，17 例部分缓解，ORR 为 32%，mPFS 为 2.9 个月，mOS 为 11.5 个月。对 56 例可评估 *KRAS* 状态患者中，*KRAS* 野生型为 43 例，突变型有 13 例。13 例 *KRAS* 突变的患者中仅 1 例对治疗方案有效（ORR 为 8%），而 43 例 *KRAS* 野生型的患者中有 17 例患者治疗有效（ORR 为 40%）。结果表明，在 HER2 阳性的 mCRC 患者中，*KRAS* 野生型患者较突变型患者更能从曲妥珠单抗 + 帕妥珠单抗治疗中获益。另一项 TRIUMPH 研究同样是评估曲妥珠单抗 + 帕妥珠单抗方案的疗效。但在入选 HER2 阳性患者时，采用组织学和 / 或 ctDNA 进行确定，总共有 30 例 mCRC 患者的组织和 / 或 ctDNA 中确认了 *HER2* 扩增。其中，27 例组织学阳性患者的 ORR 为 30%，25 例 ctDNA 阳性患者的 ORR 为 28%。该研究结果也提示 ctDNA 检测可替代组织学来明确 HER2 的状态。TAPUR 研究评估了曲妥珠单抗和帕妥珠单抗联合治疗 28 例 HER2 阳性 mCRC 患者的情况，这些患者均经过多线治疗无可用的标准治疗方案。经双重抗 HER2 治疗，患者 ORR 达到 25%，mPFS 和 mOS 分别为 4.3 个月和 13.8 个月。此外，一项多中心随机Ⅱ期研究（SWOG S1613）招募了 56 例 *RAS*/*RAF* 野生型 HER2 阳性的 mCRC 患者，旨在对比曲妥珠单抗 + 帕妥珠单抗（TP）与西妥昔单抗 + 伊立替康（CETIRI）的疗效。总体而言，两组的 mPFS 并无显著性差异：TP 组为 4.7 个月，CETIRI 组为 3.7 个月。亚组分析发现，*HER2* 扩增水平较高的患者，进行双重抗 HER2 治疗的临床获益往往大于标准治疗 CETIRI。在 *HER2* 基因拷贝数（GCN）≥ 20 的患者中，TP 组的 mPFS 为 9.9 个月，而 CETIRI 组为 2.9 个月。对于 *HER2* GCN<20 的患者，情况则相反：TP 组的 mPFS 为 3.0 个月，而 CETIRI 组为 4.2 个月。基于 GCN 的差异在 ORR 方面也很明显：在 GCN ≥ 20 的患者中，TP 组的 ORR 为 57.1%，而在 GCN<20 的患者中，TP 组的 ORR 为 9.1%。ZW25 作为靶向 HER2 ECD2 和 ECD4 的双特异性抗体，其一项Ⅰ期临床研究共入组 24 例 HER2 阳性晚期实体瘤患者（5 例结直肠癌患者），结果显示 ORR 为 41%，mPFS 达到了 6.2 个月。2024 年 ESMO 会议披露了该研究的Ⅱ期临床研究初步结果，在 11 例可评估的患者中，确认的 ORR 为 90.9%，DoR 中位数尚未达到，纳入的 13 例患者中 3~4 级 TRAE 发生率为 38.5%，3 例严重 TRAE（脱水、结肠炎和急性肾损伤），无治疗相关的死亡。MCLA-128 是一种双特异性抗体，同时靶向 HER2 和 HER3，通过阻断 HER2-HER3 异源二聚体形成及下游信号抑制肿瘤生长，但目前在结直肠癌中的证据尚不充分。

多项研究表明，HER2 双阻断也可能提供显著获益，未来将进一步关注其长期生存数据，也期待大样本随机对照研究结果。

（三）靶向 HER2 的 ADC

一项临床前研究结果表明，在 HER2 阳性 mCRC 的 PDX 模型中，帕妥珠单抗联合 T-DM1（一种抗 HER2 的 ADC）能够抑制肿瘤生长，在停药后抑瘤效果仍能维持几个星期，试验结果证实帕妥珠单抗 +T-DM1 可能存在长期的抑瘤效果。基于以上研究结果，HERACLES-B 研究探索了帕妥珠单抗 +T-DM1 在 HER2 阳性 mCRC 患者中的疗效。结果显示，31 例患者中的 ORR 为 9.7%，mPFS 为 4.1 个月，mPFS 和 HERACLES 研究中的结果相当。此外，DESTINY-CRC01 研究探索了 T-Dxd（曲妥珠单抗偶联一种新型的拓扑异构酶Ⅰ抑制剂）在 HER2 阳性 mCRC 患者中的疗效。研究纳入了 78 例患者，这些患者既往至少接受过两种治疗方案，包括奥沙利铂、伊立替康、氟尿嘧啶或抗 EGFR 抗体及抗 VEGF 抗体，并且为 *RAS* 和 *BRAF* 野生型。研究者将患者分为 3 个组别，分别为：IHC 3+ 或 IHC 2+ 和 ISH+（A 组）、IHC 2+ 和 ISH−（B 组）、IHC 1+（C 组）。其中，A 组共入组 53 例患者，40 例患者表现为 IHC 3+，13 例患者为 IHC 2+ 和 ISH+，既往治疗线数中位数为 4（2~11）线，16 例患者接受过抗 HER2 治疗，最终 ORR 为 45.3%，DCR 为 83%，mPFS 为 6.9 个月，mOS 为 15.5 个月。DESTINY-CRC02 研究进一步评估了 T-Dxd（5.4mg/kg 和 6.4mg/kg）治疗 HER2 阳性 mCRC 的疗效和安全性。研究纳入 112 例患者（IHC 3+ 占 85%，IHC 2+/ISH+ 占 15%），其中 82 例接受 5.4mg/kg 治疗（组 1），40 例接受 6.4mg/kg（组 2）。组 1 的 ORR 为 37.8%，组 2 为 27.5%。值得注意的是，在 IHC 3+ 人群中 ORR 达 47%，而 IHC 2+/ISH+ 人群仅 5.6%。安全性方面，5.4mg/kg 组更优。基于此，FDA 于 2024 年 4 月批准 T-Dxd 5.4mg/kg 用于 HER2 阳性（IHC 3+）不可切除或转移性实体瘤。维迪西妥单抗（RC48）是我国自主研发的靶向 HER2 的 ADC，在尿路上皮癌、胃癌、乳腺癌的探索中都展示出了令人鼓舞的抗肿瘤活性。RC48 联合呋喹替尼治疗晚期结直肠癌的研究正在进行中，2024 年 ASCO 会议公布的初步结果显示，纳入的 12 例患者（4 例 IHC 1+，4 例 IHC 2+，2 例 IHC 3+，2 例 *HER2* 扩增）既往接受过 4 线中位数的系统治疗。截至 2023 年 6 月的数据显示，ORR 为 18.2%（2/11），DCR 高达 90.9%（10/11）。PFS 中位数为 5.5 个月（95% *CI* 2.7~8.2 个月），OS 中位数为 12.3 个月（95% *CI* 5.3~19.3 个月），显示出令人鼓舞的临床疗效。SHR-A1811 是一款 HER2 ADC，2023 年 ESMO 会议披露了 SHR-A1811 用于 HER2 阳性晚期实体瘤的Ⅰ期临床研究数据，在结直肠癌中，ORR 达到 36.4%（4/11），6 个月的 PFS 率为 53.6%。上述研究结果显示了 ADC 治疗 HER2 阳性结直肠癌的光明前景。此外，更多 ADC 的临床研究如 DP303c（NCT04146610、NCT05810103）和 ZW49（NCT03821233）正在陆续开展中。

（四）抗 HER2 联合免疫治疗

近些年随着免疫治疗在结直肠癌治疗中的广泛应用，抗 HER2 联合免疫治疗也成为探索的重要方向。KN026 是同时结合 HER2 的 ECD2 和 ECD4 的一种双表位抗体，

NCT04521179是由沈琳教授牵头的一项开放标签、Ⅱ期多中心研究，旨在评估KN026联合KN046在HER2阳性实体瘤患者中的疗效和安全性。该研究纳入15例结直肠癌患者，其ORR达53.3%，mPFS为12.2个月，12个月OS率为80%。目前关于抗HER2联合免疫治疗HER2阳性晚期结直肠癌的研究大部分处于研究阶段，已有证据尚缺乏。抗HER2联合PD-1单抗治疗结直肠癌的研究包括：替雷利珠单抗联合RC48及呲咯替尼的Ⅱ期临床研究（NCT05350917）、卡瑞利珠单抗联合曲妥珠单抗加化疗的Ⅱ期临床研究（NCT05193292）、RC48联合替雷利珠单抗（NCT05493683）、RC48联合替雷利珠单抗、低剂量卡培他滨和塞来昔布的Ⅱ期临床研究（NCT05578287）、SBT6050（一种将TLR8激动剂与抗HER2单抗偶联的ADC）联合帕博利珠单抗的一项Ⅰ期研究（NCT04460456）等。抗HER2联合其他ICI的研究包括：GI-102（一种对CD80和IL2Rβγ具有双特异性的新型Fc融合蛋白）联合帕博利珠单抗或T-DXd用于晚期或转移性实体瘤患者的Ⅰ期临床研究（KEYNOTE-G08）。此外，抗HER2/4-1BB双抗（PRS-343）、HER2/CD3双抗（runimotamab）等新型抗体也正在不断涌现中。

HER2阳性的mCRC患者能否从免疫治疗中获益有待更多的研究结果公布来得到解答。

（五）其他抗HER2治疗

随着CAR-T疗法在血液系统肿瘤中取得了良好疗效，HER2作为CAR-T治疗的理想靶抗原，靶向HER2的嵌合抗原受体T细胞（HER2 CAR-T）、嵌合抗原受体巨噬细胞（HER2 CAR-M）、嵌合抗原受体NK细胞（HER2 CAR-NK）治疗已被广泛研究。一些临床前研究已证实上述疗法能有效针对HER2阳性肿瘤细胞，抑制HER2阳性实体肿瘤的生长。目前大量针对实体瘤的靶向HER2的CAR-T、CAR-M及CAR-NK研究正在开展中（NCT02713984、NCT06658951、NCT06101082、NCT04684459、NCT06254807、NCT03198052、NCT04511871）。目前在研的靶向HER2的溶瘤病毒疫苗包括溶瘤单纯疱疹病毒，溶瘤腺病毒及溶瘤麻疹病毒等，有研究发现溶瘤病毒腺疫苗能增加HER2 CAR-T的疗效。TT16药物即是溶瘤腺病毒与HER2 CAR-T的复合物，相关临床研究正在进行中。此外，一些肿瘤疫苗如E75，以及靶向ADCC增强型单克隆抗体（NCT05673512）、目前也在临床研究当中。

六、未来方向

尽管在过去20年中结直肠癌的系统治疗进步显著，但迄今为止，RAS和BRAF仍是晚期结直肠癌治疗最重要的参考靶点。HER2阳性的结直肠癌是一类相对少见且特殊的类型，越来越多的证据支持对mCRC患者的HER2状态进行尽早评估。针对此类的晚期患者，现有的治疗模式包括抗HER2单抗联合小分子TKI药物，抗HER2单抗的两两联合使用，以及ADC的药物治疗等。我们相信，随着抗HER2治疗在乳腺癌及胃癌治疗中的进步，HER2阳性或低表达的结直肠癌患者也将迎来更多的有效治疗药物及治疗模式。

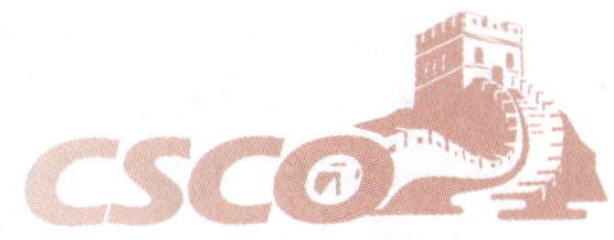

KRAS 突变结直肠癌的研究进展

陈权　肖莉
厦门大学附属中山医院

结直肠癌（colorectal cancer，CRC）复杂的分子机制和高度的异质性，使其治疗一直面临巨大挑战。在众多驱动基因中，*KRAS*（Kirsten rats arcomaviral oncogene homolog）是最常见的致癌突变基因之一，在 CRC 中的突变频率高达 40% 以上，严重影响 CRC 的预后和治疗效果。本文将对 KRAS 的生物学特性、临床检测与分型技术、靶向药物、耐药机制、免疫治疗策略的最新进展阐述，以期为临床实践不断推进 *KRAS* 突变相关肿瘤的精准治疗提供参考。

一、KRAS 的生物学基础与突变特性

（一）KRAS 的结构与功能

KRAS 基因属于 *RAS* 基因家族，编码 GTP 结合蛋白，主要调控细胞增殖、分化、生存和迁移。正常的 KRAS 蛋白在细胞膜上通过 GTP/GDP 的交换和水解始终处于“开 / 关”状态的动态循环中：与 GTP 结合时 *KRAS* 基因被激活，开启下游的 MEK/ERK、PI3K/AKT 等信号通路，促进细胞增殖和抗凋亡；当 GTP 水解为 GDP 后，*KRAS* 进入非激活状态，关闭信号。

（二）*KRAS* 突变类型及其临床意义

在 CRC 中，*KRAS* 突变主要发生在第 2 外显子第 12 和第 13 密码子，包括 G12D、G12V、G12C、G12S、G12R、G12A 和 G13D 等，其中以 G12D（约占 50%）和 G12V（约占 20%）最为常见，约 10% 的 CRC 也会出现 G12C 突变。密码子 12 的突变常常会导致固有水解和 GTP 酶激活蛋白（GTPase activating protein，GAP）介导的水解减少，而不影响核苷酸交换速率，但 KRAS G12C 表现出与野生型 KRAS 相似的 GTP 酶活性。相比之下，密码子 13 突变不仅降低水解，而且提高了内在交换活性。密码子 61 的突变则会促进 GDP-GTP 交换，同时破坏 GTP 水解，与其他突变相比，Q61 突变体的水解率最低。这些突变导致 KRAS 蛋白失去水解能力或增强激活状态，持久激活 MAPK 和 PI3K 信号通路，驱动肿瘤生长。*KRAS* 突变引起的蛋白质结构变化还可影响免疫微环境，招募免疫抑制性细胞（如 Treg、MDSC、TAM）以及激活癌症相关成纤维细胞（CAF），形成“冷肿瘤”状态，导致肿瘤免疫逃逸。

不同突变亚型在治疗效果和临床预后方面存在差异。一项纳入 148 例 mCRC 患者的研究发现，在接受 FOLFOX 治疗后，*KRAS* 突变患者的 PFS 比野生型患者差，其中 G12D 突变与较差的 PFS 相关，而 G12S 突变与较差的 OS 相关。也有研究发现 G12V、G13D、G12C 突变与较差的 PFS 和 OS 相关。

二、*KRAS* 突变的临床检测与分型技术

（一）病理活检

传统的 *KRAS* 突变检测依赖于活检组织样本，常用的方法包括聚合酶链反应（polymerase chain reaction，PCR）扩增、直接测序、PCR- 限制性片段长度多态性分析、ARMS（基因扩增的检测方法）、封装扩增等。近年来，随着 NGS 技术的发展，利用全外显子测序、深度测序等方法可以实现对多点突变的同时检测，灵敏度可达 1%~5%。

（二）液体活检

液体活检利用血浆中的 ctDNA 检测 *KRAS* 突变，具有非侵入性、动态监测、反映肿瘤异质性等优势。PCR 类技术灵敏度高（<0.05%），适用于微残留病检测、耐药机制研究和随访；NGS 技术则可实现全面基因突变分析，是肿瘤精准诊断的重要工具。多项研究证实，ctDNA 的 *KRAS* 突变检测与组织样本具有 90% 以上的一致性，但也存在脱落、异质性引起的差异。此外，在治疗后，ctDNA 的 *KRAS* 突变的动态变化为指导治疗调整提供了新的依据。多项研究发现，部分 *KRAS* 突变型经治疗后可转换为 *KRAS* 野生型，称为新野生型 *RAS*（neo-RAS wild-type）。在不同的研究中，新野生型 *RAS* 的发生率约 10%~60%，*KRAS* 第二外显子外的突变更容易发生转换，且 *RAS* 转换常与贝伐珠单抗的使用、单器官 / 多器官转移、有无肝、骨、淋巴结、腹膜转移有关，发生 *RAS* 转换的 PFS、OS 更长，预后更好。

三、*KRAS* 突变的靶向治疗

RAS 蛋白与 GTP 结合的亲和力发生在皮摩尔水平（10^{-12}mol/L），且蛋白结构表面缺乏可结合小分子药物的结合口袋，这些特征使直接靶向 KRAS 变得“几乎不可能”。2013

年，Shokat 等人发现了一个专门针对突变半胱氨酸残基的“Switch Ⅱ口袋(SⅡ-P)”。当 GDP 与 RAS 结合时 SⅡ-P 暴露，KRAS 抑制剂可与突变的半胱氨酸残基共价结合，维持 KRAS-GDP 结合的非激活状态，从而抑制信号转导。此后，KRAS G12C 抑制剂索托拉西布(AMG510)和阿达拉西布(MRTX849)等药物相继研制成功，并在临床获得批准。

(一) KRAS G12C 的抑制剂

索托拉西布(AMG510)是第一种获批进入临床的抗 KRAS *G12C* 药物。目前的临床研究数据表明，在转移性 KRAS G12C CRC 患者中，索托拉西布的耐受性较好，腹泻、疲劳、恶心和转氨酶升高是最常见的不良事件，未发生导致死亡的 TRAE，但 KRAS *G12C* 抑制剂单药治疗仅表现出一定的抗肿瘤活性。索托拉西布在Ⅰ期研究 CodeBreaK 100 的 ORR 为 7%(3/42)，DCR 为 73.8%，mPFS 为 4.0 个月。后续给予每日 960mg 索托拉西布的Ⅱ期研究中，62 例患者中的 6 例(9.7%)达到了客观缓解，DCR 为 82.3%；mPFS 和 OS 分别为 4.0 个月和 10.6 个月。

阿达拉西布(MRTX849)是靶向 KRAS G12C 的口服小分子抑制剂，在临床研究中表现出良好的抗肿瘤活性。在 KRYSTAL-1 研究中，Ⅱ期 CRC 队列阿达拉西布(MRTX849)的 ORR 为 19%(8/43)，DCR 为 86%(37/43)，mPFS 为 5.6 个月，且无严重不良反应。与上述两种 KRAS G12C 抑制剂相比，迪瓦拉西布(GDC-6036)对 KRAS G12C 的选择性更高，抗肿瘤活性更好。在 NCT04449874 临床研究中，迪瓦拉西布(GDC-6036)在 mCRC 队列的 ORR 为 29.1%(20/55)，mPFS 为 5.6 个月，对于每日给予迪瓦拉西布 400mg 的 mCRC，ORR 提高至 35.9%(14/39)，mPFS 为 6.9 个月。

另外，我国自主研制的格索雷塞(D-1553)、氟泽雷塞(IBI531)和戈来雷塞(JAB-21822)也相继获批上市。在两项Ⅰ期临床研究(NCT05005234 和 NCT05497336)的 mCRC 队列中，氟泽雷塞组的 ORR 为 43.8%(14/32)，DCR 为 87.5%(28/32)，9 例患者(20.0%)发生了 3 级 TRAE，没有导致治疗停止或死亡的 TRAE。在既往接受过二线及以上治疗的 *KRAS* G12C 突变结直肠癌患者中，格索雷塞和戈来雷塞联合西妥昔单抗显著提高了靶向药的抗肿瘤活性。NCT04585035 Ⅱ期临床研究的 mCRC 队列纳入 29 例患者，给予格索雷塞(600mg，每日两次)联合西妥昔单抗治疗后仅 3 例(10.3%)出现 3/4 级 TRAE，ORR 为 51.7%(15/29)，DCR 为 93.1%(27/29)，mPFS 为 7.56 个月。戈来雷塞联用西妥昔单抗的 ORR 为 50%，DCR 为 87%，mPFS 和 mOS 分别为 6.9 个月(95% *CI* 5.4~6.9 个月)和 19.3 个月(95% *CI* 13.1 个月 ~NE)。

(二) 其他 KRAS 靶向药物

除了 KRAS G12C 抑制剂，针对其他突变亚型的靶向药物的研发也在不断推进。GFH375 是一种高选择性、强效的口服 KRAS G12D 抑制剂，用于 *KRAS* G12D 突变晚期实体瘤患者的Ⅰ/Ⅱ期临床研究的初步数据提示，GFH375 单药治疗晚期实体瘤显示出良好的耐受性和良好的抗肿瘤活性。高选择性 KRAS G12D 抑制剂 TSN1611 治疗晚期实体瘤患者的首次临床Ⅰa 期研究结果提示 TSN1611 耐受性良好，如预测的那样显示出可接受的 PK 特性，在难治性 *KRAS* G12D 突变肿瘤患者中初步观察到肿瘤缩小。此外，泛 KRAS 抑制剂、降解剂等药物也正在积极研究中。BI-2865 是一种泛 KRAS 抑制剂，能结合多种 *KRAS* 突变亚型(G12D/V/C 等)，在小鼠肿瘤中表现出抗肿瘤潜力。

(三) KRAS 靶向药的耐药机制及应对策略

尽管 KRAS G12C 靶向药物在临床研究中取得显著进展，但耐药问题也逐渐显露。多个研究表明，通过受体酪氨酸激酶(receptor tyrosine kinase，RTK)重新激活 RAS 信号通路是 CRC 中对 KRAS G12C 抑制产生耐药性的关键机制。Amadeo 等人的研究表明，在 *KRAS* G12C CRC 细胞系中，抑制 KRAS G12C 导致 ERK 瞬时抑制，随后出现磷酸化 ERK 反弹。与 NSCLC 细胞相比，*KRAS* G12C CRC 细胞具有较高的基础 RTK 激活，并且对生长因子刺激更敏感，从而诱导更高水平的磷酸化 ERK。这可能是 *KRAS* G12C 抑制剂在 CRC 患者中有效性差于 NSCLC 的原因之一。另外，二次突变(如 Switch Ⅱ区域突变阻断药物结合、*KRAS* 突变状态及亚型的转换)、下游通路(例如 MEK/ERK、PI3K/AKT)激活等，也是导致药物的重要机制。

联合用药是克服耐药的重要策略。EGFR 抑制剂(如西妥昔单抗、帕尼单抗)和 KRAS 抑制剂的联合应用可使磷酸化 ERK 持续抑制，预防耐药产生。多项临床研究均验证了 KRAS G12C 和 EGFR 联合靶向治疗改善了 *KRAS* G12C mCRC 患者的临床结局。例如，CodeBreaK 300 Ⅲ期研究中，索托拉西布(每日 960mg)与帕尼单抗联合治疗 ORR 为 26.4%，DCR 为 71.7%，mPFS 为 5.6 个月，35.8%(19/53)患者出现 3/4 级 TRAE。在 KRYSTAL-1 研究Ⅰb 期 CRC 扩展队列中，西妥昔单抗联合阿达格拉西布使 ORR 提高至 46%(13/28)，DCR 提高至 100%(28/28)，PFS 中位数为 6.9 个月，3/4 级 TRAE 见于 16% 的患者。迪瓦拉西布(GDC-6036)联合西妥昔单抗的 ORR 达 62.5%(14/24)，mPFS 为 8 个月。格索雷塞和戈来雷塞联合西妥昔单抗也取得了良好的临床效果。

Ryan 等人发现，多个 RTK 可以在抑制 KRAS G12C 后驱动野生型 *RAS*(包括 *NRAS* 和 *HRAS*)的反馈再激活，联合靶向共同抑制聚合节点(如 SHP2 或 MEK)可克服此类适应性药物抵抗。在 18 例 *KRAS* G12C 转移性 CRC 患者中，联合索托拉西布和曲美替尼治疗 *KRAS* G12C 和 MEK 的 ORR 达到了 11%(2/18)，DCR 为 83%(15/18)。在一项临床前研究中，研究者在 CRC 细胞系和患者来源的异种移植癌中观察到格索雷塞与 SHP2 抑制剂联用后肿瘤生长和增殖减少。KontRASt-01 是一项Ⅰb/Ⅱ期研究，评估了新型 KRAS G12C 抑制剂 JDQ443 与 TNO155 联合治疗包括 CRC 在内的晚期实体瘤，该研究仍在进行中(NCT04699188)。

多种药物联合也是抵抗耐药、增加疗效的重要策略之一。CodeBreaK101 研究 mCRC 队列中的三联治疗方案，包括索托拉西布 + 曲美替尼 + 帕尼单抗、索托拉西布 + 帕尼单抗 + 化疗以及索托拉西布 + 贝伐珠单抗 + 化疗。其中索托拉西布 + 帕尼单抗 + 化疗的 ORR 为 58.1%，DCR 为 93.5%，mPFS 为 5.7 个月，但 3/4 级 TARE 为 45.5%(15/33)。可见，随着药物的累积，临床疗效虽有所增加，TRAE 的发生率也随之升高，如何平衡疗效与毒性，仍需要进一步的临床研究探索。

四、免疫治疗

*KRAS*突变招募免疫抑制性细胞(如Treg细胞、MDSC、TAM)以及激活癌症相关成纤维细胞(CAF),形成"冷肿瘤"状态。多项研究联合ICI与KRAS抑制剂或抗血管生成药物,激活免疫细胞、改善免疫微环境,提高了抗肿瘤疗效。另外,针对肿瘤特异性突变,联合肿瘤疫苗、CAR-T或TCR-T细胞治疗,激活特异性T细胞,也可改善TME,提高抗肿瘤活性。肿瘤疫苗包括①细胞疫苗:提取患者的树突状细胞,体外培养后再输注;②肽类疫苗:采用短、长肽设计,激活CTL或辅助T细胞;③核酸疫苗(mRNA、DNA):利用病毒载体或脂质纳米技术;④病毒载体疫苗:利用加藤病毒、腺病毒等作为载体。由于*KRAS*突变产生的肽片段在人体内高度特异,不在正常组织表达,具有"理想"免疫原性。已有研究报道,针对*KRAS* G12D、G12V等突变的TCR-T细胞,显示出明显的抗肿瘤效果。但肿瘤疫苗仍存在诸多问题,如由于肿瘤异质性出现免疫逃逸,由于低免疫原性产生免疫耐受,以及个性化肿瘤抗原预测的技术难度大等,未来仍需要结合多载体、多靶点、多策略,制订个性化、多模态的疫苗方案,以增强免疫应答。

五、总结与展望

近年来,随着基础研究的深入和技术的突破,*KRAS*突变在CRC中的研究呈现出前所未有的活跃态势。靶向KRAS G12C的共价抑制剂,已实现临床突破,特别是在NSCLC中取得显著成效,但在CRC中仍面临低反应率与耐药挑战。在CRC *KRAS*突变中占比最高的G12V、G12D亚型的抑制剂仍在临床前研究或Ⅰ期临床研究阶段,未来将成为研究的新热点。由于*KRAS*突变独特的结构,联合用药是提高抗肿瘤活力的关键手段,开发覆盖多亚型的泛KRAS抑制剂、联合上下游靶向信号途径(如MAPK、PI3K)、调节免疫微环境(联合ICI、疫苗)可能成为未来研究突破的方向。另外,优化诊断和监测技术,多平台、多技术联合,提高诊断敏感性和特异性,实时跟踪突变变化,识别耐药机制,将大数据与AI的融合,将是实现KRAS相关肿瘤真正"攻克"的关键。

总之,KRAS在CRC中的研究已进入"突破-挑战-再突破"的新阶段。通过基础与临床的协同创新,构建完整的精准医疗体系,KRAS靶向与免疫策略的融合,未来将在疾病管理和患者获益中发挥关键作用。

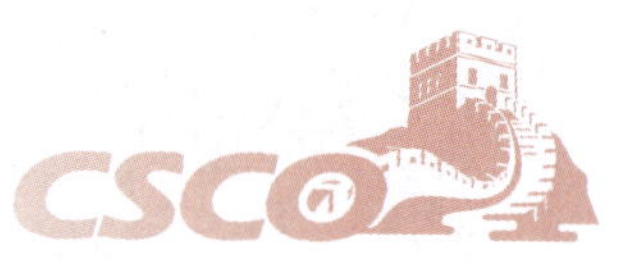

RAS 突变型结直肠癌的治疗展望

钟晨菡　袁瑛

浙江大学医学院附属第二医院

一、引言

结直肠癌的分子亚型和基因状态(如 *RAS*/*BRAF* 突变、MSI/MMR 状态等)与其临床病理特征、治疗反应及预后密切相关。深入解析结直肠癌的分子机制,对优化患者生存管理具有重要意义。其中,大鼠肉瘤(rat sarcoma,RAS)病毒基因家族通过编码调控细胞信号通路的蛋白,在肿瘤发生发展中起关键作用。*RAS* 基因家族包括 *KRAS*、*NRAS* 和 *HRAS*,其中结直肠癌中 *KRAS* 突变率约为 40%,*NRAS* 突变率约为 4%,*HRAS* 突变率较低。95% 以上的突变集中于 G12、G13 和 Q61 位点。RAS 蛋白存在两种功能状态:活化的膜结合型鸟苷三磷酸(guanosine triphosphate,GTP)状态和失活的鸟苷二磷酸(guanosine diphosphate,GDP)状态。当 *RAS* 基因发生突变时,其编码产物对 GTP 酶的水解作用产生抵抗,导致下游丝裂原活化蛋白激酶(mitogen-activated protein kinase,MAPK)和磷脂酰肌醇 3 激酶(phosphatidylinositide 3-kinase,PI3K)信号通路持续激活,进而促进细胞异常增殖、迁移并抑制凋亡,最终诱发癌变。研究表明,*RAS* 突变与 mCRC 的不良预后显著相关,且携带 *RAS* 突变的肿瘤细胞对多种治疗方案存在耐药性。目前,临床指南推荐化疗联合贝伐珠单抗作为 *RAS* 基因突变 mCRC 的一线治疗方案,但该方案的疗效仍有待提升。因此,探索针对 *RAS* 突变型结直肠癌的新型治疗策略,对改善患者预后具有重要的临床价值。

二、*RAS* 突变型结直肠癌的治疗进展

近年,靶向 *RAS* 基因的治疗有较多的突破,但多数仍处于临床研究阶段。我们在本节回顾了部分现有报道的针对 *KRAS* 突变 mCRC 中治疗的策略。

靶向 *KRAS* 基因的小分子抑制剂及靶向药物的组合

既往 KRAS 靶点难以成药的原因主要有以下几点。①蛋白构象动态变化:KRAS 蛋白在“活性”(结合 GTP)和“非活性”(结合 GDP)状态间不断动态变化。这就要求抑制剂必须精准地选择性结合不同构象的 KRAS,同时还不能影响野生型,大大增加了抑制剂的开发难度。②与 GTP 亲和力强:KRAS 蛋白对 GTP 的亲和力极强,而细胞内的 GTP 浓度又很高。这使得开发 GTP 竞争性抑制剂的可行性极低,因为药物很难与 GTP 竞争结合到 KRAS 蛋白上,从而难以抑制其活性。③缺乏小分子结合位点:KRAS 蛋白结构中,天然缺乏小分子药物结合位点,表面相对光滑,没有典型的“深口袋”结构。这使得传统的通过寻找能与蛋白上特定口袋结合的小分子药物的研发策略,在 KRAS 靶点上难以实施。近年,随着研究者们对 KRAS 蛋白结构的深入解析,靶向 *KRAS* 基因的小分子药物也有了较多突破性进展。

1. **KRAS G12C 抑制剂及靶向药物的组合**　*KRAS* G12C 是 *KRAS* 基因突变中较为常见的一种亚型。近年来,针对 *KRAS* G12C 突变的抑制剂取得了显著进展。第一个探索 KRAS G12C 小分子抑制剂索托拉西布(AMG 510)的研究是 CodeBreaK 100,该研究招募多种携带 *KRAS* G12C 突变的 LAGC 或转移性实体瘤患者,结直肠癌患者队列的 ORR 达到了 9.7%,DCR 为 73.5%,PFS 为 4 个月,OS 为 10 个月,其安全性也是可控的。

随后进行了一系列研究,主要探索索托拉西布与多种抗肿瘤药物的联合应用在晚期结直肠癌中的疗效和安全性。CodeBreak 300 研究旨在评估索托拉西布联合帕尼单抗对比标准三线治疗在 *KRAS* G12C 突变结直肠癌患者中的疗效和安全性,纳入 160 例既往接受氟尿嘧啶、奥沙利铂和伊立替康化疗的 *KRAS* G12C 突变的 mCRC 成年患者,研究结果提示索托拉西布 960mg/ 帕尼单抗组的 PFS 中位数为 5.6 个月,标准治疗组为 2 个月(HR=0.48,95% CI 0.3~0.78;双侧 P=0.005)。索托拉西布 960mg/ 帕尼单抗组的 ORR 为 26.4%,标准治疗组为 0%。在索托拉西布 960mg/ 帕尼单抗组中,DoR 中位数为 4.4 个月。而随机分配至索托拉西布 240mg/ 帕尼单抗组患者的 PFS 最终分析与标准治疗组相比,差异无统计学意义。OS 的最终分析无统计学意义。

此外,在 CodeBreaK 101 研究的结直肠癌队列,主要纳入既往接受过一线及以上治疗的 *KRAS* G12C mCRC 患者,给予索托拉西布联合帕尼单抗和 FOLFIRI 治疗,2025 年 ASCO 更新了 CodeBreaK 101 研究的 OS 和 PFS,以及最新的安全性和疗效数据。最新 ORR 为 57.5%,DCR 为 92.5%。缓解时间中位数为 1.6 个月,缓解持续时间为 6.6 个月。随访时间中

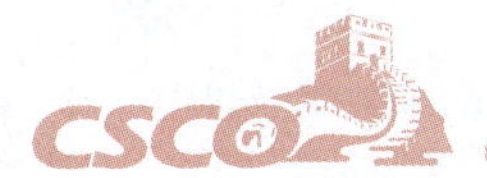

位数为29.2个月，PFS中位数为8.2个月，OS中位数为17.9个月。可见，索托拉西布联合帕尼单抗和FOLFIRI方案对既往接受治疗的*KRAS* G12C突变mCRC显示出良好的长期安全性和有效性。目前正在进行的Ⅲ期研究CodeBreaK 301（NCT06252649）旨在评估该联合方案与标准治疗方案相比在*KRAS* G12C突变mCRC患者一线治疗的疗效。

此外，其他KRAS G12C抑制剂也相继开展临床研究。KRYSTAL-1研究（NCT03785249）在经标准一线治疗期间或治疗后进展的*KRAS* G12C突变的mCRC中探索MRTX849联合西妥昔单抗对比单药的疗效和安全性，联合治疗组的ORR为46%，DCR为100%，PFS中位数为6.9个月，OS中位数为13.4个月，而单药治疗组ORR为19%，PFS中位数为5.6个月。

相比较而言，目前单药有效率最高的KRAS G12C抑制剂是IBI351。在综合队列CIBI351A101（Ⅰ期）和CIBI351B301（Ⅰb期）标准治疗失败*KRAS* G12C突变mCRC患者中，截至2023年12月13日，共有56例纳入汇总分析，3例700mg q.d.，4例450mg b.i.d.，48例600mg b.i.d.，1例750mg b.i.d.。单药ORR为45.8%，DCR为88.9%，PFS为8.2个月，OS为17个月。目前在*KRAS* G12C mCRC中，IBI351与多种抗肿瘤药物的联合也在进行中，其后续研究的结果令人期待。

第二代高效KRAS G12C抑制剂（olomorasib）也进入临床，相较于一代*KRAS* G12C抑制剂具有更好的靶点覆盖率、更高效、更高度选择性的GDP结合型。2025年ASCO更新了一项Ⅰ/Ⅱ期临床研究（NCT04956640）的最新结果，该研究旨在探讨olomorasib联合西妥昔单抗治疗*KRAS* G12C突变型CRC患者的安全性、耐受性和最佳剂量。该研究纳入既往接受含奥沙利铂或伊立替康方案治疗的*KRAS* G12C突变mCRC患者，并纳入剂量递增/扩展或优化研究，以2个剂量的olomorasib（100mg和150mg，每日两次口服）进行剂量递增/扩展或优化。截至2024年11月13日，93例患者接受了olomorasib+西妥昔单抗剂量递增/扩大（*n*=49）或优化（*n*=44）治疗。年龄中位数为58岁（35~82岁），既往治疗次数中位数为3次（1~8次）。不同剂量之间的AE特征相似。联合治疗的时间中位数为6.5个月，32例患者仍在接受治疗。*KRAS* G12C突变CRC患者中，两种剂量的olomorasib+西妥昔单抗均表现出相似的抗肿瘤活性和良好的安全性。这些结果进一步支持将第二代KRAS G12C抑制剂与其他抗肿瘤疗法联合使用，可以改善既往接受过治疗的*KRAS* G12C突变型结直肠癌患者的预后。

新一代选择性KRAS G12C-GDP共价抑制剂MK-1084在既往接受过治疗的*KRAS* G12C突变型实体瘤（包括非小细胞肺癌和结直肠癌）患者中表现出可控的安全性和初步抗肿瘤性（KANDLELIT-001研究，NCT05067283）。2025年ASCO报告了MK-1084单药治疗、MK-1084+西妥昔单抗以及MK-1084+西妥昔单抗+mFOLFOX6治疗晚期*KRAS* G12C突变型结直肠癌患者的数据。MK-1084单药治疗组随访时间中位数为14.8个月，MK-1084联合西妥昔单抗组随访时间中位数为5.3个月，MK-1084+西妥昔单抗+mFOLFOX6组随访时间中位数为1.9个月。MK-1084单药治疗组（*n*=53）中CRC患者的ORR为36%，MK-1084联合西妥昔单抗组（*n*=34）的ORR为50%（32%~68%），MK-1084+西妥昔单抗+mFOLFOX6组（*n*=14）的ORR为14%（2%~43%）。初步数据表明，MK 1084单药治疗、MK-1084+西妥昔单抗和MK-1084+西妥昔单抗+mFOLFOX6具有可控的安全性，并显示出对*KRAS* G12C突变mCRC患者具有抗肿瘤活性的证据。

2. 其他RAS位点相关靶点抑制剂及其联合治疗 HRS-4642在*KRAS* G12D突变晚期肠癌中的临床研究也有了一定进展，这项多中心、开放标签的Ⅰ期临床研究（NCT05533463），旨在研究HRS-4642在晚期*KRAS* G12D突变实体瘤中的疗效和安全性，进行药物剂量递增研究，其中包括5例结直肠癌患者中，3例病情稳定，2例患者出现肿瘤退缩，所有肿瘤中的DCR为77.8%。此外，还有一项HRS-4642联合抗肿瘤药物治疗晚期实体瘤受试者的Ⅰb/Ⅱ期临床研究正在进行中（NCT06520488），其目的是评价HRS-4642联合抗肿瘤药物治疗携带*KRAS* G12D突变的晚期实体瘤受试者的安全性和初步疗效，并确定MTD和推荐的Ⅱ期剂量（RP2D）。这类KRAS G12D抑制剂的出现，也为*KRAS* G12D突变型结直肠癌患者带来了新的希望。

另外，其他泛RAS抑制剂对于*RAS*突变肠癌也有一定的效果。RMC-6236-001是一项Ⅰ/Ⅰb期多中心、开放标签、剂量递增和剂量扩展研究，旨在评估RMC-6236作为单药治疗携带*RAS*突变或野生型*RAS*晚期实体瘤患者的效果。该研究纳入了多种携带*KRAS*突变的晚期实体瘤患者，包括非小细胞肺癌、胰腺癌，目前已经公布了非小细胞肺癌患者和胰腺导管腺癌的数据，但关于RMC-6236在*KRAS* G12D突变晚期结直肠癌中的具体疗效和安全性数据还不明确。不过，鉴于其在其他*KRAS* G12D突变的晚期实体瘤（非小细胞肺癌和胰腺癌）中显示出了一定的抗肿瘤活性和较好的安全性，以及其作为泛RAS抑制剂的作用机制，理论上对*KRAS* G12D突变晚期结直肠癌可能也有一定的治疗潜力。该疗法的Ⅲ期临床研究RASolute 302正在进行中，未来可能会有更多关于RMC-6236在不同癌种包括肠癌中的详细数据公布。

Onvansertib在*KRAS*突变晚期肠癌中的临床研究有了一定进展，这项多中心、开放标签、单臂的Ⅱ期研究，主要纳入既往接受奥沙利铂和氟尿嘧啶类药物治疗的*KRAS*突变mCRC患者，患者接受onvansertib+FOLFIRI+贝伐珠单抗治疗，截至2024年1月29日，所有患者均已完成治疗访视和随访，随访时间中位数为6.4个月。经研究者评估，确认的ORR为26.4%，包括1例CR和13例PR。DOR中位数为11.7个月，缓解时间中位数为86天，PFS中位数为8.4个月。研究者还发现一线未接受贝伐珠单抗治疗的患者临床获益更佳，其ORR和PFS中位数分别为76.9%和14.9个月，而既往接受贝伐珠单抗治疗的患者则为10.0%和6.6个月。基于此研究结果，研究者们正在开展开放标签、多中心、随机、Ⅱ期CRDF-004研究（NCT06106308），以评估onvansertib+FOLFIRI+贝伐珠单抗对比化疗+贝伐珠单抗在*KRAS*突变型mCRC一线治疗中的疗效和耐受性。

三、其他联合治疗策略的探索

单药的疗效十分有限，合理地将其他药物与KRAS G12C

抑制相结合是旁路信号转导对 KRAS G12C 抑制的主要耐药性的一种可能解决方案。这也可以从 *BRAF* V600E 突变 mCRC 中 BRAF 抑制与 EGFR 抑制联合提高疗效的经验中推断出来。由于原发性或获得性基因组改变所导致的耐药性，联合治疗以覆盖多个致癌靶点也可能提高治疗效果。

(一) 其他靶向药物的联合

联合不同作用机制的靶向药物是提高 *RAS* 突变型结直肠癌治疗效果的重要策略。在 CodeBreaK 101 (NCT04185883) 的一个子队列中，41 例先前接受过治疗的晚期 *KRAS* G12C 突变实体瘤患者（18 例非小细胞肺癌患者，18 例结直肠癌患者，5 例其他患者）接受了曲美替尼联合索托拉西布治疗。在之前接触过 KRAS G12C 抑制剂的患者中，1/6 的 CRC 患者和 1/3 的 NSCLC 患者没有客观反应。在 KRAS G12C 抑制剂初治患者中，12 例 CRC 患者中有 1 例和 15 例 NSCLC 患者中有 3 例有客观反应。

此外，PI3K 抑制剂与其他靶向药物联合的研究也在进行中，有望进一步提高治疗效果。

(二) 化疗联合靶向及 ICI 的探索

ICI 在多种肿瘤治疗中取得了突破性进展，但在 *RAS* 突变型结直肠癌中的疗效仍存在争议。PD-1 及其配体（PD-L1）抑制剂在 MSI-H/dMMR 的结直肠癌患者中显示出显著疗效，然而 *RAS* 突变型结直肠癌患者大多为 MSS/pMMR，对 ICI 的反应不佳。不过，近年来有研究发现，通过联合治疗等策略可能提高 *RAS* 突变型 MSS/pMMR 结直肠癌患者对免疫治疗的敏感性。例如，将 ICI 与化疗、靶向治疗或其他免疫调节剂联合应用，部分临床研究显示出较好的疗效趋势。

2022 年 ASCO-GI 公布了 CheckMate 9X8 Ⅱ期结果，该研究入组既往未经治疗、初始不可切除的 mCRC，评估纳武利尤单抗联合 mFOLFOX6 或贝伐珠单抗与 mFOLFOX6 或贝伐珠单抗在 mCRC 一线治疗中的疗效和安全性。PFS 的 *HR* 为 0.81（95% *CI* 0.53~1.23；*P*=0.30），未达到预设的有统计学意义的差异阈值（两组 PFS 中位数均为 11.9 个月）。但联合免疫组 12 个月后的 PFS 率更高。两组 ORR 分别为 60%（联合免疫组）和 46%（对照组）。虽然该研究的主要研究终点差异未达到统计学意义，但联合免疫组显示出更高的 PFS 率、更高的 ORR 和更长的缓解时间。

国内袁瑛教授团队于 2023 年在 *EClinicalMedicine* 发表的开放标签的单臂Ⅱ研究（NCT04194359），旨在评估信迪利单抗（IBI308）联合 CAPEOX 和贝伐珠单抗一线治疗 *RAS* 突变和 MSS mCRC 患者的安全性和抗肿瘤活性。2021 年 4 月—2021 年 12 月，共入组 25 例患者，2 例（8%）患者出现 CR，19 例（76%）PR，4 例（16%）病情稳定，ORR 达到 84%，DCR 为 100%。全分析集的 PFS 中位数为 18.2 个月，符合方案集的 PFS 中位数为 9.9 个月。其中，6 例患者经治疗和第二次 MDT 讨论后获得转化，手术治疗后获得无瘤生存状态（no evidence of disease，NED）。可见，这种治疗策略在未来可能也会为 *RAS* 突变 mCRC 带来更多获益。目前Ⅲ期研究正在如火如荼进行中。

(三) NeoRAS 肠癌治疗进展

NeoRAS 现象是指 mCRC 经全身化疗后，肿瘤 RAS 状态由突变型（mutation type，MT）转为野生型（mutation type，WT）。SCRUM-Japan GOZILA 研究将 478 例经组织学分析初步诊断为 *RAS* MT mCRC 并接受系统治疗的患者纳入研究，在后期治疗前进行 cfDNA 检测。结果显示，*NeoRAS* WT 的发生率在队列 A（整体队列）中为 19.0%（91/478），在队列 B（血浆中检测到至少一个体细胞改变的亚组）中为 9.8%（41/429）。在 6 例使用 EGFR 抑制剂治疗的 *NeoRAS* WT 患者中，1 例患者获得部分缓解，1 例患者疾病稳定至少 6 个月。传统上，*RAS* 突变是抗 EGFR 抗体疗效的负预测因素，国际实践指南建议 mCRC 患者在开始抗 EGFR 治疗前进行 RAS 检测。而 NeoRAS 现象的发现，使得 *NeoRAS* WT mCRC 患者可能像 *RAS* WT mCRC 患者一样从抗 EGFR 治疗中获益，为这部分患者提供了新的治疗选择和思路，也强调了在整个临床过程中动态监测基因突变谱对最佳治疗选择的重要性。

SCRUM-Japan GOZILA 研究在 2025 年 ASCO 更新了最新的 OS 数据：1 352 例患者（年龄中位数为 61 岁）包括 526 例（38.9%）*RAS* WT，387 例（28.7%）*RAS* MT，223 例（16.5%）获得性 *RAS* MT，91 例（6.7%）*NeoRAS* WT，以及 125 例（9.2%）*BRAF* MT。*BRAF* MT 患者的 OS 中位数（28.1 个月）显著短于其他患者（*HR*=1.91，95% *CI* 1.52~2.40；*P*=0.001）。*NeoRAS* WT 患者的 OS 中位数（45.6 个月）介于 *RAS* WT（51.9 个月）和 *RAS* MT（41.0 个月）之间（*P*=0.001）。获得性 RAS MT 患者的 OS 中位数（43.3 个月）显著短于 RAS 野生型（*P*=0.001）。多因素分析显示，*BRAF* MT（*HR*=2.06，95% *CI* 1.62~2.61；*P*<0.001）、ctDNA 分 数（*HR*=1.41，95% *CI* 1.17~1.71；*P*=0.000 35）、*RAS* MT（*HR*=1.37，95% *CI* 1.17~1.62；*P*=0.000 1）和淋巴结转移（*HR*=0.85，95% *CI* 0.72~0.99；*P*=0.046）是与 OS 较短相关的独立因素。*NeoRAS* WT mCRC 患者表现出不同的特征，*RAS* WT 组和 *RAS* MT 组的生存期相当。

总体而言，NeoRAS 肠癌研究是结直肠癌领域的一个新方向，虽然目前取得了一些进展，但仍需要更多的研究来进一步明确 NeoRAS 现象的发生机制、发生率以及抗 EGFR 治疗在 *NeoRAS* WT mCRC 患者中的长期疗效和安全性等。

四、*RAS* 突变 MSS 晚期肠癌治疗展望

RAS 突变型结直肠癌的治疗仍然是临床面临的重大挑战，但近年来在靶向治疗、免疫治疗、联合治疗等方面取得了一系列令人鼓舞的进展。随着对 RAS 信号通路及 TME 等研究的不断深入，越来越多的治疗靶点和治疗方法（如细胞免疫治疗等）被发现和探索。然而，目前仍存在许多问题需要解决，如耐药机制的深入研究、联合治疗方案的优化、治疗不良反应的管理等。未来，需要进一步开展大规模、多中心的临床研究，验证各种治疗策略的有效性和安全性，为 *RAS* 突变型结直肠癌患者提供更加精准、有效的治疗方案，改善患者的生存预后。

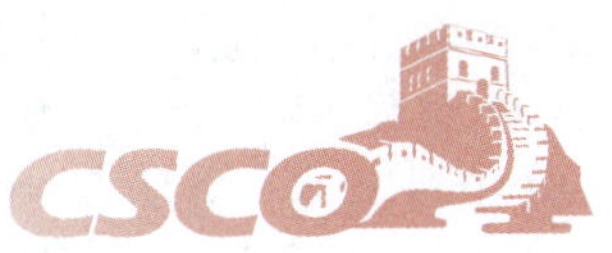

BRAF 突变型转移性肠癌：临床研究新突破与转化研究多维实践

吴桐　王红　张艳桥

哈尔滨医科大学附属肿瘤医院

一、引言

BRAF 突变型 CRC 是结直肠癌中具有独特临床病理特征和分子特性的重要亚型，占所有 CRC 病例的 5%~10%，其中 *BRAF* V600E 突变约占 90%。*BRAF* V600E 突变型 CRC，具有侵袭性强、预后差（OS 中位数为 12~18 个月）和治疗响应率低的特点。传统化疗疗效有限，而单药靶向治疗因耐药机制复杂（如 MAPK 通路再激活、TME 异质性）难以持久获益。近年来，随着靶向联合策略、免疫治疗及分子分型的突破，该领域已步入精准治疗时代。然而，挑战仍存：一线最佳联合模式（靶向 + 化疗 vs. 双靶联合）、MSS 型肠癌免疫治疗增效策略，以及如何整合局部治疗等问题亟待解决。转化研究的深入（如类器官模型、ctDNA 动态监测）为逆转耐药和个体化精准治疗提供新视角。本文系统梳理了 *BRAF* V600E 突变型 mCRC 的临床研究进展，从标准治疗优化到靶免联合探索，聚焦转化医学在多维实践中的推动作用，以期为临床决策提供循证依据，展望未来发展方向。

二、*BRAF* 突变型 mCRC 的临床研究进展：从标准治疗到靶向组合探索

（一）一线治疗策略的优化探索

1. 化疗方案优化：三药联合是否优于双药方案？ 在 *BRAF* V600E 突变型 mCRC 中，传统化疗仍是治疗基石。一线治疗常采用 FOLFOX、FOLFIRI 或 CAPEOX 方案，但通常化疗敏感性较差，预后不佳。为提高初始治疗强度，FOLFOXIRI 三药联合方案被提出。Ⅲ期 TRIBE 研究中，*BRAF* V600E 突变亚组接受 FOLFOXIRI+ 贝伐珠单抗显示 OS 改善趋势（19.0 个月 vs. 10.7 个月）。然而，后续 TRIBE2 研究未能重复该获益（PFS：*HR*=1.23；OS：*HR*=1.35），2020 年发表于 *Journal of Clinical Oncology* 的一项荟萃分析也未发现三药联合较双药联合显著延长 OS。此外，CAIRO5 研究在初治肝转移患者中发现，FOLFOXIRI+ 贝伐珠单抗虽在 PFS、ORR 和转化率方面优于双药方案，但 OS 仍无显著改善（24.1 个月 vs. 23.6 个月）。这一结果提示：三药方案虽未改善 OS，但通过快速缩瘤可为潜在可转化患者创造手术机会。2024 年 ESMO 观点进一步明确适用场景：三药方案适用于需快速缩瘤的肝转移患者，尤其适用于体力状态良好、需争取转化切除机会的患者。因此，三药方案在特定临床情境下仍具有潜在价值，需根据患者具体情况谨慎选择。

2. 靶向联合治疗：EGFR 与 VEGF 抑制剂的比较探索 鉴于传统化疗获益有限，将靶向药物纳入初始治疗方案成为新的研究方向。特别是针对 MAPK 通路的 EGFR 抑制剂与抗血管生成药物贝伐珠单抗的联合应用，成为探索焦点。FIRE-4.5 研究比较了 FOLFOXIRI 分别联合西妥昔单抗或贝伐珠单抗在 *BRAF* V600E 突变型 mCRC 中的疗效。结果显示，西妥昔单抗组 PFS 显著低于贝伐珠单抗组（6.7 个月 vs. 10.7 个月，*HR*=1.89；*P*=0.006），OS 亦略低（12.9 个月 vs. 17.1 个月），但未达统计学意义。上述研究结果支持在该分子亚型患者中，贝伐珠单抗仍是更适合的靶向联合选择。

3. 靶向前移：*BRAF* 联合抑制策略重塑一线格局 随着对 *BRAF* 突变通路理解的加深，靶向治疗逐步从二线前移至一线。ANCHOR CRC 研究评估了 *BRAF* 抑制剂康奈非尼联合西妥昔单抗及 MEK 抑制剂比美替尼用于一线治疗的潜力。结果显示 ORR 为 47.4%、PFS 中位数为 5.8 个月、OS 中位数为 18.3 个月，安全性良好，提示该方案具备一定治疗潜力。随后开展的Ⅲ期 BREAKWATER 研究进一步确认该策略的临床价值。研究结果初步显示，康奈非尼 + 西妥昔单抗联合 mFOLFOX6 相比标准化疗显著改善 PFS 中位数（12.8 个月 vs. 7.1 个月，*HR*=0.53）、ORR（65.7% vs. 37.4%）及 OS（30.3 个月 vs. 15.1 个月，*HR*=0.49）。该联合方案被认为是当前 *BRAF* V600E 突变型 mCRC 患者一线治疗的新标准，重塑了治疗格局。值得一提的是，康奈非尼联合西妥昔单抗的双联方案在安全性上具有优势，为不耐受化疗的患者提供了可行的替代方案。综上，*BRAF* V600E 突变型 mCRC 的一线治疗正从传统化疗向以靶向为核心的精准治疗模式转型。

（二）二线及后线靶向组合治疗的突破

1. *BRAF* 抑制剂联合抗 EGFR 单抗 ±MEK 抑制剂的靶向组合策略 当前，国内外各大指南一致推荐 BRAF 抑制剂联合抗 EGFR 单抗 ±MEK 抑制剂的双靶或三靶联合方案用于 *BRAF* V600E 突变型 mCRC 的二线及后线治疗。SWOG

S1406 研究结果显示，与西妥昔单抗联合伊立替康相比，VIC 方案（维莫非尼 + 伊立替康 + 西妥昔单抗）显著改善 mPFS（4.2 个月 vs. 2.0 个月，*HR*=0.5；*P*=0.001）、ORR（17% vs. 4%；*P*=0.05）和 DCR（65% vs. 21%；*P*<0.001），mOS 亦有延长（9.6 个月 vs. 5.9 个月）。BEACON 研究是首个评估 BRAF/MEK 抑制剂联合抗 EGFR 单抗治疗 *BRAF* V600E 突变型 mCRC 的Ⅲ期研究，结果显示，三靶组（康奈非尼 + 西妥昔单抗 + 比美替尼）和双靶组（康奈非尼 + 西妥昔单抗）相比对照组（伊立替康 + 西妥昔单抗或 FOLFIRI+ 西妥昔单抗），mOS 分别为 9.3 个月、9.3 个月与 5.9 个月；mPFS 分别为 4.5 个月、4.3 个月和 1.5 个月；ORR 分别为 27%、20% 和 2%。该研究确立了 BRAF 抑制为核心的双靶或三靶方案在晚期 *BRAF* V600E 突变型 mCRC 中的标准化地位。

2. 联合 PI3K/AKT 通路靶向治疗的探索：BRAF+EGFR+PI3K 抑制的策略鉴于 EGFR 反馈激活可引发 PI3K 通路异常，进而削弱 BRAF 抑制剂疗效，研究者尝试将 PI3K 抑制剂纳入联合治疗，以期逆转耐药。2016 年 *Journal of Clinical Oncology* 发表的Ⅰb/Ⅱ期研究系统评估了 PI3K 抑制剂 alpelisib 联合康奈非尼和西妥昔单抗治疗 *BRAF* V600E 突变 mCRC 的疗效和安全性。在Ⅰb 期研究中，共 54 例患者纳入，分别接受康奈非尼 + 西妥昔单抗（*n*=26）或联合 alpelisib 的三联方案（*n*=28）。两组 ORR 分别为 19% 和 18%，PFS 中位数分别为 3.7 个月和 4.2 个月。随后在Ⅱ期研究中，三联组 mPFS 为 5.4 个月，优于双联组的 4.2 个月（*HR*=0.69；*P*=0.064）；三联组 mOS 为 15.2 个月，而双联组未达到；ORR 则分别为 27% 与 22%。该研究在 PFS 和 ORR 方面显示三联方案优于双联治疗，仍需更大样本量的Ⅲ期研究加以验证。尽管如此，该策略为应对 PI3K/AKT 通路介导的耐药机制提供了重要方向，具有潜在的转化价值。

（三）免疫治疗新策略探索

1. **MSI-H 人群：ICI 的显著获益** 在 *BRAF* V600E 突变型 mCRC 中，MSI-H 表型为免疫治疗提供了明确的靶点。研究显示，*BRAF* V600E 突变在 MSI-H 患者中更为常见，发生率约为 30%~50%，显著高于 MSS 群体中的 10% 左右。一项纳入 1 253 例结直肠癌患者的大型研究指出，无论 *BRAF* 突变状态如何，MSI-H 患者的生存显著优于 MSS 患者。KEYNOTE-177 研究的亚组分析进一步验证了此趋势：帕博利珠单抗在 *BRAF* V600E 突变型和 *BRAF* 野生型 MSI-H 患者中均显著延长 PFS。CheckMate 8HW 研究中，纳武利尤单抗联合伊匹木单抗同样在 *BRAF* V600E 突变亚组中展现出 PFS 获益。这些结果强化了 MSI 状态在免疫治疗中的主导作用，提示其为决定治疗策略的核心生物标志物。在此基础上，SEAMARK 研究（NCT05217446）进一步探讨帕博利珠单抗联合靶向治疗的潜在协同效应。该一项Ⅱ期、随机对照研究中纳入 MSI-H/dMMR 合并 *BRAF* V600E 突变型 mCRC 患者，比较康奈非尼 + 西妥昔单抗 + 帕博利珠单抗三联方案与帕博利珠单抗单药疗效，主要终点为 PFS。研究正在进行中，预计于 2026 年获得初步结果。该研究或将为 *BRAF* V600E/MSI-H 患者提供更具深度的免疫联合治疗路径。

2. **MSS 人群：联合策略的初步探索** 与 MSI-H 人群不同，*BRAF* V600E 突变合并 MSS 表型的 mCRC 患者在免疫治疗中的获益仍有限，当前标准治疗仍以化疗联合靶向为主。尽管 ICI 联合靶向治疗在该人群中开展了一系列小样本Ⅱ期研究，但总体疗效尚未显著优于既有靶向方案，尚无明确获益证据。Ⅰ/Ⅱ期 SWOG-2107 研究（NCT04017650）初步评估了纳武利尤单抗联合康奈非尼与西妥昔单抗的三联方案在 MSS/*BRAF* V600E 突变 mCRC 患者中的有效性。26 例患者中，未观察到 DLT，ORR 达 50%，mPFS 和 mOS 分别为 7.4 个月和 15.1 个月，显示出良好的耐受性和初步抗肿瘤活性。然而，鉴于该研究为单臂设计，且样本量有限，其结果需通过更大样本、对照充分的临床研究加以验证。目前，SWOG S2107（NCT05554006）作为美国国家癌症研究所主导的多中心、随机、Ⅱ期研究，正在进一步评估康奈非尼 + 西妥昔单抗 ± 纳武利尤单抗在 MSS/*BRAF* V600E 突变 mCRC 中应用的疗效与安全性。该研究的结果有望为 MSS 亚群免疫联合策略提供更具说服力的临床证据，预计将于 2026 年完成。

（四）局部治疗的价值重估

BRAF V600E 突变型结直肠癌（尤其是转移性疾病）具有高度侵袭性和不良生物学特征，约 60%~70% 的患者在初诊时已出现肝或肺转移，且对传统化疗反应较差，系统治疗效果受限。在此背景下，局部治疗（如手术切除、放射治疗、介入治疗等）在疾病控制和延长生存期中的潜在价值正受到重新评估。尽管当前缺乏专门针对 *BRAF* 突变患者的前瞻性随机对照研究，现有证据主要来自回顾性研究和亚组分析。一项来自中国的回顾性研究评估了局部根治性干预（local radical intervention，LRI）在 *BRAF* V600E 突变型 mCRC 中的作用，结果显示，接受 LRI 的患者相比未接受者具有更佳的生存结局（调整后 *HR*=0.46，95% *CI* 0.22~0.98；*P*=0.044）。在合并肝转移（colorectal cancer liver metastasis，CRLM）且接受 LRI 治疗的患者中，mOS 显著延长（42.4 个月 vs. 23.7 个月，*HR*=0.11，95% *CI* 0.01~1.22；*P*=0.030）。进一步分析显示，在 *BRAF* V600E 突变型 CRLM 人群中，原发病灶无淋巴结转移（N_0）且癌胚抗原（CEA）≤200μg/L 的患者术后复发风险较低，并可获得更持久的生存优势。这提示在特定临床和生物标志物条件下，局部治疗可能为部分 *BRAF* V600E 突变患者提供潜在治愈机会。总的来看，尽管局部治疗在 *BRAF* V600E 突变型 mCRC 中的应用尚缺乏高等级证据，但其在严格筛选的低转移负荷人群中可能具有临床价值。未来需通过前瞻性研究明确其与系统治疗的协同作用，并建立更精准的患者选择标准。

三、*BRAF* 突变型 mCRC 的转化研究实践：精准医学的基础驱动

BRAF V600E 突变型 mCRC 患者整体预后差，且对靶向治疗易耐药，联合治疗效果差异显著。尽管相关临床研究不断推进，治疗策略取得实质性进展，但受限于分子异质性等，整体临床获益仍不理想，亟须深化转化研究，探索相关生物标志物、挖掘新靶点、筛选敏感人群、应用前沿检测技术（如空间转录组、单细胞测序）及类器官、多组学整合等转化工具，构建更精准的疾病模型和分层策略，推动基础研究向临床转化，提升该类患者的整体治疗获益。

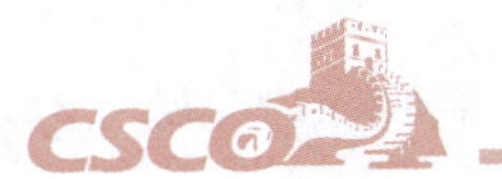

(一)分子分型与生物标志物探索

1. 基于 BM 亚型的靶向与免疫治疗应答预测 2016 年，Barras 等人基于 218 例 *BRAF* V600E 突变型 CRC 转录组数据，采用非负矩阵分解和无监督聚类方法，提出 BM1 和 BM2 两种分型。BM1 型特征为 PI3K/AKT/mTOR 通路激活及免疫逃逸，蛋白层面呈现 AKT 与 4EBP1 磷酸化增强，BM2 型则以细胞周期调控紊乱为特征，伴随 CDK1 高表达及 cyclin D1 下调。该分型不仅具有预后价值(BM1 预后差于 BM2)，亦能解释靶向治疗(如 BRAFi+EGFRi)响应差异，并为治疗选择提供潜在指导。在Ⅱ期研究(NCT01750918)中，BM1 亚型对达拉非尼 + 曲美替尼 + 帕尼单抗(D+T+P)三药方案反应更好，ORR 达 38%(vs. BM2 型 7%，P=0.01)，PFS 中位数和 OS 中位数分别为 7.4 个月和 19.8 个月，显著优于 BM2 型(3.0 个月和 6.3 个月)。BEACON 研究的事后分析亦发现 BM1 型富集于 CMS4 分型，且三药治疗在各亚型均有生存获益。值得强调的是，BM 亚型还可能为联合治疗策略提供生物学基础：BM1 型的免疫逃逸特征提示其可能对 ICI 联合方案更为敏感，尤其是在 TME 炎症激活背景下，而 BM2 型细胞周期相关特征提示 CDK1 或 WEE1 等细胞周期抑制剂可能具有更高靶向潜力。上述发现为 *BRAF* 突变型 CRC 的个体化治疗开辟了新的方向，也为亚型特异性联合方案的开发提供了理论基础。然而，目前这些结论基于回顾性亚组分析，证据等级为Ⅲ级，尚缺乏前瞻性随机研究验证，未来研究需聚焦于标准化检测流程、亚型特异性靶向策略构建及其前瞻性临床验证。

2. *RNF43* 突变：BRAF 靶向治疗敏感性的潜在预测标志物 RNF43 为负调控 Wnt 通路的 E3 泛素连接酶，失活突变(见于约 18%CRC)与 *BRAF* V600E 突变呈共现。多项研究证实其为抗 BRAF/EGFR ± MEK 联合治疗的敏感性标志物。携带 *RNF43* 突变的 mCRC 患者显示更高的 ORR(63% vs. 31%)，尤以 MSS 背景下更为显著(ORR 为 73%，mPFS：10.1 个月 vs. 野生型 4.1 个月)。在未接受抗 BRAF 治疗者中，*RNF43* 突变与预后无显著相关。其他研究亦支持其预测价值：中山大学团队在接受 VIC 方案的患者中，发现 *RNF43* 突变患者 ORR 高达 80%，mPFS 与 mOS 分别为 8.8 个月和 19.0 个月；另有研究显示，该突变与更长 mPFS(10.18 个月 vs. 3.37 个月)及更高应答率相关。*RNF43* 突变(尤其是 MSS 背景)有望成为抗 BRAF 联合治疗的敏感性标志物，但仍需更大样本的前瞻性研究以验证其临床实用性。

3. 血浆 *BRAF* 等位基因频率(AF/VAF)：动态疗效与预后评估工具 血浆 *BRAF* 突变的等位基因频率(allele frequency，AF)可作为 *BRAF* V600E 突变肠癌治疗时肿瘤负荷和侵袭性的可替代指标，并有助于识别可能从强化治疗中获益的患者，优化临床分层并指导治疗策略。SWOG S1406 研究(西妥昔单抗 + 伊立替康 ± 维莫非尼)显示，治疗组患者 ctDNA 中 *BRAF* V600E 突变频率下降比例显著高于对照组(87% vs. 0；P<0.001)，且这种下降与更优的 PFS(4.2 个月 vs. 2.0 个月)和缓解率相关，并能揭示潜在耐药机制。中山大学徐瑞华教授的研究进一步证实，*BRAF* V600E AF 动态变化与肿瘤体积及 VIC 方案治疗反应显著相关，且基线变异等位基因频率(variant allele frequency，VAF)<5% 的患者比 VAF>5% 者拥有更长的 PFS 和 OS。Roe 等人的研究则发现，治疗前血浆 *BRAF* AF ≥ 2% 的患者，其 PFS 和 OS 均显著劣于 AF<2% 的患者(*HR* 分别为 2.97 和 3.28)，且高 AF 与肝转移负荷重相关，多变量分析证实其为独立不良预后因素，验证队列结果一致。综上，ctDNA *BRAF* V600E VAF/AF 的动态监测和基线水平是重要的疗效预测和预后评估指标。

4. "BRAFBeCool" 评分系统：助力临床风险分层与策略制定 在多种分子分型方法不断发展的基础上，"BRAFBeCool" 评分系统提供了一种基于临床常规检测指标的实用风险分层工具。研究者基于 395 例 *BRAF* V600E 突变型 mCRC 患者的多中心回顾性数据，应用 Cox 回归模型识别出 ECOG 评分、CA199、LDH、NLR、肿瘤分级及转移部位等八个独立预后因子，构建了完整评分(0~16 分)与简化评分(0~9 分)两种模型。生存分析显示，完整评分下低、中、高危组的 mOS 分别为 29.6 个月、15.5 个月和 6.6 个月；简化评分亦展现出类似趋势，具备良好的预后区分能力。该系统不仅有助于个体化风险评估与治疗策略制订，还可识别出预后相对较好的低危患者，为局部治疗(如手术或消融)提供筛选依据；而对高危患者则建议优先采取系统性治疗。该模型尚处于回顾性研究阶段，并主要基于一线治疗人群，未来仍需通过前瞻性研究进一步验证其临床实用性。

(二)新靶点与联合干预探索

1. MAPK 路径靶向优化 MAPK 通路的再激活是 BRAFi ± EGFRi 治疗耐药的重要机制，涵盖 SHP2 增强 RAS 活性、*BRAF* 扩增或融合、ERK 再激活及 BET 介导的转录调控等多个环节。为此，多项策略尝试通过靶向不同环节实现通路的深度封闭。SHP2 作为 RTK-RAS-MAPK 信号轴的关键中枢，相关抑制剂(如 TNO155、PF-07284892)可阻断 RAS-GTP 形成并协同 BRAFi 抑制 MAPK 通路。前期体外研究显示，TNO155 可显著增强 BRAFi 与 MEKi 的抗肿瘤效应。Ⅰ期临床研究中，PF-07284892 与西妥昔单抗 + 康奈非尼的序贯联合治疗显著延长了病情控制时间(mPFS 延长至 6 个月)，且耐受性良好。目前相关联合治疗的临床研究(NCT04800822)正在进行。针对 *BRAF* 扩增或融合等机制导致的 RAF 二聚体介导再激活，Ⅱ型 RAF 抑制剂(如 AZ304、LY3009120)及第四代 RAF 抑制剂 PLX8394 可有效抑制二聚体形式的 *BRAF* 突变，避免传统 RAF 抑制剂"悖论效应"，在多种模型中展现出良好抗肿瘤潜力。ERK 再激活是另一重要耐药机制。当前一项联合康奈非尼、西妥昔单抗及间歇性 ERK 抑制剂的Ⅰ期临床研究(NCT05985954)已启动，目标人群为 *BRAF* V600E 突变型 mCRC 患者。此外，BET 家族蛋白作为染色质重塑与转录调控因子，其抑制剂 ZEN003694 与 BRAFi/EGFRi 联合在前期研究中展现协同效应，相关Ⅰb 期临床研究正在筹备。上述多靶点联合策略，为突破 MAPK 通路再激活相关耐药提供了多元化干预路径。

2. 自噬抑制联合干预 *BRAF* V600E 突变 CRC 中，自噬可作为 MAPK 通路抑制后的适应性存活机制，进而诱导耐药。ULK1/2 为启动自噬的关键激酶，其抑制剂在Ⅰ期临床中表现出良好安全性。当前，一项 ULK1/2 抑制剂 DCC-3116 联合 BRAFi(康奈非尼)与 EGFRi(西妥昔单抗)治疗二线及以上 *BRAF* V600E mCRC 的临床研究(NCT05957367)正在进行。此外，羟氯喹（hydroxychloroquine，HCQ）作为自噬阻断剂，在黑色素瘤中已与 BRAFi/MEKi 联合显示出较高缓解率和良好安全性。相关Ⅱ期研究（NCT05576896）已扩展至 *BRAF* V600E 突变型 CRC，为自噬干预提供了临床转化基础。

3. **细胞周期协同干预** MAPK 信号可通过 ERK 调节 Cyclin D1 等关键蛋白，控制细胞周期进程。BRAFi 治疗虽可短期阻断增殖信号，但亦可能激活补偿性细胞周期相关通路，产生耐药亚群。CDK4/6 是细胞周期 G_1/S 期关键调节因子，其抑制剂可阻断肿瘤细胞周期进展。目前，CDK4/6 抑制剂 abemaciclib 联合 ERK1/2 抑制剂 LY3214996 用于 *BRAF* V600E 突变 mCRC 的临床研究（NCT02857270）已开展，疗效数据尚待公布。此类策略有望通过周期调控增强靶向治疗持续性。

4. **代谢靶点新兴路径** *BRAF* V600E 突变型 CRC 伴随葡萄糖摄取增加、糖酵解增强、脂质代谢重构与谷氨酰胺依赖性升高，呈现明显的代谢重编程特征。糖酵解关键酶 ENO2 既调控代谢供能，又与 β-catenin 通路上游相互作用。ENO2 抑制剂联合 BRAFi 可通过双通路干预同时削弱肿瘤能量供应与耐药形成，已在前临床研究中展现增敏作用。脂质代谢方面，二酰基甘油合酶 MOGAT3 通过 DAG 合成促进 BRAFi/EGFRi 耐药。降脂药非诺贝特（fenofibrate）可下调 MOGAT3 表达并减少 DAG 积累，逆转耐药表型。此外，谷氨酸 - 胱氨酸连接酶（glutamate-cysteine ligase，GCL）上调可增强氧化应激防御，促进肿瘤转移。新近发现的 PLK1-CBX8-GPX4 轴通过调控铁死亡亦参与 *BRAF* V600E 突变耐药过程。PLK1 抑制剂可作为潜在干预策略，联合 BRAFi 以克服耐药。这些代谢 - 耐药交互网络的发现，亟待临床转化验证以拓展治疗维度。

（三）创新检测手段与转化工具

1. **类器官模型推动精准治疗突破** 3D 体外肿瘤类器官模型可模拟肿瘤演化过程，从机制解析到临床转化全面推动 *BRAF* 突变型肠癌个体化治疗。在耐药机制方面，PDX 结合基因编辑技术首次揭示 SRC 代偿性激活是 BRAF 抑制剂耐药关键，证实康奈非尼 + 达沙替尼（SRC 抑制剂）的疗效媲美标准方案（康奈非尼 + 西妥昔单抗）且不受 MSI 状态影响。在临床转化方面，复旦大学团队发现 *BRAF* V600E 突变类器官对放化疗单一抵抗但联合敏感，同时证实 BRAF 抑制剂可增敏放疗。首次明确了 *BRAF* V600E 突变 CRC 的放射生物学特征且与临床验证结果一致。应用类器官模型预测不同靶向药物（如 BRAF 抑制剂、EGFR 抑制剂）或化疗方案疗效，进行药物敏感性测试，筛选了个体化治疗方案，指导了临床研究设计。未来类器官模型在 *BRAF* 突变型肠癌进一步探索应用还需克服异质性和培养周期、成本等问题。

2. **微生物组生物标志物** 除基因组标志物外，肠道菌群作为新兴的预测工具，亦显示出在 *BRAF* 突变型 CRC 中的应用潜力。研究发现，*BRAF* V600E 突变驱动了肠癌特异性的微生物群落重塑，*Prevotellaenoeca* 和 *Ruthenibacterium lactatiformans* 分别在 *BRAF* 突变型与 *BRAF* 野生型患者中富集，可作为区分 BRAF 状态的关键单一微生物标志物（AUC 分别为 0.72 和 0.74）。此外，由 10 种差异表达菌群构建的联合预测模型，在鉴别 *BRAF* 突变驱动的锯齿状结直肠癌与野生型结直肠癌中表现出更高的区分效能（AUC 为 0.85），为 BRAF 状态的非侵入性识别提供了新的策略。另外，*BRAF* 突变与产肠毒素的脆弱拟杆菌之间存在功能性协同作用，可诱导小鼠模型中类似 *BRAF* V600E 驱动的癌变过程。上述发现揭示了 *BRAF* 突变与肠道菌群之间潜在的双向调控关系。然而，目前该领域研究尚处于起步阶段，菌群动态变化与宿主遗传背景的交互机制仍需在更大规模人群和前瞻性研究中系统评估。

四、结论

BRAF 突变型 mCRC 的治疗格局正由“化疗主导”迈向“靶向为核心、联合为策略”的新阶段，但治疗效果仍受限于多个因素，特别是耐药发生早、生存期短、个体差异大等问题。目前，一线靶向联合化疗方案（如 BREAKWATER）仍需更长期随访以确认其生存获益，MSS 患者中免疫联合靶向治疗（如 SWOG S2107）机制尚未完全阐明，而局部治疗在寡转移情境下的真实价值亦有待前瞻性研究进一步验证（如 NCT05217446）。

为应对上述挑战，研究正从多个方向展开。一方面，单细胞测序与空间转录组等技术正推动对 *BRAF* 突变肿瘤空间异质性及免疫微环境的深入解析；另一方面，非 V600E 突变约占 *BRAF* 突变型 CRC 的 10%，如 K601E、D594G 等亚型对现有 BRAF 抑制剂疗效较差，亟须开发泛 BRAF 抑制剂（如 PLX8394）以拓展治疗覆盖面。同时，类器官药物敏感性测试平台和肠道微生物组调控机制的研究，也为精准用药和转化干预提供新路径。

在此基础上，构建“风险分层—干预决策—动态监测”的临床管理闭环，有望推动 *BRAF* 突变型 mCRC 实现精准慢病化管理。闭环体系的落地可分三步推进：第一步，在初诊阶段通过“BRAFBeCool”评分实现临床风险分层，识别低危患者优先考虑局部治疗机会；第二步，治疗过程中根据 BM 分型（如 BM1 倾向免疫敏感）指导靶向或联合免疫治疗的个体化选择；第三步，采用 ctDNA 监测动态疗效，当 VAF 自基线升高 ≥ 20% 提示分子进展，及时切换治疗方案。

需要强调的是，该“闭环式”管理路径目前仍为研究构想，其可行性、时效性与生存获益有待进一步在真实世界数据和前瞻性临床研究中系统评估。未来，随着更多分子标志物、功能亚型和多组学特征的不断发现，以及技术平台的标准化与临床融合推进，该体系有望逐步优化和完善，为 *BRAF* 突变型 mCRC 患者提供更精确、动态、连续的诊疗策略。

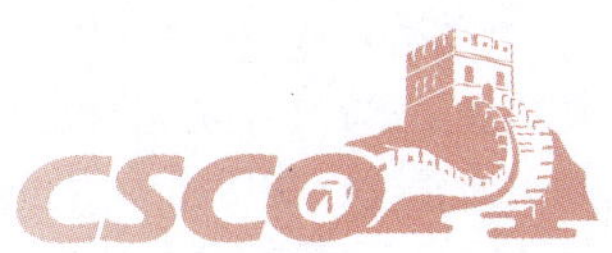

琥珀酸脱氢酶缺陷型胃肠间质瘤治疗进展

曾毅　邱海波
中山大学肿瘤防治中心

胃肠间质瘤（gastrointestinal stromal tumor，GIST）是一种罕见的间叶源性肿瘤，起源于胃肠道内的间质卡哈尔细胞（interstitial Cajal cell）Cajal 间质细胞。GIST 的发病率在不同地区间存在差异，估计为每百万人口每年 10~15 例。大多数 GIST 携带 *KIT* 或 *PDGFRA* 酪氨酸激酶基因的激活性突变，TKI 伊马替尼已成为 GIST 的一线标准治疗方案。

未检测到 *KIT* 或 *PDGFRA* 基因突变的 GIST 被归类为野生型 GIST。在儿童 GIST 中，85%~90% 为野生型，而在成人 GIST 中该比例为 10%~15%。在野生型 GIST 中，大部分患者为琥珀酸脱氢酶（SDH）缺陷型 GIST。SDH 缺陷型 GIST 多起源于胃部，常呈多灶性病变，即使出现远处转移，亦多表现为缓慢或惰性进展。该亚型肿瘤常与 Carney 三联征及 Carney-Stratakis 综合征相关。

SDH 缺陷型 GIST 对伊马替尼疗效有限，传统 TKI 治疗响应差，临床治疗面临挑战。目前的治疗策略主要为具有 VEGFR 抑制作用的 TKI，包括舒尼替尼、瑞戈非尼等。尽管这些药物在部分患者中表现出一定的抗肿瘤活性，但总体疗效仍不理想，亟须开发更有效的靶向治疗或联合治疗策略以改善该亚型 GIST 的预后。

一、手术治疗

目前，尚无针对不同基因突变状态 GIST 制定的个体化手术治疗指南。对于局限性 GIST，手术切除是首选的治疗方式。通常在肿瘤出现出血、引起消化道梗阻、直径大于 2cm，或影像学提示体积持续增大时，应积极考虑手术干预。值得注意的是，SDH 缺陷型 GIST，较其他 GIST 亚型更易出现淋巴结转移。因此，对于此类患者，如术前或术中发现病理性肿大淋巴结，建议行区域性淋巴结清扫。此外，由于肿瘤破裂会显著增加术后复发风险，应尽可能避免术中发生肿瘤破裂。对于已发生复发或转移的 GIST，治疗手段包括靶向药物治疗、手术切除以及射频消融等其他局部治疗措施。具体治疗策略应根据肿瘤的分子特征、病灶部位、转移范围及患者整体状况综合评估后制订。

二、靶向治疗

（一）瑞戈非尼

瑞戈非尼是一种口服多靶点 TKI，主要靶向 VEGFR1~3 和 FGFR1。一项国际多中心Ⅱ期临床研究中，15 例 *KIT*/*PDGFRA* 野生型 GIST 患者中 9 例为 SDH 缺陷型 GIST。该研究中整体 PR 率为 13%，87% 的患者实现 SD。在 SDH 缺陷型 GIST 亚组中，PR 率与整体人群相当，但 PFS 中位数尚未达到，相较于整体队列的 11 个月 PFS 中位数更具优势。在另一项单中心回顾性研究中，86 例 *KIT*/*PDGFRA* 野生型患者中 23% 被确认为 SDH 缺陷型 GIST。接受瑞戈非尼治疗的 10 例患者中，2 例（20%）达到 PR。目前，美国德克萨斯大学安德森癌症中心正开展一项Ⅱ期研究，评估瑞戈非尼在伊马替尼耐药 GIST 患者中的疗效，招募对象包括 SDH 缺陷型 GIST 及携带多种 *KIT* 突变的患者，研究终点涵盖 PFS、OS。

（二）瑞派替尼

瑞派替尼是一种通过作用于激酶激活环“开关口袋”的 TKI，主要靶向 VEGFR2 和 FGFR1。在Ⅲ期 INTRIGUE 研究中，晚期 GIST 患者接受瑞派替尼或舒尼替尼治疗，研究人群按基因突变状态分层，包括 33 例 *KIT*/*PDGFRA* 野生型 GIST 患者。尽管该研究未具体评估 SDH 状态，但在野生型亚组中，瑞派替尼并未带来 PFS 的显著改善。尽管如此，瑞派替尼表现出更优的安全性，3~4 级不良事件发生率较低。是否其抗 VEGFR2 和 FGFR1 活性可转化为 SDH 缺陷型 GIST 的临床获益，有待进一步研究验证。

（三）仑伐替尼

仑伐替尼是一种靶向 VEGFR1~3 及 FGFR1~4 的口服多靶点 TKI，具广泛抗血管生成作用。在Ⅱ期 LENVAGIST 研究中，与安慰剂相比，仑伐替尼在伊马替尼与舒尼替尼耐药 GIST 患者中显示出 PFS 与 OS 改善，但该研究未对患者的 SDH 状态或 *KIT*/*PDGFRA* 突变状态进行分层分析。在一项针对晚期野生型 GIST 的回顾性研究中，3 例 SDH 缺陷型

GIST 患者接受仑伐替尼治疗后均获得 PR，提示该药在 SDH 缺陷型 GIST 中具有潜在应用价值。其机制可能与抑制肿瘤相关血管生成密切相关，需进一步前瞻性研究确认。

（四）奥雷巴替尼

奥雷巴替尼为第三代口服 TKI，最初用于治疗 CML，具备抑制 BCR-ABL、KIT、PDGFRA 和 FGFR1 等多种激酶的能力。在一项Ⅰ期研究中，26 例 SDH 缺陷型 GIST 患者中 23% 达到 PR，临床获益率达 92.3%，PFS 中位数为 25.7 个月。不良事件以 1~2 级为主，耐受性良好。基础研究显示，奥雷巴替尼较瑞戈非尼、舒尼替尼等传统 TKI 具有更强抗增殖活性，并在 SDH 缺陷型 GIST 异种移植模型中展现出优越的抗肿瘤效果，其通过下调 HIF-2α 与 VEGFA 表达、抑制 FGFR1 磷酸化以及诱导 caspase-3 与 PARP-1 裂解等机制，可能有效逆转 SDH 缺陷所致的假性缺氧状态与促血管生成过程，为其临床疗效提供潜在分子基础。

（五）安罗替尼

安罗替尼是一种靶向 FGFR1~3 和 VEGFR1~3 的多靶点 TKI。在一项多中心Ⅱ期单臂研究中，安罗替尼在伊马替尼耐药的转移性 GIST 患者中表现出一定疗效。在 SDH 缺陷型 GIST 亚组（n=3）中，PFS 中位数为 16 个月，明显优于历史对照中舒尼替尼的 PFS（8 个月）。最常见不良反应为高血压、疲劳和中性粒细胞减少，耐受性良好。

（六）罗加替尼

罗加替尼是一种泛 FGFR 抑制剂，通过可逆结合 FGFR1~4 激酶结构域内的 ATP 结合位点发挥作用。目前，一项正在进行的Ⅱ期临床研究正在评估罗加替尼在多种恶性肿瘤中的疗效，其中设有专门针对晚期 SDH 缺陷型 GIST 患者的研究队列。初步数据显示，在 23 例 SDH 缺陷型 GIST 患者中，30% 获得 PR，60% 实现 SD。罗加替尼的耐受性良好，最常见的不良事件为高磷血症、脱发与疲劳。这些结果提示罗加替尼在 SDH 缺陷型 GIST 中的治疗潜力，尤其在当前标准治疗选择有限的背景下，其靶向 FGFR 通路的机制为进一步研究和临床应用提供了有前景的方向。

三、化疗

（一）替莫唑胺

替莫唑胺是一种口服烷化剂，具有广谱抗肿瘤活性，已在多种肿瘤的体内外模型中展现出细胞毒效应。在一项Ⅱ期临床研究中，17 例 GIST 患者接受替莫唑胺治疗，其中 22% 的患者实现 SD 作为最佳反应，尽管当时并未明确其分子分型或 SDH 缺陷状态。一项Ⅱ期单臂临床研究正在评估替莫唑胺在晚期 SDH 缺陷型 GIST 中的疗效，初步结果显示，在 23 例患者中，7 例（30.4%）肿瘤体积缩小超过 20%，DCR 高达 78.3%。其中 5 例（21.7%）因肿瘤缩小而具备手术切除可能性，并均成功实施完全细胞减灭术。值得注意的是，治疗反应与 SDH 突变类型呈现相关性，两例实现 PR 的患者均携带 *SDHB* 突变。

（二）瓜地西他滨

瓜地西他滨是一种第二代去甲基化剂，其活性代谢产物通过抑制 DNA 甲基转移酶活性，从而诱导 DNA 去甲基化。考虑到 SDH 缺陷型 GIST 以全基因组范围内的表观遗传重编程为特征，尤其是启动子区域的高甲基化，去甲基化治疗策略被认为具有理论基础。一项Ⅱ期临床研究评估了瓜地西他滨在 SDH 缺陷型 GIST 及其他 SDH 缺陷相关实体瘤中的疗效。该研究显示药物总体耐受性良好，未观察到 4 级毒性。然而，在 7 例 GIST 患者中，未见任何一例达到 CR 或 PR，提示其单药疗效有限。因缺乏临床获益，该研究被提前终止。

四、ICI 治疗

ICI 在 GIST 中的疗效总体较低。值得注意的是，已有个别病例报告显示 SDH 缺陷型 GIST 对 ICI 可能存在治疗反应。例如，在一项澳大利亚针对罕见转移性肿瘤的临床研究中，报告一例 56 岁女性 SDH 缺陷型 GIST 患者，携带 *SDHB* 生殖系突变，在接受纳武利尤单抗联合伊匹木单抗治疗 4 个周期后，转为纳武利尤单抗维持治疗持续 2 年，获得持久的 PR，疗效已维持超过 4 年。值得一提的是，该患者肿瘤突变负荷（TMB）和细胞 PD-L1 表达较低，这类特征通常与免疫治疗疗效不佳相关。此外，另一病例报告描述了一例年轻转移性 SDH 缺陷型 GIST 患者，其肿瘤表现为 PD-L1 高表达（100%）及 *RET* 基因融合。患者初期接受胃大部切除术，但术后迅速出现腹膜和肝转移，对伊马替尼耐药。随后采用顺铂、依托泊苷联合帕博利珠单抗的化疗免疫方案（4 周期），实现 3 年 CR。3 年后局部复发，再次使用相同方案后病理显示 CR。2 年后发现孤立病灶，手术切除后继续帕博利珠单抗维持治疗，目前无复发。尽管已有个别 SDH 缺陷型 GIST 患者对 ICI 治疗表现出积极反应，ICI 仍需在更大样本、前瞻性研究中进一步验证其疗效与安全性。此外，系统解析 SDH 缺陷型 GIST 的免疫微环境特征及鉴定预测免疫应答的潜在生物标志物，对于优化患者筛选策略、提升免疫治疗效益具有重要临床意义。

五、总结与展望

SDH 缺陷型 GIST 对常规的 KIT/PDGFRA 抑制剂疗效不佳，手术是局限性 SDH 缺陷型 GIST 的首选治疗方式，并且这类 GIST 更易发生淋巴结转移，如发现病理性肿大淋巴结，则建议行区域淋巴结清扫。新一代具有抗血管生成作用的 VEGFR/FGFR 抑制剂已成为研究热点。以瑞戈非尼、安罗替尼为代表的靶向这些通路的 TKI 已在早期研究中显示出一定的抗肿瘤活性，但其疗效仍需在更大规模、前瞻性临床研究中进一步验证。新型 TKI 如奥雷巴替尼在传统治疗失败背景下所展现的初步疗效，也为临床提供了新的治疗选择。DNA 烷化剂替莫唑胺在 SDH 缺陷型 GIST 中展现出初步的抗肿瘤活性，尤其是在传统 TKI 治疗无效后的患者中。虽然 DNA 去甲基化药物瓜地西他滨未在 SDH 缺陷型 GIST 中展现出明确临床获益，但考虑到高水平 DNA 甲基化在该亚型肿瘤发生中的关键作用，其他表观遗传干预策略仍具探索价值。同时，鉴于 SDH 缺陷对肿瘤代谢重编程的深远影响，进一步解析其代谢脆弱性或将揭示新的治疗靶点。免疫治疗方面，尽管当前关于 ICI 在 SDH 缺陷型 GIST 中的证据尚局限于个案报告，部分患者已显示出临床获益，提示其可能为潜在治疗选项。然而，在PD-L1表达水平低、TMB普遍较低的背景下，传统免疫应答预测因子可能不足以指导治疗。未来亟须识别新的预测性生物标志物，并系统性解析SDH缺陷型GIST的免疫微环境特征，以优化免疫治疗策略。目前，临床上正在探索多种联合免疫治疗方案，如PD-L1抗体与其他药物的联合治疗，以及PD-1抗体与CTLA-4抗体联用等。但截至目前尚无大型临床研究数据公布，有待更多研究明确免疫疗法在SDH缺陷型GIST中的作用前景。

综合当前研究进展，针对SDH缺陷型GIST的治疗正在进入多线并进的局面。一方面，新一代TKI不断涌现并展示出良好的疗效(如奥雷巴替尼等)，为无标准疗法的SDH缺陷型GIST带来曙光。另一方面，免疫、代谢和表观遗传领域的新策略正在积极探索，为解决长期未满足的治疗需求提供可能。在未来，应通过更多高质量临床研究来验证这些新策略的有效性，并通过生物标志物研究优化患者分层，最终实现对该罕见亚型的个性化治疗。各类疗法的协同应用及耐药机制研究也将是下一阶段的重点，以不断完善SDH缺陷型GIST的全方位治疗策略。

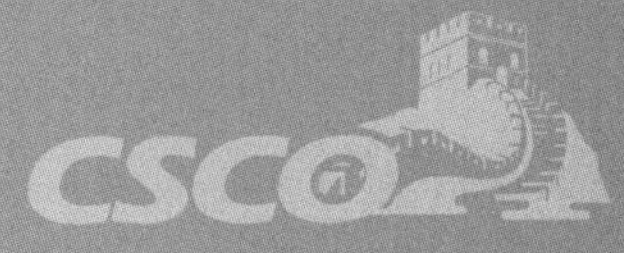

妇科肿瘤

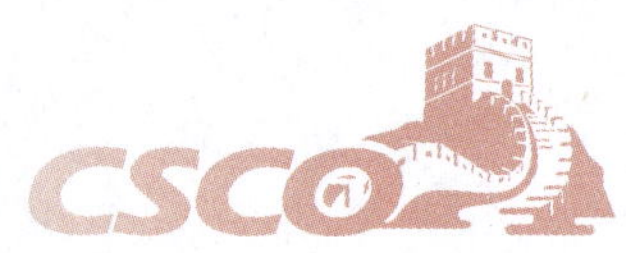

子宫内膜癌免疫治疗进展

李贵玲
华中科技大学同济医学院附属协和医院

一、引言

子宫内膜癌发病率持续上升，可能与肥胖、糖尿病患病率及生育行为改变有关。传统治疗方式以手术、放疗和化疗为主，然而与其他许多实体瘤不同，子宫内膜癌的生存率在过去40年中没有显著提高。

对于子宫内膜癌，传统上按组织形态学特征进行分类，分为较常见的低危雌激素依赖型（Ⅰ型）和较少见、更具临床侵袭性/结局不良的非雌激素依赖型癌症（Ⅱ型）。但这种分类方法并不能充分体现此类肿瘤的复杂性。2013年，癌症基因组图谱（The Cancer Genome Atlas，TCGA）项目分析了370多例子宫内膜癌的基因组、转录组和蛋白质组特征，根据肿瘤细胞基因组结构确定了4种预后结局不同、临床病理学特征各异的分子亚型，分别为DNA聚合酶ε（DNA polymerase epsilon，POLE）突变亚型（POLEmut型）、高度微卫星不稳定型（MSI-H型）、低拷贝数型和高拷贝数型。子宫内膜癌不同的分子分型对患者的预后及治疗敏感性产生重要的影响。

免疫治疗通过激活机体自身的抗肿瘤免疫反应，抑制肿瘤生长。主要策略包括免疫检查点抑制剂（ICIs）、肿瘤疫苗、嵌合抗原受体T细胞治疗（chimeric antigen receptor T cell therapy，CAR-T）、肿瘤浸润淋巴细胞（tumor infiltrating lymphocyte，TILs）疗法以及免疫活化因子（如白细胞介素）等。其中ICIs在多种实体瘤中获得突破性进展。对泛肿瘤的分析显示子宫内膜癌以白细胞高度浸润为特征，同时多数子宫内膜癌患者PD-L1表达阳性，这些都支持免疫治疗作为一种潜在的治疗选择。子宫内膜癌的不同分子亚型对免疫治疗的反应存在差异。多项临床试验中，免疫治疗对MSI-H型患者疗效显著。随着更多临床试验的启动，不同类型的免疫治疗在子宫内膜癌治疗的不同阶段的效果也逐渐被揭示，为子宫内膜癌的个体化治疗提供了证据。

二、免疫治疗在子宫内膜癌的一线治疗进展

KEYNOTE-158及GARNET研究推动了免疫在子宫内膜癌一线治疗中的应用。KEYNOTE-868及RUBY分别探索了帕博利珠单抗及多塔利单抗联合化疗相比于单纯化疗在Ⅲ/Ⅳ期或复发子宫内膜癌中的疗效，两项研究均为双盲、安慰剂对照的随机Ⅲ期试验。KEYNOTE-868中，在错配修复缺陷（mismatch repair-deficient，dMMR）队列中，帕博利珠单抗组的无进展生存期（progression free survival，PFS）中位数未达到，12个月PFS约为74%，而安慰剂组为38%（*HR*=0.3；*P*<0.001）。在pMMR队列中，帕博利珠单抗组的PFS中位数为13.1个月，而安慰剂组为8.7个月（*HR*=0.54；*P*<0.001）。不良事件与帕博利珠单抗和联合化疗的预期一致。RUBY研究中，在dMMR/MSI-H患者中，多塔利单抗组的24个月总生存率（OS）为83.3%，显著高于安慰剂组的58.7%（*HR*=0.30，*P*=0.002 1）。对于MMRp/MSS人群，OS仍有显著差异。安全性方面，多塔利单抗组和安慰剂组的生活质量在化疗期间两组无显著差异。两个临床试验的结果均支持在化疗基础上加用帕博利珠单抗或多塔利单抗可作为晚期或复发性子宫内膜癌患者的一线治疗，无论MMR状态如何。

DUO-E研究进一步探究度伐利尤联合卡铂/紫杉醇作为一线治疗，随后进行度伐利尤单药或联合奥拉帕利维持治疗的疗效和安全性。DUO-E研究达到双重主要终点：与单纯化疗组相比，度伐利尤单抗组和度伐利尤单抗+奥拉帕利组均显著延长了PFS。PFS中位数，对照组为9.6个月，度伐利尤单抗组10.2个月，联合组15.1个月。dMMR患者中，度伐利尤单抗单药治疗效果显著，PFS中位数未达到，联合组PFS中位数为31.8个月，均优于化疗组。奥拉帕利在dMMR组中未显示额外获益。在pMMR患者中，奥拉帕利的加入显著增强了度伐利尤单抗的疗效，延长了缓解持续时间（duration of remission，DoR）和PFS。两种治疗方案的安全性和耐受性与之前单药研究结果一致，无新增安全信号。类似的，RUBY-PART2评估ICI多塔利单抗联合标准化疗（卡铂/紫杉醇）后续多塔利单抗联合尼拉帕利维持治疗的疗效和安全性。在整体人群中，试验组12个月PFS率为57.0%，显著高于对照组的33.7%；PFS中位数为14.5个月，较对照组8.3个月延长了6.2个月（*HR*=0.60，*P*=0.000 7）。在pMMR/微卫星稳定（microsatellite stability，MSS）亚组中，12个月PFS率为54.7%（试验组）对比31.1%（对照组），PFS中位数为14.3个月对比8.3个月（*HR*=0.63，*P*=0.006 0），显示该亚组患者也从联合治

疗中获益显著。安全性方面，联合用药的副作用与各单药已知安全性一致，常见不良事件包括贫血、血小板减少和中性粒细胞减少，且在试验组发生率略高。加入多塔利单抗和尼拉帕利的联合方案相比传统化疗显著延长了子宫内膜癌患者的PFS，尤其是在pMMR/MSS患者中填补了治疗空白，DUO-E和RUBY-PART2研究晚期子宫内膜提供了基于分子特征的精准免疫联合治疗新方案。一项卡铂和紫杉醇联合帕博利珠单抗一线治疗，随后进行帕博利珠单抗维持治疗联合或不联合多腺苷二磷酸核糖聚合酶抑制剂[poly(ADP-ribose) polymerase inhibitor，PARP]尼拉帕利，用于新诊断的晚期或复发性pMMR子宫内膜癌患者的随机Ⅱ期试验(PENELOPE研究，NCT06502743)。在子宫内膜癌的一线治疗中，进一步探索了免疫治疗基础上去化疗的可行性。LEAP-001研究是一项国际多中心、随机、开放标签的Ⅲ期临床试验，旨在比较仑伐替尼联合帕博利珠单抗与标准化疗(卡铂＋紫杉醇)作为晚期或复发性子宫内膜癌一线治疗的疗效和安全性。该研究未达到其双重主要终点，在总体人群及pMMR患者中，仑伐替尼＋帕博利珠单抗组与化疗组相比，PFS和OS无显著差异。亚组分析显示在既往接受新辅助/辅助化疗者及dMMR患者中，仑伐替尼＋帕博利珠单抗存在生存获益趋势。安全性方面，靶免联合组的耐受性符合预期，未出现新的安全信号。尽管未达到预设的一线治疗主要终点，但为子宫内膜癌免疫联合治疗的分子分型应用和治疗优化提供了宝贵数据，特别是在dMMR患者中显示出潜在获益。

ICIs联合化疗已成为复发转移性子宫内膜癌患者的标准一线治疗。对于dMMR这类免疫优势人群，靶免联合治疗有望成为标准一线治疗；对于pMMR子宫内膜癌患者，化疗联合免疫后续免疫联合PARP抑制剂维持治疗有望带来更大生存获益。

三、免疫治疗在子宫内膜癌的二线治疗进展

单药ICI帕博利珠单抗及多塔利单抗在既往接受过多线治疗的晚期、不可切除的MSI-H/dMMR癌症患者中，客观缓解率(ORR)分别为57.1%和43.5%，且DoR长，在KEYNOTE-158研究中，相较于其他晚期MSI-H/dMMR实体瘤，MSI-H/dMMR型子宫内膜癌的ORR最高。基于该研究数据，FDA批准帕博利珠单药用于系统治疗后进展的MSI-H/dMMR子宫内膜癌患者。单药ICI在dMMR/MSI-H型子宫内膜癌的二线治疗中取得了较好的效果，然而，约70%子宫内膜癌患者为pMMR型，为进一步提高该人群患者疗效，不同治疗方式与ICIs的联合在子宫内膜癌的二线治疗中被进一步探索。

抗血管生成药物通过抑制肿瘤异常血管生成促进血管正常化，改善肿瘤局部血流和氧合状态，有助于免疫效应细胞更好地浸润肿瘤组织，逆转免疫抑制状态。KEYNOTE-146研究评估仑伐替尼联合帕博利珠单抗治疗晚期子宫内膜癌，在MSS/pMMR患者中ORR为38.3%，在MSI-H/dMMR型子宫内膜癌患者中ORR为63.6%。KEYNOTE-775进一步评估了仑伐替尼联合帕博利珠单抗与传统化疗(多柔比星或紫杉醇)在既往接受过系统治疗的晚期子宫内膜癌患者中的疗效和安全性，仑伐替尼＋帕博利珠单抗组OS中位数为17.4个月，显著优于化疗组的12.0个月(HR=0.68，P=0.000 1)。PFS中位数为6.6个月，较化疗组3.8个月显著延长(HR=0.60，P<0.000 1)。安全性方面，联合治疗的副作用可控。该联合治疗对非子宫内膜样癌患者(如浆液性和透明细胞癌)也显示出疗效，促使美国FDA于2021年批准帕博利珠单抗联合仑伐替尼用于系统治疗后进展的MSS/pMMR子宫内膜癌患者，标志着免疫联合靶向治疗在后线子宫内膜癌中的应用。目前，更多靶向与免疫联合治疗的探索在子宫内膜癌中展开，如贝莫苏拜单抗联合盐酸安罗替尼用于治疗晚期、复发或转移性子宫内膜癌的Ⅱ期临床研究，其ORR为31.8%，PFS中位数为8.28个月；卡度尼利单抗联合仑伐替尼治疗晚期子宫内膜癌的ORR为50%；恩沃利单抗联合仑伐替尼用于一线含铂方案治疗失败的子宫内膜癌患者的ORR为40%，PFS中位数为9.2个月；呋喹替尼联合信迪利单抗治疗pMMR晚期子宫内膜癌患者的ORR为35.6%，PFS中位数为9.5个月。免疫与靶向联合治疗也在探索其他靶向药物，如ATR和PI3K抑制剂等。

在多种实体瘤中，帕博利珠单抗与化疗联合显著改善了PFS和OS。联合作用的机制包括化疗诱导免疫原性死亡，激活抗肿瘤免疫，同时抑制髓系来源的免疫抑制细胞，增强抗原交叉提呈，增强免疫治疗疗效。对于非dMMR/MSI-H子宫内膜癌患者，PD-1/PD-L1抑制剂单药效果不佳，免疫联合化疗是另一常见免疫联合治疗模式。与传统化疗不同，抗体药物偶联物(antibody drug conjugates，ADC)是一种新型靶向抗肿瘤药，通过将单克隆抗体与细胞毒性药物(化疗药物)通过特定的连接子结合而成。ADC药物具有化疗药物的杀伤特性，同时具有精准靶向性，可减少传统化疗药物的全身毒性，增强肿瘤的靶向杀伤，也可与免疫治疗发挥协同效应。目前，索米妥昔联合帕博利珠单抗对叶酸受体阳性的复发MSS型子宫内膜癌的疗效也在进一步探索中，在中位随访4.7个月的情况下，ORR达到37.5%(6/16)。

免疫检查点除PD-1/PD-L1外还包括CTLA-4、LAG-3、TIM-3、TIGIT等，各免疫检查点之间相互独立，其他免疫检查点的激活是PD-1/PD-L1免疫治疗逃逸的可能机制之一，因此不同免疫检查点的联合也在dMMR/MSI-H子宫内膜癌中进行了探索。KEYVIBE-005研究中B1队列探究了TIGIT单抗联合帕博利珠单抗在复发或转移性dMMR子宫内膜癌中的疗效，其ORR为65%，PFS中位数为15个月，且未明显增加免疫相关不良反应发生，大于等于3级不良反应发生率为35%。随着免疫治疗抵抗机制被逐步揭示，更多联合治疗方式也将在晚期子宫内膜癌进行进一步的探索。

综上，免疫治疗已成为子宫内膜癌二线治疗的重要突破，尤其是针对dMMR/MSI-H患者的单药ICI和针对pMMR患者的免疫联合抗血管生成药物方案显著改善了患者预后。

四、免疫治疗在子宫内膜癌的辅助治疗

子宫内膜癌的标准初治通常是手术切除，术后根据病理分期和高危因素采用放疗和/或化疗进行辅助治疗，以降低局部复发和远处转移风险。传统辅助治疗对高危患者的疗效

有限，尤其是晚期或复发风险较高的患者群体，亟需新策略改善预后。MSI-H/dMMR 亚型子宫内膜癌对 ICIs 反应较好，是免疫辅助治疗针对的主要目标人群。帕博利珠单抗、度伐利尤单抗等在晚期和复发子宫内膜癌中已有显著疗效，其在术后辅助治疗中的作用也开始进一步被探索。

KEYNOTE-B21 是一项随机、双盲、Ⅲ期试验，评估帕博利珠单抗联合辅助化疗（含或不含放疗）与安慰剂联合辅助化疗在新诊断高危子宫内膜癌术后患者中的疗效。在整体人群中，帕博利珠单抗组与安慰剂组 2 年无病生存期（disease-free survival，DFS）相近（75% vs. 76%，*HR*=1.02），差异无统计学意义。亚组分析显示，dMMR 患者接受帕博利珠单抗辅助治疗显著改善 DFS（*HR*=0.31），而 pMMR 患者无明显获益。

对于局部晚期不可手术切除或术后病理明确具有高危因素子宫内膜癌患者目前推荐放射治疗。2012 年 *The New England Journal of Medicine* 首次报道了 1 例接受放疗联合伊匹木单抗的黑色素瘤患者发生远隔效应，表明此种联合方式可激活全身抗肿瘤免疫。放疗与免疫的联合增敏机制包括新抗原产生及释放、免疫细胞活化、cGAS-STING 信号通路促进细胞因子及趋化因子释放、免疫微环境重塑等。RAINBO MMRd-GREEN 研究探讨在 dMMR 型高危子宫内膜癌患者中，术后辅助放疗联合度伐利尤单抗是否优于单独放疗，从而改善无复发生存率（RFS）和 OS。多项对术后高复发风险的 dMMR 人群进行术后免疫治疗同步放疗的研究正在进行中（NCT05255653-2，NCT04214067）。

免疫治疗在子宫内膜癌辅助治疗领域正处于快速发展阶段，结合分子分型的精准策略有望显著改善患者预后，推动辅助治疗模式的创新与完善。免疫治疗在术后辅助治疗中的使用时机及优势人群仍需要进一步探索。

五、新型免疫治疗手段

除上述 ICIs 外，纳武利尤单抗、阿维鲁单抗、替雷利珠单抗、卡瑞利珠单抗均在免疫治疗中展现了潜力。随着免疫治疗策略的多元化，以及对子宫内膜癌研究的深入，多种新的免疫治疗手段在晚期子宫内膜癌中进行探索。新型免疫治疗手段包括 CAR-T 疗法、TILs 疗法、溶瘤病毒疗法等。CAR-T 细胞疗法是将患者自身 T 细胞经基因工程改造，使其表达嵌合抗原受体，靶向肿瘤特异性抗原，从而杀伤肿瘤细胞。尽管 CAR-T 在血液肿瘤领域取得显著成功，但在实体瘤如子宫内膜癌中的应用仍处于早期阶段。目前已有针对包括子宫内膜癌在内的女性生殖系统肿瘤的抗胎盘碱性磷酸酶（placental alkaline phosphatase，PLAP）CAR-T 细胞治疗临床试验正在进行中，显示出一定的安全性和潜在疗效，但实体瘤复杂的肿瘤微环境和免疫抑制机制仍是 CAR-T 疗法面临的主要挑战。TILs 疗法是从患者自身肿瘤组织中提取并体外扩增肿瘤特异性淋巴细胞，回输患者体内以增强抗肿瘤免疫反应，目前已有 TILs 疗法用于转移性子宫内膜癌并取得良好治疗效果的个案报道，显示出较好的治疗前景。相比于 CAR-T 疗法，TIL 细胞的 T 细胞受体（T-cell receptor，TCR）具有多样性，能够识别多种肿瘤抗原，包括肿瘤特异性的新抗原，从而更有效地应对肿瘤的异质性；然而，TILs 疗法也具有较高的个体化制备成本。

溶瘤病毒经过基因改造，能够选择性感染并裂解肿瘤细胞，同时释放大量肿瘤抗原，激活机体免疫系统。经过基因改造后的溶瘤病毒能够攻击 *P53* 基因缺失的细胞，最终导致肿瘤细胞崩解、死亡；除了直接杀伤肿瘤，溶瘤病毒还会大量释放肿瘤抗原，活化肿瘤免疫微环境，克服免疫耐受，激发机体自身的抗肿瘤免疫反应。在难治及复发转移的妇科肿瘤（包括子宫内膜癌）中，溶瘤病毒联合放疗或化疗显示出较高的肿瘤控制率。目前相关临床研究仍处于探索阶段，未来有望成为治疗难治性子宫内膜癌的新策略。

六、当前挑战与未来方向

1. **安全性管理**　单药免疫治疗耐受性较好，3 级以上不良反应发生率 ≤ 20%。联合治疗（包括化疗 + 免疫或抗血管生成药物，靶向药物等）总体安全性可控，但不良反应种类和发生率较单药治疗有所增加，常见不良反应包括高血压（30%~40%）、甲状腺功能异常（5%~15%）、腹泻（10%~20%）等，早期识别并及时处理对于提高免疫联合治疗耐受性十分重要。因此，研究关键免疫相关基因构建免疫相关风险评分模型，并通过生物指标监测预警毒性反应从而早识别，早期处理免疫联合治疗相关不良反应对于进一步提高治疗耐受性尤为关键。同时，免疫联合治疗时的不同治疗方式的剂量调整也需进一步探索，以实现患者利益最大化。

2. **精准分层治疗**　所有子宫内膜癌中 dMMR/MSI-H 亚型占 30% 左右。因 DNA 错配修复基因缺陷导致高频突变和新抗原产生者是目前免疫获益的主要人群，对于这类人群，是否可以进一步去化疗仍值得探究。pMMR/MSS 亚型占子宫内膜癌的 70% 左右，突变负荷相对较低，免疫逃逸机制复杂（如 LAG-3 表达上调、代谢重编程、Treg 扩增等），识别该类人群的免疫逃逸机制，从而挑选合适的联合治疗策略对于该人群的治疗疗效十分重要。在子宫内膜恶性肿瘤中，PD-L1 表达、TILs 数量、p53 状态、C 反应蛋白（C-reactive protein，CRP）变化等在预测免疫治疗疗效中的作用尚待明确。通过二代测序（NGS），免疫组化等结合分子分型与肿瘤微环境特征进行进一步分层治疗可能是未来子宫内膜癌免疫治疗的探索方向。

七、小结

免疫治疗在子宫内膜癌中的应用已取得显著进展，重塑子宫内膜癌的治疗格局，尤其在 dMMR/MSI-H 亚群中展现出突破性疗效。未来需进一步优化分子分型指导下的个体化治疗，通过整合基因组、蛋白质组和代谢组分析制定精准治疗方案。此外，研究关键免疫相关基因构建免疫相关风险评分模型，有助于指导免疫治疗和预测子宫内膜癌预后，预测免疫治疗相关不良反应，实现精准化、个体化的子宫内膜癌综合治疗策略。

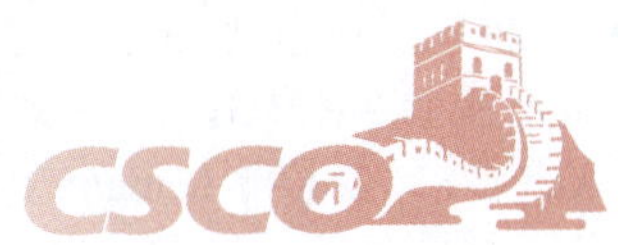

局部晚期宫颈癌临床治疗新进展

温婧琳[1]　孙阳[2]　张兆聪[1]　娄阁[1]

[1]哈尔滨医科大学附属肿瘤医院　[2]吉林大学中日联谊医院

随着我国宫颈癌疫苗的普及和宫颈癌筛查体系逐渐完善，早期宫颈癌的治疗效果较好，5年的总生存率（OS）超过90%。然而，约32%的患者在就诊时已经处于局部晚期，其5年OS率为24%~76.1%，尽管对其实施标准放化疗，仍然存在30%的复发率。在美国国家综合癌症网络（NCCN）指南中局部晚期宫颈癌（locally advanced cervical cancer，LACC）是指国际妇产科联盟（FIGO）2018分期ⅠB3~ⅣA，狭义的LACC是肿瘤直径≥4cm，且局限于宫颈或仅侵犯阴道上1/3、无其他部位转移，即FIGO 2018分期ⅠB3和ⅡA2期。由于其局部病灶相对较大，许多患者无法通过手术根治，且复发与转移风险较高，因此患者5年OS率相对较低。因此如何满足患者的治疗要求，提高患者生存质量，已经成为LACC研究的主要方向。研究者们进行了大量探索性研究，已经提出了几种改善LACC患者预后效果的治疗策略，但是因患者个体差异较大，关于其治疗方案的争议相对较多，因此，寻找更加适合的治疗对策势在必行。

一、同步放化疗

自1999年循证医学研究证实，以顺铂为基础的同步放化疗有效地提高了LACC患者的生存率，同步放化疗成为了LACC的标准治疗方案。在放疗期间同时给予化疗，能够利用化疗药物促使放疗敏感性增强，对于癌细胞的杀伤作用更强，有助于抑制宫颈癌患者的转移与复发，改善患者疾病进展与死亡风险。李亚星等在研究中报道了LACC患者采取同步放化疗的效果，显示其对于患者3年、5年的生存率与生存质量均有良好的改善，治疗有效性较高，能够改善患者整体预后。彭清河等选取249例LACC患者进行研究，发现同步放化疗在LACC患者治疗中，其2年累计复发率（cumulative incidence of relapse，CIR）和OS率分别为22.7%（52/229）和77.3%（177/229）。为了预防患者出现慢性放射性直肠炎，还需要对放射治疗方案进行科学的设计。周奇峰等在研究中针对晚期宫颈癌患者实施调强适形治疗与顺铂+紫杉醇的化疗方案联合的方式，有助于降低肿瘤标志物IgA、IgM的水平，促进免疫功能改善，且治疗总有效率达到了82.22%，但膀胱刺激反应、直肠刺激反应、恶心、呕吐、骨髓抑制等并发症发生率并未减少，提示同步放化疗虽然可促进患者治疗效果与预后改善，但是在并发症改善方面并未显现出良好效果。随着化疗药物的广泛应用，患者敏感性日益下降，可能对其治疗效果形成一定影响，为了增强患者治疗耐受性，有研究开始采取同步放化疗与局部热疗结合的方式。如朱园园等选择LACC患者62例分别采取同步放化疗及同步放化疗联合热疗的方式，通过对比两组效果发现，与单一的同步放化疗相比，同步放化疗与热疗联合应用可促进患者完全缓解率（78.1% vs. 53.3%）、5年局部无复发生存率（72.9% vs. 51.2%）的提升，同时相比单纯放化疗，热放化疗有减轻中性粒细胞缺乏、恶心和乏力等毒副作用的趋势，且不会增加额外的毒副作用。

LACC远处转移多见，为提高治疗效果，需更合适的联合治疗方案。如同步放化疗（concurrent chemoradiotherapy，CCRT）联合化疗，美国妇科肿瘤协作组（The Gynecologic Oncology Group，GOG）纳入919名患者进行OUTBACK研究，对比了CCRT后辅助化疗（卡铂+紫杉醇）治疗LACC，结果显示两组PFS（63% vs. 62%，P=0.58）和OS（72% vs. 71%，P=0.81）均未延长，且辅助化疗后≥3级不良事件显著增加（81% vs. 62%，P<0.000 1）。该试验采用FIGO 2008分期，对于一些伴有高危因素的LACC患者，如淋巴结转移阳性且身体素质较佳，辅助化疗可能会改善生存率，后续仍需要继续临床试验验证。日本妇科肿瘤协作组（Gynecologic Oncology Trial and Investigation Consortium，GOTIC）进行LUFT随机试验评估在CCRT后使用口服氟尿嘧啶（UFT）维持化疗能否延长LACC的生存期，但UFT组5年PFS（62% vs. 61.3%，P=0.634）和OS率（76.1% vs. 77.6%，P=0.869）均未改善。结合上述两项研究的结果显示，CCRT后辅助化疗PFS或OS均未获益，对于LACC的维持治疗不建议使用细胞毒性化疗药物，应酌情采取其他治疗手段。

在近日发表的2025年宫颈癌NCCN指南第4版中，将INTERLACE方案纳入了LACC治疗新模式：短程诱导化疗+CCRT。该研究是在巴西、印度、意大利、墨西哥和英国的32个中心开展的随机Ⅲ期试验，共招募500例患者，按1∶1随机分配接受诱导化疗联合放化疗（IC+CRT组）或单纯放化疗（CRT组）。CRT组接受以标准顺铂为基础的放化疗（顺铂40mg/m²，共5周，同时进行45.0~50.4Gy的外照射放疗，分

20~28 次进行，并加近距离放疗，以达到 2Gy 等效剂量的总剂量至少为 78~86Gy），IC+CRT 组先进行 6 周诱导化疗（卡铂 AUC 为 2，紫杉醇 80mg/m²），然后进行以顺铂为基础的放化疗。结果发现 IC+CRT 组 5 年 PFS 率提高 9%（73% vs. 64%，P=0.013），5 年 OS 率提高 8%（80% vs. 72%，P=0.04），证明在放化疗之前进行诱导化疗可以显著改善 LACC 的生存时间。

二、手术治疗

对于 LACC 患者，根治性手术不作为前期选择的方案。相比放化疗治疗，根治性手术毒副反应率与近期疗效均无差异，还需要按照患者的健康状况、是否保留卵巢功能等进行综合考虑，为患者选择适宜的治疗方法。从预后效果来看，多数文献报道根治性手术治疗在 LACC 治疗中同放化疗的生存率、复发率比较并未见显著差异，可帮助患者获取与放化疗治疗方法相似的生存结局，主要是因 LACC 肿瘤体积相对较大，通常伴有浸润性生长或淋巴结转移的情况，其手术难度相对较高，且手术相关并发症的可能性增加。张雪梅等在研究中提出，LACC 患者进行根治性手术可能引起的并发症主要包括膀胱直肠损伤、泌尿系统感染、淋巴囊肿等，引起手术副损伤发生率为 9.6%，术后并发症发生率为 23.3%，这对患者术后恢复具有一定阻碍。大部分患者在手术后还需采取补充放化疗治疗。李明伟等在临床研究中对 LACC 患者分别运用根治性手术、新辅助化疗加手术及手术治疗的效果进行对比，采取不同手术治疗的患者复发率、3 年无病生存（disease-free survival，DFS）率、3 年 OS 率、5 年 DFS 率比较差异均无统计学意义，其近期疗效相似度较高。同样，Axel 等人通过对采取手术及放疗的 LACC 患者进行临床研究，发现其生存率无差异，但手术组并发症风险更高，后续还需要补充治疗，说明多数患者对放疗的耐受性相对较高。还有研究对比 Ⅰ B2 期、Ⅱ A2 期宫颈癌的新辅助化疗手术与单纯手术治疗效果，相比单纯手术患者的阴道切缘阳性率、脉管浸润率、宫颈间质浸润深度、术后 1 年复发率和生存率较为接近，但从其术后 3 年、5 年的远期疗效对比来看，新辅助化疗手术的效果更佳，术后辅助治疗率增加。对于不同的手术方式，王勇梅等在研究中提出实施腹腔镜下广泛子宫全切术联合盆腔淋巴结清扫术，有助于对患者的癌细胞增殖与转移起到一定抑制作用，同时加快胃肠功能的恢复，与开腹广泛子宫全切术与盆腔淋巴结清扫术相比，该术式术后细胞凋亡率（27.58% ± 0.87%）明显更高，在研究中并未对患者总生存周期进行追踪，还需在未来研究中进行进一步验证。

相反，对于特殊病理类型的 LACC，手术治疗具有重要意义，如 Chu 等对 SEER 数据库 1 288 例及中国多中心的 610 例宫颈小细胞神经内分泌癌进行回顾性研究，结果证明手术可以显著改善 Ⅰ B3~Ⅱ A2 期患者的预后；同样，Li 等对子宫颈透明细胞癌的回顾性研究，发现手术也可以改善宫颈透明细胞癌的预后，尤其是 Ⅰ B3~Ⅱ A2 期及局部可切除的ⅢC 期。不排除特殊病理类型放化疗不敏感的原因。

三、新辅助化疗

LACC 病灶较大，患者存在较高的复发率与转移率，为改善这一群体的预后，临床中部分选择尝试新辅助化疗方式。但在《中国临床肿瘤学会（CSCO）宫颈癌诊疗指南 2024》中，对于不保留生育功能的 LACC 患者实施新辅助化疗加手术的治疗模式还存在争议，一般仅建议用于放疗不可及区域或临床研究。为此 Gemma 等人比较以顺铂为基础的新辅助化疗后手术治疗（neoadjuvant chemotherapy followed by surgery，NACT-S）和 CCRT，同样两组 5 年 OS 率（72% vs. 76%）和 5 年 PFS 率（57% vs. 66%）并无明显差异。结果不能证实 NACT 后手术治疗的优越性，但 NACT-S 的短期不良事件（adverse event，AE）≥3 级发生率更高（41% vs. 23%），CCRT 的长期不良事件 ≥3 级更常见（21% vs. 15%）。在亚组 Ⅰ B2 期的患者中 NACT-S 可见有优于 CCRT 的趋势，不但能够帮助其缩小肿瘤病灶，便于促进手术切除效果的提升，同时可对术后转移风险进行抑制，而且在应用化疗药物后能够为放疗敏感性奠定基础，更加便于患者后续治疗的开展。从近期疗效来看，新辅助化疗的效果相对较好，关于其对患者预后的改善还存在一定争议。Mousavi 团队对比了新辅助化疗后手术治疗和根治性手术，结果显示虽然两组 OS 中位数无明显差异（113.65 个月 vs. 112.88 个月，P=0.970），但与根治性手术相比，NACT 可以减少 LACC 患者术后放疗（86.2% vs. 47.7%，P=0.002）的需要及不良副作用和复发率，并提高了ⅡB 期宫颈癌患者的 OS 率。综合两项试验结果不难看出，尽管 OS 无统计学意义上的改善，但 NACT 通过减少肿瘤大小、主韧带浸润和淋巴结受累可改善手术成功率，尤其在一些医疗系统条件相对有限的地区。王娇等对实施手术治疗的 LACC 患者采取新辅助化疗方法，发现虽然能够对术后脉管间隙浸润发生率进行控制，但是对盆腔淋巴结转移、切缘阳性、深层间质浸润的发生率并未产生明显影响，经过随访发现，患者 5 年 OS 率及总体生存质量无明显获益。在术前实施新辅助治疗对于手术效果提升具有一定辅助作用，葛蕾等对 LACC 患者实施 NACT 治疗后发现，其治疗有效率达到了 81.25%，相比直接手术治疗 60.42% 更高，能够降低手术难度，同时减少凋亡抑制基因 Survivin、血清诱捕受体 3（decoy receptor 3，DcR3）、血管内皮生长因子（VEGF-C）等恶性肿瘤相关因子水平，由此有助于为患者康复提供保障。佟春艳等也发现在术前为 LACC 患者采取新辅助化疗方法，能够缩短手术时间，兼顾治疗疗效与安全性，以促进患者预后生活质量改善。除了实施单一的新辅助化疗外，也逐渐有研究认为先行放化疗在根治性手术前可作为辅助治疗手段，对于其获益的观点有所不同。李惠等在研究中认为，在实施手术治疗前给予术前新辅助治疗，治疗总有效率为 85.71%，相比手术治疗 62.86% 更高，有助于提高临床疗效，且患者 2 年内的生存率可达到 74.29%，相比未实施术前辅助治疗的患者 51.43% 更高，证实了在手术治疗前实施新辅助治疗的优势作用。党洁等在研究中提出了不同的观点，其选择 LACC 患者给予新辅助治疗联合腔内后装放疗，并未发现 1 年内患者的生存率、局部复发率与未给予化疗的患者存在明显差异，还需要更多研究对患者进行持续追踪，以便掌握该治疗方式对患者的远期生存率的影响。一项来自印度的研究发现，ⅡB、ⅢB 期宫颈癌患者在给予放化疗治疗后实施手术的 OS 相对较高，但存在一定手术并发症问题，如术后感染及肠梗阻，针对此类患者，可采取

CCRT 后再进行子宫切除术，以确保患者的手术治疗效果。

四、靶向治疗

近年来，靶向治疗已经逐渐成为 LACC 治疗研究的热点方向。血管生成在肿瘤生长、浸润与转移中具有关键作用，其中 VEGF 能够与受体进行结合，对于肿瘤细胞的增殖与转移具有促进作用，因此可采用抗血管生成药物抑制宫颈癌进展。贝伐珠单抗为临床常用抗血管药物，NCCN 指南已经将贝伐珠单抗作为复发性或转移性宫颈癌的一线药物。一项临床研究对比 LACC 患者，分别实施单一 CCRT 和贝伐珠单抗与 CCRT 结合的治疗方式，后者能够提高患者 3 年、5 年 OS 率与无瘤生存率，且不会增加不良反应，其治疗安全性相对较高。PARP 通常会在 DNA 损伤时激活，且在 DNA 损伤修复中具有重要作用，目前多采取维利帕尼治疗宫颈癌，有Ⅰ期临床试验发现，将顺铂/紫杉醇联合维利帕尼用于 34 例晚期宫颈癌患者的治疗中，其客观缓解率（ORR）相对较高，仅有 1 例患者出现剂量限制性毒性，其治疗效果相对较好。但是目前 PARP 抑制剂在晚期宫颈癌治疗中多处于临床试验阶段，还需要更多的多中心研究结果对其治疗疗效进行验证。

目前，针对 LACC 的靶向药物与 CCRT 结合的研究较少，且生存结果并不令人满意。在 2024 年 ASCO 大会上，公布了一项尼妥珠单抗联合 CCRT 治疗 LACC 的初步结果。CC3 研究是第一个针对晚期宫颈癌的尼妥珠单抗与 CCRT 结合的随机对照、多中心、Ⅲ期试验，评估尼妥珠单抗与 CCRT 联合治疗 LACC 的疗效和安全性。尼妥珠单抗联合组的 1 年 PFS 率优于 CCRT 组（96.1% vs. 92.1%，P=0.506），ORR 显著改善（89.44% vs. 80.56%，P=0.036），且两组之间的风险比没有显著差异（HR=0.76，95% CI 0.33~1.72，P=0.507），其 PFS 趋势更长，安全性良好，是该人群的潜在希望之选。但 3 年 PFS 和 OS 尚未达到。后续研究结果仍需验证。

五、免疫治疗

免疫治疗在复发转移性子宫颈癌中取得了不俗的疗效，对此目前已有多款免疫检查点抑制剂（immune checkpoint inhibitor，ICIs）研发并投入到子宫颈癌临床应用中。免疫治疗主要是对免疫系统进行激活，确保机体在自身免疫功能作用下对肿瘤细胞进行杀灭。ICIs 通过受体阻断免疫检查点蛋白，如程序性死亡受体 1（programmed death-1，PD-1）、程序性死亡受体配体 1（programmed death-ligand 1，PD-L1）和细胞毒性 T 淋巴细胞相关抗原-4（cytotoxic T lymphocyte antigen 4，CTLA-4）来激活患者的免疫系统，从而攻击肿瘤细胞进而起到抗肿瘤作用。KEYNOTE-A18 研究结果显示 24 个月 PFS 从 57.3% 升至 67.8%，36 个月 OS 从 74.8% 提高至 82.6%。各亚组分析均显示试验组 PFS 获益，但在 OS 的亚组分析中，FIGO2014 ⅠB2~ⅡB 期患者较Ⅲ~ⅣA 期获益较差。基于其结果，2024 年美国 FDA 正式批准帕博利珠单抗联合放化疗，用于治疗新诊断的 FIGO 2014 Ⅲ~ⅣA 期宫颈癌患者。《中国临床肿瘤学会（CSCO）宫颈癌诊疗指南 2024》中同步放化疗联合免疫治疗（帕博利珠单抗）仅用于Ⅲ~ⅣA 期宫颈癌。免疫治疗联合放化疗开创了宫颈癌治疗的新纪元。

NACI 研究中纳入 85 例 LACC 患者实施新辅助化疗联合卡瑞利珠单抗治疗，经过随访后发现，98% 的患者出现客观缓解，19% 的患者完全缓解，79% 的患者部分缓解，≥3 级 AEs 发生率为 40%，所有治疗患者均未出现严重不良事件或治疗相关死亡情况。彭涛等在晚期宫颈癌患者中发现卡瑞利珠单抗有助于降低 SCC、CA199、CA125 等肿瘤标志物水平，且患者疾病控制率较好（85% vs. 60%），不会引起更多毒副反应，展现出其抗肿瘤有效性及安全性。说明卡瑞利珠单抗联合化疗在 LACC 患者中呈现出有前景的抗肿瘤活性和可控的不良事件。TRACE 临床试验纳入 22 例 LACC 患者，予 CCRT 联合特瑞普利单抗免疫治疗，结果显示 11 例患者出现 3 级及以上 AE，没有患者出现 5 级不良反应，ORR 为 100%，2 年 PFS 为 81.8%，2 年局部控制率均为 95.5%，2 年 OS 为 90.9%，表明特瑞普利单抗联合 CCRT 对 LACC 患者具有良好的耐受性和抗肿瘤效果，其有可能成为治疗 LACC 的新的治疗方式。

CALLA 研究是全球首个 ICI 联合 CCRT 治疗 LACC 的随机双盲、Ⅲ期临床试验，纳入来自 15 个国家的 770 例 18 岁以上未经治疗的 LACC 患者，随机分配接受度伐利尤单抗或安慰剂联合顺铂/卡铂同步放化疗。结果显示两组的 PFS 中位数均未达到（HR=0.84；95% CI 0.65~1.08；P=0.17），12 个月 PFS 率分别为 76.0% 和 73.3%。度伐利尤单抗联合 CCRT 在 LACC 患者中耐受性良好，但在未选择生物标志物的全人群中未显著改善 PFS，但在 PD-L1 高表达（TAP≥20%）的患者中，联合度伐利尤单抗有 PFS 获益。一项 meta 分析显示，CCRT 联合 ICIs 对 LACC 是安全且有效的治疗，CCRT 中加入 ICIs 可提高 LACC 患者的 PFS 和 OS，两组 3 级或以上 AE 发生率相似。最常见的毒副反应是白细胞减少、乏力和甲状腺功能减退。在进行 CCRT 联合 ICIs 治疗时应严格检查并及时处理与 ICIs 治疗相关的不良反应。

六、小结

2030 年是《加速消除宫颈癌全球战略》和《“健康中国 2030”规划纲要》的关键节点，而提高 LACC 患者的生存率依旧是亟待解决的临床问题。CCRT 仍是治疗 LACC 的基石，联合诱导化疗、免疫、靶向治疗等在多项研究中进展日益更新且表现出明显优势，并获得了国际权威指南的推荐，这为 LACC 提供了新的治疗模式。针对少数特殊病理类型，新辅助化疗虽有缩小肿瘤、降低分期、利于手术切除等优势，但效果存疑，还存在一定程度耐药风险，联合免疫、靶向等新探索有望改变未来方向。免疫治疗的出现极大地改善了 LACC 患者的预后，正逐步与放化疗及靶向治疗等常规治疗相结合。新型免疫疗法联合 CCRT 正逐步改变全身疗法的模式。为了改善 LACC 患者的生存质量，提高远期生存率，尚有很多新药不断进入临床试验阶段，如 ADC 等。这些新药未来将会开展更多相关临床研究，使治疗更加精准化，为患者带来更多选择和希望。

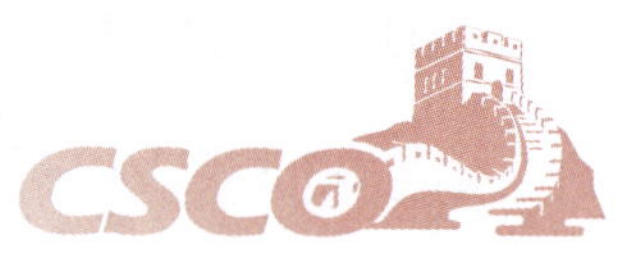

免疫检查点抑制剂在卵巢癌中的应用进展

吴涛　张鹏闯　胡丽娟　周敏　陆建荣　王国庆
陕西省肿瘤医院

一、引言

卵巢癌发病隐匿，进展迅速，患者就诊时常属于晚期。尽管近年来随着手术水平的提升、规范性化疗的开展，以及PARP抑制剂、抗血管生成药物等的临床应用，卵巢癌的治疗效果有所改善，但其高复发、易耐药的特点仍极大限制其疗效，整体预后极差，总5年生存率仅为45.6%。因此，亟待寻找新的治疗方法或策略改善卵巢癌不良预后。目前免疫检查点抑制剂（immune checkpoint inhibitors，ICIs）已广泛用于不同癌种治疗，在妇科肿瘤领域，以PD-1和PD-L1抑制剂为代表的ICIs已从晚期/复发性宫颈癌和子宫内膜癌的二线治疗，获批到用于一线治疗。虽在国内外指南中尚未推荐ICIs用于卵巢癌治疗，但最新的一些临床试验数据显示，一些卵巢癌亚组患者（PD-L1 IC>5%，MSI-H/dMMR状态）仍是ICIs获益人群，因此卵巢癌免疫治疗仍是值得关注的研究方向。本文将ICIs在卵巢癌中使用的最新进展及其挑战综述如下。

二、ICIs单药

免疫检查点是由免疫细胞表达并调节免疫功能的分子，主要包括PD-1、PD-L1和CTLA-4。免疫检查点分子的异常表达影响肿瘤的发生、发展。ICIs通过恢复或增强免疫细胞对肿瘤的杀伤，进而发挥抗癌作用。

1. **PD-1/PD-L1抑制剂**　PD-1/PD-L1抑制剂通过竞争性阻断PD-1信号，恢复T细胞的抗肿瘤作用。ICIs在卵巢癌中应用始于其在后线治疗中的探索：在KEYNOTE-028试验卵巢癌亚组中，纳入PD-L1阳性既往治疗失败的患者客观缓解率（ORR）为11.5%。KEYNOTE-100试验中，对于复发性卵巢癌，帕博利珠单抗单药治疗ORR为8.5%，PFS中位数为2.1个月，OS中位数为18.7个月。亚组分析显示PD-L1高表达，有效率有增加趋势，与组织学亚型和铂敏感性无关。阿维鲁单抗单药治疗复发性卵巢癌ⅠB期研究中，ORR为9.6%，有效率与免疫浸润细胞中检测PD-L1的表达无关，在其Ⅲ期的JAVELIN Ovarian 200研究中，ORR仅为4%。Hamanishi等报道纳武利尤单抗在20例铂耐药复发性卵巢癌中的ORR为15%，但在NINJA试验中纳入316例铂耐药卵巢癌，相比于吉西他滨或脂质体盐酸多柔比星（pegylated liposomal doxorubicin，PLD）单药化疗，纳武利尤单抗非但并没有带来OS获益（*HR*=1.0，95% *CI* 0.8~1.3；*P*=0.808），且损害PFS（*HR*=1.5，95% *CI* 1.2~1.9；*P*=0.002）。

2. **CTLA-4抑制剂**　CTLA-4抑制剂单药在卵巢癌中应用，临床试验有限，在已报道的一项Ⅱ期研究（NCT01611558）中，使用10mg/kg剂量的伊匹木单抗单药治疗PSOC，入组40名患者中仅2名完成试验用药，其余患者因副反应或疾病进展未完成用药。到目前为止没有CTLA-4抑制剂单药在卵巢癌中使用的数据。

三、ICIs联合治疗

1. **ICIs间的联合**　ICIs单药治疗卵巢癌有效率欠佳，探索ICIs间联合用药（“双免”治疗）模式是卵巢癌免疫治疗的新方向。NRG GY003研究结果显示与纳武利尤单抗单药相比，纳武利尤单抗联合伊匹木单抗治疗卵巢癌患者的ORR显著提高（31.4% vs. 12.2%，*P*=0.034），PFS中位数显著延长（3.9个月 vs. 2.0个月，*HR*=0.53，95% *CI* 0.34~0.82，*P*=0.004），OS中位数延长，但差异无统计学意义（28.1个月 vs. 21.8个月，*HR*=0.79，95% *CI* 0.44~1.42，*P*=0.43）。Hinchcliff等评估CTLA-4抑制剂、PD-L1抑制剂序贯或同步疗法是否能改善铂耐药/难治性卵巢癌患者的预后，结果显示在61例PROC中，序贯组和联合组的PFS中位数无明显差异（*P*=0.402）。Park等开展的一项单臂Ⅱ期研究结果显示：在纳入的23例晚期卵巢癌患者中，给予度伐利尤单抗及替西木单抗联合新辅助，所有患者均接受中间型细胞减灭术，R0切除率为73.9%，17.4%患者实现病理完全缓解；12个月，24个月和36个月PFS率分别为63.6%，45.0%和40.0%。AK104-IIT-003研究入组42例晚期上皮性卵巢癌患者，应用卡度尼利单抗联合化疗进行新辅助治疗，其中29例患者接受了中间型肿瘤细胞减灭术，R0切除率为79.3%。ORR为97.0%，PFS中位数为17.5个月（95% *CI* 14.77~NE）。KGOG3045试验纳入的58例PROC患者，其中18例患者接受度伐利尤单抗联合替西木单抗（75mg）及单药化疗，其ORR能达到33.33%，95% *CI*

13.34%~59.01%。“双免”治疗模式可提高“单免”药物的有效率，是ICIs在卵巢癌中应用的新模式。

2. **ICIs联合化疗** 研究显示化疗药物可抑制Treg细胞及髓源性抑制细胞（MDSC）等负性免疫调节因子，同时可增加肿瘤抗原呈递，诱导肿瘤细胞免疫性死亡，理论上ICIs联合化疗可疗效增益。Lee等开展单臂多中心Ⅱ期研究，纳入26例PROC患者接受帕博利珠单抗联合PLD治疗，ORR为26.2%。O'Cearbhaill等报道度伐利尤单抗联合PLD在40例PROC中ORR为22.5%。JAVELIN Ovarian 200试验纳入566例PROC患者，与PLD相比，阿维鲁单抗联合PLD组ORR显著提高（13% vs. 4%），PFS有获益趋势（*HR*=0.78，93.1%*CI* 0.59~1.24），OS无显著差异。KEYNOTE-B96是一项Ⅲ期RCT，入组643名PROC患者，旨在评估帕博利珠单抗联合紫杉醇（± 贝伐珠单抗），对比安慰剂联合紫杉醇（± 贝伐珠单抗）的疗效和安全性，近日默克公布该试验已实现PFS获益及PD-L1表达阳性患者OS获益。JAVELIN Ovarian 100研究结果显示阿维鲁单抗联合化疗用于一线治疗的疗效，PFS劣于单用化疗（*HR*=1.43，95% *CI* 1.05~1.95；单侧 *P*=0.99），该试验已全部入组并在中期分析时终止，并且不再评估疗效。

3. **ICIs联合PARP抑制剂** PARP抑制剂可抑制肿瘤细胞DNA损伤修复，且诱导PD-L1表达水平上调，增强肿瘤细胞的免疫原性。理论上PARP抑制剂与ICIs联用可提高疗效。MEDIOLA研究PSOC，探索奥拉帕利联合度伐利尤单抗治疗效果，结果显示BRCAmut的患者ORR为92.2%（95% *CI* 81.1%~97.8%），BRCAwt患者ORR为34.4%（95% *CI* 18.6%~53.2%）。TOPACIO试验报道在62名PROC中，尼拉帕利联合帕博利珠单抗治疗有效率为18%。GOG-3032试验研究尼拉帕利联合多塔利单抗在PROC中的治疗效果，中期分析结果显示ORR仅为7.3%（95% *CI* 1.5%~19.9%），因有效率太低，该试验已终止。

4. **ICIs联合抗血管生成药物** 研究表明：抗肿瘤血管生成药物可调节肿瘤微环境，提高免疫治疗效果。国外大部分研究集中在ICIs联合贝伐珠单抗在复发性卵巢癌中的应用，ICIs联合小分子多靶点抑制剂有效率有所提高。LEAP-005研究中卵巢癌队列数据显示：在31例已接受过4线治疗的复发性卵巢癌中，仑伐替尼联合帕博利珠单抗ORR为32%。兰春燕等开展的一项研究中，入组的34例PROC，安罗替尼联合TQB2450（一种PD-L1抑制剂）有效率为47.1%，PFS中位数为7.8个月，PD-L1的表达与疗效无关。在INOVA试验中，37名复发性或持续性卵巢透明细胞癌患者接受信迪利单抗联合贝伐珠单抗治疗。结果显示，ORR为40.5%（95% *CI* 24.8%~57.9%）。总体来说，ICIs联合抗血管生成药物较ICIs单药，ORR明显提高。

5. **ICIs联合抗血管生成药物及PARP抑制剂** 抗血管生成抑制可降低肿瘤组织血液灌注并增加缺氧，*BRCA1*、*BRCA2*等基因在缺氧时下调，野生型患者的肿瘤微环境可模拟*BRCA*突变的状态，并增强对PARP抑制剂的敏感性，理论上三种联合用药能够达到更好的治疗效果。MEDIOLA研究显示对于*BRCA*野生型的PSOC，奥拉帕利联合度伐利尤单抗及贝伐珠单抗治疗的ORR为87.1%（95% *CI* 70.2%~96.4%），PFS中位数为14.7（9.2~18.1）个月，接近该研究中*BRCA*突变亚组的数据。OPAL试验卵巢癌队列中，多塔利单抗联合尼拉帕利及贝伐珠单抗对PROC有效率为17.9%（95% *CI* 8.7%~31.1%），其中PD-L1表达阳性及*BRCA*突变患者疗效更好，但统计学差异不显著。

6. **ICIs联合化疗和/或抗血管生成药物和/或PARP抑制剂** Zsiros等报道，在40例复发性卵巢癌中，给予帕博利珠单抗联合贝伐珠单抗及口服环磷酰胺，ORR达到47.5%，PFS中位数为10.0个月。ATALANTE研究纳入复发性卵巢癌，所有患者均接受标准化疗联合贝伐珠单抗6周期治疗，在此基础上按照2∶1的比例随机分配接受阿替利珠单抗或安慰剂治疗，中位随访3年后，阿替利珠单抗与安慰剂在ITT人群PFS中未达预设统计学差异。IMagyn050试验纳入1301例初治的Ⅲ~Ⅳ期卵巢癌患者，其结果显示，在一线标准含铂化疗+贝伐珠单抗基础上增加阿替利珠单抗，未能显著改善患者的PFS（0.92；95% *CI* 0.79~1.07）和OS（0.92；95% *CI* 0.78~1.09），PD-L1不是获益指标。DUO-O试验纳入无*BRCA1*/*BRCA2*突变的新诊断晚期卵巢癌患者，在化疗+贝伐珠单抗的标准前期治疗基础上加用度伐利尤单抗，随后给予贝伐珠单抗、度伐利尤单抗和奥拉帕利维持治疗，与单独使用化疗+贝伐珠单抗及贝伐珠单抗维持治疗相比，PFS显著改善（*HR*=0.63；95% *CI* 0.52~0.76；*P*<0.000 1），但无OS获益（*HR*=0.95；95% *CI* 0.76~1.20）。2025年美国妇科肿瘤学会（SGO）会议报道KEYLYNK-001结果显示试验组（化疗后奥拉帕利及帕博利珠单抗维持治疗）在CPS≥10人群中PFS达23.9个月，较对照组（安慰剂维持）延长8.7个月（*HR*=0.66）；在全人群中，试验组PFS也显著优于对照组（22.2 vs. 14.6个月，*HR*=0.71）。FIRST试验纳入1 138例晚期卵巢癌初治患者，最新结果显示：试验组（多塔利单抗+化疗+尼拉帕利维持治疗）的PFS中位数为20.63个月，对照组（单纯化疗+尼拉帕利维持治疗）为19.19个月，PFS统计学获益*HR*=0.85（95% *CI* 0.73~0.99；*P*=0.035 1），OS无获益。

四、ICIs在卵巢癌中应用存在的挑战

1. **ICIs疗效的生物标志物** 人体DNA错配修复（mismatch repair，MMR）系统可以纠正DNA复制过程中出现的错误，使得微卫星可以保持相对的稳定性。MMR缺陷（mismatch repair-deficient，dMMR）时，对DNA复制的纠错能力下降，导致基因突变，表现为高频度微卫星不稳定（MSI-H）状态，产生更多新生抗原，刺激机体发生免疫应答。肿瘤突变负荷（tumor mutational burden，TMB）反映肿瘤基因组每个编码区的突变总数。理论上，TMB能产生更多的免疫原性新抗原，高TMB是免疫治疗的获益指标。基于KEYNOTE-158试验，帕博利珠单抗已在国内获批dMMR/MSI-H和TMB-H泛瘤种适应证，帕博利珠单抗仅可用于治疗伴有dMMR/MSI-H或TMB-H的复发卵巢癌患者。*BRCA*突变及同源重组修复缺陷（homologous recombination deficiency，HRD）是卵巢癌对PARP抑制剂及化疗药物敏感的可靠指标，但对卵巢癌免疫治疗疗效预测价值有限。在卵巢癌免疫治疗单药的临床试验中标志物分层分析均显示*BRCA*状态与疗效无

关。*BRCA* 及 HRD 状态对免疫治疗联合 PARP 抑制剂也无疗效预测价值。IMagyn050 试验事后分析中，22%(234/1050) *BRCA1/BRCA2* 突变，46%(446/980) HRD 阳性，但 *BRCA1/BRCA2* 突变、HRD 阳性均与阿替利珠单抗获益无关。虽然 PD-L1 阳性表达已成为多个癌种免疫治疗的获益指标，但 PD-L1 在卵巢癌中表达有很大的异质性。Kim 等报道在 248 例上皮性卵巢癌中，检测到基质肿瘤浸润淋巴细胞 PD-L1 高表达为 16.9%、肿瘤细胞 8.5%，上皮内肿瘤浸润淋巴细胞 10.5%，而仅在基质肿瘤浸润淋巴细胞 PD-L1 阳性表达有预后价值。在 KEYNOTE-100 试验中，帕博利珠单抗单药在 PD-L1 表达更高的患者中效果更好。在 IMagyn050 试验中，全人群和 PD-L1 免疫细胞(immunocyte，IC)≥1% 人群的 PFS 均为阴性结果，但在事后分析中，研究者把 IC 的界值提高至 5 后，在 PD-L1 IC≥5% 的人群中免疫治疗具有明显的获益趋势。而基于肿瘤细胞(tumor cell，TC)检测 PD-L1 表达时，结果显示 PD-L1 TC≥1% 的患者在免疫治疗中明显获益(*HR*=0.41，95% *CI* 0.19~0.90)。以上说明如何确定 PD-L1 阳性表达的界值及染色方法，是确定卵巢癌免疫治疗获益患者的关键所在，总之，还需要研究更多的生物标志物来预测疗效。

2. **ICIs 应用的限制因素** 目前 ICIs 在卵巢癌中疗效差，可能存在原发性耐药，对 ICIs 敏感的患者在治疗中，肿瘤组织又会表现出获得性耐药。耐药原因如下，①低 MSI-H 及 TMB：根据 IMagyn050 试验的事后标志物分析结果显示，仅有 3%(29/1024) 的卵巢癌 TMB≥10mut/Mb，0.3%(3/1022) 属于 MSI-H；②较低的 PD-L1 表达水平：研究显示 PD-L1 在卵巢癌中的表达水平显著低于其他癌种，比如黑色素瘤(92% 阳性表达)，肾细胞癌(62%)，非小细胞肺癌(50%)，这能部分解释免疫治疗在卵巢癌中效果不及其他癌种；③ cGAS/STING 异常：多数高级别浆液性卵巢癌伴随 GAS/STING 激活，产生免疫抑制环境，STING 信号激活会导致具有免疫抑制功能的 Breg 细胞亚群扩增，介导下调内生型免疫反应，促进免疫逃逸；④肿瘤病理特征，临床病理特征也是影响 ICIs 疗效的重要因素，研究显示在多个癌种中(包括卵巢癌)，肿瘤负荷越重、存在肝转移等，免疫治疗效果差，IMagyn050 试验亚组分析结果显示增加阿替利珠单抗在Ⅲ期卵巢癌获益(*HR*=0.80；95% *CI* 0.67~0.97)，而Ⅳ期患者中无获益(*HR*=1.24；95% *CI* 0.95~1.63)。目前多数卵巢癌免疫治疗临床试验集中在复发性卵巢癌瘤负荷中，转移病灶多，而 R0 切除后的卵巢癌患者在这部分试验中入组很少，这也能部分解释临床试验中 ICIs 失败居多的原因。子宫内膜异位症相关肿瘤如卵巢子宫内膜样腺癌和透明细胞癌，对免疫治疗有更多响应率。

3. **展望** ICIs 单药有效率低，Zhu 等的一项 meta 分析结果显示 PD-1/PD-L1 抑制剂单药 ORR 仅为 9%(95% *CI* 7%~12%)，联合化疗 ORR 可提升至 36%(95% *CI* 24%~51%)。目前正进行的Ⅲ期临床试验多集中在联合给药模式。另外除了 ICIs 之外的免疫治疗也值得进一步探索，肿瘤疫苗，过继性 T 细胞疗法、CAR-T 和工程细胞因子也是未来免疫治疗的新方向。一些靶向肿瘤免疫抑制因子(如 TGF-β、IL-10、CD47、CSF1/CSF1R 及 CD73/A2AR)药物联合 ICIs 的早期临床试验也正在进行。

五、结论

ICIs 联合化疗或 PARP 抑制剂或抗血管生成药物具有很大潜力，是未来卵巢癌中免疫治疗发展的方向。当前卵巢癌免疫治疗还有很多限制尚待突破，目前大多数临床试验提示卵巢癌无法广泛从免疫治疗中获益，尽管多种生物标志物在一些实体瘤中能预测 ICIs 的疗效，但在卵巢癌中仍无明确预测疗效的标志物。因此，未来仍需进一步探索预测 ICIs 治疗反应的生物标志物。ICIs 和不同的联合疗法可能在不久的将来促进卵巢癌系统治疗的重大创新与突破。

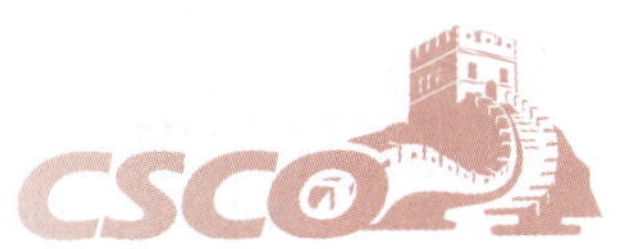

ADC 药物在妇科肿瘤中的应用及进展

郭雨霏　李宁　吴令英
中国医学科学院肿瘤医院

一、ADC 的概况

抗体 - 药物偶联物（antibody-drug conjugate，ADC）是一种新型的抗癌治疗药物，由抗体、连接子和有效载荷三部分构成。它借助抗体高度靶向性，将具有强大杀伤力的有效载荷精准地递送到肿瘤细胞内，杀伤肿瘤细胞的同时减少对正常细胞的损伤，降低不良反应。

百余年前化学治疗的奠基人德国科学家 Paul Ehrlich 提出“魔术子弹”的概念，随着单克隆抗体研发和药物偶联技术的不断进步，这一概念已成功转化为临床可及的 ADC 药物，并取得了长足的进步。2021 年 9 月 20 日，维替索妥尤单抗（tisotumab vedotin，TV）成为美国 FDA 在妇科肿瘤领域批准的首个 ADC 类药物，也是全球获批的第 12 款 ADC 药物。2022 年 12 月美国国立综合癌症网络（National Comprehensive Cancer Network，NCCN）首次将索米妥昔单抗（Mirvetuximab soravtansine）写入指南，推荐其作为叶酸受体 α（folate receptor alpha，FRα）高表达的铂耐药复发卵巢癌（platinum-resistant recurrent epithelial ovarian cancer，PROC）的治疗选择之一。2024 年 4 月 5 日，美国 FDA 加速批准了德曲妥珠单抗（fam-trastuzumab deruxtecan-nxki，T-DXd）用于既往接受过全身治疗且没有令人满意的替代治疗方案的不可切除或转移性 HER2 阳性［免疫组化（immunohistochemistry，IHC）3+］实体瘤成年患者。这些 ADC 药物的出现，为妇科肿瘤患者提供了新的治疗选择。

二、ADC 药物的构成及作用机理

ADC 药物通常由单克隆抗体（monoclonal antibody，mAb）、有效载荷、连接子三部分组成。ADC 药物进入人体后，经抗体识别肿瘤细胞表面特异性表达的靶抗原，并与之结合。结合后的药物被内吞至细胞质，先后经历早期内体、晚期内体的阶段，并最终与溶酶体融合，释放有效载荷发挥杀伤肿瘤细胞的作用。此外，当释放的有效载荷可跨膜渗透时，能够从抗原阳性肿瘤细胞扩散到邻近细胞，发挥旁观者效应，杀伤邻近细胞，并可能改变肿瘤微环境。

单克隆抗体与肿瘤细胞表面的靶抗原有高亲和力，促进高效内化，并保持较长的血浆半衰期。目前 ADC 药物中使用的抗体多为 IgG1，因为 IgG1 在血清中含量最高，可以通过与受体的高结合亲和力诱导抗癌效应。

有效载荷是 ADC 药物发挥抗肿瘤作用的“弹头”。作为有效载荷的细胞毒药物主要包括抑制微管蛋白聚合的强效微管蛋白抑制剂、DNA 损伤剂和改变肿瘤微环境的免疫调节剂等。

理想的连接子应该限制血浆中有效载荷的过早释放，从而减少不良反应，但同时应在作用靶点即肿瘤细胞内促进活性药物的释放，发挥精准的杀伤作用。目前，大多数 ADC 药物的连接子分为可裂解连接子和不可裂解的连接子。可裂解连接子利用循环和靶细胞之间的环境差异释放细胞毒性药物，让有效载荷有机会发挥旁观者效应，是大多数 ADC 的首选。裂解过程还可以在早期或晚期内体中发挥作用，无须严格要求溶酶体转运。然而，可裂解连接子在身体的其他酸性环境也可发生裂解，导致药物脱靶，并降低药物靶向效率。对体内常见的化学和酶环境呈惰性，其有效载荷的释放依赖蛋白酶分解。不可裂解连接子最大优势是具有更高的血浆稳定性，脱靶毒性低，但难以发挥旁观者效应。

三、ADC 在妇科肿瘤中的应用

目前已有多种药物在卵巢癌、宫颈癌、子宫内膜癌等妇科肿瘤中开展了大量临床研究（表 1），取得了令人瞩目的疗效，部分药物也显示出较为独特的副作用，例如结膜炎、间质性肺炎等，需要关注。

1. 靶向叶酸受体 α（folate receptor alpha，FRα）的 ADC 药物　叶酸受体 α 是一种糖基磷脂酰肌醇连接的细胞表面糖蛋白，对叶酸具有高亲和力，可结合叶酸并将其转运至细胞内。研究提示该受体在 70% 以上的原发性卵巢癌患者和 80% 的复发性卵巢癌患者中表达，并且正常卵巢上皮细胞中不表达。

（1）索米妥昔单抗（MIRV）：MIRV 是一种靶向 FRα 的 ADC 药物，将 FRα 和抗微管类药物美登素衍生物（DM4）通过可裂解连接子连接。目前已在卵巢癌和子宫内膜癌中开展了一系列临床研究，并获得了 FDA 的批准，用于 FRα 高表达 PROC。

表 1　妇科肿瘤领域开展研究的 ADC 药物

靶点	药物名称	有效载荷	连接子	DAR	主要入组人群
叶酸受体 α	索米妥昔单抗	DM4	二硫化物连接子	3.3~5	FRα+ 的铂耐药复发卵巢癌和子宫内膜癌
	STRO-002	3-aminophenyl hemiasterlin	蛋白酶裂解连接子	4.0	FRα+ 的上皮性卵巢癌
	MORAb-202	eribulin	组织蛋白酶 -B 可裂解连接子	4.0	铂耐药复发高级别浆液性卵巢癌
NaPi2b	维汀 - 利法妥珠单抗	MMAE	蛋白酶裂解连接子	4.0	铂耐药复发卵巢癌
	XMT1536	auristatin F-hydroxypropylamide（AF-HPA）	蛋白酶裂解连接子	10~15	卵巢癌和子宫内膜癌
MUC16	DMUC4064A	MMAE	蛋白酶裂解连接子	2	铂耐药复发卵巢癌
	DMUC5754A	MMAE	蛋白酶裂解连接子	3.5	卵巢癌
间皮素	雷星 - 阿奈妥单抗	DM4	二硫化物连接子	3.2	铂耐药复发卵巢癌
	DMOT4039A	MMAE	蛋白酶裂解连接子	3.5	卵巢癌
	BMS-986148	tubulysin	蛋白酶裂解连接子	3	卵巢癌
	RC88	MMAE	蛋白酶裂解连接子	3~4	卵巢癌
组织因子	维替索妥尤单抗	MMAE	蛋白酶裂解连接子	4.0	复发或转移性宫颈癌
PTK7	PF-06647020	auristatin-0101	蛋白酶裂解连接子	4	卵巢癌
HER2	德曲妥珠单抗	deruxtecan	溶酶体蛋白裂解四肽连接子	8	卵巢癌、子宫内膜癌和宫颈癌
	恩美曲妥珠单抗	DM1	不可裂解连接子	3.5	卵巢癌和子宫内膜癌
	BDC-1001	TLR 7/8 dual agonist	不可裂解连接子	/	卵巢癌和子宫内膜癌
	SYD985	duocarmycin	溶酶体裂解连接子	2.8	子宫内膜癌
	A166	MMAF derivative（Duostatin-5）	蛋白酶裂解连接子	2	宫颈癌
Trop-2	戈沙妥珠单抗	SN-38	酸裂解连接子	7.6	上皮性卵巢癌、子宫内膜癌和宫颈癌
	Dato-DXd	deruxtecan	四肽可裂解连接子	4	卵巢癌和子宫内膜癌
CD116	CX2009	DM4	二硫化物连接子	3.5	卵巢癌和子宫内膜癌
CEACAM5	SAR408701	DM4	二硫化物连接子	3.8	卵巢癌

注：DAR，药物抗体比值；DM1，美登素；DM4，美登素化学衍生物 DM4；MMAE，甲基澳瑞他汀 E；TLR，Toll 样受体；MMAF，甲基澳瑞他汀 F。

Moore 等人在 2017 年的一项 Ⅰ 期临床试验中报道，46 例 FRα 阳性（免疫组化染色 ≥ 25% 的肿瘤细胞具有至少 2+ 染色强度）的 PROC、输卵管癌或原发性腹膜癌患者每 3 周静脉滴注一次 6.0mg/kg MIRV。对于所有可评估的患者，确认的客观缓解率（objective response rate，ORR）为 26%，包括 1 例完全缓解和 11 例部分缓解，无进展生存期（progression-free-survival，PFS）中位数为 4.8 个月，缓解持续时间（duration of response，DoR）中位数为 19.1 周。治疗期间出现的不良事件（treatment emergent adverse event，TEAE）包括腹泻（44%）、视力模糊（41%）、恶心（37%）和疲劳（30%）。值得注意的是，在既往接受过三线或更少治疗的患者亚群中（n=23），ORR 为 39%，PFS 中位数为 6.7 个月，DoR 为 19.6 周。可以看出，MIRV 在 FRα 阳性 PROC 中具有较好的疗效和可控的安全性，而且在既往治疗较少的患者中疗效更好。

在此基础上，Moore 等人设计了 Ⅲ 期随机对照研究 FORWARD Ⅰ，比较 MIRV 和研究者选择的单药化疗在 FRα 表达阳性（≥ 50% 的肿瘤细胞在 ≤ 10× 显微镜物镜下可见任何 FRα 膜染色：其中 50%~74% 为中表达，≥ 75% 为高表达）的 PROC 中的疗效。366 名既往接受过 1~3 线治疗的 PROC 患者以 2∶1 的比例被随机分配接受 MIRV 或单药化疗（紫杉醇、聚乙二醇化脂质体多柔比星或拓扑替康）。主要终点 PFS 在意向性治疗（ITT）或 FRα 高表达人群中的差异均无统计学意义。在 FRα 高表达人群中，观察到 MIRV 组的 ORR 优于化疗组（24% vs. 10%）。并且与化疗组相比，MIRV

组的治疗相关不良事件(treatment-related adverse events，TRAEs)更少(25.1% vs. 44.0%)，导致剂量下调(19.8% vs. 30.3%)和终止治疗(4.5% vs. 8.3%)的比例更低。该研究结果提示，在 PROC 中，MIRV 的真正获益人群可能是 FRα 高表达的患者，而非所有 FRα 阳性者。另外，与化疗相比，MIRV 显示出更好的安全性，尤其是骨髓毒性更轻。

随后，研究者开展了一项单臂Ⅱ期研究，SORAYA 研究，在 FRα 高表达人群中验证 MIRV 的疗效。结果显示 ORR 为 32.4%，DoR 中位数为 6.9 个月。基于此，美国 FDA 附条件批准 MIRV 用于 FRα 高表达的 PROC 患者。在其Ⅲ期确证性 MIRASOL 研究中，再次证实了在 FRα 高表达的 PROC 患者中 MIRV 的疗效。无论 PFS 还是总生存期(overall survival，OS)，MIRV 组均优于化疗组(PFS 中位数为 5.62 vs. 3.98 个月，OS 中位数为 16.46 vs. 12.75 个月)。

单药有效的情况下，有协同作用的联合用药也开展了一系列研究。FORWARD Ⅱ研究探索了 MIRV 联合不同药物在 FRα 表达卵巢癌患者中的安全性和疗效，要求 FRα 表达为 ≥25% 的肿瘤细胞具有至少 2+ 染色强度。该研究设置多个治疗队列，其中 MIRV 联合贝伐珠单抗组 94 例 PROC 患者 ITT 分析显示 ORR 较单药有所提升，为 44%，DoR 中位数为 9.7 个月，PFS 中位数为 8.2 个月。在 MIRV 联合帕博利珠单抗组中，14 例 PROC 患者中确认的 ORR 为 43%，DoR 中位数为 6.9 个月，PFS 中位数为 5.2 个月。该研究的铂敏感复发卵巢癌(platinum-sensitive recurrent epithelial ovarian cancer，PSOC)队列显示，MIRV 联合卡铂在 17 例 FRα 阳性者中，ORR 为 71%，包括 3 例完全缓解和 9 例部分缓解，PFS 为 15 个月，DoR 中位数尚未达到。基于上述结果，MIRV 联合卡铂、贝伐珠单抗分别在不同研究中进一步评估。

(2) luveltamab tazevibulin(STRO-002)：STRO-002 是一种新型靶向 FRα 的 ADC 药物，具有稳定的可裂解连接子和微管抑制剂 3-aminophenyl hemiasterlin(DAR=4)，可诱导细胞毒性和免疫原性细胞死亡。在其Ⅰ期研究中纳入了 39 名不考虑 FRα 表达水平的 PROC 患者，数据显示，在可评估的 31 例患者中，观察到的 ORR 为 32%，DCR 在 ≥12 周时为 74%，在 ≥16 周时为 61%。最常见的治疗相关 3 级和 4 级不良事件是可逆性中性粒细胞计数减少(36%)和中性粒细胞减少症(33%)、3 级关节痛(12.8%)和神经病变(7.7%)。在复发子宫内膜癌(需要最低水平的 FRα 表达：FRα 表达 ≥1%)的剂量扩展队列中，最终可评估疗效的 16 例患者的 ORR 为 37.5%(6 例)，显示出 STRO-002 在子宫内膜癌中的潜在疗效。该药的初步研究结果显示，对于 FRα 低表达的患者可能也有一定的疗效，疗效是否会随 FRα 表达水平升高而增高仍需进一步验证。

(3) MORAb-202：MORAb-202 由 farletuzumab(一种与 FRα 结合的人源化单克隆抗体)、可被组织蛋白酶 B 裂解的连接子、微管抑制剂 Eribulin 组成。Ⅰ期研究纳入了 FRα 阳性实体瘤患者 22 例，MORAb-202 每 3 周静脉注射一次，结果显示，ORR 为 45.5%(10/22)，其中接受 MORAb-202 ≥0.9mg/kg 的卵巢癌患者的 ORR 为 71.4%(5/7)。最常见的 TRAE 是白细胞减少(10/22)和中性粒细胞减少(10/22)。可见，MORAb-202 在 FRα 阳性实体瘤患者中尤其是卵巢癌中值得进一步探索。

2. 靶向 2b 型钠依赖性磷酸盐转运体(NaPi2b)的 ADC 药物 NaPi2b 是一种钠依赖性磷酸盐转运蛋白，广泛表达于高级别浆液性卵巢癌(high-grade serous ovarian cancer，HGSOC)，其表达随时间推移仍保持稳定，据估计大约 2/3 的 HGSOC 患者 NaPi2b 表达阳性，但在正常组织中的表达很低。

Lifastuzumab vedotin(LIFA，DNIB0600A)是一种抗 NaPi2b 的 ADC，通过阻断微管蛋白的聚合来抑制细胞分裂。一项随机、开放标签的Ⅱ期研究纳入 PROC 患者 95 例，随机接受每 3 周一次静脉滴注 LIFA 2.4mg/kg(47 例)或每 4 周一次静脉滴注聚乙二醇脂质体多柔比星(pegylated liposomal doxorubicin，PLD)40mg/m^2(48 例)。主要终点是 ITT 人群和 NaPi2b 高表达患者的 PFS。结果显示，在铂耐药卵巢癌中与 PLD 相比，LIFA 的 PFS 的改善没有统计学意义，即使在 NaPi2b 高表达亚组中也没有显示出更优的疗效。针对这一靶点的 ADC 药物仍待进一步探索。

3. 靶向 MUC16 的 ADC 药物 MUC16 是大分子跨膜型黏蛋白，在卵巢癌、子宫内膜癌等组织过表达，促进肿瘤细胞与腹膜间皮细胞结合，参与卵巢癌的免疫逃逸。

DMUC5754A 是最早针对 MUC16 开发的 ADC 类药物，包含人源化抗 MUC16 抗体，与微管抑制剂 MMAE 偶联，尽管在其Ⅰ期研究数据显示应用于 PROC 患者中的安全性良好，但最高剂量组的整体 ORR 为 17%，标志物分析显示治疗缓解患者集中在 IHC 2~3+ 的患者。DMUC4064A 的连接子引入反应性半胱氨酸改良了前者的非定点偶联缺陷，提高了 RP2D 和治疗缓解率：在其Ⅰ期剂量扩展研究中，65 例 PROC 总人群的临床获益率为 42%，MUC16 高表达者临床获益率为 46%。需要关注的安全性信号包括最常见的 ≥3 级 AE 是低钠血症、疲劳、角膜炎和肺栓塞。

4. 靶向间皮素的 ADC 药物 间皮素是一种细胞膜糖蛋白，通常存在于胸膜、腹膜和心包内壁的间皮细胞上。然而，它在几种癌症中高度表达，包括恶性间皮瘤、胰腺癌、卵巢癌和肺腺癌等。最近的研究表明，间皮素与 CA-125 结合，可能在卵巢癌的腹膜扩散中发挥作用。由于间皮素高表达于 60%~65% 的卵巢上皮癌细胞表面，而在正常组织中低表达，使其成为卵巢癌潜在的治疗靶点。

anetumab ravtansine(AR)的抗体部分包含全人免疫球蛋白抗间皮素单克隆抗体，通过可还原的二硫键与微管蛋白抑制剂 DM4 偶联。AR 的Ⅰ期研究中，PROC 的 ORR 仅为 5%~10%，安全性结果表明，骨髓抑制较轻，最常见的 ≥3 级不良事件是疲劳、角膜炎和恶心。AR 后续的Ⅰb 期研究中，与 PLD 联合，65 例 PROC 的 ORR 为 27.7%，DoR 中位数为 7.6 个月，PFS 中位数为 5.0 个月，安全性可耐受。另外，一项评估贝伐珠单抗联合 AR 对比贝伐珠单抗联合紫杉醇治疗 PROC 的Ⅱ期试验(NCT03587311)目前正在进行中，中期研究结果显示 AR 联合贝伐珠单抗治疗组的 ORR 低于紫杉醇联合贝伐珠单抗组(18% vs. 55%)，PFS 结果尚未成熟，待后续报道。

5. 靶向组织因子的 ADC 药物 组织因子(tissue factor，TF)也称为血小板反应蛋白激酶、凝血因子Ⅲ或 CD142，是凝血因子Ⅶ/Ⅶa 的跨膜受体，其主要功能是启动外源性凝血途径。TF 常在包括宫颈癌在内的多种肿瘤中高表达，参与病理性血管生成，促进宫颈癌的发展和转移，和不良预后相关。

维替索妥尤单抗（TV）中可裂解连接子偶联的微管抑制剂 MMAE，还可通过旁观者效应和抗体依赖细胞杀伤效应杀灭肿瘤细胞。在 Innova TV 201 多瘤种的单臂研究中，宫颈癌和膀胱癌队列展现出较好的疗效，ORR 分别为 24% 和 27%。

随后 Innova TV 204 研究进一步评价了其作为复发转移宫颈癌的二线治疗的疗效和安全性。这项多中心、单臂Ⅱ期研究，共入组 101 例在接受贝伐珠单抗联合双药化疗期间或之后出现疾病进展的复发宫颈癌患者。ORR 为 24%（7 例完全缓解，17 例部分缓解），结果再次证实了 TV 在复发宫颈癌中的有效性。

基于Ⅱ期研究的扎实结果，开展了Ⅲ期随机分组的确证性研究，Innova TV 301 研究（NCT04697628），并将 OS 作为主要终点指标。研究纳入 502 例复发宫颈癌患者，按 1∶1 的比例随机分配至 TV 组和化疗组。结果显示，与化疗组相比，TV 组的死亡风险降低了 30%（*HR*=0.70，95% *CI* 0.54~0.89，*P*=0.003 8），两组的 OS 中位数分别为 11.5 个月和 9.5 个月。PFS 中位数分别为 4.2 和 2.9 个月，确认的 ORR 分别为 17.8% 和 5.2%，两治疗组间 TRAEs 的发生率相当。基于上述研究结果，美国 FDA 全面批准 TV 用于化疗期间进展或既往化疗过的复发宫颈癌。

在单药疗效得以证实的基础上，TV 联合铂类、贝伐珠单抗、免疫检查点抑制剂等的研究同步开展。在 InnovaTV 205（NCT03786081）研究中，比较了 TV 联合贝伐珠单抗、帕博利珠单抗或卡铂的三个治疗组。初步结果显示，一线 TV 联合卡铂（D 组）的 ORR 为 54.5%，一线 TV 联合帕博利珠单抗（E 组）的 ORR 为 40.6%，二线 / 三线 TV 联合帕博利珠单抗（F 组）的 ORR 为 35.3%。D 组、E 组和 F 组的 DoR 中位数分别为 8.6 个月、未达到和 14.1 个月，展现了该药联合治疗的潜力。

在卵巢癌方面，Innova TV 208 是在 Innova TV 201 的基础上开展的Ⅱ期研究，第二阶段拓展队列共入组 79 例 PROC 接受 TV 单药治疗，最终结果显示确认的 ORR 为 8.9%，DCR 为 54.4%，PFS 中位数为 2.7 个月，OS 中位数为 10.6 个月。可见靶向 TV 在卵巢癌中仍需进一步探索潜在的获益人群。

6. 靶向人表皮生长因子受体 2 的 ADC 药物 人表皮生长因子受体 2（human epidermal growth factor receptor 2，HER2）在乳腺癌中的研究较为透彻，是肿瘤靶向治疗的重要靶点。在妇科肿瘤中，*HER2* 基因在 17%~33% 的癌肉瘤、子宫浆液性癌中存在过表达，在卵巢癌、宫颈癌中过表达比例约占 5%，根据不同文献报道及测量方法，存在较大偏差。HER2 也是妇科肿瘤中一个潜在的治疗靶点。

（1）德曲妥珠单抗（trastuzumab deruxtecan，T-DXd）：T-DXd 是将曲妥珠单抗（一种靶向 HER2 的人源化单克隆抗体）通过可裂解的连接子与 exatecan 衍生物（拓扑异构酶Ⅰ抑制剂）结合而成的 ADC。STATICE 试验纳入既往接受过化疗的 HER2 免疫组化评分 ≥ 1+ 的复发性子宫癌肉瘤（uterine carcinosarcoma，UCS）患者 32 例。HER2 高表达组 22 例（免疫组化评分 ≥ 2+），低表达组 10 例（免疫组化评分 1+）。T-DXd 6.4 或 5.4mg/kg 每 3 周静脉给药一次。HER2 高表达和低表达组的 ORR 分别为 54.5% 和 70.0%，研究者评估的 ORR 分别为 68.2% 和 60.0%。HER2 高表达和 HER2 低表达组的 PFS 中位数和 OS 中位数分别为 6.2 个月、13.3 个月和 6.7 个月、未达到。值得注意的是 1~2 级和 3 级肺炎 / 间质性肺病的发生率分别 24% 和 3%。无论 HER2 状态如何，T-DXd 对 UCS 患者有效，且毒性可控。

DESTINY-PanTumor 02 研究评估了 T-DXd（5.4mg/kg，每 3 周一次）在晚期或转移性癌症患者中的疗效。共七个队列（子宫内膜癌、宫颈癌、卵巢癌、膀胱癌、胆道癌、胰腺癌和其他）的 267 名患者接受了治疗。在妇科肿瘤队列中，HER2 表达 3+ 的子宫内膜癌的 ORR 最高，达 84.6%，宫颈癌和卵巢癌中也获得了不错的结果（表 2），显示了该药在 HER2 过表达的实体瘤患者中强大的抗肿瘤作用。

表 2 DESTINY-PanTumor 02 研究中妇科肿瘤队列不同 HER2 表达水平的 ORR

	子宫内膜癌			宫颈癌			卵巢癌		
	总人群	HER2 ++	HER2 +++	总人群	HER2 ++	HER2 +++	总人群	HER2 ++	HER2 +++
ORR/%	57.5	47.1	84.6	50.0	40.0	75.0	45.0	36.8	63.6

（2）维迪西妥单抗（RC48）：RC48 是一种以 MMAE 为有效载荷的抗 HER2 的 ADC，连接子为组蛋白可裂解接头（mc-VC-PABC），该药在我国已经获批用于至少接受过 2 种系统化疗的 HER2 过表达局部晚期或转移性胃癌及接受过含铂化疗的 HER2 过表达局部晚期或转移性尿路上皮癌（HER2 免疫组化 2+ 或 3+）。2024 年欧洲妇科肿瘤年会上报告了 RC48 治疗复发宫颈癌的研究结果。在 22 例可评估的患者中，ORR 为 36.4%（8/22），反应时间（time to response，TTR）中位数为 1.5 个月，DoR 中位数为 5.52 个月，DCR 为 86.4%（19/22），PFS 中位数为 4.37 个月，12 个月的 OS 率为 66%，显示出 RC48 在宫颈癌中的治疗潜力。

7. 靶向滋养层细胞表面抗原 -2 的 ADC 药物 滋养层细胞表面抗原 -2（trophoblast cell-surface antigen 2，Trop-2）是人滋养层细胞的肿瘤相关钙离子信号转导蛋白，在多种上皮性肿瘤中高表达，并且与疾病进展和转移发展相关，是潜在的治疗靶点。

戈沙妥珠单抗（sacituzumab govitecan，SG）靶向 Trop-2，有效载荷拓扑异构酶Ⅰ抑制剂 SN-38，通过 CL2A 连接子偶联而成。IMMU-132-01 Ⅰ/Ⅱ期篮子试验（NCT01631552）评估了 SG 在多种晚期上皮癌成年患者中的安全性和有效性，这些患者在接受至少一种标准治疗后出现进展，Trop-2 的表达情况不作为入排标准。18 例复发子宫内膜癌患者的 ORR 为 22%（4/18）；18 例复发宫颈癌患者的 ORR 为 50%，DCR 为 94%，且获益持久，DoR 中位数为 9.2 个月，PFS 中位数为 8.1 个月，在既往接受免疫治疗的患者中也观察到了类似的临床获益（ORR 为 50%，DoR 为 9.2 个月）。

除了上述 ADC 药物已经取得的临床研究结果外，更多 ADC 相关的临床试验正在如火如荼地进行中（表 3）。

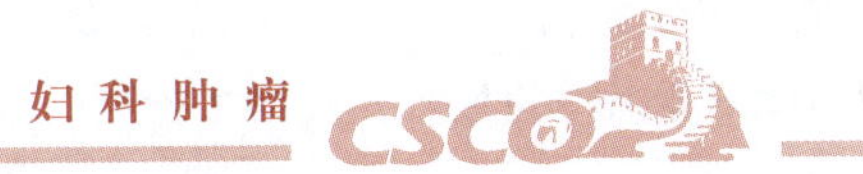

表 3　妇科肿瘤中正在进行的 ADC 相关药物临床试验

靶点	药物名称	研究（注册号）	干预措施	研究人群	主要终点
叶酸受体 α	MIRV	NCT05887609	维持治疗：MIRV+ 奥拉帕利	FRα+ 铂敏感复发卵巢癌	PFS
		NCT05456685	二线治疗：MIRV+ 卡铂	此前接受过 1 线铂类化疗的 FRα+ 铂敏感复发卵巢癌	ORR
		NCT05445778	维持治疗：MIRV+Bev 对比 Bev	FRα+ 铂敏感复发卵巢癌	PFS
		NCT04606914	一线治疗：MIRV+ 卡铂续贯 MIRV	新诊断的 FRα+ 晚期浆液性卵巢癌	PFS
		NCT03835819	MIRV 联合帕博利珠单抗	微卫星稳定的复发性或持续性子宫内膜癌	PFS、ORR
	STRO-002	NCT05870748	实验组 队列 1：STRO-002 与预防性 pegfilgrastim 队列 2：STRO-002 单药 对照组 研究者选择的化疗	FRα+ 铂耐药复发卵巢癌	PFS、ORR
	MORAb-202	NCT05613088	MORAb-202 对比化疗	铂耐药复发高级别浆液性卵巢癌	ORR、安全性
	AZD5335	NCT05797168	队列 1：AZD5335 单药 队列 2：AZD5335 联合 AZD5305（新 PARP 抑制剂）	实体瘤	安全性
	IMGN151	NCT05527184	IMGN151 单药	复发性子宫内膜癌或复发性高级别浆液性卵巢癌	安全性、RP2D、ORR
组织因子	XB002	NCT04925284	队列 1：XB002 单药剂量递增队列 队列 2：XB002 单药扩展队列 队列 3：XB002 联合纳武利尤单抗剂量递增队列 队列 4：XB002 联合纳武利尤单抗剂量扩展队列	晚期恶性实体瘤	RP2D、ORR
HER2	DB-1303	NCT06340568	DB-1303 对比 化疗（多柔比星或紫杉醇）	既往接受过治疗的复发性子宫内膜癌	PFS
	SYD985	NCT04205630	SYD985 单药	HER2 阳性的复发性、晚期或转移性子宫内膜癌	ORR
Trop-2	SG	NCT04251416	SG 单药	持续性或复发性子宫内膜癌	ORR
	Dato-DXd	NCT05489211	队列 1：Dato-DXd 单药 队列 2：Dato-DXd 联合德瓦鲁单抗 队列 3：Dato-Dxd 联合 saruparib 队列 4：Dato-Dxd 联合德瓦鲁单抗 +Saruparib 队列 5：Dato-DXd 联合卡培他滨 队列 6：Dato-DXd 联合 5-FU 等	晚期 / 转移性实体瘤	ORR 等
	SKB264	NCT06132958	SKB264 单药 对比化疗（多柔比星 / 紫杉醇）	既往接受过铂类化疗和免疫治疗的子宫内膜癌	PFS、OS
	LCB84	NCT05941507	队列 1：LCB84 单药 队列 2：LCB84 联合抗 PD-1 抗体	晚期恶性实体瘤	DOR、ORR、PFS、OS 等
B7H4	HS-20089	NCT06014190	HS-20089 单药	复发或转移性卵巢癌和子宫内膜癌	ORR
	AZD8205	NCT05123482	AZD8205 单药	晚期或转移性实体恶性肿瘤	安全性

续表

靶点	药物名称	研究(注册号)	干预措施	研究人群	主要终点
cadherin 6	CUSP06	NCT06234423	CUSP06 单药	晚期恶性实体瘤	安全性和耐受性、RDE、ORR
	R-DXd	NCT06161025	R-DXd 单药 对比研究者选择的化疗	铂耐药复发高级别卵巢癌	ORR、PFS 等
CD276	MGC018	NCT05293496	MGC018 联合 MGD019	复发或难治性、不可切除、局部晚期或转移性实体瘤	安全性
Nectin-4	LY4101174	NCT06238479	LY4101174 单药	表达 Nectin 4 的晚期或转移性实体瘤	安全性、ORR

注：Bev，贝伐珠单抗；MIRV，索米妥昔单抗；RP2D，推荐二期剂量。

ADC 药物在妇科肿瘤中的研究表明，单药作为后线治疗已经显示出较好的疗效，并相继获得适应证。随着更多临床研究结果的公布，ADC 在妇科肿瘤中的应用范围有望进一步扩大。未来，ADC 药物可能会成为妇科肿瘤治疗中的重要组成部分，为患者带来更多希望。

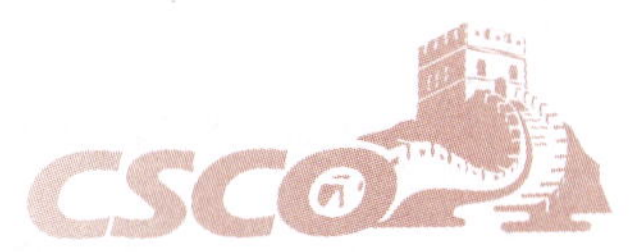

聚腺苷二磷酸核糖聚合酶抑制剂与卵巢癌免疫治疗调控的研究进展

杨光淏[1]　王鑫[1]　刘臻妍[1]　赵桃宇[2]　杨祥群[1]　贾岳[1]　杨宏英[1]

[1]昆明医科大学第三附属医院　[2]德宏州人民医院

卵巢癌作为致死率最高的妇科恶性肿瘤，约 70% 患者确诊时已处于晚期（FIGO Ⅲ~Ⅳ期），尽管手术减瘤联合铂类化疗可使初治患者缓解率达 80%，但超过半数将在 3 年内复发并发展为铂耐药性疾病，导致 5 年 OS 率长期停滞于 40% 左右。传统治疗模式遭遇瓶颈之际，肿瘤免疫治疗的兴起为肿瘤治疗带来了新希望，然而不同于黑色素瘤、非小细胞肺癌等"热肿瘤"，卵巢癌表现出显著的"冷"肿瘤特征，导致了免疫治疗对于卵巢癌治疗效果并不乐观。通过"合成致死"机制靶向 DNA 修复缺陷治疗卵巢癌的 PARP 抑制剂（PARPi inhibitor，PARPi）被发现具有重塑免疫微环境的关键功能，在单独使用奥拉帕利治疗的 *BRCA1* 缺陷型小鼠模型中，发现了肿瘤细胞表面 PD-L1 的表达，在体内外均显著升高，让卵巢癌在免疫治疗上看到了新的希望。

一、卵巢癌肿瘤微环境

肿瘤微环境是一个复杂且精细的系统，其包含不同的免疫细胞，内皮细胞，成纤维细胞和代谢物等。这些成分与肿瘤细胞相互作用，共同调控肿瘤的发生、进展、转移及治疗抵抗。而肿瘤免疫微环境是肿瘤内部及周围直接参与免疫识别、激活或抑制的细胞、分子和物理条件的总和。肿瘤免疫微环境中的免疫细胞包括 T 细胞、B 细胞、自然杀伤细胞（natural killer cell，NK 细胞）和巨噬细胞等，在识别、攻击及清除肿瘤细胞方面起到关键作用，肿瘤细胞与免疫细胞之间处于一种动态的平衡与对抗状态。

卵巢癌细胞具备很强的逃避免疫监视的能力，这一特性与其自身复杂的肿瘤免疫微环境密切相关，其通过多种机制来抑制免疫细胞的活性和功能，进而在肿瘤微环境中建立起免疫耐受。在不同亚型的卵巢癌，其肿瘤免疫微环境具有显著差异（表 1）。卵巢高级别浆液性癌（high-grade serous carcinoma，HGSC）占卵巢癌的 70% 以上，根据同源重组修复功能大致可分为同源重组修复缺陷（homologous recombination deficiency，HRD）/ 同源重组修复完整（homologous recombination repair proficient，HRP）两种类型。虽然 HRD 的卵巢癌亚型具有较高免疫活性（炎症性微环境），但其肿瘤免疫微环境中还是存在一些介导免疫抑制的细胞群，如 Treg 细胞可介导的抑制性肿瘤免疫微环境的产生，从而进一步限制了免疫治疗的抗肿瘤效果，并且肿瘤微环境中富集肌成纤维细胞样癌症相关成纤维细胞（myofibroblastic cancer-associated fibroblasts，myCAFs）。myCAFs 高表达成纤维细胞生长因子受体 1（fibroblast growth factor receptor 1，FGFR1）和血小板衍生生长因子受体 β（platelet derived growth factor receptor β，PDGFRβ），通过基质重塑、促肿瘤信号转导和免疫抑制重塑肿瘤细胞外基质，促进肿瘤细胞侵袭和转移。而在 HRP 的卵巢癌中一类特殊的惰性癌症相关成纤维细胞（indolent CAFs）能通过乙醇脱氢酶 1B 阳性癌症相关成纤维细胞（ADH1B^{+} CAFs）与肌球蛋白重链 11 阳性平滑肌细胞（MYH11^{+} SMCs）分泌的Ⅳ型胶原形成物理屏障，共同构成"惰性 CAFs 复合体"，导致免疫细胞无法浸润肿瘤实质。总的来说，卵巢癌属于一种相对较"冷"的肿瘤，其特征包括肿瘤实质中效应 T 淋巴细胞的缺乏及免疫原性低等，这种"冷"肿瘤特性意味着卵巢癌对免疫治疗的响应可能不如其他"热"肿瘤。因此深入探索卵巢癌肿瘤免疫微环境的复杂性，将有助于开发出更有效的免疫疗法（表 1）。

表 1　卵巢癌不同组织学类型的免疫微环境特征及标志物表达谱

癌种类型	免疫特征及相关标志物描述
HGSC	整体免疫反应最强，检查点分子（PD-L1、IDO1）及髓系细胞标志物（CD163、CD11c）呈高表达
低级别浆液性癌（low-grade serous carcinoma，LGSC）	以弥漫性免疫细胞浸润为主，STING 蛋白表达显著，提示存在免疫激活潜力
子宫内膜样癌	CTLA-4 分子高表达，可能对 CTLA-4 抑制剂治疗具有潜在获益性
黏液性癌	呈现局灶性 T 细胞富集现象，但免疫抑制相关标志物表达水平较低
透明细胞癌	免疫反应强度最弱，各类免疫相关生物标志物普遍呈低表达状态

二、卵巢癌治疗现状

1. PARPi 为卵巢癌治疗带来新的活力 既往卵巢癌的一线治疗主要是最大程度肿瘤细胞减灭术（R0 切除）加术后化疗，完全切除（R0）后的患者 5 年生存率可达 60% 以上，而残留病灶>1cm 者生存率显著下降。近年来患者完成化疗后，可根据分子特征（如 *BRCA* 突变、HRD 状态）及疾病风险选择靶向药物如 PARPi、抗血管生成药物（贝伐珠单抗）进行维持治疗。

PARPi 通过抑制 PARP 酶的活性，进一步抑制 DNA 修复通路，从而在携带 *BRCA* 突变的肿瘤细胞中诱导细胞凋亡。国家药品监督管理局（National Medical Products Administration，NMPA）批准了 5 种（奥拉帕利、尼拉帕利、氟唑帕利、帕米帕利、塞纳帕利），美国食品药品监督管理局（U.S. Food and Drug Administration，FDA）批准了 4 种（奥拉帕利、鲁卡帕利、尼拉帕利、他拉唑帕利）用于治疗卵巢癌患者。SOLO1/GOG 3004 试验显示，奥拉帕利单药组和安慰剂组 OS 的风险比为 0.55（95% *CI*：0.40~0.76；*P*=0.000 4）。PRIMA 研究显示，尼拉帕利单药组和安慰剂组 5 年 PFS 显示，总体人群中尼拉帕利组为 22%，安慰剂组为 12%；HRD 人群中尼拉帕利组为 35%，安慰剂组为 16%。因此，PARPi 的出现无疑给卵巢癌患者带来了一定的获益。

2. PARPi 与免疫检查点抑制剂（ICIs）可能存在协同抗卵巢癌效应 目前，50% 以上晚期上皮性卵巢癌（EOC）患者将在初次或二次化疗后接受 PARPi 作为维持治疗。临床研究表明 PARPi（例如奥拉帕利）在和免疫治疗（例如帕博利珠单抗）联用时，患者的 PFS/OS 得到了一定获益，这一发现为卵巢癌的免疫联合治疗策略提供了新的研究方向。

肿瘤免疫治疗指通过激活患者自身的免疫系统来对抗癌细胞。它不同于传统的化疗和放疗，后者主要通过直接杀死癌细胞或阻止其分裂来达到治疗效果。免疫治疗则侧重于增强免疫系统的识别和攻击能力，使机体能够更有效地清除癌细胞。常见的肿瘤免疫治疗主要包括 ICIs、过继细胞免疫治疗、肿瘤疫苗等。免疫治疗已经在黑色素瘤、非小细胞肺癌、血液系统恶性肿瘤中取得了显著的疗效。特别是在黑色素瘤治疗中，免疫治疗通过改善肿瘤免疫微环境中的 T 细胞浸润已成为其一线治疗方案，显著提高了患者的生存率。然而，临床研究表明单药使用 ICI 对于卵巢癌治疗效果极其有限，其 ORR 普遍低于 10%。

相比起 ICIs 单药治疗，PARPi 联合 ICIs 在其他女性常见的恶性肿瘤中取得了一定疗效。免疫治疗维持治疗阶段加用 PARPi，可使子宫内膜癌患者的 PFS 得到进一步延长。奥拉帕利联合度伐利尤单抗治疗胚系 *BRCA1/BRCA2* 突变的转移性乳腺癌患者显示出有前景的抗肿瘤活性，且安全性与既往奥拉帕利或度伐利尤单抗单药治疗研究相似。在卵巢癌非 *BRCA* 突变 HRD 阳性肿瘤人群中，贝伐珠单抗 + 度伐利尤单抗 + 奥拉帕利方案维持治疗组的 PFS 中位数为 37.3 个月，而贝伐珠单抗单独维持治疗组为 23.0 个月（*HR*=0.49；95% *CI*：0.34~0.69；*P*<0.000 1）。然而，值得商榷的是，并非所有 PARPi 联合免疫治疗均能对卵巢癌产生较好的治疗效果，如在铂敏感复发的晚期卵巢癌患者中，阿替唑珠单抗联合化疗及尼拉帕利维持治疗未能显著改善 PFS 或提高肿瘤缓解率，提示该联合方案未带来额外临床获益（表 2）。上述临床试验表明，PARPi 可能不仅仅通过杀伤肿瘤细胞发挥作用，或许也会参与调控免疫微环境。

表 2 PARPi 联合免疫检查点抑制剂治疗卵巢癌的临床试验疗效

试验名称	分组	结果
TOPACIO/KEYNOTE-162	（尼拉帕利 + 帕博利珠单抗）	• 人群：53 例复发卵巢癌（不限 *BRCA* 状态） • 疗效：ORR 18%（3 例 CR，8 例 PR），DCR 65%，PFS 中位数 3.4 个月
DUO-O	• 化疗阶段 组 1：卡铂 / 紫杉醇 + 贝伐珠单抗 组 2、3：卡铂 / 紫杉醇 + 贝伐珠单抗 + 度伐利尤单抗 • 维持治疗阶段 组 1：贝伐珠单抗单独治疗 + 安慰剂 组 2：贝伐珠单抗 + 度伐利尤单抗治疗 + 安慰剂 组 3：贝伐珠单抗 + 度伐利尤单抗 + 奥拉帕利	意向性治疗人群（intention-to-treat population，ITTP） • PFS 中位数 组 1：19.3 个月 组 2：20.6 个月 组 3：24.2 个月 • 组 1 vs. 组 3 风险比 *HR*=0.63；95% *CI* 0.52~0.76；*P*<0.000 1
ENGOT-OV41/GEICO 69-O/ANITA	• 联合治疗组：阿替唑珠单抗 +6 周期卡铂双药化疗→疾病缓解 / 稳定后序贯尼拉帕利维持 • 标准治疗组：安慰剂 +6 周期卡铂双药化疗→疾病缓解 / 稳定后序贯尼拉帕利维持	• PFS 中位数 联合组：11.2 个月 标准组：10.1 个月 *HR*=0.89（95% *CI* 0.71~1.10，*P*=0.28） • ORR 联合组：45% 标准组：43%

三、PARPi 参与免疫微环境调控

1. "冷"肿瘤可转变为"热"肿瘤 基于"冷"肿瘤的形成机制，将"冷"肿瘤转变为"热"肿瘤的方法有：免疫调节剂与靶向药物联合、趋化因子/细胞因子调控、溶瘤病毒疗法、肿瘤疫苗等。

(1) 免疫调节与靶向药物联合，在微卫星稳定（microsatellite stability，MSS）肠癌中，ICIs+抗血管生成药（如瑞戈非尼）可将其从"冷"肿瘤转化为"热"肿瘤，使得治疗获得更好的疗效，使患者 OS 中位数从 6~8 个月延长至 14.1 个月（*RAS*/*RAF* 野生型达 23.3 个月）。

(2) 趋化因子/细胞因子调控，蟾蜍二烯内酯可通过 STAT1-IRF7 轴诱导 CCL5/CXCL10 表达，招募免疫细胞，将肝细胞性肝癌小鼠中免疫抑制的"冷"肿瘤重建为免疫激活的"热"肿瘤，有效增强了小鼠抵抗活肿瘤的能力。

(3) 溶瘤病毒疗法，天然病毒或经过基因改造的病毒能识别癌细胞表面的特定受体或分子特征，优先感染癌细胞，而对正常细胞影响较小，病毒在癌细胞内大量复制，最终导致癌细胞破裂死亡，释放出子代病毒和肿瘤抗原。再联合帕博利珠单抗，使得黑色素瘤中的 $CD8^+$T 细胞浸润显著提升。

(4) 肿瘤疫苗：肿瘤细胞表面或内部，携带着异常蛋白质或突变基因产物等独特的肿瘤抗原。肿瘤疫苗通过将这些抗原或其载体引入体内，激活免疫系统中的 T 细胞和 B 细胞，使其能够识别并记住肿瘤的特征，从而主动攻击癌细胞并且能够促使免疫系统形成长期的免疫记忆，预防癌症的复发。个体化新抗原疫苗（NEO-PV-01）联合 PD-1 抑制剂：疫苗与帕博利珠单抗同步使用，可增强 T 细介导的细胞杀伤。前述研究提示药物可能将"冷"肿瘤转变为"热"肿瘤，因此 PARPi 是否会调控肿瘤免疫微环境呢？

2. PARPi 可调节卵巢癌肿瘤免疫微环境 如前所述，临床研究发现 PARPi 联合部分 ICIs 剂对卵巢癌有一定疗效。基础研究表明 PARPi 能改变卵巢癌的肿瘤免疫微环境。使用 PARPi（如尼拉帕利）治疗后的 HRD 肿瘤能显著减少其中的效应调节性 T 细胞（eTreg 细胞），并且同时保留或增强其他抗肿瘤 T 细胞活性。在小鼠模型中，靶向 CCR8 或 CD25 的抗体联合 PARPi 可显著抑制 HRD 肿瘤生长，减少腹水形成，且无显著毒性。尼拉帕利还能刺激肿瘤细胞中Ⅰ型干扰素表达，通过激活 STING 通路起作用，使得抗肿瘤免疫激活。另外，PARPi 能对 HRP 卵巢癌细胞募集到更多的免疫细胞，可能激活肿瘤微环境中的免疫反应。细胞分裂周期蛋白 7 抑制剂（XL413）与奥拉帕利联用可诱导 DNA 损伤和复制压力，激活 cGAS/STING 信号通路，触发Ⅰ型干扰素反应（如 IFN-β）。该组合在小鼠模型中显著增强抗肿瘤免疫，促进 T 细胞浸润和肿瘤消退。在使用奥拉帕利后的 *BRCA1* 缺陷型小鼠模型中，肿瘤内浸润的免疫细胞（$CD45^+$、$CD4^+$ 和 $CD8^+$ T 细胞）显著增加。因此表明 PARPi 不仅可以直接作用于肿瘤细胞，还能通过调节免疫微环境，使得被称为"免疫荒漠"（immune desert）的卵巢癌在免疫治疗方面有了新的希望。

四、展望

未来，随着对卵巢癌肿瘤微环境以及 PARPi 等新型治疗手段的深入研究，有望揭开更多卵巢癌免疫治疗的奥秘。PARPi 在促进卵巢癌抗肿瘤免疫方面的潜力巨大，其联合 ICIs、溶瘤病毒疗法、肿瘤疫苗等其他免疫治疗策略，可能会为卵巢癌患者提供更加个性化、高效且安全的治疗方案。然而，目前仍旧存在许多问题，如什么样的联合免疫治疗方案才能使卵巢癌的治疗获得最大效益？什么阶段加入免疫治疗？免疫治疗适合什么类型的卵巢癌？并且当卵巢癌产生对 PARPi 耐药性后，卵巢癌的肿瘤免疫微环境会发生什么样的改变？因此，对于 PARPi 耐药性的研究也将是推动卵巢癌免疫治疗进步的关键一环。在卵巢癌进入 PARP 抑制剂维持治疗时代后，通过基础研究及临床研究不断优化治疗方案，能为更多患者带来生命的曙光，相信卵巢癌患者的生存率和生活质量会进一步改善。

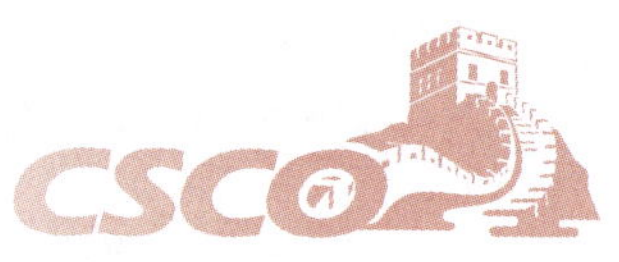

妊娠滋养细胞肿瘤免疫治疗研究进展

孟顺瑶　曾靖　李克敏　尹如铁
四川大学华西第二医院

妊娠滋养细胞肿瘤（gestational trophoblastic neoplasia，GTN）是一组与妊娠相关的恶性肿瘤，包括侵蚀性葡萄胎（invasive mole，IM）、绒毛膜癌（choriocarcinoma，CC）、胎盘部位滋养细胞肿瘤（placental site trophoblastic tumor，PSTT）、上皮样滋养细胞肿瘤（epithelioid trophoblastic tumor，ETT）。GTN在亚洲地区发病率较高，尤其是东南亚地区，约为9.2/40 000次妊娠；而在北美和欧洲，其发病率较低，约为1/40 000次妊娠。PSTT和ETT是罕见的GTN类型，其发病率约为1/100 000次妊娠，占全部GTN病例的1%~2%。2000年国际妇产科联盟（the International Federation of Gynecology and Obstetrics，FIGO）发布的预后风险评分系统沿用至今，但该系统不包括PSTT和ETT。GTN患者根据该评分系统采用分级及个体化治疗原则：低危患者（评分<7分）、高危患者（评分≥7分）以及极高危患者（评分≥13分）。对于低危GTN患者，采用单药化疗，但研究表明，9%~33%的低危患者对单药化疗产生耐药性或因无法承受毒性反应而需调整治疗方案。对于FIGO评分≥7分的患者或对两种单药耐药的患者，推荐使用EMA-CO联合化疗方案。10%~20%的高危患者和近40%的超高危患者对化疗产生耐药性，预后较差，尤其是伴有肝、脑或广泛转移的极高危患者，即使通过手术、放疗等联合治疗手段仍然可能失败，成为临床亟待解决的难点和研究的热点。

近年来，免疫检查点抑制剂（immune checkpoint inhibitors，ICIs）、治疗性疫苗以及过继性细胞免疫治疗等免疫治疗手段在包括妇科肿瘤等实体瘤中已展现出显著的临床疗效。其中，ICIs是临床应用最广泛且研究最深入的治疗方式。迄今为止，已发现超过10种ICIs，其中PD-1、PD-L1及CTLA-4的研究和应用最为广泛。PD-1/PD-L1抑制剂在子宫内膜癌和子宫颈癌中取得不俗的成绩。近年来，在难治性GTN中也取得了重要的进展。本文就免疫治疗在GTN的临床研究进展进行综述，以期为临床治疗GTN提供帮助。

一、妊娠滋养细胞肿瘤的分子特征

GTN属于罕见疾病，人们对其重视不足。对于IM和CC这两种病理类型的GTN，化疗是主要治疗手段，手术仅用于耐药、难治且能够切除干净的孤立病灶，常常因为缺乏足够的肿瘤标本，较难对其分子特征进行广泛深入的研究。Leah McNally等的研究显示，*TP53*突变是其最常见的分子改变，可出现在33.3%的CC病例中。此外，13.3%的CC病例中发现存在同源重组修复（homologous recombination repair，HRR）通路的改变。RTK-RAS通路异常被发现存在于40%的ETT病例和7.1%的CC病例中。EGFR是ERBB受体家族的一部分，在GTN中过度表达，并与细胞增殖和存活增加有关。研究表明，拉帕替尼等药物可通过调节EGFR和ERBB2的活性来抑制GTN细胞的生长。

二、妊娠滋养细胞疾病的免疫生物学特性

在GTN中，免疫微环境与胎盘环境有相似之处，其特征在于存在调节性T细胞、白细胞介素-10和转化生长因子-β等免疫抑制性细胞因子，这些因子营造出一种抗炎状态，有利于肿瘤存活。GTN中的免疫抑制环境还因吲哚胺2，3-双加氧酶（indoleamine 2，3 dioxygenase，IDO）的表达而进一步增强，IDO调节色氨酸代谢，导致T细胞受到抑制，免疫耐受性增强。肿瘤免疫逃逸在GTN的恶性发展中起着关键作用，免疫检查点是防止癌细胞凋亡的关键。PD-1主要表达于活化的细胞毒性T淋巴细胞（cytotoxic T lymphocyte，CTL）表面，在T细胞活化期间或者慢性抗原（如恶性肿瘤）刺激下上调。这种上调与T细胞功能减弱有关，从而削弱了免疫系统有效靶向和清除肿瘤细胞的能力。肿瘤细胞通过表达B7家族等共抑制分子来利用这一点，抑制CTL并逃避免疫检测。免疫组化研究表明，PD-L1在CC的多种细胞类型中强表达，包括合体滋养层细胞和细胞滋养层细胞，表明CC采用了与胎盘类似的免疫逃逸策略。CC中PD-L1的高水平表达使PD-1/PD-L1抑制剂成为一种合理的治疗手段。研究表明，使用帕博利珠单抗等药物阻断PD-1/PD-L1信号转导可恢复免疫监视，导致化疗耐药CC患者的肿瘤消退。

2018年，FIGO发布的癌症报告首次指出ICIs可作为耐药或复发性GTN患者的一种挽救治疗手段，B7家族检查点分子是肿瘤免疫治疗的潜在靶点。在绝大多数实体瘤的治疗中，由于原发或继发性耐药，单独应用PD-1抑制剂的总体客观反应率通常低于30%。因此，研发新的ICIs以及如何增强

PD-1 抑制剂的疗效成为当前研究的重点。随着对免疫检查点细胞毒性 T 淋巴细胞相关抗原 4（CTLA-4）和 PD-1 研究的不断深入，其他免疫球蛋白家族的 T 细胞抑制性受体 / 配体也逐渐被发现，包括 T 淋巴细胞激活抑制物免疫球蛋白可变区结构域（V-domain immunoglobulin suppressor of T cell activation，VISTA）、B7 家族同系物 3（B7-H3）等。2019 年，Zong 等研究显示，在 68 例 CC、33 例 PSTT 和 11 例 ETT 组织中，PD-L1、B7-H3 和 VISTA 几乎在所有患者中呈现高表达水平，而 PD-L2 在 87.5% 的样本中表达，而 B7-H4 和 B7-H6 则分别为 100% 和 98.2% 的阴性表达。CC 和 PSTT 中的 PD-L1、B7-H3 和 VISTA 水平明显高于 ETT。VISTA 蛋白在 98.2% 的 GTN 中广泛过表达，但在其他癌症中表达不同，除胎盘滋养细胞和脾淋巴细胞外，在正常成人和胎儿组织中几乎不表达。GTN 滋养细胞中 PD-L1、B7-H3 和 VISTA 的高表达与其临床结果无关，但这些蛋白可能是潜在的免疫治疗靶点。因此，针对这些蛋白的免疫疗法可能具有重要意义，值得进行深入研究。

三、免疫治疗

（一）低危 GTN 患者免疫治疗

对于低危 GTN 患者，单药化疗反应良好，针对初次单药化疗产生耐药的低危 GTN 患者，原则上采用第二种单药化疗，单药化疗治愈率超过 90%。因此，在低危 GTN 中，免疫治疗尚未得到广泛运用。TROPHIMMUN Ⅱ期临床试验是一项关于 avelumab 在 GTN 中的研究，队列 A 报道了 15 例低危 GTN 患者接受了 avelumab 治疗的情况，所有患者系甲氨蝶呤（MTX）治疗后产生耐药。研究发现，经过平均 9 个疗程的治疗后，53.3%（8/15）的患者 β-hCG 水平恢复至正常范围。对于对 avelumab 无响应的患者，42.3%（3/7）在使用放线菌素 D（Act-D）治疗后 β-hCG 水平恢复正常，而 57.1%（4/7）的患者在接受联合化疗后也实现了 β-hCG 水平的正常化。进一步的研究结果显示，对于接受 avelumab 中位 8 周期后 hCG 恢复正常的 8 例患者（随访时间中位数为 25 个月），其中 1 例患者在停药后达到，并且随访的 29 个月（随访时间中位数）后没有观察到复发，意味着"治愈"。对于接受 avelumab 中位 4.5 周期后 hCG 没有恢复正常的 7 例患者，42.3% 的接受 Act-D 治愈，42.3% 接受联合化疗治愈，还有 1 例接受子宫切除手术治愈。在安全性方面，有 93.3% 的患者出现了与治疗相关的不良反应（AE），不过这些反应均为 1 级或 2 级。具体表现为：33.3% 的患者出现疲劳，33.3% 有恶心或呕吐症状，26.7% 发生输液反应，13.3% 出现免疫相关性甲亢，以及 6.7% 的患者出现甲减。TROPHIMMUN 作为首个在 GTN 中进行免疫治疗的临床研究，结果显示在单药化疗耐药的患者中，抗 PD-L1 单克隆抗体 avelumab 和化疗相比不但有效，而且安全，约 50% 患者化疗耐药后可被治愈。avelumab 可能成为一种新的治疗选择，特别是对于那些原本需要接受联合化疗的患者。TROPHAMET 研究（NCT04396223）评估了 MTX 联合 avelumab 作为低风险 GTN 的一线治疗方案，结果显示 avelumab 与 MTX 方案的联合使用是可行的，并且显著提高了疗效，可以治愈>95% 的低风险 GTT 患者。目前正在进行的 ICIs 在低危型 GTN 中的研究包括：RESOLVE 研究（NCT05635344），该研究旨在评估第二次清宫术前使用派姆单抗作为新辅助治疗后患者的预后；另一项研究（NCT06028672）是在 FIGO 评分 5~6 分的患者中比较特瑞普利单抗联合 Act-D 和 Act-D 单药的疗效，目前正在进行中，期待其结果。

（二）高危及耐药 GTN 患者免疫治疗

高危 GTN（IM 或 CC）的标准治疗方案仍为联合化疗，最常使用的方案为 EMA-CO 方案。然而，在高危患者中仍有部分患者经过标准治疗后出现化疗耐药，ICIs 或化疗联合 ICIs 成为这部分患者可选择的治疗手段。Ghorani 等报道了 4 例伴有肝或脑转移的极高危 GTN 患者接受帕博利珠单抗治疗的情况，4 例患者中 2 例肿瘤 PD-L1 表达几乎 100%，2 例肿瘤细胞 PD-L1 表达超过 90%，帕博利珠单抗分别用于二线至六线化疗中。研究结果表明，3 例患者实现了完全缓解，1 例患者因疾病进展不幸去世，而所有患者对治疗产生的毒副反应均能够耐受。另一项研究报道了帕博利珠单抗对一例Ⅳ期（评分为 18 分）的极高危 GTN 患者的治疗情况，该患者血 β-HCG 值为 25 000IU/L，肝穿刺活检确诊为 CC，肿瘤细胞 PD-L1 呈弥漫膜强阳性。患者接受 EP 方案诱导化疗后采用 EMA-CO 和 EMA-EP 方案化疗，病情持续进展，于诊断 6 个月后开始给予派姆单抗 200mg 治疗，2 周期后 hCG 降至正常，但出现转氨酶升高（3 级 ALT 和 AST），经皮质醇激素治疗 1 周后肝功能恢复。2 周期后 PET-CT 检查显示所有病灶接近完全缓解。肝功能恢复正常后，给予减量 50% 的派姆单抗继续治疗，研究结果取得了理想的疗效。

TROPHIMMUN Ⅱ期临床试验队列 B 评估了 avelumab 在多药耐药 GTN 患者中的疗效。该队列纳入了对多重化疗耐药的 GTT 患者 7 例，接受 avelumab 10mg/kg 每 2 周一次治疗，直至 hCG 正常，随后再接受 3 个周期的维持治疗，主要终点是 hCG 正常患者的比例。尽管大多数患者的 hCG 最初有下降，但最终只有 14%（1/7）的患者达到 hCG 正常，提示多药耐药患者单药免疫治疗的疗效仍然差。由于疗效不佳，该队列提前关闭。

CAP 01 研究是在高危耐药或复发的 GTN 患者中开展的接受卡瑞利珠单抗联合阿帕替尼治疗的单臂Ⅱ期临床研究。该研究共纳入 20 例患者，结果显示 ORR 为 55%（95% *CI* 32%~77%），其中 CR 率为 50%（95% *CI* 27%~73%），无进展生存期中位数（mPFS）为 9.5 个月，总生存期中位数（mOS）尚未达到。此外，71%（14/20）的疾病进展（progressive disease，PD）患者在接受挽救性治疗后再次达到 CR。安全性方面，仅 1 例患者因发生了治疗相关严重不良事件（AST 高于正常上限 19 倍）而终止治疗，未发生与治疗相关的死亡。研究表明，免疫联合抗血管酪氨酸激酶抑制剂（TKI）的治疗方案不仅提高了高危耐药 / 复发 GTN 患者缓解率和治愈率，还提高了患者对挽救性化疗的敏感性，为此类患者的成功救治提供了新的思路。

另一项多中心回顾性研究共纳入 66 例受试者，均为化疗耐药或复发且 FIGO 评分 ≥7 的患者。其中抗 PD-1 单药治疗组 35 例，联合治疗组 31 例。联合治疗组患者在抗 PD-1 治疗的同时接受化疗，化疗方案包括 EMA-CO、FAEV、TP 或 TE 等。结果表明 PD-1 抑制剂联合化疗 CR 从 54.3% 提升至 87.1%，ORR 从 62.9% 提升至 96.8%，且 PD-1 抑制剂无效的患者可以通过补救性化疗得到有效挽救，CRR 可达 84.6%

(11/13)。安全性方面,两组之间的治疗相关不良事件均以 1~2 级为主,发生率无显著差异。另一项研究回顾分析了 133 例接受 CPI 治疗 GTN 的患者,结果显示大多数高危患者(118 例患者中有 77 例)接受 CPI 治疗后得以治愈,CPI 的疗效显然得到了再次证实。这些结果表明,将抗 PD-1 疗法与化疗相结合,为高危 GTN 提供了一种有效的治疗选择。

目前还有多项临床试验正在进行中。韩国 CHA 大学正在开展一项 pembrolizumab 在复发耐药患者中的Ⅱ期临床试验(NCT04303884),预计招募 15 例多药联合化疗耐药的 GTN 患者。一项由浙江大学医学院附属妇产科医院进行的Ⅱ期临床研究(NCT04812002),拟评估 PD-1 抑制剂联合抗血管生成药物贝伐珠单抗治疗复发难治型 GTN 患者的疗效。而北京协和医院也正在开展一项面向极高危、多线耐药及复发性 GTN 患者的Ⅱ期临床研究,患者接受卡瑞利珠单抗、阿帕替尼及化疗三种治疗联合方案。综上所述,免疫治疗在 GTN 的探索越来越得到妇科肿瘤医生关注,而目前开展的临床试验均为样本量较小的Ⅱ期临床研究,未来仍需开展多中心、随机对照临床研究进一步证实 ICIs 用于晚期或复发性 GTN 的疗效和毒副反应。

(三) 特殊病理类型妊娠滋养细胞肿瘤免疫治疗

PSTT 和 ETT 均对化疗不敏感,对于无转移病灶的 PSTT 和 ETT,治疗方案通常优先考虑手术治疗,术后依据不良预后因素判断是否需要辅助治疗,此类患者预后好。针对发生转移的 PSTT 及 ETT 患者,原则上在联合使用含铂类药物化疗的同时需尽可能切除病灶。Porter 等报道了一例广泛转移的 PSTT 患者,通过包括缩瘤手术,联合化疗和免疫治疗,以及动静脉瘘栓塞术等多模式治疗,患者共完成了 10 个周期的辅助化疗,即患者在接受肿瘤减灭术后,采用传统的 EP/EMA 方案(依托泊苷、顺铂 / 依托泊苷、MTX、Act-D)进行化疗,并在此基础上联合派姆单抗进行免疫治疗,治疗结束时 PET/CT 显示治疗持续有效,hCG 未检测到,在化疗完成后 7 个月仍在使用派姆单抗维持治疗,最终达到完全缓解。虽然在治疗过程中出现了 3 级自身免疫性甲状腺炎,但患者在给予甲巯咪唑、β 受体阻滞剂,以及补充甲状腺素的基础上甲状腺功能检查异常和症状消退,这一案例提示对于晚期 PSTT,联合免疫治疗的个体化综合治疗可能为患者带来显著获益。目前尚无单独纳入 PSTT 或 ETT 接受免疫治疗的临床试验。既往文献显示,化疗耐药型 GTN 患者使用 pembrolizumab 治疗可延长患者的 PFS 6~24 个月,因此 PSTT 患者提升预后的新型治疗策略可能是使用 PD-1/PD-L1 抑制剂。目前免疫治疗在 PSTT 中的应用仍处于研究和探索阶段,期待大样本的前瞻性随机对照试验。

对于 ETT 患者的免疫治疗报道数据有限。Bolze 等和 Zong 等的研究结果显示,虽然 PD-L1 在 ETT 中表达水平低于 CC 和 PSTT 患者,但仍有普遍表达,这一发现为 ETT 的免疫治疗提供了理论依据。Pisani 等报道了一例 49 岁的无症状患者,患者因影像学检查强烈提示恶性肿瘤,经商议后行全子宫及双侧附件切除术,确诊为累及子宫和宫颈的 ETT,术后基因型分析表明肿瘤中存在与患者所生第一个孩子相同的非母系等位基因,该病例被认为风险较高。根据英格兰关于 GTN 使用帕博利珠单抗的指南,每三周接受一次 200mg 的帕博利珠单抗治疗,在为期 12 个月的随访期间,患者未出现任何治疗相关的并发症,CT 和盆腔 MRI 均未显示局部区域复发。另一例广泛转移的 ETT 患者被 Bell 等报道,由于病灶无法行手术完全切除,患者在接受 EP-EMA 化疗后达到部分缓解,患者 PD-L1 检查提示 TPS>5%,因此建议使用帕博利珠单抗治疗。用药 4 个月随访 β-hCG 降至<2IU/L,患者在完成了 29 个周期治疗用药期间病情减轻但持续存在,文章报道时仍在继续使用帕博利珠单抗治疗。

虽然目前研究数据非常有限,但根据目前的一些个案报道提示对化疗敏感性差的 PSTT 或 ETT 患者,PD-L1 阳性可能作为帕博利珠单抗治疗有效的特异性靶标。另一项研究(CRD42023493329)综合分析了派姆单抗治疗 GTN 的疗效,结果显示帕博利珠单抗似乎是高风险 GTN 伴化疗耐药或复发的有效治疗方法,包括 PSTT/ETT 病例。未来,PSTT 和 ETT 治疗的新途径可能是基于分子分型的免疫治疗或靶向治疗。

四、生育力保护

由于 GTN 主要影响育龄期患者,且除 PSTT 和 ETT 外,一般无须进行子宫切除术,因此在制定治疗方案前应考虑保留患者的生育能力。临床前研究表明,ICIs 具有相关的性腺毒性。而 ICIs 引起的严重自身免疫不良事件,如甲状腺功能减退和垂体炎,可能与不孕症有关,尽管迄今为止尚未有明确报告此类不良事件导致不育。目前,已有几例在使用抗 PD-1(纳武利尤单抗)和抗 CTLA-4(伊匹木单抗)治疗黑色素瘤后成功分娩的报道,这些病例显示了妊娠管理与癌症治疗之间的挑战,尽管孕妇结局存在差异,但新生儿健康状况总体良好。2022 年法国团队初步报道了在 42 例先前接受抗 PD-L1(阿维鲁单抗)治疗的患者中,有 13 例在阿维鲁单抗治疗后尝试怀孕,其中 7 例足月分娩,3 例流产,3 例仍在尝试受孕。1 例 FIGO Ⅰ期的 PSTT 患者,在接受了 3 次 200mg 的帕博利珠单抗治疗后,安全足月分娩并被认为已治愈,但该患者长期随访数据暂未见报道。一项回顾性队列研究进一步分析了 ICIs 对 53 例因各种癌症接受治疗的育龄患者生育能力和妊娠结局的治疗后影响。其中,15%(8 例患者)在治疗后成功受孕,间隔时间中位数为 10.5 个月(范围 2~30 个月),这表明即便之前接受过免疫治疗,仍有可能保留生育能力。在这 8 例妊娠中,5 例顺利分娩且并发症少;1 例患者早期流产后成功再次受孕。目前的研究报道结果令人欣慰,期待未来有已生育儿童长期随访数据的报道。

五、未来展望

随着研究的不断深入,免疫治疗有望治愈难治性复发耐药的 GTN 患者,何时使用免疫治疗以及如何筛选出最佳获益人群、用药疗程数值得深入研究。新型 ICIs 和联合疗法的研究将为 GTN 患者提供更多帮助。期待未来能够开展全球高质量、多中心、相对大样本的随机对照临床研究,为复发耐药 GTN 患者免疫抑制剂的使用时机、疗程、生物靶标等提供更高级别的证据。

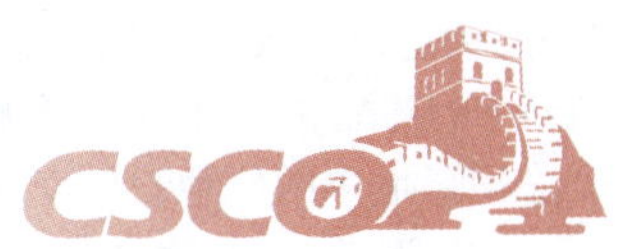

妇科恶性肿瘤相关血小板增多症研究进展

张师前
山东大学齐鲁医院

血小板(platelets,PLT)促进肿瘤进展这一观点由来已久,且已被广泛研究和认可。纵观历史,与肿瘤相关的血小板增多症(cancer-associated thrombocytosis,CAT)最早在一个世纪前由 Leopold Riess 发现。由于循环血小板的寿命很短,在肿瘤相关因素和全身性调控的共同影响下,成年人每天需要生成大约 1 000 亿个血小板,才能维持血小板计数在正常水平,保障机体正常的生理功能,这种大量的基线血小板生成可能通过血小板增多症(thrombocytosis)增加 20 倍。血小板增多症会加速恶性肿瘤的进展,影响治疗反应和患者预后。随着人们逐渐认识到血小板在肿瘤发展中的促癌作用,抗血小板药物被越来越广泛地纳入癌症防治策略之中。为此,笔者查阅大量文献,旨在为妇科恶性肿瘤患者中 CAT 的诊疗提供科学参考与指导。

一、妇科肿瘤发生 CAT 的机制

目前,血小板计数在(100~300)$\times 10^9$/L 内时被视为正常,根据世界卫生组织规定,血小板计数>450$\times 10^9$/L 被诊断为血小板增多症,而关于 CAT 阈值尚未确立。一项关于卵巢癌回顾性分析分别采用 350$\times 10^9$/L、400$\times 10^9$/L、450$\times 10^9$/L 作为阈值,研究不同阈值血小板对疾病诊断和预后的影响,结果显示阈值为 400$\times 10^9$/L 和 450$\times 10^9$/L 与疾病的分期、等级和预后显著相关。在绝大多数妇科肿瘤研究中,将血小板计数>400$\times 10^9$/L 作为判断血小板增多症的标准。CAT 时,血小板除了数量增多,功能也有一定变化。

1. 血小板增多机制 肿瘤细胞及其微环境可分泌多种促血小板生成因子,导致 CAT 的发生。在妇科肿瘤中血小板增多症的发生机制与其他肿瘤研究一致,白细胞介素 6(interleukin 6,IL-6)及血小板生成素(thrombopoietin,TPO)发挥了重要作用,在卵巢癌中,IL-6 促进肝脏产生 TPO,引起血小板数量上升;在子宫内膜癌中,粒细胞集落刺激因子(granulocyte colony-stimulating factor,G-CSF)产生增多,与 IL-6 共同促进了血小板的过度产生,导致血小板增多症发生。

一项回顾性分析纳入了 670 例患者,其中 192 例被诊断为子宫内膜癌,478 例被诊断为子宫内膜增生,与子宫内膜增生组相比,子宫内膜癌组的平均血小板计数显著升高,平均血小板体积增加。Hill 等提出肿瘤衍生的可溶性因子可能导致造血祖细胞和巨核细胞的自噬功能失调,促进巨核细胞生成和血小板生成。

2. 血小板功能活化 在人体循环血液中,由于血小板体积小、盘状结构和生物物理特性,血小板在流动血液的最外层剪切场中循环,与血管内皮和血管内的癌细胞紧密接触,增强了癌细胞和血小板之间的肿瘤生物标志物交换,导致后者的生物"活化",这种激活过程可以发生在癌症发展的各个阶段。肿瘤激活的血小板可以存活并重新循环,不会被肝脏或脾脏清除,因此肿瘤患者外周血中血小板计数增高。

其他研究显示卵巢癌细胞还可通过分泌与血小板上的 P2Y12 结合的腺苷二磷酸(adenosine diphosphate,ADP)来激活血小板。肿瘤细胞分泌的刺激因子,如血小板激动剂 ADP 和 IgG,或功能性蛋白质和 RNA 可导致血小板蛋白质组和转录组谱发生显著变化,从而增强血小板的促凝、促血管生成和促转移特性。由于血小板可以响应内部和外部刺激而改变前 mRNA 剪接和蛋白质合成,因此人们推测血小板可能会响应肿瘤衍生的刺激而合成新的蛋白质,促进肿瘤细胞转移。

二、CAT 在妇科恶性肿瘤中的作用

1. 促进肿瘤细胞增殖和转移 肿瘤促进血小板增多和活化,血小板也会通过不同机制促进肿瘤进展,包括促进肿瘤细胞增殖、上皮 - 间质转化、抗细胞凋亡、促进转移前微环境的形成、增强血管生成和诱导免疫耐受等。研究表明活化的血小板分泌转化生长因子 -β1(transforming growth factor-β1,TGF-β1),促进卵巢癌细胞的增殖,活化的血小板释放血小板衍生生长因子 BB(platelet derived growth factor-BB,PDGF-BB),可促使血管内皮生长因子(vascular endothelial growth factor,VEGF)基因表达,同时促进血管内皮细胞增殖、分化和迁移,增强血管内皮细胞的通透性,促进新生血管形成,为缺血缺氧组织提供氧气和营养,引起肿瘤细胞的快速生长。在免疫反应中血小板亦是肿瘤细胞帮凶。血小板在癌症中能够抵消免疫细胞对循环肿瘤细胞直接细胞毒性作用,实现免疫

逃逸，促进增殖转移。另外血小板可通过 NF-κB 信号转导和 TFG-βR1/Smad 信号转导增加癌细胞上的 PD-L1 表达，抑制肿瘤微环境中的抗肿瘤免疫反应。

在宫颈癌中，肿瘤细胞可分泌三磷酸腺苷（triphosadenine，ATP）和 ADP，它们作用于其相应的血小板受体，这些核苷酸与其受体的相互作用导致血小板活化和脱颗粒，从而产生内皮生长因子、血小板衍生生长因子、基质金属蛋白酶、ADP 和 ATP，这些分子在宫颈癌的血管生成和肿瘤转移中起着重要作用。在卵巢癌中，与交界性肿瘤和良性肿瘤比较，恶性肿瘤患者血小板生成相关标志物的表达水平较高，包括血小板糖蛋白、血小板内皮细胞黏附分子、血管内皮生长因子、赖氨酰氧化酶和黏着斑激酶等，从而促进肿瘤转移。同时卵巢癌不仅导致血小板数量增加，还增强了其聚集能力。血小板聚集增加反过来会增加血小板含量，从而增加癌症的侵袭性。另外血小板通过整合素通路及其下游 LXR/RXR 效应子改变卵巢癌球体形态，使其更小、更致密，从而增加侵袭和转移。研究还表明，血小板增加增殖率无须直接接触卵巢癌细胞，该过程不受黏附受体阻断的影响。

2. **增加肿瘤耐药性** 血小板计数与肿瘤化疗耐药性之间存在很强的相关性，血小板计数较高会导致对紫杉醇和氟尿嘧啶等药物产生耐药性，而血小板计数降低会增强多柔比星和紫杉醇等药物的有效性。Casagrande 等研究表明，在卵巢癌中血小板分泌相关因子可以保护癌症干细胞免受紫杉醇、顺铂和卡铂的伤害，导致肿瘤耐药。血小板在卵巢癌化疗耐药性相关研究证实患者在治疗前出现血小板增多症，且与晚期 FIGO 分期、初次治疗、手术、组织学亚型、小细胞低色素性贫血（microcytic hypochromic anemia，MHA）和非恶性炎症状态有关，在初次辅助化疗后复发的患者中，血小板增多症与较短的无治疗间隔（treatment-free interval，TFI）相关；单变量和多变量分析显示，血小板增多症与 TFI 和 MHA 独立相关，且 PFS 和 OS 均短于血小板正常的患者。TFI 是已知的卵巢癌化疗敏感性的重要替代标志物，因此认为血小板增多的不良预后影响可能归因于化疗耐药性。评估血小板增多症与卵巢癌生存期之间关系的临床研究表明，诊断时的血小板增多症与 PFS 低和 OS 降低有关，该研究同时在卵巢小鼠模型中证实通过添加血小板消耗抗体可以增强多西他赛的疗效，而输注血小板会消除药物的疗效，因此认为血小板增多症能够提高肿瘤的耐药性。在肺癌和胰腺癌中，高血小板水平会也抵抗铂类治疗的疗效，导致铂耐药发生。

3. **血栓形成** 第一个关于癌症血小板相关疾病是由 Armand Trousseau 报道的。他的报道中记录癌症患者发生血栓事件的风险更高，后来这种疾病被称为 Trousseau 综合征。癌症患者中由于肿瘤细胞诱导血小板聚集并激活血小板，血栓形成的风险显著增加，尤其是在胰腺癌、脑瘤、胃癌以及妇科恶性肿瘤患者中，更容易发生静脉血栓和栓塞事件，其发病率也相对较高。英国一项研究回顾性分析 2014 年 9 月至 2018 年 9 月期间因为附件肿物住院患者 294 例，通过手术或活检确定诊断，其中 206（70%）例为卵巢癌，54（18%）例为良性肿瘤，34（12%）例为交界性肿瘤。43.7% 卵巢癌患者在初次手术或新辅助化疗前出现血栓形成，而良性肿瘤为 14.8%，交界性肿瘤为 11.8%。在Ⅰ、Ⅱ、Ⅲ和Ⅳ期卵巢癌中分别观察到 23.2%、40%、45.1% 和 65.1% 的血栓形成。总体而言，血小板计数对卵巢癌的诊断具有一定参考价值，且血小板相关血栓形成与晚期卵巢癌密切相关（P=0.002）。一项关于卵巢癌患者血小板增多症对预后影响的 meta 分析表明，卵巢癌患者治疗前的血栓形成与复发和死亡风险增加有关。治疗前血栓形成是晚期疾病的潜在征兆，并且可能预测手术期间肿瘤减瘤效果不理想。另外，血栓形成与外科手术围手术期发病率有关，进而增加住院时间，推迟恢复日常活动的时间，对于癌症患者来说，这可能导致辅助治疗间隔时间显著延长，存活率降低。

三、血小板计数作为诊断和预后的生物标志物

1. **PLT 作为诊断的生物标志物** 相关调查研究无症状患者血小板增多症的癌症发病率情况，发现在两年内被诊断肺癌和结直肠癌的患者中，三分之一患者除了血小板增多症外没有其他恶性肿瘤症状；在卵巢癌患者中，尤其是晚期（Ⅳ期）病例，血小板增多的情况相当常见，其发生率可高达 65%。这表明，血小板计数升高可能是某些癌症的预测指标。值得注意的是，血小板中的肿瘤相关蛋白也是癌症诊断和治疗评估的候选生物标志物来源。研究表明，即使在早期阶段，肺癌或胰腺癌患者的血小板蛋白质组学谱也会发生显著变化，改变的蛋白质水平，在肿瘤切除后恢复正常，血小板计数或血小板衍生分子可用作诊断、预后或预测治疗的生物标志物。

肿瘤教育血小板（tumor-educated platelets，TEP）是受到肿瘤细胞或其周围环境调控后，功能状态或分子组成发生特异性改变的一类血小板，其 RNA、蛋白质组和功能特性发生显著改变，从而获得促肿瘤特性。TEP 是肿瘤与宿主相互作用的关键媒介，可作为液体活检的新型生物标志物。一项研究纳入了 2016 年 9 月至 2019 年 5 月期间来自 9 个医疗中心的 761 名经组织学确诊有附件肿块的未接受治疗的住院患者和 167 名健康对照者，验证了一种 TEP 衍生的 RNA 标志。该标志可以实现卵巢癌的早期、准确和非侵入性检测，对不同种族、不同组织学亚型卵巢癌的患者具有稳健性、兼容性和通用性。近年来，液体活检已被提议作为一种非常有前途的癌症患者检测和管理诊断方法，为人体体液中肿瘤来源的生物标志物的分析提供了一种微创、安全且灵敏的组织活检替代或补充方法。除了常用的血液生物来源和生物分子之外，血小板最近也已成为有前途的癌症生物标志物新型载体，通过检测血小板 circRNA 和 mRNA 能够预测肺癌的发生。

2. **PLT 计数作为判断预后生物标志物** 多项研究证实血小板增多症对肿瘤预后有一定影响，那么如何通过血小板指标进行判断？下文总结了血小板联合其他血指标对癌症预后的判断。

在一项宫颈癌回顾性分析中，纳入 795 例接受同步放化疗的宫颈癌患者，随访时间中位数为 76 个月。单因素分析中，血小板与淋巴细胞比值（platelet-to-lymphocyte ratio，PLR）<164.29（P=0.010）对患者总生存率具有良好的预后

预测价值，这表明PLR可预测晚期宫颈癌患者的预后。Raungkaewmanee等人的研究发现，与PLR<200的患者相比，PLR≥200的卵巢癌患者的无进展生存期和总生存期明显缩短。在子宫内膜癌研究中证实恶性病变患者PLR均高于良性病变，PLR能够辅助鉴别子宫内膜良恶性改变及预测分期。meta分析显示，PLR升高的患者PFS和OS较差。Cömert等的研究表明在子宫内膜癌中PLR的阈值为168，大于该阈值的患者OS更差。在卵巢癌研究中显示PLR≥182.23与较差的OS显著相关。

HALP是一种免疫营养生物标志物，已用于预测恶性肿瘤患者的预后。HALP评分=[血红蛋白($g \cdot L^{-1}$)×白蛋白($g \cdot L^{-1}$)×淋巴细胞(L^{-1})]/血小板(L^{-1})，由Chen等人开发，用于预测胃癌的预后，在妇科肿瘤中同样适用。Leetanaporn等人证实了HALP评分在局部晚期宫颈癌患者生存率方面的预测潜力。回顾性分析了13年中诊治的1 533例宫颈癌患者，确定HALP最佳截止值22.2，HALP评分<22.2的患者除了与较差的PFS和OS独立相关外，还与较高的分期和肿瘤大小相关。HALP评分还可以预测宫颈癌复发，研究显示HALP预测宫颈癌复发的最佳阈值为39.50，多因素分析证实，HALP评分及部分经典临床病理参数与宫颈癌复发独立相关。在子宫内膜癌研究中，Njoku等人对439名患者进行的一项前瞻性分析显示，HALP评分与FIGO分期、组织学、疾病分级、淋巴脉管间隙浸润和深肌层浸润有明确相关性。Wang等人纳入2015年6月至2020年6月接受手术治疗的626例子宫内膜癌患者，采用Cox回归模型分析HALP与子宫内膜癌复发与死亡的相关性，并采用受试者工作特征曲线确定HALP预测子宫内膜癌淋巴结转移、复发及死亡的最佳截断值。单因素分析显示，HALP与子宫内膜癌复发及死亡风险降低相关；多因素分析显示，HALP是预测子宫内膜癌复发及死亡的独立保护因素；HALP预测子宫内膜癌患者淋巴结转移、复发及死亡的阈值约为33.8。术前HALP评分已被证明是卵巢癌手术分期患者有价值的预后工具，HALP的简便性和成本效益使其成为临床环境中有前景的指标，可以补充现有的分期方法，辅助临床决策。

四、抗血小板治疗

血小板增多症对肿瘤的影响已经确立，抗血小板代表药物阿司匹林可预防结直肠癌，临床证据最充分的研究是针对林奇综合征的CAPP2试验。对于结直肠癌，每天服用75~100mg阿司匹林可使患病风险降低10%，每天服用325mg阿司匹林可使风险降低35%。2016年，美国预防服务工作组推荐阿司匹林作为结直肠癌一级预防药物。最新证据表明每周服用2片或以上标准剂量(325mg)阿司匹林的受试者罹患结直肠癌风险降低18%。阿司匹林的副作用有胃肠道出血、过敏以及头晕等神经系统症状，用药期间需注意监测血常规。妇科肿瘤相关研究显示，阿司匹林可抑制卵巢癌细胞迁移和增殖，并增加细胞凋亡和顺铂敏感性。目前支持阿司匹林对胃癌、胰腺癌、卵巢癌、子宫内膜癌及乳腺癌等其他癌症类型的作用的数据主要是观察性的，仍需大量前瞻性临床试验证实。研究人员研究了血小板和肿瘤之间相互作用的途径，并观察到糖蛋白Ⅵ(glycoprotein Ⅵ，GPⅥ)和肿瘤半乳糖凝集素-3可能将血小板增多症与侵袭性癌症表型联系起来，基于此信息，他们还在体外试验模型中试验了revacept(一种抑制血小板黏附的GPⅥ竞争性拮抗剂)，并观察到其使用与癌细胞侵袭性降低有关。该药物为临床前研究，尚未投入临床使用，是未来研究靶点。

五、结语

尽管大量证据支持血小板增多症在妇科恶性肿瘤预后中发挥作用，但临床指南尚未确定将监测血小板作为指导与患者对话的预后指标。目前认为治疗前血小板增多症是妇科肿瘤的一个独立预后因素，治疗前血小板联合其他血液学治疗有助于预测分期和预后，治疗期间和治疗后定期监测血小板计数是评估治疗反应、疾病进展或复发的一种可能途径。抗血小板治疗是抗肿瘤辅助治疗的研究方向，期待未来改善恶性肿瘤患者预后。

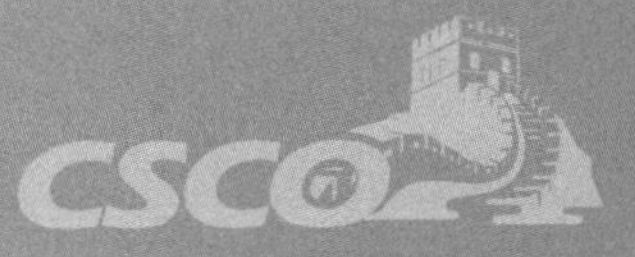

泌尿系统肿瘤

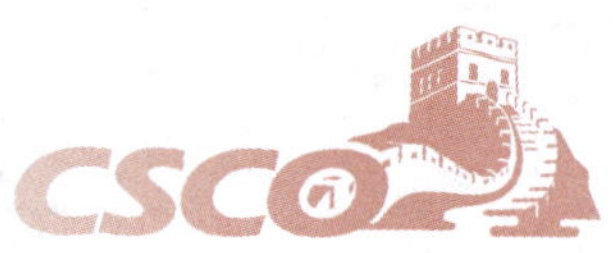

肾癌多学科诊疗模式

董培
中山大学肿瘤防治中心

一、引言

肾癌的诊治复杂性不断提高，给诊疗团队的全面性带来挑战，单一专科难以全面掌握所有方面的最新进展。因此，多学科诊疗团队（multi-disciplinary team，MDT）的协作对于改善治疗质量和患者预后至关重要。MDT实施过程中由多个学科专家共同分析患者的临床症状、体征、影像学、病理学、分子检测等资料，对患者体能状态、疾病诊断、分期、侵犯范围、发展趋向和预后等做出全面评估，并根据国内外治疗规范/指南/循证医学证据，结合现有的治疗手段，制订科学、合理的诊疗计划，积极应用手术、系统性肿瘤内科治疗等手段进行综合治疗，以期达到治愈或控制肿瘤、延长生存期和改善生活质量的目的。MDT模式有助于延长肾癌患者的生存期，尤其在晚期和转移性疾病中证据突出。一项针对转移性肾细胞癌（metastatic renal cell carcinoma，mRCC）患者的研究表明，经过MDT讨论管理的患者总生存期（OS）显著延长：MDT组患者的OS中位数约为73.7个月，而未经过MDT讨论的患者OS仅为33.2个月（HR=0.423，P<0.001）。这一结果独立于组织学类型，凸显MDT动态管理对生存的积极影响。对于局部晚期病例，MDT讨论也有助于把握手术时机和结合全身治疗，避免因决策延误而丧失根治机会。此外，MDT往往能够及时识别疾病进展并调整治疗策略，使更多患者有机会接受后线治疗。研究显示，MDT管理的患者中61.2%接受了一线后的多线治疗，而在未经MDT管理患者中该比例为40.0%，从而在一定程度上延长无进展生存期（PFS）和总体治疗持续时间。MDT模式通过多维度知识整合与动态决策优化，成为提升肾癌诊疗精准性的核心引擎。随着分子分型及治疗手段的快速发展，MDT将在实现“个体化全程管理”中发挥不可替代的作用。

二、MDT协作流程

（一）核心学科

MDT模式下，泌尿外科与内科、放疗、影像、病理和护理等各学科紧密协作，共同保障肾癌患者从诊断、治疗到康复的全程管理和优化。

1. 泌尿肿瘤外科

肾癌MDT团队中，泌尿肿瘤外科医生担当着核心角色，主要负责评估和实施肾脏肿瘤的外科治疗方案。对于局限性或可切除的进展期肾癌，需权衡是立即手术切除肿瘤，还是先行新辅助治疗（neoadjuvant therapy）后再手术。手术切除仍是局限性肾癌最主要的根治手段，而新辅助靶向/免疫治疗可在某些巨大肿瘤或侵及重要结构的病例中缩小肿瘤体积、提高保肾手术机会。在转移性肾癌中，CARMENA研究表明对于国际转移性肾细胞癌联合数据库评分（IMDC）中/高危患者，直接系统治疗不劣于“减瘤肾切除+系统治疗”（OS 18.4个月 vs. 13.9个月，HR=0.89，95% CI 0.71~1.10），这表明mRCC患者需要进行更加精准的筛选，选出减瘤手术的潜在获益人群。外科治疗近年取得显著进步主要体现在手术入路和辅助技术的革新。MDT需根据肿瘤情况、医院资源及外科经验选择最适宜的手术方式。传统开放手术术野直观，仍是处理巨大肿瘤、侵犯周围器官或复杂下腔静脉瘤栓等疑难病例的首选。腹腔镜手术作为微创代表，创伤小、恢复快，适用于中小体积位置合适的肿瘤。机器人辅助手术提供高清三维视野和灵巧器械，极大提升了微创手术的精细操作能力（如保肾缝合），研究证实其相比开放手术显著降低输血率（2.9% vs. 6.0%）、并发症发生率和住院时间，肾功能保护更佳，相比腹腔镜在缩短热缺血时间、处理复杂肿瘤方面可能更具优势。此外，术中超声、吲哚菁绿（ICG）荧光造影、3D重建等辅助技术优化了肿瘤定位和肾单位保护，选择性血管阻断等技术减少热缺血损伤，加速康复外科（ERAS）理念整合围术期措施，加快了患者恢复。近期，中山大学肿瘤防治中心肾癌MDT团队率先开展无管化（tubeless）机器人辅助肾部分切除术，对比传统的机器人辅助手术时间更短、术中出血更少和术后康复更快，术后半小时患者可以饮水、自解大/小便、下地行走和自主走回病房，一小时后正常饮食，实现极致的手术微创和疗效最大化，这得益于病理、麻醉、外科和护理等多学科团队高质量合作，是MDT多学科诊疗模式下的全新尝试和突破。

2. 肿瘤内科

肿瘤内科负责系统治疗策略的制订与实施，是晚期和转移性肾癌治疗的核心。肿瘤内科医生与泌尿外科、影像及

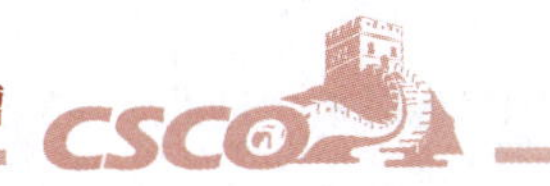

病理科紧密协作，根据患者的疾病分期、风险分层（如 IMDC 风险模型）及组织学亚型制订个体化方案。肿瘤内科与其他学科协同合作至关重要。例如，与病理科协作解读预后因素以指导治疗选择：病理报告中若提示肉瘤样变成分，提示肿瘤高度去分化、预后不良，但研究显示此类患者对免疫联合治疗反应更佳。CheckMate-214 试验亚组分析表明，具有肉瘤样成分的 mRCC 中，一线纳武利尤单抗＋伊匹木单抗显著优于舒尼替尼：OS 中位数 48.6 个月对比 14.2 个月（*HR*=0.46），PFS 26.5 个月对比 5.5 个月（*HR*=0.50），客观缓解率和长期生存率均明显改善。因此肿瘤内科医生会根据病理提示积极采用免疫联合方案，从而充分利用多学科信息实现"精准用药"。此外，肿瘤内科与影像科密切合作，通过定期影像学评估（RECIST 标准）监测疗效，并在 MDT 讨论中与放疗、介入等科室协商最佳综合策略，例如对寡转移病灶同步进行局部治疗（手术、消融或放疗）以延长疾病控制时间。在局限性肾癌术后，肿瘤内科还参与随访监测和辅助治疗决策。

3. 影像／介入科

医学影像科在肾癌 MDT 中负责疾病的诊断评估、影像分型和疗效监测。高质量影像检查是肾癌精准诊疗的起点：国际指南要求对疑似 RCC 患者行对比增强 CT 检查（胸部、腹部、盆腔），以准确评估肿瘤大小、解剖位置、侵犯范围及淋巴结转移等，从而进行分期分级和治疗规划（例如评估肾静脉／下腔静脉肿瘤栓）。全程管理中，影像科还承担定期随访检查的任务，依据术后随访指南于术后每隔 3 个月对高危患者进行胸腹影像学复查，早期发现复发转移。对于出现症状或晚期患者，影像评估还包括骨扫描或 PET-CT 以筛查骨与远处转移。影像科医生不仅提供诊断，还通过"影像分型"支持鉴别肿瘤的良恶性和组织学类型。典型的造影影像征象（如脂肪含量提示血管平滑肌脂肪瘤，富血供实性肿块提示 RCC）有助于初步分辨不同肾肿瘤。新兴的影像技术也不断拓展 RCC 诊断的精度和维度：双能量 CT 和光子计数 CT 能提供碘基图，提高鉴别诊断准确性并减少额外扫描；多参数 MRI 整合了弥散加权成像等功能序列，有助于评估肿瘤坏死和血供；对比增强超声在小肾癌和囊实性病变评估中提供实时微循环信息。与此同时，人工智能和放射组学技术开始用于提取影像深层特征，以预测肿瘤的组织学和分子特性及预后。虽然放射组学目前受限于重复性和标准化问题，但初步研究显示其有望作为预测肿瘤组织学、治疗响应和生存的重要生物标志物。

介入放射科在 MDT 团队中发挥微创诊断和治疗作用。经皮肾肿瘤活检由介入医师在影像引导下完成，活检可在影像不明确时确认病变性质，亦可用于小肾肿瘤拟行主动监测的患者，以了解病理，是实现精准诊断和指导治疗决策的重要步骤；在治疗方面，介入科提供微创消融选项管理肾脏肿瘤，特别针对不适合手术或要求器官保留的病例。主要消融方式包括射频消融（RFA）、冷冻消融（cryoablation）等，可经皮微创完成。针对小于 4cm 的 T_{1a} 期肾肿瘤，大量研究和国际指南已将消融列为手术以外的可选根治性治疗手段。消融疗效在小肿瘤中接近手术：技术成功率超过 95%，5 年局部无复发生存率约为 94%，远期癌症特异生存率可达 90% 以上。除原发肾肿瘤，介入科还可对特定转移灶进行消融治疗（如肺、肝或骨的孤立转移病灶），以期控制肿瘤负荷。

4. 放射肿瘤科

随着放射技术进步，精准放疗是 MDT 方案的重要一环，尤其针对无法手术的局部病变或转移灶的控制与症状缓解。近年来立体定向身体放疗（SBRT）等高剂量精准放疗技术显示出令人瞩目的疗效。一项系统回顾性研究汇总了 36 项针对原发性 RCC 行 SBRT 的研究（822 例患者），结果显示 SBRT 对肾肿瘤的局部控制率高达 94.1%，5 年无进展生存率为 80.5%，5 年总体生存率为 77.2%。对于无法耐受手术且仅有肾脏肿瘤的患者，SBRT 正成为手术之外的有效根治性选择之一。研究显示对孤立肾（单功能肾）患者，SBRT 治疗原发 RCC 是安全有效的；在不伴严重肾功能不全的患者中，SBRT 局部控制率高且肾功能影响有限。一项回顾性研究显示 SBRT 治疗孤立肾 RCC 的局部控制率达 97.2%，3~4 级不良反应发生率仅为 1.5%，术后肾功能平均下降不到 8mL/min（肾小球滤过率）。如此高的局部控制率和极低的并发症发生率，使 SBRT 成为无法手术患者的重要选项。在转移性肾癌的综合治疗中，对于数量有限的转移（如 1~5 处的寡转移状态），消除性放疗可用于消灭残存病灶，从而延长无病生存期。虽然严格的前瞻性证据仍在积累，但已有临床实践将 SBRT 纳入寡转移 RCC 的管理，包括欧洲肿瘤内科学会 ESMO 等的指南也提及了对寡转移灶进行 SBRT 或联合转移切除的策略。在免疫治疗时代，放疗被认为可以触发免疫反应，通过增加肿瘤免疫识别和重塑免疫微环境从而与免疫治疗实现协同作用。放疗科医师应根据肿瘤大小和解剖位置选择合适的 SBRT 剂量分割，同时与影像科合作严格勾画靶区并评估邻近器官风险，以确保疗效和安全性的平衡。

5. 病理／分子诊断科

病理科在肾癌 MDT 体系中扮演确诊"定性"和预后评估的基石角色。通过对手术切除或穿刺活检获得的肿瘤组织进行病理检查，病理医师提供确切的组织学诊断：包括确认肿瘤是否为 RCC，以及进一步鉴定其组织学亚型，如透明细胞癌、乳头状肾癌、嫌色细胞癌或更罕见的亚型（如集合管癌、肾髓质癌、易位相关性 RCC 等）。精准的分类对于制订治疗方案至关重要，因为不同亚型的生物学行为和对治疗反应存在显著差异。除了亚型诊断，病理科还负责编制肿瘤的病理分期和分级，为预后判断和辅助治疗决策提供依据。分子诊断为肾癌诊疗提供精准医学层面的信息。对于某些 RCC 亚型，分子检测有助于确诊和指导治疗：例如易位相关性 RCC 需通过 *TFE3*/*TFEB* 基因断裂探针荧光原位杂交（fluorescence in situ hybridization，FISH）检测或免疫组化来确认染色体易位；肾髓质癌常见 *SMARCB1* 基因失活，可通过 INI1 蛋白缺失来诊断；遗传相关 RCC［如 VHL（von Hippel-Lindau）综合征等］需要病理科提示结合临床进行种系基因检测。对于晚期患者，肿瘤组织的二代测序（NGS）分析渐成趋势，用以寻找潜在的可靶向突变或免疫治疗生物标志物。虽然目前常规临床中尚无明确的 RCC 分子标志指导用药，但在临床试验和个案中，NGS 结果有时可提供线索：如发现 *MET* 基因扩增／突变的乳头状 RCC 患者，可考虑 MET 抑制剂疗法（如卡博替尼或临床试验的新药）。

(二) 动态决策框架

肾癌 MDT 动态决策框架贯穿于患者诊疗的全程：从初始诊断分期、治疗方案制订，到术后随访评估及复发 / 进展时的再讨论，每一个关键节点都依赖多学科团队协作进行决策。各领域专家及时共享患者的临床资料和最新医学证据，在重要时间节点共同制订出综合平衡的个体化方案。

对于局限期（Ⅰ~Ⅱ期）的肾癌，手术切除仍是主要治疗手段，通常优选肾部分切除以最大程度保留肾功能。然而近年来，针对小型肾肿瘤（尤其 T_{1a} 期）的管理出现了更多样化的策略。主动监测（积极随访观察）正成为一项重要选择，特别适用于高龄或合并症较多、不适合立即手术的患者。与此同时，影像引导下的消融疗法（如射频消融或冷冻消融）也为某些局限性肿瘤提供了微创治疗的替代方案。泌尿外科、医学影像与介入、肿瘤内科等多学科共同评估肿瘤大小、位置、患者肾功能和整体健康状况，然后制订个体化方案。研究显示约 45% 的 T_{1a} 期肾肿瘤病例在 MDT 讨论中获得了不止一种方案建议，患者在充分知情后最终选择了微创消融（32%）或继续主动监测（30%）等非手术方案。这种多方案讨论与决策过程体现了 MDT 模式通过跨学科协作在局限性肾癌管理中实现对治疗风险和获益的动态平衡。

对于局部进展期肾癌（如 T_{3a}~T_4 期，肿瘤局部侵袭周围组织或合并下腔静脉瘤栓），治疗策略取决于能否完整手术切除。可切除的局部晚期肾癌通常行根治性肾切除术并同期取出瘤栓。这类手术复杂且风险高，需要多学科协作的手术团队。尤其当瘤栓延伸至下腔静脉甚至心房时，泌尿外科可以联合心脏 / 血管外科、麻醉科及重症医学科共同参与手术，以提高肿瘤切除彻底性并降低围术期风险。对于无法手术切除的局部晚期肾癌，MDT 则提供多学科综合管理方案，肿瘤内科牵头实施系统药物治疗，辅以放射治疗等局部措施以控制症状。在术前评估阶段，MDT 团队通过影像学确定肿瘤侵袭范围，并可在必要时经影像引导获取组织活检，以明确病理类型和生物学特征（尤其在考虑新辅助系统治疗或临床试验时）。手术后，病理科提供的组织学报告（如肿瘤分级、脉管侵犯、淋巴结受累情况等）对于评估复发风险和指导下一步治疗至关重要。依据术后病理结果，MDT 将再次讨论并制订后续随访及治疗计划。

对于转移期（Ⅳ期）肾癌，治疗需要高度综合的多学科协作。大多数初诊即转移的患者以全身治疗为主。免疫治疗联合方案是转移性肾癌的一线标准，可显著改善患者生存。MDT 团队会在患者确诊晚期时共同制订整体策略，其中一个关键决策是是否施行减瘤性肾切除术。对于转移病灶广泛、风险分层属中高危且全身症状不明显的患者，可以考虑首先由肿瘤内科给予系统治疗，使患者及时从当代有效的药物组合中获益，而将手术推迟甚至取消。对于少数转移范围有限、一般状态良好或原发灶症状显著的病例，则可能考虑先行或随后实施减瘤性肾切除术，以控制主要病灶并为后续治疗创造条件。随着系统治疗的展开，MDT 定期通过影像学评估疗效，并针对不同的响应情况调整计划。当患者经一线治疗达到部分缓解且仅残留有限的病灶时，团队可能探讨采用局部治疗（如手术切除残余病灶或立体定向放射治疗）作为巩固措施，以期延长无瘤生存时间。当一线治疗出现耐药进展时，MDT 团队继续制订二线及后续系统治疗计划（选择不同作用机制的药物组合或评估临床试验机会），同时加入姑息治疗团队以改善症状和生活质量。通过 MDT 的动态决策，晚期肾癌患者的治疗方案能够随着疾病演变和患者状况的变化而及时优化，实现真正持续的个体化管理。

三、总结与展望

当前，多学科团队协作已成为肿瘤学领域的国际共识之一，各主要指南将 MDT 讨论视为肾癌综合管理的标准组成部分，均高度重视 MDT 的作用、推荐有条件的单位尽可能多地对肾癌患者进行 MDT。以患者为中心的团队决策不仅提升了治疗决策的科学性，也有助于及时发现并管理治疗相关问题（例如围术期并发症、系统治疗毒性等），提高了治疗的连续性和安全性。

中山大学肿瘤防治中心泌尿外科积极探索多学科协作路径，以 mRCC 为例，率先建立了以泌尿外科为核心，联合肿瘤内科、放疗科、影像科、病理科、生物治疗科及微创介入等多个专业的 MDT 团队。过去十余年中，本中心接受靶向治疗联合局部和免疫治疗的 mRCC 患者 5 年 OS 率达到 57%，通过 MDT 团队高质量合作，在靶向治疗的基础上合理引入免疫治疗与局部干预，包括对原发灶、转移灶切除术的外科手术、放疗或消融治疗，不仅显著提高了患者的生存获益，也实现了毒性控制与疗效平衡。MDT 将成为 mRCC 全程管理的核心机制，推动肾癌诊疗迈向更高质量的精准医疗新阶段。

未来，肾癌 MDT 模式将在多个关键方向持续深化和完善。①我国肾癌诊治水平各地区不平衡，各医院 MDT 的开展水平参差不齐，目前肾癌 MDT 团队建设和执行仍欠缺统一的标准及指导建议，亟待形成规范化标准并广泛推广和应用，未来需要推动制定肾癌 MDT 标准与规范和遴选肾癌 MDT 示范中心，建立我国肾癌 MDT 标准化操作流程。②随着对肾癌分子生物学特征研究的不断深入，精准医学的理念将更深度地融入 MDT 决策核心。未来的 MDT 讨论将充分利用患者肿瘤的分子谱信息，如驱动基因突变、分子分型、微卫星不稳定性及其他新兴生物标志物，结合临床与病理因素，为每位患者制订高度个体化的治疗方案，旨在最大化疗效并减少不必要的治疗。③肾癌治疗手段的拓展及其复杂性的增加，正推动 MDT 团队在组成上向更广度和深度的方向拓展。例如，免疫检查点抑制剂等新疗法带来的免疫相关不良事件管理挑战，需要风湿、内分泌、皮肤、心脏等专科医生的加入进行共同管理。④ MDT 模式的全球推广也将促进国际经验的交流与诊疗指南的趋同。国际学术组织［美国临床肿瘤学会（ASCO）、ESMO 等］和多中心合作研究将继续致力于制定肾癌 MDT 管理的最佳实践范式和共识意见，明确各学科的分工与协作流程，这将有助于在全球范围内提高 MDT 实施的标准化水平，缩小不同地区的诊疗差距。通过国际协作共享数据与经验，MDT 团队能持续更新诊疗策略，依据最新循证医学证据为患者提供最优治疗。当然，多学科模式在实践中仍面临诸多挑战，如团队协调的时间和资源消耗、决策流程的复杂性及客观评估其对患者长期获益的影响

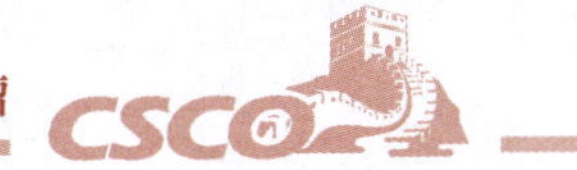

等。应对这些挑战，未来需要通过优化流程和运用信息化手段［如远程会诊平台、人工智能（AI）决策支持工具］来提升MDT讨论的效率，并制定标准指标评估团队决策质量和患者结局，从而持续证明和完善MDT的价值。同时，应在全球范围加强MDT专业培训和资源投入，确保各地区患者都能平等获益。通过持续的研究和反馈，将进一步明确MDT模式中哪些方面最能改善肾癌预后，以及如何更高效地落实其理念。

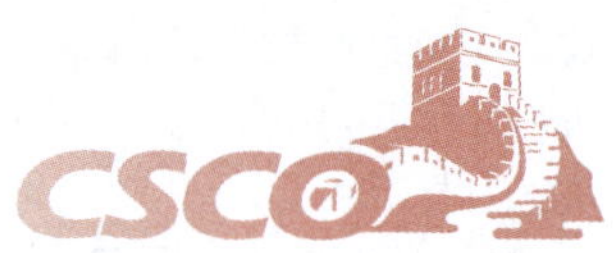

晚期肾癌的局部治疗进展

何立儒　张志凌　沈露俊
中山大学肿瘤防治中心

晚期肾癌患者往往伴随局部浸润或远处转移。晚期肾癌的局部病灶控制仍存在局限性。针对原发灶或转移灶的局部治疗（如手术切除、立体定向放疗、介入治疗等）仍具有重要价值。局部治疗联合靶向或免疫治疗的探索，为晚期肾癌的局部控制提供了新的策略。本文旨在综述晚期肾癌局部治疗的最新进展，探讨其临床疗效及应用前景。

一、手术在晚期肾癌的应用与进展

1. 减瘤手术的发展历程

早在细胞因子治疗时代，减瘤性肾切除术（cytoreductive nephrectomy，CN）作为转移性肾细胞癌（mRCC）综合治疗的一部分已被广泛应用。然而，随着靶向治疗和免疫治疗的兴起，CN的临床价值和适应证仍存在较大争议。CARMENA研究是一项具有代表性的Ⅲ期非劣效性随机对照研究，对CN的价值提出了质疑。该研究在2009—2017年间共入组了450例mRCC患者，比较了单独舒尼替尼治疗与舒尼替尼联合CN的疗效。结果显示，单药舒尼替尼治疗组的总生存期（OS）中位数为19.8个月，联合CN治疗组为15.6个月，两组差异无统计学意义（*HR*=0.97，95% *CI* 0.79~1.19，*P*=0.80）。尤其在IMDC评分为中高危的亚组中，单药舒尼替尼的OS显著优于联合CN的治疗（31.2个月 vs. 17.6个月；*HR*=0.65；*P*=0.03）。另一项SURTIME研究则进一步探讨了CN的最佳时机。该研究比较了即刻CN后启动舒尼替尼治疗与先行三个周期舒尼替尼治疗后再行CN的策略。结果显示，两组在28周时的无进展生存（PFS）率分别为42%和43%（*P*=0.61），差异不显著。但延迟CN组的OS中位数为32.4个月（95% *CI* 14.5~65.3个月），显著优于即刻CN组的15.0个月（95% *CI* 9.3~29.5个月）（*HR*=0.57，95% *CI* 0.34~0.95，*P*=0.03）。

基于上述研究结果，目前欧洲泌尿学会（EAU）指南不再推荐对IMDC/纪念斯隆-凯特琳癌症中心晚期肾癌预后模型（MSKCC）评分为高危的mRCC患者实施CN。对于无症状、中危且需接受血管内皮生长因子受体抑制剂（VEGFR-TKI）治疗的患者，也不建议立即进行CN。

2. 免疫治疗时代，减瘤手术价值重新定义

尽管CARMENA和SURTIME两项研究为CN在靶向治疗时代的应用提供了重要证据，但随着治疗手段的快速发展，在免疫治疗成为mRCC一线治疗方案的当下，CN的角色亟须重新审视。一项于2022年发表的美国回顾性研究，基于国家数据库分析了1 910名mRCC患者的治疗情况。其中，972名（57%）接受了系统治疗（包括靶向治疗与免疫治疗），605名（32%）接受即刻CN（up-front CN，uCN），142名（8%）接受延迟CN（deferred CN，dCN）。研究发现，接受CN的患者相比未接受者的OS中位数具有显著优势，而uCN与dCN两组之间的生存获益相近。这一结果进一步支持CN在特定mRCC人群中潜在获益。2024年EAU大会报道了一项涵盖意大利与美国数据的大规模研究，共纳入3 138例接受免疫治疗的mRCC患者，其中1 597例（51%）接受了CN。与匹配后的未手术队列比较，CN组的三年癌症特异性病死率显著降低（54.1% vs. 80.3%，*P*<0.001）。亚组分析显示，在转移灶数目为1个（84.5% vs. 70.0%）或2个（87.8% vs. 73.4%）的患者中，CN可显著降低癌症特异性病死率（均*P*<0.001）；但在转移灶数≥3个的患者中，手术与否则无明显影响（89.1% vs. 86.8%，*P*=0.06）。法国一项多中心回顾性研究进一步探讨了dCN的疗效。该研究纳入102例接受dCN的mRCC患者，84.3%接受一线免疫治疗，其中25.5%联合使用TKI。在29.6个月的随访时间中位数中，48%的患者未见疾病进展，提示dCN可在系统治疗后实现良好的局部控制与长期生存获益。此外，2025年EAU大会的一项报道指出，对于部分mRCC患者，完全切除所有可见转移灶（complete surgical metastasectomy，CSM）可显著改善肿瘤特异性生存。与先行系统治疗相比，CSM后再开始系统治疗的患者依然获得类似疗效，并且重复进行CSM亦被证实为安全有效的策略。

另一项研究初步评估了免疫检查点抑制剂（immune checkpoint inhibitor，ICI）联合dCN的免疫学机制与临床效果。研究显示，患者的手术安全性良好（90天并发症发生率为14%），患者的OS中位数高达54.7个月。更重要的是，术后患者外周血中抗肿瘤树突状细胞数量增加，免疫抑制性髓系来源抑制细胞（myeloid-derived suppressor cells，MDSC）减少，提示CN可增强系统治疗的免疫应答效应。此外，有研究者提出了一项名为SCREEN的评分系统，该工具综合患者的症状、实验室参数及影像学特征，用以筛选适合CN的mRCC

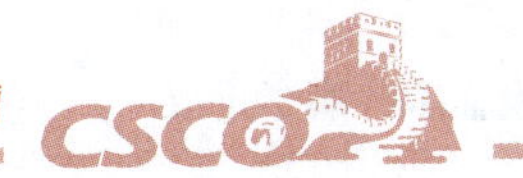

患者。与传统 IMDC 风险分层系统相比，SCREEN 在免疫治疗时代表现出更强的预测效能。对于低至中风险患者，应优先考虑直接 CN；而高风险患者则推荐先接受系统治疗，并在疾病控制后再评估是否适合 CN。

综合近年来的研究证据，在免疫治疗时代，CN 在特定患者中仍具有重要的治疗价值。dCN 是一种可行的策略，许多患者在系统治疗后可成功实现 R_0 切除。多学科团队的评估与高水平的外科操作对于优化疗效与降低手术相关并发症发生率具有重要意义。

3. 减瘤手术方式的选择

在靶免、双免主导的系统治疗时代，部分患者可在治疗后实现瘤体缩小与分期下降，具备根治性手术机会。对于此类患者，是否可选择保留更多肾功能的肾部分切除术（partial nephrectomy，PN），而非传统的根治性肾切除术（radical nephrectomy，RN），也是领域内关注的焦点。理论上，PN 尤其适用于孤立肾或肾功能储备有限的患者。但由于术中解剖结构改变、治疗后的肿瘤与周围组织粘连严重，手术难度与潜在并发症风险显著增加，需经经验丰富的泌尿外科医生谨慎评估。

在一项基于 UroCCR 数据库的多中心回顾性研究中，13 名接受 ICI 治疗的 mRCC 患者在系统治疗后接受了 PN。结果显示，所有患者均无阳性切缘发生，38.5% 患者为 ypT_0（前缀 p 用于病理分期；前缀 y 用于接受新辅助治疗后的肿瘤分期），术后严重并发症发生率为 7.7%。术后 3 个月肾小球滤过率（GFR）中位数为 84.7mL/（min·1.73m^2）（与术前相较无显著差异）。12 个月及末次随访时的无复发生存率分别为 84.6% 和 53.8%，末次随访 OS 率为 92.3%。这些结果初步表明，ICI 治疗后的 PN 是一种安全可行的治疗策略。另一项大规模数据库的分析比较了 PN 与 RN 在免疫治疗时代的临床疗效差异。研究共纳入 2 775 例 mRCC 患者，其中 134 例接受 PN，2 641 例接受 RN。经倾向评分匹配后，两组在 OS、肿瘤特异性生存及其他原因特异性生存方面均无统计学差异。但亚组分析显示，T_1 期和 N_0 期的患者选用 PN 可有 OS 获益，而 N_1 期患者则更适合 RN。结果提示，PN 对于合适的患者，具备与 RN 相当的肿瘤控制能力。

然而，这些患者的 PN 手术复杂性不容忽视。一项研究指出，在接受 dCN 的 102 例患者中，85 例（83.3%）为 RN，开放手术占比为 52.9%。尽管 PN 占比不高，但其术中操作困难报告率高达 85%，远高于 RN 的 65.7%，不过术后 30 天并发症发生率为 22.5%，并无显著升高。此外，约 14.7% 的病例在术中因解剖或技术困难而需更改手术方式，包括微创手术转开放与 PN 改行 RN。

总的来看，对于系统治疗后达到缩瘤效果的部分患者，PN 作为 dCN 的一种术式选择是可行的，尤其是在具有较高的肾功能保留需求的情况下。但目前仍缺乏大样本前瞻性临床研究，以证实其长期疗效与远期肾功能保护效果。

4. 减瘤手术中淋巴结清扫和癌栓处理的考量

目前学界普遍认为在 CN 时常规进行淋巴结清扫（lymph node dissection，LND）对于患者没有临床获益。一项回顾性研究对 258 例接受 CN 的 mRCC 患者分析，结果显示进行 LND 的患者 5 年 OS 率为 21%，而未进行者为 31%；总体患者中，若出现淋巴结转移，其 5 年 OS 率降至 9%。另一项研究对 305 例 CN 患者分析，其中 62% 接受了 LND，结果显示 LND 与癌症特异性病死率或全因死亡率均无显著关联。目前的研究结果提示，淋巴结转移反映了肿瘤更具侵袭性的生物学特性，而 LND 更多作为分期手段，并不带来生存获益。

mRCC 合并静脉癌栓（tumor thrombus，TT）的患者往往病情更重，甚至可出现下肢水肿或心源性猝死。有研究分析 2010—2013 年间 8 629 例 mRCC 患者数据，发现其中 27% 合并 TT。在伴有肾静脉或膈下癌栓的患者中，CN 可显著改善 OS；而在膈上癌栓患者中，未见生存获益。一项研究报道了 85 例 mRCC 合并 TT 的患者，行 CN 联合癌栓切除术的手术时间中位数为 289 分钟，术中出血量为 800mL，严重并发症发生率约为 9%。随访时间中位数为 26 个月，患者的 OS 为 33 个月。另一项单中心研究显示，CN 联合癌栓切除术并序贯靶向治疗组的 OS 中位数为 22 个月，显著优于仅接受系统治疗或仅接受手术者（12 个月和 6 个月，$P<0.001$）。综上，对于合并 TT 的 mRCC 患者，在经验丰富的手术团队支持下，实施 CN 联合癌栓切除术是相对安全并能够带来生存获益的。

二、放疗在晚期肾癌的应用与进展

常规分割放射治疗（放疗）肾癌有效率低，但立体定向放疗（stereotactic body radiotherapy，SBRT）能有效杀灭肾癌细胞，带来持久的肿瘤控制作用。随着立体定向放疗技术的发展和普及，放疗的适应证从转移期肾癌的姑息减症治疗，逐渐拓宽到寡转移肾癌的减瘤性治疗及不耐受手术的局限期肾癌的根治性治疗，成为手术和药物治疗的重要补充。

1. 寡转移肾癌的减瘤性放疗

寡转移肾癌（oligo-metastatic renal cell carcinoma）是指转移灶数目有限（通常认为≤5 处）且有机会通过局部治疗手段达到局部根治效果的状态。对寡转移灶进行减瘤为目的的局部治疗，能延缓疾病进展，改善部分患者的预后。SBRT 作为一种无创治疗手段，具有适应证广、耐受性好的特点，可用于多种解剖部位转移灶的治疗。

一项囊括 28 项研究的荟萃分析显示，SBRT 治疗肾癌寡转移灶，1 年局部控制率达 90% 左右、3~4 级不良反应发生率小于 1%。在保证正常器官安全的前提下，建议对寡转移灶进行全覆盖放疗至根治剂量，以达到更好的延缓疾病进展效果。2021 年，美国 MD Anderson 癌症中心的Ⅱ期单臂试验首次前瞻性评估 SBRT 推迟全身治疗的可行性：寡转移肾癌患者仅接受全覆盖 SBRT 治疗，PFS 中位数达 22.7 个月，1 年 PFS 率为 64%，1 年无全身治疗生存率为 82%，放疗局部控制率为 97%，12 个月无新转移灶发生率为 67%，且安全性良好，仅 3 例（10%）患者发生 3 级不良反应，未出现 4 级以上不良反应。这一结果挑战了“晚期肾癌需立即全身治疗”的传统模式，证明转移灶定向放疗可有效延迟全身治疗启动时间，避免药物相关毒性并维持生活质量。2022 年，一项来自澳大利亚的前瞻性Ⅱ期研究报道显示，放疗联合 8 个周期的短疗程帕博利珠单抗治疗寡转移肾癌，客观反应率为 63%，1 年和 2 年无进展生存率分别为 60% 和 45%，3 级不良反应发生率仅为 13%，未出现 4 级以上不良反应。该研究结果显著优于帕博利珠单抗单药治疗转移性肾癌的历史数据，初步证实了SBRT联合程序性死亡受体1（programmed death-1，PD1）单抗治疗寡转移肾癌的有效性和安全性。在此之后，中山大学肿瘤防治中心在2023年美国临床肿瘤学会（ASCO）大会上公布的一项研究对比了放疗联合舒尼替尼和单纯舒尼替尼治疗寡转移肾癌的效果，结果显示联合治疗组的疾病控制率达81.8%，显著高于单纯药物组的25%，1年PFS率从35%提升至72.7%。

基于以上研究进展，SBRT可单独或联合药物治疗寡转移肾癌，以延缓疾病进展，成为寡转移肾癌的标准治疗选择之一；但SBRT干预能否带来OS获益，哪些患者是最佳获益人群，等等这些问题还需要大量Ⅲ期随机对照研究（STROKER研究、SOAR研究）等来解答。

2. 寡进展肾癌的减瘤性放疗

寡进展肾癌（oligo-progressive renal cell carcinoma）是指转移期肾癌在接受系统治疗过程中，少数病灶进展（通常认为≤3处），而其余病灶仍可控的状态。放疗在此类患者中的核心临床价值在于：通过SBRT控制进展病灶，维持原有效且耐受性良好的全身方案，进而延长系统药物治疗的可控时间，进而延长高质量生存期。

2021年，一项回顾性临床研究显示：SBRT治疗肾癌寡进展病灶，至更换后线药物治疗的时间中位数为13.9个月，未观察到3级及以上严重不良反应。同年，来自加拿大的一项单臂前瞻性多中心研究显示：对靶向治疗中出现寡进展的病灶进行SBRT治疗，一年局部控制率为93%，PFS中位数为9.3个月，进展至系统性治疗改变时间中位数为12.6个月，1年OS率为92%，且未观察到3级及以上放疗相关毒性。另一项前瞻性Ⅱ期临床研究报道：针对在多线系统治疗中（80%为二线及以上，放疗时40%患者接受靶向治疗，40%接受免疫治疗，20%接受联合治疗）出现寡进展的转移性肾癌患者进行SBRT干预，仍获得了长达11.1个月的PFS中位数，仅2例（10%）患者出现3级不良反应。中山大学肿瘤防治中心在2024年ASCO上公布了一项Ⅱ期单中心临床研究的中期结果：采用SBRT治疗一线药物治疗中出现寡进展的病灶，维持原一线药物治疗，1年PFS率为54.2%，2年OS率为78.5%。近期一项来自美国的研究，回顾性分析了接受SBRT治疗的36例寡进展肾癌患者的基因检测数据，发现存在细胞增殖与进展通路相关基因表达上调的患者SBRT后PFS时间较长，而存在活性氧相关基因通路富集的患者从SBRT中获益较少，为预测SBRT治疗寡进展肾癌疗效提供了一线线索。

目前，一系列小样本前瞻性研究证实了SBRT可用于治疗寡进展肾癌，以期推迟系统治疗切换，而这种治疗策略的最佳获益人群仍需进一步探索。

3. 局部/区域复发肾癌的放疗

局部/区域复发肾癌（locoregional recurrent renal cell carcinoma）指的是局部和/或区域复发但未出现远处转移的肾癌，目前大部分指南并未将其与转移性肾癌区别对待。放射治疗，作为大多数恶性肿瘤术后复发的主要治疗手段，其在复发肾癌中的作用，值得探索。

2022年，中山大学肿瘤防治中心回顾性总结了106例根治术后局部/区域复发的肾癌患者，其中34例接受了手术治疗，39例接受了放射治疗，33例仅接受抗肿瘤药物治疗；在匹配了基线条件后，接受局部治疗的患者的PFS中位数长达23.9个月，显著优于接受单纯药物治疗的患者（7.5个月，$P<0.001$）；安全性良好，仅9例患者出现2级及以上不良反应。2024年，一项多中心回顾性研究纳入了17例热消融后局部复发的肾癌患者，接受挽救性SBRT局部控制率达100%，3年无远处转移生存率为72.1%，3年总生存率为82.1%，未观察到3级及以上的不良反应发生。同年，中山大学肿瘤防治中心在ASCO上公布了一项前瞻性Ⅱ期研究的中期结果，SBRT联合阿昔替尼和信迪利单抗治疗复发肾癌（53%为非透明细胞肾癌），其中一线63%，二线37%，客观缓解率为55.6%，1年局部控制率为100%，1年PFS率为94.7%。

以上研究提示：在靶向免疫治疗时代，局部治疗对复发肾癌仍具有重要价值；SBRT作为复发肾癌的挽救治疗手段，已经初步展现出卓越的潜力，值得扩大样本量进一步研究。

4. 不适合手术的晚期肾癌原发灶放疗

手术是肾癌患者的主要根治性治疗手段，但对无法耐受手术、拒绝手术、术后可能需要透析（如孤立肾、对侧肾功能不全或双肾原发癌等）或要求保肾治疗的患者，SBRT和消融治疗是可选择的非手术治疗方案。相对于消融治疗，SBRT受肿瘤大小和位置的限制较小，尤其对邻近血管、肾盂和输尿管的肿瘤具有保肾优势。2020年，国际肾脏肿瘤放射外科协作组（IROCK）报道≥T_{1b}期的肾癌患者接受根治性SBRT后4年局部控制率高达97.1%，4年疾病特异性生存率为91.4%；疗效结果与SBRT治疗T_{1a}期肾癌相当，且安全性良好，3~4级不良反应发生率仅为1.3%。2021年起，美国国立综合癌症网络（National Comprehensive Cancer Network，NCCN）指南指出SBRT可作为无法手术的Ⅰ期（2B类证据）及Ⅱ/Ⅲ期（3类证据）患者的根治性治疗选择。

另一方面，较多文献支持SBRT有助于释放肿瘤抗原，激活免疫应答，从而增强抗肿瘤效应，被认为是免疫治疗的最佳搭档。自1999年以来，减瘤性SBRT已被用于治疗无法手术的原发性肾癌。2023年一篇综述总结了相关研究，认为该技术是安全的，并且产生了良好且持久的局部控制效果，同时提供额外的益处，包括非侵入性、免疫调节及治疗大体积肿瘤和伴有肌肉/骨骼浸润的肿瘤。因此，SBRT被视为一种可靠的减瘤性肾切除的替代方案。正在进行的SAMURAI和CYTOSHINK研究拟探索如何利用SBRT的免疫刺激作用提高原发灶减瘤在转移期肾癌中的作用，结果值得期待。

三、介入治疗在晚期肾癌的应用与进展

1. 晚期肾癌的介入栓塞治疗

介入栓塞治疗的核心技术原理是通过超选择性插管精准定位肿瘤供血动脉，注入栓塞剂阻断血流，诱导肿瘤缺血性坏死。根据使用栓塞剂的不同可分为三类：经动脉栓塞治疗（TAE）、经动脉化疗栓塞（cTACE）及经动脉载药微球栓塞（dTACE）。对于局部进展期肾细胞癌，文献显示针对部分不适合手术或无法耐受手术的患者，介入栓塞治疗可减轻患者肿瘤负荷，并缓解血尿、腰痛等症状。Bi等在2022年的研究

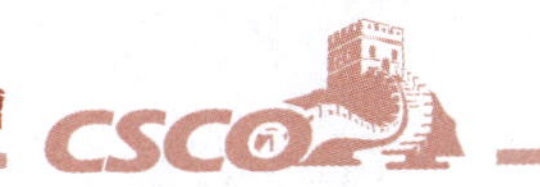

回顾分析了35例接受载药微球(drug-eluting beads,DEB)-TACE的不可切除肾细胞癌患者的疗效,结果显示,栓塞治疗后客观缓解率达47.1%,6个月疾病控制率为84.6%。PFS中位数为21.4个月,OS中位数为24.6个月,且无3级及以上严重不良事件。另一项回顾性研究比较了cTACE联合舒尼替尼与舒尼替尼单药在晚期肾癌的疗效,研究发现联合组客观缓解率(66.0% vs. 39.2%)及疾病控制率(85.1% vs. 66.7%)更高。此外,联合组的生存期中位数更长(15.6个月 vs. 10.9个月)。这些研究结果均提示栓塞治疗是晚期肾癌安全有效的局部治疗手段。

介入栓塞治疗与靶免联合的治疗也取得了可喜的进展。天津医科大学肿瘤医院的杜君教授团队在2025年美国临床肿瘤学会泌尿生殖系统肿瘤研讨会大会上公布的一项研究对比了肾动脉栓塞联合阿昔替尼及减量特瑞普利单抗与阿昔替尼联合标准剂量特瑞普利单抗治疗伴有寡转移性透明细胞肾细胞癌患者疗效。结果显示联合栓塞治疗组的疾病控制率达100%,显著高于单纯靶免组的69%;部分缓解率为86.2%,亦显著优于单纯靶免联合组的51.7%。尤为突出的是,联合栓塞治疗组中48.3%的患者原发肿瘤缩小≥50%,而对照组仅为10.3%。安全性方面,栓塞组的3~4级不良事件发生率显著降低(21.7% vs. 42.6%)。该结果表明,肾动脉栓塞联合减量免疫治疗不仅大幅提升了抗肿瘤疗效,还可能通过降低系统毒性暴露实现"增效减毒",为晚期肾癌的优化治疗提供了新思路。

2. 晚期肾癌的介入消融治疗

肿瘤消融治疗是借助影像引导技术对实体瘤应用物理或化学方法直接导致病灶组织中的肿瘤细胞发生不可逆损伤或坏死的一种先进的微创治疗技术。影像引导下的肾肿瘤的消融具有创伤小、安全性高及疗效确切等优点,适用于手术风险高、体弱、孤立肾、肾功能不全或多发双侧肿瘤的患者。目前,消融治疗作为一种姑息性治疗手段,在晚期肾癌的局部治疗中的应用也日趋增多。

2024年NCCN指南推荐热消融可作为肾癌来源的肺、肝、骨寡转移瘤的姑息减瘤治疗。Brian等早在2014年回顾性分析了61例接受射频消融治疗的mRCC患者,消融的转移瘤(共82个)部位主要包括肝脏(17个)、肾上腺(14个)、椎体(8个)、腹膜后(8个)、腹壁、肺、膈肌等。1年、2年、3年无局部复发生存率分别为94%、94%、83%,3年总生存率达76%,无严重并发症或治疗相关死亡报道。Kimberly等于2018年的研究评估了经皮微波消融(MWA)在mRCC中的疗效与安全性。研究纳入18例患者共34个转移灶(腹膜后12个、对侧肾6个、肝6个、肺5个、肾上腺5个),随访时间中位数为1.6年(范围0.7~5.1年),局部控制率达到93%(28/30),仅2例复发。并发症发生率为15%(5/33),1年、2年和5年的预估总生存率分别为86%、75%和75%。研究结果证实微波消融对寡转移灶(尤其是≤3cm肿瘤)可提供持久的局部控制(93%成功率),且并发症发生率显著低于手术转移灶切除。

对于肾癌肺转移的消融治疗目前的研究报道最为丰富。Tsimafeyeu等在2013年发表在*BJU Int*的前瞻性研究探索了射频消融联合舒尼替尼对比舒尼替尼单药治疗≤5cm RCC肺转移的疗效。结果显示,联合射频消融虽未显著改善PFS(13.4个月 vs. 单药12.7个月),但联合组的OS显著长于舒尼替尼单药组(27.2个月 vs. 22.5个月,P=0.04),两组患者不良反应谱无明显差异,且均未发生严重不良反应。此外,消融治疗给部分转移性患者提供了靶向药物减量的机会。Alexis等于2019年的研究回顾分析了53例肺转移接受射频消融的RCC患者(≤6个转移灶),共治疗100个转移灶。结果显示:5年OS率为62%,OS中位数未达到(随访时间中位数为61个月)。肺1年及3年PFS率分别为58.9%及35.2%,其中,28位患者联合了系统治疗[干扰素(18个)、舒尼替尼(9个)、索拉非尼(1个)],部分患者可以在肿瘤达到影像学无疾病状态(no evidence of disease,NED)后实现系统治疗药物的减量,减少了全身不良反应。

消融治疗也可为无法手术的RCC患者提供显著生存获益。在2024年中国临床肿瘤学会(CSCO)指南中,局部消融治疗可作为局部复发的晚期肾癌患者的局部治疗手段,作为2A类证据推荐。Lukas等于2025年基于SEER数据库进行了大规模分析。该研究纳入27 087例RCC患者,其中82例接受肾脏肿瘤的消融治疗(冷冻消融/热消融)。经倾向评分匹配后结果显示:消融组生存期中位数达到19个月,显著优于无局部治疗组的4个月(P<0.001),消融组与减瘤性肾切除组生存期中位数(19个月 vs. 27个月)差异无统计学意义(P=0.32)。该研究为无法耐受手术的mRCC患者提供了循证支持,即消融治疗不仅显著优于保守治疗,且生存获益与手术相当。

综上所述,晚期肾癌的局部治疗策略在手术、放疗及介入治疗等领域取得了显著进展。随着外科技术的革新,减瘤性肾切除术在转移性肾癌中的角色被重新定义;SBRT等精准放射技术的应用,为不可手术或寡转移/寡进展病灶提供了有效的局部控制手段。同时,介入治疗如射频消融、冷冻消融和动脉栓塞等微创技术,在保留肾功能和缓解症状方面展现出独特优势。多学科综合治疗为提升晚期肾癌的整体疗效发挥了重要作用。

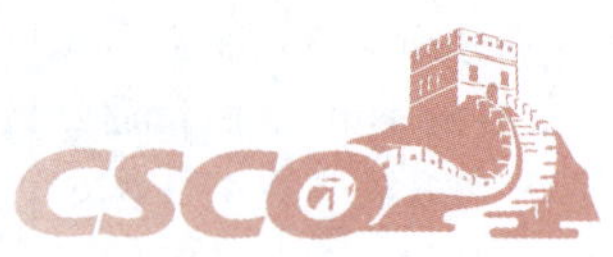

晚期肾癌药物治疗新进展

李娟　盛锡楠
北京大学肿瘤医院

晚期肾癌的药物治疗近年来发展迅速，尤其是免疫检查点抑制剂与抗血管生成靶向药物的联合应用，显著改善了患者的生存预后。2024—2025年ASCO、美国临床肿瘤学会泌尿生殖系统肿瘤研讨会（ASCO-GU）、ESMO、美国癌症研究协会（AACR）等国际学术组织的会议公布了多项关键临床研究的最新数据，进一步优化了晚期肾癌的治疗策略。本文从肾透明细胞癌（ccRCC）和非透明细胞癌（nccRCC）两大板块回顾2024年以来晚期肾癌药物治疗最新进展。

一、肾透明细胞癌（ccRCC）的治疗进展

（一）一线治疗方案的优化与长期随访数据更新

1. 免疫联合治疗的长期生存获益进一步确认

2025年ASCO大会公布的CheckMate 214研究最终分析9年随访数据显示，纳武利尤单抗联合伊匹木单抗（NIVO+IPI）在意向治疗（intention-to-treat，ITT）人群中的总生存期（OS）中位数达52.7个月（ vs. 舒尼替尼37.8个月；*HR*=0.71），中高危患者获益更显著（46.7个月 vs. 26.0个月；*HR*=0.69）。值得注意的是，低危患者组也显示出OS数值优势（77.9个月 vs. 66.7个月；*HR*=0.80）。

CheckMate 9ER研究的最终分析显示，经过67.6个月的随访时间（中位数）后，纳武利尤单抗＋卡博替尼在ITT人群中的PFS和OS获益得以维持（PFS中位数16.4个月 vs. 8.3个月，*HR*=0.58；OS中位数46.5个月 vs. 35.5个月，*HR*=0.79）。纳武利尤单抗＋卡博替尼同样显著优于对照组舒尼替尼［客观缓解率（ORR）55.7% vs. 27.4%］，其中联合治疗组有13.9%的患者达到完全缓解（CR）。基于IMDC风险分层的亚组分析显示，纳武利尤单抗＋卡博替尼可以显著改善IMDC中高危患者的PFS和OS（IMDC中高危：PFS中位数15.4个月 vs. 7.1个月，*HR*=0.56；OS中位数43.9个月 vs. 29.2个月，*HR*=0.74），但未能改善IMDC低危患者的OS（IMDC低危：PFS中位数21.4个月 vs. 12.8个月，*HR*=0.67；OS中位数53.7个月 vs. 58.9个月，*HR*=1.08）。在安全性方面没有发现新的安全性信号。

2024年ESMO大会报道了CLEAR研究5年随访结果，比较仑伐替尼＋帕博利珠单抗（L+P）、仑伐替尼＋依维莫司（L+E）与舒尼替尼一线治疗ccRCC效果。随访时间中位数为60.2个月，L+P组5年OS率达55.2%（舒尼替尼组34.1%，*HR*=0.62），PFS中位数为23.9个月 vs. 9.2个月（*HR*=0.47）。IMDC低危患者中，L+P组5年OS率高达72.3%，提示低危人群亦显著获益。首次证实PD-1联合酪氨酸激酶抑制剂（TKI）在低危患者中的长期生存优势，可能改写分层治疗策略。

2. 新型免疫联合方案的探索

2025年ASCO-GU大会公布的COSMIC-313研究（NIVO+CABO+IPI三联疗法 vs. NIVO+IPI双免疗法）的最终分析显示，三联组PFS中位数为16.6个月（ vs. 双免组11.2个月；*HR*=0.82），但OS无显著差异（41.9个月 vs. 42.0个月）。亚组分析显示，三联疗法对IMDC中危患者更优，但3级以上不良事件发生率高达70%。

3. PD-1单抗与程序性死亡受体配体1（programmed death-ligand 1，PD-L1）单抗的选择

2024年ESMO大会上公布ETER-100研究（安罗替尼联合贝莫苏拜单抗 vs. 舒尼替尼）的数据显示，联合组PFS中位数达18.96个月（ vs. 舒尼替尼组9.76个月；*HR*=0.53），ORR显著提高（71.6% vs. 25.1%），且OS呈获益趋势。ETER-100研究是PD-L1单抗联合治疗方案中疗效数据最佳的研究，也与既往国内外PD-L1单抗联合治疗方案的疗效数据相当，为晚期肾癌一线靶向联合PD-L1单抗治疗提供了有力支持。

4. 危险分层的应用

2024 ASCO年会发布了一项IMDC真实世界研究，该研究从传统意义的低危患者中筛选出极低危患者，其标准定位为从初诊至接受全身治疗的时间≥3年、无脑/肝或骨转移、卡氏评分90或100分的患者。数据分析显示，IMDC极低危人群接受双免疫、靶向联合免疫及单独靶向治疗的ORR分别为23.5%、58.1%和55%，2年OS率分别为71.3%、87.2%和92.1%；而非极低危患者的ORR分别为35%、51.4%和37.9%，2年OS率分别为86.4%、84.1%和81.1%。这表明极低危患者仍然能从单独抗血管靶向药物治疗中获益，而非极低危患者似乎从联合免疫治疗中更能获益。该结果仍然需要进一步的前瞻性试验和更长时间的随访来验证，但对于生物学行为较差的患者，即使是低危患者，仍然可以考虑积极的免

疫联合治疗。

（二）后线治疗的新突破及优选考量

1. HIF-2α 抑制剂的进展

2024 ESMO 年会公布的 LITESPARK-005 研究最终结果显示，相较依维莫司，贝组替凡组获得了更高的 ORR（22.7% vs. 3.5%）和完全缓解（CR）率（3.5% vs. 0），OS 也表现出获益趋势（21.4 个月 vs. 18.2 个月）。其他的缺氧诱导因子 2α（HIF-2α）抑制剂，2024 ASCO 年会公布的 DFF332，在既往治疗线数中位数为 2 的 40 例晚期肾癌患者中获得了 5% 的 ORR 和 52.5% 的疾病控制率（DCR）。2024 年 ESMO 年会公布的 NKT2152，作为既往治疗线数中位数为 3 的 100 例晚期肾癌患者的后线治疗，获得了 20% 的 ORR 和 7.4 个月的 PFS，剂量递增组的 PFS 中位数为 9.2 个月。

HIF 抑制剂联合治疗方案更值得关注，初期研究中已获得更好疗效。其中，贝组替凡联合卡博替尼用于既往治疗失败的晚期肾透明细胞癌的单臂Ⅱ期研究 LITESPARK-003 研究，该研究显示，联合治疗的 ORR 达 31%，PFS 中位数达 13.8 个月，OS 中位数达 26.7 个月。而 KEYMAKER-U03B 研究显示，贝组替凡与仑伐替尼联合的 ORR 可达 50%，PFS 中位数为 11.2 个月。2024 ASCO 年会也公布了贝组替凡联合仑伐替尼用于中国晚期肾透明细胞癌患者的 LITESPARK-010 研究，入组的 24 例患者中，ORR 高达 50%，PFS 中位数为 13.7 个月，OS 中位数未达到。

2025 年 ASCO-GU 报道了 KEYMAKER-U03 Ⅰ/Ⅱ期子研究 03B 中 B4 组（帕博利珠单抗 + 贝组替凡）、B5 组（仑伐替尼 + 贝组替凡）和对照组（帕博利珠单抗 + 仑伐替尼）的联合靶向治疗方案的结果。3 组的 ORR 分别为 19%、47% 和 40%；PFS 中位数分别为 5.4 个月、12.5 个月及 9.4 个月；OS 中位数分别为 27.4 个月、32.3 个月及未达到（not reached，NR）。安全性特征与已知的单个药物特征一致，但所有研究组均报告了 3~5 级治疗相关不良事件。该研究为优化 PD-（L）1 和血管内皮生长因子（VEGF）-TKI 治疗后进展患者的治疗策略提供了新视角。这些结果强调了在 ccRCC 中持续研究以优化靶向治疗组合的重要性。支持在晚期 RCC 患者中进一步研究仑伐替尼 + 贝组替凡的组合，如 LITESPARK-011 研究。

2. 免疫联合失败后的探索

2024 年 ESMO 大会报道了 TiNivo-2 研究的结果：入组的晚期透明细胞肾细胞癌且既往接受过 1~2 种治疗（包括免疫治疗）的患者中，替沃扎尼联合纳武利尤单抗组的肿瘤内反应率（IRR）-PFS 为 5.7 个月，替沃扎尼单药组为 7.4 个月（HR=1.10，95% CI 0.82~1.43），该研究未达到其主要终点。对于 OS，替沃扎尼联合纳武利尤单抗组和替沃扎尼单药组分别为 17.7 个月和 22.1 个月。两组 ORR 接近，分别为 33% 和 34%。继先前的 CONTACT-03 研究结果后，本项研究的结果再一次验证了对于晚期肾细胞癌患者免疫治疗失败后不推荐再次尝试 ICI 治疗。

3. 新型抗体 - 药物偶联物（ADC）药物的涌现

CDH6 是目前热门的 ADC 靶点之一，2022 ASCO 大会报道了 DS-6000a（CDH6 靶向 ADC）治疗肾细胞癌和卵巢癌的Ⅰ期临床试验早期结果。20 例可评估的患者中有 6 例取得部分缓解（PR），其中 5 例卵巢癌患者，ORR 为 35.7%（现有末线疗法仅 10% 左右）；1 例 RCC 患者，ORR 为 16.7%。目前第一三共启动了泛癌种的Ⅱ期临床试验。2025 年 AACR 大会报道了 TJ102，一种双特异性双药 ADC［靶向 CDH6 和叶酸受体 α（FRα）］用于治疗卵巢癌和肾癌的潜力极佳的早期数据，未来值得期待。

4. 新型细胞疗法的出现

嵌合抗原受体 T 细胞疗法（chimeric antigen receptor T-cell therapy，CAR-T 疗法）近年来在实体瘤治疗领域不断突破。2025 年 ASCO 大会公布了一项 TRAVERSE Ⅰ期研究结果，既往重度治疗的晚期或转移性 ccRCC 患者进行单剂量的 ALLO-316（一种同种异体 CD70 CAR-T 产品）治疗后 ORR 达 31%，多个受试者持续反应，其中 1 名受试者在治疗 1 年后仍持续应答。安全性可控，与既往标准 CAR-T 细胞疗法一致。ALLO-316 通过耗竭患者体内 $CD70^+$ 细胞来延缓同种异体排斥反应，推动 CAR-T 细胞的强劲且持久扩增。结果凸显了同种异体 CAR-T 在实体瘤中的治疗潜力，证实了 ALLO-316 在肾细胞癌及其他 $CD70^+$ 恶性肿瘤中的开发价值。

2025 年 AACR 大会报道了国内同类产品 IB-T101（CAR-T 产品）用于治疗 CD70 阳性透明细胞肾癌的Ⅰ期首次人体研究的初步结果。目前国内外多项有关 CD70 CAR-T 及 CD70 CAR-NKT（杀伤性 T 细胞）产品的治疗晚期肾癌的早期临床研究在进行当中。

（三）治疗优化策略

1. 革新性给药方式

CheckMate 67T 研究证实，纳武利尤单抗皮下注射与静脉注射相比：给药时间显著缩短（4.7 分钟 vs. 30.9 分钟）；药代动力学非劣效（平均血药浓度皮下注射为静脉注射的 2 倍）；疗效相似（ORR 24.2% vs. 18.2%）；安全性相当，但超敏反应发生率更低（1.2% vs. 3.7%）。皮下注射剂型相较于静脉注射剂型具有多种优势，基于Ⅲ期临床试验的积极结果，2025 年 5 月 28 日纳武利尤单抗皮下注射剂型获得欧盟委员会批准用于多个成人实体肿瘤适应证。

2. 间歇性治疗策略

TIDE-A 研究证实在 mRCC 患者中，阿维鲁单抗维持治疗联合阿昔替尼间歇治疗具有可行性。2025 年 ASCO-GU 公布了更新后的Ⅱ期 TIDE-A 研究结果，PFS 中位数达到 27.9 个月，显著优于当前 RCC 标准一线治疗方案的 PFS（12.1~15.4 个月）。TIDE-A 研究是首个证实 VEGFR-TKI 中断治疗及免疫治疗维持在 mRCC 患者中可行性的研究。更新的分析结果进一步确认了在阿维鲁单抗维持治疗期间中断 TKI 的可行性，以及在疾病进展后重新引入 TKI 的高响应率。该策略值得在随机对照试验中进一步研究。

二、非透明细胞癌（nccRCC）的治疗进展

非透明细胞癌（nccRCC）是一组异质性肿瘤，是较为少见（约占 15%）的肾癌类型，临床进展并不多。包含超过 20 种亚型，主要包括乳头状癌、嫌色细胞癌、集合管癌和肉瘤样癌等，每种亚型的生物学行为和治疗反应各不相同。由于 nccRCC 相对少见，大多数大型随机试验主要关注 ccRCC，因

此 nccRCC 的治疗证据不足。目前,TKI 联合或不联合 ICI 被认为是 nccRCC 的标准治疗(SOC),但最佳治疗方案尚未明确。不能笼统地用一个治疗方案对待所有 nccRCC,需要个体化及创新性的治疗策略提高治疗效果,改善远期生存。

2025 年 *Ann Oncol* 发表了 SUNNIFORECAST 试验结果,这项前瞻性、随机、开放标签、研究者发起的Ⅱ期试验旨在比较伊匹木单抗加纳武利尤单抗联合治疗与标准治疗在未经治疗的晚期或转移性 nccRCC 患者中的疗效。共纳入 309 名患者,157 名接受伊匹木单抗 / 纳武利尤单抗治疗,152 名接受标准治疗。结果显示,伊匹木单抗 / 纳武利尤单抗组的 12 个月 OS 率为 78%,显著高于标准治疗组的 68%(*P*=0.026)。OS 中位数分别为 33.2 个月和 25.2 个月,*HR*=0.81(95% *CI* 0.61~1.09)。PFS 在两组之间相似,*HR*=0.99(95% *CI* 0.77~1.28)。ORR 在联合治疗组为 32.8%,显著高于标准治疗组的 19.3%。PD-L1 联合阳性分数(CPS)≥ 1 的患者在 OS 上有显著优势(*HR*=0.56,95% *CI* 0.37~0.86)。在安全性方面,联合治疗组中 97% 的患者出现任何级别的不良事件,87% 的患者出现治疗相关不良事件,48% 的患者出现严重不良事件。相比之下,标准治疗组中 99% 的患者出现任何级别的不良事件,96% 的患者出现治疗相关不良事件,39% 的患者出现严重不良事件。联合治疗组中有 5 例致死性不良事件,而标准治疗组中有 3 例。尽管联合治疗组的毒性较高,但其疗效显著优于标准治疗组。这些结果支持在 nccRCC 患者中使用伊匹木单抗 / 纳武利尤单抗作为一线治疗方案。

2024 年 ASCO GU 会议公布了 KEYNOTE-B61 研究延长随访时间的分析结果。这项帕博利珠单抗联合仑伐替尼一线治疗转移性 nccRCC 研究共入组 158 例患者,其中乳头状癌 93 例(59%),嫌色细胞癌 29 例(18%),*TFE3* 重排肾癌 6 例(4%),未分类肾癌 21 例(13%),其他 9 例(6%);年龄中位数为 60 岁;随访时间中位数为 22.8(16.6~27.6)个月,结果显示全人群 ORR 为 50.6%,其中 CR 13 例(8.2%),PR 67 例(42.4%),DCR 达到 82.3%;PFS 中位数为 17.9 个月(95% *CI* 15.1~22.1 个月),OS 中位数尚未达到,18 个月 OS 率达 72.5%;病理亚型分析结果显示,乳头状癌、嫌色细胞癌、*TFE3* 重排肾癌的 ORR 分别为 53.8%、34.5%、66.7%;乳头状癌和嫌色细胞癌的 PFS 中位数分别为 17.4 个月和 26.2 个月;安全性方面,联合方案≥ 3 级不良事件(adverse event,AE)发生率为 70.9%,其中治疗相关≥ 3 级 AE 发生率为 58.2%,免疫相关≥ 3 级 AE 发生率为 9.5%,发生率最高的 AE 分别为高血压、腹泻、甲状腺功能减退症、蛋白尿和疲乏等。KEYNOTE-B61 研究的更新数据再次显示了帕博利珠单抗联合仑伐替尼在晚期 nccRCC 患者中良好的抗肿瘤疗效和安全性,但在各个病理亚型中的疗效有差异。

2025 ASCO GU 大会报道了一项前瞻性、单臂、Ⅰb/Ⅱ期研究探索了卡度尼利单抗[PD-1/ 细胞毒性 T 淋巴细胞相关抗原 4(CTLA-4)特异性双抗]联合阿昔替尼用于晚期或转移性 nccRCC 的一线治疗的疗效和安全性。初步结果显示,随访时间中位数为 5.1 个月,确认的 ORR 为 55%(11/20),DCR 为 95%(19/20),PFS 中位数尚未达到。这种联合治疗方案显示出令人鼓舞的抗肿瘤疗效,并且毒性可控。该研究正在进行中,完整结果有待入组完成及更长时间的随访。

2024 年 ESMO 大会报道了另一项特异性双抗的研究,22 例 nccRCC 患者接受一线 PM8002(也称 BNT327,VEGF-A/PD-L1 特异性双抗)治疗,随访时间中位数为 9.0 个月,ORR 为 36.4%。不同亚型中,乳头状癌 ORR 最高,DCR 为 90.9%,PFS 中位数为 15.1 个月。此外,研究中对于双抗药物的 3 级以上不良反应发生率更低(41.5%,KEYNOTE-426 研究为 75.8%),表现出了很好的发展前景。

近年来,免疫联合治疗用于 nccRCC 的临床研究越来越多,并显示出较既往单独靶向治疗在数值上更优的疗效数据,免疫联合治疗在 ccRCC 中取得的成功逐渐拓展至 nccRCC 领域,临床实践也因此发生改变。但由于发病率低,病例数有限,目前仍然缺乏高等级循证医学证据用于指导临床。

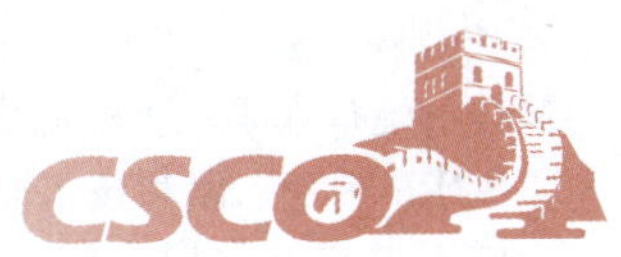

前列腺癌外科治疗进展

杨振宇　李永红

中山大学肿瘤防治中心

目前,前列腺癌的治疗手段包括手术、放疗、内分泌治疗、化疗及核素治疗等。其中,根治性前列腺切除术(radical prostatectomy,RP)是局限期及局部晚期前列腺癌最有效的治疗方法之一,可使早期患者获得临床治愈。RP 已有 100 余年的发展历史,技术相对成熟。近年来,随着医学技术的进步,以及医患双方对术后生活质量的更高追求,RP 在手术方式、操作细节及适应证选择等方面均发生了显著变化。本文结合最新研究进展,围绕 RP 的手术方式选择、手术入路优化、周围结构保留策略、盆腔淋巴结清扫及手术适应证等关键问题进行综述,旨在为临床实践提供参考。

1. RP 发展历史

RP 是治疗局限期及局部晚期前列腺癌的重要手段之一,在前列腺癌治疗中占据关键地位。RP 的发展历经百年变革,技术不断革新。1904 年,首例经会阴 RP 的成功实施标志着这一术式的诞生,然而早期由于手术并发症发生率和病死率较高,其临床应用受到限制。1947 年,经耻骨后入路 RP 的提出显著改善了手术视野,降低了直肠损伤风险,使其逐渐成为标准术式。尽管如此,受限于当时对前列腺解剖结构的认识不足,该术式仍面临术中出血量大、术后尿失禁及勃起功能障碍发生率高的问题,严重影响患者生活质量。直至 1982 年,Walsh 提出的解剖性 RP 彻底革新了手术理念,显著减少了术中并发症,并在保留尿控和勃起功能方面取得突破性进展,成为 RP 发展史上的里程碑。

随着微创技术的兴起,1997 年 Schuessler 等成功实施首例腹腔镜根治性前列腺切除术(laparoscopic radical prostatectomy,LRP),验证了微创技术的可行性。2001 年,Binder 和 Kramer 首次报道机器人辅助根治性前列腺切除术(robot-assisted radical prostatectomy,RARP),凭借其三维立体视野和灵活精准的操作优势,迅速在全球范围内普及,并不断优化技术细节。

我国 RP 技术发展晚于西方国家,1963 年周志耀完成国内首例 RP,但直至 20 世纪 90 年代该技术才逐步推广。进入 21 世纪后,我国在微创 RP 领域快速追赶国际步伐:高新(2000 年)和张旭(2007 年)分别完成国内首例 LRP 和 RARP。如今,随着 LRP 和 RARP 在各级医疗中心的普及,我国 RP 技术水平与临床疗效已跻身国际先进行列。

2. RP 手术方式

目前 RP 主要包括三种手术方式:传统开放手术、腹腔镜手术、机器人辅助腹腔镜手术。多项研究对这些术式的安全性、并发症及术后功能恢复等方面进行了系统比较。最近一项前瞻性随机对照临床研究结果显示,RARP 与 ORP 在并发症发生率和术后短期生活质量方面未见显著差异。另一项纳入 326 例患者的前瞻性随机对照Ⅲ期临床研究表明,两组患者在术后 6、12、24 个月的控尿功能及勃起功能恢复方面差异无统计学意义,但 ORP 组术后 24 个月生化复发率(9%)显著高于 RARP 组(3%)。然而,也有研究提示两种术式的生化复发率并无明显差异。值得注意的是,一项长达 12 年的非随机对照随访研究发现,RARP 组的前列腺癌特异性病死率(2%)显著低于 ORP 组(4.5%),总体病死率也呈现轻微差异(14% vs. 16%),但由于该研究存在潜在的选择偏倚,结论需谨慎解读。此外,一项荟萃分析比较了 LRP 与 RARP 的疗效差异,结果显示在失血量、导尿管留置时间、总体并发症发生率等围术期指标方面两者相当,但在术后控尿功能和勃起功能恢复方面,RARP 展现出一定优势。

随着微创技术的快速发展,RARP 已成为当前前列腺癌外科治疗的主流术式。在经济发达国家和地区,RARP 的应用尤为广泛。数据显示,接受 RP 患者中超过 70% 的患者选择 RARP。这一趋势也反映在医疗机构的手术开展情况上:开展 RARP 的医疗中心数量持续增加,而开展 ORP 和 LRP 的医疗机构则逐渐减少。与发达国家不同,我国前列腺癌手术方式的选择呈现出独特的特点:LRP 和 RARP 均为临床常用术式,两者在临床应用上基本并重,仅有少数医疗单位仍保留 ORP 手术。这种差异可能与我国医疗资源配置、技术推广进程及医保政策等多方面因素有关。

综合现有临床研究证据,ORP、LRP 和 RARP 在前列腺癌治疗的肿瘤学预后(如生化复发率、生存率)、功能保留(包括控尿和勃起功能恢复)及围术期安全性等方面,尚未显示出具有统计学意义的显著差异。值得注意的是,多项研究提示手术医生的经验和技术熟练度可能是影响治疗效果和功能预后的关键因素。基于现有证据,国内外主要指南均将这三种手术方式列为标准治疗选择。在临床实践中,手术方式的选择应当个体化,需要综合考量患者的具体病情特征、术者的技术专长及医疗机构的设备条件等多方面因素，以确保患者获得最佳的治疗效果和生活质量。

3. RP 手术入路和技术改进

随着 RARP 的推广应用，RP 手术入路技术呈现出多元化发展趋势，目前主要包括前入路、后入路、经会阴入路、经膀胱入路及侧入路等多种选择。其中，前入路作为经典手术入路，其标准术式是通过雷丘斯（Retzius）间隙进入，充分暴露前列腺后，打开盆底筋膜并结扎背侧静脉复合体（dorsal vein complex，DVC）完成腺体切除。该入路具有操作空间大、解剖视野清晰等优势，尤其适合初学者掌握。然而，传统前入路需要广泛离断前列腺周围支撑结构，可能增加术后勃起功能障碍和早期尿失禁的发生风险。为优化功能保护效果，近年来在传统前入路基础上发展出多种改良技术，包括保留神经血管束技术、保留尿道周围支撑结构技术等，显著提升了术后功能保留效果。这些技术创新为个体化手术方案的选择提供了更多可能。

Menon 和 Kaul 团队在传统前入路手术的基础上创新性地提出了"超级面纱技术"，该技术在前列腺前部和尖部区域实施精细神经保留，在传统双侧神经血管束（neurovascular bundle，NVB）保护的基础上进一步优化了勃起功能的保护效果。临床研究证实，该技术在维持与传统神经保留手术相当的肿瘤控制效果和控尿功能的同时，显著提升了患者早期勃起功能的恢复率。此外，Wagaskar 团队针对尿控功能改善提出了"HOOD"技术，通过精准保留逼尿肌群、耻骨前列腺韧带等尿道周围支撑结构，形成独特的头罩样保护结构。一项大样本单中心研究结果显示，采用"HOOD"技术的 RARP 患者术后尿控功能恢复速度显著提升，1 个月和 3 个月的尿控功能恢复率分别达到 80% 和 90%，且未观察到切缘阳性率的明显升高。这些技术创新标志着前列腺癌手术从单纯的肿瘤切除向功能保留的精准治疗模式转变。

Bocciardi 等提出了保留 Retzius 间隙的后入路 RARP 技术，该技术通过改变传统手术路径，在膀胱后方的直肠膀胱陷凹切开腹膜，首先显露精囊后沿前列腺包膜进行顺行解剖分离。前列腺尖部采用反向视角进行解剖，并在不破坏耻骨后间隙的情况下完成膀胱尿道吻合。这种手术入路最大程度地保留了前列腺腹侧支撑结构的完整性。多项前瞻性临床研究显示，该技术可使患者术后即刻控尿率达到 65%~80%，显著优于传统前入路手术。然而，长期随访数据显示两组患者的长期控尿功能恢复水平基本相当。值得注意的是，对于肿瘤位于前列腺前区的病例，该技术可能存在切缘阳性率升高的风险。基于现有证据，学界普遍认为保留 Retzius 间隙的后入路技术特别适用于对早期尿控功能恢复要求较高，且肿瘤未累及前列腺尖部或前区的病例。

Gaston 等首先报道了经腹腔侧入路的 RARP，该技术通过避免耻骨后间隙的广泛游离，可完整保留前方的 DVC、耻骨前列腺韧带、前列腺周围 NVB 等结构，为促进患者术后早期控尿功能及勃起功能恢复提供了新的技术选择。一项大样本队列研究结果显示，采用该技术的患者中，高达 85% 可实现术后即刻控尿。此外，近年来经会阴入路和经膀胱入路 RARP 技术也逐步应用于临床。初步研究证实，这两种创新入路在技术可行性和手术安全性方面表现良好，患者术后早期即可获得满意的控尿效果。然而，鉴于目前相关研究样本量有限，这两种入路在长期肿瘤学预后及大规模临床应用价值方面仍需更多高质量研究予以验证。

传统 RP 术式要求完全切除前列腺腺体及部分尿道，目前有创新性技术尝试突破这一限制。Shaw 团队报道了保留全尿道的 RARP 技术，其临床研究显示，97 例接受该术式的患者术后即刻完全控尿率即达 52.6%，术后 1 年进一步提升至 94%，同时 1 年生化复发率为 11.3%。与此同时，Kaouk 团队提出了保留部分腺体的 RARP 技术，术后数据显示：6 周完全控尿率为 85.0%，勃起功能恢复至可完成性交的比例达 80.0%，切缘阳性率为 15.0%。虽然这些创新技术在早期功能保留方面展现出显著优势，特别是对患者术后生活质量的关键指标（控尿和勃起功能）有明显改善，但其肿瘤学长期疗效仍需通过更大样本量和更长时间的随访研究来验证。

4. RP 盆腔淋巴结清扫

RP 常进行扩大盆腔淋巴结清扫（extended pelvic lymph node dissection，ePLND），现有研究表明，ePLND 确实能提高病理分期准确性，进一步指导后续治疗，但其治疗获益尚不明确，仅有少数研究显示 ePLND 能够改善预后。近期一项比较 ePLND 和局限性盆腔淋巴结清扫（limited pelvic lymph node dissection，lPLND）的随机对照研究的结果表明，ePLND 和 lPLND 在无生化复发生存率方面无显著差异，但 ePLND 组患者术后远处转移风险显著降低，提示 ePLND 可能在不增加手术并发症的前提下降低转移风险。随着前列腺特异性膜抗原（prostatespecific membraneantigen，PSMA）PET-CT 被最新指南推荐用于中高危患者的分期评估，其在指导淋巴结清扫决策中的价值日益凸显，对于 PSMA PET-CT 检查盆腔淋巴结阴性的患者是否仍需行 ePLND 成为大家关注的内容。研究表明，基于 PSMA PET-CT 结果的 Briganti 2023 列线图能较准确预测淋巴结转移风险：对风险>5% 的患者实施 ePLND，可使 47% 的患者避免不必要的淋巴结清扫，同时仅遗漏 2.1% 的阳性病例。另一项研究证实了 Briganti 2023 列线图预测 PSMA PET-CT 检查盆腔淋巴结阴性患者发生盆腔淋巴结转移的可靠性。

5. 免穿刺 RP

目前，前列腺穿刺活检仍是 RP 术前确诊前列腺癌的标准方案，但该检查存在一定局限性：一方面可能引起疼痛、出血和感染等并发症；另一方面，假阴性结果可能导致诊断延误。随着多参数磁共振成像（mpMRI）、PSMA PET-CT 和 PSMA PET-MRI 等影像技术的进步，基于无创影像学诊断前列腺癌的可靠性显著提升，为免穿刺直接手术提供了可能。2021 年，Meissner 团队首次报道了 25 例通过 mpMRI 联合 PSMA PET-CT 检查高度怀疑前列腺癌而直接行 RP 的病例，术后病理证实均为临床有意义前列腺癌。国内亦有团队进行了免穿刺 RP 的研究，术后病理证实前列腺癌阳性率为 98%~100%，临床有意义前列腺癌比例为 89%~100%。然而值得注意的是，即使采用最先进的 mpMRI 联合 PSMA PET-CT 组合，仍有少数患者术后病理证实为非临床有意义前列腺癌或良性病变。因此，现阶段开展免穿刺 RP 仍需持谨慎态度，建议在严格设计的临床研究中进行，并充分告知患者相关风险。

6. RP 适应证

局限期和局部晚期前列腺癌是 RP 的主要适应证，但是随着主动监测理念的普及和寡转移前列腺癌局部治疗的兴起，在局限期和局部晚期前列腺癌这一主要适应证基础上，RP 的应用格局呈现出新的特点。对于低危前列腺癌，多项大型队列研究证实主动监测可获得良好的长期预后，10 年总生存率约为 95%，肿瘤特异性生存率接近 100%。基于这些证据，最新版 EAU 和 NCCN 指南已不再将 RP 作为低危前列腺癌患者的首选推荐。在欧美国家，主动监测已成为低危前列腺癌患者的主要选择，接受比例超过 50%。与此同时，高危前列腺癌接受 RP 的比例呈现明显上升趋势。德国一项回顾性研究显示，RP 患者中高危病例占比从 2005 年的 13.1% 显著增加至 2019 年的 40.4%。在寡转移前列腺癌治疗领域，RP 作为局部治疗手段也展现出应用前景。一项荟萃分析结果表明，RP 对寡转移患者安全可行且可能带来生存获益，但长期疗效仍需更长时间随访验证。目前多项研究正在进一步评估 RP 在寡转移前列腺癌中的治疗效果。综合现有证据，指南推荐的 RP 适应证正在发生改变，未来可能进一步扩展至转移性前列腺癌患者。这些变化反映了前列腺癌治疗理念的更新和临床实践的演进。

7. RP 未来发展

近年来，随着前列腺解剖学研究的深入、影像学技术的革新及机器人辅助手术的普及，RP 在手术精准度和安全性方面取得了显著突破。手术适应证的进一步拓展和并发症的持续减少，得益于在传统 RP 基础上开展的一系列技术创新和手术入路优化，这些进步为更好地保留患者控尿功能和勃起功能提供了可能。然而，临床实践显示，RP 术后勃起功能障碍仍是亟待解决的难题，其较高的发生率严重影响患者术后生活质量。要改善这一现状，需要建立包括术前精准评估、术中精细操作及术后规范化康复在内的全程化管理体系。与此同时，高危前列腺癌患者术后复发问题也值得关注，未来研究应聚焦于术中淋巴结转移精准识别技术和术后个体化综合治疗方案的优化。展望未来，随着机器人手术系统性能的持续升级及 MDT 模式的不断完善，RP 技术将向着更加微创化、精准化和个体化的方向发展，从而为前列腺癌患者带来更好的功能预后和长期生存获益。

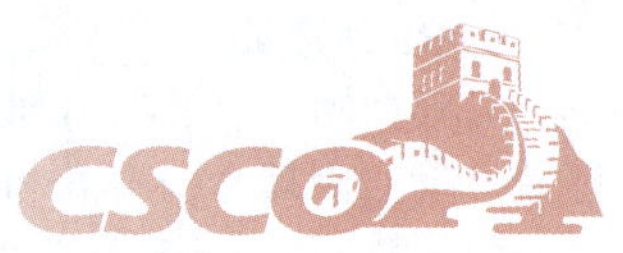

晚期或转移性尿路上皮癌一线治疗后维持治疗的进展与展望

刘增光　陈晨　丛晓凤　刘子玲
吉林大学第一医院

从病理学特征来看，尿路上皮癌（urothelial carcinoma，UC）构成了膀胱癌的主要组织学亚型，约占其临床确诊病例的90%。这种上皮源性肿瘤具有独特的生物学行为，其发病机制涉及多阶段分子改变，这为靶向治疗策略的研发提供了理论基础。值得注意的是，约5%的膀胱癌患者在初诊时已发生转移，直接进入晚期疾病阶段。相较于非转移性患者，转移性UC患者的治疗更具挑战性：转移病灶的存在不仅增加了临床分期等级，降低了根治性治疗的可能性，导致完全缓解（complete response，CR）率长期处于低位。

在治疗策略方面，含铂的联合化疗数十年来始终是适合铂类药物治疗患者的首选方案。对于顺铂不耐受患者，吉西他滨联合卡铂常被作为替代方案，客观缓解率（objective response rate，ORR）可达41.2%，但其疗效持续性仍待提升。临床数据显示，尽管初始治疗反应率较高，但仅少数患者能获得持续性缓解，多数患者在治疗9个月内即出现疾病进展。这一现象直接反映在生存数据上：转移性UC患者的总生存期（overall survival，OS）中位数始终徘徊在14~15个月，5年生存率更是不足5%。这些严峻的临床现实深刻揭示了晚期UC治疗领域亟待突破的困境，也驱动着新型治疗策略的研发进程。

在晚期或转移性UC的治疗领域，CheckMate-901和EV302临床研究的突破性进展为一线治疗开辟了新格局。尽管这些研究显著提升了初始治疗效果，但如何延缓疾病复发并延长患者OS，仍是临床面临的核心挑战。维持治疗作为延续初始疗效的重要策略，指在完成手术或化疗后持续应用低毒高效药物以延长无进展生存期（progression-free survival，PFS）和OS的治疗模式。该策略已在非小细胞肺癌、卵巢癌等实体瘤中证实生存获益，而在UC领域的发展则历经了关键性突破。JAVELIN Bladder100研究标志着UC维持治疗的里程碑，首次证实含铂化疗后序贯阿维鲁单抗（抗PD-L1单抗）维持治疗可使获得至少疾病稳定（stable disease，SD）患者的OS显著延长（21.4个月 vs. 14.3个月）。这一发现颠覆了传统的"观察等待"策略，确立了免疫维持的标准地位。此后，CheckMate-901研究通过化疗联合纳武利尤单抗（抗PD-1单抗）序贯维持的方案，将晚期UC患者OS中位数提升至21.7个月；而EV302研究则开创性地采用enfortumab vedotin（EV）联合帕博利珠单抗的一线方案，显示出更优的生存获益。值得注意的是，随着这些新型联合方案的应用，传统基于化疗序贯阿维鲁单抗维持的治疗模式正面临应用场景的重新定义。

从治疗发展史来看，晚期UC的一线治疗经历了三个主要阶段：化疗时代（基于传统铂类方案）、免疫治疗时代（以PD-1/PD-L1抑制剂为标志），以及当前以抗体-药物偶联物（antibody-drug conjugate，ADC）为代表的精准靶向治疗时代。在维持治疗领域，早期研究主要围绕化疗药物（如吉西他滨、长春氟宁）、多靶点TKI（如舒尼替尼、卡博替尼）及聚二磷酸腺苷核糖聚合酶（poly ADP-ribose polymerase，PARP）抑制剂展开，但多数未能突破OS获益。直至免疫检查点抑制剂（ICI）的介入，特别是阿维鲁单抗维持治疗的验证，才真正实现了生存曲线的实质性改善。

本文系统梳理晚期或转移性UC维持治疗的发展轨迹，重点解析阿维鲁单抗维持治疗体系的循证依据，并基于新型治疗格局探讨维持治疗策略的演进方向。

一、化疗药物维持治疗的探索与应用

在靶向药物和免疫治疗问世前，化疗药物的维持治疗曾是晚期UC患者的重要选择策略。这类方案本质上是将二线化疗药物前移应用，主要采用单药形式以平衡疗效与安全性。吉西他滨和长春氟宁作为代表性药物，其临床应用价值通过多项研究得到初步验证。

（一）吉西他滨的维持治疗探索

临床数据显示，吉西他滨单药治疗晚期UC的ORR达25%且安全性良好。两项关键性回顾研究揭示了其维持治疗潜力：单中心研究（2008—2014年）显示，66例化疗后SD的患者中，吉西他滨维持组较观察组显著延长疾病特异性生存期（15.0个月 vs. 4.0个月，$P<0.001$），多因素分析证实内脏转移状态、既往化疗疗效及维持治疗是独立预后因素。扩展研究（2014—2018年）纳入117例接受4~6周期含铂方案治疗患者，其中维持治疗组OS中位数延长2.2个月（11.8个月 vs. 9.6个月，$HR=0.621$，$P=0.026$），主要3级以上血液学毒性为中性粒细胞减少（17.2%）。尽管回顾性证据提示生存获益，但受

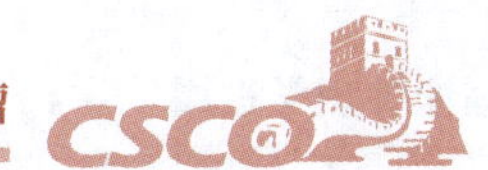

限于研究设计，吉西他滨维持治疗的确切价值仍需前瞻性Ⅲ期研究验证。

（二）长春氟宁的疗效转化困境

基于该药物在二线治疗中展现的客观缓解和可控毒性特征，MAJA Ⅱ期研究（SOGUG 2011/02）进行了系统评估：88例化疗后应答患者随机接受长春氟宁 + 最佳支持治疗（best supportive care，BSC）或单用BSC维持治疗，结果显示长春氟宁维持治疗组PFS中位数显著改善（6.5个月 vs. 4.2个月，*HR*=0.59，*P*=0.031），但OS差异无统计学意义（16.7个月 vs. 13.2个月，*P*=0.182）。安全性方面主要表现为3~4级中性粒细胞减少（23%）、乏力（15%）等可管理毒性。该研究首次证实化疗药物维持治疗可延缓疾病进展，但PFS获益未能转化为OS优势，提示单纯细胞毒性药物维持可能仅发挥疾病控制作用，未能从根本上改变肿瘤生物学行为。这一关键局限性导致该方案未被纳入临床指南推荐。

二、TKI维持治疗的探索与应用

（一）吉非替尼

表皮生长因子受体（EGFR）作为调控细胞增殖与凋亡的关键分子，其过表达与膀胱癌进展密切相关。CALGB 90102 Ⅱ期研究首次探索了吉非替尼联合吉西他滨/顺铂一线化疗后维持治疗的潜力。尽管该方案耐受性良好，但54例患者的OS中位数仅为15.1个月，PFS中位数为7.4个月，与传统化疗相比未显现优势。这一结果提示，单纯抑制EGFR通路可能不足以改善晚期UC患者的生存结局。

（二）舒尼替尼

基于血管内皮生长因子（VEGF）在UC进展中的关键作用，研究者开展了一项随机双盲Ⅱ期试验。54例化疗敏感的晚期UC患者中，舒尼替尼维持组6个月无进展率为71.7%，与安慰剂组的64.3%相比无显著差异（*P*>0.05）。更值得注意的是，舒尼替尼组OS中位数仅为10.5个月，且3~4级血小板减少（23.1%）、高血压（19.2%）等不良反应发生率显著高于对照组。这些数据表明，抗血管生成单药维持未能突破疗效瓶颈，且毒性管理面临挑战。

（三）拉帕替尼

针对HER1/2阳性患者（占UC人群约40%）的Ⅲ期研究纳入232例患者，结果显示拉帕替尼维持组PFS中位数（4.5个月 vs. 5.1个月）和OS（12.6个月 vs. 12.0个月）均与安慰剂组相当。亚组分析显示，即使HER2强阳性［免疫组织化学染色（IHC）3+］患者也未从治疗中获益（*P*>0.05）。这一阴性结果提示：① HER通路在UC维持治疗阶段可能为非核心驱动因素；②单纯阻断酪氨酸激酶受体可能不足以逆转疾病进程。值得注意的是，近年来HER2靶向ADC（如RC48-ADC）在晚期UC二线治疗中显示出显著活性（ORR 51.2%），为未来维持治疗的精准靶向策略提供了新思路。

（四）卡博替尼

卡博替尼作为一种口服多激酶抑制剂，通过靶向MET和VEGF信号通路，在转移性UC治疗中展现出临床活性。一项随机双盲Ⅱ期试验（NCT03473730）评估了该药在维持治疗中的价值。研究纳入完成4~8周期铂类化疗未进展的晚期或转移性UC患者，随机分配至卡博替尼组（*n*=30）或安慰剂组（*n*=31）。中位随访显示，卡博替尼维持组虽表现出数值上的生存优势（PFS中位数13.7周 vs. 15.8周），但*HR*为0.89（80% *CI* 0.61~1.30，单侧*P*=0.35），未达到统计学显著性终点；OS同样未见显著差异（*HR*=0.80，*P*=0.35）。值得注意的是，治疗组中56.7%患者出现疲劳、43.3%发生高血压，同时伴恶心（30%）和腹泻（40%）等不良反应，但整体毒性特征可控。该研究提示，尽管卡博替尼单药维持未显示明确临床获益，其与其他靶向或免疫药物的联合策略仍值得探索。

三、PARP抑制剂维持治疗探索

研究显示，10%~25%的膀胱癌存在同源重组缺陷（homologous recombination deficiency，HRD），这一分子特征不仅与铂类化疗敏感性密切相关，也为PARP抑制剂的应用提供了理论依据。临床前研究提示，HRD状态可通过“合成致死”效应增强PARP抑制剂的抗肿瘤活性，该机制已在卵巢癌维持治疗中获得成功验证。

（一）卢卡帕利

基于ATLANTIS临床试验平台的前瞻性研究（NCT03425201）开展了卢卡帕利在晚期或转移性UC患者化疗后维持治疗的突破性探索。这项随机双盲Ⅱ期试验采用生物标志物分层设计，从248例预筛患者中纳入74例DNA修复缺陷（DNA repair deficiency，DRD）阳性晚期UC患者，最终40例完成随机分组。研究显示：卢卡帕利维持组无进展生存期（PFS）中位数较安慰剂组延长20周（35.3周 vs. 15.1周），*HR*=0.53（80% *CI* 0.30~0.92；单侧*P*=0.07）。尽管观察到PFS改善趋势，OS差异无统计学意义（未达到 vs. 72.3周，调整*HR*=1.22）。主要不良事件为1~2级疲劳（63%）、恶心（58%）和转氨酶升高（32%），未出现预期外毒性。该研究首次证实PARP抑制剂在经筛选UC人群中的临床活性，但因样本量限制，需更大规模Ⅲ期研究验证其疗效。

（二）尼拉帕利

Meet-URO12随机Ⅱ期试验系统地评估了在BSC基础上加用尼拉帕利对一线化疗后非生物标志物入选的晚期或转移性UC患者的维持治疗效果，入组58例化疗后疾病控制患者。结果显示：尼拉帕利+BSC组PFS中位数为2.1个月，与单纯BSC组差异无统计学意义（*HR*=0.92）。亚组分析显示：即使在同源重组修复（homologous recombination repair，HRR）突变亚组（*n*=17），PFS仍无改善（2.0个月 vs. 1.9个月）。与尼拉帕利治疗相关的主要不良反应有贫血、血小板减少、中性粒细胞减少、疲劳、黏膜炎和恶心。研究提示，非选择性应用PARP抑制剂可能无法带来临床获益，强调生物标志物精准筛选的重要性。值得注意的是，该研究因阿维鲁单抗维持治疗的临床实践变化而提前终止，可能影响统计效力。

四、ICI的维持治疗探索

ICI的临床应用为晚期或转移性UC的治疗开辟了新

纪元。基础研究表明，铂类化疗可能通过诱导肿瘤细胞免疫原性死亡或清除免疫抑制性细胞，增强后续免疫治疗的协同效应。尽管并非所有患者均能获益，但基于PD-1/PD-L1抑制剂的ICI（如帕博利珠单抗、纳武利尤单抗和阿维鲁单抗）已在二线治疗中展现明确疗效，并逐步向维持治疗领域拓展。

（一）帕博利珠单抗

美国胡塞尔癌症研究网络（HCRN）开展的GU14-182 Ⅱ期临床试验，首次系统评估了帕博利珠单抗在含铂化疗后疾病稳定患者中的维持治疗价值。该研究纳入108例患者，随机接受帕博利珠单抗或安慰剂维持治疗2年。结果显示，帕博利珠单抗组PFS中位数显著延长（5.4个月 vs. 3.0个月，*HR*=0.65，*P*=0.04），但OS差异无统计学意义（22个月 vs. 18.7个月）。值得注意的是，治疗组59%的患者出现3~4级不良事件，20%因免疫相关毒性需糖皮质激素干预，提示需权衡疗效与安全性。

（二）阿维鲁单抗

JAVELIN Bladder 100 Ⅲ期研究改写了晚期UC的治疗格局。该研究纳入700例含铂化疗后未进展患者，随机接受阿维鲁单抗联合最佳支持治疗（BSC）或单独BSC。结果显示，阿维鲁单抗维持治疗组在全人群中显著延长OS（21.4个月 vs. 14.3个月，*HR*=0.69，*P*=0.001），PD-L1阳性亚组获益更显著（OS中位数未达到 vs. 17.1个月，*HR*=0.56）。长期随访数据（中位数33个月）证实持续生存优势（23.8个月 vs. 15.0个月），且安全性可控，3级以上免疫相关不良事件发生率仅为6.9%。基于此，2020年美国食品药品监督管理局（FDA）批准阿维鲁单抗作为首个UC维持治疗方案，NCCN等国际指南将其列为标准治疗。

为进一步阐明阿维鲁单抗的作用机制并实现精准化治疗，研究者对JAVELIN Bladder 100 Ⅲ期试验进行了系统的生物标志物分析。研究显示，PD-L1高表达亚组患者接受阿维鲁单抗联合BSC后，OS中位数显著延长，死亡风险降低65%（*HR*=0.35，*P*=0.001 0）。从机制层面分析，该药物通过双重阻断PD-L1/PD-1和PD-L1/CD80（B7-1）免疫检查点通路，解除T细胞抑制状态，重塑肿瘤免疫微环境。值得注意的是，肿瘤突变负荷（tumor mutational burden，TMB）高水平患者同样显示出更显著的OS获益（*HR*=0.48，*P*=0.000 2）。通过全转录组测序分析发现，阿维鲁单抗可能通过调控天然免疫［如自然杀伤（NK）细胞、巨噬细胞、树突状细胞］和适应性免疫（B细胞、$CD4^+$/$CD8^+$ T细胞）相关基因网络，协同激活多维度抗肿瘤免疫应答。

针对尿路上皮癌的高度异质性，研究者构建了基因表达/突变模型和临床-分子-细胞整合模型。值得注意的是，这两个预测模型可特异性识别阿维鲁单抗治疗组中的长期生存获益人群，但对BSC组无预测价值，证实其治疗预测作用而非预后判断功能。这提示未来需要建立动态、多维度的生物标志物评估体系，可能需整合基因组、转录组及微环境特征等多组学信息，才能更精准筛选免疫治疗优势人群。

值得关注的是，2024年*Cancer Cell*发表的突破性研究通过整合多中心临床试验数据，首次建立了UC的四分子亚型分类系统：NMF1（管腔荒漠型），特征性表现为免疫细胞浸润缺失；NMF2（基质富集型），以间质活化信号通路为主导；NMF3（免疫活化型），呈现显著的T细胞炎症表型；NMF4（基底样型），显示上皮-间质转化特征。该分子分型为个体化治疗提供了全新视角，例如免疫活化型（NMF3）可能对阿维鲁单抗维持治疗更为敏感，而针对基底样型（NMF4）或可探索靶向治疗联合策略。然而，目前仍需前瞻性临床试验验证该分类系统的临床应用价值，并进一步挖掘各亚型特异性治疗靶点。

（三）纳武利尤单抗

基于CheckMate-275研究证实其在二线治疗的生存获益，纳武利尤单抗（抗PD-1单抗）的临床应用进一步向一线治疗领域拓展。CheckMate-901 Ⅲ期研究作为里程碑式试验，开创了免疫联合化疗序贯维持的治疗新模式。该研究纳入608例初治转移性UC患者，随机分为以下两组。免疫联合组：接受吉西他滨+顺铂+纳武利尤单抗联合治疗（最多6周期），后序贯纳武利尤单抗单药维持治疗（最长2年）。传统化疗组：仅接受吉西他滨+顺铂化疗。随访时间中位数为33.6个月的结果显示，免疫联合组在主要终点上均显著优于对照组：PFS 7.9个月 vs. 7.6个月（*HR*=0.72，*P*=0.001）；OS 21.7个月 vs. 18.9个月（*HR*=0.78，*P*=0.02）。值得注意的是，联合治疗方案的安全性与传统化疗相当，3级以上治疗相关不良事件发生率分别为61.8%和51.7%，未出现新的安全性信号。这一突破性成果推动吉西他滨+顺铂+纳武利尤单抗序贯维持方案成为晚期UC一线治疗新标准，标志着治疗模式从单一化疗向免疫全程管理的转变。该研究首次证实免疫治疗前移联合序贯维持策略的临床价值，为后续ADC联合免疫治疗研究（如EV302）提供了重要参考。

五、维持治疗的新探索与未来展望

当前临床实践与指南共识表明，对于接受一线含铂双药化疗后未进展的晚期或转移性UC患者，阿维鲁单抗联合BSC已成为标准维持方案（表1）。随着CheckMate-901和EV302研究的突破性进展，UC的一线治疗格局正在发生深刻变革，这也为维持治疗策略的优化提供了新的契机。CheckMate-901研究通过将纳武利尤单抗联合吉西他滨/顺铂作为一线方案，并后续序贯纳武利尤单抗维持治疗，首次证实了免疫联合化疗后维持治疗的双重获益——PFS中位数从7.6个月提升至7.9个月（*HR*=0.72），OS从18.9个月显著延长至21.7个月（*HR*=0.78）。这一里程碑式研究不仅确立了免疫治疗在UC全程管理中的地位，更开创了“诱导治疗+免疫维持”的新型治疗范式。而EV302研究则通过将EV与帕博利珠单抗联用，展现出更显著的生存获益（OS中位数31.5个月 vs. 16.1个月），其治疗设计中EV持续应用至疾病进展的模式，实质上构建了“ADC+ICI双药维持”的创新路径。

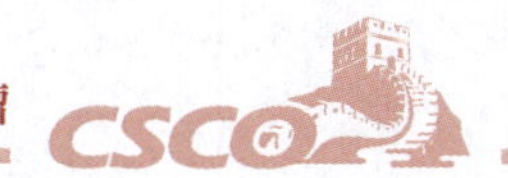

表1 国际指南中晚期或转移性UC患者的维持治疗推荐汇总

分类	一线治疗	维持治疗	NCCN指南	ESMO指南	EAU指南
顺铂耐受	EV+帕博利珠单抗				
	吉西他滨+顺铂	阿维鲁单抗	√	√	√
	纳武利尤单抗+吉西他滨+顺铂	纳武利尤单抗	√	√	√
	DDMVAC联合生长因子	阿维鲁单抗	√		
顺铂不耐受	EV+帕博利珠单抗				
	吉西他滨+卡铂	阿维鲁单抗	√	√	

在新型治疗方案不断涌现的背景下，维持治疗的探索方向呈现多元化趋势。目前全球范围内有四项关键临床试验正在推进：TALASUR研究（NCT04678362）作为单臂Ⅱ期试验，首次尝试将PARP抑制剂talazoparib与阿维鲁单抗联用，旨在评估这种靶向-免疫联合方案在含铂化疗后维持阶段的疗效；MAIN-CAV研究（NCT05092958）作为大规模Ⅲ期研究，则聚焦于多激酶抑制剂卡博替尼与阿维鲁单抗的协同作用，计划纳入654例患者验证该组合能否突破现有OS瓶颈。更具创新性的JAVELIN Bladder Medley研究（NCT05327530）设计了四组对照方案，系统评估阿维鲁单抗分别与Trop-2 ADC药物sacituzumab govitecan、抗TIGIT单抗M6223及IL-15激动剂NKTR-255联用的安全性与有效性，这种"免疫+X"的多维度探索有望为精准维持治疗提供新的生物标志物指导方案。此外，VEXILLUM研究（NCT05219435）开创性地将双ICI（纳武利尤单抗+伊匹木单抗）应用于维持治疗，旨在挖掘免疫微环境重塑的潜在价值。

未来UC维持治疗的发展将呈现三大趋势：其一，基于分子分型的精准化治疗，通过整合PD-L1表达、TMB、HRR状态等多组学特征建立预测模型；其二，新型治疗模式的探索，包括双特异性抗体、CAR-T细胞疗法等前沿技术在维持阶段的转化应用；其三，治疗时序的优化，如何将ADC、免疫治疗与靶向药物进行科学序贯或联合，将成为提高疗效耐受比的关键。随着这些研究的深入推进，UC维持治疗正在从单一药物模式向多维整合模式跨越，为改善患者长期预后带来新的希望。

六、结论

晚期或转移性UC的治疗格局正处于深刻变革之中。尽管以PD-1/PD-L1抑制剂为代表的免疫治疗和以EV为标志的ADC已重塑一线治疗模式，含铂双药化疗仍是当前临床实践的重要基石。值得关注的是，在含铂化疗取得疾病控制后，如何通过维持治疗延长获益持续时间仍是临床研究的重点领域，这也为新型治疗策略的探索提供了广阔空间。

在药物研发维度，治疗策略的突破呈现多元化发展趋势。以Trop2和HER2为靶点的新型ADC展现出令人鼓舞的临床活性，其独特的作用机制为维持治疗提供了创新方向。与此同时，联合治疗方案的优化成为提升疗效的关键路径，包括ICI与ADC的协同组合、不同靶向ADC的序贯应用等创新模式正在临床试验中验证。精准医疗的深化发展则为个体化治疗决策注入新动能，通过整合PD-L1表达水平、TMB、HRR状态、FGFR通路活化等生物标志物的多组学分析，可实现对治疗反应的精准预测，为不同分子特征患者制订差异化维持治疗方案。

晚期UC的维持治疗将呈现多维融合的发展态势。在基础研究层面，需深入解析肿瘤微环境的动态演变规律，揭示治疗耐药的内在机制；在临床转化层面，应注重生物标志物指导下的治疗策略优化，推动新型药物与现有疗法的有机整合；在实践应用层面，需建立基于真实世界证据的疗效评估体系，平衡治疗获益与安全性管理。这种基础-临床-实践的全链条创新，将最终实现从"一刀切"治疗向精准动态管理的范式转变，为改善患者长期生存提供持续动力。

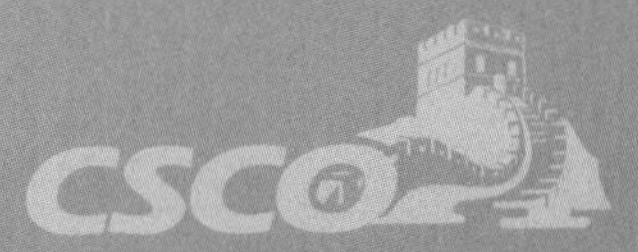

血液系统肿瘤

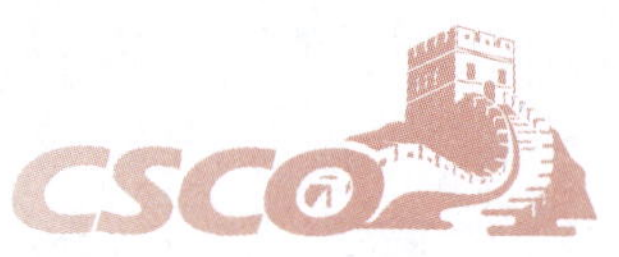

精准医疗时代急性白血病治疗的进展

卢静　陈苏宁
苏州大学附属第一医院

一、急性髓系白血病（AML）靶向治疗的进展

1. AML 预后分型的演变与精准医学的影响

急性髓系白血病（AML）是一种高度异质性的恶性血液肿瘤，其预后评估一直是临床研究的核心议题。随着基因组学和分子生物学的发展，AML 的风险分层经历了从基于形态学和细胞遗传学的传统模式，向结合分子特征和靶向治疗策略的精准医学模式的演变。这种变化不仅提升了 AML 患者的生存预后，还推动了个体化治疗的发展。

（1）传统分型与欧洲白血病网络（ELN）指南更新（表 1）：最早的 AML 分型体系主要依赖于形态学和细胞遗传学特征，法国 - 美国 - 英国（FAB）分型系统根据骨髓细胞的分化程度和染色特征，将 AML 分为 M0 至 M7 的不同亚型（PMID：15934514）。然而，FAB 分型未能准确区分不同亚型的生物学特征，也无法有效预测疾病的预后。随着细胞遗传学研究的发展，AML 的分型逐渐转向基于染色体核型的风险分层。

研究发现，不同的核型异常与 AML 患者的预后密切相关。例如，t（8；21）（q22；q22.1）、inv（16）（p13.1q22）和 t（15；17）（q24.1；q21.1）等染色体易位通常与较好的预后相关，而复杂核型（≥3 个染色体异常），以及 -5/5q-、-7/7q- 等染色体缺失则往往提示不良预后。这些发现奠定了 AML 细胞遗传学分型的基础，使其成为风险分层的重要标准之一。

2017 年，欧洲白血病网络（ELN）指南首次整合了细胞遗传学和分子特征，将 AML 患者划分为有利风险、中等风险和不良风险三组。该指南不仅继续采用核型异常作为分层依据，同时引入了一些关键的分子标志物，如 *NPM1* 突变、*FLT3*-ITD 突变和 *CEBPA* 双等位突变。其中，*NPM1* 突变通常提示良好预后，尤其是 *FLT3*-ITD 突变比值较低（<0.5）的患者，而 *FLT3*-ITD 高突变比值（≥0.5）则通常提示复发风险较高。此外，*CEBPA* 双等位突变被认为与较好的生存率相关，为 AML 患者的风险分层提供了新的依据。

（2）ELN 2022 指南的更新：随着分子生物学技术的进步，ELN 在 2022 年对 AML 的风险分层进行了重大更新。这一版本的指南不仅纳入了更多的分子标志物，还强调了靶向治疗在 AML 管理中的重要性。与 2017 年版相比，ELN 2022 指南新增了 *SRSF2*、*SF3B1*、*U2AF1*、*ZRSR2*、*BCOR*、*EZH2* 和 *STAG2* 突变作为预后指标。这些分子标志物的引入，使 AML 的风险分层更加精准，特别是在具有正常核型的 AML 患者中，基因突变的检测成为决定患者预后的关键因素。

与先前的分析一致，*ASXL1* 和 *RUNX1* 突变已被证实与不良预后相关，尤其是在缺乏其他细胞遗传学异常的情况下。*TP53* 突变的影响尤为显著，它不仅与复杂核型密切相关，还往往伴随较高的化疗耐药性和极差的生存预后。此外，RNA 剪切因子突变（如 *SF3B1*、*U2AF1* 和 *ZRSR2* 等）近年来被发现与 AML 的生物学特性密切相关，提示这些基因可能在 AML 的致病机制中发挥关键作用。ELN 2022 指南修订了 15% 的患者的风险组分类，这一更新，更加准确地将患者，尤其是中危组患者进一步分类，其中大多数患者被重新分类为 ELN 2022 中危组（51%）或高危组（45%）。

除了基因标志物的扩展，ELN 2022 指南还特别强调了靶向治疗在 AML 管理中的作用。FLT3 抑制剂（如 midostaurin、gilteritinib 和 quizartinib）已被广泛用于 *FLT3* 突变 AML 患者，并被证明可以提高患者的完全缓解率。此外，IDH1/2 抑制剂（如 ivosidenib、olutasidenib、enasidenib）针对 *IDH1/2* 突变患者，提供了新的治疗选择，显著改善了他们的生存期。BCL-2 抑制剂 venetoclax 作为低剂量化疗的联合治疗方案，已被用于老年 AML 患者，显示出较好的耐受性和生存获益。

（3）靶向治疗时代 AML 分型的变化：近年来，AML 的分型方式正在经历从传统细胞遗传学基础向分子标志物驱动的精准分型的深刻变革。这一转变不仅优化了风险分层的精确度，同时为个体化治疗的选择提供了更科学的依据。venetoclax 联合低甲基化剂（VEN-HMA）方案作为近年来 AML 治疗的重要进展之一，不同的基因突变影响其疗效，但目前关于分子分层的最佳标准仍存在争议。

基因突变在 VEN-HMA 疗效评估中的重要性已得到越来越多的研究支持。近期的一项分析提出了四基因预后分类模型（4-gene prognostic risk classifier），其中 *FLT3*-ITD、*KRAS*、*NRAS* 和 *TP53* 被认为是影响 VEN-HMA 疗效的关键突变。

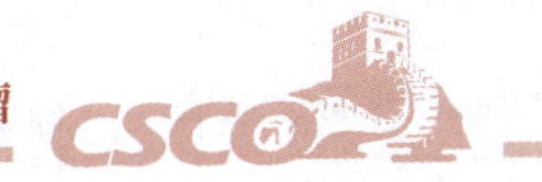

数据显示，在接受VEN-HMA治疗的AML患者中，高获益组的完全缓解 / 完全缓解伴不完全血液学恢复(CR/CRi)率达到77.2%，而中等获益和低获益患者的CR/CRi率分别为59.2%和47.6%。这些数据表明，不同基因突变组合可能影响患者对VEN-HMA的敏感性，突出了分子分型在AML精准治疗中的价值。

除了四基因模型，三层次风险分层模型(3-tiered risk stratification model)进一步优化了对VEN-HMA治疗反应的预测能力。该模型纳入了*NPM1*、*IDH2*和*DDX41*等有利突变，同时将*TP53*、*FLT3*-ITD和*RUNX1*归类为不良突变。研究结果显示，携带有利突变的患者CR/CRi率可达91%，而不利突变患者的CR/CRi率仅为36%。这一模型的应用提示，在AML的精准治疗决策中，仅依赖单一基因突变可能不足，需要通过更全面的分子特征评估来优化分层体系。

生存分析进一步强调了分子分型的重要性。在四基因预后分类模型中，高获益组的总生存期(OS)中位数可达26.5个月，而中等获益组和低获益组分别为12.1个月和5.5个月。类似地，基于三层次风险模型的分层数据显示，低风险(评分0~1)患者的OS中位数为28.9个月，而高风险(评分4~5)患者的OS中位数仅为3.1个月。这些数据进一步验证了基因突变不仅影响缓解率，也决定了长期生存的可能性。

然而，尽管这些风险分层体系在AML管理中显示出一定的预测价值，但仍然存在诸多挑战。目前，分子风险分类的标准尚未完全统一，不同研究对突变的定义、检测方法及其临床意义的解读可能存在差异。例如，*RUNX1*和*IDH1/2*突变在不同研究中对VEN-HMA疗效的影响并不一致。此外，传统的细胞遗传学异常是否应继续纳入新的风险分层模型仍存在争议。另一方面，AML患者往往具有多种基因突变共存，如何优化分层标准以准确预测疗效仍需进一步研究。

微小残留病灶(MRD)检测的引入为AML精准分层提供了动态评估的可能性。通过流式细胞术和NGS技术进行MRD监测，可以更早识别复发风险，并据此调整治疗策略。例如，MRD持续阳性患者可能需要更早地进行造血干细胞移植或靶向药物强化治疗，而MRD阴性患者则可能减少不必要的治疗，以降低毒性风险。然而，目前关于MRD在VEN-HMA方案中的作用尚未完全明确，不同分子突变背景下的MRD意义仍需进一步探讨。

总的来说，AML的精准分型正在向分子标志物驱动的方向演进，*NPM1*、*FLT3*、*IDH1/2*、*TP53*等关键基因突变在风险分层和治疗选择中扮演了重要角色。然而，由于AML的分子特征具有高度异质性，目前的风险分层仍然存在许多未解之谜，精准医学在AML治疗中的应用仍处于探索阶段。未来，随着更大规模的前瞻性研究的积累，以及单细胞测序、机器学习等新技术的应用，AML的风险分层将进一步优化，从而实现更精准的个体化治疗策略(表1)。

表1 ELN 2017与ELN 2022指南更新对比

类别	ELN 2017	ELN 2022
风险分层标准	主要基于细胞遗传学，结合*NPM1*、*FLT3*-ITD、*CEBPA*双等位突变	新增*BCOR*、*EZH2*、*SF3B1*、*SRSF2*、*STAG2*、*U2AF1*、*ZRSR2*分子标志物，提高AML分层的精准度
靶向治疗影响	仅推荐FLT3抑制剂(midostaurin)用于*FLT3*-ITD突变患者	纳入FLT3抑制剂(gilteritinib、quizartinib)、IDH1/2抑制剂(ivosidenib、olutasidenib、enasidenib)、BCL-2抑制剂(venetoclax)等靶向药物，并相应调整*FLT3*-ITD患者的风险分层
基因检测技术	推荐但未广泛应用NGS，标准检测以聚合酶链反应(PCR)和Sanger测序为主	广泛推荐NGS，并引入单细胞测序、多组学整合分析支持个体化治疗
动态管理策略	预后分型静态，仅用于初始诊断	结合MRD监测、NGS随访，提出动态分型，根据治疗反应调整风险分层

2. 靶向治疗时代AML治疗的最新进展(表2)

在精准医学迅猛发展的背景下，AML的治疗已从传统的高剂量化疗逐步转向靶向治疗+个体化治疗的模式。随着venetoclax(VEN)联合低强度化疗(HMA)在AML中的广泛应用，FLT3、IDH1/2、menin、P53等新兴靶点的抑制剂逐步成为精准治疗的重要工具。

(1) VEN-HMA(venetoclax联合低强度化疗)的核心地位：venetoclax(VEN)作为BCL-2抑制剂，能够破坏AML细胞的抗凋亡信号通路，从而增强HMA(低甲基化剂，如阿扎胞苷、地西他滨)的细胞毒性作用。最初，VEN-HMA方案主要用于老年或体弱、不耐受标准化疗的AML患者。多项研究显示，该方案在该人群中的总反应率(ORR)可达66%~75%，并且OS优于单独低强度化疗。此外，该方案的毒性相对较低，使得更多患者能够接受治疗。

然而，近期研究发现，VEN-HMA不仅适用于不适合强化化疗(unfit)的患者，在高危且适合化疗(fit)的AML患者中也展现出优异的疗效。例如，在*TP53*突变、*FLT3*-ITD突变、复发 / 难治性AML等高危亚型中，VEN-HMA的缓解率高于传统化疗。一项针对高危AML患者的研究表明，VEN-HMA方案的CR率高达93%。

此外，VEN-HMA联合第三种靶向药物(如FLT3、IDH1/2抑制剂)或VEN联合化疗的策略也在临床研究中显示出良好的效果。例如以下内容。

VEN-HMA+gilteritinib(FLT3抑制剂)：在*FLT3*突变新诊断unfit AML患者中，CR/CRi率达到96%，65%的可评估患者在四个周期内获得了*FLT3*-ITD可测量的残留疾病$<5\times10^{-5}$。

VEN+化疗：在新诊断的fit AML患者中，VEN加"3+7"柔红霉素和阿糖胞苷联合使用，一个DAV方案周期后的复合CR率为91%，其中97%患有无法检测到的残留疾病(即，<0.1%)。

表 2 AML 靶向药物治疗方案概览

靶点	药物名称	组合方案	适应证	CR 率或 ORR/%	OS(率)中位数	参考文献
BCL-2	venetoclax	venetoclax+azacitidine	新诊断且不适合强化化疗的 AML 患者	ORR：66.4%	14.7 个月	PMID：32786187
BCL-2	venetoclax	venetoclax+（“3+7”）（柔红霉素 + 阿糖胞苷）	新诊断的适合化疗的 AML 患者	CR 率：91%	数据未成熟	PMID：35512726
FLT3	midostaurin	midostaurin+ 标准化疗	新诊断 *FLT3* 突变 AML 患者	CR 率：59%	74.7 个月	PMID：28644114
FLT3	gilteritinib	gilteritinib（单药）	复发或难治性 *FLT3* 突变 AML 患者	CR 率：34%	9.3 个月	PMID：35544407
FLT3	quizartinib	quizartinib+ 标准化疗	新诊断 *FLT3*-ITD 突变 AML 患者	CRc 率：72%	31.9 个月	PMID：37116523
FLT3	gilteritinib	venetoclax+azacitidine+gilteritinib	新诊断和复发 / 难治性 *FLT3* 突变 AML 患者	CR/CRi 率：96%（前 线），27%（复发 / 难治性）	数据未成熟	PMID：38277619
IDH1	ivosidenib	ivosidenib（单药）	复发或难治性 *IDH1* 突变 AML 患者	CR/CRh 率：30.4%	8.8 个月	PMID：29860938
IDH1	ivosidenib	ivosidenib+venetoclax ± azacitidine	*IDH1* 突变的髓系恶性肿瘤患者	CRc 率：90%（IVO+VEN+AZA），83%（IVO+VEN）	42 个月	PMID：37102976
IDH2	enasidenib	enasidenib（单药）	复发或难治性 *IDH2* 突变 AML 患者	ORR：40.3%	9.3 个月	PMID：28588020
IDH1/2	ivosidenib/enasidenib	ivosidenib/enasidenib+标准化疗	新诊断 *IDH1/2* 突变 AML 患者	CR 率：55%（ivosidenib），47%（enasidenib）	数据未成熟	PMID：33024987
menin	revumenib	revumenib（单药）	复发或难治性 *KMT2A* 重排或 *NPM1* 突变 AML 患者	ORR：63.2%	数据未成熟	PMID：39121437
TP53	eprenetapopt	eprenetapopt+azacitidine	*TP53* 突变 AML 异基因移植后患者		20.6 个月	PMID：35816664
CD33	gemtuzumab ozogamicin	gemtuzumab ozogamicin+FLAG 方案	新诊断核心结合因子 AML 患者	CR 率：95%	3 年 OS 率 78%	PMID：24990142
CD123	pivekimab sunirine	pivekimab sunirine（单药）	复发或难治性 CD123 阳性 AML 患者	ORR：21%	数据未成熟	PMID：38423051

这些研究结果进一步推动了 VEN-HMA 方案的适应证扩展，使其成为 AML 一线治疗的核心组成部分。

（2）已上市靶向药物的临床研究：在 AML 的精准治疗时代，多个靶向药物已获得美国 FDA 批准，并成为不同亚型 AML 患者的标准治疗选择。

1）FLT3 抑制剂：midostaurin、gilteritinib 和 quizartinib

midostaurin：适用于 *FLT3* 突变的新诊断 AML 患者，结合标准化疗使用。在一项随机Ⅲ期临床试验中，midostaurin 联合标准化疗显著延长了 OS，OS 中位数为 74.7 个月，而安慰剂组为 25.6 个月。同时在所有 *FLT3* 突变亚型（*FLT3*-ITD 高水平，*FLT3*-ITD 低水平和 *FLT3*-TKD）中，midostaurin 的益处都是一致的。midostaurin 联合标准化疗并没有增加患者的严重不良事件发生率。

gilteritinib：主要用于 *FLT3* 突变的复发 / 难治性 AML 患者。在一项随机Ⅲ期对比 gilteritinib 与挽救化疗的临床试验中，gilteritinib 组的 OS 中位数为 9.3 个月，高于标准化疗组的 5.6 个月。在 gilteritinib 组中 CR/CRi 率为 34.0%，高于挽救化疗组的 15.3%。

quizartinib：专门靶向 FLT3-ITD 突变蛋白。在一项针对新诊断伴 *FLT3*-ITD 突变 AML 的Ⅲ期临床试验（QuANTUM-First）中，quizartinib 联合标准化疗较单纯化疗显著延长了患者的 OS，OS 中位数为 31.9 个月，而单纯化疗组为 15.1 个月。

2）IDH1/2 抑制剂：ivosidenib、enasidenib 和 olutasidenib

ivosidenib（IDH1 抑制剂）：在 *IDH1* 突变的复发 / 难治性 AML 患者中，ivosidenib 显示出持久的完全缓解率。在一项Ⅰ期临床试验中，单药 ivosidenib 的 CR 率为 30.4%，缓解持续时间中位数为 8.2 个月。

enasidenib（IDH2 抑制剂）：在 *IDH2* 突变的 AML 患者

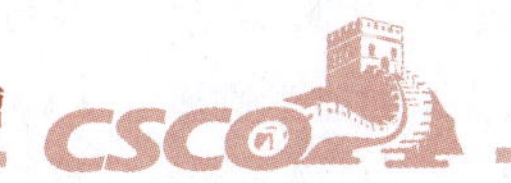

中，enasidenib 显示出疗效。在一项Ⅰ/Ⅱ期临床试验中，ORR为40.3%，反应持续时间中位数为5.8个月。

olutasidenib（IDH1抑制剂）：在复发或难治性 *IDH1* 突变AML患者中，olutasidenib 诱导了持久的完全缓解。在一项Ⅱ期临床试验中，CR/完全缓解伴有部分血液学恢复（CRh）率为35%，缓解持续时间中位数为25.9个月。

3）抗CD33单克隆抗体：

gemtuzumab ozogamicin（GO）：是一种偶联卡奇霉素的靶向抗CD33单克隆抗体，于2017年被美国FDA批准用于CD33阳性AML。在一项纳入15项随机对照试验（RCT）和15项回顾性队列研究的荟萃分析中，GO联合化疗尽管没有显著提高CR率，但是GO的加入，显著改善了AML患者的OS和无事件生存期（EFS）。具体而言，GO组的OS风险比（*HR*）为0.86（*P*=0.003），EFS的 *HR* 为0.86（*P*=0.015），表明GO联合化疗可降低死亡和事件发生的风险。此外，GO对于具有有利和中等风险核型的患者显示出更显著的益处。

4）menin 抑制剂（revumenib）：menin 是 MLL/KMT2A 融合蛋白的重要调控因子，*MLL*::*KMT2A* 重排AML患者往往对标准治疗耐药，复发率极高。menin 抑制剂 revumenib 通过阻断 menin-MLL 复合物的形成，抑制白血病细胞的增殖。revumenib 是一种口服的 menin 抑制剂，已于2024年11月获得美国FDA的批准，用于治疗具有 *KMT2A* 基因重排的复发或难治性急性白血病患者。在一项开放标签、多中心的Ⅰ期临床试验（AUGMENT-101）中，94名成人和儿童患者接受了 revumenib 单药治疗。结果显示，ORR为63.2%（95% *CI* 49.3%~75.6%），其中68.2%的患者MRD阴性。

（3）研究中的靶向药物：尽管现有靶向药物已改善了部分AML患者的预后，但仍有许多未满足的临床需求。新兴靶向药物正在积极研究中，以期进一步优化AML的治疗策略。

1）TP53抑制剂（APR-246/eprenetapopt）：在2%~20%的AML患者中可检测到 *TP53* 突变和/或缺失，并且在继发性或治疗相关疾病和老年患者中更频繁地发生。*TP53* 突变AML患者对传统化疗耐药性极高，OS极短。eprenetapopt（APR-246）是一种小分子p53再激活剂，旨在恢复突变p53的正常功能，诱导细胞凋亡。在一项Ⅱ期、多中心、开放标签的临床试验中，*TP53* 突变的AML和多发性骨髓瘤（MDS）患者在接受异基因造血干细胞移植后，进行了 eprenetapopt 联合阿扎胞苷的维持治疗。结果显示，无复发生存期（RFS）中位数为12.5个月，1年RFS率为59.9%。OS中位数为20.6个月，1年OS率为78.8%。

2）靶向CD123的ADC：pivekimab sunirine（IMGN632）：是首款靶向CD123的ADC。在一项Ⅰ/Ⅱ期临床试验中，针对复发或难治性CD123阳性的AML患者，pivekimab sunirine 显示出抗肿瘤活性。在推荐的Ⅱ期剂量（0.045mg/kg每周1次3周）下，ORR为21%，其中复合完全缓解（CRc）率为17%（表2）。

二、急性淋巴细胞白血病（ALL）免疫治疗的进展

免疫治疗已成为ALL治疗的重要组成部分，主要包括双特异性T细胞衔接抗体（BiTE）和嵌合抗原受体T细胞（CAR-T）治疗。近年来，随着临床试验的深入，BiTE与CAR-T的联合应用、新型CAR-T优化策略及免疫治疗与移植的整合正在推动ALL治疗模式的变革。

1. 免疫治疗的作用机制

BiTE抗体与CAR-T细胞的作用机制（表3）

BiTE抗体（如 blinatumomab）和CAR-T细胞疗法均是基于T细胞的免疫治疗策略，但在作用机制和应用特点上存在显著差异。BiTE抗体通过同时结合CD19阳性白血病细胞和CD3阳性T细胞，直接招募T细胞杀伤肿瘤细胞。其优势在于不依赖患者自身的免疫微环境，能够快速起效，但由于半衰期较短，需要持续输注以维持疗效。此外，BiTE抗体依赖T细胞的即刻活化，可能受到患者T细胞状态的影响。相比之下，CAR-T细胞疗法利用基因工程改造患者的T细胞，使其表达特异性嵌合抗原受体（CAR），能够靶向白血病相关抗原（如CD19）并诱导更持久的免疫反应。然而，CAR-T治疗可能面临CD19抗原丢失导致的复发风险，同时还可能受到CAR-T细胞耗竭、持久性不足及肿瘤微环境抑制等因素的影响。因此，在临床应用中，BiTE抗体和CAR-T细胞疗法各具优势，适用于不同患者群体或可作为联合策略以优化治疗效果（表3）。

表3 BiTE抗体与CAR-T细胞疗法的比较

特性	BiTE 抗体（blinatumomab）	CAR-T 细胞疗法（tisagenlecleucel）
作用机制	连接 $CD19^+$ 白血病细胞与 $CD3^+$ T细胞，激活T细胞杀伤白血病	基因改造T细胞，使其表达CAR，靶向 $CD19^+$ 白血病细胞
起效时间	快速起效，通常在治疗开始后数天内见效	起效时间相对较长，通常在输注后2~4周内见效
持久性	需持续输注，半衰期短	长期存在，部分患者可获持续缓解
适应人群	适用于MRD阳性、早期复发及化疗不耐受患者	适用于复发/难治性（R/R）患者
毒性	可能引起细胞因子释放综合征（CRS）和神经毒性，但通常为低级别且可逆	可能引起严重的CRS和神经毒性（如ICANS），需要密切监测和管理
耐药机制	主要与T细胞耗竭、肿瘤微环境抑制及CD19抗原丢失相关，对髓外病灶（如CNS白血病）疗效较差	主要与抗原丢失（$CD19^-$ 复发）、CAR-T细胞持久性不足及免疫逃逸机制相关

注：CRS. 细胞因子释放综合征（cytokine release syndrome）；ICANS. 免疫效应细胞相关神经毒性综合征（immune effector cell-associated neurotoxicity syndrome）；CNS. 中枢神经系统（central nervous system）。

2. BiTE抗体的临床应用

（1）blinatumomab 在 Ph^+ ALL中的应用：在费城染色体阳性（Ph^+）ALL患者中，blinatumomab 联合 ponatinib 展现出卓

越的疗效。研究显示，该方案的完全分子学反应（CMR）率可达 83%，估计 3 年 OS 率为 91%，3 年 EFS 率为 77%，相比传统化疗显著减少了大多数患者的首次缓解中对强化化疗和造血干细胞移植（hematopoietic stem cell transplantation，HSCT）的需求。

（2）blinatumomab 在 Ph^- ALL 中的作用：E1910 研究结果表明，在 Ph^- B-ALL 患者的一线治疗中，blinatumomab+ 化疗相较于传统化疗，3 年 OS 率提高至 85%（vs. 68%），RFS 率达 80%（vs. 64%）。

3. CAR-T 细胞疗法的进展

（1）复发 / 难治性（R/R）ALL 中的 CAR-T 疗法：CAR-T 疗法在儿童和年轻成人 ALL 患者中有较好的疗效。ELIANA 研究显示，tisagenlecleucel 在 R/R B-ALL 儿童及年轻成人患者中的 CR 率为 81%，1 年 RFS 率为 59%，估计单药的 3 年 RFS 率为 48%。然而，在成人 ALL 患者中，CAR-T 细胞疗法的疗效相对较低。ZUMA-3 研究表明，brexucabtagene autoleucel 在成人 R/R B-ALL 患者中的总体 CR/CRi 率为 71%，OS 中位数为 25.4 个月。

（2）CAR-T 疗法的优化方向

1）双靶点或多靶点 CAR-T：CD19/CD22 双靶点 CAR-T 细胞疗法在临床研究中展现有希望的疗效。一项Ⅰ期临床试验结果显示，17 名复发或难治性 B 细胞急性淋巴细胞白血病（B-ALL）患者中，所有患者均有反应，其中 15 人（88%）达到了微小残留病变（MRD）阴性的完全缓解（CR）。然而，10 名复发的 B-ALL 患者中，有 5 名出现了 CD19 低表达或缺失，提示抗原丢失是 CAR-T 细胞疗法耐药的主要原因。此外，另一项研究评估了供者来源的靶向 CD19 或联合靶向 CD22 的 CAR-T 细胞治疗异基因造血干细胞移植后复发的 B-ALL 患者的有效性和安全性。结果显示，这种双靶点策略可能有助于减少抗原丢失导致的复发，提高治疗效果。

2）增强 CAR-T 细胞的扩增能力和体内持久性：增强 CAR-T 细胞的体内扩增能力和持久性对于提高其抗肿瘤疗效至关重要。研究表明，富含中央记忆性 T 细胞（Tcm）和干细胞样记忆性 T 细胞（Tscm）的 CAR-T 细胞产品在体内具有更强的增殖能力和持久性。通过在体外培养过程中添加细胞因子，如 IL-7、IL-15 和 IL-21，可以促进 T 细胞向记忆性表型分化，从而提高 CAR-T 细胞的扩增能力和持久性。此外，CAR 结构中的共刺激分子也对 CAR-T 细胞的功能产生重要影响。含有 4-1BB 共刺激域的 CAR-T 细胞显示出更长的体内持续性，而含有 CD28 共刺激域的 CAR-T 细胞则表现出更高的初始扩增峰值。因此，选择适当的共刺激域有助于优化 CAR-T 细胞的扩增和持久性。

3）降低毒性反应：细胞因子释放综合征（CRS）是最常见的不良反应，其中 2 级以上 CRS 的发生率可达 40%~60%。为了减少严重 CRS 的发生，研究者开发了带有自杀基因（如 iCaspase-9 系统）的 CAR-T，一旦 CRS 进展，可通过药物激活自杀基因，迅速清除过度活化的 CAR-T 细胞。

4）联合治疗策略：CAR-T 与靶向小分子药物的组合，如蛋白激酶抑制剂、去甲基化药物、HDAC 抑制剂、PI3K 抑制剂、免疫调节药物、AKT 抑制剂、mTOR 抑制剂和 BCL-2 抑制剂等在与 CAR-T 细胞疗法联合使用时，在临床前和临床研究中取得了有前景的成果。ICI（如 PD-1 或 CTLA-4 抑制剂）也被引入 CAR-T 治疗方案，以解除 T 细胞耗竭，提高持久性。

4. 免疫治疗的联合策略与移植的地位

随着 BiTE 抗体和 CAR-T 细胞疗法的发展，异基因造血干细胞移植（allo-HSCT）在 ALL 治疗中的地位正在发生变化。传统上，复发 / 难治性（R/R）ALL 患者及高危新诊断 ALL 患者往往需要接受 allo-HSCT 以获得长期缓解。然而，随着免疫治疗的进步，部分患者可能无须移植即可长期生存。因此，如何在免疫治疗时代精准选择移植人群，成为临床决策的重要课题。

（1）BiTE 抗体联合化疗与移植：blinatumomab 作为一种双特异性 T 细胞接合抗体，在 MRD 阳性 ALL 患者中的应用显著改变了移植策略。传统上，MRD 阳性患者通常需要进行 allo-HSCT 以降低复发风险。然而，blinatumomab 能够清除 MRD，提高缓解深度，使部分患者在无须移植的情况下获得长期生存。具体而言，在一项研究中，blinatumomab 治疗使 78% 的 MRD 阳性患者达到完全 MRD 缓解，18 个月无复发生存率为 54%。

然而，对于高复发风险的患者，如对 blinatumomab 应答不佳或具有高危遗传特征（如 *KMT2A* 重排、Ph^+、复杂核型异常），在 blinatumomab 诱导缓解后，仍建议进行移植以降低长期复发风险。

（2）CAR-T 细胞治疗与移植：AR-T 细胞疗法已成为 R/R ALL 的重要治疗策略，但治疗后是否需要进行 allo-HSCT，取决于患者的复发风险和生存数据。研究表明，对于部分患者，CAR-T 治疗后无须进行移植即可实现长期生存。然而，对于高复发风险患者，CAR-T 治疗后的巩固性移植可能提高长期生存率。

具体而言，一项研究指出，CAR-T 治疗后进行巩固性第二次移植可显著改善在首次移植后复发的 B-ALL 患者的长期生存率。然而，对于低复发风险的患者，CAR-T 治疗后可能无须进行移植即可实现长期缓解。

因此，临床决策应基于患者的复发风险、治疗反应及个体特征。对于高复发风险患者，CAR-T 治疗后进行巩固性移植可能是提高长期生存率的关键策略。而对于低复发风险患者，特别是年龄较大或合并症较多、移植耐受性较差的患者，可能无须进行移植。

（3）免疫治疗时代下的移植地位变化：随着 BiTE 抗体和 CAR-T 细胞疗法的进展，allo-HSCT 在 ALL 治疗中的地位正在重新评估。对于部分患者，免疫疗法可能提供无须移植的长期缓解效果。然而，对于高复发风险患者，allo-HSCT 仍然是实现长期生存的重要手段。因此，在临床实践中，需要根据患者的具体情况，综合考虑免疫疗法和移植策略，以制订最优的治疗方案。

三、精准医疗时代急性白血病治疗的未来展望

精准医疗的核心理念在于基于分子分型和肿瘤微环境的深度解析，通过整合全基因组测序、MRD 检测及克隆进化分析等多维信息，为每位患者制订个体化治疗方案，既提高

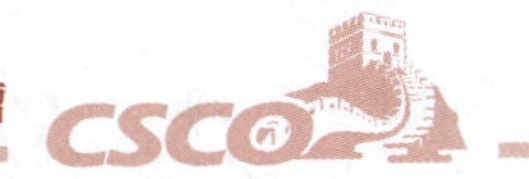

缓解率,又降低复发风险。在急性白血病领域,传统的"统一化疗+移植"模式正逐步被靶向治疗、免疫治疗及个体化方案所替代。近年来,靶向"鸡尾酒"疗法、多层次MRD检测及克隆演化动态监测成为精准治疗的重要方向,未来如何精准选择联合用药、依据MRD动态调整治疗及利用克隆演化监测指导个体化干预,将成为推动白血病治疗变革的关键所在。

1. **靶向"鸡尾酒"疗法的潜力**

(1)多靶点联合治疗的设计原则:靶向"鸡尾酒"疗法旨在通过联合多种靶向药物同时干预不同的信号通路,从而克服白血病细胞内在的克隆异质性和耐药性问题。单一药物虽可有效针对某一驱动突变,但因白血病细胞具有较高的可塑性,往往会出现耐药克隆的选择性扩增,导致复发。

例如,在初诊*FLT3*突变的AML患者中,最新数据表明,采用三联疗法(venetoclax联合azacitidine再加上FLT3抑制剂gilteritinib)具有显著的治疗优势。Di Nardo等最近在*Blood*杂志上发表的一项Ⅱ期试验显示,该三联方案在初诊*FLT3*突变的AML患者中的CR/CRi率高达约96%。这一数据远超历史上VEN-AZA双联疗法在类似患者群体中报道的约66%的CR/CRi率(VIALE-A试验)(见表2)。此外,该研究还报告了较高的MRD阴性率,表明三联疗法在清除耐药克隆和实现深度缓解方面具有明显优势。

同样,对于*IDH1*突变的AML患者,一项Ⅱ期试验报道,ivosidenib与venetoclax联合azacitidine应用使CR/CRi率达到90%,而以往ivosidenib单药治疗的CR/CRh率为30.4%(见表2)。这表明多靶点干预能够更有效地清除白血病细胞,改善患者预后。

此外,在Ph$^+$ ALL中,一项Ⅱ期多中心研究评估了第三代TKI ponatinib与双特异性抗体blinatumomab的联合治疗,其结果显示CMR率可达83%,估计3年OS率为91%。这一成果较传统化疗方案明显优越,为Ph$^+$ ALL患者提供了一种更为有效的治疗选择。

(2)疗效与毒性的平衡策略:尽管多靶点联合治疗在理论上能够有效抑制多条致瘤信号通路,但其联合用药带来的毒性问题不容忽视。以venetoclax为例,虽能诱导AML细胞凋亡,但其与低剂量DNA甲基转移酶抑制剂(HMA)联合使用时,粒细胞缺乏的发生率显著提高(42% vs. 28%)。因此,优化药物剂量、实施动态MRD监测及制订个体化用药策略成为降低不良反应风险的关键。

2. **降低复发风险:更深度MRD检测的应用**

(1)MRD检测技术的进步:MRD检测作为预测急性白血病复发的重要指标,其检测灵敏度直接影响治疗决策。传统多色流式细胞术(MFC)检测灵敏度可达10^{-4},但近年来,借助高通量测序(NGS)和数字PCR(dPCR)等新技术,检测灵敏度已提升至10^{-6},大幅提高了复发风险的预测准确性。

在AML中,NGS技术可精确捕捉*NPM1*、*FLT3*-ITD及*IDH1/2*等关键突变的微小残留。例如在一项针对346例*NPM1*突变AML患者的研究中,经过两个周期的强化治疗后,定量PCR(qPCR)检测仍可检出MRD的患者,其复发风险显著增加(HR=4.8,P<0.001),相比之下,MRD阴性的患者复发风险较低。同时,在ALL患者接受CAR-T细胞治疗后,MRD阴性的患者,其EFS和OS均显著高于MRD阳性患者,而患者是否接受移植治疗,与其生存无显著关联。

(2)基于MRD动态调整治疗策略:MRD的动态监测不仅是预警复发的有力工具,更可作为指导后续治疗决策的依据。在ALL的GRAALL-MRD研究中,Ph阴性患者若在治疗过程中迅速获得(治疗一个月内)MRD阴性,其3年RFS率为100%,显著高于治疗后第16周MRD仍然>10^{-4}患者(3年RFS率仅为6%)。同样在AML治疗中,现有数据均支持在基于VEN的低强度治疗中,监测MRD反应有助于预测达到CRc的患者的生存期和复发风险。此外,动态MRD监测亦可用于及时调整靶向治疗方案。例如,在VEN+HMA治疗的AML患者中,MRD持续阳性提示需强化后续治疗,如添加FLT3或IDH1/2抑制剂,甚至考虑提前实施移植。

3. **复发机制的深入解析:克隆演化的动态监测**

急性白血病的复发往往源于治疗压力下白血病细胞的克隆进化。传统高通量测序虽然能检测突变频谱,但难以揭示各个细胞克隆的动态变化。近年来,单细胞RNA测序(scRNA-seq)及DNA测序(scDNA-seq)技术的兴起,为我们在单细胞水平上解析白血病克隆的演化轨迹提供了全新视角。

(1)单细胞测序及单细胞多组学分析在克隆进化研究中的应用:AML患者在疾病进展过程中,白血病克隆不断演化并经历选择压力,某些耐药克隆最终成为主导群体,导致治疗失败和疾病复发。一项研究对207例难治性或复发性AML患者的基因组数据进行了系统分析,发现复发后患者的基因突变频谱与初诊时相比发生了显著变化,特别是*RAS*突变、*TP53*突变等克隆频率显著增加。这些发现强调了克隆演化监测在AML复发预测中的重要性,并提示需要针对特定突变克隆制订个体化治疗策略。

单细胞测序技术的应用使得AML克隆演化的研究更具分辨率。例如,一项研究采用单细胞DNA测序技术,追踪AML患者在治疗过程中的克隆演化,并发现耐药克隆在治疗压力下逐渐扩张。在接受venetoclax治疗的AML患者中,*RAS*突变克隆驱动单核细胞性白血病细胞生成,从而对venetoclax具有抗性,提示RAS信号通路的激活可能是导致耐药发生的关键。这一发现表明,通过克隆演化监测,可以在治疗早期识别高风险耐药克隆,并及时调整治疗策略。

除了单细胞DNA测序,单细胞多组学分析结合了基因组、转录组及表观遗传信息,为AML克隆进化的研究提供了更加全面的视角。一项针对复杂核型AML的研究发现,特定克隆在复发过程中表现出不同的表型特征,提示这些克隆可能成为新的治疗靶点。这种多维度的数据分析能够更精确地识别可靶向治疗的克隆,为个体化治疗提供新策略。

此外,在治疗失败的ALL患者中,克隆进化监测揭示了多系受累(lineage switch)导致的耐药机制。研究显示,部分ALL患者在针对ALL的治疗后,白血病细胞从B细胞表型转变为髓系或T细胞谱系,使CD19或CD22靶向治疗失效。这一现象在*ETV6*::*RUNX1*、*KMT2A*(MLL)重排、*ZFP36L1/ZFP36L2*突变的患者中尤为明显,提示这些基因可能驱动

ALL 的谱系转换。基于此发现，单细胞测序等技术可用于早期预测 ALL 患者是否存在谱系不稳定的克隆，从而在 ALL 治疗前制订个体化干预策略。

(2)克隆演化监测指导个体化治疗的探索：

1)耐药克隆的识别：对于在治疗过程中克隆扩增的 *FLT3* 或 *RAS* 突变患者，可考虑一线加入 FLT3 抑制剂(如 gilteritinib)或 MEK 抑制剂，以延缓耐药克隆的扩展。

2)*TP53* 突变患者的靶向治疗：在 *TP53* 突变 AML 患者中，venetoclax 与 APR-246 联合应用可增强突变 *TP53* 克隆的靶向清除能力，使 ORR 提升至 64%。

3)ALL 患者多系受累的识别：对于存在髓系或 T 细胞谱系转换趋势的患者，可考虑早期应用免疫靶向治疗，同时尝试双靶点 CAR-T(如 CD19/CD22 或 CD19/CD20 CAR-T)可能降低抗原丢失导致的复发风险。此外，加强异基因造血干细胞移植作为早期干预手段，以改善患者的长期生存率。

(3)未来展望：尽管克隆演化的研究为揭示白血病耐药机制提供了全新视角，但在临床应用中仍面临诸多挑战：如何标准化单细胞测序技术、如何将 MRD 数据与克隆演化信息进行整合评估，以及如何准确界定不同克隆变化的临床意义。未来的发展方向应聚焦于优化克隆演化监测技术，并将其与 MRD 检测、靶向治疗及免疫治疗相结合，从而实现真正的个体化精准治疗。随着检测技术的不断成熟，实时监控克隆演化有望成为急性白血病精准医疗的核心策略，为提高患者长期生存率、降低复发风险提供坚实保障。

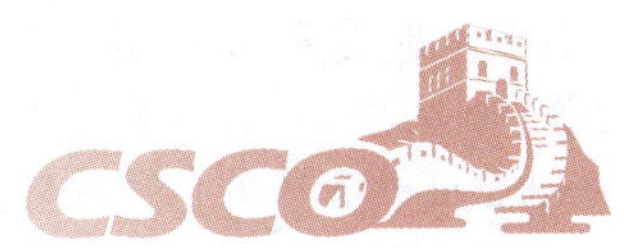

血液肿瘤新药进展

唐庆华　贡铁军　马军

哈尔滨血液肿瘤研究所

血液系统恶性肿瘤，是一组涉及异常细胞生长并持续存在于血液、淋巴结或骨髓中的疾病（主要疾病为淋巴瘤、骨髓瘤、白血病）。新的靶向疗法的开发，包括小分子抑制剂、单克隆抗体、双特异性T细胞接合剂、ADC、重组免疫毒素，以及CAR-T细胞，改善了血液肿瘤患者的临床预后。随着现代医学科技的飞速发展，血液肿瘤的治疗领域正在经历一场深刻的变革。

一、淋巴瘤

近2年，淋巴瘤治疗领域迎来多项突破性进展，包括新型靶向药物、双特异性抗体（BsAb）、ADC、CAR-T细胞疗法及表观遗传学调节剂的优化与创新，淋巴瘤的治疗已经进入"靶向-免疫-细胞治疗"多维时代。

（一）靶向治疗

1. **BTK抑制剂**　克服耐药，优化治疗。匹妥布替尼是全球首个且目前唯一获批的非共价（可逆）BTK抑制剂，其于2024年10月获得我国国家药品监督管理局（NMPA）批准，用于既往接受过至少两种系统性治疗（含BTK抑制剂）的复发/难治性套细胞淋巴瘤（R/R MCL）成人患者。BRUIN（NCT03740529）研究是一项开放性、多中心、单臂临床试验，纳入了120名既往接受过一种BTK抑制剂治疗的MCL患者。入组后接受pirtobrutinib单药治疗。pirtobrutinib 200mg/次口服，每日1次，持续治疗直至发生疾病进展或不能接受的毒性。ORR为50%，CR率为14.6%，缓解持续时间（DoR）中位数为5.5个月，18个月DoR率为41%；PFS中位数为5.8个月，18个月的PFS率为32.3%。

2. **JAK1抑制剂**　2024年6月19日，高选择性JAK1抑制剂戈利昔替尼胶囊正式获得NMPA批准上市，单药适用于既往至少接受过一线系统性治疗的复发或难治的外周T细胞淋巴瘤（R/R PTCL）成人患者。戈利昔替尼胶囊此次获批是基于全球关键性注册临床研究"JACKPOT8 B部分"（JACKPOT8 Part B、JACKPOT8B），研究数据显示，戈利昔替尼胶囊单药治疗R/R PTCL在缓解率、不同亚型PTCL患者及生存期方面均表现出了优异的效果：经独立评审委员会（IRC）确认的ORR达44.3%，CR率达23.9%，均是既往靶向治疗方案的近2倍；在不同亚型PTCL中均观察到肿瘤缓解，满足了既往药物无法覆盖的PTCL亚型的治疗需求；DoR中位数长达20.7个月（现有其他疗法的DoR小于12个月）。

3. **EZH2抑制剂**　他泽司他是一款"一流（first-in-class）"EZH2甲基转移酶抑制剂，它可通过抑制EZH2进而抑制H3K27的甲基化，恢复抑癌基因的表达，让B细胞继续分化或者产生细胞凋亡，从而控制肿瘤的生长。该药分别于2020年1月和6月获美国FDA加速批准用于治疗晚期上皮样肉瘤患者和某些复发/难治性滤泡性淋巴瘤（R/R FL）患者。2025年3月21日，国内上市申请已获得批准。一项在中国开展的多中心、开放标签的2期桥接研究，研究共纳入22例*EZH2*突变的R/R FL患者接受他泽司他治疗，所有患者既往均接受过抗肿瘤治疗，既往治疗线数中位数为三线。截至2024年8月31日，随访时间中位数为14.4个月。研究结果显示，IRC评估的ORR达63.6%，4例（18.2%）患者达到CR，临床获益率（CBR）达90.9%，观察到86.4%的患者靶病灶缩小。IRC评估的DoR中位数未达到；PFS中位数为15.4个月，OS中位数未达到（12个月和18个月OS率分别为100%和87.5%）。

（二）免疫治疗

1. **双特异性抗体（BsAb）**　莫妥珠单抗是一款IgG1样人源化双特异性抗体，能够同时靶向B细胞表面的CD20抗原和T细胞表面的CD3抗原，重定向T细胞并清除恶性B细胞。2024年12月23日，莫妥珠单抗/mosunetuzumab国内获批单药用于治疗既往接受过至少两线系统性治疗的R/R FL成人患者。此次莫妥珠单抗中国获批是基于多中心、开放标签Ⅰ/Ⅱ期GO29781研究的积极结果。该研究旨在评估固定疗程莫妥珠单抗对既往接受两种或两种以上治疗的R/R FL患者的安全性和抗肿瘤活性。GO29781研究的关键结果显示，患者的ORR为80%，CR率为60%。高危POD24亚组的CR率为60%，与总体人群一致。最常见的不良事件（AE）为CRS，主要为低级别（1~2级），随访时间中位数37.4个月时，患者的3年OS率为82.4%。2024年CSCO大会上公布的数据显示，莫妥珠单抗在中国患者中的ORR高达88.2%，CR率为64.7%，与GO29781研究相符。

2. **CAR-T细胞疗法**　瑞基奥仑赛注射液2021年9月

1 日获批适应证复发 / 难治性大 B 细胞淋巴瘤（R/R LBCL），2022 年 9 月 30 日获批适应证 R/R FL。2024 年 8 月 27 日 NMPA 批准瑞基奥仑赛注射液用于治疗经过包括布鲁顿酪氨酸激酶抑制剂（BTKi）治疗在内的二线及以上系统性治疗的成人 R/R MCL 患者的新适应证。成为首个在我国批准用于治疗 R/R MCL 患者的细胞治疗产品。新适应证上市批准是基于一项用于治疗 R/R MCL 中国成人患者的单臂、多中心、关键性临床研究的结果。这项在中国开展的Ⅱ期单臂开放研究纳入 R/R MCL 患者，在清淋化疗后接受了 100×10^6 CAR^+ T 细胞。截至 2023 年 8 月 7 日，已完成 59 例患者的回输；基于 59 例可进行疗效评估的患者，瑞基奥仑赛展现了良好的临床反应，实现了较高的 ORR 和 CRR（最佳 ORR 为 81.36%，最佳 CRR 为 67.80%），重度（≥3 级）的 CRS 发生率为 6.8%，重度（≥3 级）神经毒性（NT）的发生率为 6.8%。

（三）ADC

ADC 在肿瘤治疗领域显示出巨大潜力。2024 年 12 月 10 日，靶向 CD19 的 ADC——注射用替朗妥昔单抗（loncastuximab tesirine）在中国上市。用于治疗复发 / 难治性弥漫性大 B 细胞淋巴瘤（R/R DLBCL），成为国内首个获批的 CD19 ADC。一项关键Ⅱ期 OL-ADCT-402-001 研究，进一步评估替朗妥昔单抗在中国 R/R DLBCL 患者中的安全性和疗效，患者的随访时间中位数为 8.5 个月，33 例患者（51.6%）通过 IRC 评估达到了影像学缓解，其中 15 例患者（23.4%）达到 CR，18 例患者（28.1%）达到 PR；首次客观缓解的时间中位数为 41.0 天，与大约在 C1D1 后的 6 周进行的首次计划缓解评估相关。3 例首次缓解评估为 PR 的患者在后续评估中显示为 CR。在 33 例达到 CR 或 PR 的患者中，DoR 中位数为 6.37 个月。CR 患者的 DoR 中位数为 10.22 个月，PR 患者为 6.08 个月。在 3、6、9 和 12 个月时，维持缓解的患者比例分别为 72.7%、36.4%、18.2% 和未达标。15 例达到 CR 的患者中有 7 例（46.7%）在数据截止时仍维持 CR，且没有接受额外治疗，其中 2 例患者在 1 年随访时仍维持 CR，3 例患者在结束治疗后至少维持 6 个月缓解。PFS 中位数为 4.96 个月，OS 中位数为 9.33 个月，RFS 中位数为 6.37 个月。

二、多发性骨髓瘤

2024—2025 年，随着多种突破性疗法的涌现，多发性骨髓瘤治疗领域迎来了充满希望的新时代。新药聚焦双特异性抗体、CAR-T 细胞疗法、ADC 及新型靶向药物等。

（一）双特异性抗体（BsAb）

2024 年开始 BsAb 成为复发 / 难治性多发性骨髓瘤（R/R MM）治疗的核心选择，见证了两类重要靶点双抗的临床应用：GPRC5D/CD3 与 BCMA/CD3 双抗。

1. **特立妥单抗注射液**　全球首个获批的 BCMA/CD3 双特异性抗体。我国在 2024 年 6 月 25 日获批用于三线及以上治疗失败的 MM 患者。关键注册研究（MajesTEC-1，NCT04557098）；ORR 为 63%（其中 39% 达到≥CR）；DoR 中位数为 18.4 个月；PFS 中位数为 11.3 个月（显著优于历史对照的 3~4 个月）。生存获益：OS 中位数未达到，12 个月 OS 率为 73%。亚组分析显示，对 BCMA CAR-T 治疗后进展的患者仍有效（ORR 52%）。髓外病变（EMD）患者 ORR 略低（约 50%）。

2. 2025 年 2 月，GPRC5D/CD3 双抗 - 塔奎妥单抗在中国获批上市，用于既往接受过至少三线治疗的 R/R MM 成人患者。这一批准基于关键性 MonumenTAL-1 研究的积极数据：ORR 在每周 0.4mg/kg 剂量组达 74%，每两周 0.8mg/kg 组达 70%。59% 的患者达到非常好的部分缓解（VGPR）及以上疗效。每周注射组 DoR 中位数为 9.6 个月，PFS 中位数为 7.5 个月；每两周注射组 DoR 中位数显著延长至 17.5 个月，PFS 中位数达 11.2 个月；在 78 例既往接受过 CAR-T 治疗的患者中，ORR 仍达 72%。塔奎妥单抗最常见的不良事件是 CRS 和味觉变化。在 0.4mg/kg 每周一次组和 0.8mg/kg 每两周一次组中，CRS 的发生率分别为 79% 和 75%。大多 CRS 事件为低级别，且主要发生在治疗早期。味觉变化在既往接受过 T 细胞受体（TCR）治疗的患者中最为常见，可能与塔奎妥单抗的靶点特性有关。血液学毒性是另一个常见的不良事件，特别是在前几个治疗周期中。感染也是常见的不良事件，超过一半的患者出现了感染，但大多数为轻度至中度。

3. 另一重要突破是 BCMA/CD3 双抗 - 埃纳妥单抗（elranatamab），于 2025 年 4 月获批，该药采用固定剂量皮下注射，使用便利性显著优于静脉输注制剂。其核心优势在于：三重暴露患者效果，在既往接受过蛋白酶抑制剂（PI）、免疫调节剂（IMiD）和抗 CD38 单抗治疗的 R/R MM 患者中，ORR 达 61%；深度持久缓解，PFS 中位数是目前同类产品中最长的（达 8~10 个月）；给药便捷，剂量递增阶段后，给药频率可调整为每 2 周一次，极大提升生活质量。

（二）2024 年我国新获批 2 款产品

CAR-T 细胞疗法作为个体化治疗的典范，在骨髓瘤领域持续取得突破性进展。2024 年我国新获批 2 款产品。

1. **泽沃基奥仑赛**　2024 年 3 月 1 日国内获批，用于治疗 R/R MM。开放标签、单臂、Ⅰ/Ⅱ期 LUMMICAR-1 研究在既往接受过≥3 线治疗的 R/R MM 患者中探究了泽沃基奥仑赛的疗效和安全性。所有患者的 ORR 达到 92.2%（95% *CI* 85.13%~96.55%），sCR 或 CR 率达到 71.6%，VGPR 率为 19.6%，PR 率为 1.0%。sCR 或 CR 患者的 MRD 阴性率达 100%，≥VGPR 的患者 MRD 阴性率为 95.7%。随访时间中位数 20.3 个月时，DoR、PFS、OS 均为未达到。12 个月和 30 个月 CR 率分别为 90.2% 和 79.4%。此外，长期随访未发现新的安全信号。

2. **西达基奥仑赛注射液**　2024 年 8 月批准上市，用于治疗 R/R MM 成人患者，既往接受过至少三线治疗后进展（至少使用过一种蛋白酶抑制剂及免疫调节剂）。此次获批是基于在国内进行的一项多中心确证性Ⅱ期临床研究 CARTIFAN-1，基于随访时间中位数 37.29 个月的疗效评估结果显示，有效性分析的 58 例患者中，ORR 达到 87.9%，VGPR 及以上达到 86.2%，CR 或 sCR 率达到 79.3%，DoR 中位数为 32.56 个月，PFS 中位数为 30.13 个月，OS 中位数未达到。

（三）单克隆抗体

2025 年 1 月 8 日 NMPA 批准艾沙妥昔单抗注射液上市，用于与泊马度胺和地塞米松联合用药，治疗既往接受过至少一线治疗（包括来那度胺和蛋白酶抑制剂）的 MM 成人

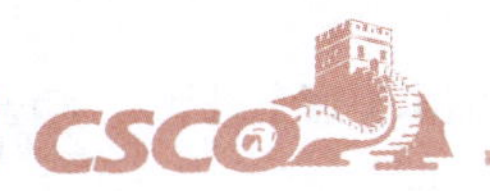

患者。这是我国获批的第二款靶向 CD38 的单抗，艾沙妥昔单抗与新一代 IMiD 泊马度胺联合使用可产生协同作用，诱导抗体依赖细胞介导的细胞毒作用（antibody-dependent cell-mediated cytotoxicity，ADCC）增强，从而进一步加强抗肿瘤作用。此外，泊马度胺会增强艾沙妥昔单抗的直接凋亡作用，并增加调节性 T 细胞上 CD38 的表达水平，从而使艾沙妥昔单抗介导的清除作用得以增强。Ⅲ期 ICARIA-MM 研究共纳入 307 例既往至少接受过 2 线治疗的 R/R MM 患者，其中 Isa-Pd 组［伊沙妥昔单抗（isatuximab，Isa）联合泊马度胺（Pom）和地塞米松（Dex）的治疗方案］（n=154）中，既往治疗线数中位数为 3，来那度胺难治占 94%，肾小球滤过率（eGFR）≥30mL/（min·1.73m^2）且＜60mL/（min·1.73m^2）占 38%，1q+ 占 49.4%。结果显示，Isa-Pd 于 35 天快速起效，ORR 高达 60%。与 Pd 组［泊马度胺（Pom）和地塞米松（Dex）的治疗方案］相比，Isa-Pd 实现近 2 倍生存获益，达到近 1 年的 PFS 中位数，显著降低 40% 的疾病进展或死亡风险（11.5 个月 vs. 6.5 个月；HR=0.596，P=0.001）；将艾沙妥昔单抗加入 Pd 方案中，和 Pd 组相比耐受性良好，并未增加治疗中断或致命事件发生率。

三、白血病

2024—2025 年，我国在白血病治疗领域取得显著突破，尤其是在靶向治疗、免疫疗法和细胞治疗方面涌现多款创新药物。以下从 AML、ALL 和慢性髓系白血病（CML）三大类型展开。

（一）AML

1. IDH1 抑制剂 2025 年 3 月 25 日，艾伏尼布申报上市的适应证为联合阿扎胞苷一线治疗携带 *IDH1* 突变的 AML 患者。此前已作为“临床急需境外新药”获中国 NMPA 批准，用于治疗携带 *IDH1* 突变的 R/R AML 成人患者。针对一线治疗携带 *IDH1* 突变的 AML 适应证，艾伏尼布片于 2022 年获得美国 FDA 批准。这一批准得到全球性Ⅲ期临床试验 AGILE 数据的支持。这是一项全球Ⅲ期、多中心、双盲、随机、安慰剂对照临床试验，研究结果已在《新英格兰医学杂志》上发表。试验结果显示，与化疗相比，艾伏尼布与阿扎胞苷联用，显著改善了患者的 EFS。艾伏尼布与阿扎胞苷联用，显示出 OS 的统计学显著改善，艾伏尼布组 OS 中位数为 24.0 个月，是对照组（7.9 个月）的 3 倍。此外，艾伏尼布联合阿扎胞苷的 CR 率为 47.2%，而安慰剂联合阿扎胞苷为 14.9%。艾伏尼布联合阿扎胞苷的（CR+CRh）率为 52.8%，而安慰剂联合阿扎胞苷组为 17.6%。艾伏尼布联合阿扎胞苷的 ORR 为 62.5%，而安慰剂联合阿扎胞苷组为 18.9%。

2. FLT3 抑制剂 2025 年 1 月 18 日，盐酸奎扎替尼（quizartinib）的上市申请获得受理。奎扎替尼是一款 FLT3 抑制剂，已于 2023 年 7 月获得美国 FDA 批准，用于治疗 *FLT3*-ITD 突变阳性新诊断 AML 的成人患者，包括 AML 患者的诱导、巩固和维持三个治疗阶段。奎扎替尼作为一款口服、强效、极具选择性的二代 FLT3 抑制剂，既往研究显示，在新诊断 *FLT3*-ITD 阳性 AML 患者中，奎扎替尼联合化疗可显示出强抗白血病活性，且安全性可耐受。本次批准是基于 QuANTUM-First 试验结果。QuANTUM-First 试验是一项随机、双盲、安慰剂对照的全球性Ⅲ期研究，比较了奎扎替尼和安慰剂联合化疗的诱导和巩固治疗，以及随后接受奎扎替尼或安慰剂单药维持治疗。随访时间中位数 39.2 个月（四分位距 IQR 31.9~45.8 个月）时，奎扎替尼组 OS 中位数为 31.9 个月（95% CI 21.0~26.2 个月），安慰剂组为 15.1 个月（95% CI 13.2~26.2 个月）（HR=0.78，95% CI 0.62~0.98，P=0.032）。虽然试验两组之间的 CR 率相似，但奎扎替尼组的 DoR 中位数达 38.6 个月，是安慰剂组（12.4 个月）的 3 倍以上。

（二）ALL

1. 靶向 CD19 的 CAR-T 细胞疗法 该疗法彻底改变了 R/R B-ALL 的治疗格局。纳基奥仑赛注射液是中国第一款（2023 年 11 月 08 日获批），全球第二款用于治疗成人 ALL 的 CAR-T 产品，填补了相关疾病国内细胞治疗领域的空白。2024 年 8 月 7 日，普基仑赛注射液（pCAR-19B 细胞自体回输制剂）新药上市申请拟纳入优先审评，适应证为治疗 3~21 岁 CD19 阳性的 R/R B-ALL 患者。pCAR-19B 针对中国人群，能够对 CAR 结构进行优化，同时采用了更为安全的基因转导载体系统，从而具有更好的有效性和安全性。在 2022 年 11 月我国研究学者们刊登在国际著名医学期刊 *Blood* 上的一项普基仑赛注射液（pCAR-19B，一种 ScFv 人源化 CD19 靶向 CAR-T 疗法）治疗 R/R CD19 阳性 B-ALL 患者的Ⅰ期临床试验中，结果显示纳入的 9 例符合条件的复发或对标准疗法耐药的 B-ALL 患者均在输注 CAR-T 一个月后获得 CR，总有效率高达 100%，首次达到 CR 的患者 MRD 也均为阴性，输注 1 个月和 3 个月内未在任何患者中检测到抗 CAR 抗体。此外，此 CAR-T 疗法总体安全性和耐受性均良好。

2. TKI PhALLCON 是首个比较三代 TKI 和一代 TKI 用于 Ph$^+$ ALL 一线治疗的Ⅲ期、开放、全球性的随机对照临床研究。该研究评估了普纳替尼与伊马替尼联合低强度化疗在新诊断的 Ph$^+$ ALL 中的疗效和安全性。在诱导治疗结束时，普纳替尼的 MRD 阴性的 CR 率显著高于伊马替尼（34.4% vs. 16.7%，P=0.002）。诱导结束时普纳替尼组 MRD 阴性（MR4）率为 43%，伊马替尼组为 22.1%，差异具有统计学意义。并且在各年龄亚组包括 60 岁及以上患者中均提示普纳替尼组相对于伊马替尼组有获益。普纳替尼组 MRD 阴性 CR 的持续时间中位数未达到，伊马替尼组为 18.0 个月。伊马替尼组复发时间中位数为 22.3 个月，而普纳替尼组复发时间中位数尚未达到。2025 年 2 月，奥雷巴替尼新适应证申请联合化疗一线治疗新诊断 Ph$^+$ ALL 拟纳入突破性治疗品种。若获批，将成为国内首个用于 Ph$^+$ ALL 一线治疗的 TKI，为患者提供全新治疗选择。

（三）慢性粒细胞白血病

约有 50% 和 30%~40% 接受一代 TKI 和二代 TKI 治疗的患者因耐药或不耐受而改用另一种 TKI，其中 50% 的患者可能对二线治疗无应答。大约一半的耐药是因为 ABL1 激酶区的突变，包括耐药患者中最常检测到的 T315I 突变（4%~20%）。

1. 奥雷巴替尼 2021 年 11 月，奥雷巴替尼获批上市，成为国内唯一针对 T315I 突变的 CML 慢性期（CP）或加速期（AP）成年患者的治疗药物。2023 年美国血液学会（ASH）公布的关键注册Ⅱ期研究 HQP1351CC203（简称 CC203）是一项在国内进行的开放性、多中心、随机对照临床研究，旨在评估与最佳可用疗法（BAT）相比，奥雷巴替尼在一代和二代TKI耐药和/或不耐受的CML慢性期患者中的疗效和安全性。共入组144例患者，其中45.8%伴至少1种*BCR*::*ABL1*突变，27.1%伴*BCR*::*ABL1* T315I突变。结果显示，较BAT显著延长EFS，EFS中位数分别为21.22个月和2.86个月（$P<0.001$）。与BAT组相比，奥雷巴替尼组的事件风险降低65%。奥雷巴替尼组6个月、12个月和24个月的预估EFS率分别为73%、58.7%和46.9%，BAT组6个月、12个月和24个月的预估EFS率分别为32.6%、26.1%和16.9%。安全性方面，相较于BAT组，奥雷巴替尼组的耐受性更佳。新适应证：一代和二代TKI耐药和/或不耐受的CML慢性期成年患者使用奥雷巴替尼，突变不再限定为T315I，于2024年获批。

2. **普纳替尼** 第三代BCR-ABL TKI，具有高度的选择性和亲和力，能够特异性地抑制BCR-ABL融合蛋白的活性，从而阻断白血病细胞的增殖和扩散。与第一代和第二代TKI相比，普纳替尼在克服耐药性和提高疗效方面具有显著优势。特别是对于T315I突变的CML患者，普纳替尼展现出了独特的治疗效果。其2024年9月获批上市，慢性白血病适应证：①既往用药耐药或不耐受的CML；② T315I阳性CML。Ⅱ期PACE试验评估了普纳替尼45mg每日一次治疗CML和Ph^+ ALL患者（对达沙替尼或尼洛替尼耐药或不耐受，或伴有T315I突变）的疗效和安全性，结果显示，无论*BCR*::*ABL1*突变状态如何，普纳替尼都表现出强大的临床活性，缓解迅速、深入、持久，具有良好的生存率（CP-CML的5年OS率为73%）。在2期OPTIC试验中，普纳替尼在慢性期CML（CP-CML）且具有T315I突变的患者中表现出了显著疗效。对OPTIC试验的4年疗效和安全性做了进一步分析，48个月时，45mg组中T315I突变患者*BCR*::*ABL1* IS≤1%的比例达到了64%，显著高于其他两个治疗组。45mg和30mg组各有15名和5名患者在达到*BCR*::*ABL1* IS≤1%后将剂量减至15mg，分别有7名和2名患者保持应答，在无应答的患者中，又有6例和1例在增加剂量后恢复应答。三组的PFS中位数分别为未达到、28.4个月和45.6个月。45mg组别的OS率与T315I突变患者生存率最高，分别为88%和86%。OPTIC试验中T315I突变患者的4年数据证实了普纳替尼的长期疗效和可控的安全性，且起始剂量为45mg、*BCR*::*ABL1* IS≤1%时减至15mg可达到最佳的获益风险比。

四、结语

2025年，血液肿瘤治疗领域迎来前所未有的突破性进展，从淋巴瘤、白血病到骨髓瘤，靶向治疗、免疫疗法、细胞治疗和表观遗传调控的深度融合，正推动临床实践从“延长生存”向“功能性治愈”跨越式发展。我们见证了血液肿瘤从“不可治”到“可治”，从“可治”到“治愈”的关键转折。尽管挑战犹存，但医学创新的脚步从未停歇——未来已来，唯变不变。

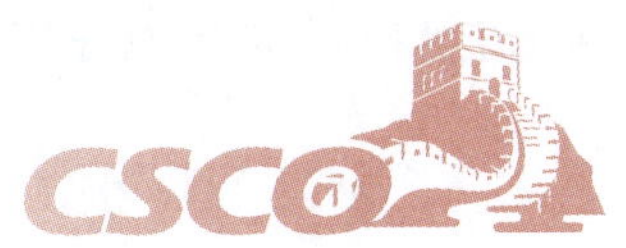

人工智能在造血干细胞移植中的研究进展

王铭洋　姜尔烈
中国医学科学院血液病医院

一、人工智能赋能造血干细胞移植

人工智能是一门致力于模拟、延伸和拓展人类智能的综合性前沿学科，通过深度学习、知识图谱、自然语言处理等核心技术，构建智能化的理论方法与应用系统。在医学领域，人工智能正逐步发展应用于诊疗关键环节：在临床层面，赋能疾病智能诊断、精准预后预测及个体化治疗方案选择；在技术层面，推动医学影像智能分析、手术机器人精准操作及新药研发加速；在管理层面，优化医疗资源配置、强化公共卫生监测并提升医疗服务质量。其多模态融合、自适应学习等特性，正持续推动医学模式向数据驱动、智能决策的范式变革。

人工智能技术体系涵盖多个核心领域，包括但不限于机器学习、自然语言处理、计算机视觉、知识图谱及专家系统等。有监督机器学习因其与医学问题在数据结构和临床需求上的高度契合，以及相对较强的可解释性，已成为当前医学人工智能应用中最主流的研究方法。该方法的核心在于利用经过严格质控的标注数据进行模型开发，包括由临床专家人工标注的影像、病理数据（如形态学家判读的骨髓涂片），也涵盖基于临床结局事件的客观标注（如移植后并发症）。机器学习模型开发通常包括模型训练、超参数调优和最终性能评估三个主要环节。特别重要的是，医学人工智能模型的泛化能力须通过在不同医疗机构独立数据集的外部验证，这不仅是模型从“研究”走向“临床”应用的关键前提，也是保障其在真实世界中的可靠性与安全性的核心环节。2024 年，美国 FDA 批准了首个用于败血症早期预测与诊断的人工智能工具。该模型基于前瞻性、多中心、大规模的开发，在独立外部验证中表现出良好的诊断性能。

造血干细胞移植（hematopoietic stem cell transplantation，HSCT）是治疗血液系统疾病的一项关键且高度复杂的策略，其疗效不仅取决于原发疾病的特征，还受到多种急性和慢性并发症相互作用的影响，同时与供者特征、免疫状态及造血重建过程等多个关键因素密切相关。传统统计方法在处理此类复杂的临床数据时存在明显局限。人工智能技术凭借其在高维数据处理、多模态数据融合、复杂模式识别与动态预测等方面的独特优势，为移植领域带来了新的发展机遇，有望推动移植策略向个体化、智能化方向演进，最终实现临床治疗路径的系统优化。

二、异基因造血干细胞供者选择策略

供者的选择直接影响 HSCT 的预后，近年来，越来越多研究应用机器学习算法优化供者选择策略。NFT BART 是一种灵活的机器学习方法，适用于处理时间 - 事件数据。该方法不依赖于传统模型中常见的比例性、线性或同方差性等严格假设，并能够自动识别和建模变量之间复杂的交互关系。在将供者特征、患者特征、原发病特征及移植相关变量纳入 NFT BART 模型后，研究发现在人类白细胞抗原（HLA）8/8 相合的无关供者移植中，供者年龄 ≥ 31 岁是唯一与 OS 显著相关的不良因素。而在无事件生存方面，无论受者性别如何，供者年龄 ≤ 32 岁及选择男性供者均与无事件生存的改善显著相关。在无关供者中，选择年轻供者带来的移植结局获益在贝叶斯机器学习模型中也得到了验证。随机生存森林（RSF）是一种非参数生存分析方法，相较于传统的 Cox 比例风险模型，具有不依赖比例风险假设及不要求协变量相互独立等优势。在一项亲缘供者 HSCT 的研究中，由于供者与患者年龄存在一定相关性，Mehta 等采用 RSF 模型分析供者年龄和巨细胞病毒（CMV）血清学状态等因素对 CMV 血清学阴性受者移植结局的影响。尽管该研究未对数据集进行划分，但通过 RSF 的部分依赖图，直观且有效地展示了供者年龄增加对 OS、无病生存期（disease-free survival，DFS）的不利影响。此外，在各个供者年龄组中，CMV 血清学阴性供者均优于阳性供者，提示优先选择 CMV 血清阴性供者可带来生存获益。

供者与受者之间的 HLA 差异是诱发异基因 HSCT 后同种异体免疫反应的关键因素。此外，包括次要组织相容性抗原在内的多种非 HLA 单核苷酸多态性亦被报道与急性移植物抗宿主病（acute graft versus host disease，aGVHD）的发生风险密切相关。有研究通过建模筛选出涵盖 *HLA* 基因、非 *HLA* 基因及临床特征在内的 50 个特征变量，并基于支持向量机算法构建了 aGVHD 风险预测模型。结果显示，相较于 HLA 差异，非 HLA 遗传变异在 aGVHD 的发生中起到了更为显著的作用，该结论在独立的 HLA 全相合同胞移植队列中得到了进一步验证。这一发现表明，基于供者与患者之间的非 *HLA* 基因变异特征优化供者选择策略，具有重要的潜在临床应用价值。

三、aGVHD 预测与干预

异基因 HSCT 后，aGVHD 是主要并发症之一。长期以来，由于缺乏基于个体风险的精准治疗策略，临床上通常依据移植类型、疾病复发风险等因素制订免疫抑制剂的预防性方案。MAGIC 算法虽然基于传统竞争风险回归模型，但在开发过程中融合了机器学习理念，如训练集与验证集分离、交叉验证、多模型筛选等方法，从而提高了模型的稳定性与临床实用性。我国学者基于 MAGIC 算法开展了一项针对 aGVHD 中高风险患者的甲泼尼龙预防性治疗临床试验。结果显示，接受预防性甲泼尼龙治疗的患者，其 2 级及以上 aGVHD 在移植后 100 天内的累计发生率显著低于对照组（35.5% vs. 66.7%）。该研究为应用算法作为临床决策支持工具在 aGVHD 风险预测及个体化治疗中应用树立了良好范式。

卷积神经网络（CNN）本质上属于黑箱模型，但由于其可视化能力、层次结构清晰及对局部特征处理的优越性，它在可解释性方面优于其他黑箱模型（如 MLP 和 XGBoost）。相关研究将 18 763 名受者及其供者的原始 HLA 信息及非 HLA 变量纳入 CNN 模型，并在模型训练过程中以可视化形式透明呈现各变量对预测结果的贡献，从而实现对 aGVHD 风险的有效区分。aGVHD 的预测受“高维度、低样本”挑战，即研究数据包含大量临床和生物学特征（高维度），但受限于患者队列规模相对有限（低样本），这一特点给预测模型的构建和稳定性带来了显著困难。随着机器学习算法的快速发展和优化，为 aGVHD 的精准预测提供了新的技术支持和研究前景。我国学者创新性提出“daGOAT”算法，该算法突破了传统方法对标准化数据采集流程的依赖，能够灵活适应真实世界医疗场景下的非均匀数据采集模式。创新性地实现了风险评分的动态更新机制，可随临床数据的实时更新而不断优化预测性能，并在有限样本条件下仍能保持优异的拟合性能。在研究队列的多中心验证中，daGOAT 模型对重度 aGVHD 的预测效能表现出色，其受试者工作特征曲线下面积（AUC）稳定保持在 0.78 以上。基于 daGOAT 模型对 aGVHD 进行风险预测并个体化加用芦可替尼的临床试验已完成受试者招募（ClinicalTrials，注册号：NCT05600855）。

慢性移植物抗宿主病（chronic graft versus host disease，cGVHD）具有复杂的发病机制，由先天性和适应性免疫系统的多重反应共同导致。一项研究采用光谱流式细胞术对 cGVHD 患者的 B 细胞免疫特征进行系统性分析，通过随机森林机器学习算法对多种标志物组合的预测效能进行量化评估。研究发现，$CD27^{+}$ $CD86^{+}$ $CD20^{-}$ B 细胞亚群可作为 cGVHD 的特异性诊断标志物。基于此发现构建的评分能够准确预测 cGVHD 的发生及进展。cGVHD 临床表现存在显著个体差异，有研究表明在儿科患者中其误诊率可达 28%。有研究应用支持向量机，结合免疫细胞表型、血浆生物标志物与临床特征构建了基于儿童群体的 cGVHD 诊断分类器，其 AUC 高达 0.89。时序分析表明，可溶性 CD13、ST2 和 ICAM-1 的血浆浓度水平与 cGVHD 发病时间呈现显著动态关联。目前正在开展前瞻性临床试验，以进一步评估该分类器的 cGVHD 预测性能（ClinicalTrials，注册号：NCT02067832）。

四、预后预测

机器学习在预测移植后患者生存及死亡风险方面也有重要应用。AL-EBMT 评分系统通过整合 10 项关键临床变量，成功建立了急性白血病患者异基因 HSCT 后的死亡风险预测模型。多中心外部验证研究证实，该模型对移植后 100 天死亡风险的预测效能良好，C 指数达到 0.7。研究进一步显示，随着评分值的升高，患者 2 年 OS 率和无白血病生存（LFS）率呈现明显的下降趋势。值得注意的是，在最高评分组患者中，2 年 OS 率和 LFS 率的 *HR* 分别高达 3.16 和 2.8，提示该评分系统可有效识别高风险患者群体。欧洲血液与骨髓移植学会（EBMT）移植并发症工作组应用 7 种机器学习模型对接受异基因 HSCT 的成人血液系统恶性肿瘤患者进行移植后总死亡和非复发死亡的风险预测。研究共纳入 33 927 例患者，其中预测死亡效果最好的模型为梯度提升（XGBoost），预测非复发死亡效果最佳的则为弹性网回归（ElasticNet）。然而，两者的 AUC 均未超过 0.65。尽管模型构建方法学严谨，结果依然显示其在提升预测能力方面的效果有限。我国学者构建回归模型，将临床特征及营养状态指标纳入分析，以预测接受脐带血 HSCT 患者的 OS。最终模型包括疾病状态、预处理方案、白蛋白水平及小腿皮褶厚度等变量。采用 Bootstrap 方法进行内部验证，模型 C 指数达到 0.80，然而该模型未在独立验证集中进行评估。无移植物抗宿主病无复发生存（GRFS）是一项关键的复合终点指标。一项多中心回顾性研究采用 Cox 比例风险回归联合 7 种机器学习算法构建堆叠集成模型用于 GRFS 预测。结果显示，尽管堆叠集成模型在 C 指数（0.67）上的预测性能略优于其他模型，但对 GRFS 的区分仍有限。当前尚缺乏有效的生存预测模型，尤其是在面对不同移植类型和移植物抗宿主病（GVHD）预防策略时，现有模型在预测准确性和广泛适用性方面仍有待进一步优化和提升。

五、展望

除本文探讨的研究方向外，人工智能在多个关键环节都具有重要的应用价值，在优化预处理强度、预测疾病复发等方面均有研究开展。尽管人工智能技术在移植相关数据分析中展现出显著优势，其临床应用仍面临重要挑战。首先，人工智能的有效性依赖于特定人群或数据集，在不同疾病特征、治疗体系或人群种族中可能出现性能下降，导致模型的临床可转化性与外推能力不足，影响临床转化价值；其次，深度神经网络等复杂算法虽具有强大的特征提取能力，但“黑箱”特性难以清晰呈现决策逻辑，从而在一定程度上影响了临床医师的信赖和接受程度。此外，人工智能在医学中的应用尚缺乏统一的伦理及法规监管框架，在数据偏倚、算法公平性和医疗责任认定等方面仍存在争议。未来发展方向应包括开发可解释性更强的混合模型架构，开展大规模多中心临床验证，以及建立针对移植领域的人工智能应用伦理指南，最终实现人工智能技术在 HSCT 中的安全、可靠应用。

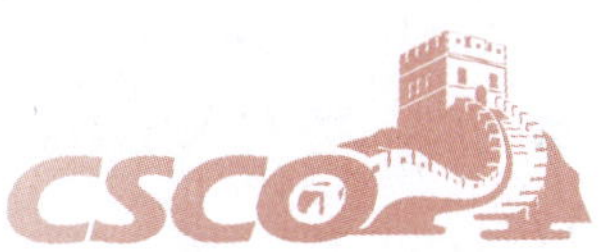

继发髓系白血病的诊治进展：挑战与希望

王韵　梁洋

中山大学肿瘤防治中心

一、引言

继发急性髓系白血病（secondary acute myeloid leukemia，sAML）是一个具有高度异质性和临床挑战性的疾病类别。广义上，它包含两大类：治疗相关髓系肿瘤（therapy-related myeloid neoplasms，t-MN），由既往针对恶性肿瘤（实体瘤或血液肿瘤）接受的细胞毒性治疗（化疗和 / 或放疗）所诱发；由前期髓系疾病进展而来的 AML，最常见的是由骨髓增生异常综合征（myelodysplastic syndrome，MDS）或骨髓增殖性肿瘤（myeloproliferative neoplasm，MPN）转化而来（通常称为 sAML，有时特指 MDS/MPN AML 后）。

sAML 占所有 AML 病例的 10%~30%，其发病率呈上升趋势，部分归因于癌症生存率的提高和细胞毒性治疗的广泛应用。sAML 患者通常年龄较大、体能状态较差、合并症多，且白血病细胞常伴有复杂核型和高危分子遗传学异常（如 *TP53* 突变、−7/7q−、−5/5q− 等），导致其对标准化疗反应不佳，缓解率低，复发率高，OS 显著短于原发 AML（de novo AML）。因此，深入理解 sAML 的流行病学特征、发病机制，优化诊断分型，探索有效的治疗策略，改善患者预后，是当前血液肿瘤领域的研究重点和难点。本文旨在全面回顾 sAML 诊治领域的最新进展并展望未来方向。

二、流行病学与危险因素

1. 发病率与趋势

sAML 占成人 AML 的 10%~30%，其中 t-MN 约占 5%~20%，由 MDS/MPN 进展而来的 sAML 更为常见。随着癌症幸存者数量的持续增加（尤其是乳腺癌、淋巴瘤、生殖细胞肿瘤、儿童肿瘤等长期生存者），以及高强度化疗、放疗、靶向治疗（如拓扑异构酶Ⅱ抑制剂烷化剂）、免疫治疗的应用，t-MN 的发病率预计将继续上升。人口老龄化也使得由前期 MDS（在老年人群中高发）进展为 sAML 的病例增多。

2. 明确的致病因素

（1）细胞毒性治疗

1）烷化剂（如环磷酰胺、美法仑、苯丁酸氮芥、白消安）：与 t-MDS/t-AML 关系最密切，潜伏期长（5~10 年），常伴有 −7/7q−、−5/5q− 等染色体异常，*TP53* 突变率高。

2）拓扑异构酶Ⅱ抑制剂（如依托泊苷、替尼泊苷、阿霉素、表柔比星）：潜伏期较短（1~3 年），常伴有涉及 *KMT2A*（MLL）、*RUNX1*、核心结合因子（*CBF*）等基因的平衡易位。

3）放疗：特别是大剂量、大范围照射，是明确的致病因素，常与烷化剂协同作用。

4）其他药物：免疫抑制剂（如硫唑嘌呤）、放射性核素治疗（如 ^{131}I）、某些新型靶向药物（如 PARP 抑制剂、氯法拉滨）的长期应用也与 t-MN 风险增加相关。

（2）前期血液系统疾病

1）MDS：是进展为 sAML 最主要的前期疾病。高危 MDS（如国际预后评分量表 IPSS-R 高危 / 极高危）进展风险显著增加。特定分子异常（如 *TP53* 突变、*ASXL1* 突变、*RUNX1* 突变、复杂核型）与更快进展相关。

2）MPN：特别是骨髓纤维化（MF）后期和真性红细胞增多症（PV）、原发性血小板增多症（ET）转化为 MF 后，进展为 sAML 的风险增加。*JAK2* V617F 突变负荷高、*ASXL1*/*SRSF2* 等附加突变、高风险核型（如单体 7、三体 8）是进展的危险因素。

3）再生障碍性贫血（aplastic anemia，AA）/ 阵发性睡眠性血红蛋白尿症（paroxy-smal nocturnal hemoglobinuria，PNH）：接受免疫抑制治疗（尤其是长期使用烷化剂如环磷酰胺）或存在克隆性造血的患者，发生 t-MN 的风险增加。

3. 克隆性造血（clonal hematopoiesis，CH）的作用

年龄相关的 CH［如不确定潜能克隆性造血（CHIP）、克隆性血细胞减少症（CCUS）］是 sAML（特别是 t-MN 和老年 sAML）发生的重要基础。携带 *DNMT3A*、*TET2*、*ASXL1*（DTA）等突变的造血干细胞克隆，在遭受细胞毒性损伤或炎症压力时，获得生存优势，并可能进一步积累驱动突变（如 *TP53*、*RUNX1*、*SRSF2*、*U2AF1* 等），最终发展为 sAML。接受细胞毒性治疗前的 CH 状态［尤其涉及 DNA 损伤修复基因（如 *TP53*、*PPM1D*）的突变］是预测 t-MN 发生的关键风险因素。CH 相关的突变谱和负荷对 sAML 的生物学行为、治疗反应和预后有显著影响。

三、分子发病机制与生物学特性

sAML 的发病是多重打击、逐步演进的过程。

1. 基因组不稳定性 细胞毒性治疗(尤其是烷化剂和放疗)直接损伤 DNA,诱导基因突变和染色体断裂/重排,是 t-MN 的始动因素。前期血液病本身也常存在基因组不稳定性。

2. 克隆选择与进化 在 DNA 损伤和骨髓微环境压力下,携带特定突变(如 *TP53*、DTA 突变)的造血干细胞克隆获得增殖和生存优势。这些"奠基克隆"持续积累额外的驱动突变(如涉及信号通路、转录因子、剪接因子、表观遗传调控因子的突变),最终转化为白血病克隆。克隆演化模式复杂,可呈线性或分支进化。

3. 特征性遗传学异常

(1)高频率复杂核型:sAML(尤其 t-MN)中复杂核型发生率显著高于原发 AML,常涉及 5 号、7 号、17 号染色体异常。

(2)*TP53* 突变高发:是 sAML 最突出、预后最差的分子标志物,在 t-MN(尤其是烷化剂相关)和由复杂核型 MDS 进展的 sAML 中突变率可高达 30%~50%。*TP53* 突变常伴随 17p 缺失(单体 17p),导致功能完全丧失。

(3)高危分子突变富集:*ASXL1*、*RUNX1*、*SRSF2*、*U2AF1*、*STAG2*、*EZH2* 等与不良预后相关的突变在 sAML 中发生率更高。

(4)低频率有利核型:涉及 CBF(*RUNX1-RUNX1T1*,*CBFB-MYH11*)或 *PML-RARA* 的有利核型在 sAML 中罕见。

(5)表观遗传调控基因突变:*TET2*、*DNMT3A*、*IDH1/IDH2* 等突变在 sAML 中常见,尤其在由前期 MDS/MPN 进展或与 CH 相关的病例中。

4. 骨髓微环境改变 前期疾病和细胞毒性治疗损伤骨髓基质细胞、内皮细胞,导致炎症因子(如 IL-6、TNF-α)水平升高,造血干细胞龛功能失调。这种促炎和促纤维化的微环境为白血病克隆的生存、增殖、耐药和免疫逃逸提供了支持。

四、诊断与分型

sAML 的诊断遵循 AML 的一般原则(骨髓或外周血中原始细胞≥20%),但关键在于识别其"继发"特性,并进行精确分型,这对预后判断和治疗选择至关重要。

1. 诊断标准

(1)符合世界卫生组织(WHO)或髓系肿瘤国际共识分类(ICC)关于 AML 的诊断标准(原始细胞≥20%)。

(2)明确的继发背景

1)有接受细胞毒性治疗(化疗/放疗)的病史(t-MN)。

2)有明确的 MDS、MPN、AA/PNH 等前期血液病史(sAML)。

(3)注意点:对于无明确前期病史或治疗史的老年患者,若伴有典型 sAML 的遗传学特征(如复杂核型、*TP53* 突变等),也应高度怀疑其可能起源于未诊断的 CH 或前期隐匿性 MDS。

2. 分型系统

(1)WHO 第 5 版(2022)分类:将髓系肿瘤分为六大类,其中 sAML 主要涵盖在以下类别中。

1)治疗相关髓系肿瘤(therapy-related myeloid neoplasms):这是一个独立大类,强调既往细胞毒性暴露史是核心诊断依据,无论其遗传学特征如何。但需注明其具体类型(t-MDS、t-AML、t-MDS/MPN)。

2)MDS 和 MPN 类别中,当原始细胞≥20% 时,即诊断为 AML(通常视为由该疾病进展而来)。

(2)国际共识分类(ICC,2022)

1)保留了治疗相关 AML(t-AML)作为独立实体。

2)将由 MDS 转化的 AML(AML-MRC)和由 MPN 转化的 AML 作为 AML 的重要亚型。AML-MRC 的诊断基于:①有 MDS 或 MDS/MPN 病史;或②虽无明确病史,但骨髓存在 MDS 相关的多系发育异常(≥2 系≥50% 细胞);或③存在 MDS 相关的细胞遗传学异常[如 −7/7q−,−5/5q−,i(17q),t(17p),13q−,11q−,12p−,单体 17,复杂核型等]。

3)强调了分子遗传学在分型中的重要性(如 *TP53* 突变 AML 作为独特亚型)。

(3)ELN 2022 遗传风险分层:虽然主要针对原发 AML,但其基于细胞遗传学和分子标志物的风险分层(有利、中等、不良)对 sAML 患者的预后判断具有重要参考价值。需注意 sAML 患者绝大多数属于不良核型组(如复杂核型、单体核型)或不良分子组[如 *TP53* 突变、*ASXL1* 突变、*RUNX1* 突变、*FLT3*-ITD 高等位基因比值比(allelic ratio,AR)等],因此绝大多数被归类为 ELN 2022 不良风险组。

3. 鉴别诊断

(1)原发 AML(de novo AML):这是最主要的鉴别对象。关键在于详细询问病史(既往肿瘤史及治疗史、前期血液病史)和全面的实验室评估(细胞形态学注意发育异常特征、细胞遗传学寻找 sAML 特征性异常、分子检测关注 *TP53* 等高危突变)。无相关病史且遗传学特征表现为有利/中等风险(如 *CBF* 易位、*NPM1* 突变无 *FLT3*-ITD)者更倾向原发 AML。

(2)加速期/急变期的慢性髓系白血病(CML-AP/BC):病史(慢性期病史)、脾大、外周血嗜碱性粒细胞增多、特征性的 Ph 染色体或 *BCR*::*ABL1* 融合基因检测可明确鉴别。少数 t-MN 或 sAML 也可出现 Ph 染色体,但通常无 *BCR*::*ABL1* 融合。

(3)伴有原始细胞比例增高的 MDS(MDS-EB):原始细胞比例是关键(<20% 为 MDS-EB,≥20% 为 AML)。但需注意,由 MDS-EB-2 进展至 sAML 是一个连续谱系,区分有时带有一定主观性。分子遗传学特征(如 *TP53* 突变负荷、突变谱复杂性)可能提供更多生物学信息。

(4)ALL:形态学、细胞化学(MPO,SBB)、免疫分型(淋系标志物 vs. 髓系标志物)是鉴别基础。

(5)骨髓侵犯的淋巴瘤或其他实体瘤:免疫分型、病理活检结合原发肿瘤病史可鉴别。

(6)非肿瘤性原始细胞增多:如严重感染、粒细胞集落刺激因子(G-CSF)应用后、巨幼细胞贫血、急性造血停滞等。通常为暂时性,无克隆性遗传学异常,去除诱因后可恢复。

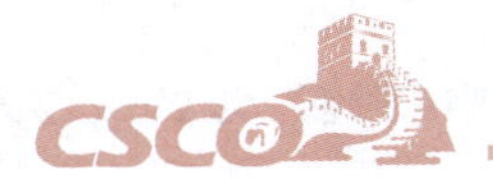

4. **诊断检查的关键要素**

(1)详细病史：全面记录既往所有恶性肿瘤诊断、治疗(药物名称、剂量、疗程、放疗部位剂量)、前期血液病史及持续时间。

(2)体格检查：评估一般状况、合并症、器官肿大、出血/感染体征。

(3)实验室检查

1)全血细胞计数及涂片：评估血细胞减少程度、原始细胞比例及形态、发育异常特征。

2)骨髓穿刺及活检：形态学(原始细胞比例≥20%，注意多系发育异常)、细胞化学(MPO)。

3)流式细胞术免疫分型：确定原始细胞免疫表型(髓系来源)，识别异常抗原表达(如CD7、CD56、CD2等)，评估残留正常造血。

4)染色体核型分析(G显带)：至关重要，用于检测染色体数目和结构异常(尤其复杂核型、-5/5q-、-7/7q-、单体核型等sAML特征性异常)。

5)分子遗传学检测：

必检基因：*NPM1*、*CEBPA*(双等位基因)、*FLT3*-ITD及TKD(需计算AR)、*TP53*(突变频率和变异等位基因频率至关重要)、*RUNX1*、*ASXL1*、*SF3B1*、*SRSF2*、*U2AF1*、*ZRSR2*、*STAG2*、*EZH2*、*IDH1*、*IDH2*、RAS通路基因(*NRAS*、*KRAS*、*PTPN11*)等。建议采用NGS panel检测。

融合基因检测(尤其当核型提示或形态提示时)：如*KMT2A*重排、*CBF*易位等(尽管在sAML中相对少见)。

6)其他：生化、凝血功能、感染筛查、脏器功能评估(心、肝、肾、肺)。

五、治疗策略

sAML的治疗极具挑战性。总体原则是个体化治疗，需综合考虑患者年龄、体能状态(PS)、合并症、前期治疗毒性累积情况、疾病生物学特征(尤其是遗传学风险)、治疗目标(治愈vs.延长生存vs.姑息)及患者意愿。绝大多数sAML患者属于ELN 2022不良风险组。

(一)诱导缓解治疗

目标：快速清除白血病细胞，达到CR，为后续巩固治疗(尤其是allo-HSCT)创造条件。

1. **适合强化疗的患者(年龄>60~65岁或老年但PS良好、无严重合并症、脏器功能储备良好)**

(1)传统“7+3”方案：仍是基础。但sAML患者对此方案的反应率显著低于原发AML(CR率为40%~50%，原发AML为60%~80%)，且缓解持续时间短。

(2)含大剂量阿糖胞苷的方案：如FLAG-Ida(氟达拉滨、阿糖胞苷、G-CSF、去甲氧柔红霉素)或CLIA(克拉屈滨、大剂量阿糖胞苷、去甲氧柔红霉素)。研究显示在不良核型AML(包括sAML)中可能获得比“7+3”更高的CR率和MRD阴性率，但毒性(尤其骨髓抑制和感染)更大。

(3)基于靶向药物的联合强化疗

1)BCL-2抑制剂(venetoclax)联合强化疗：维奈克拉(VEN)联合阿扎胞苷(AZA)在unfit患者中取得突破(见下文)，其在fit患者中与强化疗联合的研究正在进行。初步数据显示VEN联合FLAG-Ida或CLIA等高强度方案在初治高危/继发AML中可获得高CR/CRi率(>70%)和较高的MRD阴性率，但需警惕骨髓抑制延长和感染风险。这是当前研究热点。

2)IDH抑制剂：对于携带*IDH1*或*IDH2*突变的sAML患者(占10%~20%)，在诱导或挽救治疗中联合强化疗或去甲基化药物(HMA)显示出前景。

3)FLT3抑制剂：对于伴*FLT3*-ITD/TKD突变的sAML患者(发生率低于原发AML)，在诱导和巩固治疗中联合强化疗[(如“7+3”+米哚妥林(midostaurin)或吉瑞替尼(gilteritinib)]是标准方案(参照原发AML指南)，可改善生存。

4)CPX-351(脂质体柔红霉素/阿糖胞苷)：美国FDA和欧洲药品管理局(EMA)批准用于治疗新诊断的t-AML或由MDS/MPN转化的sAML(即AML-MRC)成人患者。其独特脂质体设计在体内维持接近1∶5的药物比例，靶向递送至骨髓并延长作用时间。在关键Ⅲ期研究中，与“7+3”相比，CPX-351显著提高了≥60岁sAML患者的CR/CRi率(48% vs. 33%)、DoR(中位数12.5个月vs. 6.3个月)和OS(中位数9.56个月vs. 5.95个月)。其优势在ELN不良风险组和*TP53*野生型患者中更明显。常见毒性是骨髓抑制延长和感染。CPX-351被认为是目前fit sAML患者，尤其是AML-MRC/t-AML患者的标准诱导选择之一。

(4)诱导治疗后的评估与后续决策

1)1~2个疗程后评估疗效(骨髓形态+流式MRD±分子MRD)。达到CR/CRi是进行allo-HSCT的前提。

2)未缓解(NR)或部分缓解(PR)：考虑挽救治疗或临床试验。

3)获得CR/CRi后：强烈推荐在身体状况允许且找到合适供者的情况下，尽快桥接allo-HSCT。这是目前唯一可能治愈sAML的手段。

2. **不适合强化疗的患者(年龄≥75岁，或<75岁但PS差、严重合并症、脏器功能不全)**

(1)传统低强度治疗：小剂量阿糖胞苷(LDAC)或支持治疗。疗效有限(LDAC CR率为10%~20%)，生存获益小。

(2)去甲基化药物(hypomethylating agents，HMA)

阿扎胞苷(AZA)或地西他滨(decitabine，DEC)：曾是unfit sAML患者的主要选择。单药CR/CRi率为15%~30%，OS中位数为6~10个月。优于支持治疗和LDAC。但疗效仍不理想，尤其对*TP53*突变患者。

(3)革命性突破：BCL-2抑制剂venetoclax(维奈克拉)联合HMA

1)VIALE-A研究：维奈克拉(VEN)联合阿扎胞苷(AZA)vs. AZA单药治疗unfit初治AML(包括>50%的sAML患者)。VEN+AZA组CR/CRi率高达66.4%(单药AZA 28.3%)，OS中位数显著延长(14.7个月vs. 9.6个月)。亚组分析显示sAML患者同样显著获益(CR/CRi率为61%，OS中位数为11.3个月)。

2)机制：VEN选择性抑制BCL-2蛋白，解除其对线粒体凋亡通路的抑制。sAML细胞(尤其依赖BCL-2生存的干细胞)对 VEN 高度敏感。HMA 可能通过下调 MCL-1 等其他抗凋亡蛋白增强 VEN 疗效。

3)成为新标准:VEN+AZA 方案已被全球指南推荐为 unfit 初治 AML(包括 sAML)患者的一线治疗方案,疗效显著优于单药 HMA。

4)优化与挑战:

剂量与疗程:标准方案为 VEN 400mg 口服 1~28 天(或至骨髓抑制恢复),AZA 75mg/m^2 1~7 天(皮下/静脉注射)。需密切监测血细胞,及时处理骨髓抑制(尤其第 1 周期),积极预防和支持治疗(抗感染、输血)。

TP53 突变患者:尽管 VEN+HMA 在 *TP53* 突变 AML(sAML 中高发)中的缓解率(CR/Cri 率为 40%~50%)高于传统化疗,但 DoR 极短(中位数为 5~7 个月),生存改善有限(OS 中位数为 6~10 个月)。探索更有效的方案(如联合免疫治疗、新型靶向药)是迫切需求。

耐药问题:原发性或继发性耐药仍存在。机制涉及微环境保护、其他抗凋亡蛋白(如 MCL-1)上调、代谢适应、干细胞特性等。克服耐药是研究重点。

(4)其他靶向药物联合 HMA

1)IDH 抑制剂(ivosidenib-IDH1,enasidenib-IDH2):联合 AZA 在初治 unfit *IDH* 突变 AML(含 sAML)中显示出高 CR/CRi 率和良好耐受性。为 *IDH* 突变 sAML 患者提供了有效选择。

2)FLT3 抑制剂:吉瑞替尼(gilteritinib)单药已被批准用于复发难治 *FLT3* 突变 AML。其联合 AZA 在 unfit 初治 *FLT3* 突变 AML(含 sAML)的研究中也显示出高缓解率和生存获益。

3)其他探索:联合 MDM2 抑制剂(*TP53* 野生型)、SMO 抑制剂、CD47 单抗等正在临床试验中。

(二)异基因造血干细胞移植(allo-HSCT)

allo-HSCT 是目前唯一可能治愈 sAML 的手段,对于获得 CR/CRi 的 fit 患者是标准巩固治疗。

1. 移植在 sAML 治疗中的地位

(1)绝大多数 sAML 患者即使获得 CR,单纯化疗或靶向治疗后的复发率极高,长期生存率极低。

(2)allo-HSCT 通过移植物抗白血病效应(GVL)可清除残留白血病细胞,提供治愈可能。

(3)研究一致表明,与单纯化疗相比,allo-HSCT 显著改善了 sAML 患者的 RFS 率和 OS 率。

2. 移植时机

(1)首次 CR(CR1)是进行 allo-HSCT 的最佳时机。此时肿瘤负荷最低,患者状态相对较好,移植相关病死率(TRM)相对可控,移植后生存获益最大。

(2)在 CR2 或疾病活动期移植,疗效显著下降,复发风险高,生存率低。

3. 供者选择

(1)同胞全相合供者(MSD):传统"金标准"。

(2)无关供者(MUD):随着 HLA 高分辨分型技术和支持治疗的进步,MUD 移植的疗效已接近 MSD。

(3)单倍体相合供者(haplo):得益于移植后环磷酰胺(PTCy)等 GVHD 预防方案的成功,haplo 移植在 sAML 中应用日益广泛,疗效与 MSD/MUD 相当甚至在某些研究中更优(尤其对于高危患者,可能提供更强的 GVL 效应),且供者来源广泛(父母、子女、兄弟姐妹)。

(4)脐带血(UCB):也是可行选择,尤其当无合适成人供者时。

(5)选择策略:优先选择年轻、健康、男性、CMV 血清状态匹配的 MSD 或 MUD。若无,haplo 或 UCB 是良好替代。

4. 预处理方案

(1)清髓性预处理(MAC):如 BuCy(白消安+环磷酰胺)、TBI-Cy(全身照射+环磷酰胺)。适用于年轻(通常>50~55 岁)、脏器功能良好的患者。抗白血病作用强,但毒性大,TRM 较高。

(2)减低强度预处理(RIC)或非清髓预处理(NMA):如 FluBu(氟达拉滨+白消安)、FluMel(氟达拉滨+美法仑)、FluTBI(氟达拉滨+低剂量 TBI)。适用于年龄较大(>55~60 岁)、合并症较多、体能状态稍差但仍能耐受移植的患者。依赖 GVL 效应清除肿瘤,TRM 相对较低,但复发风险可能略高于 MAC。对于多数 sAML 患者(尤其老年),RIC/NMA 是更常用的选择。

(3)个体化选择:需根据患者年龄、PS、合并症、疾病状态(肿瘤负荷)、供者类型等因素综合权衡选择 MAC 还是 RIC/NMA。

5. 移植后管理

(1)GVHD 预防与治疗:钙调磷酸酶抑制剂(环孢素、他克莫司)联合甲氨蝶呤或吗替麦考酚酯(MMF)是基础。PTCy 方案在 haplo 和 MUD 移植中广泛应用。GVHD(急性和慢性)是移植后主要并发症和死亡原因,需积极防治。

(2)感染防治:强有力的抗细菌、抗真菌、抗病毒[(尤其巨细胞病毒、EB 病毒、人类疱疹病毒 6 型(HHV6)]预防和治疗措施至关重要。

(3)维持治疗:探索用于降低移植后复发风险。

1)去甲基化药物(AZA/DEC):最常用。多项研究表明,在 allo-HSCT 后应用 HMA 维持治疗(尤其对高危 AML,包括 sAML)可显著降低复发率,改善 RFS 和 OS,且 GVHD 发生率增加有限。通常在移植后 30~100 天内开始。

2)靶向药物:

FLT3 抑制剂(索拉非尼、米哚妥林、吉瑞替尼):对于 *FLT3*-ITD AML 患者,移植后维持治疗可显著降低复发风险,改善生存,已成为标准实践。

BCL-2 抑制剂(维奈克拉):移植后 VEN 维持治疗在高危 AML(含 sAML)中的研究正在进行,初步数据提示安全可行,可能降低复发风险,但 GVHD 风险需密切关注。最佳剂量、疗程和启动时间待定。

IDH 抑制剂:对 *IDH* 突变患者,移植后维持也在探索中。

3)免疫治疗:供者淋巴细胞输注(DLI)、干扰素、ICI 等也在研究中,但需谨慎评估 GVHD 风险。

(4)MRD 监测:移植前后及维持治疗期间,定期监测 MRD(流式、分子)对预测复发、指导抢先干预(如 DLI、调整维持治疗)至关重要。

6. 移植预后 sAML 患者 allo-HSCT 后的生存仍低于原发 AML。影响因素包括以下内容。

(1)移植时疾病状态(CR1 vs. CR2 vs. 活动期)。

(2)细胞遗传学/分子风险(*TP53* 突变是最强不良预后因

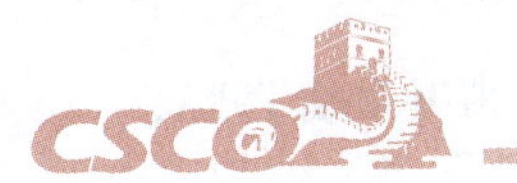

素，即使移植后复发率仍极高，长期生存率极低）。

（3）患者年龄、PS、合并症。

（4）供者类型和 HLA 相合度。

（5）预处理强度选择。

（6）移植后并发症（尤其 GVHD、感染）。

（7）移植后维持治疗的应用。

尽管挑战巨大，allo-HSCT 仍是目前为 sAML 患者提供长期生存甚至治愈希望的最重要手段。

（三）复发 / 难治性（R/R）sAML 的治疗

R/R sAML 预后极差，治疗选择有限，鼓励参加临床试验。

1. 靶向治疗

（1）FLT3 抑制剂：吉瑞替尼单药是 R/R *FLT3* 突变 AML 的标准治疗（ADMIRAL 研究）。奎扎替尼（quizartinib）在特定地区获批。

（2）IDH 抑制剂：艾伏尼布（ivosidenib）用于 R/R *IDH1* 突变 AML，恩西地平（enasidenib）用于 R/R *IDH2* 突变 AML。单药有效，也可联合 HMA 或化疗。

（3）BCL-2 抑制剂维奈克拉：可尝试用于 R/R sAML，尤其是既往未暴露于 VEN 过的患者。可单用或与 HMA、LDAC 或其他靶向药（如 FLT3 抑制剂、IDH 抑制剂）联合。疗效因既往治疗史和遗传背景而异。

（4）其他靶点药物：TP53 稳定剂（如 APR-246 eprenetapopt 联合 AZA）、MDM2 抑制剂（*TP53* 野生型）、SMO 抑制剂（glasdegib）、CD47 单抗（magrolimab）、menin 抑制剂（针对 *KMT2A* 重排或 *NPM1* 突变）等均在临床试验中展现出潜力。

2. 化疗再诱导　对于既往对化疗有反应、体能状态允许的患者，可考虑含大剂量阿糖胞苷的方案（如 FLAG-Ida、CLIA）或含 CPX-351 的方案（如果一线未使用过）。缓解率有限且短暂。

3. 免疫治疗

（1）ADC：吉妥珠单抗奥唑米星（gemtuzumab ozogamicin，GO）靶向 CD33，对 CD33$^+$ AML 有效（尤其低表达 P 糖蛋白即 P-gp 者）。在部分 R/R AML（含 sAML）中可诱导缓解。

（2）双特异性抗体

1）CD3-CD123 双抗（flotetuzumab）：在原发性诱导失败 / 早期复发的 AML（PIF/ER AML，sAML 常见）中显示出活性。

2）CD3-CD33 双抗（如 AMG 673，AMV564）：处于临床试验阶段。

（3）CAR-T 细胞治疗：在 AML（包括 sAML）中仍面临靶点选择（正常造血干细胞也表达）、抗原逃逸、免疫抑制微环境、制备时间长等挑战。靶向 CD33、CD123、CLL-1、FLT3 等的 CAR-T 研究正在进行，部分病例报道有效，但持久性、安全性和普及性仍需突破，是未来重要方向。

4. 二次 allo-HSCT　对于首次移植后较长时间复发（通常 >6 个月）、体能状态尚可、能找到合适供者的患者，二次移植是潜在选择，但 TRM 高，长期生存率低，需谨慎评估。

六、MRD 监测与预后评估

MRD 监测在 sAML 管理中扮演着越来越重要的角色。

1. 监测意义

（1）预测复发风险：治疗（诱导、巩固、移植）后达到形态学 CR 但 MRD 阳性（无论流式还是分子水平检查）的患者复发风险显著高于 MRD 阴性者。

（2）评估治疗反应深度：MRD 阴性是更深层次缓解的标志。

（3）指导治疗决策

1）CR 但 MRD 阳性：提示需要更强的巩固治疗（如更早桥接 allo-HSCT）或启动维持 / 抢先干预治疗（如 DLI、靶向药维持）。

2）巩固 / 维持治疗期间 MRD 转阳或升高：提示即将复发，须及时干预。

3）allo-HSCT 后 MRD 监测对指导抢先免疫治疗（DLI）或靶向维持至关重要。

（4）替代终点：在临床试验中，MRD 状态（尤其 MRD 阴性）可作为评估新药 / 新方案有效性的重要早期替代终点。

2. 监测技术

（1）多参数流式细胞术（MFC）：基于白血病相关免疫表型（LAIP）或差异表达分析（DfN）。灵敏度可达 10^{-3}~10^{-4}。适用于大多数患者（>90%），但需标准化操作和数据分析。

（2）实时定量聚合酶链反应（qRT-PCR）：适用于有特定分子标志物（*NPM1* 突变、*CBF* 融合基因、*RUNX1*::*RUNX1T1*，*CBFB*::*MYH11*，*PML*::*RARA*、*KMT2A* 重排等）的患者。灵敏度极高（可达 10^{-5}~10^{-6}）。对于 sAML，*NPM1* 突变相对少见，*CBF* 融合罕见，限制了其应用。

（3）数字 PCR（dPCR）：灵敏度更高，定量更精确，尤其适用于低丰度突变检测和监测。

（4）二代测序（NGS）：可同时监测多个基因突变（尤其适用于 sAML 常见的 *TP53*、*RUNX1*、*ASXL1*、*SRSF2* 等突变）。灵敏度取决于突变等位基因频率和测序深度（通常 10^{-3}~10^{-4}）。可追踪克隆演变。对驱动突变的持续监测意义更大。需区分克隆造血相关突变（CHIP）和白血病驱动突变。

3. 在 sAML 中的挑战与策略

（1）sAML 常缺乏稳定的、高灵敏度的单一分子标志物（如 *NPM1*）。

（2）复杂克隆结构和克隆演变可能导致靶标丢失。

（3）推荐组合应用多种技术（MFC+NGS）以提高检出率和可靠性。

（4）动态监测（在关键治疗节点：诱导后、巩固后、移植前、移植后定期）比单次检测更有价值。

（5）明确区分白血病相关突变和年龄相关 CH 突变至关重要（需结合突变等位基因频率变化趋势、功能意义、克隆大小等）。

七、预后

sAML 的总体预后远差于原发 AML。

1. 主要不良预后因素

（1）前期疾病 / 治疗因素：t-MN 通常比由 MDS/MPN 转化的 sAML 预后更差。烷化剂相关 t-MN 比拓扑异构酶Ⅱ抑制剂相关者预后更差。

（2）年龄与体能状态：高龄、PS 差是独立不良预后因素。

(3)细胞遗传学：复杂核型（≥3 种异常）、单体核型（尤其涉及 5、7、17 号染色体）、-5/5q-、-7/7q- 是公认的高危标志。

(4)分子遗传学：*TP53* 突变（尤其伴随 17p 缺失）是最强、最一致的不良预后因素，与极高复发率和极短生存期相关。其他如 *RUNX1* 突变、*ASXL1* 突变、*SRSF2* 突变、*U2AF1* 突变、*STAG2* 突变、*EZH2* 突变等也与不良预后相关。*FLT3*-ITD（尤其高 AR）也是不良因素。有利突变（*NPM1*，双等位 *CEBPA*）在 sAML 中罕见。

(5)对治疗的反应：诱导治疗失败、未能达到 CR、CR 但 MRD 阳性是显著不良因素。

(6)未接受 allo-HSCT：无法进行 allo-HSCT 的患者预后极差。

2. 预后模型

(1)基于 sAML 特定人群开发的预后模型（如包含治疗史、年龄、细胞遗传学、分子标志物等）比通用 AML 模型（如 ELN 2022）更能准确分层。

(2)例如，包含 *TP53* 突变状态、复杂核型、年龄等的模型对预测生存价值高。

(3)*TP53* 突变 sAML，无论是否伴复杂核型，均构成一个独特的、预后最差的分子亚群。

3. 生存数据

(1)总体：历史数据显示，接受传统治疗的 sAML 患者 OS 中位数仅为 6~12 个月，5 年 OS 率<10%。

(2)现代治疗时代

1)fit 患者：接受 CPX-351 等强化诱导并成功桥接 allo-HSCT 者，长期生存率可达 30%~40%（但 *TP53* 突变患者仍<10%）。

2)unfit 患者：VEN+AZA 方案将 OS 中位数提升至 12~14 个月（是单药 AZA 的近 2 倍），20%~30% 患者生存期>2 年。但 *TP53* 突变患者 OS 中位数仍仅为 6~10 个月。

(3)*TP53* 突变 sAML：代表了预后最恶劣的亚型，无论采用何种治疗（包括 allo-HSCT），长期生存率极低（<10%），是亟待突破的领域。

八、挑战与未来展望

尽管在 sAML 的认知和治疗上取得了显著进展，特别是 VEN+HMA 在 unfit 患者中的突破和 CPX-351 在 fit 患者中的应用，以及 allo-HSCT 技术的优化和维持治疗的探索，但 sAML，尤其是 *TP53* 突变亚型，仍然是治愈率低、预后恶劣的疾病。未来研究需聚焦以下方向。

1. 深入解析发病机制与异质性

(1)利用单细胞多组学技术（转录组、基因组、表观组、蛋白组）描绘 sAML（尤其 t-MN）从克隆造血、前期疾病到白血病转化的全貌及克隆演化轨迹。

(2)阐明 *TP53* 突变 sAML 独特的生物学特性和耐药机制（如基因组不稳定性、干细胞特性、免疫逃逸）。

(3)研究骨髓微环境（纤维化、炎症、代谢）与白血病细胞相互作用的机制，寻找干预靶点。

2. 开发针对高危亚型（尤其 *TP53* 突变）的有效疗法

(1)靶向 TP53 通路

1)开发恢复突变型 p53 正常构象和功能的药物（如 APR-246 eprenetapopt 的优化及新一代药物）。

2)靶向替代性凋亡通路（如优化 BCL-2 抑制策略，联合 MCL-1 抑制剂如 S63845/MIK665）。

3)靶向 DNA 损伤修复缺陷（如联合 PARP 抑制剂、ATR 抑制剂）。

(2)免疫治疗：

1)探索新型免疫检查点（如 LAG-3、TIM-3、TIGIT）抑制剂。

2)开发针对 sAML 特异性抗原（如新抗原、过表达抗原 PRAME/WT1）的 T 细胞疗法（TCR-T、CAR-T）、疫苗或双抗。

3)探索巨噬细胞检查点 CD47 抑制剂（如 magrolimab）在 *TP53* 突变 AML 中的潜力（*TP53* 突变可能上调 CD47）。

4)优化同种异体免疫（如 DLI）策略。

(3)表观遗传治疗：探索新型 HMA、组蛋白去乙酰化酶抑制剂（HDAC 抑制剂）、组蛋白甲基转移酶抑制剂（如 EZH2 抑制剂）等单用或联合靶向 / 免疫治疗。

(4)基于机制的药物组合：设计能协同克服耐药、靶向干细胞的联合方案（如 VEN+HMA+ 靶向 TP53 通路的药物 / 免疫调节剂）。

3. 优化现有治疗策略

(1)VEN+HMA 方案的优化：探索预测疗效 / 耐药的生物标志物，调整剂量 / 疗程以减少骨髓抑制，研究克服耐药（如 MCL-1 上调）的联合策略。

(2)提高 allo-HSCT 疗效

1)开发更低毒、更强抗白血病活性的预处理方案。

2)优化 GVHD 预防（如基于 PTCy 方案的改进，新型免疫抑制剂如 JAK 抑制剂鲁索替尼）。

3)精准指导移植后维持治疗（基于 MRD 和分子特征）：优化 VEN、HMA、FLT3 抑制剂、IDH 抑制剂等的应用策略（启动时机、剂量、持续时间），探索新药维持。

4)提高抢先干预（基于 MRD）的有效性和安全性。

(3)MRD 驱动的个体化治疗：将 MRD 状态深度整合到治疗决策树中，实现更精准的“升级”或“降级”治疗。

4. 早期干预与预防

(1)识别高危人群：在癌症患者接受细胞毒性治疗前或 MDS/MPN 患者中，利用基因测序（检测 CH 相关突变，尤其 *TP53*、*PPM1D*、*DNMT3A* 等）结合临床因素建立更精准的 sAML 风险预测模型。

(2)探索预防策略：对于携带高危 CH 或处于 MDS/MPN 早期的高危患者，研究低毒性药物（如 HMA）或靶向药物（如 VEN）干预能否延缓或阻止向 sAML 的转化。

5. 推进转化研究与临床试验

(1)加强基础研究与临床实践的紧密结合，利用患者来源的异种移植（PDX）模型、类器官等平台加速新药筛选和验证。

(2)设计针对 sAML 特定亚群（尤其 *TP53* 突变、治疗相关）的专属临床试验，避免与原发 AML 混同。

(3)探索真实世界研究数据与临床试验数据的互补价值。

(4)关注治疗相关的生活质量（QoL）和长期生存者的远期并发症。

九、结语

sAML代表了AML中一组具有独特病因、复杂生物学和不良预后的高危亚型。随着对克隆造血作用认识的深化、分子诊断技术的普及、靶向药物(特别是BCL-2抑制剂维奈克拉)的突破性进展,以及异基因造血干细胞移植技术及支持治疗的不断优化,sAML的治疗格局正在发生积极转变,部分患者的生存期和生活质量得到了显著改善。然而,挑战依然严峻,尤其是*TP53*突变sAML患者的预后仍令人沮丧。未来需要深入探索疾病的本质,开发针对高危亚型的创新疗法,优化现有治疗策略(包括精准的MRD指导),并积极探索预防和早期干预的可能性。通过多学科协作和持续不断的转化研究与临床试验,我们有望最终改善这一难治性疾病的预后,为患者带来更多生存希望。

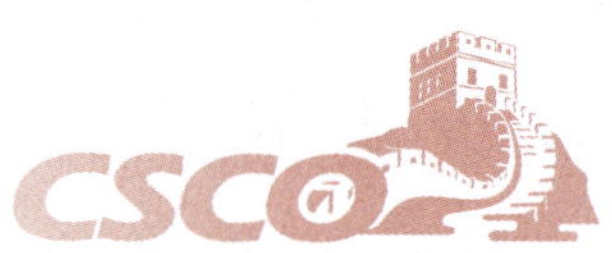

通用型 CAR-T 细胞治疗研究进展

王维嘉仪　梅恒
华中科技大学同济医学院附属协和医院

CAR-T 细胞疗法在血液系统恶性肿瘤的治疗中取得了突破性进展，已成为血液病患者临床治疗过程中重要的一环。目前有 6 种自体 CAR-T 产品已获美国 FDA 批准上市，主要应用于 B 细胞恶性肿瘤和多发性骨髓瘤的治疗，并显著改善了复发 / 难治性患者的预后。然而，自体 CAR-T 仍存在诸多不足，如制备周期长、成本高昂、多线治疗后患者自身的 T 细胞状态不佳等，大大限制了临床应用。为解决以上问题，人们将目光投向了通用型 CAR-T（universal CAR-T，UCAR-T）的研发。UCAR-T 通过基因工程技术对来自健康人群的 T 细胞进行改造，进而制备可长期储存、批量生产的“现货型”CAR-T 细胞。尽管通用型 CAR-T 存在诸多优势，但仍有许多问题亟待解决，如 GVHD 和宿主免疫排斥反应等，需要更深入地进行研究。目前，临床试验产品中主要采用的方法为对 T 细胞进行基因编辑以降低免疫排斥反应风险和采用可天然避免 GVHD 的细胞亚群进行改造。随着技术的发展，全球范围内针对通用型 CAR-T 正开展多项临床试验，旨在进一步探究其疗效及安全性。本文将综述当前 UCAR-T 细胞治疗的主要临床研究进展及面临的核心挑战，以期为进一步研究与临床应用提供参考。

一、采用基因编辑 T 细胞技术的 UCAR-T 临床研究进展

外周血 T 细胞是最常用、最容易获得的 CAR-T 细胞来源，研究者通常采用基因编辑技术降低其免疫风险并增强持久性。目前，多种针对不同靶点的 UCAR-T 产品已进入临床研究阶段，显示出良好的潜力。

（一）靶向 CD19 的 UCAR-T 细胞治疗

CD19 的升高多见于 B 细胞恶性肿瘤，是 CAR-T 细胞疗法中最早、最成熟的治疗靶点之一。目前已有多个靶向 CD19 的 UCAR-T 产品进入临床研究阶段，并显示出良好的疗效与安全性。

Cema-Cel 前身是 Allo-501，敲除了 *TRAC* 与 *CD52* 基因，主要应用于 R/R LBCL 患者。该系列产品已在 ALPHA（NCT03939026）与 ALPHA 2（NCT04416984）试验中完成初步验证，并展现出良好的安全性和与自体 CAR-T 细胞治疗相当的疗效。最新研究结果显示，在纳入的 33 例患者中，ORR 与 CR 率分别为 58% 和 42%，其中 CR 患者的 DoR 中位数达 23.1 个月，提示其具备持久缓解的潜力。最常见的不良反应是血液学毒性，未见 GVHD、ICANS 和 ≥ 3 级 CRS 发生。目前，Ⅱ期 ALPHA 3 研究已于 2024 年 6 月启动，拟将 Cema-Cel 用于治疗在接受过 6 个周期 R-CHOP 治疗或其他化学免疫疗法后仍存在 MRD 阳性的患者，作为“第 7 个周期”的治疗方案，标志着其向临床应用更进一步发展。

（二）靶向 BCMA 的 UCAR-T 细胞治疗

多发性骨髓瘤（MM）是血液系统第二常见的恶性肿瘤，BCMA 分子在骨髓瘤细胞中高度表达，而在正常组织中分布有限，使其成为 MM 理想的治疗靶点。

异基因治疗的 ALLO-715 是一款靶向 BCMA 的 UCAR-T 细胞产品，已在Ⅰ期 UNIVERSAL 研究（NCT04093596）中完成中期评估。数据显示，在纳入的 43 例 R/R MM 患者中，共有 24 例（56%）达到缓解，其中 15 例（35%）达到了 VGPR 及以上，提示其具有良好的抗肿瘤活性。在安全性方面，CRS 发生率为 56%（24 例），其中 ≥ 3 级 1 例；ICANS 发生率为 14%（6 例），且均为 1~2 级；未报告有 GVHD 发生。作为首个靶向 BCMA 的 UCAR-T 产品，尽管与自体 CAR-T 相比在疗效上有所不足，但其安全性与有效性的验证仍为以 BCMA 为靶点的治疗带来了希望。

（三）靶向 CD7 的 UCAR-T 细胞治疗

CD7 在 T 细胞恶性肿瘤中高度表达，相较于其他分子，靶向 CD7 的 UCAR-T 特别之处在于“自相残杀”现象。目前常采用基因编辑技术同时敲除 CD7 与 TCR 分子，以规避对产品质量和疗效的影响。

RD13-02 是一款 CD7 UCAR-T 产品，敲除了 CD7、TRAC 和 HLA-Ⅱ相关基因。其一期临床试验（NCT05716113）结果显示，可评估的 17 例 T-ALL/LBL 患者整体 CR/CRi 率高达 94%，在 CR/CRi 的患者中，100% 达到 MRD 阴性。不良反应包括 2 例 3 级 CRS（DL2/DL3 各 1 例）和 1 例 1 级 GVHD，未见 DLT 和 ICANS 报告。该研究后续将重点评估展现出良好耐受性的 DL1 剂量组，以期在 CD7 UCAR-T 上获得更好的疗效与安全性的平衡。

（四）靶向其他靶点的 UCAR-T 细胞治疗

CD22 也是 B 细胞表面的重要抗原分子，可在 CD19

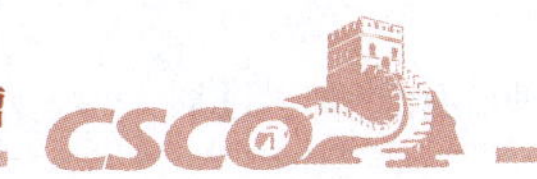

缺失的B细胞中维持表达，是CD19的理想替代靶点。UCART22在Ⅰ期BALLI-01研究（NCT04150497）中展现出良好的安全性和初步疗效。在FCA-DL3组中，6例患者中有3例（50%）获得治疗反应，并均成功达到MRD阴性。在接受治疗的18例患者中，报告的不良反应包括1例2级皮肤GVHD，未观察到DLT、ICANS和≥3级CRS。

CD70分子在正常情况下仅在活化的淋巴细胞上短暂出现，但研究发现，其在多种血液系统肿瘤和实体瘤中存在异常表达。CTX130是一款靶向CD70的UCAR-T细胞产品，其1期临床试验（NCT04502446）共纳入39例复发/难治性T细胞淋巴瘤患者，其中18例获得治疗反应。在DL3及以上水平的31例患者中，ORR达51.6%，CR率为19.4%。不良反应中最常见的是CRS，发生率为67%，其中3例≥3级；10%的患者出现1~2级ICANS。目前，其下一代产品CTX131也已进入临床研发阶段，以期获得更好的疗效。

二、采用非基因编辑技术的UCAR-T临床研究进展

除基因编辑策略外，利用天然具有低GVHD风险的其他类型免疫细胞是通用型细胞治疗技术的另一重要方向，目前已有临床试验对其安全性和效果进行初步探索。

（一）NK细胞

NK细胞是一种先天免疫细胞，其不利用TCR进行免疫识别，而是通过激活性和抑制性分子进行活化调控，天然规避了GVHD风险。目前已有众多CAR-NK产品进入临床试验，展现出良好的安全性和一定的疗效。

NCT03056339使用脐带血来源NK细胞，以CD19为靶点，面向复发或难治性非霍奇金淋巴瘤（NHL）或慢性淋巴细胞白血病（CLL）患者。在安全性方面，所有患者均未有≥3级CRS和ICANS、GVHD发生。在疗效上，83%患者达到总体缓解，64%达到CR，且CAR-NK细胞以低水平保持达12个月，验证了CAR-NK疗法的安全性与有效性，为后续研究提供了极大的支持。

同时，健康供体外周血来源的CAR-NK疗法也展现出了一定的潜力。NKX019同样靶向CD19，其初步结果（NCT05020678）显示，在高剂量组中有80%患者达到OR，70%达到CR，同时未见有DLT、ICANS、GVHD和≥3级CRS发生，进一步支持了CAR-NK疗法的发展。

（二）iNK细胞

除上述提及的NK细胞来源外，诱导多能干细胞（iPSC）衍生的细胞也受到了广泛关注。iNK细胞由于具有良好的增殖活性和细胞毒性作用，且易于进行CAR的插入，成为了CAR-NK的重要种类。

FT596是一款用于治疗复发/难治性B细胞淋巴瘤患者的CAR-iNK产品。其1期试验结果（NCT04245722）共纳入患者84例，未见≥3级CRS，ICANS和GVHD报告。在方案B（FT576+利妥昔单抗）中，滤泡性淋巴瘤患者的ORR达到100%，CR率为85%；在大B细胞淋巴瘤患者中，ORR为38%，CR率为25%，而在排除原发性DLBCL患者后ORR达到82%，CR率达到64%，这可能与肿瘤微环境的不同有关。总之，FT596在既往接受过大量治疗的B细胞淋巴瘤患者中显示出良好的耐受性和初步活性，凸显了CAR-iNK疗法的巨大潜力。

（三）NKT细胞

NKT细胞是一种具有NK细胞和T细胞特点的特殊的免疫细胞，其TCR受到限制，特异性识别CD1d呈递的糖脂类抗原。其中，在CAR-T领域发挥作用的主要是iNKT亚群。

KUR-502是同种异体的CAR-iNKT产品，其临床试验（NCT00840853）初步结果显示具有良好的耐受性，未报告GVHD，仅有1例1级CRS。同时，在7例NHL患者中，3例有治疗反应，其中2例达到CR。这项研究的初步结果表明了CAR-iNKT即使在低剂量下也能介导复发或难治性NHL和ALL患者的客观反应，验证了其治疗效果。

（四）其他细胞

γδT细胞是一种天然存在的T细胞亚群，不存在主要组织相容性复合体（major histocompatibility complex，MHC）限制性，因此成为另一种具有先天优势的CAR-T细胞来源。靶向CD20的ADI-001目前已进入临床试验阶段（NCT04735471），其初步结果未报告≥3级CRS与ICANS，同时亦无GVHD发生。在疗效方面，ORR与CR率均为67%（4/6），且治疗后随访3个月的2例患者均保持CR，显示出良好的临床潜力。

病毒特异性T细胞（VST）是一种可以特异性识别并清除病毒感染的T细胞亚群，其TCR受到限制从而大幅降低了GVHD风险。在TT11X的临床试验（NCT04288726）中，可评估的13例患者里ORR达到69.2%；安全性上，所有患者中均未观察到ICANS与GVHD发生，无≥3级CRS，具有良好的耐受性。

对于接受过HSCT的患者，采用供体来源的T细胞也可以降低GVHD的发生风险。一项临床试验（NCT03389035）显示出了较好的结果，无GVHD、ICANS和DLT发生，仅有3例1~2级CRS。其中最高剂量组的7例患者中有6例达到CR/CRi，且6例CR中有5例达到MRD阴性。但这种方式仍依赖于供体细胞，需要较长的制备时间。

巨噬细胞由于其趋化特性和抗肿瘤能力，在实体瘤的治疗中展现出了新的可能。巨噬细胞不依赖TCR-MHC的识别，降低了GVHD的风险，同时也可以通过重塑肿瘤微环境发挥抗肿瘤作用。异体CAR-M（巨噬细胞）已在临床前试验中展示出了治疗潜力，但目前仍未有相关临床试验开展。

三、UCAR-T细胞疗法面对的主要挑战

（一）GVHD

GVHD是利用外周血T细胞为来源的UCAR-T疗法中面对的关键问题之一，相较于自体CAR-T，来源于供者的CAR-T细胞由于与受者HLA不匹配而对其正常组织进行攻击，产生免疫排斥反应。

研究者采取了多种方法来避免GVHD的发生，最常用的手段为TCR受体的抑制。目前主要有两种方式：通过基因编辑技术直接敲除*TRAC*基因/将CAR等目的基因转入*TRAC*基因中和非基因编辑技术。直接敲除的代表为UCART19，其利用转录激活子样效应因子核酸酶技术（TALENs）敲除*TRAC*和*CD52*基因，以降低GVHD的发生风险。临床试验有2例1级皮肤GVHD发生，整体安全性可控，但对基因的

多次改造，包括基因的敲除和 CAR 的转入，使脱靶等风险显著提高。另一种基因编辑的方法则避免了这一点，CTX110 通过 CRISPR/Cas9 技术将 CAR 插入 *TRAC* 基因中，减少了编辑次数，其 1 期临床试验 CARBON（NCT04035434）未报告有 GVHD 发生，显示出良好的安全性。另一种方式则是采用非基因编辑手段，目前主要为 Celyad 公司的相关产品。CYAD-101 采用质粒转入 TIM 分子，而 CYAD-211 则是通过 shRNA 技术降低 TCR 复合物的表达，两款产品均未有 GVHD 的报告。内质网保留技术是另一种非基因编辑手段，通过将 TCR-CD3 复合体截留在内质网内下调 TCR 的水平。ThisCART 平台通过使用抗 CD3 scFv-KDEL 截留 TCR，其产品 ThisCART19 的 1 期临床研究（NCT05350787）的所有可评估患者均达到 MRD 阴性；另一项试验通过 CD3ζ-ERR 构建体截留 TCR，在体外试验中也展示出了一定的潜力。相较于基因编辑潜在的脱靶风险，非基因编辑技术有着更好的安全性，随着相关技术的不断优化，非基因编辑平台有望成为未来 UCAR-T 疗法发展的重要方向。

（二）宿主抗移植物反应 HVG

宿主抗移植物反应（host-versus-graft，HVG）是 UCAR-T 面临的另一项重要挑战。由于供者和受者的 HLA 不匹配，因此输注的 CAR-T 细胞被患者自身免疫排斥，具体表现为 CAR-T 细胞被快速清除，持续时间短或抗肿瘤疗效减弱，复发率升高等。

加强在 CAR-T 细胞输注前的淋巴细胞清除是一种可行的方法。对于通用型 CAR-T，在敲除 CD52 同时联合抗 CD52 的阿仑单抗（alemtuzumab）可以更深度地清除。ALLO-501 系列使用了阿仑单抗进行清淋，观察到长达 4 个月的 CAR-T 细胞扩增，且 DoR 中位数达到 23.1 个月。相比于采用加强的化疗方案带来的副作用风险，靶向清除淋巴细胞的策略具有更高的安全性，有着更大的应用潜力。

HVG 最根本的原因是 HLA 不匹配，因此，改变 MHC 分子在 CAR-T 细胞上的表达可以从根源上提供解决方案。许多临床试验采用了敲除编码 MHC-Ⅰ分子 β_2- 微球蛋白的 *B2M* 基因来避免 HVG，但应用的技术略有差别：CTX110/CTX130 采用 CRISPR/Cas9 技术敲除 *B2M* 基因，而 KUR-502 采用的是短发夹 RNA（shRNA）技术抑制 *B2M* 的表达。然而，MHC-Ⅰ分子的缺失会导致 NK 细胞的“自我缺失”效应，对 CAR-T 细胞进行杀伤。提高其他 NK 细胞抑制性分子的表达可以帮助解决这一问题，PBCAR19B 通过 shRNA 抑制 *B2M* 表达，同时插入 *B2M*：：*HLA-E* 融合基因，HLA-E 结合 NK 细胞的抑制性受体 NKG2A 来避免其激活。而对于 MHC-Ⅱ类分子，通常采用的方法是对其进行抑制，从而有效避免被 $CD4^+$ T 细胞识别而杀伤。例如，KUR-502 在抑制 *B2M* 的同时也抑制了 MHC-Ⅱ的表达，全面降低了其免疫原性，提高了细胞的异体适应性。

四、总结

通用型 CAR-T 细胞治疗技术由于其在成本、制作周期和可及性等方面的优势，已成为细胞免疫治疗的研究热点之一。目前已有多种产品进入临床试验阶段，展现了 UCAR-T 技术的巨大潜力。然而，UCAR-T 技术仍面临许多挑战，其中最核心的问题是由供受体 HLA 不匹配引发的免疫排斥反应，包括 GVHD 和 HVG。目前已有一些措施可以改善上述问题，如通过基因编辑手段敲除 *TCR*、*MHC* 等相关基因，或利用天然低 GVHD 风险的细胞等方法来降低免疫排斥概率。虽然这些技术在不同程度上提高了治疗的安全性，但仍面临脱靶效应、功能损伤及持久性不足等问题，尚需进一步优化和验证。

总体而言，UCAR-T 疗法具有广阔的应用前景。未来研究方向应着重于优化 CAR-T 细胞在体内的持久性并进一步降低免疫排斥的发生概率，在疗效和安全性之间寻找一个更优的平衡。随着技术的不断进步，UCAR-T 有望扩展更广泛的适用范围，为更多患者带来希望。

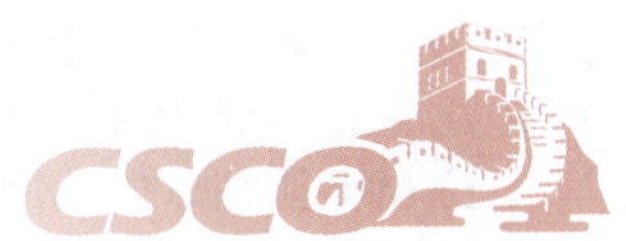

异基因移植后白血病复发防治

王昱
北京大学人民医院

白血病复发仍然是allo-HSCT后死亡的主要原因。由中国学者首创的改良的供者淋巴细胞输注(DLI)系统仍是中国HSCT后复发管理的支柱。此外,考虑到单倍体相合供者(HID)潜在的强效移植物抗白血病(GVL)效应,中国与其他国家在供者人群方面的差异可能包含对复发高风险患者的供者选择。在中国,HID一直是allo-HSCT供者的最大来源,自2019年以来已增加到60%以上;而根据国际血液与骨髓移植登记中心(CIBMTR)的2023年数据,HID仅占供者总数的21%,次于相合非亲缘供者(URD)。此外,可测量MRD监测的进展重点也有所不同,包括采用的监测方法及其与风险分层指导的(risk-adapted)复发管理的整合。

allo-HSCT后白血病复发相关领域出现了很多新进展:①改良的DLI和干扰素α(IFN-α)的风险分层指导的策略的细化;建立"整体治疗",包括allo-HSCT、MRD检测和风险分层指导的DLI(联合或不联合IFN-α);②对于高危人群,特别是HSCT前MRD阳性患者,单倍体HSCT优于全相合HSCT的新增证据;③MRD检测技术的快速发展,如基于NGS和基于白血病干细胞(LSC)的MRD检测;④越来越多的研究阐明了新型靶向治疗方案在移植场景中的作用,包括非免疫疗法,如HMA、维奈克拉、FLT3抑制剂,以及免疫干预,如CAR-T细胞、贝林妥欧单抗和奥加伊妥珠单抗(INO)。

一、白血病复发监测

(一)白血病复发的定义和分类

由于MRD的识别手段越来越灵敏,复发的定义也在不断发展,根据肿瘤负荷可分为形态学复发或MRD复发;形态学复发也可分为髓内复发、髓外复发或两者兼有。

1. 形态学复发定义为HSCT获得CR、CR伴部分血液学恢复(CRh)或CR伴不完全血液学恢复(CRi)后,在间隔至少一周的至少2次骨髓原始细胞≥5%,外周血样本中原始细胞再次出现,或出现髓外病变。

2. MRD复发定义为从MRD阴性转为MRD阳性,以cut-off值或基线水平的对数减少来表示(参见下面的MRD阳性标准)。

目前最常用的两种评估方法为基于多参数流式细胞术的MRD(MFC-MRD)和定量聚合酶链反应(qPCR)评估的分子学MRD(Mol-MRD)。新兴的探索性技术包括NGS和数字PCR(dPCR)。

(二)MRD监测技术

综合形态学、免疫学和分子学技术已用于监测白血病复发。本文重点关注MFC、qPCR和NGS,这些方法近年来在中国迅速发展,而光谱细胞术、质谱流式细胞技术、dPCR和单细胞RNA测序仍在探索,在中国尚未常规应用于临床。中华医学会曾总结HSCT后的MRD监测,并推荐了针对特定疾病(AML和ALL)的指南。

1. MFC

传统的MFC-MRD检测是基于白血病相关免疫表型(LAIP)和与正常状态的差异(DfN)。虽然尚无标准化的指南,但欧洲白血病网MRD工作组建议分别使用10-3和10-4的cut-off值来区分AML和ALL的MRD阳性和阴性患者。急性白血病(AL)患者的MRD检测假阳性和假阴性的发生率均很高,其原因已有阐述。最近的研究表明,与传统的MFC方法相比,基于$CD34^+$ $CD38^-$ $cocktail^+$ LSC的MRD检测具有无明显抗原移位、灵敏度更高、从MRD阳性到血液学复发的时间更长等优势,可用于AML患者的预后预测。因此,尽管该方法尚未被欧洲推荐采用,但仍提倡用于残留病变的检测。

2. qPCR

PCR检测MRD是基于对免疫球蛋白或T细胞受体基因的克隆重排及特异性融合基因和突变或过表达基因的监测。许多研究已经确定*WT1*过表达(一种泛白血病分子靶点)可作为额外的MRD工具。*WT1*阳性的临界值和监测时间点取决于不同的人群和疾病状况。

3. NGS

NGS已用于临床试验,但在中国并未常规用于MRD检测。对B-ALL患者的研究表明,基于NGS的靶向免疫球蛋白基因的MRD检测比MFC-MRD方法更能预测复发。与NGS用于ALL MRD评估有所不同,用于AML MRD检测的NGS靶基因的最佳组合尚未明确。

以上提到的每种MRD监测方法都有其自身的优点和缺点。因此,至少使用两种方法监测MRD是有必要的,以告知适当的干预措施、降低移植相关病死率过高的风险。此外，dPCR、质谱流式细胞技术和新型微流控装置也在探索中。

（三）MRD 阳性标准

1. 无特异性融合基因标志的白血病

LAIP 和 DfN 表达（MFC）和 / 或 *WT1* 过表达（qPCR）常用作 MRD 监测的生物标志物。采用以下标准，在 HSCT 后 2 个月至 1 年内至少满足以下标准之一。

（1）间隔 10~14 天的连续两次 *WT1* 阳性；cut-off 值定义为成人 0.6%，儿童 0.8%。

（2）间隔 10~14 天的连续两次 MFC 检测 MRD 呈阳性。

（3）同一样品同时呈 *WT1* 和 MFC 阳性。

2. 具有特定融合基因的白血病

（1）Ph^+ ALL：*BCR*：：*ABL1* 转录物在 HSCT 后未转阴（未低于 10^{-5}）或从阴性转为阳性（高于 10^{-5}）。

（2）CBF- 白血病：*RUNX1-RUNX1T1* 转录物比基线减少<3-log 和 / 或减少 ≥ 3-log；*CBFB*：：*MYH11/ABL1* 基因水平高于 10^{-3}（与基线相比降低 -log）。

（3）*KMT2A*（MLL）重排：*KMT2A* 融合基因 /*ABL1* 大于 10^{-5}。

（4）其他相对罕见的融合基因：*TLS*：：*ERG*、*E2A*：：*PBX1*、*SIL*：：*TAL1*、*ETV6*：：*RUNX1*、*SET*：：*NUP214*、*NUP98* 和 *ZNF384* 重排频率大于 0.0% 的基因定义为 MRD 阳性。

（四）监测频率和样本来源

1. 频率

（1）应在移植后 +1、+2、+3、+6、+9、+12、+18、+24、+36、+48 和 +60 个月定期检测骨髓形态、MRD 和嵌合状态。各中心可根据实际情况制订自身频率，可根据 HSCT 前的风险评估增加监测频率、根据既往检查调整间隔，并在怀疑进展时进行调整。

（2）MRD 阳性患者建议在 2~4 周内复查。

2. 样本来源

（1）一旦复发，应适时检测骨髓形态学、免疫表型、细胞遗传学、分子标记（MICM）、嵌合状态和 HLA 缺失。提倡进行 HLA 缺失检测（至少在单倍体 HSCT 的情况下）。

（2）嵌合检测可以使用骨髓（BM）和 / 或外周血（PB）样本进行（条件允许从 PB 中分选 $CD34^+$ 细胞），部分研究显示骨髓检测更灵敏。

（3）其他 MRD 检测首选骨髓样本。虽然在西方世界的部分研究中也使用 PB 检测 MRD，但目前中国很少有比较 BM 和 PB 样本用于 MRD 检测的数据。

二、白血病复发的治疗和预防

allo-HSCT 后复发管理的风险分层指导的策略包括形态学复发的治疗、移植后 MRD 阳性的抢先干预及进展期白血病患者的预防。改良的 DLI 方案是由黄晓军院士等于二十年前首创，包括输注 G-CSF 动员的 PB 干细胞，并给予短程免疫抑制剂（STI）预防 GVHD；与 EBMT DLI 系统有差异。风险指导的改良 DLI 和 IFN-α 仍是新型靶向药物时代复发管理的支柱，尤其是考虑到中国上市药物的稀缺和经济负担。因此建立了整体治疗策略（total therapy），包括 allo-HSCT、MRD 监测和风险指导的 DLI（联合或不联合 IFN-α）。此外，免疫抑制（IS）减停和二次 HSCT 仍是经典方案，但由于观念、文化和负担能力，二次 HSCT 的数量相对较少。最后，HSCT 后复发的管理可能需要多模式策略。

（一）形态学复发的治疗

供者细胞治疗仍是 HSCT 后复发的白血病患者诱导缓解的基础。此外，新型药物和细胞疗法也成功地用于治疗 HSCT 后复发。

1. 改良的 DLI 用于治疗 HSCT 后复发

改良的 DLI 是黄晓军院士等首创的一种新型移植技术系统，其显著拓宽了 DLI 在单倍体 HSCT 中的适用性。自首次使用以来，改良的 DLI 已成为中国 HSCT 后过继性免疫策略的治疗标准。改良的 DLI 系统的细节已细化，简而言之，每次输注单个核细胞（MNC）的剂量中位数为 1.0×10^8/kg，$CD3^+$ 细胞中位数为 3.0×10^7/kg。根据每次输注后的 MRD 和 GVHD 状态，患者可每 1~3 个月重复接受一次 DLI（最多四个疗程的改良 DLI，直到 CR 后 1 年）。接受 HID DLI 的患者在每次输注后连续 6 周接受环孢素 A（CSA）治疗以预防 GVHD。从相合同胞供者（MSD）接受 DLI 的患者在每次输注后接受 CSA 或甲氨蝶呤（MTX）4 周治疗以预防 GVHD。

已探索改善 DLI 的辅助方法，包括 DLI 前化疗、新型靶向药物联合 DLI 及增强 T 细胞功能或特异性的新方法。遗传特征可预测维奈克拉联合 HMA 的反应。研究还表明，对于 allo-HSCT 后复发的 *FLT3*-ITD 患者，含索拉非尼化疗序贯 DLI 的生存率最高。

2. 新型细胞疗法

CAR-T 细胞疗法已成为一种有前途的过继性 T 细胞免疫疗法，可用于特定血液恶性肿瘤。中国注册的 CAR-T 细胞试验数量是全球最多的。

北京大学学者报道，HSCT 后复发的 B-ALL 患者在 CAR-T 治疗后 85.7% 可达到 MRD 阴性 CR，CR 患者 18 个月 OS 率为 30.0%。中国最近的临床试验也报道，对于 allo-HSCT 后复发的 B-ALL 患者，供者来源的 CD19 CAR-T 细胞治疗是安全的，并且可能比化疗序贯 DLI 更有效。此外，AML HSCT 后复发的 CAR-T 研究也取得进展。总之，充分利用 HSCT 和 CAR-T 细胞治疗 HSCT 后复发是可能的。

3. 新型药物疗法

挽救性维奈克拉联合 HMA 治疗 allo-HSCT 后复发患者的 CR/CRi 率为 34.1%。此外，维奈克拉、阿扎胞苷和高三尖杉酯碱（VAH）也是治疗 R/R AML（包括 HSCT 后复发）有希望且耐受性良好的方案，索拉非尼联合 VAH 治疗 *FLT3*-ITD R/R AML 耐受性良好且高效。在免疫药物方面，对于单倍体 HSCT 后 HLA 缺失的复发性 ALL，贝林妥欧单抗是一种潜在的根除淋巴母细胞的策略。国外研究已证明贝林妥欧单抗或 INO 联合 DLI 治疗 HSCT 后 ALL 复发的安全性和有效性。

4. 二次 allo-HSCT

根据 EBMT 研究，二次移植的结局与 DLI 相似。此外，对于 DLI 或 CAR-T 治疗后复发的患者，二次 HSCT 可作为挽救或巩固的选择。二次 HSCT 使用与第一次 HSCT 不同的供者并无生存获益（仅 HLA 缺失的患者有获益）。而第一次 HSCT 后的 CR 持续时间、疾病状态、HLA 缺失、身体状况和供者意向有助于选择供者和预处理方案。中国报告的二次

 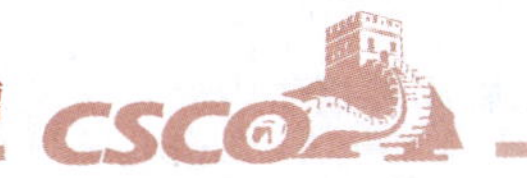

HSCT 结局与近年来的 EBMT 数据相似或稍差，可能是由于二次 HSCT 时 CR 比例较低及复发到二次 HSCT 的间隔时间较长。

5. 对于 allo-HSCT 后复发的白血病患者，建议联合使用现有治疗手段。

(1) Ph 阳性白血病患者

1) TKI ± 多药化疗或 TKI ± 皮质类固醇。*BCR*:: *ABL1* 对 TKI 的反应和 ABL 激酶突变可影响 TKI 和化疗的选择。在没有 GVHD 的情况下，在达到 CR 后应提倡后续给予 DLI。TKI 治疗的持续时间尚不清楚。如果 *BCR*:: *ABL1* 在治疗期间持续阴性，TKI 应至少使用 1 年；如果 *BCR*:: *ABL1* 在治疗期间持续呈阳性或由阴性转为阳性，则应检测 ABL 激酶突变，以确定是否改变 TKI、进行 DLI 或使用新型药物。

2) 对于 Ph 阳性 ALL 患者，根据经济负担和医生决定，可考虑贝林妥欧单抗 ± TKI 或 INO ± TKI。

3) 建议对 Ph 阳性 ALL 患者采用 CAR-T 细胞治疗。

(2) AML、Ph 阴性 ALL 或 MDS 患者

1) 在开始治疗前，应检测 MICM、嵌合和 HLA 缺失。

2) 对于无 HLA 缺失的患者，首选化疗序贯 DLI。对于 *FLT3* 阳性白血病患者，建议在化疗方案的基础上加用靶向药物。其他新型药物或方案的使用取决于分子标志物的使用、经济负担和医生决策。DLI 输注细胞剂量应考虑供者类型、DLI 输注时间和频率，以及既往 GVHD 史。对于改良的 DLI，$CD3^+$ 细胞剂量约为 3×10^7/kg。在每次输注后，对于来自 HID 或 MSD 的 DLI，分别给予 6 周或 4 周的 GVHD 预防。MRD 和 GVHD 指导的多次改良的 DLI 可进一步改善预后：在 MRD 阴性且无 GVHD 的情况下，可在首次输注后 3、6 和 9 个月给予巩固性 DLI；而对于 MRD 阴性但 GVHD 的患者，在 GVHD 消退后 4~6 个月给予巩固性 DLI。患者可在首次输注后 1 年内接受最多 4 个疗程的 DLI 治疗。

3) 建议对 Ph 阴性 ALL 进行 CAR-T 细胞治疗。可参加 CAR-T 细胞治疗 AML 的临床试验。

(3) 二次移植：如果患者的健康状况足以进行二次移植，则可以选择二次移植。对于 HLA 缺失复发的患者，推荐使用不同于第一次 HSCT 的供者。

(4) 髓外复发(EMR) 的治疗：根据髓外病变的范围、部位、发生时间，以及是否存在孤立性 EMR，除局部治疗和鞘内化疗外，大多数患者推荐系统化疗和 / 或放疗加 DLI。

(5) 临床试验：推荐临床试验(包括 CAR-T 细胞等新型细胞疗法和新型靶向药物) 作为 allo-HSCT 后复发的第一治疗选择。

(二) 抢先治疗或干预

抢先治疗或干预由检测到 MRD 阳性所触发。在 MRD 阳性的情况下，改良的抢先 DLI 和 IFN-α 的应用大大扩展了 MRD 指导治疗的精细化。CAR-T 细胞和其他新型靶向药物的使用是 MRD 指导抢先治疗的新进展。

1. 抢先给予改良的 DLI

基于 MRD 或嵌合监测的 DLI 抢先治疗已在全球范围内实施，以增强 allo-HSCT 后 GVL 的效果。基于 HSCT 后 *RUNX1-RUNX1T1* 转录物检测，早期干预 DLI 在预防形态学复发方面的获益最近在高危 t(8; 21) 患者中得到证实。改良的抢先 DLI 的细胞剂量和 GVHD 预防与治疗性 DLI 几乎相同。根据每次输注后的 MRD 和 GVHD 状态，患者可每 3~6 个月接受一次重复 DLI：MRD 持续阳性且无 GVHD 的患者在首次输注后 3 个月接受重复 DLI，而 MRD 阴性患者的重复 DLI 需延迟至 6 个月。根据混合嵌合状态给予 DLI 可降低复发率，并对患者预后产生良好影响。

2. 新型治疗

北京大学的研究人员提出，对于 allo-HSCT 后的 MRD 阳性 B-ALL 患者，供者来源的 CD19 CAR-T 细胞治疗可能比化疗序贯 DLI 更安全、有效。过继性 NK 细胞输注是髓系恶性肿瘤一种很有前景的免疫疗法。

对于 Ph 阳性 ALL，可基于 *BCR*:: *ABL1* 分子学监测抢先启动 TKI，并基于 ABL 激酶突变情况选择 TKI。最近的研究结果强调了与预防性使用相比，抢先使用 TKI 的重要性。贝林妥欧单抗或 INO 联合 DLI 治疗 HSCT 后 MRD 阳性 ALL 患者的安全性和有效性也已得到证实。HMA 单药或联合维奈克拉或 IFN-α 治疗 allo-HSCT 后 MRD 阳性患者也进行了评估。值得关注的是，avapritinib 治疗 HSCT 后对免疫治疗无效的 t(8; 21) 和 *KIT* 突变 AML 患者的 MRD 有效。

3. IFN-α

IFN-α 在治疗 AML、MDS 和 ALL 患者 HSCT 后 MRD 方面安全有效，且长期生存有所提高。在 t(8; 21) 亚组中，低水平和中等水平 *RUNX1-RUNX1T1* 的 AML 患者从抢先 IFN-α 治疗中获益比从 DLI 更多，而在高水平 *RUNX1-RUNX1T1* 患者中，抢先 IFN-α 治疗和 DLI 的结局相似。抢先低剂量白细胞介素(IL)-2 可能是 allo-HSCT 后晚发 MRD 的替代方法，特别是对于无法接受抢先 DLI 的患者。

4. MRD 指导的干预的局限性

首先，由于监测方法的特异度和灵敏度不足，因此 MRD 结果可出现假阳性或假阴性，影响复发预测。其次，MRD 阳性的最佳 cut-off 值和最佳干预时间仍然存在争议。第三，MRD 指导的干预措施的有效性尚未在随机临床试验中进行评估，因此可能存在偏倚。设计良好的前瞻性临床试验可证实目前 MRD 指导的干预措施的结果。

5. 对于移植后出现分子学复发的患者抢先干预建议

(1) 干预时机或合适人群：参见 MRD 阳性的标准。

(2) Ph 阴性白血病患者推荐化疗联合 DLI。DLI 也可以在没有化疗的情况下进行，但不推荐用于活动性 GVHD 患者。改良的抢先 DLI 的剂量与治疗性 DLI 几乎相同。MRD 和 GVHD 指导的重复 DLI 可在首次输注后 3~6 个月进行。

(3) IFN-α 是复发干预的替代方法之一，特别是对于低水平 MRD 患者。

(4) 靶向药物，如 TKI 治疗 Ph 阳性白血病和 *FLT3*-ITD AML；其他新型药物，如维奈克拉、HMA 联合化疗治疗 AML/MDS；以及抗体治疗 B-ALL。

(5) 建议 HSCT 后 MRD 阳性的 B-ALL 患者参加临床试验，以探索新的细胞疗法，如 CAR-T 细胞。

(6) 对于抢先性干预失败而复发的患者，参阅 HSCT 后形态学复发的治疗建议。

(三) 高危进展期白血病的预防

进展期白血病 HSCT 后预防复发有多重策略可以考虑，

包括选择理想供者以发挥 GVL 效应、优化预处理方案、预防性免疫调节、HSCT 后维持治疗。中国研究人员将这些手段与序贯 MRD 指导的改良 DLI 相结合，开发出“整体治疗”，可显著改善难治性 / 复发性白血病患者的预后，即使是单倍体移植患者。

1. 供者选择

来自中国的数据显示，与全相合 HSCT 相比，单倍体 HSCT 的生存率更高，免疫细胞在抗白血病方面的作用也更强。因此，根据全国血液学学会（CSH）造血干细胞移植学组的建议，可以考虑使用未经处理的单倍体供者，特别是子女供者，从而为复发风险高的患者选择供者建立一种风险分层指导的策略。此外，最近有研究表明，在单倍体相合 HSCT 中同时输注非亲缘脐带血可以提高白血病患者的生存率。

2. 加强和调整预处理方案

中国近期的随机对照研究显示，对于达到 CR 的白血病患者，全身照射（TBI）联合环磷酰胺（Cy）或白消安（Bu）联合氟达拉滨（Flu）的复发率与 Bu 联合 Cy 相似。对于进展期白血病患者，中国学者认为，强化的清髓性预处理（MAC）方案（如以地西他滨为基础的强化预处理）和中等强度预处理方案中加入新药（如在 BuFlu 中加入美法仑）都可以在不增加毒性的情况下进一步增强抗白血病效果。此外，地西他滨联合其他药物，如 G-CSF、伊达比星、维奈克拉或 N- 乙酰 -*L*- 半胱氨酸（N-acetyl-*L*-cysteine），已报道可有效减少 HSCT 后的复发和 / 或增强血小板恢复。

3. 预防性给予改良的 DLI

中国两项大型注册或前瞻性研究表明，对于难治性 / 复发性白血病患者，在移植后早期使用改良的预防性 DLI（pro-DLI）可改善长期生存（与未接受 pro-DLI 相比）并确保生活质量。在检测到 MRD 后，早期计划 pro-DLI 比抢先 DLI（pre-DLI）更可减少移植后复发，提高高危急性白血病患者的长期生存率。尚未确定使用改良的预防性 DLI 的时间点。在北京大学的一项前瞻性研究中，改良的预防性 DLI 在 MSD HSCT 后 30 天进行，或单倍体 HSCT 后 45~60 天进行。中国各中心改良的预防性 DLI 方案几乎相同，均为 $CD3^+$ 细胞约 3×10^7/kg，以及输注后 STI 持续 6~8 周。

4. 新型细胞治疗

CAR-T 细胞桥接 HSCT（对于进展期 ALL 患者）和单倍体 HSCT 后早期输注 NK 细胞（对于髓系恶性肿瘤）均可改善 HSCT 后的预后。考虑到完美的短期反应及疾病复发的高风险，CAR-T 细胞可用作 allo-HSCT 的桥接或纳入预处理方案，而不是作为替代移植的方案。未来的注册研究和前瞻性研究将有望为 CAR-T 细胞治疗受者的风险分层和作为 allo-HSCT 巩固的作用提供所需数据。

5. 维持治疗

对于在 CR1 期接受 allo-HSCT 的 Ph 阳性 ALL 患者，伊马替尼预防具有与达沙替尼相似的长期结局。去甲基化药物单药或联合其他策略（包括 G-CSF、维奈克拉或 DLI）在高危白血病患者 HSCT 后维持治疗中也是希望的预防措施。最近的多中心随机研究显示，FLT3 抑制剂可显著提高 *FLT3* 阳性 AML 患者的生存率。最近的多中心研究揭示了贝林妥欧单抗作为 allo-HSCT 后 B-ALL 维持治疗的有效性。此外西达本胺维持治疗对于高危 T 细胞白血病患者可行。

（四）难治 / 复发白血病的整体治疗

整体治疗包括 allo-HSCT、计划的预防性 DLI、MRD 和 GVHD 指导的多次 pDLI（包括预防性和抢先 DLI）及 MRD 监测。如果患者在 HSCT 后 30 天达到 CR，并且在计划 DLI 时没有严重感染、器官衰竭或活动性 GVHD 的证据，则在 HSCT 后 30~60 天进行预防性 DLI。随后，根据 MRD 结果和患者是否发生 GVHD，给予多次 DLI。对于难治性或复发性白血病患者，与既往报道的标准治疗相比，整体治疗不仅与更长的长期生存率相关，而且与令人满意的生活质量相关。因此，对于接受移植治疗的难治 / 复发白血病患者，“整体治疗”的建立代表着巨大的进步。

（五）进展期白血病的预防建议

1. 供者选择 在没有全相合供者的情况下，应考虑单倍体相合供者，或者在经验丰富的中心优先考虑单倍体供者，特别是对于 HSCT 前 MRD 阳性的白血病患者。

2. 预处理方案的调整 预处理方案中可加入抗肿瘤活性较好和 / 或毒性较低的新药（单独或联合）。

3. 免疫调节

（1）无活动性 GVHD 的患者可选择 HSCT 后预防性 DLI，特别是对于无靶向药物的患者。建议进行后续的 MRD 检测和 GVHD 指导的多次 DLI。改良的预防性 DLI 的时机可根据供者来源和中心经验决定。

（2）细胞因子和新型细胞免疫治疗：可利用细胞因子，如 IFN-α 和 IL-2。NK 细胞输注和 CAR-T 细胞已进入临床试验阶段。

（3）靶向药物方面，预防性使用 TKI（Ph 阳性 ALL）或 FLT3 抑制剂（*FLT3* 阳性 AML）可促进骨髓和血小板恢复。

（4）对于 HSCT 前难治性或复发性疾病患者，应实施“整体治疗”策略进行复发预防。

（5）可推荐难治性或复发性疾病患者参加临床试验，以探索预防复发的新方法，如新型预处理方案和新型维持药物。

（6）对于预防后复发或转为 MRD 阳性的患者，参阅 allo-HSCT 后复发治疗或抢先干预部分。

三、总结和展望

以风险为导向的 DLI 和 IFN-α 为基础的“整体治疗”策略的建立，代表着我国学者在 HSCT 后复发管理方面的巨大进步。由于涉及移植的决策复杂，且涉及的生物学和免疫学机制基础需要阐明，因此大多数情况下缺乏随机对照试验。靶向分子药物和细胞治疗结合 MRD 监测将完善 HSCT，并进一步改善 HSCT 后的预后。总体而言，定期更新最新的前沿发展，有助于激发 HSCT 后复发管理的进展。

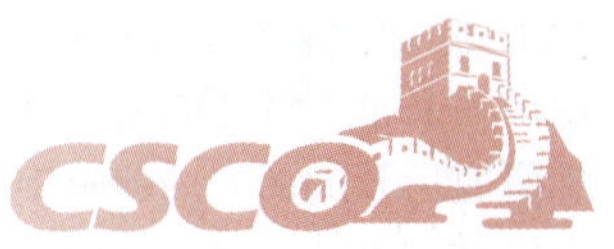

成人费城染色体阳性急性淋巴细胞白血病的治疗策略

付家浩　魏辉
中国医学科学院血液病医院

费城染色体阳性急性淋巴细胞白血病(Philadelphia chromosome-positive acute lymphoblastic leukemia, Ph^+ ALL)是成人急性淋巴细胞白血病(ALL)中预后最差的亚型之一。虽然ALL多见于儿童,但是Ph^+ ALL在ALL患者中的发病占比随年龄增长而显著升高,儿童为2%~5%,成人达到25%以上,这使得Ph^+ ALL成为成人ALL中重要的治疗挑战。在传统化疗时代,该病预后极差,患者疾病缓解率与长期生存率均不佳。但是近年来对Ph^+ ALL分子机制的研究,推动了靶向药物及免疫疗法的发展,这些治疗显著改善了患者预后。现就成年Ph^+ ALL患者的治疗作一综述。

一、Ph^+ ALL的分子特征与发病机制

Ph^+ ALL的核心分子特征是9号染色体与22号染色体发生平衡易位[t(9;22)(q34;q11.2)],形成Ph染色体,该易位导致*BCR*::*ABL1*融合基因的形成,该基因编码的BCR-ABL1融合蛋白通过异常激活的激酶结构域,持续磷酸化并激活下游多条致癌信号通路,这些信号通路共同促进了白血病细胞的不受控增殖、分化阻滞、凋亡抵抗及基因组不稳定性。此外,*BCR*::*ABL1*还常与其他分子事件(如*IKZF1*、*CDKN2A/B*基因缺失),共同促使ALL的发生。

二、传统治疗方案

在靶向治疗出现前,化疗是Ph^+ ALL的主要治疗手段,但由于治疗中出现耐药、毒性等问题,传统化疗方案预后并不理想。在过去一项大型临床试验(LALA-94)中,成人Ph^+ ALL患者接受常规化疗后的OS中位数为15.7个月,5年OS率为24%。当时最好的治疗选择是同种异体干细胞移植(allo-HSCT),但仅适用于少数年轻且有合适供体的患者,而且尽管allo-HSCT在一定程度上改善了无病生存期(DFS)和OS,但总体生存率仍然较低。

三、TKI

TKI通过特异性结合BCR-ABL1融合蛋白的酪氨酸激酶活性位点,抑制其活性,阻断白血病细胞的异常增殖。2001年Druker等学者展示了伊马替尼在Ph^+ ALL患者中显著的抗白活性和良好的耐受性。2002年Ottmann OG等学者在一项多中心Ⅱ期试验中得到了相似的结果,之后TKI的使用扩展到Ph^+ ALL患者的一线治疗。一代TKI抑制剂伊马替尼开启了Ph^+ ALL治疗的新时代,然而它的耐药性促使着TKI的更新。

二代TKI抑制剂达沙替尼对BCR-ABL1融合蛋白的抑制作用更强,对除T315I突变以外原因产生的伊马替尼耐药突变有效;尼洛替尼对ABL1激酶的选择性和亲和力更高,Dae-Young Kim等学者组织的一项关于尼洛替尼的临床试验,其中91%的Ph^+ ALL患者达到血液学完全缓解(HCR),达到HCR时间中位数为27天,86%达到完全分子缓解(MCR),2年血液学复发无复发生存(HRFS)率为72%,2年OS率为72%,展示了尼洛替尼联合多药化疗的方案在新诊断的Ph^+ ALL患者中的治疗可行性;国内一项长期随访的单中心前瞻性研究,进一步证实尼罗替尼联合多药化疗治疗中国人Ph^+ ALL的有效性。

普纳替尼是一种对T315I突变有效的TKI,在第二代TKI耐药或T315I突变患者中显示出良好的疗效。美国MD安德森癌症中心的研究结果显示了hyper-CVAD联合普纳替尼的治疗方案在Ph^+ ALL患者中具有显著的长期疗,随访时间内CR率为100%,CMR率为86%,预估6年OS率为75%,显示了优于其他一、二代TKI联合hyper-CVAD方案或其他强化化疗方案的治疗效果;在一项全球性的注册、Ⅲ期、开放标签试验(PhALLCON)中,普纳替尼组的MRD阴性CR率显著高于伊马替尼组[34.4%(53/154) vs. 16.7%(13/78)],普纳替尼组的EFS中位数尚未达到,而伊马替尼组为29个月。ABL001是另外一种针对BCR-ABL1的变构抑制剂,在治疗新诊断的CML患者中体现出良好的疗效。虽然同样针对BCR-ABL1,ABL001在Ph^+ ALL治疗中尚未显示出明显优势,其疗效及安全性仍需进一步研究。

中国自主研发的第二代TKI氟马替尼和第三代TKI奥雷巴替尼对Ph^+ ALL的疗效正在试验中。江苏省血液研究所一项多中心回顾性研究评价了氟马替尼联合化疗作为Ph^+

ALL 一线治疗的疗效和安全性，该方案在 Ph^+ ALL 治疗中显示出与其他二代 TKI 相当的疗效和可耐受的毒性；上海血液学研究所所开展的另一项单中心回顾性研究也进一步证实了奥雷巴替尼在中国成人 Ph^+ ALL 患者中，特别是 T315I 突变或复发 / 难治性 Ph^+ ALL 中的疗效。

TKI 带来了治疗 Ph^+ ALL 的新方案，但是前期的 TKI 联合常规强化化疗，带来了明显的毒性作用，因此意大利 GIMEMA 协作组 2016 年修改了 LAL0904 方案，将联合治疗改为序贯治疗。随后的时间里研究组织更加期望探索使用降低强度的化疗方案，或无化疗方案。

四、免疫治疗与无 / 减化疗方案

贝林妥欧单抗（blinatumomab）是一种靶向 CD19 和 CD3 的双特异性单克隆抗体，它能够将 T 细胞引导至表达 CD19 的白血病细胞，激活 T 细胞杀伤白血病细胞。在一项多中心Ⅲ期临床试验中，贝林妥欧单抗治疗复发 / 难治性 Ph^+ ALL 患者的疗效显著高于传统化疗：贝林妥欧单抗组患者的 OS 中位数（7.7 个月 vs. 4.0 个月）及 CR 伴血液学完全恢复率（34% vs. 16%，）、总体 CR 率（44% vs. 25%）、6 个月 EFS 率（31% vs. 12%）、DoR 中位数（7.3 个月 vs. 4.6 个月）均显著提高。

在 GIMEMA LAL2116（D-ALBA）试验中，63 名新诊断的 Ph^+ ALL 患者接受了达沙替尼联合贝林妥欧单抗治疗，随访时间中位数 53 个月后，DFS、OS 和 EFS 率分别为 75.8%、80.7% 和 74.6%，早期分子反应者未观察到复发事件。在 GIMEMA ALL2820 试验中，普纳替尼替代了达沙替尼，95% 的患者在诱导治疗后达到 CHR，并且在巩固治疗后分子反应率与 D-ALBA 试验相当，且复发率较低。此外，在另一项普纳替尼联合贝林妥欧单抗的单中心试验中，全部 14 名 Ph^+ ALL 患者随访时间中位数 15 个月后，未观察到复发或死亡事件。

除了免疫治疗，其他无化疗或减化疗方案也显示出良好的治疗效果。达沙替尼联合类固醇作为一种无化疗方案，国内谢咪雪等进行的多中心、Ⅱ期临床试验中，41 名 Ph^+ ALL 患者接受了该治疗方案，95% 的患者在诱导治疗后达到 CHR。另一项关于达沙替尼联合 CAR-T 细胞疗法的临床试验中对 28 名新诊断 Ph^+ ALL 患者进行了治疗，随访时间中位数 23.9 个月后，CD19 CAR-T 细胞治疗后的完全分子反应（CMR）率为 85%，CD22 CAR-T 细胞治疗后的 CMR 率为 76%，2 年 OS 率和无白血病生存（LFS）率为 92%。近期报道了一项由中国医学科学院血液学研究所开展的单中心、单臂、2 期临床试验，试验的主要终点是 3 个月时的 CMR 率，最终在未使用强化化疗或免疫治疗的情况下，3 个月时 CMR 率达到 62.0%（较前试验提升约 20%），随访时间中位数 12 个月后，OS 和 EFS 中位数均未达到，估计 1 年 OS 率和 EFS 率分别为 93.1% 和 89.1%，而且后续治疗方案分层下，生存率无显著差异，进一步证明奥雷巴替尼联合维奈克拉和减量化疗方案的治疗安全有效性。

还有其他减化疗或无化疗方案正在试验中。这些方案尝试为 Ph^+ ALL 患者的治疗提供了更多选择。

五、造血干细胞移植

在 TKI 出现之前，HSCT 是最可靠的治疗手段，UKMRCALLXII/ECOG2993 试验证实与单独接受化疗相比，接受 allo-HSCT 治疗可以获得更好的生存结局，但受限于高 TRM、供体缺乏及患者耐受性（特别是老年患者），HSCT 的实际应用并不理想。

随着 TKI 的发展和免疫疗法的引入，allo-HSCT 在成人 Ph^+ ALL 中的治疗角色正经历演变。伊马替尼的应用显著提高了疾病缓解率，并为患者搭起了通往移植治疗的桥梁，此时移植仍是实现长期生存的重要治疗方式。JALSG 的前瞻性研究表明东亚人群在 CR1 期行 allo-HSCT 可显著提升生存率并降低复发风险。之后的时间里新型 TKI 与化疗或免疫疗法联合应用，使得 HSCT 不再是对所有患者的一线治愈手段，在部分患者（低危分层）中即使不进行移植治疗巩固，也能实现与移植治疗相近的深度分子学缓解甚至长期生存。然而，对于高危细胞遗传学异常（如 *IKZF1*plus 缺失）、治疗早期 MRD 持续阳性，或是对一线治疗反应不佳的患者，allo-HSCT 依然是目前改善预后的核心手段。

六、治疗策略的优化

近年来随着检测技术的进步，基于二代测序 TCR/IG 使得针对 MRD 检测的性能及效能得到了显著提升。如 Kantarjian 等学者所述，通过 MRD 监测指导治疗决策，能够更好地预测患者的预后并调整治疗方案，从而提高治愈率和生存率。对于老年患者或具有合并症等问题的特殊患者群体的治疗，需要综合评估其身体状况、器官功能及治疗耐受性，制订更个性化的方案，例如就有针对老年 Ph^+ ALL 患者的研究显示，使用低剂量 TKI 联合贝林妥欧单抗的方案，在保证疗效的同时，也能降低治疗相关毒副作用的发生率；降低强度预处理方案（RIC）让老年患者的移植更具可行性。

七、未来展望

应用 TKI 后序贯免疫治疗带来提高 Ph^+ ALL 患者预后的新可能，新型 TKI，如博纳替尼、奥雷巴替尼、ABL001，在部分临床试验中已展现出良好的疗效与安全性；贝林妥欧单抗自 2017 年应用于不同人群以来，也显示出优异的疗效。然而，这些药物尚未正式被批准用于 Ph^+ ALL 的一线治疗。从临床试验证据转变到治疗指南推荐，仍需更多严格的随机对照试验加以验证。

治疗方式进步的同时，Ph^+ ALL 的治疗目标也开始由延长生存期转向追求无治疗缓解（TFR）。然而要实现这一目标面临诸多挑战，例如如何准确筛选适合停药的患者、怎样监测停药后的复发风险等。还有，异基因移植仍然是治疗高危 Ph^+ ALL 的重要手段，如何筛选这些高危患者，未来也需要进一步研究。

另外值得关注的是，尽管医疗资源发达的国家在 Ph^+ ALL 治疗领域取得了瞩目进展，但不同地区之间，先进治疗

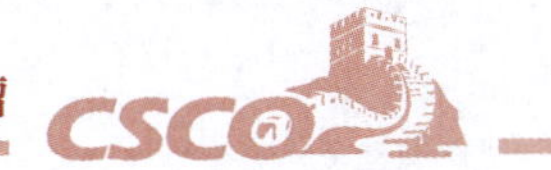

药物和技术的应用仍存在差距。国际社会亟须继续加强合作,以使先进的治疗方案惠及更多患者。

总体来说,Ph^+ ALL 的治疗策略已从传统化疗进展为靶向治疗与免疫治疗的联合使用,适时行 HSCT 治疗,提高了患者的生存率,改善了生活质量。面对未来,随着对 Ph^+ ALL 研究的深入和精准医学的发展,以及人工智能技术与医学的进一步融合,有望为患者提供更加有效、安全且个性化的治疗选择。

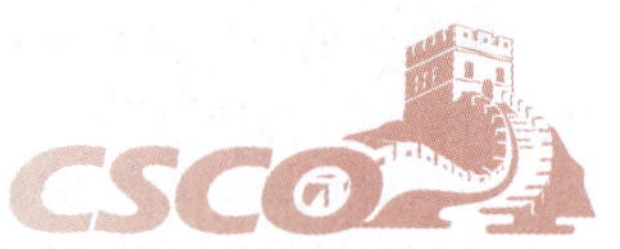

CAR-T 免疫疗法治疗后的晚期不良事件第二原发性恶性肿瘤的风险及管理

安然　张苏江
上海交通大学医学院附属瑞金医院

CAR-T 免疫疗法作为血液系统肿瘤及其他实体瘤、自身免疫性疾病的新兴治疗策略已广泛应用于临床，尤其是在血液肿瘤的治疗中展示出显著疗效。尽管 CAR-T 免疫疗法的临床疗效已得到证实，但也伴随着一系列明显的免疫相关不良事件，包括 CRS、ICANS 和免疫效应细胞相关血液毒性(ICAHT)；随着时间的推移，大家越来越关注 CAR-T 免疫疗法的晚期不良事件。以往文献显示，CAR-T 免疫疗法最常见的晚期不良反应包括低丙种球蛋白血症、感染及第二原发性恶性肿瘤(secondary primary malignant tumor，SPM)；其中 SPM 的发生风险及管理也引起了临床工作者的关注和思考。

一、CAR-T 免疫疗法后 SPM 的流行病学

(一) CAR-T 治疗后 SPM 的类型及发病率

CAR-T 免疫疗法治疗后的最常见的 SPM 亚型为血液系统恶性肿瘤(hematological malignancies，HM)，其中以继发髓样肿瘤(secondary myeloid neoplasms，SMN)为主；其次是实体瘤，包括非黑色素瘤皮肤肿瘤。有学者分析了全球最大的两个药物警戒数据库 FAERS 和 VigiBase 中 6 370 例和 6 942 例接受 CAR-T 细胞治疗后 SPM 的情况，结果显示：MDS 是最常见的为 HM SPM 亚型，其次为 AML 和 T 细胞淋巴瘤；而基底细胞癌和皮肤鳞状细胞癌是报告的最常见的实体肿瘤 SPM 亚型。实体瘤发生的年百分比在 2% 左右趋于稳定，血液恶性肿瘤发生率有增加趋势，为约 5%。

不同作用靶点(CD-19 亚组 /BCMA 亚组)CAR-T 治疗后 SPM 的类型与整组分析的结果一致：最常见的亚型为血液系统恶性肿瘤(其中 MDS 和 AML 最常见)，其次为实体瘤和非黑色素瘤皮肤癌。2024 年一项纳入 18 项临床试验和 7 项真实世界研究的 5 517 例血液恶性肿瘤(大 B 细胞瘤淋巴瘤 3 614 例，多发性骨髓瘤 1 362 例，惰性淋巴瘤 425 例，套细胞淋巴瘤 116 例)接受 CAR-T 治疗的患者中共确定 326 例 SPM。随访时间中位数 21.7 个月，总体 SPM 点估计值为 5.8%，不同疾病及不同 CAR-T 产品的 SPM 点估计值差异无统计学意义。在 FAERS 和 VigiBase 报告中，BCMA 亚组中只有 T 细胞淋巴瘤和 MDS 是 CAR-T 治疗后的主要 SPM。

(二) CAR-T 治疗后发生 SPM 的风险因素

CAR-T 治疗后血液学 SPM 发病更早，而实体瘤表现出延迟，至发病时间(time to onset，TTO)中位数为 742 天 vs. 1 070.0 天，P=0.089；但差异无统计学意义。有学者进一步分析影响 CAR-T 治疗后 SPM 的 TTO 的因素显示：年龄是影响 TTO 的显著因素。与 CAR-T 治疗后的老年人群相比，儿童、青少年和年轻成年人的 SPM 表现更早，40~59 岁为 295.0 天；P=0.001；60 岁以上为 341.0 天；P<0.001；儿童、青少年和年轻成人患者为 0~39 岁；35.0 天。另外一项荟萃分析显示：临床试验中的 CAR-T 细胞治疗(P=0.049)、延长随访时间(P=0.035)和先前治疗线数(P=0.016)是 SPM 发生率增加的独立因素。

二、CAR-T 免疫疗法后 SPM 的发病机制

关于 CAR-T 免疫治疗后发生 SPM 的具体机制目前尚无统一定论。有学者认为：SPM 的发生与 CAR-T 细胞治疗后的早期血细胞减少与活跃的炎症环境及淋巴细胞耗竭的骨髓抑制有关。此外，既往 DNA 损伤治疗(如化疗和放疗)及自体或异体干细胞移植(SCT)也会增加 SPM 的风险，尤其是以复杂核型和预后不良为特征的 MDS 和 AML 风险。另外有学者指出：SPM 的病理生理学与以下三个方面密不可分：①候选病毒转基因内 CAR-T 制备过程中的插入突变模型，最终导致转基因阳性 T 细胞淋巴瘤或其他转基因阳性肿瘤；②在氟达拉滨(Flu)/ 环磷酰胺(Cy)清淋化疗的情况下，克隆性造血可进展为髓系肿瘤，选择压力有利于变异细胞的扩增；③癌症免疫编辑假说，即 CAR-T 治疗后的免疫失调可能与癌细胞消除受损有关，随后达到平衡，然后逃逸。

但越来越多的循证医学证据显示：克隆性造血(CH)参与 SPM 的发生发展。MD 安德森癌症中心一项对 114 例接受抗 CD19 CAR-T 治疗的 R/R LBCL 患者的临床结局与 CH 状态之间的相关性研究发现：有 CH 的患者 CAR-T 治疗后 SMN 的估计累计发生率较无 CH 组增加(19% vs. 4.2%)。Vainstein 等回顾性分析了 5 例多发性骨髓瘤患者接受抗 BCMA CAR-T 治疗前后的 CH 状态，一名患者在接受 CAR-T 细胞治疗前就患有 MDS，四名患者在接受 CAR-T 细胞治疗

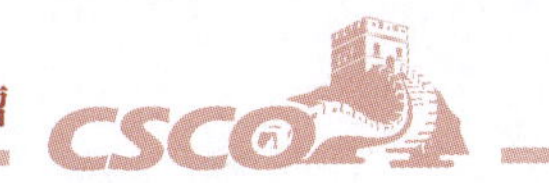

后患上了 MDS，有意思的是这四名患者在 CAR-T 细胞治疗前后的骨髓中均表现出与 MDS 相关的分子改变，并没有出现新的突变；因此作者认为抗 BCMA CAR-T 治疗可能促进原有 MDS 克隆的扩增，而不是导致新克隆的产生。

三、CAR-T 免疫疗法后 SPM 的管理策略

（一）一级预防

1. CAR-T 治疗前，和患者充分沟通：披露 CAR-T 治疗后 SPM 的风险、知情同意文件等。

2. **CAR-T 制备方面** 安全港位点（harbor sites）/ 新型编辑技术（碱基编辑）/ 转导后测序。

（二）二级预防

1. CAR-T 前进行 CH/ 胚系易感性筛查。

2. 早期检测炎症风险或抑制炎症反应。

（三）三级预防

1. 准确报告 CAR-T 相关 SPM。

2. **积极监测 SPM** PET 扫描、外周血流式细胞术及 T 细胞亚群分析等。

综上，CAR-T 免疫治疗的快速发展，其长期安全性监测，尤其是 SPM 的发生需要引起临床医师的关注。目前国内关于 CAR-T 免疫治疗后继发 SPM 的大宗真实世界数据报道较少，因此，亟须大样本的临床研究来进一步明确 SPM 的真实发病率及发病机制。在 CAR-T 治疗前进行 CH 筛查在对了解 SPM 发生发展及实施有效的监测有帮助作用。

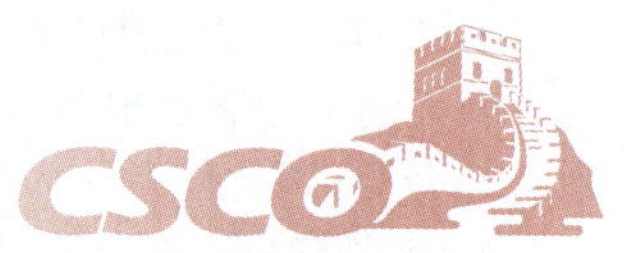

从分子特征到靶向治疗：*NUP98*::*NSD1* 融合基因在急性髓系白血病中的研究现状和未来方向

徐扬　安然　张苏江

上海交通大学医学院附属瑞金医院

急性髓系白血病（AML）具有显著遗传学异质性。作为AML中的一种重要异常，*NUP98*::*NSD1* 融合基因在儿童和青少年患者中较为常见，且与临床预后密切相关。研究表明，*NUP98*::*NSD1* 通过激活特定基因簇，促进AML的发生与发展，且对传统化疗不敏感，因此靶向治疗成为改善预后的重要策略。

一、*NUP98*::*NSD1* 融合基因的分子特征

在血液系统恶性肿瘤中，尤其是AML中，*NUP98* 基因的重排较为常见，其重排编码的蛋白通常由NUP98的N端与伴侣蛋白的C端融合形成。截至目前，已在血液系统恶性肿瘤中发现超过30种不同的NUP98融合伴侣蛋白。根据融合伴侣的功能特性，NUP98融合蛋白可分为三种：第一种是以转录因子为伴侣，通过伴侣蛋白提供的DNA结合域直接调控靶基因表达，代表性基因包括Ⅰ类 *HOX* 基因（如 *HOXA9*、*HOXA13*），以及非簇状分布的Ⅱ类 *HOX* 基因（如 *HHEX*、*PRRX1*）；第二种是与表观遗传修饰因子相融合，通过伴侣蛋白的SET或PHD结构域改变染色质构象，进而调控靶基因表达，Wang等揭示了NUP98-NSD1融合蛋白通过维持组蛋白H3第36位赖氨酸（H3K36）甲基化和组蛋白乙酰化，激活 *HOX* 基因，从而促进白血病的发生；第三种不含DNA结合域或染色质修饰结构域，其致病机制可能通过与其他蛋白或RNA相互作用间接影响基因表达。

NUP98::*NSD1* 融合基因由11号染色体p15区域的 *NUP98* 基因与5号染色体q35区域的 *NSD1* 基因通过染色体易位t(5; 11)(q35; p15)形成。该融合基因由 *NUP98* 的第12号外显子与 *NSD1* 的第6号外显子连接，编码的融合蛋白保留了NUP98 N端的FG重复结构域及NSD1 C端的PHD和SET结构域。

NUP98 编码而成的NUP98蛋白（nucleoporin 98）主要定位于真核细胞核膜上，是核孔复合体（nuclear pore complex，NPC）的重要组成部分。其前体蛋白分子量为186kDa，经自体水解后生成98kDa和96kDa的两个亚单位。其中，98kDa亚单位富含苯丙氨酸-甘氨酸（FG）和甘氨酸-亮氨酸-苯丙氨酸-甘氨酸（GLFG）重复序列，这些序列能够与CREB结合蛋白（CREB-binding protein，CBP）、E1A结合蛋白p300（E1A-associated protein p300，EP300）、核输出蛋白1（exportin 1，XPO1）和核糖核蛋白复合物转运蛋白（tip-associated protein，TAP）等多种辅助因子相互作用。此外，98kDa亚单位还包含Gle-2结合序列（Gle-2-binding sequence，GLEBS），为核输出因子1（RNA export factor 1，RAE1）的结合位点。这些特性使其在核质物质运输、有丝分裂和基因表达调控等过程中发挥重要作用。而96kDa亚单位主要参与核孔复合体的支架结构，为维持核孔的整体稳定性提供支持。

NSD1蛋白（nuclear receptor-binding SET domain protein 1，NSD1）由 *NSD1* 基因编码，是SET结构域蛋白家族的重要成员。NSD1具有多个关键功能域，包括PHD结构域和SET结构域，分别负责蛋白质-蛋白质相互作用和组蛋白甲基转移酶活性。NSD1能够特异性地催化H3K36的甲基化，这一表观遗传修饰通常与基因转录激活相关。此外，NSD1在胚胎发育和细胞分化过程中起着重要作用，其功能缺陷可能导致多种发育异常和疾病。

二、*NUP98*::*NSD1* 融合基因的发病机制

AML发生发展的分子机制复杂多样，在这一过程中，NUP98-NSD1融合蛋白发挥重要作用。研究显示NUP98-NSD1能够与SMARC5及NIZP1相互作用，从而驱动癌基因程序表达。此外，融合后保留的NSD1也可以通过其C端的SET结构域催化的H3K36甲基化调控致癌基因 *HOX* 的异常表达。

SMARCA5是ISWI家族的一种ATP依赖性染色质重塑因子，在基因表达调控和DNA修复中起关键作用。NUP98-NSD1的FG重复结构域能够直接与SMARCA5相互作用，促进染色质处于开放状态。这种重塑作用为转录因子和其他调控蛋白提供了更多的DNA结合位点，从而增强了 *HOXA* 基因簇和 *MEIS1* 等关键致癌基因的转录活性。而NIZP1是一种核内蛋白，在基因转录调控中起重要作用。NUP98-NSD1和NIZP1的相互作用可以进一步增强其转录激活能力。Berardi等发现，NIZP1作为共激活因子，帮助NUP98-

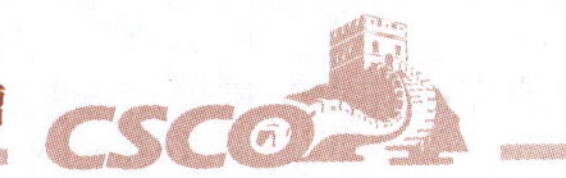

NSD1在靶基因启动子区域招募更多的转录因子，加速癌基因的激活。这种协同作用显著增强了白血病细胞的增殖能力和生存潜能。

此外，NUP98-NSD1融合蛋白可以直接结合并激活*HOX*基因的启动子区域，导致该基因的过度表达。*HOX*基因在造血干细胞的自我更新和分化中起关键作用，其异常表达会阻碍细胞的正常分化，促进白血病的发生。融合蛋白还可以上调*MEIS1*基因的表达，进一步协同*HOX*基因，增强白血病细胞的增殖能力。

这些结果提示*NUP98*::*NSD1*融合基因是一个重要的致癌基因，单纯*NUP98*::*NSD1*融合基因驱动AML转化能力也在骨髓移植（BMT）和转基因小鼠模型中被证实。然而，这可能与病毒的整合位点及转基因小鼠的品系高度相关，因为在一些研究中发现单纯*NUP98*::*NSD1*的BMT模型并不发病，并且在建立的7个C57 *NUP98*::*NSD1*转基因品系中仅有两个品系能够驱动AML转化，而且这两个品系的F1代并不具备转化能力。利用FVB背景建立的*NUP98*::*NSD1*转基因品系也仅有一个亚系在20个月左右发生AML转化。这些结果提示单纯*NUP98*::*NSD1*致病能力并不充分。事实上，临床上单纯*NUP98*::*NSD1*阳性患者极少，而是经常伴随细胞增殖信号相关的突变，包括*FLT3*-ITD突变和*WT1*突变。因为AML的发生通常需要至少两种类型的基因改变共同作用，单一的基因改变不足以引发该疾病。研究表明，AML的发病机制涉及Class-Ⅰ和Class-Ⅱ两类基因改变的协同作用。Class-Ⅰ突变主要赋予细胞增殖优势，常见的突变包括*FLT3*、*RAS*和*KIT*等增殖相关基因的激活性突变；而Class-Ⅱ突变则通过阻碍造血细胞的正常分化促进疾病进展，典型的例子包括*MLL*重排、*RUNX1*::*RUNX1T1*和*PML*::*RARα*等染色体易位。NUP98融合蛋白与各种染色质修饰复合物相互作用，包括混合谱系白血病（mixed lineage leukemia，MLL）复合物。MLL已被证明可以将NUP98融合蛋白募集到其靶基因中，并且是*NUP98*重排AML细胞的基因表达特征和增殖所必需的。

三、携带*NUP98*::*NSD1*融合基因患者的临床特征及预后

（一）携带*NUP98*::*NSD1*融合基因在AML中的比例

各年龄阶段的AML患者中均有发现*NUP98*::*NSD1*融合基因，儿童和青少年AML患者中比例较成人AML患者高。研究报道*NUP98*::*NSD1*在儿童AML中的发生率为3.8%。相比之下，在一项包含260例东亚成人AML患者的研究中，发现*NUP98*重排13例（5.0%，13/260），其中*NUP98*::*NSD1*融合基因4例（1.54%，4/260）。在我们最新研究中，1 491例急性白血病患者发现*NUP98*重排AML患者达到51例（4.6%，51/1 099），其中接近一半的*NUP98*重排伙伴基因是*NSD1*（2.3%，25/1 099）。

（二）携带*NUP98*::*NSD1*融合基因的AML患者的临床表现

1. 携带*NUP98*::*NSD1*融合基因的AML患者常表现为白细胞显著升高，确诊时白细胞计数通常高于其他AML亚型。患者常伴有中性粒细胞减少、血红蛋白降低及血小板减少，感染及出血倾向明显。然而，这些出血现象与血小板数量或凝血因子功能异常无显著关联，而是可能与补体系统及凝血级联通路的异常调控有关。

2. *NUP98*::*NSD1*阳性AML患者通常伴有原始细胞比例显著升高，通常表达多种髓系标志物，如CD13、CD33、CD34和CD117，但同时可能缺乏某些分化标志物，这与髓系细胞分化障碍相符。

（三）携带*NUP98*::*NSD1*融合基因的AML患者的预后

NUP98::*NSD1*融合基因在AML患者中与不良预后密切相关，包括较低的缓解率、较差的生存率、更高的MRD水平。研究显示，该融合基因阳性患者对标准诱导化疗的CR率显著低于其他AML亚型。*NUP98*融合基因的存在与不良的临床结局相关。在儿童AML队列中，已经观察到72%的*NUP98*重排AML患者对诱导治疗不敏感且因所涉及的融合伙伴基因类型而异。一项对2 235名儿童和年轻人的研究表明，虽然*NUP98*重排AML患者在初始诱导治疗后的总体CR率为50%，但*NUP98*::*NSD1*阳性患者的CR率显著较低，仅为38%。与之相比，*NUP98*::*KDM5A*阳性患者CR率为80%。*NUP98*::*NSD1*阳性患者的3年EFS率约为16%，而OS率约为32%。*NUP98*::*NSD1*阳性患者的MRD水平较高，提示其对治疗的耐药性更强，复发风险更大。

四、携带*NUP98*::*NSD1*融合基因患者的治疗

NUP98::*NSD1*融合基因与*FLT3*-ITD突变高度相关，临床上表现为AML化疗的低反应性，预后极差。针对*NUP98*::*NSD1*相关AML的治疗策略主要集中在以下几个方面。

（一）阻断*NUP98*融合伴侣序列中的功能结构域

NUP98-NSD1通过其FG重复结构域形成相分离结构与多种因子相互作用，激活异常基因表达网络。然而，由于融合蛋白驱动白血病的关键转录调控因子通常缺乏明确的结合位点或存在广泛的蛋白-蛋白相互作用（protein-protein interaction，PPI）界面，药物开发面临挑战。尽管如此，研究发现NSD1组蛋白甲基转移酶是潜在的靶点。NSD1抑制剂BT5通过阻断NSD1的SET结构域，抑制其H3K36二甲基化活性，从而削弱*HOX*基因的表达，显著抑制AML细胞的增殖和克隆形成能力。

（二）阻断menin-KMT2A复合物的相互作用

NUP98-NSD1融合蛋白可通过与menin-KMT2A复合物相互作用，驱动*HOXA*和*MEIS1*等关键白血病相关基因的转录，维持AML的致癌性。menin抑制剂（如VTP50469和revumenib）通过阻断menin-KMT2A的相互作用，显著抑制*NUP98*::*NSD1*阳性AML的白血病进程。动物实验和临床前研究表明，menin抑制剂联合FLT3抑制剂，在*NUP98*::*NSD1*（合并*FLT3*-ITD突变）AML中具有协同作用，显著增强抗增殖效应。这些药物目前已进入临床试验阶段，并在复发/难治性AML患者中显示出良好疗效。

（三）与其他靶点的相互作用

NUP98-NSD1 融合蛋白还通过靶向 CDK6、FLT3 和 BCL2 等关键因子，显著促进白血病进展。因此，可以针对这些靶点使用抑制剂。CDK4/6 抑制剂哌柏西利在 *NUP98*∷*NSD1* 驱动的 AML 细胞中显示出强效的抗增殖和分化诱导作用。FLT3 抑制剂（如吉瑞替尼和米哚妥林）可通过抑制 FLT3 信号途径增强疗效。然而，FLT3 抑制剂单药治疗易引发耐药性和复发。BCL2 抑制剂维奈克拉结合 FLT3 抑制剂或去甲基化药物（如地西他滨）已在 *FLT3*-ITD 和 *NUP98*∷*NSD1* 共阳性患者中显示出潜在疗效。联合治疗策略（如 menin、BCL2 和 FLT3 抑制剂组合）正被纳入临床试验（NCT05360160），为 *NUP98*∷*NSD1* 阳性患者提供新希望。

（四）allo-HSCT

allo-HSCT 在此类 AML 患者中治疗地位有目共睹。回顾性研究表明，allo-HSCT 能够显著延长 *NUP98* 重排 AML 患者的生存期。改良的预处理方案（如联合使用美法仑、克拉屈滨、白消安和环磷酰胺）可显著改善患者的预后，使 3 年 OS 率达到 60.6%。

综上所述，*NUP98*∷*NSD1* 与 *FLT3*-ITD 突变高度共存，但与 *NPM1* 突变互斥，这种互斥关系可能产生致死性效应。研究显示，*NPM1* 突变通常通过影响核定位信号来诱导异常分化，而这种效应可能与 *NUP98*∷*NSD1* 的分化抑制机制发生冲突。探索互斥突变的分子机制为特异性靶向治疗提供了新的机会，例如利用互斥突变的独特性质开发合成致死策略，以抑制造血细胞恶性转化并改善患者的治疗预后。

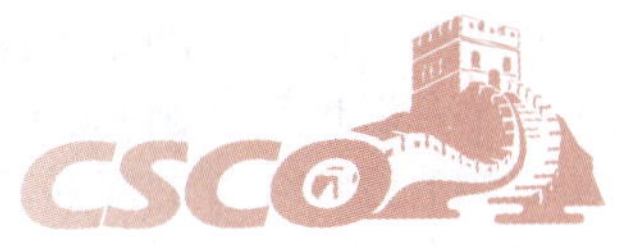

细胞治疗与造血干细胞移植融合治疗白血病新进展

张曦　黄瑞昊

中国人民解放军陆军军医大学新桥医院血液病医学中心

一、细胞疗法在造血干细胞移植（HSCT）移植中作用

造血干细胞移植（hematopoietic stem cell transplantation，HSCT）作为血液系统恶性肿瘤尤其是白血病的根治性治疗手段，其临床地位仍不可替代。HSCT 及一些衍生的细胞疗法主要目的是“替代”患者丧失的免疫效应（抗白血病）功能。目前传统清髓性预处理方案（myeloablative conditioning）下的 HSCT 体系面临疾病复发和移植物抗宿主病（GVHD）、感染等 HSCT 相关并发症两大临床困境，严重影响了患者的长期生存率和生存质量。近年来，以 CAR-T 疗法为代表的细胞治疗在难治 / 复发血液系统疾病中取得了突破性疗效，其凭借其独特的体内代谢动力学、免疫特异性识别能力及干细胞修复潜能，为优化 HSCT 治疗策略突破现有困境提供了新思路。最新临床证据表明，CAR-T 细胞桥接 HSCT、CAR-T 联合减低强度预处理等创新模式可显著改善 TRM 并降低复发风险，标志着细胞治疗与 HSCT 协同应用已进入精准化治疗新时代。

（一）免疫细胞疗法与 HSCT 的整合策略

1. CAR-T 细胞疗法在 HSCT 后的应用

传统 HSCT 通过清髓性预处理（包括大剂量化疗 / 放疗）清除肿瘤细胞，并依赖供体来源的免疫重建发挥移植物抗白血病（GVL）效应。早期的过继性细胞治疗（adoptive cell therapy，ACT）采用体外肿瘤细胞共培养及细胞因子（如 IL-2、IL-15）刺激等方法增强 T 细胞或 NK 细胞的抗肿瘤效应，但其总体疗效难以达到逆转复发的目标。相比之下，CAR-T 细胞疗法通过抗原抗体特异性识别的方式，使自体 T 细胞通过抗原抗体识别机制清除白血病细胞，已经成为 HSCT 后 R/R B-ALL 的有效治疗手段。最新临床证据表明，CD19/22 双靶点 CAR-T 可使 60%~90% 的患者达到 CR，且通过多参数流式细胞术（multiparameter flow cytometry，MP-FCM）及二代测序（next-generation sequencing，NGS）检测证实其显著改善 MRD 阴性率。截至目前，我国 NMPA 已批准 4 款靶向 CD19 的 CAR-T 产品用于 B-ALL 治疗。

除协同增强抗肿瘤效应外，HSCT 后 CAR-T 细胞治疗同样可以作为联合治疗进一步降低 HSCT 相关毒副作用。针对急性 GVHD，调节性 CAR-T（CAR-Treg）通过选择性抑制同种异体反应已进入Ⅱ期临床试验。此外针对 HSCT 后免疫抑制状态下的感染风险，病毒特异性 T 细胞（virus-specific T cells，VST）疗法对巨细胞病毒 /EB 病毒（CMV/EBV）感染的预防有效率可达 70%~80%，而正在研发中的真菌特异性 CAR-T（如靶向 β- 葡聚糖）有望突破侵袭性真菌感染的治疗瓶颈。这些进展为优化移植后免疫重建策略提供支持。

2. CAR-T 细胞疗法在 HSCT 前的应用

尽管 CD19 CAR-T 细胞单药治疗在 R/R B-ALL 中可实现 80%~90% 的初始 CR 率，但长期随访数据显示其 2 年 PFS 率不足 40%，2 年内复发率高，难以取得长期生存获益，主要受限于抗原逃逸及 CAR-T 细胞耗竭。目前多中心研究均表明 CAR-T 诱导 R/R B-ALL 缓解后桥接 allo-HSCT 能显著提高该类患者的无白血病生存（LFS）率。这一策略的核心在于通过深度清除 MRD 创造最佳移植窗口期，以及利用供体淋巴细胞输注（donor lymphocyte infusion，DLI）增强移植物抗白血病（GVL）效应。而对于 allo-HSCT 而言，移植前无白血病状态是改善预后的关键，所以目前国内外对 CAR-T 细胞治疗后达到 CR 的患者桥接移植已成为提高生存获益的重要共识性策略。2024 年 NCCN 指南已将该方案列为高危 B-ALL 的标准治疗路径。

针对 AML 及 T 细胞恶性血液肿瘤的免疫细胞治疗的虽然在初步探索中取得一定疗效，但也遇到了一些问题。对于 AML，由于其肿瘤微环境的特异性 CAR-T 细胞疗效有限，且靶向 AML 的免疫细胞疗法难免会引发造血干细胞毒性，导致造血干细胞的损伤，长时间的重度骨髓抑制显著提高了治疗相关风险。CAR-T 治疗后 allo-HSCT 可清除剩余 CAR-T 细胞并重建免疫及造血。此外，通过基因编辑技术使患者自身健康细胞的靶点无法被 CAR-T 细胞识别是防止 CAR-T 细胞脱靶毒性的可行途径，已有研究表明使造血干细胞膜表面的 CD33 错误表达或敲除 CD33 表位可防止靶向 CD33 的 CAR-T 对造血干细胞进行杀伤，达到“分辨敌我”的目的。目前该研究已在临床前阶段，这种形式也可能是未来降低 CAR-T 细胞脱靶效应的有效手段。双靶点 CAR 设计，如 CD33 × CD123 双特异性 CAR 也可降低脱靶风险。针对

T、B细胞血液恶性肿瘤的CAR-T细胞在发挥抗肿瘤作用的同时也可以起到抑制供者T、B细胞活化的作用，可以用于预防HSCT后GVHD的发生。目前已有研究证明靶向CD7的CAR-T细胞可作为预处理方案治疗CD7阳性血液恶性肿瘤，提升抗白血病能力的同时不需要GVHD预防，也不会有致死性GVHD发生。有临床研究证实其GVHD预防效果优于抗人胸腺细胞球蛋白（anti-thymocyte globulin，ATG）。在后续研究中可进一步探索联合治疗的作用。

（二）CAR-NK疗法桥接HSCT

自然杀伤细胞（natural killer cell，NK cell）因其固有的抗肿瘤活性和较低的GVHD风险，已成为细胞治疗领域的重要研究方向。早期也有运用NK细胞强化移植后免疫预防复发的相关研究。近年来，CAR-NK细胞在AML的Ⅰ/Ⅱ期临床试验中展现出良好的安全性特征和ORR，但体内持久性差等局限性限制了其单药疗效。2024年的一项研究显示，靶向CD123的脐带血来源CAR-NK细胞联合氟达拉滨/环磷酰胺预处理方案，可使移植前MRD阴性率达到78%，显著优于传统化疗（45%）。因此，目前HSCT桥接是延长RFS的有效手段。将CAR-NK治疗作为allo-HSCT的桥接手段，是延长缓解期和RFS的有效策略。目前，国际血液与骨髓移植研究中心（CIBMTR）正在开展多中心Ⅲ期研究，进一步评估CAR-NK桥接治疗在AML中的长期生存获益。

二、干细胞疗法和HSCT的结合

（一）间充质干细胞

1. 预防和GVHD

传统针对allo-HSCT尤其是单倍型造血干细胞移植（haploidentical hematopoietic stem cell transplantation，haplo-HSCT）的并发症管理主要矛盾在于免疫抑制剂的运用面临GVHD与GVL失衡问题。常规免疫抑制剂在抑制GVHD的同时会导致复发和感染风险的升高。钙调磷酸酶抑制剂（calcineurin inhibitors，CNI）虽可降低急性移植物抗宿主病（aGVHD）发生率（Ⅱ~Ⅳ级为30%~40%），但显著增加复发风险。由于患者个人情况不同，免疫抑制剂在预防和治疗时剂量不易把控，GVHD与GVL失衡问题难以解决。目前已有多项临床研究证明，间充质干细胞（mesenchymal stem cells，MSC）在降低并治疗GVHD的同时，可保留GVL效应，且没有明显的毒副作用。其中代表的MSC目前已获批aGVHD二线治疗。

笔者中心移植后100天、45天、0天输注UC-MSC（umbilical cord mesenchymal stromal cells）预防GVHD系列研究显示其可有效预防GVHD发生：移植后100天输注UC-MSC对于慢性移植物抗宿主病（cGVHD），尤其是预后不良的肺部cGVHD有很好的预防作用；移植后45天输注也可显著降低2年重度cGVHD、Ⅲ~Ⅳ级aGVHD的发生率，显著提升GVHD的RFS率（GRFS率）；0天输注也可显著降低2年cGVHD及aGVHD的发生率。此外，3年GRFS率更高（62.4% vs. 32.0%）。治疗方面，针对allo-HSCT后激素抵抗的aGVHD患者二线治疗疗效不佳的问题，国内有研究团队开展UC-MSC联合CD25单抗联合输注治疗策略。相比CD25单抗单药治疗患者，联合UC-MSC使激素抵抗aGVHD总反应率提升27.7%，继发重度cGVHD发生率由43.6%降至14.3%，1年的EFS率提高18.9%。除UC-MSC外，人羊膜上皮干细胞（human amniotic epithelial stem cells，hAESC）具有低免疫原性，能够避免移植后的免疫排斥反应。临床研究显示hAESC可有效治疗眼部cGVHD患者：经过hAESC治疗后，85%以上的眼部cGVHD患者眼部症状显著改善，基础泪液量分泌增加，泪膜稳定，受损角膜明显恢复，角膜基底神经密度增多，角膜敏感性恢复。

2. MSC促进造血植入

除预防、治疗GVHD外，鉴于MSC在正常的造血微环境中起到重要支持作用，目前研究已证明UC-MSC与造血干细胞共同输注可以促进造血植入及重建，协助血小板恢复。同时有临床研究证明使用MSC与HSC共回输可显著提升植入失败患者植入率。haplo-HSCT后植入失败发生率较高，尤其是持续孤立性血小板减少（prolonged isolated thrombocytopenia，PIT），发生率高达30%，严重危及患者生命和生活质量。目前PIT临床治疗药物主要是重组人血小板生成素（recombinant human TPO，rhTPO）、TPO受体激动剂（TPO receptor agonists，TPO-RA）。但rhTPO及TPO-RA治疗PIT疗效有限，肝功能异常等毒副作用明显。研究报道UC-MSC联合口服TPO-RA（艾曲泊帕乙醇胺片）治疗PIT的方法，小样本患者的缓解率达到81.2%。因此，UC-MSC联合TPO-RA具有协同提高PIT临床治疗反应率的潜力，其机制可能是利用了UC-MSC归巢骨髓后微环境修复能力联合TPO-RA协同提升血小板，但后续仍需进一步探索其机制，以提升作用。

然而，多项荟萃分析中提示MSC治疗效果并不稳定，且MSC来源、输注剂量、输注时间对疗效的影响较大，这与MSC异质性有关。这也是目前干细胞治疗的主要争议点，由于干细胞的多能性，其作用机制相对复杂，结果一致性相比传统药物较弱。

（二）内皮祖细胞降低内皮损伤相关并发症

内皮祖细胞（endothelial progenitor cells，EPC）是内皮细胞的前体细胞，也是造血微环境的重要组成部分，具有自我更新和多向分化的能力。在正常生理条件下，EPC处于相对静止状态，但在血管内皮损伤或新生血管形成等情况下，EPC可从骨髓生态位进入外周循环系统，并表现出趋化性定向迁移能力，最终归巢至缺血或损伤微环境。EPC可通过分泌促血管生成细胞因子，激活局部血管网络新生；此外EPC可通过内皮定向分化程序逐步发育为功能性血管内皮细胞，修复受损血管结构。

内皮损伤是HSCT后植入不良和肝窦阻塞综合征/肝小静脉闭塞病（hepatic sinusoidal obstruction syndrome/hepatic veno-occlusive disease，SOS/VOD）等严重并发症的核心机制。EPC能够通过其血管修复和再生功能，有效修复受损的内皮细胞，从而减轻SOS/VOD的严重程度。具体来说，EPC可以分泌如血管内皮生长因子（vascular endothelial growth factor，VEGF）、基质细胞衍生因子1（stromal cell-derived factor 1，SDF-1）和胰岛素样生长因子（insulin like growth factor，IGF）等血管生成因子，这些因子在血管修复和新生血管生成中发

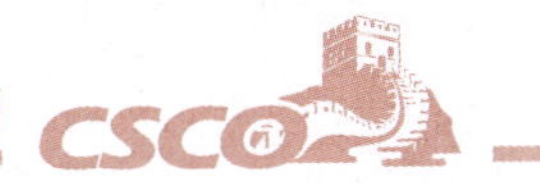

挥重要作用。此外,EPC 还能够直接分化为成熟内皮细胞,替换受损的细胞,进一步促进血管的修复。通过使用细胞保护性介质、天然化合物预处理 EPC、与其他干细胞联合治疗、生物材料支架策略及基因修饰等手段,可以增强 EPC 的存活、迁移、黏附和分化能力,从而更有效地促进血管修复和减轻 SOS/VOD。因此,EPC 可有效修复内皮从而减少 SOS/VOD 的发生,但需要大样本临床研究进一步证实。

三、展望

近年来,细胞治疗在 HSCT 领域取得了显著进展。过去的研究主要聚焦于通过细胞疗法改善 HSCT 的抗肿瘤作用和造血功能的修复。比如前文提及的 CD7 CAR-T 细胞治疗 $CD7^+$ 恶性肿瘤的研究同时解决了 GVHD 预防问题。单细胞测序分析揭示,输注后的 CAR-T 细胞呈现动态分化特征,早期以 TCF 7^+ 记忆性细胞为主(占比 62%),后期逐渐向耗竭表型转变。尽管这些突破性进展证实了血液系统恶性肿瘤免疫治疗的多功能潜力,但 CAR-T 细胞在体内的持久性机制及其与造血微环境的相互作用仍需进一步阐明。特别是移植后免疫细胞的归巢、存活及功能维持等关键科学问题,仍是当前研究的重点方向。

随着肿瘤相关抗原研究进展,降低毒性的靶向干预可行性增加。肿瘤细胞靶标的功能作用对免疫治疗的成功至关重要。然而,当这些疗法与 HSCT 结合时,必须注意在靶向癌细胞的同时不影响正常生理功能。对细胞行为、基因编辑和靶细胞特征的进一步研究将为未来创新提供基础。全面了解免疫(干)细胞的相互作用及其调控途径为优化治疗策略奠定了重要基础。

CAR-T 细胞疗法在血液系统恶性肿瘤治疗中已经展现出巨大的潜力,但其临床应用仍面临疗效和可用靶点范围有限两大挑战,少有替代 CD19 和 B 细胞成熟抗原(B cell maturation antigen,BCMA)疗法的成功。新的细胞疗法靶点的确定、筛选及验证仍需不断努力。虽然研究显示了免疫细胞和干细胞相结合的益处,但要加强这些疗法之间的协同作用,还需要进一步的工作。目前的研究通常侧重于单细胞类型,了解多种细胞类型的系统调节作用对于开发更有效的治疗方法至关重要。

免疫细胞和干细胞疗法为造血干细胞移植的局限性(如抗肿瘤效果不足和并发症发生率高)提供了解决方案,使得干预措施更加精确,填补了移植框架的空白。这些疗法有望增强免疫和造血功能,恢复造血微环境。然而,与 HSCT 一样,免疫细胞疗法仍然面临着与 HLA 配型相关的挑战。目前通用的免疫细胞疗法,如将 NK 细胞或巨噬细胞作为 CAR 载体,仍在研究中,但这些疗法往往缺乏持续疗效,而且需要桥接移植。T 细胞的基因编辑也很有前景,但还需要在临床环境中进一步验证其安全性。HSCT 可以作为缓解免疫疗法副作用的桥梁。未来的发展应强调建立临床级细胞库和现货供应,以促进快速的联合移植策略。根据患者的不同需求定制疗法,包括使用间充质干细胞和内皮祖细胞,可进一步降低复发率和 GVHD 的发生率。

在传染病方面,病毒特异性 T 细胞(VST)和 CAR-T 细胞疗法已在 EBV、CMV 等病毒感染中显示出临床疗效,但其他创新疗法仍处于临床前阶段。基因编辑后的造血干细胞在单基因遗传病上表现出治疗潜力,但其长期安全性和有效性还需要更多随访数据。间充质干细胞和造血干细胞的安全性已通过多项临床试验得到证实,但其疗效异质性仍是主要挑战。原代细胞亚群和培养方法进步,以及 iPSC 衍生间充质干细胞的使用,为实现标准化、更适用于临床的治疗方法提供了途径。

造血干细胞和 iPSC 基因编辑技术的进步为治疗遗传疾病和靶向肿瘤相关抗原提供了前景广阔的解决方案。对于难治性或复发性疾病患者,CAR-T、CAR-NK 和 TCR-T 细胞等疗法可诱导 CR,为后续 HSCT 创造了有利条件。对于 HSCT 后复发的病例,采用肿瘤微环境特异性 CAR-T 细胞(如靶向 CD19/CD22 双表位)联合 DLI,可使 2 年 PFS 率提升至 65%。此外,病毒特异性 T 细胞和抗真菌 CAR-T 细胞的临床应用可以预防和治疗感染,使移植后感染相关病死率降低 53%。为解决植入失败(graft failure,GF)和 GVHD 问题,间充质干细胞和 EPC 的联合输注方案展现出协同效应,可促进恢复。新兴的 CAR-T 细胞疗法也显示出同时预防 GVHD 和复发的潜力。

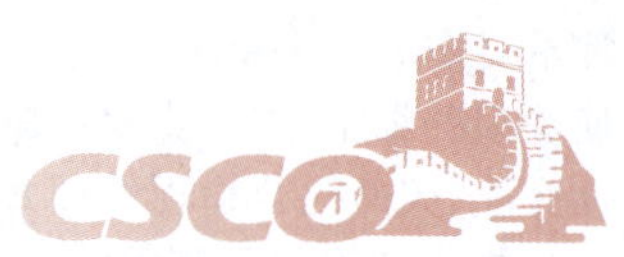

外周 T/NK 细胞淋巴瘤新药研发现状与前景分析

徐继红　白鸥
吉林大学第一医院

一、引言

外周 T 细胞淋巴瘤(peripheral T-cell lymphoma,PTCL)和结外 NK/T 细胞淋巴瘤(extranodal NK/T-cell lymphoma,ENKTL)是一组高度异质性、侵袭性强且预后不良的血液系统恶性肿瘤。外周 T 细胞淋巴瘤来源于成熟的 NK/T 细胞,占非霍奇金淋巴瘤的 10%~15%,共有 36 种亚型。根据 2016 版 WHO 造血与淋巴组织肿瘤分类,成熟 T 细胞淋巴瘤包含结内型[如 PTCL 非特指型(PTCL-NOS)、血管免疫母细胞性 T 细胞淋巴瘤(AITL)]、结外型[如结外 NK/T 细胞淋巴瘤(ENKTL)]及皮肤型等亚类。其中病程缓慢、标准化疗耐药的惰性淋巴瘤以皮肤 T 细胞淋巴瘤(CTCL)为主,迅速进展伴随 B 症状的侵袭性淋巴瘤以 PTCL 为主。5 年 OS 率仅 30%~50%,传统 CHOP 方案(环磷酰胺 + 阿霉素 + 长春新碱 + 泼尼松)疗效有限,亟须基于分子特征的精准治疗策略。

二、分子分型

2022 版 WHO 造血与淋巴组织肿瘤分类对 PTCL 亚型进行了重要修订。AITL 更名为“结节性滤泡辅助 T 细胞(TFH)淋巴瘤,血管免疫母型”;新增“结节性 TFH 淋巴瘤,滤泡型”及“结节性 TFH 淋巴瘤,非特指型(NOS)”;ALK 阴性间变性大细胞淋巴瘤(ALCL)独立分类,强调其与 *DUSP22/TP63* 重排的关联;原 PTCL-NOS 中 EBV 阳性病例被划归为“原发性淋巴结”。

2024 年流行病学数据显示,PTCL-NOS 占 34%,AITL 占 16%,ALCL 占 24%(ALK 阳性 16%、ALK 阴性 8%),NK/T 细胞淋巴瘤占 5%,其分子异质性直接导致生存差异。近十年,NGS 技术揭示了外周 T 细胞淋巴瘤(PTCL)的高度分子异质性。上海交通大学赵维莅团队通过对 221 例 PTCL 患者的全外显子测序(WES)和转录组分析,将 PTCL 分为 4 个分子亚型。表观遗传失调型:以 *TET2*、*DNMT3A*、*IDH2* 突变为主,多见于 AITL,对 HDAC 抑制剂敏感。TCR 信号激活型:以 *RHOA*(G17V 突变)及 PI3K-AKT 通路激活为特征,与 AITL 和部分 PTCL-NOS 相关。细胞周期异常型:伴随 *TP53*、*CDKN2A* 缺失或突变,常见于 PTCL-NOS,预后极差。炎症微环境驱动型:是以 JAK/STAT 通路激活和免疫检查点分子(PD-L1)高表达为特征,可能受益于免疫治疗。基因表达谱(GEP)分析,进一步将 PTCL 分为 TBX21(Th1 样)和 GATA3(Th2 样)分子亚型,其中 GATA3 亚型因高表达促癌基因(如 *MYC*)及免疫抑制微环境特征,与更差的生存结局显著相关。

三、一线治疗演进与选择

(一) CHOP 方案的基础地位与局限性

作为传统的一线治疗方案,CHOP(环磷酰胺、多柔比星、长春新碱、泼尼松)方案的总体反应率(ORR)为 50%~65%,CR 率为约 30%,PFS 中位数为 10 个月,但其在复发 / 难治性(R/R)PTCL 中的疗效显著下降(OS 中位数<6 个月,PFS 中位数<3 个月)。研究显示,CHOP 方案的局限性主要源于 PTCL 的分子异质性和化疗耐药性,尤其是在非 ALK 阳性亚型中,5 年 OS 率仅为 30%~50%。

(二) CHOP 方案的优化:联合 VP16(CHOPE 方案)

为提高疗效,德国高级别非霍奇金淋巴瘤研究组开展了一项前瞻性研究(1993—2007 年,n=343),探索 CHOPE 方案(CHOP+ 依托泊苷)的临床价值。结果显示,对于年龄<60 岁、乳酸脱氢酶(LDH)正常,并且为间变性大细胞淋巴瘤(ALCL)的患者,3 年 EFS 率显著提升(P<0.05),而其他亚型未观察到明确获益。该方案通过增强 DNA 损伤和细胞凋亡机制,可能克服部分化疗耐药性,但仍需结合分子分型筛选优势人群。

(三) 自体造血干细胞移植(ASCT)的巩固治疗价值

1. ASCT 在初治高危患者中的应用

多项研究证实,自体造血干细胞移植(autologous hematopoietic stem cell transplantation,ASCT)可显著改善高危 PTCL 患者的长期生存。例如,一项纳入 111 例 PTCL 患者的研究显示,接受 CHOP 诱导治疗后达到部分缓解(PR)的患者,5 年 PFS 率和 OS 率分别为 39% 和 44%;而接受 ASCT 巩固治疗后,5 年 OS 率提升至 57%,提示绝对获益 13%。另一项针对 104 例初治高危患者的随机研究显示,CHOEP 方案诱导联合 DHAP 动员后序贯 ASCT,显著降低了复发风险,而且3年PFS率与OS率与异基因移植allo-HSCT差异无统计学意义。

2. ASCT vs. allo-HSCT

尽管allo-HSCT理论上可通过GVL增强疗效，但因其TRM高达31%，显著高于ASCT（TRM ≤ 6%），临床不支持作为一线巩固治疗。法国淋巴瘤研究协会（LYSA）与德国淋巴瘤联盟（GLA）的前瞻性Ⅲ期研究进一步证实，ASCT组的3年OS率（70%）与allo-HSCT组（57%）无显著差异，但TRM明显降低，因此推荐ASCT作为初治高危患者的巩固方案。

3. 新药联合化疗的突破

（1）CHOP+X方案的探索（表1）

表1 CHOP+X方案的探索

联合方案	研究阶段	样本量	关键疗效指标	生存数据	主要毒性
CHOP+普拉曲沙	Ⅱ期前瞻性	33例	ORR 83.9% CR率64.5%	由于样本量小，该人群的PFS中位数无法估计	黏膜炎（51.9%）、中性粒细胞减少（25%）
CHOP+阿仑单抗	Ⅲ期随机	116例	ORR 72% CR率60%	3年PFS率28% 3年OS率37%	感染（50%）、巨细胞病毒（CMV）再激活（30%）
CHOP+罗米地辛	Ⅲ期随机	421例	ORR 63% CR率41%	2年PFS率43.2% 2年OS率63.6%	血小板减少（50%）、中性粒细胞减少（49%）
CHOPE+来那度胺	Ⅱ期多中心	39例	ORR 69% CR率49%	2年PFS率55% 2年OS率78%	3/4级发热性中性粒细胞减少症（38%）、血细胞减少（50%）

上述CHOP+X方案探索的研究结果共同揭示了新靶向药X的加注并没有显著改善PTCL预后，并且增加了治疗相关AE。但靶向CD30的偶联单抗（BV）等获得明显疗效。

（2）靶向CD30的偶联单抗

CD30在部分PTCL亚型中高表达，维布妥昔单抗（brentuximab vedotin，BV）作为抗CD30的ADC，在ECHELON-2研究中显示显著优势。BV联合CHP方案（环磷酰胺、阿霉素、泼尼松）对比CHOP方案，显著延长CD30阳性患者的PFS和OS，5年随访结果显示PFS和OS获益持续。此外，BV联合依托泊苷（CHEP）及ASCT的Ⅱ期研究中，ORR达95%，CR率达90%。

吉林大学第一医院一项真实世界回顾性研究（2020—2021年，*n*=19）评估了BV联合CEP方案（环磷酰胺、表柔比星、泼尼松）在CD30阳性PTCL患者中的疗效，包括AITL、sALCL及PTCL-TFH亚型。结果显示，总体ORR达89.5%（CR率52.7%，PR率36.8%），其中sALCL患者CR率为100%，DoR中位数为8个月；AITL患者ORR为75%，但2例出现疾病进展。随访时间中位数6.7个月时，BV-CEP组PFS尚未达到，而传统CHOEP组PFS中位数为6.5个月，提示BV可能延长生存获益。安全性方面，BV-CEP组发热性中性粒细胞减少发生率为26%，与传统化疗组（30%）无显著差异，且无治疗相关停药或死亡事件。该研究表明，BV联合化疗一线治疗CD30阳性PTCL（尤其sALCL）具有高缓解率与可控毒性，为靶向治疗提供了真实世界证据。

（3）表观遗传学药物的突破

组蛋白去乙酰化酶抑制剂（HDAC抑制剂）如西达本胺和罗米地辛，通过调控基因表达抑制肿瘤。在上市前的多中心Ⅱ期CHIPEL研究中（*n*=79），西达本胺单药治疗R/R PTCL（涵盖PTCL-NOS、ALCL、NK/T及AITL等亚型）显示出可观的抗肿瘤活性：ORR为28%（CR率14%），DoR中位数达9.9个月，OS中位数为21.4个月。值得注意的是，36例获得临床获益（CR/PR/SD）的患者OS中位数显著延长至55.1个月，提示持续缓解可转化为生存优势。

2022年吉林大学第一医院发表的一项真实世界研究（2016—2021年，*n*=48），结果显示，接受西达本胺维持治疗的患者（41.7%为CR后维持）ORR达93.8%，CR率为60.4%，且不同亚型（AITL、PTCL-NOS、ALCL、NK/T）均观察到显著缓解（CR/PR率：AITL 100%，PTCL-NOS 83.3%，ALCL 100%，NK/T 85.7%）。随访时间中位数为12.8个月，一线治疗后达CR/PR的患者（*n*=40）生存优势显著，其1年及2年PFS率分别为80.8% vs. 46.9%（*P*=0.012），2年OS率为85.9% vs. 48.6%（*P*=0.032）。该研究表明，西达本胺维持治疗可显著改善不适合移植PTCL患者的生存结局，且耐受性良好，为标准化维持方案提供了初步证据（需进一步随机对照研究验证）。

2023年荟萃分析（纳入5项研究，*n*=307）显示，西达本胺联合CHOP方案对比单纯化疗显著提升初治PTCL患者的ORR（83.7% vs. 68.8%）、CR率（59.7% vs. 39.8%）、2年PFS率（60.9% vs. 31.8%）及2年OS率（85.6% vs. 55%），血液学毒性未显著增加。亚组分析证实AITL患者PFS获益更显著（*HR*=0.32，95% *CI* 0.18~0.57）。

2024年ASH会议报道的吉林大学第一医院另一项真实世界数据研究（2021年2月—2024年7月，*n*=41）显示，BV+CHP诱导后序贯西达本胺维持治疗可使不适合ASCT的患者的2年PFS率和OS率分别达66%和76.9%。5年OS率提升至58.3%（vs. 历史对照31.2%）。

（4）其他新型药物及联合策略

PI3K抑制剂与CAR-T细胞疗法：PI3Kδ抑制剂联合化疗的试验显示初步疗效；CD7 CAR-T细胞治疗PTCL的早期研究正在进行，靶向T细胞表面抗原的CAR-T有望突破传统疗法局限。

四、复发难治性外周T细胞淋巴瘤的精准治疗突破治疗现状与挑战

PTCL中R/R PTCL患者占比高达68%，其中复发患者占21%，难治患者占47%，其临床管理面临重大挑战，预后极差，OS中位数仅为5.8个月（2.5~29.1个月），且缺乏标准化治疗方案。目前除CD30 ADC（维布妥昔单抗）对ALK阴性间变大细胞淋巴瘤（ALCL）亚型有效外，其他单药治疗的ORR及生存获益均不理想，亟须开发新型联合治疗策略及优化移植选择。

1. 靶向治疗新突破

（1）JAK1抑制剂革新治疗格局

高选择性JAK1抑制剂戈利昔替尼（golidocitinib）作为全球首个获批用于R/R PTCL的靶向药物，通过持续抑制JAK1/STAT信号通路展现显著疗效。关键Ⅱ期研究显示其ORR达44%，JACKPOT26研究进一步揭示其维持治疗潜力：一线治疗后达CR者接受维持治疗，12个月DFS率未达平台期，76.7%患者维持CR；PR患者中33.3%转化为CR，PFS中位数达17.6个月。

（2）ALK抑制剂精准治疗

针对ALK阳性间变大细胞淋巴瘤（ALK$^+$ ALCL），克唑替尼显示卓越疗效：治疗R/R患者的ORR达80%~100%，CR率为60%~82%，2年OS率为73%。二代ALK抑制剂塞瑞替尼和洛拉替尼通过克服耐药机制进一步延长生存，其与HSCT的序贯应用为耐药患者提供深度缓解可能。

2. 剂型改良与新药研发

米托蒽醌脂质体通过剂型优化显著降低心脏毒性，Ⅱ期研究显示ORR为41.7%，OS中位数达22.8个月，为传统化疗药物升级提供成功范例。

3. 移植策略优化

2024 ASH公布的EBMT淋巴瘤工作组回顾研究（2016—2022年）为移植选择提供重要循证依据。ASCT适用人群：二线诱导达PR及以上疗效患者，其2年PFS率（49% vs. 26%）和OS率（66.6% vs. 48.7%）显著优于SD/PD患者。allo-HSCT价值：即使未达CR患者，其无复发病死率（NRM）与ASCT组差异无统计学意义，提示allo-HSCT可作为难治性患者的有效挽救手段。

化疗诱导早期获得CR的患者（对化疗敏感的患者）进行ASCT，无法达到CR的患者，选择allo-HSCT。

五、预后

近三十年的临床研究数据表明，PTCL的总体预后改善有限，其生存结局仍面临严峻挑战。1990—2002年，国际T细胞淋巴瘤研究组（ITCLSG）对全国22个中心的1 314例成熟T/NK细胞淋巴瘤患者进行统计分析，结果显示ALCL的生存差异显著：ALK阳性（ALK$^+$）患者5年OS率达70%，ALK阴性（ALK$^-$）患者为50%，而其他亚型（如AITL及PTCL-NOS）预后更差，5年OS率仅为30%。这一预后分层模式在后续研究中得到验证。2015年，北京大学肿瘤医院朱军教授团队对1996—2015年间的679例PTCL患者进行预后评估，发现5年OS率为50%，10年OS率降至41%，提示远期生存率进一步衰减。

为系统性评估PTCL的长期结局，国际T细胞淋巴瘤项目（ITCLP）开展了一项前瞻性队列研究（2006—2018年），纳入14个国家74个中心的1 553例患者（WHO 2001/2008/2017分类），其中735例完成长达10年的随访（随访时间中位数为81个月）。结果显示，10年OS率和PFS率分别为40%与27%，各主要亚型（PTCL-NOS、AITL、ALCL等）的生存曲线呈现相似趋势。死亡原因分别为淋巴瘤进展（70%）、感染（11%）、治疗相关毒性（7%）、继发肿瘤（5%）。值得注意的是，5年时间点仍存活的患者（n=324），后续5年OS率达84%，其中CR患者DFS率为74%，与普通人群生存水平相一致，提示早期深度缓解是长期生存的关键。

新型预后评分系统见表2、表3、表4。

表2 核心预后模型对比（IPI/PIT/mPIT/PIRT）

评分系统	发表年份	关键风险因素	风险分组	适用人群/特点
IPI	1993	年龄>60岁、ECOG≥2、LDH>ULN、结外受累≥2个、Ann Arbor分期Ⅲ~Ⅳ期	低危（0~1分） 中危（2~3分） 高危（4~5分）	通用模型，基于临床分期与生化指标，未纳入PTCL特异性生物学特征
PIT	2004	年龄>60岁、ECOG≥2、LDH>ULN、骨髓侵犯	组1（0分） 组2（1分） 组3（2分） 组4（3~4分）	针对PTCL-NOS，引入骨髓侵犯，但对亚型（如AITL）区分不足
mPIT	2018	年龄>60岁、ECOG≥2、LDH>ULN、Ki-67≥80%	低危（0~1分） 中危（2分） 高危（3~4分）	整合病理增殖活性（Ki-67），更适用于高侵袭性患者
PIRT	2024	年龄>60岁、原发难治、非AITL亚型、结外受累>1、Ki-67≥40%、ALC<正常下限	低危（0~2分） 中危（3~4分） 高危（5~6分）	首个R/R PTCL专用模型，整合临床、分子亚型（AITL vs. 非AITL）及免疫微环境（ALC/Ki-67）

注：LDH. 乳酸脱氢酶（lactate dehydrogenase）；ULN. 正常值上限（upper limit of normal）。

表 3　扩展预后模型补充

评分系统	关键风险因素	风险分组	适用人群 / 特点
International T-cell Index	年龄>60 岁、ECOG ≥2、血小板<150 × 10^9/L	0、1、2、3 个危险因素	侧重血液学参数（血小板），适用于合并血细胞检查结果异常的 PTCL 患者
T-cell Score	白蛋白<3.5g/dL、ECOG ≥2、Ann Arbor 分期Ⅲ~Ⅳ、ANC ≤ 6.5 × 10^9/L	低危（0 分） 中危（1~2 分） 高危（3~4 分）	整合营养状态（白蛋白）与免疫状态（ANC），适用于晚期或免疫功能低下患者

表 4　预后模型预测效能对比

模型	C-index（训练集）	C-index（验证集）	高危组生存率	统计学优势
IPI	0.56	0.51	5 年 OS 率 30%	参考基准
PIT	0.59	0.55	5 年 OS 率 18.3%	优于 IPI（P<0.05）
PIRT	0.70	0.62	2 年 OS 率 12%	显著优于 IPI/PIT（P<0.001）

既往应用的预后模型（包括国际预后指数 IPI、PIT 等）在 PTCL 中的应用存在局限性，不足以更精准地识别高危人群及指导个体化治疗。国际外周 T 细胞淋巴瘤协作组（Peripheral T-cell Lymphoma Alliance，PETAL）开展了一项大规模跨国回顾性研究，旨在优化 R/R T 细胞淋巴瘤患者的预后评估体系。该研究整合了来自全球多中心的临床数据，覆盖 NK/T 细胞淋巴瘤及其他 PTCL 亚型，最终建立了新型临床预后指数（prognostic index for relapsed/refractory T-cell lymphoma，PIRT）。PIRT 是首个针对 R/R T 细胞淋巴瘤的预后模型，其创新性在于整合了传统临床参数（如年龄、结外受累）与免疫微环境指标（ALC），并纳入了分子亚型（AITL vs. 非 AITL）对预后的影响。相较于 IPI 和 PTCL 特异性预后指数（PIT），PIRT 在 R/R 人群中的预测效能更优，且操作简便，适合临床推广。未来需进一步探索 PIRT 与分子标志物（如 *TP53* 突变、PD-L1 表达）的联合应用，以实现更精准的预后预测。

六、结语

十年的探索与进展，病理及预后认识的深化显著推动了外周 T/NK 细胞淋巴瘤治疗的改善。虽然以 CHOP 为基础的一线化疗方案仍是基石，但针对特定亚型（如 ALCL）、年轻高危患者及复发难治（R/R）患者群体，治疗方案的选择已更加清晰和精准。与此同时，外周 T/NK 细胞淋巴瘤的新药研发已整体进入一个充满活力与希望的快速发展期。比如西达本胺就走过了自己特异性的十年之路，这十年发展历程是中国创新药从跟跑到领跑战略转型的生动写照，其与化疗、靶向治疗及移植技术的成功整合，不仅为外周 T/NK 细胞淋巴瘤患者提供了更优的治疗选择，更为全球表观遗传药物的开发策略提供了重要的范式参考。我们有理由相信，未来外周 T/NK 细胞淋巴瘤治疗效果将持续提升，个体化精准治疗、跨机制的多药联合、免疫治疗和细胞疗法的深入探索将是实现这一目标的关键路径。

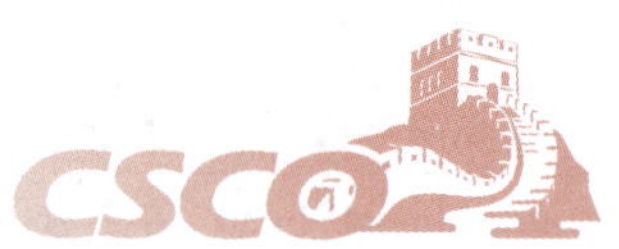

淋巴瘤创新药临床研究现状与趋势

李增军
山东省肿瘤医院

1. 前言

新兴的治疗手段如基于抗体技术的免疫治疗、CAR-T 细胞治疗及小分子靶向药物的应用，正在重塑淋巴瘤的治疗格局。研究表明，这些新疗法不仅提高了治疗效果，同时毒副作用可控，成为关注焦点和未来的治疗研究方向。

小分子靶向药物的开发也为淋巴瘤的治疗开辟了新的视野。例如，BTK（Bruton 酪氨酸激酶）抑制剂在中枢神经系统淋巴瘤的治疗中显示了良好的前景，并且正在积极探索其与其他治疗方法的联用效果。与此同时，鉴于淋巴瘤的异质性，新的生物标志物的发现将为精确医疗提供更多可能性，帮助医生在临床实践中做出更加精准的决策。

2. 以抗体为基础的免疫治疗进展

2.1 单克隆抗体

2.1.1 CD20 单抗

继前几年针对 CD20 的新单抗如奥法妥木单抗、奥妥珠单抗等应用于临床，尤其奥妥珠单抗在某些类型如滤泡性淋巴瘤（FL）和慢性淋巴细胞白血病 / 小淋巴细胞淋巴瘤（CLL/SLL）中取得了更好的效果。近年单纯的单抗在淋巴瘤研发不多，国内 CD20 的单抗如泽贝妥单抗，进行了改造，在其联合 CHOP 方案对比 RCHOP 的三期研究中，显示了更好的 CR 率（85.66% vs. 77.34%，P=0.037 8），甚至 PFS 和 OS 都有了接近统计学意义的提高（P=0.057 和 0.059），其结果值得关注和在真实世界中验证。

2.1.2 CD19 单抗

另一进展来自针对 CD19 的单克隆抗体 Tafa（tafacitamab）的开发应用。CD19 是泛 B 细胞特异性的标志物，从 ALL 到成熟 B 细胞淋巴瘤都表达广泛。早年开发的 CD19 单抗疗效欠佳，Tafa 通过对 Fc 段的改造，增强了 ADCC 和抗体依赖的细胞吞噬作用（ADCP），促进肿瘤细胞的凋亡，从而有效清除肿瘤细胞。同时，Tafa 联合来那度胺进一步提高了疗效。L-MIND 研究显示了其在复发难治弥漫大 B 细胞淋巴瘤（DLBCL）中的良好疗效，CR 率为 42.5%，ORR 为 60%。同时耐受性良好，与化疗的联合用药能够进一步提高治疗的有效性。但在真实世界，尤其是在多线后复发的患者中疗效不佳，因此建议二线应用，其一线价值及在其他 B 细胞淋巴瘤中的价值也值得探讨。尤其是在惰性淋巴瘤中，如针对复发难治 FL 的Ⅲ期、双盲、随机对照的 inMIND 研究显示，R2 联合 Tafa 的 PFS 中位数达到 22.4 个月，显著优于 R2 对照组的 13.9 个月，有望成为复发难治 FL 的新选择。

2.1.3 未来研究方向与趋势

在 B 细胞淋巴瘤中，尽管单克隆抗体的开发研究已经不是主流，但新抗体的上市也提供了一些机遇。如未来 Tafa 的研究，至少在下述方面值得研究探讨：① CD20 耐药或表达丢失的复发 DLBCL；②在少部分 CD20 阴性而 CD19 阳性的 B 细胞淋巴瘤，如浆母细胞淋巴瘤；③在其他侵袭性 B 细胞淋巴瘤中的作用，如伯基特淋巴瘤；④在 ALL 中的作用；⑤在多种类型的惰性淋巴瘤中的应用。这些研究尝试，可包括多种联合方案，如可联合 CD20 单抗、双抗、ADC 等新型药物，也可联合化疗方案等。而对于国内研发的泽贝妥单抗，同样在多种 CD20 阳性淋巴瘤中的作用值得探讨，尤其进一步验证其对于利妥昔单抗的疗效优势。

2.2 ADC

ADC 是一类新兴的抗肿瘤药物，结合了单克隆抗体的靶向性与细胞毒性药物的杀伤力，能够特异性地将毒性药物运输到肿瘤细胞，从而提高治疗效果并减少对正常组织的损伤。近年来，ADC 在淋巴瘤等多种癌症的治疗中显示出显著的疗效。当前，已有数种 ADC 获得美国 FDA 批准用于淋巴瘤的治疗，如针对 CD30 的维布妥昔单抗（brentuximab vedotin，BV）和针对 CD79b 维泊托珠单抗（polatuzumab vedotin，pola）等，还有多种药物在开发中。

ADC 的设计主要包括三个关键组成部分：抗体、连接子和细胞毒性药物。抗体用于特异性识别肿瘤细胞表面的抗原，且与抗原结合后导致细胞将复合物内吞，而不是脱落或者仅仅结合在细胞表面；连接子则负责将细胞毒性药物与抗体连接在一起，保证在血浆中保持稳定而只有进入肿瘤细胞与溶酶体融合后，在溶酶体酶的作用下才能将药物释放，发挥杀伤作用；连接的细胞毒性药物则要求毒性大。近年来，随着 ADC 设计和优化技术的进步，其疗效与安全性得到了显著提升，越来越多的 ADC 正在进入临床开发阶段。

2.2.1 维布妥昔单抗（BV）

维布妥昔单抗是针对 CD30 抗原的单克隆抗体，主要用于治疗 CD30 阳性的霍奇金淋巴瘤（HL）和外周 T 细胞淋巴

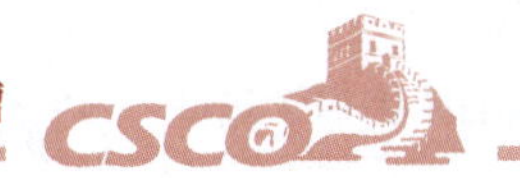

瘤，近年在部分 CD30$^+$ B 细胞淋巴瘤也有探索。维布妥昔单抗联合化疗已经成为 HL 和 CD30$^+$ PTCL 的首选治疗措施，能够显著延长患者的 PFS 和 OS。同时该药物在与其他治疗手段（如 ICI）联合应用也显示出良好的协同效应，进一步提升了其治疗效果。

2.2.2 维泊托珠单抗（pola）

维泊托珠单抗是靶向 CD79b 抗原的 ADC，先后在复发难治和初治弥漫大 B 细胞淋巴瘤中获得了适应证。尤其在 DLBCL 一线治疗中，与传统 RCHOP 相比，pola-R-CHP 方案延长了 PFS，成为多年来突破 RCHOP 疗效"天花板"的划时代进展。但是也应看到，其 PFS 获益相对较少，OS 仍没有获益。另外，在 R/R DLBCL 中，pola 与 BR 的联合并不是最佳选择，尤其考虑到如果二线疗效不好，后续可能需要进行 CAR-T 治疗或者双抗治疗的情况，尽量避免与苯达莫司汀联合，因其对 T 细胞有较强的抑制杀伤作用，临床实践中，更多采用与 GemOx 样方案联合，同时也有研究将其与双特异性抗体联合，也获得较好疗效。

2.2.3 在研的 ADC

目前，许多新的 ADC 正在进行临床前研究，如国外针对 CD19 的 ADC loncastuximab，也取得了一定效果。针对 R/R DLBCL 的关键 LOTIS-2 试验显示，对接受过 ≥2 线治疗的患者，单药总缓解率为 48.3%，CR 率为 24.1%，DoR 中位数为 10.3 个月。中国桥接试验也证实类似效果，另外，联合 BTK 抑制剂伊布替尼也有潜力。而联合利妥昔单抗治疗 R/R FL 的数据更加亮眼，2024 年报道的Ⅱ期试验中，患者 12 周 CR 率为 67%，ORR 为 97%，且 6 个月 PFS/OS 率均超过 94%。边缘区淋巴瘤（MZL）的初步结果同样积极。

国内恒瑞制药公司的 CD79b ADC，与 Pola 不同的是，其链接的细胞毒性药物是 DNA 拓扑异构酶 I 抑制剂，而不是 MMAE。对应 DLBCL 及惰性淋巴瘤均显示了较好效果，针对 R/R DLBCL 的三期试验正在进行中，有望获得积极效果而获批上市。

此外，针对 ROR1 的 ADC 也在开发中。ROR1 是受体酪氨酸激酶（RTK）家族成员，在胚胎发育中参与细胞分化和组织器官形成，在成年组织中表达水平下调，但在慢性淋巴瘤、套细胞淋巴瘤、DLBCL 等淋巴瘤及多种实体瘤中表达。ROR1 通过与 WNT5a 等 WNT 蛋白结合，激活下游如 MAPK/ERK、STAT3、NF-κB 等信号通路，影响细胞增殖、存活，此外，ROR1 还与 PI3K/AKT/mTOR、BMI-1、YAP/TAZ 等通路存在相互作用。目前以 ROR1 为靶点的多种抗体类药物、抑制剂及 CAR-T 均有开发。其中，以 ROR1 为靶点的 ADC 在体外和前期体内试验中均表现出了良好的抗肿瘤活性，目前已经在进行一线 DLBCL 的三期临床试验。

2.2.4 未来研究方向与趋势

ADC 是"导弹"，具有特异性识别和定向"爆破"作用。ADC 的特点：①与单克隆抗体和双靶点的特异性双抗不同，其杀伤作用不依赖 ADCC、ADCP 及 T 细胞功能，因此对于多线治疗后 T/NK 细胞功能衰竭的药物同样有效；②基于同样原因，针对 T/NK 细胞淋巴瘤，如有合适抗原，适合开发该类药物；③依赖 T 细胞同时其靶向性决定其特异性较强，化疗副作用较小；④对于化疗药物多药耐药的肿瘤细胞来说，ADC 可能也存在耐药问题。目前针对多个靶点、多款 ADC 在开发中，包括国内本土药企，也有产品已经进入临床试验，未来前景广阔。在多种淋巴瘤类型、多种场景、多种方案组合，均值得尝试和研究。

2.3 双特异性抗体

双特异性抗体（bispecific antibodies，bsAb）是一种革命性的新兴的免疫治疗策略，结合了抗体介导的免疫治疗和 T 细胞免疫治疗的特点，可看作 T 细胞疗法的一种。双抗能够同时针对 CD3 和表达在肿瘤细胞的特异性抗原这两种不同抗原，激活和增强 T 细胞，特异性攻击肿瘤细胞，达到治疗目的。近年来，这类抗体的研发在淋巴瘤的治疗中取得了显著进展，显示出良好的前景。

2.3.1 格非妥单抗

格菲妥单抗是国内第一款获批的 CD20/CD3 双抗，以其 2∶1 的独特结构，使其与 CD2 阳性的肿瘤细胞有更好的结合力。在前期 NP30179 Ⅰ/Ⅱ期研究中，针对经过 3 线（中位数）治疗，且其中 1/3 患者经过了 CAR-T 细胞治疗的高度难治患者，CR 率达到 40%，且 CR 患者完全缓解持续时间（DoCR）中位数达到 2 年（26.9 个月），且起效迅速，副作用可控，成为 2 线以后 DLBCL 的首选治疗之一，也是 CAR-T 细胞治疗后的首选治疗。多项二线治疗的研究在进行中，并取得了预期的效果。如 STRAGLO 研究治疗 2L+ DLBCL 的Ⅲ期研究中，Glofit-GemOx 较对照 R-GemOx 组 CR 率提高了 33.2%（58.5% vs. 25.3%），12 个月的 PFS 率较对照组提升了 26.5%（51.7% vs. 25.2%），因此也获得了 2025 CSCO 指南的推荐。针对适合移植患者，RICE ± 格菲妥单抗的研究也在进行中。在一线治疗中，针对中危和高危的 DLBCL，格菲妥单抗联合 pola-R-CHP 的研究也在进行中（COALITION 研究和 NP40126 研究），有望未来为中高危 DLBCL 提供新的、更有效的一线治疗方案。另外，针对老年、不能耐受化疗的患者，格菲妥单抗与 pola、来那度胺、PD-1 单抗等多种组合的研究，为未来这部分患者提供了更多选择。

2.3.2 莫妥珠单抗（mosunetuzumab）的研究进展

莫妥珠单抗是 CD20/CD3 双特异性抗体，近期也将在我国上市。前期研究显示，在治疗 R/R DLBCL 中疗效不如格菲妥单抗，但在 FL 患者中，疗效与其他双抗具有相似的效果。莫妥珠单抗的优势是安全性更好。因此，莫妥珠单抗主要用于年老体弱 DLBCL 患者及 FL 等惰性淋巴瘤的治疗。目前在 R/R FL、初治 FL 等采用单独应用或联合治疗（联合来那度胺、化疗、pola 等）都取得了良好效果。多项研究显示，莫妥珠单抗治疗 FL，CR 率达到 80% 以上，ORR 接近 100%。而单药作为 3 线及以上治疗 FL，也获得了 60% 的 CR 率和 78% 的 ORR，且 3 年 OS 率达 82.4%。因此也获得 2025 CSCO 指南的推荐。

2.3.3 艾可瑞妥单抗（epcoritamab，epcor）的临床研究进展

epcor 是另一款 CD20/CD3 双特异性抗体，临床研究显示，epcor 在治疗多种类型的淋巴瘤中展现了良好的抗肿瘤活性。同格菲妥单抗类似，在经过 3 线（中位数）治疗，39% 经过 CAR-T 细胞治疗的 DLBCL 患者中，EPCORE NHL-1 研究结果显示：epcor 单药治疗的 ORR 达到 63%，CMR（肿瘤代谢活性消失）率为 39%。在随后的 NHL-2 研究中，开展了多个

队列的研究，包括 epcor+GemOx 治疗 R/R DLBCL，CR 率达到 60%。epcor+R-DHAX/C 则 ORR 为 88%，CMR 率为 65%。即使联合来那度胺，Epco-Len（epcor+Len）治疗 R/R DLBCL 也达到了 71.9% 的 ORR 和 53.1% 的 CR 率。显然，二线治疗会获得更好的疗效和生存。

在一线治疗中，皮下 epcor 联合 R-CHOP 治疗高危（IPI ≥3 分）DLBCL 患者，ORR 为 100%，CMR 率为 77%。在 epcor 联合 pola-R-CHP 治疗 IPI ≥2 分的初治 DLBCL 的 EPCORE NHL-5 研究中，达到 100% 的 CR 率，88.6% 的 CR 率，同样为未来一线 DLBCL 的治疗提供了新的高效选择。

2.3.4 国内研发进展

随着国内生物制药技术的快速发展，双特异性抗体的研发也如雨后春笋般涌现。多个研究团队和制药公司正在积极探索和开发针对特定肿瘤抗原的双特异性抗体，包括 CD19/CD3、CD20/CD3、ROR1/CD3 等，多项临床试验正在进行中，有望未来实现该类产品的国产化，提高可及性。

2.3.5 其他

三特异性抗体指同时针对三个不同的抗原，包括肿瘤细胞表面的特定抗原和 T 细胞的 CD3 分子，从而有效地引导 T 细胞攻击肿瘤细胞。

除了三特异性抗体，包含 CD47 的双特异性抗体也展现出显著的协同效应。CD47 被称为"别吃我"信号，肿瘤细胞通过表达 CD47 来逃避巨噬细胞的吞噬。利用双特异性抗体同时靶向肿瘤抗原和 CD47，可以有效地解除肿瘤细胞的免疫逃逸，进而促进肿瘤细胞的清除。这种策略在多种类型的肿瘤中显示出了增强的治疗效果，尤其是在对抗那些表达 CD47 的肿瘤时。

2.3.6 未来研究方向与趋势

针对肿瘤靶抗原和 CD3 的双特异性抗体是 T 细胞疗法的一种，结合了抗体介导的免疫治疗和 T 细胞免疫治疗的特点，即使在多线治疗后的 B 细胞淋巴瘤中，仍展现了优异的治疗效果。应用于前线（一线或二线）治疗将发挥更好的效果，临床研究也初步证实了这一点。因为此时不仅肿瘤细胞耐药比例低，同时 T 细胞功能更好，因此该类药物未来更提倡前线应用。随着临床试验结果的证实、国内产品的研发上市因而价格更加亲民，预测未来 3~5 年内，该类药物进入高危 DLBCL 的一线治疗，有望将 DLBCL 的整体治愈率由原来的 60% 提高到 80% 甚至更高。而在惰性 B 细胞淋巴瘤中，预计治疗效果会更好，成为其去化疗治疗的主力药物。因此这是极具潜力的一类药物。但需要注意该类药物的毒副作用，如 CRS、T 细胞耗竭，以及对自身免疫的影响。

3. 小分子靶向药物进展

3.1 BTK 抑制剂与降解剂

3.1.1 BTK 抑制剂的应用

BTK 抑制剂是最早用于淋巴瘤治疗的小分子激酶抑制剂。目前国内上市的已经有伊布替尼、泽布替尼、奥布替尼、阿卡替尼，以及非共价键结合的抑制剂匹妥布替尼等多种产品。另外，国内还有多款产品在临床研究中。目前，BTK 抑制剂已经成为慢性淋巴细胞白血病 / 小淋巴细胞淋巴瘤（CLL/SLL）、套细胞淋巴瘤（MCL）、瓦氏巨球蛋白血症（WM）的首选或主要治疗药物，在 R/R FL、边缘区淋巴瘤及特殊类型的大 B 细胞淋巴瘤中也有推荐。它们作用机制类似，激酶选择特异性稍有差别，故临床效果和毒副作用也稍有差别，其开发适应证也有所不同。

3.1.2 耐药

随着用药患者的增多及治疗时间的延长，患者的耐药机制逐渐显现，这对 BTK 抑制剂的应用提出了新的挑战。共价 BTK 抑制剂如伊布替尼的耐药机制主要包括 *BTK* 基因的 C481 位点突变，导致伊布替尼无法有效结合 BTK，从而导致肿瘤细胞持续存活和增殖。此外，耐药机制还涉及下游信号分子如磷脂酰肌醇特异性磷酸酶 Cγ2（PLCγ2）的突变，这些突变使得肿瘤细胞能够在 BTK 抑制的情况下逃避死亡信号的影响。其他所谓"下一代"BTK 抑制剂如泽布替尼、奥布替尼由于与 BTK 结合位点同伊布替尼，因此不能克服该类耐药。而非共价 BTK 抑制剂如 LOXO-305（pirtobrutinib）展现出了临床优势。这类药物通过可逆结合 BTK，避免了 C481 突变带来的耐药性，显示出对包括 C481 突变患者在内的各种淋巴瘤患者的有效性。临床研究显示，pirtobrutinib 在经过伊布替尼治疗的患者中，仍然具有约 67% 的总体反应率。这表明非共价 BTK 抑制剂在处理 BTK 抑制剂耐药的情况下，可能成为新的治疗选择。

此外，BTK 蛋白降解剂如 NX-2127，展示了新的治疗特点。该药物通过促进 BTK 的降解而非单纯抑制其活性，从而可能克服耐药问题，并在临床前研究中表现出良好的抗肿瘤活性。这种新型治疗策略有望为 BTK 抑制剂耐药的患者提供新的治疗选择，并推动 BTK 靶向治疗的发展。

3.1.3 未来研究方向与趋势

BTK 抑制剂在多种淋巴瘤的治疗中发挥了重要作用，但是其主要病种如 CLL/SLL、MCL 及 WM 在我国均发病率较低，另外，在目前价格下，许多患者不能承担长期应用的经济负担，以及长期用药的毒副作用及耐药的产生，因此固定周期治疗一直是探索方向，包括联合传统免疫化疗和联合 BCL2 抑制剂的治疗。鉴于目前该类药物已经过度开发，产品多，竞争形势严峻，适应场景有限，并面临 B 细胞淋巴瘤多种新型药物的挑战，未来该类药物开发应该适可而止。临床研究目前集中在特殊类型 DLBCL 中的应用，如双表达 DLBCL、原发中枢的大 B 细胞淋巴瘤。另外对于惰性淋巴瘤如 FL、MZL 的一线二线联合治疗，也有一定探索价值，但同样面临抗体类药物的挑战和竞争。

3.2 BCL2 抑制剂

3.2.1 维奈托克（venetoclax）

近年来维奈托克在淋巴瘤的治疗中取得了重要进展。作为首个也是迄今唯一一个上市的针对 BCL2 蛋白的选择性抑制剂，国外已被批准用于 CLL（国内尚未批准）和 AML 的治疗，并在多项临床试验中显示出良好的疗效。对于复发性 CLL 患者，维奈托克显著提高了治疗的有效性，尤其是在伴有 17p 缺失和 *TP53* 突变的高危患者中。在联合治疗方案方面，维奈托克与 CD20 单抗和 / 或 BTK 抑制剂联合使用，进一步提高了治疗效果，克服了高危耐药亚型。另外，含维奈托克的治疗是固定周期治疗，更容易被患者接受。另外，维奈托克在 MCL 中，尤其是 *TP53* 异常的 MCL，以及 R/R MCL 中，也显示了良好的效果。在 WM 中，对于 BTK 抑制剂治疗耐药的

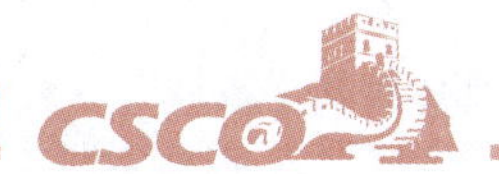

患者，仍有较高的有效率，但在WM中不建议与BTKi联合应用。目前MCL和WM治疗的适应证尚未获批。

尽管如此，维奈托克的耐药性问题也日益凸显，研究表明*BCL2* G101V突变常常导致药物抵抗，这凸显了开发下一代BCL2抑制剂以克服耐药性的紧迫性。

对于耐药机制的研究，当前的结果表明，BCL2抑制剂的耐药性与肿瘤细胞内BCL2及其相关蛋白的表达变化密切相关。特别是MCL1在耐药性中的关键作用愈发受到重视。研究发现，*MCL1*的高表达与肿瘤细胞对BCL2抑制剂的耐受性有关，因此联合抑制MCL1和BCL2可能是克服耐药性的有效策略。

3.2.2 其他BCL2抑制剂研究结果

除了维奈托克，其他多款BCL2抑制剂也在积极研发中，尤其是针对MCL和其他B细胞淋巴瘤的二代抑制剂。例如，sonrotoclax作为一种新型BCL2抑制剂，显示了在维奈托克耐药的淋巴瘤模型中更强的细胞毒活性，进一步研究表明，sonrotoclax不仅能有效抑制BCL2的功能，还能克服某些突变引起的耐药性，从而为患者提供新的治疗选择。

此外，AZD0466等双重BCL2/BCL-XL抑制剂在ALL模型中表现出优于单一BCL2抑制的疗效，尤其是在T-ALL样本中显示出良好的临床应用前景，为淋巴瘤的治疗提供了新的方向和思路。

3.2.3 未来研究方向与趋势

BCL2抑制剂在淋巴瘤治疗中的应用仍处于快速发展期，国内受限于产品可及性及适应证的限制，研究应用还不多，未来BCL2抑制剂有较大潜力。除了在AML和MDS中的巨大潜力外，在淋巴瘤中的应用及研究方向：①与BTK抑制剂和CD20的联合应用，在CLL中的固定周期探索仍有价值；②在高危CLL和MCL中的应用；③在特殊类型DLBCL中的探索，如双打击DLBCL、*TP53*异常的DLBCL等；④与其他药物的联合应用研究等。

3.3 PI3K抑制剂

3.3.1 现状

在淋巴瘤的治疗中，PI3K（磷脂酰肌醇3激酶）抑制剂作为一种重要的靶向治疗药物，近年来得到了广泛的关注。然而，国外已上市的PI3K抑制剂在安全性方面存在一些问题，包括高血糖、肝功能损害及免疫系统抑制等。这些副作用的存在限制了其在淋巴瘤患者中的使用，尤其是在存在多种合并症的老年患者中。为了克服这些安全性问题，新一代选择性PI3K抑制剂的开发正在进行中。这些新药物通常具有更高的选择性，能够针对特定的PI3K亚型，例如林普利塞就是高选择性PI3Kδ抑制剂，在针对R/R FL的2期研究中，ORR达到79.8%，CR率为15.5%，起效较快，DoR中位数为1.9个月，PFS中位数为13.4个月，1年OS率为91.4%，显示出良好的临床效果。尤其是其耐受性更好，具有较大的临床研究潜力。

但由于FL有更多高效低毒治疗药物可供选择，未来该类产品的研发重点更应放在PTCL中。PTCL虽然发病率低于B细胞淋巴瘤，但是其缺乏高效的治疗药物，目前仍是一种相对难治的淋巴瘤类型，通常对常规化疗反应不佳。研究表明，PI3K信号通路在T细胞淋巴瘤的发生和进展中起着关键作用，应用PI3K抑制剂治疗PTCL也显示了一定疗效。例如，在应用度维利塞治疗R/R PTCL间歇给药的TEMPO研究中，ORR为60%，CR率为12.3%，显示了一定疗效，降低了毒副作用。林普利塞治疗R/R PTCL也显示了一定疗效，但该适应证尚未获得批准。多项研究仍在进行中，如联合CHOP方案的LINCH研究，在本届EHA会议报道最佳CR率为57.1%，ORR为92.9%，但完成6疗程化疗后的CR率为53.6%，ORR为67.9%，疗效似乎并不乐观。联合用药后3级以上副作用达到50%，值得关注。同时报道的针对年轻能移植的TFH亚型的2期研究，最佳CR率为96%，ORR为72%，研究仍在进行中。

3.3.2 未来研究方向与趋势

PI3K抑制剂曾被寄予厚望，但从国外几款药物情况看，由于副作用较大，前景堪忧。国内的高选择性抑制剂，目前展现了一定疗效和更好的安全性。但目前PTCL适应证仍没有获批，而获批的R/R FL则面临多种安全高效的靶向治疗药物的挑战，市场不容乐观。未来研究仍应集中在PTCL，包括：①联合其他靶向药物如西达本胺、JAK抑制剂或表观遗传学调节药物治疗R/R PTCL，或不能耐受化疗的患者；②联合二线化疗药物；③联合CHOP一线应用，但能否有更佳疗效尚不得知。总体而言，PI3K抑制剂在淋巴瘤治疗中展现出潜在的机会，但其长期疗效、安全性仍需深入研究。

3.4 JAK抑制剂

3.4.1 现状

JAK-STAT通路可调节细胞的增殖、分化和凋亡等生物学过程，参与多种免疫和炎症反应。淋巴瘤中常常存在*JAK1*和*JAK2*的突变或表达上调，导致STAT3的磷酸化，进而促进肿瘤细胞的增殖和生存。此外，JAK-STAT通路还可调控肿瘤微环境，影响T细胞和巨噬细胞的活性，使肿瘤细胞能够逃避宿主的免疫监视。

JAK抑制剂目前主要用于治疗自身免疫性疾病（如类风湿关节炎和银屑病等）和血液系统疾病。例如，国内上市的芦可替尼（ruxolitinib）是JAK1/2的抑制剂，主要用于治疗原发性骨髓纤维化，在淋巴瘤中也有一定作用，但未获批适应证。

戈利昔替尼是新一代口服、高选择性JAK1抑制剂，是全球首个获批治疗PTCL的JAK抑制剂。在国内进行的Ⅱ期JACKPOT8 Part B研究中，戈利昔替尼单药治疗R/R PTCL显示出良好生存获益。在88例可评估疗效的患者中，ORR为44.3%，CR率为23.9%，DoR为20.7个月，PFS中位数为5.6个月，OS中位数为19.4个月。据此获批治疗R/R PTCL的适应证，并在CSCO指南2025版中获得Ⅰ级推荐。在前期治疗有效的患者中进行维持治疗的研究也在进行中。

3.4.2 未来研究方向与趋势

JAK抑制剂与其他治疗手段的联合使用展现出良好的协同效应，特别是在免疫治疗的背景下。例如，在一项来自宾夕法尼亚州立大学的临床Ⅱ期研究中，采用JAK抑制剂itacitinib（伊他替尼，一种选择性JAK1抑制剂）与PD-1抗体联合治疗，ORR高达67%，PFS中位数达到23.8个月，明显优于单独使用组（6.5~10.3个月）。

明尼苏达大学的一项研究显示，芦可替尼可以使T细胞、NK细胞数量增多，并且可以逆转已经展现出衰竭特征的

T 细胞状态。进一步应用芦可替尼的研究发现，它对 $CD8^+$ T 细胞的激活效果甚至优于 PD-L1 抑制剂，并影响肿瘤微环境中的髓系细胞、NK 细胞和树突状细胞（DC），且不会对 T 细胞抗病毒感染的效应功能产生负面影响。这种组合不仅可以减轻抑制性免疫环境的影响，还能够恢复 T 细胞的功能，增强其对肿瘤细胞的杀伤能力。在 HL 的研究中，这种组合也显示了良好疗效。

戈利昔替尼是国内本土企业自主研发的 JAK 抑制剂，已经获批用于 R/R PTCL 的治疗。未来，在一线治疗中，与化疗联合，或者与其他治疗 PTCL 的药物联合，是值得进一步研究的问题。

4. 表观遗传学调控药物

4.1 EZH2 抑制剂

EZH2（enhancer of zeste homolog 2）作为重要的表观遗传调控因子，其突变和过表达与多种肿瘤的发生和发展密切相关。*EZH2* 的突变通常表现为其催化功能的增强，导致 H3K27 的三甲基化增加，从而抑制肿瘤抑制基因的表达，促进肿瘤细胞的增殖和存活。EZH2 抑制剂通过靶向 EZH2 的表观遗传调控作用，不仅能直接抑制肿瘤细胞的生长，还可能通过增强肿瘤免疫反应来改善患者的预后。

在某些亚型（如 DLBCL、FL）中，EZH2 的变异发生率较高，因此对 EZH2 的抑制可能为这些患者提供新的治疗选择。同时对 EZH2 无突变的患者，也有一定疗效。国外上市的主要是他泽司他，而国内则有多款产品在研究中，其适应证主要集中在对 PTCL 的治疗研究。

4.1.1 国外上市产品

他泽司他（tazemetostat）是首款针对 EZH2 的抑制剂，在 2020 年已经经美国 FDA 批准上市治疗 R/R FL，国内近期也将获批。临床研究显示，他泽司他在携带 *EZH2* 突变的患者中表现出了显著的疗效。例如，在一项针对 DBLCL 的研究中，ORR 达到 76.5%，且安全性良好。

伐美妥司他（valemetostat）是 2024 年日本药品和医疗器械管理局（PMDA）批准的 EZH1/2 抑制剂，适应证为 PTCL 及 ATLL。在针对 PTCL 和 ATLL 的 Ⅱ 期研究中，ORR 为 44%，CR 率为 14%，DoR 中位数为 11.9 个月。伐美妥司他治疗 R/R PTCL 安全性可接受，因此获批上市。

4.1.2 国内研究

国内有多款 EZH2 抑制剂在研究中，如 SHR2554，是选择性 EZH2 抑制剂。在针对 R/R PTCL 的单臂、Ⅱ 期研究中，ORR 为 64.2%，CR 率为 32.8%，PFS 中位数为 10 个月，已经提交新药申请（New Drug Application，NDA）受理。另一款产品 XNW5004 是 EZH2 竞争性小分子抑制剂，在早期研究中，在 1 200mg 有效剂量下，PTCL 的 ORR 为 70.3%，PFS 中位数为 15.7 个月。注册研究在进行中。

4.1.3 未来研究方向与趋势

EZH2 抑制剂是近年关注的针对表观遗传学的调节药物，展示了较好的前景。未来研究应主要集中在目前疗效不佳的 PTCL 中。研究方案包括前线应用、与其他药物联合应用，后者包括其他表观遗传学的调节药物、化疗药物及其他小分子抑制剂等。具体用药方案、联合策略需要基础研究和临床验证。

4.2 HDAC 抑制剂

4.2.1 现状

HDAC 抑制剂已被广泛研究并应用于多种肿瘤的治疗中，尤其 T 细胞淋巴瘤。研究表明，T 细胞淋巴瘤细胞中 HDAC 的过表达与其恶性程度及预后不良相关，HDAC 抑制剂能够通过调节肿瘤微环境、增强肿瘤免疫原性来改善疗效。HDAC 抑制剂可以增加肿瘤细胞表面主要组织相容性复合体（MHC）Ⅰ 类分子的表达，从而增强 T 细胞对肿瘤细胞的识别和攻击能力。同时，HDAC 抑制剂还可以与其他靶向药物或免疫治疗相结合，以提高治疗效果，例如 HDAC 与 PD-1/PD-L1 抑制剂的联合使用，显示出对 T 细胞淋巴瘤的协同作用。

但从临床数据看，多种 HDAC 抑制剂单药应用治疗 PTCL 的有效率一般都在 30% 以内，一线联合 CHOP 样化疗能否提高疗效尚不确定。如罗米地辛联合 CHOP 方案并未改善初治 PTCL 患者预后，仅仅在 TFH 淋巴瘤亚组中仍观察到 PFS 显著延长（PFS 中位数 19.5 个月 vs. 10.6 个月，P=0.039 5）。国产的口服 HDAC 抑制剂西达本胺已经上市 10 年，直到近期，才开始进行一线的对照研究，结果值得期待。

HDAC 抑制剂和其他信号通路抑制剂（如 PI3K 抑制剂、JAK 抑制剂等）或者与去甲基化药物进行联合治疗的研究也在进行中。尤其是 HDAC 抑制剂联合阿扎胞苷，小系列研究显示，在 AITL 亚型中显示了较好的疗效。另外去甲基化药物阿扎胞苷联合 CHOP 治疗 AITL 获得了 88% 的 CR 率，但存在 *DNMT3A* 突变时效果不佳，而 *TET2* 突变时效果较好。

最近，HDAC 抑制剂应用于其他淋巴瘤，如双表达 DLBCL 的研究，显示了明显获益，西达本胺 +CHOP 组 CR 率为 73%，2 年 EFS 率为 58.9%；而对照的 CHOP 组 CR 率为 61.8%；2 年 EFS 率为 46.2%，因此也获批双表达 DLBCL 的治疗适应证，并得到 2025 CSCO 指南的推荐。

4.2.2 未来研究方向与趋势

HDAC 抑制剂上市较早，在 T 细胞淋巴瘤的治疗中具有重要的应用价值和较多的临床实践。但其在 R/R PTCL 中疗效仍不够满意。随着近年多个治疗 PTCL 药物的上市，该类药物将面临挑战。未来，如何将 HDAC 抑制剂与既有的化疗或者新的靶向药物联合，是值得探讨的问题。已有的研究，多集中在 HDAC 抑制剂和去甲基化药物的联合上，与其他类药物的组合，包括用药方式、剂量调整等都需要探索。

5. CAR-T 细胞治疗

CAR-T 细胞治疗是革命性的治疗方式，已经有多款以 CD19 为靶点的 CAR-T 细胞产品上市并展现了优异疗效。其他靶点的 CAR-T 也多有研究。另外，第 3 代、第 4 代 CAR-T 也有不少探索。目前 CAR-T 治疗的主要障碍在于需要个体化订制，成本太高且不容易控制。目前通用型 CAR-T 及体内 CAR-T 在研究中，如能获得突破，有望降低价格，提高可及性。另外，CAR-T 疗法也面临着来自其他创新药物的挑战，如双抗类药物。详细内容参考相关专门章节论述。

结论

淋巴瘤的创新治疗药物正处于一个前所未有的快速发

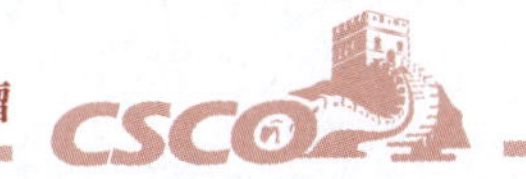

展阶段，尤其是抗体为基础的免疫治疗、CAR-T 细胞治疗及小分子靶向药物和表观遗传学调节药物的兴起，为淋巴瘤患者提供了多样化的治疗选择。它们各自展现出独特的优势，互为补充，为不同类型和阶段的淋巴瘤患者带来了新的希望。但各种治疗方式有其优缺点，如何平衡不同治疗方式的效果、可及性、安全性，从而制订更加合理的治疗方案是当前和未来研究的重点。临床试验的结果表明，单一疗法往往难以满足所有患者的需求，因此，探索联合治疗策略显得尤为重要。通过合理的组合，能够在发挥各个治疗方案优势的同时，降低耐药性和副作用的发生率，从而提高患者的生存率和生活质量。

另外，从不同淋巴瘤类型看，B 细胞淋巴瘤有多种免疫治疗药物、CAR-T 疗法和各种高效低毒小分子抑制剂的加持，未来几年疗效会出现显著提升。而对于 T 细胞淋巴瘤，由于免疫治疗手段的欠缺，虽然有多种小分子靶向药物和表观调节药物的问世，但其总体疗效仍不够满意，尤其疾病控制时间和治愈率仍较低，亟须探讨新的治疗。需要根据不同的 PTCL 亚型，甚至分子生物学分类进行精准和个性化研究，或许是方向之一。

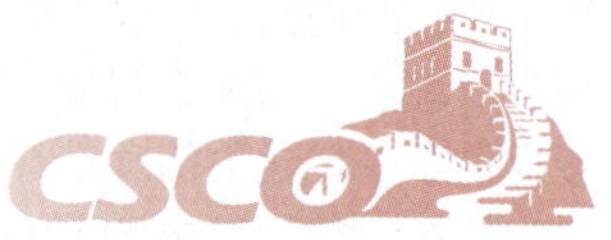

中国淋巴瘤疾病负担分析

王钥　陈婕　刘卫平
北京大学肿瘤医院

淋巴瘤是一种起源于淋巴造血系统的恶性肿瘤，现已成为全球高发癌症之一。淋巴瘤通常分为霍奇金淋巴瘤（Hodgkin's lymphoma，HL）和非霍奇金淋巴瘤（non-Hodgkin lymphoma，NHL），前者约占淋巴瘤的10%，后者约占90%。我国占全球淋巴瘤新发病例的17.19%和死亡病例的15.34%，正面临逐渐加重的疾病负担，且我国淋巴瘤的疾病负担因类型、年龄、地区而异。

一、中国HL疾病负担

基于GBD 2021研究的数据，2021年我国HL新发患者为4 211例，粗发病率为0.30/10万，ASIR为0.23/10万；HL死亡患者为2 443例，粗死亡率为0.17/10万，ASMR为0.13/10万。根据中国疾病预防控制中心死因监测点系统的数据，2020年我国HL总死亡人数为2 420例，ASMR为0.13/10万。

男性HL发病率及死亡率均远高于女性。2021年男性和女性HL新发患者分别为2 606例和1 605例，粗发病率分别为0.36/10万和0.23/10万，ASIR分别为0.29/10万和0.18/10万。2021年男性和女性HL死亡患者分别为1 497例和946例，粗死亡率分别为0.21/10万和0.14/10万，ASMR分别为0.16/10万和0.09/10万。

HL疾病负担存在明显的地域差异，城市死亡率高于农村，东部地区死亡率高于中西部地区，如北京地区1990—2020年期间城市淋巴瘤发病率是农村的1.7倍（7.78/10万 vs. 4.47/10万）。不同省市之间HL疾病负担也有很大差异，伤残调整寿命年（disability-adjusted life year，DALY）在河北、山东和江苏最高，而在澳门、西藏和宁夏最低；年龄标化伤残调整寿命年率（age-standardized disability-adjusted life year rate，ASDR）在新疆、河北和西藏最高，而在上海、广东和北京最低；ASIR在澳门、香港和浙江最高，而在贵州、西藏和青海最低；ASMR则在新疆、河北和西藏最高，而在上海、北京和广东最低。

在过去30年中，我国HL的ASIR和ASMR均呈现下降趋势，分别下降了12.3%和71.2%，年均变化率分别为−0.4和−4.4；DALY、YLL及其标化率呈现逐年下降趋势，DALY由1990年的18.20万人年降至2021年的7.42万人年，降幅达59.23%，YLL由1990年的18.04万人年降至2021年的7.19万人年，降幅为60.14%；此外，DALY、YLL在1990—2010年的降幅均大于2010—2019年。

二、中国NHL疾病负担

基于GBD 2021研究的数据，2021年我国NHL新发病例为11万，粗发病率为7.80/10万，ASIR为5.53/10万；NHL死亡患者为4.29万，粗死亡率为3.01/10万，ASMR为2.13/10万。根据中国疾病预防控制中心死因监测点系统的数据，2020年中国NHL总死亡人数为4.22万，ASMR为2.16/10万。

我国NHL患者的发病率、死亡率随着年龄的增长而增加，DALY率呈现先上升再下降趋势。60岁以上年龄组NHL的ASIR超过10/10万，70岁以上年龄组的ASMR超过10/10万。在30~79岁的年龄组中，DALY超过50 000，并在65~69岁年龄组中达到了高峰。

男性NHL发病率及死亡率均远高于女性。2021年男性和女性NHL新发病例分别为7.24万和3.85万，粗发病率分别为9.94/10万和5.55/10万，ASIR分别为7.38/10万和3.77/10万。2021年男性、女性NHL死亡人数分别为2.76万和1.53万，粗死亡率分别为3.79/10万和2.20/10万，ASMR分别为2.88/10万和1.47/10万。

对于NHL疾病负担的地区差异而言，DALY在四川、江苏和湖南最高，在澳门、西藏和宁夏最低；ASDR在湖南、西藏和辽宁最高，在澳门、广东和浙江最低。ASIR则以上海、天津和辽宁最高，在西藏、云南和甘肃最低。ASMR则以辽宁、湖南和四川最高，在澳门、广东和山东最低。

过去30年，我国NHL的疾病负担总体呈现上升趋势，1990—2019年期间，ASIR、ASMR、ASDR分别增长了144.72%、27.17%、15.61%，其年均变化率分别为3.12、0.80、0.51。基于GBD 2021研究的数据，DALY、YLL均呈现上升趋势，DALY由1990年的95.95万人年升至2021年的127.71万人年，涨幅为33.10%，YLL由1990年的94.85万人年升至2021年的120.61万人年，涨幅为27.16%。

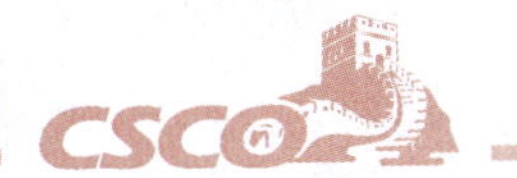

三、淋巴瘤疾病负担变化的主要影响因素

我国人口老龄化形势的加重，暴露于危险因素的机会增加和生活方式的改变，都是导致淋巴瘤尤其是NHL疾病负担加重的重要原因。例如，2021年全球≥65岁NHL新发病例306 296例，ASIR为59.20/10万，死亡病例158 813例，ASMR为21.46/10万，远高于全球平均水平（ASIR和ASMR分别为7.1/10万和3.2/10万）。

男性在所有年龄组中的疾病负担均高于女性。有研究表明，吸烟、饮酒、肥胖和缺乏运动等不健康的生活方式因素与淋巴瘤的发生显著相关，且这些危险因素在男性中的患病率更高。因此，旨在减少这些危险因素的人群干预措施对降低淋巴瘤的疾病负担至关重要。

社会经济地位和医疗保健可及性等诸多因素都会影响淋巴瘤负担。我国各省份的经济水平及医疗保障水平存在差异，相应的各省份疾病负担亦有差异，低社会发展指数的省份往往有较高的淋巴瘤负担，而高社会发展指数的省份则有较低的淋巴瘤负担。下一步需因地制宜，根据各省份疾病负担情况制定相应的疾病预防和控制战略。

淋巴瘤治疗模式的逐渐优化及新药新方法如抗体偶联药物、双特异性抗体、嵌合抗原受体T细胞疗法的临床应用，使得患者生存期明显延长，死亡率降低。

四、结论与讨论

过去30年，HL的疾病负担逐渐下降，而NHL疾病负担则逐渐加重。男性的发病率和死亡率均明显高于女性，均存在地区差异，且社会发展指数与淋巴瘤疾病负担呈负相关。总之，淋巴瘤的预防和管理仍然是一项巨大的公共卫生挑战，需要更具个性化的干预策略。不断加强诊断和治疗策略，加强医疗保健基础设施建设，扩大获得高质量医疗服务的机会，从而降低淋巴瘤疾病负担。

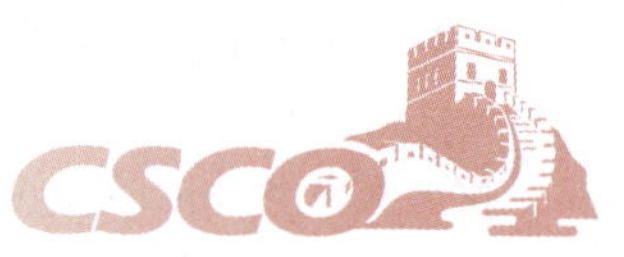

人工智能与大数据模型在淋巴瘤诊疗与科研中的支持价值：研究综述

米岚　谢彦　徐晓霞　赵博　朱军　宋玉琴

北京大学肿瘤医院

淋巴瘤是一类起源于淋巴细胞的异质性恶性肿瘤，主要分为霍奇金淋巴瘤（HL）和非霍奇金淋巴瘤（NHL）。过去二十年，含抗 CD20 单抗的免疫化疗方案奠定了一线治疗标准。但真正引发治疗范式转变的，是近十年中一系列创新药物的出现。以 CAR-T 细胞疗法、双特异性抗体（如 CD20-CD3）、BTK 抑制剂及免疫调节小分子为代表的新疗法，打破了传统治疗在复发 / 难治性患者中的瓶颈，显著提高了疾病缓解率和生存时间，成功实现部分患者深度持久缓解。然而，耐药机制未明、治疗获益人群有限、药物可及性不足等问题仍待解决。具体包括以下几点。①高度异质性、诊断复杂性。淋巴瘤类型繁多、分型复杂，部分亚型初诊时即呈现高度侵袭性，临床进展迅猛，且易被误诊或延误诊治，导致部分患者错失最佳治疗时机。②机制多样性，适应证交叉，机制未明。尽管可选择的药物种类日益丰富，但其作用机制各异，部分药物适应证存在交叉或重叠，临床使用中面临选择困难。与此同时，不同药物的作用通路尚未完全厘清，耐药机制复杂多变，限制了治疗持续获益的实现。③患者异质性大，疗效与毒性差异明显，治疗获益人群有限。复发 / 难治患者之间在分子变异、基线特征及既往治疗史方面存在高度异质性，导致同一药物在不同患者中疗效和不良反应表现差异显著。当前尚缺乏可靠的预测指标以识别真正获益人群。因此，如何基于患者的综合信息，精准预测药物及其联合方案的个体获益与风险，成为当前淋巴瘤精准治疗领域亟待解决的关键问题。

传统诊疗方式受限于医师经验、数据处理能力和跨模态协同，难以满足精准医疗的需求。人工智能（AI）与大数据技术的迅猛发展为淋巴瘤领域带来了新机遇，在病理识别、影像分析、生物标志物筛选、治疗预测及新药开发等方面显示出巨大潜力。在此背景下，设计能够有效整合多源异构患者信息、实现个体化获益 - 风险精准评估，并能提供具有可解释性的应用指导的新方法，对于推动淋巴瘤药物的合理、高效使用，最终改善患者生存结局和生活质量，具有重大的临床价值和科学意义。人工智能技术，特别是深度学习的引入为创新药物的精准应用提供了突破口。电子病历（electronic health record，EHR）、医学影像、多时序性检验数据和基因测序数据等多模态医疗大数据的积累，为构建复杂的预测模型和决策支持系统提供了数据基础。本文将最近研究进展进行总结。

一、AI 在淋巴瘤诊断中的探索

1. AI 在淋巴瘤病理诊断中的应用

病理诊断是淋巴瘤确诊的“金标准”，对于指导分型与治疗至关重要。然而，高质量的病理诊断依赖经验丰富的病理医师和精准的形态学判断能力，还需依托高水平的免疫组化平台与严格的技术标准，确保诊断的准确性与可重复性。然而，现有淋巴瘤诊断模式存在主观性强、资源分布不均等问题。AI 技术在图像识别、特征提取和亚型分类方面展现出显著优势，正逐步应用于病理切片辅助诊断、免疫组化标记分析和疑难病例识别，助力提高诊断效率与一致性。

AI 在淋巴瘤病理诊断中的应用已完成了从统计描述与推断，特征工程到自监督大模型的三次跨越。第一阶段（1990—2010 年），研究者多依赖人工提取特征。Felman 等通过 Feulgen-DNA 图像细胞计量与流式细胞术对比验证了数字病理可行性，随后 Orlov 等利用 WND-CHARM 全局特征分类在近 7 909 幅细胞图像中区分 CLL、FL 与 MCL，准确性达 99%。第二阶段（2010—2020 年），传统机器学习时代，在数字病理时代，深度卷积网络与多实例学习（MIL）成为主流。代表性的事件是，Syrykh 等以贝叶斯卷积网络对 FL 与滤泡增生进行全视野诊断，AUC 达 0.99 以上。Li 等构建了三院深度学习平台，在 6 004 张切片上，实现 DLBCL 与非 DLBCL 近乎 100% 的多中心病理诊断的一致性。基于分子病理需求，Swiderska-Chadaj 带领团队利用 287 例多中心样本预测 MYC 易位，灵敏度达 0.93，可节省 34% 的 FISH 检查量，大大提升了诊断效率，减轻了患者的经济费用；Schmitz 等率先完成 CD30 免疫组化全切片自动定量，为典型性霍奇金淋巴瘤（cHL）奠定了数字化基础。第三阶段（2021—2025 年），人工智能飞速发展阶段。Heidelberg-Steinbuss 采用深度学习的方法 EfficientNet 对 629 例 NHL 进行三分类，其准确性为 95.6%。Gamper 等开放了 DLBCL-Morph 数据集，同时其结果显示，核形态作为 DLBCL 独立预后因素（C-index 0.71）。2023 年，Hashimoto 等提出基于深度学习的淋巴瘤患者病理分类（249 例），提升弱标注 WSI 的可用性；Shankar 等开发了 LymphoML 工具，采用 SHAP 可视化方式，直观地区分了淋

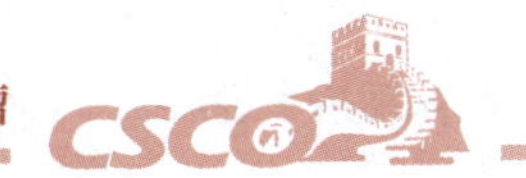

巴瘤八种亚型，并显示判别特征，其准确性达 78%~85%，增强了可解释性；Perry 等开发 ResNet 工具，仅用 57 例活检样本，即可检测 DH/TH 高危 B 细胞淋巴瘤，AUC 高达 0.95。最新 Rivera 小样本 Vision Transformer 在 ALCL-cHL 对比中，与 CNN 并驾齐驱，表明 ViT-transfer 在稀有淋巴瘤中亦具潜力。匈牙利的一项研究表明，AI 作为辅助阅片者时，其癌症检出率高于双医师阅片模式。瑞典的 ScreenTrustCAD 研究则发现，将其中一位放射科医师替换为 AI 模型可使癌症检出率提高 4%。总体而言，AI 已将淋巴瘤病理诊断推向高通量、可量化与初步可解释的新阶段，未来需在开放数据、标准化报告及多模态整合方面持续突破。

2. AI 在影像诊断学中的应用

B 超因价格低、无辐射且具备实时功能，在颈部及浅表淋巴结初筛中仍是“第一线”选择。然而传统超声依赖操作者经验，诊断一致性差。B 超与 AI 的结合，主要聚焦于肿瘤良恶性鉴别、淋巴瘤与淋巴结转移，以及特殊部位关键病灶的鉴别（如子宫颈淋巴瘤与其他区分等）。而在科研方面，主要覆盖三个方向：①大规模多中心数据；②端到端深度网络；③可解释或分层输出。Zhu 等在借助三院 763 例双模图像（灰阶 + 血流）提出分层深度网络（CLA-HDM），在外部队列验证中，其 AUC 达 0.84，并显著降低基层医师的漏诊率，提示 AI 可能能够弥补基层医院经验不足的价值。Liu 等在全国六家医院 1 105 例研究中验证了 radiomics-SVM 的跨设备稳健。2024 年，Wang 等用 YOLO-v7 将 9 万余张标准 B 超图像直接回归定位框与类别，有效区分了淋巴瘤与其他肿瘤类型，F1 值达到了 0.975，率先探索“实时全流程”方案；Patel 等则把深度分割与弹性成像相融合，AUC 达 0.93，显示“声 - 弹耦合”可进一步提升胸腔超声支气管镜（EBUS）的可靠性。此外，自监督 ViT 与高通量细胞分割加入分子与蛋白指标定量，为超声 - 病理协同奠定基础。

^{18}F-FDG PET-CT 作为淋巴瘤诊断的关键手段，能够提供疾病负荷精确量化、治疗反应评估和预后判断的重要信息。然而，合理判断勾画与判断高代谢病灶，往往是一项需要大量临床经验、耗时且不切实际的任务。AI 技术的应用可能为克服这一挑战提供了合理的解决方案。这部分内容将梳理和讨论 AI 在淋巴瘤 PET-CT 影像中的应用发展历程，涵盖病灶检测、分割、分类，以及预测和预后评估等多个方面。

AI 的重要发展阶段——深度学习显著提升了影像学定性的准确性。Shao 等利用 SE-ResNet 区分肉芽肿与恶性淋巴结，AUC 达 0.92，证明深度学习在处理代谢表现高度重叠的病变中的优势。Kim 等通过分析 PET-CT 全身影像，特异度达 0.92，能够识别 DLBCL 患者体内骨髓浸润情况，弥补活检中假阴性的局限性。Häggström I 等构建双中心 ResNet 的方法，对 1 832 例淋巴瘤患者进行一次性判别“是否存在活跃病灶”，AUC 达到了 0.97，能够作为基层医院快速甄别淋巴瘤的重要辅助手段。

在淋巴瘤分期方面，AI 将传统局部淋巴结 SUV 指标外推至全身量化。Salim Kanoun 等证实基线代谢肿瘤体积（MTV）在淋巴瘤中的预后价值；Meignan 等在三个多中心临床研究队列（LYSA、PRIMA 和 PET-FOL）中，选择了 185 例 FL 的患者，这些患者涉及法国和比利时 25 家中心，结果提示了 PET-CT 总代谢肿瘤体积（total metabolic tumor volume，TMTV）在判断 FL 患者复发进展中的价值，同时也奠定了 PET-CT 在 FL 患者的一线治疗中的价值。2024 年，Jiang C 等开发了 Radiomics-XGBoost/Cross-Combo 模型，将 MTV 与临床指标进行融合，在 DLBCL 患者中有良好的分期效果，C 指数达 0.78。

在疗效评估方面，Triumbari 提出的“双病灶模型”，在 cHL 患者中，勾画最大与最活跃的两个关键病灶，即可预测患者治疗是否有效，其 AUC 达 0.85，为临床提供高效且强可解释性的工具。Fan S 等开发了基于 PET 影像组学评分的 AutoML 在老年 DLBCL 患者队列来进行疗效评估，AUC 达 0.83。2024 年，Skander Jemaa 等开发了自动化 Lugano 评估标准，研究团队使用全球多中心的临床试验（NCT01287741）的基线与随访 PET-CT 数据（n=586 例）作为训练集，依次经病灶候选提取、3D 卷积网络精细分割、病灶配准与 SUV 定量，自动生成完全代谢缓解（CMR）等疗效评价级别。随后在同试验中患者亚组（n=125 例）及两个独立外部试验 NCT02500407（n=111 例）、NCT02257567（n=78 例）上进行验证。模型对整体治疗应答的判定与专家仲裁结果的一致率分别为 93%、87% 与 85%，与两位放射科医师间一致性相当。更为重要的是，模型输出的最终疗效评价对死亡风险的预测远优于人工判读（模型 *HR* 分别为 0.123、0.054、0.205，对照组分别为 0.226、0.292、0.272）。在实际工作流程评估中，放射科医师复核算法结果的耗时中位数仅为 1.38 分钟 / 例，较传统双人判读时间显著缩短。

大语言模型（large language model，LLM）在最近几年飞速发展，但在淋巴瘤领域应用甚少，仅有一项高质量研究，Rintaro 等在一项回顾性研究中收集 80 例恶性淋巴瘤基线的 ^{18}F-FDG PET-CT 影像报告，比较 GPT-4o、Claude 3.5 Sonnet、Llama 3-70B 和 Gemma 2-27B 四种大型语言模型直接从“Findings”自由文本中判读 Lugano 分期；其中 GPT-4o 准确性 75%（60/80），显著优于其他模型且与专家共识达到“实质一致”，结果提示 LLM 可在无结构报告中自动提取关键信息并标准化分期，为后续多模态（影像 + 文本）集成奠定基础。上述研究进展提示，AI 驱动的 PET-CT 不仅准确性可媲美专家，更能显著节省阅片时间，同时具备融入淋巴瘤 PET-CT 常规判读流程的可能性、支持大规模临床试验及真实世界管理的潜力。

二、AI 在淋巴瘤治疗中的探索

自深度学习在医学影像和自然语言处理（NLP）领域取得突破以来，AI 已渗透到淋巴瘤乃至整个肿瘤学的治疗、试验入组和随访全流程。对异质性极高的淋巴瘤而言，AI 的协同让淋巴瘤患者个体化管理从概念走向临床实践。

深度学习结合多组学大数据是现有淋巴瘤治疗管理的主流趋势。Eertink 等 1 195 例 DLBCL 队列以 LightGBM-Radiomics 构建 5 年无进展生存模型，C 指数达 0.75，显著优于经典 IPI 评分（0.62），并通过 SHAP 图揭示基于 SUV 的异质度与肿瘤负荷的协同作用。在细胞治疗 CAR-T 细胞领域，VHIO 团队提出，开发有效覆盖 PET-CT 与临床资料结合的多模态模型，在 93 例 DLBCL 患者中区分有效持久缓解人群（PFS：*HR*=0.38）；Bogatu 等利用随机森林有效诠释了淋巴瘤患者体内 9 种细胞因子，实现大于 90% 的重度 CRS 识别准确性，同时以 SHAP 提供了合理解释性。2025 年，Li Y 等开发了 InflaMix 模型，进一步将 47 项细胞治疗过程中炎症因子简化为 14 项，同时进行了外部验证（*HR*=2.98），将“炎症表型”正式纳入决策流程。这些工作表明：影像 - 免疫 - 实验室多模态特征融合已成为疗效 / 毒性预测的主流趋势。

淋巴瘤临床试验的优势在于疾病分层体系完善（如 IPI 评分、Lugano 标准），通过统一的分期、疗效与随访评价，可精确衡量新方案对 PFS 和 OS 的真实获益。其主要痛点是病理与分子亚型高度异质，合格患者比例低，复杂的入排标准常导致纳入病例缓慢、错失治疗契机，并延长试验周期。此外，诸如大剂量化疗和 CAR-T 细胞治疗等高强度治疗方案易引发严重毒副反应，需配套实时监护和多学科支持，使试验成本显著升高并限制多中心推广。Savova G K 等开发了开源平台 MatchMiner，把结构化基因数据与 1 642 项试验自动比对，在 379 名淋巴瘤患者中实现 92% 召回率，并使入组时间提前 55 天。中文场景下，西安交大 CTMS-AI 将 BERT 与规则引擎结合，对 879 例血液肿瘤与 876 条试验标准匹配，F1 达到 0.86。与此同时，基于 GPT-4 的 TrialGPT 采用“检索 - 匹配 - 排序”三阶段框架，使 3 457 项肿瘤试验的相关性提升 43.8%，证明大模型可处理长文本准入标准。LLM+ 结构化知识库正成为提升罕见亚型（如 T 细胞淋巴瘤患者）入组效率的关键技术。

淋巴瘤患者整体生存时间较长，规范化随访依托影像学、骨髓及血清学指标，可持续监测复发风险并评价生存质量，对保障长期预后具有重要意义。然而，随访周期密集且多模态检查费用高昂，尤其 PET-CT 的累积辐射易加重患者经济与心理负担，降低依从性。此外，免疫治疗所致迟发毒性和慢性器官损伤表现多样，基层医疗随访力量薄弱，远期管理的实时性与有效性尚待进一步提升。南昌大学利用 AutoML-DFR 模型将深度 PET 特征与临床变量融合，对 369 例 DLBCL 患者进行复发和生存的监测。南京大学的 PrCRS 将 U-Net 与 Transformer 结合，对实时流式细胞术曲线进行卷积 - 注意力融合，可在 CRS 发生前 72 小时给出预警，AUC 为 0.89，展示床旁实时部署的可行性。同时，Ferrer-Lores 等在 65 例 CAR-T 队列用影像 - 临床逻辑回归预测 ICANS（AUC=0.83）；弗吉尼亚大学的研究，探索了远期随访的情况，证实 MTVtotal 与 CAR-T 神经毒性、总生存显著相关。这些成果说明时序深度网络与轻量级影像特征可实现早期复发和毒性监控。

三、AI 在淋巴瘤科研中的应用价值

近年来，国内外学者借助 AI 技术对淋巴瘤乃至整个肿瘤领域新靶点筛选、药物组合优化及体外验证开展了多项探索，取得了一定进展。Jiménez 等基于大规模生物医学知识图谱，利用图网络算法系统分析药物 - 疾病 - 信号通路关系，在 DLBCL 中提出“依鲁替尼 + 他克莫司”这一潜在联合用药，并给出了 BTK-NF-κB-IL2RA 级联通路的生物学解释，为“老药新用”提供了较为可靠的线索。Santamaria-Martínez 等构建保留原始肿瘤微环境的三维类器官（lymphomoid），通过自动图像分割与生长曲线分析，在 5 天内完成 10 种候选药物的药敏测试，且类器官的结果与患者临床反应高度一致，为个体化用药评估提供了快速、经济的新工具。Li 等在多肿瘤数据集上训练少样本语言模型“CancerGPT”，即使在仅有 12 条淋巴瘤细胞系数据的情况下，也能准确预测 ruxolitinib 与 JQ-1 的协同效应，提示文本知识的整合可用于罕见亚型的候选方案筛选。综合来看，AI 模型在淋巴瘤科研中的应用正逐步从“信息整合”延伸到“功能验证”，既提高了靶点与药物发现的效率，也为快速转化提供了可行路径。

四、总结与展望

总体而言，AI 已在淋巴瘤的分型诊断、治疗决策及药物研发中展现出提效与精准的双重价值，但要真正融入“床旁 - 实验室 - 医院”（benchside to bedside，B2B）一体化链条，尚需多维度突破。首先，数据层面仍是瓶颈：除少数公开数据库外，全国尚缺统一的影像、病理、组学及随访大数据平台，机构间采集协议不一，标注粒度参差，直接制约模型泛化。其次，模型层面“黑箱”问题与多中心真实世界验证不足并存，尤其缺乏前瞻性嵌入式临床试验来检验 AI 辅助决策能否真正改善生存获益和成本效益。最后，技术落地层面，HIS/PACS 与算法接口尚未打通，可解释报告无法直写电子病历，医师依赖度有限。随着淋巴瘤患者 OS 延长，心血管并发症、二次肿瘤及情绪障碍等慢病管理问题日益凸显，亟须将可穿戴设备、电子症状报告系统与自然语言处理结合，实现无缝远程监测与及时预警。

展望未来，要让 AI 真正融入淋巴瘤临床实践并惠及患者，尚需从以下四个方面持续发力。第一，数据底座——在国家层面推动多中心、统一标准的开放数据平台建设，辅以联邦学习与多方安全计算技术，实现“数据可用不出域、模型可迭代升级”，既保障患者隐私，又为算法持续优化提供肥沃土壤。第二，模型可信——以临床需求为导向，深化可解释算法研发，通过多模态可视化界面实时呈现关键特征权重和决策路径，增强医师对 AI 预测逻辑的直观感知与专业判断。第三，循证验证——围绕淋巴瘤患者治疗选择，毒性管理、复发早筛等高临床价值环节，设计前瞻性、随机对照的嵌入式试验，用真实世界生存与安全结局检验模型效益，形成循证级证据链。第四，硬件下沉——推动轻量级 AI 芯片与掌上超声、便携 PET 等设备深度融合，实现边缘计算即时推理，并联合可穿戴终端构建“院内 - 社区 - 家庭”一体化数字随访网络，真正把智能工具延伸到患者身边。唯有在数据、算法、验证、硬件与法规多维度协同完善，AI 方能从辅助角色跃升为提升淋巴瘤诊疗质量、延长患者长期生存的有力引擎。

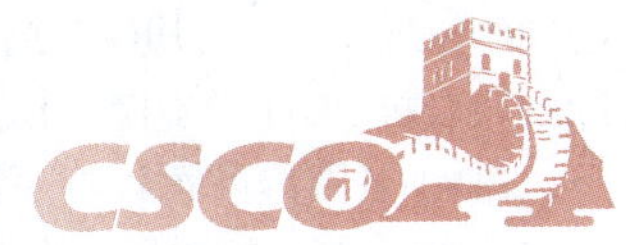

CAR-T 细胞治疗 B 细胞淋巴瘤的现状和临床应用新进展

邵燕萍　钱文斌

浙江大学医学院附属第二医院

背景：

嵌合抗原受体 T 细胞（CAR-T）显著改变了血液肿瘤，包括难治 / 复发性（R/R）弥漫大 B 细胞淋巴瘤（diffuse large B-cell lymphoma，DLBCL）的治疗格局。然而，仍然存在因肿瘤细胞异质性、T 细胞耗竭等因素导致的耐药问题，以及细胞因子释放综合征（CRS）和免疫效应细胞相关神经毒性综合征（ICANS）等严重不良事件。近年来，肿瘤免疫学和基因工程的进步推动了 CAR 的设计和演变。新一代的 CAR 装备了各种分子武器，在提高识别的灵敏度和准确性、刺激内源性免疫反应、增强杀伤活性、抵抗肿瘤免疫抑制性微环境（TME）和提高安全性等方面取得了显著进展。

从临床角度看，标准化的毒性分级和管理有助于降低 CAR-T 治疗的毒副作用和治疗相关病死率。桥接疗法在 CAR-T 产品制备过程中对稳定患者病情非常重要，但能否提高疗效、改善生存尚存疑问。本文综述了 CAR-T 细胞的基础研究和临床进展，以期为 B 细胞淋巴瘤（BCL）CAR-T 疗法的临床应用提供更多参考。

一、CAR-T 疗法的研发现状和进展

（一）改进抗原识别

抗原识别能力至关重要，它不仅依赖于 CAR 的设计，还受到肿瘤细胞表面抗原的表达水平和 TME 的影响。抗原识别能力也可以通过抗原识别合成电路来提高，从而实现更高的特异性和选择性，克服异质性，减少对正常组织的损伤。合成电路目前主要采用布尔逻辑门策略（Boolean logic-gate），包括“或门（OR gate）”和“与非门（AND-NOT gate）”两种方法。

1. 使用“或门”防止肿瘤逃逸

约 30% 的 R/R DLBCL 患者耐药与 CD19 抗原丢失有关。双特异性 CAR-T 能识别多个抗原，并通过“或门”逻辑传递信号，弥补单靶点的不足，优于多种 CAR-T 产品混合使用。构建双特异性 CAR-T 细胞主要有三种策略：①将两个独立的 CAR 结构转入同一个 T 细胞，但可能导致产品异质性；②双顺反子 CAR，通过 2A 肽连接两个 CAR 结构，实现 1∶1 共表达，但可能因编码序列长而降低病毒转导效率；③串联 CAR-T 细胞，一个 CAR 结构包含 2 个 scFv，解决了载体长度问题，但需要结构优化。国内韩为东和梁爱斌教授的两个团队分别证明了 CD19/CD20 双靶 CAR-T 治疗 R/R BCL 的优越性。

2. 使用“与非门”减少“靶向肿瘤外的毒性”

由于肿瘤的异质性和缺乏特异性抗原，表位选择一直是 CAR-T 细胞疗法中的难点。肿瘤相关抗原（TAA）在正常组织中也表达，导致“脱靶效应”。“与非门”由两个 CAR 结构组成：一个识别在肿瘤和正常组织中都表达的 TAA，传递共刺激信号，发挥细胞毒性作用；另一个识别在正常细胞中表达但不在癌细胞中表达的抗原，传递抑制信号，被称为抑制性 CAR（iCAR），从而避免“脱靶效应”。

基于 PD-1 和 CTLA-4 的 iCAR 能区分正常细胞和癌细胞。使用 CD19 作为激活因子，HLA-A02 作为阻断因子，NK 细胞抑制性受体 LIR-1 作为 iCAR 的细胞内域，CAR-T 能杀死 $CD19^{+}$ $HLA\text{-}A02^{-}$ 的 Raji 细胞，而不杀伤 $CD19^{+}$ $HLA\text{-}A02^{+}$ 的细胞；通过整合不同的信号从而改变 CAR 状态，可逆地发挥杀伤作用。“与非门”策略的可用性取决于 CAR 和 iCAR 信号强度之间的平衡，精准调节 iCAR 的亲和力可提高该策略的效率。另一种策略是“与门”，合成 Notch 受体（synNotch CAR）是该类策略的代表，原理类似于多抗原启动电路。一个 CAR 识别第一个 TAA，刺激 Notch 信号通路并诱导另一个 CAR 的表达，后者在识别第二个 TAA 时触发真正的 T 细胞激活。然而，由于淋巴瘤的 TAA 几乎只在正常淋巴细胞中表达，这种策略目前在淋巴瘤治疗中难以实施。

（二）抑制免疫检查点信号

免疫检查点抑制剂（ICI）阻断免疫检查点分子与其配体的相互作用，解除对 T 细胞抗肿瘤免疫的抑制。CTLA-4 和 PD-1/PD-L1 通路是最常见的免疫检查点。为了克服 TME 中的免疫抑制，ICI 增效 CAR-T 疗法正在探索中。

1. 阻断免疫检查点与配体之间的相互作用

CAR 载体表达抗 PD-1 scFv 可以提高 CAR-T 细胞的抗肿瘤能力。与常规 CAR-T 相比，在持续抗原刺激下，产生抗 PD-1 scFv 的 CAR-T 细胞的扩增和 IFN-γ 分泌增加，而耗竭生物标志物 PD-1 和 LAG-3 的表达受到限制，伴随着肿瘤浸润性淋巴细胞（TIL）的凋亡减少；在植入瘤小鼠模型中，CAR-T 治疗后的长期存活率得到改善；TIL 中细胞毒性 T 淋

巴细胞（CTL）的比例更高，总体抗肿瘤效果优于常规 CAR-T 细胞联合抗 PD-1 单克隆抗体。

PD-1 基因敲除可以在不影响 T 细胞激活的情况下增强 CAR-T 细胞的脱颗粒和细胞毒性，使得 Treg 细胞数量和耗竭标志物表达减少，中心记忆性 T 细胞表型增加，并增强氧化磷酸化和线粒体代谢适应性，从而增强 CAR-T 细胞的功能和代谢适应性。Ⅰ期临床试验显示，所有 21 例接受 PD-1 敲除的 CAR-T 细胞治疗的 R/R BCL 患者均实现了客观缓解，其中 CRR 为 80%，耐受性良好。

2. 将免疫抑制信号转换为共刺激信号

CAR-T 携带转换受体策略，这种受体由抑制性受体的截短型胞外域和刺激性受体的跨膜及胞内域组成，并通过 2A 肽与常规第二代 CAR 结构相连，形成一个完整的嵌合型转换受体，将免疫抑制信号转换为激活信号，从而提高疗效。当前的转换受体主要使用 CD28 作为细胞内信使，CD28 不仅作为 TCR 信号的放大器，还传递独立的 TCR 信号，激活 AP-1 和 NF-κB 以启动多个基因转录，最终促进 T 细胞进入细胞周期并分泌炎症效应分子。

靶向 CD19 的 PD-1/CD28 转换受体 CAR-T 细胞在与 PD-L1^{+} Raji 细胞系共培养时，表现出更好的抗肿瘤效力。在 R/R BCL 的Ⅰb 期临床试验中，17 名患者的 ORR 为 58.8%，其中 7 人实现了 CR，没有发生严重的 CRS 或神经毒性。

TIM-3 和 TIGIT 组合的转换受体 CAR-T 在体外试验中显示出更强的杀伤能力。抑制性受体 TIGIT 通过与 CD155 的相互作用竞争性地抑制 CD226 信号，介导 NK 和 T 细胞免疫反应的抑制。TIGIT/CD28 转换受体改善了表达高亲和力 TCR 的 T 细胞的功能，防止了 T 细胞在重复肿瘤抗原暴露下的功能障碍。

TGF-β 组合的转换受体包括 TGF-β/IL-7 和 TGF-β/IL-12/15，在 TME 中 TGF-β 存在的情况下保持了抗原特异性的细胞毒性和扩增潜力。

双转换受体如 TIGIT-PD1/CD28 转换受体 CAR-T 细胞能够克服双重免疫抑制微环境，并在结直肠癌模型中实现卓越的抗肿瘤效果。

（三）通过细胞因子和化学趋化因子增强 CAR-T 杀伤能力

第二代 CAR-T 细胞依赖于共刺激域提供信号来增强杀伤，第三代 CAR-T 细胞增加了额外的共刺激域，但临床效果并未达到预期。这可能是 T 细胞激活的阈值降低，导致过度和快速的耗竭。增强抗肿瘤活性可能需要“特殊的信号”来打破僵局。CAR 携带细胞因子基因能增强 CAR-T 细胞杀伤能力，并维持其活性，动员宿主免疫系统协助杀伤肿瘤细胞，重编程免疫抑制环境；而且能克服直接给予细胞因子所引起的不良事件。为降低细胞因子持续分泌引起的潜在风险，可以为 CAR 安装额外的活化 T 细胞核因子（NFAT）响应元件，仅在特定抗原结合时诱导细胞因子表达。基于肿瘤的缺氧微环境，缺氧诱导表达细胞因子的 CAR-T 安全性优于常规 CAR-T 细胞。

1. IL-12 能促进 NK 细胞和 T 细胞的增殖，促进 Th1 和巨噬细胞 M1 极化，增强树突状细胞（DC）的抗原呈递能力，并诱导 IFN-γ 和 TNF-α 的分泌。后者还具有抗血管生成作用。Kueberuwa 等在 CAR 下游插入 IL-12，靶向 CD19 的 IL-12 CAR-T 细胞杀伤能力是对照的两倍多。CD19-IL-12 CAR-T 细胞能够在未经淋巴细胞耗竭预处理的小鼠中清除 BCL，并通过诱导表位扩散和强大记忆免疫反应，使 OS 中位数比未处理的小鼠延长四倍。

2. IL-15 激活 JAK-STAT 和 PI3K-MAPK 途径增加 CTL 和 NK 细胞活性，并诱导 B 细胞的增殖和分化。IL-15 武装的 CAR-T 细胞抗凋亡蛋白 BCL-2 上调，PD-1 表达下调，呈现出更具适应性的中心记忆表型。

3. IL-7 和 CCL19 对于淋巴器官中 T 细胞区的形成至关重要，IL-7 和 IL-7R 信号促进 T 细胞的存活和增殖。表达 IL-7 和 CCL19 的 7×19 CAR-T 细胞分泌的细胞因子能促使 CAR-T 细胞和宿主免疫细胞迁移和浸润到肿瘤部位，诱导 T 细胞和 DC 的共定位，刺激 CAR-T 细胞和宿主 T 细胞的记忆反应。7×19 CAR-T 细胞在 R/R LBCL 的Ⅰ期和扩展临床试验结果显示 ORR 为 79.5%，56.4% 获得 CR，PFS 中位数达到 13 个月。毒副作用发生频率和严重程度与常规 CD19 CAR-T 细胞相似。

4. 其他 IL-15/IL-18×CXCR2 CAR-T 和 IL-15×CCL19 CAR-T 细胞的临床前研究证明都可以增加 T 细胞向肿瘤的趋化和浸润。Curran 等发现表达 CD40L 的 CD19 CAR-T 细胞能促进 Th1 极化，上调共刺激分子和死亡受体的表达，并诱导 DC 成熟而提高抗淋巴瘤作用。

（四）安全开关

CAR-T 细胞的过度激活可能导致全血细胞显著减少，引发感染和出血。大量释放的促炎性细胞因子可能触发 CRS，并进一步导致广泛的器官功能障碍。CAR 共刺激域的添加和信号传导元件的改造，在增强抗肿瘤效果的同时，也可能导致严重不良事件。为 CAR-T 细胞提供安全开关或可诱导的自杀系统是精确调节 CAR-T 细胞、提供安全疗法的潜在策略。

1. 自杀系统

HSV-TK 自杀系统：单纯疱疹病毒胸苷激酶（HSV-TK）由更昔洛韦启动，是一个经典的自杀系统。但由于免疫原性与抗病毒治疗存在冲突，起效慢，其在血液肿瘤中的应用受到限制。

EGFRt 自杀系统：构建了一个截短的表皮生长因子受体（EGFRt）肽，可以被西妥昔单抗特异性识别，并通过中性粒细胞和 NK 细胞执行的 ADCC 清除。

CD20 自杀系统：CD20 与利妥昔单抗配合通过 ADCC 和补体依赖性细胞毒性（CDC）迅速启动自杀，不影响 T 细胞特性。

RQR8 自杀系统：RQR8 基于 CD8 茎干，可以被单克隆抗体 QBend10 识别，允许通过临床批准的 CD34 系统进行 CAR-T 细胞的正向选择和追踪，能被利妥昔单抗特异性删除，可以在 CAR-T 细胞治疗前的预处理方案中使用。

ADC：是一种独立于 ADCC 和 CDC 的杀伤作用。EGFR 806 表位与叶酸受体重组形成 FR806 融合蛋白，可以被单克隆抗体 CH12 识别以进行检测和纯化。ADC CH12-单甲基奥瑞斯坦丁 F（MMAF）被表达 FR806 的细胞内化，抑制有丝分裂，不针对正常组织中的野生型 EGFR。

caspase9 介导的凋亡，iCasp9 自杀系统：去除了 caspase9

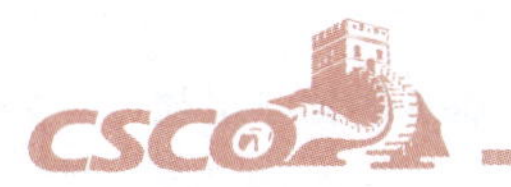

的 CARD 域，并用突变的 FK506 结合蛋白（FKBP12-F36V）替换，建立了一个可诱导的 caspase9 自杀系统（iCasp9）。利米兜（AP1903）作为 caspase9 的二聚体诱导剂，启动凋亡级联反应。1nM 诱导剂可以实现近 99% 的清除。同时，高浓度的利米兜对未转导的 T 细胞没有显著毒性。

组合式自杀系统：包括 iCasp9 加 iCasp8 或 iCasp9 加 RQR8 在内的组合自杀系统，有望提高清除率并减少细胞再生。

2. 开关系统

非杀伤策略：调节 CAR 的表达密度或稳定性可以在不损害细胞活力的情况下实现 CAR-T 细胞的可逆功能丧失。

开开关：FKBP12-FRB 系统由 FKBP12 和 FRB 形成的可诱导二聚体系统嵌入到铰链区，将 scFv 从细胞膜上分离，通过西罗莫司类似物 AP21967 二聚后传递完整的 CAR 信号。

Tet-on 系统：一体化的第三代四环素诱导型载体（Tet-on）作为核心元素，Tet-on 蛋白可与 CD19 CAR 融合，因此多西环素可以诱导 CAR 表达。

化学遗传开关：HCV-NS3 蛋白酶与其抑制剂阿舒普韦（ASV）组成了一个化学遗传开关，ASV 可以剂量依赖性地反复开启和关闭完整的 CAR 信号，而且不影响抗肿瘤效果。

正交细胞因子 - 细胞因子受体系统：聚乙二醇化突变 IL-2（STK-009）与其伴侣突变 IL-2Rβ（hoRb）配对，允许向 CAR-T 细胞选择性传递正向调控信号，而不干扰原生 IL-2/IL-2R 系统。

HCV-NS3 和 ASV 关闭开关：在 CAR 结构中额外添加一个蛋白酶靶位点和 degron 共同构建成为关闭开关。ASV 阻止 HCV-NS3 从 CAR 中切割 degron，导致 CAR 进入降解途径。ASV 降低了 CAR 表达，并相应地减弱了 CAR-T 细胞的细胞毒性，但并未直接清除 CAR 阳性 T 细胞，CAR 表达和 CAR-T 细胞功能可以在 ASV 洗脱后恢复。

蛋白降解靶向嵌合体（PROTAC）：带有溴结构域的 CAR 可以被 PROTACE3 通过泛素连接酶 - 蛋白酶体途径介导降解。

小分子开关触发器：如达沙替尼能阻止 CAR 信号中多个组分的磷酸化，包括 Lck、ZAP70 和 CD3ξ 链，在停药后可以恢复 CAR-T 细胞的作用。

二、CAR-T 疗法桥接治疗和联合治疗进展

桥接治疗指在采集淋巴细胞和 CAR-T 细胞回输之间的局部或系统性治疗。大约 7% 的患者在 CAR-T 细胞制备完成前因原发病致命，桥接治疗在 CAR-T 制造阶段能稳定病情，使得患者顺利完成 CAR-T 输注。

1. HSCT

HSCT 桥接 CAR-T 细胞疗法有助于提高 CR 率、改善生存。小样本临床研究显示高剂量化疗（HDT）后 ASCT，序贯 CD19 CAR-T 治疗 R/R LBCL 的 ORR 为 92.0%，CR 率为 72.0%；2 年 PFS 率为 62.3%，2 年 OS 率为 68.5%；发生的 CRS 均为低级别。HDT-ASCT 序贯 CD19/22 CAR-T 细胞输注的 ORR 达到 90.5%，2 年 PFS 率为 83.3%。所有 3 级及以上 CRS（5%）和神经毒性（21%）均为可逆的。在中枢神经系统淋巴瘤（CNSL）中，联合 HSCT 和 CAR-T 细胞疗法可以提高 CR 率、PFS 和 OS，降低 3 级及以上 CRS 和 ICANS 的发生率，从而改善这些患者的预后。

2. 化疗

在 R/R DLBCL 成人患者中，化疗常用作桥接治疗。桥接化疗对 CAR-T 治疗患者的影响尚不明确。回顾性数据可能存在严重的选择偏差，基线时状况较差的患者，如伴有结外大肿块和高风险评分的患者，更可能需要桥接治疗。一个大型队列中，57% 的 LBCL 患者在 Axi-cel 或 Tisa-cel 输注前接受了桥接化疗，对桥接化疗有治疗反应的患者疾病进展和病死率减少了 42%。

3. 放疗

CAR-T 治疗前接受桥接放疗的患者与接受桥接化疗的患者相比，放疗组 ICANS、3 级及以上 CRS 的发生率较低，PFS 和 OS 有改善。大样本多中心临床研究结果显示放疗桥接者与化疗桥接的患者相比，1 年 PFS 率有优势。放疗对 CNSL 患者是一种有前景的桥接策略，10 名接受桥接放疗的 CNSL 患者在放疗完成至 CAR-T 输注的 12 天（中位数）内，实现了肿瘤负荷较基线减少 74%。

4. 免疫疗法

除了利妥昔单抗，其他如抗 CD30 ADC、抗 PD-1 抗体、抗 CD79 ADC 及 CD20/CD3 双特异性抗体作为桥接疗法可能为等待过程中的患者带来益处。对于接受桥接免疫治疗的患者是否应该接受相同抗原的 CAR-T 细胞治疗尚有争议。一项回顾性研究显示，抗 CD19 ADC loncastuximab 耐药患者接受 CD19 CAR-T 细胞治疗，50% 的患者有客观反应，而其余患者出现耐药。

5. 小分子药物

近期临床研究显示，在 CAR-T 输注前或输注时使用 BTK 抑制剂能够提升患者的治疗效果。在 TARMAC 试验（NCT04234061）中，对于 20 名 R/R MCL 患者，联合应用 BTK 抑制剂和 CAR-T 细胞治疗，约 80% 的患者实现了 CR，12 个月的 PFS 率和 OS 率分别达到了 75% 和 100%，尽管 CRS 发生率有 75%，这种联合治疗方案仍然体现了高而持久的治疗潜力。

来那度胺在 CAR-T 治疗 R/R DLBCL 后作为维持药物使用，能够显著提高 OS 率、ORR 和 CR 率。此外，对于一名初始对 CAR-T 治疗有反应但后期复发的患者，来那度胺的治疗使其获得 CR，PCR 分析显示 CAR-T 细胞数量增加，这表明来那度胺可能有助于延缓 CAR-T 细胞的耗竭。

6. PD-1 和 PD-L1 抑制剂

PD-1 和 PD-L1 抑制剂与 CAR-T 细胞疗法的联合应用时机对于治疗效果的优化至关重要。一项单中心研究对 11 名 R/R B-NHL 患者进行了 CD19 CAR-T 细胞和抗 PD-1 抗体（纳武利尤单抗）联合治疗的安全性和效果评估，结果显示 ORR 为 81.81%，CR 率为 45.45%，PFS 为 6 个月，1~2 级 CRS 发生率为 75%，ICANS 发生率为 9%。一项回顾性研究中，接受 CD19/22 CAR-T 疗法后予 PD-1 抑制剂维持治疗的患者，其 ORR 和 2 年 PFS 率比未接受 PD-1 抑制剂维持治疗的患者更高。然而，在 CD19/22 CAR-T 细胞疗法前接受 ASCT 的患者，后续进行 PD-1 抑制剂维持治疗，两组之间的 ORR 和 2

年 PFS 率差异没有统计学意义，这一发现表明，未接受 ASCT 的 R/R B-NHL 患者在接受 CD19/22 CAR-T 疗法后进行 PD-1 抑制剂维持治疗可能获益。

三、展望

理想的 CAR-T 细胞应具备精确的识别能力、强大的杀伤能力、稳定性、持久性、安全性及易获得性。尽管改造 CAR-T 细胞可以增强其相应功能，但也存在使操作复杂化、增加基因风险的挑战。因此，需要在不同改造策略之间找到平衡，在确保治疗效果的同时，最大限度地减少患者的临床风险。如何提高 CAR-T 细胞疗效，桥接治疗和联合治疗策略还需要前瞻性临床研究提供循证医学证据。

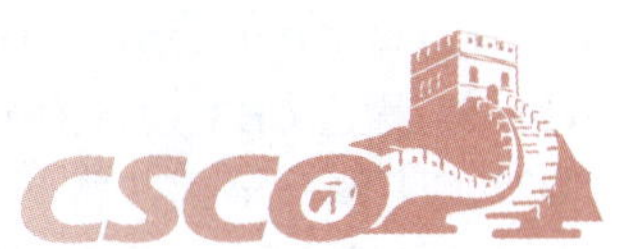

2025 CSCO 儿童及青少年淋巴瘤诊疗指南更新内容及循证医学依据

张翼鷟　路素英　王娟　黄俊廷　谢炜基
中山大学肿瘤防治中心

淋巴母细胞性淋巴瘤(lymphoblastic lymphoma,LL)是儿童和青少年中第二常见的非霍奇金淋巴瘤(NHL),占所有病例的 25%~35%。LL 是一种高度恶性淋巴瘤,具有恶性程度高、进展快、病死率高等特点。根据世界卫生组织(World Health Organization,WHO)2022 年发布的造血和淋巴组织分类标准,LL 分为前驱 B 淋巴母细胞性淋巴瘤和前驱 T 淋巴母细胞性淋巴瘤两种亚型。LL 与 ALL 生物学上有相似之处,具有相似的细胞形态学、免疫表型和遗传特征。然而,两者在细胞起源分布上具有差异:LL 约 80% 为 T 细胞起源,仅 20% 为 B 细胞起源;而 ALL 约 80% 为 B 细胞起源,20% 为 T 细胞起源。两者临床表现也有所差异,LL 起病时常以肿块为主要临床表现,而 ALL 则以血常规异常、骨髓浸润为早期主要的临床表现。目前,WHO 将 LL 与 ALL 定义为同一类疾病,但目前尚存在争议。现代标准治疗是采用 ALL 相似的治疗方案,OS 率可达 80% 以上。

一、临床表现

LL 好发于儿童及青少年,起病时年龄中位数为 10 岁左右,男多于女。多达 75% 的 T-LL 患者出现前纵隔大包块,表现为呼吸困难或上腔静脉压迫(表现为头颈部肿胀等),可能合并胸腔积液、心包积液。颈部淋巴结肿大也是一个常见的临床表现。LL 也可能侵犯骨骼、皮肤、骨髓、中枢神经系统(central nervous system,CNS)、腹部器官(但很少侵犯肠道),偶尔还会侵犯其他部位,如 Waldeyer 环的淋巴组织、睾丸或皮下组织。T-LL 就诊时多为Ⅲ/Ⅳ期,常伴骨髓侵犯,常伴 B 症状,LDH 升高,约不到 5% 的 T-LL 累及 CNS。B-LL 起病时年龄中位数为 8 岁左右,好发于年幼儿童,B-LL 常侵犯淋巴结、皮肤、软组织、骨和骨髓。如果骨髓浸润的肿瘤细胞超过 25%,即诊断为 ALL,而骨髓浸润的肿瘤细胞少于 25% 的患者则被认为Ⅳ期 LL。

二、辅助检查

(一) 完整病史采集

包括主诉、现病史、既往史、家族史、生长发育史、疫苗接种史。体格检查:生命体征测量,全身浅表淋巴结、肝、脾,腹部体征,专科查体。

(二) 实验室检查

血常规、生化全套(包括肝功能、肾功能、电解质、血糖、血脂)、乳酸脱氢酶(lactate dehydrogenase,LDH)、凝血功能、病毒学指标[乙肝、丙肝、人类免疫缺陷病毒(HIV)、梅毒、EB 病毒、CMV 等]、免疫功能(体液免疫、细胞免疫)等。

(三) 影像学检查

^{18}F- 氟代脱氧葡萄糖正电子发射计算机断层显像(^{18}F-fluorodeoxyglucose positron emission computed tomography,^{18}F-FDG PET-CT)或颈、胸、腹、盆 CT 平扫 + 增强,头颅、脊髓病灶建议行增强 MRI,并进行心电图,心脏超声等检查。

(四) 骨髓检查

两个部位骨髓穿刺和至少一个部位骨髓细胞形态学涂片、骨髓活检、骨髓流式细胞免疫分型。LL 的免疫分型标志包括:TDT、CD99、CD34、CD10、CD1a 等。T-LL 表达:CD1a、CD2、CD3、CD4、CD5、CD7、CD8。B-LL 表达:PAX-5、CD19、CD22、CD79a(部分 T-LL 也可表达)、CD20。10%~15% 的 T-LL 病例为早前 T 淋巴细胞白血病 / 淋巴瘤(ETP-ALL/LBL)表型,表达 CD7,还表达一个或更多的髓系 / 干细胞标志物,包括 CD34、CD117、HLA-DR、CD13、CD33、CD11b 和 CD65,不表达 CD8 和 CD1a。

(五) CNS 检查

脑脊液检查包括常规、生化、细胞学检查,头颅 MRI 平扫 + 增强检查。必要时可行脑脊液流式细胞免疫分型。

(六) 生殖保护

有条件的患者特别是对于性成熟后的患儿,应考虑保留生育功能的问题,包括精子或卵巢组织冻存。

三、病理诊断

(一) 形态学

肿瘤细胞小到中等大小,核染色质分散,核仁不明显,核分裂象多见,部分可见“星空”现象。受累淋巴结结构部分或全部破坏。

(二) 免疫组织化学

TdT 阳性是 LL 与其他淋巴瘤鉴别的重要标记,LL 也常表达 CD34、CD99、CD10、CD1a，有时可表达 CD13、CD33。T-LL 常表达 CD3、CD5、CD7。B-LL 常表达 CD19、PAX5、CD22、CD79a。早前 T 淋巴细胞白血病/淋巴瘤常表达 CD34、CD33、CD13、CD3、CD7、CD2、CD117、CD11b、CD65、HLA-DR。

（三）细胞遗传学改变

T-LL 最常见的染色体改变为 TCRαδ(14q11)、TCRβ(7q32-36)和 TCRγ(7p15)。B-LL 则主要涉及免疫球蛋白(Ig)基因重组。

（四）分子特征

1. *NOTCH1* 和 *FBXW7* 突变在 T-LL 中很常见，60%~65% 的病例中观察到 *NOTCH1* 突变，15%~25% 的病例中检测到 *FBXW7* 突变。此外，大约 15% 的病例中观察到 6q 染色体杂合性缺失(LOH6q)和 *PTEN* 变异；约 10% 的病例中观察到 *KMT2D* 变异。表观遗传学相关的其他基因改变包括 *PHF6*、*KMT2C* 及 *CDKN2* 的缺失。

2. 携带 *NOTCH1* 和 *FBXW7* 突变的 T-LL 患者的预后较好。相比之下，LOH6q、*PTEN* 突变和 *KMT2D* 突变可能与较差的预后有关。一项研究指出，*KMT2D* 和/或 *PTEN* 突变与野生型 *NOTCH1* 或 *FBXW7* 患者的高复发风险有关，但这些变异与 *NOTCH1* 或 *FBAW7* 突变患者的复发风险增加无关。

3. 一种独特的 T-LL 基因组亚型的特征是涉及 *NOTCH1* 的基因融合。*TRB* 是最常见的融合伙伴。这种亚型在 T-ALL 中罕见。一项研究发现在 192 例儿童 T-LL 患者中，12 例(6.3%)检测到 *TRB*::*NOTCH1* 基因融合。携带 *TRB*::*NOTCH1* 融合患者有以下特征：所有患者的年龄均超过 10 岁。*TRB*::*NOTCH1* 基因融合很少存在 *NOTCH1* 额外的变异。然而，没有这种融合的患者通常有 *NOTCH1* 突变(约 60%)。*TRB*::*NOTCH1* 融合的 T-LL 患者的累计复发率为 67%，而没有融合的 T-LL 患者的复发率不到 20%，*TRB*::*NOTCH1* 融合与显著较高的复发率相关。另一项研究发现，29 例 T-LL 患儿中有 6 例(21%)存在 *NOTCH1* 基因融合。具体的基因融合是 *MIR142*::*NOTCH1*(*n*=2)、*TRBJ*::*NOTCH1*(*n*=3)和 *IKZF2*::*NOTCH1*(*n*=1)。6 例融合患者中只有一例年龄小于 10 岁。患者年龄为 8~17 岁。*NOTCH1* 融合的 6 例患者中有 5 例发生了事件。4 例患者在治疗期间复发，一例患者出现了与治疗相关的 AML。CCL17(TARC)水平在 HL 患者诊断时通常会升高，在所有 *NOTCH1* 基因融合的 T-LL 患者中都显著升高，但在无融合 *NOTCH1* 基因的患者中没有升高。CCL17(TARC)水平在缓解时降低，然后在疾病复发时再次升高。

4. T-LL 的突变图谱涉及的信号通路主要包括：NOTCH1、PI3K&RAS、JAK-STAT、Epigenetics、Cell Cycle 等。

5. 关于 B-LL 的基因组特征的研究很少。一项研究指出，B-ALL 中常见的一些基因缺失(如 *CDKN2A*、*IKZF1* 和 *PAX5*)在 B-LL 中似乎较频繁发生。一项研究评估儿童 B-LL 相关的基因组改变结果显示 B-LL 和 B-ALL 之间的变异和转录景观存在显著相似性。在 B-LL 病例中，分别有 89% 和 79% 检测到克隆性免疫球蛋白和 T 细胞受体基因重排。B-LL 的变异景观和局灶性缺失与 B-ALL 有很大相似。B-LL 中最常见的变异和缺失是 *CDKN2A* 或 *CDKN2B*(21%)、*NRAS*(13%)、*IKZF1*(12%) 和 *KMT2D*(12%)。RAS 途径变异在 B-LL 和 B-ALL 之间同样存在。编码表观遗传调节因子的基因(如 *KMT2D*、*EP300*、*ARID1A* 和 *ATF7IP*)在 B-LL 中更频繁地发生改变。在 29% 的 B-LL 病例中观察到高度亚二倍体(high hypodiploidy)(类似于 B-ALL)，而在 13% 的 B-LL 病例中检测到 *ETV6*::*RUNX1* 基因融合，这一频率略低于 B-ALL 的报告频率(25%)。在 24% 的 B-LL 中检测到 B-ALL 高危组[*RUNX1* 基因(iAMP21)的染色体内扩增、*ABL* 类融合、费城染色体样、*KMT2A* 重排/样、近单倍体和低单倍体]。这些基因改变在分期与危险组之间没有关联。虽然高危组患者的累计复发率高于非高危组患者，但差异没有达到统计学意义。

四、临床分期

国际儿童非霍奇金淋巴瘤分期系统(International Pediatric NHL Staging System，IPNHLSS)是目前国际儿童和青少年淋巴瘤领域专家推荐的分期系统(表 1)。

表 1　修订版国际儿童 NHL 分期系统(IPNHLSS)

分期	肿瘤侵犯范围
Ⅰ期	单个肿瘤(淋巴结、结外骨或皮肤)，除外纵隔或腹部病变
Ⅱ期	单个结外肿瘤伴区域淋巴结侵犯
	膈肌同侧≥2 个淋巴结区域侵犯
	原发于胃肠道肿瘤(常在回盲部)± 相关肠系膜淋巴结受累，肿瘤完全切除 如果伴随恶性腹水或肿瘤扩散到邻近器官应定为Ⅲ期
Ⅲ期	膈肌上和/或膈肌下≥2 个结外肿瘤(包括结外骨或结外皮肤)
	膈肌上下≥2 个淋巴结区域侵犯
	任何胸腔内肿瘤(纵隔、肺门、肺、胸膜或胸腺)
	腹腔内或腹膜后病变，包括肝、脾、肾和/或卵巢，不考虑是否切除
	任何位于脊柱旁或硬脑膜外病变，不考虑其他部位是否有病变
	单个骨病灶同时伴随结外侵犯和/或非区域淋巴结侵犯
Ⅳ期	任何上述病变伴随中枢神经系统侵犯(Ⅳ期 CNS)，骨髓侵犯(Ⅳ期 BM)或中枢神经系统和骨髓侵犯(Ⅳ期 BM+CNS)，采用常规形态学方法检测

注：骨髓侵犯定义为，满足以下其中一条，需要行两个部位骨髓穿刺和至少一个部位骨髓活检进行分析定义骨髓侵犯。①骨髓穿刺细胞形态学提示骨髓中淋巴瘤细胞≥5%(若骨髓幼稚细胞比例≥25%，则诊断为成熟 B-AL)；②骨髓免疫分型分析(免疫组织化学或流式细胞术分析)阳性；③骨髓细胞遗传学或 FISH 分析阳性；④骨髓活检可以见到淋巴瘤细胞浸润。中枢神经系统侵犯定义为满足以下其中一条：①不能用椎管内病变解释的脑神经瘫痪；②影像学检查显示脑或脑膜病变或椎管内占位；③脑脊液细胞形态学或流式细胞术检测到淋巴瘤细胞。

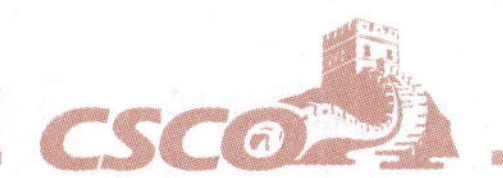

五、危险度分层

BFM 方案依据临床分期、早期化疗疗效将 LL 患者分为低危、中危和高危三组(表 2)。

表 2　BFM 90/95 淋巴母细胞性淋巴瘤方案危险度分组

危险分层	定义
低危组	Ⅰ期和Ⅱ期
中危组	Ⅲ期和Ⅳ期(除外高危组)
高危组	1. 中危组患者诱导方案Ⅰa(VDLP)第 33 天疗效评估符合以下任一点:①肿瘤缩小<70%;②骨髓淋巴瘤细胞>5%;③脑脊液仍找到淋巴瘤细胞;④肿瘤进展 2. 完成诱导方案后肿瘤活性残留 3. 肿瘤进展

六、治疗

(一)治疗方案

LL 生物特点与 ALL 相似,目前多采用 ALL 样方案如 LSA2L2 或 NHL-BFM-90/95 方案或在该两个方案基础上改良方案。不同危险组采用不同强度治疗(表 3),总治疗持续约 24 个月,具体的治疗用药如表 4、表 5 所示。

表 3　淋巴母细胞性淋巴瘤不同危险组治疗计划(改良 NHL-BFM-90/95、ALL IC-BFM 2009 方案)

危险度分组	治疗计划	治疗持续总时间 / 年
低危组	诱导方案Ⅰ(VDLP,CAM) 巩固方案 M(6-MP+HD-MTX×4) 维持治疗(6-MP+MTX)	2
中危组	诱导方案Ⅰ(VDLP,CAM) 巩固方案 M(6-MP+HD-MTX×4) 再诱导方案Ⅱ(VDLP,CAM) 维持治疗(6-MP+MTX)	2
高危组	诱导方案Ⅰ(VDLP,CAM) 强化巩固方案(Block1+Block2+Block3)×2 再诱导方案Ⅱ(VDLP,CAM) 选择性局部放疗 # 维持治疗(6-MP+MTX) (有条件移植患者 3 个 Block 后行异基因造血干细胞移植)	2

注:#.NHL-BFM-90 方案对所有初诊中枢无侵犯 T-LL 患者均需行颅脑 12Gy 预防照射。但 NHL-BFM-95 方案证明对于 CNS 阴性的Ⅲ期或Ⅳ期 LL 且对诱导治疗有足够反应的患者取消预防性颅脑放射治疗,中枢复发未见增加,因此,目前 T-LL 患者治疗中多采用 HD-MTX 和鞘内注射化疗药物代替头颅预防照射。对于起病时中枢神经系统侵犯的 LL 患者,需要在维持化疗前行全脑放疗,2 岁以上 18Gy,1~2 岁 12Gy。对于男性睾丸侵犯的患儿,不行睾丸切除术,巩固方案 M 结束后,睾丸活检证实仍有肿瘤持续浸润的患者,行睾丸放疗 20Gy。

表 4　改良 NHL-BFM-90/95、ALL IC-BFM 2009 方案

诱导方案Ⅰ	剂量和用法	应用时间
泼尼松	60mg/m^2,口服	d1~d28 后每 3 天减半,9 天后减停
长春新碱	1.5mg/m^2(最大 2mg),静脉推注	d8、d15、d22、d29
柔红霉素	30mg/m^2,静脉滴注,大于 1h	d8、d15、d22、d29
门冬酰胺酶	5 000U/m^2,静脉滴注,大于 1h	d12、d15、d18、d21、d24、d27、d30、d33
环磷酰胺(美司钠解救)	1 000mg/m^2,静脉滴注,大于 1h	d36、d64
阿糖胞苷	75mg/m^2,静脉滴注	d38~d41、d45~d48、d52~d55、d59~d62
巯嘌呤	60mg/m^2,口服	d36~d63
甲氨蝶呤	按年龄选择剂量,鞘内注射	d1、d15、d29、d45、d59
巩固方案 M	**剂量和用法**	**应用时间**
巯嘌呤	25mg/m^2,口服	d1~d56
甲氨蝶呤	5g/m^2,持续静脉滴注(24h)	d8、d22、d36、d50
甲氨蝶呤	按年龄选择剂量,鞘内注射(甲氨蝶呤后 2h)	d8、d22、d36、d50
强化巩固方案	**剂量和用法**	**应用时间**
Block1		
地塞米松	20mg/m^2,口服或静脉滴注	d1~d5
长春新碱	1. 5mg/m^2(最大 2mg),静脉推注	d1、d6
阿糖胞苷	2 000mg/m^2,q.12h.,静脉滴注 3h	d5

续表

强化巩固方案	剂量和用法	应用时间
甲氨蝶呤	5g/m^2,持续静脉滴注 24h	d1
环磷酰胺	200mg/m^2,静脉滴注 1h	从 d2 下午开始,q.12h. × 5 次,d2~d4
门冬酰胺酶	25 000IU/m^2,静脉滴注 2h	d6、d11
三联鞘内注射（表 5）	按年龄选择剂量鞘内注射（甲氨蝶呤后 1h）	d1
Block2		
地塞米松	20mg/m^2,口服或静脉滴注	d1~d5
长春地辛	3mg/m^2(最大 5mg),静脉推注	d1、d6
阿霉素	30mg/m^2,静脉滴注 24h	d5
甲氨蝶呤	5g/m^2,持续静脉滴注 24h	d1
异环磷酰胺	800mg/m^2,静脉滴注 1h	从 d2 下午开始,q.12h. × 5 次,d2~d4
门冬酰胺酶	25 000IU/m^2,静脉滴注 2h	d6、d11
三联鞘内注射(表 5)	按年龄选择剂量鞘内注射（甲氨蝶呤后 1h）	d1
Block3		
地塞米松	20mg/m^2,口服或静脉滴注	d1~d5
阿糖胞苷	2 000mg/m^2,q.12h.,静脉滴注 3h	d1~d2
依托泊苷	100mg/m^2,静脉滴注 1h	从 d3 下午开始,q.12h. × 5 次
左旋门冬酰胺酶	25 000IU/m^2,静脉滴注 2h	d6、d11
三联鞘内注射(表 5)	按年龄选择剂量,鞘内注射	d5
再诱导方案Ⅱ	**剂量和用法**	**应用时间**
地塞米松	10mg/m^2,口服	d1~d21 后每 3 天减半,9 天后减停
长春新碱	1. 5mg/m^2(最大 2mg),静脉推注	d8、d15、d22、d29
阿霉素	30mg/m^2,静脉滴注大于 1h	d8、d15、d22、d29
门冬酰胺酶	10 000U/m^2,静脉滴注大于 1h	d8、d11、d15、d18
环磷酰胺(美司钠解救)	1 000mg/m^2,静脉滴注大于 1h	d36
阿糖胞苷	75mg/m^2,静脉滴注	d38~d41、d45~d48
巯嘌呤	60mg/m^2,口服	d36~d49
甲氨蝶呤	按年龄选择剂量,鞘内注射	d38、d45
维持治疗	**剂量和用法**	**应用时间**
巯嘌呤	50mg/m^2,口服	每日 1 次,直至 2 年
甲氨蝶呤	20mg/m^2,口服	每周 1 次,直至 2 年

注：q.12h.,每 12 小时一次。HD-MTX 在应用时必须有严格的水化、碱化、亚叶酸解救、MTX 血清浓度监测及不良反应处理等一系列措施,临床常用的解救药物包括四氢叶酸钙和注射用左亚叶酸,注射用左亚叶酸为钠盐制剂,是亚叶酸的活性形式,等效剂量为亚叶酸的 1/2。

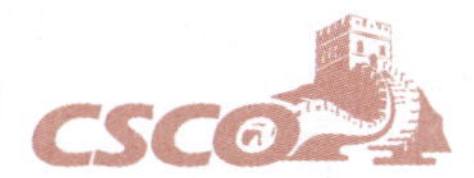

表 5　按年龄三联鞘内注射剂量

年龄 / 岁	甲氨蝶呤 /mg	阿糖胞苷 /mg	地塞米松 /mg
<1	6	18	2
1~<2	8	24	2.5
2~<3	10	30	3
≥3	12	36	4

（二）治疗反应标准及评估方法

采用国际儿童 NHL 评估标准，影像学诊断基于 MRI 或 CT 扫描，骨髓或脑脊液受累诊断基于传统形态学。

1. 完全缓解（complete remission，CR）：通过查体和影像学检查证实所有瘤灶全部消失。MRI 或 CT 显示无残留病灶和新病灶，切除的残留病灶病理学检查提示无活性肿瘤细胞（形态学）。骨髓涂片 / 活检和脑脊液细胞形态学无肿瘤细胞。

2. 部分缓解（partial remission，PR）：MRI 或 CT 扫描提示所有肿瘤病灶最大垂直直径的乘积之和减少 >50%，没有新发瘤灶，若诊断时有骨髓或者脑脊液受累，相应的形态学中肿瘤细胞数减少 >50%。

3. 轻微反应（minor response，MR）：MRI 或 CT 扫描提示所有肿瘤病灶最大垂直直径的乘积之和减少 25%~50%，没有新发瘤灶，若诊断时有骨髓或者脑脊液受累，相应的形态学中肿瘤细胞数减少 25%~50%。

4. 疾病进展（progressive disease，PD）：MRI 或 CT 扫描提示所有肿瘤病灶最大垂直直径的乘积之和增加 >25%，骨髓或者脑脊液中查见新的肿瘤细胞，FDG-PET 多维尔（Deauvile）评分 4 或 5 分且较基准摄取增加。

5. 无反应（no response，NR）：不满足 CR、PR、MR 或 PD 标准。

七、研究进展

R/R LL 患者生存仍然差，OS 率为 10%~40%，尤其是难治性疾病和 / 或早期复发患者。化疗耐药性疾病较为常见，对于复发或难治性疾病的患者，目前尚无标准治疗方案，目前推荐行挽救治疗获得 CR 后行 allo-HSCT。R/R LL 的治疗选择包括以下几种：①奈拉滨或含奈拉滨的化疗方案（奈拉滨、环磷酰胺和依托泊苷），R/R T-LL 对奈拉滨单药的反应率在 0~44% 之间；② ICE 方案（异环磷酰胺、卡铂和依托泊苷）；③硼替佐米联合治疗，Block 1（四药诱导）、Block 2（环磷酰胺、依托泊苷和大剂量甲氨蝶呤）及 Block 3（大剂量阿糖胞苷和培门冬酰胺酶）；④ allo-HSCT。R/R LL 治疗的相关研究如下。

1. 一项 COG 的Ⅱ期研究评估了奈拉滨作为单药治疗的疗效，显示其响应率为 40%。

2. 一项针对 R/R T-ALL/T-LL 的多中心Ⅳ期研究（n=28，其中 11 例为 T-LL）使用奈拉滨单药治疗，观察到 CR 率为 36%。

3. 三项小型研究采用奈拉滨、环磷酰胺和依托泊苷联合治疗 R/R T-ALL/T-LL。①一项研究中共治疗了 27 名患者，观察到 PR/CR 率为 85%。然而，13% 的患者出现了 3 级以上神经毒性，其中 3 名患者因神经毒性死亡，在 4 名 T-LL 患者中，1 名患者达到了 PR，但所有患者最终都出现了 PD。②第二项研究共治疗了 7 名患者，PR/CR 率为 100%，在 2 名 T-LL 患者中，均达到了 PR，但随后均出现 PD。③第三项研究共治疗了 10 名患者，44% 的患者出现了某种程度的缓解（CR、伴血小板不完全恢复的 CR 或 PR），CR 率为 33%，10 名患者中有 2 名出现了严重的周围神经病变。

4. 在 AALL07P1（NCT00873093）试验中，10 名首次复发的 T-LL 患者接受了加入硼替佐米的四药诱导治疗方案。其中 7 名患者有治疗响应：1 名患者 CR，2 名患者未确认的 CR，4 名患者 PR。

5. BFM 协作组报道接受 BFM 一线治疗后复发的 34 例患者，OS 率为 14%。所有生存患者均接受了 allo-HSCT，而行自体造血干细胞移植（autologous hematopoietic stem cell transplantation，auto-HSCT）的患者全部死亡。

6. 国际血液和骨髓移植研究中心的一项研究显示，与 allo-HSCT（EFS 率 40%）相比，采用 auto-HSCT 的 EFS 率显著降低（4%），所有治疗失败均由 PD 导致。

7. 一项前瞻性研究显示，213 例 <18 岁的患者进行 allo-HSCT，5 年的 OS 率和 EFS 率分别为 50.3% 和 47.8%，并且出现Ⅱ级移植物抗宿主病患者的预后更好（OS 率为 65.6%）。

8. 来自小样本的数据显示，与 auto-HSCT 相比，allo-HSCT 后的移植相关病死率更高，但 DFS 率也更高［（25%~53%）vs.（0~33%）］。

9. BCL-2 抑制剂 venetoclax 与低剂量 BCL-XL/BCL-2 抑制剂 navitoclax 联合化疗治疗复发性 ALL 和 LL 的Ⅰ期临床研究显示，2/3 的 T-LL 患者观察到缓解。

10. 免疫疗法如贝林妥欧单抗（靶向 CD19 和 CD3 的双特异性抗体）在 B-ALL 中显示出较好的生存获益，有望在 B-LL 中进一步研究。daratumumab（靶向 CD38）、inotuzumab ozogamicin（CD22 导向的 DC）、CAR-T 细胞疗法在 T-ALL/T-LL 显示初步疗效，相关临床研究正在进行中。

八、展望

随着对 LL 生物学特性的深入了解，个体化治疗将成为未来研究的重点。基于分子诊断和基因测序，针对不同亚型 LL 患者的精准治疗方案将被开发，可能包括个性化的靶向治疗和免疫治疗。此外，正在进行的临床试验将为 LL 治疗提供更多的数据支持，有望进一步提高患者的长期生存率。

总的来说，儿童青少年 LL 采用类似 ALL 的方案，生存率已获得较好的改善，OS 率可达 80% 以上。然而，复发难治高危患者仍存在挑战，迫切需要探索新的治疗方案。近年来，随着生物学技术的发展及对其发生发展机制的深入研究，靶向免疫疗法在 LL 中显现初步疗效，然而，疗效仍不尽如人意。未来需要更深入地探索其分子驱动因素，创建更优的危险分层，进一步提高高危患者的生存率，开发毒性较小的治疗方案，减少急性和远期毒性。随着科学技术的发展，未来可能会有更多的新疗法进入临床应用，从而进一步改善患者的预后。

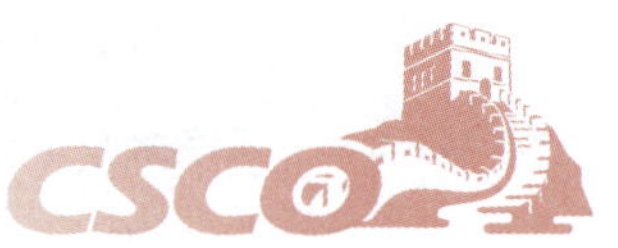

多模态驱动弥漫大 B 细胞淋巴瘤精准诊治

王玥　许彭鹏　赵维莅
上海交通大学医学院附属瑞金医院

弥漫大 B 细胞淋巴瘤(diffuse large B-cell lymphoma，DLBCL)是最常见的侵袭性淋巴瘤亚型，其复杂性及高度异质性导致在抗 CD20 单克隆抗体——利妥昔单抗联合环磷酰胺、阿霉素、长春新碱、泼尼松(R-CHOP)的一线治疗下，仍有超过三分之一患者面临耐药或复发，预后不佳。随着大规模生物医学数据与 AI 技术的飞速发展，多模态 AI 为破解 DLBCL 的复杂性及高度异质性提供了革命性工具。因此，本文聚焦多模态 AI 驱动 DLBCL 精准诊治的前沿进展，系统梳理了 DLBCL 诊疗中主要涉及的模态信息及相应多模态 AI 的特征编码策略，深入解析了早期、中期与晚期融合技术的常见临床应用场景及优劣。在此基础上，综述重点探讨多模态 AI 在 DLBCL 疾病诊断、预后预测、解析肿瘤微环境并识别潜在生物标志物、药物靶点预测中的创新应用，并剖析当前多模态 AI 在 DLBCL 诊治中面临的关键挑战，为未来实现“靶向干预、分层而治”的 DLBCL 精准诊治范式提供理论支撑与技术路径。

一、DLBCL 诊治过程中主要涉及的不同数据模态

从器官水平的影像学信息，到组织和细胞水平的病理学信息，再到亚细胞水平的多组学信息，并辅以临床诊治及预后信息，这些多模态来源的信息，纵向综合了理解 DLBCL 复杂性及异质性的不同视角。

(一) 图像信息

1. 以 ^{18}F-FDG PET-CT 为代表的影像学信息　^{18}F-FDG PET-CT 在 DLBCL 的肿瘤分期和疗效评估中具有重要意义。它能够清晰地显示淋巴瘤的代谢活动及解剖结构，显著提升淋巴瘤的诊断、鉴别诊断、分期和预后评估。考虑到淋巴瘤的异质性，治疗前及治疗期间的功能成像可根据肿瘤生物学、病理学和代谢特征，指导治疗决策。多项研究表明，以肿瘤总代谢体积(total metabolic tumor volume，TMTV)为代表的 PET-CT 语义特征和传统影像组学特征对于 DLBCL 具有显著预后价值。

2. 以苏木精 - 伊红(hematoxylin-eosin，HE)和免疫组化全切片图像(whole slide images，WSI)为代表的病理学图像　组织病理学是 DLBCL 诊断的“金标准”。传统诊断过程通常包括通过 HE 进行形态判定和通过 IHC 进行细胞成分鉴别。对于高级别 B 细胞淋巴瘤，通常还会结合使用荧光原位杂交(fluorescence in situ hybridization，FISH)技术。WSI 的进步推动了由传统病理学向数字病理学的转变。这种通过从传统病理图像中创建高分辨率数字图像的方式不仅提高了诊断的准确性、效率、客观性和一致性，同时提高了诊断通量，减少转诊带来的额外检查。在以 DLBCL 为代表的侵袭性淋巴瘤中显示出在诊断及鉴别诊断、预后预测和肿瘤微环境解析等方面的有效性。

(二) 非图像信息

1. 电子病历信息　集成了人口统计学信息、实验室检查结果、临床诊断等记录的电子病历信息，是患者治疗方式、疗效、预后信息的重要来源，全面记录了 DLBCL 患者的疾病历程。

2. 多组学信息

(1) 传统多组学信息：分别对应基因、染色质重塑、RNA、蛋白质、代谢物信息的基因组学、表观遗传学、转录组学、蛋白质组学、代谢组学在 DLBCL 中具有重要意义。基因组学催生了对于 DLBCL 分子遗传特征的探索，利用突变、拷贝数变异等基因异常将 DLBCL 分为不同分子分型，并以此来制订遗传特征驱动的 DLBCL 个体化治疗策略，显著提升疗效；表观遗传学测序通过探索与染色质重塑相关的各种修饰引起的致癌基因及肿瘤抑制因子的异常表达，在 DLBCL 中，表观遗传失调会导致基因表达模式异常，从而导致疾病进展；转录组学测序能提供 DLBCL 的表达谱信息，并将 DLBCL 分为具有不同分子生物学特征的生发中心 B 细胞亚型和(GCB)型活化 B 细胞亚型(ABC)，对于改善患者预后及优化治疗方案至关重要。同时基于常规转录组及单细胞转录组测序衍生的 DLBCL 肿瘤微环境分型也为免疫治疗提供了新视角；质谱分析能够鉴定 DLBCL 中不同蛋白质的变化，包括差异蛋白表达、翻译后修饰、蛋白 - 蛋白相互作用等，进一步阐明了 DLBCL 中失调的关键信号通路中主要介导的关键分子，为发掘治疗 DLBCL 的潜在药物提供依据。代谢重编程已被证实在 DLBCL 的发生发展及治疗耐药中具有重要作用。为了满足肿瘤 B 细胞异常增殖所需的能量和生物合成需求，DLBCL

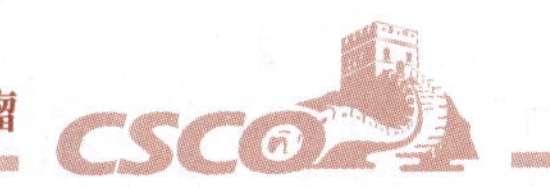

的肿瘤B细胞进行代谢重编程，导致糖代谢、脂质代谢等多种代谢途径失调，为DLBCL发病机制及预后提供了互补视角。

(2)空间多组学信息：空间多组学是将传统的多组学分析与生物组织内的空间位置信息相结合的新兴领域。它能够提供更全面的组织视图，将分子事件与其在组织中的精确位置联系起来，从而更彻底地了解细胞与其环境之间复杂的相互作用。研究表明，空间多组学为解析DLBCL的肿瘤微环境和肿瘤内部空间不同的分子模式，揭示DLBCL的复杂异质性提供了重要见解。

二、多模态特征编码与融合策略及常见网络架构

多模态的编码及数据融合方法至关重要。对研究数据及目标任务适配的编码器及融合方式能够有效地提取和整合信息，增强对肿瘤生物学的理解，以促进DLBCL的精准诊治。

(一) 多模态特征编码方式

编码器可分为卷积神经网络(convolutional neural networks，CNN)、视觉Transformer(vision transformers，ViTs)、循环神经网络(recurrent neural networks，RNN)、Transformer、手工特征编码器、传统机器学习的编码方式、多层感知机(MLP)等。CNN与图像数据模态的融合呈现出强相关性，组学及电子病历等非图像模态数据的融合涉及手工特征编码器、传统机器学习的编码方式、MLP、RNN和Transformer等多种编码器的应用。

(二) 融合策略

多模态数据融合阶段及融合结构也是进行多模态AI研究的重要步骤。在肿瘤相关的研究中主要包括早期、中期、晚期数据融合策略。

1. **早期融合** 早期融合在目前多模态AI研究中应用较少。该融合策略是在各模态特征编码前，在相同“空间”对齐输入的多模态数据后进行融合。这种融合方式下各模态数据在特征编码阶段已实现数据配准，在后续使用深度学习网络进行特征选择时能够综合各模态信息同步进行，提高多模态融合信息的利用率和客观性。然而，融合的难度可能会受到不同模态数据类型的影响：如将影像学和病理学图像进行融合前，需大量的预处理步骤进行图像配准，其复杂性大大增加了人力和算力。如何在降低早期融合复杂性的前提下实现精确配准是早期融合目前面临的关键挑战。目前已有几种降低预处理步骤复杂性的早期融合方法，包括简单模态拼接、将非图像模态与图像模态直接相乘的方式，以及涉及CNN、RNN和跨模态对齐网络的更复杂的表示方法。

2. **中期融合** 中期融合是目前多模态AI研究中最常用的融合策略。多模态数据在通过深度学习网络进行特征编码后，在传递至网络结构最终层前，进行数据融合。目前常用的中期融合策略包括将不同单模态的特征编码向量进行拼接后在最后几层进行融合、将不同维度的单模态特征编码向量嵌入到注意力机制网络后对各模态间的互补信息进行最优学习等。

3. **晚期融合** 晚期融合在目前多模态AI研究中较为常见。该融合策略直接对单模态模型独立训练后输出的结果进行融合，最终输出各模态训练结果的加权平均值。晚期融合的特点是学习过程中各模态信息间不存在交互，各单模态模型的训练数据无须进行匹配与对齐，因此降低了数据预处理步骤的复杂性，但缺乏交互信息的学习限制了模型的能力。晚期融合策略主要通过回归或传统机器学习模型来实现(如随机森林、lasso回归等)。

三、当前人工智能驱动的多模态数据融合在DLBCL精准诊疗中的应用

(一) 疾病诊断

DLBCL的诊断需要由专业病理学家依赖高质量分子病理学数据，通过对组织学及分子特征的鉴定来做出诊断。然而，高质量分子病理学技术的可及性有限，非专科病理学家的误诊风险仍然很高：一项法国全国性研究(Lymphopath Network)发现，目前DLBCL的误诊率高达20%，显著影响患者治疗方案的制订及预后。多项实体瘤领域的研究证实，基于AI的自动化病理图像分析有助于克服主观视觉评估的局限性，并能够捕捉人眼无法观察到的复杂组织结构。在血液肿瘤领域，AI从WSI中进行淋巴瘤的诊断及鉴别诊断已获得较高准确性：基于HE图像，Achi等使用CNN算法构建淋巴瘤诊断模型以区分良性淋巴结、伯基特淋巴瘤(Burkitt lymphoma，BL)、DLBCL和小淋巴细胞性淋巴瘤(small lymphocytic lymphoma，SLL)，并达到95%的病理诊断准确率；Li等建立的GOTPD-MP-CNN诊断平台，对于DLBCL的诊断准确性近100%；Miyoshi等研究显示，进行DLBCL、FL和反应性淋巴结增生的鉴别诊断时，AI的诊断准确性优于7位病理医师。在另一项小样本研究中，HE预测双打击或三打击淋巴瘤达到87%的特异度。基于IHC图像，Chong等使用概率决策树算法开发了“ImmunoGenius”程序，在训练集中对淋巴瘤亚型的诊断精度高达95%，并在外部验证集中达到91.8%的诊断准确性。然而目前淋巴瘤领域AI辅助病理诊断的研究较多集中在几种常见淋巴瘤亚型，未覆盖全部的100余种亚型。同时，目前常见的研究模式均为在单中心训练模型，在少量外部数据集中验证，模型的外推性及泛化性有限，缺乏可解释性及统一评定标准。多模态的整体性和全面性，能为重塑DLBCL的诊断范式注入新的力量。一项研究使用Transformer架构的变体来编码电子病历记录与病理图像。通过引入个性化注意力机制(PersAM)，用于淋巴瘤亚型的精准分类，增加了模型可解释性并验证外推性，标志着多模态用于该领域的重大进展。

(二) 预后预测

R-CHOP的一线免疫化疗方案显著提高了DLBCL的临床疗效，但其高度异质性极大限制了治疗效果，仍有超过三分之一的患者在治疗后出现疾病进展、复发和耐药。十余年来，多项研究聚焦于DLBCL预后分层及耐药患者的早期识别：临床信息驱动下形成的以淋巴瘤国际预后指数(International Prognostic Index，IPI)和美国国立综合癌症网络国际预后指数[National Comprehensive Cancer Network(NCCN)-IPI]为代

表的分层系统从临床层面对 DLBCL 患者进行预后分层。影像学生物标志物形成的分层系统和基于病理 IHC 标志物形成的 Hans 分型系统从图像层面部分进行 DLBCL 的预后分层。多组学检测技术的成熟催生了对于淋巴瘤分子遗传特征的探索，分子分型方法从基因组层面对患者进行分层，为精准靶向干预提供了重要线索；基于肿瘤细胞表达谱特征的细胞起源分层能够部分反映淋巴瘤表达谱驱动的临床预后差异。但单一模态驱动的预后及疗效预测存在精度有限、覆盖范围不全的问题，限制了 DLBCL 个体化治疗的发展。AI 驱动的多模态融合技术正在重塑 DLBCL 的预后评估范式，推动 DLBCL 的治疗向“精准肿瘤学”迈进。多项研究表明，AI 驱动的多模态策略能够提升 DLBCL 患者的预后分层精度，预测治疗反应，为分层而治提供全新的决策支点。

在预测患者预后方面，涉及影像学的晚期融合多模态研究最为多见。由 Mikhaeel 等在 1 241 名 DLBCL 患者中整合影像来源的 TMTV、电子病历记录的 Ann Arbor 分期和年龄三个参数，构建了国际代谢预后指数模型（International Metabolic Prognostic Index，IMPI），较单模态驱动的 IPI 更精准地预测 R-CHOP 为一线的免疫化疗方案下的高危患者。该模型同时提供了一个用于计算 IMPI 评分的工具，增加了研究的临床可及性。在此基础上，研究者对他们的多模态预后评分进一步改良，以影像来源的最大病灶距另一病灶的最远距离（distance between the largest lesion and another lesion，Dmaxbulk）和 ECOG 体能状态替代 Ann Arbor 分期，形成了 ClinicalPET 模型。该模型能进一步识别高危 DLBCL 患者。Lin 等利用来源于超声和 PET-CT 的影像学数据，联合临床参数，在 140 例初发 DLBCL 中开发了难治 DLBCL 的基线预测模型。在训练集中受试者工作特征曲线下面积（AUC）为 0.835，且预测风险与实际观察到的进展事件之间高度相关。Jakoba J Eertink 等将 FISH 检测中的 *MYC*、*BCL2* 和 *BCL6* 基因重排信息与各影像组学特征结合，使用 logistic 回归来预测患者 2 年后的疾病进展情况。结果显示，*MYC* 基因重排联合影像组学的预后模型 PPV 最高，显著优于 IPI，有助于识别预后不良的患者。Enora Le Goff 等将影像来源的 TMTV 与循环肿瘤 DNA（circulating tumor DNA，ctDNA）结合，对 112 例单中心来源，接受 R-CHOP 为一线化疗方案的 DLBCL 进行危险分层，能够对 PFS 很短的超高危患者进行预测。该研究指出，这些超高危患者可能会受益于一线 CAR-T 细胞疗法或双特异性抗体治疗。

疗效预测方面涉及的模态信息包括影像和病理为代表的图像信息、临床信息和多组学信息的融合。Zhang 等开发了一种能够获得游离 DNA（cell-free DNA，cfDNA）组学全局信息（包括甲基化、拷贝数改变，核小体、CpG 岛、DNase 簇和增强子的断点特征等）的综合多组学解决方案（comprehensive multi-omics solution，COMOS），随后将其用于 DLBCL 患者在 R-CHOP 下的一线疗效预测，能够在 DLBCL 治疗前通过无创的方式实现出色的疗效能力。Lee 等回顾性收集了 251 例接受 R-CHOP 治疗的 DLBCL 患者的 HE 染色的 WSI，使用对比学习处理数字病理图像以进行特征提取。通过整合临床数据和病理图像特征，开发了多模态预测模型。达到了 0.856 的 AUC，并使用 TCGA 数据集作为外部验证，支持了该模型预测生存差异的能力。Eugenio Galli 等将 CAR-T 输注 1 个月后 PET-CT 提取的 TMTV 与乳酸脱氢酶（LDH）结合，提出了对 CAR-T 患者优化分层的方式。该分层下的高危组患者，在输注 CAR-T 后的 PFS 均小于 90 天，低危组患者的 3 个月的 PFS 率为 100%，提供了一种快速、灵敏度高、可及性高的优化 CAR-T 治疗前患者管理的策略。

综上所述，AI 驱动的多模态融合已成为提升 DLBCL 预后预测与疗效评估精度的关键方向。但现有研究主要集中于基于机器学习模型的晚期融合策略，虽显著优于单模态预测，为精准分层提供了新的决策支点。然而，这种晚期融合策略本质上依赖于各模态独立分析后的结果整合，未能充分挖掘各模态间深层次的互补信息，导致对 DLBCL 异质性的解析不够全面和深入，成为当前研究下仍存在部分临床未满足需求（如超高危患者的精准识别和早期干预）的重要根源。因此，未来亟须突破晚期融合的范式，向更能有效捕捉模态内在关联的早期融合或中期融合策略探索。基于更先进的融合策略，深度整合多模态数据的互补信息，将是实现 DLBCL 精准分层、优化治疗决策，并最终改善患者预后的关键所在。

（三）解析肿瘤微环境并识别潜在标志物

多模态 AI 用于肿瘤微环境解析能够多角度、高分辨率的解析 DLBCL 微环境，为发病及治疗耐药机制提供新的见解。

Alizadeh 等提出了一种整合的单细胞 RNA 测序（single-cell RNA sequencing，scRNA-seq）和普通转录组测序的机器学习框架——EcoTyper，能够从数百个 DLBCL 肿瘤样本中获得 13 种细胞类型的高分辨率图谱，识别可反映恶性 B 细胞和其他细胞类型的 44 种细胞状态，揭示了超越传统 DLBCL 分类的丰富的细胞生态系统景观，为基于肿瘤微环境的治疗策略选择提供机会。T 细胞在 DLBCL 的肿瘤免疫中发挥关键作用，重新定义 T 细胞浸润模式利于潜在治疗策略的优化。因此，Tobias Roider 等基于 scRNA-seq 研究了 B 细胞淋巴瘤淋巴结区衍生 T 细胞的转录异质性。利用全长单细胞 T 细胞受体（single-cell T cell receptor，scTCR）测序技术鉴定和量化了细粒度的 T 细胞亚群并确定了克隆性。进一步通过多色流式细胞术和多重免疫荧光再现了这些 T 细胞亚群。以多模态的方式，更广泛地揭示了 B 细胞淋巴瘤以不同的方式塑造其 T 细胞微环境。

肿瘤微环境中除了细胞类型及基因表达信息，空间位置信息同样重要。Moncada 等将空间转录组学与 scRNA-seq 相结合，阐明了 DLBCL 肿瘤的细胞异质性和空间分布。单细胞 RNA-seq 提供了个体细胞水平上转录组多样性的高分辨率视图。与此同时，空间转录组学提供了这些异质性亚群空间分布的全局视图。多方位解析了空间位置上不同的细胞亚群，对于理解 DLBCL 的微环境生态位、确定潜在的治疗策略和预测治疗反应具有深远意义。

（四）潜在治疗策略及靶点预测

多模式 AI 可以结合药物特性、蛋白质相互作用、遗传因素和临床结果等信息来加速新药物靶点研发过程。Yeh 等通过广泛数据挖掘构建了一个全面的分子遗传和表观遗传网络，能够预测 DLBCL 不同的基因表达谱分型（ABC 和 GCB）特有的信号网络。使用已知药物 - 靶标相互作用的数据集训

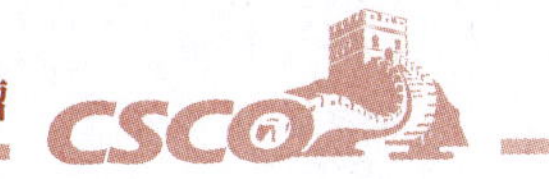

练深度神经网络模型,预测药物与特定蛋白质靶标之间相互作用的概率。同时考虑药物 - 靶标相互作用、药物调节和药物毒性,预测候选药物与潜在生物标志物间的相互作用等,最终鉴定了 5 种潜在生物标志物,为 ABC 和 GCB 亚型的可能治疗方法做出了贡献。该框架可以作为未来 DLBCL 药物选择的参考路线图。

四、局限性及挑战

尽管多模态 AI 在 DLBCL 的诊治方面具有巨大潜力,但其能否广泛应用在很大程度上取决于数据质量和可用性、数据融合策略的技术难题、多模态结果的可解释性等。

由于多模态数据来源的复杂性,不同的数据模态可能来自不同的医疗部门,且各医疗部门在数据存储、检索、处理方式和数据质量上可能各不相同,这限制了多模态 AI 模型的开发。其次,不同的数据模态具有截然不同的特征,这通常需要针对不同模态定制不同的 AI 模型架构,增加了模型设计的复杂性和算力需求。最后,由于深度学习模型的"黑盒"性,模型最终输出的结果难以进行具有生物学意义的解释,减弱了多模态 AI 的可及性和合理性。

五、未来展望

未来多模态 AI 驱动 DLBCL 精准诊治进一步发展,亟须在融合策略、微环境解析及临床转化层面实现突破。当前以晚期融合为主的研究范式虽提升预后精度,却因难以挖掘模态间深层互补信息而限制高危患者识别效能。未来应着力于开发多模态融合技术,通过早期或中期融合实现影像、病理、组学与临床数据的深度协同。同时,整合空间转录组、单细胞测序与数字病理的多模态模型,有望实现三维重构 DLBCL 肿瘤微环境生态系统,解析肿瘤及免疫细胞的空间分布规律及免疫微环境动态演变,为双抗及 CAR-T 疗法提供目标人群及靶向依据。在临床转化层面,需构建"诊断 - 预后 - 治疗"的全周期决策系统:在前端实现影像实时分析,中间嵌入潜在标志物的解析,后端融合药物基因组学与体外药敏数据动态优化。此外,通过多中心协作方式,破解样本稀缺瓶颈,并开发可解释性强的算法,提升模型临床可信度。最终目标是构建时空及细胞维度全覆盖的 DLBCL 多模态系统,通过多模态 AI 动态模拟肿瘤演进,实现从"分层而治"到"个体动态干预"的跨越,真正践行精准肿瘤学理念。

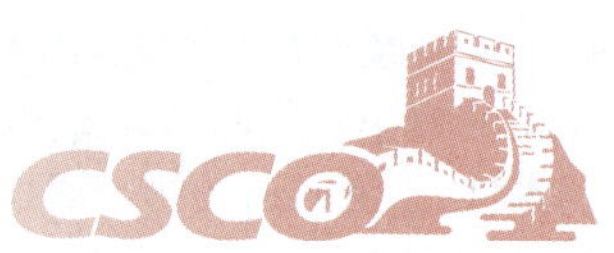

高危多发性骨髓瘤诊疗进展

刘昀彤　安刚
中国医学科学院血液病医院

多发性骨髓瘤(MM)是一种具有高度生物学和临床异质性的恶性肿瘤。尽管新疗法使患者的生存期获得明显提升，但15%~20%的患者对现有治疗反应不佳。这些患者通常呈现侵袭性临床特征，临床上将其定义为高危多发性骨髓瘤(HRMM)。若能在早期准确识别HRMM患者，并实施个体化的风险分层治疗策略，将有望改善这部分患者的预后不良问题。

一、高危与超高危MM

(一) 高危与超高危MM的定义

参考既往国际骨髓瘤工作组(IMWG)对HRMM定义，在规范治疗下，接受自auto-HSCT的MM患者OS<3年或未接受auto-HSCT的MM患者OS<2年定义为HRMM患者，接受auto-HSCT的MM患者OS<2年则定义为超高危MM(ultra-high risk MM，UHRMM)患者。

2025年6月，国际骨髓瘤协会(IMS)与IMWG基于更新的临床数据、分子/基因组检测证据及现代风险分层理念，提出"共识基因组分期(CGS)"，将其作为HRMM的新标准，其定义为具备以下至少一项异常：del(17p)(克隆比例超过20%)和/或*TP53*基因突变；t(4;14)、t(14;16)或t(14;20)等IgH易位，同时伴有1q21扩增和/或del(1p32)；单等位del(1p32)伴1q21扩增，或双等位del(1p32)；β_2微球蛋白≥5.5mg/L且肾功能正常。

UHRMM仍然缺少准确的定义。目前认为，同时存在两种或两种以上高危细胞遗传学异常(HRCA)(多打击MM)、双等位基因*TP53*失活、高危基因表达谱(GEP)特征、非骨旁髓外病变(EME)、≥2%循环浆细胞(CTC)和一线治疗后原发难治性疾病或早期复发(<12个月)是识别UHRMM的关键特征。

(二) 其他识别HRMM的预后因素

目前，临床医师主要依赖ISS、R-ISS、R2-ISS和mSMART等危险分层系统来识别HRMM。然而，这些系统未能涵盖某些关键预后因素，如EME、CTC、动态高危因素(如早期复发)、衰弱状态、肾功能不全及血小板减少等。这一局限性可能导致部分高危患者的漏诊，从而影响治疗决策的精准性。

循环浆细胞(CTC)的预后价值已获得越来越多的临床认可。根据修订后的IMWG标准，原发性浆细胞白血病(pPCL)的定义为外周血涂片中CTC≥5%。然而，最新研究表明，即使CTC水平在2%~5%范围内，患者的预后也与pPCL相似。与传统的外周血涂片相比，流式细胞术具有更高的检测灵敏度，能够更准确地识别CTC。FORTE试验数据显示，采用流式细胞术检测时，CTC≥0.07%可作为预测较短PFS和OS的最佳临界值。梅奥诊所近期研究进一步建立了流式细胞术与传统涂片检测CTC水平的对应关系。不过，如何将CTC检测有效整合到现有的风险分层模型中，仍需更多研究探索。

非骨旁髓外病变(EME)是MM通过血行播散侵犯内脏及软组织形成的髓外病灶，在新诊断多发性骨髓瘤(NDMM)中的发生率为2%~4.5%。梅奥诊所的临床研究显示，新发EME患者的PFS中位数为仅1年，OS中位数为3.6年。对于R/R MM患者，伴发EME的生存时间中位数约为2年，且在≥3线治疗后其发生率显著升高。目前这类患者缺乏有效的治疗手段，即使采用idecabtagene vicleucel(ide-cel)和ciltacabtagene autoleucel(cilta-cel)等免疫疗法，其PFS中位数也仅分别为4.9个月和8.1个月，提示疗效有限且易早期复发。因此，通过PET-CT、MRI等影像学手段早期发现EME，对高危患者的诊疗具有重要临床意义。

治疗反应是评估预后的关键动态指标。功能性高危指那些不一定具备基线高危特征，却对一线治疗表现为原发难治或早期复发的患者。根据中国临床肿瘤学会(CSCO)多发性骨髓瘤专家委员会制定的标准，早期复发定义为：对于接受auto-HSCT联合维持治疗的患者，指从治疗起始至复发间隔短于2年；而未接受移植者则为短于18个月。值得注意的是，约30%的早期复发患者并未表现出基线高危特征，其机制可能涉及治疗压力下耐药克隆的筛选或初始评估时未能识别潜在的高危因素。

二、HRMM的治疗

(一) 初治HRMM的治疗

对于NDMM患者，标准治疗模式包含三个阶段：诱导

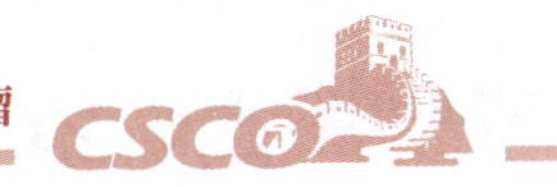

治疗、auto-HSCT 和维持治疗。然而，HRMM 的治疗仍面临重要挑战：一方面，专门针对 HRMM 的前瞻性临床试验相对缺乏；另一方面，现有研究中 HRMM 的定义标准存在显著差异，导致目前尚未形成统一的治疗规范。基于现有证据，HRMM 的治疗策略应注重以下原则：①采用多机制药物联合方案；②根据患者情况考虑序贯单次或双次 auto-HSCT；③对于符合条件的患者，可探索新型实验性疗法。治疗的核心目标是实现并维持骨髓及髓外病灶的 MRD 阴性状态。

1. 适合移植的初治 HRMM 的治疗

（1）三药诱导治疗方案　蛋白酶体抑制剂（PI）联合免疫调节剂（IMiD）及地塞米松的三药方案（如 RVd）是 NDMM 的一线标准治疗。然而，研究显示，HRMM 患者接受 RVd 方案诱导后桥接自体造血干细胞移植（auto-HSCT），其缓解深度及长期预后仍不理想。FORTE 研究数据表明，对于仅携带 1 个高危细胞遗传学异常（HRCA）的患者，卡非佐米 + 来那度胺 + 地塞米松（KRd）方案序贯 auto-HSCT 的 MRD 阴性率及 PFS 与标危患者无显著差异，提示部分 HRMM 患者可能从强化方案中获益。

（2）四药诱导治疗方案　在 PI+IMiD 基础上联合抗 CD38 单抗（如达雷妥尤单抗或伊沙妥昔单抗）可显著提高 MRD 阴性率与 PFS。GMMG CONCEPT 试验是目前针对高危 NDMM 的最大规模前瞻性研究，纳入至少 1 种 HRCA 且 ISS 分期 ≥ Ⅱ期的患者，采用 Isa-KRd（伊沙妥昔单抗 +KRd）诱导、auto-HSCT、巩固及维持治疗。结果显示，219 例适合移植患者中，巩固结束时 MRD 阴性率达 73.2%，≥2 年持续 MRD 阴性率为 40.6%，PFS 中位数达 69.7 个月。GRIFFIN 试验对比 DVRd（达雷妥尤单抗 +VRd）与 VRd，高危亚组中 DVRd 组的 MRD 阴性率显著更高（55% vs. 32%），PFS 改善趋势明显（*HR*=0.38）。MASTER 试验进一步证实，对于 ≥2 种 HRCA 的超高危（UHRMM）患者，即使采用四药方案（DKRd），36 个月 PFS 率仍仅为 50%，提示现有疗法对 UHRMM 的疗效仍有限。

（3）多药诱导治疗方案　针对 UHRMM 患者，联合细胞毒性药物的多药治疗方案（如 Dara-VRdC 或 Dara+KTD-PACE）可能提供更深程度缓解。OPTIMUM 研究纳入具有 ≥2 种高危遗传学异常或浆细胞白血病（CTC>20%）的患者，采用 Dara-CVRd 诱导后序贯 auto-HSCT，巩固治疗阶段 MRD 阴性率从 41.1% 提升至 63.6%，且 84% 的患者在后续巩固中维持 MRD 阴性。截至最新随访（>3 年），PFS 中位数仍未达到，表明该策略可能延缓疾病进展。

（4）auto-HSCT 策略　早期 auto-HSCT 是 HRMM 的标准治疗，接受 auto-HSCT 且无明显不良反应的患者，推荐移植后半年内进行串联移植。GRIFFIN 和 MASTER 研究的亚组分析显示，对于高危患者，四药联合诱导和早期移植可使 PFS 与标准风险患者相当。STaMINA 试验的长期随访表明，接受串联移植的 HRMM 患者比接受单次移植的患者预后更好。IFM 2018-04 试验探索了高危患者在接受四药诱导 / 巩固方案后进行串联移植的效果，结果显示 30 个月的 PFS 和 OS 率分别为 80% 和 91%。TT7 方案采用串联移植，估计 1 年 PFS 率和 OS 率分别为 87% 和 92%，显示出在新诊断的 HRMM 患者中的显著疗效。然而，最近公布的 MIDAS 研究结果发现，在诱导治疗后，auto-HSCT 未显著提高 MRD 阴性患者于维持前达 MRD 阴性的比例；对于 MRD 阳性者，串联 auto-HSCT 亦未优于单次 auto-HSCT，并且在 HRMM 组中也未观察到 auto-HSCT 或串联 auto-HSCT 带来显著优势。该研究提示对于 MRD 阳性的患者，串联 auto-HSCT 可能不是必要的治疗策略。

（5）持续强化的维持治疗　对于 HRMM 患者应考虑加入 PI、IMiD 及抗 CD38 单抗联合的两药或三药维持治疗，并强调持续维持治疗至疾病进展或不耐受。GRIFFIN 与 PERSEUS 试验数据表明：采用 D-VRd 方案诱导 / 巩固治疗后，使用达雷妥尤单抗联合来那度胺（Dara-R）维持治疗，相较于 VRd 序贯单药维持方案，可显著提升 PFS。一项Ⅱ期临床试验结果显示，标准诱导治疗联合一线 auto-HSCT 后，采用 KPd 三药维持方案可获得 63% 的 3 年 PFS 率。值得注意的是，HRMM 患者虽可能对治疗产生应答，但存在快速复发风险，特别是在治疗中断或剂量减少的情况下。MASTER 研究证实，即使是达到 MRD 阴性的极高危患者，中断治疗仍可能导致 MRD 复阳及 PFS 缩短，而延长治疗则可有效降低 MRD 转阳的风险。FORTE 研究的事后分析进一步显示，相较于来那度胺单药治疗，卡非佐米联合来那度胺的双药维持方案能够降低 MRD 复发风险，但该保护作用仅限于双药治疗期间，因为停用卡非佐米后，复发风险即恢复至与来那度胺单药治疗相当的水平，这一现象在高危患者群体中表现得尤为显著。

2. 不适合移植的初治 HRMM 的治疗

对于不适合移植的 HRMM 患者，其治疗仍面临重大挑战，可选方案有限且预后较差。目前临床常用的三药联合方案（如 DRd 或 VRd）虽然适用于这类患者，但亚组分析显示其在 HRMM 患者中的 PFS 获益并不一致。

MAIA Ⅲ期临床试验的数据显示：在标准风险患者中，DRd 方案将 PFS 中位数从 34.4 个月显著延长至 61.9 个月；而对于 HRMM 患者，PFS 中位数虽从 29.6 个月提升至 45.3 个月，但 OS 的改善差异未达到统计学意义。这一结果提示，现有治疗方案对不适合移植的 HRMM 患者的生存获益仍然有限。ALCYONE 研究评估了达雷妥尤单抗联合 VMP 方案（DVMP）在不适合移植的 NDMM 患者中的长期生存获益。研究结果显示，在整体人群中，DVMP 方案显著延长 OS 中位数，从传统 VMP 组的 53.6 个月提升至 82.7 个月（*HR*=0.63，95% *CI* 0.51~0.78），死亡风险降低 37%。然而，亚组分析表明，这一生存获益在 HRMM 患者中差异未达到统计学意义（*HR*=0.82，95% *CI* 0.50~1.35），提示现有方案对 HRMM 患者的疗效仍有限。

目前，针对不适合移植 HRMM 患者的四药联合诱导方案研究数据较少。Ⅲ期 IMROZ 试验探索了伊沙妥昔单抗联合 VRd 方案（Isa-VRd）的疗效，随访时间中位数 59.7 个月时，Isa-VRd 组的 60 个月 PFS 率为 63%，显著优于 VRd 组的 45%（*HR*=0.6，98.5% *CI* 0.41~0.88），且安全性相当。然而，在高危亚组中，PFS 改善未达统计学意义水平（*HR*=0.97，95% *CI* 0.48~1.96），1q21 扩增患者同样未观察到明确获益（*HR*=0.49，95% *CI* 0.19~1.29）。

目前，针对不适合移植的 HRMM 患者的优化治疗方案临床上仍存在显著未满足需求。现有证据表明，四药联合方案(如Dara-VRd)虽在体能状态较好的患者中显示出更优疗效，但对于老年或虚弱患者，其治疗耐受性往往受限。因此，临床实践中需基于患者个体特征(包括年龄、合并症、体能状态及特定遗传学异常)制订个体化治疗策略，同时加强支持治疗(如抗感染预防、造血生长因子支持及并发症管理)以改善治疗安全性。

3. MRD导向的治疗策略

实现并维持MRD阴性状态是改善HRMM患者预后的关键治疗目标。由于HRMM具有高度侵袭性生物学特征，难以实现长期带瘤生存，因此深度缓解至关重要。现有证据表明，MRD水平每降低一个数量级都与显著改善的临床预后相关。根据国际共识，MM临床试验中采用的MRD检测技术需达到至少10^{-5}的灵敏度，在条件允许时应进一步报告10^{-6}水平的MRD状态。ISKIA试验的最新研究数据证实，在强化治疗方案和高危疾病背景下，采用10^{-6}的检测阈值可为HRMM患者提供更精准的预后评估。

目前临床关注的核心问题是如何基于MRD状态制订个体化治疗策略(降阶或强化治疗)。MASTER研究首次系统评估了降阶治疗策略在HRMM中的应用，结果显示：对于伴有≥2个HRCA的UHRMM患者，2年内疾病进展或MRD复发的累计发生率高达60%。这一重要发现提示，对此类超高危患者群体，降阶治疗策略可能并不适宜。因此，针对HRMM患者的治疗决策需要综合考量MRD状态和基线高危因素。目前多项重要临床研究(包括UK-MRA RADAR、MASTER-2和GEM-TECTAL等)正在积极探索针对MRD阳性患者的强化治疗策略，以期进一步改善这类难治患者的临床预后。

4. 新型免疫疗法的一线应用

CAR-T细胞疗法、双特异性抗体(BiTE，双抗)及ADC等新型疗法正逐步向更早治疗线推进，尤其适用于高危患者或对标准诱导治疗反应不佳者。

目前，KarMMa与CARTITUDE系列研究正在评估ide-cel和cilta-cel在NDMM患者中的疗效与安全性。例如：KarMMa-4研究，针对HRMM患者，探索ide-cel作为一线治疗的潜力；CARTITUDE-6研究，评估CAR-T细胞疗法替代一线auto-HSCT的可行性。此外，中国学者主导的FasTCAR研究采用靶向BCMA/CD19的双靶点CAR-T细胞(GC012F)治疗HRMM患者。对于适合移植的患者，auto-HSCT序贯CAR-T治疗可发挥协同效应。一项中国研究显示，37例HRMM患者在auto-HSCT后接受抗CD19/BCMA CAR-T联合治疗后的5年随访结果显示，MRD阴性率达94.6%，59.5%的患者维持持续MRD阴性≥3年，60个月PFS率59.2%，OS率为85.3%。对于不适合移植的HRMM患者，CAR-T可能是更优选择，因其对患者体能状态的要求低于auto-HSCT。例如：CARTITUDE-5、FUMANBA-2研究采用CAR-T用于不适合移植的NDMM患者。

目前，靶向BCMA的双抗(如teclistamab、elranatamab)和靶向GPRC5D的双抗(如talquetamab)正在探索用于NDMM患者的治疗。多项临床试验，如MajesTEC-4、MagnetisMM-7及OPTIMMAL研究，正在评估这些药物作为auto-HSCT后维持治疗的疗效。此外，许多研究正在探讨对于初始未获得MRD阴性的患者，通过双抗进一步清除肿瘤细胞，从而达到治愈的目的。MASTER-2研究中，Dara-VRd诱导后MRD阳性的患者接受auto-HSCT，移植后随机分组至Tec-Dara组或Dara-R组进一步巩固维持治疗。GEM-TALTEC研究评估Dara-VRd诱导、Tec-Dara巩固后MRD阳性患者接受talquetamab巩固是否会进一步提高MRD阴性率。BMT CTN 2021 SOSS研究在NDMM患者接受Dara-VRd治疗4个疗程后，序贯auto-HSCT联合BCMA CAR-T，之后随机分组：一组用DVRd进行巩固和维持治疗；另外一组使用双抗进行巩固和维持治疗。SWOG 2021研究对HRMM患者随机分成两组，一组患者接受DVRd方案诱导后DVR维持治疗，另一组使用DVRd方案联合teclistamab进行诱导治疗，然后Dara联合teclistamab维持治疗。

多靶点序贯(如BCMA后换用GPRC5D)及多机制联合(CAR-T+双抗、双抗联合CD38单抗)逐渐成为新的探索方向。比如，MonumenTAL-8研究评估HRMM接受cita-cel治疗后再接受talquetamab作为巩固治疗的安全性。MagnetisMM-6研究在不适合移植的NDMM中评估elranatamab-DR对比DRd方案的疗效和安全性。

免疫治疗的时机正在逐渐前移，参与到诱导治疗、巩固和维持治疗各个阶段，这些临床试验可能会深远地改变MM的治疗格局。对于HRMM患者，传统的化疗模式疗效不理想，CART和双抗等免疫治疗应该是突破HRMM治疗瓶颈的希望。

(二)复发HRMM患者的治疗

对于早期复发或缓解不佳的功能性高危患者，应采用强化治疗策略，或考虑转换为具有不同靶点和作用机制的挽救治疗。KarMMa-2和CARTITUDE-2研究分别应用ide-cel和cital-cel治疗auto-HSCT后早期进展或疗效不佳的MM，支持功能性高危患者采用免疫治疗。

多项临床研究表明，CAR-T细胞和BiTE治疗在多线R/R MM患者中展现出显著的疗效。鼓励复发HRMM患者参加CAR-T细胞治疗或BiTE等免疫治疗临床研究。对于伴有EME的多线复发MM患者常常对多种治疗耐药，即使接受免疫治疗仍会短期内复发。最近，一项在伴有髓外病变的R/R MM患者中评估BCMA/GPRC5D双靶点CAR-T细胞治疗的1期临床试验报道，9例患者全部获得缓解，其中4例CR，12个月OS率和PFS率分别为60%和63%。此外，RedirecTT-1研究共纳入90例伴有EME的R/R MM患者，接受teclistamab联合talquetamab治疗，ORR可达78.9%，其中CR率为54.4%，PFS中位数为15.4个月(10.8~NE)，预估1年PFS率为61%，1年OS率为74.5%。以上研究结果提示多靶点、多机制联合的免疫疗法可能是改善该类患者预后的潜在策略之一。

三、结语

HRMM是当前临床诊疗的重要挑战，其诊断标准随着医学研究的深入而不断更新。进一步完善预后标志物的检测体系，将有助于更准确地识别HRMM患者。在治疗方

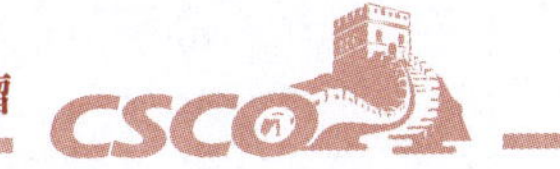

案方面，应采用多机制药物联合治疗并结合 auto-HSCT，以实现足够深度且持续的 MRD 阴性状态，从而达到延长 OS 的治疗目标。值得注意的是，针对初诊 HRMM 的 CAR-T 细胞治疗临床试验已在逐步推进，auto-HSCT 联合 CAR-T 治疗可充分发挥两者的协同优势。除 BCMA 靶点外，GPRC5D 等新型靶点的 CAR-T 细胞疗法及双特异性抗体在 R/R MM 治疗中亦展现出显著疗效，并逐渐向早线治疗推进。

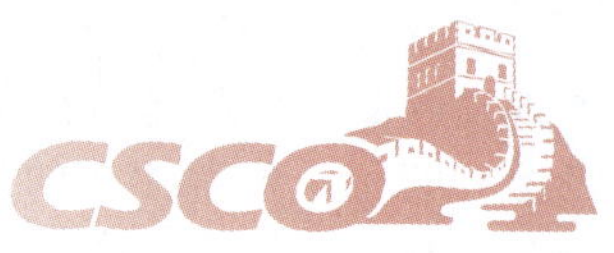

原发性轻链型淀粉样变性研究进展

沈恺妮　李剑
北京协和医院

原发性轻链型淀粉样变性是一种罕见的致死性浆细胞疾病，达雷妥尤单抗作为基础的治疗显著改善了这一患者群体的整体预后。然而，如何降低超高危患者的早期死亡风险，提升重要器官缓解率等方面仍存在着未被满足的临床需求，这就需要我们从挖掘疾病致病机制、利用多模态影像实现早期诊断、完备疗效及预后评价体系、优化治疗策略等角度开展更全面的工作。本文将聚焦原发性轻链型淀粉样变性领域近两年的研究进展，进行阐述和展望。

一、原发性轻链型淀粉样变性的致病机制

致淀粉样变性轻链（AL-LC）的致病主要涉及两个方面：单克隆浆细胞及致淀粉样变性轻链的分子图谱（包含基因、转录、翻译三个主要层面），致淀粉样变性轻链的器官损伤。分子图谱的解析帮助我们理解为什么致淀粉样变性轻链具备聚集、沉积的特质。器官损伤机制的探索，有助于未来实现更高的器官缓解率，降低器官衰竭风险。

（一）原发性轻链型淀粉样变性的分子图谱

在 DNA 层面，单克隆浆细胞点突变可以导致轻链的热力学不稳定，从而促进致淀粉样变性轻链的错误折叠和淀粉样变性纤维形成。为了去除胚系片段和突变的影响，Karimi-Farsijani 等比较了三名使用相同Ⅴ区片段（*IGLV3-19*）的原发性轻链型淀粉样变性患者的纤维。冷冻电镜分析显示，尽管所有患者轻链的错误折叠遵循共有的步骤，但每个患者独有的点突变模式，进一步影响纤维蛋白的精确构象及纤维的整体扭曲度，从而决定了致淀粉样变性轻链的致病性。通过原发性轻链型淀粉样变性和骨髓瘤患者 κ 轻链的对比，发现前者 *IGKV1/D-33* 片段的突变数更高，突变多见于骨架区（FR）3 和互补决定区（CDR）3。*IGKV1/D-33/IGKJ2* 的突变热点 FR3（83I）与淀粉样变性心脏受累存在显著相关性。而我们既往的研究也发现了一些与预后相关的点突变，包括 *ASB15*（*c.* 844C>T）、*ASCC3*（*c.* 1595A>G）、*HIST1H1E*（*c.* 311C>T）及 *KRAS*（*c.* 35G>A）。由此可见，轻链基因点突变与致淀粉样变性轻链的错误折叠、沉积、器官选择性及疾病预后均存在相关性。另一个广受认可的与致淀粉样变性轻链致病和器官选择性相关的因素就是轻链可变区（*IGVL*）的胚系片段类型。基于 AL-Base 数据库的分析显示，绝大部分的原发性轻链型淀粉样变性 IGV_L 源于以下五个类型，*IGKV1-33*、*IGLV1-44*、*IGLV2-14*、*IGLV3-1* 及 *IGLV6-57*。比较有趣的一点是，*IGKV1-16* 及 *IGLV1-36* 这两个胚系片段尽管在原发性轻链型淀粉样变性中出现的频率不高，但基本不出现在正常浆细胞和骨髓瘤浆细胞中。提示处于 MGUS 阶段的患者，如果 IGV_L 为以上两种类型之一，需要警惕原发性轻链型淀粉样变性进展风险。

在 RNA 层面，目前在原发性轻链型淀粉样变性中发现的最有意义且具备治疗指导作用的就是 BCL2 家族相关基因的失调。*BCL2* 过表达可通过线粒体功能障碍及氧化磷酸化途径促进单克隆浆细胞存活和轻链的生成。目前，BCL2 抑制剂维奈克拉应用于复发难治、初治 t（11；14）原发性轻链型淀粉样变性患者，取得快速的深度血液学缓解。

翻译和翻译后修饰是原发性轻链型淀粉样变性致病的另一重要环节。以 N- 连接糖基化为代表的翻译后修饰，转变了致淀粉样变性轻链的结构稳定性，促进了致淀粉样变性轻链的错误折叠和纤维形成。然而，现有的研究仍难以确定 N- 连接糖基化序列基序在频率和位置上的规律，原发性轻链型淀粉样变性 κ 及 λ 轻链中的 N- 连接糖基化特征亦存在显著差异，提示以此作为药物靶点尚存在困难。原发性轻链型淀粉样变性患者循环中可存在单克隆游离轻链，或轻链重链组成的完整免疫球蛋白，而致淀粉样变性轻链在器官中以全长轻链，或者轻链可变区加上部分恒定区的形式沉积，这代表蛋白酶切在致淀粉样变性轻链的致病中发挥重要作用，可作为潜在的治疗靶点，但目前酶切的时机、位置尚不清晰。Klimtchuk 等通过对比患者来源的全长 IgG、非原发性轻链型淀粉样变性的 IgG 及 *IGLV6-57* 胚系前体来源的游离轻链，发现了恒定区易于发生蛋白酶切的位置，设计保护这些部位的小分子稳定剂，可能有助于减少致淀粉样变性轻链的形成和沉积。Lavatelli 等对致淀粉样变性轻链的结构、分子稳定性、热稳定性和纤维形成能力的分析，也同样证实，酶切了一部分恒定区的轻链，不仅更易于形成淀粉样变性纤维，还可以促进全长轻链形成无定形沉积物。亦有研究认为，轻链可变区从天然二聚体结构中脱离，形成非天然二聚体间界面并与邻近轻链可变区结合，是形成淀粉样变性纤维的前提之一。

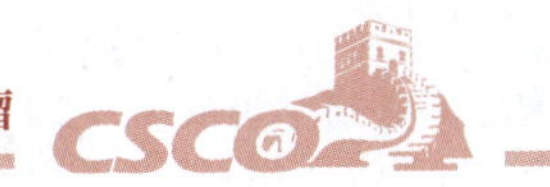

Maerivoet 等发现一种重链可变区序列，可以结合并稳定游离轻链，阻止其形成淀粉样变性纤维。以上研究共同表明，以酶切为突破口，设计药物稳定致淀粉样变性轻链原始结构，可作为治疗发展的一个重要方向。

（二）AL-LC 的器官损伤

由于心脏严重程度是影响原发性轻链型淀粉样变性预期生存最关键的因素，因此致淀粉样变性轻链介导的心肌损伤机制一直备受关注。除了物理上的沉积效应外，致淀粉样变性轻链还可以产生心肌毒性，这也是心脏淀粉样物质浸润程度相似的原发性轻链型淀粉样变性患者预后显著差于转甲状腺素蛋白（ATTR）型淀粉样变性的原因。

通过对暴露于致淀粉样变性轻链的心肌细胞进行基因检测，发现心肌收缩功能、炎症反应方面的基因表达等都发生了改变。而这些基因改变，也恰好对应了临床上室壁尚未增厚的早期原发性轻链型淀粉样变性患者，已经呈现出了整体纵向应变的下降及炎症指标的下调。通过对心脏原发性轻链型淀粉样变性患者心肌活检标本进行共聚焦显微镜检测，在心肌细胞内发现了致淀粉样变性轻链，而内化致淀粉样变性轻链可能是通过胞吞形式完成的。干扰胞吞，或者致淀粉样变性轻链在胞内引起的细胞毒性的相关信号通路，可能有助于改善器官功能。同样，基于心脏淀粉样变性患者活检标本，Voβ 等证实了相较于 ATTR 型淀粉样变性，原发性轻链型淀粉样变性患者心肌细胞线粒体氧化能力显著降低。这一差异可能与致淀粉样变性轻链内化后与线粒体蛋白产生异常作用有关，由此引发线粒体损伤、溶酶体功能下降及自噬流受损，最终导致心肌细胞的退行性改变。另有研究采用质谱蛋白质组学的方法，发现了原发性轻链型和 ATTR 型淀粉样变性心肌细胞均存在补体激活。鉴于补体活化通路上有多种成熟的抑制剂产品，研究者也认为这一研究结果可能为致淀粉样变性轻链的器官损伤治疗提供了一种新的思路。

二、原发性轻链型淀粉样变性的诊断

原发性轻链型淀粉样变性的治疗困境主要源于确诊时脏器功能已经衰竭，因而尽早地识别和诊断对于改善疾病的预后至关重要。对于意义未明的单克隆免疫球蛋白血症（MGUS）中血清游离轻链（FLC）比值异常的患者需要警惕进展为原发性轻链型淀粉样变性。Mangiacavalli 跟踪随访 1 375 例 FLC 比值异常的中危、高危 MGUS 患者，完成首次诊断后 6 个月随访后，规律每年监测 NT-proBNP、24 小时尿蛋白、碱性磷酸酶（ALP）水平。并在首次出现以下任一生化指标异常时进行 3 个月后的随访确认：NT-proBNP>332ng/L，24 小时尿蛋白>0.5g，ALP>1.5 倍机构正常上限值。3 个月后仍存在上述指标异常的患者进入原发性轻链型淀粉样变性的病理诊断流程。最终共有 60 名患者出现了生化指标的异常，MGUS 到指标异常的时间中位数为 3.6 年，其中 22 人根据流程在症状出现前确诊原发性轻链型淀粉样变性，其他 38 人也明确了导致指标异常的其他病因，排除了原发性轻链型淀粉样变性的可能。22 名患者疾病基本处于梅奥 2004 Ⅰ~Ⅱ期，接受抗浆细胞治疗后获得了满意的疗效，无疾病相关死亡。而 FLC 比值正常的 MGUS 无一例进展为原发性轻链型淀粉样变性。这一研究强调了对于 FLC 比值异常的 MGUS 患者，以心、肝、肾功能生化指标为导向的随访的重要性，而不是仅仅依靠传统意义上的警示症状体征。Singh 等则从临床症状和体征的角度，追溯了原发性轻链型淀粉样变性患者确诊前 3 年就医期间的 ICD 诊断，发现了 19 个与淀粉样变性密切相关的前驱诊断，以及这些诊断的共存情况，旨在帮助临床医生尽早识别这一罕见病。此外，也有研究开始应用机器学习，或影像联合机器学习协助原发性轻链型淀粉样变性诊断。对于心脏淀粉样变性，心脏磁共振成像（CMR）中 T_2 mapping 联合钆延迟强化（LGE），心脏超声中的间隔反射率等参数，有助于无创鉴别原发性轻链型淀粉样变性和 ATTR 型淀粉样变性。

在评估器官受累情况方面，有研究提出心内膜心肌活检组织进行光镜联合电镜的检测方法可以降低淀粉样变性的漏诊率。通过瞬时弹性成像技术进行肝脏硬度定量，并以 14.4kPa 作为界值，可以作为原发性轻链型淀粉样变性肝脏是否受累的辅助判定手段。

三、原发性轻链型淀粉样变性的预后

原发性轻链型淀粉样变性传统的预后模型主要基于心脏生化指标（肌钙蛋白、NT-proBNP）及 FLC 差值（dFLC），随着抗浆细胞药物疗效的增强，以及靶向淀粉样变性沉积物的药物进入临床试验阶段，传统的梅奥分期地位受到了挑战，多模态影像技术在预后评估中的作用受到更多的关注。

（一）梅奥分期在达雷妥尤单抗时代受到挑战

梅奥 2004 分期及 2012 分期产生于美法仑、ASCT 时代，而当前，达雷妥尤单抗作为基础的治疗已经成为原发性轻链型淀粉样变性的一线方案。后者的优势在于深度血液学缓解更为快速，因此有必要在新药时代重新评价梅奥分期的价值。事实上，在硼替佐米为基础的治疗下，Khwaja 等已经通过 1 275 例初治原发性轻链型淀粉样变性患者的分析，发现梅奥 2012 Ⅳ期的患者存在很大的生存异质性。梅奥 2012 分期识别高危患者的灵敏度尚可，特异度不足，不适于作为高危患者临床试验的筛选条件。另一项纳入 223 例一线接受硼替佐米或达雷妥尤单抗为基础的治疗的原发性轻链型淀粉样变性患者的研究显示，基线受累 FLC 水平不影响达雷妥尤单抗的血液学缓解深度。dFLC 在达雷妥尤单抗时代已不再是预后不良因素，梅奥 2012 分期的预后分层价值受到挑战。同样的，Theodorakakou 等纳入 417 名原发性轻链型淀粉样变性患者，其中 171 在一线或二线应用了达雷妥尤单抗，预后得到显著改善。dFLC ≥ 180mg/L 不再是独立预后不良因素，而低水平 dFLC（ <50mg/L）患者仍具有生存优势。这些研究均指向梅奥 2012 分期在新药时代的局限性，梅奥 2004 分期则依旧保留了对早期死亡的良好预测价值。

（二）心脏影像学检查协助提供重要预后信息

由于心脏受累严重程度是决定原发性轻链型淀粉样变性的关键因素，近几年心脏影像学相关的研究成为热点。影像学在该病领域目前最大的应用价值就是辅助预后判断，有望和心脏生化指标融合，构建新型预后体系。2024 年至今新发表的多模态影像参数预后相关性研究中，CMR 及新型显像剂 PET-CT 已经展现出一站式诊断、预后评估、疗效判断的优势。除了显像剂能与淀粉样物质结合的 PET-CT，如 ^{18}F-florbetapir，笔者中心的研究也发现，以 ^{68}Ga-FAPI-04 为代表的能反映心肌纤维化病理过程的显像手段，同样具备良好的预后判断作用。但目前这一领域主要的困境是 CMR、新型显像剂 PET-CT 的可及性不及心脏超声，且在参数的定量方面不同中心标准化尚存在不足，现有的研究影响预后的影像参数十分多样化，缺乏统一观点，而影像学动态改变过程对于预后的判断相关研究不足。鉴于影像参数的复杂性，未来基于机器学习，整合影像及生化参数的新型预后模型可能会更好地帮助个体化预后判断和治疗指导。

（三）其他预后指标

硼替佐米时代原发性轻链型淀粉样变性骨髓单克隆浆细胞 t(11; 14) 是预后不良因素，达雷妥尤单抗的出现，克服了 t(11; 14) 的不良影响。随之而来的是 1q21 扩增成为影响预后的重要细胞遗传学改变，未来需要探讨 CAR-T、双特异性抗体在此类患者中的应用价值。此外，对于心脏受累的患者，分子标志物（如 galectin-3）、血流动力学参数、纽约心功能分级、室性心律失常等均具有一定的预后预测价值。从治疗后的动态变化来看，早期获得 MRD 转阴的患者，具有更好的器官预后。

四、原发性轻链型淀粉样变性的治疗

（一）新诊断原发性轻链型淀粉样变性的治疗

ANDROMEDA 研究确立了梅奥 2004 Ⅰ~ⅢA 期原发性轻链型淀粉样变性的一线治疗方案，2024 年美国血液学年会更新的研究随访数据显示，达雷妥尤单抗联合硼替佐米 + 环磷酰胺 + 地塞米松（CyBorD）方案主要器官恶化无进展生存期（MOD-PFS）中位数未达到，5 年 OS 率高达 76.1%，较 CyBorD 组的 64.7% 显著提高。另一方面，笔者中心达雷妥尤单抗联合硼替佐米及地塞米松治疗梅奥 2004 ⅢA~ⅢB 期患者的前瞻性研究，证实了该方案可以达到治疗后 3 个月 67.5% 的高质量血液学缓解率，ⅢB 期患者的 OS 中位数延长至 >18 个月。由此，达雷妥尤单抗作为基础的治疗适用于所有分期的患者。当然，在真实世界中，不同中心也对上述方案进行了一些创新性的调整，比如 1 周期常规用量后根据后续 dFLC 水平进行达雷妥尤单抗频率的个性化调整，也可以获得高水平的血液学缓解。102 例新诊断原发性轻链型淀粉样变性患者接受达雷妥尤单抗联合硼替佐米 + 沙利度胺 + 地塞米松方案治疗，血液学 CR 率达到 65%，治疗后 12 个月心脏缓解率为 45%，疗效匹敌达雷妥尤单抗联合 CyBorD 方案。

鉴于 BCL2 抑制剂维奈克拉在 R/R 原发性轻链型淀粉样变性患者中的良好效果，笔者中心在 39 例初治 t(11; 14) 患者中尝试了为期一年的维奈克拉联合地塞米松的方案。血液学总有效率达到 94.9%，69.2% 的患者实现 VGPR 或 CR。随访 11 个月（中位数）后，在可评估的患者中，治疗后 6 个月心脏及肾脏缓解率分别为 39.1% 及 73.3%。这一全口服的方案为原发性轻链型淀粉样变性的一线治疗提供了一种有效、安全、便利的选择。联合达雷妥尤单抗有望进一步提升 CR 率。

（二）ASCT

ASCT 曾是原发性轻链型淀粉样变性的重要治疗方法。随着达雷妥尤单抗联合 CyBorD 方案的出现，ASCT 的地位受到质疑。鉴于仍有一部分达雷妥尤单抗治疗后的患者无法获得深度血液学缓解，且 MRD 转阴的重要性越来越受到重视，ASCT 作为巩固治疗手段，其价值仍受到期待。Mellgard 等分析了 98 例初始接受达雷妥尤单抗诱导的患者，其中 13 人进行 ASCT 巩固。4 人因为诱导疗效不满意进行 ASCT，另外 9 人 ASCT 为治疗计划的一部分。在 11 例可评估疗效的患者中，7 人血液学缓解深度提升，MRD 阴性率达到 63%。44.4% 的患者在移植后心脏达到缓解或缓解深度加深，肾脏缓解率高达 100%，所有患者在移植后获得肾脏缓解或缓解深度加深。研究肯定了 ASCT 作为巩固治疗选择的价值和安全性。S2213（NCT06022939）随机对照研究拟在初始接受达雷妥尤联合 CyBorD 治疗的患者中评估 ASCT 巩固治疗的作用，其结果将帮助明确 ASCT 在新药时代的地位。

（三）R/R 原发性轻链型淀粉样变性的治疗

鉴于真实世界中，仍有很多一线接受硼替佐米为基础的治疗的原发性轻链型淀粉样变性患者，达雷妥尤单抗仍是重要的二线治疗选择。一项研究纳入 116 例硼替佐米治疗后复发或疗效不满意，继而进行达雷妥尤单抗联合硼替佐米及地塞米松治疗的患者，血液学 CR+VGPR 率为 69.8%，但硼替佐米疗效不满意的患者 CR+VGPR 率仅为 43.8%。复发患者 EFS 中位数为 34 个月，硼替佐米疗效不满意的患者则仅有 18 个月。研究表明硼替佐米效果不佳的患者，可能需要考虑 B 细胞成熟抗原（BCMA）为靶点的新型治疗。

由于原发性轻链型淀粉样变性中 t(11; 14) 患者占 50% 左右，对于达雷妥尤单抗治疗后复发或疗效不满意的患者，有一半的患者有机会接受维奈克拉为基础的治疗。既往研究显示，一线接受达雷妥尤单抗治疗的患者，二线治疗后 2 年 OS 率能达到 88%，对二线治疗有不利影响的参数包括基线 dFLC≥180mg/L，基线骨髓浆细胞≥15%。对于这些高肿瘤负荷的原发性轻链型淀粉样变性，还是需要从骨髓瘤治疗中借鉴经验。此外，艾莎妥昔单抗也可以作为难治复发患者的选择。

当然，在难治复发患者中，最值得期待的还是以 BCMA 为靶点的药物，包括 BCMA CAR-T，BCMA-CD3 双特异性抗体及 BCMA ADC。从现有的多项研究可以看出，BCMA CAR-T 及 BCMA-CD3 双特异性抗体的血液学缓解率及缓解深度较 ADC 具备一定优势。当然，此类药物在原发性轻链型淀粉样变性患者中的应用，可能还需要探讨以下问题：对于原发性轻链型淀粉样变性这种低肿瘤负荷的浆细胞疾病，是否可以下调药物剂量和频率以平衡用药安全性；对于心脏受累严重的患者，药物不良反应如 CRS 等，是否需要加强预防或提升处理等级；初治梅奥 2004 ⅢB 期患者能否从此类更为强效的药物中获益。这些问题有待进一步的临床试验及更多的真实世界经验来回答。

（四）原发性轻链型淀粉样变性的支持治疗

近期国际淀粉样变性学会发布了系统性淀粉样变性的支持治疗指南，根据现有循证医学证据，阐述了心脏、肾脏、周围神经病、胃肠道、凝血、营养等方面的支持方式。尤其是在心脏受累的患者中，近两年有更多的研究开始关注钠 - 葡萄糖

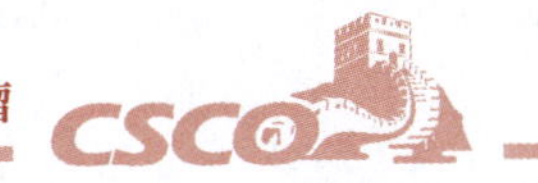

协同转运蛋白2（SGLT2）抑制剂的疗效，已有小规模研究证实了药物的可耐受性，以及在降低NT-proBNP水平和利尿剂剂量方面的作用，未来需要更大规模的研究探讨此类药物在降低远期心脏事件方面的作用。对于心脏终末期患者，可能还需要借助心脏移植。已有研究表明相较于接受心脏移植的ATTR型淀粉样变性，原发性轻链型淀粉样变性的预后相对更差。但器官移植是解决终末期器官功能不全的重要手段，也是当前国内相对滞后的一块领域。未来需要更广泛的多学科合作来推进原发性轻链型淀粉样变性器官衰竭患者的移植难题。

五、原发性轻链型淀粉样变性的疗效评价

由于更高的器官缓解率往往需要更深度血液学缓解，因此在抗浆细胞药物疗效增强的形势下，追求血液学缓解程度在VGPR及以上已经不能满足当前的需求。当然MRD的转阴不代表器官缓解，阻碍器官缓解的内在原因是非常复杂的。MRD的检测需要获取骨髓标本，有创且不便利，以质谱为基础的血清标本FLC检测（FLC-MS）是极具潜力的疗效评估替代手段。Bomsztyk等在487例原发性轻链型淀粉样变性患者中证实，传统定义下6个月、12个月获得血液学CR的患者，仅有27.7%和39%达到FLC-MS转阴。治疗后12个月，CR+FLC-MS转阴的患者预后较CR+FLC-MS阳性的患者显著改善（OS未达到 vs. 108个月）。治疗后12个月，FLC-MS阴性和阳性患者的心脏缓解率亦存在显著差异（70% vs. 50%），多因素分析中12个月FLC-MS阴性是预后良好的独立预测因素。因此，未来的血液学疗效目标可能会以质谱检测、MRD等为导向。当然原发性轻链型淀粉样变性的异质性使得疗效目标可能不是一概而论的，需要个体化调整，而靶向器官沉积物类药物的出现，也可能会进一步颠覆我们对血液学缓解的目标。

近两年，心脏、肾脏的疗效评价已经更为细化，四分类式的疗效评价体系（器官CR、VGPR、PR、无缓解）更为精准地区分了患者的预后，也更便于设定早期的、阶段式的器官缓解治疗目标。而从我们对肝脏的分析数据上看，似乎传统的二分类模式（器官缓解、未缓解）仍保留对预后判断的优势。

除了传统的基于生化指标的血液学和器官疗效评估，影像手段也开始用于辅助器官，尤其是心脏的疗效评估，以弥补心脏生化指标的缺陷，有望成为未来临床研究的替代终点。

六、总结和展望

原发性轻链型淀粉样变性基础研究的推进，尤其是关于致淀粉样变性轻链的翻译后修饰、酶切、器官毒性的探索将进一步拓宽疾病的治疗药物类型。多模态影像的发展，在辅助早期诊断的同时，未来也将成为预后分型及疗效评估的重要手段，在靶向轻链治疗的新时代发挥重要作用。在抗浆细胞治疗领域，双特异性抗体、CAR-T等在清除MRD及治疗1q21扩增、ⅢB期超高危患者中的价值值得探讨。

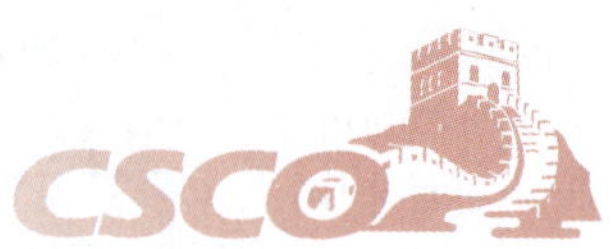

多发性骨髓瘤 CAR-T 细胞治疗进展

周典　李振宇
徐州医科大学附属医院

多发性骨髓瘤（MM）是一种浆细胞恶性肿瘤，尽管新药联合应用极大改善了新诊断（ND）MM 患者的生存结局，但几乎所有 MM 患者最终都会耐药或复发，针对 R/R MM，尤其是合并髓外疾病（EMD），或高危细胞遗传学异常，以及双打击 / 三打击的患者，预后仍然较差。CAR-T 细胞疗法目前被认为是治疗 R/R MM 最有效的手段之一。临床上绝大多数 CAR-T 产品目前仍然采用经典二代 CAR-T 结构，包括细胞外抗原识别结构域，通过跨膜结构域连接到共刺激分子，然后连接到 T 细胞活化 CD3ζ 结构域。BCMA（也称为 CD269 或 TNFRSF17）在正常和恶性浆细胞中选择性表达，而在初始和大多数记忆性 B 细胞、造血干细胞和其他正常组织细胞中不表达。因此，BCMA 作为一种 MM 特异性抗原，可以安全靶向，且肿瘤脱靶不良反应风险低，已经成为 CAR-T 细胞治疗 MM 理想靶抗原之一，近年来国内外已有多款针对 BCMA 靶点的 CAR-T 产品获得批准上市。鼠源抗 BCMA CAR-T 是美国 FDA 首先批准用于治疗 R/R MM CAR-T 细胞产品。之后，为了降低 CAR-T 细胞体内免疫原性，提高 CAR-T 细胞体内存在时间，全人源 BCMA CAR-T 开始被研发用于临床。但 BCMA CAR-T 治疗后面临着抗原丢失 / 逃逸及疾病复发等难题，以抗 GPRC5D CAR-T 为代表的新靶点 CAR-T，以及多款双靶点 CAR-T 细胞，逐渐进入临床试验用于治疗 MM，获得了较好的临床疗效和安全性。本文针对 CAR-T 细胞治疗 MM 近年来难点及热点，从 CAR-T 治疗 R/R MM、CAR-T 早线治疗、CAR-T 治疗 R/R MM 合并 EMD、CAR-T 联合 ASCT 治疗、BCMA CAR-T 治疗后再进展挽救性治疗，以及 CAR-T 细胞治疗相关毒性管理六个方面展开综述。

一、CAR-T 治疗 R/R MM

（一）BCMA CAR-T

1. 鼠源 BCMA CAR-T

艾基维仑赛（ide-cel）是首款美国 FDA 批准治疗 R/R MM 的鼠源抗 BCMA 二代 CAR-T。在 2 期 KarMMa-2 研究中，在接受最高 CAR-T 细胞剂量输注的 54 例 R/R MM 患者中，ORR 为 81%，≥CR 率为 39%，PFS 中位数为 12.1 个月，OS 中位数为 19.4 个月。76% 的 CR/sCR 患者 MRD 阴性，59% 的 CR/sCR 患者 MRD 阴性持续 12 个月。西达基奥仑赛（cilta-cel）是一种针对 2 个不同 BCMA 表位的双特异性第二代鼠源 CAR-T 细胞产品。这种双表位靶向显著提高了 cilta-cel 与肿瘤抗原的结合亲和性。在 cilta-cel 1b 期 CARTITUDE-1 研究中，ORR 为 98%，sCR 率为 80%，2 年 PFS 率为 54.9%，2 年 OS 率为 70.4%。LEGEND-2 研究中患者的 5 年 PFS 率为 21.0%，5 年 OS 率为 49.1%，PFS 中位数和 OS 中位数分别为 18.0 和 55.8 个月。

2. 全人源 BCMA CAR-T

临床前研究表明采用全人源 BCMA 结合域 CAR-T，可以降低其体内免疫原性，提高 CAR-T 细胞体内存在时间。伊基奥仑赛（eque-cel；CT130A）和泽沃基奥伦赛（zevor-cel；CT053）是两款靶向 BCMA 全人源 CAR-T。在 eque-cel 1b/2 期 FUMANBA-1 研究中入组患者 ORR 为 96%，CR 率为 74%，12 个月 PFS 率为 79%，85% 患者 MRD 阴性，其中 74% 的患者持续 MRD 阴性 12 个月以上。40% 的患者在回输后 24 个月仍然可以监测到 eque-cel CAR-T 细胞扩增。zevor-cel 1 期临床试验 ORR 为 87.5%，CR 率为 79%，85% 患者达到 MRD 阴性，PFS 中位数为 281 天。能检测到 CAR-T 细胞体内扩增持续存在时间中位数为 172 天，最长为 341 天。

靶向 BCMA CAR-T 细胞在 R/R MM 患者中诱导深度和持久应答，该靶点目前是所有 CAR-T 治疗中疗效最为肯定的，而且安全性较好；然而，接受 BCMA CAR-T 治疗的患者仍然会出现复发，BCMA 抗原下调和丢失是 MM 逃避 CAR-T 细胞治疗导致疾病复发的关键机制。因此，开发新靶点 CAR-T 克服 BCMA 抗原逃逸具有重要临床意义。

（二）新靶点 CAR-T

G 蛋白偶联受体 C 类第 5 组成员 D（GPRC5D）是一种 C 型 7 通道跨膜受体蛋白，在 MM 恶性浆细胞上广泛表达，而在其他正常组织细胞上限制性表达，这种特性使其成为抗 MM 靶向治疗的另一个有希望靶点。

MCARH109 1 期试验入组患者 ORR 为 71%，CR 率为 35%，DoR 中位数为 7.8 个月，47% 获得客观缓解的患者达到了 MRD 阴性。8 名既往接受过 BCMA CAR-T 的患者中有 6 名（75%）出现 PR 及以上应答。OriCAR-017 1 期 POLARIS 临床试验 ORR 达到 100%，CR 率为 80%。所有获得客观缓

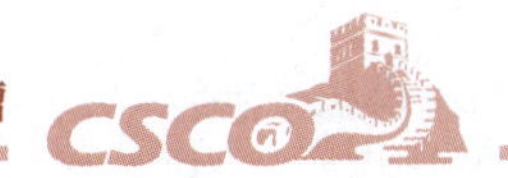

解的患者在 CAR-T 输注后第 28 天均达到 MRD 阴性。DoR 中位数为 10.4 个月，PFS 中位数为 11.4 个月，OS 中位数未达到。所有 5 例（100%）既往接受抗 BCMA CAR-T 细胞治疗的患者均获得了 VGPR 及以上应答。BMS-986393 多中心 1 期临床试验 ORR 为 86%，CR 率为 38%。28 例既往接受 BCMA 靶向治疗的患者中有 21 例（75%）获得了 PR 或以上缓解。GPRC5D CAR-T（YK-CAR-042）2 期临床试验入组患者 ORR 为 91%，CR 率为 63%，79% 患者获得 MRD 阴性。所有 9 例（100%）既往接受抗 BCMA CAR-T 治疗的患者均获得 PR 及以上应答。

靶向 GPRC5D CAR-T 在不同剂量水平下均显示出良好的抗肿瘤活性，包括针对合并高危细胞遗传学特征、五药难治性疾病或 EMD 患者，表明 GPRC5D 靶点在 MM 中的良好靶向潜力和抗原结合能力，从目前临床试验结果来看其疗效不输于抗 BCAM CAR-T 治疗，并且对于既往接受靶向 BCMA 治疗（双抗和 CAR-T）后疾病进展的患者依然有效，有希望作为 BCMA CAR-T 替代治疗方法之一。总体而言，GPRC5D CAR-T 安全性与 BCMA CAR-T 相当，但 GPRC5D CAR-T 治疗后需要警惕其脱靶效应发生（包括指甲等结缔组织改变、吞咽困难及小脑病变等）。

除了 GPRC5D 靶点之外，其他 MM 细胞表面高表达而在正常组织中低表达或者不表达的肿瘤抗原还包括 CD38、CD138、SLAMF7、APRIL、FcHR5 等，这些抗原未来都有希望作为 MM 细胞治疗靶点之一，但针对这些靶点 CAR-T 细胞绝大多数仍处于临床前研究或者临床试验入组阶段，目前靶向这些抗原单靶点 CAR-T 研发尚不成熟。

（三）双靶点 CAR-T

靶向多个肿瘤表位可以通过联合使用多种 CAR-T 产品或通过使用双特异性 CAR-T 细胞来实现。这种方法可以提高特异度，减少 BCMA 下调或丢失导致的治疗失败。双靶点 CAR-T 细胞疗法增加肿瘤细胞表面的可靶向抗原，提高肿瘤抗原结合效率，有助于提高抗肿瘤治疗反应和长期疗效，并有可能降低抗原丢失或逃逸的发生率。

CD19/BCMA CAR-T 1/2 期临床试验中，入组患者 ORR 为 92%、CR 率为 60%，83% 患者达到 MRD 阴性。PFS 中位数为 19.7 个月，OS 中位数为 19.7 个月，DoR 中位数未达到。而在该研究团队另一项 BCMA CAR-T 和 CD19 CAR-T 联合输注 2 期临床试验中，ORR 为 92%，CR 率为 60%。77% 患者 MRD 阴性。预估的治疗反应持续时间中位数为 20.3 个月，PFS 中位数为 18.3 个月，OS 中位数未达到。CS1-BCMA CAR-T 1/2a 临床试验中，ORR 为 81%，CR 率为 38%，81% 患者获得 MRD 阴性，1 年 OS 率和 PFS 率为 72.73% 和 56.26%。CD38-BCMA CAR-T 1 期临床试验中，87% 患者获得客观缓解和 MRD 阴性，CR 率为 52%，DoR 和 OS 中位数均未达到，1 年 DoR 率和 OS 率为 76% 和 93%，PFS 中位数为 17.2 个月。BCMA/GPRC5D CAR-T 1 期临床试验患者 ORR 为 86%，CR 率为 62%。在接受 2.0×10^6 CAR-T 细胞 /kg 剂量的患者中，ORR 为 92%，CR 率为 75%，81% 患者达到 MRD 阴性。

双靶点 CAR-T 细胞治疗 R/R MM 策略是安全可行的，在患者体内同样具有良好抗肿瘤活性。其短期临床疗效与 BCMA 或 GPRC5D 单靶点 CAR-T 细胞相当。在远期疗效评价上，接受 CD19 联合 BCMA CAR-T 双靶点治疗的患者有更长的 DoR 和 PFS，远期治疗效果似乎更具有优势。双特异性 BCMA/GPRC5D CAR-T 细胞在抗原表达阴性的患者中同样起效，因此有希望克服抗原丢失或逃逸引起的疾病耐药或复发，但长期随访结果目前仍未公布。

二、CAR-T 早线治疗

目前 CAR-T 细胞治疗适应证一般都是既往接受 3 线及以上线数治疗的 R/R MM 患者，但是随着既往治疗线数增多，患者 T 细胞数量和功能往往变得更差，有些患者甚至无法采集足够的符合要求的 T 细胞制备 CAR-T。其次，既往治疗线数越多，患者疾病负荷及一般情况往往更差，很多患者甚至合并严重血细胞减少，脏器功能损伤及大肿块等不良预后因素，可能导致患者错过最佳 CAR-T 细胞治疗时机，或者无法耐受治疗相关毒性，从而影响 CAR-T 疗效导致治疗失败。

最近，两项随机试验报告了 BCMA CAR-T 细胞治疗与标准治疗在早期治疗中的结果对比。KarMMa-3 试验随机分配了既往接受 2~4 线治疗的 daratumumab 难治 R/R MM 患者接受 ide-cel 或标准治疗。在 18.6 个月的随访时间（中位数）中，ide-cel 组的 PFS 中位数为 13.3 个月，而标准治疗组为 4.4 个月。在 CARTITUDE-4 中，既往接受过 1~3 线治疗的来那度胺难治 R/R MM 患者，随机分为 cilta-cel 或标准治疗组。在 15.9 个月的随访时间（中位数）中，cilta-cel 组的 PFS 中位数未达到，而标准治疗组的 PFS 中位数为 11.8 个月。这两项研究显示出 BCMA CAR-T 在早线（≤4 线）治疗中，较标准治疗方案临床疗效具有很大优势。

高危 NDMM 患者采用标准一线治疗通常预后较差，CAR-T 细胞疗法可能为这些高危 NDMM 患者提供潜在的解决方案，并有望作为一线治疗。一项 1 期临床研究评估 BCMA/CD19 双靶点 FasT CAR-T（GC012F）在高危 NDMM 患者中的安全性和有效性。入组患者 ORR 为 100%，所有患者均达到了 sCR 和 MRD 阴性，DoR、PFS 和 OS 中位数均未达到。6 例（27%）出现 1~2 CRS，未报告神经毒性。

CAR-T 细胞治疗无论是作为 NDMM 患者诱导治疗后的巩固（通常在高危患者中），ASCT 后维持，还是治疗早线 R/R MM 均是安全可行的方案，具有 CAR-T 制造成功率高，CAR-T 细胞扩增与 R/R MM 相似，CRS 和神经毒性发生率和严重程度较低等优势，并且在这些高危患者中诱导深度持久治疗反应，最终增加高危 MM 患者治疗可及性。基于目前临床研究结果，ide-cel 已获得美国和欧洲监管部门的最新批准，用于治疗既往至少接受过 2 线治疗的三药暴露 MM 患者，cilta-cel 已获得美国监管部门批准，用于治疗既往至少接受过一种治疗（包括 PI 和 IMiD）且来那度胺难治的 MM 患者。

三、CAR-T 治疗 R/R MM 合并 EMD

EMD 是 MM 的预后不良高危特征之一，迄今为止，尚无专门针对 EMD 的独特治疗策略。在目前的治疗中，EMD 患者短期治疗反应和远期疗效明显比无 EMD 患者差，迫切需要开发新的治疗策略来改善这些患者的预后。

Zanwar 等综述分析了美国 11 个研究机构在 2021 年 5 月—2023 年 4 月期间接受 ide-cel 治疗的 351 例患者临床数据，24% 患者输注前合并 EMD，ORR 在 EMD 组为 52%，非 EMD 组为 82%，EMD 患者的 PFS 和 OS 中位数分别为 5.3 个月和 14.8 个月，而非 EMD 组为 11.1 个月和 26.9 个月。同样，Dima 等回顾性分析来自 3 家美国机构临床数据，152 例 R/R MM 患者接受了商业化 BCMA CAR-T 细胞治疗，其中 31% 合并 EMD，EMD 组 ORR 为 58%，非 EMD 组为 96%，CR 率 EMD 组为 28%，非 EMD 组为 56%；EMD 组 PFS 中位数为 5.1 个月，非 EMD 组为 12.4 个月，差异均有统计学意义。

双靶点 CAR-T 可以更多覆盖肿瘤抗原，减少抗原逃逸，有希望提高 EMD 患者临床疗效。Mei H 等报道 9 例 EMD 患者回输 BCMA-CD38 双靶点 CAR-T，4 例获得 sCR。5 例患者回输后髓外病变完全消除。Qiang W 等报道了 BCMA/CD19 双靶点 CAR-T 治疗 12 例合并 EMD 的 NDMM 患者，所有患者均达到了 sCR 及 MRD 阴性。Yao H 等报道了 9 例 EMD 患者接受 BCMA/GPRC5D 双靶点 CAR-T 治疗，ORR 为 100%，CR 率为 44%。关于新靶点 GPRC5D CAR-T 治疗 EMD，目前临床数据有限，缺乏大样本临床试验数据，暂无法比较其与 BCMA CAR-T 治疗 EMD 疗效差异。

这些单中心临床数据反映出双靶点 CAR-T 较单靶点 BCMA 治疗 EMD 疗效似乎更有优势，但总体来说，EMD 的 CAR-T 治疗短期疗效尚可，但是缓解深度和长期疗效不能令人满意。由于这些研究纳入的患者数量较少，未来还需要更多大样本、多中心的临床试验探索新靶点及双靶点 CAR-T 治疗 R/R MM 合并 EMD 的疗效和安全性。

四、CAR-T 联合 ASCT 治疗

ASCT 前大剂量化疗可以降低肿瘤负荷，而低肿瘤负荷有助于提高 CAR-T 细胞疗效，降低 CRS 等毒性反应；ASCT 通过清除肿瘤及肿瘤微环境中免疫抑制细胞，为 CAR-T 细胞发挥抗肿瘤作用提供更有利的空间；同时 ASCT 后患者免疫系统得到重建，包括 T 细胞数量和功能恢复，这可能有助于增强 CAR-T 细胞功能。

SZ-MM-CART02 临床研究中 ASCT 序贯 CD19/BCMA CAR-T 治疗 NDMM，入组 37 例高危 NDMM 患者，ORR 为 100%，CR 率为 92.1%；59.5% 的患者持续 MRD 阴性超过 3 年；总 PFS 和 OS 中位数均未达到，60 个月 PFS 率和 OS 率分别为 59.2% 和 85.3%。CAC-MM-001 临床试验中入组 10 例 R/R MM 患者伴 del(17p)，其中 4 例患者 ASCT 预处理前接受 BCMA CAR-T 治疗，并且在 ASCT 后 3 天再次接受 CAR-T 输注，3 例患者达到 CR 并且 MRD 阴性，MRD 阴性持续时间中位数为 328 天。在另一项针对 R/R MM 伴 EMD 临床研究中，入组 18 例患者，其中 8 例患者接受 CAR-T 序贯 ASCT（C-T 组），另外 10 例仅接受 CAR-T 治疗（C 组）。C-T 组 8 例患者获得 sCR/CR，ORR 为 100%，经联合治疗后 EMD 均消失；而 C 组 3 例患者 CR，2 例 VGPR，3 例 PR，2 例患者 SD/PD，ORR 为 80%，C 组 10 例中 8 例治疗后 EMD 消失。C-T 组的 PFS 和 OS 均高于 C 组，差异均有统计学意义。

对于高危合并多重打击的 NDMM 或者 R/R MM，ASCT 联合 CAR-T 治疗临床试验显示良好的安全性和较深的治疗反应，有望改善这部分患者不良预后。但是 ASCT 后 CAR-T 回输最佳时机目前还不明确，同时对于既往接受过 ASCT 的患者，allo-HSCT 联合供者 CAR-T 应用值得进一步探索。

五、BCMA CAR-T 治疗后再进展挽救性治疗

抗 BCMA CAR-T 细胞治疗后 PD 非常常见，最近更新的 LEGEND-2 试验的 5 年随访结果显示，71.6% 的患者在 PR 及以上治疗反应后出现 PD，绝大多数患者在接受 BCMA CAR-T 治疗前都经过包括多种 PI、ImiD、ASCT 等多线治疗，因此后续的治疗方案选择十分有限，对于 BCMA CAR-T 治疗后进展的患者，目前缺乏推荐的挽救性治疗方案。

（一）CAR-T 挽救治疗

BCMA CAR-T 治疗后的 PD 部分由 CAR-T 细胞在体内停留时间短导致。因此，二次输注相同的 BCMA CAR-T 产品或全人源 BCMA CAR-T 有可能提高 CAR-T 在体内的持久性，从而改善患者的生存预后。Munshi 等进行了一项 ide-cel 2 期临床研究，共 128 例患者接受了 ide-cel 输注。PD 后，28 例患者接受了 ide-cel 再输注，21% 患者出现第二次缓解，DoD 从 1.9~6.8 个月不等。这表明，对于 BCMA CAR-T 治疗后复发的患者，同样的 CAR-T 产品作为补救性治疗的疗效有限。全人源 CT103A 的临床试验入组的 4 例既往接受鼠源 BCMA CAR-T 治疗后进展患者，3 例达到 sCR，1 例达到 VGPR。另外一项全人源 BCMA CAR-T（HRC0202）临床研究中，7 例既往接受鼠源 BCMA CAR-T 的 R/R MM 患者输注后 ORR 为 71.4%，3 例患者达到 sCR/CR。PFS 中位数为 269 天。抗 GPRC5D CAR-T BMS-986393 在 2023 年 ASH 年会上报道了在先前接受过靶向 BCMA 治疗的患者中，ORR 为 75%。最近徐州大学医学院附属医院一项 2 期临床研究入组 37 例既往接受过 BCMA CAR-T 治疗后进展的 R/R MM 患者，ORR 为 84%，35% 患者获得 CR 及以上治疗反应。

鼠源 BCMA CAR-T 治疗后再复发如果选用再次 CAR-T 治疗，可以考虑更换不同公司的相同靶点或不同来源的 CAR-T，或者更换新的靶点进行治疗可能会使患者获益。新靶点 GPRC5D CAR-T 因其显著临床疗效和良好安全性，有希望成为在抗 BCMA CAR-T 治疗后进展的 R/R MM 患者一线挽救性治疗方案。

（二）双抗挽救治疗

一项针对 BCMA × CD3 双抗（BsAb）teclistamab 的回顾性分析包括 106 例 R/R MM 患者，其中 42 例先前接受过 BCMA CAR-T 治疗，这部分患者的 ORR 与总体患者相当（59% vs. 66%）。在 2023 年 ASH 会议上的一项研究中，70 例 R/R MM 患者接受了 GPRC5D × CD3 双抗 talquetamab 治疗，其中有 48 例既往接受过抗 BCMA CAR-T 治疗，这部分患者 ORR 为 72.9%，同样与总体患者 ORR 相似。在一项 FcRH5 × CD3 BsAb cevostamab 临床试验中，9 例既往接受

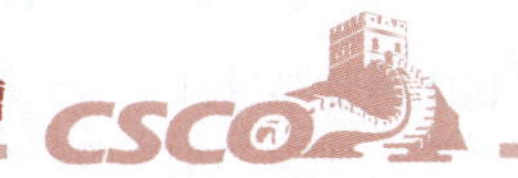

BCMA CAR-T 治疗的患者 ORR 为 44.4%。这些研究数据支持 BsAb 可以作为 BCMA CAR-T 治疗后挽救性治疗手段选择。除 BsAb 外，BsAb 与单克隆抗体（mAb）联合也是另一种挽救可选择的治疗措施。TRIMM-2 临床试验入组 65 例 R/R MM 患者接受 talquetamab+daratumumab 治疗。在先前接受过靶向 BCMA 治疗的患者中，ORR 为 74%。12 个月时，86% 的客观缓解患者仍然维持治疗应答状态。因此 BsAb 联合 CD38 单抗同样也可以在 BCMA CAR-T 后复发的患者中产生较深的治疗应答。

（三）其他挽救治疗措施

一项研究纳入 79 例既往接受 BCMA CAR-T 治疗后进展的 R/R MM 患者，这些患者分别接受不同挽救性治疗方案，包括维奈克拉为基础的治疗、化疗、塞利尼索为基础的治疗、ASCT、双药 / 三药 / 四药联合（PI、IMiD、CD38 单抗等），其他药物联合（包括 MAPK 抑制剂，ICI 等）和 BCMA ADC，其中以维奈克拉为基础的治疗效果最佳（ORR 为 66.7%），ASCT 与双药 / 三药 / 四药联合疗效相当（ORR 分别为 33.3%、31.8%），而其他药物联合和 ADC 疗效较差（ORR 分别为 9.1% 和 0）。

从目前研究数据来看完全相同的 BCMA CAR-T 疗法作为 BCMA CAR-T 复发后的挽救治疗的疗效有限，更换不同种属来源或者不同靶点 CAR-T 临床疗效更好，反应率高，缓解时间长。双抗因其获取方便，现药供应等特点作为挽救性治疗方案优势明显。而其他以维奈克拉、塞利尼索为代表新药联合同样可以作为挽救性治疗选择之一。

六、CAR-T 细胞治疗相关毒性管理

（一）CRS

CRS 是 BCMA CAR-T 治疗 MM 的常见不良事件（AE），发生率高，但通常为 1~2 级，ide-cel Ⅱ期 KarMMa 研究中 84% 患者发生 CRS，主要为 1~2 级（94.5%），5.5% 患者为 3 级及以上 CRS。cilta-cel CARTITUDE-1 研究中，95% 的患者发生 CRS，主要是 1~2 级（90%），而 5.2% 的患者有 3 级及以上 CRS。全人源 BCMA CAR-T CT103A 和 CT053 1 期临床试验中报道的 CRS 发生率分别为 93%（2.8% 为 3 级及以上）和 92.9%（均为 1~2 级）。接受 GPRC5D CAR-T 治疗患者中，报道的 CRS 发生率为 88%~100%，3 级以上 CRS 发生率为 0~4%。接受双靶点 CAR-T 治疗患者中，报道的 CRS 发生率为 38%~92%，3 级以上 CRS 发生率为 0~17%。总体而言，抗 GPRC5D 与 BCMA CAR-T CRS 发生率及严重程度相当，但双靶点 CAR-T 3 级以上 CRS 发生率似乎更高，其具体机制有待进一步研究。

CRS 的严重风险因素包括高肿瘤负荷、全身炎症状态的迹象和症状，如高血清铁蛋白、C 反应蛋白（CRP）或体能状态差。在接受 CAR-T 细胞疗法之前，努力减轻这些因素是预防严重毒性的关键。随着对 CRS 起病机制及发病过程认识提高，更早发现和及时使用激素及白细胞介素 -6（IL-6）受体拮抗剂进行治疗，有助于控制 CRS 进程。安全开关可并入 CAR-T 设计，通过选择性地破坏循环中的 CAR-T 细胞来减轻 CRS。例如，表达 EGFR，从而可以使用 EGFR 抑制剂来控制。另一种方法可行方法是分次输注 CAR-T 产品，在 2~3 天内分次使用 CAR-T 可以错开细胞因子的上升高峰，缓和炎症因子达到的峰值水平，从而减轻 CRS 严重程度。大多数 CRS 在托珠单抗和 / 或糖皮质激素及其他支持治疗后可得到有效控制。对于一线干预后 12 小时内发热、终末器官毒性等无改善者，需要警惕有无并发噬血细胞性淋巴组织细胞增生症 / 巨噬细胞活化综合征（HLH/MAS）。

（二）神经毒性

神经毒性（NT）也是 CAR-T 细胞治疗后备受关注的重要 AE。ide-cel Ⅱ期 KarMMa 研究中 18% 的患者发生 NT，其中 3% 为 3 级及以上 NT。cilta-cel CARTITUDE-1 研究中 21% 的患者发生 NT，其中 17% 的患者发生 ICANS，2.1% 为 3 级或以上 NT。在 CT103A 1 期临床试验中只有 1 例（1.4%）患者发生 ICANS，而 Lummicar-1 研究中接受 CT053 输注的患者中没有患者出现 ICANS。接受 GPRC5D CAR-T 治疗的患者 ICANS 发生率为 0~11%，而接受双靶点 CAR-T 治疗的患者 ICANS 发生率为 0~5%。双靶点 CAR-T 与单靶点 CAR-T NT 发生率相当，但鼠源 CAR-T 似乎比全人源 CAR-T NT 发生率更高，这也许与不同种属体内免疫原性反应有关。

ICANS 通常在 CRS 初次发病后的几天内开始，主要通过皮质类固醇和对症支持来控制。ICANS 的发病风险因素与 CRS 相似，但目前没有明确的生物标志物用于监测 ICANS 发生，影像学检查结果通常在非极严重病例中表现为轻微异常或正常（以脑水肿为特征的极严重病例除外）。CARTITUDE-1 中有 5 例患者出现了无法解释的帕金森样症状，称为治疗相关运动性和神经性不良事件（MNT）。MNT 近年来引起了越来越多的关注和重视，它包括一系列运动、认知和性格变化。虽然有些症状与 ICANS 症状重叠，但 MNT 发生在 CRS 和 / 或 ICANS 恢复一段时间后，持续时间比 ICANS 长，通常对糖皮质激素无反应。MNT 的发生与高基线肿瘤负荷、高基线 IL-6 水平、2 级或更高的 CRS、ICANS、CAR-T 输注后高绝对淋巴细胞计数及 CAR-T 扩增水平和持久性相关。使用桥接化疗和及时治疗 CRS 和 ICANS 可以将 MNT 的发生率从 5% 降低到<1%。尽早识别 CAR-T 的 ICANS 等不良事件发生危险因素，并通过合适预后评分模型进行危险分层，有助于尽早发现并及时控制 CAR-T 治疗后 NT 发生。早期积极治疗 CRS 和 ICANS，尤其是高肿瘤负荷的患者，增强桥接治疗的强度以降低基线肿瘤负荷有助于减少 MNT 的发生。

（三）血液学毒性

血液学毒性是 CAR-T 细胞治疗中最常见的 ≥3 级 AE。在 ide-cel Ⅱ期 KarMMa 研究中患者 ≥3 级血液学毒性包括中性粒细胞减少症（89%）、贫血（60%）、血小板减少症（52%）。在 CARTITUDE-1 研究中，cilta-cel ≥3 级血液学 AE 发生率与 ide-cel 相当。接受 GPRC5D CAR-T 治疗患者中，≥3 级血液学 AE 包括中性粒细胞减少（69%~100%）、血小板减少（30%~90%）和贫血（31%~70%），而接受双靶点 CAR-T 治疗患者 ≥3 级血液学 AE 包括中性粒细胞减少（76%~98%）、血小板减少（33%~66%）和贫血（13%~64%）。从目前临床试验结果来看，抗 GPRC5D 与 BCMA CAR-T 血液学毒性发生率及严重程度相当，而双靶点 CAR-T 尽管增加肿瘤抗原覆盖率，

但是似乎并没有增加 CAR-T 治疗血液学毒性事件发生率及严重程度。

早期血液学毒性被认为是清淋预处理化疗的结果。免疫治疗相关的血液学毒性（ICAHT）目前引起越来越多的关注。基线造血储备和宿主诱导的全身炎症可能在 ICAHT 的机制中发挥重要作用。ICAHT 有一些独特的性质：血细胞减少可在临床 CRS 消退后依然持续很长时间，甚至可持续数月至数年。此外，患者可能发展为严重的骨髓造血细胞再生不良，并且通常对造血生长因子刺激等治疗无效，因此需要更多关注并早期识别更有可能发生持续性细胞减少的患者。在接受 CAR-T 细胞疗法之前的基线血细胞减少症及升高的基线炎症标志物与发生血细胞减少症的风险相关，并被纳入 CAR-HEMATOTOX 评分中，该评分可以帮助识别 ICAHT 高风险患者。对于在第 90 天后仍持续存在 3~4 级血细胞减少症的患者，应进行骨髓活检，主要是为了排除骨髓增生异常综合征或原发肿瘤的复发 / 持续存在。输血是主要的管理方法，同时也可以使用 G-CSF 和血小板生成素受体激动剂等。对于持续多系血细胞减少且有之前收集的干细胞可用的患者，可以考虑进行自体干细胞回输。

七、总结

CAR-T 细胞治疗 MM 目前取得了令人惊喜的临床疗效，明显改善了 MM 患者预后，并且对于合并高危遗传学特征，EMD 等不良预后因素的患者，同样可以作为安全有效的治疗手段。同时由于 CAR-T 细胞治疗良好的安全性和显著疗效，未来有希望作为 R/R MM 患者早线治疗，甚至作为高危 MM 的一线治疗选择。但是 MM 本身是一种极其复杂的恶性血液系统肿瘤，在多线治疗选择压力下，恶性克隆性浆细胞会发生不同水平的靶抗原改变及逃逸，亚克隆转变等导致治疗耐药，因此 CAR-T 细胞治疗 MM 仍然面临着治疗成本高，制备周期长，治疗后复发及远期疗效差等诸多问题，目前并没有根本解决患者远期生存问题，因此 CAR-T 细胞治疗 MM 未来仍然任重道远。

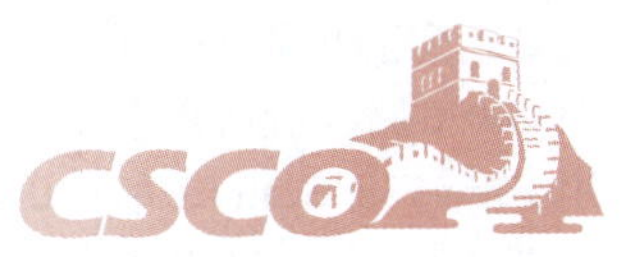

多发性骨髓瘤的 MRD 进展

路瑾
北京大学人民医院

多发性骨髓瘤（MM）是骨髓中浆细胞克隆性增生引起的肿瘤性病变，可引起骨痛、骨折、高钙血症、髓外浆细胞瘤、贫血、肾功能损伤、高黏滞综合征及浆细胞直接浸润或免疫球蛋白沉积引起的其他症状，占所有肿瘤的 1%，在中国人群标化的年发病率为 0.8/10 万且呈逐年上升趋势，2021 年新发病例数为 17 250 例，由于治疗的进步，患病率增加更为明显。

截至 2025 年 6 月已有 10 余种新药在中国获批用于 MM 的治疗，这些新药包括以下几种。①蛋白酶体抑制剂，硼替佐米、伊沙佐米、卡非佐米；②免疫调节剂，来那度胺、泊马度胺，尚有沙利度胺虽然没有获批，但在临床广泛使用；③单抗类药物，针对 CD38 抗原的达雷妥尤单抗、伊莎妥昔单抗；④双抗，针对抗 B 细胞成熟抗原（BCMA）靶点的特立妥单抗及埃钠妥单抗、针对 GPRC5D 的塔奎妥单抗；⑤针对 BCMA 靶点的 CAR-T 细胞疗法，伊基奥仑赛、泽沃基奥仑赛及西达基奥仑赛；⑥小分子靶向药，埃普耐明，XPO-1 抑制剂塞利尼索；⑦烷化剂，美法仑。这些药物的出现及前线使用使骨髓瘤患者的治疗格局发生重大改变，使骨髓瘤患者的缓解深度不断加深，因而 MRD 的监测越来越受到大家的关注。多项研究证实了 MRD 在预后判断中的意义，伴随美国 FDA 批准 MRD 作为 MM 临床试验的早期替代终点后，MRD 的研究更是出现了前所未有的盛况。现就 MRD 基础的深入探索、MRD 检测手段的持续优化及 MRD 指导下治疗调整三方面的进展进行阐述。

一、MRD 基础研究的深入探索

（一）AI 分析 MM 的 MRD 动力学及克隆多样性的临床意义

此研究回顾性分析了 2008—2020 年诊断的加州大学旧金山分校（UCSF）的 482 例 MM 患者（304 例为新诊断患者，178 例为复发难治患者），患者需在治疗期间进行 MRD 监测（检测时间点未预设），并有超过 12 个月的随访，且至少达到 VGPR，通过 Ig 基因（*IGH-VDJH* 和 *IGK* 或 *IGH-VDJH*，*IGH-DJH*，*IGK* 和 *IGL*）NGS 评估了 MRD、MRD 动力学和克隆多样性在 MM 患者中的预后价值。MRD 阴性定义为每 100 万等量细胞中癌症来源分子的数量低于 10^{-6}。从首次 MRD 评估开始的随访时间中位数为 31.8 个月。PFS 定义为从首次 MRD 评估至疾病进展或死亡的时间，或从治疗开始至疾病进展或任何原因死亡。对具有超过 3 次 MRD 评估的 118 例新诊断患者的数据进行分析，以分析持续 MRD 监测对 PFS 的预测能力，并借此建立 MRD 动态演变模式。使用机器学习和 Connector R 包，对纵向时间依赖数据进行聚类分析，同时考虑模糊性 - 戴维斯 - 博尔丁（fDB）指数和紧密度图中的“弯头”，以确定聚类分析的最佳组数。研究结果显示与在单个时间点监测 MRD 相比，通过 AI 进行 MRD 动态分析可实现更佳预后预测效果，同时显示最大 MRD 缓解时的 *IgH*、*IgK* 和 *IgL* 基因的克隆多样性，以及具有不同 *IgH* 克隆多样性水平患者的 PFS。

（二）MRD 阳性患者免疫微环境的改变

2025 欧洲血液年会中 Paolo Giaccone 大学医院对 23 例适合移植的 NDMM 患者的外周血单核细胞（PBMC）和骨髓单核细胞（BMMC）的免疫微环境特征进行描述，通过不同单细胞分析方法，重点分析细胞组成、分化状态和耗竭特征。对基线和 ASCT 后 100 天的骨髓样本进行标准 8 色流式分析，14 例患者 MRD 不可检测（uMRD），9 例患者 MRD 持续阳性（pMRD），同时对其中 8 例患者（4 例 uMRD，4 例 pMRD）的基线骨髓和外周血样本进行染色，以分析 T 细胞、NK 细胞及髓系细胞的亚型。适合移植的 NDMM 患者治疗后淋系和髓系细胞发生动态变化，显示 B 细胞总数增加，非典型幼稚 B 细胞（$CD38^-/CD28^-/CD27^-$）增加，记忆性 B 细胞减少，$CD38^-$ κ^+ B 细胞增多，$CD38^-$ λ^+ B 细胞减少、$CD38^+$ T 细胞增多；$CD27^+/CD28^+$ T/NK 细胞减少，$CD27^-/CD28^-$ T/NK 细胞增加。NK 细胞减少，包括 $CD56_{bright}$ 和 $CD56_{dim}$ 细胞，$CD56_{bright}/CD56_{dim}$ 比值升高，持续 MRD 阳性患者的免疫表型特征分析显示，持续 MRD 阳性患者粒细胞与淋巴细胞比值更高、幼稚 $CD8^+$ T 细胞更少，且 NK 细胞分布不均，提示免疫监测功能受损。

（三）可溶性 BCMA 或可作为肿瘤负荷监测和 MRD 评估的潜在指标

研究纳入 2013—2024 年间在日本龟田医疗中心诊断的 MM 患者，旨在全面比较可溶性 BCMA（sBCMA）水平和其他已知 MM 患者肿瘤负荷标志物，并评估其在评估肿瘤负荷、预后和MRD中的效用。sBCMA水平通过ELISA法在-40℃储存血清样本中进行测量，骨髓浆细胞（BMPC）使用Ultra-Fast Scanner和QuPath软件通过全切片成像数字分析进行量化。MM患者的估计总肿瘤体积使用全身弥散加权MRI的总弥散体积（tDV）和PET-CT的TMTV半自动量化。MRD使用8色流式细胞术（MFC，灵敏度1.0×10^{-5}）评估，疾病进展过程中，sBCMA水平升高；更深度MRD状态患者的sBCMA水平呈更低趋势。

二、MRD检测手段的持续优化

MRD目前的检测手段包括多参数流式技术（next-generation flow cytometry，NGF）、NGS技术检测免疫球蛋白重排的片段，这两项技术也是目前MRD监测的"金标准"。除此之外，尚有PET-CT技术监测髓内及髓外的残存浆细胞，NGF及NGS的技术迭代也使得检测深度进一步加深达到10^{-7}水平，其他新的检测手段如下。

（一）外周血可定量免疫共沉淀质谱（quantitative immunoprecipitation mass spectrometry，QIP-MS）法检测免疫球蛋白重排片段（monoclonal immunoglobulin proteins，M蛋白）

既往的NGF及NGS都是基于骨髓样本的分析，对于OS中位数长达10年的患者而言频繁地骨髓穿刺可操作性较差，Puig N等使用QIP-MS检测结果残存M蛋白，发现其与免疫固定电泳（immunofixation electrophoresis，IFE）之间的一致性为83%~85%，在移植前后及维持治疗后等各个时间点均能保持非常高的一致性，能检出10%~15%的IFE阴性但是QIP-MS仍为阳性的患者，显示其相较于IFE更高的灵敏度，但是需要注意的是仍有2%~6%的患者IFE阳性而QIP-MS阴性，说明QIP-MS还不能完全取代IFE，而在与NGF的对比中，QIP-MS和NGF都在大多数患者中能够鉴别出MRD，与NGF之间的一致性为76%~85%，提示可在大多数患者中使用外周血的蛋白质谱分析监测MRD来代替骨髓的MRD监测，国内团队重复出类似结果。2025年欧洲血液年会中亦有数据显示2014 MAIN试验中持续QIP阴性及阳性转为阴性的患者预后好（PFS中位数均未达到），而阴性转为阳性及持续阳性的患者预后较差（PFS中位数分别为3.4年、3.04年），以上结果显示外周血QIP-MS可部分作为MRD监测指标。

（二）外周血免疫磁珠富集后NGF检测残存肿瘤细胞

这是一种结合了免疫磁珠富集$CD138^+$循环浆细胞和二代流式技术用于监测MM患者外周血残留疾病的新方法，Pavia将这种方法称为BloodFlow，因为既往外周血监测残留肿瘤细胞为实现$<10^{-6}$的阈值，需要>2亿个细胞，约需要50mL的外周血，增加检测困难，BloodFlow的设计旨在解决这一难题。研究使用295名MM患者（来自3项PETHEMA/GEM临床试验CESAR/GEM2014MAIN/GEM2017FIT及常规实践）的644份外周血样本和404份骨髓样本评估了BloodFlow的灵敏度和相较于骨髓MRD NGF监测的阳性预测值和阴性预测值，骨髓NGF检测限值为2×10^{-6}，BloodFlow检测到外周血MRD阳性的比例为8.5%，最低检测限值达6×10^{-8}，显示其替代骨髓NGF的可能性。404份配对样本中，有78.5%骨髓与外周一致，21%为外周阴性而骨髓阳性，0.5%为外周阳性而骨髓阴性（这两名患者分别于3个月和10个月发生PD），早于BM MRD重新出现。以骨髓NGF MRD为参考，BloodFlow的阳性预测值（PPV）为95.1%，阴性预测值（NPV）为76.6%，以上结果显示外周分选后的NGF可部分作为MRD监测指标。

（三）PET-CT及其他功能性影像学

显示可作为骨髓MRD的一个补充。在骨髓MRD阴性患者中影像学结果阴性获得更好的PFS。

三、MRD指导下的治疗策略的改变

伴随MRD的不断标准化及新药缓解深度的加深，很多基于MRD状态调整策略的研究正在进行。

IFM2020-02-MIDAS研究（NCT04934475）是一项正在进行的前瞻性研究，旨在评估isa-KRD（伊莎妥昔单抗联合卡非佐米、来那度胺及地塞米松）诱导治疗后根据MRD调整巩固和维持策略的可行性，研究于2021年12月—2023年7月期间，72个中心共招募了791名适合移植的新诊断MM患者，接受6个周期isa-KRD诱导治疗，随后根据NGS MRD状态对患者进行分层，对于10^{-5}灵敏度以下的MRD阴性患者，以1∶1的比例分配接受高剂量美法仑/自体移植+2个周期isa-KRD或6个周期isa-KRD巩固治疗，随后接受来那度胺维持治疗3年；对于10^{-5}灵敏度以下的MRD阳性患者，以1∶1比例分配接受串联ASCT或ASCT+2个周期的isa-KRD治疗，随后接受isa-iber治疗3年。主要终点是维持治疗前10^{-6}灵敏度以下的MRD阴性率。结果显示诱导治疗后MRD阴性（10^{-5}）患者，与继续isa-KRD巩固治疗相比，ASCT巩固治疗未显著改善MRD阴性率（10^{-6}），这个研究首次动摇了ASCT在初治适于移植患者中的地位，显示在诱导治疗后达到MRD阴性的患者ASCT并不优于持续原方案巩固治疗，而在诱导治疗后MRD阳性（10^{-5}）患者，与单次ASCT相比，串联ASCT未显著改善MRD阴性率（10^{-6}）。需要注意的是治疗模式（isa-KRD）在目前国内绝大多数患者中均无法实现。且此研究需要进一步随访，评估持续MRD阴性和PFS之间的一致性，以评估该基于MRD调整治疗策略的长期疗效。

一项正在进行的Ⅱ期临床试验（NCT05091372），计划招募94名患者，要求ASCT后至少达到PR的初治MM患者，评估belantamab mafodotin联合来那度胺作为ASCT后维持治疗的MRD转阴率、安全性和临床结果。入组患者接受belantamab mafodotin（belamaf，1mg/kg静脉注射，每12周注射一次）+R（10mg/d）治疗。belantamab mafodotin剂量可递增至1.4mg/kg每12周一次，或因毒性降低至0.75mg/kg每12周一次。MRD通过NGS和NGF评估，如果2年后达到MRD-CR即停止维持治疗。主要终点为MRD-CR率，次要终点包括安全性、PFS和OS。在2025年欧洲血液年会中报告前12名入组患者结果（年龄中位数为64岁，58%为男性，58%具有高危细胞遗传学特征）。随访时间中位数为4.7个月，所有患者均存活且疾病未进展。

RADAR研究（UK-MRA Myeloma XV试验）是一项在英国进行的多中心、风险适应、缓解指导、开放标签、随机对

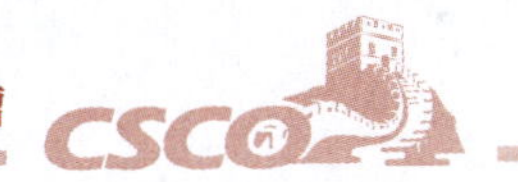

照Ⅱ/Ⅲ期试验，计划纳入1 400名适合移植的新诊断骨髓瘤患者，接受RcyBorDx 4周期（来那度胺联合环磷酰胺、硼替佐米、地塞米松）诱导治疗，然后接受高度ASCT，移植后根据患者诱导期间风险评估［高危患者定义为至少包括2个高危因素：t(4；14)、t(14；16)、t(14；20)、del(17p)、del(1p)和扩增(1q21)］和MRD结果（多参数流式细胞术10^{-5}）分组治疗。

随着新治疗方式的不断涌现，MRD阴性率得到了显著提高。这意味着疾病缓解更深度，也预示着患者有望获得更长的OS。期望未来我们能够借助MRD监测，更早地评估治疗效果，优化治疗方案，为患者带来更大的临床获益。

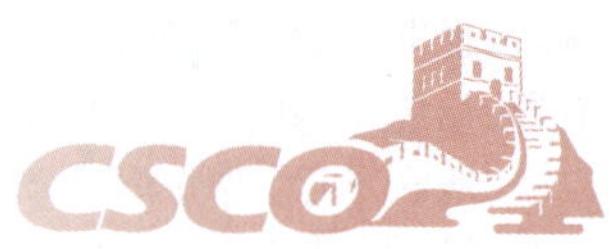

中国多发性骨髓瘤研究现状与展望

徐燕　邱录贵

中国医学科学院血液病医院

多发性骨髓瘤(MM)作为血液系统第二大常见恶性肿瘤,其发病率随着人口老龄化逐年攀升,已成为威胁中老年健康的重要疾病。尽管近年来新药研发与诊疗技术取得显著突破,但MM仍是一种不可治愈的疾病,患者终将面临复发与耐药困境。中国作为全球MM患者基数最大的国家之一,近年来在基础研究、临床诊疗及转化医学领域取得长足进步,逐步缩小了与国际先进水平的差距。中国骨髓瘤研究起步于21世纪初,早期以传统化疗与ASCT为主。随着蛋白酶体抑制剂(如硼替佐米)、免疫调节剂(如来那度胺)及CD38单抗(如达雷妥尤单抗)等新药的引入,患者的OS从不足3年显著延长至10年以上。《中国多发性骨髓瘤诊治指南(2024年修订)》的发布,标志着我国诊疗体系进入精准化、分层化新阶段,CAR-T细胞疗法、双特异性抗体等创新疗法被纳入推荐方案,为复发难治患者提供更多选择。与此同时,国内学者在遗传学克隆演变、骨髓微环境调控及疗效评估标准化等领域取得突破性进展,多项研究成果发表于*Blood*、*Leukemia*等顶级期刊,推动国际指南的更新与完善。近10年,中国学者发表(含参与)*Blood*论文439篇,在*Blood*发表骨髓瘤论文575篇,中国牵头(第一作者或通信作者)发表骨髓瘤论文15篇(占比2.6%)。中国学者发表(含参与)*Leukemia*论文417篇,在*Leukemia*发表骨髓瘤论文654篇;中国牵头(第一作者或通信作者)发表骨髓瘤论文32篇(占比4.9%)。我国MM研究领域高水平论文发表数量持续增长,仅2024年,中国研究者发表影响因子10分以上骨髓瘤论文38篇。然而,如何实现更深度缓解、更长生存,乃至功能性治愈目标,仍是当前研究的核心挑战。下面就中国多发性骨髓瘤研究的现状及展望作一综述。

一、新药可及性进一步提高

(一)我国多发性骨髓瘤治疗药物概况

中国MM的治疗药物体系历经数十年发展,已形成传统化疗、靶向治疗、免疫治疗协同并进的格局。早期治疗以传统化疗药物(如美法仑、环磷酰胺)及免疫调节剂(沙利度胺)为主,但疗效有限且副作用显著。随着蛋白酶体抑制剂(硼替佐米、伊沙佐米、卡非佐米)和新型免疫调节剂(来那度胺、泊马度胺)的引入,治疗模式发生革命性转变。以VRD方案(硼替佐米+来那度胺+地塞米松)为代表的三药联合疗法成为初治患者的一线选择,显著提升CR率至40%~50%。

近年来,免疫治疗药物加速落地,推动治疗进入精准化阶段。CD38单抗(如达雷妥尤单抗)通过靶向骨髓瘤细胞表面CD38抗原,联合方案使复发难治患者PFS中位数延长至36个月。2021年,达雷妥尤单抗谈判成功、大幅降价后被纳入了国家医保药品目录(R/R MM及老年不适合移植的NDMM),进一步提高了药物的可及性。达雷妥尤单抗皮下制剂于2023年5月正式获中国国家药品监督管理局(NMPA)批准,大大提高了治疗的便捷性和患者依从性,其骨髓瘤相关适应证包括与来那度胺和地塞米松联合用药或与硼替佐米、美法仑和泼尼松联合用药治疗不适合ASCT的新诊断的MM成年患者、系统性轻链型淀粉样变性等多种情况。

尤其喜人的是,CAR-T疗法如伊基奥仑赛(BCMA CAR-T)在三线及以上复R/R MM患者中ORR达95%以上,94.2%受试者达到MRD阴性,所有CR/sCR受试者均达到MRD阴性,80.8%受试者MRD阴性持续超过1年,无CAR-T治疗史患者,MRD阴性率为97.8%,12个月MRD持续阴性率为81.7%,且安全性可控。基于如此优异的疗效和安全性数据,伊基奥伦赛也在2023年6月顺利获批在中国上市。

除此之外,其他创新药也先后获批上市。如2021年12月16日塞利尼索(XPO1抑制剂)获NMPA加速审批在中国上市;埃普奈明作为重组环化变构的人肿瘤坏死因子相关凋亡诱导配体,通过激活死亡受体4/死亡受体5(DR4/DR5)诱导不依赖p53的细胞凋亡,用于治疗R/R MM,于2023年11月1日也被NMPA批准上市,这是全球首个获批上市的DR4/DR5激动剂。

(二)2024—2025年新获批药物

2024年后,免疫治疗更加突飞猛进。双特异性抗体和更多CAR-T的获批进一步突破了MM的治疗瓶颈,其中,BCMA是最成熟的治疗靶点。

特立妥单抗(teclistamab)作为全球首个BCMA/CD3双抗,单药治疗三线及以上患者总缓解率(overall response rate,ORR)达63%,首先于2024年6月25日正式获得NMPA批

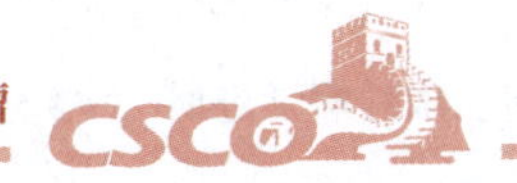

准，单药适用于既往至少接受过三线治疗（包括一种蛋白酶体抑制剂、一种免疫调节剂和一种抗 CD38 单克隆抗体）的 R/R MM 成人患者。辉瑞公司的 BCMA/CD3 双特异性抗体新药埃纳妥单抗（elranatamab）在 MagnetisMM-3 的临床研究数据显示，随访时间中位数为 33.9 个月，埃纳妥单抗单药治疗三重难治 R/R MM 患者，持续展现出深度且持久的疗效，DoR 中位数仍未达到，30 个月 DoR 率为 61.0%，PFS 中位数为 17.2 个月，OS 中位数为 24.6 个月，而且并未观察到新的安全性信号。2025 年 3 月 10 日，埃纳妥单抗也在中国正式获得上市批准，用于既往接受过至少三线治疗（包括一种蛋白酶体抑制剂、一种免疫调节剂和一种抗 CD38 单克隆抗体）的 R/R MM 成人患者的治疗。

除了 BCMA 靶点，GPRC5D 靶点的新药研究也日益增多。作为第一款 GPRC5D/CD3 双抗，塔奎妥单抗（talquetamab）在 MonumenTAL-1 研究中，针对 ≥3 线治疗的 R/R MM，单药 ORR 达 71.7%~74.1%，即使既往 TCR 暴露过的患者 ORR 也达 64.7%，在细胞遗传学高危、老龄和肾损伤等亚组 ORR 与总体人群一致，PFS 中位数达 7.5~14.2 个月。塔奎妥单抗也于 2025 年 2 月 11 日在中国获批上市，单药适用于既往接受过至少三线治疗（包括一种蛋白酶体抑制剂、一种免疫调节剂和一种抗 CD38 抗体）的 R/R MM 成人患者。

在 CAR-T 治疗领域，2024 年后，先后有两款 BCMA CAR-T 在中国获批上市。泽沃基奥仑赛注射液（zevor-cel）是一种全人源化的 BCMA 靶向 CAR-T 细胞疗法。对中国的三项研究者发起的 1 期试验（NCT03302403、NCT03380039、NCT03716856）和 1/2 期 LUMMICAR 1 研究（NCT03975907）的汇总分析支持 zevor-cel 对重度经治的 R/R MM 患者（包括高危患者）的有效性。随访时间中位数为 13.9 个月，总人群的 ORR 为 92.1%（78.9%CR/sCR；7.9%VGPR；5.3%PR），PFS 中位数为 22.7 个月，DoR 中位数为 24.0 个月。2024 年 2 月 23 日 zevor-cel 获得 NMPA 批准，用于治疗 R/R MM。它是中国上市的第 2 款 BCMA CAR-T 细胞产品。此外，西达基奥仑赛（cilta-cel）也于 2024 年 8 月 27 日在中国获批上市，用于治疗至少接受过三线治疗后进展的成人 R/R MM。在其 CARTITUDE-1 研究随访 61.3 个月（中位数）时（n=97），接受 cilta-cel 治疗患者的 OS 中位数达到了 60.7 个月。32 例患者（33%）在单次 cilta-cel 输注后维持了 ≥5 年 PFS，且未接受进一步的 MM 治疗。这些患者既往接受过 6.5 线（中位数）治疗（范围：3~14 线），其中包括具有高风险细胞遗传学特征（23.3%）、EMD（12.5%）、三类药物耐药（90.6%）和五类药物耐药（46.9%）的患者。这两款 BCMA CAR-T 在中国的上市提高了物理可及性，但由于价格昂贵，经济可及性还有待提高。由于国内外 CAR-T 价格相差巨大，目前西达基奥仑赛尚未在国内销售。

在 2025 年，对于 CD38 单抗类药物，中国患者又多了一种新的选择，艾沙妥昔单抗（isatuximab），其于 2025 年 1 月 8 日正式获得 NMPA 批准上市，用于与泊马度胺和地塞米松联合用药，治疗既往接受过至少一线治疗（包括来那度胺和蛋白酶体抑制剂）的 MM 成人患者。与其他靶向 CD38 的抗体类似，它能够特异性地识别并结合 MM 细胞表面高度表达的 CD38 抗原。通过 ADCC、ADCP 及 CDC 等多种机制，艾沙妥昔单抗可以有效地杀伤 MM 细胞。艾沙妥昔单抗本次获批上市是基于全球Ⅲ期 ICARIA-MM 研究结果及中国 IsaFiRsT 真实世界研究结果。该药是首批获准在海南博鳌乐城国际医疗旅游先行区开展临床真实世界数据研究的三个试点药品之一，在 2023 年 12 月申报上市之时，也成为首个利用真实世界数据获 NMPA 受理上市许可申请的血液肿瘤治疗药物。根据Ⅲ期 ICARIA-MM 研究数据，与标准治疗方案（泊马度胺 - 地塞米松）相比，艾沙妥昔单抗联合泊马度胺 - 地塞米松可显著延长 PFS，PFS 中位数为 11.53 个月 vs. 6.47 个月，同时显著提高 ORR，ORR 为 60.4% vs. 35.3%（P<0.000 1）。而在最终 OS 分析中，艾沙妥昔单抗组 OS 中位数为 24.6 个月，而泊马度胺 - 地塞米松对照组仅为 17.7 个月。

除此之外，注射用玛贝兰妥单抗（belantamab mafodotin）是全球首款申报上市的 BCMA ADC。在Ⅲ期临床试验 DREAMM-7 中，与达雷妥尤单抗 + 硼替佐米 + 地塞米松对照组相比，玛贝兰妥单抗 + 硼替佐米 + 地塞米松治疗 R/R MM 患者，PFS 中位数方面，玛贝兰妥单抗组为 36.6 个月，显著高于达雷妥尤单抗组的 13.4 个月；ORR 方面，玛贝兰妥单抗组为 82.7%，高于达雷妥尤单抗组的 71.3%。该药预计于 2025 年第四季度在中国获批。

未来，随着通用型 CAR-T、三特异性抗体及双抗联合策略的研发推进，药物可及性进一步显著提升，我国 MM 治疗将向“深度缓解”与“长期生存”目标迈进。

二、2024—2025 年我国 MM 规范诊疗的进展

（一）指南的更新

2024—2025 年，中国 MM 诊疗领域迎来重要更新，尤其是《中国多发性骨髓瘤诊治指南（2024 年修订）》及《CSCO 浆细胞肿瘤诊疗指南》的发布，标志着我国 MM 诊疗进入精准化、规范化的新阶段。《CSCO 浆细胞肿瘤诊疗指南》首次独立成册，涵盖 MM 及相关浆细胞疾病（如 MGUS、POEMS 综合征等），体现了临床需求的专业化细分和诊疗体系的完善。

第一，中国医学科学院血液病医院（中国医学科学院血液学研究所）邱录贵教授为第二作者，上海长征医院杜鹃教授是重要撰稿人，参与撰写国际骨髓瘤工作组（IMWG）CAR-T 治疗 R/R MM 指南。该指南通过系统的患者选择、治疗流程和毒性管理策略，为全球患者带来了新的希望，并推动 CAR-T 疗法在 MM 治疗中的广泛应用。

第二，中国医师协会血液科医师分会和中华医学会血液学分会共同发布了《中国多发性骨髓瘤诊治指南（2024 年修订）》。本次指南对诊断部分检查项目进行了更新；危险分层部分提出了超高危 MM 的定义；对于二线及以上复发患者治疗增加了包含 CAR-T 细胞疗法及双特异性抗体等方案的推荐；并根据现有的最佳证据治疗建议以不同级别作为推荐。

第三，尤其重要的是，CSCO 骨髓瘤专家委员会今年首次将《CSCO 浆细胞肿瘤诊疗指南》从《CSCO 恶性血液病诊疗指南》中独立出来。浆细胞肿瘤的诊疗正经历迅速的发展和更新，该指南的独立成册标志着浆细胞肿瘤诊疗领域日益成

熟和专业化的发展，并体现了CSCO骨髓瘤专家委员会对该领域临床需求的高度重视。该指南不仅涵盖了MM，还纳入了意义未明的单克隆免疫球蛋白血症（MGUS）、冒烟型骨髓瘤、浆细胞白血病、淀粉样变性、POEMS综合征和单克隆球蛋白病相关肾脏病（MGRS）等一系列相关疾病，内容更为连贯翔实，为临床实践带来更大的指导价值；系统整合了国际最新的治疗方案，并制定了详尽的规范化诊疗路径，旨在通过对浆细胞疾病诊疗的全程化管理进一步提升患者的生存率。此次更新指南整合了国际最新进展，比如四药联合方案、CAR-T细胞治疗等，同时也对不同危险度分层的患者制定了个性化的诊疗方案及免疫治疗的优先性推荐。指南更新不仅为全球浆细胞疾病研究提供了“中国方案”，更推动了本土生物医药产业的创新发展。因此，2025年《CSCO浆细胞肿瘤诊疗指南》的发布，是我国肿瘤规范化诊疗迈向“精准化、人性化、可持续化”的关键一步。通过整合循证医学、本土实践与技术创新，该指南不仅将提升患者生存获益，更将重塑中国在全球血液肿瘤领域的话语权。

第四，中国抗癌协会（CACA）血液肿瘤专业委员会在樊代明院士和邱录贵教授的指导下发布了《CACA骨髓瘤诊治指南》（第二版）。该指南阐明中国MM详尽的诊疗路径，实操性强；保持先进性与国情的统一；并强调预后分层的规范化整体治疗。

第五，中国抗癌协会血液肿瘤专业委员会骨髓瘤与浆细胞疾病学组和中国临床肿瘤学会多发性骨髓瘤专家委员会发表的《高危多发性骨髓瘤诊断与治疗中国专家共识（2024年版）》，这是国内首个关于高危多发性骨髓瘤（HRMM）诊断和治疗的共识，旨在提高中国医生对于HRMM规范诊疗水平，助力我国HRMM患者的治疗获益。

第六，中国临床肿瘤学会（CSCO）骨髓瘤专家委员会和中国抗癌协会（CACA）血液肿瘤专业委员会组织相关专家共同发表的《多发性骨髓瘤疗效评估与微小残留病监测中国指南（2024年版）》是国内首个MM疗效评估与MRD监测指南，旨在进一步标准化MRD检测，为MM的疗效评估提供全面参考。

第七，中华医学会血液学分会浆细胞疾病学组和中国医师协会多发性骨髓瘤专业委员会共同发表了《中国髓外浆细胞瘤诊断与治疗专家共识（2024年版）》，这是国内首个髓外浆细胞瘤（EMP）诊治专家共识。EMP是独立于其他高危因素的骨髓瘤不良预后类型，对传统治疗药物的反应欠佳，患者预后较差，其治疗面临很大挑战，尚无统一指南和共识可供借鉴，共识的发布填补目前EMP诊疗的空白。共识的发布，有利于推动EMP的规范化诊治，提高EMP患者的治愈率、延长患者生存期。

第八，中华医学会血液学分会浆细胞疾病学组和中华医学会血液学分会实验诊断学组发布了《外周血循环浆细胞流式细胞术检测在浆细胞病中的应用中国专家共识（2024年版）》。流式细胞术检测外周血循环浆细胞（circulating plasma cells，CPC）在浆细胞病的诊疗中已经展现出了重要价值。通过纳入22项既往研究的荟萃分析发现，CPC对于MM患者的PFS和OS具有不利影响，或许可以作为MM风险分层和疾病监测的潜在标志物。该共识依据循证原则，明确了意义未明的单克隆免疫球蛋白血症、冒烟型骨髓瘤、MM和浆细胞白血病进行CPC检测的时机与价值，并对CPC的流式细胞术检测方法进行了规范。该共识也促进了流式细胞术检测CPC在临床中的规范使用。

第九，中国医师协会血液科医师分会、中国老年医学学会血液学分会、中国研究型医院学会肾脏病学专委会组织45名血液科、肾内科、病理学、统计学专家检索MM合并肾损伤相关的最新临床研究进展，并结合国外最新指南、共识及临床实践制定了首个中国MM肾损伤诊治指南《中国多发性骨髓瘤肾损伤诊治指南（2024版）》。MM肾损伤临床病理表现复杂多样，该指南对不同临床表现肾活检指征、MM肾损伤患者药物治疗建议，以及MM患者血液净化治疗的选择均进行了推荐。

2024—2025年，我国MM诊疗指南的更新聚焦于精准分层、新药整合及多学科协作，CSCO指南独立成册标志着该领域诊疗体系的成熟。未来需进一步结合中国人群特征，推动创新疗法的临床转化，最终实现患者生存期和生活质量的全面提升。

（二）精准诊治的探索

首先，在预后因素的探索上，邱录贵/安刚教授团队发表了一系列研究结果。众所周知，R2-ISS分期将IGH/MAF从高危遗传学中排除。但对中国单中心大系列的回顾性分析显示，在伴随或不伴随其他高危遗传学因素的人群中，新药时代下，IGH/MAF仍然是MM的重要预后因素，IGH/MAF加入R2-ISS分期中可以优化预后分层。同时，基于NICHE-MM队列，构建了首个中国骨髓瘤危险分层加权新模型MPSS积分系统，能够更精准地进行预后分层，有效识别超高危MM；并且在UAMS欧美临床试验队列中验证了MPSS模型卓越的预测效能。除了静态预后因素，动态因素的预后价值也日益得到关注。此外，邱录贵/安刚教授团队还首次探究MM治疗后骨髓正常浆细胞/免疫重建的临床价值，并首次提出了以正常浆细胞为基础的MRD动态分层新体系。对MM缓解动力学的研究发现，18个月内早期复发进展（ER18）是MM的动态危险因素并可改善静态危险分层，首次提出ER18作为定义MM早期复发的关键时间点，可提示不良预后；整合静态-动态危险因素，提出MM多时间点危险分层模型，可实现个体化全程治疗。靡坚青教授团队通过真实世界的研究，进一步探索了自体移植后双打击骨髓瘤患者MRD阴性的优势和挑战。他们的研究发现，≥2个高危细胞遗传学的双打击骨髓瘤是移植联合新药时代下独立预后不良因素；移植后获得MRD阴性能克服双打击骨髓瘤的不良预后；但仍有41%移植后MRD阴性的双打击骨髓瘤患者在移植后一年内MRD转阳或出现疾病进展。

其次，在MRD的监测上，邱录贵/安刚教授团队国内首次证实蛋白质谱技术（EasyM）通过靶向追踪血清M蛋白可实现骨髓瘤患者MRD监测，EasyM质谱检测灵敏度可以达到EuroFlow 10^{-5} 相当的水平，为临床微创监测MM患者MRD提供了一项新的选择。

最后，在治疗的探索上，鲍立教授团队首次报道了伊沙佐米为主的一线及维持治疗方案在老年脆弱MM患者中的疗效及安全性的前瞻性非随机多中心临床对照研究，结果显

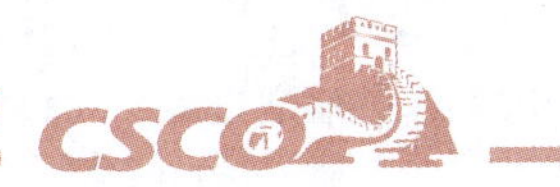

示全口服的 IRd 三联方案疗效可靠，毒性低，能有效改善生活质量，是老年脆弱 NDMM 患者可行的一线治疗选择。老年 MM 在治疗过程中其健康 / 衰弱状态往往会发生动态变化，靳凤艳教授团队开展了首个基于 IMWG-FS 动态变化探索老年 MM 的治疗的前瞻性研究（DynaFiT 研究），结果显示基于健康 / 衰弱动态变化个体化治疗老年 NDMM 安全可行，能够避免治疗的不足和过度治疗。

对于适合移植的患者，在新药时代下，早期 ASCT 依然是标准的强化治疗，但静态动员较高的动员失败率让部分患者失去自体移植的机会；而化疗动态动员由于较高的感染出血风险在 MM 患者中的应用非常有限。陆滢 / 叶佩佩教授团队探索了 EAP 方案在动员不佳 MM/ 淋巴瘤中的应用。研究证实 EAP 方案使 91.7% 的动员不佳 MM/ 淋巴瘤患者实现充分动员，每位患者的平均采集次数为 1.2 次，“按需”使用普乐沙福比例为 8.6%；重要的是，此动员方案耐受性良好，2~3 级感染发生率仅为 20.7%。

以上这些研究成果都将进一步改善中国 MM 患者的预后分层，更加精确地指导个体化、精准化诊断和治疗。

三、2024—2025 年我国 MM 免疫治疗研究进展

MM 的治疗已经进入免疫治疗的时代，而中国研究团队在这方面的探索保持国际领先。

（一）BCMA CAR-T 在多线复发进展的 MM 中取得惊人疗效

邱录贵 / 李春蕊教授团队联合牵头了世界首个全人源 BCMA CAR-T 大型临床研究——伊基奥仑赛注射液治疗 R/R MM 的Ⅰb/Ⅱ期临床研究（FUMANBA-1），这也是纳入亚洲人群最多的 CAR-T 注册临床研究。结果显示，对于多线复发进展的 R/R MM，伊基奥仑赛单药取得了超过 95% 的 ORR，预计 24 个月的 PFS 率接近 70%。同时，李春蕊 / 王迪教授团队还首次报道了伊基奥仑赛注射液治疗 R/R MM 的长期随访结果。随访时间中位数为 45 个月，结果显示这款全人源 BCMA CAR-T 具有低免疫原性和 CAR-T 细胞持久性的特点，CAR-T 细胞的存续时间中位数为 14 个月，由此带来长期疗效；PFS 中位数为 22.6 个月，OS 中位数为 50.2 个月。作为全球首个获批的全人源 CAR-T 药品，以及中国首个自主研发且全流程自主生产的 CAR-T 药品，伊基奥仑赛为多线 R/R MM 提供了一个全新高效持久的治疗选择。

除了伊基奥仑赛注射液，还有很多其他 BCMA CAR-T 也完成了一系列研究。杜鹃教授团队首次报道 HDS269B（BCMA CAR-T）治疗 R/R MM 的 5 年长期随访结果。首次提出体能状态不佳（ECOG 3 分以上）患者，仍可能从 CAR-T 治疗中获益，为 CAR-T 治疗扩宽适应证提供临床参考；同时鉴定了影响 CAR-T 治疗长期结局的因素。陈赛娟 / 糜坚青教授团队也报道了 LEGEND-2 研究的结果。这是迄今随访时间最长的 MM 的 CAR-T 研究报道，提供了充分而客观的长期疗效证据。该研究首次分析了 CAR-T 治疗后复发患者的挽救性治疗方案，指出蛋白酶体抑制剂为基础的方案的疗效最佳。同时，也首次评价了长存 CAR-T 细胞在 MM 患者中的免疫表型特征；更重要的是，证实了 LCAR-B38M CAR-T 有治愈 R/R MM 的潜能。

R/R MM 伴 EMD 一直是临床治疗的难点和痛点，对于这类患者目前没有标准治疗。徐开林 / 李振宇团队报道了 BCMA CAR-T 细胞治疗伴 EMD 的 R/R MM 临床研究。结果显示，与髓内病变相比，CAR-T 在 EMD 中短期疗效可靠，但长期生存获益有限；此外，还首次探究 EMD 免疫微环境景观，阐明 EMD 抑制性免疫微环境与较差的临床结局相关。

（二）解决 BCMA CAR-T 的耐药问题

BCMA CAR-T 虽然在 R/R MM 患者中取得了惊人的疗效，但复发进展依然不可避免。如何解决 BCMA CAR-T 的耐药问题也是研究的热点。

第一，CART 前移可能进一步加深缓解深度，进一步清除 MRD。陈丽娟 / 陈兵教授牵头了伊基奥仑赛注射液在老年不适合移植的初治 MM 中的探索，取得了 100% 的 ORR，包括 4 例伴有髓外病灶的患者也取得了 sCR 的疗效，期待后续生存数据的发布。目前伊基奥仑赛注射液正在一线复发 / 进展、来那度胺难治的 MM 中进行与标准挽救治疗对照的随机、前瞻性研究。

第二，双靶点 CAR-T 可能杀灭表达不同靶点的 MM 细胞，从而清除不同的 MM 克隆。徐开林 / 李振宇团队报道了抗 BCMA/GPRC5D 双特异 CAR-T 治疗 R/R MM 的Ⅰ期临床研究，这是世界首个抗 BCMA/GPRC5D 双特异 CAR-T 临床研究，首次证实抗 BCMA/GPRC5D 双特异 CAR-T 治疗 R/R MM 安全有效，并首次表明抗 BCMA/GPRC5D 双特异 CAR-T 对抗原阴性 R/R MM 患者同样有效。而杜鹃教授团队不仅应用双靶点 CAR-T，而且把双靶点 CAR-T 前移到初治阶段。其在国际上首次证实将 CAR-T 治疗模式前移到初诊阶段，临床疗效显著，优于目前常规一线方案，且安全性高，CRS 反应率低；而且 BCMA/CD19 双靶点 CAR-T 细胞疗法在初诊高危 MM 患者中具有潜在的临床应用价值和应用前景。

第三，CAR-T 制备工艺的改进可能缩短 CAR-T 制备时间、提升 CART 疗效。刘辉教授团队利用即时制造平台制备的 BCMA-BBZ-OX40 CAR-T 治疗 R/R MM，结果显示 BCMA-BBZ-OX40 CAR-T 在体内外均具有较好的持久性，在 R/R MM 患者中具有良好的耐受性；而且，Instan CAR-T 制备时间缩短，为快速进展患者提供了治疗机会。钱文斌 / 徐扬教授团队开展了首个 CD27 装甲 BCMA CAR-T 治疗 R/R MM 的临床试验，证实了其疗效和安全性；而且，CD27 具有促进细胞 naïve/scm 表型分化，制备时间短，输注细胞少。临床前研究表明，PD-1 敲低 BCMA CAR-T 细胞表现出记忆性细胞比例增高，耗竭减少。糜坚青教授团队开展了 PD-1 沉默 BCMA CAR-T 细胞在伴有髓外病灶的 R/R MM 的临床研究结果，鉴定了该新型 CAR-T 细胞的安全性及有效性。

第四，通用型 CAR-T 为那些疾病进展迅速、无法等待自体 CAR-T 制备，或不能采集到足够自体淋巴细胞制备 CAR-T 的患者提供了新希望。牛挺教授团队开展了自分泌 CD47-SIRPα 阻断剂的靶向 BCMA 通用型 CAR-T 细胞治疗 MM 的基础研究。这是一款获得具有自主知识产权的能够不结合红细胞表面 CD47 分子的纳米抗体；体内外基础研究显示抗 CD47 纳米抗体能够有效阻断 CD47-SIRPα 结合并增强

巨噬细胞的吞噬能力；首次报道自分泌 CD47-SIRPα 阻断剂的靶向 BCMA 通用型 CAR-T 细胞治疗 MM；BCMA/CD47 双靶点通用型 CAR-T 细胞疗法在 MM 患者中具有潜在的临床应用价值和应用前景。

第五，CAR-T 与其他药物联合以提升 CAR-T 疗效。杜鹃教授团队首次通过临床前研究证实二甲双胍可通过增加骨髓瘤细胞 GPRC5D 的表达，使骨髓瘤细胞对 GPRC5D CAR-T 治疗敏感，二者之间具有协同作用。因此，二甲双胍有望与 GPRC5D CAR-T 联合治疗 MM。

第六，针对 CAR-T 治疗后复发进展的问题，何爱丽 / 王剑利教授团队报道了这些患者挽救治疗的反应率与结局。他们的研究显示，BCMA CAR-T 细胞治疗后复发接受挽救治疗的反应率约为 50%，挽救治疗后的 PFS 中位数为 16.3 个月；以 PI 为基础的联合方案反应率最高为 80%，PFS 中位数为 28.2 个月，优于二次 CAR-T 治疗；但伴髓外浸润患者的挽救治疗反应率低，仅为 25%。

第七，CAR-T 治疗后的远期血液学毒性（一系或多系血细胞减少）发生率高，具有双相性、持续性特点。陈丽娟 / 范磊教授团队的研究发现，间充质干细胞（MSC）输注可以促进小鼠 CAR-T 输注后的造血重建、减轻骨髓损伤；MSC 在体外和小鼠体内对 CAR-T 活性无明显影响。

（三）BCMA/CD3 双抗（特立妥单抗）中国队列数据

蔡真 / 杜鹃 / 牛挺 / 傅卫军发表了首个批准用于治疗 ≥ 3 线 R/R MM 的 BCMA/CD3 双抗（特立妥单抗）的中国队列数据。该报道是 MajesTEC-1 中国队列的首次报道，证实特立妥单抗在中国患者中的疗效和安全性：报道了目前为止所有 BCMA CD3 双抗中最高的 MRD 阴性率（14/15，93.3%）；随访时间中位数为 15 个月，其 DoR、PFS 和 OS 中位数均未达到。

四、2024—2025 年我国在 MM 基础与转化医学研究领域的主要进展

2024—2025 年，我国 MM 基础与转化医学研究在基因组学、耐药机制、免疫治疗及临床转化模型等领域取得显著突破。

（一）MM 的发病及预后因素探索

只有更加深入地了解 MM 这个疾病的发生发展机制，才可能更有针对性地去治疗这个疾病。邱录贵 / 安刚教授团队首次提出 MM 的 1q 扩增动态演变新理论，他们研究证明小克隆 1q 扩增是代表 1q 扩增更早期阶段的遗传学事件，在 1q 扩增的发生过程中可能存在由小克隆向大克隆演变的“两步走”事件。魏小磊教授团队发现 NUF2 在 1q+MM 中高表达；NUF2 高表达 1q+MM 在所有 MM 亚型中均是不良预后的标志；NUF2 可能通过调控细胞周期和肿瘤浸润的免疫细胞参与 MM 的不良预后。杨烨 / 顾春艳教授团队从全新视角揭示了可编码环状 RNA 发挥功能作用的潜在机制。他们的研究发现可编码环状 RNA——circRFWD2 在 MM 细胞中表达；MM 外周血样本中 circRFWD2 水平的升高与 MM 患者不良预后密切相关；揭示了 circRFWD2_369aa 可与 CUL4A、DDB1 形成 E3 连接酶复合物调控 MM 细胞中 p27 的泛素化水平的潜在机制。

徐开林 / 牛铭山教授团队解析了 CAR-T 治疗靶点 BCMA 调控 MM 增殖的新机制，并发现通过靶向 MALT1 可抑制 BCMA 诱导的 NF-κB 通路在 MM 中的活化。

骨病是 MM 患者最常见的靶器官损害，严重影响了 MM 患者的生活质量。周文教授团队探索了肠道氮源循环菌促进 MM 骨质破坏的机制，研究发现肠道 *E.cloacae* 通过产生 NH_4^+，增加 MM 细胞 CCL3 蛋白水平，从而促进 MM 骨质破坏，因此，以肠道 *E.cloacae* 为靶点减少 NH_4^+ 的产生可减缓 MM 的骨质破坏。

（二）MM 耐药相关机制研究

MM 目前依然不可治愈，耐药是其中的关键因素。因此耐药机制一直是 MM 领域的研究热点。邱录贵 / 安刚 / 郝牧教授团队在这方面做了非常深入的探索。首先，应用单细胞测序解析了 MM 克隆演变和耐药机制，揭示了 MM 克隆演变不仅是遗传学层面的事件，同时在转录层面上发生的转录适应也导致了克隆演变的发生，并且遗传学和非遗传学因素在 MM 的克隆演变中具有显著相关性。其次，发现 DNp73 促进 MM 耐药和免疫逃逸，并对其机制进行了研究。他们还首次证实 p53 家族成员 DNp73 通过直接靶向 MYCN 和调节 MYC 通路，显著诱导骨髓瘤细胞增殖、耐药和免疫逃逸；阐明了 DNp73 过表达不仅促进肿瘤细胞的侵袭性生长，更重要的是通过上调免疫检查点分子促进 MM 细胞的免疫逃逸；DNp73 可作为 MM 患者 PD-L1 和 CD47 免疫治疗靶点的生物标志物。此外，还揭示了支架蛋白 CRIP1 在 MM 蛋白质稳态调控中的关键作用。他们的研究发现 MM 细胞中 CRIP1 高表达与患者不良预后显著相关，首次阐明了支架蛋白 CRIP1 参与自噬、蛋白酶体活性等蛋白质稳态调控的分子机制；揭示了 CRIP1 在 MM 增殖、耐药、疾病复发中的作用及分子机制。

其他团队也对 MM 耐药机制从不同角度进行了研究。周文教授团队首次发现了肠道氮源循环微生物与宿主代谢互作通过 NH_4^+ 诱导 MM 耐药的新机制，这提示从代谢角度干预氨基酸来源、摄取和分解可为 MM 治疗提供新策略。王金恒教授团队发现低氧条件下，骨髓基质细胞释放携带高水平 miR-140-5p 和 miR-28-3p 的小胞外囊泡至 MM 细胞中，通过靶向抑制 SPRED1 和 MAPK 通路诱导 MM 细胞的耐药，从而揭示了低氧诱导胞外囊泡诱导 MM 耐药的新机制。山东省肿瘤医院刘志强团队和美国梅奥诊所 Leif Bergsagel 教授团队发现骨髓微环境中 BMSC 和 MM 细胞之间直接相互作用能够增强 MM 细胞内铁代谢，揭示了铁代谢激活类固醇通路增加羊毛甾醇合成从而促进 MM 对铁死亡易感性的机制。因此，靶向铁死亡可能逆转 R/R MM 的耐药复发。同时，刘志强团队还联合临沂市人民医院王丽娟教授团队、天津市肿瘤医院赵海丰教授团队发现 CD40/CD40L 通路介导 BMSC 与 MM 直接相互作用上调 MM 细胞 SENP3 蛋白水平；他们还探索了靶向 SENP3 诱导 MM 细胞发生铁死亡的机制。

（三）治疗新靶点及新策略的探索

MM 最终会走向难治进展，因此也需要我们不断探索新的治疗靶点及新的治疗策略。首先，郝牧 / 邱录贵 / 林欣教授团队提出了 LILRB4 可作为识别高危骨髓瘤患者的理想生物学标志，首次揭示了 LILRB4 作为骨髓瘤免疫治疗新靶

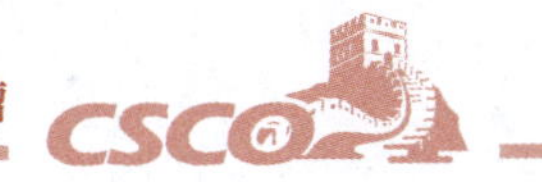

点的作用机制：可同时靶向肿瘤细胞及免疫微环境；并同步开发出针对复发难治性骨髓瘤患者的LILRB4-STAR-T新型CAR-T细胞。王金恒教授团队发现靶向CAV1可调控MM细胞内活性氧（ROS）、谷氨酰胺代谢和自噬平衡，并增强MM细胞对NK细胞介导免疫治疗和硼替佐米的敏感性。杨烨/顾春艳教授团队在“以毒攻毒”理论指导下发现了MM治疗的新靶点。他们应用传统毒性中药来源、具有抗肿瘤活性的天然化合物——雷公藤红素为探针筛选发现MM治疗潜在靶点PNPO；揭示并验证PNPO促进MM恶性增殖的潜在机制；并基于PNPO主要活性位点R95/K117开展老药新用筛选应用，取得了良好临床效果。蔡真教授团队发现在骨髓瘤中抑制DNA-PK能通过解散含有DNA-PK复合物和cGAS的胞质染色质片段，增加胞质中游离cGAS和DNA片段数量，激活cGAS-STING信号，提高DNA损伤诱导药物治疗MM的疗效，从而揭示靶向DNA-PK调控cGAS-STING治疗骨髓瘤新策略。牛挺/郑宇欢教授团队研究了硼替佐米在MM细胞中的相互作用，发现了硼替佐米治疗骨髓瘤的新型分子靶点——二氢硫酰胺脱氢酶（DLD），而DLD靶向可能会增加MM对PI的敏感性。陈丽娟/朱永强教授团队探索了新型XPO1抑制剂SZJK-0421抗MM的作用研究。他们的研究发现，相较于塞利尼索，新型XPO1抑制剂SZJK-0421的胃肠道毒性更小、耐受性更好，有更广泛的治疗窗；目前SZJK-0421已通过国家品监督管理局药品审评中心（CDE）审批，即将进入临床试验。胡豫/孙春艳教授团队的研究揭示了t(4; 14)阳性MM由于异常上调MMSET-ACSL4-PUFAs轴对铁死亡易感，Ⅱ型铁死亡诱导剂联合硼替佐米通过降低谷胱甘肽水平协同诱导MM细胞死亡，从而提出靶向铁死亡是治疗t(4; 14)阳性MM的新方法。

此外，陈协群教授团队发现PARP1抑制剂与硼替佐米协同诱导MM细胞DNA损伤并干扰其修复：硼替佐米诱导MM细胞氧化应激和DNA损伤，PARP1抑制剂与硼替佐米协同诱导ROS依赖的MM细胞死亡，PARP1抑制剂下调XRCC1和POLβ蛋白表达，并抑制DNA损伤修复。刘竞/江思仪教授团队首次提出了m6A修饰的hsa_circ_0000337通过靶向miR-98-5p/DNA2调控DNA损伤修复，从而促进MM硼替佐米耐药；这为硼替佐米耐药MM患者提供了新的潜在机制和靶向治疗手段，为临床诊疗带来新思路。陈赛娟/靡坚青教授团队首次报道了多因素刺激（病毒/*TET2*突变/抗原）造成cilta-cel二次克隆性恶性增殖的现象，为免疫治疗敲响警钟；并首次探究了cilta-cel治疗中CRS的细胞/通路的时序特征，为控制CRS提供了靶向药和治疗窗的选择依据。

五、总结

2024—2025年，我国MM诊疗在临床试验与临床研究领域取得了丰硕成果，CAR-T细胞免疫治疗领域处于整体先进，部分领先水平；在生物学及转化领域快速赶上国际先进水平；通过多组学技术解析疾病异质性、开发新型免疫疗法、推动指南标准化，显著提升了诊疗精准度。目前已经形成多个具有一定国际影响力的研究团队。中国自主研发药物的技术突破和真实世界研究数据，为全球MM诊疗提供了重要参考。未来需进一步优化耐药管理、降低治疗成本，并深化基础研究与临床转化的协同发展。随着政策支持与科研投入加大，中国有望在全球MM治疗领域持续引领创新。

尽管如此，我国骨髓瘤研究仍面临多重挑战：第一，疾病认知与早期诊断不足，约40%患者初诊时已处于中晚期，且基层医疗水平参差不齐；第二，复发难治患者治疗选择有限，传统方案疗效衰减，新型免疫治疗的可及性与安全性需进一步优化；第三，基础研究与临床转化存在鸿沟，克隆演化机制、耐药靶点探索及个体化治疗策略的制定仍需深入突破；第四，缺乏改变临床实践的大型Ⅲ期研究；第五，基础及转化研究领域原创性不足；第六，在国际上的地位和影响力有待提升；此外，医保政策覆盖不足、治疗费用高昂等问题，制约了创新疗法的普惠性应用。未来需进一步整合基础研究与临床实践，攻克耐药难题，并加速国产创新药物的国际认可。

展望未来，中国骨髓瘤研究需聚焦三大方向：精准化——通过多组学技术完善危险分层体系，实现动态MRD监测指导全程治疗；创新化——加速CAR-T、双抗、ADC等免疫疗法的本土化研发与联合策略探索；协同化——构建“基础-临床-产业”联动平台，推动诊疗规范普及与全球合作。随着“健康中国2030”战略的推进及生物医药产业的蓬勃发展，中国有望在全球骨髓瘤防治领域贡献更多“中国方案”，为患者点燃生命新希望。

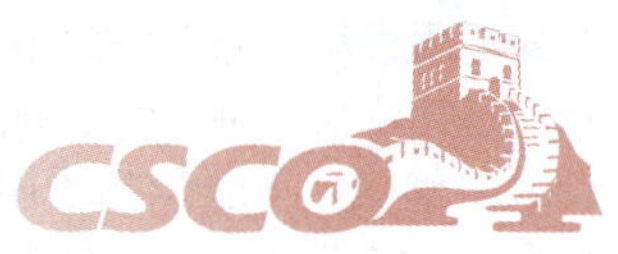

多发性骨髓瘤生物学研究进展

杨琴　周文
中南大学湘雅医学院

多发性骨髓瘤(MM)是一种常见的发生于中老年人血液系统浆细胞的恶性肿瘤。随着我国老龄化人口不断增长，MM发病率呈明显上升趋势。近二十年随着蛋白酶体抑制剂等药物的应用，以及ASCT的广泛开展，多数MM患者可获得较好的缓解，OS中位数可达到5~7年。但MM仍然是一种不可治愈的恶性疾病，绝大多数MM患者最终会出现耐药、复发等进展，乃至死亡。现有的MM治疗药物和方案之所以会出现失败，不仅因为对驱动基因导致细胞发生MM的恶性转化机制未完全阐明，而且因为对发病后MM细胞恶性表型的维持和促进机制知之甚少，后者直接影响MM治疗的靶点确认和精准治疗效果。因此，深入理解MM细胞肿瘤生物学特征，明确MM发生发展最新进展，有助于发现新的预测标志物及潜在治疗靶点。本文特对近一年MM生物学研究进展领域进行综述，以期为MM的早期干预和精准治疗提供理论基础。

一、MM发生发展机制新进展

MM的发展是一个多步骤的渐进过程，通常历经数十年从无症状的癌前状态演变为有症状的疾病状态。基因组不稳定性和克隆演变是驱动MM癌前病变向显性疾病转化的核心机制。由于基因组不稳定，因此在MM发生过程中伴随着众多基因表达异常和基因组的表观遗传学改变。研究者采用SNaPshot技术对纳入受试者*BNIP3L*基因的单核苷酸多态性位点进行了检测，发现*BNIP3L* rs2874670基因变异会增加中国MM患者患病风险。此外，研究者发现KIAA1429通过YTHDF1介导的m6A修饰增加*FOXM1*的表达，从而促进MM肿瘤发生；IGF2BP1通过以m6A依赖的方式增加*CDC5L*的表达，促进伴有1q扩增MM的发生。上述研究表明表观调控在MM疾病发生方面起着重要的作用。

MM细胞的克隆异质性表现为同一患者体内存在多个遗传学不同的亚克隆，这些亚克隆对治疗的反应性和进展潜能各不相同。随着疾病进展和治疗压力选择，优势克隆不断演变，导致克隆演变和耐药性出现。邱录贵教授团队首次提出MM 1q扩增动态演变新理论，证明小克隆1q扩增是代表1q扩增更早期阶段的遗传学事件，在1q扩增的发生过程中可能存在由小克隆向大克隆演变的“两步走”事件。此外，该团队利用细胞测序解析MM克隆演变和耐药机制，揭示MM克隆演变不仅是遗传学层面的事件，同时在转录层面上发生的转录适应也导致了克隆演变的发生，并且遗传学和非遗传学因素在MM的克隆演变中具有显著相关性。

在MM疾病进展方面，研究发现CRIP1通过调控蛋白酶体和自噬的活性，对MM细胞的蛋白质稳态起着关键作用，该研究揭示了CRIP1在MM增殖、耐药、疾病复发中的作用机制。*LILRB4*被报道在MM患者高表达，IKZF1通过激活*LILRB4*的表达触发STAT3-PFKFB1下游通路，支持MM细胞的增殖。CAR-T治疗靶点BCMA对MM调控机制的研究发现，靶向MALT1可抑制BCMA诱导的NF-κB通路在MM中的活化。另外，研究者发现假激酶TRIB3通过USP10介导的去泛素化稳定SSRP1，促进MM的进展。上述针对MM疾病进展新机制的研究为骨髓瘤潜在治疗靶点的发现提供了实验依据。

二、MM耐药机制探讨

近年来，随着蛋白酶体抑制剂(PI)、免疫调节药物、CD38单抗等治疗药物的使用，MM患者的生存时间显著延长。然而，耐药性仍是MM临床治疗面临的严重挑战。阐明MM细胞耐药机制的产生，发现关键调控分子和信号通路，对改善MM耐药、提高现有治疗药物的疗效具有重要的临床意义。过去一年来，有关MM耐药机制的研究取得了一定进展，特别是在有关PI类药物的耐药机制研究方面。

(一) MM耐药机制研究新进展

PI是MM患者临床治疗的首选一线药物，其耐药性的出现严重影响患者的预后。最新针对MM耐药机制的研究主要涉及MM细胞内在耐药机制及骨髓微环境的庇护作用。中国医科大学研究发现eccDNA扩增*KIF3C*基因导致MUC20下调，进而抑制MET信号通路和*CDKN2A*表达，减弱铜死亡并促进PI耐药；该研究提出MUC20可作为PI敏感性和预后的预测标志物。中国医学科学院血液病医院郝牧教授团队研究首次证实p53家族成员DNp73通过直接靶向MYCN和调节MYC通路，显著诱导MM细胞增殖、耐药；体

内试验证实，DNp73 敲低组肿瘤体积减小，对 PI 敏感性增加，提示 DNp73 可能成为耐药患者的生物标志物和潜在治疗靶标。此外，骨髓微环境与 MM 细胞相互作用同样参与耐药的发生。中南大学周文教授团队发现复发耐药 MM 患者肠道中弗氏柠檬酸杆菌富集，且通过增加宿主 NH_4^+ 水平和 NEK2 蛋白稳定性，诱导硼替佐米耐药；而呋塞米或益生菌（如丁酸梭菌）可部分逆转耐药。另有研究发现低氧环境下的骨髓基质细胞会分泌 miR-140-5p 和 miR-28-3p，通过靶向作用 SPRED1，进而导致 MM 细胞对硼替佐米的药物耐受，确定了 miR-140-5p/miR-28-3p/SPRED1/MAPK 通路可能成为 MM 潜在治疗策略。

CD38 单抗达雷妥尤单抗目前已成为 MM 的一线及复发难治性治疗的核心药物。尽管达雷妥尤单抗疗效显著，但部分患者仍会出现耐药。CD38 下调或丢失是达雷妥尤单抗出现耐药的机制之一。研究者发现 *KDM6A* 缺失导致 CD38 启动子上 H3K27me3 水平升高，导致 CD38 表达显著下调，这可能导致对达雷妥尤单抗介导的 ADCC 产生耐药性。塞利尼索是一种口服选择性核输出蛋白 1 抑制剂，为 R/R MM 患者提供了新的治疗选择。研究者发现对塞利尼索治疗反应好的 MM 患者 hnRNPU 表达水平相对较低；机制上，hnRNPU 通过作用 LTV1 和 NMD3 的定位，以及 MDM2 和 RAN 的转录翻译，调控 MM 对塞利尼索的敏感性，该研究提示 hnRNPU 可能成为 MM 患者对塞利尼索敏感的标志物。

（二）提高抗骨髓瘤药物疗效研究新进展

提高现有抗骨髓瘤药物的疗效具有重要临床意义。最近多个研究针对改善硼替佐米的耐药性进行了探索。研究发现 *NCX1* 的表达与 MM 的病情进展相关，而低水平的 *NCX1* 表达则会提高硼替佐米的敏感性，体内外试验证实敲低或抑制 *NCX1* 能够增强硼替佐米的抗骨髓瘤活性，表明 NCX1 可能成为 MM 对硼替佐米耐药性的潜在治疗靶点。研究团队探索了 MM 细胞中的硼替佐米相互作用物，并确定了二氢硫辛酰胺脱氢酶（DLD）为硼替佐米的分子靶点，针对 DLD 的治疗可能会提高 MM 对蛋白酶体抑制剂的敏感性。此外，研究报道 Lys-63 特异性去泛素化酶 BRCC36 通过抑制溶酶体对 cereblon 的降解，增强了 MM 细胞对来那度胺的敏感性。在 MM 细胞中靶向 CAV1 可增强化疗效果及 NK 细胞介导的免疫治疗效果，提示 CAV1 是增强 MM 化疗和免疫治疗效果强有力的治疗靶点。

三、MM 治疗靶点研究新进展

MM 具有高度异质性的特点，尽管现有的多种药物显著改善了患者预后，但耐药和复发仍是目前主要的挑战。因此，探索潜在新型治疗靶点并开发相应的药物具有重要意义。

（一）新型治疗靶点的研究新进展

随着单细胞组学技术的发展，多个研究利用单细胞组测序对 MM 新型治疗靶点进行了前期探索。研究者利用单细胞转录组测序技术分析了生存期不足 2 年 MM 患者的骨髓微环境特征，发现富含 *LILRB4* 高表达的未成熟浆细胞亚群，观察到 MDSC 浸润程度更高，临床分析发现 *LILRB4* 的高表达与 MM 患者不良预后相关。随后研究团队开发了一种基于 T 细胞受体的 CAR-T 细胞，即 LILRB4-STAR-T 细胞，细胞毒性试验表明 LILRB4-STAR-T 细胞能有效清除肿瘤细胞并抑制 MDSC 的功能，提示 LILRB4-STAR-T 细胞免疫疗法有望对抗骨髓瘤细胞和免疫抑制性肿瘤微环境。研究团队针对 MM 单细胞转录组分析及其异质性研究，确定了与浆细胞恶性增殖相关的关键亚群，并证明了丝氨酸 / 苏氨酸激酶 WNK1 调控葡萄糖代谢，促进 MM 细胞增殖，体内试验表现出显著抑制肿瘤生长作用，提示 WNK1 可作为代谢调控新靶点发挥潜在治疗效应。此外，研究者发现多个治疗靶点具有潜在抗骨髓瘤效果，如针对 CLK2 的治疗显示出抗骨髓瘤作用、EZH2 通过抑制 ERK1/2 信号通路诱导 MM 细胞衰老等；而针对 CDK7 与 BRD4 的联合治疗显著抑制 *MYC* 和 *E2F* 的转录活性，更有效地抑制 MM 增殖。

（二）新型药物的研究进展

新型药物的发现旨在扩展目前的治疗策略及提高常规抗骨髓瘤药物的疗效。研究者利用药物筛选发现抗寄生虫药物氯碘羟喹能够显著诱导 MM 细胞发生焦亡，而维奈克拉与氯碘羟喹联合使用对 MM 表现出显著的协同作用。一种新型的紫檀芪化合物 DCZ0825 能促使巨噬细胞向 M1 型分化，并使辅助性 Th1 发生极化，从而发挥抗骨髓瘤和免疫调节的作用。表没食子儿茶素没食子酸酯通过诱导内质网应激和破坏细胞骨架的方式，促使多发性骨髓瘤细胞发生凋亡。苦参碱被报道能够促使 MM 细胞发生自噬性死亡，苦参碱和雷帕霉素在小鼠模型中表现出协同抗骨髓瘤作用。lomitapide，一种降低胆固醇的药物，能够靶向 PARP14 激活由 DRP1 诱导的线粒体自噬，从而抑制 MM 对硼替佐米的耐药，增强硼替佐米的治疗效果。

四、MM 骨病发生发展研究新进展

骨病是 MM 患者特征性临床表现之一。80% 的 MM 患者在诊断时即出现多部位的溶骨性损害，严重影响患者生活质量和生存时间。破骨细胞异常活化、成骨细胞功能抑制及肿瘤 - 骨髓微环境相互作用被认为是 MM 骨病发生发展的主要机制。近年来新药的广泛应用使得 MM 临床缓解率有了很大提高，然而患者的骨病并未得到有效治疗和改善。聚焦发病机制的研究进展对开发新型治疗靶点、增强治疗效果具有重要的临床意义。

MM 骨病的核心机制是破骨细胞活性增强及成骨活性受抑制。MM 细胞在促进破骨细胞分化过程中发挥重要作用。研究报道 MM 细胞高表达 LILRB4，且通过 p-SHP2/NF-κB/RELT 信号通路，增加 RELT 分泌，促进破骨细胞分化，促进骨损伤，阻断 LILRB4 信号通路则能够抑制骨损伤的发生。另有研究者发现 MM 细胞产生的 CCL3 促进骨髓微环境中骨细胞分泌 HMGB1，进而促进骨细胞 RANKL 的过量产生，促进破骨细胞分化而加重 MM 骨吸收。磷酸吡哆醇氧化酶（PNPO）介导的 DVL3 氧化通过激活 Wnt/β-catenin 通路促进 MM 破骨细胞生成；艾曲波帕通过破坏 PNPO 与 DVL3 的相互作用减少骨损伤，表明艾曲波帕可能是很有前景的治疗选择。此外，LY6E 和 FLT3L 被报道为 MM 骨病潜在治疗靶点，前者促进 MM 破骨细胞分化，而后者则抑制了由 Wnt 信号介导的骨形成。

骨髓微环境为肿瘤细胞提供了独特的生存支持，同时参与调控骨代谢失衡。最近的研究发现 MM 相关脂肪细胞产生的细胞因子激活 MM 细胞 *EZH2* 表达，EZH2 与转录因子 AP2α 形成转录抑制复合物，通过 H3K27me3 修饰沉默抑癌基因 *EMP1*，促进破骨分化及抑制成骨分化，进而导致骨破坏。同时，该研究提示 EZH2 抑制剂能够有效治疗 MM 引起的骨溶解性病变。此外，肠道菌群被报道参与 MM 骨病的调控。研究发现阴沟肠杆菌在 MM 骨病患者肠道中显著富集，通过增加循环 NH_4^+ 水平，促进破骨前体细胞 Trap 蛋白表达，并增强 MM 细胞 CCL3 乙酰化，共同加剧破骨分化。构建脱氨酶缺失的菌株或使用益生菌可减少 NH_4^+ 合成，缓解骨破坏。

上述结果发现 MM 细胞激活破骨细胞介导骨病发生的分子机制、揭示 MM 细胞与破骨细胞相互作用的关键靶点及骨髓微环境对 MM 骨病的促进作用，对未来潜在治疗靶点的开发具有重要理论意义。

五、MM 生物标志物研究新进展

随着高通量测序、代谢组学和液体活检等技术的发展，多种新型生物标志物被发现，为 MM 的精准医疗提供了重要依据。近一年，有关 MM 生物标志物的研究主要集中在诊断及预后预测方面。针对最新研究的理解，将有利于推动 MM 的早期诊断及个体化医疗。

(一) 诊断性生物标志物

研究者发现 GALAD-2 模型整合了血清游离轻链、M 蛋白、κ/λ 比值和年龄因素，显著提高了早期无症状 MM 的检出率，尤其对常规实验室指标（总蛋白、肌酐、钙和血红蛋白水平）正常的骨科就诊患者，该模型仍能有效识别 MM 患者。此外，研究者对 33 例健康对照者、38 例初诊和 92 例治疗后 MM 患者血浆进行代谢组学检测，结果发现乳酸和亮氨酸水平在 MM 患者中显著下调，可作为诊断和分期标志物（AUC=0.994 和 0.852）。乳酸水平与血红蛋白水平呈正相关，与肌酐水平呈负相关，且化疗敏感组乳酸 / 亮氨酸水平高于耐药组，提示其可用于疗效预测。另外，研究者利用公共数据库分析发现乳酸化相关基因的特征性标志物对于 MM 具有显著的诊断价值，能够有效地早期区分高危患者，并预测患者的预后情况。

(二) 预后生物标志物

邱录贵教授团队发现在伴随或不伴随其他高危遗传学因素的人群中，IGH/MAF 仍然是重要的预后不良因素，将其加入 R2-ISS 分期中可以优化预后分层。*MYC* 重排是初诊 MM 患者的一个独立不良预后因素，将 *MYC* 重排或多种高风险细胞遗传学异常纳入风险分层模型能够提高其预后价值，为初诊 MM 的高危因素提供了新的视角。多中心研究证实 1q21 扩增独立预示不良预后，尤其是合并 del(17p)。研究者对 t(11; 14) 的缓解动力学特点进行了探索，发现仅伴有 t(11; 14) 的初诊 MM 患者具有与标危患者相似的 OS 情况，缓解深度差但缓解速度缓慢，病程相对惰性。新型标志物 ER18 是 MM 动态危险因素并可改善静态危险分层，ER18 作为定义 MM 早期复发的关键时间点，可提示不良预后，该研究表明整合静态 - 动态危险因素，提出 MM 多时间点危险分层模型，可实现个体化全程治疗。

多个团队利用公共数据库筛选出 MM 预后相关基因，例如筛选出 *SSBP1* 作为与 MM 发展及预后相关的关键基因；自噬相关基因（*CASP8*、*MAPK8*、*RB1CC1*）构建风险模型，能够很好地预测 *TP53* 突变型 MM 患者的长期生存情况；血管生成相关基因有助于预测患者对免疫疗法的反应，并为制定更有效的免疫治疗策略提供指导。此外，研究团队利用生物信息学分析发现在冒烟型骨髓瘤和 MM 患者中，*RAB22A* 的表达水平显著高于正常人群和意义未明单克隆免疫球蛋白病患者，而复发 MM 患者的 *RAB22A* 表达水平显著高于新诊断患者，提示 *RAB22A* 有望成为 MM 预后的潜在标志物。研究者分析 TCGA 数据集发现 *RRM2* 与 *TP53* 突变相关，对 MM 的预后有显著影响，可作为潜在预后指标。血清标志物外周血循环肿瘤细胞、高水平可溶性 BCMA 被报道与 MM 患者不良预后相关。

MM 生物标志物的研究有利于提高早期诊断率、识别高危人群从而实现早期干预。未来，对新型生物标志物检测的灵敏度和特异度有待进一步完善及提高。

六、小结

本文对 2024 年度 MM 生物学研究进展领域进行了总结。骨髓瘤细胞异质性明显，其克隆演化与骨髓微环境重编程，在恶性转变、增殖凋亡、药物耐受及骨髓瘤骨病等病理生理过程中均扮演重要角色。现有的研究探索了 MM 疾病发展及耐药新机制、建立了新的预后预测模型及发现了新型治疗靶点，有助于更好地理解 MM 生物学特征，同时也为 MM 基础 - 临床转化带来新的策略及方向。然而，尽管生物学及转化领域有了一定的进展，但新型治疗靶点仍需在临床实践中进行验证，且缺乏改变临床实践的大型研究数据。未来，基于 MM 生物学特征，针对靶向 MM 细胞、改善恶性骨髓微环境的治疗策略，加强基础 - 临床转化及精准医疗的推进，有助于进一步提高患者的治愈率、实现更多患者的功能性治愈、改善患者的长期生存及生存质量。

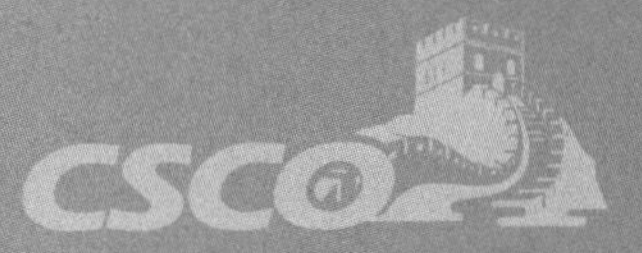

骨与软组织肿瘤

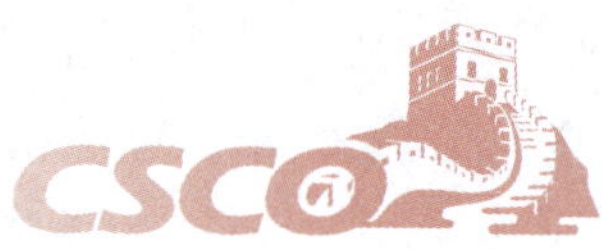

非特指软组织肉瘤的个体化管理：从亚型识别到药物选择

吴方恬　罗志国

复旦大学附属肿瘤医院

一、引言

对于局限期软组织肉瘤（soft tissue sarcoma，STS），手术切除是主要的治疗策略，通常根据组织学类型、分级和肿瘤位置等因素，辅以围手术期放疗和/或化疗。对于晚期或转移性STS，以蒽环类药物为基础的方案是标准一线治疗，ORR为20%~30%，无进展生存期中位数（mPFS）仅为6~7个月。二线治疗的选择（如吉西他滨、达卡巴嗪、异环磷酰胺、艾立布林和帕唑帕尼）需依据肿瘤的组织学亚型而定，患者的平均总生存期（mOS）约为20个月。STS的罕见性和组织学多样性给治疗带来了巨大挑战，尽管患者的生存率有缓慢提升，但由于缺乏新颖的治疗策略以及在如此罕见和多样化的肿瘤群体中难以开展大规模、同质化的临床研究，领域的整体进展受到了限制。

然而，近年来，随着高通量测序、蛋白质组学和免疫学技术的飞速发展，我们对STS各亚型独特的分子驱动机制、信号通路依赖性以及肿瘤微环境（TME）特征有了更为深入的理解，推动着STS治疗策略向基于组织学和分子分型的精准化、个体化治疗新时代迈进。

本文主要围绕非特指型软组织肉瘤的个体化管理展开，不包括尤因肉瘤、横纹肌肉瘤、胃肠道间质瘤（GIST）及韧带样纤维瘤病等具有独特的生物学行为和特异性治疗的亚型。本文将从亚型识别到药物选择系统性梳理脂肪肉瘤（LPS）、未分化多形性肉瘤（UPS）、滑膜肉瘤（SS）、平滑肌肉瘤（LMS）、血管肉瘤（AS）、上皮样肉瘤（ES）及血管周上皮样细胞肿瘤（PEComa）等关键亚型的最新诊疗进展，阐述各亚型的病理及分子诊断要点，在此基础上，重点回顾和总结在化疗、靶向治疗及免疫治疗领域中，基于最新临床试验证据的药物选择策略，旨在为该领域的临床决策和未来研究方向提供参考。

二、脂肪肉瘤

LPS是成人中最常见的软组织肉瘤亚型，占所有软组织肉瘤的15%~20%，其诊断与分型依赖于组织形态学及关键分子遗传学特征。

（一）亚型识别与分子特征

高分化脂肪肉瘤（WDLPS）：临床上生长缓慢，但局部复发率高达60%，尤其腹膜后病灶的10年生存率因复发和手术困难降至约50%。其分子病理学标志是12q13-15染色体区域的扩增，导致*MDM2*基因（在近100%的病例中扩增）和*CDK4*基因（在超过90%的病例中共扩增）的过表达。

去分化脂肪肉瘤（DDLPS）：临床侵袭性强，3年内局部复发率超过80%，远处转移率达30%。其分子背景与WDLPS一致，同样存在*MDM2*/*CDK4*扩增，但扩增率更高。此外，DDLPS还常伴有1p32（*JUN*）等位点的额外扩增以及*CEBPA*启动子区域的甲基化，这些改变被认为是其恶性程度更高的关键驱动因素。

黏液样脂肪肉瘤（MLPS）：约占所有LPS的30%，对放化疗相对敏感。其分子诊断金标准是检测到特征性的*FUS*::*DDIT3*融合基因［由t(12；16)易位产生，见于>90%的病例］或罕见的*EWSR1*::*DDIT3*融合基因。临床上，肿瘤中圆细胞成分的比例>5%是判断其为高级别、预后更差的核心指标。

多形性脂肪肉瘤（PLPS）：这是一种罕见（<5%）且高度侵袭性的亚型，远处转移风险为30%~50%。组织学上以出现多形性脂肪母细胞为特征。分子上，其核型复杂，缺乏特异性易位，但常见*RB1*基因缺失（50%）和*TP53*突变（17%）。

黏液样多形性脂肪肉瘤（MPLPS）：最新确认的亚型，好发于年轻女性纵隔部位，预后差。其分子特征是复杂的核型、全基因组杂合性缺失及复发性*TP53*突变，且无其他LPS亚型的经典分子改变。

（二）药物选择与治疗策略

化疗药物：一线方案通常为蒽环类药物。MLPS对化疗高度敏感，一线缓解率可达48%，显著高于其他亚型（18%）。对于化疗敏感性较低的PLPS和DDLPS，吉西他滨联合多西他赛被证实是有效的治疗选择。曲贝替定（trabectedin）对经治的晚期LPS患者有效，尤其MLPS亚型中显示出突出的敏感性。一项Ⅲ期随机试验（NCT01343277）的亚组分析证实，与达卡巴嗪相比，曲贝替定显著延长MLPS患者的无进展生存期中位数（mPFS）（5.6个月 vs. 1.5个月；*HR*=0.41；*n*=57）。尽管该研究中曲贝替定在整体LPS和LMS人群的客观缓解

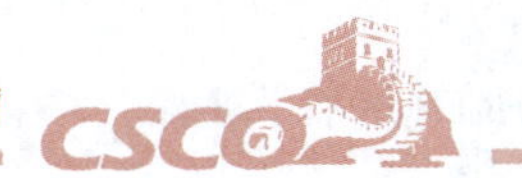

率（ORR）为 9.9%，但其在 MLPS 亚型中明确的 PFS 获益奠定了其在该亚型治疗中的重要地位。艾立布林（Eribulin）：在一项大型Ⅲ期临床试验中，对比达卡巴嗪，艾立布林显著延长了晚期 LPS 患者的总生存期（OS 中位数 15.6 个月 vs. 8.4 个月；*HR*=0.51，*P*<0.001），因此获得美国 FDA 批准用于脂肪肉瘤的治疗。

靶向治疗（WDLPS/DDLPS）：鉴于其明确的分子驱动机制，靶向 MDM2-p53 和 CDK4/6-Rb 通路是 WDLPS/DDLPS 的核心治疗策略。MDM2 抑制剂：milademetan 在一项首次人体试验的Ⅰ期研究中，DDLPS 队列的无进展生存期中位数（mPFS）达到了 7.2 个月，疾病控制率（DCR）为 58.5%，显示出良好的单药活性。然而在Ⅲ期 MANTRA 试验中，与标准治疗（曲贝替定）相比，milademetan 治疗 WD/DDLPS 并未达到 PFS 的主要终点；此外 brigimadlin（Ⅰ期研究中 ORR：11%，DCR 在 WDLPS 和 DDLPS 中分别为 100% 和 75%）、alrizomadlin、siremadlin 等 MDM2 抑制剂相关临床研究正在进行中。CDK4/6 抑制剂：abemaciclib 在专门针对 DDLPS 的Ⅱ期试验中，12 周 PFS 率达 76.7%，mPFS 达 33 周。哌柏西利（palbociclib）和瑞波西利（ribociclib）也在临床研究中被证实了对 *CDK4* 扩增的 LPS 有效，瑞波西利联合 mTOR 抑制剂依维莫司在 DDLPS 患者中的Ⅱ期研究也达到了其主要终点，16 周无进展率（PFR）为 33.3%，mPFS 为 15.4 周，并观察到 2 例部分缓解。

免疫治疗：ICIs 在 LPS 中的单药疗效有限，但联合治疗策略显示出潜力。一项Ⅱ期研究显示，阿维鲁单抗联合曲贝替定在 11 例 LPS 患者中取得了 64% 的 DCR。此外，由于 NY-ESO-1 抗原在 MLPS 中特异性高表达，靶向该抗原的细胞疗法和肿瘤疫苗正在积极探索中。

其他新兴药物：选择性核输出蛋白 1（XPO1）抑制剂 Selinexor 在 SEAL 研究中，与安慰剂相比，使晚期 DDLPS 患者的 PFS 风险降低了 30%。抗微管药物卡巴他赛（cabazitaxel）在 DDLPS 的Ⅱ期研究中，12 周 PFS 率为 55%，DCR 达 68%。

三、未分化多形性肉瘤

（一）亚型识别与分子特征

UPS 是一种高级别 STS，其诊断在病理学上是一种排他性诊断。分子层面，UPS 的特征是基因组高度不稳定和复杂的非平衡性核型，缺乏特异性的驱动基因突变。然而，这种基因组不稳定性也造就了其独特的免疫学特征。多项研究证实，UPS 是典型的免疫“热”肿瘤，其 TME 中常表现出高水平的 $CD8^+$ T 细胞浸润、相对较高的肿瘤突变负荷（TMB）以及 PD-L1 的高表达，使其成为 ICIs 治疗的潜在优势人群。近期研究发现，ATRX 蛋白表达的缺失与 UPS 患者较差的 OS 显著相关，并可能预示着一个免疫抑制性的 TME。

（二）药物选择与治疗策略

免疫治疗：里程碑式的 SARC028 试验扩展队列数据显示，帕博利珠单抗（pembrolizumab）单药治疗晚期 UPS 的 ORR 为 23%（9/40 例）。Alliance A091401 研究则显示，纳武利尤单抗（nivolumab）联合伊匹木单抗（ipilimumab）的 ORR 为 16%，优于纳武利尤单抗单药的 5%，提示双免联合可能带来更高的缓解率。将免疫治疗前移至新辅助阶段是当前的研究热点。大型随机对照研究 SU2C-SARC032 证实，在新辅助放疗中加入帕博利珠单抗，可显著改善高级别 UPS 和 DDLPS/PLPS 患者的无病生存期（2 年 DFS 率：67% vs. 52%；*HR*=0.61，*P*=0.035），为将新辅助免疫治疗纳入 UPS 的标准治疗提供了高级别的证据。

化疗及免疫联合治疗：尽管免疫治疗地位日益重要，但化疗在 UPS 治疗中仍有一席之地。吉西他滨联合多西他赛是有效的化疗方案之一。同时，化疗联合免疫策略展现出巨大潜力。一项单臂Ⅱ期研究将信迪利单抗（sintilimab）联合阿霉素和异环磷酰胺（AI 方案）用于一线治疗晚期 UPS，在 8 例 UPS 患者中获得了高达 87.5% 的 ORR，PFS 中位数为 14.0 个月。尽管样本量小，但其令人鼓舞的结果提示化疗联合免疫治疗有望成为未来 UPS 一线治疗的重要发展方向，期待在更大规模的随机对照试验中进一步验证。

靶向治疗：安罗替尼作为一种辅助治疗选择，在一项Ⅱ期、双盲、随机对照试验中，对比安慰剂，显著降低了高危 STS（包括 UPS）患者术后的疾病复发风险（*HR*=0.47，*P*=0.044 5），其 1 年和 2 年 DFS 率分别为 88% 和 77%。

四、平滑肌肉瘤

（一）亚型识别与分子特征

LMS 是成人最常见的软组织肉瘤亚型之一，LMS 在病理学上显示平滑肌分化特征，免疫组化通常表达平滑肌肌动蛋白（SMA）和结蛋白（desmin）。在分子层面，LMS 以复杂的基因组改变为特征，常见 *TP53*、*RB1* 和 *PTEN* 等肿瘤抑制基因的失活，但缺乏特异性的驱动性融合基因。近期研究发现，ATRX 蛋白表达的缺失可能与子宫平滑肌肉瘤（uLMS）患者较差的总生存期（OS）相关，并提示其与免疫抑制性肿瘤微环境有关。

临床上，LMS 主要分为两大类：起源于子宫的 uLMS 和起源于其他部位软组织的非子宫平滑肌肉瘤（ST-LMS）。这两类 LMS 在化疗敏感性和激素受体表达方面存在差异。约 50% 的 uLMS 表达雌激素受体（ER）和 / 或孕激素受体（PR），这为部分患者，特别是那些不适合接受标准化疗的患者，提供了内分泌治疗的可能性。

（二）药物选择与治疗策略

以多柔比星为基础的化疗是晚期 LMS 的标准一线治疗。尽管 EORTC 62012 研究显示，多柔比星联合异环磷酰胺（AI 方案）对比单药多柔比星未能显著延长 STS 患者的 OS，但其 PFS 获益仍使其成为需要快速缩瘤患者的一种选择。然而，一项重要的突破来自 LMS-04 研究，该Ⅲ期临床试验证实，对于晚期或不可切除的 LMS，多柔比星联合曲贝替定，继以曲贝替定维持治疗，对比多柔比星单药，不仅显著延长了无进展生存期中位数（mPFS）（12.2 个月 vs. 6.2 个月；*HR*=0.41），更重要的是，首次在 LMS 中观察到了总生存期的显著获益（OS 中位数：33 个月 vs. 24 个月；*HR*=0.65）。这一结果为晚期 LMS 的一线治疗树立了新的标杆，尽管联合用药带来了更高的血液学毒性，但总体可控。

二线及后续治疗中，曲贝替定单药在Ⅲ期研究中显示出优于达卡巴嗪的 PFS 获益(4.2 个月 vs. 1.5 个月；*HR*=0.55)。吉西他滨联合多西他赛是另一个有效的二线方案。艾立布林在Ⅲ期研究中对比达卡巴嗪可延长 LMS 和 LPS 患者的 OS。

新兴联合策略：仑伐替尼联合艾立布林的Ⅰb/Ⅱ期研究在晚期 LMS 和 LPS 中显示出令人鼓舞的疗效，ORR 达 19% (4/21 例 LMS)，mPFS 为 8.56 个月。艾立布林联合吉西他滨的Ⅱ期研究也证实了其在 LMS 中的良好抗肿瘤活性，ORR 为 20%，12 周 PFS 率为 75%。

免疫治疗探索：LMS 对单药 ICI 反应率低。Alliance A091401 研究中，纳武利尤单抗联合伊匹木单抗在 LMS 中的 ORR 仅为 5% 左右(2/38 例)。然而，在阿维鲁单抗联合曲贝替定的Ⅱ期研究中，mPFS 达到 8.3 个月，优于历史数据，提示该联合方案具有潜力。

五、滑膜肉瘤

(一) 亚型识别与分子特征

SS 是一种罕见的、具有高度侵袭性的软组织肉瘤，占所有 STS 的 5%~10%，其发病高峰见于青少年及年轻成人。SS 的诊断金标准是检测到其特征性的分子标志物——*SS18*::*SSX* 融合基因。该融合基因由 18 号染色体上的 *SS18* 基因与 X 染色体上的 *SSX* 基因(主要是 *SSX1* 或 *SSX2*，罕见 *SSX4*)发生 t(X；18)(p11.2；q11.2)染色体易位而形成，在超过 95% 的 SS 病例中均可检出。这一分子事件被认为是 SS 发生的关键驱动因素，其产物 SS18-SSX 融合蛋白能够劫持并重构 SWI/SNF(BAF)染色质重塑复合物，进而导致表观遗传调控失常和致癌基因的异常激活。因此，通过荧光原位杂交(FISH)、逆转录聚合酶链反应(RT-PCR)或二代测序(NGS)技术检测 *SS18*::*SSX* 融合基因，是确诊 SS 并将其与其他组织学形态相似的肿瘤(如恶性外周神经鞘瘤)相鉴别的核心手段。

除了特异性的融合基因，SS 还具有独特的肿瘤抗原表达谱，这为其免疫治疗，特别是过继性细胞治疗(adoptive cell therapy，ACT)提供了理想的靶点。研究表明，相当比例的 SS 肿瘤表达癌-睾丸抗原(cancer-testis antigens，CTAs)，其中以黑色素瘤相关抗原 4(melanoma-associated antigen 4，MAGE-A4)和纽约食管鳞状细胞癌抗原 1(New York esophageal squamous cell carcinoma-1，NY-ESO-1)的表达率最高，分别见于约 82% 和 59% 的 SS 患者。这些抗原在正常成人体细胞中表达受限，但在肿瘤细胞中异常高表达，使其成为具有高度特异性的免疫治疗靶点。

(二) 药物选择与治疗策略

化疗：SS 被认为是对化疗中高度敏感的亚型之一，对以蒽环类药物为基础的方案反应良好。在一线治疗中，多柔比星联合异环磷酰胺(AI 方案)是标准选择，其在 SS 患者中的缓解率可达 60% 左右。对于后线治疗，大剂量异环磷酰胺仍是重要的选择之一。

靶向治疗：安罗替尼作为一种多靶点酪氨酸激酶抑制剂(TKI)，在 SS 中显示出确切疗效。Ⅱb 期 ALTER0203 研究证实，安罗替尼对比安慰剂可显著延长经治晚期 SS 患者的无进展生存期中位数(PFS)(6.27 个月 vs. 1.57 个月)。随后的Ⅲ期 APROMISS 研究进一步确证，安罗替尼对比达卡巴嗪能显著改善 PFS(2.89 个月 vs. 1.64 个月)，尤其在 4、6、12 个月的 PFS 率上显示出显著优势。

此外，针对 SS18-SSX 融合蛋白所依赖的 BAF 复合物中关键亚基 BRD9 的降解剂，如 FHD-609，也已进入Ⅰ期临床探索。初步数据显示，FHD-609 在 40mg 及以上剂量时能有效降解肿瘤组织中的 BRD9 蛋白，并观察到了一定的临床活性(1 例部分缓解，2 例长期稳定)。然而，该药物在较高剂量下出现了显著的心脏毒性(QTc 间期延长)，导致其进一步开发面临挑战。

过继性细胞治疗(如 TCR-T)：近年来，ACT 领域取得了显著进展，针对 SS 高表达的 MAGE-A4 和 NY-ESO-1 抗原，TCR-T 疗法已成为重要的前沿治疗手段。

靶向 MAGE-A4 的 afamitresgene autoleucel(afami-cel)：关键的Ⅱ期 SPEARHEAD-1 研究是一项国际多中心、开放标签试验，评估了 afami-cel 在经治的、*HLA-A*02* 阳性且 MAGE-A4 阳性的晚期 SS 或黏液样/圆细胞脂肪肉瘤(MRCLS)患者中的疗效。最终分析结果显示，在 44 例 SS 患者中，afami-cel 治疗的 ORR 达到了 39%(17/44 例；95% *CI* 24.4%~54.5%)，缓解持续时间中位数(mDoR)为 11.6 个月(95% *CI* 4.4~18.0)。在总体人群中，总生存期中位数(mOS)为 15.4 个月；尤其值得注意的是，在获得缓解的 SS 患者中，OS 中位数尚未达到，24 个月的 OS 率 70%，显示出持久的生存获益。基于该研究积极的临床数据，afami-cel 已获得美国 FDA 批准，成为首个用于实体瘤的 TCR-T 细胞疗法，为 SS 的治疗带来了新选择。

靶向 NY-ESO-1 的 Letetresgene autoleucel(lete-cel)：IGNYTE-ESO 试验的最终分析显示，在符合条件的晚期 SS 患者中，lete-cel 治疗的 ORR 同样达到了 39%(9/23 例)。另一项在中国开展的针对 NY-ESO-1 的 TCR-T 疗法(TAEST16001)的Ⅰ期研究中，5 例 SS 患者的 ORR 达到了 41.7%，进一步证实了该靶点的治疗潜力。

化疗联合免疫治疗：尽管单药 ICIs 在 SS 中疗效有限(SARC028 研究中帕博利珠单抗单药 ORR 仅为 10% 左右)，但化疗免疫联合治疗策略可能带来协同增效。一项单臂Ⅱ期研究探索了信迪利单抗联合 AI 方案一线治疗晚期 STS，在 20 例 SS 患者中获得了 65% 的 ORR，PFS 中位数为 9.0 个月，OS 中位数达 19.9 个月。

六、血管肉瘤

(一) 亚型识别与分子特征

AS 是一种罕见的、起源于血管或淋巴管内皮细胞的高度恶性肿瘤，占所有 STS 的 2%~4%。AS 具有高度侵袭性，20%~45% 的患者在初诊时即表现为转移性疾病，预后普遍较差，OS 中位数仅为 6~16 个月。其临床和分子特征表现出显著的异质性，主要可分为以下几类。

皮肤血管肉瘤(cutaneous angiosarcoma，cAS)：最常见的类型，好发于老年人日光暴露部位，特别是头面部。此类肿瘤常与长期的紫外线(UV)损伤相关，其基因组呈现出 UV 损伤

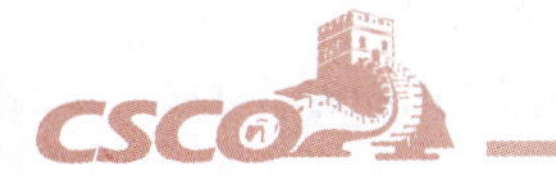

特征和较高的 TMB。这一分子特征为免疫治疗的有效性提供了关键的生物学基础。

放射相关性血管肉瘤(radiation-associated angiosarcoma, RAAS):作为放射治疗的远期并发症,通常在放疗数年后出现,潜伏期中位数为 15 年。RAAS 的分子特征常表现为 *MYC* 基因扩增,预后较差。

淋巴水肿相关性血管肉瘤(Stewart-Treves 综合征):发生于慢性淋巴水肿区域,也常伴有 *MYC* 基因扩增。

原发性乳腺和内脏血管肉瘤:这类肿瘤的分子驱动机制更为复杂,常涉及 *PIK3CA*、*KDR*、*TP53* 等基因的突变,通常被认为是免疫"冷"型肿瘤。

(二) 药物选择与治疗策略

化疗:紫杉类药物(如紫杉醇)被广泛接受为标准一线方案。ANGIO-TAX 研究显示,周疗紫杉醇在不可切除 AS 中的 ORR 为 18%,mPFS 为 4 个月,mOS 为 8 个月。蒽环类药物(如多柔比星)也具有一定活性,欧洲癌症研究与治疗组织(EORTC)的一项回顾性分析显示其 ORR 为 25%。

靶向抗血管生成治疗:作为单药在 AS 中的疗效有限。帕唑帕尼(pazopanib)在 OER-073 研究中,ORR 仅为 3%,但疾病控制率(DCR)达到 48%,PFS 中位数为 14.4 周,显示出一定的疾病稳定作用,尤其是在 cAS 中。

免疫治疗:SWOG S1609(DART)研究是 AS 免疫治疗的里程碑之一,该研究评估了伊匹木单抗联合纳武利尤单抗的疗效。结果显示,总体 ORR 为 25%,而在头面部 cAS 亚组中,ORR 高达 60%(3/5 例),证实了高 TMB 的 UV 相关 AS 对双免联合治疗的高度敏感性。

化疗联合免疫治疗:Alliance A091902 研究的一个队列比较了紫杉醇联合纳武利尤单抗与紫杉醇单药作为一线治疗的疗效。尽管在总体人群中未观察到 PFS 的显著改善,但在头面部 cAS 亚组中,联合治疗显著延长了 PFS,再次凸显了该亚型的免疫原性特征。另一项Ⅱ期研究显示,紫杉醇联合阿维鲁单抗一线治疗晚期 AS,ORR 达到了 50%,OS 中位数为 14.5 个月,为一线治疗提供了有力的联合方案选择。

靶向联合免疫治疗:将抗血管生成 TKI 与 ICI 联合是当前极具潜力的策略。Alliance A091902 研究的另一个队列评估了卡博替尼(cabozantinib)联合纳武利尤单抗在经紫杉类治疗失败的 AS 患者中的疗效,ORR 为 34.4%,且在 cAS 和非 cAS 亚组中均观察到高缓解率(分别为 58% 和 67%),PFS 中位数达 9.6 个月。

新型免疫联合治疗:botensilimab(一种 Fc 段增强的抗 CTLA-4 抗体)联合 balstilimab(抗 PD-1 抗体)的Ⅰ期研究显示,在晚期肉瘤患者中,AS 亚组的 ORR 达到了 27.8%,且在通常被认为免疫"冷"的内脏 AS 亚组中,ORR 为 33.3%,提示这种新一代双免联合方案可能对更广泛的 AS 亚型有效。

综上,AS 的治疗策略已进入基于临床病因学和分子分型的个体化时代。对于头面部 cAS,由于其高 TMB 和 UV 损伤特征,基于 ICI 的联合治疗(双免联合或化学免疫联合)应被优先考虑。对于非头面部 cAS 及内脏 AS,TKI 联合 ICI 的策略(如卡博替尼联合纳武利尤单抗)显示出强大的疗效,是重要的治疗选择。而对于 RAAS,由于其独特的 MYC 驱动机制,治疗仍具挑战性。

七、上皮样肉瘤

ES 是一种极为罕见的软组织肉瘤,主要影响青少年和年轻成人,临床进程具有高度侵袭性,约 50% 的患者尽管接受了积极的多模式治疗,仍预后不佳。ES 在临床上分为经典的远端型和更具侵袭性的近端型,后者常伴有横纹肌样细胞形态。

(一) 亚型识别与分子特征

ES 分子病理学标志是 SWI/SNF 染色质重塑复合物核心亚基 INI1(由 *SMARCB1* 基因编码)的蛋白表达缺失。INI1 的缺失是诊断 ES 的金标准,在超过 90% 的病例中可通过免疫组化检测到。功能上,INI1 的缺失导致了组蛋白甲基转移酶 EZH2 的非拮抗性、持续性致癌激活,这为靶向治疗提供了明确的理论基础。

(二) 药物选择与治疗策略

传统化疗(如蒽环类或吉西他滨为基础的方案)在晚期 ES 中疗效有限,ORR 仅为 15%~27%,PFS 中位数为 4~6 个月,OS 中位数为 13~19 个月。然而,针对其核心分子机制的靶向治疗已取得突破性进展。

EZH2 抑制剂是 ES 治疗的里程碑。他泽司他(tazemetostat)是首个获美国 FDA 批准用于治疗不适合完全切除的晚期或转移性 ES 的靶向药物。在一项关键的国际多中心Ⅱ期"篮子研究"中,他泽司他在 62 例经治的晚期 ES 患者中,获得了 14.5% 的 ORR(9/62 例),PFS 中位数为 5.5 个月,OS 中位数为 19.0 个月。值得注意的是,其缓解持续时间长(DoR 中位数尚未达到),且在治疗初治的患者中 ORR 更高(25%),显示了其作为一线治疗选择的潜力。该药物耐受性良好,为患者提供了一种毒性可控的治疗新选择。此后,新一代的 EZH2 抑制剂(如 SHR-2554)也在临床研究中显示出相似的疗效,进一步验证了该靶点的有效性。

目前,探索 EZH2 抑制剂的联合治疗策略是研究的重点。基于 EZH2 抑制剂对肿瘤免疫微环境的调节作用(如增强 T 细胞浸润),其与免疫检查点抑制剂(ICI)的联合方案正在临床试验中进行评估。同时,一项Ⅲ期临床试验(NCT04204941)正在探索他泽司他联合多柔比星作为一线治疗的疗效,以期进一步提升治疗效果。

八、血管周上皮样细胞肿瘤

(一) 亚型识别与分子特征

血管周上皮样细胞肿瘤是一类罕见的、具有独特组织学和免疫表型特征的间叶源性肿瘤,其细胞兼具平滑肌和黑色素细胞分化特征。恶性 PEComa 具有侵袭性,可发生远处转移。其核心分子驱动机制是 mTOR 信号通路的异常激活,这通常由抑癌基因 *TSC1* 或更常见的 *TSC2* 的失活突变或缺失导致。这一明确的分子靶点使 mTOR 抑制剂成为治疗 PEComa 的理想选择。

(二) 药物选择与治疗策略

对于晚期恶性 PEComa,传统化疗的疗效非常有限。然而,基于其分子特征的靶向治疗取得了巨大成功,mTOR 抑制剂是治疗晚期恶性 PEComa 的标准方案。白蛋白结合型西罗莫司(nab-sirolimus)是一种新型的静脉注射 mTOR 抑制剂,其在关键的Ⅱ期注册临床试验 AMPECT 中的表现尤为突出。该研究结果显示,在 31 例可评估的晚期恶性 PEComa 患者中,nab-sirolimus 的 ORR 高达 39%(12/31 例)。更重要的是,其疗效持久,在长达 3.5 年的随访后,缓解持续时间中位数(mDoR)达到了 39.7 个月,OS 中位数更是长达 53.1 个月。AMPECT 研究的生物标志物分析进一步证实了精准治疗的价值:在携带 *TSC2* 突变的患者中,ORR 高达 89%(8/9 例),而在无 *TSC2* 突变的患者中,ORR 仅为 13%($P < 0.001$)。这一结果明确显示,*TSC2* 突变是预测 nab-sirolimus 疗效的强效生物标志物。基于 AMPECT 研究的卓越数据,nab-sirolimus 已获美国 FDA 批准,成为首个专门用于治疗晚期恶性 PEComa 的药物,是罕见肉瘤精准治疗的成功典范。

九、结论与展望

软组织肉瘤的治疗正经历一场深刻的、由分子生物学驱动的变革。我们正从依赖传统化疗的“一刀切”模式,稳步迈向一个由分子分型、组织学亚型和免疫微环境共同指导的精准医疗新时代。

对于脂肪肉瘤,特别是 DDLPS 亚型,针对 *MDM2* 和 *CDK4* 扩增的靶向抑制剂正不断刷新疗效数据,展现出精准打击驱动基因的巨大潜力。以未分化多形性肉瘤和头面部血管肉瘤为代表的免疫“热”肿瘤,其治疗策略正围绕免疫检查点抑制剂的联合应用进行重塑,无论是新辅助治疗还是晚期解救治疗,都显示出强大的潜力。对于平滑肌肉瘤,LMS-04 研究确立了多柔比星联合曲贝替定作为一线治疗的新标杆,首次在这一亚型中证实了 OS 的显著获益。

对于滑膜肉瘤,以 afami-cel 为代表的 TCR-T 细胞疗法,通过靶向 MAGE-A4 等癌 - 睾丸抗原,取得了历史性突破,为符合条件的患者提供了全新的治疗维度。对于上皮样肉瘤和血管周上皮样细胞肿瘤(PEComa),基于其核心分子缺陷(分别为 *SMARCB1* 缺失和 *TSC1/2* 突变或缺失)的靶向治疗,如 EZH2 抑制剂他泽司他和 mTOR 抑制剂 nab-sirolimus,已成为精准治疗的典范,为这些罕见亚型带来了前所未有的长期生存希望。

尽管新兴治疗策略带来了希望,但肉瘤治疗仍面临诸多挑战。肉瘤的罕见性和异质性使得大规模临床试验难以开展。此外,生物标志物的标准化检测、治疗反应的评估标准、耐药机制的研究等都需要进一步完善。然而,随着对肉瘤生物学认识的不断深入,肉瘤治疗的前景依然光明。非特指型软组织肉瘤的个体化管理正在从理念走向现实。通过精确的亚型识别、合理的生物标志物应用和多学科协作的联合诊疗模式等,相信未来我们能够为患者提供更加精准和有效的治疗方案。

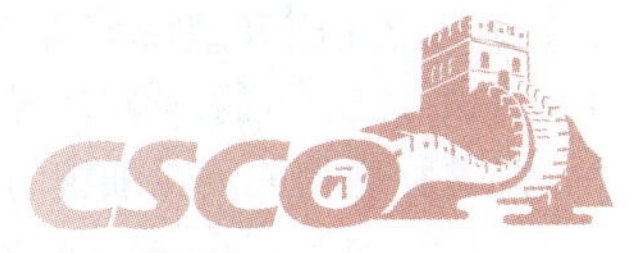

软组织肉瘤新型系统治疗药物研究进展：从靶向药物到免疫治疗

张昕怡　吴荻
吉林大学白求恩第一医院

随着对软组织肉瘤（soft tissue sarcoma，STS）生物学行为和分子机制的深入理解，新型靶向药物和免疫治疗药物不断涌现，为软组织肉瘤的治疗带来了新的希望。本文将从靶向药物和免疫药物等方面，介绍近五年来软组织肉瘤新型系统治疗药物的研究进展。

一、靶向药物

（一）他泽司他（tazemetostat）

他泽司他主要作用靶点是EZH2，EZH2是PRC2复合物的催化亚基，通过组蛋白H3赖氨酸27的甲基化在调控转录下游多个抑癌基因的表达中发挥重要作用。在正常生理状态下，EZH2通过甲基化组蛋白H3赖氨酸27来调控基因表达，维持细胞的正常生理功能和发育过程。而在上皮样肉瘤等肿瘤中，*SMARCB1*（编码INI1蛋白）缺失导致SWI/SNF复合物功能受损，PRC2复合物的拮抗作用减弱，EZH2的活性增强，从而促进肿瘤细胞的增殖和存活。他泽司他通过抑制EZH2的甲基转移酶活性，阻断肿瘤细胞的表观遗传调控，从而抑制肿瘤细胞的增殖并诱导分化。

该药物于2020年获批用于软组织肉瘤治疗的关键试验为一项开放的2期“篮子研究”（EZH-202研究），在澳大利亚、加拿大、法国、美国等32家医院和诊所开展。研究纳入了62例≥16岁的INI1缺失的转移性或局部晚期上皮样肉瘤患者。在连续28天的周期中每天两次口服800mg他泽司他，若疾病进展、出现不可接受的毒性或撤回同意书，则中止试验。此研究的主要研究终点为研究者根据实体瘤缓解评估标准1.1版（RECIST 1.1）评估的客观缓解率（ORR）。次要终点为反应持续时间（DOR）、32周时的疾病控制率（DCR）、无进展生存期（PFS）、总生存期（OS）以及药代动力学和药效学分析。其研究结果显示，总ORR为15%（95% *CI* 7%~26%），其中1.6%患者达到完全缓解（CR），13%达到部分缓解（PR）。DoR中位数未达终点，67%的缓解患者持续6个月或更长时间。PFS中位数为5.5个月，OS中位数为19个月。副作用主要是疼痛、疲劳、恶心、食欲下降、呕吐和便秘。3级或更严重的治疗相关不良事件包括贫血、体重减轻，但总体安全性可耐受。

（二）培西达替尼（pexidartinib）

pexidartinib是一种口服小分子酪氨酸激酶抑制剂，主要通过抑制集落刺激因子1受体（CSF1R）靶点发挥作用，还可抑制血小板衍生生长因子受体（PDGFR）等。在正常生理状态下，CSF1R参与调节巨噬细胞的分化、招募和激活，对维持免疫系统的正常功能具有重要作用。在腱鞘巨细胞瘤等病理状态下，CSF1R的信号通路被异常激活，导致肿瘤相关巨噬细胞（TAMs）的过度积累和分化，从而促进肿瘤的生长和进展。pexidartinib通过抑制CSF1R的酪氨酸激酶活性，阻断其信号转导，减少TAMs的积累和活性，从而抑制肿瘤的生长。

2019年8月2日其被美国食品药品监督管理局（FDA）批准用于治疗与严重病损或功能限制相关的症状性腱鞘巨细胞瘤（TGCT），且无法通过手术改善的成人患者。NCT02371369是一项随机、安慰剂对照、双盲、平行分配的Ⅲ期临床试验，地点包括欧盟（含英国）、美国、加拿大和澳大利亚。参与者为18岁及以上的患者，经诊断患有TGCT或色素沉着绒毛结节性滑膜炎（PVNS），且根据RECIST 1.1标准至少有2cm的可测量疾病。试验分为两部分，第一部分参与者随机分配至pexidartinib组（1 000mg每天一次，持续2周，随后800mg每天一次，持续22周）或匹配安慰剂组；第二部分中，第一部分接受pexidartinib的参与者继续以处方剂量接受治疗，而安慰剂组的参与者则转为接受pexidartinib治疗。此试验主要终点为第25周时达到完全或部分反应的参与者百分比（基于中心读取的MRI扫描和RECIST 1.1），以及试验结束时46个月达到完全或部分反应的参与者百分比。次要终点为患者报告结果（PRO），包括最差疼痛、最差僵硬；身体功能；基于肿瘤体积评分达到完全或部分反应的参与者百分比；46个月时的平均活动范围（ROM）；46个月时的反应持续时间。研究达到了第25周的肿瘤反应率这一主要终点，pexidartinib组的ORR为39.3%（95% *CI* 28.1%~51.9%），而安慰剂组为0（95% *CI* 0.0~6.1%）（P<0.000 1），显著减小了肿瘤体积。

（三）匹米替尼（pimicotinib）

pimicotinib是一种新型的口服、高选择性和强效的小分子集落刺激因子-1受体（CSF-1R）抑制剂。在生理状态下，CSF-1通过与CSF-1R结合，调节巨噬细胞的存活、增殖和分化，对免疫反应和组织修复有重要作用。在病理状态下，如TGCT中，CSF-1的过表达导致CSF-1R信号通路的异常激活，促进肿瘤相关巨噬细胞的浸润和增殖，从而促进肿瘤的生长和侵袭。pimicotinib通过选择性抑制CSF-1R的活性，阻断这一信号通路，减少肿瘤相关巨噬细胞的数量和活性，从而抑制肿瘤的生长。

2023年3月16日，它被美国FDA审批上市。MANEUVER研究（NCT05804045）是一项全球性、随机、双盲、安慰剂对照的3期试验，主要评估了pimicotinib在TGCT患者中的疗效和安全性。主要研究人群为18岁及以上，经确认的TGCT且肿瘤不可手术切除者。患者接受pimicotinib 50mg每日一次或安慰剂治疗。该研究主要分为三部分，第一部分为双盲、随机、安慰剂对照。94名患者按2∶1的比例随机分配到pimicotinib组（63人）或安慰剂组（31人），治疗持续24周。第二部分为开放标签治疗阶段。第一部分结束后，符合条件的患者进入第二部分，继续接受pimicotinib治疗，最多24周。第三部分为开放标签扩展阶段。完成第二部分的患者可进入此阶段，进行长期治疗和安全性随访。此研究主要终点为第25周时的ORR，通过RECIST 1.1版由盲态独立中心评估。次要终点包括肿瘤体积评分、活动范围、通过数字评分量表（NRS）评估的僵硬度、通过简明疼痛量表（BPI）评估的疼痛以及通过患者报告结局测量信息系统（PROMIS）评估的身体功能。根据其试验数据结果，其主要终点结果显示，pimicotinib组的ORR为54.0%，而安慰剂组仅为3.2%（P<0.000 1）。次要终点结果显示，pimicotinib组在僵硬度（NRS评分平均变化–3.00，安慰剂组为–0.57，P<0.000 1）和疼痛（BPI评分平均变化–2.32，安慰剂组为0.23，P<0.000 1）方面均有显著改善。

（四）瑞普替尼（ripretinib）

ripretinib是一种酪氨酸激酶抑制剂（TKI），通过双重机制广泛抑制KIT和PDGFRA激酶信号通路。在正常细胞中，KIT和PDGFRA激酶通过与配体结合激活其受体酪氨酸激酶活性，进而启动下游信号通路，调节细胞生长、分化、存活等生理过程。在胃肠道间质瘤（GIST）等软组织肿瘤中，*KIT*和*PDGFRA*基因突变导致其激酶活性异常升高，持续激活下游信号通路，促进肿瘤细胞的增殖和存活。ripretinib通过双重机制，即结合开关口袋和激活开关，将激酶锁定在非活性状态，从而广泛抑制由原发突变和继发突变引起的KIT和PDGFRA激酶活性，抑制肿瘤细胞的增殖。

2020年5月，美国FDA批准其用于治疗既往接受过三种或以上激酶抑制剂（包括伊马替尼）治疗的晚期GIST成人患者。INVICTUS研究（NCT03353753）是一项国际多中心、双盲、随机（2∶1）、安慰剂对照试验，纳入了既往至少接受过伊马替尼、舒尼替尼和瑞戈非尼治疗的患者。按既往治疗线数（三线 vs. 四线或以上）和东部肿瘤协作组（ECOG）体能状态评分（0 vs. 1或2）进行分层。患者随机分配到ripretinib 150mg每日一次组（n=85）或匹配安慰剂组（n=44），治疗以28天为一个周期，直至疾病进展或毒性不可接受。其主要终点为基于盲态独立中心审查（BICR）采用改良RECIST 1.1版（mRECIST）评估的PFS。次要终点为包括BICR评估的客观缓解率（ORR）和总生存期（OS）。ripretinib组中位PFS为6.3个月，安慰剂组为1.0个月（HR=0.15，95% CI 0.09~0.25；P<0.000 1）。ripretinib组ORR为9%，安慰剂组为0（P=0.050 4）。ripretinib组OS中位数为15.1个月，安慰剂组为6.6个月。

（五）奥格西韦奥（nirogacestat）

nirogacestat是一种口服的选择性小分子γ分泌酶抑制剂。γ分泌酶是一种多亚基蛋白酶复合体，能够切割多种跨膜蛋白复合体，包括Notch和膜结合B细胞成熟抗原（BCMA）。抑制γ分泌酶可以抑制过表达Notch的肿瘤细胞生长，并增加BCMA靶向治疗的靶点密度。在正常生理状态下，Notch信号通路参与多种细胞过程，如细胞分化、增殖和凋亡。nirogacestat通过抑制γ分泌酶，可能影响这些正常生理过程，但其主要作用是针对病理状态下的肿瘤细胞。在硬纤维瘤等病理状态下，Notch信号通路可能过度激活，促进肿瘤细胞的生长和存活。nirogacestat通过抑制γ分泌酶，阻断Notch信号通路，从而抑制肿瘤细胞的生长和扩散。

2023年11月27日，nirogacestat获得美国FDA批准，用于治疗需要全身治疗的进展性硬纤维瘤（desmoid tumors，DT）成人患者。nirogacestat的获批基于一项国际多中心、随机双盲对照的Ⅲ期临床试验（DeFi试验，NCT03785964）。该试验共纳入142名患有进展性硬纤维瘤且无法接受手术的成年患者，患者被随机分配接受150mg的nirogacestat或安慰剂，每日两次，直至疾病进展或出现不可接受的毒性。其主要研究终点为无进展生存期（PFS），次要研究终点为客观缓解率（ORR）。此试验临床数据显示，nirogacestat组的PFS中位数无法估计，安慰剂组的PFS中位数为15.1个月（95% CI 8.4~NE）。nirogacestat使疾病进展或死亡风险降低了71%（HR=0.29；95% CI 0.15%~0.55%；P<0.001）。其次要终点，nirogacestat组的ORR为41%（95% CI 30.2%~54.5%），安慰剂组为8%（95% CI 3.1%~17.3%）（P<0.001）。nirogacestat组中5例（7%）患者达到完全缓解（CR），24例（34%）部分缓解（PR），35例（50%）疾病稳定（SD）。患者报告结局（PRO）：与安慰剂相比，nirogacestat显著降低了疼痛严重程度（P<0.001），并改善了症状负担、身体功能、角色功能和健康相关生活质量。nirogacestat组中常见的不良反应包括腹泻（84%）、恶心（54%）、疲劳（51%）、低磷酸盐血症（42%）和斑丘疹（32%），其中95%为1级或2级。在育龄女性中，75%（27/36）出现与卵巢功能障碍一致的不良事件，其中74%（20/27）在停止治疗后恢复正常。

二、免疫药物

（一）阿法米替基因自体T细胞（afamitresgene autoleucel）

afamitresgene autoleucel是一种黑色素瘤相关抗原A4（MAGE-A4）靶向的自体T细胞免疫疗法（TCR-T）。它由患者自身的T细胞经过基因修饰后制成，这些T细胞表达一种能够识别MAGE-A4的T细胞受体（TCR），从而能够特异性地识别并攻击表达MAGE-A4的癌细胞。在滑膜肉瘤等软组织肉瘤中，MAGE-A4的高表达与肿瘤的发生、发展密切相关。

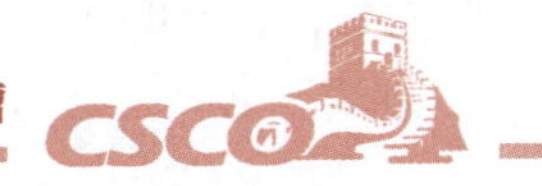

此药物于2024年进行了SPEARHEAD-1试验的Cohort 1部分后通过了药物审批。这是一项多中心、单臂、开放标签的临床试验，实验的Cohort 1部分于2024年完成并用于药物审批，纳入了52名患者，其中44名为滑膜肉瘤患者，8名为黏液样/圆细胞型脂肪肉瘤（MRCLS）患者。所有患者均接受过中位三线治疗，且肿瘤表达MAGE-A4抗原，同时携带特定的*HLA*基因型（*HLA-A02*：*01P*、*-A02*：*02P*、*-A02*：*03P*或*-A02*：*06P*）。患者在接受淋巴细胞清除化疗（氟达拉滨和环磷酰胺）后，接受了单次Tecelra输注。此试验研究的主要终点为ORR。次要终点为DoR、PFS和OS。根据其公布的试验数据，我们可以得知，滑膜肉瘤患者的ORR为43.2%（95% *CI* 28.4%~59.0%），DoR中位数为6个月（95% *CI* 4.6~未达到），39%的患者缓解持续时间达到12个月或更长。黏液样/圆细胞型脂肪肉瘤患者的ORR为25%，PFS中位数为3.8个月，OS中位数尚未达到。

（二）阿替利珠单抗（atezolizumab）

atezolizumab是一种人源化IgG_1单克隆抗体，靶向程序性死亡配体1（PD-L1），通过阻断PD-L1与PD-1的结合，增强T细胞对肿瘤细胞的免疫反应。atezolizumab于2022年12月9日获得美国FDA批准用于晚期腺泡状软组织肉瘤（ASPS）。NCT03141684是一项由研究者发起的多中心、单组、2期研究，纳入了成人和儿童（≥2岁）的晚期ASPS患者。atezolizumab的剂量为：≥18岁患者每次1 200mg，<18岁患者按体重计算，每千克体重15mg，上限为1 200mg，每21天给药一次。其主要研究终点包括客观缓解率（ORR）、反应持续时间（DoR）和无进展生存期（PFS），均根据实体肿瘤疗效评价标准（RECIST）。共52名患者接受评估，其中19名患者（37%）出现客观缓解，包括1例完全缓解和18例部分缓解。缓解时间中位数为3.6个月，反应持续时间中位数为24.7个月，无进展生存期中位数为20.8个月。

（三）贝莫苏拜单抗

贝莫苏拜单抗是一种人源化PD-L1单克隆抗体。贝莫苏拜单抗联合安罗替尼用于治疗腺泡状软组织肉瘤（ASPS）的适应证尚未正式获批，但已于2024年11月被中国国家药品监督管理局药品审评中心（CDE）纳入突破性治疗品种。2025年1月，该适应证正式进入优先审评审批程序。贝莫苏拜单抗联合安罗替尼治疗ASPS的临床试验（CTR20190938）在2024年ASCO大会上公布了部分结果。该研究共纳入了29名患者，其中28名患者的ORR达到79.3%，3名患者完全缓解，20名患者部分缓解。研究的主要终点包括ORR、DCR、PFS和OS等。贝莫苏拜单抗通过阻断PD-L1与PD-1的结合，恢复T细胞对肿瘤细胞的识别和攻击能力。安罗替尼通过抑制肿瘤血管生成，减少肿瘤的营养供应，抑制肿瘤生长，同时重塑肿瘤微环境。贝莫苏拜单抗联合安罗替尼的治疗方案，通过免疫调节和抗血管生成的协同作用，为ASPS患者带来了新的治疗希望。

三、总结

近年来，软组织肉瘤的系统治疗取得了显著的进展，新型靶向药物和免疫治疗药物不断涌现，为患者的治疗带来了新的希望。尽管取得了这些进展，软组织肉瘤的治疗仍面临诸多挑战。未来的研究方向应包括进一步探索新型药物的联合应用方案，以提高患者的生存率和生活质量；深入研究软组织肉瘤的分子机制，寻找更多有效的治疗靶点；以及开展更多的临床试验，以验证新型药物的安全性和有效性。通过不断的努力和创新，我们有望为软组织肉瘤患者提供更加精准、有效的治疗方案，改善患者的预后。

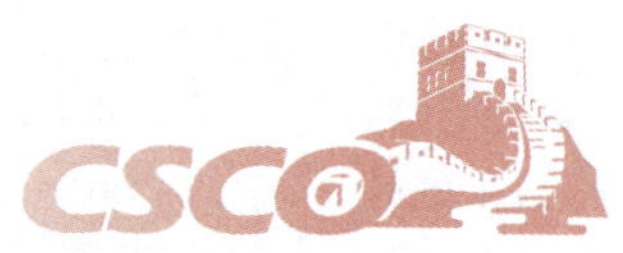

肉瘤治疗局部控制策略新进展：放疗、手术与术中导航技术的协同应用

姚伟涛　侯静雨
河南省肿瘤医院

肉瘤的治疗通常采用多学科协作的方法以期提高患者的生存率和生活质量。计算机辅助导航技术的应用有助于提高肿瘤切除的精确性，减少术后复发的风险。通过计算机导航辅助的关节保留切除术和定制的内置假体重建，可以有效提高骨肉瘤手术切除率，并在随访中显示出良好的生存率和功能恢复。此外，计算机辅助的手术规划平台能够显著降低阳性边缘切除的风险，这为复杂骨肿瘤的切除提供了更为可靠的手段。放疗方面的优化也为肉瘤的治疗提供了新的思路，目前肉瘤的放疗主要包括新辅助放疗［或术前放疗(preoperative radiotherapy)］、辅助放疗［或术后放疗(postoperative radiotherapy, PORT)］和姑息性放疗。研究指出，在骨肉瘤的治疗中，尽管新辅助化疗仍然是核心治疗方式，但放疗的适时应用能够有效提升局部控制率，尤其是在各种放疗增敏药物的作用下，显著提高了患者生存率。同时，影像学技术的进步为术后监测和复发检测提供了强有力的支持，帮助医生在第一时间发现潜在的并发症或复发，使得术后放疗方案能够得到及时的调整。术中导航系统的应用同样是近年来肉瘤治疗的重要进展。通过实时的影像引导，外科医生能够在手术过程中更准确地进行肿瘤切除，最大限度地保留周围健康组织。这种技术的使用不仅提高了手术的安全性，还改善了患者术后的生活质量。研究发现，术中导航技术能够有效提高肉瘤切除的准确性，并降低局部复发率，进而改善患者的长期预后。

随着外科手术技术、放疗方案和术中导航技术的不断进步，肉瘤的局部精准控制正朝着更高效、更安全的方向发展。这些技术的协同应用，不仅提高了肿瘤的切除率，降低了局部复发率，还显著改善了患者的生活质量，为未来肉瘤的治疗提供了新的方向和希望。本文就近年来外科手术、放疗及术中导航技术的协同应用进行综述，希望为肉瘤的精准治疗提供更加有效和可使用的治疗方案。

一、肉瘤的生物学特性与局部控制挑战

1. 流行病学特征与亚型异质性　全球范围每年新发肉瘤病例为(0.5~2.0)/10万，在成人所有恶性肿瘤中占比仅1%，但在儿童及青少年中占比可高达16%(14%~16%)。据中国国家癌症中心2022年度数据显示，全国新发骨肿瘤25 800例，其中青少年骨肉瘤比例较高。

世界卫生组织(WHO)2020年第四版肿瘤分类体系，将肉瘤细分为120余种亚型，涵盖骨肉瘤、尤因肉瘤、脂肪肉瘤、横纹肌肉瘤等。每种亚型在致病基因、分子标志、转移倾向与预后方面均有显著差异。例如，骨肉瘤常见于青少年，5年生存率约为65%；而不同肉瘤5年生存率各不同，如平滑肌肉瘤即使在Ⅰ期，5年生存率也不超过50%，转移性肉瘤生存期中位数为11~12个月。流行病学和分子分型决定了治疗策略必须高度个体化。

2. 侵袭性生长与局控困境　肉瘤异常增殖、侵袭并呈现“假包膜”现象，该包膜实为肿瘤细胞与正常组织黏附形成的边界，临床上极易低估肿瘤残留。据研究统计，假包膜下微小残留是术后复发的核心危险因素，相关软组织肉瘤的局部复发率高达33%。

筋膜面内的“跳跃转移”亦是肉瘤外科“隐形杀手”。多项MRI队列显示，约10%软组织肉瘤存在跳跃灶，常规影像难以全部识别，导致R1切除率增加。而神经血管束受侵的骨肉瘤中，手术截瘫、术后失功能概率提升，功能保护和肿瘤根治面临两难。

3. 局部复发高危因素　一项临床研究显示，软组织肉瘤15年内累计复发率为11%~22%，且经历局部复发的患者更有可能发生远处转移，风险比为8.4，高级别肿瘤患者不仅具有更高的复发风险，而且在复发后比低级别肿瘤复发患者更早死亡。切缘阳性患者局部复发风险更高，具有关键结构阳性切缘(靠近神经、血管或骨骼)的患者，5年局部复发率为14.6%，肿瘤床再切除阳性切缘的患者为21.1%，非计划性切除阳性切缘的患者，为36.6%。法国癌症中心肉瘤组织联合会(FNCLCC)高分级($G_{2\sim3}$)病例，复发率显著上升。

新辅助序贯化疗和分割放疗后进行广泛手术切除是高危软组织肉瘤的有效治疗范式。这种多模式方法不仅提升了边缘阴性率，有助于缩小肿瘤，还显著降低了局部复发和远处转移的风险，但须防个体差异导致的毒副反应风险。

二、局部控制在肉瘤治疗中的重要作用

局部控制策略在肉瘤治疗中扮演着关键角色,尤其是在早期肿瘤的治疗中。随着放疗和手术这两种主要治疗手段的不断发展,术中导航技术的引入为这两者的结合提供了新的可能性。近年来,局部控制的策略逐渐成为肿瘤治疗研究的热点,尤其是在如何提高肿瘤控制率和降低治疗相关副作用方面。

1. **精准化手术在肉瘤治疗中的作用** 手术在肉瘤的治疗中起着非常重要的作用,尤其是早期、局限性肿瘤,手术是根治肿瘤的最有效方法。随着影像技术、外科肿瘤屏障理论和手术技术的不断完善和提高,目前精准化手术已成为肉瘤治疗中的一个重要环节。手术精准化主要体现在以下几个方面,①三维导航与3D打印技术的发展:新一代三维立体切除理念已成为肿瘤外科的主流。基于CT/MRI与3D打印在儿童肉瘤患者中进行肿瘤切除和重建,术后复发率显著降低。而导航技术的应用,也显著增加了骨肿瘤的精准切除率。如北京积水潭医院采用计算机辅助导航切除骨盆软骨肉瘤,长期随访发现这种精准手术可以显著提高阴性切缘的准确率。4名经验丰富的外科医生切除3种不同的肿瘤并重建骨盆,达到肿瘤切除边缘距肿瘤边界为10mm(误差不超过5mm),然而导航系统误差仅不超过0.2mm,所有病例均实现切缘阴性,随访至少3年,局部复发率小于30%,远低于文献报道中常规手术方式所引起的70%的局部复发率。②干性假体技术的应用:对没有累及干骺端或关节面的恶性骨肿瘤,采用精准的截骨和干性假体置换,可以充分保留关节周围正常肌肉和韧带,从而进一步保留了患肢正常的关节运动能力。采用定制的3D打印假体可以更好地适应患者的解剖结构,提高植入物与骨组织的结合度,从而降低松动的风险。3D打印的定制假体在临床应用中不仅能够提高骨愈合的成功率,还能改善患者的功能评分。例如,在一项涉及39例患者的研究中,使用3D打印的定制化干性假体内固定技术治疗四肢恶性骨肿瘤的结果显示,2年和5年生存率分别为87.2%和84.6%,且肢体国际骨与软组织肿瘤学会(MSTS)功能评分平均为26.2分(22~28分)。③微创与机器人手术:腹腔镜及机器人系统在腹膜后和深部软组织肿瘤切除中日趋普及。最近一项前瞻性研究在MRI/CT引导下进行机器人多区域"智能"活检,与标准活检相比,对肿瘤内的三个不同区域进行采样可以更全面、更准确地评估肿瘤生物学特征。另外,机器人手术系统在盆腔腹膜后手术中与腹腔镜手术相比具有独特的优势,包括术中出血少、住院时间短、术后恢复快。不过,微创技术的肿瘤学长期安全性及复发/生存影响,仍需至少5~10年随访数据进一步验证。④生物重建技术、显微外科技术的广泛应用:一项meta分析展示了3D打印支架在骨组织工程中的应用价值。中山大学肿瘤防治中心数据也显示,3D打印的模块化假体对于患有恶性股骨骨干肿瘤者来说是一种可靠且可行的重建选择,有助于提高保肢率,恢复肢体功能,取得更好的短期疗效。目前,定制3D打印假体、纳米陶瓷、吸收性生物支架等材料,极大提升了骨缺损修复成功率,但尚缺乏长期的临床随访数据。

2. **放射治疗精准化新策略** ①新辅助放疗与剂量调控:在*The Lancet*上发表的的一项2022年的临床试验显示,软组织肉瘤标准的术前放疗传统方案为50Gy,分25次,术后存在35%的伤口愈合并发症。而中度大分割、较短时间的放疗方案(2.85Gy/d,共15次的三周方案)被证明是安全有效的。大分割的新辅助放疗配合功能影像指导靶区勾画,不仅提升了高危部位局部肿瘤控制率,还降低了术前时间范围内肿瘤进展的风险,且术后伤口并发症未增加。②术中放疗(intraoperative radiotherapy,IORT)与多模态协同:IORT可针对R1/R2切缘肿瘤残留即时"补救",协同高剂量率(HDR)近距离放疗可使2年内局部控制率达94.3%,对阳性切缘病例也表现出较好的局部控制率。IORT与传统外照射联合,为难治型或高复发部位(如骨盆、脊柱、头颈)肉瘤开拓了多模态精准治疗路径。③质子/重离子放疗:日本国家放射科学研究所(NIRS)、上海市质子与重离子中心、德国海德堡大学等一致认为软组织肉瘤术前放射疗法是安全且可行的,通过质子、碳离子疗法降低毒性是可行的。质子和碳离子的特殊物理和生物特性导致了有效的剂量分布,从而更好地保护周围组织,减少术后伤口并发症及晚期相关毒性,提高局部控制率。针对无法切除的骨盆骨肉瘤患者采用碳离子放疗,其效果等同于手术。④安全性和生活质量提升:图像引导放射疗法(image guided radiotherapy,IGRT),适形调强放疗(intensity modulated radiation therapy,IMRT),核磁介导的直线加速器(magnetic resonance guided linear accelerator,MR-linac)等现代精准放疗技术的应用,缩小了肿瘤的切除边界,有效降低了肿瘤局部复发率。多项新技术治疗的患者功能恢复好,且生活自理率及满意度持续升高。

3. **骨与软组织肿瘤术中导航系统创新** ①光学与电磁导航系统:计算机辅助导航包括光学导航和电磁导航。光学导航系统通过红外摄像头对人体和设备上的定位标记进行识别,若二者之间的区域被物体遮挡,导航过程将被中断,并会影响穿刺精度。而新型的电磁导航系统可利用已知的磁场几何形状确定传感器的磁通量,适用于超越视野限制的骨盆、脏器等高难度手术。②混合现实(MR)与全息导航:MR技术叠加手术空间与三维建模,使肿瘤边界识别加倍清晰。全息投影辅助下的实时引导,术者"可见即可切"。混合现实导航技术(MR)是近年来在骨肿瘤手术中逐渐兴起的一种新型技术,其通过将虚拟信息与真实环境相结合,增强外科医生的空间感知能力。通过头戴式显示器,全息投影辅助下的实时引导,术者实现了肿瘤可视化· 而未来触觉反馈、智能路径修正将会进一步提升安全性与智能化水平。③临床多场景应用:术中导航技术在脊柱肿瘤、骨盆肿瘤、局部复发性直肠癌中均得到验证,局部复发率为20%。脊柱稳定性重建的导航精度要求也在逐渐提高,研究表明,术中导航能够显著提高脊柱重建的精确性,从而降低术后并发症的发生率,改善患者的功能恢复。

三、多种精准技术的协同应用

1. **导航技术与外科手术技术的结合** 术中成像技术是术中导航的重要组成部分,涵盖了多种成像方式,如CT、

MRI、超声等。近年来，随着成像设备的技术进步，术中成像的分辨率和实时性显著提高，使得外科医生能够更清晰地观察到肿瘤及其周围组织的解剖结构。例如，利用三维成像技术，外科医生能够在术前对患者的解剖结构进行精确建模，并在手术中实时对比，确保手术路径的准确性。研究表明，术中成像技术能够显著提高肿瘤的切除率并减少术后复发的风险，尤其是在处理复杂肿瘤时，例如脑肿瘤和骨肿瘤等。

术中导航技术的应用在近年来的外科手术中取得了显著进展，尤其是在肿瘤切除和放疗结合的领域。术中导航技术利用实时成像和计算机辅助技术，帮助外科医生在复杂的解剖环境中进行精确的手术操作。这些技术的应用不仅提高了手术的安全性和有效性，还在肿瘤切除的完整性和术后恢复上取得了良好的效果。根据最新的研究，术中导航系统的集成使得外科医生能够在手术过程中实时获取患者的解剖信息，从而有效减少了手术时间和并发症的发生率。

导航技术在肿瘤切除中的作用日益重要，尤其是在肿瘤位置复杂或与重要结构相邻的情况下。通过使用多种导航工具，如光学导航、超声导航和电磁导航，外科医生能够更精准地识别肿瘤位置，同时减少对周围正常组织的损伤。例如，在治疗高级别胶质瘤时，使用多模态导航系统可以显著提高肿瘤的完全切除率，并降低术后并发症的发生率。此外，研究显示，结合术中荧光成像技术，能够为肿瘤边界的识别提供更清晰的视觉参考，从而进一步提高切除的安全性和有效性。

2. 放疗与手术的结合策略 放疗与手术相结合的策略在许多癌症治疗中被广泛采用，尤其是在肿瘤切除后进行的辅助放疗（postoperative radiotherapy，PORT），以降低复发风险并提高生存率。研究表明，术后放疗能够显著提高某些类型肿瘤的局部控制率，如乳腺癌和鼻窦癌等，尤其是在肿瘤切缘阳性的病例中。此外，手术导航技术的进步也为放疗的精准施加提供了支持，增强了对肿瘤和临近结构的识别，减少了术后并发症的发生。综上所述，放疗与手术的结合不仅提高了治疗的整体效果，也为患者提供了更多的治疗选择，最终改善了患者的生存率和生活质量。

手术与放疗的时机选择是肿瘤治疗中非常关键的环节。合理的时机选择不仅能够提高治疗效果，还有助于减少患者的痛苦和医疗费用。例如，针对恶性肿瘤的治疗，术前放疗可以在一定程度上缩小肿瘤体积，为手术创造更好的条件，从而提高切除的成功率。同时，术后及时进行放疗能够有效控制残余肿瘤的生长，降低复发风险。近年来，随着人工智能和大数据技术的发展，临床医生能够基于患者的个体特征和肿瘤特性，制定更加个性化的手术和放疗方案，从而优化整体治疗效果。总之，手术与放疗的合理时机选择对肿瘤患者的预后有着深远的影响。

3. 术中导航与放疗的结合 术中导航技术与放疗的结合正在改变我们对肿瘤治疗的传统认识。通过将术中导航与放疗相结合，医生能够在肿瘤切除的同时，精确定位需要放疗的区域，最大限度地减少对周围健康组织的损害。研究表明，术中放疗（IORT）结合导航技术的应用，提高了肿瘤局部控制率并改善了患者的生存预后。此外，现代导航系统能够实时调整放疗参数，以适应术中肿瘤的移动和变化，确保放疗的精准性和有效性。这种方法在脊柱转移瘤和颅面部肿瘤的治疗中表现出了良好的应用前景，预示着未来在肿瘤治疗中，术中导航与放疗的结合将成为一种重要的治疗策略。

4. “手术 - 放疗 - 导航 - 重建”闭环策略 局部控制策略在肿瘤治疗中扮演着关键角色，尤其是在早期肿瘤的治疗中。放疗与手术的协同应用效果，尤其是肿瘤切除手术后的辅助放疗，已经在多个研究中得到了验证。例如，在对颞下颌关节的弥漫性腱鞘巨细胞瘤的研究中，发现术后辅助放疗能够显著提高局部控制率，尤其是在肿瘤切除后仍存在残余或复发肿瘤的情况下。此外，研究表明，对低级别和高复发风险的肿瘤，术后放疗能够有效降低复发率，提供更好的长期生存率。

随着放疗和手术这两种主要治疗手段的不断发展，术中导航技术的引入为这两者的结合提供了新的可能性。近年来，局部控制的策略逐渐成为肿瘤治疗研究的热点，尤其是在如何提高肿瘤控制率和降低治疗相关副作用方面。例如：术前分子影像 +AI 影像 +3D 模拟评估，动态设计术中导航路径、定制导板，实现了术后放疗靶区与实测解剖的无缝衔接。颅底 / 脊柱肿瘤等大型手术术前成像、术中导航、脊柱重建和放射疗法等的多学科诊疗（MDT）集成显著提升了 R0 切除率，同时也延长了肿瘤患者的 5 年 PFS 率约为 30%。

四、未来研究方向

1. 新技术的探索 随着医学技术的快速发展，局部控制策略的未来研究方向将越来越多地集中在新技术的探索上。近年来，导航技术在手术和放疗中的应用显示出其潜在的优势。例如，超长构建导航微创脊柱手术（ultra-long construct navigated minimally invasive spine surgery，UNMISS）结合辅助放疗在广泛脊柱转移瘤患者中显示出良好的安全性和可行性，其在疼痛缓解和术后结果方面优于单纯放疗组。此外，IORT 也在脊柱转移瘤的治疗中展现出新的前景，通过将放疗与手术结合，可能提高局部控制率和患者生存期。未来的研究应进一步探讨这些新兴技术的整合应用，以期在不同肿瘤类型中实现更好的治疗效果。

同时，个性化治疗的发展也需要新技术的支持。利用人工智能优化放疗计划，结合肿瘤的遗传和分子标志，可能会为患者提供更加精准的治疗方案。此外，三维建模和仿真技术在外科手术计划和导航中的应用，将帮助外科医生更好地理解和处理复杂的解剖结构，提高手术的安全性和有效性。这些新技术的探索与应用，将为局部控制策略的发展开辟新的方向。

2. 存在的挑战 在局部控制策略的临床应用中，尽管新技术和多学科合作提供了许多机遇，但也面临着不少挑战。首先，技术的实施需要高水平的医疗设施和专业人才，这在一些资源有限的地区可能难以实现。例如，导航手术和术中放疗的成功实施依赖于设备的先进性和医务人员的专业训练。

其次，患者的个体差异和治疗反应的不确定性也是临床应用中的一大挑战。不同患者在对新技术的反应上可能存在

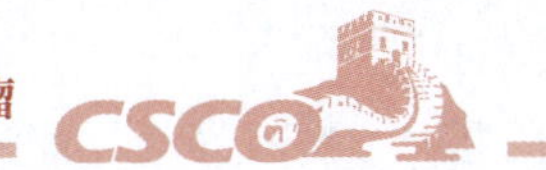

显著差异，这就要求医生在制定治疗方案时，充分考虑患者的具体情况以及可能的风险。例如，在肉瘤的治疗中，针对不同亚型的个性化治疗方案需要结合患者的生物标志物和对放疗、靶向药物的敏感性进行综合评估。

尽管存在这些挑战，局部控制策略的临床应用依然充满机遇。通过不断地研究和技术创新，医生可以更好地应对这些挑战，提升治疗效果。同时，随着对手术、放疗和导航等新技术的深入理解，未来可能会涌现出更多具有临床应用价值的创新疗法，为患者提供更为有效和安全的治疗选择。

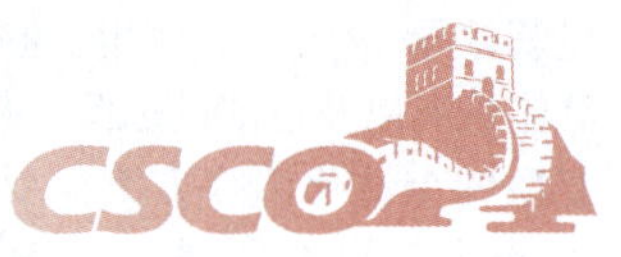

软组织肉瘤的精准诊疗进展：分子分型与靶向治疗探索

乐力源　徐步舒　张星
中山大学肿瘤防治中心

面对软组织肉瘤(soft tissue sarcoma,STS)传统治疗手段的瓶颈,尤其是化疗作为晚期患者治疗的“基石”所带来的显著毒副作用和有限的疗效提升空间,探索更为精准、高效且耐受性更佳的治疗策略迫在眉睫。肿瘤分子靶向治疗(molecular targeted therapy)作为肿瘤治疗领域革命性的进展,为STS患者带来了新的希望。分子靶向治疗的核心在于:基于对肿瘤生物学行为的深入理解,识别并锁定那些在肿瘤细胞恶性转化、增殖、存活、侵袭、转移及血管生成等过程中发挥关键作用的特异性分子靶点,进而设计开发出高度选择性的抑制剂或调节剂,其作用机制丰富多样。相较于传统化疗药物的无差别杀伤模式,靶向治疗因其作用于特定的致癌驱动分子,理论上能够实现对肿瘤细胞更为“精准”的打击,从而在提高疗效的同时显著降低对正常组织的毒性,改善患者生活质量。

二代测序(next-generation sequencing,NGS)等高通量分子检测技术的飞速发展和广泛应用,揭示了STS中存在的多种潜在治疗靶点,极大地推动了靶向药物在该领域的研发和临床转化。得益于对STS分子机制的深入探索,一系列靶向药物已在STS的临床实践和临床试验中展现出价值。本文将聚焦于STS领域中近年来关于分子分型及靶向治疗方向的有关突破,以期为临床实践提供参考并抛砖引玉、集思广益,推动该领域研究的深入发展。

一、推动软组织肉瘤基于分子分型的精准诊治具有重要意义

(一)传统病理分型的局限性与基于分子分型诊断的必然性

软组织肿瘤因其病种繁多、形态学复杂且存在大量交叠,是临床病理学中最疑难的领域之一。传统的以组织形态学为基础、辅以免疫组织化学的诊断方法虽能解决部分病理亚型的鉴别问题,但面对其高度的异质性、不典型的组织学形态和免疫组织化学表型交叠,常显力不从心,难以满足精准诊断及精准治疗的需求。传统病理分型的局限性日益凸显:仅依靠形态学和有限的免疫组化或单基因检测,不仅难以精确鉴别复杂病例,更无法为现代整合精准治疗(特别是靶向治疗和免疫治疗)提供充分依据。

近年来分子病理学飞速发展,一方面揭示了众多软组织肿瘤(包括新发现的病种)特征性的基因改变,推动了肿瘤分类基础从形态学向分子特征的转变;另一方面,以NGS为代表的综合分子检测,已成为STS基于分子分型的精确诊断不可或缺的关键手段。分子分型检测的必要性在于其多维价值:不仅极大提高了诊断的准确性和客观性,更能直接识别潜在的靶向治疗靶点或预测耐药突变,指导靶向药物和免疫检查点抑制剂的选择,预测患者预后,并为后续科研提供坚实的分子层面的基础,是推动STS精准诊疗发展的核心驱动力。因此,综上所述,由传统病理分型体系转向分子分型势在必行。

(二)软组织肉瘤分子分型的主要驱动因素及相关进展

STS分子分型的基础在于对肿瘤发生发展过程中关键遗传学事件(即“驱动因素”)的系统性解析。这些驱动因素不仅定义了肿瘤的生物学本质,更是精准分类、预后评估及靶向干预的基石,主要涵盖以下四类核心机制。

1. 关键基因的易位融合　染色体易位导致的功能性融合基因是STS最显著的分子特征之一,常作为特定亚型的“分子指纹”,其产物(融合蛋白)通过获得性功能异常激活信号通路或扰乱关键细胞过程,常见于若干组织学亚型中。

(1)滑膜肉瘤(synovial sarcoma):超过90%病例存在t(X;18)(p11;q11)易位,产生*SS18*::*SSX1*/*SSX2*/*SSX4*融合基因。*SS18*与*SSX*的融合破坏了BAF复合体功能,导致全基因组表观遗传失调和致癌基因异常表达。

(2)尤因肉瘤家族肿瘤(Ewing sarcoma):特征性为*EWSR1*基因(22q12)与*ETS*转录因子家族成员(主要为*FLI1*,其次为*ERG*、*ETV1*、*ETV4*、*FEV*的融合),常见的融合基因如t(11;22)(q24;q12)形成*EWSR1*::*FLI1*。

(3)其他的重要融合:如*FUS*::*DDIT3*于黏液样脂肪肉瘤、*PAX3*/*PAX7*::*FOXO1*于腺泡状横纹肌肉瘤、*COL1A1*::*PDGFB*于隆突性皮肤纤维肉瘤等。上述融合基因均具有较强的特异性,能够较为明确地指向某一特定组织学亚型。

2. 驱动基因突变　主要机制为以核苷酸点突变、基因插入、基因缺失等改变为主的癌基因激活或抑癌基因失活。常见的癌基因激活有:*KIT*/*PDGFRA*激活突变(多见于胃肠道

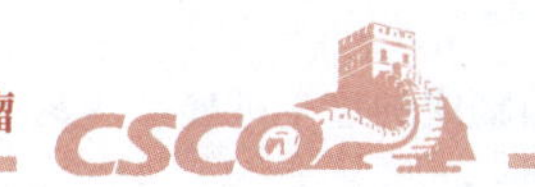

间质瘤，是伊马替尼等抗血管生成药物靶向治疗疗效的预测标志）；*PIK3CA/AKT/MTOR* 通路突变（在血管肉瘤、部分平滑肌肉瘤中可见，提示 mTOR 抑制剂潜在疗效）；常见的抑癌基因失活有：*TP53* 突变 / 缺失（导致基因组不稳定和肿瘤细胞凋亡逃逸）、*CDKN2A* 缺失 / 突变（G_1/S 期检查点丧失致细胞周期失控）、*NF1* 缺失 / 突变：在恶性外周神经鞘瘤（malignant peripheral nerve sheath tumor，MPNST）及部分未分化多形性肉瘤（undifferentiated pleomorphic sarcoma，UPS）中高频发生，导致 RAS/MAPK 通路持续活化。

3. **表观遗传调控异常**　由于表观遗传标记可能保留了组织特异性发育程序的"化石记录"，越来越多地被用于推断癌症的细胞起源。在不改变局部 DNA 序列的情况下，由 DNA 甲基化、组蛋白修饰和染色质重塑等机制异常产生异常基因表达。表观遗传调控异常往往由表观遗传相关蛋白的异常基因融合或突变而产生。STS 中经典的表观遗传调控异常有：SWI/SNF 染色质重塑复合体失活（如常见于恶性横纹肌样瘤及上皮样肉瘤中的 *SMARCB1/INI1* 缺失以及见于部分未分化肉瘤中的 *SMARCA4/BRG1* 缺失）；组蛋白修饰酶突变（如某些亚型的 STS 中出现的 *EZH2* 扩增或突变）。

4. **拷贝数变异**　提及拷贝数变异，常见的例子是高分化 / 去分化脂肪肉瘤中常见的 *MDM2* 基因扩增和 *CDK4* 基因扩增。此外，动脉内膜肉瘤、*GLI1* 遗传学改变 STS 等也可有 *MDM2* 扩增或共扩增。

上述分子检测已经广泛地运用于当前的 STS 病理诊断中，同时为指导临床治疗提供了更丰富的信息。随着近年来对基础医学、测序方法等理论与技术的突破，STS 的分子分型也取得了相当令人瞩目的进展。

（三）软组织肉瘤分子分型的应用探讨及展望

2020 版 WHO STS 分类相较于前版的标志性突破在于，确立了"分子定义的组织学类型"这一核心理念。从此，分子特征不再仅仅是辅助工具，而已成为定义疾病实体的核心依据。其出现直接导致了 STS 病理诊断金标准的转变：如滑膜肉瘤的确诊需检测 *SS18*::*SSX* 融合基因。同时定义了若干新病种，例如 *NTRK* 重排梭形细胞肿瘤、*SMARCA4* 缺失的未分化肿瘤、*EWSR1*::*SMAD3* 阳性纤维母细胞瘤。至此，形态学、免疫表型与分子表型并列为 STS 病理诊断三要素，尤其解决了若干未分化 / 梭形细胞肿瘤等疑难病例的分类困境。但是面对纷繁复杂的 STS，2020 版的分类也同样只是分子分型时代的开端，仍需要更进一步的基础与临床研究对其进行纠错、补充、完善。

上述提及的进展，不论是通过不同于现有常规手段（如免疫组化、FISH 检测等）的检测方式拓展对 STS 分子分型的理解，还是通过现有多组学技术整合分析提出新的分子分型，都对于 STS 分子分型的创新性发展具有里程碑式的意义。通过上述进展的结论，我们在未来能够进一步基于分子分型明确 STS 的亚型分类，实现更精准、更个体化的诊疗模式。

二、软组织肉瘤的靶向治疗逐步从"一枝独秀"向"百花齐放"迈进

伴随着分子遗传学的进展，使用遗传学检测分析研究发现，31%~61% 的肉瘤患者存在潜在可靶向治疗的基因改变性驱动事件，理论上具备接受靶向干预的机会。这些驱动事件通过持续激活下游信号通路，直接调控肿瘤细胞的增殖、生存、代谢及侵袭转移。因此，靶向药物的设计核心正是通过特异性抑制这些驱动蛋白的功能，阻断致癌信号转导，从而实现对肿瘤进展的根本性遏制。靶点识别依赖于综合分子检测技术（免疫组化、FISH、PCR、Sanger 测序及 NGS），其中以 NGS 为代表的广谱筛查手段，已成为挖掘潜在治疗靶点的核心工具。

然而，事实上却是，理想的理论依据与局限的临床实践之间存在巨大鸿沟。STS 的精准靶向治疗面临一个普遍的困境：高度繁复的病理亚型及分子改变谱系与临床可及的有效靶向药物稀缺性之间存在显著不对称性。目前对于非特指亚型 STS 所谈及的靶向治疗，很大程度上约等于泛靶点的抗血管生成靶向治疗。之所以面临如此情况，主要原因如下。

1. **无靶可打或靶点意义不明**　即使采用大 Panel NGS 检测，仍有相当比例患者未能发现具有明确临床意义的可操作的靶点。

2. **有靶无药的尴尬局面**　部分检出的变异（如 *TP53* 突变、*PTEN* 缺失）虽具生物学重要性，但目前缺乏直接靶向药物。而 STS 中同样还存在大量罕见分子亚型由于患者基数少，靶向药物研发动力不足，导致有靶点无药物现象的出现。

3. **个体差异与肿瘤时空异质性**　即使是同一病理亚型的不同患者，由于个体差异的存在，在使用相同药物的情况下也许会表现出完全不同的治疗效应；同一肿瘤不同区域分子特征差异与时间异质性（治疗压力下克隆演化）进一步降低靶向治疗的持久性。

由于上述限制，在当前临床实践中，STS 的靶向治疗高度依赖泛靶点抗血管生成药物。这类药物通过广泛抑制血管内皮生长因子受体（VEGFR）等酪氨酸激酶，阻断肿瘤血管新生及微环境重塑，虽非针对单一驱动基因，但展现出较为广谱的抗 STS 活性。以国际上常见的培唑帕尼、仑伐替尼，国产表现出色的安罗替尼为代表的一系列小分子抑制剂为主，业已成为 STS 二线甚至部分一线治疗的有力武器：培唑帕尼已被多个国际指南推荐用于晚期 STS 的二线及以上治疗；安罗替尼是目前唯一获得国家药品监督管理局批准用于腺泡状软组织肉瘤、透明细胞肉瘤一线适应证及接受蒽环类化疗后进展或复发的其他晚期 STS 二线适应证的靶向药物。除了上述相对新兴的角色，开创靶向治疗模式先河的"前辈"药物同样在 STS 的治疗中发挥着不可或缺的作用：对于特定分子亚型，如表达 c-KIT 或 PDGFRα 的胃肠道间质瘤（gastrointestinal stromal tumor，GIST），伊马替尼这一经典靶向药更是确立了里程碑式的疗效。

抗血管生成靶向药物既可单药使用，也常与化疗药物或新兴的免疫检查点抑制剂等进行联合，以期克服耐药、增强疗效。虽然其短期客观缓解率可能并不显著高于传统化疗，但其在疾病控制率、无进展生存期延长以及总体疗效获益率方面常显示出优势。更关键的是，相较于传统化疗，其通常具有更可管理的毒副作用谱，显著改善了患者的治疗耐受性和依从性。然而，更精准更个体化的靶向治疗仍有待突破。

(1) 诸多靶点及新兴药物未来可期：虽然我国获批应用于STS的靶向药物较少，但基于在其他瘤种中的使用经验，越来越多靶向药物在临床试验中表现出可观的抗STS能力，且新兴药物的临床表现同样引人期待。目前用于STS的特定靶点靶向药物种类如下。

ALK抑制剂：ALK抑制剂在存在*ALK*或*ROS1*融合的多种实体瘤中也显示出良好的抗肿瘤作用，常用于治疗携带染色体2p23上的*ALK*基因座的重排的炎性肌纤维母细胞瘤。

mTOR抑制剂：mTOR途径激活会导致转移风险增高，且大量研究显示，在多种肉瘤亚型中存在mTOR/PI3K/AKT通路的激活。白蛋白结合型西罗莫司、依维莫司等已用于恶性血管周上皮样细胞瘤的一线治疗。

CDK抑制剂：CDK抑制剂通过与细胞周期素D相互作用，阻止细胞由G1期向S期转换，从而达到抗肿瘤作用。*CDK4*扩增存在于90%以上的高分化或去分化肉瘤，为CDK抑制剂类药物在该类患者的治疗提供了基础。以哌柏西利为例的CDK4抑制剂可作为高分化/去分化脂肪肉瘤患者的潜在治疗选择之一。

MEK抑制剂：MAPK通路的变异及激活在多种肉瘤亚型中存在，临床前研究发现MEK抑制剂在肉瘤细胞系和小鼠模型中有抑瘤效果。*NF1*失活突变可介导RAS信号过度活化，MEK抑制剂在*NF1*相关肿瘤中显示出良好的抗肿瘤效果。

MDM2抑制剂：MDM2对p53通路产生抑制作用。高分化/去分化脂肪肉瘤与*MDM2*所在的染色体区域12q13-15的扩增密切相关，最终导致p53活性的抑制并引起肿瘤发生。MDM2抑制剂用于脂肪肉瘤的临床试验正在进行中。

EZH2抑制剂：SMARCB1/INI1蛋白表达缺失可导致组蛋白甲基化转移酶EZH2异常增殖，促进肿瘤发生发展。EZH2抑制剂他泽司他已在美国被批准用于治疗>16岁的青少年和成人不可切除的上皮样肉瘤。

HDAC抑制剂：不少临床前研究表明，靶向组蛋白脱乙酰酶(HDAC)的抑制剂可以增强化疗在STS中的促凋亡作用并抑制肿瘤生长，且有研究表明，HDAC抑制剂西达本胺联合PD-1抑制剂不论体内还是体外试验均可显著抑制肿瘤生长活性，其与免疫治疗的联合值得进一步探索。

IDH1抑制剂：*IDH1*在65%的软骨肉瘤中存在突变。临床前研究表明IDH1抑制剂以剂量依赖性方式抑制软骨肉瘤细胞系的增殖。IDH1抑制剂艾伏尼布在推荐剂量下对*IDH1*突变的酶活性具有显著抑制作用。靶向IDH1抑制剂或可为*IDH1*突变型软骨肉瘤治疗带来新突破。

NTRK抑制剂：*NTRK*与其他基因融合可通过PI3K/AKT、RAS/RAF/ERK通路的激活导致癌症的发生。近年研究发现，*NTRK*融合基因突变在所有实体瘤，包括肉瘤中的发生概率约为1%。在公布的临床试验中NTRK靶向药对多种实体瘤展现出良好的治疗效果。NTRK抑制剂恩曲替尼、拉罗替尼已被美国食品药品监督管理局(Food and Drug Administration，FDA)批准用于治疗存在*NTRK*融合突变的多种实体瘤。

目前针对部分特异性靶点的靶向药物已经于国内外获批上市，开始进一步拓宽STS靶向治疗的药物选择与精准诊疗。同样，新兴靶向药物的研发与试验在基础医学与临床试验中均表现出喜人的成果。2024年发表在*ESMO Open*上的一项研究，评估了新型MDM2-p53抑制剂alrizomadlin(APG-115)在晚期实体瘤患者中的安全性、药代动力学、药效学和初步疗效。研究发现*TP53*野生型患者的无进展生存期显著长于突变型患者(7.9个月 vs. 2.2个月，$P<0.001$)。在*MDM2*扩增且*TP53*野生型的患者中，总缓解率为25%，疾病控制率为100%，并且观察到alrizomadlin具有长期或延迟的抗肿瘤效应。

2024年发表于*Nature Communications*上的一篇有关腺泡状横纹肌肉瘤的文章提出通过抑制组蛋白去甲基化酶(KDMs)等表观遗传学调节因子，增加组蛋白甲基化水平，从而抑制PAX3-FOXO1调控的靶基因，设计出新的靶向治疗策略。研究团队发现P3FI-63和P3FI-90两个化合物对融合阳性横纹肌肉瘤有良好的抑制作用，并进一步确认KDM3B为其主要靶点，为*PAX3*::*FOXO1*融合的横纹肌肉瘤靶向治疗提供了新的可能性。

而今年发表于*Cell*的文章同样对腺泡状横纹肌肉瘤的*PAX3/PAX7*::*FOXO1*融合基因的机制进行了剖析，作者构建了在肌肉祖细胞中表达PAX3/PAX7融合蛋白的模型，揭示了PAX3/PAX7融合蛋白可重塑染色质结构，激活超级增强子驱动关键致癌基因表达，并鉴定了FGFR4和线粒体翻译机制等潜在治疗靶点。FGFR4抑制剂roblitinib和线粒体翻译抑制剂替加环素的联合应用在PAX3/7融合阳性原位患者来源异种移植模型(orthotopic patient-derived xenograft，O-PDX)模型中表现出显著的抗肿瘤效果，疗效明显优于单一药物治疗，为腺泡状横纹肌肉瘤的治疗提供了新的潜在方案。

另外，在评估STS对各种药物敏感性及耐药性的方法上，同样取得了瞩目的进展：在2024年发表于*Cell Stem Cell*的一项研究中，作者基于涵盖24种肉瘤亚型的患者来源的肿瘤类器官构建了高通量的药物筛选平台，发现类器官能够再现肿瘤特征，并且该平台能够定量分析同一患者不同肿瘤间的药物反应异同，强调了考虑肿瘤间和肿瘤内异质性的重要性，有望为快速筛选药物提供个性化治疗建议，为STS的精准治疗提供参考。

除此以外，抗体偶联药物(antibody-drug conjugates，ADC)同样为肉瘤靶向治疗开拓了新的天地：靶向AXL的载有细胞毒药物SG3199的mipasetamab uzoptirine、靶向GD2的载有依沙替康的M3554均在2024年美国癌症研究协会(AACR)年会的研究进展中表现出了相较于传统治疗的优势。

(2) 软组织肉瘤靶向治疗的未来展望：综上所述，泛靶点的抗血管生成靶向药物支撑起了STS靶向治疗的天地，尽管针对特定驱动基因的精准靶向药物(如伊马替尼之于GIST、拉罗替尼之于*NTRK*融合肉瘤)不断涌现且疗效卓越，但其适用人群仅为STS的极个别亚型。虽然已有越来越多的作用于特定靶点的靶向药物于国内外获批上市、越来越多针对靶向药的基础与临床研究取得的成果令人瞩

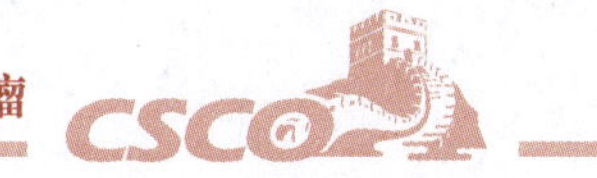

目，但我们仍然面临临床中靶向药物选择相对匮乏的困境。推动STS靶向治疗从“单极主导”向“多元协同”的模式转变，构建覆盖更广泛人群的精准治疗模式，是未来发展的核心方向。未来主要的发展方向为以下三点：①推动更多成熟靶向药物在STS领域的应用，通过临床试验数据推进更多的药物获批STS适应证。②创新开发更多新型药物。除了基于新靶点设计新型小分子抑制剂以外，在其他瘤种中火热的双特异性抗体、抗体偶联药物以及蛋白降解靶向嵌合体等新型靶向药物同样前景光明。③促进诊疗模式进步。结合赋能各行各业的人工智能技术，在病理与分子信息的基础上整合患者的更多临床数据，对患者的用药选择与疗效预测、预后评估进行更多元化的评价；同时借助日渐成熟的类器官技术体外模拟肿瘤微环境，指导个体化精准用药。

然而，STS靶向治疗领域仍面临诸多挑战，仍需继续攻克。如靶点的异质性与复杂性导致单一药物难以覆盖足够广泛的亚型；各种耐药机制的存在限制了患者的长期获益；具体用药方案及联合策略仍需深入探索；如何更便捷、快速、准确地发现患者的用药靶点仍需更进一步地精进。

三、结语：精准诊疗依靠的是分子分型与靶向治疗的有机结合

STS的分子分型的明确与靶向治疗的推广是相辅相成的。分子分型为靶向治疗奠定了科学根基，通过揭示驱动基因融合、关键突变、表观遗传异常等驱动事件，不仅重塑了WHO诊断标准，更精准定位了可干预的靶点；而靶向治疗的临床实践则进一步验证并发扬了分子分型的价值，如伊马替尼在GIST中不可替代的作用、NTRK抑制剂对罕见融合肉瘤的显著疗效、抗血管药物对多种亚型肉瘤的广谱抑制。不过，在推动STS向着更精准更个性化治疗的道路上，我们仍需重视传统组织病理学与传统化疗在STS诊疗中的基石地位。总而言之，分子分型与靶向治疗作为STS综合治疗体系中的重要组成部分，其发展深刻体现了肿瘤治疗向精准化和个体化迈进的时代趋势，因此，更进一步地推动分子分型与靶向治疗的进步及有机结合，才能够为STS的精准诊疗创造更广阔的天地。

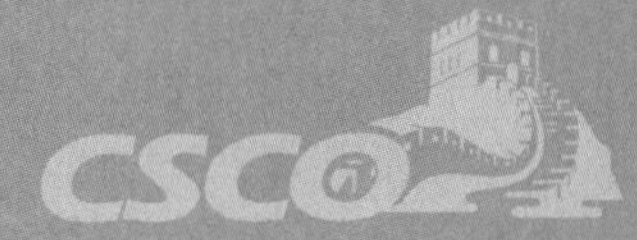

黑色素瘤

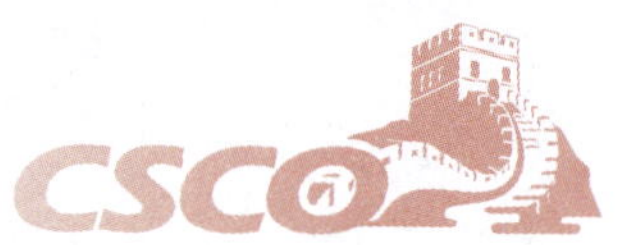

晚期黑色素瘤靶向治疗研究进展

邓窈窕　付阳　姜愚

四川大学华西医院

晚期黑色素瘤的靶向治疗依赖于驱动基因突变谱。本文综述了针对关键驱动突变(包括 *BRAF*、*NRAS*、*KIT* 及罕见突变位点)靶向治疗的最新进展与挑战。

一、晚期黑色素瘤 *BRAF* V600 突变患者的靶向治疗：持续优化与挑战并存

(一) 现有方案优化与靶免联合或序贯策略探索

1. **长期生存数据更新巩固双靶基石地位**　*BRAF* 突变在皮肤、肢端和黏膜黑色素瘤的发生率分别约为 50%、17.9% 和 12.5%。针对 *BRAF* 突变，若单用 BRAF 抑制剂，初始缓解率高，但耐药率也高，无进展生存期(PFS)中位数仅 6 个月左右。多个Ⅲ期随机对照临床研究如 COMBI-d/v(达拉非尼＋曲美替尼)、coBRIM(维莫非尼＋考比替尼)、COLUMBUS(康奈非尼＋比美替尼)等的长期随访数据证实，无论是 PFS 还是总生存期(OS)，BRAF 抑制剂联合 MEK 抑制剂均优于 BRAF 抑制剂单药(达拉非尼、维莫非尼等)，并且毒副反应更小。

2. **“三联”方案[BRAFi+MEKi+免疫检查点抑制剂(ICIs)]成为热点**　旨在同时克服靶向治疗耐药和免疫治疗原发性耐药的“三联”策略是近年的热点。双靶联合免疫(PD-1/PD-L1 抗体)对比双靶的头对头Ⅲ期研究有三个：IMspire150(阿替利珠单抗＋维莫非尼＋考比替尼)、Keynote-022(帕博利珠单抗＋达拉非尼＋曲美替尼)和 Combi-i(spartalizumab+ 达拉非尼＋曲美替尼)。由于研究设计和统计学设置的问题，只有 IMspire 150 研究显示靶免联合治疗显著改善 PFS(15.1 个月 vs. 10.6 个月)。该研究采用了双靶导入 28 天后再联合免疫治疗的策略，三药组的毒副作用更小。而 Keynote-022 和 Combi-i 研究采用靶免同步联合的策略，未达到预设的 PFS 终点，三药组毒副作用明显增加，导致更多患者停药或中断治疗，可能影响了疗效。针对这三项研究的 meta 分析显示双靶联合免疫治疗三药组在 PFS 和 OS 方面有显著获益，但客观缓解率无提高，3 级以上不良反应发生率更高。亚组分析显示，高体力状况(PS)评分、高乳酸脱氢酶(LDH)水平和高肿瘤负荷的患者更倾向于从靶免三联疗法中获益。针对亚洲人群，中山大学肿瘤防治中心张晓实教授团队的多中心队列研究对比了靶向和靶免联合治疗的效果。在三药组，患者首先接受 4~6 周靶向治疗导入，再联用 PD-1 单抗，结果显示双靶 +PD-1 单抗治疗对比双靶治疗显著提高了 PFS 中位数(21.9 个月 vs. 11.1 个月，$P<0.001$)、OS(未达到 vs. 32.6 个月，$P=0.027$)和缓解持续时间(DoR)(20.0 个月 vs. 8.4 个月，$P=0.002$)。先导入靶向治疗后联合免疫治疗的策略似乎有一定的前景，在未来的研究中，仍需探究：①是否所有 *BRAF* 突变患者一线治疗均需三联用药？低肿瘤负荷、低 LDH 患者双靶或免疫治疗是否足矣？靶免联合治疗的最佳获益人群？有哪些生物标志物？②靶向治疗导入期的最佳时长？即靶免联合治疗如何进一步增效、减毒？③靶向治疗的最佳免疫搭档药物选择，PD-1 抗体或 PD-L1 抗体？

3. **靶免治疗顺序策略选择**　个体化决策的难点。

(1) SECOMBIT 研究：该Ⅱ期研究随机分成“先靶后免”(康奈非尼＋比美替尼序贯伊匹木单抗＋纳武利尤单抗)、“先免后靶”(伊匹木单抗＋纳武利尤单抗序贯康奈非尼＋比美替尼)和“三明治疗法”(短期靶向治疗 8 周→免疫治疗→靶向治疗)三个组。该研究为非对照研究，无统计学检验的 *P* 值，但从 2024 年的更新数据来看，后两个组，即先免疫后靶向治疗的 4 年 TPFS 率(29% vs. 55% vs. 54%)和 OS 率(46% vs. 64% vs. 59%)更高。提示 *BRAF* 突变的黑色素瘤先免后靶治疗可能更优。

(2) ImmunoCobiVem 研究：该Ⅱ期研究对纳入患者均行 3 个月的双靶(维莫非尼＋考比替尼)治疗导入，之后随机分成 2 组，一组继续双靶治疗，另一组序贯 PD-L1 单抗阿替利珠单抗治疗，后续进展后再进行相互交叉。遗憾的是，超过三分之一的患者未进行预设的交叉治疗。2025 年更新数据显示，持续靶向治疗第一阶段的 PFS 优于序贯免疫治疗组；靶向治疗诱导后序贯免疫治疗 4 年和 5 年的 OS 在数值上优于持续靶向治疗，但差异无统计学意义，序贯免疫治疗组也没有改善脑转移的例数及时间。

(3) EBIN 研究：这项多中心Ⅱ期研究随机分成两组，一组双免治疗(伊匹木单抗＋纳武利尤单抗)，另一组先行双靶治疗导入 12 周(康奈非尼＋比美替尼)，后序贯双免治疗。结果显示靶免序贯治疗并未优于免疫治疗，两组 PFS 均为 9 个月，差异无统计学意义。LDH 高于两倍正常上限、肝转移的

患者可能从序贯治疗中获益。

(4) DREAMseq 研究：这项Ⅲ期研究随机分成双免治疗（纳武利尤单抗＋伊匹木单抗）A 和双靶治疗（达拉非尼＋曲美替尼）B 两组，疾病进展后，分别序贯至双靶 C 组及双免 D 组治疗。2025 年美国临床肿瘤学会（ASCO）年会上更新的数据显示，在主要终点 OS 方面，先免后靶（A → C）5 年的 OS 率较先靶后免（B → D）显著提高，分别为 63.3% 和 33.9%；5 年的 PFS 率分别为 39.4% 和 12.8%。并且，先免后靶较先靶后免治疗脑转移时间更晚，分别为 12.2 个月和 8.8 个月。该研究的主要偏倚在于，一线治疗后，相当多比例的患者出现疾病进展，仅 52% 患者顺利交叉至后线预期的治疗。最终的生物标志物分析仍在进行中。

(5) B-CHECK 研究：这项真实世界研究比较了双靶、单免、双免治疗在晚期 *BRAF* 突变黑色素瘤东亚人群中的综合获益。倾向性评分匹配发现：双靶一线治疗较单免治疗延长了 PFS（*HR*=1.68，*P*=0.018），两组 OS 类似；双靶较双免治疗有延长 PFS 的趋势，OS 无显著差异。在美国东部肿瘤协作组（ECOG）PS 评分 ≥ 2、Ⅳ期（M_{1c}/M_{1d}）和 LDH 升高的亚组中，双靶治疗 PFS 优势更大。

以上研究提示，对于高加索人群以皮肤型为主的 *BRAF* 突变晚期黑色素瘤，先免后靶治疗可能更具长期生存优势。SECOMBIT 研究的“三明治”策略为一种折中方式，可能适用于部分进展快或不宜立即接受免疫治疗的患者，但尚无证据表明其优于先免后靶治疗。先靶后免序贯方案疗效受限，但个体化策略仍需考虑疾病负荷、症状控制需求等。对于肿瘤负荷大、有肝转移或进展迅速，需要快速缩瘤的患者，尤其是对于免疫治疗有效率并不高的亚洲人群来说，靶向治疗先行可快速控制病情，避免早期进展。未来还需要更多的生物标志物、个体化模型帮助识别谁更适合免疫治疗先行。

（二）BRAF 抑制剂耐药的治疗策略

1. BRAF 靶向治疗耐药机制 研究表明，约 50% 的患者在 BRAF 抑制剂治疗开始后 6~12 个月内出现耐药，导致疾病进展。耐药机制表现为多层级动态网络：MAPK 通路再激活（如 BRAF 激酶域扩增、RTK-RAS 活化诱导 RAF 二聚化等），旁路信号激活（受体酪氨酸激酶上调，如 PDGFRβ 过表达、PI3K/AKT 通路活化等），MITF-AXL 轴驱动表型转换，代谢重编程，微环境重塑（NF-κB 介导 M2 巨噬细胞极化），自噬激活，miR-211/miR-204 等通过靶向信号节点分子调控耐药等。

2. 靶向治疗再挑战仍可获益 由于获得性耐药具有不稳定性，耐药后治疗中断或使用其他治疗一段时间，再使用同类治疗仍可能获益，这类治疗方案被称为“再挑战”。2024 年发表在 *Cancer* 上的一项大型回顾性研究纳入了 468 例患者，评估了 BRAFi/MEKi 靶向治疗在不可切除或转移性黑色素瘤患者中再挑战的治疗效果。在再挑战之前，大多数（76.3%）患者使用了免疫治疗，在第一次靶向治疗和靶向再次治疗之间有至少 30 天的间隔。再挑战的客观缓解率（ORR）为 43%，mPFS 达 4.8 个月，mOS 为 8.2 个月。一线靶向治疗与再挑战之间的长治疗间隔与较低的死亡风险显著相关（*HR*=0.69；95% *CI* 0.55~0.87）。

3. 克服靶向耐药新策略 针对晚期黑色素瘤 *BRAF* 突变的靶向耐药策略，除了前面所说的靶免联合或序贯治疗研究的探索，也有一些新型靶向药物及联合治疗的临床研究探索。

(1) 与热激蛋白（HSP）抑制剂的联合：既往研究表明，HSP90 通过稳定 RAF/PI3K 等耐药相关蛋白驱动耐药，XL888 抑制 HSP90 可降解多种耐药蛋白。一项Ⅰ期研究显示，维莫非尼与 HSP90 抑制剂 XL888 在晚期黑色素瘤患者中的活性与 BRAF 联合 MEK 抑制剂相当。然而，在另一项双靶联合 XL888 的Ⅰ期研究中，联合治疗具有明显的毒性，需要频繁减少剂量，虽然 ORR 达到了 76%，但 mPFS 相对较低，只有 7.6 个月。

(2) 靶向自噬：羟氯喹（HCQ）是溶酶体抑制剂，可有效阻断自噬通路。一项Ⅰ/Ⅱ期试验评估了达拉非尼、曲美替尼联合羟氯喹治疗晚期 *BRAF* V600 突变黑色素瘤的疗效，在 LDH 升高（*n*=16）的患者中，显示缓解率高（88%），但 1 年生存未达预设标准。

(3) 泛 RAF 抑制剂疗效初现：*BRAF* V600E 突变细胞对 RAF 抑制剂耐药常见的原因是诱导 RAF 二聚体形成，从而导致 ERK 信号重新激活。泛 RAF 抑制剂强效抑制单体和二聚体形式的 RAF 蛋白，从而有效抑制下游 MAPK 信号通路，部分还可通过血脑屏障。泛 RAF 抑制剂 exarafenib（KIN-2787）、BGB-3245、tovorafenib 和 BGB-283（lifirafenib）等单药或联合 MEK 抑制剂在Ⅰ期临床研究中用于既往接受 BRAF/MEK 抑制剂治疗的黑色素瘤患者均显示了初步的抗肿瘤活性。

(4) 2024 年欧洲肿瘤内科学会年会（ESMO）上报道了一款靶向蛋白降解的小分子药物 CFT1946，能够靶向 *BRAF* V600 各类突变，实现 BRAF 蛋白的降解，从而阻止 BRAF 单体或异构二聚体形成和下游 MAPK 通路的激活，在黑色素瘤中观察到了初步的活性（1 例 *BRAF* V600R 和 1 例 *BRAF* V600K 获得了部分缓解）。

此外，双靶治疗联合 CDK4/6 抑制剂（哌柏西利）、酪氨酸激酶抑制剂（尼洛替尼）、BCL-2 抑制剂（navitoclax）在晚期 *BRAF* 突变恶性黑色素瘤中的临床研究正在进行。

二、晚期黑色素瘤 *NRAS* 突变靶向治疗的研究进展

NRAS 突变在黑色素瘤中的总体突变频率为 20%~25%，皮肤型发生率最高，达 15%~25%，肢端黑色素瘤为 1.4%~12%，黏膜黑色素瘤为 8%~18%，脉络膜黑色素瘤几乎不发生 *NRAS* 突变。最常见的 *NRAS* 突变亚型为 Q61R（38%）和 Q61K（31%）。*NRAS* 主要通过 NRAS-CRAF-MEK-ERK-RSK-S6（NRAS-MAPK）、NRAS-PI3K-AKT-mTOR 和 NRAS-RalGEFs 三条信号通路促进黑色素瘤的进展。由于 RAS 蛋白结构缺乏结合口袋、与核苷酸结合力强，且 NRAS 与 KRAS、HRAS 有很高的同源性，针对 NRAS 的抑制剂难以成药。另一方面，从 BRAF 到 CRAF 的信号转导切换和 *RAS* 突变黑色素瘤中的 RAF 二聚化已被确定为 BRAF 抑制剂不敏感的潜在机制，Ⅱ期试验（TraMel-WT）证实曲美替尼联合达拉非尼对 *NRAS* 突变黑色素瘤无效。目前，*NRAS* 突变黑

色素瘤的靶向治疗研究主要集中在其信号通路的下游及联合用药。

1. 泛 *RAS* G12C 抑制剂 sotorasib 通过结合失活态 RAS 蛋白的 P2 口袋靶向 G12C 突变，在 *KRAS* G12C 突变的非小细胞肺癌患者中治疗效果优异。尽管 *NRAS* G12C 突变在黑色素瘤中仅占 2%，但 sotorasib 对 *NRAS* G12C 的抑制效力显著高于 *KRAS* G12C（强 5 倍）。临床数据显示 sotorasib 单药治疗一例 *KRAS* G12C 突变的黑色素瘤患者实现部分缓解（PFS 5.6 个月），联合方案在 *NRAS* G12C 突变肠癌患者中亦有效。这提示泛 *RAS* G12C 抑制剂或将成为靶向 *NRAS* G12C 的新策略。

2. 泛 RAF 抑制剂 在泛 RAF 抑制剂 belvarafenib 的Ⅰ期临床试验中，*NRAS* 突变黑色素瘤在安全导入阶段（1/9）和剂量扩展阶段（2/10）的 ORR 分别为 11.1% 和 20%，mPFS 分别为 24.9 周和 8.3 周。基于泛 RAF 抑制剂单药容易耐药，后续又开展了联合 MEK 抑制剂的临床研究。

3. MEK 抑制剂 多个 MEK 抑制剂在 *NRAS* 突变型黑色素瘤中进行了研究探索。曲美替尼是首个美国食品药品监督管理局（FDA）批准的晚期黑色素瘤 MEK 抑制剂，联用 BRAF 抑制剂对 *BRAF* 突变型患者疗效显著，但Ⅰ期临床试验显示其单药治疗 11 例 *NRAS* 突变患者未获得客观缓解，证实其对 *NRAS* 突变黑色素瘤无效。作为首个获美国国家综合癌症网络（NCCN）推荐的 *NRAS* 突变型黑色素瘤 MEK 抑制剂，比美替尼在Ⅱ期研究中 ORR 达 20%（6/30）。Ⅲ期 NEMO 试验证实其较达卡巴嗪显著延长 PFS 中位数（2.8 个月 vs. 1.5 个月，$P<0.001$），分层分析显示，既往接受过 ICI 治疗人群的 mPFS 获益更明显，但 OS 差异无统计学意义（11.0 个月 vs. 10.1 个月，$P=0.50$）。一项Ⅱ期试验显示，pimasertib 较达卡巴嗪显著延长 *NRAS* 突变黑色素瘤患者 PFS 中位数（13 周 vs. 7 周；$P=0.002\ 2$）并提升 ORR（27% vs. 14%；$P=0.045\ 3$），但 OS 无差异。因临床获益有限以及较高的≥3 级不良事件（AE）发生率，pimasertib 未继续开展Ⅲ期确证性试验。一项Ⅰa 期研究显示 FCN-159 治疗 *NRAS* 突变黑色素瘤在≥6mg 剂量组（$n=21$）ORR 达 19.0%，PFS 中位数为 3.8 个月。妥拉美替尼（HL-085）是一种高选择性、对 MEK 蛋白激酶具有强抑制性的小分子 MEK 抑制剂，已于 2024 年获中国国家药品监督管理局（NMPA）批准上市，用于抗 PD-1/PD-L1 抗体治疗失败的 *NRAS* 突变晚期黑色素瘤患者。在Ⅱ期研究（NCT05217303）中，妥拉美替尼治疗 95 例 *NRAS* 突变晚期患者疗效显著：ORR 34.7%，其中既往接受过免疫治疗的患者 ORR 为 39.1%，mPFS 4.5 个月、OS 13.7 个月、疾病控制率（DCR）72.6%。最常见（≥5%）的 3 级不良反应为贫血、痤疮样皮炎、乏力和皮疹等，因毒副作用导致暂停给药的比例为 73%，导致剂量减少的比例为 37%。目前，评价妥拉美替尼胶囊对比研究者选择的联合化疗在既往接受过免疫治疗的 *NRAS* 突变的晚期黑色素瘤患者疗效的随机对照Ⅲ期临床研究正在进行中。

4. ERK 抑制剂 在一项 ERK1/2 抑制剂 ulixertinib（BVD-523）治疗 *MAPK* 突变晚期实体肿瘤患者中的Ⅰ期临床研究中，17 例 *NRAS* 突变黑色素瘤实现 3 例部分缓解，6 例疾病稳定，ORR 达到了 17%。但 ERK 抑制剂在联合 MEK 抑制剂时，因剂量限制毒性未能展现显著活性。

5. 联合治疗

（1）Type Ⅱ RAF 抑制剂 naporafenib 联合 rineterkib（ERK1/2 抑制剂）、曲美替尼（MEK1/2 抑制剂）或瑞博西尼（CDK4/6 抑制剂）治疗 *NRAS* 突变黑色素瘤的Ⅱ期试验显示了较好的耐受性，与 rineterkib 或曲美替尼联用时观察到较好的近期疗效，ORR 21%~29%。

（2）在 Type Ⅱ RAF 抑制剂 belvarafenib 联合 MEK 抑制剂考比替尼治疗 *RAS* 或 *RAF* 突变的晚期实体瘤患者的Ⅰb 期试验中，19 例 *NRAS* 突变黑色素瘤的 ORR 为 26.3%，PFS 7.3 个月，表现出令人鼓舞的抗肿瘤活性。

（3）在一项瑞博西尼联合比美替尼用于 *NRAS* 突变型黑色素瘤患者的Ⅰb/Ⅱ期开放标签研究中，在扩展阶段，瑞博西尼联合比美替尼的 ORR 为 19.5%，当 *NRAS* 合并细胞周期相关基因（*CDKN2A*、*CDK4* 或 *CCND1*）共变异时，ORR 更佳（32.5%）；mPFS 和 mOS 分别为 3.7 个月和 11.3 个月。

（4）FAK 抑制剂（IN10018）联合考比替尼在 *NRAS* 突变黑色素瘤的Ⅰ期临床试验中 ORR 为 38.5%（5/13），mPFS 为 5.45 个月。

（5）比美替尼联合 HDAC 抑制剂 OKI-179 治疗 *NRAS* 突变黑色素瘤初步疗效显示 ORR 37.5%（6/16），DCR 75%（12/16）。

（6）MEK 抑制剂联合免疫治疗：曲美替尼联合度伐利尤单抗（同用或序贯）方案在 *NRAS* 突变黑色素瘤患者中观察到 27.3% 的部分缓解（3/11）。IMspire170 研究对比了考比替尼联合阿替利珠单抗和帕博利珠单抗一线治疗 *BRAF* 野生型患者，结果显示 mPFS 及 ORR 差异无统计学意义；对于 *RAS* 突变人群，联合组 ORR 比单药组低（26.6% vs. 36.3%），亚组分析 *NRAS* 突变患者，联合组对比单免治疗组也未能显示 mPFS 优势（5.5 个月 vs. 4.1 个月）。

（7）MET 抑制剂联合 VEGF 抑制剂：*NRAS* 突变黑色素瘤细胞常表达 c-Met 等受体酪氨酸激酶。MET 信号可导致下游通路的激活，包括 Ras/Raf/MEK/ERK 和 PI3K/AKT 通路。一项Ⅰ期研究显示 MET 抑制剂 tivantinib 联合索拉非尼治疗 *NRAS* 突变黑色素瘤患者的 ORR 虽然低于野生型或未知状态的患者（20.0% vs. 33.3%），但其 mPFS 却更长（5.4 个月 vs. 3.3 个月），初步显示出 TKI 联合 MET 抑制剂的协同疗效。

（8）PI3K/AKT/mTOR 通路抑制剂与 MEK 抑制剂联用：PI3K 抑制剂（如 buparlisib、pictilisib）、AKT 抑制剂、mTOR 抑制剂联合 MEK 抑制剂虽在临床前研究中显示出协同效应，但因非选择性抑制正常细胞通路，导致不可耐受的叠加毒性，联合方案因毒性限制了临床转化，亟须优化方案或开发新一代选择性抑制剂。目前还有很多围绕 MAPK、PI3K-mTOR 信号通路以及其他联合方案的临床试验正在进行中，希望为 *NRAS* 突变黑色素瘤患者带来更多治疗选择。

三、晚期黑色素瘤 *KIT* 突变靶向治疗的研究进展

与 *BRAF* 突变不同，*KIT* 突变在皮肤型黑色素瘤中较为罕见，西方人群突变率仅为 3%，我国一项纳入 502 例黑色素

瘤患者的研究发现 *KIT* 突变率为 10.8%，在慢性日光损伤型、肢端型和黏膜型中更常见。另外，*KIT* 拷贝数增加发生率为 7.4%，*KIT* 基因畸变率（突变 ± 拷贝数增加）为 17.1%。临床研究显示，KIT 酪氨酸激酶抑制剂（伊马替尼、尼洛替尼、达沙替尼等）治疗 *KIT* 突变的黑色素瘤有一定疗效，ORR 为 16.7%~29.2%，但 mPFS 仅为 2.5~4.2 个月，对于外显子 11 突变疗效最佳，其次为外显子 13 突变，但对于 *KIT* 外显子 17 突变或 *KIT* 扩增疗效差。并且，不同于胃肠道间质瘤，伊马替尼增量（400mg b.i.d.）在黑色素瘤中不仅不能增效，反而会增加不良反应。

1. 新型酪氨酸激酶抑制剂 传统 TKI 药物竞争性结合酪氨酸激酶的三磷酸腺苷（ATP）结合位点，从而抑制酪氨酸激酶活性。瑞派替尼是一种新型 TKI 药物，其与受体酪氨酸激酶（RTK）的开关口袋结合，从而抑制开关口袋及活化环，将激酶稳定在失活状态，且这种抑制作用不受环境中 ATP 浓度的影响，从而广泛抑制 KIT 和 PDGFRα 突变激酶。一项Ⅰ期研究扩展阶段纳入了 26 例 *KIT* 突变或扩增的晚期黑色素瘤患者，其中包含 11 例（42%）*KIT* 17 外显子突变、9 例（35%）KIT 抑制剂经治及 1 例 *KIT* 扩增的患者，接受瑞派替尼 150mg q.d. 治疗。总体 ORR 为 23%，PFS 中位数 7.3 个月，未接受过 KIT 抑制剂治疗的患者 ORR 为 29.4%，mPFS 达到 10.2 个月，接受过 KIT 抑制剂治疗的患者 ORR 11.1%，mPFS 为 2.9 个月。DOR 为 9.1 个月。与既往 TKI 的研究数据相比，瑞派替尼 mPFS 提高明显，安全性可接受，具有较好的应用前景。另一项多中心单臂Ⅱ期研究纳入了 23 例 *KIT*（9、11、13、17）突变的黑色素瘤，采用瑞戈非尼二线或后线治疗，展示了一定的活性，ORR 达到了 30.4%，DCR 73.9%，PFS 和 OS 中位数分别达到了 7.1 个月和 21.5 个月。

2. 伊马替尼联合 PD-1 抗体 在 2023 年国际黑色素瘤研究大会（SMR）上，北京大学肿瘤医院郭军教授团队报道的一项单臂Ⅱ期研究，纳入了 31 例 *KIT* 突变或扩增的晚期黑色素瘤患者，采用伊马替尼 400mg q.d. 联合特瑞普利单抗 240mg 每 3 周一次治疗，ORR 达到了 54.8%，DCR 80.6%，联合方案具有较好的安全性，有望进一步改善 *KIT* 突变晚期黑色素瘤患者的预后。

3. MEK 抑制剂联合 KIT 抑制剂 大量 *KIT* 突变黑色素瘤存在 *NF1* 或 *SPRED1* 缺失，临床前研究证实这些改变可导致 RAS 负反馈缺失，引发 RAS 激活及 MEK 通路依赖性，与 *KIT* 突变可能协同驱动黑色素瘤发生及 KIT 抑制剂耐药。2025 年 ASCO 年会收录了一项研究者发起的多中心Ⅱ期研究的研究方案，纳入了经 ICIs 治疗后进展或不适合免疫治疗的晚期 *KIT* 突变黑色素瘤患者，采用比美替尼联合伊马替尼治疗，目前正在入组中。

四、晚期黑色素瘤其他靶点突变靶向治疗进展

1. *ROS1* 基因突变和融合 *ROS1* 基因变异在黑色素瘤中主要表现为高频突变（14.8%~25.0%）与罕见融合（约 1%），二者具有不同的治疗意义。研究发现，*ROS1* 突变与显著升高的肿瘤突变负荷（TMB）相关，可增强肿瘤抗原呈递，从而提升 PD-1/CTLA-4 抗体等免疫治疗的敏感性。而 *ROS1* 融合（如 *GOPC*::*ROS1*）可能作为驱动因子，使患者从靶向治疗中获益，个案报道显示克唑替尼和恩曲替尼对 *ROS1* 融合阳性的黑色素瘤具有显著抗肿瘤活性。未来还需进一步研究验证 *ROS1* 突变和融合的致癌机制、治疗意义以及作为免疫治疗和靶向治疗的预测性生物标志物的潜力。

2. *NTRK* 基因突变和融合 在黑色素瘤中，*NTRK* 基因变异呈现两种特征性模式：致癌性融合多见于 Spitz 痣样亚型（发生率 21%~29%），涉及 *TRIM63*::*NTRK1* 等 9 类伴侣基因，而其他亚型发生率<1%~2.5%；*NTRK* 体细胞突变则在皮肤黑色素瘤中达 19.5%（86/440）。二者具有明确的治疗分层价值：*NTRK* 融合患者经 TRK 抑制剂（如拉罗替尼、恩曲替尼）治疗可实现>75% 的客观缓解率（跨瘤种证据），相关药物已获美国 FDA 和我国 NMPA 批准；而携带 *NTRK* 突变的患者对 ICIs 响应更佳（ORR 突变型 vs. 野生型：42.8% vs. 23.5%，P=0.002），提示其可作为免疫治疗疗效的预测性生物标志物。面对靶向治疗的获得性耐药问题（如激酶域突变），二代 TRK 抑制剂塞利替尼（LOXO-195）和瑞普替尼（TPX-0005）正在探索中。

3. *HER2* 基因扩增和突变 纪念斯隆 - 凯特琳癌症中心回顾分析了 2014 年至 2018 年期间 732 例非葡萄膜黑色素瘤患者的多基因测序分析结果，*HER2*（*ERBB2*）扩增呈显著亚型特异性分布，肢端型与黏膜型发生率均为 3%，而在经典驱动基因（*BRAF*/*NRAS*/*KIT*/*NF1*/*GNAQ*/*GNA11*）阴性亚组（140 例）中，在 7% 的肢端黑色素瘤和 6% 的黏膜黑色素瘤中检测到 *HER2* 扩增。该中心报道了 1 例多线治疗进展的肢端黑色素瘤患者，经测序检出 *HER2* 高倍扩增（26 倍）后，采用抗 HER2 抗体偶联药物（ADC）T-DM1 实现了持续 28 个月的完全缓解，此为黑色素瘤靶向 HER2 的首个成功案例。值得注意的是，*ERBB2* 突变（发生率 1%~3%）与扩增互斥且多伴 *NF1* 共突变，来那替尼靶向治疗的个案报道响应不佳。目前，由北京大学肿瘤医院郭军教授团队牵头的一项多中心Ⅱ期临床研究（NCT05135715），正在评估抗体偶联药物 RC48-ADC 在携带 *HER2* 变异（包括突变、扩增及过表达）的晚期黑色素瘤患者中的疗效。

4. 脉络膜黑色素瘤的靶向治疗进展 *GNAQ*/*GNA11* 突变存在于 95% 葡萄膜黑色素瘤（UM）及部分非葡萄膜黑色素瘤中。细胞表面标志物 Pmel17（gp100）在黑色素瘤（含 UM）中广泛高表达。tebentafusp 是一种双特异性分子，靶向 gp100 和 CD3，其含有亲和力增强的 T 细胞受体（TCR），可以将 gp100 阳性的脉络膜黑色素瘤细胞重定向 T 细胞而激活免疫反应。一项Ⅲ期随机对照临床研究将 *HLA-A**02:01 阳性的未经治疗的转移性 UM 患者随机分成 2 组，接受 tebentafusp 或研究者选择的帕博利珠单抗、伊匹木单抗或达卡巴嗪治疗（对照组），主要终点是 OS。3 年随访数据显示 tebentafusp 组的 OS 中位数为 21.6 个月，优于对照组（16.9 个月）。tebentafusp 组患者 3 年存活率为 27%，对照组为 18%。DYP688 是一种靶向 PMEL17 的 ADC 药物，其载荷的 SDZ475 为强效 *GNAQ*/*GNA11* 抑制剂。2025 年 ASCO 更新了 DYP688 在转移性 UM 及其他 *GNAQ*/*GNA11* 突变黑色素瘤患者中的安全性和初步疗效。这项多中心Ⅰ期单臂研究显示 DYP688 在所有剂量下安全性良好，在 ≥ 8mg/kg 每 2 周一

次剂量组可评估患者（n=55）中，确认 ORR 达 21.8%（12/55），含 1 例完全缓解（12mg/kg 每 2 周一次组），疾病稳定 63.6%（35/55），治疗持续时间中位数 7.0 个月（范围：<1~20.7）。DYP688 在 ≥ 12mg/kg 每 2 周一次剂量组显示出了较好的抗肿瘤活性，推荐剂量优化研究正在继续进行中。

综上所述，晚期黑色素瘤的靶向治疗已取得显著进展，尤其针对常见驱动突变。*BRAF* V600 突变患者已通过双靶联合治疗改善了预后，但获得性耐药仍是亟待解决的核心挑战。*NRAS* 突变患者的靶向治疗仍具难度，MEK 抑制剂虽显示出一定活性，但疗效有限且毒性须进一步优化，探索新型靶点及联合治疗策略是当前的重点。*KIT* 突变患者对伊马替尼等酪氨酸激酶抑制剂表现出有前景的响应，但其发生率较低，最佳治疗策略仍需更多数据支持。针对 *NF1*、*GNAQ*/*GNA11* 等其他罕见驱动突变的靶向治疗有效药物仍较匮乏。未来研究需深入解析耐药机制、开发新一代靶向药物、优化联合治疗策略（如靶向与免疫、靶向与靶向联用），并强化基于分子分型的个体化精准治疗，以期最终克服耐药、持久缓解，惠及更多晚期黑色素瘤患者。

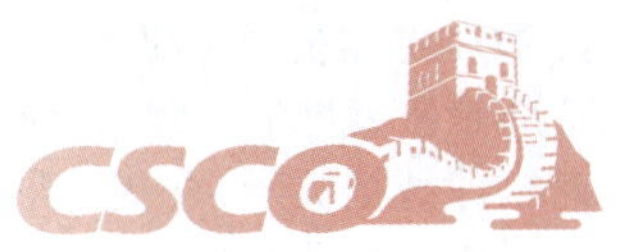

晚期黑色素瘤免疫治疗研究进展

吴君万　李丹丹
中山大学肿瘤防治中心

尽管 ICIs 和 BRAF/MEK 靶向治疗的临床应用显著改善了晚期黑色素瘤患者的预后，但五年生存率仍不足 50%，且原发性和获得性耐药问题日益突出。研究表明，肿瘤微环境的异质性、免疫逃逸机制以及分子通路的代偿性激活是导致治疗失败的关键因素。为克服这些挑战，近年来涌现出多种创新性免疫治疗策略，包括肿瘤浸润淋巴细胞（TIL）过继细胞疗法、双特异性 T 细胞衔接器（BiTE）、溶瘤病毒、工程化细胞因子以及个体化新抗原疫苗等。这些疗法通过不同的作用机制重塑抗肿瘤免疫应答，在临床试验中展现出突破性的治疗效果。本文系统综述了晚期黑色素瘤免疫治疗领域的最新研究进展，重点分析各类治疗策略的作用机制及临床疗效和安全性，旨在为优化治疗决策提供循证医学依据，并展望未来研究的发展方向。

一、免疫检查点抑制剂

免疫检查点分子在 T 细胞活化和免疫调控中发挥核心作用。细胞毒性 T 淋巴细胞相关抗原 4（CTLA-4）通过竞争性结合 B7 分子（CD80/CD86），抑制 CD28 介导的共刺激信号，同时促进调节性 T 细胞功能，形成免疫抑制性微环境。程序性死亡受体 1/ 程序性死亡受体配体 1（PD-1/PD-L1）通路则通过诱导 T 细胞耗竭（表现为效应功能丧失和增殖能力下降）介导肿瘤免疫逃逸。ICIs 通过阻断这些负性调控通路，解除 T 细胞抑制状态，恢复其抗肿瘤活性。这些发现为肿瘤免疫治疗提供了关键理论基础。

1. 晚期黑色素瘤一线治疗现状　当前，晚期黑色素瘤的一线免疫治疗策略主要基于 PD-1 抑制剂单药治疗（如纳武利尤单抗、帕博利珠单抗或特瑞普利单抗）以及双免疫联合方案（包括伊匹木单抗 / 纳武利尤单抗或纳武利尤单抗 / 瑞拉利单抗组合）。这些治疗方案不仅显著改善了患者的临床预后，更展现出实现长期无治疗生存（TFS）的潜力。

多项关键性临床研究为这些治疗方案的确立提供了循证依据。CheckMate-037 和 CheckMate-066 研究证实了纳武利尤单抗单药治疗的持久应答，使其于 2014 年获得美国 FDA 批准。KEYNOTE-006 研究的 10 年随访数据显示，与 CTLA-4 抑制剂伊匹木单抗相比，帕博利珠单抗显著改善了无进展生存期（PFS：9.4 个月 vs. 3.8 个月）和总生存期（OS：32.7 个月 vs. 15.9 个月）。CheckMate-067 研究的长期随访结果尤其令人瞩目。这项Ⅲ期临床试验显示，伊匹木单抗 / 纳武利尤单抗联合组的 OS 中位数达 71.9 个月，显著优于纳武利尤单抗单药组（36.9 个月）和伊匹木单抗单药组（19.9 个月），且联合组的黑色素瘤特异性生存期（MSS）中位数未达到（＞120 个月）。值得注意的是，在 PFS ≥ 3 年的患者中，10 年 MSS 率高达 96%（联合组）和 97%（纳武利尤单抗组），证实了免疫联合治疗的长期生存优势及潜在治愈潜力。这些数据标志着转移性黑色素瘤治疗进入了全新的生存时代。

近年来，淋巴细胞激活基因 3（LAG-3）抑制剂瑞拉利单抗与纳武利尤单抗的联合方案也展现出良好前景。RELATIVITY-047 Ⅱ/ Ⅲ期研究显示，在初治患者中，该联合方案较纳武利尤单抗单药显著延长 PFS（10.1 个月 vs. 4.6 个月），并于 2022 年获美国 FDA 批准。更令人鼓舞的是，RELATIVITY-048 Ⅰ/ Ⅱ期研究证实，纳武利尤单抗＋瑞拉利单抗＋伊匹木单抗三药联合方案一线治疗晚期黑色素瘤患者可获得 59% 的客观缓解率（ORR），4 年 PFS 率和 OS 率分别达 52% 和 72%，且安全性可控。目前，另一种 PD-1/LAG-3 联合方案（cemiplimab+fianlimab）正在与帕博利珠单抗进行一线治疗头对头比较（NCT05352672），其Ⅰ期研究已显示出良好的初步疗效和安全性。

2. 中国患者 ICI 治疗现状　亚洲黑色素瘤患者以黏膜 / 肢端型为主，其肿瘤微环境呈现显著免疫抑制特征（PD-L1 低表达、TMB 低等），对 ICIs 的原发耐药率显著高于白种人，凸显种族间生物学差异对治疗反应的深远影响。北京大学肿瘤医院斯璐教授团队的多中心回顾性研究（*n*=534）证实，抗 PD-1 单药辅助治疗黑色素瘤的疗效存在显著种族和亚型差异：白种人及非肢端皮肤 / 原发灶不明（NAC/UP）亚型患者生存获益更优（白种人 4 年 OS 率 83.9% vs. 深肤色人种 54.9%），且深肤色人种（*HR*=2.34）和黏膜亚型（*HR*=3.20）为独立不良预后因素，其免疫相关不良反应（irAEs）发生率虽高但严重程度较轻，提示临床需针对种族及亚型制定个体化监测策略。

尽管 ICI 在欧美国家已被广泛批准用于黑色素瘤的全程治疗（包括晚期一线、二线、辅助及新辅助治疗），但在国内，抗 PD1 抗体包括帕博利珠单抗和特瑞普利单抗仅获批用于晚期黑色素瘤的一线、二线及以上治疗。LEAP-003 Ⅲ期研究全球数据显示，仑伐替尼联合帕博利珠单抗一线治疗晚期黑色素瘤虽在 PFS（10.1 个月 vs. 4.2 个月）和 ORR（40.4% vs. 34.1%）方面较帕博利珠单抗单药呈现数值优势，但差异无统计学显著性。值得注意的是，单药组在 OS（36 个月 OS 率 50.9% vs. 43.5%）和 DOR 方面表现更优，且联合治疗组 3~5 级治疗相关不良事件（TRAE）发生率显著增高（58.7% vs. 29%）。中国亚组分析结果显示，仑伐替尼联合帕博利珠单抗与帕博利珠单抗单药的疗效和安全性特征与全球人群基本一致，PFS 中位数有延长趋势（6.1 个月 vs. 2.0 个月），但差异无统计学意义。值得注意的是，该联合疗法在黏膜亚型患者中获益较为显著（PFS 中位数 8.1 个月 vs. 2.0 个月，ORR 50% vs. 7.1%），显示出一定的治疗潜力。基于该研究对照组数据，帕博利珠单抗已在国内获批用于晚期黑色素瘤的一线治疗。MELATORCH Ⅲ期研究（NCT03430297）作为国内首个 PD-(L)1 抑制剂一线治疗晚期黑色素瘤的阳性结果关键注册临床研究，具有重要的临床意义。该研究证实，特瑞普利单抗一线治疗中国晚期黑色素瘤患者较达卡巴嗪显著延长 PFS 中位数（2.3 个月 vs. 2.1 个月），并显示出总生存获益趋势（OS 中位数 15.1 个月 vs. 9.4 个月），且安全性良好。特瑞普利单抗作为我国首个自主研发并获得美国 FDA 批准的抗 PD-1 单抗，为国内晚期黑色素瘤患者提供了一线免疫治疗的新选择，填补了我国在该治疗领域的空白。

双免疫治疗在中国患者中的疗效和安全性仍在探索。Ⅰ期研究证实，全人源抗 CTLA-4 抗体 IBI310 单药及联合信迪利单抗在晚期黑色素瘤（ORR 17.6%，DCR 44.1%）和尿路上皮癌（ORR 22.2%）患者中安全性良好（≥3 级 TRAE 20.6%），药代动力学呈线性特征，为双免疫治疗在中国人群的应用提供了初步循证依据。另一项Ⅰ期研究显示，特瑞普利单抗联合新型抗 CTLA-4 抗体 HBM4003 治疗晚期黑色素瘤总体 ORR 达 18.8%。抗 PD-(L)1 初治和抗 PD-(L)1 治疗失败亚组的 ORR 分别为 33.3% 和 5.9%，在黏膜黑色素瘤中，这两个亚组的 ORR 分别为 40.0% 和 10.0%，安全性可控，为免疫治疗耐药及黏膜亚型患者提供了潜在治疗选择。中山大学肿瘤防治中心回顾性研究显示，抗 PD-1 联合伊匹木单抗治疗中国晚期黑色素瘤患者（*n*=86）的总体 ORR 为 15.1%（初治组 23.8%），皮肤型疗效最佳（ORR 23.5%），黏膜型及中枢神经系统转移患者无应答；PFS 中位数 4.5 个月、OS 22.0 个月，应答者 3 年 OS 率达 100%。

肢端或黏膜亚型黑色素瘤免疫治疗证据也逐渐丰富。Ⅱ期研究（ChiCTR2100050073）证实，帕博利珠单抗联合替莫唑胺一线治疗中国转移性肢端型黑色素瘤患者（*n*=38）展现出显著疗效（ORR 37.1%，DCR 80.0%，PFS 中位数 7.7 个月）且安全性良好。CAP-03 Ⅱ期研究（*n*=50）证实，卡瑞利珠单抗联合阿帕替尼及替莫唑胺一线治疗晚期肢端黑色素瘤患者展现出突破性疗效（ORR 64.0%，PFS 中位数 18.4 个月，DoR 17.5 个月），为这一难治亚型建立了新的治疗标准。特瑞普利单抗联合阿昔替尼治疗转移性黏膜黑色素瘤的 3 年生存更新数据显示，该联合方案展现出持久的抗肿瘤活性（OS 中位数 20.7 个月，3 年 OS 率 31.0%），且 12 基因表达谱特征（GEP）可显著预测疗效（NCT03086174）。一项多中心Ⅱ期研究（NCT04091217）显示，阿替利珠单抗联合贝伐珠单抗一线治疗不可切除 / 转移性黏膜黑色素瘤患者（*n*=43）具有显著疗效（ORR 45.0%，PFS 中位数 8.2 个月，12 个月 OS 率 76.0%）且安全性可控（≥3 级 AE 发生率 25.6%），为该难治亚型提供了新的治疗选择。

3. 脑转移患者 约 28% 初诊为转移性黑色素瘤的患者在确诊时已存在脑转移（MBM）。具有里程碑意义的 ICIs 和靶向治疗临床试验均排除了未经治疗的 MBM 患者，因此 MBM 患者的最佳多学科管理仍是当前临床实践中的常见难题。

免疫治疗在 MBM 中已显示出颅内活性及持久缓解潜力。虽然伊匹木单抗、帕博利珠单抗和纳武利尤单抗等单药 ICI 对 MBM 显示出有限的颅内活性，但其疗效远不及伊匹木单抗联合纳武利尤单抗的双免疫方案——后者现已成为这类患者的优选治疗方案。

三项Ⅱ/Ⅲ期研究评估了伊匹木单抗联合纳武利尤单抗在初治无症状 MBM 患者中的疗效。Ⅱ期 CheckMate 204 试验纳入 94 例存在至少一个可测量（0.5~3cm）、未接受放疗且无神经系统症状的 MBM 患者，结果显示颅内缓解率（ICR）达 55%（完全缓解率 26%，部分缓解率 30%），且颅内与颅外缓解率相当。三年随访显示约 85% 的颅内缓解持续存在，PFS 和 OS 中位数尚未达到。Ⅱ期 ABC 试验将 60 例未接受局部治疗的无症状 MBM 患者随机分配至伊匹木单抗联合纳武利尤单抗双免疫或纳武利尤单抗单药组，结果显示双免疫组 ICR 显著优于单药组（51% vs. 20%），五年颅内 PFS 率分别为 52% 与 14%。NIBIT-M2 试验则证实，在 80 例未治疗的无症状 MBM 患者中，伊匹木单抗 / 纳武利尤单抗较伊匹木单抗 / 福莫司汀方案显著改善 OS。纳武利尤单抗 / 瑞拉利单抗的颅内活性尚不明确，一项Ⅱ期试验正在初治 MBM 患者中评估该组合（NCT05704647）。

由于纳武利尤单抗 / 瑞拉利单抗的中枢神经系统活性尚未明确，脑转移患者更常选择伊匹木单抗 / 纳武利尤单抗。此外，对于存在高危因素（如大体积病灶、肝转移、LDH 升高或症状性转移）的患者，也倾向于选择后者。

4. 特殊亚型治疗数据 眼黑色素瘤是一种罕见的黑色素瘤亚型，可发生于眼内任何地方的黑色素细胞，包括葡萄膜、结膜和眼眶等。其中，葡萄膜黑色素瘤是成人最常见的原发性眼内恶性肿瘤，具有独特的分子特征（Gαq 通路异常、*BAP1* 突变等）和高度肝转移倾向，其转移患者预后极差。ICI 的应用已彻底改变了皮肤黑色素瘤的治疗格局，但其在葡萄膜黑色素瘤等罕见亚型中的疗效仍需进一步验证。单药免疫治疗研究显示疗效有限，ORR 仅 0~3.6%，OS 中位数为 6~12 个月。Ⅱ期研究（NCT01585194）证实，纳武利尤单抗联合伊匹木单抗在难治性转移性葡萄膜黑色素瘤患者中展现出临床活性（ORR 18%，PFS 中位数 5.5 个月，OS 中位数 19.1 个月），其疗效优于单药免疫治疗，与欧洲 GEM1402 研究结果一致，为目前缺乏标准治疗的转移性葡萄膜黑色素瘤患者提供了新选择。

二、新型免疫治疗策略

1. 细胞免疫治疗 晚期黑色素瘤治疗方案的快速发展，

使得这一既往治疗手段匮乏的疾病预后获得显著改善。尽管对于大多数转移性黑色素瘤患者而言，基于 PD-1 抑制剂的治疗方案仍是其一线治疗的基石，且不受分子检测结果限制。然而，尽管 ICI 显著改善了患者生存，仍有相当比例患者对一线治疗无应答或产生获得性耐药。ICIs 的研发进入瓶颈期，新策略及新靶点的开发需求依然迫切。基于细胞的治疗技术在晚期黑色素瘤领域的应用潜力备受关注。该疗法的工作原理是通过提取人体特定细胞（如 T 细胞）进行靶向改造后回输患者体内发挥作用。

（1）肿瘤浸润淋巴细胞（TILs）：TILs 疗法为黑色素瘤治疗带来了新希望。淋巴细胞具有识别异常细胞和穿透肿瘤的能力，在肿瘤清除过程中发挥关键作用，这使其成为理想的癌症治疗选择。TIL 疗法流程包括：肿瘤切除与组织分离→离体扩增 TILs 并在切除肿瘤中激活→经淋巴细胞清除预处理后，将扩增激活的 TILs 回输患者体内，以期这些细胞能精准识别并攻击原发肿瘤。回输后辅以白细胞介素 2（IL-2）注射，促进回输 T 细胞在体内的持续扩增。

美国 FDA 基于 C-144-01 Ⅱ期临床试验（NCT02360579）数据批准了首款用于晚期黑色素瘤的细胞疗法 lifileucel，其获批用于标准免疫 / 靶向治疗失败的患者，标志着晚期黑色素瘤治疗的重要突破。该研究结果显示，这种自体 TIL 疗法在经多线治疗（含 ICI）的患者中 ORR 达 31.4%，且疗效持久。最新 4 年随访数据显示（随访时间中位数 48.1 个月），153 例患者的 1/2/3/4 年 OS 率分别为 54.0%、33.9%、28.4% 和 21.9%。按缓解深度分层分析，4 年 OS 率最高达 68.2%，且未发现超出已知风险的新的安全性信号。这些结果为标准治疗失败患者提供了长期生存获益的可能，直接推动了 TIL 疗法的临床获批。另一项Ⅲ期研究（NCT02278887）对比了 TIL 疗法与伊匹木单抗治疗的疗效。研究结果显示，TIL 组患者的 PFS 中位数显著优于伊匹木单抗组（7.2 个月 vs. 3.1 个月），ORR 显著提高（49% vs. 21%），且 OS 中位数延长至 25.8 个月（伊匹木单抗组 18.9 个月）。尽管 TIL 组 ≥3 级 TRAE 发生率较高（100% vs. 57%），主要归因于淋巴细胞清除化疗方案及大剂量 IL-2 的协同毒性，但患者报告结局显示其生活质量评分显著优于对照组。这些数据证实了 TIL 疗法在晚期黑色素瘤治疗中的临床价值，并为个体化细胞免疫治疗的应用提供了重要循证依据。

目前多项评估 TIL 单药或联合治疗的临床试验正在进行，以进一步明确其在黑色素瘤治疗体系中的最佳定位。IOV-COM-202 研究 1A 队列（NCT03645928）最新数据显示，自体 TIL 疗法 lifileucel 联合帕博利珠单抗一线治疗未经 ICI 治疗的不可切除 / 转移性黑色素瘤患者（*n*=22）展现出显著疗效［ORR 63.6%，完全缓解率（CR）22.7%］，随访时间中位数 17.2 个月时未达到中位缓解持续时间，且 71.4% 患者应答持续，主要 ≥3 级 TRAE 为血液学毒性（血小板减少 68.2%）。该方案正在Ⅲ期 TILVANCE-301 研究（NCT05727904）中进一步验证。

（2）T 细胞受体基因工程修饰的 T 细胞疗法（TCR-T）：TCR-T 细胞疗法通过基因工程改造 T 细胞受体（TCR），使其能够特异性识别肿瘤细胞表面由 MHC 分子呈递的抗原。其制备流程包括：HLA 分型→肿瘤活检确定靶抗原→分离患者 T 细胞→通过慢病毒载体导入靶向 TCR 基因→体外扩增后回输，并辅以低剂量 IL-2。

2006 年，Morgan 等首次报道采用 T 细胞识别黑色素瘤抗原 1（MART-1）特异性 TCR-T 细胞治疗黑色素瘤，ORR 达 12%（2/17），证实了 TCR-T 细胞疗法的临床可行性。后续Ⅱ期研究（NCT00910650）探索了 MART-1 TCR-T 联合树突细胞疫苗的疗效，69% 患者出现肿瘤退缩，且新鲜制备细胞比冻存细胞具有更持久的体内存活。2011 年，Robbins 等首次验证了 NY-ESO-1 靶向 TCR-T 细胞在黑色素瘤和滑膜肉瘤患者中的临床效果，并于 2015 年正式公布完整临床试验结果，其中滑膜肉瘤组 ORR 达 61%（11/18），黑色素瘤组 ORR 为 55%（11/20），且未出现正常组织毒性损伤。除了 MART-1 和 NY-ESO-1 之外，黑色素瘤相关抗原（MAGE）也一直是 TCR-T 治疗中备受关注的靶点。相比之下，靶向 MAGE 抗原的 TCR-T 疗法（如 GSK 2132231A）因严重神经毒性导致Ⅲ期试验（NCT00796445）提前终止，另一项研究（NCT01273181）中甚至出现治疗相关死亡，凸显抗原选择的关键性，有必要进一步研究可能驱动这些毒性的抗 MAGE TCR 疗法的独特特征。

针对实体瘤治疗挑战，靶向 PRAME 抗原的 TCR-T 细胞疗法 IMA203 在Ⅰ期临床试验（NCT03686124）中展现出突破性进展。该研究在 *HLA-A**02 阳性且 PRAME 阳性的复发 / 难治性晚期实体瘤患者（*n*=40）中证实，IMA203 具有显著抗肿瘤活性（确认 ORR 为 28.9%，确认 / 非确认 ORR 为 52.5%），缓解持续时间中位数（DoR）达 4.4 个月，且安全性可控（严重细胞因子释放综合征发生率仅 4.9%）。值得注意的是，疗效与治疗剂量和肿瘤 PRAME 表达水平呈正相关，为包括耐药黑色素瘤在内的多种实体瘤提供了新的免疫治疗选择。今年 ASCO 更新的分析数据显示，靶向 PRAME 抗原的自体 TCR-T 细胞疗法 IMA203 在治疗 PD-1 耐药的转移性黑色素瘤的Ⅰ期临床试验（NCT03686124）中展现出显著疗效。在推荐剂量治疗的 26 例患者中，推荐剂量下确认 ORR 达 54%（14/26），DoR 中位数达 12.1 个月（最长超过 2 年），且该疗法耐受性良好（G3 细胞因子释放综合征发生率 11%，无 G5 事件），其优异的风险获益比支持开展注册性Ⅲ期 SUPRAME 研究（NCT06743126），为晚期黑色素瘤患者提供了突破性治疗选择。

随着二代测序（NGS）技术的发展，通过对比肿瘤与正常组织 DNA 可精准识别肿瘤特异性突变。2013 年研究证实外显子测序可鉴定新抗原，2014 年 Rosenberg 团队成功应用新抗原反应性 T 细胞治疗胆管癌，推动 TCR-T 疗法向个体化新抗原拓展。2016 年 Strønen 等从健康供体分离出识别黑色素瘤新抗原的 T 细胞，证实其可作为新抗原特异性 T 细胞来源。针对 *KRAS*（G12D）等驱动突变的 *HLA-C**08：02 限制性 TCR 为多癌种治疗提供了新策略。2019 年 HPV16 E6 TCR-T 细胞疗法在转移性 HPV16 阳性上皮癌中实现肿瘤消退，且未出现靶向或脱靶毒性。目前，新抗原特异性 TCR-T 临床试验包括病毒蛋白（EBV/HPV/HBV）和突变肽序列（如 *KRAS* G12D/G12V），另有多项针对晚期实体瘤的个体化新抗原 TCR-T 试验正在进行中。

目前，还没有 TCR 转导的 T 细胞疗法被美国 FDA 批准用于治疗晚期或转移性黑色素瘤。尽管如此，随着新型靶点的发现和制备工艺的优化，TCR-T 疗法仍展现出巨大的临床应用前景，特别是为经治失败的晚期患者提供新的治疗希望。

(3) 嵌合抗原受体 T 细胞免疫疗法 (CAR-T)：CAR-T 细胞疗法的核心在于通过基因工程技术改造 T 细胞，使其表达能够识别肿瘤细胞表面抗原的嵌合抗原受体 (CAR)。与 TCR-T 疗法不同，CAR-T 细胞不依赖于 MHC 分子呈递抗原，而是直接识别肿瘤细胞表面的天然折叠蛋白，这一特性使其突破了 HLA 限制性，显著拓宽了适用患者人群。其制备包括：单采获取 T 细胞→基因工程改造 CAR →体外扩增→回输患者。

尽管 CAR-T 在血液肿瘤中成效显著，但实体瘤应用仍面临挑战。目前针对黑色素瘤的 CAR-T 细胞临床试验完成数量极少。一项Ⅰ/Ⅱ期临床试验 (NCT01218867) 采用靶向血管内皮生长因子受体 2 (VEGFR2) 的 CAR-T 细胞，对 24 例患者进行了治疗安全性与有效性评估。最终试验因未观察到客观缓解反应，且记录到大量 3/4 级不良事件 (包括恶心、呕吐、低氧血症以及天冬氨酸转氨酶、丙氨酸转氨酶和胆红素水平升高) 而终止。这些发现提示需深入探究导致不良疗效的治疗方案特性，并转向其他潜在靶点的研究。尽管试验结果不尽如人意，目前仍有旨在探索更适宜黑色素瘤靶抗原及联合治疗方案的临床试验正在进行。正在研究的靶点包括 GD2、cMet、hCD70、CD20 等。事实上，另一项已完成的 CAR-T 治疗黑色素瘤临床试验 (NCT02107963) 正是以 GD2 为靶点，但结果尚未公布。寻找新型 CAR-T 靶点仍是当前癌症治疗领域的重要课题。尽管黑色素瘤 CAR-T 疗法仍需完善，但未来临床试验结果有望为其应用拓展指明方向。

2. **双特异性 T 细胞衔接器 (BiTE)** BiTE 是一种新型抗体疗法，通过双特异性结合实现 T 细胞对肿瘤细胞的精准靶向。其结构包含两个单链可变片段 (scFv)：一个靶向 T 细胞表面的 CD3 蛋白，另一个识别肿瘤相关抗原 (TAA)。这种独特设计使 BiTE 能够桥接 T 细胞与肿瘤细胞，形成免疫突触，进而激活 T 细胞释放穿孔素和颗粒酶等效应分子，最终导致肿瘤细胞裂解。在黑色素瘤中，糖蛋白 GP100 是重要的 TAA 靶点。值得注意的是，BiTE 介导的肿瘤杀伤不依赖于 HLA 表达和 TCR 识别，且无需共刺激信号即可发挥作用，这一特性使其区别于其他 T 细胞疗法。

葡萄膜黑色素瘤因其独特的生物学特性成为 BiTE 疗法的重点研究方向。该亚型具有高肝转移倾向，且现有治疗选择有限。约 45% 的葡萄膜黑色素瘤患者携带 *HLA-A**02：01 抗原，这为靶向治疗提供了分子基础。2022 年 FDA 批准的 tebentafusp 是首个用于不可切除或转移性 *HLA-A**02：01 阳性葡萄膜黑色素瘤的 BiTE 药物。一项Ⅲ期试验 (NCT03070392) 比较了 tebentafusp 与研究者选择方案 (达卡巴嗪、伊匹木单抗或帕博利珠单抗) 用于 *HLA-A**02：01 阳性转移性葡萄膜黑色素瘤初治患者的疗效差异。最新三年随访数据显示，tebentafusp 组 OS 中位数达 21.6 个月，显著优于对照组的 16.9 个月 (*HR*=0.51，*P*<0.001)，三年 OS 率分别为 27% 和 18%。这些数据对治疗选择有限的葡萄膜黑色素瘤患者尤为重要，特别是考虑到 ICIs 在该人群中的疗效欠佳。另一项多中心Ⅰ/Ⅱ期试验 (NCT02570308) 显示，tebentafusp 在经治转移性葡萄膜黑色素瘤患者中虽基于实体瘤疗效评价标准 1.1 版 (RECIST v1.1) 的 ORR 仅为 5%，但 1 年 OS 率达 62%，OS 中位数为 16.8 个月。目前，多项Ⅲ期临床试验正在进行中，包括评估 tebentafusp 用于高危眼黑色素瘤辅助治疗 (NCT06246149) 和葡萄膜黑色素瘤新辅助治疗 (NCT06414590)。联合 PD-1/PD-L1 抑制剂等策略正在积极探索中，这些研究将明确 tebentafusp 在治疗体系中的最佳定位。更重要的是，还需要开展临床试验验证该疗法在对标准治疗反应不佳的其他皮肤恶性肿瘤 (如皮肤黑色素瘤) 中的疗效，从而进一步拓展其临床应用前景。

3. **肿瘤疫苗** 肿瘤免疫治疗领域中，癌症疫苗作为一种创新治疗策略展现出独特优势。相较于当前主流的 ICI 和细胞疗法，癌症疫苗具有以下显著特点：①能够靶向肿瘤细胞内抗原，突破传统疗法仅针对表面抗原的限制；②可诱导机体产生全新的肿瘤特异性 T 细胞免疫应答。

SCIB1 作为一款创新型 DNA 质粒疫苗，其分子设计具有以下特征：①编码黑色素瘤特异性抗原 TRP-2 和 GP100 的 $CD8^+$ T 细胞表位；②整合 GP100 的 $CD4^+$ T 细胞辅助表位；③采用独特的树突状细胞靶向技术。这种多表位联合靶向的设计策略，使其能够激活更全面的抗肿瘤免疫应答，在肿瘤微环境中产生协同抗肿瘤效应。Ⅱ期 SCOPE 试验初步数据显示，DNA 疫苗 SCIB1 联合 ICI 治疗晚期黑色素瘤的 ORR 达 82% (11 例 /13 周评估)，显著优于历史对照 (现实世界双免疫治疗 ORR 50%)，且肿瘤负荷最大减少 94%，未增加毒性，为癌症疫苗联合免疫治疗提供了新证据。

mRNA-4157 是一种基于肿瘤特异性新抗原的个体化疫苗，通过 NGS 鉴定患者特异性突变后，筛选最具免疫原性的 34 个新抗原表位并编码于 mRNA 分子，注射后诱导特异性 T 细胞应答实现精准抗肿瘤作用。该技术突破传统疫苗设计限制，其个体化定制策略为肿瘤免疫治疗提供了新方向，目前正处于临床评估阶段。KEYNOTE-942 Ⅱ期研究 (NCT03897881) 显示，mRNA-4157 个体化疫苗联合帕博利珠单抗辅助治疗高风险黑色素瘤患者 (*n*=157) 可显著降低 2 年复发或死亡风险 44% (*HR*=0.56)，18 个月 RFS 率提升 16.4% (78.6% vs. 62.2%)，且安全性可控 (≥3 级 TRAE 发生率：联合组 25% vs. 单药组 18%)。KEYNOTE-603 Ⅰ期研究 (NCT03313778) 证实，在 4 例经手术切除非小细胞肺癌患者 (1mg mRNA-4157 单药治疗) 和 12 例经手术切除的Ⅱ~Ⅳ期黑色素瘤患者 (1mg mRNA-4157+200mg 帕博利珠单抗治疗) 中，mRNA-4157 安全耐受性良好，无论是单药治疗还是与帕博利珠单抗联合使用，都能够有效诱导并增强针对肿瘤新抗原的特异性 T 细胞反应，且该反应在治疗后的 30 周内仍然存在。这一结果也支持美国 FDA 授予 mRNA-4157 与帕博利珠单抗组合突破性疗法的认定，为个体化 mRNA 疫苗在辅助治疗中的应用提供了循证依据。

4. **溶瘤病毒疗法** 溶瘤病毒是一种新兴的肿瘤免疫治疗方法，其利用某些具有复制能力的病毒先天特性选择性感染并裂解肿瘤细胞，而不损伤正常细胞。这类病毒既可从天然病毒株中筛选 (基于其诱导癌细胞发生免疫原性细胞死亡的能力)，也可通过基因工程改造以增强肿瘤靶向性、提升复制效能、降低致病性并增强免疫原性。除了直接溶瘤作用外，溶瘤病毒还可诱导免疫原性细胞死亡，促进抗肿瘤免疫等优势，而且其毒性反应很少与其他肿瘤治疗药物重叠，故而具有可耐受的安全性。

T-VEC是一种瘤内注射的溶瘤病毒免疫疗法，已获美国FDA批准用于治疗ⅢB~ⅣM$_{1a}$期不可切除的晚期皮肤黑色素瘤。T-VEC基于1型单纯疱疹病毒(HSV-1)，是一种经过改造的减毒活病毒，可在肿瘤细胞内选择性复制和诱导抗肿瘤免疫反应。在OPTiM Ⅲ期试验中，436例不可切除的ⅢB~ⅣM$_{1c}$期黑色素瘤患者接受了为期6个月的T-VEC或粒细胞单核细胞集落刺激因子(GM-CSF)治疗，结果显示，T-VEC显著延长不可切除黑色素瘤患者OS中位数(23.3个月 vs. 18.9个月)并提高CR率(16.9% vs. 0.7%)。一项mata分析(n=642)显示，T-VEC单药治疗的汇总CR率和ORR率分别为30%和44%，且安全性良好(以1~2级局部反应为主)。值得注意的是，对于T-VEC单药治疗达到初始CR后复发的特定患者，再次使用T-VEC可能是一种选择。荷兰癌症研究所的一项小型研究(n=5)显示，60%(3/5)的复发患者再治疗仍可诱导二次完全缓解，余40%的患者在研究报告发表时仍在接受治疗，提示该疗法可能建立持久的抗肿瘤免疫记忆，为晚期黑色素瘤提供了重要的局部-系统性联合治疗策略。

多项Ⅰb~Ⅲ期临床研究评估了T-VEC联合ICI的协同效应。一项Ⅱ期试验对比了T-VEC联合伊匹木单抗与伊匹木单抗单药治疗不可切除ⅢB~ⅣM$_{1c}$期黑色素瘤的疗效(n=198)。结果显示，T-VEC联合伊匹木单抗较单药显著提高ORR(39% vs. 18%，P=0.002)及内脏病灶缓解率(52% vs. 23%)。Ⅲ期MASTERKEY-265研究显示T-VEC联合帕博利珠单抗未能显著改善PFS(HR=0.86，P=0.13)或OS(HR=0.96，P=0.74)。值得注意的是，联合组CR率仍呈现优势趋势(17.9% vs. 11.6%)。且多项回顾性研究支持T-VEC单药或联合免疫治疗作为系统免疫治疗进展/复发后的挽救方案。目前该联合方案仍在抗PD-1耐药黑色素瘤中被持续研究(NCT04068181；NCT02965716)。

新一代溶瘤病毒疗法采用多靶点协同设计策略，基于HSV-1的RP系列(RP1~RP3)通过单一病毒载体整合多种免疫调节元件，包括黑猩猩白血病病毒糖蛋白增强免疫原性细胞死亡、GM-CSF促进抗原提呈、CTLA-4阻断抗体样分子及共刺激配体(CD40L/4-1BBL)协同激活T细胞，目前相关临床试验正在推进中，展现多机制协同抗肿瘤潜力。

5. 新型白介素-2(IL-2)疗法 近年来，基于IL-2的免疫治疗在黑色素瘤领域取得了重要突破，尤其以IBI363(PD-1/IL-2α-bias双特异性抗体融合蛋白)和nemvaleukin alfa(工程化IL-2变体)为代表的新型IL-2疗法展现出显著的临床潜力。IBI363作为全球首创PD-1/IL-2α-bias双抗，其创新性在于通过PD-1靶向机制实现IL-2信号的精准递送：一方面通过阻断PD-1/PD-L1通路解除T细胞抑制，另一方面利用改造后的IL-2臂(保留IL-2Rα亲和力而削弱IL-2Rβ/γ结合)选择性激活肿瘤微环境中的效应T细胞，从而在增强抗肿瘤活性的同时显著降低传统IL-2疗法相关的血管渗漏综合征等毒性。临床研究数据(Ⅰ期研究NCT05460767和Ⅱ期研究NCT06081920)显示，IBI363在PD-1/PD-L1抑制剂耐药的晚期肢端型和黏膜型黑色素瘤患者中(n=91)，ORR达26.4%，DCR为64.4%，且≥3级TRAE发生率仅为29.7%，证实了其“双通道激活”策略的可行性和临床优势。与此同时，nemvaleukin alfa是一种新型工程化细胞因子，可选择性结合中亲和力IL-2受体，优先激活$CD8^+$ T细胞和自然杀伤细胞，同时最小化调节性T细胞的扩增，从而降低高亲和力IL-2受体激活相关的毒性风险。ARTISTRY-1(NCT02799095)研究显示，该疗法耐受性良好，并在经多线治疗的黑色素瘤(黏膜型ORR 33.3%)及其他晚期实体瘤中显示出具有前景的抗肿瘤活性，进一步验证了IL-2通路优化在肿瘤免疫治疗中的价值。

目前，IBI363的Ⅱ期关键注册研究已在进行中(NCT06797297)，将头对头比较单药与帕博利珠单抗在既往未经过系统性治疗的不可切除局部晚期或转移性黏膜型及肢端型黑色素瘤患者中的疗效；而ARTISTRY项目也正在扩大临床适应证范围，相关的Ⅱ/Ⅲ期研究正在进行中。这些进展标志着IL-2疗法已从早期的非特异性免疫刺激，发展为基于肿瘤免疫微环境特性的精准治疗模式。随着更多临床数据的积累，新型IL-2疗法有望为黑色素瘤患者提供突破现有PD-1/CTLA-4抑制剂疗效瓶颈的新选择，并为联合治疗策略的开发奠定基础。

三、结论

总结而言，近年来晚期黑色素瘤的治疗格局在ICIs和靶向疗法的双重推动下发生了革命性变革。本综述系统梳理了晚期黑色素瘤当前免疫治疗策略，深入分析了中国黑色素瘤患者的关键临床试验数据，并介绍了包括TILs、TCR-T疗法、BiTE双特异性抗体疗法、溶瘤病毒、个体化疫苗及工程化细胞因子等突破性新型免疫治疗策略的临床价值。这些循证医学证据为临床实践中的个体化治疗决策提供了重要依据。特别需要指出的是，抗PD-1治疗耐药患者的临床管理仍是当前面临的主要挑战，虽然新型治疗策略展现出令人鼓舞的潜力，但现有挽救治疗方案的局限性仍亟待解决，这凸显了持续开展转化医学研究和开发创新疗法的必要性。未来研究还应着重于生物标志物的精准筛选、治疗方案的优化组合以及耐药机制的深入探索，以期进一步提升晚期黑色素瘤患者的长期生存获益。

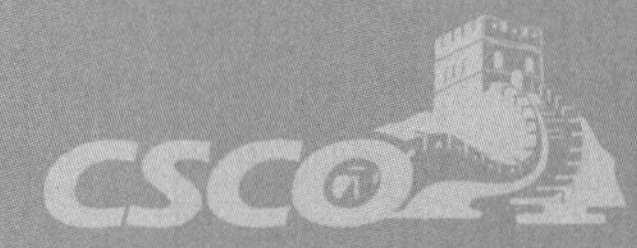

神经系统肿瘤

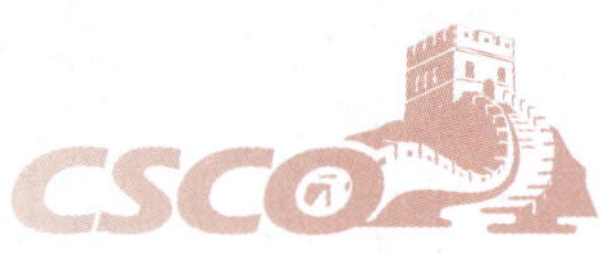

靶向胶质瘤干细胞及微环境重塑的诊疗策略及转化

董军
苏州大学附属第二医院

胶质瘤干细胞(glioma stem cell,GSC)的存在为阐明胶质母细胞瘤(glioblastoma,GBM)的组织重构机制奠定了重要基础,由此人们对GBM增殖侵袭、治疗抵抗和复发背后的细胞与分子机制有了更为深入的理解。GSC对其微环境的重塑构成了GBM高度细胞异质性的生物学基础,随着对GSC肿瘤微环境(tumor microenvironment,TME)间质细胞的可塑性驱动GBM恶性进展的认识不断深入,目前已公认GSC并非代表某一个固定的细胞群体,而是一种具有显著可塑性的细胞状态,并且非GSC在特定条件下也可获得这种状态。GSC除了通过细胞不对称分裂直接繁衍子代肿瘤细胞之外,GSC所具备的对其微环境的多种间质细胞强大的重塑能力还使得GSC与其互作的微环境细胞具备较强的驱动GBM进展的能力。针对这些新认识而衍生的新治疗策略,即直接靶向遏制GSC和/或逆转其对TME的重塑已成为当前GBM治疗转化研究的热点。

一、GBM已成为难治性肿瘤的代表性瘤种

GBM所具备的六"高"特征,即高增殖、高侵袭、高异质性的生物学特征和高治疗抵抗、高复发、高致死性的临床特征,导致治疗极其困难且预后高度不良,使之成为高度难治性肿瘤的代表。GSC的丰度与GBM强大的恶性侵袭进展能力、不良预后、高治疗抵抗性等恶性特征紧密相关。GSC可以作为靶向治疗的理想靶点,相关诊疗策略日渐丰富且展示出一定的应用前景,但大多数仍处于临床前或不同阶段的临床研究期,距离达到临床指南推荐的程度,尚需积累更充分的证据。

二、GSC塑瘤特点及靶向新策略

(一) GSC组织重构特点

近年来,针对GSC塑瘤机制的深入研究,已发现一些相关的新特点:①治疗后或恶性进展期间的GSC可在静息态和活跃态之间转换。在放/化疗后,GSC退出静息态,表现出高自我更新能力、强增殖活性和肿瘤组织重构能力,此后重新进入静息态。这提示,处于静息态的GSC具有随时应需向活跃态转换的能力。②GSC在其DNA损伤后的应答活性显著增强,使其能够较易于修复常规放/化治疗导致的单链或双链DNA断裂,同时伴随抗凋亡基因*BCL2*和*MCL1*上调,以及促凋亡基因*BAX*和*caspase-3*下调,从而增强GSC对放/化疗的抵抗性。GBM恶性进展时,GSC还能通过获得新的基因突变进一步增加其肿瘤重构能力。③GBM的高度异质性与GSC的异质性相关,已鉴定出多种GSC类型:一种能重塑血管旁微生态,另一种与肿瘤缺氧微生态相关。还有一种是侵袭转移过程的核心驱动者,作为最具侵袭性的肿瘤亚群能够突破微环境限制在远隔部位脑组织形成新瘤灶。因此,在围治疗期或肿瘤自然进展阶段,有的GSC能够自发地从肿瘤内部向外迁移并在邻近/远隔脑区形成新的肿瘤扩展新"集落"。这些细胞随后不断繁衍出自我更新能力降低的子代肿瘤细胞,后者获得间充质型瘤细胞表型,并在彼此之间和/或与星形细胞形成连接网络,从而有效扩大新肿瘤灶的核心区域。干性维持是新"集落"重构成功的必要条件之一,敲除GSC的*CD44*或*OCT4*、*SOX2*等干性标志物,可显著抑制肿瘤侵袭播散。

(二) 直接靶向GSC的治疗新策略

GSC的组织重构新特征是重要的治疗干预靶点,研发针对GSC的阻遏/清除新策略尤为必要。GSC具有高效诱导肿瘤血管生成、促进肿瘤侵袭和高度治疗抵抗性等特点,可在常规治疗压力下迅速转换为激活态以重建肿瘤,导致GBM快速复发/进展。GSC表达多种膜蛋白标志物,这些标志物是筛选和靶向GSC的潜在靶点,包括CD133、CD15、CD36、CD44、SOX2、Nestin和ABCG2等,还有一些关键信号通路与GSC生物学特性相关,如Notch、Sonic Hedgehog、Wnt/β-catenin、PI3K/AKT及STAT3通路等。通过制备针对上述标志物的特异性单抗或阻断相关信号通路可以靶向GSC,但因特异性和选择性不强而难以实际应用。

GBM过表达*POU3F2*、*SOX2*、*OLIG2*、*SALL2*等基因,可使肿瘤细胞去分化为GSC样细胞,提示关键促瘤基因可决定GSC分化与否,并调控GBM的进展。胚胎发育中的功能转录因子PHF20、SOX2、SOX9和OCT4等兼具促肿瘤效应,其中PHF20鉴定为胶质瘤特异性抗原,但临床研究显示,接受

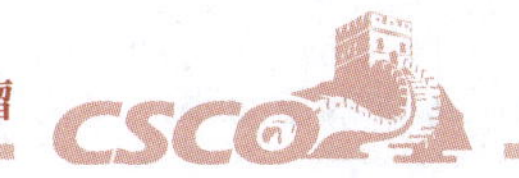

抗 PHF20 抗体治疗的 GBM 患者并未获得优于对照组的疗效。*SOX2* 和 *SOX9* 则高表达于 GSC，发挥维持 GSC 功能稳态的重要作用；*SOX2*、*SOX9* 和 *OCT4* 表达缺失可抑制 GSC 活性并延缓肿瘤启动。PHF20-SOX2-SOX9-OCT4 轴对维持 GSC 筑瘤能力具有重要作用，探究上述特定 GSC 相关基因之间的相互作用，有助于明确 GBM 组织重构机制，从而为靶向 GSC 这一信号通路的精准治疗提供新的可行性。

化疗作为应用较广的 GBM 治疗手段，却面临 GSC 多药耐药或多因素多效性耐药的难题，导致 GSC 群体的选择性富集，进而导致 GBM 持续进展。耐药性产生与化疗药物剂量或时间依赖性给药密切相关，还与 GSC 的天然多重耐药机制有关，具体包括：化疗药物外排增加与摄取减少、DNA 修复机制增强、活性氧（reactive oxygen species，ROS）水平降低、凋亡逃逸、缺氧微环境、血管生成拟态（vasculogenic mimicry，VM）激活、自噬水平升高与铁死亡抑制等。临床常用的多种化疗药物，如微管靶向药物、生物碱类、紫杉烷类、拓扑异构酶抑制剂、DNA 损伤型蒽环类药物及酪氨酸激酶抑制剂等，易受 ATP 结合盒转运蛋白介导的外排效应影响，而 GSC 表达更高水平的多药耐药转运蛋白。目前靶向此转运蛋白的抑制剂已研发至第三代，疗效逐渐增强，但毒副作用仍未能控制在安全水平。

乏氧作为 GSC 微环境的标志性特征，对 GSC 发育、维持、肿瘤生长及治疗抵抗至关重要。缺氧微生态保护 GSC 免受化疗损伤，缺氧条件下的化疗可增强肿瘤细胞的类 GSC 干性。GSC 构筑的缺氧微生态机制复杂，包括代谢转向有氧糖酵解、促凋亡因子表达下调、ROS 及氧化还原机制失调、基因组不稳定性增加和异常细胞周期等。乏氧还与 VM 关系密切，后者可不依赖内皮细胞为肿瘤生长提供充足血供，VM 是 GSC 直接排列成类血管样结构模拟血管生成，以增加 GBM 的血供。VM 主要出现在肿瘤发生早期，随着肿瘤进展逐渐被内皮细胞构建的血管取代。目前已制备成功高特异性识别并靶向 GBM、还能通过血脑屏障的多功能纳米药物，在 GSC 微环境中通过相关生化反应释放 O_2，从而逆转 GSC 乏氧微生态，抑制 GSC 的 VM 能力并提高抗肿瘤免疫细胞的活性，从而为逐步完善并实现临床转化奠定了坚实的基础。

三、靶向 GSC 及其免疫微环境的新策略

肿瘤微环境（tumor microenvironment，TME）是促进 GSC 干性与 GBM 发展的关键调控者。TME 中存在的多种细胞类型对维持 GSC 干性特征具有重要作用。髓系来源抑制细胞（myeloid-drived suppressor cell，MDSC）是免疫稳态的调节者，MDSC 通过多种机制建立免疫抑制微环境，而 GSC 可利用 MDSC 逃避免疫监视。MDSC 产生的 ROS、IL-10 及 TGF-β1 可负向调控 $CD8^+$ T 细胞对肿瘤细胞的杀伤活性。MDSC 上调 PD-L1 表达，导致抗肿瘤免疫应答受到抑制。MDSC 还通过调控 T 淋巴细胞功能必需因子间接加剧 TME 的免疫抑制状态。MDSC 外泌体能够分泌促进维持或增强 GSC 干性的 miRNA 分子。Treg 细胞可被 GBM 细胞分泌的免疫抑制性细胞因子主动募集至 TME。Treg 细胞通过释放抑制免疫效应细胞活化的细胞因子促进 GBM 免疫逃逸。Treg 细胞还是 GSC 干性特征的重要调控者，可激活干性相关通路，促进上皮 - 间质转化（epithelial-mesenchymal transition，EMT）及血管生成。GSC 具有重塑 TME 的能力，通过释放 IL-10、TGF-β1 等免疫抑制因子，高效募集具有促瘤活性的免疫细胞 Treg、MDSC 及 TAM，而这些细胞又通过分泌 PDGF、IL-8 和 CXCL12 等因子促进 GSC 的干性特征。因此，GSC 与 TME 的相互作用机制已成为 GBM 治疗研究的热点。

（一）GSC 对 TME 的重塑

GSC 通过释放细胞因子、趋化因子、生长因子、代谢产物等多种活性物质发挥免疫调节作用，从而调控 TME 的组成并重塑高度促瘤免疫系统。GSC 通过多种免疫抑制方式促进肿瘤维持与生长，包括下调 MHC-Ⅰ复合物表达，使其对 CTL 介导的细胞毒性效应更具抵抗性。在 GSC 微生态中，肿瘤进展程度与 $CD8^+$ T 细胞浸润减少及肿瘤相关巨噬细胞（tumor-associated macrophage，TAM）增加相关。GSC 还通过 HLA-G 与 KIR2DL4、KLRC1 的相互作用，抑制 NK 细胞活性。GSC 能分泌趋化因子 CCL1、IL-2、IL-8、IL-10 和 TGF-β1 等，驱动 Treg 细胞的募集与极化。Treg 则通过分泌 TGF-β1 和 IL-17 增强 GSC 的促肿瘤进展与侵袭能力。GSC 的免疫逃逸特性受多种因子调控，其中 TGF-β1 诱导免疫抑制、EMT 及干性维持，TAM 分泌的 IL-6 促进 GSC 生成与维持，STAT3 是维持肿瘤干细胞多能性的关键转录因子，CCL20 及其受体募集 Treg 细胞以增强免疫逃逸并驱动肿瘤进展。CTLA-4 和 PD-1/PD-L1 是两大核心免疫检查点。免疫抑制性髓系细胞（如 TAM 和 MDSC）在 GSC 分泌的 CSF1、CCL2、CCL5、TGF-β1 及 PGE2 等作用下形成调控 T 细胞活性的促瘤模式。这些 GSC 与多种免疫细胞相互作用重塑了 GBM 微环境，构建了依赖促瘤免疫细胞支持并抑制抗瘤免疫细胞活性的微生态。

（二）GSC 与 TAM 的互相合作

凭借其表型可塑、自我更新能力强和治疗抵抗性高的特点，初发肿瘤灶中高度治疗抵抗且长期保持休眠状态的 GSC，可能在积累迁移驱动性基因变异后，通过从原发肿瘤微环境中迁移至远处组织，构筑新的促瘤微环境，自身转化为强增殖肿瘤细胞，最终实现定植和增殖，从而驱动 GBM 复发。缺乏生长因子和 ECM 重塑因子可能阻碍 GSC 迁移并筑瘤。TAM 对于 GSC 迁移后的定植至关重要，抑制 GSC 的新筑瘤灶中 TAM 的招募可显著降低肿瘤播散率。TAM 可与 GSC 发生细胞融合，赋予迁移的 GSC 更强的适应性。TAM 凭借其迁移能力和组织修复特性，可通过血液或淋巴循环运输 GSC 细胞球，并为新瘤灶起始创造有利微环境。TAM 通过调控 GSC 的行为（如肿瘤进展与定植）发挥核心促瘤作用。TAM 通过促进 EMT 进一步增强 GSC 驱动的 GBM 恶性进展。TAM 对 GSC 的调控不仅限于直接信号传递，还通过塑造免疫抑制微环境发挥关键作用：TAM 可分泌 IL-10、TGF-β1 等细胞因子，削弱细胞毒性 T 细胞的功能，帮助 GSC 逃避免疫清除。TAM 通过维持 GSC 的干性并增强其迁移与侵袭能力，促进 GSC 从初发肿瘤区外迁。GSC 来源的外泌体可促进巨噬细胞向 M2 型转化，从而增强后者促进 GSC 筑瘤的能力。其中，GSC 外泌体蛋白 POSTN 能招募 TAM 并驱动 GBM 生长。GSC 通过吸引外周循环中的 TAM 来重塑其

微环境，形成极有利于细胞定植增殖的筑瘤微环境，并增强外迁型 GSC 的潜能。TAM 通过激活 GSC 的多种促瘤信号通路，包括 SHH、STAT3、NOTCH、PI3K/AKT、Wnt/β-catenin 及 NANOG 等通路，直接参与 GBM 复发与进展，并为 GSC 的生存和增殖提供必需的筑瘤微生态。细胞外基质是维持筑瘤微生态区的关键要素，介导 GSC 与该区域内的间质细胞(包括 TAM)的直接相互作用。现已公认，TAM 与 GSC 之间复杂的双向通讯机制是 GBM 发生进展并介导治疗抵抗的核心驱动力。这种相互作用依赖于两者分泌的多种因子和配体 / 受体，共同维持 GSC 的干性特征及 TAM 的促瘤功能。TAM 通过分泌 TGF-β 诱导 EMT，增强 GSC 样表型。GSC 还能通过释放 TNF-α 激活 Wnt/β-catenin 轴，进一步诱导 GSC 的干性、EMT 及化疗抵抗。

TAM 通过重塑免疫抑制性肿瘤微环境促进 GSC 的免疫逃逸。TAM 诱导 GSC 上调 CD47 配体表达，后者通过与免疫细胞表面信号调节蛋白 α 结合，抑制免疫吞噬作用。TAM 还可抑制适应性免疫系统，能促进 T 细胞 PD-1 及其配体 PD-L1 在 GSC 上的表达。PD-L1 与 PD-1 的共表达显著削弱了 T 细胞的细胞毒性功能。

(三) 靶向 GSC 的免疫治疗

目前 GBM 的免疫治疗包括被动免疫治疗、过继免疫治疗和主动免疫治疗。被动免疫治疗是直接利用抗体或其所耦连的毒素等免疫效应分子，在不直接激活免疫系统的情况下靶向杀伤肿瘤细胞。过继免疫治疗是以过继性 T 细胞转移和应用嵌合抗原受体 T 细胞(chimeric antigen receptor t-cell，CAR-T)为基础，在体外用肿瘤抗原激活 T 细胞，再将这种可特异性识别肿瘤的活化 T 细胞输入患者体内，达到免疫治疗目的。主动免疫治疗通常称为疫苗接种，通过各种来源的肿瘤相关抗原，如肿瘤裂解物、肿瘤细胞、mRNA 或多肽，直接激活患者的免疫系统，达到抗瘤目的。

1. 靶向 GSC 的单克隆抗体 随着多种 GSC 标志物被鉴定，各类人源化小分子多功能单克隆抗体被寄予厚望。*EGFR* 基因扩增和突变是 GSC 的重要特征，直接靶向 EGFR 的单抗曾用于 GBM 治疗，其中应用最广泛的是西妥昔单抗。其通过干扰配体结合和 EGFR 二聚体形成，阻断 EGFR 介导的信号转导通路而发挥功能，但临床疗效并不显著。TGF-β 信号转导通路参与 GBM 进展的多个环节，患者血清中 TGF-β 表达变化与肿瘤分级和预后呈正相关。该通路主要通过调控 GSC 相关基因，如 *SOX4*、*SOX2*、*LIF*，实现 GSC 的自我更新并抑制其分化。临床研究显示，靶向 TGF-β 的免疫治疗无明显不良反应，GBM 复发患者的肿瘤细胞可被抗 TGF-β 抗体 GC1008 靶向结合，并在治疗早期产生一定的肿瘤抑制作用，但并不能阻止后期临床和影像学上的持续肿瘤进展，未能带来长期临床获益。贝伐珠单抗是另一用于治疗 GBM 的 VEGF 单抗，具有显著的抗肿瘤血管生成作用，且可干扰 GSC 微生态的血管状态，增强 GSC 对其他治疗方法的敏感性。在临床应用中观察到，其对控制瘤周水肿、改善临床症状以及放疗所致假性进展有确切疗效，但未观察到明显的生存获益，患者无进展生存(progression-free survival，PFS)延长，但并未能改善总生存(overall survival，OS)。

2. 靶向 GSC 的溶瘤病毒 哺乳动物细胞抗病毒过程中的关键环节是由干扰素(interferon，IFN)介导的，而肿瘤细胞中 IFN 信号转导通路缺陷，不具有较强的抗病毒能力。GSC 同样具有 IFN 通路缺陷，故溶瘤病毒可以有效杀伤 GSC。由于 GSC 高度富集整合素，如 αvβ3 或 αvβ5，通过基因工程技术设计的溶瘤病毒，可以通过结合这些整合素而进入 GSC 而发挥抗肿瘤作用。其中，DNX-2401 是一种具有肿瘤特异性和强感染能力的溶瘤病毒，已开展 Ⅰ 期临床研究且安全性良好，颅内肿瘤体积明显缩小，患者生存期延长。除直接溶瘤作用外，其还能增强细胞毒性 T 细胞的趋化性，从而产生明显抗瘤疗效。

3. 靶向 GSC 的嵌合抗原受体 T 细胞 过继转移的 CAR-T 细胞可以直接靶向肿瘤相关抗原而不依赖抗原提呈过程。嵌合抗原受体(chimeric antigen receptor，CAR)可以靶向肿瘤表面抗原并激活 T 细胞，从而达到抗肿瘤的目的。相对于体内固有的数目少且功能低下的肿瘤特异性 T 细胞，CAR-T 细胞可以在体外扩增至较高水平，从而诱导较强的细胞毒性免疫反应。GBM 和 GSC 中最常见的 *EGFR* 基因特异性突变 *EGFR*v Ⅲ 目前已成为 CAR-T 细胞疗法的重要靶点。靶向 *EGFR*v Ⅲ 的 CAR-T 细胞疗法在临床研究中可清除表达 EGFRv Ⅲ 的 GSC。GSC 还高表达 IL-13Rα2、HER2 和 B7H3 等靶分子，可以在 CAR-T 细胞上表达特异性 IL-13Rα2、B7H3 或 HER2 以靶向杀伤 GSC。单靶点、联合靶向上述两个(Bi-)或三个靶点(Tri-)的第三代、第四代或第五代 CAR-T 细胞治疗 GBM，已在国内外多个中心实施，并已获得确切的生存获益。今年报告的一项临床研究显示，针对复发 GBM 患者，直接在脑内递送 B7H3-CAR-T 能优化针对 GBM 微环境的免疫应答，同时可最小化其全身毒性反应。通过肿瘤残腔 / 脑室内置入 Ommaya 管，每月经瘤内 + 脑室双路径递送靶向 B7H3 的 CAR-T 细胞 1 次，现已证实单靶点 B7H3-CAR-T 治疗复发 GBM 在技术上可行且安全。另一项针对复发 GBM 患者的临床研究，患者在最大安全切除复发肿瘤后植入 Ommaya 管，直接向脑室内递送 EGFR 和 IL13Ra2 的双靶点 CAR-T 细胞。结果显示，脑室内递送 CART-EGFR-IL13Rα2 技术可行且安全性良好，在复发 GBM 患者中展现出令人鼓舞的早期疗效信号。颅内局部递送 CAR-T 细胞疗法，为突破 GBM 治疗的“瓶颈”——血脑屏障——提供了可行性证据，使治疗性免疫细胞以“点对点”模式直达肿瘤核心区域，显著提升了对 GBM 细胞的靶向杀伤效率，部分患者的生存期较传统治疗模式显著延长，且安全性可控。

4. 靶向 GSC 的肿瘤疫苗 GSC 具有明显的树突状细胞(dendritic cell，DC)致敏能力，以富含 GSC 的细胞群致敏 DC 可以增强免疫治疗对 GBM 的效果，直接靶向 GSC 以建立针对 GBM 的肿瘤疫苗已成为有效的治疗方案。临床前研究结果显示，靶向 GSC 相关抗原的 DC 疫苗具有显著的疗效。临床研究结果初步显示，GBM 患者术后接受 DC 疫苗治疗安全、有效，应用转染自体 GSC-mRNA 的 DC 后激发患者的适应性免疫反应，使肿瘤消退，OS 延长。

能否制备出高效识别 GSC 并激活免疫反应的 DC 疫苗是提高疫苗疗效的关键。制备靶向 GSC 的 DC 疫苗，需先将手术切除的 GBM 标本制备为单细胞悬液，然后在干细胞培养条件下分离单个 GSC 并增殖为干细胞球，再提取 GSC

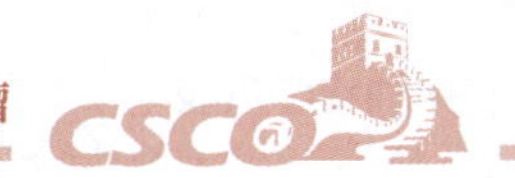

mRNA 并转染至单个核细胞来源的 DC 细胞。ICT-107 疫苗是由 6 种合成多肽致敏自体外周血单个核细胞分化的 DC，可靶向 GSC 相关抗原，如 HER2、IL-13Rα2、酪氨酸酶相关蛋白 -2（tyrosinase related protein 2，TRP-2）、黑色素瘤抗原基因 -1（melanoma antigen gene 1，MAGE1）等。在初发 GBM 患者的标准治疗方案中增加 ICT-107 疫苗治疗，能延长 PFS 至 16.9 个月，延长 OS 中位数至 38.4 个月。部分患者接种该疫苗后再次行手术切除复发肿瘤，发现 GSC 数量明显减少，提示该疫苗可以诱导机体免疫靶向杀伤 GSC。另一针对 GSC 的Ⅱ期临床研究，观察新发 GBM 患者手术和放化疗后加用 DC 疫苗对患者 PFS 或 OS 的影响。其结果显示，ICT-107 疫苗组患者 PFS 延长 2 个月且差异有统计学意义，OS 也有所延长但差异无统计学意义。还有研究报告，GBM 患者接受规范化治疗后于皮下注射 GSC 疫苗，可成功诱导出增强的抗肿瘤免疫反应（7/10）；接种疫苗的患者 PFS 较对照延长 2.9 倍且无严重不良反应。

5. **针对 GSC 的自然杀伤细胞** 以 NK 细胞为基础的过继免疫治疗是一种有前景的免疫治疗策略。GSC 表达高水平的 PVR 和黏连蛋白 2，NK 细胞活化性受体 DNAM-1 可以特异性识别上述两种配体，进而杀伤 GSC。肿瘤干细胞是 NK 细胞免疫杀伤作用的易感靶点，GSC 对经 IL-2 或 IL-15 激活的 NK 细胞介导的裂解物高度敏感，NK 细胞过继免疫治疗有可能在根除残留肿瘤干细胞方面发挥确切作用。NK 细胞除直接杀伤肿瘤干细胞外，还可诱导其分化。NK 细胞可分泌大量 IFN-γ，诱导 GSC 的 MHC Ⅰ、分化受体和 PD-L1 表达升高，并降低 GSC 标志物 CD44 的表达，使肿瘤细胞的生长和侵袭明显受到抑制。

（四）靶向 GSC 与 TAM 互作的干预策略

靶向 TAM 与 GSC 相互作用的促瘤性信号通路是 GBM 治疗极具前景的新方向。现有的多种直接靶向 GSC 的治疗策略（如分化诱导、天然化合物抑制及表观遗传调控），疗效不佳。靶向 TAM 与 GSC 的相互作用，阻断两类细胞间相互支持的分泌因子，有望实现遏制促瘤通讯枢纽的目标，成为近几年陆续报道的新治疗策略的重点。

1. **抗 IL-6 抗体** IL-6 是 TAM 与 GSC 旁分泌通讯的关键调控因子，其下游通路可通过抗 IL-6 抗体、IL-6 受体阻断剂及 STAT3 抑制剂进行干预。抗 IL-6R 药物托珠单抗已获 FDA 批准用于治疗类风湿关节炎，进一步探索其联合抗 PD-1（纳武利尤单抗）与抗 CTLA-4（伊匹木单抗）治疗复发 GBM 的临床研究正在进行中。

2. **CXCR1 受体抑制剂** 瑞帕利辛（reparixin）可减少肿瘤干细胞群体数量。

3. **POSTN** 抑制 GSC 分泌的 POSTN，可显著减少 GBM 瘤内 TAM 的募集。

4. **CCL5** 抑制 TAM 分泌的 CCL5，可削弱肿瘤干细胞的干性和迁移能力。

5. **将促瘤型 TAM 表型重塑为抑瘤型的策略** 该策略能增强巨噬细胞的抗肿瘤效应。

（1）通过重新激活巨噬细胞对衰老死亡肿瘤细胞的吞噬活性，可为获取肿瘤抗原、增强 T 细胞介导的免疫应答提供重要途径。临床前研究已发现，CD47 抗体可恢复巨噬细胞对瘤细胞的吞噬功能。在实体瘤中，该单抗与一些化疗药物在触发 T 细胞应答方面存在显著协同效应。目前针对 CD47（+）TAMs/SIRPα（+）肿瘤干细胞的吞噬抑制机制，实施的 CD47 抗体相关临床研究已取得一定进展。人源化 IgG4 抗体 Hu5F9-G4（CD47 抗体）与化疗药物阿扎胞苷联用，在靶向肿瘤干细胞中已显示出确切的协同效应。

（2）酪氨酸激酶家族成员 MERTK 广泛表达于 TAM 及 GBM 细胞膜。MERTK 通过结合凋亡细胞的“吃我”信号（如磷脂酰丝氨酸），激活胞葬作用（efferocytosis），驱动巨噬细胞向 M2 型促瘤免疫抑制表型转化。同时，MERTK 与 GSC 维持直接相关。阻断 MERTK 信号通路可同时对 TAM 和 GSC 产生双向抑制作用，是极具潜力的新治疗策略。

（3）通过激动型 CD40 抗体调控 TAM 表面受体 CD40，该抗体模拟 T 细胞分泌的天然 CD40 配体功能，将 TAM 重编程为抗癌型巨噬细胞，重建免疫监视功能。

（4）利用单细胞 RNA 测序技术追踪 GSC 诱导 TAM 从促炎表型向免疫抑制表型的极化路径，鉴定出调控此极化过程的 STAT3/IL-10 信号轴。该信号通路激活评分与患者生存期中位数呈负相关，以小分子化合物遏制 GBM 微环境的这一通路激活，能够逆转 TAM 构筑的促瘤微环境，并且已在临床前研究显示出良好的抗肿瘤效果。

（5）CCL2-CCR2 信号轴是 GSC 招募 TAM 并促使其向促瘤表型极化的核心机制之一，抑制该通路可通过将 TAM 重编程为抗瘤表型，发挥其抗肿瘤免疫治疗潜力，从而增强疗效。这是靶向 TAM 特异性通路调控 TME 的又一新治疗策略。

6. **唑来膦酸** 一种正在研发的针对肿瘤干细胞和 TAM 的双重效应药物，其可抑制 TAM 的浸润并减缓肿瘤干细胞驱动的肿瘤进展，目前已进入Ⅲ期临床研究。

（五）靶向 GSC 与 MDSC 相互作用的干预策略

GSC 与其微环境中的免疫细胞相互作用，能够诱导后者分泌巨噬细胞迁移抑制因子（macrophage migration inhibitory factor，MIF），通过 MIF-CD74 信号轴在 GBM 内部重构高度免疫抑制性微环境。MIF 在 GBM 中表达上调，可促进 GSC 生长。异丁司特是一种小分子化合物，可抑制 MIF 等炎症细胞因子的产生，是选择性 MIF 抑制剂，破坏 MIF 和 CD74 之间的相互作用，从而下调 MIF-CD74 信号通路，抑制 MDSC 的产生和促瘤活性。因此，异丁司特在其传统治疗适应证哮喘之外，具备新用于 GBM 免疫治疗的潜力。临床前研究显示，异丁司特可明显减弱 MDSC 的免疫抑制活性，并促进肿瘤消退，异丁司特联合 PD-L1 抑制剂可显著延长荷瘤宿主的生存期中位数近 1 倍，明显优于 PD-L1 抑制剂单药组。在此基础上新开展的一项Ⅰb/Ⅱa 期临床研究，评估了异丁司特和替莫唑胺联合治疗新诊断和复发的 GBM 患者的安全性和疗效。研究纳入已完成同步放化疗的 GBM 患者（nGBM），以及出现可测量的病变的首次复发 GBM 患者（rGBM）。患者接受 5/28 周期的替莫唑胺（TMZ）和异丁司特（起始剂量为每日 2 次，每次 30mg，b.i.d.，并逐步增加至 50mg，b.i.d.）。该研究纳入 36 例 nGBM 患者和 26 例 rGBM 患者，61% 为男性，年龄中位数为 59 岁。异丁司特Ⅱ期临床研究用药剂量为 50mg，b.i.d.。nGBM 组的 6 个月 PFS 率为 44%（16 例），

rGBM 组为 31%(8 例)。nGBM 组的 OS 中位数为 21.0 个月(95% *CI* 17.7~23.1 个月),rGBM 组为 8.6 个月(95% *CI* 7.8~10.5 个月)。对 rGBM 患者的原始肿瘤组织进行免疫组织化学评估显示,5 个月时发生进展的患者肿瘤组织中 CD3 阳性细胞浸润明显高于未发生进展的患者,CD74 表达明显升高。该研究达到主要终点,与历史对照相比,异丁司特联合 TMZ 与 6 个月的 PFS 率较高相关。CD3 表达是 rGBM 患者 5 个月时肿瘤进展的有效预测因子。由此证实,异丁司特能显著抑制 GBM 微环境中的 MDSC,而后者与 GBM 的免疫抑制微环境和免疫治疗耐药高度相关。

当然,GBM 微环境中的 TAM 及 MDSC 异质性较大,同一区域内促瘤和抑瘤型免疫细胞交织共存,肿瘤基质区和侵袭前沿的 TAM 及 MDSC 具有截然不同的基因表达谱,基质区的免疫抑制细胞高表达促血管生成相关分子,侵袭区则多见上调驱动侵袭及 EMT 的分子。这些 GSC 相关免疫细胞的高度异质性特点为单一靶向免疫治疗策略带来了较大的挑战,因此需多靶点多通路靶向策略联合才有希望显著提升 GBM 的治疗效果。

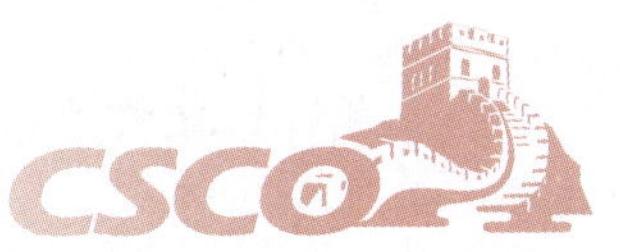

脊髓胶质瘤的手术治疗策略

范存刚　刘志
北京大学人民医院

一、概述

脊髓胶质瘤(spinal cord glioma,SCG)是最常见的髓内肿瘤,以室管膜瘤和星形细胞瘤多见。手术是SCG的首选治疗方式,其核心原则是在保障安全的前提下最大程度地切除肿瘤。

近年来,SCG的手术治疗取得一系列新进展。随着神经影像不断优化、显微外科技术日臻精湛、术中辅助技术飞速发展、分子分型指导下手术决策日益精准,加之先进放疗技术、在分子病理指导下开展化疗和靶向治疗、个体化免疫治疗、人工智能辅助决策、快速康复理念和多学科协作模式的不断进展,SCG手术治疗将向更加精细化、个体化和微创化的方向发展。

二、基于权衡考虑的手术决策

手术是SCG最主要的初始治疗手段,其目标是在最大限度保护神经功能的前提下,争取最大程度地切除肿瘤。该手术目标的实现有赖于对脊髓复杂解剖和功能的深刻理解、进行精准的术前评估、拥有先进的手术技术和术中辅助设备以及多学科团队的紧密协作。

SCG的手术治疗是神经外科领域较具挑战性的手术之一,手术决策需综合考虑以下多个方面的因素:①肿瘤因素。基于术前影像学评估预判的肿瘤类型、级别、位置(节段、腹背侧、中心/偏心)、大小、边界清晰度、强化特点、水肿范围和是否伴空洞等情况。②患者因素。年龄、症状(性质、严重程度、持续时间、进展速度)、基线神经功能状态、合并症、心理状态和治疗预期。③医疗团队因素。术者经验和技术水平、是否具备术中电生理监测等先进设备以及多学科协作能力。

三、个体化手术目标

近年来,针对SCG手术治疗的临床研究表明,除边界清晰的室管膜瘤应力争全切外,SCG的手术目标是在最大安全范围内实现最大程度地减瘤,而非盲目追求影像学全切,保护神经功能优先于切除范围。对于低级别星形细胞瘤,近全切除甚至次全切除结合后续治疗也可获得良好长期控制;对于高级别星形细胞瘤,减瘤有助于缓解症状和辅助后续治疗;对于明确的脊髓信号异常伴脊髓功能改变的患者,可考虑活检以明确病变性质。因此,需结合术前评估和术中诊断制定个体化治疗方案。

四、细化手术指征和禁忌证

1. 明确的手术指征　①进行性加重的神经功能障碍;②明确或高度怀疑的肿瘤性病变,需手术明确病理;③明确的脊髓占位改变,需切除病变以缓解脊髓压迫、挽救神经功能或阻止其进一步恶化;④低级别SCG(尤其室管膜瘤)通过手术全切争取治愈;对于高级别SCG肿瘤,通过手术切除快速降低肿瘤负荷,为后续放化疗创造条件;手术处理瘤周囊肿和脊髓空洞以解除脊髓压迫。

2. 需个体化考量的手术指征　①临床和影像学随访中保持稳定或轻微症状的低级别肿瘤,特别是位于颈膨大、腰膨大等关键区域的弥漫性星形细胞瘤,可密切观察随访,若出现进展或症状加重再考虑手术。②无症状的偶然发现肿瘤或症状轻微且病灶较小的肿瘤,需严格评估肿瘤性质(如小的室管膜瘤可能长期稳定)、位置、患者年龄、意愿等,一般可以保守治疗,每3~6个月定期进行MRI随访。偶然发现的体积较大的肿瘤或疑为高级别胶质瘤,即使症状尚不严重,由于可能会造成脊髓神经功能的快速恶化,亦不推荐保守治疗。③复发肿瘤需评估复发间隔、范围、症状、既往治疗史、患者全身状况及手术可行性。二次手术难度和风险显著增高,需充分沟通手术风险与获益,更要审慎权衡手术策略。

3. 手术禁忌证　①患者全身状况极差或合并多脏器功能障碍,无法耐受手术麻醉。②肿瘤广泛弥漫浸润,累及整个脊髓横断面及长轴范围过大,手术难以获益且风险极高。③患者神经功能已完全丧失且稳定,手术无恢复可能(如完全性截瘫长期存在)。④明确诊断且对放化疗高度敏感的肿瘤(如脊髓原发淋巴瘤),手术切除非首选(但仍需活检以明确诊断)。⑤伴有广泛软膜播散或种植者。

五、精准的术前评估和准备

精准的术前评估和充分的术前准备是制订安全、有效SCG手术方案的基石。

(一) 临床评估

SCG起病隐匿,进展缓慢,少数高级别胶质瘤进展迅速,甚至沿脑脊液播散种植,当肿瘤侵袭至高颈髓或发生肿瘤卒中可导致患者病情急性恶化。患者的症状主要包括感觉障碍、运动障碍、自主神经功能障碍以及肌肉萎缩、脊柱侧弯等表现。近来,有研究显示,SCG的基线神经功能状态评估对于手术决策十分关键,术前需通过详细的神经系统查体并记录KPS评分、Frankel分级、McCormick分级等基线指标。

(二) 影像学评估

SCG术前需通过影像学评估明确肿瘤位置、边界、信号特点(T_1,T_2,FLAIR)、强化方式(均匀/不均匀/环形/无强化)、囊变/坏死、与正常脊髓的关系、脊髓水肿/空洞、血管结构、合并出血等细节信息。平扫+增强MRI是诊断SCG的金标准,也是术前影像学评估的关键。术者依据术前MRI和术中肿瘤的边界情况,平衡肿瘤切除程度与神经功能的保护。

近期,有研究显示,功能MRI可进一步评估SCG的解剖细节、肿瘤结构以及与辅助其他疾病鉴别。弥散加权成像(diffusion weighted imaging,DWI)/弥散张量成像(diffusion tensor imaging,DTI)可评估肿瘤细胞密度、白质纤维束破坏/移位;灌注加权成像(perfusion weighted imaging,PWI)可评估肿瘤血供;磁共振波谱(magnetic resonance spectroscopy,MRS)可评估代谢状况(Cho/NAA比值升高提示肿瘤性质改变),但这些成像方式在脊髓病变诊断中技术尚不成熟且分辨率有限。

CT和X线检查可评估骨质改变(如椎管扩大、椎弓根变薄等间接征象)、钙化(室管膜瘤钙化较星形细胞瘤多见),有助于明确诊断和确定是否需要制订内固定等手术方案。难以与血管母细胞瘤等富血供肿瘤相鉴别者,可考虑在术前行脊髓血管造影及栓塞治疗。

(三) 神经电生理评估

术前进行体感诱发电位、运动诱发电位检查,评估感觉和运动传导通路的基线功能状态,有助于肿瘤的定位和判断预后。

(四) 多学科讨论

对于复杂SCG肿瘤或诊断尚不明确者,术前需组织神经外科、神经影像、神经病理、神经肿瘤、放疗科、康复科等共同讨论,制订个体化诊疗方案。

(五) 充分知情同意

与患者及家属详细沟通手术必要性、目标(全切/大部切除/活检)、预期获益、具体风险(感觉运动障碍加重、大小便失禁、性功能障碍、疼痛、感染、脑脊液漏、深静脉血栓等)、术后康复计划、替代治疗方案及预后情况。

六、手术技巧与新理念

1. **手术入路** 通常选择能以最直接、最小损伤的方式暴露肿瘤主体的后正中入路。注意暴露范围应覆盖肿瘤全长,对于室管膜瘤至少应显露肿瘤与脊髓空洞交界区。目前多以椎板切开和椎板成形术取代传统的椎板切除术,术毕通过钛钉和钛板将椎板复位和固定,有助于保证术后脊柱稳定性,减少脊柱畸形的发生,在儿童和长节段手术中其优势尤为明显。对于偏于一侧的肿瘤,也可考虑半椎板切开的微创入路。

2. **硬膜切开和脊髓探查** 建议在显微镜下沿中线切开硬脊膜,以免损伤其下方脊髓。仔细观察脊髓表面的颜色、血管分布、膨隆情况、有无异常血管或肿瘤外露。室管膜瘤有时可见脊髓表面血管异常增多。星形细胞瘤常导致脊髓弥漫性增粗,表面血管可能减少。

3. **脊髓切开和肿瘤显露** 通常采取后正中沟(以脊髓背侧中央静脉或双侧脊神经后根作为标志)或肿瘤膨隆最明显的非重要功能区切开脊髓显露肿瘤,应避免损伤脊髓后动脉。低功率双极电凝处理软脊膜上小血管,用锋利的显微刀或显微剪轻柔切开软脊膜。脊髓切开时应尽量做到一次性切开,切开范围必须包括肿瘤的上下极。显露肿瘤腹侧时,可通过齿状韧带轻柔牵拉脊髓,尽量避免使用器械直接牵拉脊髓。

近来有学者提出,对于偏于一侧的脊髓肿瘤,可考虑经背根进入区的后外侧沟纵向切开(DREZotomy),尤其适合髓内肿瘤导致脊髓后正中线定位不清者(后外侧沟不会因脊髓移位而改变)。该入路可实现与后正中入路相似的肿瘤切除范围,且可降低脊髓脊柱损伤所致神经功能障碍和术后疼痛风险,同时皮质脊髓束和脊髓丘脑束损伤风险也较低。

4. **止血和冲洗** 肿瘤显露过程中应尽量减少反复电凝止血,可使用止血纱布或明胶海绵压迫止血,必须使用双极电凝时,应将功率调至5~8W的低功率,且用棉片妥善保护周边脊髓,减少热损伤。在切除肿瘤的过程中,应妥善保护蛛网膜下腔;切除肿瘤后,应彻底止血和充分冲洗。注意防止肿瘤细胞沿脑脊液播散及出血压迫脊髓或导致脑积水。

5. **室管膜瘤切除** 首先,应于肿瘤的上下极寻找相对清晰的瘤-髓界面。如果肿瘤较大,可先用超声吸引器或激光在瘤内进行分块减压,肿瘤包膜塌陷后更易显露界面。以往建议使用精细的显微剥离子、吸引器或双极电凝镊尖端沿界面进行钝性分离,近年来多倾向于锐性分离。分离肿瘤腹侧与脊髓前正中裂相邻区域时,需特别注意避免损伤前方的脊髓前动脉,仔细辨认并保留可能被肿瘤推移或包裹的血管。在肿瘤被充分游离后,可尝试将其整块或大块取出;若肿瘤过长或粘连紧密,可分段切除,力争镜下全切。

6. **星形细胞瘤切除** 肿瘤多呈浸润性生长,缺乏明确瘤-髓界面,通常以超声吸引器、激光或显微剪/镊于瘤内逐步分块切除减压。切除过程中应注意肿瘤(灰红色、质软易吸除)与周围脊髓组织(淡黄色、质地更韧)的颜色和质地的差异,将切除范围推进至相对正常的脊髓组织的"黄化带"。

7. **手术停止切除标准** 除了术中电生理监测信号显著恶化外,SCG术中出现以下情况亦应考虑停止手术:遇到无法可靠辨认的界面(尤其在星形细胞瘤中);进入质地明显坚韧、呈淡黄色、有大量穿行血管的区域(提示接近重要功能白质);到达术前影像定义的解剖边界(如脊髓前正中裂/前动脉)。此外,术者经验与"手术直觉"也至关重要。

8. **脊髓离断术** 此术式为近年来提出的治疗高级别

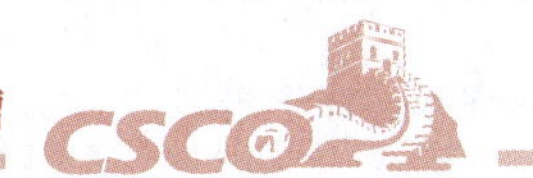

SCG 的一种改良术式，离断位置可选择距离肿瘤头端 3 个以上节段且不超过 T_3 节段的位置，水密缝合硬脊膜后再处理肿瘤，以免肿瘤细胞沿脑脊液播散。然而，该术式较为激进，很难被神经功能尚可的患者所接受。

七、术中新型辅助技术

近年来，SCG 术中辅助技术不断涌现，神经电生理检测、荧光成像、实时影像导航、超声等术中辅助技术可实时监测神经功能，辅助判定肿瘤边界；快速冰冻病理有助于及时了解肿瘤病理性质，指导术中"分子边界"的界定。

(一) 术中电生理监测

术中神经电生理监测(intraoperative neurophysiological monitoring，IONM)是 SCG 手术安全的核心保障，通过实时、连续监测感觉和运动传导通路的完整性，在不可逆损伤发生前预警术者，以指导手术操作调整。

1. **运动诱发电位(motor evoked potential，MEP)** 可监测皮质脊髓束功能(最关键)，MEP 波幅下降或消失是皮质脊髓束受损的敏感指标，通常较 SSEP 的灵敏度和特异度更高。

2. **D 波(D-wave)** 波幅下降>50% 是运动功能预后不良的强预测指标。在切除邻近皮质脊髓束的 SCG 时，MEP 和 D 波的变化是决定是否继续切除的"金标准"。

3. **体感诱发电位(somatosensory evoked potentials，SSEP)** 可监测后索(薄束楔束)功能。

4. **自由肌电图(free-run electromyography，EMG)和触发式肌电图(triggered EMG)** 可监测神经根功能，避免牵拉或电凝损伤。

5. **监测预警及处理方案** IONM 的预警标准为 SSEP 波幅下降>50% 或潜伏期延长>10%、MEP 波幅消失或显著不可逆下降>80%、D 波波幅下降>50%。一旦出现显著变化，术者应立即暂停操作，检查原因(如牵拉过度、血管损伤、直接切割)，采取干预措施(如调整牵拉力度、罂粟碱冲洗缓解血管痉挛、停止或调整切除方向、局部应用止血材料、升高血压改善灌注)，等待信号恢复或稳定。若信号无法恢复且继续操作风险极高，应果断中止切除，尤其是术前神经功能状态较好或组织病理学分级较低的患者，以免因手术操作造成较肿瘤本身更严重的神经功能损害。

(二) 术中影像引导

术中实时三维超声能无创地进行肿瘤定位、确定脊髓切开位置和范围、评估切除程度(尤其是深部或腹侧残留)和定位脊髓空洞。术中 MRI 可提供高分辨率的实时影像，对判断切除范围(特别是低级别无强化肿瘤)具有无可比拟的优势，但设备昂贵、手术流程复杂耗时。影像学与神经导航和手术机器人相结合在 SCG 中的使用，尚处于探索阶段。

(三) 术中荧光实时引导

1. **近红外吲哚菁绿视频血管造影** 该技术有助于术中判断肿瘤 - 脊髓边界，辅助手术切除。髓内室管膜瘤切除术的血流动力学的定量分析显示，患者术后功能分级与吲哚菁绿达峰时间相关，但与峰值强度无关。

2. **荧光素引导手术** 荧光素钠引导手术可提高术中肿瘤可视化程度及脊髓肿瘤切除的准确率，其荧光强度与肿瘤级别、血 - 脊髓屏障完整性有关，且多与术前 MRI 增强表现显著相关，但对低级别星形细胞瘤的显示效果欠佳。近期有研究显示，荧光素钠引导髓内肿瘤切除术的有效率达 86.7%，其有助于术中区分肿瘤组织和健康组织，提高手术安全性和手术效率。一项对 5- 氨基乙酰丙酸和荧光素钠引导脊髓肿瘤切除的研究进行的荟萃分析显示，两种荧光素引导手术的肿瘤全切率无显著差异。

(四) 其他辅助技术

1. **快速分子诊断技术** 纳米孔测序、快速 NGS、PCR、质谱等技术适用于术中快速(<30 分钟)分子检测，能在手术进行中提供关键分子信息(如 *H3* K27M 状态、*BRAF* 融合 / V600E、特定甲基化特征)，有助于确定肿瘤性质和边界(尤其可在诊断不明确或判断星形细胞瘤浸润边界时提供参考)。基于术前影像组学、脑脊液 ctDNA 和术中快速分子诊断，有助于预测肿瘤边界、侵袭性和对手术的潜在反应，实时指导切除范围，制订更精准的手术计划，实现分子标志物指导下"分子边界"的手术范围界定。

2. **激光间质热消融** 在 MRI 引导下将激光光纤置入肿瘤内，通过热效应消融肿瘤组织。该技术是一种新兴微创治疗，已用于深部、位置深在、手术难以到达或复发脑肿瘤，但在 SCG 中的应用尚处于探索阶段。

八、术后放疗方案及新进展

放疗是 SCG 术后最常用的辅助治疗。高级别星形细胞瘤术后、低级别星形细胞瘤(弥漫性)术后有残留或无法手术者或复发 / 进展者、WHO Ⅱ级室管膜瘤次全切除或复发者、WHO Ⅲ级室管膜瘤术后，均应接受放疗。一般建议在术后 2~6 周尽早放疗，放射剂量需依据肿瘤级别和类型、肿瘤累及部位等因素确定。

近年来，三维适形放射治疗(3-dimensional conformal radiation therapy，3D-CRT)、调强放射治疗(intensity modulated radiotherapy，IMRT)、容积弧形调强放射治疗(volumetric intensity modulated arc therapy，VMAT)、射波刀(cyber knife)或质子治疗等高精准的新型放疗技术显示出更多优势。通过 MRI 和 / 或 CT 模拟定位和图像融合，能更精准地勾画靶区(肿瘤床、残留病灶和瘤周一定范围)，最大限度保护正常脊髓。此类放疗技术具有精准、无创 / 微创和高效的优点，可提高靶区剂量的覆盖率、适形度及对正常组织的保护，缩小不必要的照射体积，降低急性和晚期并发症的发生率。

九、术后化疗、靶向治疗和免疫治疗

(一) 化疗

化疗是 SCG 术后重要的辅助治疗措施。低级别 SCG 全切后无须常规化疗，复查有肿瘤进展时再确定是否进行化疗。高级别 SCG 术后进行化疗，可显著延长患者 PFS，但 OS 是否获益尚有争议。

SCG 的化疗应在最大程度安全切除肿瘤的基础上，根据组织学和分子病理结果，进行早期和足量化疗。目前，高级别 SCG 多采用替莫唑胺同步放化疗和辅助化疗方案，但 SCG

的 MGMT 启动子甲基化率低、耐药率高，*H3* K27M 突变型 SCG 的疗效更差。SCG 复发或进展后可用的化疗方案有限，一般选择 TMZ 剂量密集方案、洛莫司汀（CCNU）、卡莫司汀（BCNU）植入剂、贝伐珠单抗（用于控制水肿和改善症状），或依据分子检测尝试靶向药。

脊髓的低级别星形细胞瘤，尤其是儿童患者，若手术无法全切或复发 / 进展者，化疗常作为一线治疗（尤其是年幼儿童避免 / 延迟放疗），常用方案有卡铂 + 长春新碱、TPCV（硫鸟嘌呤 + 丙卡巴肼 + 洛莫司汀 + 长春新碱）、单药长春新碱或卡铂。

对于脊髓室管膜瘤，化疗作用相对有限，主要用于幼儿（延迟放疗）、复发 / 播散患者，方案包括依托泊苷、铂类、环磷酰胺等。

（二）靶向治疗和免疫治疗

针对 SCG 特有分子靶点（如 H3 K27M 相关通路、脊髓室管膜瘤特定融合基因）开发靶向药物，有望改善 SCG 的预后。目前 SCG 的新兴靶点与药物主要包括靶向 *NTRK* 融合（如拉罗替尼、恩曲替尼）、*BRAF* V600E 突变（达拉非尼、曲美替尼）、*FGFR-TACC* 融合（厄达替尼、培米替尼）、*H3* K27M 突变（EZH2 抑制剂、组蛋白去乙酰化酶抑制剂）等。此外，研发高效穿透血 - 脊髓屏障的药物递送系统［如通过聚焦超声（focused ultrasound，FUS）联合微泡开放血 - 脊髓屏障、纳米颗粒呈递和对流增强输送］以及探索免疫检查点抑制剂、CAR-T 细胞疗法、溶瘤病毒、个体化肿瘤疫苗等免疫治疗方案，也将有助于改善 SCG 患者的术后综合治疗。

十、术后随访和预后分析

（一）影像学评估

术后 24~72 小时行脊柱 MRI 平扫和 / 或增强检查以评估肿瘤切除和术区情况，行 X 线检查和 CT 检查以评估脊柱稳定性。低级别胶质瘤以 T_2WI、高级别胶质瘤以 T_1 增强序列定期复查增强 MRI，为切除程度判定标准，同时结合术中显微镜下的切除情况，将肿瘤切除程度分为完全切除（>98%）、次全切除（80%~98%）、部分切除（50%~80%）和活检（<50%）4 个等级，并以此影像作为判断后续治疗的疗效或肿瘤进展的基线。

（二）随访间隔

SCG 患者应注意长期随访。低级别 SCG，术后每 6 个月复查一次；高级别 SCG，术后每 3 个月复查一次，以动态评估脊髓功能恢复情况和脊柱的稳定性。若病情稳定，可逐步延长复查间期。

（三）随访重点

SCG 长期随访的关注点包括：①肿瘤复发 / 进展；②迟发性神经功能恶化，可由肿瘤复发、放疗损伤、脊髓空洞进展、脊柱畸形等引起；③脊柱畸形，以儿童、长节段椎板切除患者多见；④神经病理性疼痛和痉挛状态；⑤心理社会影响；⑥生存质量（quality of life，QoL），综合评估身体功能、疼痛、心理状态、社会功能等。

（四）预后评估

1. **生存期**　低级别 SCG（尤其是儿童）PFS 是更重要的疗效指标；高级别 SCG 以 OS 为“金标准”。

2. **神经功能评估**　除 McCormick、ASIA 分级外，近年来多强调使用更全面的患者报告结局（patient reported outcome，PRO）工具，如脊柱肿瘤特异性生活质量量表（Spine Oncology Study Group Outcomes Questionnaire，SOSGOQ）、欧洲五维生存质量量表（EuroQol Five-dimensions questionnaire，EQ-5D）等，以便更真实反映患者生存质量。

3. **分子预后模型**　结合临床病理特征（年龄、分级、切除程度）与分子标志物（H3 K27M，CDKN2A/B 缺失，DNA 甲基化分型等）构建的整合模型，可更精准地预测个体预后。

（五）预后影响因素

SCG 的预后差异很大，以下因素，包括年龄、肿瘤位置、肿瘤大小、术前神经功能状态、手术切除程度（extent of resection，EOR）、辅助治疗、组织病理学分级、Ki67、P53、TERT 启动子、*EGFR*、*H3* K27 变异状态等分子特征，均可能影响 SCG 预后。其中，影响预后的关键因素主要包括如下。

1. **肿瘤病理类型与 WHO 分级**　肿瘤病理类型与 WHO 分级是 SCG 最核心的预后影响因素。然而，同一病理级别但不同组织学分级的弥漫性中线胶质瘤，预后也存在差异。一般而言，室管膜瘤预后较好，黏液乳头型预后最好，10 年生存率>90%；Ⅱ级次之，10 年生存率为 70%~90%（GTR 者接近 90%）；Ⅲ级预后较差，5 年生存率为 50%~70%。星形细胞瘤Ⅰ级（毛细胞型）预后良好，长期生存率高；Ⅱ级（弥漫性）的 OS 中位数为 46.5 个月，5 年生存率为 60%~80%，但易复发进展；Ⅲ级（AA）生存期中位数为 25.7 个月，5 年生存率为 30%~50%；Ⅳ级（*GBM* 及 *H3* K27M 突变型）预后极差，生存期中位数仅 12~18 个月，*H3* K27M 突变者更短（约为 7.4 个月）。

2. **手术切除程度**　在脊髓室管膜瘤中，GTR 是独立的最强预后良好因子，能显著降低复发率，提高生存率；STR 后复发率高。在低级别 SCG 中，多项研究显示，更大范围的手术切除程度（EOR>90%）与 PFS 和 OS 的延长相关。对于高级别 SCG，最大程度安全减瘤（尤其是切除达到>90%）能改善 OS 和 PFS（尽管幅度有限）。但也有研究显示，其对预后的影响尚存争议。高级别 SCG 患者的死亡原因通常与肿瘤向头尾两端浸润性生长或向软脑膜播散相关。

3. **分子标志物**　① *IDH1/2* 突变。在弥漫性星形细胞瘤（Ⅱ/Ⅲ级）中，其存在提示预后相对较好（脊髓病例少）。② *H3* K27M 突变。其为 SCG 的最强独立不良预后预测因子，无论组织学级别如何，均定义为 WHO Ⅳ级，预后极差。③ *MGMT* 启动子甲基化。可预测高级别胶质瘤对 TMZ 的敏感性，甲基化者预后较好。④ *TERT* 启动子突变、CDKN2A/B 缺失（在星形细胞瘤中）提示预后不良。⑤ *NF2* 状态（室管膜瘤）、*BRAF* 融合 / 突变状态（低级别胶质瘤）等。

4. **术前神经功能状态**　术前功能好者预后通常优于术前功能差者。低级别 SCG 在脊髓功能受损明显加重前手术，预后相对较好。

5. **肿瘤位置与大小**　颈髓肿瘤术后呼吸、上肢功能障碍风险高。累及多个节段、巨大肿瘤可增加手术难度和风险。圆锥马尾肿瘤（如黏液乳头型）预后通常较好。

6. **年龄**　儿童低级别星形细胞瘤的预后常优于成人。

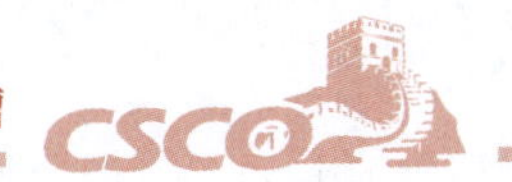

老年患者合并症多，耐受性差。

7. **辅助治疗** 放疗和化疗（尤其对高级别肿瘤）是改善预后的重要手段。

（六）肿瘤复发和转移的处理

SCG 局部复发且神经功能保留较好者，可考虑二次手术切除，综合评估是否行术后放化疗或纳入临床研究等；肿瘤复发伴广泛转移者，手术效果较差，可考虑放化疗等辅助治疗或参加临床研究。

十一、总结与展望

SCG 手术治疗是神经外科领域最具挑战性的手术之一，其核心原则为实现脊髓功能区保护与肿瘤切除的平衡。该目标的实现高度依赖于多学科协作模式贯穿患者治疗全程，包括全面的术前评估、精准的手术技术、先进的术中辅助设备、基于肿瘤病理和分子特征的个体化治疗、精细的围手术期管理和多学科协作。

当前 SCG 的手术治疗仍面临诸多挑战，如寻找浸润性高级别 SCG 最大化切除与最小化神经损伤之间的平衡点；高级别 SCG（尤其是 *H3* K27M 突变型）的疗效瓶颈、复发肿瘤的二次手术（粘连、瘢痕、解剖结构破坏、功能储备下降）、分子异质性认识和靶向治疗的困境、长节段椎板切除术后脊柱畸形、缺乏高质量的大型前瞻性随机对照研究的证据支持等。

新理念、新技术、新设备的深度整合，有望为基于手术治疗的 SCG 综合治疗带来新希望。未来以手术为治疗基石的 SCG 诊治，应着重于整合术中实时分子信息与功能监测数据，以指导个体化切除边界；通过创新药物递送技术突破血 - 脊髓屏障限制；整合靶向治疗、免疫治疗等系统治疗与手术和放疗等局部治疗；整合人工智能（辅助术前规划、术中导航和预后预测）与大数据挖掘提升诊疗精准度；通过国际多中心合作克服 SCG 作为罕见病的研究障碍，加速知识积累和转化，形成更具权威性的诊疗指南，从而实现 SCG 治疗的更加有效、更加个体化，显著改善患者生存期和神经功能转归。

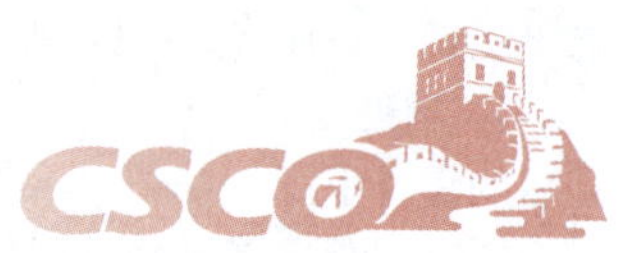

室管膜瘤的系统治疗

丘小凌　郭琤琤

中山大学肿瘤防治中心

一、引言

室管膜瘤是一种起源于脑室系统和脊髓中央管内衬室管膜细胞的中枢神经系统（central nervous system，CNS）肿瘤。作为儿童脑肿瘤的第三大常见类型（仅次于星形细胞瘤和髓母细胞瘤），室管膜瘤的年龄分布呈现出独特的“双峰”特征，发病年龄高峰分别出现在儿童早期和成人期（约40岁）。其在中枢神经系统肿瘤中占比高达1.6%，年发病率在（0.29~0.60）/10万人，且男性发病率略高于女性。尽管手术切除联合辅助放射治疗构成了当前治疗的基石，并能使接受全切或次全切术后放疗患者的5年PFS率和OS率分别达到67%和83%。但是，室管膜瘤有显著的晚期复发倾向，这使其的治疗仍面临严峻挑战。放射治疗的作用，尤其在儿童患者群体中，已得到大量研究的明确证实。

相比之下，化疗在室管膜瘤治疗体系中的地位，仍存在显著争议。在复发/难治性患者中，化疗常作为挽救性治疗的首选或放疗的替代方案。而在初治患者中，其应用主要局限于婴幼儿群体，目的是在术后延迟放疗以减轻神经认知毒性。在过去，以依托泊苷联合铂类为基础的方案以及替莫唑胺单药或联合方案在临床实践中应用相对广泛。近年来，随着对室管膜瘤分子发病机制的深入解析，新的治疗靶点和策略不断涌现，使得包括靶向治疗和免疫治疗在内的全身性系统治疗重新成为研究焦点。然而，目前仍缺乏对室管膜瘤最新系统性治疗策略的归纳与总结。本综述旨在系统梳理近年来室管膜瘤系统性治疗领域的重要进展，力求为临床实践提供前沿见解，并为改善室管膜瘤患者预后探索更有效的治疗途径。

二、化学药物治疗

（一）化疗在复发性室管膜瘤治疗中的地位与挑战

目前，对于复发性室管膜瘤，化疗已被指南推荐作为姑息性/最佳支持治疗或放射治疗的替代方案。鉴于治疗选择有限且缺乏明确的最佳方案，这一领域已成为研究焦点。以铂类为基础的方案联合DNA拓扑异构酶抑制剂依托泊苷，仍是当前复发患者的经典治疗选择。然而，其疗效表现出显著的年龄差异，儿童患者的客观缓解率（objective response rate，ORR）虽可达67%，但PFS中位数仅约6个月；相比之下，成人患者的PFS中位数和OS中位数则相对延长，分别可达9.9个月和31个月。值得关注的是，在儿童复发群体中，依托泊苷50mg/（m²·d）联合环磷酰胺2.5mg/（kg·d）的口服节律化疗方案（21天周期）显示出潜力。一项前瞻性Ⅱ期研究报道，其2年PFS率和OS率分别为34%和43%，并有持续缓解长达8年的个案报道。在成人复发间变性室管膜瘤中，顺铂、贝伐珠单抗联合环磷酰胺的方案取得了87.5%的疾病控制率（3例部分缓解+4例稳定），PFS中位数和OS中位数分别为12.3个月和19.9个月。尽管总体预后不佳，该方案仍被视为一种可耐受且能为患者带来临床获益的选择。

替莫唑胺（TMZ）作为一种能有效穿透血脑屏障的DNA烷化剂，在中枢神经系统肿瘤治疗中应用广泛。成人复发性室管膜瘤患者接受标准TMZ方案［150~200mg/（m²·d）×5天，28天周期］治疗后，PFS中位数和OS中位数分别达到9.69个月和30.55个月，且获益似乎不受MGMT甲基化状态或肿瘤分期的影响。然而，在儿童复发性室管膜瘤中，TMZ单药疗效有限。E-HIT-REZ-2005研究显示，多数患儿在TMZ治疗后出现进展，且后续对依托泊苷+环磷酰胺方案产生抵抗，仅14.3%的患者获得了超过6个月的疾病稳定。因此，并不推荐TMZ单药作为一线标准治疗方案。为克服单药的局限性，研究者们探索了多种基于TMZ的联合化疗方案。一项针对50例MGMT启动子非甲基化的成人复发患者的前瞻性Ⅱ期研究显示，剂量密集型TMZ联合靶向HER2酪氨酸激酶抑制剂拉帕替尼，取得了PFS为7.8个月、6个月PFS率为55%的结果，并观察到2例完全缓解（completely response，CR）和6例部分缓解（partial response，PR）。近期的个案也提示联合策略具有潜力，一例广泛颅外转移的脊髓室管膜瘤患者在接受TMZ联合卡培他滨后，PFS达到了29个月；另一例对铂类和依托泊苷耐药的儿童复发患者，采用TMZ联合抗血管生成药物阿帕替尼后，影像学评估接近CR，仅出现Ⅰ级白细胞减少，并且PFS达到了12个月，OS为19个月。

（二）化疗在初治室管膜瘤中的应用

对于初治室管膜瘤患者，标准治疗（手术全切/近全切联合放疗）通常已能提供良好预后，化疗带来的额外获益有限。

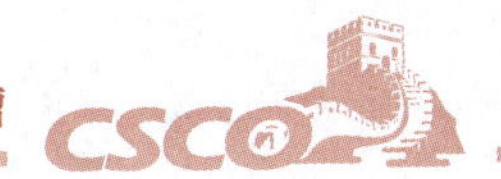

化疗的主要应用场景是3岁以下婴幼儿，旨在术后延迟放疗以减轻神经毒性。近期报道的ACNS0831研究，纳入完全或接近完全切除的初治儿童患者（1~21岁，年龄中位数为4.9岁）。结果显示，与单纯术后放疗相比，加用长春新碱、依托泊苷、环磷酰胺及卡铂的联合辅助化疗方案，显著提高了3年无事件生存（event-free survival，EFS）率（80% vs. 71%）。此外，对于次全切除术后的颅内室管膜瘤儿童患者，长春新碱、依托泊苷联合环磷酰胺方案也可能带来治疗获益。

三、靶向治疗在室管膜瘤中的进展

（一）酪氨酸激酶通路抑制剂

在室管膜瘤中，表皮生长因子受体（epidermal growth factor receptor，EGFR）和成纤维细胞生长因子受体（fibroblast growth factor receptor，FGFR）信号转导被证实具有促瘤作用。体外研究支持EGFR通路抑制剂能有效遏制肿瘤细胞增殖和迁移。然而，儿童复发性室管膜瘤的临床研究结果显示，拉帕替尼和厄洛替尼等EGFR抑制剂虽然安全性可耐受，但临床获益有限，提示未来需探索其与其他疗法的联合应用。同样，FGFR抑制剂如尼替达尼通过靶向FGFR1/3展现出抗肿瘤潜力。新型FGFR抑制剂厄达替尼用于复发患者的临床研究正在进行，其结果尚待公布（NCT03210714）。

人表皮生长因子受体2（human epidermal growth factor receptor 2，HER2）在室管膜瘤中过表达与侵袭性增强和预后较差相关。个案报告表明，针对HER2的单克隆抗体曲妥珠单抗，无论是静脉给药还是脑室内给药，在儿童复发患者中均显示出可接受的安全性。小分子酪氨酸激酶抑制剂拉帕替尼同样靶向HER2，在与剂量密集型替莫唑胺联用的研究中，观察到部分患者出现肿瘤应答和生存获益。

（二）靶向DNA损伤修复缺陷

PARP抑制剂的作用机制是干扰DNA单链损伤修复，导致致命的DNA双链断裂累积。在室管膜瘤中，CXorf67的高表达可损害依赖于PALB2-BRCA2的同源重组（homologous recombination，HR）修复功能，理论上增加了其对PARP抑制剂的敏感性。临床前模型证实了PARP抑制剂如奥拉帕利的抗肿瘤效果和耐受性。在临床应用方面，个案报道显示，奥拉帕利联合替莫唑胺能使1例转移性黏液乳头状室管膜瘤患者获得超过10个治疗周期的疾病控制。早期临床研究（Ⅰ期）也提示，他拉唑帕利和尼拉帕利在室管膜瘤患者中具有良好的安全性和初步疗效信号。

（三）血管生成抑制剂的应用

靶向血管内皮生长因子（vascular endothelial growth factor，VEGF）的单克隆抗体贝伐珠单抗，通过干扰肿瘤血管生成发挥作用。在一项针对22例成人复发性室管膜瘤患者的前瞻性Ⅱ期研究中，贝伐珠单抗联合卡铂方案取得了令人鼓舞的结果：1年PFS率达到76.4%，PFS中位数为18个月。此外，低剂量贝伐珠单抗还被证明能有效缓解放疗后继发的放射性坏死，进一步巩固了其在复发患者综合治疗中的地位。

（四）表观遗传调控药物

组蛋白脱乙酰酶抑制剂（histone deacetylase inhibitor，HDACi）通过提高组蛋白乙酰化水平来影响基因表达。Ⅰ期临床研究评估了口服HDACi恩替司他在儿童复发患者中的效果，显示出良好的耐受性，并能为部分患者带来持久的疾病稳定。HDACi与放疗联用也显现出协同效应。个案报道中，1例多次复发的颅后窝室管膜瘤患者经伏立诺他联合放疗治疗后，肿瘤显著消退并维持缓解状态达15个月。

DNA甲基转移酶抑制剂（如5-氮杂胞苷）旨在逆转异常的DNA甲基化，恢复抑癌基因功能，从而抑制肿瘤细胞增殖和侵袭。一项探索性Ⅰ期研究尝试将5-氮杂胞苷直接注入第四脑室或术后瘤床，观察到部分患者肿瘤体积减小，但最佳给药策略和潜在的联合用药方案仍需深入探索。

四、免疫治疗在室管膜瘤中的创新探索

（一）免疫检查点抑制剂的临床转化现状

靶向程序性死亡受体1（programmed death-1，PD-1）及其配体PD-L1、细胞毒性T淋巴细胞相关蛋白4（cytotoxic T lymphocyte-associated protein or antige 4，CTLA-4）的抑制剂，通过阻断T细胞表面抑制性信号通路，重建抗肿瘤免疫监视功能。在儿童复发/难治性病例中，免疫检查点抑制剂治疗方案初步显现潜力。1例7岁幕上间变性室管膜瘤（WHO Ⅲ级）患者接受PD-1抑制剂纳武利尤单抗（3mg/kg）与mTOR抑制剂西罗莫司（2mg/m^2）联合治疗6周期后，磁共振成像（magnetic resonance imaging，MRI）评估维持疾病稳定（stable disease，SD）超过8个月，且未发生3级以上治疗相关不良事件。另一项针对儿童高级别中枢神经系统肿瘤的多中心研究中，纳武利尤单抗（3mg/kg）联合CTLA-4抑制剂伊匹木单抗（1mg/kg）治疗复发室管膜瘤亚组的PFS中位数达4.6个月，但ORR不足15%。值得注意的是，Ⅱ期临床研究PBTC045显示，PD-1抑制剂帕博利珠单抗（2mg/kg）单药治疗26例复发室管膜瘤患儿，6个月PFS率仅为19.2%，且未观察到影像学客观缓解。这种疗效瓶颈与室管膜瘤抑制性免疫微环境关系密切。

（二）工程化细胞免疫治疗的进展

CAR-T技术通过基因工程改造T细胞，使其能特异性识别肿瘤相关抗原。临床前研究表明，基于IL13Rα2和EPHA2受体的CAR构建体显示出特异性杀伤能力。第二代CAR结构通过整合CD28或4-1BB共刺激结构域，显著增强T细胞增殖活性和体内持久性。为克服肿瘤微环境抑制，目前已有研究证实，局部放疗可促进肿瘤抗原释放，序贯给予PD-1抑制剂阻断免疫检查点，可协同增强CAR-T细胞浸润和杀伤效能。

自体DC疫苗通过体外负载肿瘤特异性抗原，激活多克隆T细胞应答。一项针对复发PFA亚型（*H3* K27me3缺失）室管膜瘤的病例系列研究中，4例患者接受个体化DC疫苗治疗，其中2例实现影像学CR。尤为重要的是，1例既往接受纳武利尤单抗治疗后进展的患者，在DC疫苗干预后肿瘤完全消退，并维持PFS超过36个月。这种免疫记忆重建现象，提示DC疫苗可能逆转检查点抑制剂耐药。

五、总结

室管膜瘤的系统治疗策略正在经历从传统模式向精准

化、个体化方向的深刻转型。尽管手术联合放疗仍是初治患者的基石，并显著改善了生存结局，但晚期复发问题依然严峻。对于复发/难治性患者，化疗作为姑息治疗或替代放疗的选择，其疗效存在显著的年龄差异，以依托泊苷或替莫唑胺为基础的方案及新型节律化疗在特定人群中展现出延长生存的潜力。在初治婴幼儿患者中，化疗主要用于延迟放疗以减轻神经毒性。而近期研究表明，术后辅助化疗可能为部分儿童患者带来额外生存获益。分子靶向治疗领域进展显著，针对 HER2、VEGF 信号通路、表观遗传调控（如 HDAC 和 DNA 甲基化）及 DNA 损伤修复缺陷（如 PARP 抑制剂）等多种机制的治疗策略，在临床前和临床研究中均显示出前景。免疫治疗虽面临肿瘤免疫抑制微环境的挑战，但免疫检查点抑制剂、CAR-T 及 DC 疫苗等领域已观察到初步积极信号，特别是在逆转耐药方面展现出独特潜力。未来突破的关键在于深入解析室管膜瘤的分子异质性，优化靶向药物及免疫疗法的组合策略（如与放疗、表观遗传调节剂的协同），并基于分子分型推进个体化治疗，从而最终克服治疗瓶颈，提升患者长期生存率。

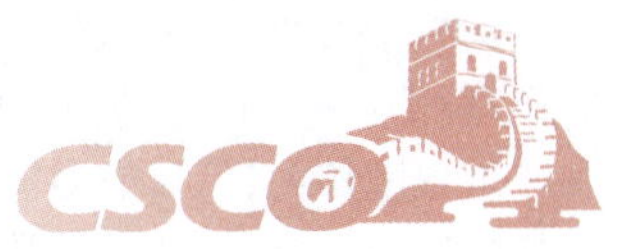

脑膜瘤病理诊断新进展

李智

中山大学孙逸仙纪念医院

脑膜瘤是起源于蛛网膜脑膜上皮细胞的颅内肿瘤，是目前最常见的颅内原发性肿瘤，占中枢神经系统肿瘤的37.6%。虽然大多数（约80%）脑膜瘤表现为组织学形态WHO Ⅰ级，但仅通过手术切除的病例仍有约20%出现侵袭性生物学行为，这些病例在手术切除和/或放疗后仍有复发。通过病理组织学诊断获得脑膜瘤的预后评估，一直是临床工作的重点和难点，但部分脑膜瘤的分型和WHO分级与肿瘤的临床生物学行为并不一致，而且对于大多数WHO Ⅰ级的脑膜瘤还缺乏一个明确的风险分层指标。尽管在2021年WHO第5版中枢神经系统肿瘤分类中已对脑膜瘤的诊断标准做出了新的调整，但仍然不能完全满足临床对于脑膜瘤生物学行为的预测评估需求。本文探讨了近期脑膜瘤病理诊断的新变化和热点问题，供临床和病理工作者在实践中参考。

一、脑膜瘤分型和分级的病理诊断标准新变化

目前，在第5版WHO中枢神经系统肿瘤分类中，脑膜瘤仍然保留15个组织学亚型（上皮型、纤维型、砂砾体型、过渡型、微囊型、化生型、分泌型、血管瘤型、富于淋巴浆细胞型、透明细胞型、脊索样型、非典型性、横纹肌样型、乳头型、间变型）。但与之前分类不同的是，部分组织学亚型已与WHO分级脱钩：横纹肌样脑膜瘤和乳头状脑膜瘤不再作为必然的WHO Ⅲ级组织学亚型，而是参照非典型性脑膜瘤和间变性脑膜瘤的诊断标准进行评估，根据不同的组织学特征诊断为WHO Ⅰ~Ⅲ级。在实践工作中，乳头状脑膜瘤常同时伴有横纹肌样细胞特征，且这两种结构与组织学异型性（核分裂象增加和细胞密度增高）也常伴发出现，乳头状生长模式与脑实质侵犯、脑膜播散和远处转移相关。而且，在生物学行为上，部分确实具有横纹肌样特征的WHO Ⅰ级脑膜瘤较其他非横纹肌样WHO Ⅰ级脑膜瘤表现出更强的侵袭性。因此，对于具有乳头状和/或横纹肌样特征的脑膜瘤，诊断时需更为谨慎，即使经广泛、全面的组织学评估仍不能诊断为WHO Ⅱ或Ⅲ级的患者，也必须提示对此类患者进行更密切的随访或制订更积极的临床管理方案。

WHO Ⅱ级脑膜瘤包括经典的脊索样和透明细胞脑膜瘤，满足以下三种情况之一，即可诊断非典型脑膜瘤。

1. 核分裂象≥4个/1.6mm^2。
2. 明确侵犯脑实质。
3. 形态学满足以下五个条件中任意三个：①细胞密度明显增高；②小细胞化并为高核质比；③核仁显著；④片状结构；⑤自发性坏死。值得注意的是，脊索样脑膜瘤的预后明显差于WHO Ⅰ级脑膜瘤，但较非典型脑膜瘤和透明细胞型脑膜瘤稍好。这可能与脊索样脑膜瘤中的黏液成分含量相关，黏液成分越多肿瘤侵袭性越强。另外，累及颅骨的非典型性脑膜瘤复发率将进一步提高。

在以上WHO Ⅱ级脑膜瘤的诊断标准中，对于脑实质侵犯是否能作为一个独立的分级因素，目前的意见并不统一。肿瘤取样对于评估是否存在侵犯及侵犯程度至关重要，对于烧灼和破碎标本进行组织学评估，仍具有较大的挑战性，结果判断的一致性较差，而这些标本占临床病检总数的相当大一部分。因此，2025年2月，cIMPACT-NOW第8版对脑膜瘤的分级提出更标准化的形态学评估指导，特别是关于脑实质侵犯的情况，建议了更多的检测要求。

间变性（恶性）脑膜瘤是一种高级别脑膜瘤，相当于WHO Ⅲ级。满足以下任一条件即可诊断：①组织学明显恶性改变，如类似癌、高级别肉瘤或黑色素瘤；②核分裂象≥20个/10个高倍视野（0.16mm^2/高倍视野）；③伴*TERT*启动子基因突变；④伴*CDKN2A/B*纯合缺失。将*TERT*启动子基因突变和/或*CDKN2A/B*纯合缺失作为恶性脑膜瘤诊断指标是新分类的重要变化，无论其组织学是否符合间变性形态标准，具有这样分子变异特征的脑膜瘤都将诊断为WHO Ⅲ级。这一标准的应用使得一些WHO Ⅰ级脑膜瘤有可能被诊断为恶性，给单纯脑膜瘤组织学诊断带来了压力和挑战。

二、脑膜瘤的分子变异特征与组织学分型的关系

脑膜瘤相关性遗传易感性疾病主要是神经纤维瘤病Ⅱ型（neurofibromatosis type Ⅱ，NF2），大约50%的NF2患者伴有脑膜瘤，最常见的组织学亚型是纤维型脑膜瘤，50%~60%散发型脑膜瘤也具有*NF2*基因变异。NF2相关脑膜瘤在组

织学上较散发性脑膜瘤核分裂更活跃，诊断为非典型性脑膜瘤概率相对高。这些特点可能与NF2出现的基因变异类型和严重程度相关，但目前多被认为是脑膜瘤发生的早期事件，与脑膜瘤分级、预后的关系并不确定。另外，多发性脑膜瘤是NF2的一个重要标志，尤其对于儿童早期出现多发性脑膜瘤，则更应警惕NF2的可能，同时应更为细致地评估核分裂象。

脑膜瘤的发生部位和部分组织学亚型与特殊的分子变异相关，*NF2*基因变异和22q缺失相关的最常见的组织学亚型是纤维型、过渡型或砂砾体型脑膜瘤，多发生于大脑凸面；*SMARCE1*基因变异是透明细胞脑膜瘤的特征性分子改变，多发生于脊髓；*PBRM1*、*BAP1*基因变异与乳头状脑膜瘤及横纹肌样脑膜瘤密切相关。还有一组与NF2互斥的脑膜瘤基因变异，如*AKT1*、*TRAF7*、*KLF4*、*SMO*、*POLR2A*、*PIK3CA*基因等，这些分子变异也与肿瘤的位置、形态和临床预后相关，多见于发生在颅底部位且多为上皮型和分泌型等WHO Ⅰ级脑膜瘤。*KLF4*变异通常与*TRAF7*变异同时出现，*AKT1*突变病例伴随有*TRAF7*变异，而*TRAF7*变异很少单独出现。*AKT1*、*SMO*和*PIK3CA*基因变异的脑膜瘤主要发生在颅底，其中*SMO*变异者主要发生在嗅沟位置。*KLF4*突变型脑膜瘤预后较好，而单独*TRAF7*变异脑膜瘤在术后60个月内有较高的复发风险。在甲基化聚类分析中，富含*TRAF7*、*AKT1*、*KLF4*和*SMO*基因变异的脑膜瘤无病生存期要高于无此类分子变异的WHO Ⅰ级脑膜瘤。因此，是否可能将脑膜瘤按分子特征分层为NF2驱动型、TRAKLS驱动型（具有*TRAF7*、*AKT1*、*KLF4*和*SMO*基因变异），以及非特殊类型（NOS）也正成为脑膜瘤分子分型的热点之一。

此外，高级别脑膜瘤还与一些染色体变异有关，包括1p、6p/q、10q、14q和18p/q的缺失，以及较少见的2p/q、3p、4p/q、7p和8p/q的缺失等。这些分子变异为脑膜瘤的分型和部分脑膜瘤的分子靶向治疗提供了潜在的可能性。如果临床研究结果显示有效，这些事件可能会指导未来的治疗决策。

组蛋白的甲基化和乙酰化是对转录调控产生重大影响的主要表观遗传修饰，脑膜瘤随着等级的增加，H3K27me3免疫组织化学表达缺失更为频繁。H3K27me3的缺失与脑膜瘤的复发风险更高相关，而且其缺失可预测Ⅱ级肿瘤的复发。WHO Ⅱ级脑膜瘤的H3K27me3状态可提供预后信息，但目前还不能作为分级的依据。

自从将*TERT*启动子基因突变和*CDKN2A/B*纯合性缺失作为WHO Ⅲ级脑膜瘤的诊断标准后，关于是否对所有WHO Ⅰ级脑膜瘤检测相关分子变异以避免漏诊WHO Ⅲ级肿瘤的问题，成为争论的热点。目前的研究结果显示，*TERT*启动子基因突变在WHO Ⅰ~Ⅲ级脑膜瘤中的占比分别为4.7%、7.9%和15.4%；约5%的WHO Ⅱ~Ⅲ级脑膜瘤含有*CDKN2A/B*纯合性缺失，在欧美病例数据中未发现WHO Ⅰ级脑膜瘤有此缺失，但目前国内的脑膜瘤病例数据尚不明确。从作者单中心的数据结果来看，在212例脑膜瘤中，*CDKN2A/B*纯合缺失占1.4%（3/212），均为WHO Ⅱ~Ⅲ级病变，WHO Ⅰ级中未见；*TERT*启动子基因突变为2.4%（5/212），仅有1例（0.6%，1/164）为WHO Ⅰ级。结果显示，WHO Ⅰ级脑膜瘤的*TERT*启动子基因突变和*CDKN2A/B*纯合性缺失的比例极低。目前，在国内80%以上均为WHO Ⅰ级脑膜瘤的情况下，对每一例WHO Ⅰ级脑膜瘤均检测两个分子变异耗时费力，经济代价极高，因此建议在临床实践中谨慎施行。建议可对部分有诊断疑问的WHO Ⅰ级病例进行检测：①具有非典型形态特征，但又达不到WHO Ⅱ级诊断标准的（核分裂象增多但不足3个/1.6mm^{2}或伴有坏死但又缺乏其他组织学特征）；②有脑实质的侵犯，但组织学形态是良性的；③单纯Ki67指数增高（>4%）但又缺乏其他高级别脑膜瘤组织学特征；④组织学良性但出现出乎预计的快速生长或复发；⑤具有乳头状或横纹肌样形态学特征又达不到WHO Ⅱ级诊断标准；⑥具有特殊免疫组织化学标记的，如H3K27me3表达缺失等；⑦确定是NF2神经纤维瘤病相关性脑膜瘤，或发生于儿童或青少年的脑膜瘤。但这些指标在临床应用中是否可靠，还需要在临床实践中进行检验。

根据最新的cIMPACT-NOW第8版的指导，组织学上低级别或交界性脑膜瘤伴有染色体1p缺失和22q缺失/*NF2*基因致病性变异，应诊断为“WHO Ⅱ级”，或依据进一步的分子结果划归入WHO Ⅲ级。但目前不建议对所有其他低级别脑膜瘤病例进行1p状态检测。

三、单独脑实质侵犯的分级标准及更新

自从2016年WHO中枢神经系统肿瘤第4版修订版中将脑实质侵犯作为WHO Ⅱ级诊断标准后，对于脑实质侵犯的生物学意义的争论一直没有停止过。部分研究认为，单纯脑实质侵犯不是WHO Ⅱ级的分型指标，不能用于提高级别和评估预后；但也有部分研究认为，脑实质侵犯是独立的预后因素。最近一项收集了既往19项研究共1万余例的荟萃分析并未取得明确的结果，仅提示脑实质侵犯具有一定的生物学意义和与治疗相关的因素。在这种情况下，病理工作者应首先明确脑实质侵犯的定义和组织学诊断标准，即是指肿瘤组织直接舌状浸润脑实质，肿瘤与脑实质间没有软脑膜间隔。但在实践工作中，将脑膜瘤细胞沿血管Virchow-Robin腔生长方式和脑膜血管瘤病样生长方式误认为是脑实质侵犯的病例，并非少见。这说明在临床实践中，通过组织学判断脑实质侵犯并不容易，这也可能是造成多项研究关于脑实质侵犯的生物学意义不确定的原因所在。

此外，神经病理学评估容易受到提交组织的采样偏差的影响，特别是一些破碎的标本也难以进行脑实质侵犯的评估，通过GFAP免疫染色的解释也可能具有挑战性。因为假阳性和假阴性的情况都可能发生，这些因素均易造成脑实质侵犯的评估不准确而出现过度诊断。

因此，针对上述的评估工作的复杂性和不确定性，cIMPACT-NOW第8版中提出了对于那些有脑实质侵犯但其他方面良性的脑膜瘤[brain-invasive otherwise benign（BIOB）meningioma]，应给予额外的分子检测，并应将其纳入脑膜瘤的分级中。新的建议提出：如果存在1p缺失（超过5%的缺失已显示有预后意义），BIOB脑膜瘤将被归类为CNS WHO Ⅱ级；DNA甲基化、RNA亚组等其他高风险的分子标志物也可作为CNS WHO Ⅱ级的标准；具有相同形态学特征但缺乏分子高风险特征的病例，则被归类为CNS WHO Ⅰ级；如果无法进行任何检测的BIOB脑膜瘤，应被称为“脑膜瘤，非特

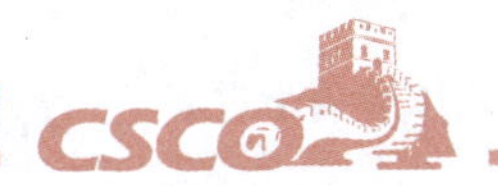

指（NOS）”，且不建议给出具体 CNS WHO 分级。

四、脑膜瘤细胞核分裂象计数和 Ki67 增殖指数评估分级变化

瘤细胞的有丝分裂数量是评估脑膜瘤分级的关键标准之一，之前一直采用≥4 个 /10HPF 和≥20 个 /10HPF 有丝分裂象作为非典型（CNS WHO Ⅱ级）或间变性 / 恶性（CNS WHO Ⅲ级）脑膜瘤的标准。但由于目前大多数现代显微镜为高倍视野，面积较大（通常为 0.23~0.24mm^2），10 个 0.16mm^2 的高倍视野大约相当于 7 个 0.23~0.24mm^2 的高倍视野。因此，为了使计数标准化，并为过渡到数字病理学做准备，有丝分裂计数阈值现在以每平方毫米的有丝分裂数而不是每高倍视野来表示。CNS WHO Ⅱ级和Ⅲ级脑膜瘤的诊断标准分别为核分裂象≥2.5 个 /mm^2 和≥12.5 个 /mm^2。

Ki67 增殖指数一般与肿瘤细胞的异型程度相匹配，异型性明显和核分裂象增多的病例 Ki67 指数也相应增高。但在实践工作中，的确有一部分病例只表现为 Ki67 指数增高，但不论是细胞的多形性、异型性还是核分裂象，均达不到诊断高级别脑膜瘤的标准。在 2016 版 WHO 分类中，曾经提出过一个“高增殖指数脑膜瘤”作为“有侵袭性行为和高复发可能”的脑膜瘤类型，但并未提出明确的 WHO 分级。在 2021 年版分类中，不再使用“高增殖指数脑膜瘤”诊断术语，提出 Ki67>4% 时与 WHO Ⅱ级脑膜瘤发生率相似，>20% 时与 WHO Ⅲ级脑膜瘤的死亡率相似，同样没有给予具体的 WHO 分级。因此，在脑膜瘤中，单独 Ki67 指数增高并不能直接提高 WHO 分级，但可以作为预后的评估指标。在临床实践中，如果单纯 Ki67 指数增高而缺乏其他高级别脑膜瘤诊断标准时，需要在病理报告中体现出来，并建议临床仍需在术后给予积极的辅助治疗。

目前，还有一种通过标记磷酸化组蛋白 H3（phospho-histone H3，PPH3）计数有丝分裂的免疫组织化学检测方法。采用的抗体 PPH3（Ser10）标记细胞核分裂象，在判读时有 2 种计数方案：第一种为计数 1 000 个细胞中的阳性数，即（0~2）/1 000 细胞相当于 WHO Ⅰ级，（3~4）/1 000 细胞相当于 WHO Ⅱ级，≥5/1 000 细胞相当于 WHO Ⅲ级；第二种计数方案为<7/10HPF 相当于 WHO Ⅰ级，≥7/10HPF 相当于 WHO Ⅱ级，≥22/10HPF 相当于 WHO Ⅲ级。但由于不同实验室的检测方法和观察的主观性，单纯的 Ki67 或 PPH3 增高并不能直接用于提升脑膜瘤 WHO 级别。

五、WHO Ⅰ级脑膜瘤的术后复发和预后评估

在临床实践中，WHO Ⅰ级脑膜瘤的复发率是 7%~25%，具有部分非典型特征的 WHO Ⅰ级脑膜瘤的复发率更高。这就给脑膜瘤的临床分层管理和治疗带来了挑战，如何评估 WHO Ⅰ级脑膜瘤术后复发的可能性，对有复发倾向的肿瘤提前给予医学干预，成为近几年，特别是分子病理特征介入脑膜瘤分型和分级后的一个热点问题。

目前的研究显示：①染色体 1p36 的缺失在 WHO Ⅰ级脑膜瘤中为 27.42%，在单变量 cox- 回归分析中，1p36 的缺失对脑膜瘤的复发预测具有高度统计学意义。②在 WHO Ⅰ~Ⅱ级脑膜瘤中，H3K27me3 表达缺失提示复发风险增加，H3K27me3 缺失与 WHO Ⅲ级脑膜瘤生存期较短相关，提示 H3K27me3 表达缺失对脑膜瘤的预后分层具有重要意义。③根据脑膜瘤部位、Ki67 指数和 *NF2* 基因变异状态进行的脑膜瘤分层：预后良好，Ki67<4% 和非 NF2 相关肿瘤、Ki67<4% 和幕下 NF2 相关肿瘤；中间预后，Ki67≥4% 或幕上 NF2 相关肿瘤；预后较差，Ki67≥4% 和幕上 NF2 相关肿瘤。这个分层与 WHO 分级并非一一对应，建议对中间预后以上者进行医学干预。④ DNA 甲基化分型，根据脑膜瘤的 DNA 甲基化聚类分析，确定了 6 个脑膜瘤亚类，分为两个主要的表观遗传组别 Group A（MC ben-1、MC ben-2、MC ben-3、MC int-A）和 Group B（MC int-B、MC mal），其中良性甲基化类（MC ben-1、2、3）、中间甲基化类（MC int-A、B）、恶性甲基化类（MC mal）与脑膜瘤组织学分级并不对应。这个分型可识别 WHO Ⅰ级脑膜瘤高复发风险者，也提示了 WHO Ⅱ~Ⅲ级脑膜瘤低复发风险者，能够较好地对脑膜瘤进行预后评估和分层管理。⑤整合分级，根据核分裂象、CDKN2A 杂合或纯合缺失、染色体变异等 10 个指标进行综合评分，评分 0~1 分为“整合分级 1 级”、2~3 分为“整合分级 2 级”、≥4 分为“整合分级 3 级”。该整合分级与 WHO 分级也非一一对应，间变性脑膜瘤仍整合为Ⅲ级，但大部分横纹肌样脑膜瘤被重新整合为低风险级别。整合分级预测脑膜瘤的复发风险更为准确，评估长期总生存率优于 WHO 分级。⑥分子整合分型，将基因突变、拷贝数变异、DNA 甲基化和 mRNA 丰度等数据进行整合，脑膜瘤被分成了 4 个分子组——MG1~MG4。该 4 个分子组与组织学级别不能一一对应，MG1 组仅包括 WHO Ⅰ级和Ⅱ级脑膜瘤，其余三个组均包含了 WHO Ⅰ~Ⅲ级脑膜瘤，但高级别的脑膜瘤更多见于 MG3、MG4 组。这一分型在预测复发时间上明显优于目前的 WHO 分级和单一的甲基化分型。⑦分子 - 形态学多维度整合分型，根据基因拷贝数变异、甲基化分型、WHO 分级和形态学多维度整合，建立临床预后模型，尤其对 WHO Ⅰ级和Ⅱ级脑膜瘤的进展风险分层更精确。

从目前的研究趋势来看，通过多组学的整合分型预测脑膜瘤的生物学行为和复发风险的准确率确实有较大提升，但大多技术手段复杂，在临床中开展还存在较大的困难。一些较为简便的指标可在临床实践中常规检测，如用免疫组织化学法检测 H3K27me3 有无表达缺失、用荧光原位杂交（fluorescence in situ hybridization，FISH）法检测 1p36 缺失等。

六、儿童型脑膜瘤和遗传易感性综合征相关性脑膜瘤

儿童的脑膜瘤发生率较低，但与成人脑膜瘤在形态学和生物学行为方面存在差异：如恶性脑膜瘤较成人多见，多合并 NF2 神经纤维瘤病，肿瘤常生长较快，肿瘤与硬脑膜多无粘连，肿瘤囊变和出血多见，肿瘤复发率较高等。在临床病理学特征方面，儿童男性患者比例多于成人，脊髓内发生比例更高，*NF2* 的功能缺失突变和 22 号染色体缺失更常见。儿童

脑膜瘤的细胞核分裂象计数使用成人阈值（≥4个/10HPF）时没有预后评估意义，采用"≥6个/10HPF"作为阈值时才能区别脑膜瘤的不同预后。除了NF2相关性儿童脑膜瘤外，一些其他基因驱动的儿童脑膜瘤也开始被认识：*YAP-1*融合阳性儿童脑膜瘤（*YAP1-MAML2*、*YAP1-PYGO1*、*YAP1-LMO1*、*YAP1-FAM118B*）在组织学形态和基因变异方面有其独特的表现。这些结果均提示，儿童发生的脑膜瘤确有其自身的特点，但目前WHO分类中并未区别儿童和成人脑膜瘤，这还有待更多的临床病例和研究进一步分析。

除了NF2相关性脑膜瘤外，一些少见的遗传易感综合征相关性脑膜瘤，如具有*BAP-1*基因胚系突变的"BAP1肿瘤易感综合征相关性脑膜瘤"（常具有横纹肌样和乳头状特征）、具有*SMARCE1*基因胚系突变的"家族性透明细胞脑膜瘤"也被发现。与传统诊断流程不同，进入分子诊断时代后，通过高通量二代测序发现，检测致病性胚系基因变异成为临床诊断遗传易感性疾病的首要技术手段。病理诊断工作者应意识到向临床治疗团队提供患者遗传易感性疾病相关信息的重要性，并建议根据儿童和青少年脑膜瘤和神经鞘瘤的诊疗流程，在临床实践中关注儿童脑膜瘤相关性遗传易感综合征，同时还应关注患者家属胚系基因变异的可能，对患者及其家属脑膜瘤或中枢神经系统以外肿瘤进行必要的医学监测和预防性干预。

目前，脑膜瘤的病理诊断发生了一些新的变化，同时也带来了一系列争议和热点问题，这反映出脑膜瘤诊疗相关领域对疾病认知水平的提高，脑膜瘤的病理诊断也需要建立整合诊断和分层报告体系。随着分子病理技术在临床实践中的广泛使用，相信会出现更多和更新的分子变异，结合组织学形态和分子变异对脑膜瘤进行正确的肿瘤分型和分级，同时为临床提供更为准确的预后信息和治疗靶点，成为脑膜瘤病理诊断的关键环节。

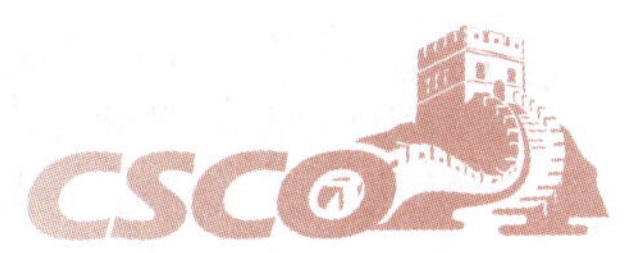

神经元 - 胶质瘤共生环路模型：重塑脑内生态的分子基础与临床启示

冯健媛　梁鹏
哈尔滨医科大学附属肿瘤医院

GBM 作为最具侵袭性的原发性脑肿瘤，长期面临治疗困境：即使接受手术、放疗联合替莫唑胺化疗的标准治疗后，患者的生存期中位数仍不足 15 个月，5 年生存率低于 7%。其关键临床难题主要有：侵袭性生长导致的不可切除性、治疗抵抗引起的快速复发以及肿瘤相关神经功能损伤(如癫痫、认知障碍)等。尽管靶向血管生成药物和免疫检查点抑制剂等新兴策略不断涌现，但胶质母细胞瘤的疗效仍未有显著提升。这一现状迫使研究者重新审视肿瘤微环境，除血管、免疫、间质细胞外，神经元是否主动参与了肿瘤的恶性进程？

过去十年间，已有多项研究提出，肿瘤可能受到神经调控，如神经营养因子促进瘤体生长、轴突沿瘤周构建“肿瘤神经轴”等，但大多都局限于旁分泌层面。直到近两年，这一领域才真正完成从“假说”到“实证”的范式转变：2024 年 12 月，Varun Venkataramani 等人在 *Cell* 中揭示，GBM 细胞能够广泛整合入大脑神经网络，形成功能性化学突触，这是一种高度结构化的直接通讯方式。电镜与超分辨成像证实，肿瘤细胞表面表达突触后致密区标志物 PSD-95，并簇集 AMPA/NMDA 受体；而神经元轴突末端则锚定突触囊泡蛋白 synaptophysin，释放谷氨酸等神经递质。与传统的旁分泌作用不同，这种突触连接具有空间特异性、时间同步性及双向可塑性，构成肿瘤 - 神经元间一种前所未有的“电 - 化学通讯通道”。

这种神经元与胶质瘤细胞之间双向互动的特殊信号单元，被称为“神经元 - 胶质瘤共生环路”。对该共生环路机制的揭示具有三重突破性意义：①解释“脑组织嗜性”本质。胶质瘤细胞通过劫持神经回路，将正常脑组织的功能网络转化为生存优势，阐明其高度依赖于脑微环境，因而罕见于其他器官。②统一多维度临床表型。突触信号通过激活 MAPK/ERK 与 PI3K/AKT 通路驱动增殖，通过 Rho GTPases 介导沿神经束侵袭，通过抑制凋亡通路导致 TMZ/ 放疗抵抗，通过谷氨酸兴奋毒性诱发癫痫，为分散的病理现象提供新的核心驱动力。③开辟全新靶向维度。相较于传统靶点，突触干预可能同时抑制肿瘤生长、侵袭、耐药及神经症状，实现一靶多效。然而，尽管已有研究成果，但仍需更多系统性研究加以完善，如突触形成的关键调控分子[如神经连接蛋白 -3 (neuroligin-3，NLGN3)]如何动态响应微环境变化？其信号网络与现有耐药机制(如 MGMT 启动子甲基化)如何交叉？如何将机制研究转化为临床可操作的策略？

本文旨在系统综述神经元 - 肿瘤突触的研究进展，就突触结构基础和信号转导通路、诊断标志物及干预策略、临床转化及最新研究进展进行论述。最终，通过厘清“神经元 - 胶质瘤共生环路”在胶质瘤恶性进程中的核心作用，帮助读者对这一领域有更全面的了解。

一、共生环路的构成要素

(一) NLGN3-NRXN 轴介导的胶质瘤突触样结构

现有研究普遍认为，胶质瘤细胞可以通过模仿神经元突触形成的分子机制，与神经元建立功能性突触样连接。2025 年，Estela Pineda 等人在给 *Cancer* 的 Letters 中阐述，神经元胶质瘤“类突触”结构形成的核心黏附轴是 NLGN3 与 Neurexin(NRXN)的跨细胞互作。NLGN3 通常作为神经元突触后膜的重要细胞黏附分子，而在胶质瘤细胞中，其表达水平显著升高。随后 Venkataramani 等人通过电镜视野与功能实验等证实，胶质瘤细胞表面表达的 NLGN3 可与神经元轴突末端的 NRXN 发生异源结合，从而诱导突触前终末的聚集与结构特化。而且 Taylor 等人发现，外源添加 NLGN3 蛋白能够诱导神经元在非典型部位形成轴突终末结构，所以该分子具有诱导突触形成“主要组织因子”的功能。除核心的 NLGN3-NRXN 轴外，胶质瘤细胞还可以调动辅助黏附系统，来稳定突触样连接，即钙黏蛋白(Cadherins)家族，尤其是 CDH2，参与细胞间黏附的钙依赖调控，辅助维持突触界面的稳定性。2022 年，Zeng 等人在 *Science Advance* 中表明，整合素(integrins)也被认为通过与细胞外基质(如层粘连蛋白)相互作用，增强肿瘤细胞对突触定位的锚定能力。由此可见，NLGN3-NRXN 轴构成了神经元 - 肿瘤突触样结构的“核心钩链”，并在钙黏蛋白与整合素等辅助因子的协同下，建立起结构稳定、信号可传导的异源性突触样连接，为胶质瘤细胞与神经元共生环路的形成提供了分子基础。

(二) 模拟突触后密度：肿瘤细胞上的“信号接收器”平台

在神经元 - 肿瘤突触样结构中，胶质瘤细胞不仅可以作为被动接受信号的目标细胞，还可以通过重构突触后致密区(postsynaptic density，PSD)，主动构建类似突触后“信号接收器”的微域。这一重构过程是以 NLGN3 为锚点，其胞内结构直接招募突触后致密区 95(postsynaptic density-95，PSD-95)。2015 年 Venkatesh 等人在 *Nature* 中表明，PSD-95 还可以招募并维持一系列谷氨酸受体等跨膜信号受体的稳定，为肿瘤细胞响应神经元释放的递质提供分子基础。令人意外的是，胶质瘤细胞在突触后微结构中呈现高度特化的离子型谷氨酸受体(iontropic glutamate receptor，iGluR)表达谱，2015 年 Venkatesh 等人在 *Cell* 中表明，其组成不同于典型神经元，有其独特的致癌机制：在 AMPA 受体中，GBM 细胞中常见 GluA1 和 GluA4 亚基表达，而罕见表达经 RNA 编辑的 GluA2 亚基。这一缺失使 AMPA 受体失去对 Ca^{2+} 通透性的抑制作用，形成钙离子通透的 AMPA 受体(Ca^{2+}-permeable AMPAR，CP-AMPAR)，使神经元突触释放的谷氨酸能够直接诱发肿瘤细胞 Ca^{2+} 内流，从而激活肿瘤增殖与迁移通路(如 CaMKII，MAPK/ERK 等)；NMDA 受体(N-methyl-*D*-aspartate receptor)主要亚基为 GluN2A 和 GluN2B，2023 年，Ding 等人在 *Cell* 中阐明了这类受体激活除谷氨酸外还需神经元释放共激动剂(如甘氨酸或 D- 丝氨酸)。NMDAR 信号在胶质瘤细胞内可引发 Ca^{2+} 内流，从而驱动基因表达模式改变与代谢重编程；GABAA 受体在部分 GBM 亚型中也有表达，可能在突触层面接收抑制性神经元输入，参与局部电活动调控，但其功能意义尚待进一步实验验证。可见，胶质瘤细胞可在与神经元的接触点上模拟突触后密度结构，这样不仅实现了信号感知功能的异位复制，更将其转化为促进增殖与浸润的分子平台。这一结构性重建，不仅在机制上解释了神经元活动与肿瘤恶性进展的直接关联，也提示 CP-AMPAR 等受体的表达可能作为潜在诊断与治疗靶点。

(三) 突触前特化：神经元在胶质瘤中的“信号发射站”

与传统认知中神经元作为“被动受害者”的形象不同，神经元主动参与了肿瘤生态系统的构建，重构了突触前样结构，形成具有放电功能的“信号发射站”。这类结构在形态学和功能学层面均与经典神经元 - 神经元突触前结构高度相似。其中，synaptophysin 是最常见的突触囊泡标志蛋白，在免疫电镜下于神经元 - 胶质瘤接触点可见其高度富集，提示突触囊泡在此处聚集，并整装待发。而这样的突触囊泡聚集与递质释放装置的组装是突触前特化的关键特征。不仅如此，神经元还在这些区域表达高水平的囊泡型谷氨酸转运体 1 和 2(vesicular glutamate transporter 1 and 2，VGLUT 1/2)。该转运体主要负责将谷氨酸装载入囊泡中，是突触前谷氨酸能神经元活性的经典标志。并且在功能层面，突触前特化的生理活性已通过光遗传学与钙成像技术得到直接验证。2019 年，Venkatesh 等人在 *Cell* 中报道，通过特异性激活胶质瘤附近的投射神经元，可在肿瘤细胞中诱发钙离子瞬变，表明神经 - 肿瘤信号传递具备高度时空精确性。这种精确的递质释放机制强化了神经元 - 肿瘤之间的电化学耦合关系，是肿瘤接收神经活动驱动信号的前提。简而言之，神经元在“神经元 – 肿瘤突触”中并非静态背景，而是具备结构特化和功能活性的主动参与者。这种突触前重组不仅为谷氨酸等递质提供精准释放平台，也构成了神经元和胶质瘤“共生环路”中信号传入的一站。

二、信号传导：从电脉冲到肿瘤生长的分子级联

(一) 电 - 化学信号耦合：突触传递的启动

神经元 - 胶质瘤突触的本质，是一类电 - 化学信号耦合系统。其传递过程始于经典的突触前动作电位。外界刺激或脑区固有活动驱动神经元去极化，进而激活突触末端膜上的电压门控钙通道，使其开放，造成钙离子(Ca^{2+})瞬时内流。随后，这一钙信号被突触融合感应蛋白 synaptotagmin 识别，从而触发突触囊泡与胞膜的融合过程。囊泡内储存的谷氨酸是中枢神经系统中最主要的兴奋性神经递质，在这一过程中谷氨酸迅速被释放，而后进入突触间隙。由于胶质瘤细胞表面受体与突触前末端的距离通常小于 30nm，所以这种释放具有高度的定向性与时效性。最终谷氨酸可以通过扩散作用直接与肿瘤细胞膜上的离子型谷氨酸受体结合，触发下游 Ca^{2+} 信号转导，紧接着促进胶质瘤的细胞增殖和激活代谢通路。

(二) 下游信号级联：神经元 - 胶质瘤突触激活的致癌通路整合

神经元 - 肿瘤突触的建立不仅提供了结构基础，而且通过电 - 化学信号传递启动了肿瘤细胞内部多个致癌通路的协同激活，形成高度整合的信号网络。谷氨酸可通过激活肿瘤细胞膜上的 CP-AMPAR 及 GluN2B 型 NMDA 受体，介导显著的 Ca^{2+} 内流，同时通过三磷酸肌醇受体(inositol trisphosphate receptor，IP3R)调控的内质网 Ca^{2+} 库的释放，进一步放大信号。这一信号通过激活 Ca^{2+}/ 钙调蛋白复合物，进而启动 CaMK Ⅱ 通路，诱导多达 50 余种下游靶点的磷酸化修饰。不仅如此，CaMK Ⅱ 还会进一步整合上游信号，协同激活 MAPK/ERK 和 PI3K/AKT/mTOR 两条经典致癌通路：前者通过 Ras-Raf-MEK-ERK 级联反应驱动细胞周期进程(Cyclin D1 上调)，后者则通过促进蛋白质和脂质合成，同时抑制自噬，增强肿瘤细胞存活与生长的能力。CREB 的活化还能上调多种促生长基因，如 c-Fos、BDNF 等。这些通路还可以共同推动肿瘤细胞的代谢重编程，以满足其高速增殖的代谢需求。其中就包括 AKT 介导的糖酵解通路被广泛激活，表现为 HK2 表达增强、葡萄糖摄取增多，以及 CaMK Ⅱ 磷酸化 PFKFB3 后糖酵解通量显著升高。与此同时，突触信号还可诱导谷氨酰胺酶(glutaminase，GLS)表达，增强谷氨酰胺向 α-酮戊二酸(α-ketoglutaric acid，α-KG)的转换，从而促进三羧酸循环供能，支持肿瘤生物合成与抗凋亡。这些数据表明，突触诱导的钙信号及其下游级联通路不仅是促进肿瘤进展的核心机制，更可能成为新一代治疗干预的关键靶点。

(三) 双向通讯：肿瘤 - 神经元间恶性循环的建立

神经元 - 胶质瘤突触并非单向的信号传导通道，胶质瘤细胞在这一突触结构中扮演着主动重塑者的角色，通过旁分泌的方式调节神经元的功能状态，最终建立促瘤性正反馈环路。首先，胶质瘤细胞可以分泌多种神经营养因子，如脑源性神经营养因子(brain-derived neurotrophic factor，BDNF)和胶质细胞源性神经营养因子(glial cell-derived neurotrophic factor，GDNF)等，它们分别作用于神经元膜上的 TrkB 和 RET 受体，从而显著增强神经元的兴奋性。其次，胶质瘤还

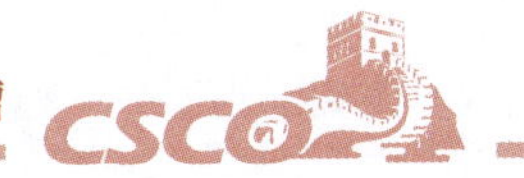

可以分泌血小板反应蛋白 1（thrombospondin-1，TSP1），TSP1 激活神经元表面的 α2δ-1 受体后，可使其促进新生突触的形成以及增强突触的可塑性。最后，这一系列的变化，协同驱动了一个持续增强的正反馈机制：肿瘤诱导神经元的突触重塑和兴奋性增强，导致谷氨酸释放量上升，反过来进一步激活肿瘤细胞表面的 CP-AMPAR 和 NMDAR 受体，增强其钙信号，使与肿瘤发生相关信号通路活化；这一过程中 BDNF 的持续分泌亦反馈性强化神经元的兴奋性，形成促瘤—促兴奋的恶性循环。总的来说，这一双向通讯模型的提出，说明神经元在肿瘤进展中的作用并不仅是“受害者”，而是在胶质瘤的挟持下，在肿瘤的增殖、浸润和癫痫共病等多种临床表型中扮演“共谋者”角色。深入解析这一环路及其介导因子，不仅有助于揭示神经肿瘤互作的动态本质，也为靶向“共生性突触反馈”的治疗策略提供了理论依据。

三、临床转化前景：从突触机制到精准诊疗路径

近年来，随着研究的深入，神经元 - 肿瘤共生突触作为胶质瘤生物过程中一种新兴的关键机制，不仅拓宽了人们对肿瘤行为的理解，也为临床实践提供了全新的诊断与干预视角。首先，在诊断与预后评估方面，组织层面的空间多组学技术迅速发展，尤其是多重免疫荧光与空间转录组技术，可用于定量分析突触结构密度、特定受体分布以及其与神经元标志物的空间共定位，为组织病理层面建立突触活性生物标志物提供了可行的技术路径。然而，该领域仍面临分辨率、自动化分析标准化等技术瓶颈。与此同时，液体活检凭借其非侵入性特征，正日益成为动态监测肿瘤生物学变化的重要工具。脑脊液中的 NLGN3（可溶性片段）、突触囊泡蛋白、神经递质及其代谢物的变化，是反映突触活性和肿瘤负荷的潜在指标。未来，基于超高灵敏度免疫技术（如 Simoa），有望实现 CSF 中低丰度突触因子的精准定量。其次，神经功能影像学也被提议作为突触活性的间接反映手段。静息态 / 任务态功能 MRI 用于评估肿瘤相关脑区神经网络连接模式，而脑磁图（magnetoencephalography，MEG）可以探测局灶性异常高频振荡与癫痫样活动。这些功能指标与患者的认知表现、生存期及癫痫控制情况可能存在潜在关联，未来需开展多模态融合分析来进一步验证。

在治疗策略方面，针对突触的结构与功能的靶向干预策略正在日益完善：①直接破坏突触结构或干扰功能执行。有临床前研究显示，抗 NLGN3 抗体或小分子抑制剂可有效阻断突触形成，抑制肿瘤进展；但因其脑渗透性和潜在神经毒性，当前成效仍不够理想。值得注意的是，靶向突触后离子型受体的策略也日益成熟，当前已有 AMPA 受体拮抗剂（如吡仑帕奈）与 NMDA 受体拮抗剂（如美金刚）投入临床应用。目前，虽然仍在初步探索阶段，但结果显示，除了控制癫痫以外，这些药物亦显示出一定的抗肿瘤潜力。然而，剂量优化、疗程管理与认知副作用的预防问题仍未解决，距离成为肿瘤的标准治疗仍有很长的路要走。②调节上游神经元活动。可借助多种抗癫痫药（antiepileptic drug，AED）进行干预，例如左乙拉西坦与丙戊酸钠等。其中，2024 年，Varun Venkataramani 在 *Cell* 中表明，吡仑帕奈在动物模型实验中表现出对突触传递的抑制与抗肿瘤效应的协同；其余药物，一部分在临床研究数据中亦显示与胶质瘤患者的生存期延长相关。③还有一些神经科学和肿瘤治疗领域中比较具有前景的非侵入性或微创调节技术，例如 FUS，可以开启血脑屏障局部输送药物；经颅磁刺激（transcranial magnetic stimulation，TMS）调节神经元的电活动；直 / 交流电刺激疗法（direct current/alternating current stimulation therapy，tDCS/tACS）可以非侵入性调节特定皮层区的兴奋性和神经网络活动，但这些研究尚处于基础研究和早期转化阶段。

值得进一步探讨的是，将靶向神经元 - 胶质瘤突触结构或功能的治疗手段作为基础治疗，与传统放化疗、一些新兴疗法（如免疫检查点抑制剂、抗血管生成治疗）联合使用的多模态治疗策略。突触信号与 DNA 修复、PI3K/AKT 通路等传统抗性机制存在交叉，提示突触靶向治疗可能与放疗或者是替莫唑胺、免疫检查点抑制剂、抗血管生成药物形成互补机制。然而，核心挑战仍在于血脑屏障穿透的效率、脱靶效应、中枢神经系统的副作用监管、长期安全性缺乏充分评估，更重要的是，如何在有效控制肿瘤的同时最大程度地保护神经功能，取得精准的治疗平衡。

四、跨模态 AI 模型开启神经元 - 肿瘤突触研究与干预新路径

随着人工智能技术的迅猛发展，人们迎来了神经肿瘤大模型的新时代。这类模型首次实现了神经科学、肿瘤生物学与计算科学的深度融合，标志着智能系统从特定任务向具备了跨模态推理能力与小样本适应性的通用型模型跃升，是标志性的突破。与传统影像组学相比，神经肿瘤大模型在数据规模（由百例级拓展至十万例级预训练）、模态整合（从单模态扩展至 MRI 影像、空间组学、数字病理等资源的协同融合）以及表征能力，均实现了突破。但同时，也面临着可解释性不足等挑战。

在架构革新层面，神经肿瘤大模型的技术核心主要包括多模态预训练、图神经网络（graph neural network，GNN）与生成式 AI 三大技术支柱。在多模态预训练中，2021 年 OpenAI 通过 CLIP 式对比学习框架对齐 MRI 影像块与基因表达向量，后引入 3D Swin Transformer 与图卷积网络，来建构时空和分子层级的联合编码体系。而 GNN 架构则在建模肿瘤微环境动态演化等方面显示出独特优势。与此同时，生成式 AI 正在重塑传统研究范式。通过扩散模型与生成对抗网络（generative adversarial networks，GAN）在神经肿瘤学等医学图像领域，尤其在无创诊断、模拟病理、治疗预测等方面具有显著应用价值，研究者得以构建“虚拟活检”系统，实现基于 MRI 生成 H&E 染色乃至虚拟免疫组织化学切片，为无创病理提供新的技术路径。这些原始性技术突破为大模型在临床场景的落地提供了坚实支撑：①在分子分型的无创诊断中，Todd C.Hollon 等人 2023 年发表在 *Nature Medicine*，他们开发了 DeepGlioma 系统。该系统提供了一种快速、可扩展的分子诊断替代方法，适用于手术期间的实时应用。在多中心国际测试队列中，DeepGlioma 对 *IDH* 突变、1p/19q 共缺失和

ATRX 突变的预测准确率达 93.3%。②在预后预测与治疗响应评估方面，多模态生存模型 SurvNet 是为预测 GBM 患者生存期而设计的低复杂度卷积神经网络模型。该模型利用多模态 MRI 数据，自动提取深度影像特征，可区分患者生存组别。③在术中神经功能保护与导航方面，Boelders SM 等人 2025 年在 *Neuro-Oncology Advances* 中报道使用贝叶斯回归模型，结合术前神经心理测试结果和临床预测因子，预测 317 例胶质瘤患者术后 3 个月的认知功能。

总之，神经肿瘤大模型作为人工智能与神经肿瘤学交汇的前沿产物，正在深刻变革从基础研究到临床决策的全流程。尤其是在数据整合能力、分子分型精度、预后评估敏感性以及术中辅助价值上的多维突破，不仅为提升神经肿瘤患者的个体化治疗提供了新支点，也推动了神经肿瘤学迈向更加智能、精准与人本的新时代。未来，如何进一步提升模型的可解释性、泛化性与临床可操作性，将成为其持续发展的关键方向。

五、结论与展望：迈向神经元 - 胶质瘤突触精准诊疗时代

过去十年，神经元 - 胶质瘤突触从假说走向实证，已被广泛认为是胶质瘤生长过程中的关键驱动机制之一。大量的研究证据表明，活跃神经元可通过 NLGN3、谷氨酸、BDNF 等信号因子与胶质瘤细胞建立类突触连接，而后促进肿瘤的增殖、浸润、代谢重编程和免疫逃逸；反过来，肿瘤细胞则通过逆向释放神经营养因子，增强神经元兴奋性，从而构建出高度动态且自我强化的“共生环路”。这一机制已经在分子结构、信号传导通路以及组织功能成像等多个层面获得验证，并与癫痫易感性、侵袭性增强、免疫沙漠等一系列不利的临床特征呈显著关联。于是，人们可以说，神经元 - 胶质瘤突触已不再是孤立的基础生物学观察，而是胶质瘤驱动机制中最具潜力的靶点模块之一。

未来，面向临床转化，神经元 - 胶质瘤突触的研究亟须将机制层面的认知深化为可实施的精准诊疗策略。一方面，在诊断与预后评估上，需推动突触结构或功能相关生物标志物的开发与验证，开展包括组织层面的空间多组学标志物、脑脊液中 NLGN3 等突触相关因子的液体活检，以及功能成像如 fMRI、MEG 等神经网络参数检测，用于风险分层、疗效预测与复发监测。另一方面，在治疗干预方面，应优先开展基于突触靶点的探索性治疗，聚焦以下策略：①优化既有神经活性药物的使用策略，评估其抗肿瘤与认知保护双重效应；②开发新一代高选择性、高血脑屏障渗透性的突触靶向分子或抗体；③探索神经调控与递药系统联合应用（如 Wang 等人 2019 年发表在 *Nature Biomedical Engineering* 中的研究，探索了 rTMS 联合纳米递送系统），搭建融合了分子靶向、电生理调控与智能递送的综合干预平台。可以预见的是，联合疗法、个体化用药以及治疗时机的动态调整将成为未来的重要发展方向，人们正处于从生物靶点向功能保护全面跃升的关键阶段。

最后，在追求疗效的同时，人们必须意识到，大脑不仅是胶质瘤的靶场，更是人格、情感与尊严的承载体。靶向神经元 - 肿瘤突触的终极目标，既是精准静默肿瘤的病理性信号传递，也是最大限度保全患者的认知能力与生活质量。这不仅标志着神经肿瘤治疗技术的进步，更体现了医学人文精神的回归——在清除病灶的同时，守护“人”的本质。

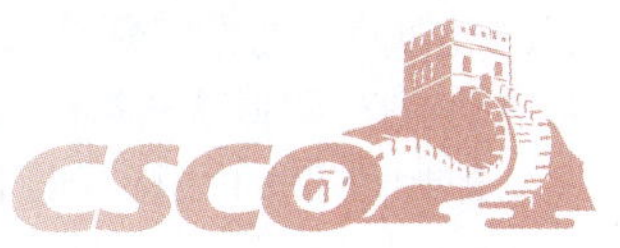

癌症神经科学：肿瘤外科医生围手术期干预的新机遇

李智　何振强　郭琤琤　牟永告
中山大学肿瘤防治中心

一、引言：癌症神经科学的崛起与肿瘤外科的新视角

（一）癌症神经科学的定义与核心概念

长期以来神经系统被视为肿瘤侵袭的受害者。近年来，随着对肿瘤微环境复杂性的深入研究，神经系统被发现不仅参与肿瘤进展，更可主动促进肿瘤生长、侵袭、免疫调节与转移。癌症神经科学（cancer neuroscience）作为新兴的交叉领域，聚焦神经系统与肿瘤之间复杂的双向互动，相关研究数量在快速增长。肿瘤细胞可诱导神经轴突向肿瘤微环境内生长，甚至招募神经前体细胞在肿瘤组织中分化为新生神经元，进一步促进肿瘤生长。部分肿瘤还能诱导神经元表型转换，如在口腔癌中感觉神经元获得交感神经样特征。在胶质瘤中，肿瘤细胞除与神经元形成功能性突触外，还可分泌胶质磷脂酰肌醇蛋白聚糖3（glypican-3，GPC3）与TSP-1等促突触因子，增强局部神经元兴奋性，诱发癫痫及神经网络重塑。外周肿瘤常表现为神经侵犯（perineural invasion，PNI），即恶性细胞包绕或侵入神经，预示不良预后。神经递质与生长因子除直接支持肿瘤增殖、侵袭与存活外，也可为转移提供迁移通道与代谢支持，例如胰腺癌在丝氨酸缺乏时通过上调神经生长因子（nerve growth factor，NGF）翻译以募集神经轴突供给丝氨酸。

（二）神经 - 肿瘤相互作用的分子与细胞机制

神经系统通过多种旁分泌信号调控肿瘤进展。神经营养因子，如NLGN3，由神经元和少突胶质前体细胞在神经活动依赖下释放，经ADAM10裂解后激活PI3K-mTOR通路，促进高级别胶质瘤生长，其表达水平与预后相关。BDNF通过激活TrkB受体通路，促进突触形成与AMPA受体转运，增强胶质瘤兴奋性电流，进一步刺激肿瘤活性。NGF除在胰腺癌中通过Trk轴增强PNI，也可能在胶质瘤中发挥一定的抗克隆形成作用。GDNF与Artemin（ARTN）通过GFRα1/RET轴增强胰腺癌神经趋化性；胰岛素样生长因子-1（insulin-like growth factor-1，IGF-1）在嗅球胶质瘤模型中有促肿瘤效应。

神经递质亦深度介入肿瘤调控。谷氨酸通过AMPA受体增强胶质瘤钙内流与兴奋性；胶质瘤亦可释放谷氨酸，形成肿瘤 - 神经正反馈环路。在乳腺癌脑转移患者中，肿瘤细胞表达NMDA受体，形成假三联突触劫持谷氨酸促进定植。去甲肾上腺素通过β-肾上腺素能信号（Beta-adrenergic signaling，β-AR）促进血管生成与扩散，而β受体阻滞剂，如普萘洛尔，在多癌种中展现出抗转移与免疫增强效应。乙酰胆碱在胃癌中通过乙酰胆碱受体（acetylcholine receptor，AChR）促进NGF分泌，帮助肿瘤生长，在胰腺癌中则呈抑瘤作用。γ-氨基丁酸（gamma-aminobutyric acid，GABA）途径在胶质瘤相关癫痫中被抑制，且B细胞来源GABA可促进IL-10^{+}巨噬细胞形成，抑制抗肿瘤免疫。多巴胺通路在GBM干细胞调控中具有重要作用，D2/D4受体拮抗剂表现出抑制潜力。血清素机制尚存争议，部分研究提示其再摄取抑制剂可能增强免疫效应。

在结构层面，神经元与肿瘤细胞的直接突触连接是癌症神经科学的重要发现。2019年Varun Venkataramani等人在*Nature*杂志发表的研究证实，胶质瘤与神经元能形成谷氨酸能突触，通过AMPA受体介导兴奋性突触后电流（excitatory postsynaptic current，EPSC）促进膜去极化与增殖。不仅中枢神经系统原发肿瘤具备与神经元形成直接突触连接的能力，乳腺癌脑转移通过假三联突触形成也能与神经元间形成病理性整合，增强生存扩散能力。胶质瘤微管（tumor microtube，TM）作为细胞超长突起，通过缝隙连接（gap junctions）整合细胞网络，介导信号与耐药性信息传递，广泛参与迁移、治疗抵抗并与不良预后相关。

（三）肿瘤外科在癌症神经科学中的独特地位

在癌症神经科学快速发展背景下，肿瘤外科医生的角色正由单纯切除者转向神经 - 肿瘤相互作用调控的干预者。对大多数神经肿瘤患者来说，手术仍是治疗的核心策略。对于低级别胶质瘤，最大程度安全切除已证实能显著延长生存期并改善生活质量。清醒开颅联合术中功能绘图技术可实时识别功能区，最大限度实现肿瘤 - 功能平衡（onco-functional balance）。

围手术期为调节神经 - 肿瘤互作的重要窗口。术前β受体阻滞剂干预显示出降低转移风险的潜力；术中神经可塑性操控则允许更广泛的安全切除。清醒开颅可动态捕捉脑功能重组，即使原先被视为禁区的区域也可能在神经适应性允许下进行切除。在低级别胶质瘤中，多阶段手术策略有助于推迟辅助治疗，降低认知损伤风险。

神经外科的独特优势在于可直接操控神经网络。例如，通过肿瘤断联手术切断胶质瘤与关键白质束（如弓状束、下额枕束）的连接，限制其对功能通路的侵袭，同时保留核心认知功能。肿瘤微管网络作为耐药的关键机制，其断联干预亦成为新策略。未来，神经调控技术，如深部脑刺激（deep brain stimulation，DBS）、响应性神经刺激（responsive neurostimulation，RNS）及MRI引导超声聚焦（magnetic resonance-guided focused ultrasound，MRgFUS），在肿瘤控制与局部递药中的应用，以及神经假体在认知功能恢复中的潜力，预示着神经外科正从单纯“切除”迈向精准调控与功能重建的新阶段。

二、神经外科在中枢神经系统肿瘤中的围手术期干预

癌症神经科学是一个迅速发展的领域，它揭示了神经系统与癌症之间复杂的双向互动。在这种新的理解下，肿瘤外科医生在CNS肿瘤，特别是胶质瘤的治疗中，扮演着独特的、不可或缺的角色。神经外科的介入不只限于肿瘤的物理切除，更延伸至对肿瘤-神经相互作用的围手术期干预，旨在优化肿瘤清除与功能保护之间的平衡，并探索新的治疗策略。

（一）基于连接组学的胶质瘤切除术：功能保护与肿瘤清除的平衡

手术目标在于实现“肿瘤-功能平衡（onco-functional balance）”，即最大程度清除肿瘤并保留神经功能。传统依赖功能性磁共振成像（functional magnetic resonance imaging，fMRI）与DTI的术前刚性规划，易忽视个体间解剖功能差异与动态神经可塑性，导致部分患者失去切除机会或术后认知受损。清醒开颅联合直接电刺激（direct electrical stimulation，DES）术中功能绘图现已成为金标准，可实时识别皮层及皮层下关键网络，实现超大范围切除（supramaximal resection）。在低级别胶质瘤中，采用DES辅助手术者，生存期可延长至15年以上，90%患者术后可恢复工作。多轮DES绘图亦可动态评估急性神经可塑性，使原本高风险区在功能适应下成为可切除区，重新定义功能区边界，推动真正的个体化手术。

随着对胶质瘤弥漫性浸润和功能网络依赖特性的深入理解，手术理念由单纯肿瘤实体切除转向连接组学导向的断联策略（oncological disconnection surgery）。肿瘤沿白质束，如弓状束/上纵束复合体（AF/SLF）与下额枕束（IFOF），扩展，涉及音韵、语义及执行功能。DES可实时刺激评估，术中神经心理学监测认知功能，如空间认知、多任务处理与心智理论，确保广泛切除的同时精准保护复杂认知网络，标志着神经外科从“结构性治疗”迈向“功能性网络保护”。

（二）脑肿瘤引起的电活动异常和癫痫的管理

胶质瘤常伴发局灶性癫痫，其机制源自肿瘤-神经双向正反馈激活。肿瘤通过系统Xc-释放大量谷氨酸，激活AMPA受体，诱导去极化与增殖，同时增强周围神经元兴奋性。胶质瘤亦抑制GABA中间神经元，破坏抑制-兴奋平衡，并通过分泌glypican-3与TSP-1等促突触因子与神经元形成病理性突触。一些胶质瘤细胞更具备“起搏器样”自主放电能力，通过肿瘤微管介导钙波同步化扩展，形成“恶性电路”，既促进癫痫发作，也驱动肿瘤进展。

AED除了控制癫痫发作外，亦显示出潜在的抗肿瘤活性。如AMPA受体拮抗剂吡仑帕奈与他仑帕奈可抑制TM形成与侵袭；丙戊酸与左乙拉西坦除了调节神经递质释放外，还可能增强放疗的敏感性。尽管在动物模型中的证据为阳性结果，但临床研究结果尚不一致，未来尚需开发靶向性更强的脑内递药策略，结合术中实时神经监测来优化治疗效应。

神经调控技术为胶质瘤相关癫痫及神经-肿瘤电活动异常提供了新的干预途径。DBS通过抑制局部电活动与调节皮层-皮层下振荡，削弱谷氨酸依赖性神经-肿瘤促进通路，长期随访提示其可降低胶质瘤复发发生率。RNS结合持续电生理监测与实时刺激反馈，除控制癫痫发作外，可长期记录肿瘤电生理活动，为未来神经假体与生物电子干预提供数据支撑，正逐步成为癌症神经科学中精准网络调控的重要平台。

（三）术中功能绘图与患者预后

胶质瘤重塑神经网络结构与功能整合度，与患者预后密切关联。肿瘤与神经元高度整合的病理突触网络不仅加重认知功能障碍，亦预示更短OS与更高复发风险。神经网络整合程度正成为重要的预后指标，反映了肿瘤生物学的恶性程度。

在精准切除与功能保护中，术中功能绘图技术居核心地位。DES在清醒状态下实时定位皮层及白质束功能区，最大限度减少语言与认知障碍。术中皮层脑电图（electrocorticography，ECoG）可监测肿瘤浸润区电活动，发现部分浸润皮层在认知任务中尚具参与能力。术后结合磁源成像（magnetoencephalography，MSI）、立体定向脑电图（stereo-electroencephalography，SEEG）与RNS长期监测，有助于描绘肿瘤-神经元网络动态演化，为术后复发预测与神经调控策略开发提供依据。

术中神经心理学实时评估空间认知、心智理论、多任务处理与执行功能，精准拓展手术边界，确保最大切除的同时维护复杂认知能力的完整性。神经外科医生通过对连接组学、神经影像、电生理与认知监测等的多维整合，正逐步成为围手术期神经-肿瘤互作精准干预的中枢枢纽，为癌症神经科学的临床转化提供重要推动力。

三、肿瘤外科在周围神经系统肿瘤中的围手术期干预

周围神经系统（peripheral nervous system，PNS）与癌症的相互作用是癌症神经科学研究的重要组成部分，其围手术期干预策略为癌症治疗提供了新思路。

（一）去神经支配策略对肿瘤进展的调控

去神经支配通过切断特定神经通路干预肿瘤进展，正成为癌症神经科学的新兴方向。迷走神经在胃癌中通过乙酰胆碱（acetylcholine，ACh）激活M3 AChR，上调Wnt通路，从而促进肿瘤发生。迷走神经切除术或注射迷走神经毒素可使胃癌发生率降低近40%，并增强氟尿嘧啶和奥沙利铂的化疗效果。值得注意的是，胆碱能信号在不同肿瘤组织中呈现双

向效应：在胃癌中促进肿瘤生长，在胰腺癌中则表现为抑制作用。

交感神经（sympathetic nervous system，SNS）在舌鳞状细胞癌与乳腺癌中均促进肿瘤扩展。颈上神经节切除可抑制舌癌生长；乳腺癌中交感神经活性增强促进远端转移，而交感神经化学消融则逆转其促癌效应。相反，副交感神经与感觉神经在部分乳腺癌模型中具有抑癌潜力。胰腺导管腺癌（pancreatic ductal adenocarcinoma，PDAC）高度依赖去甲肾上腺素经 β2 受体通路介导的信号，感觉神经消融可延缓其发生。神经节切除术（如腹腔神经节）可提升胰腺癌对化疗的敏感性，去神经支配干预显示出对系统性治疗具有增效潜力。

肿瘤相关神经支配与围 PNI 密切相关，围 PNI 作为侵袭性与不良预后的早期指标，可先于淋巴与血管侵犯出现。神经纤维不仅助力肿瘤局部生长，还可能通过转移前生态位促进远端播散。去神经支配亦可通过开放血管床改善药物递送，如肉毒毒素可辅助放化疗反应性提升，显示出其多模式整合价值。

（二）围手术期神经 - 免疫微环境的调控

神经系统与免疫系统在肿瘤微环境中高度交织，神经信号通过多种机制调节免疫反应并影响肿瘤进展。交感神经释放的肾上腺素能信号可抑制 T 细胞与 NK 细胞功能，促进免疫逃逸与转移扩散；β_2 受体活性增强与乳腺癌等肿瘤的免疫抑制及侵袭性增强密切相关。GABA 能信号同样可通过抑制 $CD8^+$ T 细胞与诱导免疫抑制性巨噬细胞表型抑制抗肿瘤免疫。而血清素则通过表观遗传机制上调免疫检查点表达，进一步削弱抗癌免疫。

迷走神经刺激（vagus nerve stimulation，VNS）作为一种新兴的神经调控手段，正在围手术期干预中受到关注。VNS 通过胆碱能抗炎途径、下丘脑 - 垂体 - 肾上腺轴（hypothalamic-pituitary-adrenal axis，HPA）与 sirtuin 1 调节炎症与氧化应激，降低肿瘤坏死因子（tumor necrosis factor，TNF）水平，可能有助于缓解术后并发症及肿瘤相关炎症反应。其在癌症患者围手术期的安全性与潜在益处，正逐步得到探索。

此外，β 受体阻滞剂在多个肿瘤类型中显示出免疫调节与抗肿瘤潜力。普萘洛尔联合免疫治疗在黑色素瘤中取得较高应答率，在乳腺癌中也能降低转移相关标志物的水平。β 受体阻断通过抑制交感活性，增强 $CD8^+$ T 细胞的细胞毒性与迁移能力，提升细胞毒性疗法效应，该策略正成为围手术期免疫干预的新辅助策略之一。

（三）神经靶点在癌症疼痛控制与新型治疗策略中的应用前景

神经性疼痛在癌症患者中普遍存在，尤其是在围绕 PNI 的情况下表现突出。肿瘤通过分泌神经营养因子（如神经生长因子 NGF）激活感觉神经元，增强瞬时受体电位阳离子通道 V1（transient receptor potential vanilloid 1，TRPV1）活性，诱发持续性疼痛。抗 NGF 单抗 tanezumab 与 TRPV1 激动剂 resiniferatoxin 正处于临床研究阶段，显示出缓解癌痛并潜在延缓肿瘤进展的双重效益。化疗诱导的神经损伤亦可能干扰肿瘤 - 神经依赖机制，提示存在复杂平衡。

现有多种神经调节药物被重新评估其抗肿瘤潜能。β 受体阻滞剂、多巴胺受体拮抗剂（如 ONC201/206）、谷氨酸受体调节剂、三环类抗抑郁药与选择性 5- 羟色胺再摄取抑制剂（selective serotonin reuptake inhibitor，SSRI）在脑肿瘤，尤其是胶质瘤中展现应用前景。TRK 抑制剂拉罗替尼（larotrectinib）与恩曲替尼（entrectinib）在 TRK 融合阳性实体瘤中取得突破；AMPA/NMDA 受体调节剂，如他仑帕奈与美金刚，虽有早期探索，但临床数据尚不一致。GAP43 抑制剂、甲氯芬酸与 AMPA 抑制剂吡仑帕奈等新兴神经通路靶向策略正在逐步丰富治疗组合，为神经系统肿瘤精准药物开发开辟出新路径。

四、新兴技术与未来方向：围手术期干预的创新机遇

（一）神经肿瘤药物的精确递送

中枢神经系统肿瘤的药物治疗长期受限于血脑屏障（blood brain barrier，BBB）的阻隔。多种有效的系统性抗肿瘤药物，如紫杉烷类，在穿透 BBB 进入脑组织时效力大打折扣，成为 GBM 等 CNS 恶性肿瘤治疗的重要瓶颈。为突破这一障碍，新兴局部递药技术正在迅速发展。

水凝胶、重复瘤内注射、MRgFUS 等新型局部递送平台为肿瘤微环境内精准递药提供了可能。水凝胶可长期释放药物并适应局部微环境变化；瘤内多次注射溶瘤病毒已在 GBM 中显示出良好耐受性；MRgFUS 技术通过暂时性开放 BBB，使药物靶向浸润边界。此外，如纳米颗粒、微囊及机械释放系统等微型递药平台，正推动药物靶向、渗透与释放控制向更高精度演进。值得注意的是，局部递药策略还可与免疫疗法联用，通过调节神经 - 免疫信号强化抗肿瘤效应。

未来递药靶向方向集中在识别肿瘤 - 神经互作中的特异分子靶标。利用病毒载体、转基因工具或双特异性抗体 - 药物偶联物，开发专门针对浸润神经元或肿瘤微环境特异性信号的递药系统，可能实现在精准抑制肿瘤的同时避免对正常神经功能的干扰。通过刺激抑癌神经网络和抑制促癌神经信号，实现个性化微创干预，将是癌症神经科学递药策略的重要方向。

（二）神经假体和神经调控技术的整合

神经假体技术在功能恢复和癌症相关神经功能障碍干预中展现出应用前景。部分脑卒中患者已通过皮层植入假体实现言语功能的恢复，提示即便长期失能，皮层言语区的解码潜力仍可保留。对于低级别胶质瘤等浸润性脑肿瘤患者，神经假体可能利用尚存的神经编码能力辅助重建认知与运动功能，尽管浸润性损伤会增加解码复杂度，但患者不一定完全丧失功能信息。

神经调控技术，如 DBS 和 RNS，不仅在癫痫管理中应用广泛，亦被探索用于调控肿瘤生长。DBS 通过去极化阻滞、突触抑制和电活动调节降低谷氨酸能活性，有望干预胶质瘤的神经依赖性扩散。长期随访显示，DBS 与胶质瘤发生率下降相关。RNS 系统则可实时监测电活动并在异常放电前干预，未来或可用于肿瘤复发动态监测与神经 - 肿瘤网络活动调节。

生物电子学平台为癌症 - 神经科学机制的探索与精准干预提供了技术支撑。钙成像、电压成像、微电极阵列及光遗传学等技术，已在动物模型中成功操控神经 - 肿瘤互作路径。

例如通过调控特定神经元活动影响胶质瘤生长，或实时捕捉神经网络整合特征，推动机制解析与临床转化的双向迭代。

（三）多学科协作与转化挑战

癌症神经科学的发展高度依赖神经科学、肿瘤学、免疫学、发育生物学与外科学等多学科的深度融合。理解神经系统在肿瘤发生、扩散与治疗抵抗中的作用，需整合跨学科知识体系，推动“神经 - 免疫 - 肿瘤学”等新兴研究方向的发展。这种学科交叉不仅丰富了对肿瘤生物学的认识，也反向促进了基础神经科学对神经网络调控与发育过程理解的深化。

然而，临床转化面临多重挑战。当前对肿瘤 - 神经互作的基础机制、神经元与胶质细胞异质性贡献以及靶向通路的组织特异性认知，仍有限。许多靶点信号通路在正常发育与生理中亦发挥着重要的功能，限制了其治疗窗口与安全性。单细胞组学、空间组学等新兴技术有望提升分辨率，加深对相关机制的认知。此外，神经 - 肿瘤互作如何影响现有放疗、化疗与免疫治疗的整合效应，仍有待系统性研究来揭示。

五、总结与未来展望

癌症 - 神经科学正在深刻重塑我们对肿瘤生物学和临床干预策略的认知。神经系统早已从被动受害者转变为主动调控肿瘤发生、进展与治疗抵抗的重要参与者。本文系统梳理了神经 - 肿瘤互作的分子机制、突触网络整合特征以及中枢与外周神经系统中围手术期的创新外科干预策略，包括连接组学指导下的精准切除、神经调控与抗癫痫联合治疗、去神经支配及神经 - 免疫微环境调控，以及神经通路靶向药物再利用与生物电子学技术应用等。当前，尽管精准干预面临神经系统复杂性与肿瘤异质性带来的挑战，但通过跨学科整合机制探索、靶点验证与临床转化协作，未来有望推动个体化、动态化、靶向化的神经肿瘤干预新范式的建立。建立可靠的生物标志物、伴随诊断体系与患者分层标准，将成为精准治疗的重要基础；而学术、产业与政府间的协同合作，也将为癌症 - 神经科学从基础研究向临床转化注入持续动力，最终提升患者长期生存与生活质量。

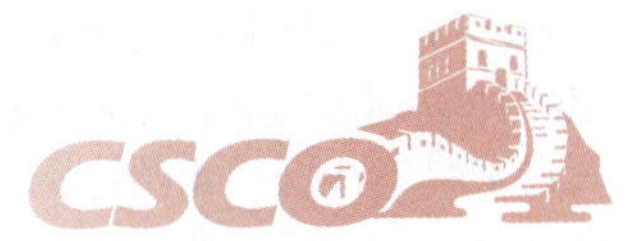

不可逆电穿孔技术治疗胶质瘤的进展与展望

余双全　陈灵朝　秦智勇
复旦大学附属华山医院

一、胶质瘤的治疗现状及挑战

胶质瘤，尤其是其中最为恶性的GBM，是最常见的脑肿瘤，目前即使在手术和放化疗的积极干预下，由于其生长的浸润性、微环境的异质性及BBB等因素，患者预后仍较差。故而在临床上急需开发新的更有效的微创治疗手段。目前已开发出激光间质热疗、磁热疗、超声热疗、光动力、微波消融、射频消融等微创治疗技术。由于脑部高血供的特性，这些热相关消融技术容易在脑部出现"热沉效应(heat-sink effect)"——导致靶区消融不足及脱靶热损伤，故而在脑部应用受限。

二、两代不可逆电穿孔技术的衍变

由Davalos和Rubinsky等人于2003年开始探索的不可逆电穿孔技术(irreversible electroporation，IRE)，通过施加外部电场诱导细胞膜、核膜产生跨膜电压。当施加电场的场强和时间逐渐增大，细胞膜结构从不受影响发展为可逆性电穿孔，直至不可逆性电穿孔，最终引发细胞不可逆的死亡。0.25~0.5V的跨膜电压会引发可逆性细胞效应，而≥1V则会导致细胞死亡。具体的细胞致死效果受多种细胞生物特性、组织类型及脉冲参数影响。实验已证实，IRE具有豁免周围大血管、神经的优势，较高的安全性使其特别适用于脑肿瘤的消融。2008年经美国FDA批准后，IRE已经应用于多种实体肿瘤，针对脑胶质瘤的研究正在进行中。

目前发现第一代IRE(单向脉冲、100微秒脉宽、一般频率1Hz)具有消融效果清晰、非热机制消融等优点，但在应用到脑肿瘤时，因存在中枢神经兴奋性和脑组织时空电学参数差异引起的"电场沉"效应，限制了其应用。因此，开发出了第二代IRE-高频IRE(high-frequency IRE，Hfire，双向电场、数微秒级别的短脉宽、高频)来克服这些缺点，减少了消融中的神经兴奋性，提升了良恶性细胞的区别杀伤能力，降低了对消融过程中电场分布时空变化动态监测的依赖，提高了治疗的可预测性，更加适应脑肿瘤的消融需求。

三、不可逆电穿孔技术的安全性

Ellis等人在3只犬脑部中评估了IRE的安全性。结果表明，所有实验犬均可耐受消融过程，没有出现明显的并发症。术后的MRI和病理分析结果发现，IRE消融边界清晰，消融体积与加载的电压正相关。Garcia等人在正常犬脑部的研究中推测，犬脑的电导率为0.12~0.30S/m，IRE消融阈值约为500V/cm，这些参数为术前计划的制订提供了基础。术后10小时，实验犬恢复了进食和活动，无不良反应发生。此外，Garcia等人还首次实现了CT导航下对犬脑白质的IRE消融，推测其消融阈值为630~875V/cm。Rossmeisl等人的研究表明，正常犬脑对IRE的耐受性良好，仅1只输入最大能量的实验犬出现了不良反应。病理分析结果显示，IRE的消融作用和BBB破坏范围与施加的电场强度有关。已有结果表明，IRE在进行颅内消融时，具备较高的安全性。

四、不可逆电穿孔技术作用于脑肿瘤的体内外研究进展

在胶质瘤细胞体外实验的报道中，Ivey等人在多种良恶性胶质细胞的Hfire实验中发现，良性细胞的死亡阈值(930~1 200V/cm)显著高于恶性细胞(530~810V/cm)；基于此，他们深入研究发现，Hfire还能选择性地消融化疗耐药的GSC，从而与传统化疗联用后可能协同增效。Campelo等人的研究显示，DITNC1良性大鼠星形胶质细胞的死亡阈值明显高于F98恶性大鼠胶质瘤细胞。目前发现，Hfire的杀伤作用与细胞核尺寸及核质比有关，但同时也会受到诸如细胞形态、细胞周期、代谢和微环境等因素的影响。Yu等人研究了IRE引发胶质瘤细胞即刻和延迟死亡的方式，发现其可通过上调AP-1和Bim表达介导胶质瘤的凋亡。Arroyo等人的研究发现，IRE作用于人胶质瘤细胞系U251细胞球时，若脉宽或场强不足，虽可通过部分消融暂时缩小细胞球，但无法阻止胶质瘤复发。

在脑肿瘤的体内研究报道中，Sano等人用Hfire显著抑制了裸鼠内人GBM DBTRG-05MG皮下瘤的生长。Latouche

等人对3只犬脑膜瘤进行个性化计划下的Hfire消融，同期切除肿瘤，术中、术后并未观察到直接的不良反应。Garcia等人在1只不适合手术治疗的犬自发胶质瘤中用Hfire进行消融，消融术后病犬神经功能改善，肿瘤最终达到CR，提示消融安全有效。Rossmeisl等人评估了用NanoKnife系统进行IRE消融犬自发胶质瘤的安全性，除1只发生严重脑水肿外，其余均耐受良好。Garcia等人结合术前计划，成功用IRE消融7只恶性胶质瘤犬，术后多只达到了客观缓解。这些研究均显示，IRE在脑肿瘤消融中具有微创、安全、有效等特性。

五、不可逆电穿孔技术与血脑屏障破坏、联用化疗

胶质瘤化疗的一大挑战是BBB的存在。BBB由脑毛细血管的内皮细胞及其紧密连接、基底膜、周细胞和星形胶质细胞足突构成，具有高度渗透选择性，能保护脑组织免受大分子化合物、感染和炎症的影响，但也阻碍了绝大部分全身给药的化疗药物在脑部的递送，降低了化疗疗效。目前已开发出超声、高渗透压、过高热等方法，通过跨细胞途径和细胞旁途径开放BBB，提升化疗药的渗透性，从而增加可供选择的脑肿瘤化疗药种类并提升化疗疗效。

IRE也能造成BBB短暂可逆的破坏，提升化疗药物的渗透性。Sharabi等人在体外BBB模型中发现，电穿孔技术能通过暂时影响内皮细胞连接来破坏BBB。Bonakdar等人在微流控BBB模型中发现，合适的电场强度和脉冲个数能在不显著影响细胞活力的情况下，打开紧密连接，增加BBB对大分子物质的渗透性。Shu等人在3D水凝胶模型中发现，正常的BBB组成细胞（HCMEC/D3内皮细胞和人星形胶质细胞）的IRE和Hfire致死阈值均显著高于恶性的U251人GBM细胞，有助于实现对脑胶质瘤细胞的选择性杀伤并避免对BBB的永久损伤。在体内动物实验中，Sharabi等人观察了电穿孔后BBB破坏和不可逆消融灶的体积，并结合Peleg-Fermi模型建立了相应的数字模拟。Garcia等人则使用核磁共振增强的钆剂及伊文思蓝量化BBB的破坏体积。Lorenzo等人通过调整Hfire电压、脉宽、脉冲间隔、脉冲数量和电极配置，确定了BBB破坏和细胞不可逆消融的电场阈值，从而最小化细胞的不可逆损伤并最大化BBB破坏体积；并且后续随访发现，BBB破坏持续时间与施加场强大小相关，Hfire后1~72小时存在BBB破坏，96小时时BBB破坏已经完全恢复。Sharabi等人的研究也有类似的发现。Hjouj等通过MR随访发现，施加的电压与早期BBB破坏和晚期细胞损伤体积相关。Rajagopalan等人利用无创电极，在避免BBB不可逆损伤的前提下，实现了大鼠BBB的定量破坏，并在人脑模型中建立了相应的数字模拟。

研究发现，不可逆电穿孔的BBB破坏作用显著地提升了化疗的疗效。Sharabi等人发现，电穿孔技术联合化疗能显著增加大鼠胶质瘤模型的生存期。Campelo等人发现，Hfire联合化疗也有类似效果。这些研究为Hfire联合化疗提供了理论依据。

六、不可逆电穿孔技术与免疫原性

近年来的科研工作也在致力于激活抗肿瘤适应性免疫反应，以期特异地杀伤胶质瘤，豁免正常脑组织，遏制胶质瘤的进展和复发。目前关于不可逆电穿孔消融后的免疫反应的报道，较为稀少。Al-Sakere等人发现，IRE消融后的小鼠肉瘤内缺乏免疫细胞浸润，这可能是由于已浸润的免疫细胞被摧毁，以及肿瘤血管结构被破坏，新的免疫细胞缺乏浸润途径所导致。Onik等人则观察到，IRE消融犬前列腺后引流淋巴结有反应，暗示可能诱发了免疫反应。Rubinsky等人在猪肝IRE消融后观察到了显著的炎症反应。Li等人发现，IRE在完全消融骨肉瘤后改变了全身的免疫状态。Neal等人在免疫健全和免疫缺陷小鼠上分别进行了肿瘤IRE消融实验，发现前者有更长的生存时间和更强的局部抗肿瘤免疫反应。Ringel-Scaia等人发现，Hfire能激活免疫反应，显著抑制了肿瘤的转移。

对于脑部肿瘤，不可逆电穿孔消融后的免疫反应相关文献更为稀缺。Yu等人通过转录组测序技术发现，IRE处理后的人胶质瘤细胞系U251的免疫相关基因表达变化显著。Hjouj等人发现，大鼠脑部在IRE消融后24~48小时，MRI-T_2体积有所增加，暗示可能存在炎性反应。Rossmeisl等人和Ellis等人发现，犬脑部IRE消融后出现混合性炎症细胞浸润增加。Campelo等人发现，Hfire消融后大鼠胶质瘤中多种免疫细胞浸润显著增加。David等人发现，不可逆电穿孔消融参数不同会影响人胶质瘤细胞系U251的细胞死亡类型，进而精准控制后续继发免疫反应。

七、前景与展望

IRE可以用于脑部良恶性肿瘤的消融，尤其是当传统手术不可行时；也可针对特定的神经解剖目标进行消融，如癫痫、中枢性疼痛、特发性震颤等。术前结合影像技术和数字模拟来优化电极配置及脉冲参数，可以帮助制订更为适宜的术前计划，从而确保消融过程的安全并最小化对健康脑组织的意外伤害。消融术中实时评估电场分布情况同样至关重要，目前有电阻抗断层成像（electrical impedance tomography，EIT）和磁共振电阻抗断层成像（MREIT）等方法，但仍需进一步发展。围手术期需要关注可能的并发症，如水肿、癫痫等，及时调整相应治疗措施，并通过术后多模态影像序列随访判断消融灶各个区域的属性和演变转归过程。IRE与其他疗法联合应用的研究尚有限，目前文献表明，其与化疗存在一定的协同增效作用，但有待进一步谨慎地探究证实。目前仍缺乏更多研究探明IRE与免疫、炎症反应的关系。大小鼠、犬和人类不同物种间肿瘤模型的肿瘤成因、基因起源、微环境等存在明显差异，从动物实验到人类临床应用转化之间仍需大量数据支持，未来还需开展大量研究来加强IRE临床应用和转化数据的收集和分析。

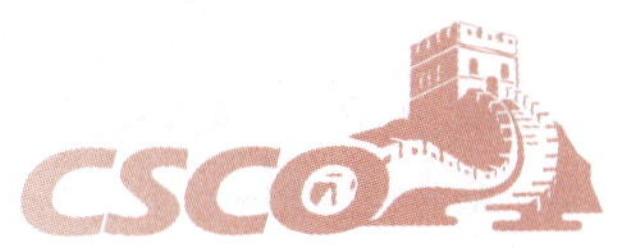

多模态指导下脑肿瘤手术与脑功能网络保护的研究进展

慕逢春　李怀旭　杨明　万经海
中国医学科学院肿瘤医院

一、引言：精准神经外科时代的脑功能网络保护需求

脑肿瘤治疗面临肿瘤全切与脑神经功能保护的核心矛盾。传统解剖导向型手术虽历经显微技术创新，但术后有36%~56%的患者出现神经功能障碍，表现为语言障碍、运动缺陷及认知衰退等。随着神经影像技术进步，神经外科已从“显微外科”迈向“脑功能保护的精准神经外科”时代，将脑功能保护置于核心地位。研究表明，脑功能依赖多脑区动态网络协同实现，推动手术策略由“解剖全切”转向“网络保护”，在额叶、基底节等功能区肿瘤的治疗中尤显迫切。多模态技术为脑功能网络保护提供关键支撑，其通过整合解剖影像与功能影像，构建个体化脑连接组图谱，实现肿瘤与功能网络拓扑关系的可视化定位。该技术打破单一数据局限，融合“结构 - 功能 - 分子”多源信息，指导精准手术决策以平衡疗效与安全性。脑功能网络是指大脑中空间分离的脑区之间，通过神经活动的同步性形成的功能协同系统。其连接强度可通过神经影像技术量化，支持从基础感知到高级认知的多层级功能。这些网络具有特定的拓扑特性(如模块化、小世界性)，其强度与动态变化受结构网络约束但不完全依赖，可通过 rich-club 枢纽(大脑中由楔前叶、额上回等高度互连的核心脑区构成的网络模块，该模块通过密集的长距离白质纤维束实现全脑信息整合)的长距离连接动态重配置。脑肿瘤手术时，通过结合两类关键信息：静态的结构连接和动态的任务激活网络，可精准定位关键功能区及神经纤维束，从而优化手术策略以保护脑功能，最大限度保护患者术后生活质量。

本文系统梳理脑功能网络的组成结构、脑肿瘤对功能网络的影响机制以及多模态保护技术的关键类型，并展望精准神经外科未来的发展方向，旨在为建立基于脑功能网络保护的手术新规范提供理论依据，最终实现肿瘤全切与患者 QoL 提升的目标。

二、脑功能网络的构成与组织

(一) 脑功能网络的组成

脑功能网络是指脑中不同区域之间通过神经活动的协同作用形成的功能关联网络，这些网络并非实体结构，而是基于神经活动的时间相关性或功能协同性定义的功能单元。脑功能网络发展遵循具有重叠性的层级结构，从初级感觉运动网络开始，到以社会情感功能为中心的阶段，最终达到高阶认知和执行控制网络的阶段。传统脑功能网络是指与大脑基础感知和运动功能直接相关的网络，主要负责处理外部环境刺激和生理反应，主要包括感觉运动网络(sensorimotor network，SMN)、视觉网络(visual network，VN)、听觉网络(auditory network，AN)和语言网络(language network，LN)。非传统脑功能网络是指与高级认知、情感和内省功能相关的网络，主要负责处理内部状态、注意力、决策和情绪调节。这些网络在近几年的神经科学研究中备受重视，涉及更抽象的、内部的心理过程，主要包括默认模式网络(default mode network，DMN)、突显网络(salience network，SN)、中央执行网络(central executive network，CEN)、边缘叶网络(limbic network，LN)、背侧注意网络(dorsal attention network，DAN)和腹侧注意网络(ventral attention network，VAN)。这些主要脑功能网络通过整合及协作的方式执行“复杂的大脑功能”(表 1)。

(二) 脑肿瘤的侵犯对脑功能网络的影响

脑肿瘤会破坏脑功能网络的正常拓扑结构，干扰神经信号的传递和整合。研究发现，肿瘤的浸润会改变脑区之间的连接强度和模式，影响功能网络的效率和协调性，进而导致认知、运动等功能障碍。胶质瘤的生长和扩散倾向于沿着大脑的固有功能和结构网络进行。而且，胶质瘤更易出现在功能枢纽区域以及连接这些区域的白质纤维束附近，可能是因为这些区域具有较高的代谢需求和丰富的营养供应，为肿瘤细胞的生长提供了有利条件。同时，肿瘤的生长也会进一步影响这些网络的功能，形成恶性循环。一项纳入 45 例岛叶胶质瘤患者的回顾性研究发现，44 例(98%)肿瘤与非传统认知脑功能网络的组成部分存在近距离接触或侵犯。基于对弥漫性胶质瘤空间分布的追踪研究，发现肿瘤分级与脑功能网络拓扑特征相关。另外，高级别胶质瘤(high-grade glioma，HGG)与低级别胶质瘤(low-grade glioma，LGG)在空间分布上呈现出显著的网络依赖性差异：HGG 更倾向于侵袭岛叶、颞叶等 rich-club 枢纽区域，而 LGG 则偏好额叶皮层的局部连接密集区。这种分布模式提示，肿瘤可能利用脑功能网络的拓扑特

表 1　脑功能网络的组成与功能

分类	网络名称	组成结构	解剖部位	核心功能	损伤后症状
传统脑功能网络	感觉运动网络（SMN）	中央前回、中央后回、辅助运动区	大脑凸面（额顶叶）	躯体感觉整合、运动控制	偏瘫、感觉缺失、运动失调
	视觉网络（VN）	初级视皮层（V_1）、纹外皮质（V_2~V_5）	枕叶及颞枕交界区	视觉信息处理	偏盲、视觉失认、视物变形
	听觉网络（AN）	颞横回（Heschl 回）、颞上回	颞叶上部	听觉信号处理	听觉失认、耳鸣、言语理解障碍
	语言网络（LN）	Broca 区（左额下回）、Wernicke 区（左颞上回后部）	左半球优势（额颞叶）	语言表达与理解	失语症（表达性 / 接收性）
非传统脑功能网络	默认模式网络（DMN）	后扣带回皮层、内侧前额叶、角回、海马旁回	中线结构（额 - 顶 - 颞内侧）	自省、情景记忆、社会认知	孤独症、ADHD、阿尔茨海默病认知衰退
	突显网络（SN）	前脑岛、前扣带回、背外侧前额叶	额 - 岛 - 扣带回环路	注意力切换、冲突检测	精神分裂症、执行功能紊乱
	中央执行网络（CEN）	背外侧前额叶、后顶叶皮层	双侧额顶叶	工作记忆、决策制定	注意力缺陷、计划障碍
	边缘叶网络（LN）	杏仁核、下丘脑、前扣带回、眶额叶皮层	前脑内侧	情绪加工、应激反应	焦虑症、抑郁症、情绪失控
	背侧注意网络（DAN）	额眼区、顶内沟、上顶叶	后部顶 - 额叶背侧	目标导向的注意力	忽视综合征、注意分散
	腹侧注意网络（VAN）	颞顶交界区、腹侧前额叶、前脑岛	右侧颞 - 顶 - 额腹侧	刺激驱动的注意捕获	空间忽视（右半球损伤）

注：ADHD，注意缺陷多动障碍（attention deficit and hyperactive disorder）

征实现选择性侵袭，而非随机扩散。另一项研究对 115 例 LGG 患者的多模态影像数据进行分析，探讨肿瘤与语言流畅性相关脑功能网络的关系。结果发现，在 LGG 患者中，特定脑区（中央前回、额中回、额下回眶部和岛叶）和白质通路（弓状束、钩束、皮质脊髓束、内囊、额斜束）的损伤与语言流畅性降低相关。对患者进行全脑功能连接分析后，确定了与语言流畅性显著相关的连接，不仅包括左侧半球的特定区域（如额中回、额下回等），还包括颞叶、顶叶、边缘叶以及皮层下区域等 17 个“领域通用”区域。肿瘤的存在可能破坏这些连接，干扰不同脑区之间的协同工作，进一步影响语言流畅性。

（三）脑肿瘤占位效应对脑功能网络的影响

脑肿瘤占位效应对脑功能网络的影响主要体现在结构破坏和功能重组两个方面。脑肿瘤生长占据颅内空间，直接压迫或浸润白质纤维束，导致 CEN、DMN 等关键网络的拓扑结构被破坏，引发各向异性分数（fractional anisotropy，FA）显著降低。FA 是 DTI 技术中的核心量化指标，用于描述水分子在生物组织内扩散运动的方向依赖性，FA 值降低直接反映白质微观结构的破坏，提示肿瘤浸润的风险较高。如脑膜瘤等良性肿瘤，常表现为神经束推移型，纤维束的各向 FA 值正常或略降低以及位置或走行方向异常。另外，炎症或低度恶性肿瘤可浸润白质纤维束，造成纤维束走行结构异常或伴有轻度破坏，纤维束的 FA 降低。高度恶性肿瘤，如 GBM，会将纤维束完全破坏，瘤区在神经束成像图上显示纤维束消失。

当肿瘤压迫导致白质纤维束移位或破坏时，大脑常通过邻近脑区激活增强、跨半球功能接管及网络枢纽重分配等方式维持功能稳态。研究显示，62% 的术前神经学检查正常的脑肿瘤患者仍存在平均 2.19 个网络的隐匿性损伤，其代偿性重组虽暂时掩盖临床症状，却可能因脑区过度激活导致网络效率下降，例如默认模式网络与突显网络交互减弱 35%，成为术后认知衰退的潜在隐患。

（四）保护脑功能网络的意义

在脑肿瘤的治疗中，肿瘤切除和脑功能保护之间的微妙平衡给决策带来了难题。传统脑功能网络的保护在神经外科手术中至关重要，直接关系到患者的术后 QoL。神经影像技术和术中脑功能定位技术的革命性进步，提高了在脑肿瘤切除手术中保护运动和语言功能的能力，同时扩大了切除范围，进一步延长了患者的生存期。通过术中神经导航和电刺激技术保护运动皮质、语言区等传统功能区，可显著降低术后瘫痪、失语等直接功能障碍的风险。胶质瘤会浸润功能网络，传统定位手术仅关注局部病灶而缺乏对网络连接的考量，可能导致关键白质纤维束（如弓状束、皮质脊髓束）损伤，引发永久性神经功能障碍。此外，保护传统功能网络不仅可预防术后立即出现的神经功能缺损，更为神经重塑提供了必要的白质通路完整性基础，从而优化远期功能恢复。

保护非传统功能网络是神经外科从局部切除转向全脑功能网络保护的关键进步。传统手术长期聚焦于运动、语言等“传统功能区”的保护，但脑肿瘤患者术后仍普遍存在记忆、注意力、执行功能等高级认知障碍，36%~56% 的患者因非传统脑功能网络损伤而出现认知缺陷。SN 损伤则与 35% 的情感障碍及 24% 的语言功能异常直接关联，保护这些网络可显著降低术后记忆衰退、抑郁等风险，避免术后出现认知与情绪功能障碍。DMN 作为“记忆网络”，其核心区域受损会导致

情景记忆编码障碍，保护 DMN 可使术后记忆功能保留率显著提升，显著改善患者生活自理能力。

此外，脑功能网络可通过术前 fMRI、DTI 等技术明确肿瘤与关键网络的空间关系，为手术提供“功能导航”。例如，蝴蝶型胶质瘤常累及 DMN 核心区域，术中若破坏 DMN 相关的扣带束纤维，可能引发术后无动性缄默症；而借助脑功能网络映射技术，可将手术轨迹调整至数毫米内以避开关键纤维束。在保证肿瘤切除率的同时，还可降低术后情感障碍的发生风险。这种“基于脑功能网络的手术规划”能平衡肿瘤根治与脑功能保护，尤其适用于累及高阶功能区的胶质瘤。

脑功能网络的完整性与患者术后社会功能、工作能力直接相关。保护 DAN 的患者，术后重返工作岗位的概率显著提高。此外，保护 rich-club 网络枢纽可维持大脑全局通信效率，减少术后认知衰退的进展速度，对 LGG 患者的长期生活质量至关重要。

三、脑功能网络保护的方式与方法

（一）术前多模态评估

1. 多模态影像学评估 在脑肿瘤手术的术前规划阶段，通过整合高分辨率结构影像、功能激活映射与白质纤维追踪，以系统性构建脑肿瘤与功能网络的拓扑关系图谱。整合高分辨率的大脑结构像 MRI 数据（如 MRI 的 3D BRAVO 序列）与白质纤维束追踪成像数据，使用“约束球面反卷积算法”重建因肿瘤占位效应推挤而变形或移动的白质纤维束，并使用结构性连接图谱技术构建脑肿瘤患者个体化的大脑结构连接图谱，重点分析肿瘤所在部位的重要脑功能网络中的功能区和纤维束的受推挤和侵袭效应，明确脑肿瘤与相关脑功能网络的拓扑学关系，实现“最大安全切除”的术前精准规划。

2. 神经导航系统辅助术前规划 神经导航系统是通过无框架立体定位系统整合 DTI 纤维追踪、fMRI 任务激活图、导航经颅磁刺激（navigated transcranial magnetic stimulation，nTMS）运动和语言绘图等多模态影像数据，构建患者特异性“解剖 - 功能”三维地图，其在术前评估中不仅能精准重建肿瘤与功能网络的空间关系，还可通过融合 ^{11}C-MET-PET 等代谢影像提升肿瘤浸润带识别的敏感度，为手术路径设计、功能区保护及预后预测提供量化依据，从而降低术后神经功能缺损风险，优化个体化治疗策略。

3. 术前经颅磁刺激 TMS 技术通过精准的神经功能定位与多模态影像融合，为脑功能网络保护提供了关键的术前评估与规划依据。nTMS 通过电磁导航系统与三维 MRI 融合，可在术前绘制初级运动皮层的躯体定位图谱，明确肿瘤与运动皮层的空间关系，避免术中功能区被损伤。联合 DTI 重建皮质脊髓束可量化肿瘤与功能纤维束距离，为手术路径设计提供“功能 - 结构”耦合模型，可使术后运动功能损伤风险较传统解剖定位降低 40%；语言功能术前评估也是 TMS 的重要应用方向。重复经颅磁刺激通过抑制命名任务中的语言错误，可实现对语言功能区的定位。该技术可弥补 fMRI 受肿瘤水肿干扰的缺陷，为术前风险分层、多模态导航及个体化手术策略制订提供电生理依据，在提升肿瘤全切率的同时优化脑功能网络保护。此外，TMS 技术在术前还可用于评估脑功能网络的可塑性。对于脑肿瘤患者，肿瘤的存在及占位效应可能导致脑功能网络发生重塑。通过 TMS 检测不同脑区的兴奋性变化以及功能连接改变，能够辅助医生了解患者脑功能的代偿情况，为制订个性化手术方案提供参考。在一些无法耐受唤醒手术的患者（如肥胖、阻塞性睡眠呼吸暂停患者）中，TMS 可作为替代术中直接皮层刺激进行功能定位的重要手段。

4. 术前神经心理量表评估 在脑肿瘤术前、术后评估中，神经心理学量表具有关键的临床价值，其可通过量化认知功能变化，为手术规划、风险预判及康复干预提供依据。首先，神经心理量表能明确认知功能基线，区分肿瘤与手术的影响。失语的患者推荐使用“ABC 汉语失语成套测试”量表，认知功能障碍的患者推荐使用“蒙特利尔认知评估量表（Montreal Cognitive Assessment，MoCA）”，运动功能障碍的患者推荐使用“卒中患者运动评估量表（Motor Assessment Scale，MAS）”，言语记忆障碍的患者推荐使用“霍普金斯词语学习测验（Hopkins Verbal Learning Test，HVLT）”，空间记忆障碍的患者推荐使用“布莱斯德痴呆评定量表（Blessed Dementia Rating Scale，BDRS）”。其次，结合量表结果与神经影像（如 DTI 纤维追踪），可界定肿瘤与功能网络的空间关系。神经心理学量表通过量化认知功能的多维变化，在脑肿瘤全程管理中扮演“功能路标”角色：术前明确风险边界，术中指导功能保护，术后监测康复轨迹。未来需结合神经影像与分子标志物，推动量表评估从“群体规范”向“个体化预测”升级，最终实现认知功能保护与肿瘤控制的最优化平衡。

（二）术中保护脑功能网络的方法与技术

1. 脑功能网络重建与术中导航 在脑肿瘤切除术中，多模态导航系统通过实时融合术前脑功能网络重建影像功能与术中解剖场景，构建术中脑功能网络保护体系。将术前获取的 fMRI 功能区热点图与 DTI 纤维束模型实时叠加至术野显微镜或导航界面，使外科医生在肿瘤切除过程中直观辨识肿瘤与脑功能网络（如语言网络、运动传导通路）的空间关系。当手术器械接近预设保护边界时，系统自动触发声光预警，避免关键网络节点的错误损伤。

在脑肿瘤手术中，术中导航可将术前 TMS 映射的初级运动皮层功能数据与术中直接皮层刺激、SEP/MEP 监测数据进行实时融合，通过导航指针与网格电极的位置匹配验证功能区定位，使 TMS 映射与术中直接刺激的吻合率达 100%，帮助术者动态调整切除边界，避开初级运动皮层。同时，术中 SEP 变化与术后神经功能恶化的匹配率达 67%，可辅助预判功能损伤风险，显著降低术后神经功能缺损发生率，实现“功能保护与肿瘤切除”的平衡。

2. 术中神经电生理监测 IONM 作为脑肿瘤手术的核心辅助技术，其核心目标是通过实时监测神经功能，最大限度切除肿瘤的同时保护神经功能，尤其在功能区脑肿瘤手术中至关重要。IONM 技术体系日益完善，主要包括：①诱发电位监测（如 MEP、SEP、脑干听觉诱发电位和视觉诱发电位等）；②皮质及皮质下定位技术（如术中直接皮质电刺激和皮质脑电图可精确定位功能区边界，显著降低术后永久性神经功能障碍风险）；③颅神经监测（如面神经监测在听神经瘤手术中广泛应用，结合 EMG 记录肌电活动，能大幅降低患者面瘫的发生率）。几项研究表明，进行 IONM 的脑肿瘤患者手术出现功能性后遗症的概率要远低于未使用的患者。除此之外，IONM 还能提高手术的安全性。一项德国的多中心临床研究显示，IONM 应用率达 46.4%，与未使用 IONM 的患者相比，术中使用 IONM 的患者住院死亡率显著降低。

3. **术中磁共振成像**（intraoperative magnetic resonance imaging，iMRI）**与术中超声**（intraoperative ultrasonography，IOUS） iMRI 和 IOUS 能在术中动态纠正影像的偏差，解决开颅后脑脊液流失导致的脑组织漂移（位移常达 5~15mm）问题。iMRI 能实时获取手术中脑组织的详细图像，清晰显示肿瘤的位置、大小、形态及与周围脑组织、血管、神经等结构的关系，帮助医生准确判断肿瘤边界，避免因脑组织移位导致的定位偏差，提高肿瘤切除的精准度和切除率，监测手术并发症及指导手术方案调整，实现最大范围的安全切除。同样，IOUS 能实时引导手术操作，清晰地显示肿瘤的供血动脉和回流静脉，帮助医生在手术中避开重要的血管，减少术中出血的风险。一项荟萃分析表明，在儿童脑肿瘤中，IOUS 在估计肿瘤的切除范围方面与术中磁共振相当，再加之其成本较低、对患者的辐射和对比剂的使用要求较低，因此在一些基层医院或资源有限的地区更容易推广和应用，可为更多的患者提供术中成像辅助。

4. **术中唤醒开颅手术**（awake craniotomy，AC）**与术中功能评估** 在多模态技术指导下，AC 通过精准的麻醉管理与神经功能监测协同，成为脑肿瘤切除中脑功能保护的重要策略。AC 结合术中皮层和皮层下刺激进行的脑功能网络图谱绘制，能够在最大程度切除肿瘤的同时，通过保留功能明确的周围脑组织，将神经功能障碍的风险降至最低。AC 包括两种麻醉方式：①睡觉 - 清醒 - 睡觉（sleep-awake-sleep，SAS），即镇静开颅（sleep）、术中唤醒与映射（awake）、镇静切除肿瘤（sleep），适用于焦虑敏感者、疼痛阈值低者以及预计手术时间>4 小时的患者；②清醒 - 清醒 - 清醒（awake-awake-awake，AAA），即手术全程使用局部麻醉，适用于认知功能完好以及预计手术时间<3 小时患者。两种模式的共同目标是通过个体化脑功能网络保护实现功能 - 肿瘤平衡。SAS 提供安全缓冲，AAA 追求网络监测连续性，需基于肿瘤位置、心理评估及团队经验来决策。研究表明，运用术中唤醒技术可使患者术后语言、运动功能障碍发生率由 30% 显著降至 4% 以内，充分彰显了其在功能区保护方面的优势。另外，术中唤醒与多模态影像技术紧密结合，进一步提升了脑功能网络保护效果。术前，MRI 的 T_1、T_2、FLAIR 序列以及 fMRI 可清晰显示肿瘤的解剖位置、边界，并明确脑功能区的分布。术中，将这些多模态影像信息与术中唤醒所确定的功能区实时对照，医生能够更准确地规划手术路径，在切除肿瘤的同时，避开关键的脑功能网络连接纤维，维持脑功能网络的信息传递。

5. **术中肿瘤显影技术** 5- 氨基乙酰丙酸（5-aminolevulinic acid，5-ALA）荧光引导常用于切除胶质瘤。患者术前口服 5-ALA，其在肿瘤细胞内代谢产生荧光物质。手术时，在荧光显微镜下，肿瘤组织呈现荧光，与正常脑组织区分明显，有助于医生更清晰地辨别肿瘤边界，在保护脑功能网络的基础上扩大切除范围。一项多中心Ⅲ期随机对照临床研究表明，使用 5-ALA 荧光引导手术切除恶性神经胶质瘤，6 个月的 PFS 率高达 41%（对比仅接受白光手术的患者为 21%，$P<0.01$），肿瘤全切率达 65%（对比白光组为 36%，$P<0.001$），且未增加术后严重不良事件的发生率。

（三）术后脑功能网络恢复评估与康复

脑肿瘤切除术后评估脑功能网络保护效果时，需再次进行脑 MRI 检查，重建术后脑连接图谱，通过对比术前与术后肿瘤相关脑功能网络和关键纤维束、临床神经功能评分以及术前与术后量表评分确定神经功能受损程度，同时分析肿瘤部位、体积、瘤周水肿带体积、病理类型及基因检测等临床信息与神经功能受损的相关性。

（四）术后脑功能网络的康复策略

1. **评估方式** 多模态影像技术通过对比术前与术后的神经纤维束情况，为康复时间预测提供精准依据。术前 DTI 可显示肿瘤对皮质脊髓束、弓状束等关键传导束的压迫或浸润程度，而术后 DTI 通过量化纤维束完整性及损伤范围，结合术前与术后量表评估，可明确功能缺陷以及预测功能恢复轨迹。

2. **康复方式** 在术后早期的住院康复阶段，重点是提升患者的意识水平，注重物理治疗与康复训练的早期介入以及多学科协作。术后尽早进行肢体无力康复训练，康复过程逐步推进，包括从卧床到坐起、轮椅转移以及最终的步行训练，可使谵妄风险降低 43%，住院时间缩短 1 天。对于中重度运动性瘫痪的患者，采用重复性易化练习，目的是在术后尽早实现自主下床活动。Marciniak 等人对 132 例脑肿瘤患者的分析表明，多模态指导下的物理治疗可使患者的运动效率与认知效率均显著改善，且康复效果与肿瘤类型无关。

TMS 作为一种非侵入性神经调控技术，在脑肿瘤术后神经功能康复中展现出独特价值。基于连接组学的个体化靶点设计（如通过 DTI 和 fMRI 定位异常网络），可精准调控受损脑区兴奋性，且安全性证据充分。31 例术后 2 周内启动 TMS 的患者均无癫痫发作，仅 4 例出现短暂头痛，且与 AED 联用时安全。随机对照研究证实，TMS 联合物理治疗可使 3 个月时的 Fugl-Meyer 评分较假刺激组高 10 分，其疗效优于单一康复手段；此外，TMS 可通过无创方式早期介入（术后 24~48 小时启动），与任务导向训练协同优化功能恢复效率，为脑肿瘤术后神经重塑提供了精准、安全的介入策略。另外，脑 - 机接口（brain-computer interface，BCI）技术同样在神经康复中起到重要作用。一项为探究 BCI 在枕叶肿瘤术后视觉康复中作用的研究，通过 BCI 采集视觉相关神经信号，并转化为外部视觉反馈（如光刺激或图像模拟），激活残余视觉皮层，能促进神经可塑性，使患者的空间视觉任务完成度提升，且 fMRI 显示枕叶 - 顶叶网络连接性增强。另一项研究探讨了 BCI 作为辅助疗法对左额叶星形细胞瘤术后偏瘫患者的康复效果。结果发现，患者经过 30 次 BCI 干预后，上肢功能评分显著超过临床有效阈值，且 fMRI 显示皮层激活模式从双侧代偿转为患侧主导，提示神经可塑性增强。

3. **脑功能网络的评估对康复训练的意义** 脑功能网络评估对脑肿瘤术后康复具有重要指导意义，为脑肿瘤术后康复提供从术前规划到术后干预的全链条科学依据。术前，借助 fMRI 与 DTI 定位肿瘤侵袭下的视觉、运动等功能网络节点，结合 TMS、量表等方法，优化手术路径以保留残余网络；

术后，基于脑功能网络特征的精准干预，能为患者提供个性化康复方案。例如，左额叶肿瘤患者术后可能表现运动网络与DMN的双重损伤，提示患者术后需同步开展运动训练与认知干预；而枕叶肿瘤患者可侧重视觉网络重建。这种“网络分型”避免了统一化康复的局限性。此外，基于网络表达水平能预测患者康复的潜力，动态调整训练强度，实现“精准定位-动态监测-个性干预”的闭环管理。

四、脑功能网络的挑战与未来方向

尽管保护脑功能网络的临床价值明确，仍存在诸多挑战。例如，个体解剖变异导致导航误差超出安全阈值；脑脊液流失引发的脑漂移使术前导航数据失效；临床操作中多模态技术耗时长、成本高且基层普及难度大，同时缺乏高级别循证医学证据支持其长期预后优势；肿瘤浸润网络时，如何判断网络是否可挽救以及如何通过个体化网络模型预测术后功能代偿潜力等。未来需结合连接组大数据与人工智能建模，开发更精准的“网络风险评估工具”，同时聚焦多维度技术创新与临床转化，使脑肿瘤手术从“经验主导”转向“数据驱动”，最终实现肿瘤控制与功能保护的最优化平衡。

五、小结

脑肿瘤切除中神经功能网络保护的本质是“功能预后优先”的决策逻辑，在扩大肿瘤切除与保留神经功能间寻找最优平衡点。脑功能网络对人体的认知、运动、语言等多种功能起着关键调控作用。在扩大切除肿瘤的过程中保护脑功能网络，可有效减少术后神经功能障碍的发生。这有助于患者在术后保持较好的生活自理能力和社会功能，显著提升QoL。这种理念推动神经外科从“解剖导向”向“功能网络导向”转型，最终实现“肿瘤控制”与“生活质量”的双重优化。

多模态技术驱动的脑功能网络保护，标志着脑肿瘤手术从“解剖切除”迈向“脑功能网络保护”的新纪元。通过整合多源信息精准刻画肿瘤与脑功能网络的关系，构建基于拓扑特性的手术策略，显著提升患者的QoL。未来需突破动态监测与数据融合瓶颈，建立标准化手术规范，最终实现神经功能保护与肿瘤根治的协同优化。

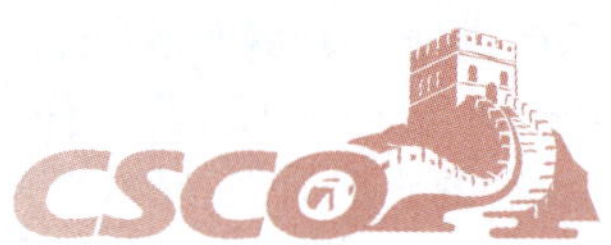

TP53 相关突变在胶质母细胞瘤中的研究进展

程兴　杨海峰
重庆大学附属肿瘤医院

一、引言

GBM 是成人 CNS 最常见且最具侵袭性的原发性恶性肿瘤，约占 CNS 原发恶性肿瘤的 48%。尽管近年来诊疗技术不断进步，GBM 患者的预后仍然较差，生存期中位数仅为 12~15 个月，5 年生存率不足 5%。这一严峻的临床现状凸显了深入研究 GBM 分子病理机制和开发创新治疗策略的重要性和紧迫性。

在 GBM 的分子特征中，*TP53* 基因突变及其相关通路的异常在肿瘤的发生、发展和治疗耐药中扮演着关键角色。*TP53* 基因编码的 p53 蛋白被誉为"基因组守护者"，其在细胞周期调控、DNA 损伤修复、细胞凋亡和代谢重编程等多个生物学过程中发挥着核心作用。然而，在 GBM 中，*TP53* 基因常发生突变，导致其功能丧失或获得新的致癌功能，从而促进肿瘤进展。

近年来的研究显示，*TP53* 及其相关通路（包括 MDM2、CDKN2A 等）的异常在约 84% 的 GBM 患者中被检测到。这种高频率的改变不仅影响了肿瘤的生物学行为，也为靶向治疗提供了潜在机会。例如，*TP53* 突变类型与 GBM 的分子亚型、预后和治疗反应密切相关。此外，针对突变型 p53 蛋白的特异性药物和恢复野生型 p53 功能的策略也正在积极研发中。

尽管 *TP53* 在 GBM 中的重要性已得到广泛认可，但其具体作用机制、与其他分子事件的相互关联，以及如何有效地将这些认知转化为临床治疗策略，仍存在诸多未解之谜。例如，*TP53* 突变如何影响 GBM 的侵袭性、血管生成和治疗耐药性？不同类型的 *TP53* 突变是否具有不同的生物学效应？如何设计更精准的靶向治疗策略来应对 *TP53* 突变的异质性？

本文旨在全面梳理 *TP53* 相关突变在 GBM 中的研究进展，重点关注以下几个方面：① *TP53* 突变在 GBM 中的特征及其对肿瘤生物学行为的影响；② *TP53* 相关通路在 GBM 中的调控机制；③基于 *TP53* 的 GBM 诊断和治疗策略的最新进展。通过对这些方面的深入探讨，我们希望为 GBM 的分子分型、个体化治疗和预后评估提供新的思路和理论基础，最终为改善 GBM 患者的临床预后贡献力量。

二、*TP53* 突变在胶质母细胞瘤中的特征及机制

（一）*TP53* 突变的类型和频率

在 GBM 中，*TP53* 基因突变是一个常见的遗传改变，其突变频率和类型在不同 GBM 亚型中存在显著差异。根据最新的大规模基因组学研究，*TP53* 突变在 GBM 中的总体频率为 27%~35%。然而，在不同的分子亚型中，这一比例有所不同：前神经元型约 54%、神经元型约 21%、间质型约 32%，而在经典型 GBM 中几乎未检测到。

TP53 突变在 GBM 中主要表现为错义突变，尤其集中在 DNA 结合域（DNA binding domain，DBD）。最常见的热点突变位点包括 R273、R248 和 R175。这些突变可以分为以下几类：①功能获得性（gain of function，GOF）突变，如 R273H 和 R175H，这类突变不仅导致野生型 p53 功能的丧失，还赋予突变型 p53 新的致癌功能。例如，R273H 突变可以激活 EGFR 和 c-Met 信号通路，促进 GBM 细胞的增殖和侵袭。②功能丧失性（loss of function，LOF）突变，如 R248Q，这类突变导致 p53 完全失去其抑癌功能。R248Q 突变可能通过影响 p53 与 DNA 的结合，导致细胞周期检查点失效和基因组不稳定性增加。③显性负性（dominant negative，DN）突变，如 R175H，这类突变不仅使突变型 p53 失去功能，还可以抑制剩余的野生型 p53 的活性。

（二）*TP53* 突变对细胞信号通路的影响

TP53 突变对 GBM 细胞信号通路的影响是多方面的，主要表现在以下几点：①细胞周期调控。野生型 p53 是细胞周期关键检查点的调节者。在 GBM 中，*TP53* 突变（如 R175H 和 R248W）导致 G_1/S 和 G_2/M 检查点功能障碍，使得 DNA 损伤细胞能够继续分裂，积累更多遗传改变。这种效应主要通过影响 p21 和 14-3-3σ 等下游靶基因的表达来实现。② DNA 损伤修复。*TP53* 突变（如 R273H）降低了 GBM 细胞对 DNA 损伤的敏感性，增加了基因组不稳定性。这不仅促进了肿瘤进展，还导致了对放疗和某些化疗药物（如替莫唑胺）的抗性。这种效应部分是通过影响 *MGMT* 和 *PARP1* 等 DNA 修复基因的表达来实现的。③代谢重编程。最新研

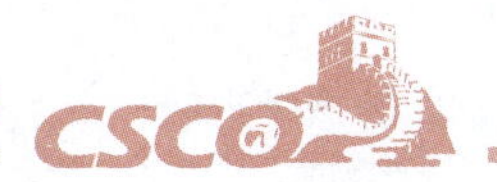

究表明，*TP53* 突变（如 R273H 和 R175H）可以通过调节代谢相关基因的表达，促进 GBM 细胞的代谢重编程。例如，这些突变可以上调糖酵解（如 *GLUT1* 和 *HK2*）和脂质合成（如 *FASN*）相关基因的表达，支持肿瘤细胞的快速增殖。④血管生成。某些 *TP53* 突变（如 R273H）可以上调 VEGF 的表达，直接促进肿瘤血管生成。这种效应部分是通过激活 HIF-1α 信号通路来实现的。⑤免疫逃逸。最新研究显示，*TP53* 突变可能通过影响免疫检查点分子（如 PD-L1）的表达，促进 GBM 的免疫逃逸。例如，R175H 和 R273H 突变可以增加 PD-L1 的表达，抑制 T 细胞的抗肿瘤活性。

（三）*TP53* 突变对细胞增殖、凋亡和侵袭的影响

TP53 突变对 GBM 细胞的生物学行为有深远影响：①促进细胞增殖。*TP53* 突变（如 R175H 和 R273H）导致细胞周期检查点失效，使 GBM 细胞能够不受限制地增殖。此外，这些 GOF 突变还可以激活促增殖信号通路，如 NF-κB 和 STAT3，进一步加速细胞分裂。②抑制细胞凋亡。野生型 p53 是重要的促凋亡因子。*TP53* 突变（如 R248Q）不仅导致促凋亡功能丧失，某些 GOF 突变（如 R175H）还可能通过上调抗凋亡蛋白（如 BCL-2 和 MCL-1）来主动抑制凋亡。③增强侵袭能力。研究发现，*TP53* 突变（尤其是 R273H）可以通过上调基质金属蛋白酶（MMP，如 MMP-2 和 MMP-9）的表达，增强 GBM 细胞的侵袭能力。此外，突变型 p53 还可能通过调节 EMT 相关基因（如 *SNAIL* 和 *TWIST*），促进 GBM 细胞的迁移。

（四）*TP53* 突变与肿瘤干细胞特性

GSC 被认为是肿瘤复发和治疗抗性的主要原因。新近研究表明，*TP53* 突变在维持 GSC 的干性和自我更新能力中发挥重要作用。*TP53* 突变（如 R273H）可以上调干细胞相关转录因子（如 SOX2 和 OCT4）的表达，维持 GSC 的干性。某些 GOF 突变（如 R175H）能够激活 NOTCH 信号通路，促进 GSC 的自我更新。*TP53* 突变还可能通过调节表观遗传修饰（如 DNA 甲基化和组蛋白修饰），影响 GSC 的分化潜能。例如，R248Q 突变可以通过影响 EZH2 的表达，改变 H3K27me3 的水平，从而维持 GSC 的干性状态。

总的来说，*TP53* 突变通过多种机制影响 GBM 的发生、发展和治疗抗性。深入理解这些机制不仅有助于进行 GBM 的分子分型和预后评估，还为开发新的靶向治疗策略提供了重要线索。

三、TP53 相关通路在胶质母细胞瘤中的调控

TP53 相关通路在 GBM 的发生、发展和治疗耐药中也扮演着关键角色。深入理解这些通路的调控机制对于开发新的治疗策略至关重要。

（一）MDM2/MDMX-p53 轴

MDM2 和 MDMX 是 p53 的主要负调节因子，在 GBM 中对 p53 的活性和稳定性起着重要的调控作用。① MDM2 的调控作用。MDM2 是一种 E3 泛素连接酶，可以通过泛素化降解 p53 蛋白。在 GBM 中，约 10% 的病例存在 *MDM2* 基因扩增。研究表明，MDM2 过表达与 GBM 的侵袭性和不良预后相关。② MDMX 的协同作用。MDMX（也称为 MDM4）虽然不具有 E3 泛素连接酶活性，但可以与 MDM2 形成异二聚体，增强 MDM2 对 p53 的抑制作用。最新研究发现，MDMX 在 GBM 干细胞的维持中发挥重要作用。③ p53 反馈调控：野生型 p53 可以转录激活 *MDM2* 基因，形成一个负反馈环路。然而，在 *TP53* 突变的 GBM 中，这种反馈调控机制被打破，导致 MDM2 和突变型 p53 的异常累积。

（二）CDKN2A/ARF-MDM2-p53 通路

CDKN2A/ARF-MDM2-p53 通路是调控 p53 活性的另一个重要机制，在 GBM 中经常发生改变。① CDKN2A/ARF 的抑制作用：ARF（p14ARF）是 *CDKN2A* 基因的另一种剪接产物，可以通过结合和抑制 MDM2 来稳定 p53。在 GBM 中，*CDKN2A* 基因缺失是一个常见事件，发生率高达 60%。②通路协同失活：研究发现，*CDKN2A* 缺失和 *MDM2* 扩增在 GBM 中往往相互排斥，这表明两者可能在功能上等同，都导致 p53 通路的失活。③表观遗传调控：最新研究揭示，除了基因缺失，*CDKN2A/ARF* 的表观遗传沉默也是 GBM 中 p53 失活的重要机制。

（三）其他与 TP53 相关的调控机制

除了上述经典通路，近年来研究还发现了多个与 TP53 相关的新型调控机制，这些机制在 GBM 中发挥重要作用。①非编码 RNA 调控：长非编码 RNA 和微小 RNA 在调控 p53 表达和活性中起着重要作用。例如，lncRNA NEAT1 被发现可以通过调节 miR-128-3p/WNT3A 轴来影响 p53 信号通路，进而调控 GBM 的进展。②翻译后修饰：p53 蛋白的翻译后修饰，如磷酸化、乙酰化和 SUMO 化等，在调节其稳定性和活性中起关键作用。研究发现，在 GBM 中，这些修饰过程常常发生异常，导致 p53 功能失调。③代谢通路交互：新兴证据表明，p53 与细胞代谢通路之间存在复杂的相互作用。例如，在 GBM 中，p53 可以通过调控线粒体功能和糖酵解来影响肿瘤细胞的能量代谢。④免疫微环境调控：p53 不仅直接影响肿瘤细胞，还可以通过调节免疫微环境来间接影响 GBM 的进展。最新研究显示，p53 状态可以影响 TAM 的极化和功能，进而影响 GBM 的免疫逃逸。

总的来说，TP53 相关通路在 GBM 中受到多层次、多方面的复杂调控。深入理解这些调控机制不仅有助于阐明 GBM 的分子病理机制，还为开发新的诊断标志物和治疗靶点提供了重要线索。未来的研究应该关注这些通路间的交互作用，以及如何将这些认识转化为有效的临床干预策略。

四、基于 TP53 的胶质母细胞瘤治疗策略

随着对 TP53 在 GBM 中作用的深入了解，越来越多的治疗策略针对 TP53 及其相关通路展开。这些策略主要分为三大类：恢复野生型 p53 功能、靶向突变型 p53 以及调控 TP53 相关通路。

（一）恢复野生型 p53 功能的策略

恢复野生型 p53 功能是一种有前景的治疗方法，特别是对于那些保留野生型 *TP53* 但其功能被抑制的 GBM。①小分子 MDM2 抑制剂：RG7112 是首个进入临床研究的 MDM2 抑制剂。在 GBM 细胞系和异种移植模型中，RG7112 显示出显著的抗肿瘤活性。AMG 232 是另一种有前景的 MDM2 抑

制剂，已在复发性 GBM 患者中进行了Ⅰ期临床研究。结果显示，AMG 232 能够穿透 BBB 并激活 p53 通路。②基因治疗：腺病毒介导的 *p53* 基因治疗（如 gendicine）在其他实体瘤中取得了一定成功。最近的研究探索了将这种方法应用于 GBM 的可能性，初步结果显示出潜在的治疗价值。③肽类药物：ATSP-7041 是一种双重抑制 MDM2 和 MDMX 的稳定 α-螺旋肽。体外研究表明，它能有效恢复 GBM 细胞中 p53 的功能，并显著抑制肿瘤生长。

（二）靶向突变型 p53 的方法

针对携带 *TP53* 突变的 GBM，研究者们开发了多种靶向突变型 p53 的策略。①小分子重激活剂：APR-246（PRIMA-1MET）是一种能够重新折叠突变型 p53 的小分子。在 GBM 细胞系和动物模型中，APR-246 显示出显著的抗肿瘤活性。目前，APR-246 正在 GBM 患者中进行临床研究。COTI-2 是另一种有前景的 p53 重激活剂，已在携带突变型 p53 的 GBM 细胞系中显示出抗肿瘤活性。② RNA 干扰技术：利用 siRNA 或 shRNA 靶向突变型 p53 已在实验室研究阶段显示出有希望的结果。然而，如何有效地将这些 RNA 分子递送到脑肿瘤细胞，仍是一个挑战。③蛋白质降解技术：蛋白质降解靶向嵌合体（proteolysis targeting chimera，PROTAC）技术为靶向突变型 p53 提供了新的可能。PROTAC 是一种可以同时结合 E3 连接酶和靶蛋白的双功能小分子，能够借助泛素 - 蛋白酶体系统特异性降解靶蛋白。最近的研究设计了能特异性降解突变型 p53 的 PROTAC 分子，在 GBM 细胞系中显示出良好的效果。

（三）调控 TP53 相关通路的治疗手段

除了直接靶向 p53，调控 TP53 相关通路也是一种重要的治疗策略。①组蛋白去乙酰化酶（HDAC）抑制剂：伏立诺他（SAHA）是一种 FDA 批准的 HDAC 抑制剂，研究发现它可以通过多种机制影响 TP53 通路，包括促进突变型 p53 的降解。在 GBM 中，伏立诺他显示出增强放化疗效果的潜力。②热激蛋白 90（HSP90）抑制剂：HSP90 是稳定突变型 p53 的重要分子伴侣。新一代 HSP90 抑制剂（如 onalespib）在 GBM 临床前模型中显示出有前景的抗肿瘤活性，部分通过促进突变型 p53 的降解发挥作用。③代谢调控：鉴于 p53 在细胞代谢调控中的重要作用，靶向代谢通路成为一种新的治疗策略。例如，抑制脂肪酸合成酶（fatty acid synthetase，FAS）被发现可以选择性杀死携带突变型 p53 的 GBM 细胞。④免疫治疗结合：最新研究表明，p53 状态可能影响 GBM 对免疫检查点抑制剂的反应。因此，将 p53 靶向治疗与免疫治疗结合可能是一种有前景的策略。例如，MDM2 抑制剂与 PD-1 抑制剂的联合使用在 GBM 模型中显示出协同效应。

（四）TP53 与 GBM 药物递送及“冷免疫”特性

尽管基于 TP53 的治疗策略在 GBM 治疗中显示出巨大潜力，但药物递送仍然是一个主要挑战。BBB 的存在严重限制了大多数药物进入 CNS。此外，GBM 被认为是一种免疫“冷”肿瘤，对免疫治疗的反应较差。然而，近期的 TP53 相关研究为克服这些挑战提供了新的思路。

在药物递送策略方面，可以利用的技术包括：①纳米技术。利用纳米颗粒作为药物载体，可以增加药物的 BBB 穿透性。例如，包载 *TP53* 基因或 MDM2 抑制剂的脂质体纳米粒子已在临床前研究中显示出有前景的结果。②局部给药。如 Ommaya 储液器或可植入的药物缓释系统，可以绕过 BBB 直接将药物递送到肿瘤部位。③ BBB 暂时开放技术。如 FUS 联合微泡技术，可以暂时增加 BBB 的通透性，提高药物的中枢递送效率。

在研究如何靶向 TP53 以克服 GBM“冷免疫”特性方面，目前采取了以下策略：①免疫检查点调控。研究发现，某些 *TP53* 突变（如 R175H 和 R273H）可以上调 PD-L1 的表达。针对这些突变的靶向治疗可能增强免疫检查点抑制剂的效果。②肿瘤微环境调控。*TP53* 突变影响 GBM 细胞分泌的细胞因子谱，从而改变肿瘤微环境。靶向这些改变可能有助于将“冷”肿瘤转变为“热”肿瘤。③肿瘤新抗原。*TP53* 突变可能产生新的肿瘤特异性抗原。开发针对这些新抗原的疫苗或 CAR-T 细胞疗法可能是未来的研究方向。

尽管这些基于 TP53 的治疗策略显示出巨大潜力，但将它们转化为有效的临床治疗方案，仍面临诸多挑战。首要的问题是如何克服 BBB 的阻碍，有效地将药物递送到脑肿瘤部位。此外，GBM 的分子异质性也增加了治疗的复杂性，可能需要个体化的治疗方案。未来的研究应该关注开发更具特异性和有效性的药物，优化给药策略，以及探索与其他治疗模式（如放疗、免疫治疗）的联合应用。同时，深入了解 *TP53* 突变对 GBM 微环境和免疫反应的影响，也将为开发新的治疗策略提供重要线索。

（五）小结与展望

本文全面梳理了 *TP53* 相关突变在 GBM 中的研究进展，涵盖了突变特征、作用机制、相关通路调控及治疗策略。研究表明，*TP53* 突变在 GBM 中普遍存在，其频率和类型在不同分子亚型中有所差异，不仅导致野生型 p53 功能丧失，还可能赋予突变型 p53 新的致癌特性。这些突变通过影响细胞周期、DNA 修复、代谢重编程等多个方面，深刻影响 GBM 的生物学行为，包括细胞增殖、凋亡、侵袭和血管生成。MDM2/MDMX-p53 轴和 CDKN2A/ARF-MDM2-p53 通路是调控 GBM 中 p53 活性的关键机制，此外，非编码 RNA、翻译后修饰等新兴机制也在 p53 调控中发挥重要作用。尽管基于 TP53 的治疗策略，如恢复野生型 p53 功能、靶向突变型 p53 和调控相关通路等方法，展现出潜力，但在临床应用中仍面临药物递送、肿瘤异质性等挑战。未来研究应聚焦于深入理解 *TP53* 突变的异质性，开发更精准的治疗策略和有效的药物递送系统，探索 TP53 靶向治疗与免疫治疗、放疗等的联合应用，并阐明 TP53 与肿瘤微环境的相互作用。此外，发展基于 *TP53* 突变检测的液体活检技术可能为 GBM 的早期诊断、治疗监测和预后评估提供新工具。随着研究的深入和技术的进步，我们期待基于 TP53 的个体化精准治疗能为改善 GBM 患者预后带来新的希望，最终提高患者的生存率和生活质量。

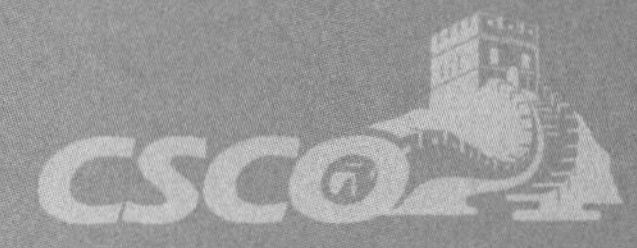

中医药治疗与姑息治疗

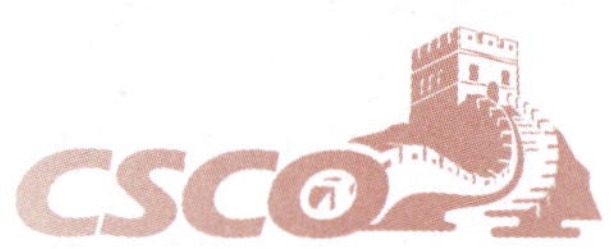

精准医学与中医肿瘤学的融合发展

李亚　薛冬
北京大学肿瘤医院

一、引言

精准医学作为现代医学发展的新范式,通过基因组学、蛋白质组学等技术实现了疾病的分子分型与个体化预防治疗方案,为肿瘤治疗带来了革命性的变革。与此同时,中医肿瘤学作为中国传统医学在肿瘤防治领域的重要分支,拥有丰富的临床实践经验,以整体观念和辨证论治为核心,注重调整人体阴阳平衡、改善机体内部环境,强调"因人、因时、因地制宜",在肿瘤的预防、治疗及康复过程中发挥着独特作用。二者在个体化诊疗理念上的契合,为构建中西医融合的肿瘤精准防治体系提供了可能。探索精准医学与中医肿瘤学的融合发展,不仅有助于推动中西医结合肿瘤学的理论创新,更能为临床实践提供新的思路和方法,具有重要的理论价值和现实意义。

二、中医防治肿瘤的理论基础与特色优势

中医肿瘤学植根于中国传统医学理论,以中医基础理论为基石,融合数千年临床实践经验逐步形成。其理论基础涵盖整体观念、辨证论治、阴阳五行学说等。整体观念强调人体是一个有机整体,肿瘤的发生发展不仅与局部病变相关,更与全身脏腑功能失调、气血运行失常、情志变化等密切相连。个体化的辨证施治方案是中医肿瘤精准治疗的核心。中医强调"同病异治",即根据患者的具体证型制订个性化治疗方案。阴阳五行学说认为,人体阴阳失衡是疾病发生的根本原因,肿瘤亦不例外,通过调整阴阳平衡可达到治疗目的。与西医的以"病"为中心不同,中医更注重"人"的整体状态,这种以人为本的治疗理念与精准医学的个体化思想有着异曲同工之妙。

中医肿瘤学的特色优势体现在多个方面。在肿瘤预防上,秉持"治未病"理念,强调通过调整生活方式、饮食起居以及情志状态,增强人体正气,预防肿瘤发生。中医在肿瘤治疗过程中,注重辨证论治,根据患者不同的症状、体征、舌象、脉象等综合信息,辨别其证型,制订个性化的治疗方案。此外,中医治疗手段丰富多样,且毒副作用相对较小,有助于提高患者生活质量,减轻西医治疗不良反应。在肿瘤康复阶段,中医通过调理患者脏腑功能、补益气血,促进身体恢复,预防肿瘤复发转移,体现了中医肿瘤学"瘥后防复""养治结合"的特色。

三、精准医学与中医肿瘤学融合发展是必然

肿瘤防治面临着诸多挑战,单纯依靠西医或中医都难以全面解决这些难题。精准医学虽然能够实现分子水平的精确打击,但往往忽视机体的整体状态;中医虽然强调整体调节,但在肿瘤的精准靶向方面存在不足。两者的融合发展可以形成优势互补,提高肿瘤防治的整体效果。从医学发展趋势来看,整合医学已经成为未来发展方向。精准医学与中医肿瘤学的融合发展,不仅能够丰富肿瘤治疗的手段和方法,更能推动医学思维模式的创新,实现从"以疾病为中心"向"以健康为中心"的转变。这种融合不是简单的技术叠加,而是理论、方法和实践层面的深度整合,将开创肿瘤防治的新局面。

(一) 理念上的契合点

精准医学强调依据个体独特的生物学特征制订个性化诊疗方案,而中医肿瘤学的辨证论治同样注重根据患者的具体症状、体征、舌象、脉象等综合信息,辨别证型,从而实施个体化治疗。二者均体现了以人为本、因人而异的治疗理念。例如,在肿瘤治疗中,精准医学通过基因检测确定患者肿瘤的驱动基因,选择针对性的靶向药物;中医肿瘤学则通过辨证分析,判断患者是属于气虚血瘀证、痰湿凝聚证还是其他证型,进而选用相应的中药方剂进行治疗。这种理念上的契合为二者的融合提供了坚实基础,使得在临床实践中能够有机结合,为患者提供更精准、更全面的治疗方案。

(二) 技术上的互补性

精准医学依托先进的基因测序、分子影像、大数据分析等现代技术,能够深入了解肿瘤的分子生物学机制、基因变异情况以及疾病发展进程,为精准诊断和靶向治疗提供有力支持。而中医肿瘤学拥有丰富的临床经验和独特的诊断方法,如望、闻、问、切四诊合参,能够从整体上把握患者的身体状态和疾病本质。在治疗手段上,中药复方具有多靶点、整体调节的特

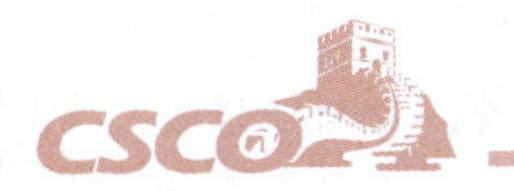

点，可弥补西医靶向治疗单一靶点的局限性，且能减轻放化疗的毒副作用，提高患者的耐受性和生活质量。在肺癌放化疗期间，配合使用益气养血、健脾和胃的中药，可有效缓解患者恶心、呕吐、乏力等不良反应，提高治疗依从性。二者在技术上的互补性，使得融合后的治疗模式能够充分发挥各自优势，为肿瘤患者带来更好的治疗效果。

在研究方法上，二者的融合发展需要采用多学科交叉的策略。对中药复方的作用机理运用系统生物学方法进行研究，揭示其多靶点、多途径的治疗特点；应用网络药理学分析中药成分与肿瘤信号通路的相互作用；借助人工智能技术挖掘中医文献和临床数据中的潜在规律；引入基因测序、蛋白质组学、代谢组学等先进技术，并与中医传统诊断方法相结合，创新中医肿瘤诊断模式。这些现代研究方法的应用，将有助于阐明中医药治疗肿瘤的科学内涵，促进中西医的深度整合。

四、中医肿瘤学在精准医学时代的传承

（一）经典理论的深入挖掘与整理

作为中医肿瘤学发展的根本，中医学经典著作蕴含着丰富的理论知识和宝贵的临床经验。在精准医学时代，对于《黄帝内经》《伤寒杂病论》等经典著作中有关肿瘤的论述，要加强深层次的挖掘与整理。系统梳理经典文献中对肿瘤病因病机的认识，如《黄帝内经》提出的“积之始生，得寒乃生，厥乃成积也”，阐述了寒邪与肿瘤发生的关系；《诸病源候论》中“癥瘕者，皆由寒温不调，饮食不化，与脏气相搏结所生也”，强调了饮食、情志及脏腑功能失调在肿瘤发病中的作用。深入研究经典中记载的肿瘤治疗方法和方剂，如《伤寒杂病论》中的鳖甲煎丸，至今仍广泛应用于肝癌、肝硬化等疾病的治疗。通过对海量中医古籍、现代医案、临床病例的数字化处理和分析，对经典理论进行深入挖掘与整理，帮助中医从业者更好地理解和传承中医理论与经验，为将来的中医药传承创新打下基础。

（二）传统诊疗经验的总结与传承

在长期临床实践中，中医师积累了大量行之有效的肿瘤诊疗经验，这些经验是中医肿瘤学的宝贵财富。应通过师徒传承、学术交流、病例讨论等多种方式，系统总结和传承老中医的临床经验。建立老中医经验传承工作室，鼓励年轻医生跟师学习，通过临床带教，让年轻医生亲身体验老中医辨证论治的思路和方法，学习如何准确把握患者的病情，灵活运用中药方剂。定期组织老中医经验交流会，邀请老中医分享典型病例的诊疗过程和心得体会，促进经验的广泛传播与交流。整理出版老中医肿瘤诊疗经验集，将其经验以文字形式留存，供更多中医肿瘤从业者学习借鉴。通过这些措施，确保传统诊疗经验在精准医学时代得以延续和发扬，为中医肿瘤学的发展注入源源不断的活力。

五、中医肿瘤学在精准医学时代的创新

（一）中医肿瘤精准诊断

疾病精确诊断是疾病防治关口前移的重要一环。多组学与生物信息学促进了中医精准诊断的发展。中医诊断与精准医学的融合发展，首先是依托精准医学理念，有效发挥精准诊断技术在疾病早期中的检出作用，后续发挥中医药“治未病”理念在疾病防治中的作用，共同实现疾病的早筛、早诊、早治的临床诊疗路径；其次是将传统中医四诊的方法与现代医学诊疗技术相结合，发挥科技的作用，发现传统四诊方法无法提取的信息，结合中医四诊获得的资料，达到精准辨证的目的，从而作为治疗的依据。如在慢性胃炎“炎癌转化”的临床诊疗路径中，针对不同人群特征，在不同病理阶段，采用中医四诊辨证原则进行分阶段的中医证候诊断，形成全过程、全因素、分阶段的精准防治管理。有学者通过基因组学研究胃癌中医证型和测序获得的 363 个突变基因，挖掘各单证相关的高频和驱动基因，发现脾气虚证中 *ARID1A*、*PIK3CA*、*APC* 发生基因突变，中医健脾法可以通过 PI3K/Akt/mTOR 信号通路来精准治疗胃癌。

舌诊、脉诊等中医特有的诊断手段，能简便地获得整个人体生命活动中的生物信息，对病证诊断具有肯定的价值，但存在客观化及机制佐证不足等问题。“四诊”的客观化研究就是对中医诊法要素的定性定量化研究，用客观指标量化中医学“四诊”内容，从而得出的诊断尽可能摆脱主观因素的干扰而贴近疾病的本质。虽然中医的诊断客观化存在很大难度，但在精准医学发展背景下，中医诊断也利用现代先进技术以建立更具体的中医诊断指标和模型，目前“四诊”的客观化研究也取得了一定成绩，诊断价值得到了延伸。

1. 舌诊 舌诊包括全面观察舌色、舌质、舌形、舌苔、舌神和舌下脉络等。舌诊诊断依赖于医生的知识水平、临床经验等，缺乏客观性和可重复性，同时环境、灯光等外界因素也会影响舌诊的准确性。而以现代科学技术手段研究舌诊原理，可使其更加科学、客观及具体。舌诊从寻求指标微观化的研究，到中医理论指导下的定量、定性化研究，在探索中不断前进和深入。如舌微循环检测、血液流变学、舌苔脱落细胞形态、菌群、分子标志物等的微观研究，也尝试建立中医舌诊专家系统的研究。

2017 年，上海中医药大学的国家重点研发计划医药现代化研究重点专项“中医智能舌诊系统研发”项目，即是运用舌诊标准化采集技术、自动化分析技术、人工智能技术、数据平台构建技术等现代技术，通过图像处理、人工智能、工程化等共性技术研究，研发不同功能需求定位的智能舌诊仪，创建智能舌诊系统和云服务数据分析挖掘平台，形成一批中医舌诊领域的行业规范标准，构建针对临床和社会需求的重大、典型疾病的中医病证智能诊断新模式，突破舌诊技术的临床应用瓶颈。目前认为，恶性肿瘤的舌象表现出一定特征，如胃癌更易出现红绛舌、淡白舌和青紫舌；食管癌的舌色以红舌为主，舌苔以白苔多见，其次是黄白相兼，舌形以胖大舌和裂纹舌多见；而肺癌的舌色参数以偏紫、红舌为多；舌形多为胖大、有齿痕，裂纹舌次之。另有研究显示，舌诊的变化特点在胃“炎癌转化”过程中有一定趋势，舌色变化呈现出淡红舌→红舌→暗红舌的趋势，舌苔变化呈现出苔薄→苔厚→苔剥→苔少的趋势。有研究团队发现，对于胃黏膜，舌象的观察更加精准，可将胃镜像、病理像作为中医望诊的延伸，提高辨证的多元化。慢性萎缩性胃炎及胃癌前病变舌象以薄苔或剥脱苔居多，其胃镜像以黏膜呈苍白片状、黏膜下血管易于透见为特

征，提示了"气阴两虚"的宏、微观证候特点。

2. **脉诊** 脉诊是中医学的瑰宝，近年来多学科学者致力于将中医脉象和现代技术结合起来，使脉诊客观化、数据化。目前已研制出多种性能各异的脉诊仪，尝试了不同的传感器、传导方式、不同形式的换能器等，描记出脉搏图像的变化，并进行自动的提取和时域、频域的分析，为肿瘤诊断提供量化依据。有研究通过运用三探头脉象信息分析方法对90例恶性肿瘤患者、30例非恶性肿瘤患者、30例正常人进行脉象采集，发现恶性肿瘤患者的脉象呈现涩脉及变异脉和脉象图双峰M波的特征性改变，异常脉波检出率高达80.0%，确证了肿瘤诊断中精准脉诊技术的可行性，为肿瘤智能化脉诊辅助诊断提供了研究数据。

3. **目诊** 目诊作为中医望诊中的一部分，具有独特的诊断特色与优势。目诊致力于探索眼睛各部分的异常变化，辅助临床上的相关诊断。随着诊断设备、图像处理技术的发展，研究者可以依据现代科技进行处理分析，在中医理论的指导下，定量、定性的分析与研究目诊方法，为临床诊断提供有效的评价，对中医"四诊"的信息化、客观化的发展有重要的意义。白睛无影成像采集系统是白睛眼象分析的一种设备，它通过分析白睛特征及白睛脉络特征，实现基于AI的眼象辅助疾病诊断。肿瘤的病变也可以在白睛的脉络上体现出来，如消化系统肿物的患者可在相应区域出现某些曲张脉络或斑块。一项胃癌患者的小样本眼象特征观察结果显示，应用白睛眼象成像仪采集胃癌患者眼象图片，胃癌患者眼象图片具有9区及10区红色雾漫特征的发生率高于健康对照人群。

（二）中医肿瘤精准治疗

个体化的辨证施治方案是中医肿瘤精准治疗的核心。中医强调"同病异治"，现代精准医学的理念与这一思想高度契合。通过综合分析患者的"四诊"信息、体质特征，利用蛋白质组学和代谢组学技术，对肿瘤患者体内蛋白质和代谢物的变化进行分析，探索"基因-环境-个体"的交互关系，筛选出与肿瘤发生发展及中医证型相关的生物标志物，中医师可以更准确地判断证型，制订出中西医结合的精准治疗方案。对于携带特定基因突变的肿瘤患者，在使用靶向药物治疗的同时，结合中医辨证，给予相应的中药辅助治疗。有研究根据经方和名老中医经验开发智能化"专家系统"，该系统依托大数据进行辨证施治，同时结合中医精准辨证分型，制订了一套适合于个人膳食、运动、自然疗法以及中医特色疗法的非药物治疗方案。

在抗肿瘤治疗时，中医药的特色优势主要不是针对肿瘤瘤体本身，而是着眼于人体的整体状态，对在靶向药物进行"精准治疗"的过程中患者出现的临床不适症候进行诊治，通过发挥中医药"整体观念"与"辨证论治"的优势，改善临床症候和病理状态，以减少毒副作用，使"精准治疗"能够顺利进行，从而达到"增效"的治疗目标。如中医联合吉非替尼治疗肺癌的研究，学者总结了配合吉非替尼肺癌靶向治疗的20种常用中药以及核心处方药物：党参、黄芪、金荞麦、沙参、麦冬、龙葵、白英、甘草、黄精、红景天等，体现了扶正解毒的基本法则，重视从整体出发，对肺、脾、肾三脏进行综合调理，灵活运用"培土生金""金水相生"之法。另研究发现，DUB3具有明显的癌基因特性，其在肝郁气滞证型乳腺癌中分布比例最高，这提示对于DUB3高表达的患者要适当配伍疏肝解郁行气的中药，如柴胡、白芍、郁金等。

（三）精准医学理念筛选中医优势人群

随着精准医学的发展，肿瘤治疗方式得到优化，以靶向与免疫治疗为例，生物标志物阳性患者生存获益更显著，因此寻找特征性人群在现代医学研究中愈受重视。按照这种理念，明确哪些癌种、病程哪一阶段患者更适宜单纯中医药治疗，接受何种现代医学治疗的患者更适宜中医加载治疗，即筛选单纯或加载中医药治疗的优势人群，归纳总结其中医特点，有助于细化与规范治疗方案，对指导临床用药和已有人用经验中医药制剂的新药研发尤为重要。

在第九届中国老年肿瘤学大会上，杨宇飞教授提出晚期结直肠癌中医优势人群概念，即接受西医学规范化治疗的晚期结直肠癌患者，经过同步中医药治疗后，生存期超过基于循证医学指导的西医规范化治疗下的平均生存期；或未能接受西医学规范化治疗的晚期结直肠癌患者，经单纯中医药治疗后，生存期超过平均生存期，这样的患者称为中医优势人群。研究显示，相对于非优势人群，中医优势人群可能具有如下特点：卡氏功能状态评分（KPS）≥80分，有较高比例的黏血便史，未行靶向治疗，长时间口服中药，主症稳定性高、变化少，具有更好的机体稳定性，且KPS、口服中药时间是中医优势人群的独立影响因素。中医治疗晚期食管癌优势人群特征分析结果显示，服用中药时间长、证型为痰瘀互结证、无肺转移的晚期食管癌患者较易从中医治疗中获益。以中医药治疗为主的晚期非小细胞肺癌患者中，性别、吸烟史、解剖部位类型、病理类型、有无淋巴结或骨转移及合并症史与生存期相关。其中，在生存时间上更具优势的患者是：女性、无吸烟史、周围型腺癌、无淋巴结和骨转移、无合并症者。在中医特征方面，首诊未出现肺脾气虚证的患者在生存时间上更具优势。初诊时出现痰中带血症状、阴虚证素，以及复诊时出现热毒证素均不利于患者的预后。

（四）精准医学助推中药研究

在与精准医学融合发展的背景下，网络药理学在中药复方研究中的应用为精准治疗提供了科学依据。传统中药复方成分复杂，作用机制难以阐明。网络药理学通过构建"成分-靶点-通路-疾病"的多层次网络，系统揭示中药复方的作用机制，为优化组方和精准应用提供了指导。网络药理学有助于识别活性化合物，阐明复方草药的复杂相互作用，并预测潜在的不良反应，有助于制订个性化治疗策略，发现新的药物靶点。目前，有采用系统药理学和网络药理学的方法筛选有效药物或方剂，理清中医组方的原则与要领，根据现代病症的复杂性，按君臣佐使进行对应的精准组方。通过跨学科合作，将中医药与现代科学方法相结合，促进中药创新、精准诊疗、经方优化和临床定位全方位"产、学、研、用"一体化发展。有学者通过网络药理学研究显示，中医药治疗晚期胃癌使用频率最高和关联程度最大的5味核心药物为"黄芪-党参-陈皮-半夏-茯苓"；"黄芪-党参-陈皮-半夏-茯苓"可能通过其有效成分槲皮素、异鼠李素、山奈酚、木犀草素等调控NTRK1、TP53、MCM2、CUL3、CDK2等58个关键靶点，并通过细胞周期、p53信号通路、TNF信号通路等途径参与调控肿瘤细胞周期、炎症反应，从而发挥抗胃癌效应。

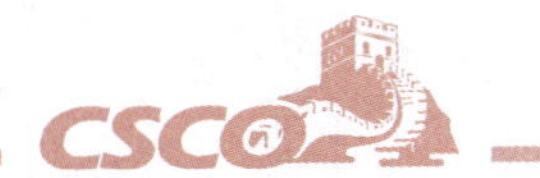

(五) 中医肿瘤精准预防

中医学与精准医学的融合应用于恶性肿瘤的预防，尤其注重以“治未病”思想为指导，构建对恶性肿瘤癌前病变的全过程、全因素、全图景的精准防治策略，旨在针对不同病理阶段、不同证候特点、不同人群特征进行分阶段的精准管理，形成主动干预的“理、法、方、药”，从而截断其向下一阶段的进展路径，实现降低恶性肿瘤发病率的目标。

如通过对慢性胃炎“炎癌转化”的精准预防，放眼其疾病演变的漫长过程，针对不同病理阶段、不同证候特点、不同人群特征进行分阶段的精准管理，即将中医学“治未病”思想和王琦院士的“三辨诊疗模式”贯穿于慢性胃炎“炎癌转化”防治体系的始终，在每一个病理阶段形成主动干预的“理、法、方、药”，从而截断其向下一阶段的进展路径，才能实现降低胃癌发病率的目标。如慢性胃炎“炎癌转化”早期多见肝胃不和、湿热内蕴等实证，治疗以理气和胃、清热化湿为主；中期多见脾虚气滞、瘀血内停之虚实夹杂、实证为主的证候特点，治疗以益气健脾、活血定痛为主；后期多见气阴两虚、瘀毒互结之虚实夹杂、虚证为主的证候特点，治疗以调气养阴、活血解毒为主。此外，在慢性胃炎“炎癌转化”过程中，同一病理阶段的患者可表现为不同的证候类型，恶性进展的速度也有所不同，这种差异也与不同的体质有关。有学者对慢性萎缩性胃炎患者进行中医体质调查，发现气郁质是上皮内瘤变发生的危险因素。

体质辨识与风险评估也是精准预防的重要环节。中医将人的体质分为平和质、气虚质、阳虚质、阴虚质、痰湿质、湿热质、血瘀质、气郁质和特禀质九种基本类型。不同体质对肿瘤的易感性存在差异，如血瘀质人群患恶性肿瘤的风险较高。气虚质、阳虚质、阴虚质、气郁质是肺癌患者的主要体质类型和肺癌发生的危险因素，其中气虚体质与肺癌的关系最为密切。乳腺癌中医体质分型从高到低前3位依次为阴虚体质、气郁体质、痰湿体质。痰瘀互阻的患者中，*GCKR* 基因 rs780094 CC 型基因分布更多，痰瘀互结证型的形成可能与上述基因型有一定的关联性。通过辨识高危人群的体质偏颇和亚健康状态，中医可以采取针对性的调理措施，阻断癌前病变进展。

六、问题与挑战

数据标准化与共享机制建设是中医肿瘤学与精准医学融合发展所面临的主要挑战之一。中医诊断信息的标准化表述、临床数据的结构化采集以及多中心数据的整合共享都需要进一步完善。建立统一的数据标准和质量控制体系，构建大型中医肿瘤数据库，将为精准医学研究提供坚实基础。

目前，中医肿瘤学人才培养模式相对滞后，难以满足精准医学时代对复合型人才的需求。传统中医教育注重经典理论和临床经验传承，但对现代医学知识和精准医学技术的教学不够重视，导致培养出的中医肿瘤学人才在掌握现代医学前沿技术方面存在不足。我们应完善中医肿瘤学人才培养模式，构建中西医结合的复合型人才培养体系。如在中医教育中，增加现代医学课程设置，特别是精准医学相关内容，如基因检测技术、分子靶向治疗、大数据分析在医学中的应用等，使中医肿瘤学专业学生具备扎实的现代医学知识和技能。

七、结语

精准医学时代为中医肿瘤学的发展带来了新的机遇与挑战。精准医学与中医肿瘤学的融合，正在重塑肿瘤防治的范式。通过精准诊断实现中医辨证的分子可视化，通过精准治疗实现中药作用的靶点清晰化，通过精准预防实现“治未病”的风险量化，中医肿瘤学正从经验医学向循证精准医学跨越。

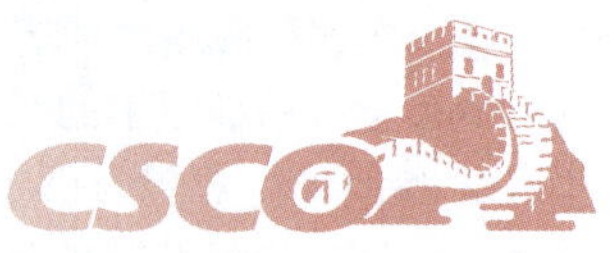

肺癌中西医结合治疗精要

张越

吉林省肿瘤医院

中西医结合疗法的探索在肺癌治疗中发挥了重要作用。中医药以其独特的整体观念和辨证论治体系，在肺癌治疗中展现出独特的优势。中医药可以通过调节机体内环境，增强机体免疫力，减轻化疗、放疗的毒副作用，从而提高患者的生活质量和生存期。近年来，越来越多的研究聚焦于中西医结合疗法在肺癌治疗中的应用。肺癌患者在疾病进展过程中可能会出现多种并发症，如疼痛、恶病质和呼吸困难等。这些并发症严重影响患者的生活质量和生存期。中西医结合治疗在缓解这些并发症方面具有独特的优势。中医药可以通过调理气血、平衡阴阳等方法，有效缓解患者的疼痛、改善恶病质和减轻呼吸困难等症状。同时，中医药还可以配合西医治疗手段，提高临床治疗疗效，减轻不良反应。

肺癌中西医结合治疗的研究和应用具有广阔的发展前景。通过诊疗技术的革新、中西医结合疗法的深入探索以及肺癌并发症的有效治疗，我们可以为患者提供更为全面、个性化的治疗方案。本文旨在综述近年来肺癌中西医结合治疗精要，为更多中西医结合同道参考。

一、肺癌的流行病学

肺癌死亡率的下降主要归因于控烟政策及靶向治疗、免疫治疗的突破。靶向治疗和免疫治疗显著改善患者的生存率，然而，免疫治疗仅对部分患者有效，需进一步探索生物标志物及联合治疗方案。

二、肺癌的中西医结合治疗

针对肺癌的局部病灶采用手术、放疗、化疗、靶向治疗及免疫治疗等精准手段，目标是消除或控制肿瘤生长。而中医则以“整体观”和“辨证论治”为核心，认为肺癌是正气不足、痰瘀毒聚的结果。治疗强调扶正祛邪、调节气血阴阳平衡，常用益气养阴、化痰祛湿等法，旨在增强免疫力并改善机体状态。肺癌的中西医结合治疗，可以最大程度地取长补短。中西医结合治疗策略是肺癌分阶段的协同治疗。对于早期肺癌：西医手术切除为主，术后辅以中药调理气血，减少复发转移风险。对于中晚期或转移性肺癌：放化疗联合中药以减轻恶心、骨髓抑制等副作用；靶向 / 免疫治疗结合针灸缓解疼痛、咳嗽等症状。对于肺癌姑息治疗：对无法耐受激进治疗的患者，中药联合针刺、艾灸、中药塌渍等中医外治法，可改善生活质量，延长生存期。2024 年，北京中医药大学东方医院与国家癌症中心 / 中国医学科学院北京协和医学院肿瘤医院牵头制定的《非小细胞肺癌中西医结合诊疗指南》系统整合了循证证据，为各阶段治疗提供标准化方案。

（一）手术联合中医药治疗

手术是早期肺癌的主要治疗手段，中医药可作为辅助治疗，帮助患者更大程度上地缓解症状、减轻副作用、提高生活质量。我国多项研究显示，中西医结合治疗（手术 + 中药）可将非小细胞肺癌的 5 年生存率提高至 30% 以上，显著高于国外单纯西医治疗的 15% 左右。中医药在肺癌围手术期的应用需强调“个体化”和“整合治疗”，与现代医学手段协同，以提高疗效并改善患者生存质量。

有学者探究益气养血方治疗非小细胞肺癌患者根治术后咳嗽的疗效。结果发现，治疗后观察组整体疗效优于对照组，复发率和中医证候积分显著低于对照组。两组患者用力肺活量（forced vital capacity，FVC）、呼气流量峰值（peak expiratory flow，PEF）、第一秒用力呼气容积与用力肺活量的比值（FEV_1/FVC）、肺一氧化碳弥散量（D_LCO）、最大呼气中期流量（maximal mid-expiratory flow，MMEF）、最大通气量（maximal voluntary ventilation，MVV）水平相较治疗前显著提升，观察组较对照组改善更为明显。两组炎症因子高迁移率族蛋白 B1（HMGB1）、CXC 趋化因子配体 10（CXCL10）、血清淀粉样物质 A（SAA）水平较治疗前显著降低，且观察组低于对照组。这一结果说明，益气养血方治疗非小细胞肺癌患者根治术后咳嗽疗效显著，可有效降低中医证候积分，增强肺通气功能，降低炎症反应。

有学者探究观察参芪补肺汤辨证加减对非小细胞肺癌术后慢性咳嗽患者临床症状及预后的影响。结果发现，观察组总有效率显著高于对照组。治疗后，观察组 PEF、FEV_1、FVC、中文版莱切斯特咳嗽问卷（LCQ-MC）评分显著高于对照组，中医证候积分显著低于对照组。观察组随访 1 个月复发率也显著低于对照组。结果发现，参芪补肺汤辨证加减治疗非小细胞肺癌术后慢性咳嗽能提高临床疗效，减轻临床症状，改善

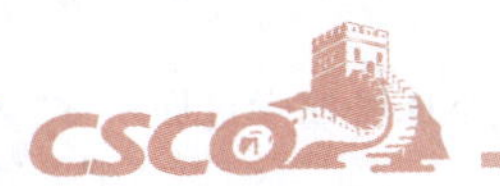

肺功能和生活质量，降低复发率，近期预后良好。

(二) 化疗联合中医药治疗

肺癌的化疗联合中医药治疗是一种综合治疗策略，旨在提高化疗疗效、减轻毒副作用、增强患者免疫力并改善生活质量。化疗联合中医药治疗肺癌具有明确的临床价值，尤其在减轻毒副作用(主要包括减轻化疗所致的胃肠道反应及改善骨髓抑制的发生)、提高生存质量和延长生存期方面。

有学者研究分析补肺汤对非小细胞肺癌化疗后气阴两虚证患者临床疗效和生活质量的影响。比较两组患者随访期间的病死率、复发率，治疗前后的生活质量评分、卡氏功能状态评分(KPS)、中医证候评分，治疗后的不良反应发生率。研究发现，与对照组相比，观察组病死率、复发率和不良反应发生率均更低，观察组生活质量评分、KPS 更高，观察组的倦怠乏力、咳嗽咳痰、喘促气急、潮热盗汗相关症状明显改善，值得临床推广。

有学者研究探索清金化痰汤加减联合化疗对原发性肺癌(痰热壅肺证)患者中医症状积分及血清细胞角蛋白 19 片段抗原、转化生长因子 β1 水平的影响。研究发现：经治疗后，清金化痰汤加减联合化疗治疗的观察组，在咳嗽气喘、痰黄胸闷、口干舌燥、心烦不寐、大便干结的缓解方面更具优势，血清细胞角蛋白 19 片段抗原、转化生长因子 β1 水平更低，同时具有更低的骨髓抑制发生率和更高的治疗有效率，且并未增加不良反应的发生率。该治疗方案可以改善原发性肺癌(痰热壅肺证)患者临床症状，抑制疾病进展，一定程度上可减少化疗不良反应，提高临床疗效。

有学者研究分析益气养阴方加减联合紫杉醇加顺铂化疗方案治疗晚期肺癌的临床疗效。研究发现，与对照组比较，治疗组的疾病控制率更高，癌胚抗原(carcinoembryonic antigen，CEA)、CY-FRA21-1 水平显著更低，在咳嗽、咳痰、神疲乏力、胸痛、气短、口干等中医症状的改善方面更佳，具有更好的治疗优势，值得推广应用。

有学者研究观察芪归补血汤联合择时揿针疗法对肺脾气虚型非小细胞肺癌化疗患者的骨髓抑制与癌因性疲乏的影响。结果发现治疗后，观察组在改善白细胞计数方面明显优于对照组，观察组在改善 $CD3^+$、$CD4^+$、$CD4^+/CD8^+$、自然杀伤(natural killer，NK)细胞水平方面明显优于对照组，观察组的骨髓抑制发生率明显低于对照组，观察组在改善 Piper 量表评分包括行为、情感、躯体及总分方面明显优于对照组，观察组在改善 KPS 量表评分与中医证候积分方面明显优于对照组，差异均有统计学意义。这一结果说明，芪归补血汤联合择时揿针疗法能有效改善肺脾气虚型非小细胞肺癌患者化疗后的骨髓抑制情况，改善患者的免疫功能，并有效缓解患者的癌因性疲乏状态，从而提高患者的生活质量。

有学者探究香附旋覆花汤治疗肺癌恶性胸腔积液的临床效果及安全性。结果发现，治疗后治疗组中医症状疗效和 KPS 显著优于对照组，两组胸腔积液缓解情况、不良反应发生率、血常规及肝肾功能主要指标水平无显著差异。这一结果说明，顺铂胸腔灌注联合香附旋覆花汤治疗可改善肺癌恶性胸腔积液患者中医症状，纠正体力状态，安全性高。

(三) 放射治疗联合中医药治疗

放疗联合中医药治疗是中西医结合肿瘤治疗的重要模式，通过“增效减毒”机制提升治疗效果并减轻副作用。放疗常见的毒性包括：放射性肺炎、放射性食管炎、骨髓抑制等。放疗联合中医药通过“增效减毒”双路径优化肿瘤治疗。①减毒：辨证缓解放射性损伤，保障治疗耐受性；②增效：增敏放疗、抑制转移，提升远期生存率。此模式凸显了中西医协同在肿瘤全程管理中的价值，尤其适合老年、体弱患者及需长周期放疗者。

有学者探究养阴清肺活血方对气阴两虚型非小细胞肺癌放疗后放射性肺损伤的临床效果，及其对血清炎性因子水平、转化生长因子 -β1 及肿瘤标志物的影响。研究发现，观察组客观缓解率及疾病控制率显著高于对照组，观察组中医各症状积分和 CYFRA21-1、CEA、白细胞介素 -6(interleukin-6，IL-6)、肿瘤坏死因子 -α(tumor necrosis factor-α，TNF-α)及转化生长因子 -β1 水平显著低于对照组，观察组不良反应发生率显著低于对照组 28.67%，说明养阴清肺活血方治疗气阴两虚型非小细胞肺癌放疗后放射性肺损伤临床效果显著，能够改善中医临床症状，降低炎性因子及肿瘤标志物水平，并减轻不良反应。

有学者研究探讨益气养阴汤联合同步放化疗治疗Ⅲ期不可切除非小细胞肺癌的有效性及安全性。结果发现，观察组的疾病控制率显著优于对照组。两组治疗后血清癌胚抗原和血清鳞状细胞癌抗原均较治疗前下降，且观察组较对照组下降更明显，观察组部分中医症状评分显著低于对照组，对照组 KPS 评分显著低于观察组，观察组任何级别胃肠道反应和骨髓抑制发生率均低于对照组。这一结果说明，益气养阴汤联合同步放化疗治疗Ⅲ期不可切除非小细胞肺癌可能会增加同步放化疗的疗效，减轻同步放化疗的不良反应。

(四) 靶向治疗联合中医药治疗

靶向药物通过精准作用于肿瘤细胞的特定分子靶点(如 EGFR、ALK、ROS1 等)，抑制肿瘤生长和转移。靶向治疗联合中医药在肺癌治疗中展现出“增效减毒”的明确优势。肺癌靶向治疗虽然相比化疗副作用较轻，但不良反应仍较普遍，主要集中在皮肤、消化系统、肝脏、肺部及循环系统等方面。靶向治疗联合中医药治疗可一定程度上降低不良反应发生率。

有学者探究中药肃肺合剂联合盐酸安罗替尼治疗晚期(后线)痰瘀阻肺型非小细胞肺癌患者的临床疗效及安全性。研究发现，试验组在中医证候积分和 KPS 评分改善上显著优于对照组，试验组患者的疲乏发生率显著低于对照组，且血药浓度与药物不良反应的发生率之间也未发现相关性。这一结果说明，中药肃肺合剂联合盐酸安罗替尼能有效改善晚期非小细胞肺癌患者的临床症状，提高生存质量，减轻药物不良反应，并且不影响安罗替尼在体内的血药浓度。

有学者研究探讨自拟补肺益气化瘀汤治疗气血瘀滞型晚期非小细胞肺癌的效果及对免疫炎症水平的影响。对照组患者采用盐酸安罗替尼治疗，研究组患者采用盐酸安罗替尼联合自拟补肺益气化瘀汤治疗。研究发现，治疗后研究组患者的临床总有效率明显高于对照组，治疗后研究组患者的神疲乏力、气短胸闷、胸部刺痛、脉络瘀血的中医证候积分明显低于对照组，治疗后研究组患者的 IL-6 水平明显低于对照组，免疫球蛋白 A(Immunoglobulin A，IgA)水平明显高于对照组。这一结果说明，自拟补肺益气化瘀汤治疗气血瘀滞型晚期非小细胞肺癌患者能有效抑制肿瘤进展，调节免疫炎症水平，且不良反应少。

有学者研究观察温脾补肾方治疗非小细胞肺癌患者口服靶向药奥希替尼所致脾肾阳虚型腹泻的临床效果。研究发现，试验组总有效率显著高于对照组。治疗后，试验组大便泄泻、腹胀腹痛、食欲下降、倦怠乏力、畏寒肢冷中医证候积分均较治疗前改善，且各项积分均低于对照组。这一结果说明，温脾补肾方治疗非小细胞肺癌患者口服奥希替尼致脾肾阳虚型腹泻效果明显，可改善其中医证候且安全可靠，值得临床推广使用。

（五）免疫治疗联合中医药治疗

大多数情况下，免疫治疗多与化疗及靶向治疗联合应用，中医药与免疫治疗的协同，本质是“整体调节”与“精准靶向”的融合：既通过多靶点重塑免疫稳态，又针对性缓解治疗毒性。

有学者研究下气汤联合替雷利珠单抗 + 培美曲塞 + 顺铂方案治疗晚期非小细胞肺癌的效果。研究发现：与对照组比较，观察组的患者具有更高的疾病控制率，CEA、血管内皮生长因子（vascular endothelial growth factor，VEGF）、恶性肿瘤特异性生长因子（tumor specific growth factor，TSGF）水平更低，咳嗽痰多、胸闷气短、心烦失眠、口干便秘的症状缓解更佳，KPS 评分更高，且无进展生存期（progression-free survival，PFS）也更长。

有学者研究观察益肺清化颗粒联合含铂两药化疗方案及卡瑞利珠单抗治疗晚期非小细胞肺癌的临床疗效及对细胞毒 T 细胞的影响。结果发现，观察组客观缓解率、疾病控制率均显著优于对照组，治疗后观察组中医证候评分低于对照组。两组 Tc、NK 细胞占比较治疗前增加，Treg 细胞占比较治疗前降低；且观察组 Tc、NK 细胞占比高于对照组，Treg 细胞占比低于对照组。观察组不良反应发生率显著低于对照组。这一结果说明，益肺清化颗粒联合含铂两药化疗方案及卡瑞利珠单抗治疗晚期非小细胞肺癌可提高临床疗效，有效改善中医证候及免疫功能，减轻化疗的毒副反应。

有学者研究探究中药辅助卡瑞利珠单抗联合白蛋白紫杉醇三线及以上方案治疗晚期非小细胞肺癌的应用效果。研究共纳入了 120 例晚期非小细胞肺癌患者，其中 63 例仅行卡瑞利珠单抗联合白蛋白紫杉醇三线及以上方案治疗，57 例还接受了中药辅助治疗。中药辅助治疗组的疾病控制率显著优于非中药辅助治疗组。中药辅助治疗组的 PFS 和总生存期（overall survival，OS）中位数也均显著高于非中药辅助治疗组。这一结果说明，中药辅助卡瑞利珠单抗联合白蛋白紫杉醇三线及以上方案的治疗方式可显著延长晚期非小细胞肺癌患者的 PFS 和 OS。

三、总结与展望

肺癌的中西医结合治疗模式通过整合现代医学技术与中医整体调节优势，形成“增效减毒”的协同体系，成为提升患者生存质量与远期疗效的关键策略。肺癌中西医结合模式的核心价值在于“控瘤”与“护人”并重：西医手段直接杀伤肿瘤，中医药全程调节免疫稳态、减轻毒副反应，两者协同实现生存期与生活质量的“双获益”。未来需以“精准化 + 标准化”为突破口，通过证型生物学基础解析、中药纳米化技术改造及大样本循证研究，推动该模式成为肿瘤全程管理的支柱方案，尤其为老年体弱、靶向耐药等难治人群提供新出路。然而，当前瓶颈亦不容忽视：其一，中医证型标准化不足，气阴两虚、痰瘀阻滞等常见分型的诊断缺乏客观生物学标志物支撑；其二，循证证据层级偏低，多数研究为单中心小样本，缺乏多中心、随机对照研究及长效随访数据；其三，机制研究深度有限，复方中药多靶点特性导致药效物质基础不明，且中西药代谢相互作用可能影响化疗药活化效率，相关药理研究亟待深入。

恶性肿瘤的中西医结合治疗展现出充满希望的前景。现代医学在肿瘤的诊断、手术、放疗、化疗、靶向治疗及免疫治疗等领域不断取得突破，提供了强大的精准打击手段，显著提升了部分患者的生存期；而中医则以其独特的整体观和辨证论治体系，着眼于调整患者机体内环境、增强正气、减轻放化疗毒副作用、改善生活质量、带瘤生存以及预防复发转移等方面，具有不可替代的独特价值。

未来，两者的深度融合将是关键方向：一方面，深入进行中药复方及单体抗肿瘤机制的基础研究，利用现代科技阐明其多靶点、多途径的作用原理，为临床应用提供科学依据；另一方面，在临床实践中大力推动循证医学研究，科学评估中西医结合方案在增效减毒、延长生存、改善症状、提高生存质量等方面的确切效果，并制定规范化的诊疗指南。通过构建系统性的中西医协同诊疗模式，整合双方优势，如西医精准治疗配合中医全程调理，有望实现对恶性肿瘤更全面的管理，最终目标是从延长生存时间迈向追求治愈与高质量生活，为患者提供更人性化、更有效、更个体化的整体解决方案。这需要医学界打破壁垒，深化沟通，共同推动中西医在理论、药物和临床实践层面的真正融合与创新，共同应对这一人类健康的重大挑战，走向更加光明的未来。

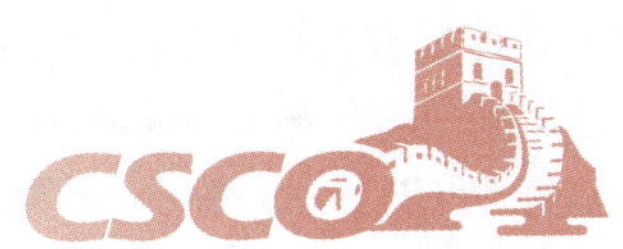

抗肿瘤药物致恶心呕吐临床治疗新进展

黄岩

中山大学肿瘤防治中心

近年来，随着抗肿瘤治疗新药物、新方案的不断涌现，我国肿瘤综合防治能力获得明显提升。但是细胞毒性药物化疗、放射治疗、靶向治疗以及免疫治疗均有可能引发恶心呕吐副作用。持续性的恶心呕吐可能导致肿瘤患者出现电解质紊乱、营养不良、心理状态下滑等症状，对患者的生活质量和治疗依从性带来明显的负面影响，进而影响治疗疗效。其中，化疗药物引发的恶心呕吐（chemotherapy-induced nausea and vomiting，CINV）最常见、最不易耐受。70% 以上的抗肿瘤患者会出现不同程度的 CINV，其严重程度取决于多种影响因素，最主要的影响因素为抗肿瘤药物的致吐风险等级，其他因素包括性别、年龄、焦虑、晕动病、既往 CINV 史、化疗药物的剂量、给药途径、给药频次等。按照不给予预处理时抗肿瘤药物所致急性呕吐的发生率，将抗肿瘤药物的致吐潜力分为：高度致吐风险（急性呕吐发生率>90%）、中度致吐风险（急性呕吐发生率 30%~90%）、低度致吐风险（急性呕吐发生率 10%~30%）、轻微致吐风险（急性呕吐发生率<10%）。2019 版美国国立综合癌症网络（National Comprehensive Cancer Network，NCCN）指南按照恶心呕吐的发生时间，将 CINV 分为急性恶心呕吐（给予化疗药物后 0~24 小时内发生的呕吐）、延迟性恶心呕吐（给予化疗药物后>24~120 小时发生的呕吐）、爆发性恶心呕吐、难治性恶心呕吐以及预期性恶心呕吐。

呕吐是一个多步骤神经反射过程。化疗所致呕吐的受体分布在延脑极后区以及肠道黏膜嗜铬细胞附近的迷走神经末端。传入神经将信号传到脑干，进行呕吐反射处理，再将传出信号传递到不同的器官和组织，诱导呕吐。目前研究发现，抗肿瘤药物可以通过外周途径和中枢途径 2 条通路引起呕吐反射。外周途径一般在给予抗肿瘤药物 24 小时之内发生呕吐，通常表现为急性呕吐。抗肿瘤药物诱导肠嗜铬细胞释放血清素，激活迷走神经的 5- 羟色胺 3 型（5-hydroxytryptamine type 3，$5\text{-}HT_3$）受体，继而将信号传递到大脑。中枢途径主要位于大脑，一般在应用抗肿瘤药物 24 小时之后发生呕吐，通常表现为药物诱导的延迟性呕吐（25~120 小时）。P 物质是中枢神经系统中激活神经激肽 -1（neurokinin-1，NK-1）的主要神经递质，与延迟性呕吐相关。

目前，恶心呕吐的防治以药物治疗为主。国内临床常用的止吐药物根据其作用机制大致分为 $5\text{-}HT_3$ 受体拮抗剂（5-hydroxytryptamine type 3 receptor antagonist，$5\text{-}HT_3RA$）、NK-1 受体拮抗剂（neurokinin-1 receptor antagonist，NK1RA）、糖皮质激素、非典型抗精神病药物等。《中国临床肿瘤学会（CSCO）抗肿瘤治疗相关恶心呕吐预防和治疗指南》建议，对于高度致吐风险抗肿瘤药物引发的恶心呕吐的预防，推荐在化疗前采用三药或四药联合方案，$5\text{-}HT_3RA$+NK-1RA+ 地塞米松或帕洛诺司琼 + 奥氮平 + 地塞米松或 $5\text{-}HT_3$ RA+NK-1RA+ 奥氮平 + 地塞米松，均为 Ⅰ 级推荐。对于中度致吐风险抗肿瘤药物引发的恶心呕吐的预防，指南推荐在化疗前采用两药联合或三药联合方案，$5\text{-}HT_3RA$+ 地塞米松或 $5\text{-}HT_3RA$+NK-1RA+ 地塞米松或帕洛诺司琼 + 奥氮平 + 地塞米松，均为 Ⅰ 级推荐。对于使用中度致吐风险抗肿瘤药物且合并高危因素的患者或先前接受 $5\text{-}HT_3RA$+ 地塞米松预防仍然出现恶心呕吐的患者，指南推荐 $5\text{-}HT_3RA$+NK-1RA+ 地塞米松（Ⅰ 级推荐）。对于低度致吐风险抗肿瘤药物引发的恶心呕吐，指南推荐选用任意一种止吐药物，地塞米松或甲氧氯普胺或 $5\text{-}HT_3RA$ 或丙氯拉嗪（Ⅱ 级推荐）。

一、抗体偶联药物引发的恶心呕吐防治新进展

抗体偶联药物（antibody-drug conjugate，ADC）在众多实体瘤领域取得许多突破性进展，已逐渐应用到临床。ADC 的安全性管理是临床医生必须要面对的问题。ADC 的副作用主要与荷载物的释放、连接子的稳定性以及 ADC 的内吞作用有关，通常可分为靶向作用与脱靶效应导致。恶心呕吐是这类药物最常见的胃肠道不良反应之一。德曲妥珠单抗（trastuzumab deruxtecan，T-DXd）Ⅰ ~ Ⅲ期临床研究恶心呕吐事件事后分析数据显示，接受 T-DXd 5.4mg/kg 的受试者中，74.6% 出现恶心，41.6% 出现呕吐。根据 2024 V1.0 版 NCCN 指南评估的致吐风险，恩美曲妥珠单抗（ado-trastuzumab emtansine，T-DM1）为低致吐风险，T-DXd 与戈沙妥珠单抗（sacituzumab govitecan，SG）分别为中致吐及高致吐风险。

一项开放标签、随机、多中心、探索性Ⅱ期研究，研究纳入 40 例首次接受 T-DXd 治疗的乳腺癌患者，1∶1 随机分配至两组。研究发现，$5\text{-}HT_3RA$+ 地塞米松 + NK1RA 三联方案

止吐疗效显著优于二联方案（5-HT_3RA+地塞米松）。二联组总体期完全缓解（complete response，CR）率为36.8%，三联组总体期CR率为70.0%，两组差异33.2%（*OR*=0.133，95% *CI* 0.023~0.767；*P*=0.019）。恶心与呕吐控制方面：三联组总体期无恶心比例显著高于二联组（57.1% vs. 15.8%，*P*<0.001）；无呕吐比例分别为85.7%和68.4%，且安全性未显著增加。一项多中心、随机、双盲、安慰剂对照、Ⅱ期临床研究（ERICA）发现，奥氮平5mg连续使用6天联合5-HT_3RA和地塞米松能够显著改善首次接受T-Dxd治疗患者的呕吐CR率和无恶心率。研究中，全分析集（full analysis set，FAS）人群165例，符合方案集（per protocol set，PPS）人群162例。奥氮平组延迟期CR率显著高于安慰剂组（70.0% vs. 56.1%，差异13.9%，双侧60% *CI* 6.9~20.7；单侧*P*=0.047），表明研究主要终点达到了优效性。研究还发现，奥氮平组的每日呕吐CR率和每日无恶心率，在21天的观察期中持续优于安慰剂组。同时观察到，奥氮平组首次恶心发作的时间中位数较安慰剂组更晚（6.5天 vs. 3.0天），恶心持续天数更少（4.0天 vs. 8.0天），使用解救药物的患者百分比更低（38.8% vs. 56.6%）。安全性方面，两组均未观察到3级以上不良事件。基于以上研究结果，《T-DXd相关不良事件监测与管理临床指导：亚太地区多学科专家小组的建议》建议，低风险患者使用5-HT_3RA+地塞米松，而高风险患者使用5-HT_3RA+地塞米松+NK1RA。若无法控制，建议低风险患者增加NK-1RA，高风险患者增加奥氮平。

二、新型超长效止吐药：磷罗拉匹坦帕洛诺司琼临床研究数据公布

磷罗拉匹坦帕洛诺司琼是一种新型双通道、超长效复方注射剂，由218mg磷罗拉匹坦（NK1RA）和0.25m帕洛诺司琼（5-HT_3RA）组分构成。该药适用于预防成人高度致吐性化疗（highly emetogenic chemotherapy，HEC）引发的急性和迟发性恶心呕吐。药理学研究显示，磷罗拉匹坦进入体内后主要经非CYP450酶系水解，能够在体内迅速并完全转化为罗拉匹坦发挥作用，对NK-1受体具有更高亲和力，对神经激肽-2（NK-2）或神经激肽-3（NK-3）受体或其他受体未表现出显著亲和力。磷罗拉匹坦具有更长的（180小时）血浆半衰期，健康受试者单次口服给药180mg，120小时后纹状体NK-1受体平均占有率为73%。注射一次磷罗拉匹坦帕洛诺司琼可覆盖急性期、延迟性以及超延迟期，大大提高了临床医生用药便捷性。

一项随机、对照、双盲Ⅲ期临床研究（PROFIT），以注射用福沙匹坦双葡甲胺联合盐酸帕洛诺司琼为阳性对照，旨在评价注射用磷罗拉匹坦帕洛诺司琼预防高致吐性化疗引发的恶心呕吐的有效性和安全性。研究中，意向治疗（intention-to-treat，ITT）人群754例，FAS人群750例，受试者1∶1随机分为2组：接受磷罗拉匹坦帕洛诺司琼（又称HR20013）或福沙匹坦+帕洛诺司琼（FAPR+PALO），同时口服地塞米松（DEX：d1~4）。化疗方案为每周期以顺铂为基础的高度致吐性化疗（顺铂剂量≥60mg/m^2，静脉给药，d1，每三周一次），连续2个周期，观察2个周期。研究结果显示，对于第一周期整体CR率，HR20013+DEX组为77.7%，FAPR+PALO+DEX组为78.2%（差异−0.9%，95% *CI*−6.7~5.0；单侧*P*<0.01），表明主要终点达到非劣效性。研究还发现，HR20013+DEX在超延迟期可能进一步提高患者获益：第一周期超延迟期CR率HR20013+DEX组为90.3%，FAPR+PALO+DEX组为86.5%（差异−3.7，95% *CI*−0.9~8.2；双侧*P*=0.11）；第二周期超延迟期CR率HR20013+DEX组为92.7%，FAPR+PALO+DEX组为87.8%（差异4.8%，95% *CI* 0.3~9.2；双侧*P*=0.04）。此外，与FAPR+PALO+DEX相比，HR20013+DEX在接受HEC化疗的患者中显示出改善生活质量的潜力，尤其在第2周期，与FAPR+PALO+DEX组相比，HR20013+DEX组在延迟期和超延迟期对日常生活无影响的患者报告比例更高。安全性方面，HR20013+DEX组治疗相关不良事件（treatment-related adverse event，TRAE）的发生率在第一周期为35.7%，在整个研究期间为42.1%，而FAPR+PALO+DEX组分别为38.2%和44.0%。最常见的不良反应为便秘和呃逆。此项研究结果先后公布于2024 MASCC/ISOO（国际癌症支持治疗协会和国际口腔肿瘤学会联合年会）、2024 WCLC（世界肺癌大会），并最终发表于2024年12月*Journal of Clinical Oncology*杂志，表明国内外同行对止吐领域的高度关注，也反映了国际上对提升患者生存质量的关注日益增加，同时我们也期待新型超长效止吐药物磷罗拉匹坦帕洛诺司琼能够在临床实践中崭露头角。

三、低剂量奥氮平预防CINV最新研究进展

奥氮平作用于多种受体（对D2、5-HT_{2c}和5-HT_3受体有拮抗作用），为临床广泛使用的抗精神病类药物。既往研究发现，与对照组比较，标准剂量（10.0mg）奥氮平联合三联止吐方案防治CINV具有显著疗效，但会导致显著的日间嗜睡。这一副作用阻碍了其在临床实践中的广泛使用。2024年1月，*Lancet Oncology*在线发表一项单中心、开放标签、随机对照的Ⅲ期非劣效性研究，研究发现，2.5mg奥氮平组止吐疗效非劣效于10.0mg奥氮平组，而且能显著降低日间嗜睡的发生率。研究团队认为2.5mg奥氮平联合三联止吐方案应该作为一种新的标准治疗方案供临床选用。该研究将总体期（0~120小时）完全控制率作为主要终点，并将日间嗜睡作为重点关注的安全性终点。研究对研究人员设盲，未对受试者设盲。275例患者入组并接受随机治疗，134例接受低剂量奥氮平（2.5mg，口服），141例接受标准剂量奥氮平（10.0mg，口服）。2.5mg奥氮平组总体期完全控制率为45%（59/132）；10.0mg奥氮平组总体期完全控制率为44%（59/135）（差异为−1.0%，95% *CI*−100.0~9.0；单侧*P*=0.87）。2.5mg奥氮平组和10.0mg奥氮平组总体期任何严重等级日间嗜睡的发生率分别为65%（86/132）和90%（121/135）（*P*<0.000 1）。两组受试者第1天出现重度日间嗜睡比率分别为5%（6/132）和40%（54/135）（*P*<0.000 1）。

此外，2024年6月*Journal of Clinical Oncology*杂志发表一项随机、双盲、安慰剂对照的Ⅲ期研究显示，5mg奥氮平联合三联止吐方案能显著改善卡铂化疗引起的恶心。该研究纳入378例化疗初治且计划接受卡铂（AUC>5）化疗的受试者，1∶1随机接受奥氮平每日口服5mg或安慰剂，联合阿瑞匹坦+5-HT_3RA+地塞米松治疗。研究发现，奥氮平组总体期（0~120小时）CR率为86.9%，而安慰剂组总体期CR

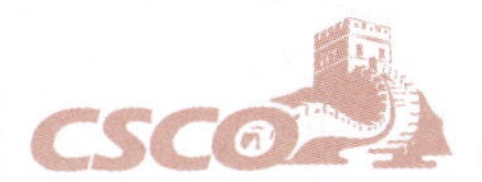

率为80.6%，差异为6.3%(95% *CI*–1.3~13.9)，表明主要终点未达到统计学意义。但在预防恶心方面，奥氮平组总体期无恶心比例为88.6%，安慰剂组总体期无恶心比例为75.0%(*P*<0.001)。延迟期(24~120小时)奥氮平组无恶心比例同样显著高于安慰剂组(89.7% vs. 75.6%，*P*<0.001)。奥氮平组和安慰剂组分别有24.6%和22.9%的患者出现嗜睡，且所有事件均未达到3级或以上严重程度，表明奥氮平在安全性方面表现良好，未显著增加严重不良事件风险。

四、地塞米松减量方案预防CINV最新研究进展

地塞米松在减轻化疗相关毒副作用的同时，容易产生各种较严重的并发症，例如糖尿病、消化性溃疡、感染等。地塞米松的副作用与其使用剂量、使用途径密切相关。一项随机、双盲、安慰剂对照的Ⅲ期研究(SPARED)旨在评估在顺铂化疗中，地塞米松减量方案与常规剂量止吐方案的非劣效性。研究纳入281例接受顺铂(≥50mg/m^2)化疗的恶性实体瘤患者，其中278例按照1∶1随机分配至D1组(*n*=139)、D4组(*n*=139)，两组用药方案如下。D1组：仅第1天9.9mg静脉注射，第2~4天用安慰剂，联合帕洛诺司琼+NK1RA+奥氮平5mg；D4组：第1天9.9mg静脉注射，第2~4天6.6mg静脉注射(若联用福沙匹坦，第3~4天剂量调整为13.2mg以减轻药物相互作用)。研究结果表明，D4组和D1组的延迟期CR率分别为79.7%和75.0%(*P*=0.023)，达到非劣效性。然而，D1组在延迟和总体阶段的总控制率显著较低，且恶心和食欲缺乏的发生率更高。两组间的生活质量未见显著差异。

一项双盲、Ⅲ期随机对照研究旨在证明不含地塞米松方案OPF组与含地塞米松方案OPD组相比的非劣效性。纳入346例计划接受化疗且单日使用HEC的患者，1∶1随机分配至接受OPD方案[奥氮平5mg口服+帕洛诺司琼0.25mg静脉注射+DEX 12mg静脉注射(第1天)，奥氮平持续至第4天，*n*=174]或OPF方案[奥氮平5mg口服+帕洛诺司琼0.25mg静脉注射+福沙匹坦150mg静脉注射(第1天)，奥氮平持续至第4天，*n*=172]。OPF组在急性期(94.7% vs. 85.6%，*P*< 0.004)、延迟期(81.9% vs. 50.5%，*P*<0.001)以及总体期(79.6% vs. 48.8%，*P*<0.001)的呕吐缓解率显著高于OPD组。对于恶心，OPF组在延迟期(53.4% vs. 39.6%，*P*=0.009)和总体期(50.5% vs. 39.1%，*P*=0.031)的缓解率较高，但在急性期(77.9% vs. 81.6%，*P*=0.39)则无显著差异。疲劳(*P*=0.009)和嗜睡(*P*=0.002)在急性期时OPF组更为常见，而失眠(*P*<0.001)在总体期时OPD组更为常见。

五、抗肿瘤药物所致恶心呕吐的中医防治最新研究进展

我国中医药科学博大精深，中医药资源十分丰富。针灸/电针灸等中医技法治疗CINV操作简便、安全有效、副作用小且成本低，适用于癌症患者。近几年，中医技法和中药防治恶心呕吐蓬勃发展。NCCN指南推荐将针灸治疗作为预防CINV的有效和辅助干预措施。2024年9月，*Journal of Clinical Oncology*发表一项多中心、随机、盲法、假对照临床研究，研究采用标准三联止吐方案联合我国中医针灸电针疗法治疗HEC方案导致的CINV，研究中，ITT人群239例，FAS人群235例。研究对研究者、受试者、终点评估员、研究人员以及统计学家均进行设盲，受试者1∶1随机接受真电针或假电针治疗，具体电针疗法为每天一次在双侧足三里、内关和合谷穴接受针刺治疗。化疗第一天，化疗前1~2小时内给予电针。从化疗的第2天到第4天，每天早上9—10时进行电针检查，持续3天。研究发现，真电针组总体期完全保护率为52.9%，假电针组总体期完全保护率为34.5%(*P*=0.004)。真电针组总体期完全控制率为13.4%，显著高于假电针组的4.3%(*P*=0.014)。真电针组显著降低无显著恶心率(37.9% vs. 58.8%，*P*=0.001)，无恶心率(4.3% vs. 13.4%，*P*=0.014)和恶心VAS评分(4.3% vs. 12.6%，*P*=0.023)的受试者比例。然而，两组总体期无呕吐率相似(76.7% vs. 73.9%，*P*=0.622)。事后探索性分析显示，与假电针组相比，真电针组延迟期的完全保护率更高，但在急性期没有观察到显著差异。研究者认为，电针疗法在治疗延迟期恶心方面可能更具优势。另外一项多中心临床研究也显示，针刺治疗(针刺内关穴，留针4天)联合指南推荐的标准止吐方案可以进一步降低已经接受最佳止吐治疗患者的急性和延迟性恶心强度。

此外，部分中药在治疗CINV中表现出独特作用。一项多中心、随机、双盲、安慰剂对照研究，评估生姜根胶囊预防中度至高度致吐化疗引起的恶心的临床疗效以及其对患者生活质量的影响。研究发现，生姜根胶囊可改善恶心相关的生活质量(quality of life，QoL)和CINV相关的总体QoL。研究中干预组(*n*=51)受试者于化疗前口服非合成标准化生姜根胶囊300mg/粒，每日4粒，连续服用5天，第二、第三化疗周期重复进行。安慰剂组(*n*=52)口服安慰剂胶囊。研究期间对处方止吐药不做限制。研究结果显示，与安慰剂组相比，对于恶心相关QoL，生姜干预组对结果产生中等效应影响，具有显著性(*P*=0.003)；对于呕吐相关的QoL(*P*=0.002)以及CINV相关的总体QoL(*P*≤0.001)也产生了中等效应影响。

一项多中心、随机对照、探索性临床研究使用藿香正气口服液联合5-HT$_3$RA+地塞米松预防含顺铂多日化疗引起的恶心呕吐，对照组使用安慰剂替代治疗。60例患者被随机分为两组并纳入研究，结果显示，藿香正气口服液组急性期CR率(63.33% vs. 33.33%，*P*=0.020)和风险期之后的CR率(96.67% vs. 46.67%，*P*=0.000)显著提高。与对照组相比，藿香正气口服液组在整个阶段无CINV的天数显著增加[(18.10±3.64)天 vs.(12.13±7.63)天，*P*=0.002]。藿香正气口服液在控制CINV方面表现出显著的疗效。

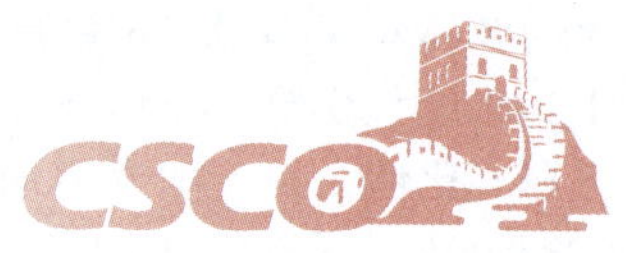

肿瘤共病现状与研究进展

潘宏铭
浙江大学医学院附属邵逸夫医院

随着人口老龄化加剧，共病研究在全球范围内获得了多方的关注，专科医疗、社区保健、公卫政策等各个方面都面临着共病管理的难题。共病可导致老年人更高的失能与死亡风险，更高的医疗保健支出和资源利用需求，这些困境也将在我们的临床工作中日益凸显。

一、肿瘤共病定义及研究背景

从国际上的研究历程来看，共病概念不断明晰，研究方法日益科学，相关数据不断积累，为深入探究肿瘤共病提供了坚实基础。伴随肿瘤共病研究的不断发展，其成果对优化临床治疗、调整医疗保健政策具有深远意义。

（一）肿瘤共病应如何定义

1970 年，Feinstein 首次提出共病“comorbidity”概念，即一个患者患有某种索引疾病以外的其他任何已经存在或可能发生于索引疾病过程之中的疾病。此后多方学者各抒己见，Jakovljevic 于 2013 年总结提出对“comorbidity”定义的新观点，认为共病应当指“彼此独立但同时存在于一个个体身上的多种疾病”。世界卫生组织（WHO）在 2018 年对共病“multi-morbidity”概念给出了官方定义：一个患者同时患有两种或两种以上的慢性非传染性疾病。共病与多病共存是两个易混淆的相近概念。多病共存指的是患者同时存在 ≥2 种疾病，即多病共存通常是多病因疾病，并不明确哪一疾病为索引疾病，即通常意义上的多病共患。而共病多强调的是共生，即具有相同 / 相近病因的一簇疾病的共存状态。概括来说，共病强调“共因”，而多病共存仅强调“共存”。

当聚焦于肿瘤患者时，共病管理围绕着恶性肿瘤这一索引疾病展开。2015 年，Diana Sarfati 就肿瘤共病概念进行了阐释，认为对于恶性肿瘤而言，共病是与癌症并发的其他健康问题的存在、性质及严重程度有关的一个概念，与体质虚弱或功能状态等概念有所不同。肿瘤共病的概念不应单纯强调“共因”或“共存”，在以临床实践、公共卫生管理的指向下，形成实践为本的肿瘤共病体系，即在厘清肿瘤治疗相关并发症与共病的概念界线的前提下，强调对肿瘤诊治全流程产生影响的肿瘤并发症、基础合并症的综合认知和管理。

我国学者常峰在对共病概念体系梳理后提出了按照疾病类型的三分类方法：即躯体疾病与躯体疾病共病、精神心理疾病与精神心理疾病共病以及躯体疾病与精神心理疾病共病。该分类方法为后续关注肿瘤患者共病问题提供了重要的思考维度参考。除专科医生知识体系中更加熟悉的躯体疾病共病外，恶性肿瘤患者常呈现出更典型的心身疾病或身心疾病演变特点，其中焦虑和抑郁障碍最常见。恶性肿瘤与焦虑、抑郁之间互相影响，恶性肿瘤会促使焦虑、抑郁障碍发生，焦虑、抑郁障碍则会加重恶性肿瘤的进展，两者构成恶性循环。

（二）肿瘤共病发展及研究趋势

伴随人类衰老的自然进程，恶性肿瘤与共病的发生呈现一致的增长趋势。因此，在中国社会人口老龄化的背景下，恶性肿瘤诊疗流程中对共病关注的需求与日俱增。欧美等发达国家因率先进入老龄化社会，因此提供了观察和研究的范本。20 世纪 90 年代，美国老龄化已经开始。1992 年，美国国家老龄化研究所和国家癌症研究所开始合作研究共病对恶性肿瘤疾病负担、诊治及生存率的影响。Ogle 等采用美国国家癌症研究所（National Cancer Institute，NCI）的癌症监测、流行、结局（Surveillance，Epidemiology，and End Results，SEER）数据库，对 1984—1992 年美国三个州 40~48 岁的 15 626 例恶性肿瘤患者进行分析，结果显示，68.7% 的患者存在共病，32.6% 的患者存在至少 2 种共病。Edwards 等利用由美国癌症协会（ACS）、美国疾病控制和预防中心（CDC）、NCI 和北美中央癌症登记中心协会（NAACCR）合作的发病率、死亡率等数据，分析了 1992—2005 年美国 65 岁及以上的 1 056 534 例肺癌、乳腺癌、结直肠癌患者信息，研究结果显示，40.2% 的患者至少存在一种共病。Ritchie 等对 2006—2008 年美国 18 岁及以上的 3 106 例浸润性乳腺癌、肺癌、结直肠癌、前列腺癌患者的症状负担进行研究，结果显示，78.3% 的患者至少存在一种共病，≥5 种共病的癌症患者占 19.2%。三项研究回顾了连续 20 余年间肿瘤共病的流行病学数据，虽受到年龄、恶性肿瘤类型等因素影响，但总体上看，美国恶性肿瘤患者的共病发生率随时间递增。

随着信息技术的快速发展，医疗数据的采集、存储变得更加便捷。在 2010 年后，国际上关于共病研究的发表有了显著增长，高质量大样本研究逐渐成为主流。2023 年，Vrinzen 等通过系统综述和多水平回归分析对 161 篇已发表的共病研

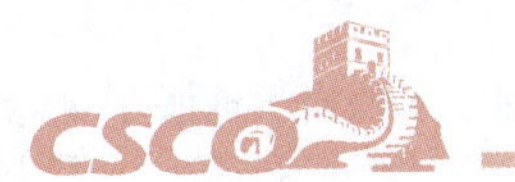

究进行了分析，数据覆盖了不包含中国的38个亚欧美国家。结果显示，平均1/3的肿瘤患者存在共病，其中肺癌共病患病率最高，达46.7%，其次为结直肠癌，达40%。最常见的共病为高血压，患病率约为29.7%。2024年，Abravan等发表回顾性研究，英国Christie肿瘤中心对电子病历建立以来8年77 149例患者的共病情况进行了分析，提示59.7%的患者存在至少一种共病，心血管及呼吸系统共病最常见。

国内共病研究起步相对晚，受数据质量所限，研究多以描述性研究为主，单中心、小样本多见，肿瘤共病研究集中于常见肿瘤和高血压、慢性阻塞性肺疾病等常见共病。现阶段，我国大部分医疗机构都已建立了完备的数据信息系统，尤其是具有省级或区域辐射的综合性医院，其共病诊疗水平和数据积累程度，都已具备开展大型肿瘤共病研究的条件。Ding等分别调查了参加城镇职工医疗保险和城市居民医疗保险、北京大学肿瘤医院医院信息系统（Hospital Information System，HIS）中的8 655例、5 338例肺癌患者的共病流行率和治疗方式，结果显示，分别有31.3%、52.8%的患者至少有一种共病。随着样本量扩大，肿瘤共病研究目标从早期的流行病学特征描述，逐渐向共病的相关影响因素以及共病的发病模式转变。

共病研究将在临床和公共卫生两个研究方向上，分别对个人、社会层面产生积极意义。聚焦临床综合管理方向，可为优化恶性肿瘤患者诊治、随访提供依据；基于人群的共病负担及支付政策研究则为疾病预防、全面提升人口健康水平积累宏观研究数据，助力精准调整医疗保健模式和政策细节。

二、肿瘤共病对患者的影响

回顾肿瘤诊疗的全流程，共病将导致一系列的临床问题：患者可能因相似症状延迟恶性肿瘤确诊，或诊断检查难以开展；共病患者可能因治疗副反应、并发症风险等顾虑，无法接受标准治疗；抗肿瘤治疗副反应与基础共病的叠加将给预后造成更多的不确定性；共病管理涉及多个专科，检查费用、治疗费用均相应增加。

（一）共病影响恶性肿瘤的诊断

与慢性共病相关的高频率就医，通常与更早的恶性肿瘤诊断阶段相关，并且与更高的筛查可能性相关。虽然部分研究在乳腺癌、结肠癌和肺癌中观察到共病与早期诊断的相关性，但随访依从性、诊断检查的实施、总体医疗成本等均会影响慢性共病患者及时进行恶性肿瘤诊断。而上述条件与地区的经济发展水平、医疗资源配备、人群健康知识水平均息息相关，即便在发达国家，仍有研究观察到共病对恶性肿瘤诊断的负面影响。例如，Mette等进行了覆盖丹麦1995—2003年5 213例卵巢癌确诊患者的全国性队列研究，发现共病更常见于疾病分期更晚的患者，提示有共病可能影响卵巢癌的诊断时间，导致确诊时更晚期的疾病分期。Imogen等分析了英国1990—2019年出生在1955年之前并被诊断为肺癌的患者，提示肺癌症状替代解释的合并症会导致诊断间隔显著延长：与无共病患者相比，有1种或2种及以上共病的患者诊断间隔分别延长了31天和74天。

（二）共病影响恶性肿瘤的治疗选择

多个医疗机构回顾性研究表明，在不同的治疗选择下，存在共病的恶性肿瘤患者较无共病者更易出现不能接受根治性治疗的情况。Sarfati等2014年的研究结果显示，由于死亡风险更高，罹患共病的胃癌和肝癌患者接受根治性手术的比例更低。相仿地，出于对治疗毒性和副作用的考量，共病状态将直接影响实际化疗剂量，患者大多无法接受标准治疗。以结直肠癌为例，多项研究显示，共病影响患者接受和耐受化疗，并且该结果不受年龄的影响。此外，多项基于情景模拟研究的结果一致发现，外科和肿瘤科专家对有合并症的恶性肿瘤患者提供治疗建议的可能性更低，类似的情况也出现在多学科讨论（multi-disciplinary team，MDT）中。而对于部分患者，治疗的选择将直接影响生存率。Sagaard等通过系统综述发现，肿瘤共病患者接受手术、足疗程化疗的可能性降低，死亡风险增加。田文艳等分析共病对子宫内膜癌治疗及预后的影响，结果显示，随着成人合并症评估-27（ACE-27）评分增加，手术后放化疗比例下降，影响了患者的预后。

（三）共病影响恶性肿瘤的治疗转归

虽然通过药物调整，一定条件下可以避免特定的毒性风险，但仍有多项研究报道了共病患者并发症发生率较高。Lee等关于共病对实体瘤化疗使用影响的文献回顾中，报道的10项研究中有5项报告称，共病患者中3级或4级毒性发生率较高。除了共病本身，药物相互作用是另一项影响治疗转归的重要潜在风险。肿瘤共病患者的合并用药可能与化疗药物相互作用，导致毒性增加、治疗方案效果降低或依从性降低。尽管如此，2009年的一项综述发现，研究癌症患者中药物相互作用发生率的文章不到10篇。已进行的少数研究建议，大约1/3的癌症患者可能面临潜在的相互作用，大约1/10癌症患者的计划外住院是因为不良药物反应，多药治疗与化疗药物毒性增加的风险相关。此外，虽然研究结果间尚存在出入，但有证据表明，肿瘤共病患者可能面临术后并发症的增加风险。Tian等采用查尔森合并症指数（Charlson comorbidity index，CCI）评分研究了结直肠癌患者的共病情况及其对术中吻合口瘘发生的影响，结果显示评分越高，患者术中发生吻合口瘘的风险越高。此外，共病通过疾病本身，或影响治疗决策、治疗副作用、并发症、肿瘤进展等多个因素，增加恶性肿瘤患者的全因死亡风险。

（四）共病影响恶性肿瘤的医疗成本

恶性肿瘤共病患者通常需要更全面、更复杂的照护，包括对多种疾病的管理，这需要跨学科的团队合作和更丰富的专业知识。这种复杂性会导致照护流程的碎片化，需要更有效的协调和整合才能保证患者获得最佳治疗。这种需求导致共病患者需要更频繁的就医、更复杂的治疗和更长的住院时间，这些都增加了医疗资源的消耗和成本。Schoenberg等针对65岁及以上的老年人常见多种慢性疾病组合对自费医疗支出的影响进行了深入研究，通过分析1998年和2002年的健康与退休研究数据，考察多种慢性疾病组合对这些支出的影响。结果显示，随着老年人多种慢性疾病的患病率不断增加，自费医疗支出也随之上升。患有两种、三种和四种慢性疾病的个体，在四年内的医疗支出分别增加了41%、85%和100%，而补充医疗保险等可以减少自费支出。因此，如何平衡医疗费用的支付形式和占比，将对后续的政策制定提出更高的要求。

三、肿瘤共病研究方法进展

（一）肿瘤患者的共病评价指数

目前，广泛应用的非疾病特异性共病评价指标主要包括CCI、Elixhauser共病指数等。针对恶性肿瘤患者的诊治需求，以经典共病指数为基础，发展形成了多套针对恶性肿瘤索引疾病的共病评价体系。NCI指数，全称为美国国家癌症研究所（National Cancer Institute）指数，与CCI使用相同的17种疾病条件，但增加了权重系数。NCI指数针对乳腺癌、前列腺癌、结直肠癌和肺癌，分别开发了肿瘤特异性权重，以反映不同肿瘤类型中疾病的影响差异，并使用疾病与1年死亡率的回归系数来分配权重。Piccirillo等开发并验证了ACE-27评分工具，用于捕捉新诊断癌症患者的合并疾病并对合并症的总体负担进行分级。它包含27种不同的合并症，涵盖心血管、呼吸、消化、肾脏、内分泌、神经、精神、风湿、免疫、肿瘤、物质滥用和肥胖等评估维度，并使用四级评分系统来评估每种合并症的严重程度。对比研究结果表明，ACE-27能够比CCI更准确地识别合并症，并提高生存预测模型的准确率。自1995年以来，在西特曼癌症中心（Siteman Cancer Center）接受治疗的20多万例新确诊癌症患者的总体合并症负担和治疗信息，都应用该评估工具记录在案。

国内肿瘤共病研究领域针对共病评价指数尚缺乏专家共识或指南推荐，研究人员多参考国际研究，结合具体研究目标进行选择，研究质量参差不齐，二次数据分析常难以开展。

（二）肿瘤共病研究框架进展

随着共病研究的多维度价值逐渐被认知，面向临床应用（如治疗决策、预后判断）、公共卫生服务（如疾病筛查、防治）、社会经济效益（如卫生支付模式）等不同研究目标的研究设计呈现出丰富多样化。欧美研究机构在该领域得益于完善的分级诊疗体系和早期构建的标准化信息化数据库，能够相对完整地调取基于医院级、区域级乃至国家级的队列研究数据，有针对性地选择治疗类型、治疗转归、生存状况、社会经济状况、保险支付情况等信息，开展高质量大样本研究，研究框架已相对成熟且固定。

我国医疗体系所面临人口负担远超欧美发达国家，分级诊疗在各地区仍处在不同发展阶段，各级专科与综合医院所收治恶性肿瘤共病患者存在明显异质性。如何兼顾地区及医疗机构特点，形成具有包容性、通用性的共病研究方法，有利于扩大共病研究开展范围，弱化研究间异质性，便于数据整合进行二次分析。2025年3月，孙晓杰教授团队提出了中国住院肿瘤患者的共病负担评估框架。该框架可指导患者护理、医院管理和医疗资源分配，有潜力应用于不同医疗保健环境，以更好地应对恶性肿瘤及其相关疾病的复杂性。研究框架包括四个步骤：①从医院信息系统中提取数据，包含人口统计学数据、诊断数据、用药数据及费用数据；②识别基本共病特征，分析住院肿瘤患者的共病发生率、类型、数量、严重程度等；③估算共病负担、共病模式；④探索共病模式与治疗方案、医疗成本之间的相关性。研究以山东一家三甲医院的数据作为分析示例，针对4 666例恶性肿瘤患者进行了分析，包括共病类型、疾病严重程度与肿瘤分期的相关性等，随后通过分层聚类分析探索共病的组合模式，最终通过与结局事件关联，揭示共病组合模式对不同肿瘤种类的治疗及费用影响。该模式以临床诊疗研究方向为主，同时覆盖患者经济负担评估，为后续各地区开展肿瘤共病研究提供了基础框架，以此为根据进行拓展、延伸，具有重要的引领意义。

四、现阶段研究短板及未来方向

（一）改进肿瘤共病治疗决策的证据基础

1. 肿瘤共病研究覆盖面不足 各级医院肿瘤专科医生对于肿瘤共病的认知状况参差不齐，缺乏开展综合大样本肿瘤共病研究的意识或条件。受到数据获取权限、完整性等限制，部分单中心、小样本研究只针对少数常见肿瘤和共病展开分析，或仅针对老年人群进行分析，研究所覆盖的人群、地区、病种均不足以呈现目前我国肿瘤共病的基本情况。需要尽快摸清共病发生比例、主要共病疾病谱、当前共病管理情况，以充分的调研数据为基础，为未来开展前瞻性研究、制定指南提供依据。

2. 肿瘤共病研究标准化不足 目前国际上针对恶性肿瘤患者的共病评估指数尚未形成共识，国内研究多依据研究者判断进行共病指数的选择，部分研究也没有严格按照国际统一的疾病编码（如ICD-10）要求对疾病进行分组，诊断或报告不规范这些因素都将导致研究结果之间难以进行比较，缺乏二次分析的条件。需要拟定相关专家共识、指南对此进行推荐，制定国内研究标准。

3. 肿瘤共病研究应用指导性不足 临床医生对肿瘤共病的关注终究需落实到患者的具体诊疗细节。大多数癌症临床研究排除了有显著共病的患者，这使得评估这些患者中的毒性和治疗效果变得困难。在观察性研究中比较有和没有共病的癌症患者的癌症结局也存在问题，因为可能存在其他未测量的因素会影响治疗决策和潜在结果。一些研究试图通过使用倾向得分来解决这一问题，即更健康的患者更可能接受治疗，因此即使在特定的共病分层中，他们的结果也可能更好。我们需要通过增加真实世界研究数据，补充临床研究入排除标准造成的肿瘤共病患者治疗决策证据不充分。

（二）改进多级诊疗的整合和协调

管理有多种健康问题的患者可能会导致诊疗信息分散化、碎片化，使治疗缺乏连贯性或风险评估不足。如何调动并增加与初级保健服务的合作，更有效地利用卫生信息技术促进协调，共享医疗信息，增加社区护理并发挥远程医疗优势，需要进一步深入探索。人工智能和互联网技术可以在共病患者综合管理中发挥重要作用，通过定期随访和平台综合管理，可及时向医务人员提示患者的预警数据。通过平台，可根据患者的最新数据和反馈，进行诊疗计划的调整，设置线上MDT等，优化医疗决策及医疗资源配置。

（三）开发更好的临床工具

共病种类繁多，综合管理难度大，给肿瘤专科医生带来挑战。各级医院因医疗资源分布不均、病种比例特点，对于共病的认知和管理能力参差不齐。对肿瘤共病的诊疗推荐因跨学科而造成专业性不足问题。形成肿瘤共病临床诊疗共识和规范，借助医院信息系统将共病临床路径嵌入日常工作流程，形

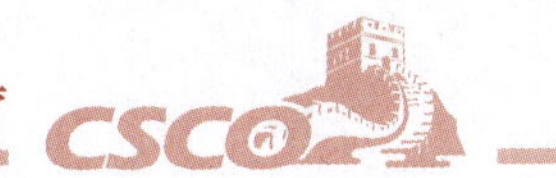

成临床决策辅助系统，更有助于提高医疗质量，做到全面且有的放矢的个体化患者管理。此外，开发基于多模态深度学习的药物智能筛选模型，解决药物组合协同等相互作用预测问题，降低治疗相关毒性，提高治疗安全性和有效性，优化临床诊疗行为。

（四）中西医结合综合诊疗

中医药强调“整体观念”和“辨证论治”，在肿瘤共病综合管理中，能够根据患者的整体状况和肿瘤的特点，制订个性化的治疗方案。中医药可以与手术、放疗、化疗等多种治疗手段相结合，形成综合治疗模式。中医药的整体调理的方式不仅关注肿瘤本身，还注重患者的体质、心理状态等多方面因素，有助于提高患者的生活质量和治疗效果。例如，林洪生教授提出在中医理论指导下的“五养五治”中医肿瘤综合康复模式，强调治疗与康复病种，涵盖饮食调养、运动调养、心理调养、功能调养、膏方调养；防护治疗、巩固治疗、维持治疗、加载治疗和单纯中医药治疗。这种模式不仅提高了治疗效果，还减少了单一治疗手段的局限性，为改善恶性肿瘤共病患者的身心状态、生活质量提供了新的契机。

五、展望

肿瘤共病问题复杂且影响深远，未来的研究与实践需多管齐下，以期突破现有瓶颈。在研究探索方面，着力扩大肿瘤共病研究的覆盖面，构建全面且精准的共病数据库，摸清我国肿瘤共病的流行特征，为深入探究共病的发生规律、影响因素、临床诊疗、综合管理提供坚实的数据支撑。在综合管理方面，加强初级保健与专科医疗之间的合作，借助先进的卫生信息技术，实现医疗信息的高效共享与协调，打破诊疗信息的碎片化困境。通过远程医疗、人工智能等手段，优化医疗决策，合理配置医疗资源，为共病患者提供连贯、精准的医疗服务。在公共卫生政策方面，加强疾病预防和健康教育，提高公众对肿瘤共病的认识和重视程度；优化医保政策，合理配置医疗资源，在保障患者治疗权益的同时减轻经济负担。群策群力，探索肿瘤共病综合管理的中国方案。

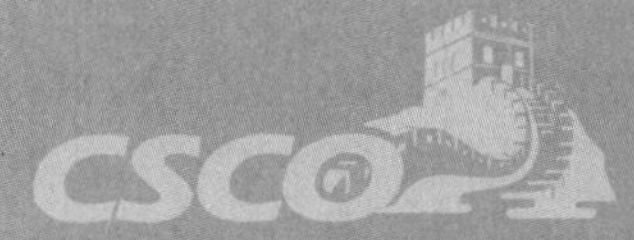

肿瘤放射治疗

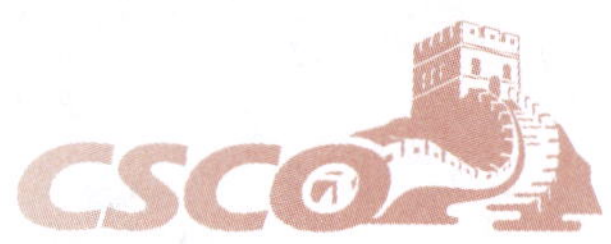

质子重离子放射治疗的现状与趋势

陈明

中山大学肿瘤防治中心

近十年来，我国质子重离子放射治疗的装备技术研发和临床应用研究获得了突破性的进展；政策力度加大，使用单位增多，装备技术迭代，已经积累了一定的临床经验，建立了较为完整的临床实践体系。

本文简要介绍离子束物理和生物学特性，回顾装备技术发展历程，汇总临床应用现状，并探讨今后十年的发展趋势。

一、质子重离子的物理和生物学特性

(一) 医用射线分类

1. **光子射线** 是指用于医学的高能光子电磁辐射，具有波粒二象性，能量在千电子伏特(keV)至兆电子伏特(MeV)之间。主要包括X射线和γ射线，用于诊断、治疗或科研目的，通过电离和激发生物组织的原子或分子，产生生物学效应或物理成像信号。医用光子射线是医学影像和放射治疗的核心工具，其应用依赖于对光子能量、剂量强度及生物效应的精确控制。

2. **粒子射线** 是指由高速运动的带电或中性粒子组成的束流，通过人工加速或放射性核素衰变产生，其医学价值源于精准的能量沉积和高效的生物效应。包括电子(β粒子)、质子、中子、氦离子(α粒子)、碳离子、氧离子、氖离子等。一般把质量大于等于氦核的带电粒子称为重离子，能量通常为几兆电子伏特至千兆电子伏特，能量越高，穿透力越强。电子束用于浅表肿瘤治疗，质子束用于深部肿瘤治疗，碳离子束穿透力强、生物效应高，用于抗辐射肿瘤(如骨肉瘤、黑色素瘤等)。

(二) 离子束放射物理学特性

光子射线的物理学特性导致了技术瓶颈，在现有技术体系和正常组织耐受量范围之内，许多肿瘤的剂量已经难以进一步提升。

离子束在其径迹上传递给组织的能量大小用线能量转移(linear energy transfer，LET)来表示和量化。LET与入射离子的原子序数平方成正比，这一规律决定了碳离子LET比质子高；LET与离子束速度的平方成反比，这一规律解释了为什么在离子束射程的末端会出现“布拉格峰”。离子束能量在“布拉格峰”集中释放，能够在精准靶向肿瘤的同时很好地保护周围正常组织。

(三) 离子束放射生物学特性

放射线的生物学效应分为直接效应和间接效应。直接效应是指射线直接击中DNA导致其损伤；间接效应是指射线首先与占人体组分约2/3的水分子作用，产生羟基自由基(·OH)和氢自由基(H)，再由自由基对DNA造成损伤。X线和质子束以间接效应为主，质子的生物学效应大致比光子线高10%；而碳离子则以直接效应为主，生物学效应为X线和质子束的2~3倍。

光子线和质子束照射后，对DNA的损伤以单链断裂为主；重离子束照射后，DNA双链断裂占比高达70%，组织修复损伤的能力显著降低。光子和质子对处于有丝分裂期的细胞敏感，其他周期的细胞相对抗拒；重离子对不同细胞周期中的肿瘤细胞都具有杀灭作用。光子和质子的放射敏感性对氧的存在高度依赖，乏氧细胞对其抵抗；而重离子对氧的依赖性低，特别是射程末端的高LET部分。这些因素综合的结果就是重离子束照射后肿瘤细胞再增殖的能力显著降低。

二、质子重离子的装备和技术概况

(一) 放射治疗装备发展历程

自1895年伦琴发现X线、1898年居里夫人发现镭-226，人类就开始利用射线治疗疾病，从低能的X线治疗皮肤癌，到200~400kV的深部X线治疗喉癌等头颈部肿瘤。1950年钴-60远距离治疗机的出现标志着MV以上的超高压射线进入临床。1965年以后陆续出现了电子感应加速器、电子直线加速器、后装近距离治疗机。1980年后CT和MR三维影像定位技术、放射治疗计划系统(TPS)用于临床。2000年之后影像引导技术、调强放射治疗和逆向放射治疗计划进一步提高了放射治疗的准确性和工作效率。

1. **国际质子重离子装备技术发展历史** 1946年，美国物理学家提出利用离子束治疗肿瘤的设想，指出其布拉格峰特性可精准释放能量。1957年，劳伦斯-伯克利实验室使用离子束开展癌症治疗研究。1960年，哈佛大学麻省总院利用高能物理装置开始质子放射治疗的临床和研究。1990年，美国Loma Linda大学医学中心建成全球首个医用质子装置，推动

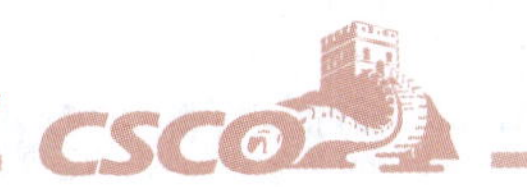

质子治疗普及。1994年,日本国立放射线综合研究所(NIRS)在千叶县建成世界首个医用重离子装置,开启重离子治癌时代。2000年前后,美国、日本、德国等多个国家新建了一批质子重离子中心,比如美国MD安德森质子中心和德国海德堡质子重离子中心,技术逐步标准化。2010年后,美国、欧洲,特别是亚洲(中国、日本、韩国,等)加速布局,设备和技术向小型化和智能化发展。

2. 中国质子重离子装备技术发展历程 中国质子重离子装置的研发和产业化在过去10年取得了突破性进展,已形成具有自主知识产权的产业集群,涌现出一批领先企业,以下按照首台套投入临床使用的时间顺序进行介绍。

1993年,中国科学院近代物理研究所开展重离子治癌实验,1995年获国家"攀登计划B"支持,2006年浅层治疗装置投入使用,王小虎教授带领团队治疗了103例浅层肿瘤患者,成为全球第4个开展重离子治癌的国家,2009年开展深部肿瘤临床研究。2012年首台套小型化重离子装置落户武威肿瘤医院,2020年正式开始临床应用,打破了国外垄断。

2012年,国产质子装置研发被列为上海市战略性新兴产业重大项目,由中国科学院上海应用物理研究所牵头,联合上海高等研究院等共同研发;2017年获科技部"十三五"重点研发计划资助。2021年完成临床试验,2023年在瑞金医院开始临床应用,2024年旋转机架投入使用。

首台单室质子装置于2024年在华中科技大学同济医学院附属同济医院投入临床应用。

2017年,中国科学院合肥物质科学研究院等,在引进瓦里安ProBeam系统的基础上,自主研发了国产Capro-X1超导质子治疗系统,目前正在申请开展临床试验。

2020年,自主研发的超导质子回旋加速器将配备质子重离子治疗系统。

(二) 国际质子重离子治疗装备现状

截至2025年6月,根据国际粒子(质子)治疗协作组织(PTCOG)数据和"质子中国"统计,我国质子装置26台,重离子装置14台。

三、质子重离子的临床应用

随着加速器小型化和投照技术精准化,离子束治疗迎来了"黄金时代"。全球正式开展常规临床应用的粒子治疗单位已经达140家,我国已经进入临床治疗或临床试验的单位是22家。

临床适应证具体如下。

质子放射治疗技术较成熟,旋转和调强技术已经普遍使用;光子放射治疗的经验几乎可以直接应用到质子治疗;质子放射治疗适用于放射治疗敏感肿瘤,在保持甚至提高疗效的同时,降低了正常组织的损伤;因此特别适合儿童肿瘤的放射治疗,有利于保护儿童稚嫩的正常组织,减少对生长发育的影响,改善生存质量;但质子对于放射治疗抗拒肿瘤的优势并不明显。

碳离子放射治疗还没有质子放射治疗这么成熟,目前可以达成以下共识:第一,碳离子适用于放射抗拒肿瘤(包括骨肉瘤、软骨肉瘤、软组织肉瘤、脊索瘤、腺样囊性癌、恶性黑色素瘤、胰腺癌、前列腺癌);第二,复发瘤放射治疗抗拒,危及器官难以耐受二重打击,碳离子具有物理生物双重优势,可以明显提高复发肿瘤的疗效,而正常组织可以耐受;第三,对于鼻咽癌等敏感肿瘤,食管癌等空腔肿瘤,目前正在探索使用混合射线,在保证安全的前提下,提高疗效,降低毒性。

具体临床应用建议参考中国抗癌协会粒子放射治疗专业委员会编著的《中国肿瘤整合诊治技术指南(CACA)——粒子治疗》第二版;蒋国梁教授专著《碳离子肿瘤放射治疗的临床放射生物学》和蒋国梁、郭小毛教授专著《质子和碳离子的肿瘤放射治疗——上海市质子重离子医院建院10年总结》。

四、质子重离子治疗发展趋势

质子重离子放射治疗行业方兴未艾,未来十年的发展趋势,大致可以归纳为以下7个方面。

(一) 政策支持将进行"精准调控"

国家卫生健康委员会(以下简称国家卫健委)已经发放质子配置证44个,重离子配置证15个。2025年6月,国家卫健委又开放了11个配置证的申请。在已经获批配置证的59个单位中,已经建成和落地建设的共34个,占比58%;换言之,有42%领证单位的项目存在一定程度的不确定性或尚未进入实质性建设阶段。综合考虑以上情况,预计"十五五"期间,我国质子重离子的政策支持力度将进行更为精细化的调控。

(二) 装置小型化水平不断提高

传统的质子重离子装置体积庞大,采用一台加速器带多个治疗室的模式。随着材料和技术进步,加速器的体积不断缩小,质子装置开始往单个治疗室的方向发展;重离子旋转臂架的重量也从最初的600吨减少到了120吨。

(三) 投照技术的发展出现分化

传统的观念和技术是发展旋转机架,把患者固定在自然舒适的仰卧位,实现弧形投照并调节剂量强度。近年来快速发展的一个新方向是固定束配合竖式定位和治疗装置,这一技术的研发成功,将显著降低装置的体积和复杂程度,至少可以部分替代旋转臂架的功能。另外,超高剂量率(FLASH)放射治疗也是一个重要的发展趋势。

(四) 智能化程度不断提升

质子重离子装置的加速器控制系统(ACS)、治疗控制系统(TCS)、肿瘤放射治疗信息系统(OIS)不断迭代;物理剂量和生物效应计算模型和治疗计划系统(TPS)日趋成熟。光子线放射治疗的智能化技术,比如自适应放射治疗(ART)等,正在快速向离子束治疗中转移。

(五) 适应证拓展与治疗模式转变

离子束治疗从早期主要用于前列腺癌、脊索瘤、腺样囊性癌等,逐步覆盖肺癌、乳腺癌、鼻咽癌、肝癌等常见病种。治疗模式也从早期的离子束单独使用,发展到联合抗肿瘤药物的综合模式。

(六) 国产化程度不断提升

国产医用质子重离子装备崛起,建造和运行成本减半,治疗费用降低,部分城市纳入普惠保险报销范围,为我国质子重离子治疗的惠民普及创造了条件。

（七）行业管理与标准化建设

质子重离子治疗是放射治疗的一个分支，但又具有高度的特殊性，PTCOG 于 1985 年成立，是全球最重要的粒子治疗行业的学术组织。随着我国粒子治疗行业规模的不断扩大，2021 年 5 月，中国人体健康科技促进会设立了质子重离子放射治疗专业委员会；2022 年 8 月，中国医学装备协会设立了离子放射治疗分会；2022 年 11 月，中国抗癌协会设立了粒子放射治疗专业委员会。这些行业协会和学术组织的成立运行，起到了引领行业发展，促进学术交流，提高临床规范化和同质化水平，培养专业人才，增进国内外合作的重要作用。与此同时，我国质子重离子治疗的标准化工作正在有序推进，《质子和重离子加速器放射治疗技术临床应用管理规范》（2023 版）发布；《中国肿瘤整合诊治技术指南（CACA）——粒子治疗》（第二版）推出。

综上所述，我国质子重离子放射治疗正朝着装备轻量化、技术智能化、治疗普惠化的方向快速发展，通过国产替代和技术创新，与国际先进水平比较，已经完成“跟跑”，进入“并跑”阶段。随着技术成熟和成本下降，质子重离子治疗有望从“高端选项”逐步发展到“常规手段”，成为肿瘤综合治疗的重要一环。

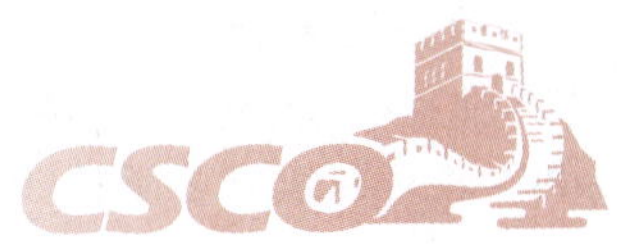

局部晚期不可切除非小细胞肺癌综合治疗进展

傅小龙
上海市胸科医院

一、局部晚期不可切除非小细胞肺癌（NSCLC）定义

局部晚期不可切除 NSCLC 是指肿瘤局限于胸腔内和锁骨上、尚未发生远处转移，但因局部侵犯范围或区域淋巴结转移程度导致手术难以完全切除或即使手术参与也难以提升临床疗效的一类疾病。其具体定义如下。

（一）原发灶范围定义

T 分期为 $T_{3\text{-}4}$，肿瘤侵犯周围重要脏器，包括心脏、大血管、气管或主支气管、食管、椎体及纵隔等；或复杂解剖部位原发灶，如肺上沟瘤侵犯椎体等多器官（主要指肿瘤侵犯椎体超过 50%，臂丛神经受侵犯等），无法实现 R0 切除者。

（二）淋巴结范围定义

N 分期为 $N_{2b\text{-}3}$，包括同侧纵隔淋巴结多枚转移融合成巨大肿块，或同侧多站纵隔淋巴结转移（N_{2b}）；对侧肺门、纵隔淋巴结，或同 / 对侧锁骨上或斜角肌淋巴结转移者（N_3）。

（三）术前评估认为即使行全肺切除，特别是右全肺切除，仍无法达到 R0 切除

研究显示右全肺切除围术期风险高于左全肺（病死率 5%~15% vs. 3%~10%），且 R0 切除率更低（右肺 68% vs. 左肺 78%）。若侵犯心脏大血管或纵隔淋巴结，R0 切除率降至 40%~50%。因此，对术前评估全肺切除难以达 R0 切除者，仍被视为局部晚期不可切除的 NSCLC。

二、局部晚期不可切除 NSCLC 的治疗总体路径

（一）首先，尽可能对淋巴结状态进行准确的判断

根据美国国家综合癌症网络（NCCN）、中国临床肿瘤学会（CSCO）及美国临床肿瘤学会（ASCO）指南建议，Ⅲ期 NSCLC 患者应在治疗前接受全面的影像学与气管镜评估，尤其是纵隔淋巴结的病理学评估［如超声支气管镜（EBUS）或纵隔镜检查］，以指导后续治疗决策。完善 PET-CT、头颅 MRI 及纵隔淋巴结的影像与病理学评估检查，以获得准确的临床分期以及手术参与切除的可能性评估，一旦确诊为不可切除状态，需要进行肿瘤基因突变状态的检测，以确定其综合治疗策略。

（二）基于驱动基因突变状态制订后续治疗方案

基于驱动基因突变状态，确定不同综合治疗的策略路径。驱动基因突变阴性患者经根治性同步或序贯放化疗后无进展者，免疫巩固治疗；*EGFR* 突变阳性特别是常见敏感突变的患者免疫巩固获益有限，根治性放化疗后推荐小分子靶向 TKI 药物巩固治疗。*ALK* 重排患者免疫巩固疗效有限，靶向巩固治疗的必要性尚无证据支持。罕见突变患者差异性较大，目前不确定是受益于免疫还是小分子靶向药物的巩固性治疗，但仍需大型前瞻性研究或真实世界研究来验证。

三、局部晚期不可切除 NSCLC 伴驱动基因突变患者综合治疗标准

2017 年 PACIFIC 研究确立度伐利尤单抗为根治性放化疗后免疫巩固治疗的标准方案，然而其在 *EGFR* 突变患者中获益有限。多项回顾性分析显示，*EGFR* 突变患者放化疗后接受免疫巩固的客观缓解率（ORR）较低，生存获益显著逊于 *EGFR* 野生型。此分子分型驱动的疗效差异促使针对 *EGFR* 突变亚群的精准治疗策略不断探索。

（一）LAURA 研究为一项全球Ⅲ期双盲、安慰剂对照试验，纳入不可切除且携带 *EGFR* 19del/21L858R 突变的Ⅲ期 NSCLC 行根治性放化疗后的患者，按 2∶1 随机接受奥希替尼或安慰剂维持治疗，进展后对照组可开放使用奥希替尼。2024 年 ASCO 会议公布数据显示，奥希替尼组无进展生存期中位数（mPFS）较对照组显著延长（39.1 个月 vs. 5.6 个月，*HR*=0.16，95% *CI* 0.10~0.24，*P*<0.001），支持奥希替尼作为放化疗后巩固治疗。2025 年欧洲肺癌大会（ELCC）发布的总生存期（OS）数据显示，奥希替尼组与对照组的 mOS 分别为 58.8 个月和 54.0 个月（*HR*=0.67，95% *CI* 0.40~1.14，*P*=0.15），差异虽无统计学意义，但 36 个月后奥希替尼组呈现持续生存获益。

（二）POLESTAR 研究同样聚焦于 *EGFR* 敏感突变Ⅲ期不可切除 NSCLC 患者放化疗后靶向巩固治疗，纳入 147 例同步或序贯放化疗后疾病稳定的 *EGFR* 19del/21L858R 患

者，随机分配至阿美替尼巩固治疗组或安慰剂组。2024 年世界肺癌大会（WCLC）会议公布数据显示，阿美替尼组 mPFS 较对照组显著延长（30.4 个月 vs. 3.8 个月，*HR*= 0.20，*P*<0.000 1），两组 mOS 尚未达到，但阿美替尼组显示生存获益趋势。

基于此，2025 年最新版 CSCO 指南推荐奥希替尼、阿美替尼作为 *EGFR* 19del/21L858R 突变Ⅲ期不可切除 NSCLC 患者同步 / 序贯放化疗后的巩固治疗。

四、局部晚期不可切除 NSCLC 伴驱动基因突变患者综合治疗发展趋势

在 LAURA 研究中，约 20% 的患者因疾病进展或不良反应未能接受靶向巩固治疗，从而影响远期生存获益。因此，除 LAURA 模式外，针对驱动基因阳性局晚期不可切除 NSCLC 的多种治疗策略仍值得探索。

首先，靶向治疗前移作为诱导治疗具有潜力。一代至三代表皮生长因子受体酪氨酸激酶抑制剂（EGFR-TKI）在Ⅳ期 *EGFR* 敏感突变的 NSCLC 中疗效确切，已作为一线推荐，同时也被积极应用于可切除 NSCLC 的新辅助治疗探索。考虑其缩瘤优势，靶向治疗作为局部晚期不可切除 NSCLC 患者的诱导治疗，后续联合根治性放化疗或序贯以及不序贯靶向巩固治疗，有望改善疗效。

此外，靶向联合放疗或为这部分患者提供一种可行的去化疗综合治疗手段。王绿化教授牵头的 ADVANCE 研究显示，阿美替尼靶向诱导后序贯靶向同步放疗组的 mPFS 显著优于标准放化疗组（34.0 个月 vs. 7.8 个月，*HR*=0.15），且中性粒细胞减少（16.7% vs. 52.6%）和恶心（0 vs. 26.3%）发生率更低。因此，对于 *EGFR* 敏感突变的局部晚期不可切除 NSCLC 患者，靶向联合放疗或可显著延缓疾病进展并改善生活质量。

最后，基于 LAURA 研究模式，亦可探讨靶向治疗与放化疗同期应用，并序贯靶向药物巩固治疗。但需注意，既往多项研究提示靶向治疗与放疗同步可增加间质性肺炎风险，其联合使用的安全性仍需进一步验证。

五、局部晚期不可切除 NSCLC 驱动基因阴性患者综合治疗标准

免疫前时代，根治性同步放化疗为局部晚期不可切除 NSCLC 的标准治疗方案，其疗效显著优于序贯放化疗，从而被国内外指南推荐。免疫治疗兴起后，多种免疫药物在该人群中的应用逐步展开。

2017 年 PACIFIC 研究结果首次在欧洲肿瘤内科学会（ESMO）大会公布，并发表于 *The New England Journal of Medicine*。研究纳入 713 例同步放化疗后未进展患者，评估度伐利尤单抗免疫巩固治疗的疗效与安全性。结果显示，度伐利尤单抗免疫巩固组较对照组显著延长该人群 mPFS（16.8 个月 vs. 5.6 个月，*HR*=0.52，*P*<0.001）。5 年随访数据显示，免疫巩固组 mOS 达 47.5 个月，显著优于安慰剂组的 29.1 个月（*HR*=0.72，95% *CI* 0.59~0.89），确立了其作为免疫巩固治疗的标准方案，并被 NCCN 指南推荐。

但考虑到真实世界中，部分患者因耐受性差而选择序贯放化疗，免疫巩固治疗在该人群的价值由 GEMSTONE-301 研究进一步验证。研究纳入 381 例局部晚期不可切除 NSCLC 患者，按 2∶1 随机分配至舒格利单抗组与安慰剂组，结果显示舒格利单抗免疫巩固治疗可显著延长放化疗后患者的 mPFS（10.5 个月 vs. 6.2 个月），免疫巩固组的 mOS 较安慰剂组也有优势（NR vs. 25.9 个月，*HR*=0.69，95% *CI* 0.49~0.97）。

此外，PACIFIC-6 研究也证实，对于一般状况较差、高龄且分期较晚的局部晚期不可切除 NSCLC 患者，予序贯放化疗后采用度伐利尤单抗巩固治疗仍具良好的抗肿瘤效果（mPFS 达 10.9 个月，1 年 PFS 率 49.6%，1、2 年 OS 率分别为 84.1% 和 69.8%），且安全性良好。

基于上述证据，最新版 CSCO 指南推荐度伐利尤单抗和舒格利单抗用于局部晚期不可切除 NSCLC 患者同步或序贯放化疗后的免疫巩固治疗。

六、局部晚期不可切除 NSCLC 驱动基因阴性患者综合治疗进展

尽管放化疗后免疫巩固治疗相较单纯放化疗显著改善了局部晚期不可切除 NSCLC 患者的总生存，但 PACIFIC 研究显示约 60% 的患者在治疗后 3 年内出现疾病进展或死亡。此外，PACIFIC 与 GEMSTONE-301 研究均纳入放化疗后未进展患者，对于对原发放化疗抵抗者，是否应在初始阶段进行分层并优化治疗策略，尚待进一步探索。目前，多项研究正致力于开发更精准的治疗模式，以提升该人群的整体疗效。

（一）治疗策略相关探索研究进展

1. 根治性放化疗后加强免疫巩固治疗是否可进一步获益？ COAST 研究为一项全球多中心、随机Ⅱ期临床试验，评估度伐利尤单抗单药及其联合 CD73 抑制剂 oleclumab 或 NKG2A 抑制剂 monalizumab 作为放化疗后未进展的局部晚期不可切除 NSCLC 患者的免疫巩固治疗效果。其数据于 2022 年发表于 *Journal of Clinical Oncology*，结果显示免疫联合治疗组 mPFS 优于单药组：联合 oleclumab 组未达到（*HR*=0.42）、联合 monalizumab 组为 15.1 个月（*HR*=0.44），单药组为 6.3 个月；三组 12 个月 PFS 率分别为 62.6%、72.7%、33.9%。三组 ≥3 级治疗相关不良事件发生率相近。尽管联合治疗显示出良好前景，但因样本量有限且单药组 PFS 低于 PACIFIC 研究数据，其结果仍需大型随机研究进一步验证。

另外，陈明教授在 2025 ASCO 大会报告的 R-ALPS 临床Ⅲ期研究显示，对于局部晚期不可切除 NSCLC 患者，同步 / 序贯放化疗后使用贝莫苏拜单抗（联合 / 不联合安罗替尼）可显著延长 mPFS（联合组 15.1 个月 vs. 单药 9.7 个月 vs. 安慰剂 4.2 个月，均 *P*<0.000 1）。第二阶段数据显示联合组 mPFS 达 17.4 个月，单药组 11.2 个月（*P*=0.122）。虽然 OS 数据尚待公布，但联合组方案有望成为局部晚期不可切除 NSCLC 患者巩固治疗新选择。

2. 免疫治疗前移至放化疗期间是否可实现协同增效作用？ 鉴于免疫治疗在放化疗后巩固治疗阶段展现了良好疗

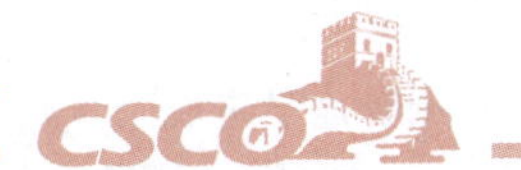

效，其是否可前移至放化疗期间以实现协同增效，成为研究热点。

（1）PACIFIC-2 研究首次评估了度伐利尤单抗同步放化疗序贯免疫巩固治疗的疗效与安全性。2024 年 ELCC 大会公布数据显示，试验组 mPFS 为 13.8 个月，虽较对照组的 9.4 个月略有延长，但差异无统计学意义（*HR*=0.85，*P*=0.247），OS 亦无显著改善（36.4 个月 vs. 29.5 个月，*HR*=1.03，*P*=0.823）。此外，试验组较对照组治疗相关停药率较高（14.2% vs. 5.6%），提示联合应用的耐受性不足。

（2）Checkmate-73L 研究探索了不同方式放免联合在局部晚期不可切除 NSCLC 患者中的疗效及安全性。结果显示，纳武利尤单抗联合放化疗（无论是否联合伊匹木单抗）后序贯免疫巩固治疗，与标准的度伐利尤单抗免疫巩固方案相比，mPFS 和 mOS 无显著改善，且 ≥3 级不良事件及死亡率较标准组更高。

综上，目前同期放化免序贯免疫巩固治疗尚未显示明确生存获益，且毒性风险升高，临床应用仍需谨慎。

3. 将免疫治疗前移至放化疗前作为诱导治疗是否能够为后续的放化疗带来进一步增益？ 日前，化疗联合免疫治疗在 NSCLC 中已广泛应用于Ⅳ期一线及Ⅱ~Ⅲ期可手术患者的新辅助治疗中，展现出良好的缩瘤效果。在新辅助治疗中，化免治疗可显著提高病理缓解率，不同研究中病理学完全缓解率（pCR）达 30%~40%，主要病理缓解率（MPR）达 40%~80%。因此，将其作为诱导治疗用于局部晚期不可切除 NSCLC 患者是否可为后续根治性放化疗带来获益，值得进一步探讨。

（1）KEYNOTE-799 研究为一项开放标签Ⅱ期试验，纳入Ⅲ期不可切除 NSCLC 患者，采用帕博利珠单抗联合化疗诱导，继以同步放化免治疗，序贯免疫巩固。2025 年 ELCC 大会公布数据显示：A 组（鳞癌或非鳞癌组，予紫杉醇 + 卡铂化疗）ORR 为 71.4%，mPFS 为 29 个月，mOS 为 35.6 个月；B 组（仅非鳞癌组，予培美曲塞 + 顺铂化疗）ORR 为 75.5%，mPFS 为 45.3 个月，mOS 为 56.7 个月。安全性方面，A、B 两组 ≥3 级肺炎发生率为 8.0% 和 6.9%，≥3 级治疗相关不良事件发生率分别为 65.2% 和 51.0%，因治疗相关不良事件而停用任何药物的比例分别为 33.9% 和 20.6%。总体耐受性可，5 年随访未见新增安全信号，但其 ≥3 级不良事件发生率从数值上看较 PACIFIC 研究更高。

上述各项临床研究安全性数据及既往多项临床前实验数据都提示我们，常规分割剂量的放疗与免疫联合使用时，其放免联合的协同效应并不显著，且可能存在安全性风险提高的可能。那么，将免疫与放化疗分开，仅将化免用于根治性放化疗前的诱导治疗，后续仍按照 PACIFIC 治疗模式行根治性放化疗及免疫巩固治疗是否能够成为局部晚期不可切除 NSCLC 患者更好的选择？

（2）APOLO 研究为一项前瞻性单臂Ⅱ期研究，纳入Ⅲ期不可切除 NSCLC 患者，接受 3 周期阿替利珠单抗联合紫杉醇 + 卡铂诱导治疗，继以根治性放化疗，序贯阿替利珠单抗巩固治疗。2024 年 WCLC 会议报道提示其 mPFS 为 20.8 个月，12 个月 PFS 率为 68.4%；12 个月和 24 个月 OS 率分别为 86.8%、60.5%。相较 PACIFIC 研究，显示出更优的生存趋势。

（3）中国医学科学院肿瘤医院毕楠教授团队发表的回顾性研究纳入了 75 例大体积Ⅲ期不可切除 NSCLC 患者，行化免诱导治疗后再行同步 / 序贯放化疗，其 mPFS 达 23.8 个月，1 年 PFS 率为 72.1%，1 年 OS 率为 83.1%。亚组分析提示接受 2 周期诱导治疗者预后更优。目前相关前瞻性研究正在进行中，其结果值得期待。

综上，化免作为诱导治疗用于局部晚期不可切除 NSCLC 患者显示出良好前景，未来可为更精准的综合治疗策略提供新路径。

4. 在特定的人群中，局部晚期不可切除 NSCLC 患者是否可以去化疗化？ 多项前瞻性和回顾性研究表明，Ⅳ期 NSCLC 中 PD-L1 ≥50% 的患者对帕博利珠单抗单药响应良好，NCCN 指南已推荐其为一线标准方案。考虑到部分局部晚期不可切除 NSCLC 患者对同步放化疗耐受性较差，是否可在特定人群（如高龄或 PD-L1 高表达或器官功能不全者）中探索去化疗化的策略具有研究价值。

2022 年 ASCO 大会公布的 SPRINT 研究为前瞻性Ⅱ期试验，纳入 PD-L1 ≥50% 的局部晚期不可切除 NSCLC 患者，采用 3 周期帕博利珠单抗诱导治疗后行根治性放疗，序贯帕博利珠单抗巩固治疗。结果显示，1 年 PFS 率为 76%，1 年 OS 率达 92%，达到预设终点，支持该策略在特定人群中的可行性，特别适用于不能耐受化疗的患者。

5. 对于部分局部晚期不可切除 NSCLC 患者能否通过诱导治疗，转化为可手术切除？ 鉴于多项临床及真实世界研究数据提示，新辅助化免治疗在可切除 NSCLC 中具有显著缩瘤效果，现阶段研究正积极评估其在初诊不可切除 NSCLC 中的转化治疗潜力。2024 年 *Cancer Cell* 发表的 TRAILBLAZER 研究由吴一龙教授牵头，纳入经多学科评估为不可切除的Ⅲ期 NSCLC 患者，依据 PD-L1 表达分组接受 SHR-1701 联合化疗或 SHR-1701 单药诱导治疗，3 周期后评估可切除性。重新评估后为可根治性切除者行手术，仍不可切除者行放疗，局部治疗后均接受 SHR-1701 巩固治疗。共纳入 107 例患者，其中 27 例实现 R0 切除，MPR 率为 44%，pCR 率为 26%；18 个月无事件生存率（EFS）手术组为 74.1%，放疗组为 57.3%，提示该方案存在转化潜力。

此外，前瞻性Ⅱ期研究 MDT-BRIDGE（NCT05925530）评估临界可切除 NSCLC 患者经化免诱导后行手术或放疗的疗效与安全性，目前该研究正在进行中，结果值得期待。

目前，多项数据均表明，部分初诊不可切除Ⅲ期 NSCLC 患者可经化免诱导治疗来实现手术转化，展现出积极的应用前景。然而，应注意该部分成功转化的患者多为对化免治疗高度敏感者，难以代表整体人群。另外，可转化为手术的患者，手术参与和放疗参与的局部治疗疗效是否有差异性，目前无临床证据，未来需进一步评估化免诱导治疗对总体人群长期生存的影响，并明确两种局部治疗方法之间是否存在疗效差异性。

6. 对于Ⅲa（N_2）期的 NSCLC 患者，化免诱导治疗后根治性手术对比根治性放疗，谁更有优势？ 指南建议Ⅲa（N_2）期 NSCLC 患者可选择根治性放化疗序贯免疫巩固治疗或新辅助化免治疗后手术切除，但不同方案具体适用人群尚不明确。美国学者 Arvind Kumar 等基于 NCDB 数据库，比较了Ⅲ期

$(T_{1\sim3}, N_2)$ NSCLC 患者接受新辅助化免后手术对比同步放化疗序贯免疫巩固的疗效差异。共纳入 3 382 例患者，其中 93 例(2.8%)接受手术，3 289 例(97.2%)接受放化疗序贯免疫巩固。倾向性评分匹配(PSM)后，手术组 3 年 OS 率为 77.2%，显著高于放化疗组的 63.2%(P=0.029)。但该研究为回顾性分析，存在选择偏倚，且缺乏对 N_2 分布特征的具体信息描述，如手术组可能以病变较轻、范围较局限患者为主，其结果解释仍需谨慎。

另外，我国学者赵路军教授牵头的多中心真实世界回顾性研究纳入 239 例Ⅲ期 NSCLC 患者，比较新辅助化免后手术与放化疗的疗效。PSM 后分析提示，手术组与放化疗组在 mPFS 和 mOS 方面均无显著差异，除放化疗组 3/4 级血液毒性较高外，其余不良反应也相似。

综上，尽管初步数据提示部分初诊不可切除局部晚期 NSCLC 患者可能从新辅助化免后手术中获益，但现有研究多为回顾性，存在固有局限性。尤其对于Ⅲa(N_2)期患者，化免后局部治疗策略的最优选择仍需前瞻性、多中心、大样本研究进一步验证。

(二) 放疗技术相关研究进展

由于Ⅲ期 NSCLC 患者异质性显著，单一治疗模式难以满足精准治疗需求，且该类患者总体预后较差，尤其是Ⅲ期不可切除者，治愈率有限。放疗作为此类患者的主要局部治疗手段，相关研究正聚焦于分割剂量及放疗技术的优化。

1. 光子大分割放疗技术在局部晚期不可切除 NSCLC 患者中疗效与安全性探索 在免疫治疗时代，刘慧教授开展了针对局部晚期不可切除 NSCLC 的精准大分割同期放化疗联合免疫巩固治疗研究(GASTO-1052)，该项Ⅱ期前瞻性研究评估该治疗模式的疗效与安全性。其将放疗分为两个阶段：第一阶段予 30Gy/6Fx 放疗，化疗同步于第 1 与第 6 次放疗，同时设 3 周修复期与 1 周评估期；第二阶段对残余病灶继续予 30Gy/6Fx 放疗，并同步化疗，序贯免疫巩固治疗至 1 年。共 102 例患者完成全程放化疗，49 例接受免疫巩固治疗。数据结果提示 ORR 为 90.2%，mPFS 为 20 个月，12 个月 PFS 率达 84.9%。接受免疫巩固治疗者的 PFS 中位数显著优于未行免疫巩固治疗者(25.7 个月 vs. 16.7 个月，P=0.04)。安全性分析提示，≥3 级肺炎与食管炎发生率均为 2.9%，显示出良好的耐受性。

若该分割剂量放疗技术及联合治疗模式能够广泛应用，可显著缩短患者放疗时间、降低治疗毒性及相关费用，并改善患者依从性。然而，该结论基于小样本、单中心Ⅱ期研究，尚需全球多中心、大样本前瞻性Ⅲ期研究进行确证。

2. 质子放疗技术或可提高局部晚期不可切除 NSCLC 患者安全性，为未来放疗发展方向 与光子放疗相比，质子治疗 NSCLC 可显著降低肺、食管、心脏等危及器官的辐射剂量。多项研究表明，局部晚期不可切除 NSCLC 患者接受质子放疗同步化疗，在有效控制疾病的同时，毒性反应较光子放疗更低，安全性更高。2023 年，*Radiotherapy and Oncology* 报道回顾性分析了 271 例Ⅲ期 NSCLC 患者，质子放疗联合化疗序贯免疫巩固组(n=71)较光子组(n=200)显著降低 3 级以上淋巴细胞减少和贫血发生率，在提高肿瘤照射剂量时减少危及器官辐射剂量。同年，吴开良教授团队在 *International Journal of Radiation Oncology·Biology·Physics* 报道，质子 / 重离子放疗较光子放疗显著减少严重淋巴细胞减少症患者比例。综上，质子治疗通过减少正常组织受照剂量，或可减轻免疫抑制，提升免疫治疗适用性，从而改善患者预后。但仍需进一步研究探讨放疗对淋巴细胞亚群及免疫系统的调控影响及其与预后的关系。

在免疫前时代，MD 安德森癌症中心学者开展了质子放疗联合同步化疗在Ⅲ期不可切除 NSCLC 患者中的研究，64 例患者接受 74Gy 相对生物效应(RBE)质子放疗联合化疗，mOS 为 26.5 个月，5 年生存率为 29%。≥3 级放射性食管炎和肺炎发生率分别为 10% 和 12%，未见 5 级毒性。此外，Liao 等对比研究显示，光子调强放疗与常规光子放疗在疗效及复发模式方面无显著差异，两组肺与食管的照射剂量相近，但质子放疗患者心脏受量更低。此外，RTOG 1308 为一项前瞻性临床研究，比较质子与光子放化疗在Ⅱ～ⅢB 期 NSCLC 中的疗效，目前入组已完成，主要终点(OS 及心脏毒性)尚未公布。

上述研究表明，质子放疗凭借物理优势在胸部肿瘤中对危及器官的保护优于光子，但在 NSCLC 治疗疗效方面尚未显示出显著优势。进入免疫治疗时代，质子放疗在局部晚期不可切除 NSCLC 中的潜在价值亟待进一步探索。

七、多学科综合治疗(MDT)仍是局部晚期不可切除 NSCLC 患者制定合理治疗策略的关键

综上可见，局部晚期不可切除 NSCLC 是一类在临床分期、病理类型、分子特征及预后等方面存在高度异质性的复杂疾病。该类患者常伴有肿瘤负荷大、解剖位置复杂、合并症多等临床特点，单一治疗手段难以满足其个体化治疗需求。单靠手术、放疗、化疗、免疫治疗或靶向治疗中的任一策略，均难以获得理想的治疗效果。

因此，MDT 在此类患者的管理中具有关键意义。放疗科、肿瘤内科、呼吸内科、胸外科、影像科与病理科等相关专科应密切协同，依据患者的病理类型、临床分期、分子分型特征及整体健康状况，共同制定精准、系统的个体化治疗方案。治疗策略可包括同步放化疗、靶向治疗、免疫治疗、中医治疗及多种手段的联合应用。

同时，随着质子治疗等先进放疗技术的不断发展，治疗方案的靶向性和精确性进一步提高，正常组织的保护和毒副反应的控制也得以优化。MDT 模式不仅有助于提升局部控制率和总体生存预后，还在改善患者生活质量方面发挥着重要作用。

八、多维度分层分类，实现个体化精准治疗

(一) 基于分子水平为临床诊疗策略的制定提供依据

微小残留病灶(MRD)检测能反映肿瘤负荷及微转移状态，其在Ⅰ～Ⅲ期 NSCLC 术后患者中的预后价值已获初步验

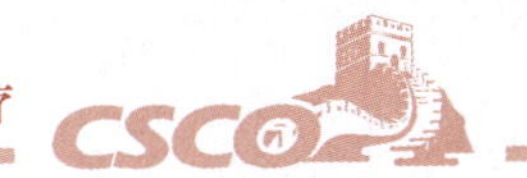

证。我国学者吴一龙教授团队在局部晚期不可切除NSCLC根治性放化疗患者中开展了MRD动态监测的前瞻性研究，结果显示，基线及治疗多个时间点的外周血MRD水平具有显著预后预测价值，可用于治疗及预后分层。如早期MRD清零患者预后较好且难从免疫巩固治疗获益，其中持续MRD阴性者为潜在治愈人群；此外，MRD或能提前约4个月捕捉到复发信号。

类似的，中国医学科学院肿瘤医院王绿化教授团队开展的前瞻性研究，通过多时点动态监测外周血ctDNA，探讨局部晚期NSCLC根治性放化疗后的失败模式及免疫巩固治疗效果。研究发现，ctDNA峰度动态变化与肿瘤负荷密切相关，且放化疗后ctDNA-MRD较基线及治疗期间水平更能显著预测患者生存。同时确证，放化疗后ctDNA-MRD阳性患者接受免疫巩固治疗的生存获益显著优于MRD清零者。

因此，外周血MRD动态监测在局部晚期不可切除NSCLC根治性放化疗患者的早期疗效评估、复发风险预测、疾病进展的早期识别及临床治疗决策中展现出重要的预测价值。然而，其临床应用仍受限于多方面挑战，主要包括检测灵敏度不足及肿瘤异质性导致的检测panel设计复杂性。因此，亟须进一步优化检测技术，以提升外周血MRD检测的灵敏度与特异度，从而推动其广泛临床应用。

（二）基于多维组学精准化分类的个体化治疗或为未来发展趋势

随着医学、分子生物学及生物信息学的不断发展，基于系统思维并融合个体差异，结合高通量测序数据、生物信息学分析、影像组学及病理图像学等多维信息，构建精准化的分类与预测模型已成为研究前沿。大量研究表明，基于测序数据与影像组学构建的多组学预测模型显著提升了肺癌的诊断准确性。然而，鉴于局部晚期不可切除NSCLC患者疾病复发及生存预后的高度异质性和不确定性，目前尚缺乏临床可用的基于多维组学的个体化诊疗预测模型。因此，亟须多学科交叉融合，利用多维组学数据，构建多模态融合的预测模型，以实现对患者精准分层与个体化治疗的科学指导，推动临床转化应用。

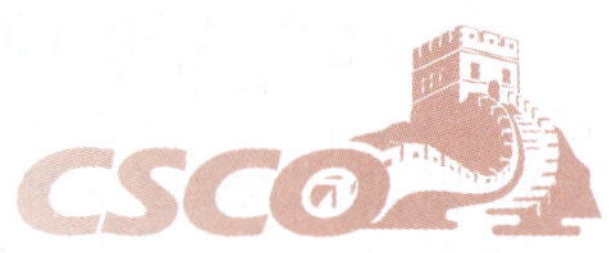

局部区域晚期鼻咽癌的治疗进展

姜薇　徐骋　马骏

中山大学肿瘤防治中心

回顾过去一年局部区域晚期鼻咽癌的治疗进展，免疫治疗领域呈现出快速发展和多元探索的趋势。PD-1 单抗已在局部区域晚期鼻咽癌中显示出确切的“增效”能力，其与放化疗结合的时机与方法成为了研究的热点内容。此外，亦有创新性研究证明了免疫治疗具有从“辅助”地位升级至更为关键的治疗方式的潜力，多种治疗方式的不同组合为基础情况不同的广大患者提供了更多样的治疗选择。在放射治疗方面，鼻咽癌靶区勾画和计划实施趋向精准化与个体化，研究内容更为关注给治疗做“减法”，在保证患者疗效的基础上，提高其耐受性和长期生活质量。关于 EBV DNA 指导下的风险适应性治疗的研究不断发展，使局部晚期鼻咽癌的治疗模式逐步向基于患者动态风险的个体化医疗转变。

一、局部区域晚期鼻咽癌迈入免疫治疗新纪元

鼻咽癌组织具有丰富的淋巴细胞浸润，且 83%~92% 的患者在鼻咽癌肿瘤细胞或肿瘤相关免疫细胞中表达 PD-L1，这一独特的免疫学特性提示免疫治疗可能为鼻咽癌患者带来生存获益。近年来，免疫治疗在鼻咽癌领域的研究不断扩展与深入，从复发 / 转移到局部区域晚期，从全程治疗到精准分层，已逐步构建出一个相对完整的治疗框架。以 JUPITER-02、POLARIS-02 为代表的研究已将 PD-1 单抗联合化疗确立为复发 / 转移鼻咽癌的一线、后线标准治疗，为免疫治疗在复发 / 转移鼻咽癌中的应用奠定了坚实基础。对于局部区域晚期鼻咽癌而言，2024 年的一项多中心、随机、Ⅲ期临床试验（CONTINUUM 研究）首次证实了在标准治疗基础上加入全程信迪利单抗可显著提高高危局部晚期鼻咽癌患者的 3 年无事件生存率（EFS），这项研究不仅是首个在局部区域晚期头颈部肿瘤中观察到免疫治疗阳性结果的研究，还标志着局部晚期鼻咽癌的治疗向免疫治疗时代迈进。

CONTINUUM 研究纳入了来自全国 9 个医疗中心共 425 例高危局部晚期鼻咽癌患者（非转移的 T_4N_1 或 $T_{1\sim4}N_{2\sim3}$，AJCC 第八版分期，下同），按 1∶1 的比例随机分为对照组（210 例）与试验组（215 例），对照组接受标准治疗方案（吉西他滨 + 顺铂诱导化疗联合同期顺铂放化疗），试验组在标准治疗基础上联合全程信迪利单抗治疗（200mg，每 3 周一次），包括诱导治疗阶段 3 程、同期放化疗阶段 3 程以及辅助阶段 6 程，共 12 程。主要研究终点为 EFS，定义为从随机开始至出现复发、转移或任何原因引起的死亡的时间，次要终点包括总生存率、无远处转移生存率、无局部区域复发生存率、不良反应和生活质量。随访时间中位数为 41.9 个月。研究结果显示，全程信迪利单抗组的 3 年 EFS 率相比于标准治疗组提高了 10%，复发转移及死亡风险降低了 41%（86% vs. 76%；HR=0.59，95% CI 0.38~0.92，P = 0.019）。信迪利单抗组的 3 年无远处转移生存率（90% vs. 83%；HR=0.57，95% CI 0.33~0.98，P = 0.041）及无局部区域复发生存率（93% vs. 86%；HR=0.54，95% CI 0.30~0.99，P =0.043）也显著高于标准治疗组。在毒副反应方面，信迪利单抗组的 3~4 级不良反应发生率高于标准治疗组（74% vs. 65%），以放化疗相关不良反应为主，包括黏膜炎（33% vs. 30%）、白细胞减少（26% vs. 22%）、中性粒细胞减少（24% vs. 21%）等。两组分别有 2 例（1%）和 1 例（ <1%）患者发生 5 级不良反应（死亡）。信迪利单抗组的 3~4 级免疫相关不良反应的发生率为 10%。该研究已改写 2024 年 CSCO 局部区域晚期鼻咽癌治疗指南，目前“诱导化疗 + 同期放化疗 + 全程信迪利单抗治疗”为高危局部晚期鼻咽癌的 1B 类治疗推荐。研究目前尚未观察到总体生存率方面的显著提升，这可能是随访时间不足、不良反应发生率较高或挽救性治疗措施存在交叉导致的。因此，PD-1 单抗能否为局部区域晚期鼻咽癌带来总体生存上的获益还需等待更为长期的随访结果。

免疫治疗在局部区域晚期鼻咽癌中显示出“增效”的能力，近期多项临床研究致力于探究免疫治疗介入的最佳时机。Beacon 试验是一项评估在局部晚期鼻咽癌中诱导和辅助阶段加入替雷利珠单抗的疗效及安全性的Ⅲ期临床试验。该研究纳入了 450 例高危局部区域晚期鼻咽癌患者（Ⅲ~Ⅳa 期，排除 T_3N_0 及仅有咽后淋巴结阳性的 T_3N_1），按 1∶1 的比例随机分为标准治疗组（“吉西他滨 - 顺铂”诱导化疗联合同期放化疗）和接受“诱导 - 辅助”替雷利珠单抗的试验组（200mg，每 3 周一次，包括诱导阶段 3 程及辅助阶段至多 8 程）。设置的双主要终点分别为诱导治疗后的完全缓解率和根据实体肿瘤临床疗效评价标准 1.1 版（RECIST 1.1）由研究者盲法评估

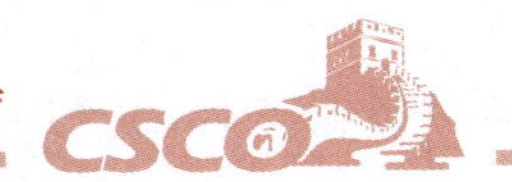

的无进展生存期(PFS)。目前发布的中期分期结果显示,替雷利珠单抗组的完全缓解率显著高于标准治疗组(30.5% vs. 16.7%; P=0.000 6)。在安全性人群中,3 级及以上治疗相关不良事件的发生率分别为 40.6% 和 39.3%,严重不良事件发生率分别为 2.3% 和 1.3%,两组相近。该试验的第一个主要终点已经达成,这一"三明治"式的治疗模式能否显著提高患者的 PFS 及其长期的安全性,还需要等待后续随访的结果。

DIPPER 试验则评估了仅在辅助治疗阶段加入 PD-1 单抗的疗效及安全性。来自全国 11 个医疗中心共 450 例高危局部区域晚期鼻咽癌患者按 1∶1 的比例被随机分为标准治疗组和辅助卡瑞利珠单抗组,其中标准治疗组接受"吉西他滨 - 顺铂"诱导化疗联合同期放化疗,辅助阶段仅观察;而辅助卡瑞利珠单抗组则在标准治疗后的辅助阶段接受 12 个周期的卡瑞利珠单抗治疗(200mg,每 3 周一次)。研究的主要终点为 EFS 率,次要研究终点包括无远处转移生存率、无局部区域复发生存率、总体生存率、患者报告的结局和安全性。随访时间中位数为 39 个月,研究结果显示,辅助卡瑞利珠单抗组的 3 年 EFS 率显著高于标准治疗组,且治疗失败风险降低了 44%(86.9% vs. 77.3%,HR=0.56,95% CI 0.36~0.89; P=0.01)。在次要终点方面,辅助卡瑞利珠单抗组的 3 年无远处转移生存率(92.4% vs. 84.5%,HR=0.54,95% CI 0.30~0.97; P=0.04)和 3 年无局部区域复发生存率(92.8% vs. 87%,HR=0.53,95% CI 0.28~0.99; P=0.046)均显著高于标准治疗组。至数据截止日期,试验组和对照组 3 年总体生存率分别为 96.4% 和 92.9%,两组间生存曲线虽然有一定程度分开的趋势(HR=0.80,95% CI 0.35~1.82; P=0.59),但整体总生存的数据暂不成熟,仍需进一步随访。在安全性方面,辅助卡瑞利珠单抗组和标准组的 3~4 级不良事件的发生率分别为 11.2% 和 3.2%。两组最常见的不良事件为白细胞减少(4.9% vs. 1.4%)和中性粒细胞减少(1.0% vs. 1.4%)。与卡瑞利珠单抗组相关的不良事件,最为常见的是反应性毛细血管内皮细胞增生(87.8%),其中,2.0%(4 例)为 3 级反应。在 3 年的随访时间里,两组患者报告的生活质量并无显著差异。DIPPER 试验是首个证明仅在辅助阶段加入 PD-1 单抗即可提升高危局部晚期鼻咽癌疗效的研究,为高危局部晚期鼻咽癌患者带来了免疫治疗新选择。

此外,一项多中心、随机对照、Ⅱ期临床试验评估了仅在诱导化疗阶段联合特瑞普利单抗治疗局部晚期鼻咽癌的疗效。研究纳入了 150 名高危局部区域晚期鼻咽癌患者(T_4 或 N_2/N_3M_0),以 1∶1 的比例将患者随机至标准治疗组("吉西他滨 + 顺铂"诱导化疗联合顺铂同期放化疗)和特瑞普利单抗组(诱导化疗阶段 240mg,每 3 周一次,其余治疗同标准治疗)。主要终点为无失败生存期,次要终点包括诱导治疗后的完全缓解率、毒性等。随访 23.4 个月(随访时间中位数)后,共 15 例患者达到主要终点。诱导治疗后,特瑞普利单抗组的完全缓解率提高 22.7%(36.0% vs. 13.3%,P=0.001),总缓解率提高 9.4%(94.7% vs. 85.3%,P=0.042)。3~4 级急性治疗相关不良事件在两组类似(特瑞普利单抗组 66.7% vs. 标准组 61.3%,P=0.496);免疫相关不良事件在特瑞普利单抗组为 6.7%,标准组为 0(P=0.058)。所有 3~4 级免疫相关不良事件表现为皮疹和瘙痒。该研究显示,仅在诱导化疗阶段加入 PD-1 单抗可以显著提高完全缓解率和总缓解率,然而,该治疗策略在高危局部晚期鼻咽癌中是否具有潜在的长期生存获益仍需进一步随访确认。Ⅲ期临床试验的结果有望提供更高级别的证据(NCT06712888)。

"放、化、免"治疗的结合使得局部区域晚期鼻咽癌疗效显著提升,然而,治疗强度的增加也带来了毒副反应的增加。在 CONTINUUM 试验中,信迪利单抗组的 3~4 级急性不良反应发生率高达 74%,使患者的依从性降低,对治疗效果带来负面影响。由于同期放化疗阶段急性毒性发生率较高,其中,同期顺铂具有明显的血液学和消化道毒性,与放疗联用时可增加口腔黏膜炎、体重下降等显著不良反应的发生率,此外还带来如听力损伤、肾损伤等晚期后遗症,使患者生活质量降低;因此,PLATINUM 研究创新性地探索了在 PD-1 单抗治疗的基础上去除同期化疗的可行性。PLATINUM 研究是一项多中心、单臂的Ⅱ期临床研究,纳入了来自全国 7 家医疗中心共 152 例高危局部晚期鼻咽癌患者(T_4N_1 或 N_{2-3}),在诱导化疗(360mg,每 3 周一次,3 疗程)、单纯放疗(360mg,每 3 周一次,3 疗程)、放疗后辅助阶段(480mg,每 4 周一次,6 疗程)加入纳武利尤单抗,而去除同期顺铂化疗。随访时间中位数为 43 个月,3 年无失败生存率为 88.5%,相比于诱导化疗后同期放化疗的历史参照值提高了 10.5%。此外,在整体治疗过程中,3~4 级不良反应发生率为 40.2%,其中诱导治疗阶段发生率为 30.2%、放疗阶段为 16.7%、辅助阶段为 6%。免疫相关的 3~4 级不良反应发生率为 7.2%。患者报告的耐受性及生活质量均良好,提示在 PD-1 单抗基础上去同期顺铂化疗是一项高效低毒、耐受性佳的治疗方案。这一治疗模式随后在一项多中心、随机对照、Ⅲ期临床试验(DIAMOND 研究)中得到进一步验证。该研究纳入了来自全国 13 个医疗中心共 532 例高危局部晚期鼻咽癌患者(非转移的 T_4N_1 或 $T_{1-4}N_{2-3}$),以 1∶1 的比例随机进入两组:对照组接受全程特瑞普利单抗联合"吉西他滨 - 顺铂"诱导化疗和顺铂方案同期放化疗;试验组则在对照组基础上去除同期顺铂化疗。两组均使用特瑞普利单抗(240mg,每 3 周一次)17 个疗程,包括诱导阶段 3 疗程、放疗阶段 3 疗程和辅助阶段 11 疗程。该研究设立了两个联合主要终点:疗效方面采用"无失败生存率"指标进行非劣效性分析,安全性方面则以"各级别呕吐发生率"进行优效性评价。该研究在随访时间中位数达到 36 个月后,于 2025 年 ASCO 年会上予以汇报,研究结果显示试验组与对照组的 3 年无失败生存率分别为 88.3% 和 87.6%,两组差值为 0.7%(单侧 95% CI 下限:–4.8%,在预设的非劣效性界值 –8% 以内;非劣效性检验 P=0.002; HR=0.92,95% CI 0.66~1.79; log-rank P=0.731)。试验组和对照组的全等级呕吐发生率分别为 25.6% 和 69.0%,差异具有统计学意义(P<0.001); 3~4 级呕吐发生率分别为 3.8% 和 10.3%。急性 3~4 级不良事件发生率在试验组中降低了 11.3%(63.6% vs. 52.3%)。此外,试验组患者在放疗期间对恶心、呕吐、便秘、疲劳症状的耐受性更高,在多项生活质量指标上也显著更优,包括总体健康状况、身体功能、角色功能、吞咽功能等。DIAMOND 研究结果表明"全疗程免疫、同期去顺铂"策略可以在不牺牲疗效的同时显著改善患者的安全性和生活质量,为局部区域晚期鼻咽癌患者提供了兼顾疗效与低毒性的治疗新方案,标志着免疫治疗在

局部区域晚期鼻咽癌治疗中地位的升级，有望推动未来临床指南的更新。

卡培他滨辅助治疗是高危局部区域晚期鼻咽癌的有效维持治疗手段，其与免疫治疗结合能否达到更为优效的治疗效果是目前研究的热点。一项多中心、随机对照、Ⅲ期临床试验（NCT05342792）正在评估局部区域晚期鼻咽癌患者在接受放化疗后辅助节拍卡培他滨的基础上，加入辅助性 PD-1 单抗是否能额外增效；另一项研究则探究在放化疗联合 PD-1 单抗的背景下，辅助卡培他滨是否能额外增效（NCT06900218）。以上研究结果将有助于明确在局部区域晚期鼻咽癌中联合使用免疫治疗与卡培他滨能否带来额外获益，及二者联合的适宜方式。

二、放射治疗趋于精准化和个体化

放射治疗是鼻咽癌的根本治疗方式，近期的鼻咽癌放疗研究注重提升放疗靶区和放疗实施的精准性与个体化。一项多中心、随机对照、非劣效性Ⅲ期临床试验对比了按照诱导化疗后缩小的肿瘤体积勾画靶区与按照诱导化疗前的肿瘤体积勾画靶区的疗效与安全性，该研究纳入了 445 例局部区域晚期鼻咽癌患者，完成诱导治疗后即按 1∶1 的比例随机进入试验组（按诱导化疗后缩小的肿瘤体积进行放疗）与对照组（按照诱导化疗前体积放疗）。研究的主要终点是局部区域无复发生存率，非劣效界值设定为 –8%。次要终点包括总体生存率、无远处转移生存率、无失败生存率、放射相关毒性和生活质量。随访时间中位数为 40.4 个月，试验组的 3 年局部区域无复发生存率为 91.5%，对照组为 91.2%，差值为 0.3%（95% *CI* –4.9%~5.5%，单侧 95% *CI* 下限在非劣效界值以内），表明按照诱导化疗后缩小的肿瘤体积进行放疗的疗效非劣于传统的按诱导化疗前的体积放疗。在安全性方面，试验组的 3~4 级放射相关毒性发生率相较对照组更低，包括急性黏膜炎（19.8% vs. 34.1%）、慢性中耳炎（9.5% vs. 20.9%）及慢性口干（3.6% vs. 9.5%）。试验组在整体健康状况、躯体功能、情绪功能、口干和黏稠唾液等生活质量指标上也显著更佳。该研究证实了在局部区域晚期鼻咽癌中以诱导化疗后的肿瘤体积进行放疗可以在维持高水平治疗效果的同时，显著提高患者的耐受性与生活质量。研究结果于 2025 年 2 月发表于 *CA: A Cancer Journal for Clinicians*，是该期刊创刊以来发表的首篇 RCT 研究。

传统的放射治疗模式通常在整个治疗周期中采用初始制定的放疗计划，未能充分考虑患者在治疗过程中可能出现的肿瘤退缩、体形改变及体位偏差等动态变化，影响治疗的精准性与安全性。在线自适应放疗依托于实时成像与快速计划重构技术，能够实时修正因患者肿瘤形态变化或解剖结构改变所导致的靶区剂量不足或危及器官剂量过高问题，从而优化剂量分布。一项回顾性研究对比了在线自适应放疗计划与初始原计划在 20 例鼻咽癌患者治疗过程中的剂量学差异，研究结果显示，与初始计划相比，在线自适应放疗在 GTV 和 CTV 的靶区覆盖方面显示出显著优势，此外，在线自适应放疗在研究纳入的 12 个危及器官的剂量分布均有所降低，其中 5 个器官的剂量降低具有统计学意义，包括脊髓、颞叶、垂体、眼球和下颌骨。该研究提示，在线自适应放疗有望通过更准确的剂量分布，增强肿瘤控制、降低正常组织暴露，从而改善患者的治疗体验与生活质量。目前，一项多中心、前瞻性、随机对照的非劣效性Ⅲ期临床试验（NCT06516133）正在评估在线自适应放疗与传统放疗在疗效和安全性方面的差异，其结果有望为在线自适应放疗在鼻咽癌中的推广应用提供高水平的循证医学依据。

三、EBV DNA 指导下的鼻咽癌个体化治疗策略探索

EBV DNA 水平的动态变化能够反映鼻咽癌患者在治疗过程中的治疗反应、肿瘤负荷情况和实时复发转移风险。EP-SEASON 研究前瞻性收集了 1 000 例非转移鼻咽癌患者在治疗过程中共 11 个时间节点的血浆 EBV DNA 水平，完整绘制了诱导化疗及放化疗过程中 EBV DNA 的动态变化图谱。根据各时间节点 EBV DNA 清零分组间的危险比，研究将患者划分为 5 个反应类型，包括早反应型（A 型：1 程诱导清零；B 型：放疗 2 周内清零）、中等反应型（2~3 程诱导降为 0；一过性反跳）、迟反应 A 型（2~3 程诱导后在放疗第 4 周降为 0）、迟反应 B 型（2~3 程诱导后在放疗结束降为 0）和治疗抵抗型（放疗后仍>0），五个反应型对应的 3 年无疾病生存率约为 91%、81%、68%、37% 和 20%。在此基础上，一项前瞻性Ⅱ期临床试验（EP-STAR）评估了根据 EBV DNA 提示的实时复发风险采用个体化策略治疗局部区域晚期鼻咽癌的疗效和安全性。研究根据诱导化疗期间患者 EBV DNA 的纵向变化将患者分为低、中、高危三组：低危组定义为一程诱导化疗后 EBV DNA 清零且无反弹；中危组定义为 EBV DNA 延迟清零，但在诱导化疗结束时最终清零；高危组定义为 EBV DNA 延迟清零且在诱导化疗结束时仍未清零。由于低危组患者预后较好，该组仅接受指南推荐的标准治疗，不进行额外的治疗调整；中、高危组患者则接受风险适应性治疗，其中，由于中危组患者仍对传统化疗敏感，因此在标准治疗后进行半年的卡培他滨维持治疗；而高危组患者对传统化疗不敏感，在标准治疗后接受 12 程信迪利单抗免疫治疗，以期增加治疗效果。随访 47.3 个月（随访时间中位数）后，风险适应性治疗组（中危 + 高危患者）的 2 年与 3 年无失败生存率分别为 92.7% 和 89.1%：其中中危组为 96.6% 和 91.4%，高危组为 88.5% 和 86.5%。低危组的 2 年与 3 年无失败生存率均为 90.6%。3~4 级不良事件在低、中、高危组的发生率分别为：50.0%、56.1% 和 59.6%。值得注意的是，与 EP-SEASON 研究入组条件相同且未接受风险适应性治疗的中、高危患者相比，EP-STAR 研究中风险适应性治疗组表现出更优的无瘤生存率：3 年无失败生存率为 89.1% vs. 74.4%（*HR*=0.41）。研究结果提示，基于治疗过程中纵向 EBV DNA 水平对患者进行危险分层并开展风险适应性治疗可有效提高患者生存，未来的鼻咽癌个体化治疗研究将着力探索最佳的患者风险分层方式和最优的分层治疗策略。

过去一年，局部区域晚期鼻咽癌在免疫治疗、放射治疗及基于 EBV DNA 的个体化分层治疗方面取得了显著进展，呈现出多项研究亮点。整体治疗模式正逐步向精准化、个体化方向演进。展望未来，研究重点将聚焦于“放、化、免”不同治疗模式的优化组合，以及 EBV DNA 指导下风险适应性治疗策略的完善与优化，以进一步推动鼻咽癌治疗迈向精准医学与个体化医疗。

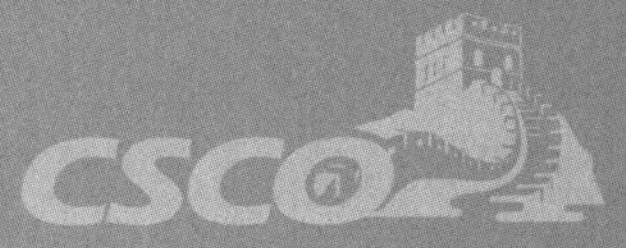

肿瘤免疫治疗

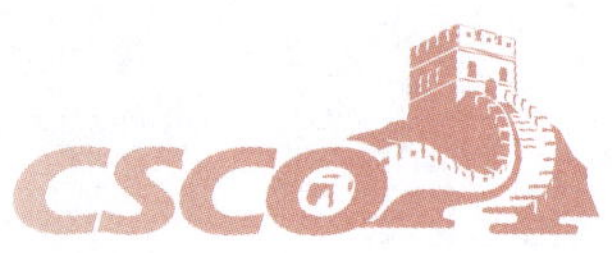

实体肿瘤免疫细胞治疗进展

郭菲菲　崔久嵬

吉林大学白求恩第一医院肿瘤中心

免疫细胞治疗作为一种新兴的肿瘤治疗手段，已在血液肿瘤中取得了显著突破，全球已有12款相关产品获批临床应用。然而，在实体肿瘤中，免疫细胞治疗仍面临诸多挑战。实体肿瘤细胞的抗原异质性以及其独特的免疫抑制性微环境等因素限制了免疫细胞在实体肿瘤中的浸润和功能，使免疫细胞治疗在实体肿瘤中的应用受到阻碍。目前，实体肿瘤的免疫细胞治疗主要分为两大类：基因修饰的工程化免疫细胞疗法和非基因修饰的天然免疫细胞疗法。基因修饰疗法通过基因工程技术改造免疫细胞，如嵌合抗原受体T细胞（CAR-T）、嵌合抗原受体自然杀伤细胞（CAR-NK）和T细胞受体工程化T细胞（TCR-T），以增强其靶向性和抗肿瘤功能；而非基因修饰疗法则直接利用肿瘤浸润淋巴细胞（TIL）、自然杀伤细胞（NK）和细胞因子诱导的杀伤细胞（CIK）等天然免疫细胞，通过体外扩增和激活来提升其抗肿瘤活性，无须基因改造。当前，基因修饰疗法在血液肿瘤中已取得显著成功，并逐步向实体瘤拓展，而非基因修饰疗法凭借其安全性优势，在实体肿瘤治疗中也展现出良好的应用前景。随着技术进步和临床研究的深入，这两类疗法正在推动实体肿瘤免疫治疗领域的快速发展。

一、非基因修饰的免疫细胞治疗

（一）肿瘤浸润淋巴细胞疗法

肿瘤浸润淋巴细胞（tumor-infiltrating lymphocytes，TIL）疗法作为免疫细胞治疗领域的重要突破，凭借其独特的抗肿瘤机制展现出显著的临床潜力。该技术的核心在于从患者肿瘤组织中分离并扩增天然存在的肿瘤浸润T细胞，再回输到患者体内，充分发挥其精准靶向肿瘤特异性抗原、高效肿瘤组织归巢以及多样化T细胞亚群组成的天然优势，实现对肿瘤的即时杀伤与长期免疫监视。2024年2月，全球首款TIL疗法Lifileucel获得美国FDA批准，用于治疗既往接受过PD-1/PD-L1抑制剂治疗后进展的不可切除或转移性黑色素瘤成人患者。这一里程碑式的批准基于C-144-01临床试验结果，该研究数据显示客观缓解率（ORR）为31.4%，总生存期（OS）中位数达13.9个月。与此同时，我国在该领域的研发也取得突破性进展。FAST-TIL将生产周期优化至14天，在黑色素瘤患者中显示出50%的ORR；GT101在宫颈癌治疗中的ORR达45.5%，展现出良好的治疗效果。随着TIL疗法在实体肿瘤治疗领域研究的不断深入，众多临床试验正稳步推进。

近年来，ClinicalTrials平台注册的TIL治疗实体肿瘤的临床试验日益增多。当前研究主要集中在早期阶段，主要目的在于评估TIL疗法在各类实体肿瘤中的安全性和初步疗效。研究涵盖了多种具有临床挑战性的实体肿瘤类型，包括但不限于胰腺导管腺癌、转移性黑色素瘤、非小细胞肺癌（NSCLC）等，显示出该疗法在肿瘤治疗领域的广泛适用性。现有研究主要呈现三大方向：单一TIL疗法的优化探索、TIL与免疫检查点抑制剂等药物的联合治疗，以及通过基因编辑增强TIL抗肿瘤活性的创新性研究。这些系统性研究的持续推进，不仅为TIL疗法的临床应用提供了重要依据，也为实体肿瘤治疗领域的创新发展提供了新的思路和可能性。

（二）自然杀伤细胞疗法

近年来，自然杀伤细胞（natural killer，NK）疗法在肿瘤治疗领域展现出显著的临床价值和发展潜力。该疗法的核心优势在于NK细胞独特的生物学特性，作为先天免疫系统的重要组成部分，NK细胞具有无须预先致敏即可识别并杀伤肿瘤细胞的能力、异体应用的“现成”（off-the-shelf）特性以及较低的移植物抗宿主病（GVHD）风险。临床研究数据显示，NK细胞疗法在实体肿瘤的治疗中取得了良好疗效。局部晚期肝细胞癌患者的Ⅰ期临床试验数据显示自体NK细胞疗法联合肝动脉灌注化疗的ORR为63.6%，OS中位数达41.6个月。在NSCLC的Ⅰ/Ⅱa期临床试验中，自体NK细胞疗法（SNK01）联合帕博利珠单抗治疗展现出显著生存优势，2年OS率达58.3%，远超过帕博利珠单抗单药治疗（16.7%）。同种异体NK细胞（SMT-NK）联合PD-1抑制剂治疗化疗耐药的晚期胆道癌患者，在Ⅰ/Ⅱa期临床试验中显示ORR为50%，无进展生存期（PFS）中位数达4.1个月，部分患者持续缓解超过12个月，该研究目前已进入Ⅱb/Ⅲ期试验阶段。2023年美国临床肿瘤学会（ASCO）年会上公布的Ⅰ期临床研究数据显示，同种异体NK细胞疗法（NK010）在经多线治疗失败的晚期卵巢癌患者中显示出显著疗效，肿瘤病灶缩小幅度达60%。另外，2024年ASCO公布的Ⅰ期临床试验数据显示，新型冻存同种异体NK细胞疗法（SNK02）在难治性实体

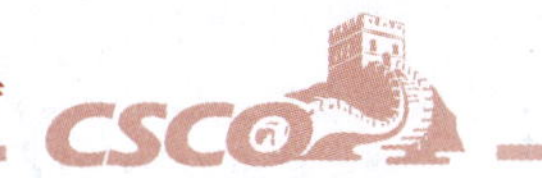

肿瘤中疾病控制率(DCR)为100%,且该方案无须淋巴细胞清除,开创了NK细胞治疗新模式。这些临床研究取得的成果,不仅验证了NK细胞疗法的临床应用前景,也为拓展其临床适应证提供了强有力的依据。

当前NK细胞疗法的临床研究呈现多元化发展态势,研究团队正通过多种策略推进其临床应用:一方面探索单纯NK细胞输注的治疗效果,另一方面研究其与靶向药物、化疗药物及免疫调节剂的联合治疗方案,同时也在开发基因工程改造的新型NK细胞产品。这些临床试验的深入开展,将为优化NK细胞治疗实体肿瘤的临床实践方案提供重要参考依据。

(三) 细胞因子诱导的杀伤细胞疗法

细胞因子诱导的杀伤细胞(cytokine-induced killer,CIK)疗法是一种创新的肿瘤免疫细胞治疗方法,通过体外扩增和细胞因子诱导外周血单个核细胞,获得以$CD3^+CD56^+$细胞为主的异质性免疫效应细胞群。该疗法兼具T细胞和NK细胞的抗肿瘤优势,通过直接杀伤肿瘤细胞、分泌多种细胞因子以及激活机体免疫应答等多重机制协同发挥抗肿瘤作用,为肿瘤免疫细胞治疗提供了重要选择。近年来,CIK细胞治疗实体肿瘤的临床研究取得显著突破。EAL(爱可仑赛注射液)作为我国首个申报上市的具有广谱抗肿瘤活性的CIK细胞疗法,已获国家药品监督管理局药品审评中心(CDE)受理用于肝细胞癌术后治疗。已公开的前期研究数据显示,EAL可显著延长胃癌患者生存期,治疗组OS达27.0个月,对照组仅为13.9个月,死亡风险降低42.7%。同样在肝细胞癌术后患者中,2025年ASCO胃肠道癌症研讨会公布的长期随访数据显示,CIK治疗组患者的无复发生存期(RFS)中位数达43.5个月,较对照组的27.4个月显著延长,同时癌症特异性生存期(CSS)也获得明显改善,总体死亡风险降低30%,证实了CIK细胞疗法在肝细胞癌术后辅助治疗中的长期疗效优势。此外,2024年美国癌症研究协会(AACR)年会公布的研究显示,CIK细胞联合免疫检查点抑制剂治疗转移性实体瘤患者的总体DCR达58.9%,肝细胞癌和三阴性乳腺癌患者的OS中位数分别为18.6个月和13.1个月,PFS中位数分别为7.1个月和6.5个月,为联合治疗策略带来了新的启示。近年来,CIK细胞治疗实体肿瘤的研究呈现规模持续扩大、联合治疗成为主流方向、技术创新不断突破的发展趋势,为实体肿瘤患者带来新的希望。

二、基因修饰的免疫细胞治疗

(一) CAR-T细胞疗法

CAR-T细胞疗法是目前免疫细胞治疗领域发展最为成熟的治疗手段之一,在血液系统恶性肿瘤治疗中已取得突破性进展。尽管实体肿瘤治疗领域仍面临诸多挑战,但近年来,通过持续的技术创新,研究人员已推动CAR-T疗法在该领域取得一系列重要进展,展现出显著的临床治疗潜力。2025年AACR年会上公布了多项CAR-T细胞治疗实体肿瘤的突破性数据。一项采用瘤内注射泛ErbB靶向CAR-T细胞(T4免疫疗法)治疗晚期头颈部鳞状细胞癌的研究表明,52.6%的患者在治疗6周后病情稳定,且该疗法耐受性良好。另外,一项针对晚期甲状腺癌患者的Ⅰ期研究评估了靶向ICAM-1的第三代CAR-T细胞产品(AIC100)的疗效,结果显示,在输注后第42天,间变性甲状腺癌患者的ORR达50%,低分化型甲状腺癌患者的DCR为60%,证实了该疗法的潜在价值。2024年ASCO年会公布的IM96(靶向GUCY2C的CAR-T疗法)Ⅰ期研究数据显示,在19例可评估的转移性结直肠癌患者中,DCR达73.7%,ORR为26.3%,且DL3剂量组患者表现出更优的疗效(ORR为40%,PFS中位数达7个月)。此外,2024年发表在*JAMA Oncology*上的一项Ⅰ期研究显示,对于复发难治性转移性结直肠癌(mCRC)患者,接受高剂量GCC19 CAR-T治疗后的PFS中位数达6.0个月,ORR为57%,临床获益率达73%,且治疗安全性良好。2024年ASCO年会公布的CT041(靶向CLDN18.2的CAR-T疗法)Ⅰ期试验最终结果显示,在98例CLDN18.2阳性晚期胃肠道肿瘤患者中,ORR为37.8%,DCR达75.5%,OS达8.4个月,PFS中位数达4.4个月,特别是在胃癌患者亚组中显示出更为突出的疗效。2025年6月发表于*The Lancet*的CT041-ST-01研究首次证实,CLDN18.2 CAR-T(satri-cel)治疗晚期胃癌/胃食管结合部癌显著优于标准治疗(TPC),其PFS中位数(3.25个月 vs. 1.77个月)和OS中位数(7.92个月 vs. 5.49个月)均显著延长,ORR达22%(TPC组4%),尤其在腹膜转移患者(占66%)中获益突出,为CLDN18.2阳性晚期胃癌患者提供了新选择。

目前CAR-T细胞主要采用体外和体内两种制备方式。体外制备作为主流技术,通过采集患者外周血T细胞,经体外激活、基因修饰、扩增培养和质量检测等步骤后回输,工艺成熟但制备周期长、成本较高;体内制备作为新兴技术,利用纳米载体或病毒载体直接在患者体内对T细胞进行基因改造(Fast CAR-T),具有简化流程、降低成本等优势,但目前仍处于研发阶段。此外,通用型CAR-T(universal CAR-T)采用健康供体T细胞经基因编辑后实现"现货"供应,虽然能够避免个体化制备的局限性,但仍需克服免疫排斥等安全性问题。这些制备技术的协同发展正不断推动CAR-T细胞疗法在临床肿瘤治疗中的应用拓展。随着CAR-T疗法治疗实体肿瘤临床数据的不断积累,当前研究主要聚焦三大方向:新型靶点的开发、技术方案的优化以及治疗适应证的扩展。尽管仍需克服肿瘤微环境抑制等关键性挑战,但随着技术的进步,CAR-T疗法正逐步攻克实体肿瘤治疗这一医学难题,展现出广阔的临床应用前景。

(二) CAR-NK细胞疗法

CAR-NK细胞疗法作为实体肿瘤免疫治疗的新兴策略,通过基因工程技术使NK细胞表达嵌合抗原受体(CAR),实现了抗原特异性识别与固有免疫杀伤机制的优势整合。该疗法具有细胞来源多样、安全性高、异体通用性强、制备成本低等多重显著优势,目前已在多种实体肿瘤的临床前及早期临床研究中展现出令人鼓舞的抗肿瘤活性,为克服实体肿瘤治疗困境提供了新的治疗范式。德国研究团队在*Neuro-Oncology*发表的临床研究显示,靶向HER2的CAR-NK细胞疗法治疗复发性胶质母细胞瘤具有良好安全性和可行性,在9例患者中,没有出现细胞因子释放综合征或免疫效应细胞相关神经毒性综合征,5例患者病情稳定,所有患者的

PFS 中位数为 7 周，OS 中位数达 31 周。另有我国研究团队在 *Molecular Therapy* 发表的一项研究证实，靶向 NKG2D 的 CAR-NK 细胞疗法对转移性结直肠癌疗效显著。其中，1 例肝转移患者治疗后肿瘤体积明显缩小，PET-CT 显示完全代谢缓解；另 2 例恶性腹水患者腹水量及腹水中肿瘤细胞数显著减少，腹膜靶病灶维持稳定。在一项针对晚期 NSCLC 的Ⅱ期临床试验中，HSP70 预激的 CAR-NK 细胞联合放化疗治疗组展现出显著疗效，1 年 PFS 率较仅放化疗治疗组提升近 1 倍（67% vs. 33%），为晚期 NSCLC 治疗提供了新思路。

尽管目前多数实体肿瘤 CAR-NK 疗法仍处于早期临床研究阶段，但随着该疗法在血液肿瘤领域展现出的显著疗效，国内外研发机构正加速布局多种实体肿瘤适应证的开发。从 ClinicalTrials.gov 的临床试验注册数据来看，CAR-NK 治疗实体肿瘤研究正呈现多癌种布局（如肝癌、卵巢癌、肺癌等）、多靶点探索（如 TROP2、DLL3 等）、多技术路线（如脐带血等来源、IL-15 等基因修饰）、多模式联合（如联合 PD-1 单抗等）的显著特征。这些临床试验的推进为 CAR-NK 治疗实体肿瘤的安全性和有效性提供了重要依据。

（三）TCR-T 细胞疗法

TCR-T 细胞疗法是通过基因工程改造 T 细胞受体（TCR）使其特异性识别肿瘤抗原的创新免疫疗法，该疗法具有靶点范围广、特异性高、持久性好、毒副作用小、归巢能力强等核心优势，在肿瘤免疫治疗领域展现出独特价值。2024 年 8 月，基于 SPEARHEAD-1 关键试验结果，美国 FDA 批准 Tecelra（一款靶向 *MAGE-A4*/*HLA-A**02 的 TCR-T 细胞疗法）用于治疗晚期滑膜肉瘤患者。目前，我国研究人员正积极探索靶向中国人群 *HLA-A**11：01 优势亚型的 *MAGE-A4*/*HLA-A**11：01 特异性 TCR-T 细胞疗法。这些获批案例有力证实了 TCR-T 细胞疗法在实体肿瘤治疗领域的显著优势。近年来，TCR-T 细胞疗法在实体肿瘤治疗领域持续取得显著进展。例如，2025 年 *Nature Medicine* 报道的 IMA203 TCR-T 疗法Ⅰ期临床试验中期结果显示，该靶向 PRAME 抗原的 TCR-T 细胞疗法在多种晚期实体肿瘤中展现出显著疗效和可控安全性。在 40 例接受 IMA203 治疗的患者中，未经确认或确认的总体缓解率（u/cORR）达 52.5%，cORR 为 28.9%，缓解持续时间中位数为 4.4 个月。近年来，TCR-T 细胞疗法在实体肿瘤治疗领域呈现快速发展的态势，研究呈现靶点多元化（如 NY-ESO-1、KRAS 等）、适应证多样化（如肝癌、肉瘤等）、技术持续创新（如特异性优化 TCR 等）以及创新联合治疗策略（如联合靶向治疗等）等几大特征，标志着该疗法的逐步成熟，为实体肿瘤的治疗提供了新选择。

三、总结

免疫细胞治疗已成为肿瘤治疗领域的重要突破，虽在实体肿瘤中的应用仍面临诸多挑战，但全球已有免疫细胞疗法获批用于实体肿瘤，包括 tecelra（TCR-T 用于晚期滑膜肉瘤）和 lifileucel（TIL 用于 PD-1 耐药的晚期黑色素瘤）等。CAR-T、CAR-NK 和 TCR-T 是当前主要的基因工程化免疫细胞疗法。尽管 TCR-T 细胞疗法在实体肿瘤治疗中展现出独特的抗原识别优势，但其严格的 HLA 限制性、潜在的脱靶毒性以及有限的肿瘤特异性抗原库，促使研究者探索更优化的 TCR 筛选策略、开发 HLA 非限制性技术以及探索与免疫调节剂的联合治疗方案。CAR-T 细胞疗法在血液肿瘤的治疗中已趋于成熟，但其在实体肿瘤中的有限疗效促使研究转向新型替代策略，如具有天然杀伤优势的 CAR-NK、擅长肿瘤微环境重塑的 CAR-Macrophage 以及兼具 MHC 非限制性识别特性的 CAR-γδT 等。通过进一步开发通用型“现货”产品（off-the-shelf），将显著提升治疗的即时性和可及性，为实体肿瘤的免疫细胞治疗提供更为便捷高效的临床应用方案。NK 以及 CIK 细胞等非基因修饰免疫细胞疗法，均通过天然免疫识别系统发挥抗肿瘤效应，这种多靶点作用机制使其具备克服肿瘤抗原异质性的独特优势。然而在临床转化过程中，这些疗法共同面临着个体化差异、细胞持久性不足、肿瘤微环境抵抗以及制备工艺复杂的挑战，目前，通过工程化改造、联合治疗和工艺优化等策略正着力突破这些瓶颈。尽管存在诸多挑战，免疫细胞治疗凭借其独特的科学价值与临床应用潜力，正在实体肿瘤治疗领域展现出广阔的发展前景。随着技术持续创新和转化进程加速，这一疗法有望为实体肿瘤治疗带来突破性进展。

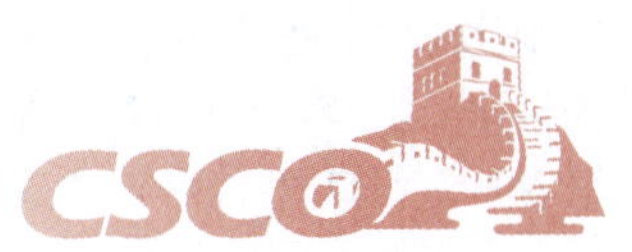

小细胞肺癌免疫微环境研究进展

李晖　陈云飞　范云
浙江省肿瘤医院

小细胞肺癌（small cell lung cancer，SCLC）是一种高度侵袭性的神经内分泌肿瘤，根据美国退伍军人肺癌研究组（Veterans Administration Lung Study Group，VALSG）的分期标准，SCLC 可分为：①局限期小细胞肺癌（limited-stage SCLC，LS-SCLC），约占全部 SCLC 病例的 30%（肿瘤局限于单侧胸腔，可纳入单一放射野治疗）；②广泛期小细胞肺癌（extensive-stage SCLC，ES-SCLC），约占 70%（肿瘤出现区域性扩散或远处转移）。总体而言，SCLC 患者的预后较差，LS-SCLC 的生存期中位数为 25~30 个月，而 ES-SCLC 的生存期中位数仅为 8~15 个月。几十年来，SCLC 治疗进展较为缓慢，LS-SCLC 以同步放化疗治疗为主，而 ES-SCLC 则主要依赖化疗，且在疾病进展后选择有限。免疫治疗尤其是免疫检查点抑制剂（ICIs）的应用，彻底改变了 SCLC 的治疗格局。Ⅲ期 IMpower133 研究首次证实，在 ES-SCLC 一线治疗中，程序性细胞死亡受体配体 1（programmed cell death ligand 1，PD-L1）抑制剂阿替利珠单抗联合铂类双药化疗方案可显著延长患者生存。随后的 CASPIAN、CAPSTONE-1、ASTRUM-005、RATIONALE-312、EXTENTORCH 五项Ⅲ期研究结果进一步夯实了 PD-1/PD-L1 单抗联合铂类双药化疗作为一线治疗的地位。尽管 PD-1/PD-L1 单抗联合化疗的方案改变了 SCLC 的治疗范式，但总体人群生存改善较为有限（OS 中位数较单纯化疗仅提升 2~4 个月），仅 10%~15% 的患者持续临床获益。因此，深入分析肿瘤免疫微环境（tumor immune microenvironment，TIME）特征及其调控机制，进而开展基于生物标志物的精准临床试验，是 SCLC 免疫治疗领域的关键问题。

TIME 是一个复杂且动态的生态系统，由肿瘤细胞、免疫细胞和基质细胞组成，同时还包括多种细胞因子和代谢产物。SCLC 通常具有“冷”的 TIME 特征，但基于 SCLC 肿瘤异质性以及肿瘤细胞与免疫系统之间相互作用复杂性的广泛揭示，SCLC 复杂的 TIME 特征，包括免疫原性丢失、免疫抑制细胞的浸润以及细胞毒性 T 细胞缺乏也逐渐被发现。本文综述了当前对 SCLC 免疫微环境特征的认识，重点探讨了 TIME 异质性在免疫治疗人群筛选中的重要作用。深入理解 SCLC 的免疫微环境特征并开发疗效预测生物标志物，将为 SCLC 的精准免疫治疗开拓新局面。

一、SCLC 的 TIME 特征

抗肿瘤免疫应答始于肿瘤特异性抗原的暴露和释放，继而抗原提呈细胞（antigen-presenting cells，APC）对肿瘤抗原进行吞噬，呈递给 T 细胞，而初始 T 细胞的激活依赖双信号机制：① TCR 识别 MHC- 抗原肽复合物；② CD28 共刺激受体与 CD80/CD86 结合。TCR 触发后通过酪氨酸磷酸化级联反应，激活 PI3K-NF-κB/PKB 通路维持 T 细胞活化。肿瘤抗原特异性 $CD8^+$ T 细胞经克隆扩增分化为效应细胞，实现对肿瘤细胞的精准杀伤。PD-1 等免疫检查点分子通过负调控 T 细胞活性维持免疫稳态，但其过度表达可导致肿瘤免疫逃逸。ICIs 通过阻断该抑制通路发挥抗肿瘤作用，上述通路任何环节的异常或缺陷均可导致免疫治疗的失败。随着多组学技术的快速发展，尤其是针对免疫治疗临床队列的肿瘤组织样本进行转录组、基因组、蛋白组等多层次的分析显示，SCLC 的 TIME 主要呈现为免疫原性丢失、细胞毒性 T 细胞缺乏以及免疫抑制细胞的浸润三大特征。

1. **免疫原性丢失**　SCLC 因其独特的生物学特性被认为具有显著的免疫原性潜力：①与吸烟暴露高度相关，表现为高肿瘤突变负荷（TMB）及基因组不稳定性特征，主要机制涉及 *RB1*/*TP53* 抑癌基因失活及烟草致癌物诱导的 DNA 损伤；②常伴发 Lambert-Eaton 综合征等副肿瘤性自身免疫现象。但由于 SCLC 的 MHC Ⅰ类分子抗原提呈机制显著缺陷，肿瘤突变产生的新抗原难以提呈到 APC 细胞膜上启动后续的抗肿瘤免疫反应，从而导致 SCLC 高突变负荷但低免疫原性。近期研究表明高水平表达 MHC Ⅰ类分子的 SCLC 患者免疫治疗获益显著高于低表达人群。但在约 71%（72/102）的 SCLC 样本发现 MHC Ⅰ类分子低表达甚至缺失，另外抗原提呈蛋白 TAP1 也在 SCLC 中普遍缺失，这都导致 SCLC 抗原递程的障碍。其实早在 1997 年就有研究发现 IFN-γ 可以从转录水平上调 MHC Ⅰ类分子的表达，近期临床前研究普遍认为 SCLC 中 MHC Ⅰ类分子的表达主要在转录层面受到 EZH2，LSD1 等多种表观修饰因子的表观遗传沉默。抑制 EZH2，干扰 LSD1 表达均可显著上调 MHC Ⅰ类分子的表达，还能使 TAP1 表观遗传去抑制，全面恢复 MHC Ⅰ类分子抗原提呈途径，逆转免疫治疗耐药。因此，通过表观遗传学药物恢复 MHC Ⅰ的表达、增强免疫原性是改善 SCLC 免疫微环境，提升免疫治疗疗效的潜在策略，但因药物毒性等问题目前临床进展缓慢。

SCLC 的抗原提呈缺陷并不局限于 MHC Ⅰ类分子抗原提呈途径。MHC Ⅱ类分子和 MHC-Ⅱ限制性 $CD4^+$ T 细胞在抗肿瘤免疫中也起着重要作用。与 NSCLC 相比，SCLC 肿瘤中普遍缺乏 MHC Ⅱ类分子表达，这直接导致 $CD4^+$ T 细胞活化不足，进而影响免疫治疗效果。值得注意的是，CASPIAN 研究的探索性分析揭示，携带 HLA Ⅱ类特定等位基因 *DQB1**03：01 的患者在接受 durvalumab 联合 tremelimumab 及化疗时，显示出更长的 OS，这为 MHC Ⅱ类分子的预测价值提供了临床证据。现有证据提示，SCLC 中 MHC Ⅱ类分子缺陷可能涉及 *HLA* 杂合性缺失（LOH）和Ⅱ类反式激活因子（cⅡTA）表达异常等机制。但因在 SCLC 中 MHC Ⅱ类分子的研究较为缺乏，其在免疫疗效预测中的价值需进一步验证，其调控的分子机制仍需深入探索。

2. 细胞毒性 T 细胞缺乏 免疫微环境中的肿瘤浸润淋巴细胞（TILs）是抗肿瘤效应的主要执行者，其整体状态与免疫治疗疗效显著相关。研究表明，作为 TILs 的主要细胞亚群，效应性 $CD8^+$ T 细胞（细胞毒性 T 淋巴细胞，CTL）在 TIME 中的富集是 SCLC 患者免疫获益的关键因素。然而，在 SCLC 中，TILs 数量仅为 NSCLC 的一半。此外，相较于肺腺癌和肺鳞癌，SCLC 中 CD8 表达水平明显更低。具体而言，在肺腺癌和肺鳞癌中，CD8 的表达水平分别是 SCLC 的 5.4 倍和 6 倍。因此 SCLC 通常被归类为免疫“冷肿瘤”。值得注意的是，SCLC 中本就有限的 CTL 主要分布于基质而非肿瘤实质，这种空间分布特征显著削弱了 CTL 的细胞毒效应，提示 SCLC 的 TME 中存在系统性机制阻碍 CTL 的募集与浸润。

SCLC 限制 T 细胞浸润的机制主要涉及三个方面：物理屏障形成、趋化因子下调和树突状细胞（DC）功能抑制。首先，免疫组化分析显示，SCLC TME 中存在大量细胞外基质形成的细纤维间隔，同时肿瘤细胞和基质细胞过度分泌血管内皮生长因子（VEGF）等导致血管形态异常和功能紊乱，阻碍免疫细胞浸润。VEGF 还可下调内皮细胞 ICAM-1 和 VCAM-1 表达，进一步抑制免疫细胞的黏附与迁移。这些因素共同构成了 SCLC 的物理屏障，限制了免疫药物在肿瘤中的分布。最近的研究表明，使用抗血管药物不仅能减少新生血管，还能增加正常化血管周围的 $CD8^+$ T 细胞数量。三期 ETER 701 研究结果显示在免疫联合化疗的基础上增加多靶点抗血管生成药物较单纯化疗显著改善了 ES-SCLC 患者的生存，其 OS 中位数达到近 20 个月，为抗血管与免疫治疗在 SCLC 的一线应用提供了数据支撑。其次，趋化因子网络在 CTL 募集过程中起关键作用。DC 细胞、巨噬细胞或肿瘤细胞分泌的 CXCL9/CXCL10 是形成“热”TME 的核心因子。研究表明，实体瘤中肿瘤细胞 CCL5 与免疫细胞 CXCL9/CXCL10 的共表达是效应 T 细胞浸润的必要条件。SCLC 中 CCL5 高表达患者往往表现出更强的免疫检查点表达和更“热”的 TME，且与显著延长的总生存期相关（$P<0.001$），提示 CCL5 可作为潜在的预测性生物标志物。DC 细胞功能抑制是 SCLC 免疫逃逸的另一重要机制。临床前数据显示 SCLC 可通过分泌铃蟾肽样肽（BLP）直接抑制 DC 成熟，或通过高表达 CTLA-4 竞争性结合 CD80/CD86，从而削弱 T 细胞活化。这些因素共同导致 SCLC 的免疫微环境中 T 细胞浸润较少。

值得注意的是，SCLC 普遍存在 MHC Ⅰ/Ⅱ类分子表达缺陷，理论上使其更易被 NK 细胞识别。作为先天免疫细胞，NK 细胞可不依赖 MHC 识别杀伤肿瘤细胞，已被证实是抑制 SCLC 转移的关键效应细胞。然而，SCLC TME 中 NK 细胞数量稀少，且其关键激活配体 NKG2DL 表达水平较低。临床前动物实验发现，IL-15 超级激动剂 N-803 可显著增强 NK 细胞杀伤活性，并诱导 IFN-γ 介导的 TME 重塑。因此，针对 MHC 低表达的 SCLC，基于 NK 细胞的免疫治疗可能比 T 细胞疗法更具前景。

3. 免疫抑制细胞的浸润 SCLC 的 TIME 中，除了具有抗肿瘤活性的效应免疫细胞外，还浸润着多种具有免疫抑制功能的细胞群体，主要包括调节性 T 细胞（Treg）、肿瘤相关巨噬细胞（TAM）和髓源性抑制细胞（MDSC）。这些免疫抑制性细胞通过多种机制共同塑造了 SCLC 的免疫抑制性微环境特征。

作为最主要的免疫抑制性 $CD4^+$ T 细胞亚群，Treg 细胞通过多种途径介导免疫抑制功能。一方面，它们可以分泌 TGF-β、IL-10、IL-35 等抑制性细胞因子；另一方面，它们能够上调 CTLA-4 和 PD-1 等免疫检查点分子的表达。在 SCLC 中，$FOXP3^+$Treg 细胞的检出率超过 72%，显著高于 CTL 的浸润水平。这种异常的 Treg 细胞浸润与 SCLC 肿瘤细胞分泌 IL-15 密切相关，而 IL-15 可以直接诱导 $FOXP3^+$Treg 细胞的浸润，这一过程已被证实与患者的不良预后独立相关。值得注意的是，Treg 细胞的浸润水平在疾病不同阶段存在明显差异：广泛期患者的 Treg 浸润水平显著高于局限期患者；在疾病进程中，复发患者的 Treg 细胞比例明显升高，而长期存活者的 Treg 细胞比例则相对降低。然而，近期 L Bonanno 团队对 104 例 SCLC 病例的回顾性分析却得出了看似矛盾的结果：$FOXP3^+$Treg 的存在与更长的生存期显著相关（P=0.006）。Jiang Minlin 等人基于 FOXP3 构建的预测模型（纳入 102 例患者）显示，FOXP3 表达与 PD-1、PD-L1、CD3、CD4、CD8 的表达水平均呈显著正相关，且 FOXP3 高表达患者的无复发生存期（RFS）中位数显著长于低表达患者（41 个月 vs. 14 个月，P=0.008）。这些看似矛盾的研究结果可能反映了两个重要问题：一方面，单纯依靠 FOXP3 这一标志物来表征 Treg 细胞可能存在局限性；另一方面，Treg 细胞本身具有高度的功能异质性。要深入理解 SCLC 微环境中 Treg 细胞的确切作用，未来研究需要借助单细胞测序、空间转录组等前沿技术手段。

TAM 是 SCLC 微环境中数量最丰富的免疫细胞群体。根据微环境刺激信号的不同，TAM 可极化为具有促炎作用的 M_1 型以及具有免疫抑制作用的 M_2 型。在 SCLC 中，M_2 型 TAM 占比高达 22%~45%，这一特征表明 SCLC 微环境中的 TAM 主要发挥促肿瘤作用。大量研究证实，TAM 通过多种机制促进 SCLC 的进展：分泌表皮生长因子（EGF）、血小板

源性生长因子(PDGF)等促进肿瘤细胞增殖;释放 MMP2、MMP9 等基质金属蛋白酶促进肿瘤侵袭和转移;产生 IL-10、PGE2、TGF-β 等免疫抑制因子参与免疫逃逸;表达 VEGF 促进肿瘤血管和淋巴管新生。SCLC 肿瘤细胞可通过分泌 CSF-1、IL-4 等细胞因子主动募集 TAM,同时上调 CD47 这一经典的"不要吃我"信号分子,从而逃避巨噬细胞的吞噬作用。在治疗策略方面,使用 CD47 抗体阻断 CD47-SIRPα 相互作用可有效诱导 TAM 转化为 M_1 型,显著增强其吞噬能力。目前针对 TAM 的主要干预方式包括:抑制 CCL2 等单核细胞趋化因子的活性以减少 TAM 募集;调节 TAM 的极化状态,促进 M_1 型分化同时抑制 M_2 型极化。

MDSC 是一类具有高度异质性的未成熟髓系细胞亚群,在 SCLC 微环境中发挥着关键的免疫抑制作用。它们通过产生精氨酸酶 1(ARG-1)、前列腺素 E2(PGE2)、诱导型一氧化氮合酶(iNOS)以及 IL-10、TGF-β 等抑制性细胞因子,广泛抑制 T 细胞和 NK 细胞的功能与增殖。基于临床样本的分析显示,MDSC 的高比例浸润与 SCLC 的晚期分期和不良预后显著相关。在治疗探索方面,早期研究发现全反式维甲酸(ATRA)能够在体内外诱导 MDSC 分化为 DC 和巨噬细胞,显著增强 SCLC 癌症疫苗的免疫效果。最新研究发现,吉西他滨可减少脾脏 MDSC 的产生,而 CHK1 抑制剂 SRA737 与吉西他滨联用不仅能降低 SCLC 微环境中的 MDSC、Treg 细胞和 M_2 型 TAM 数量,减少耗竭型 $CD8^+$T 细胞比例,还能激活 STING 先天免疫通路,促进"冷肿瘤"向"热肿瘤"转化,从而显著改善 PD-L1 抑制剂的治疗效果。考虑到 MDSC 在 SCLC 免疫抑制网络中的重要作用,靶向 MDSC 的治疗策略具有重要的临床价值。然而需要指出的是,目前尚缺乏针对 MDSC 的特异性治疗手段,对 SCLC 中 MDSC 的干预仍需要更深入的基础和临床研究。

综上所述,SCLC 的肿瘤免疫微环境中存在着复杂的免疫抑制网络,深入理解这些细胞的生物学特性及其相互作用机制,将为开发新型免疫治疗策略提供重要理论基础。

二、SCLC 的 TIME 异质性

既往 SCLC 被认为是一组同质性疾病,但在 1985 年 SCLC 研究先驱 Adi F Gazdar、John D Minna 及其团队建立了至今仍广泛使用的 SCLC 细胞系模型。这些细胞系的差异特性颠覆了将 SCLC 视为同质疾病的认知,为 SCLC 异质性研究奠定了基础。虽然 SCLC 肿瘤普遍表达神经内分泌标志物,且约 70% 的细胞系呈现典型神经内分泌表型(NE),但其余细胞系(约 30%)表现出非神经内分泌特征(non-NE)。随着检测技术的快速发展,对于 SCLC 肿瘤异质性以及 TIME 异质性,尤其是两者之间的相互关系认识逐渐明了,下文将从分子分型与肿瘤异质性和表型可塑性角度分别进行阐述。

1. **SCLC 分子亚型与肿瘤异质性** 随着分子生物学及测序技术的发展,在 2019 年 Rudin 等通过分析多种 SCLC 细胞系及部分临床样本转录组数据,开创性地提出可以根据四种转录因子 ASCL1、NEUROD1、POU2F3 和 YAP1 差异性表达,将 SCLC 分为 A、N、P、Y 四种亚型。Yanhua Tian 等人的研究结果显示,大多数具有 NE 特征的 SCLCs,包括 SCLC-A 和 SCLC-N,往往具有"冷"免疫微环境,而非 NE SCLCs,包括 SCLC-P 和 SCLC-Y,往往具有"热"免疫微环境。其中,SCLC-N 相比于 SCLC-A 显示出更冷的 TIME,接近免疫"沙漠"型,拥有更多的 Treg 细胞和更少的 $CD8^+$ T 细胞。但 YAP1 在 SCLC 中的表达一直备受争议,有研究利用免疫组化方法在 174 例 SCLC 样本中检测了上述四种转录因子的表达情况,结果表明 YAP1 由于在所有亚型中均呈现低表达特征,因此不能作为定义分子亚型的特异性标志物。随后,Gay 等人利于 IMpower133 研究的转录组数据,在 ASCL1(SCLC-A)、NEUROD1(SCLC-N)、POU2F3(SCLC-P)的基础上定义了一种新的炎症亚型:三种转录因子均低表达,但伴随炎症基因表达的炎症亚型,即 SCLC-I。SCLC-I 有较高的 T 细胞浸润,且 HLA 和免疫检查点等基因高表达。在 IMpower133 试验中 I 亚型获益也最显著,化免联合组的 OS 较单纯化疗延长 7.8 个月(18.2 个月 vs. 10.4 个月)。2024 年 Qian Liu 等发表在 *Cell* 上的研究通过对 112 例接受手术切除的 SCLC 患者的肿瘤及癌旁组织进行全外显子组、转录组、蛋白质组及磷酸化蛋白质组的多组学整合分析,也定义了四种 SCLC 的亚型(nmf1~4)。其中 nmf3 亚型(可能对应 I 亚型)及部分 nmf4 亚型(可能对应 P 亚型)具有较高的免疫评分。因此,该研究认为免疫获益人群可能是 POU2F3 驱动亚型和炎症亚型的组合。上述研究在 SCLC 分子亚型中的差异体现了 SCLC 免疫微环境的异质性,随后 Barzin Y Nabet 等人对 IMpower133 转录组数据进行了更深入的分析,进一步将 I 亚型细分为神经内分泌炎症亚群(SCLC-NE-I),该亚型具有较少的免疫抑制性 TAMs 和较高的效应 T 细胞(Teff)浸润,与免疫治疗后的更好生存相关,而非神经内分泌炎症亚群(SCLC-non-NE-I)虽然也具有较高的 Teff 细胞,但因同时有较多的 TAMs 浸润,无法从免疫治疗中获益。陈海泉及其团队基于 165 例经手术切除的 SCLC 组织大样本队列,运用 35-plex 空间单细胞蛋白组(CODEX)及转录组(CosMx SMI)测序技术,深度解析了 SCLC 瘤内空间异质性,研究从空间位置上定义了一种 MT^2 免疫获益亚群,该亚群包含由巨噬细胞、$CD8^+$ T 细胞及 NKT 细胞集落组成的亚组织结构,其富集程度与 SCLC 更好的生存预后显著相关,且不受整体免疫浸润影响。进一步通过 CosMx 技术,发现 MT^2 内部的巨噬细胞呈现抗原呈递功能增强及 T 细胞激活特征,而 T 细胞耗竭状态更低,提示 MT^2 可能是免疫治疗的优选人群。更有意思的是,Kathryn L Simpson 等人 2025 年 6 月份发表在 *Nature Reviews Cancer* 中的文章,更加全面地总结了分子分型与免疫细胞浸润之间的相关性,认为在 A、N、I 亚型中均包含 SCLC-NE-I 亚群及 SCLC-non-NE-I 亚群,只有 SCLC-NE-I 亚群可以从免疫治疗中获益,因此仅基于转录因子表达的分型办法无法真正筛选免疫获益人群。

2. **SCLC 分子分型与表型可塑性** 除了 SCLC 的肿瘤异质性,表型可塑性也是导致不同研究之间分子分型存在较大差异的原因。Ireland 等研究发现,MYC 通过激活 Notch 信号通路,驱动 SCLC 亚型的时间动态演变,从 ASCL1 向 NEUROD1 再向 YAP1 状态过渡,从而促使肿瘤细胞从 NE

表型去分化为 non-NE 表型。Gay 等通过细胞系和异种移植(CDX)模型发现,顺铂可诱导铂类敏感的 SCLC-A 亚型转化为耐药的 SCLC-I 亚型,证实了药物压力之下 SCLC 可能发生亚型转换。鉴于既往 non-NE 与 NE 表型在免疫治疗中获益的差异性,动态监控 SCLC 的表型转化对于筛选 SCLC 免疫获益人群至关重要。

总的来说,SCLC 的分子分型与 TME 之间存在相关性,但因 SCLC 中瘤间及瘤内异质性和表型可塑性,影响了其作为免疫疗效预测生物标志物在临床中的应用。鉴于获取 SCLC 组织活检用于生物标志物分析的挑战,液体活检作为一种微创且重要的纵向采样方法,在 SCLC 中展现出显著的临床应用潜力。近年来已有多项研究利用血浆游离 DNA(cfDNA)及循环肿瘤 DNA(ctDNA)甲基化测序开发了反卷积分析分子亚型的策略,并在监控 SCLC 分子亚型动态演化和表型转变中展示出积极的作用。因此,未来的治疗模式可能会在液态活检的动态指导下,综合考虑不同分子亚型的治疗敏感性以及 NE 和 non-NE 表型,开展基于多药联合的精准治疗。

三、总结

ICIs 联合化疗已经成为了广泛期 SCLC 一线治疗的新标准,但大多数 SCLC 患者受益有限。究其原因,大部分 SCLC 呈现出免疫原性丢失、免疫抑制细胞的浸润以及细胞毒性 T 细胞缺乏的“冷”TME 特征。分子分型为 SCLC 的免疫微环境异质性探索开启了新局面,但因不同研究之间纳入人群、检测技术、分析策略等差异,无法形成稳定可靠且便于临床检测的分类方法,在免疫获益人群的筛选中仍需进一步优化。同时,多种分子亚型内可能存在 SCLC-NE-I 与 SCLC-non-NE-I 两种不同亚群,但仅 SCLC-NE-I 亚群可从免疫治疗中获益,提示单纯基于转录因子表达的分子分型无法真正筛选免疫获益人群。另外,在药物治疗等环境压力下,分子亚型可能出现动态的表型转化,从而改变免疫微环境特征。因此,深入探索分析 SCLC 免疫微环境异质性及表型可塑性,并利用动态监测技术指导 SCLC 的免疫分层治疗,对 SCLC 临床试验的成功以及改善患者预后至关重要。

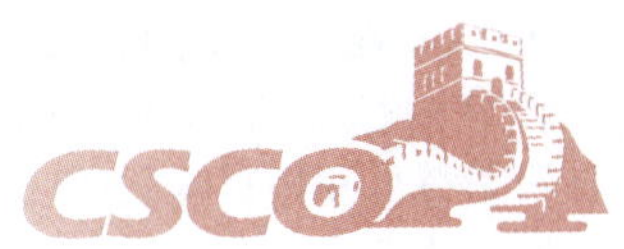

肢端和黏膜黑色素瘤新辅助治疗进展

毕雪瑾　斯璐

北京大学肿瘤医院

根据病因学和遗传学特征，黑色素瘤可分为皮肤型、肢端型和黏膜型三大亚型。其中，肢端型（占 2%~3%）和黏膜型（占 1%）属于罕见亚型，其发病机制与紫外线照射关联性较弱，分子特征和临床行为也与常见的皮肤型存在显著差异。与皮肤型黑色素瘤不同，肢端型和黏膜型患者通常肿瘤突变负荷（TMB）较低，缺乏 *BRAF*、*NRAS* 或 *NF1* 等驱动基因突变，MAPK 通路激活，导致传统治疗效果不佳。值得关注的是，黑色素瘤作为免疫原性较高的恶性肿瘤，是最早证实免疫治疗有效的瘤种之一。免疫检查点抑制剂（ICIs）的应用显著提高了患者的长期生存率，拓宽了治疗选择，推动了个体化治疗的发展。然而，对于肢端型和黏膜型黑色素瘤，单药 PD-1 抑制剂或 CTLA-4 抑制剂的疗效有限，客观缓解率（objective response rate，ORR）明显低于皮肤型。这一临床困境促使治疗策略的制定，包括免疫联合抗血管生成药物、双免疫联合或免疫联合化疗等方案，以期改善患者预后。

早期恶性黑色素瘤患者通过外科手术切除可获得良好的治疗效果，甚至实现疾病治愈。然而，对于中晚期患者，单纯手术切除的疗效往往有限，在肢端型和黏膜型黑色素瘤患者中表现尤为突出。肢端黑色素瘤好发于足底、手掌及甲下等特殊解剖部位，甲下黑色素瘤的广泛切除常需行近端截肢，而足底或手掌病灶的切除范围扩大后，往往需要大面积植皮修复，可能导致患者长期疼痛和功能障碍。同样，黏膜黑色素瘤多发生于头颈部、消化道及泌尿生殖道等复杂部位，手术切除常涉及重要血管、神经或器官，难以保证功能完整性和切缘阴性，手术治疗面临诸多挑战。且肢端及黏膜黑色素瘤术后复发风险较高，局部复发和远处转移也是手术治疗失败的主要原因。为改善预后，手术联合免疫治疗的模式日益受到关注，虽然术后辅助免疫治疗已显著提高了肢端和黏膜黑色素瘤患者的生存率，但仍存在局限性。一方面，肿瘤切除后抗原暴露不充分；另一方面，手术创伤导致的免疫抑制状态会影响患者对辅助治疗的耐受性。

近年来，新辅助治疗在黑色素瘤领域展现出重要潜力。该策略旨在缩小肿瘤体积以提高手术切除率、减少手术创伤、清除微转移灶，并为后续治疗方案的制定提供依据。多项关键临床研究（如 SWOG S1801、NADINA 等）证实，新辅助治疗可显著改善黑色素瘤患者的临床结局，并为进一步探索肿瘤生物学机制提供宝贵机会。基于 SWOG S1801 试验（NCT03698019）的积极结果，2024 版中国临床肿瘤学会（CSCO）指南已将新辅助帕博利珠单抗治疗列为Ⅲ期皮肤黑色素瘤辅助治疗的Ⅲ级推荐，标志着该治疗模式得到进一步肯定，但既往对于肢端及黏膜黑色素瘤的大型临床试验数据较少，疗效不明确。近年来针对肢端及黏膜黑色素瘤新辅助的临床试验取得巨大进展，本文聚焦肢端及黏膜黑色素瘤新辅助治疗的最新研究进展作一系统综述，旨在为临床实践和科学研究提供参考。

一、肢端黑色素瘤

（一）ICIs 单药治疗

与皮肤黑色素瘤相比，肢端黑色素瘤具有 TMB 较低、肿瘤微环境（TME）中浸润淋巴细胞数量较少的特点，这些免疫学特征的差异影响了免疫治疗的疗效。KEYNOTE-151/152 临床试验数据显示，帕博利珠单抗治疗肢端黑色素瘤亚组的 ORR 仅为 16.7%，显著低于非肢端亚组的 32.3%，表明肢端黑色素瘤患者对 PD-1 抑制剂单药治疗的应答效果相对欠佳。

新辅助治疗方面，SWOG S1801 试验（NCT03698019）纳入 313 例Ⅲ~Ⅳ期皮肤、肢端、黏膜黑色素瘤患者对比新辅助 - 辅助帕博利珠单抗治疗及辅助帕博利珠单抗疗效，研究结果显示在平均 14.7 个月的随访期中，新辅助 - 辅助治疗组患者的 2 年无事件生存（event free survival，EFS）率为 72%，而在辅助治疗组患者中为 49%，显著增长（HR=0.58，P=0.004）。但该试验以皮肤黑色素瘤患者为主，仅纳入 9 例肢端黑色素瘤患者（新辅助 - 辅助治疗组 4 例，辅助治疗组 5 例），4 例黏膜黑色素瘤患者（均位于辅助治疗组），亚组分析样本量有限，对于肢端及黏膜黑色素瘤患者的疗效不明确。

（二）ICIs 联合抗血管生成药物联合化疗

单药 ICIs 对于肢端黑色素瘤效果欠佳，联合治疗成为新选择。抗血管生成药物通过调节 TME 来增强 ICIs 的疗效，其中阿帕替尼作为一种选择性血管内皮生长因子受体（VEGFR）抑制剂，与 PD-1 抑制剂联用可产生协同抗肿瘤作用。烷化剂替莫唑胺可以通过诱导 DNA 甲基化导致肿瘤细胞死亡，并能促进T细胞浸润，可能逆转肢端黑色素瘤的“冷肿瘤”特性。基于这些机制，卡瑞利珠单抗（PD-1抑制剂）联合阿帕替尼和替莫唑胺的三联方案，已成为晚期肢端黑色素瘤的有效一线治疗选择，既往临床试验证明，该方案不仅表现出良好的ORR，还能显著延长患者的无进展生存期（PFS）中位数。

2025年ASCO会议公布CAP 03（NCT05512481）卡瑞利珠单抗、阿帕替尼、替莫唑胺三药联合新辅助治疗相关结果，研究纳入60名Ⅱ~Ⅲ期肢端黑色素瘤患者，术前接受2周期三药联合治疗，术后接受15周期辅助卡瑞利珠单抗治疗。研究第一阶段纳入30名患者，截至2024年12月，随访时间中位数为18.5个月，年龄中位数为54岁，28名患者完成手术，16名（57.1%）达到不同程度的病理学缓解（pathologic response，PR），12名（42.9%）患者达到主要病理缓解（major pathologic response，MPR），其中7名（25.0%）达到病理完全缓解（pathologic complete response，pCR），5名达到near-pCR，4名达到部分病理缓解（partly pathologic response，pPR）。分期为Ⅱ期的患者中3名达到pCR，1名达到pPR，病理无应答（pathologic non-response，pNR）率为64%，Ⅲ期的患者中4名达到pCR，5名达到near-pCR，3名达到pPR，pNR率为29.4%。12个月EFS率为74.1%（95% *CI* 53.1%~86.7%），最常见的不良反应为胆红素升高（11例，37%），白细胞计数下降（9例，30%）以及便秘（8例，27%），没有观察到Ⅳ到Ⅴ级不良事件发生，同时也未增加手术并发症的发生。

（三）ICIs联合溶瘤病毒治疗

溶瘤病毒疗法与ICIs的联合应用可增强肿瘤免疫反应，产生协同抗肿瘤效应。OrienX010是一种基于HSV-1改造的溶瘤病毒，其能够表达粒细胞-巨噬细胞集落刺激因子（GM-CSF），一方面OrienX010可以通过病毒直接溶解肿瘤细胞，另一方面GM-CSF可促进树突状细胞（DC）的募集与成熟，从而增强抗原呈递能力，有效激活$CD8^+$ T细胞及NK细胞，最终增强全身抗肿瘤免疫反应。既往Ⅰb期临床试验结果示OrienX010联合特瑞普利单抗（PD-1抑制剂）进行肝内注射治疗黑色素瘤肝转移患者，不仅显示出显著的病理反应，而且具有良好的安全性和耐受性。

Ⅰb期临床试验NCT04197882纳入30例Ⅲ~Ⅳ期肢端黑色素瘤患者，术前接受新辅助溶瘤病毒OrienX010和PD-1抑制剂特瑞普利单抗联合治疗12周，随后接受特瑞普利单抗1年。27例完成手术及特瑞普利辅助治疗的患者随访时间中位数为35.7个月，影像学缓解率和PR率分别为36.7%和77.8%，在影像学缓解和PR的患者中完全缓解（complete response，CR）率分别为3.3%和14.8%，1年和2年无复发生存（relapse-free survive，RFS）率分别为85.2%和81.5%，1年和2年EFS率分别为83%和73%。受试者均发生不良事件（adverse event，AE），主要为Ⅰ~Ⅱ级AE。同时在达到PR患者的肿瘤床中发现更多的三级淋巴结构及肿瘤浸润淋巴细胞，细胞因子和趋化因子分析则显示联合治疗显著增加了所有患者的促炎细胞因子和趋化因子的分泌，且影像学相关评估示PET/CT评估与PR或PFS/总生存期（OS）之间没有相关性。

二、黏膜黑色素瘤

（一）ICIs联合抗血管生成药物

黏膜黑色素瘤通常具有高度的血管生成特性，表现为VEGF驱动。PD-1抑制剂联合抗血管生成药物在黏膜黑色素瘤治疗中是一种有潜力的策略，尤其在亚洲人群中显示出优于PD-1抑制剂单药的疗效。

特瑞普利单抗联合阿昔替尼已作为晚期黏膜黑色素瘤的一线治疗选择。Ⅱ期临床试验纳入29例黏膜黑色素瘤患者，患者接受新辅助特瑞普利单抗联合阿昔替尼治疗，术后辅助特瑞普利单抗治疗。随访时间中位数为34.2个月，33.3%达到PR，其中16.7%达到pCR，EFS中位数为11.1个月，达到PR的患者RFS中位数和无远处转移生存期中位数（distant metastasis-free survival，DMFS）均为11.7个月，但差异无统计学意义。Ⅲ~Ⅳ级不良事件发生率为27.5%。研究者进一步探索生物标志物，可观察到PR患者的肿瘤标本中$CD3^+$和$CD3^+$ $CD8^+$肿瘤浸润性淋巴细胞的显著增加。

Ⅱ期NeoPlus试验纳入26位患者，接受2周期仑伐替尼联合帕博利珠单抗新辅助治疗，术后辅助帕博利珠单抗治疗15个周期，共计21例患者完成手术，其中38%（8/21）达到PR，9.5%（2/21）达到pCR。截至2023年12月，57%（12/21）患者术后复发。随访时间中位数为19.1个月，RFS中位数为12.4个月，DMFS中位数未达到。9位患者标本中可以观察到三级淋巴结构。常见的AE包括高血压、蛋白尿、低密度脂蛋白升高、甲状腺功能减退、发声困难，无患者发生Ⅳ~Ⅴ级AE。同时也观察到达到PR患者的肿瘤标本中$CD8^+$T淋巴细胞的增加。

（二）双ICIs治疗

PD-1抑制剂联合CTLA-4抑制剂可以协同增强抗肿瘤免疫，NADINA临床研究已证实新辅助伊匹木单抗联合纳武利尤单抗在皮肤黑色素瘤患者中展现出良好的效果。双ICIs治疗在黏膜黑色素瘤新辅助治疗方面也有相关尝试，但缺乏大型临床试验数据。

Ho等人回顾性统计该研究中心2015—2019年36名接受新辅助PD-1抑制剂联合/不联合CTLA-4抑制剂治疗黏膜黑色素瘤患者的效果，其中78%的患者接受PD-1抑制剂联合CTLA-4抑制剂治疗，47%的患者在治疗初始时即存在淋巴结阳性或卫星病灶。原发部位包括肛门直肠（53%）、泌尿生殖系统（25%）、头颈部（17%）、食管（6%）。少数患者因CR（*n*=3，8%）或疾病进展（PD）（*n*=6，17%）未接受手术。随访时间中位数为37.9个月，EFS中位数为9.2个月，3年EFS率为29%，OS中位数未达到，3年OS率为55%。ORR为47%，PR率为35%。达到OR或PR的患者其EFS显著更长，达到PR的患者，其OS也显著更长。其中39%的患者发生Ⅲ级AE比例较高。

除此之外一项病例报告显示2例黏膜黑色素瘤患者接受了每3周1次伊匹木单抗（1mg/kg）联合纳武利尤单抗（3mg/kg）

新辅助治疗，术后均达到肿瘤完全清除，且持续保持无病状态。另一项病例报告示1位直肠黏膜黑色素瘤的患者接受伊匹木单抗及纳武利尤单抗的新辅助治疗后达到部分缓解，纳武利尤单抗维持治疗后达到CR，在进一步随访期间保持无瘤状态。

三、正在进行的临床试验

通过ClinicalTrials.gov检索肢端及黏膜黑色素瘤正在进行的新辅助免疫治疗相关临床试验汇总于表1。

表1 正在进行的新辅助治疗相关临床试验

	临床试验注册号	分期	方案	样本量
肢端及黏膜黑色素瘤	NCT03698019	Ⅱ	帕博利珠单抗	13（9例肢端黑色素瘤，4例黏膜黑色素瘤）
肢端黑色素瘤	NCT05512481	Ⅱ	卡瑞利珠单抗＋阿帕替尼＋替莫唑胺	40
	NCT04331093	Ⅱ	SHR-1210+阿帕替尼	40
黏膜黑色素瘤	NCT03313206（头颈部黏膜黑色素瘤）	Ⅱ	帕博利珠单抗或帕博利珠单抗＋仑伐替尼	60
	NCT06999980	Ⅱ	伊匹木单抗＋纳武利尤单抗/伊匹木单抗+relatlimab+纳武利尤单抗/纳武利尤单抗+relatlimab	297

四、总结及未来展望

近年来，新辅助治疗在肢端及黏膜黑色素瘤领域取得了显著进展，为这两类罕见且侵袭性强的亚型提供了新的治疗方向。肢端黑色素瘤方面，溶瘤病毒联合PD-1抑制剂（OrienX010+特瑞普利单抗）显示出较高的病理缓解率和良好的生存获益，而PD-1抑制剂联合抗血管生成药物及化疗（卡瑞利珠单抗＋阿帕替尼＋替莫唑胺）的新辅助方案在Ⅱ/Ⅲ期患者中达到57.1%的病理缓解率，其中25%为pCR，且安全性可控。黏膜黑色素瘤中，PD-1抑制剂联合抗血管生成药物（如特瑞普利单抗＋阿昔替尼或帕博利珠单抗＋仑伐替尼）的新辅助治疗表现出较好的病理缓解率，部分患者达到pCR，且提示病理缓解与肿瘤浸润淋巴细胞的增加相关，此外，双免疫治疗（伊匹木单抗＋纳武利尤单抗）在个别病例中实现完全缓解，提示其潜在价值。然而，当前研究仍存在诸多局限性，目前多数数据来自Ⅰ～Ⅱ期临床试验或小样本研究，缺乏Ⅲ期随机对照试验验证。现有方案疗效预测标志物尚未标准化，机制尚未明确，难以精准筛选获益人群。此外，联合治疗可能增加不良反应，具体剂量及疗程仍需进一步探索。

综上，新辅助治疗为肢端和黏膜黑色素瘤患者提供了突破性治疗机会，展现了良好的病理缓解及长期的生存获益，未来，随着更多相关试验的探索及生物标志物的发现将使治疗更加精准化及个体化，有望进一步提升肢端及黏膜黑色素瘤的可切除率和长期生存。

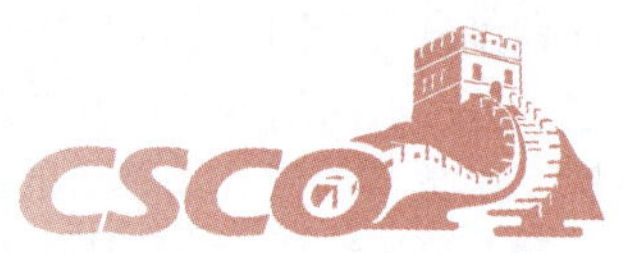

肺癌免疫治疗的进展和展望

赵珅　赵洪云　杨微微　张力
中山大学肿瘤防治中心

从病理类型来看，非小细胞肺癌（non-small cell lung cancer，NSCLC）约占所有肺癌病例的85%，小细胞肺癌（small cell lung cancer，SCLC）则占15%。近十年来，靶向程序性死亡受体1/配体1［PD-（L）1］和细胞毒性T淋巴细胞相关抗原4（CTLA-4）通路的免疫检查点抑制剂（immune checkpoint inhibitors，ICIs）的应用，显著改善了肺癌患者的临床预后，使总体死亡风险降低了27%~40%。然而，临床实践表明，仍有相当比例的患者对PD-（L）1和/或CTLA-4抑制剂治疗无应答。在未经选择的肺癌患者群体中，PD-（L）1抑制剂单药治疗的有效率不足20%，而在*EGFR*或*ALK*等驱动基因突变的患者中这一比例更低。值得注意的是，即便是初始应答的患者最终仍有相当比例的病例会出现疾病进展，提示获得性耐药的存在。目前，肿瘤细胞PD-L1表达水平被广泛用作预测NSCLC患者对ICIs治疗反应的生物标志物。然而，越来越多的研究证据表明，肿瘤微环境（tumor microenvironment，TME）的免疫特征在决定抗肿瘤免疫应答的强度及持久性方面发挥着更为关键的作用。事实上，ICIs的原发性和获得性耐药现象，很大程度上可归因于TME与免疫系统相互作用的失调或缺陷。从组成来看，TME包含肿瘤病灶内及周边的所有非恶性细胞成分。其中，免疫细胞，特别是T细胞亚群的分布和功能状态，一直是研究的重点。癌症免疫治疗的核心目标是通过调控肿瘤-免疫细胞的相互作用，重建有效的抗肿瘤免疫应答，尤其是恢复$CD8^+$ T细胞的细胞毒功能。

目前针对ICIs耐药这一临床难题，研究人员已开发出多种创新性治疗策略。对于原发耐药，联合应用PD-（L）1/CTLA-4抑制剂与其他免疫调节剂已成为重要研究方向。HARMONi-A研究显示，双特异性抗体（bispecific antibody，BsAb）ivonescimab（AK112）通过同时靶向PD-1和VEGF，显著改善了*EGFR*突变型NSCLC患者的无进展生存期（progression-free survival，PFS），该药物已获得中国国家药品监督管理局（NMPA）批准用于临床。针对获得性耐药，新型T细胞衔接器tarlatamab（抗CD3×DLL3双抗）在经治SCLC患者中展现出显著疗效，目前已获美国食品药品监督管理局（FDA）加速批准。这些突破性进展为肺癌免疫治疗开辟了新的研究方向。当前，肺癌免疫治疗领域正呈现出多元化的发展态势，从新型免疫检查点调节剂、免疫细胞衔接器、过继性细胞治疗到治疗性疫苗等多种创新疗法，均已进入临床转化阶段。本综述将系统梳理这些新兴治疗策略的作用机制及临床研究进展，旨在为优化肺癌免疫治疗策略提供理论依据和转化思路。

一、新型免疫检查点调节剂

抗PD-（L）1抑制剂的临床应用成功极大地推动了免疫检查点调节剂的研发进程。目前，通过免疫检查点调节来增强T细胞抗肿瘤活性的策略主要可分为两大类：一类是通过靶向PD-（L）1联合其他免疫调节靶点以增强治疗效果；另一类是通过靶向其他免疫检查点分子来补充PD-（L）1阻断的不足。

1. PD-（L）1联合靶向治疗策略　在增强PD-（L）1阻断效果的策略中，抗血管生成治疗显示出显著的协同效应。IMpower150和ORIENT-31等关键性临床研究证实，抗VEGF疗法与PD-（L）1抑制剂及铂类化疗联合应用，可显著改善*EGFR*/*ALK*突变型NSCLC患者的临床预后。基于这一结果，研究者开发了同时靶向PD-（L）1和VEGF通路的BsAb ivonescimab（AK112）。HARMONi-A 3期研究数据显示，ivonescimab联合化疗方案显著延长酪氨酸激酶抑制剂（TKI）治疗失败的*EGFR*突变型NSCLC患者的PFS中位数，推动其在中国获批上市。随后的HARMONi-2研究进一步证实，在PD-L1阳性（TPS≥1%）的初治患者中，ivonescimab单药治疗的ORR显著优于pembrolizumab。目前，同类机制的PM8002（抗PD-L1×VEGF）BsAb也已在NSCLC中显示出初步疗效（NCT05756972）。

转化生长因子-β（transforming growth factor-β，TGF-β）作为TME中重要的免疫抑制因子，由肿瘤细胞、癌相关成纤维细胞（CAFs）、肿瘤相关巨噬细胞（TAMs）和调节性T细胞（Tregs）等多种细胞分泌，在肿瘤免疫逃逸中发挥关键作用。针对这一靶点，多种靶向PD-（L）1与TGF-β的BsAb已进入临床评估。Bintrafusp alfa（M7824）作为PD-L1/TGF-βRⅡ融合蛋白在1期试验中显示出良好的疗效，但在3期试验中，无论是在PD-L1高表达晚期NSCLC的一线治疗中还是不可

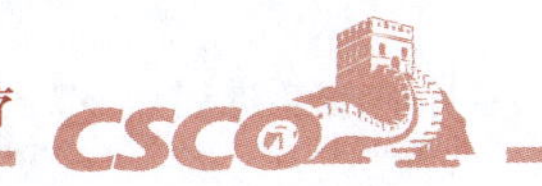

切除NSCLC的新辅助治疗中,均没有显示出独特优势。我国自主研发的SHR-1701则在3期NSCLC新辅助治疗中表现出良好的安全性和有效性,手术转化率较高。目前,JS201(NCT04956926)和Y101D(NCT05028556)等同类药物正处于早期临床开发阶段。

2. **其他免疫检查点联合策略** 在补充PD-(L)1阻断的策略中,CTLA-4靶向治疗最具代表性。CTLA-4在效应T细胞和Tregs表面高表达,其阻断可同时增强T细胞活化和减轻免疫抑制。CheckMate 227、CheckMate 9LA和POSEIDON等研究证实,PD-(L)1/CTLA-4联合方案在晚期NSCLC中具有确切的临床获益。为优化治疗策略,研究者开发了多种靶向PD-(L)1×CTLA-4的BsAb,包括volrustomig(MEDI5752)、cadonilimab(AK104)、iparomlimab/tuvonralimab(QL1706)和erfonrilimab(KN046)等。临床数据显示,这些药物联合化疗在初治晚期NSCLC中的ORR为42.3%~50%,PFS中位数达5.8~6.8个月,但尚未显示出超越标准治疗的显著优势。值得注意的是,iparomlimab/tuvonralimab联合bevacizumab和化疗方案在EGFR-TKI耐药患者中取得了54.8%的ORR和8.5个月的PFS中位数,展现出良好的应用前景。目前,多项3期临床试验正在进行中(NCT05984277、NCT06617416等)。除了抗PD-(L)1×CTLA4的BsAb外,新一代CTLA-4靶向药物在克服PD-(L)1耐药方面展现出独特优势。ONC-392(BNT316)作为选择性靶向Tregs的CTLA-4抗体,在PD-(L)1经治NSCLC患者中达到27%的ORR,其3期研究(NCT05671510)正在进行。Fc增强型抗体botensilimab(AGEN1181)联合balstilimab在实体瘤中显示出良好活性,针对初治转移性NSCLC的2期临床研究(NCT06322108)已启动。此外,HBM4003(NCT05149027)和BA3071(NCT05180799)等新型CTLA-4抗体也处于临床开发阶段。

除CTLA-4外,LAG-3、CD73和NKG2A等靶点也展现出临床潜力。LAG-3抑制剂relatlimab联合nivolumab在PD-L1阳性非鳞NSCLC一线治疗中显示出优于nivolumab单药的疗效,3期研究RELATIVITY-1093正在进行。可溶性LAG-3融合蛋白eftilagimod alpha(Efti)联合pembrolizumab在未经选择NSCLC中达到40.4%的ORR,已获得FDA快速通道资格(NCT06726265)。CD73靶向治疗方面,oleclumab(MEDI9447)联合durvalumab在3期NSCLC维持治疗中显示出优于单药的PFS获益,3期PACIFIC-9研究(NCT05221840)正在进行。uliledlimab(TJ004309)联合toripalimab在初治晚期NSCLC中显示出与CD73表达相关的疗效,2/3期研究(CTR20240650)已启动。NKG2A抑制剂monalizumab联合durvalumab在3期NSCLC中显示出协同效应,同样被纳入PACIFIC-9研究评估。

3. **其他新兴免疫检查点** 在肺癌中发现的其他免疫检查点包括OX40、4-1BB、TIM-3和TIGIT。OX40和4-1BB都是共刺激受体,其激动剂在临床前研究中通过激活效应细胞和消耗Treg细胞显示出抗肿瘤潜力。然而,OX40和4-1BB激动剂单独治疗或与PD(L)1抑制剂联合治疗肺癌的临床活性均有限。TIM-3靶向治疗方面,cobolimab(TSR-022)联合dostarlimab和多西他赛的3期研究(NCT04655976)正在评估其在NSCLC二线治疗中的价值。靶向PD-1与TIM-3的BsAb,sabestomig(AZD7789)在PD-(L)1经治患者中显示出10.5%的ORR,其联合方案研究(NCT04612751)正在进行。TIGIT作为备受关注的共抑制受体,其抑制剂tiragolumab在CITYSCAPE 2期研究中联合atezolizumab显示出显著获益,但后续3期研究未达主要终点。目前,domvanalimab(NCT05502237)、ociperlimab(NCT04746924)等新一代TIGIT抑制剂的多项3期研究正在进行。

二、新型免疫细胞衔接器

免疫细胞衔接器(immune cell engagers)是一类通过工程化抗体技术重新定向免疫细胞(特别是T细胞)以特异性识别和清除肿瘤细胞的治疗药物。这类药物多为双特异性或多特异性分子,能够同时结合免疫细胞表面受体和肿瘤抗原,在效应细胞与肿瘤细胞之间建立物理连接。与免疫检查点调节剂相比,免疫细胞衔接器具有以下优势:①能够主动募集效应细胞并促进免疫突触形成,从而更直接地触发抗肿瘤免疫应答;②作用谱更广,除T细胞外还可激活自然杀伤(NK)细胞和髓系细胞等免疫效应细胞,为肿瘤免疫治疗提供替代途径。该领域的开创性药物是靶向CD3和CD19的双特异性T细胞衔接器(bispecific T cell engager,BiTE)blinatumomab,其成功为血液系统恶性肿瘤治疗带来突破。典型的BiTE由两部分组成:一个靶向T细胞表面CD3复合物的结合域和一个靶向肿瘤特异性抗原(tumor-specific antigen,TSA)的结合域,通过同时结合这两种分子激活T细胞介导的细胞毒性。这类药物特别适合治疗表达明确细胞表面抗原的恶性肿瘤,尤其是血液系统肿瘤。然而,大多数实体瘤主要表达肿瘤相关抗原(tumor-associated antigen,TAA),这些抗原在正常组织中也有不同程度表达。因此,如何平衡抗肿瘤活性和靶向/非靶向毒性是开发针对实体瘤的免疫细胞衔接器面临的主要挑战。目前主要通过以下三种策略解决这一难题。

1. **提高肿瘤选择性** 提高肿瘤选择性是增强治疗窗口的关键途径。具体方法包括:①选择更具肿瘤特异性的靶抗原,如DLL3、Claudin18.2、前列腺特异性膜抗原(PSMA)和EGFRvⅢ等;②同时靶向多个肿瘤抗原;③采用XmAb等技术增加抗原结合价数;④靶向肽-MHC复合物;⑤开发需要TME特异性激活的前药。

靶向DLL3的tarlatamab(抗CD3×DLL3 BsAb)在难治性SCLC中的成功验证了这一策略的可行性。DLL3在神经内分泌肿瘤中高表达而在正常组织中表达受限,使其成为理想的治疗靶点。DeLLphi-301研究显示,tarlatamab在经治SCLC患者中的ORR达32%~40%,PFS中位数为3.9~4.9个月。基于这些结果,该药物已获美国FDA加速批准,目前正在开展多项3期临床试验[DeLLphi-304(NCT05740566)、DeLLphi-305(NCT06211036)和DeLLphi-306(NCT06117774)]。其他针对肺癌开发的T细胞衔接器包括靶向CEA的RO6958688(NCT03337698)、靶向生长抑素受体2(SSTR2)的tidutamab(NCT04590781)、靶向PSMA的CC-1(NCT04496674)和靶向前列腺干细胞抗原(PSCA)的GEM3PSCA(NCT03927573)等。值得注意的是,tidutamab治疗广泛期SCLC和CC-1治疗肺鳞癌的研究已终止。

靶向肽-MHC复合物的免疫动员单克隆T细胞受体(Immune-mobilizing monoclonal T cell receptor against cancer,ImmTAC)技术代表了新一代T细胞衔接器设计。与常规BsAb不同,ImmTAC通过工程化TCR识别由MHC分子呈递的肿瘤抗原肽,可靶向细胞内抗原。tebentafusp是首个获批的ImmTAC药物,用于治疗*HLA-A**02:01阳性葡萄膜黑色素瘤。brenetafusp(IMC-F106C)是靶向PRAME的ImmTAC,目前正在进行PRAME阳性晚期实体瘤的1/2期研究(NCT04262466)和黑色素瘤的3期试验(NCT06112314)。

此外,T细胞治疗的最新方法是靶向由突变致癌基因产生的新抗原,这有望进一步提高其对肿瘤的特异性和抗肿瘤活性。CLSP-1025是一种识别p53 R175H突变肽的T细胞衔接器,正在p53 R175H突变肿瘤患者中进行1期试验(NCT06778863)。另外一种靶向KRAS G12C半抗原化肽的T细胞衔接器也正在开发中,在临床前模型中可有效杀伤对KRAS G12C抑制剂耐药的肿瘤细胞。这些进展为*EGFR*/*ALK*突变等对ICI原发耐药的NSCLC患者提供了新的治疗选择。

2. 调节T细胞活化水平 优化T细胞活化水平是平衡疗效和安全性的重要手段。目前正在探索的新型T细胞衔接技术包括:①调整结合亲和力;②优化分子结构;③开发条件性激活系统等。三特异性T细胞激活构建体(tri-specific T cell activating construct,TriTAC)是该领域的代表性分子,其特点是包含CD3结合域、人血清白蛋白(HAS)结合域和肿瘤抗原结合域。HPN328(MK-6070)是一种靶向CD3/HSA/DLL3的TriTAC,正在SCLC和其他DLL3过表达肿瘤患者中进行1/2期临床试验(NCT04471727)。

3. 靶向其他免疫效应细胞 除T细胞外,靶向NK细胞和髓系细胞的衔接器也逐渐展现出临床潜力。NK细胞衔接器通常包含靶向NK细胞活化受体(如CD16A、NKG2D或NKp46)的结合域和靶向肿瘤抗原的结合域。AFM24是一种靶向CD16A和EGFR的双特异性NK细胞衔接器,其联合atezolizumab在经治*EGFR*野生型NSCLC患者中显示出26.7%的ORR(包括1例完全缓解),已获得FDA快速通道资格(NCT05109442)。DF1001是靶向CD16/NKG2D/HER2的三特异性NK细胞衔接器(tri-specific NK cell engager therapy,TriNKET),在晚期NSCLC中显示出抗肿瘤活性,目前正在进行1/2期评估(NCT04143711)。髓系细胞衔接器通过靶向髓系细胞表面受体(如CD16、CD32等)和肿瘤抗原来激活巨噬细胞等效应细胞。免疫刺激抗体偶联物(immune-stimulator antibody conjugate,ISAC)是该类药物的代表,它将靶向抗体与免疫刺激剂(如TLR或STING激动剂)偶联,通过重编程肿瘤相关巨噬细胞发挥抗肿瘤作用。已在临床试验中的代表性ISACs包括BDC-1001(抗HER2抗体与双特异性TLR7/8激动剂),SBT6050(抗HER2抗体与TLR8激动剂),NJH395(抗HER2抗体与TLR7激动剂),TAC-001(抗CD22抗体与TLR9激动剂,NCT05399654)和TAK-500(抗CCR2抗体与STING激动剂,NCT05070247)。由于疗效甚微,前三种药物的临床开发已暂停或终止,TAC-001和TAK-500的试验仍在进行中。

三、过继细胞疗法

过继细胞疗法在治疗难治性B细胞恶性肿瘤、多发性骨髓瘤和黑色素瘤方面取得了成功。相比之下,肺癌细胞疗法的发展则较为缓慢。目前,研究最多的肺癌过继细胞疗法有嵌合抗原受体(chimeric antigen receptor,CAR)T细胞疗法、T细胞受体(T-cell receptor,TCR)T细胞疗法和肿瘤浸润淋巴细胞(tumor infiltrating lymphocyte,TIL)疗法。

1. CAR-T细胞疗法 CAR-T细胞疗法是通过基因工程技术改造T细胞,使其表达能够特异性识别肿瘤抗原的嵌合抗原受体。CAR分子通常由三个关键结构域组成:细胞外抗原识别域、跨膜连接域和细胞内信号转导域。这种设计使CAR-T细胞的激活不依赖于主要组织相容性复合体(MHC)介导的抗原提呈,具有更广泛的适用性。在肺癌治疗领域,研究者已开发出靶向EGFR、MUC1、间皮素、PSCA、CEA、HER2、GPC3、ROR1和PD-L1等的多种CAR-T细胞产品。临床研究显示,EGFR CAR-T在EGFR阳性肿瘤患者中显示出一定的临床活性,而间皮素CAR-T在恶性胸膜间皮瘤治疗中也观察到疗效。然而,ROR1 CAR-T(LYL797)和PD-L1 CAR-T由于治疗窗较窄和毒性问题,其临床开发已被终止。

CAR-T疗法在肺癌治疗中面临诸多挑战。首先,肺癌相关抗原多为肿瘤相关抗原而非肿瘤特异性抗原,在正常组织中也有表达,导致"on-target,off-tumor"毒性风险。其次,肿瘤异质性使得同一肿瘤内可能存在不同抗原表达亚群,增加了治疗难度。此外,TME的免疫抑制特性、物理屏障阻碍CAR-T细胞浸润、制备工艺复杂且成本高昂等因素都限制了CAR-T疗法的临床应用。为应对这些挑战,研究者开发了多种创新策略,包括多靶点设计(如EGFRvⅢ/wtEGFR双靶向CAR-T)、肿瘤微环境调控[如靶向成纤维细胞活化蛋白(FAP)的CAR-T]、细胞因子修饰(如IL-15或IL-18修饰的CAR-T)以及新型效应细胞开发(如CAR-巨噬细胞CT-0508)等。这些创新方法为下一代CAR-T疗法的发展提供了新的思路。

2. TCR-T细胞疗法 TCR-T细胞疗法通过基因改造使T细胞表达肿瘤抗原特异性T细胞受体,能够识别由MHC分子呈递的肿瘤抗原肽。与CAR-T细胞相比,TCR-T细胞具有可靶向细胞内抗原、抗原识别灵敏度更高、信号转导更接近生理水平等优势。2024年8月,靶向黑色素瘤相关抗原4(*MAGE-A4*)的TCR-T疗法afamitresgene autoleucel(ADP-A2M4)获得美国FDA批准用于治疗不可切除或转移性滑膜肉瘤,成为首个获批用于实体瘤的TCR-T产品。其改良版ADP-A2M4CD8在人类白细胞抗原A02(HLA-A02)阳性实体瘤(包括NSCLC)患者中显示出35.6%的ORR。其他在研的TCR-T疗法还包括靶向*KRAS* G12V(AFNT-211)和*TP53* R175H(NT-175)等驱动基因突变的产品。

TCR-T疗法的主要限制包括HLA限制性、靶抗原局限性和安全性风险。为解决这些问题,研究者开发了多种创新方法,如TCR融合构建体(TCR fusion construct,TRuC)gavo-cel通过改造信号转导域实现HLA非依赖识别;基于患者肿瘤突变谱设计新抗原特异性TCR-T细胞的个性化治疗方案;

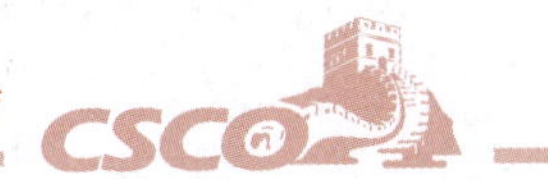

以及使用 CRISPR/Cas9 基因编辑技术精确调控 TCR 表达等。这些技术进步为 TCR-T 疗法在肺癌治疗中的应用开辟了新途径。

3. **TIL 治疗** TIL 疗法利用从肿瘤组织分离的天然肿瘤反应性 T 细胞，经体外扩增后回输患者体内。lifileucel（LN-145）在 NSCLC 中的 2 期临床试验显示，单药治疗 PD-1 耐药患者的 ORR 为 21.4%，与 pembrolizumab 联合治疗初治患者的 ORR 达 64.3%。然而，TIL 疗法面临制备工艺复杂、最佳细胞亚群不确定和支持性治疗毒性等挑战。新一代 TIL 技术通过表达膜结合 IL-15（如 OBX-115）、基因修饰（如 PD-1 敲除的 IOV-4001）以及优化快速扩增工艺等方法，显著提升了治疗效果和安全性。

四、治疗性癌症疫苗

治疗性癌症疫苗作为肿瘤免疫治疗的重要策略，其研发历史可追溯至数十年前。这类疫苗主要通过外源性途径递送特定肿瘤抗原，并结合能够激活树突状细胞的佐剂（部分疫苗直接采用树突状细胞作为载体），旨在激发针对肿瘤抗原的特异性免疫应答。根据靶向抗原的特性，肺癌治疗性疫苗可分为三类：靶向预定义共享抗原的疫苗、个性化抗原疫苗和匿名抗原疫苗。

1. **靶向预定义共享抗原的疫苗** 靶向预定义共享抗原的疫苗是肺癌治疗性疫苗研发的首要方向。早期开发的疫苗多采用 TAA 如 MUC1、MAGE-A3 和 NY-ESO-1 等作为靶点。虽然这些疫苗在 1/2 期临床试验中显示出良好的安全性和诱导抗原特异性免疫应答的能力，但在 3 期随机对照试验中均未能显著改善患者生存。这可能与这些抗原在肺癌发生发展中的生物学功能不明确有关。相比之下，靶向功能明确的抗原疫苗展现出更好的临床前景。CIMAvax-EGF 作为靶向 EGF 的肽疫苗，在 3 期试验中作为 NSCLC 一线化疗后的维持治疗，显著延长了患者总生存期。PD1-Vaxx（IMU-201）则通过模拟 PD-1 的 B 细胞表位诱导多克隆抗 PD-1 抗体产生，在 PD-（L）1 抑制剂耐药的 NSCLC 患者中观察到客观缓解。

近年来，预定义共享抗原疫苗的研发策略主要聚焦于两个方向：多靶点疫苗设计和新型树突状细胞激活策略。Tedopi（OSE2101）作为靶向 CEA、p53、HER-2、*MAGE-A2* 和 *MAGE-A3* 五种抗原的多价疫苗，在 ATLANTE-1 3 期研究中显著改善了经治 HLA-A2 阳性 NSCLC 患者的总生存。目前正在开展 Tedopi 联合多西他赛治疗 ICI 耐药 NSCLC 的 3 期研究（NCT06472245）。基于 mRNA 技术的多靶点疫苗如 BI1361849（编码 6 种 NSCLC 相关抗原）、mRNA-4359（靶向 PD-L1 和 IDO1）和 BNT116（靶向 6 种 TAA）也显示出良好的安全性和初步疗效。值得注意的是，新一代疫苗更倾向于靶向 TSA 而非 TAA，如靶向 *KRAS* G12D/G12R 突变的 ELI-002 2P 疫苗和靶向 *EGFR* 突变的 ABOR2013 mRNA 疫苗（ChiCTR2300071001），这些疫苗在早期临床试验中已展现出令人鼓舞的抗肿瘤活性。

树突状细胞激活策略的创新也为疫苗研发带来新思路。Ad.p53-DC 疫苗通过腺病毒载体将野生型 *TP53* 基因导入树突状细胞，在 1 期研究中显示出对难治性 SCLC 的治疗效果，但在 2 期联合治疗研究（NCT03406715，NCT00617409）中未能重复这一疗效。这表明单纯增强抗原提呈可能不足以克服肿瘤免疫抑制微环境，需要更全面的免疫调节策略。

2. **个性化抗原疫苗** 个性化抗原疫苗代表了精准医疗在肿瘤疫苗领域的实践。这类疫苗基于患者个体肿瘤突变谱，通过生物信息学预测免疫原性新抗原进行定制化设计。V940（mRNA-4157）可编码多达 34 种个体化新抗原，在 1 期研究中成功诱导了新抗原特异性 T 细胞应答，目前正在开展治疗 NSCLC 的 3 期临床试验（NCT06623422）。Autogene cevumeran（BNT122/RO7198457）和 NEO-PV-01 等个性化疫苗也在早期临床研究中显示出良好的安全性和免疫原性。然而，这类疫苗面临诸多挑战：新抗原预测算法的准确性受限于肿瘤异质性和微环境复杂性；疫苗制备周期长（通常需要 4~8 周）；监管审批流程复杂。这些因素都限制了其临床转化效率。

3. **匿名抗原疫苗** 匿名抗原疫苗采用全肿瘤细胞裂解物或基因修饰的树突状细胞作为抗原来源，理论上能够涵盖更全面的肿瘤抗原谱。Belagenpumatucel-L（Lucanix）、Tergenpumatucel-L、Viagenpumatucel-L 等基于全肿瘤细胞的疫苗在早期研究中显示出一定疗效，但在 3 期试验中未能证实生存获益。树突状细胞疫苗如 Ad-CCL21-DC 和 DCVAC/LuCa 通过不同机制增强抗肿瘤免疫，在 1/2 期研究中显示出延长 PFS 的效果。此外，Fms 样酪氨酸激酶 3 配体（Fms-like tyrosine kinase 3 ligand，Flt3L）等树突状细胞激动剂联合局部放疗，在部分 NSCLC 患者中诱发了远隔效应，为联合治疗策略提供了新思路。

五、前景与展望

免疫疗法的进展极大地改变了肺癌患者的预后。在 PD（L）1 抑制剂取得成功的基础上，各种机制和作用方式截然不同的免疫疗法正在开展，每一种疗法在克服当前 ICIs 的治疗耐药性方面都显示出独特的潜力。如何平衡抗肿瘤疗效和毒性仍然是开发下一代肺癌免疫疗法面临的主要挑战。具体而言，新型免疫检查点调节剂和治疗性癌症疫苗虽表现出一定疗效，但毒性问题仍需优化；而免疫细胞衔接器和过继细胞疗法则面临较高的肿瘤外毒性风险。目前，免疫检查点调节剂和免疫细胞衔接器是研发进展最快的肺癌免疫治疗策略，预计未来 5~10 年内相关药物的监管审批将显著增加。相比之下，过继细胞疗法和治疗性疫苗由于技术复杂性和个体化要求，其临床转化更具挑战性。总之，这些方法能够将 TME 中的促肿瘤成分、免疫抑制成分等重新编程为抗肿瘤武器，为克服传统 ICIs 的局限性并彻底消灭肿瘤提供新的机会。随着对 TME 在抗肿瘤免疫中双重作用的深入理解，未来可能通过联合不同疗法以互补局限性、开发条件激活型药物以利用 TME 的特定条件，或借助微生物组调控等系统性干预手段重塑 TME，这些策略有望成为推动下一代肺癌免疫治疗发展的关键引擎。

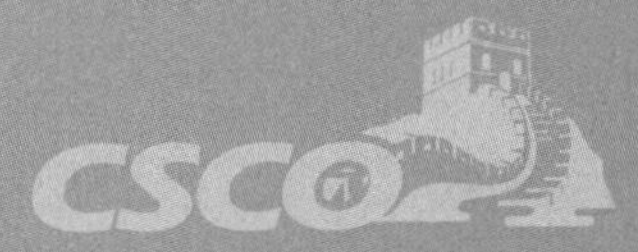

肿瘤微创外科

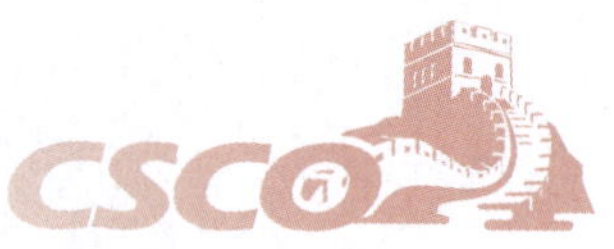

肠癌术后放射性肠损伤导致的肠瘘

吴天琦　陈春球
同济大学附属第十人民医院

放射治疗（radiotherapy）是结直肠癌综合治疗的核心手段之一。对于中低位直肠癌，放疗具有明确地位：术前新辅助放疗（或放化疗）可显著降低肿瘤分期、提高根治性切除率及增加保肛可能性；术后辅助放疗能减少高危患者的局部复发风险。相较而言，结肠癌中放疗应用受限，但在局部晚期、转移或复发残留等特殊情况下，仍可发挥重要的辅助或姑息作用。但是，放射性肠损伤导致的肠瘘（放射性肠瘘）作为肠癌放疗后的严重并发症，其治疗一直是外科领域的难题。本文旨在探讨放射性肠瘘的手术治疗策略，分析其面临的挑战，并提出相应的解决方案。

一、放射性肠瘘的病理生理基础

放射性肠瘘是盆腔或腹部放疗引起的慢性肠损伤的晚期严重并发症，是一种特殊类型的肠瘘，甚至可在放疗停止后30年内发生。其病理生理基础与辐射诱导的肠道组织损伤及异常修复过程密切相关。在急性期，高能射线直接破坏肠黏膜隐窝细胞DNA，触发细胞凋亡和黏膜屏障完整性丧失，导致炎症细胞浸润、组织水肿及微血管内皮损伤；慢性期（通常发生于放疗后6个月至数年）则以进行性微血管闭塞、局部缺血和纤维化为特征，TGF-β等促纤维化因子过度激活导致细胞外基质异常沉积，肠壁肌层及神经丛受损，最终形成肠壁全层坏死或穿孔。在此过程中，放射性损伤区域与邻近器官（如膀胱、阴道或皮肤）之间因组织粘连和坏死液化而形成异常通道（瘘管）。此外，肠道菌群易位引发的继发感染、局部缺氧诱导的血管生成障碍及修复过程中上皮-间质转化（EMT）失调，进一步加剧瘘管的形成和迁延不愈，病变具有进行性及不可逆性。值得注意的是，放射性肠瘘的发生不仅与放疗剂量（>50Gy）和分割方式有关，还与化疗和靶向治疗的联合应用密切相关，既往腹部手术史及糖尿病等微循环障碍性疾病也是重要危险因素。其病理本质是辐射生物效应与宿主修复能力失衡的最终结果。

二、手术治疗面临的挑战

据部位一般可分为放射性小肠瘘和放射性直肠乙状结肠瘘两种类型，其中放射性直肠乙状结肠瘘常见且顽固，常合并阴道瘘、膀胱瘘等复杂瘘或形成盆腔脓肿、侵蚀大血管等危及生命的并发症。

无论哪种类型，手术是目前解决放射性肠瘘的唯一治疗手段。但是，其手术难度和风险远高于其他常规手术。主要挑战包括：①组织纤维化和血供受损，组织愈合能力差；②局部感染的存在；③既往手术史导致的腹腔粘连严重及瘘口周围解剖层次不清，易造成医源性损伤风险，甚至有些形成“冰冻骨盆”难以下手；④多节段肠管及多脏器受累，手术方案制订困难；⑤患者全身情况及营养状况一般较差；⑥术后长期并发症（如肠梗阻、短肠综合征、再次瘘等）发生率较高；⑦围手术期需多学科联合管理。

三、术前评估与准备

全面的术前评估和准备是提高放射性肠瘘手术成功率的关键。除了要详细了解患者的手术史、放疗史及进行体格检查外，还要进行以下评估。

1. 肠瘘情况评估　对于所有类型肠瘘，碘水逆行瘘管造影联合CT检查是首选，可评估瘘管解剖结构、周围炎症及纤维化范围。还可通过CT三维重建，明确瘘管走行，以及与周围脏器组织间的关系。结肠镜检查有助于直接观察瘘口位置、黏膜损伤程度及行病理活检，但对小肠瘘患者，小肠镜检查难度较高，且胶囊内镜存在滞留风险，此时可考虑口服造影联合CT检查。对于怀疑膀胱瘘或阴道瘘的患者，可行膀胱镜或阴道镜检查。本团队对考虑小肠瘘的患者多选择增强CT，而对于累及盆腔的病变，MRI更具优势，其不仅能评估直肠原发肿瘤的新辅助治疗效果，还能清晰显示直肠周围病变、软组织间隙感染及盆壁和肌肉侵犯情况。此外，直肠腔内超声可观察肠壁各层厚度、黏膜下层血流信号，有助于发现内镜难以识别的微小溃疡及瘘管。

2. 其他器官功能评估　虽然明确病变部位后，治愈肠瘘是手术的目标，但仍需评估其他肠段的放射性损伤及直肠肛门功能情况，可行碘水肠道造影、排粪试验、肛门测压等，这对术后并发症预防至关重要。研究表明，20%的放射性肠炎患者合并直肠或乙状结肠狭窄。若远端肠管存在狭窄，吻合口

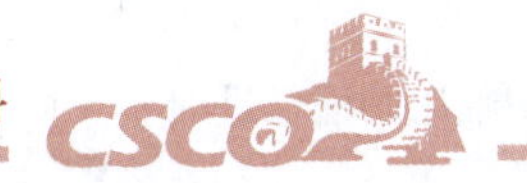

瘘风险极高。因此，术前需结合影像学明确单节段或多节段受累情况，尤其是远端肠管狭窄，以判断可能的并发症(如肠狭窄所致肠梗阻)。对于盆腔手术患者，还需计算机断层扫描尿路造影(CTU)检查，并评估泌尿系统损伤情况，如泌尿系梗阻、膀胱损伤甚至肾功能，必要时行尿动力学检查、肾图检查或肾动态显像检查。

3. **原发肿瘤情况评估** 需完善PET-CT等肿瘤学检查，评估原发肿瘤的控制状态和预后。对于考虑肿瘤复发的患者，需评估肿瘤浸润范围，判断是否可行R0切除。术中常规行瘘口组织活检，以明确有无肿瘤复发，这对手术方式选择具有重要指导意义。

4. **全身情况评估与管理** 放射性肠瘘患者常合并感染(细菌、霉菌)、营养不良及水电解质紊乱等病理生理改变。因此，感染控制、器官功能维护、营养支持治疗、纠正水电解质紊乱，以及瘘的初步处理是其治疗的关键基础。

(1)感染控制：即使单纯性肠瘘，也常合并周围组织感染。建议初始使用广谱抗生素和抗真菌药物(如头孢菌素+甲硝唑)控制感染，后续根据培养及药敏结果调整用药，以及合理使用抗真菌药物。对于合并脓肿者，可考虑B超或CT引导下穿刺引流，既有助于术前感染控制，又能为术中脓腔定位提供参考。本团队更倾向于采用双套管冲洗引流，以控制瘘口周围感染及炎症反应，为后续确定性手术创造有利条件。

(2)营养管理：约20%的放疗患者会出现吸收不良及营养不良。因此，需对所有患者进行营养风险筛查，并尽早启动营养支持。本团队常规采用肠外营养(parenteral nutrition，PN)，条件允许时联合肠内营养(enteral nutrition，EN)的支持治疗，以维持肠道黏膜屏障功能。

(3)其他支持治疗：生长抑素类似物(如奥曲肽)：适用于高流量小肠瘘，可减少消化液分泌，降低瘘口流量，改善症状。肠道菌群调节：放射性肠瘘患者常合并菌群失调，益生菌、益生元或粪菌移植可能有助于改善肠道微环境，减轻炎症反应。3D打印支架封堵：对于肠空气瘘患者，个体化设计的3D打印支架可临时封堵瘘口，减少肠内容物外漏，避免肠管旷置，促进肠内营养恢复，为确定性手术创造条件。血栓预防：有慢性放射性肠损伤患者深静脉血栓发生率为5.3%，需警惕血栓风险，及时行抗凝治疗。

四、手术策略

放射性肠瘘的手术治疗需根据患者病情、瘘口位置、肠管损伤程度及全身状况制订个体化方案。手术方式主要包括旁路及造口术、病变肠段切除、联合脏器切除、直肠修补/重建术等，以下结合最新研究及本中心经验进行阐述。

1. **旁路及造口术** 旁路手术及肠造口术是放射性肠瘘的一种“损伤控制性手术”，主要适用于以下情况：①盆腹腔粘连严重，无法安全分离；②肠管广泛放射性损伤，切除后可能导致短肠综合征；③腹腔严重感染或脏器功能储备差，无法耐受根治性手术；④肿瘤复发，无法行R_0切除。该术式优势在于操作相对简单、安全性高、术后并发症发生率低。但有研究提出，保留病变肠管可能继发出现持续排液、大出血、盆腔脓肿、顽固性疼痛，甚至远期病死率增加。本中心数据显示，造口患者几乎无法回纳，正如其他研究发现30%进行肠造口手术的患者最终仍死于盆腔放射性损伤进展。长期随访表明，造口术与病变肠段切除术的病死率相当，故随着手术技术进步，根治性切除的并发症率有望进一步降低，损伤控制性手术的应用可能减少。对此，本中心经验是，对于高风险患者(如严重营养不良、感染未控制)，优先选择双腔造口(如回肠双筒造口)，以减少肠内容物对瘘口的刺激。术后需密切监测造口功能及远端肠管情况，警惕放射性肠炎进展导致的梗阻或出血。

2. **病变肠段切除** 根治性切除是解决肠瘘最理想的方式，但需平衡吻合口瘘、狭窄及短肠综合征等风险。

放射性小肠瘘的手术要点如下。①切除范围上，需扩大切除至肉眼正常的肠管，确保吻合口血供良好。注意探查远端肠管是否合并放射性损伤，避免遗漏狭窄或纤维化段。若损伤范围广，可保留轻度水肿但血供尚可的肠段，以防短肠综合征。同时，吻合口旁常规留置双套管。②消化道重建方式选择上，研究显示，在慢性放射性小肠损伤手术中，回盲部切除是独立保护因素。并且，术后吻合口瘘发生率方面，回肠-回肠吻合(25.5%)>空肠-空肠吻合(12%)>回肠-升结肠吻合(9.3%)>回肠-横结肠吻合(4%)。因此有学者推荐靠近回盲部的病变可切除回盲部，并行回肠-横结肠吻合以降低瘘风险。但笔者认为术后吻合口瘘发生主要和血供相关，若能保留回结肠血管，也可行回肠-升结肠吻合。③术中血供评估，传统方法依赖术者经验(如肠管颜色、系膜厚度及僵硬程度)。近年来新兴技术如吲哚菁绿荧光显像可动态观察肠管血供，但其显影标准尚未统一，临床应用仍需规范化探索，而术中超声造影技术凭借对炎性纤维化与慢性纤维化的精准鉴别能力，为手术切除范围提供客观依据，但需由具备超声经验的医师操作以确保准确性。

放射性直肠瘘的手术策略：目前主要扩大切除病变直肠乙状结肠、充分游离脾曲，采用结肠肛管吻合或拖出术等方式重建肠管连续性。马腾辉教授团队采用腹腔镜Parks术加保护性造口的治疗方式，但存在造口回纳率低的问题，主要原因是吻合口并发症较多。国外也有相关经验，利用经肛门微创直肠切除术辅助Turnbull-Cutait手术治疗放疗后直肠尿道瘘。对于部分年轻的、保肛意愿强烈的患者，笔者团队常予以行改良Bacon手术。该术式在减少吻合口瘘、盆腔脓肿等并发症及恢复肠道肛管连续性、改善生活质量上具有很大优势，已应用于克罗恩病合并的复杂直肠会阴瘘和直肠阴道瘘中。该手术成功关键点在于左半结肠系膜需足够长，以确保乙状结肠无张力拖出，并且常规联合预防性回肠造口，术后6个月评估肛门功能后再回纳。但需注意可能出现外置肠管坏死、回缩及肛门狭窄等并发症，术后需定期进行扩肛及盆底训练。因此选择该术式前应仔细评估肛管功能。

3. **联合脏器切除手术** 放射性直肠乙状结肠瘘较顽固，且常合并膀胱瘘、阴道瘘等形成盆腔复杂瘘，累及多脏器，处理棘手，需通过多学科协作实施盆腔联合脏器切除术。该手术难度大，术前需全面评估患者耐受性(包括营养状况及脏器功能)、肿瘤学状态(判断R_0切除可能性及预期生存期是否>6个月)，以及症状严重程度(如活动性出血或疼痛评分≥7分)。手术成功的关键在于盆底重建，需通过自体组织(大网膜、肌皮瓣和肠系膜等)和外源性材料(硅胶假体、生物网和水囊等)填充无效腔,以预防空盆腔综合征导致的肠瘘复发。各种填充材料有不同特点和使用情况:网膜固定和填充术需要足够的网膜厚度和质量,但在手术病例中常因网膜切除或体积不足而受限;肌皮瓣不常规应用,仅考虑用于较大盆腔廓清术;生物补片需注意肠道重量或瘘管复发可能导致失效。硅胶假体和水囊需具备适应性,并警惕静脉压迫和血栓风险。本团队主要采取大网膜填塞及生物补片隔离技术,以及通过使用肠梗阻导管将全部肠道行内排列,以维持肠道的通畅。但无论采取何种手术方式,都要注意盆腔充分引流清创。

4. 直肠修补/重建术 其常用于治疗由外伤、产伤、手术误伤等引起的直肠阴道瘘/尿道瘘,配合转流性造口术,瘘口有可能自愈。但对于放疗引起的肠瘘,因组织愈合能力差,自愈率极低,即使自愈也多可在内镜下发现直径很小的瘘口。此外,放疗患者即使瘘口自愈后尝试造口回纳手术,也容易再次出现放射性肠瘘。放射性损伤导致复杂直肠瘘修复的关键在于切断直肠与阴道/尿道上皮的融合,去除受损组织,并用血液供应良好的健康组织代替进行无张力缝合。单纯瘘口修补手术成功率低,甚至可能扩大瘘口。直肠移动瓣修补术对非放疗引起的小的直肠阴道瘘/尿道瘘成功率较高,但不适用于放疗相关直肠瘘。这类患者可考虑直肠袖套瓣修补术,但存在狭窄风险。

经会阴行组织瓣转移修补术也是治疗直肠阴道瘘的常用术式,通过引入血运良好的组织无张力地分隔瘘口并加强间隔。该术式可用于放射性直肠阴道瘘,常用组织瓣包括股薄肌皮瓣、Martius 皮瓣、球海绵体肌和股直肌等。相关研究报道愈合率为 33%~100%,但临床应用仍需更多证据支持。本中心经验表明放射性直肠阴道瘘瘘口周围血供差,组织瓣难以愈合,导致失败率高。有研究者使用回肠瓣治疗放疗后直肠膀胱瘘,可最大限度切除无活力组织、修补瘘口及扩大膀胱,但存在肠吻合口并发症风险。

5. 其他辅助技术

(1)微创手术治疗:微创手术优势明显,如创伤小、恢复快、视野广等,可精准分离腹腔粘连,减少副损伤。但不适合的患者强行微创可能造成医源性损伤,且不及时中转开腹会造成手术时间长、出血多、毒素吸收,甚至休克危及生命。例如合并严重腹腔/盆腔脓肿的患者,依据损伤控制原则应尽早引流缩短手术时间。本中心的放射性肠瘘患者几乎首选腹腔镜下粘连松解,待粘连松解充分或粘连紧密无法进一步分离时中转开腹。对于腹腔镜手术而言,重要的是第一个 trocar 孔的选择,我们通常利用术前超声技术评估各象限粘连程度,以指导腔镜入路。对于既往盆腔手术的患者,上腹部粘连较轻,或选择左上腹 Palmer 点(左锁骨中线肋缘下 2~3cm)置首个 trocar。

(2)肠排列术:该类患者常粘连广泛,严重者由放疗导致浆膜面融合。一方面在分离粘连过程中易造成肠管多处浆膜面损伤和破损,需要行多处修补。另一方面因手术剥离面大,易并发术后肠梗阻。笔者团队常予以行肠排列术帮助术后胃肠减压、避免肠梗阻,加快胃肠功能恢复。排列方式多予以顺行(经口)置管,或逆行置管(经阑尾、经造口、经肛门)排列至十二指肠悬韧带处,或顺逆行相结合。术后结合患者病情及恢复情况,通常于术后 1 个月拔除肠排列管。

目前关于肠癌术后放射性肠瘘的治疗策略尚未达成共识。虽然目前大多主张条件允许情况下尽量行病变肠管切除术,但是考虑到放射性肠损伤的病程特点(多节段病灶、频繁复发和反复切除),患者有可能因为重复切除最终导致短肠综合征伴肠功能不全或慢性肠功能衰竭。术前准备和手术方式的选择对放射性肠瘘手术治疗至关重要,需要多学科团队共同制订计划,尤其营养科参与的围手术期营养管理应具有重要位置。

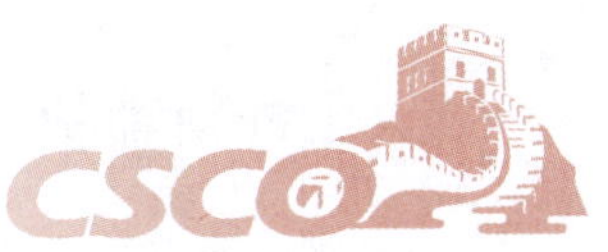

直肠癌非手术治疗进展

王祖凯[1,2] 官国先[2] 李心翔[1]

[1]复旦大学附属肿瘤医院 [2]福建医科大学附属第一医院

以全直肠系膜切除术（total mesorectal excision，TME）为核心的手术策略显著降低了直肠癌的局部复发率，但术后并发症及功能损伤问题始终困扰临床实践。20%~30% 的患者面临永久性造口或排便功能障碍，严重影响生活质量。这一矛盾促使临床研究者开始探索在保证肿瘤学疗效的前提下，通过"非手术策略"实现器官保留。20 世纪末，学者发现部分低位直肠癌患者在新辅助放化疗后达到临床完全缓解（clinical complete response，cCR），首次提出"等待观察（Watch and Wait，W&W）"策略的理念。随后多项研究证实，严格筛选的 cCR 患者接受非手术管理，其 5 年 OS 率与根治性手术相当，且局部复发风险可控。

近年来，直肠癌围手术期综合治疗的快速发展为非手术管理或器官保留策略创造了更加成熟的条件：新辅助放化疗方案的优化提高了病理完全缓解（pathological complete response，pCR）率；全程新辅助治疗（total neoadjuvant therapy，TNT）进一步降低远处转移风险并提高肿瘤降期率；而免疫治疗的出现为特定分子亚型患者带来了彻底清除肿瘤的新希望。"非手术治疗"理念的提出顺应了直肠癌治疗个体化和人文关怀的发展趋势，体现了在保证肿瘤控制的基础上最大限度提升患者生活质量的治疗目标。本文综述直肠癌非手术治疗领域的最新进展，以期为临床决策提供科学依据和有益参考。

一、新辅助治疗

（一）同步放化疗与短程放疗

目前临床实践中主要采用两种新辅助放疗模式：①标准长程放疗方案，即给予 45~50.4Gy 的放射剂量（分 25~28 次完成），同时联合氟尿嘧啶类药物化疗，完成放疗后间隔 6~8 周进行手术治疗；②短程放疗方案，即 5 天内完成 25Gy 的照射（每日 5Gy），通常在放疗结束后 1 周内即行手术切除。临床研究表明，这两种治疗模式在局部控制率和长期生存方面均展现出令人满意的疗效。对于具有高危因素的患者群体（包括 MRI 显示直肠系膜筋膜受侵、T_4 期病变或 N_2 期淋巴结转移等），临床上更倾向于选择长程同步放化疗方案充分发挥降期作用。然而，随着 TNT 理念的兴起，短程放疗后延迟手术以结合术前化疗的策略也逐渐应用于实践。

（二）选择性放化疗

选择性放化疗代表了一种个体化的治疗理念，即基于患者对新辅助化疗的治疗反应来决定是否需要追加放疗，从而避免部分患者承受不必要的放射性损伤。PROSPECT Ⅲ期临床试验对这一策略进行了严格验证：研究纳入中等风险的局部进展期直肠癌患者（cT_2N_1 或 $cT_3N_{0\sim1}$，且预计可行保肛手术），试验组首先接受 6 个周期的 mFOLFOX6（改良亚叶酸钙 +5- 氟尿嘧啶 + 奥沙利铂）新辅助化疗，仅对化疗效果不理想（肿瘤退缩<20%）的少数患者（约占 9%）追加放化疗；而对化疗反应良好的大多数患者则直接进行手术。研究结果令人鼓舞，选择性放化疗组的 5 年无病生存（disease-free survival，DFS）率不劣于传统标准放化疗组，两组 5 年总生存（overall survival，OS）率相当（选择性组 89.5% vs. 标准组 90.2%）。这些重要发现提示，对于预计能够通过化疗获得良好控制的局部进展期直肠癌患者，可以优先考虑新辅助化疗，仅在疗效欠佳时才考虑补充放疗。

（三）同步放化疗中抗肿瘤药物的选择

在局部进展期直肠癌的同步放化疗中，5- 氟尿嘧啶和卡培他滨已被确立为标准的同步化疗药物。关于是否需要加入奥沙利铂，多项大型Ⅲ期临床试验包括 NSABP R04、STAR 01、ACCORD 12 和 PETACC 6 研究的结果较为一致，均显示奥沙利铂的加入虽然增加了治疗相关毒性，但未能转化为 pCR 率、病理降期率或生存获益的改善。伊立替康的应用则呈现出不同的研究结果。中国的 CinClare 研究采用基于 *UGT1A1* 基因多态性指导的个体化治疗策略，发现伊立替康联合卡培他滨能够将 pCR 率从 15% 显著提升至 30%。相比之下，英国 ARISTOTLE 研究却未能观察到 pCR 率的显著改善，反而报告了明显增加的严重不良反应。两项研究结果的差异可能与伊立替康的给药剂量选择，以及是否采用基因指导的个体化调整策略有关。至于贝伐珠单抗和西妥昔单抗等靶向药物，虽然部分Ⅱ期临床研究展现出一定的治疗前景，但目前仍缺乏大规模Ⅲ期随机对照试验的确凿证据。

二、全程新辅助治疗

尽管新辅助治疗在局部控制方面取得了显著成效，但远处转移仍然是局部进展期直肠癌治疗失败的主要原因：即使接受了标准的术前放化疗和根治性手术，仍有20%~30%的患者会出现远处转移。因此，如何在术前阶段强化全身治疗以降低转移风险，成为近年来研究的焦点。为了克服术前放化疗在控制远处转移方面的局限性，TNT策略应运而生。TNT的核心理念是将原本安排在术后的辅助治疗全部或大部分前移至术前完成，通过最大程度地缩小原发肿瘤、清除潜在的微转移病灶，从而提高整体治疗效果，改善患者的长期预后。

（一）TNT的适用人群

国家卫生健康委员会及中华医学会肿瘤学分会《中国结直肠癌诊疗规范（2023版）》明确推荐，对于具有高危复发因素的Ⅱ~Ⅲ期直肠癌，或者为保留肛门括约肌需增加肿瘤退缩或争取观察等待策略者，推荐放化疗或短程放疗联合巩固化疗，或采用TNT模式。2024年8月美国临床肿瘤学会发布的《局部进展期直肠癌管理指南》也明确指出，对于错配修复功能完整（proficient mismatch repair，pMMR）/微卫星稳定（microsatellite stable，MSS）型低位局部进展期直肠癌，尤其是伴有较高局部和/或远处转移风险的患者，TNT应作为优先考虑的初始治疗选择。

（二）TNT的优势与局限性

相较于传统的新辅助放化疗模式，TNT策略在多个方面展现出独特的临床优势：①通过在患者身体状况最佳的术前阶段完成大部分治疗，TNT方案能够显著减少治疗相关的毒性反应，提高患者的治疗依从性和完成率；②早期实施的强化全身治疗能够更有效地清除潜在的微转移病灶，降低远处转移的发生风险；③延长的术前治疗时间为肿瘤退缩提供了更充分的机会，从而提高完全缓解率和保肛率，增加器官功能保留的可能性。然而，笔者中心的回顾性分析显示，对于术前同步放化疗疗效欠佳（肿瘤退缩分级2~3级）的患者，如延长等待超过8周再手术，会显著降低其OS和DFS，因此建议及时识别治疗反应不佳者并及早手术。

（三）TNT的两种模式：诱导化疗模式与巩固化疗模式

TNT主要包括两种模式：诱导化疗模式和巩固化疗模式。诱导化疗模式是将原本计划在术后进行的辅助化疗提前至新辅助放疗之前实施。巩固化疗模式则是将常规的术后辅助化疗安排在新辅助放疗完成后、手术切除前的时间窗口内进行。德国CAO/ARO/AIO-12研究和美国OPRA试验对这两种模式进行了直接比较。CAO/ARO/AIO-12研究中期分析结果显示，巩固组的pCR率达到25%，明显高于诱导组的17%。两组的3年DFS率均为73%，差异无统计学意义。最新的5年随访数据进一步证实，两种治疗模式在长期生存方面相当，5年OS率均约为85%。OPRA试验则将器官保留作为研究终点，结果显示巩固组的5年无手术生存率达到54%，显著优于诱导组的39%。在选择非手术管理的患者中，巩固组的肿瘤再生率也更低（27% vs. 40%）。这些结果表明，巩固化疗模式能够带来更高的pCR率，同时不影响肿瘤的长期预后，这对于追求器官保留的治疗策略具有重要的临床意义。

（四）短程放疗结合TNT

大多数TNT方案采用长程同步放化疗，但短程放疗亦可融入形成“短程TNT”，具有治疗时间短、经济成本低、患者依从性好等优点。STELLAR试验纳入599例局部进展期直肠癌患者，比较了短程放疗后序贯4个周期CAPOX（卡培他滨+奥沙利铂）化疗的TNT模式与传统新辅助放化疗的疗效。研究发现两组的3年DFS率相似，局部复发率也相当，TNT组的3年OS率（86.5%）显著优于传统治疗组（75.1%）。RAPIDO试验则纳入了912例高危直肠癌患者，比较了短程放疗后新辅助化疗（6周期CAPOX或9周期FOLFOX）的TNT模式与传统新辅助放化疗的效果。结果显示，短程放疗-TNT方案能够显著降低疾病相关治疗失败率（23.7% vs. 30.4%），提高pCR率（28.4% vs. 14.3%），并降低3年远处转移率（20% vs. 27%）。然而，在随访时间5.6年（中位数）时，尽管OS相当，短程TNT组的局部复发率略有增加（5年局部复发率约12% vs. 8%），这提示对于存在高危局部复发风险的病例（如低位T_4期肿瘤），长程同步放化疗可能仍然是必要的选择。

三、免疫治疗

免疫治疗作为肿瘤治疗领域的重大突破，正在重塑直肠癌的治疗格局。目前的免疫治疗手段主要包括：免疫检查点抑制剂（immune checkpoint inhibitors，ICI）、肿瘤疫苗、过继细胞疗法、溶瘤病毒等。鉴于肿瘤疫苗、过继细胞疗法和溶瘤病毒仍处于临床前或早期临床研究阶段，而ICI在直肠癌治疗中已经积累了大量的临床研究数据，因此本文重点探讨ICI的临床应用进展。

（一）错配修复缺陷（deficient mismatch repair，dMMR）/高度微卫星不稳定（microsatellite instability-high，MSI-H）型直肠癌

1. 远处转移性dMMR/MSI-H型直肠癌的免疫治疗

在转移性dMMR/MSI-H结直肠癌中，ICI已确立一线治疗地位。KEYNOTE-177研究比较了帕博利珠单抗单药治疗与化疗±靶向治疗在dMMR/MSI-H转移性结直肠癌一线治疗中的疗效。结果显示：帕博利珠单抗组的PFS中位数显著延长（16.5个月 vs. 8.2个月）。CheckMate-142研究显示，纳武利尤单抗联合伊匹木单抗［抗细胞毒性T淋巴细胞相关抗原4（cytotoxic T-lymphocyte-associated protein 4，CTLA-4）］用于经治的MSI-H晚期患者，客观缓解率（objective response rate，ORR）可达55%左右，且缓解持久。CheckMate-8HW Ⅲ期随机对照研究结果令人振奋：相较研究者选择的化疗，一线双免疫方案使疾病进展或死亡风险降低79%，24个月PFS率达72%（化疗为14%）；与纳武利尤单抗单药相比，双免疫方案进一步将进展/死亡风险降低38%，并在所有治疗线维持更持久的PFS且安全性可控。

2. 局部进展期dMMR/MSI-H型直肠癌的新辅助免疫治疗

纪念斯隆-凯特琳癌症中心开展的一项Ⅱ期研究具有

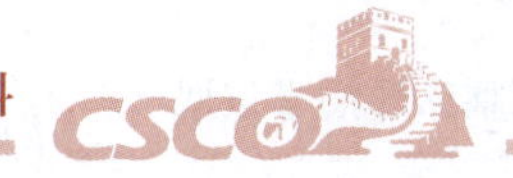

划时代的意义。该研究采用 dostarlimab［程序性死亡受体 1（programmed cell death protein 1，PD-1）抑制剂］单药对局部进展期 dMMR 直肠癌进行新辅助治疗，最新发表于《新英格兰医学杂志》的数据显示，49 例直肠癌队列患者全部实现 cCR，随访时间 30.2 个月（中位数）时，2 年无复发生存（relapse free survival，RFS）率高达 96%，部分患者的缓解已持续 5 年。中山大学主导的 PICC 研究纳入 34 例 dMMR/MSI-H 局部进展期结直肠癌患者，旨在评估特瑞普利单抗联合或不联合塞来昔布新辅助治疗的疗效和安全性。研究结果显示，联合治疗组与特瑞普利单抗单药组的 pCR 率分别达到 88% 和 65%，总体 pCR 率为 76.5%，联合治疗组的安全性良好。基于这些证据，美国国家综合癌症网络指南和中国临床肿瘤学会指南均推荐对 dMMR/MSI-H 局部进展期直肠癌优先考虑免疫治疗。

（二）pMMR/MSS 型直肠癌

1. 远处转移性 pMMR/MSS 型直肠癌的联合免疫治疗

在转移性 pMMR/MSS 型直肠癌的联合免疫治疗方面，免疫联合化疗的协同作用备受关注。KEYNOTE-651 研究提供了令人鼓舞的初步证据：在接受帕博利珠单抗联合 mFOLFOX7 方案一线治疗的 31 例患者中，观察到 2 例完全缓解和 17 例部分缓解；而在采用帕博利珠单抗联合 FOLFIRI（亚叶酸钙 +5- 氟尿嘧啶 + 伊立替康）方案二线治疗的 32 例患者中，也有 8 例达到部分缓解。METIMMOX 研究采用了交替治疗策略，这项针对未经治疗的不可切除 MSS 型结直肠癌的Ⅱ期临床试验，比较了单纯 FLOX（5- 氟尿嘧啶 + 亚叶酸钙 + 奥沙利铂）化疗与 FLOX+ 纳武利尤单抗交替使用的疗效。尽管两组的 PFS 中位数均为 9.2 个月，但亚组分析揭示了一些有价值的发现：年龄 ≥ 60 岁的患者接受联合治疗后疾病进展风险显著降低，基线 C 反应蛋白 <5mg/L 的患者 PFS 中位数延长至 15.8 个月。

免疫联合靶向治疗的探索也取得部分进展。ICI 联合多靶点酪氨酸激酶抑制剂显示出良好的协同效应。瑞戈非尼作为多靶点蛋白激酶抑制剂，与免疫治疗的协同效应在 REGONIVO 研究中得到了验证。该研究显示，瑞戈非尼联合纳武利尤单抗治疗结直肠癌患者的 ORR 达到 36%，即使在排除 MSI-H 患者后，MSS 患者的 ORR 仍维持在 33% 的水平，PFS 中位数延长至 7.9 个月。美国一项研究亦报道该组合在 pMMR 转移性结直肠癌中的疗效：疾病控制率（disease control rate，DCR）为 63%，PFS 中位数为 4.3 个月，OS 中位数为 11.1 个月。呋喹替尼作为高选择性的血管内皮生长因子受体 -1/2/3 抑制剂，与信迪利单抗的联合应用展现了令人瞩目的临床获益，使 pMMR/MSS 型晚期结直肠癌患者的 OS 中位数延长至 20 个月，PFS 中位数达到 6.9 个月，ORR 提升至 20%，DCR 更是达到了 100%。另一项 LEAP-005 研究证实，仑伐替尼联合帕博利珠单抗用于经治 MSS 晚期结直肠癌 ORR 约为 22%，且具有良好的安全性。在 ICI 联合表皮生长因子受体靶向治疗方面，AVETUXIRI 研究探索了阿维单抗、西妥昔单抗和伊立替康三药联合方案在难治性 MSS 型转移性结直肠癌中的应用价值。研究数据显示，无论是 *RAS* 野生型还是 *RAS* 突变型患者均能获得临床获益，DCR 分别为 60.0% 和 61.5%，PFS 中位数分别为 4.2 个月和 3.8 个月，OS 中位数分别为 12.7 个月和 14.0 个月。针对预后极差的 *BRAF* V600E 突变转移性结直肠癌，一项小规模研究探索了康奈非尼 + 西妥昔单抗 + 纳武利尤单抗三联方案，取得 7.3 个月 PFS 和 11.4 个月 OS 的可喜结果。免疫联合抗血管生成治疗同样展现出强大的协同抗肿瘤效应。BBCAPX 研究的结果显示信迪利单抗联合 CAPOX 方案和贝伐珠单抗一线治疗 *RAS* 基因突变的 MSS 型转移性结直肠癌患者，ORR 高达 84.0%，DCR 达到 100%。AtezoTRIBE 试验在一线 FOLFOXIRI+ 贝伐珠单抗方案中加入阿替利珠单抗，使 PFS 中位数从 11.5 个月延长至 13.1 个月。NIVACOR 研究在 FOLFOXIRI+ 贝伐珠单抗基础上联合纳武利尤单抗一线治疗 *RAS/BRAF* 突变转移性结直肠癌，ORR 高达 76.7%，其中 MSS 亚组 ORR 为 78.9%，DCR 为 96.2%。

双免疫检查点阻断策略代表了另一种富有前景的治疗策略。同时阻断多个免疫检查点通路可能产生协同效应。MEDITREME 研究评估了 FOLFOX 方案化疗联合抗程序性死亡受体配体 1（programmed death-ligand 1，PD-L1）抗体度伐利尤单抗与抗 CTLA-4 抗体 tisotumab vedotin 在 *RAS* 突变 MSS 型转移性结直肠癌患者中的疗效，结果令人振奋：DCR 高达 93.7%，ORR 为 64.5%，CR 率达到 12.5%。CCTG CO.26 随机对照研究为晚期难治性 MSS 型结直肠癌患者提供了重要的临床证据。该研究表明，与单纯最佳支持治疗相比，度伐利尤单抗联合 tisotumab vedotin 加最佳支持治疗能够显著延长患者的 OS，OS 中位数分别为 6.6 个月和 4.1 个月。该研究还发现了潜在的疗效预测标志物：肿瘤突变负荷 ≥ 28mut/Mb 的患者能够获得最显著的生存获益。

2. 局部进展期 pMMR/MSS 型直肠癌的新辅助放化疗联合免疫治疗

在局部进展期 pMMR/MSS 型直肠癌的新辅助放化疗联合免疫治疗方面，近年来取得了重要突破。NECTAR 研究采用了长程放疗（50Gy/25 次）联合替雷利珠单抗的治疗方案。研究结果令人振奋：46 例完成全部治疗的 pMMR/MSS 患者中，pCR 率高达 43.5%，ORR 达到 76.1%，远超采用传统放化疗的历史数据。UNION 研究作为该领域首个完成的Ⅲ期随机对照试验具有里程碑意义，该研究纳入 231 例局部进展期直肠癌患者，创新性地比较了短程放疗序贯卡瑞利珠单抗联合 CAPOX 方案与传统长程放化疗序贯化疗的疗效。实验组的 pCR 率达到 39.8%，较对照组的 15.3% 提高了约 1.6 倍，保肛率高达 94.2%。TORCH 研究作为一项前瞻性Ⅱ期随机多中心临床试验，首次对短程放疗联合 CAPOX 化疗及特瑞普利单抗在不同治疗时序中的疗效进行了系统评估。研究设计包含两种治疗方案：诱导治疗组（先行化疗 + 免疫治疗后放疗）和巩固治疗组（先行放疗后化疗 + 免疫治疗）。研究结果显示，两组患者的 cCR 率相当，分别为 56.5% 和 54.2%，pCR 率均达到 50%，且保肛率均超过 80%。该研究为临床治疗方案的选择提供了更多灵活性。

（三）DNA 聚合酶 ε（DNA polymerase epsilon，POLE）/DNA 聚合酶 δ（DNA polymerase delta，POLD1）超突变型直肠癌

还有一类特殊亚型值得关注，即 POLE/POLD1 超突变型直肠癌。POLE/POLD1 突变通常更常见于 pMMR/MSS 患者中。2019 年徐瑞华团队首次证实，POLE/POLD1 突变可作为

泛瘤种免疫治疗应答的预测标志物，揭示其与 ICI 疗效的强相关性。最近的研究显示，27 例 POLE/POLD1 突变转移性结直肠癌患者接受免疫治疗后 ORR 达 89%，显著高于 dMMR/MSI-H 组的 54%，且 PFS 和 OS 显著延长。2024 年徐瑞华教授主导的前瞻性试验进一步验证其临床价值：15 例标准治疗失败的晚期实体瘤患者接受特瑞普利单抗治疗后，总体 ORR 为 21.4%，DCR 为 57.1%；其中外切酶结构域突变（POL-EDM）亚组 ORR 提升至 66.7%（含 1 例 CR），POL/PBRM1 共突变患者 ORR 达 75%，且伴随肿瘤突变负荷及免疫浸润水平显著升高。这些发现确立了 POLE/POLD1 突变作为继 dMMR/MSI-H 后新的免疫治疗生物标志物地位。

四、等待观察策略

直肠癌新辅助治疗后的 W&W 策略近年来已成为器官保留治疗的重要选择。对于经新辅助放化疗后达到 cCR 的患者，W&W 策略可在不影响肿瘤学预后的前提下，避免 TME 带来的手术创伤和功能损害。国际等待观察数据库对 880 例 cCR 患者的长期随访结果显示，5 年 OS 率达到 85%，5 年肿瘤特异生存率高达 94%，2 年局部再生率约为 25.2%，且 88% 的局部肿瘤再生发生于前两年。对于接近临床完全缓解（near-cCR）的患者，即新辅助治疗后肿瘤显著缩小但仍残留极小的可疑病灶或轻微异常者，管理策略更为复杂。研究显示，在放化疗后 8~10 周评估为 near-cCR 的患者，在 12 周后再次评估时，有 90% 可以达到 cCR。OPRA 研究纳入了 near-cCR 患者进行 W&W，发现这些患者的无 TME 生存率约为 50%，提示需要谨慎选择和密切监测。目前国际共识认为，near-cCR 患者在放化疗后 6 个月时仍未达到 cCR 则不再适合 W&W 策略。

机会性 W&W 策略是指对原本因局部进展期直肠癌需要新辅助治疗、偶然获得 cCR 的患者进行观察。当前研究重点在于通过优化 TNT 方案及探索新辅助免疫治疗的应用，提升 cCR 率，从而扩大适合器官功能保留策略的患者群体。OPRA 研究中 324 例Ⅱ~Ⅲ期直肠癌患者接受两种不同顺序的 TNT，采用“放化疗 + 巩固化疗”方案的患者 5 年无 TME 生存率显著高于“诱导化疗 + 放化疗”方案（54% vs. 39%），证明通过优化新辅助治疗时序可提高器官保留机会。意大利的 NO-CUT Ⅱ期试验针对 pMMR 局部进展期直肠癌患者，在 TNT 后获得 cCR 者进入 W&W，其 30 个月无远处复发生存率高达 96.9%，显著优于同期接受手术的患者队列（74%）。此外，对于 dMMR 直肠癌，新辅助免疫治疗展现出惊人的病灶消退率，纪念斯隆 - 凯特琳癌症中心的研究中甚至达到 100% 的 cCR 率。

主动性 W&W 策略是指在部分原本不需要新辅助治疗的低危直肠癌中采用强化治疗以争取 cCR，从而直接进入 W&W。PKUCH-R01 研究将 MRI 评估低风险直肠癌［cT_{2-3}、未侵犯直肠系膜筋膜（MRF）、无肠壁外静脉侵犯（EMVI）］患者给予放化疗联合巩固 CAPEOX 化疗，结果 51.6% 的患者获得 cCR 并进入 W&W，累积 3 年器官保留率达到 67.2%，2 年局部肿瘤再生率仅为 12.9%。丹麦的一项前瞻性研究采用加倍放疗剂量（60Gy 高剂量放疗）结合常规化疗，报告远端直肠癌患者的 cCR 率明显提升，约达到 78%，其中大部分患者经严密观察仍保持 CR。欧美和中国的指南已将 W&W 纳入规范策略之一，中国专家共识推荐对 cCR 患者在知情同意下尝试 W&W，以提高直肠器官保留率。需要强调的是，W&W 策略的成功实施需要严格的随访方案，建议前 2 年每 2~3 个月进行一次直肠指检、内镜和影像学检查，3 年后可延长至每 6 个月一次，以确保及时发现并处理可能的局部再生。

五、局部切除

局部切除作为直肠癌新辅助治疗后的另一种重要器官保留策略，为部分患者提供了避免 TME 手术的机会。GRECCAR2 研究是评估新辅助治疗后局部切除的里程碑研究，纳入 186 例 $T_{2-3}N_{0-1}$ 期直肠癌患者，对 145 例放化疗后肿瘤缩小且残余直径 ≤ 2cm 的良好响应者随机分配接受局部切除或 TME。虽然局部切除组有 26 例因病理提示高风险而二期进行了补救性 TME，但在 5 年随访中，两组患者的局部控制率、远处转移率及 OS 无显著差异，约一半患者最终成功避免了 TME。TAU-TEM 研究进一步验证了这一策略的可行性，173 例 $T_{2-3a/b}N_0M_0$ 直肠癌患者随机分为新辅助放化疗后经肛内镜下局部切除组和直接 TME 组，局部切除组获得了更高的 pCR 率（45.3% vs. 21%）且围手术期并发症发生率显著更低（20.7% vs. 50.6%）。

局部切除不仅可作为初始治疗手段，在 W&W 过程中也发挥重要的补充作用。当 W&W 随访中监测到局限性的肿瘤再生时，经肛局部切除可作为补救方案，既可明确病理诊断，也有望完全切除局部复发病灶。研究显示，对于 W&W 期间出现局部再生的患者，若再生肿瘤分期较早且局限于肠腔内，选择性局部切除可获得良好的肿瘤控制。然而，局部切除策略也存在局限性：无法切除和评估全部区域淋巴结，可能遗漏微小转移灶；手术本身虽创伤小但仍有 5%~10% 的并发症风险；术后瘢痕可能增加后续补救 TME 手术的难度。因此，严格的病例选择至关重要。对于存在高危因素（如 ypT 分期 ≥ T_2、低分化腺癌、脉管癌栓、神经浸润或切缘阳性）者，应及时行补救性 TME 手术。总体而言，新辅助治疗后的局部切除策略在精心挑选的患者中能够取得与传统手术相当的肿瘤学效果，同时大幅提高直肠器官保留率和患者术后功能，已成为直肠癌综合治疗中不可或缺的选择。

六、总结与展望

近年来，直肠癌非手术治疗取得显著进展，形成了以器官保留为核心的多学科综合治疗模式。新辅助放化疗方案的优化和 TNT 的应用显著提高了 pCR 率，降低了远处转移风险。免疫治疗革新了新辅助治疗格局，dMMR/MSI-H 型患者通过免疫单药治疗可实现近 100% 的 cCR 率，而 pMMR/MSS 型肿瘤则需依赖放化疗联合免疫治疗，部分研究 CR 率已突破 40%。W&W 策略和局部切除为 cCR 患者提供了非手术选择，在保证肿瘤学安全的同时显著改善了生活质量。

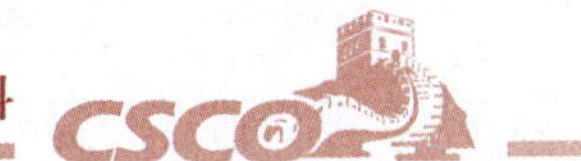

未来研究需进一步优化治疗策略，包括探索 pMMR/MSS 型肿瘤的新型免疫联合方案、完善 TNT 的最佳时序和化疗方案、开发更精准的生物标志物筛选体系。同时，W&W 的长期安全性、局部复发管理及患者生活质量评估仍需更多循证医学证据支持。随着分子分型指导的精准治疗和多学科协作的深入发展，直肠癌非手术治疗将迈向更高水平的个体化和微创化，为更多患者实现器官功能保留和长期生存获益。

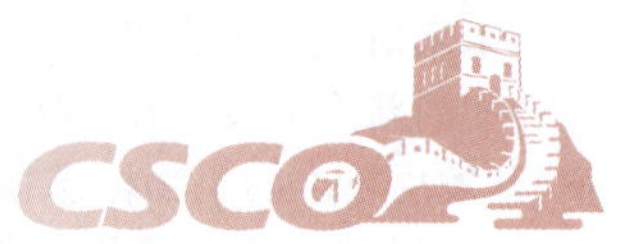

机器人辅助腔镜甲状腺癌手术的现状与进展

胡佳倩　卢忠武　渠宁　史荣亮　孙国华　魏文俊　沈强　王玉龙　向俊　嵇庆海　王宇

复旦大学附属肿瘤医院

一、腔镜甲状腺手术的背景和需求

甲状腺乳头状癌(papillary thyroid carcinoma,PTC)占甲状腺癌(thyroid cancer,TC)的85%以上。通过综合运用根治性外科手术、促甲状腺激素(thyroid-stimulating hormone,TSH)抑制药物及放射性^{131}I治疗,绝大多数PTC患者预后良好,10年OS率可高达90%以上。

根治性外科手术是PTC的首选治疗方式。传统甲状腺手术以颈部"低圆领式""双弧形"或"L"形开放性切口作为入路,术后在颈部留下永久性瘢痕,有损美观。由于低危甲状腺癌患者术后生存时间较长,颈部瘢痕所造成的心理负担愈发得到医患双方的重视。尤其是对儿童及青少年甲状腺癌患者,颈部瘢痕或对未来工作及生活造成困扰。对从事如演员、主持人等具有外貌要求职业的成年患者,颈部瘢痕会对患者的职业生涯造成致命打击。随着医疗技术水平的进步和人群自我健康意识的提升,生存质量(quality-of-life,QoL)逐渐成为患者选择治疗方案的一项决定性因素。在此背景下,颈部小切口及非颈部切口的甲状腺手术应运而生。

二、机器人手术系统发展历史

机器人甲状腺手术的产生背景主要源于外科手术技术的发展和临床需求的推动。20世纪90年代,腹腔镜手术(微创手术)逐渐普及。第一台采用腔镜技术的甲状腺外科手术于1997年成功开展,开创了非颈部切口甲状腺手术的先河。腔镜辅助甲状腺手术成为颈部求美者的微创选择,但存在操作空间狭小、器械灵活性不足、二维视野局限等问题。

针对传统腔镜的器械僵硬、操作难度大等问题,利用机械臂和3D视觉实现远程操作的第一代"达芬奇机器人手术系统"(Da Vinci robot surgical system)应运而生。2000年,美国FDA批准达芬奇机器人手术系统进入临床运用。2009年,第一台由达芬奇机器人辅助的甲状腺外科手术成功实施。2014年中国人民解放军联勤保障部队第九〇六医院甲状腺乳腺外科主任贺青卿教授在国内首次成功完成甲状腺机器人手术。

经过10余年发展,目前国内有20多家医疗机构常规开展甲状腺机器人手术。达芬奇机器人手术系统主要由控制台、机械臂及高分辨率的影像系统构成。手术器械与机械臂相连接,通过trocar放入患者体内,外科医生使用控制台操作手术器械。达芬奇机器人手术系统的核心创新在于:①双眼视觉的三维立体图像,清晰显示神经、血管等细微结构,并可放大10~12倍,有益于辨认和保护术野内的精密结构;②仿生机械臂,操作器械的内关节具有7个方向的自由度,突破传统腔镜的"筷子效应";③震颤过滤与动作缩放,消除医生手部抖动,使手术医生的操作被实时转化为精确而稳定的机械手运动,并可调整动作比例(如医生移动1cm,机械臂仅移动0.5cm),从而提升精准度,在狭小空间内行深部操作时具有显著优势;④远程操作(主从控制),医生在控制台操作,机械臂执行,医生可随时暂停,减少疲劳并提高稳定性。

达芬奇机器人手术系统目前已经更新到第4代,国内现有200多家医院引进。国内外多项研究数据表明,达芬奇机器人手术在手术彻底性、术后并发症及住院天数方面与传统开放手术类似甚至优于开放手术。但达芬奇机器人手术进入临床应用时间尚短,美国甲状腺协会(American Thyroid Association,ATA)于2016版甲状腺结节及甲状腺癌诊疗指南中认为达芬奇机器人手术需在高度选择的患者中由经验丰富的外科医生开展。我国2016年出台的《机器人手术系统辅助甲状腺和甲状旁腺手术专家共识》也指出:达芬奇机器人手术作为一项在甲状腺外科领域蓬勃发展的新技术,尚不能应用于所有患者。

三、不同入路甲状腺手术应用进展

目前,甲状腺达芬奇机器人手术主要有以下几条常用入路:经腋窝入路(transaxillary approach,TAA)、经双侧腋窝和乳晕入路(bilateral axillo-breast approach,BABA)、免充气耳后入路(retroauricular approach,RAA)、经口腔前庭入路(transoral robotic thyroidectomy,TORT),以及单侧腋窝和双侧乳晕入路(unilateral axilla-bilateral areola,UABA)(表1)。

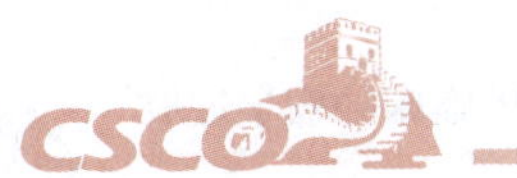

表 1　常见甲状腺手术入路

方式	工作空间	视觉化	使用设备
• Ⅰ型：直接中线			
传统的	无气	传统 ± 放大镜	手动
小切口	无气	放大镜 ± 内窥镜	手动
• Ⅱ型：区域			
侧颈	充气 / 无气	内窥镜 / 立体	手动 / 机器人
颌下	无气	内窥镜 / 立体	手动 / 机器人
颏下	充气	内窥镜	手动 / 机器人
• Ⅲ型：远处			
前胸壁 / 锁骨下	充气	内窥镜 / 立体	手动 / 机器人
乳晕：BABA/UABA	充气 / 无气	内窥镜 / 立体	手动 / 机器人
耳郭后：RAA	充气 / 无气	内窥镜 / 立体	手动 / 机器人
经腋窝：TAA	充气 / 无气	内窥镜 / 立体	手动 / 机器人
• Ⅲm 型：经黏膜			
经口：TORT	充气 / 无气	内窥镜 / 立体	手动 / 机器人

（一）TAA

2017 年，韩国首次采用 TAA 进行机器人甲状腺手术。TAA 是目前国内外应用最为广泛的甲状腺机器人手术入路。TAA 于甲状腺病灶同侧腋窝做切口，自胸大肌表面游离至颈部，打开胸锁乳突肌胸骨头与锁骨头之间组织间隙，由此置入专用腋窝拉钩，挑起颈前带状肌进入甲状腺床。有时需在乳晕处做辅助切口增加 trocar。单侧腋窝入路能对同侧甲状腺床和侧颈部淋巴结进行充分暴露，但对侧腺叶和神经的暴露则较为困难。对合适的患者而言，机器人 TAA 甲状腺手术安全可行，可完全替代传统开放手术。多项研究结果表明，其在患者满意度和美容性方面显著优于开放手术，在安全性和肿瘤根治性等评价指标上则无显著差异。我科通过对 186 例 cN_0 期单侧单灶甲状腺微小乳头状癌（PTMC）患者的临床数据的回顾分析显示，单侧腋窝入路免充气甲状腺手术不仅具有良好的美容效果、较高的患者满意度，而且学习曲线短，术中出血量、淋巴结检测情况及术后并发症发生情况与传统手术相当。

（二）BABA

BABA 于患者双侧腋窝和双侧乳晕处做切口，皮下游离至甲状腺床。BABA 入路不用拉钩，使用充气方式构建操作腔。手术术野与传统开放手术类似，便于外科医生学习同时又能有极佳的颈部美观效果，是最经典的机器人甲状腺手术入路。BABA 可轻松完成双侧甲状腺切除术，并能够安全、有效地进行侧颈淋巴结清扫。数据显示，BABA 在手术安全性与肿瘤根治性等方面与传统开放手术无差别。与胸乳腔镜手术相比，BABA 入路清扫的淋巴结数目更多，显示了机器人手术系统在狭小空间内的操作优势。

（三）RAA

RAA 将切口隐藏于耳后和枕部发际线，于胸锁乳突肌表面游离至颈前，置入拉钩挑起皮瓣和颈前带状肌暴露甲状腺床。与 TAA 相比，RAA 暴露甲状腺床更为便利，但操作空间较小是其劣势。RAA 和 TAA 同样都有难以暴露对侧腺叶的缺陷。此外，耳后皮肤切口虽能被头发遮挡，但较之传统颈部切口，术后更易产生瘢痕增生。

（四）TORT

TORT 于下唇系带及两侧口角黏膜处做切口，以充气方式皮下游离暴露甲状腺床。因为口腔与甲状腺距离接近，TORT 较其他三种入路所需游离的路程最短。中线视野的 TORT 不仅能完成双侧甲状腺腺叶切除术，同时能充分暴露双侧六区淋巴结进行彻底清扫。TORT 是目前所有入路中唯一可以完全做到体表无瘢痕的入路。Lee 等对同时期接受甲状腺全切除术的 311 例开放患者和 178 例 TORT 患者进行了 5 年的观察随访，结果提示两组患者在复发率和 5 年 DFS 率上均无显著差别，表明 TORT 是一种安全有效的甲状腺癌根治手术入路。TORT 的缺陷是增加了传统手术不会产生的并发症：颏神经损伤、口角撕裂、伤口感染（变无菌切口为Ⅱ类切口）和二氧化碳栓塞等。由于口腔黏膜受损和术后口周感觉不适，患者在术后一周内需半流质饮食并注意口腔清洁卫生。

（五）UABA

UABA 是在 BABA 上减少一侧腋窝机械臂的使用。通过对比 UABA 与传统开放手术，机器人手术患者出血更少，对甲状旁腺功能的保护则更为优越，是一种安全性高、值得推广的甲状腺手术方式。

上述几种常用甲状腺达芬奇机器人手术入路均有其优势和局限性。因此，必须在术前对患者进行充分评估，选择最适宜患者的手术入路。

四、手术疗效评估

甲状腺开放手术与达芬奇机器人手术患者的疗效评估已有诸多研究。

（一）手术时长　达芬奇机器人手术在手术持续时间上大于甲状腺开放手术，但在大中心经验丰富的外科医生主刀下，一台达芬奇机器人甲状腺癌根治术的时间为 2~2.5 小时，与一台开放手术 1~1.5 小时的时长相比，平均增加时长为 43.5 分钟。

（二）手术安全性　多项国内外研究结果表明，达芬奇机器人甲状腺手术后患者出血、喉返神经损伤、甲状旁腺功能减退等并发症发生率低于或等同于传统开放手术。这些结论或许与机器人系统能消除抖动，减少人为误伤，放大视野后更易保护细小组织有关。但需注意，达芬奇机器人手术也会增加开放手术所不具有的并发症，如隧道出血、二氧化碳栓塞等。随着外科医生经验的增加，与达芬奇机器人手术系统相关的并发症会逐步减少。

（三）肿瘤根治性 机器人甲状腺手术系统在放大视野下，机械臂的极大灵活度可将术野内淋巴结彻底清扫。不少研究指出，机器人手术清扫的淋巴结个数与传统开放手术无显著差异，在某些研究中，机器人手术清扫淋巴结数目还显著高于腔镜手术组。

综合看来，达芬奇机器人甲状腺手术在合适的患者人群中是一项安全有效的技术，能够出色可靠地完成甲状腺癌根治术。

五、优势与局限性

（一）优势

1. 对比开放手术 甲状腺达芬奇机器人手术最重要的优势即是颈部无瘢痕的美容效果，这是绝大多数患者和医生选择达芬奇机器人手术的首要理由。甲状腺达芬奇机器人手术通过转移手术切口至腋窝、耳后发际线、乳晕和口腔黏膜等隐秘处，达到了良好的术后美容效果。此外，达芬奇机器人手术还以其特有的精细操作和放大视野领先于传统手术。喉返神经和甲状旁腺等重要结构在达芬奇机器人手术系统下得到放大。机械臂过滤了人手抖动，能在这些结构旁进行长时间稳定操作，从而减少误伤。

2. 对比普通腔镜手术 相比于普通腔镜手术，达芬奇机器人系统器械活动度更高，设计更为精密，在甲状腺术野内操作更为灵活，更易于达到解剖隐秘区域；镜头稳定，由术者本人操控，减少视觉疲劳；立体视野更易让术者有深度感觉。可以说，达芬奇机器人手术系统一定程度上克服了普通腔镜的局限性。

（二）局限性

尽管达芬奇机器人手术在甲状腺领域已经得到了广泛使用和推崇，在现阶段仍然有不少局限性。由于目前使用的机器人手术系统主要为 Xi 系统及其前代产品，并非为甲状腺手术专门设计，在颈部以外、经口等入路下由于锁骨、胸骨、下颌骨的阻挡，视野有一定盲区，尚不能与颈部入路达到完全一致视野及手术范围。与腹部外科不同，甲状腺达芬奇机器人手术并非“微创”，为了掩藏手术切口而游离的皮瓣范围实则远大于传统开放手术。因此，患者术后会有颈部、胸前壁、下颌和耳后等相应手术区域的牵扯感和紧缩感。患者术后疼痛不适感也大于开放手术。另外，达芬奇机器人手术的适应证仍有局限，尚不能在所有患者中应用，需要在术前对患者进行严格评估。根据所选择的不同入路，达芬奇机器人手术可能会给患者增加新并发症：下唇麻木、皮瓣烫伤、颈部气肿、二氧化碳栓塞和口腔细菌所致伤口感染等。从卫生经济学角度，达芬奇机器人手术价格不菲，整体住院费用约是传统开放手术的 3 倍，且尚未被纳入我国医保体制中。对外科医生而言，掌握达芬奇机器人手术器械操作的学习曲线也更为陡峭。由于缺乏力反馈，在术者早期建立手眼反馈过程中，易造成患者皮肤热损伤、皮肤穿孔、trocar 孔撕裂等相关并发症。

对达芬奇机器人甲状腺癌手术而言，手术安全性、肿瘤根治性是第一位的。不能为了切口美观而将肿瘤的彻底切除置于次要位置。对提出达芬奇机器人手术需求的患者，必须做到术前详尽评估，术中精细操作。外科医生要牢记达芬奇机器人手术并非适合于每一位患者，也并不适合每一位医生。在真正开展手术前，须经过严格的长时间培训。甲状腺达芬奇机器人手术大规模进入临床应用仅有 10 余年的历史，数据积累尚未足够。现有研究未能充分阐述达芬奇机器人手术与开放手术在甲状腺癌患者术后生存和复发率上的显著差异，需待后续大样本长时间随访得出明确结论。

六、未来展望

当代医疗已逐步发展到生物 - 社会 - 心理 - 医学模式，这一模式要求临床医生在关注患者躯体疾病的同时，更要注重患者的心理状态。传统开放甲状腺手术给患者留下的颈部瘢痕不仅是一道长久的手术印记，更是在患者每日照镜子、与人交往或是社会工作时一个不言自明的标志：这里是“开过刀”的。颈部的瘢痕对不少甲状腺癌术后患者而言是沉重的心理负担，达芬奇机器人甲状腺手术应运而生，为患者达到肿瘤根治目标的同时完美隐藏瘢痕。从这一角度而言，达芬奇机器人甲状腺手术具有广泛的社会需求。实际上，达芬奇机器人手术已经在甲状腺外科领域占有了一席之地。

现有达芬奇机器人手术仍有不少缺陷，近年来除达芬奇手术机器人外，全球还有多款手术机器人系统也逐步进入临床使用，如 Versius、Senhance、Hugo RAS、Revo-i 等。良性竞争下，手术系统的进一步改善足可期待。达芬奇单孔机器人（da Vinci SP）在传统多孔达芬奇机器人手术系统的基础上推出，专为经单一小切口或自然腔道（如口腔、阴道、直肠）的微创手术设计，通过 1 个 2.5cm 切口，将 3 支仿生机械臂 +1 个 3D 内窥镜通过同一套管进入体内，进一步减少创伤、改善美容效果。超细可弯曲器械（直径 6mm），可在狭小空间内灵活操作，可达到极致的微创效果，值得在甲状腺领域进行尝试和疗效评估。国产的图迈机器人也于 2022 年获批，并成功完成首例甲状腺腔镜手术。贺青卿教授数据显示，国产机器人手术系统在有选择性甲状腺癌患者的治疗中安全有效，给患者提供了新的选择。

未来的甲状腺机器人手术发展方向可分为器械和入路两部分。一是改进器械，使其更小型化，满足颈部狭窄空间的操作；将神经监测技术引入机械臂，实时监测喉返神经电生理信号；结合 AI 进行实时手术导航，探索镜下喉返神经、甲状旁腺精确定位及识别等更特异性的甲状腺手术需求。二是完善手术入路，精细化、标准化手术步骤；缩短年轻医生学习曲线，降低外科相关并发症发生风险。随着国产机器人手术系统逐步成熟并开始批量进入临床使用，良性市场竞争下的技术进步和成本下降在不远的将来也可以实现。机器人手术有望推动甲状腺手术从“开放”到“微创”再到“智能化”的演进，其发展未来值得看好。

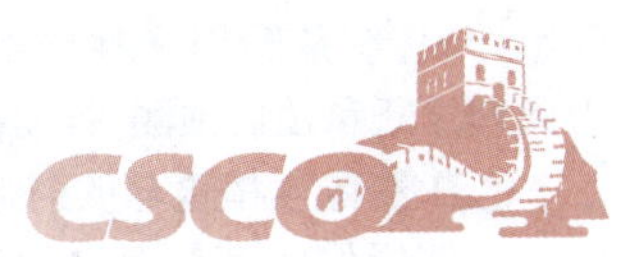

微创手术与人工智能：结直肠癌治疗的智能化转型

归明彬　吴伟强

中国人民解放军联勤保障部队第九四〇医院

一、引言

内镜技术和术式创新的发展，微创外科手术已广泛应用于结直肠癌（colorectal cancer，CRC）治疗。腔镜手术从20世纪90年代引入国内后，在CRC手术中获得了大量循证支持，术后恢复时间明显缩短，感染率和并发症发生率降低。近年来，机器人辅助手术系统的应用进一步克服了传统腹腔镜的操作局限，为CRC根治性手术提供了更精细的操作。与此同时，人工智能（AI）在医学图像分析、内镜诊断、病理分析和临床决策支持等方面显示出巨大潜力，可与微创手术协同，提高诊治效率和质量。文章将系统梳理微创技术在CRC治疗中的发展及现状，评估AI在筛查、诊断、术前评估、术中导航、术后随访与预后评估中的应用，并探讨二者结合的实际临床案例、主要技术瓶颈、中国实践与国际差距及未来研究展望。

二、微创手术在CRC治疗中的发展与现状

CRC的腹腔镜手术经过数十年发展已日趋成熟。相比开腹手术，腹腔镜显著减少术中出血、术后疼痛的发生和住院时间，并降低切口感染率。多项随机对照试验和荟萃分析显示，腹腔镜结肠癌切除术在肿瘤根治性上不亚于开腹手术。对于直肠癌，由于解剖狭窄和操作难度大，腹腔镜学习曲线较长，有待更多高质量数据支持其效果。而机器人手术系统通过高清三维视野和“灵蛇手腕”式器械提供更精细的操作。中国专家共识指出机器人系统能够突破腹腔镜操作的双手限制并滤除手颤，更适用于低位直肠癌手术，可实现更精确的全直肠系膜切除术（TME）。回顾性研究表明机器人直肠癌手术与传统腹腔镜相比显著降低术中出血量和开腹率，加快术后肠道功能恢复并缩短住院时间。且有研究表明，机器人手术可能提高TME质量、降低环周切缘（CRM）阳性率，但长期生存获益尚待验证。在右半结肠癌手术方面，机器人系统同样显示出减少出血、加快康复的优点，且易于完成全腔镜下消化道重建。中国多中心REAL研究是一项针对中低位直肠癌的随机对照试验，其结果显示机器人组的术中CRM阳性率比腹腔镜组更低（4.0% vs. 7.2%，P=0.023）、术后并发症发生率更低（16.2% vs. 23.1%，P=0.003），完全切除率更高，术后恢复更快，住院时间更短，中转开腹率显著下降。

这些数据表明，机器人辅助手术能够在保证根治性的同时减轻组织创伤，代表了CRC微创治疗的前沿。近年来中国自主研发的微创手术系统也在快速推进。妙手机器人系统已在临床中与达芬奇机器人手术系统进行对比研究，结果显示，“妙手”在机器人辅助TME（R-TME）术中与达芬奇相比操作安全有效，两者短期效果可比。百度AI研发平台凯茵（Keya）机器人、天穹机器人等国产系统也已进入临床试验阶段，其上市有望降低手术成本。总体而言，微创技术与平台种类多样，正朝着更高精度、更小创伤的方向发展。

三、AI在结直肠癌筛查诊断中的应用

（一）结肠镜筛查与病理学诊断

结肠镜是CRC筛查的“金标准”，但息肉漏诊率高，尤其是小型或扁平病变，常见漏诊率达24%~35%。AI技术通过深度学习实时分析内镜图像，可弥补人工视觉局限。一项国外计算机辅助诊断（CADX）形式的AI研究显示对于任何大小的直肠息肉的阴性预测值（NPV），新手为90.1%（95% *CI* 85%~94%），专家为90.4%（95% *CI* 85%~95%），CADX为93.4%（95% *CI* 88%~97%）。Wang等构建的AI模型在测试视频中检出97.7%的息肉，处理速度达10帧/s。Urban等模型准确性为96.4%、实时处理近100帧/s，均显著提高了腺瘤检出率。多中心研究也证实，AI辅助组较传统内镜可提高腺瘤检出率（ADR）约29%，主要由于发现了更多小型腺瘤。此外，AI系统可实现息肉光学诊断。在不同中心的验证研究中，深度学习辅助下的息肉组织学预测与病理诊断高度一致，可减少对良性增生性息肉的非必要切除，降低患者负担。

AI还拓展到病理全切片分析领域。数字病理结合深度学习可自动检测淋巴结微小转移灶、量化肿瘤浸润特征等。有研究使用CNN融合循环网络对术后组织图像进行预后评分，其准确性超越了经验丰富的病理医师。同时，AI算法能够从病理切片中提取多维特征并与临床信息整合，提高个体化预后评估精度。Nakanishi等开发的基于病理图像的AI预后模型在交叉验证中AUC为0.724，将患者分为复发高、低风

险组，与传统危险因素独立相关。这些成果表明，AI 正在助力病理诊断和预后预测，推动精准病理学的发展。

(二) 影像学检查与放射组学

术前影像学评估对肿瘤定位和分期至关重要。AI 辅助读片在 CRC 中研究广泛。已有 AI 模型能准确勾画 MRI 中的局部晚期直肠癌肿瘤范围，也有利用 CT 影像特征预测术后 AJCC 分期的尝试。放射组学概念提出后，AI 加强了对 CT/MRI 影像信息的挖掘，为分子表型和治疗反应提供潜在影像标志。已有研究结合深度学习算法对 MRI 或 CT 图像进行病灶分割和分期预测，在淋巴结转移、肝转移，以及 KRAS、BRAF 等分子状态的预测中表现出良好性能结果。最新的荟萃分析显示，基于 AI 的放射组学模型在术前预测淋巴结转移中表现出良好性能(AUC 约为 0.81)，显著优于放射科医师。这些研究表明，AI 影像组学可辅助完善术前 TNM 分期，为制订术前新辅助治疗策略提供依据。

(三) 术前评估与个体化治疗

术前多学科评估中，AI 还可综合影像、临床、生化、基因组等多源数据，构建预后模型和治疗决策工具。最新 AI 模型能融合病理结果、临床资料和基因标志预测患者预后，提供个体化治疗策略。有研究显示建立 CNN 模型预测 CRC 预后，对肿瘤形态、微环境的评估精准度高于临床医生。未来，随着大数据平台建立与算法优化，AI 将在个体化精准治疗(如靶向药物选择、预后风险分层)中发挥更大作用。

四、微创手术中 AI 导航与辅助

(一) 术中实时导航系统

AI 导航系统通过术野图像识别关键结构，可指导术中精准操作。日本 Eureka 系统结合深度学习，在腹腔镜结直肠手术中实时标识盆腔神经等关键解剖结构。Goto 等在小样本临床研究中发现，Eureka 系统有效辅助未能识别的神经结构被准确标注，特别对年轻和经验不足的医生帮助最大。该系统不影响手术安全，且可用于术后自学，提升培训效率。这一成果展示了 AI 导航在微创手术中的潜力，但目前仍属初步验证阶段，需更多大型临床试验评估其推广价值。

(二) 机器人手术辅助与智能系统

现代手术机器人本身融合了部分 AI 技术。例如，智能摄像机能够保持视野稳定并跟随操作节奏；未来还可结合术前影像完成可视化导航。实际临床中，一些平台已尝试集成 AI 功能，如术者控制台可叠加影像标注或预测信息。目前多为科研和教育用途，但预示手术机器人向智能化方向发展。中国一些高端医院已开始试验 5G 远程机器人平台，结合自主研发的机器人系统进行远程手术示范。甘肃省人民医院的图迈机器人团队已完成多例 5G 双向远程胃肠手术，实现了中国自主网络与机器人系统的联动，标志着远程结直肠手术的可行性。

五、微创手术与 AI 结合的临床应用案例与平台

在实际应用中，AI 与微创手术的结合已有多个案例和平台落地。国外 Mayo Clinic 开发的 QuantCRC 算法通过分析全切片图像，提取肿瘤组织定量特征，建立复发预测模型。该算法可辅助筛选低风险患者避免过度治疗，同时甄别高风险患者接受强化治疗。在手术层面，以腹腔镜为基础的 AI 系统(如 Eureka)正被用于教学示范。国内使用国产机器人(如图迈、妙手)辅助手术并结合影像导航的临床案例不断增多。马云涛团队报道利用国产图迈机器人完成 200 例临床手术，其中包括 50 例 5G 远程手术。另外，多家医院正推动将 AI 辅助诊断系统整合至电子病历和手术计划平台，实现肿瘤检测、风险评估与术前规划的连通。尽管这些平台多处于试点阶段，但展示了 AI+ 微创医疗生态系统的雏形。

六、当前主要技术瓶颈与研究空白

尽管进展迅速，当前仍存在诸多挑战。首先，AI 系统的实时性和准确性对手术安全至关重要，但目前术中实时分析仍受限于计算资源和算法速度。其次，国产 AI 算法与系统的泛化能力不足，在不同医院、设备和人群中的适用性有待提升。此外，AI 介入外科手术还面临法律、伦理和监管难题。AI“黑箱”问题和决策透明度不足，使临床医师对其依赖度有限；隐私保护和数据标准化也亟须制定更加完善的法规和指导原则。上述问题均是国内外研究需重点突破的领域。

七、中国实践与国际差距

中国在 CRC 智能化诊治领域不断发力，但与国际仍有差距。一方面，中国学者在短期效果研究中已发表重要成果(如 REAL 研究)，国内机器人手术量迅速增加并实现国产化替代。然而，国内在高质量随机对照试验、长期生存数据及多中心协同研究方面相对不足；多中心异质化的临床数据缺乏统一标准，也限制了 AI 模型训练和验证。另一方面，中国自主研发的手术机器人(图迈、妙手、灵鞘等)正逐渐进入市场，但与达芬奇机器人手术系统在稳定性、手术导航和 AI 集成方面仍有差距。在 AI 研发平台方面，国内已有 QuantCRC 等团队构建大型病理数据库，但大规模多源数据(影像、基因、临床)的整合平台建设仍在起步阶段。未来需要加强国产技术的迭代和标准化验证，并构建开放共享的多中心数据库，以支撑智能化诊疗技术的本土化创新。

八、未来研究与转化展望

展望未来，AI 与微创外科的融合将更加深入。可解释 AI(XAI)技术的引入可使 AI 决策过程更加透明，增强临床信任度。采用 SHAP 等方法阐释 AI 模型预测的重要特征，能够向医生解释算法诊断依据，有助于推广应用。多模态数据融合将成为研究热点，结合影像、病理、基因组和临床数据的综合模型有望提升诊断和预后评估的准确性。另外，远程手术和智能手术室是重要方向。随着 5G/6G 通信、云计算和增强现实技术成熟，远程机器人手术将更安全高效，医疗资源分布将更均衡。智能手术室通过实时整合手术数据、影像和 AI 决策支持，可实现术中风险预警和术后数据追踪。综合来看，AI 赋能下的微创手术将进一步提升结直肠癌治疗的精准化、个

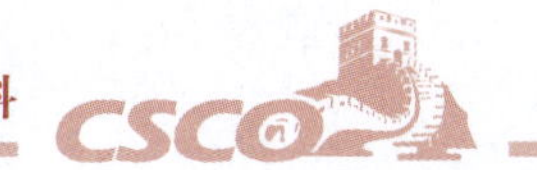

体化和智能化水平。

九、结语

微创技术与AI的融合代表了CRC治疗的未来趋势。微创手术平台的发展为AI落地提供了载体，而AI技术也在促进手术质量与效率提升。两者的协同应用可改写传统治疗模式，提高患者获益。当前研究已经涵盖了筛查、诊断到术后管理的过程，但仍需在多中心验证、可解释性、法规监管等方面持续努力。面向未来，通过多学科合作与技术创新，将为CRC患者带来更加精准、高效和智能的治疗方案。

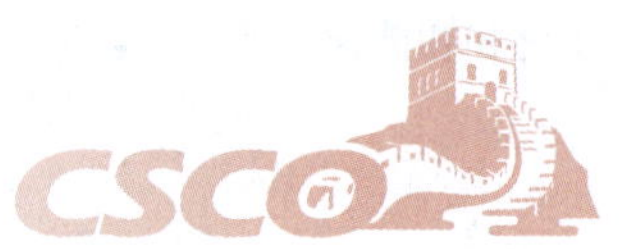

肝细胞癌微创手术治疗的现状与展望

蔡伟　尹大龙
中国科学技术大学附属第一医院

以腹腔镜肝切除术和机器人辅助肝切除术等为代表的微创治疗方法已逐渐成为肝细胞癌（hepatocellular carcinoma，HCC）的重要治疗手段。本文系统性阐述了HCC微创治疗的现状及进展，包括复发性肝癌、合并门静脉癌栓和复杂性肝切除的治疗策略，以及单孔腹腔镜、荧光腹腔镜、3D腹腔镜和机器人手术的应用优势与局限性。通过对现有技术的分析和临床实践的思考，旨在为HCC微创治疗的规范化与个体化提供参考，并展望未来的发展方向。

1. HCC的流行病学和微创肝切除治疗进展

HCC占肝癌85%以上，主要与肝炎病毒感染（乙型肝炎病毒、丙型肝炎病毒）、肝硬化、酒精性肝病及代谢相关脂肪性肝病（metabolism-related fatty liver disease，MAFLD）等因素密切相关。近年来，随着诊疗技术的进步，HCC的治疗策略发生了显著变化，尤其是微创技术的引入为患者提供了更安全有效的治疗选择。微创肝切除手术的兴起可追溯至20世纪90年代初。1991年，美国妇产科医生Reich率先报道了3例腹腔镜肝切除手术的临床实践：该团队在进行妇科手术时，探查发现肝脏边缘有肿物而“意外”地施行了腹腔镜肝切除术，自此开启了肝脏肿瘤微创治疗的新纪元。早期的腹腔镜肝脏手术主要限于肝脏边缘的小肿瘤切除，但随着手术器械的改进和技术的成熟，其适应证范围逐渐扩大。2010年开始，腹腔镜肝切除手术在全球范围内迅速普及，尤其是在日本和中国等亚洲国家，其应用范围已从简单的局部切除扩展到复杂的解剖性肝切除术。2014年9月召开的第二届腹腔镜肝切除国际专家共识会议，提出了用于评估腹腔镜肝切除术难度的评分系统，指导初学者更容易、安全地施行该手术。

当前，HCC的微创治疗已形成多元化格局，腹腔镜肝切除术、机器人辅助肝切除术、局部消融治疗等技术，在不同分期的HCC治疗中展现出显著优势，并逐渐成为临床实践的重要组成部分。对于早期HCC，腹腔镜肝切除术和局部消融治疗（射频消融、微波消融等）是主要选择。研究表明，腹腔镜肝切除手术在肿瘤切除的彻底性和术后复发率方面优于消融治疗，对于单个肿瘤直径2~3cm的HCC，腹腔镜肝切除术可替代开放手术，但需综合考虑肿瘤位置和肝功能状态。对于中期HCC，经过评估后施行微创切除手术，可以使患者受益于该微创治疗方式。在微创手术技术方面，腹腔镜肝切除术式选择主要基于肿瘤的解剖位置和范围。左外叶切除术和局部切除术是目前开展最广泛的术式，其安全性和可行性已得到充分验证。对于位于肝右后叶的肿瘤，尽管技术难度较高，但通过采用特殊体位和肋间trocar放置，腹腔镜肝切除手术仍能顺利完成。

2024版《欧洲肝脏研究学会临床实践指南：肝细胞癌管理》（本篇文章以下简称“2024版指南”）在HCC的微创手术方面，给出明确建议：在技术可行的情况下，优先考虑腹腔镜或机器人辅助肝切除术，尤其适用于肝左外叶和靠近肝表面的浅表肿瘤。研究结果显示：与开放手术比较，腹腔镜肝切除术可改善患者的术后早期指标，包括降低并发症发生率、减少出血量、缩短住院时间和降低围手术期病死率，该优势在大部分肝切除（≥3段）和老年患者中同样显著。2024版指南对复杂患者的微创手术适应证制定更具灵活性：对于局限性肝切除术，临床显著性门静脉高压和Child-Pugh B级肝硬化不再为绝对禁忌证。

腹腔镜肝切除术的优势主要体现在以下几个方面。首先，与传统开腹手术相比，腹腔镜肝切除具有创伤小、术后疼痛轻、恢复快等优点。研究表明，腹腔镜肝切除术围手术期并发症发生率显著低于开腹手术，住院时间也明显缩短。其次，腹腔镜手术在术中出血量控制方面表现出色，这得益于腹腔镜的放大效应和精细操作。此外，腹腔镜肝切除手术的长期生存率与开腹手术相当，甚至在某些情况下更具优势，例如对于早期HCC患者，腹腔镜肝切除术后的5年OS率可达70%以上，且复发率较低。近年来，机器人辅助肝切除术的出现进一步推动了微创肝切除的发展。达芬奇机器人手术系统凭借其高清晰的三维视野、灵活的机械臂和精准的操作，为复杂肝切除提供了新的可能。研究表明，机器人辅助肝切除术在术中出血量、术后恢复等方面优于传统腹腔镜手术，但其高昂的成本限制了广泛应用。

2. 特殊背景下的HCC微创治疗

尽管HCC的微创治疗取得了显著进展，其临床应用仍面临诸多挑战。例如，对于复发性肝癌、合并门静脉癌栓和特殊部位肝切除情况，微创手术的适应证尚存争议，其临床处理策略直接关系到患者的预后和生存质量。随着微创技术的进步，这些特殊情况的治疗模式正在发生显著变化。

HCC的术后复发率高,60%~80%的患者会在初次手术后5年内复发。再次手术切除是复发性HCC的首选治疗方法,但传统开腹手术因粘连和解剖结构改变而难度大增。相较开放手术,腹腔镜手术理论上可减少手术创伤,促进术后恢复。研究显示,在合理评估患者后选择腹腔镜手术处理复发HCC是安全可行的。腹腔镜手术治疗复发HCC的最大优势在于腹腔粘连的处理,理论上所有上腹部粘连均可在镜下分离。腹腔镜可提供充足的照明、放大的视野及独特的观察角度,利于更清晰地观察血管并精细化分离粘连组织,再联合超声刀、双极电凝的应用,有效减少了术中出血的发生及出血量。此外,气腹环境下粘连带张力增大,利于粘连分离,并且气腹压力同样具有减少出血的效果。一般认为,腹腔镜切除治疗HCC复发患者的适应证如下:①患者心、肺及肝功能可耐受手术;②术后残余肝脏功能储备在可代偿范围内;③复发肿瘤位置较为表浅;④肿瘤未侵犯重要血管,无远处转移,且为单发;⑤同侧复发肿瘤直径≤5cm,对侧复发肿瘤直径≤10cm。

合并门静脉癌栓的HCC患者预后极差,传统上被视为手术禁忌。然而,随着系统治疗和局部治疗的进步,部分门静脉癌栓患者通过降期治疗后获得了手术机会。2024版指南指出对于门静脉主干或一级分支癌栓,可考虑联合介入、靶向药物和免疫治疗进行降期,成功后再行手术切除。这为腹腔镜手术在HCC伴门静脉癌栓患者中的应用创造了条件。近年来,腹腔镜手术在HCC合并门静脉癌栓患者治疗中的探索也取得了一定成果,一项纳入28例采用腹腔镜肝切除手术治疗的HCC伴有门静脉癌栓患者的研究显示:对于伴有Ⅰ/Ⅱ型门静脉癌栓的HCC患者,采用腹腔镜手术治疗是安全的,其短期恢复情况良好,与开放手术相比,其长期生存率相似。但是肿瘤体积较大、甲胎蛋白水平较高及乙型肝炎病毒DNA水平较高等因素是影响RFS的危险因素。总体而言,采用腹腔镜治疗HCC伴门静脉癌栓的操作技术难度较高,需在经验丰富的医疗中心开展。

复杂性肝切除主要包括大范围肝切除、特殊部位(如S1、S7、S8段)肿瘤切除及联合血管重建的肝切除。这些手术在腹腔镜下操作极具挑战性,但近年来的技术革新使其可行性不断提高。对于肝右后叶肿瘤,采用改良体位(如左侧卧位)和肋间trocar放置可显著改善手术视野。日本学者提出的"尾侧入路"和"Glisson蒂优先"策略,为腹腔镜解剖性右后叶切除提供了标准化流程。对于肝脏特殊位置的肿瘤,通过术前评估和多学科合作可以采用特殊入路的微创手术方式:例如S7/S8段肿瘤可以采用胸腔入路,S6段肿瘤可以采用腹膜后入路。对于需要血管重建的复杂病例,机器人手术系统展现出独特优势。其三维放大视野和七个自由度机械腕可完成精细的血管缝合,但学习曲线长且成本高昂的问题仍须解决。

3. 新型研发设备对微创HCC手术的影响

随着微创技术的不断创新,单孔腹腔镜、荧光腹腔镜、3D腹腔镜和近红外二区(near-infrared-Ⅱ,NIR-Ⅱ)技术等先进方法在HCC治疗中的应用日益广泛。这些技术各具特色,为不同临床场景下的HCC患者提供了更为精准和个性化的治疗选择。

目前,单孔腹腔镜手术通过单一切口(通常为脐部)完成手术,由于具有更好的美容效果、更轻的术后疼痛,已被广泛应用于胆囊与阑尾切除术。但是,单孔腹腔镜肝切除术(single-port laparoscopic hepatectomy,SPLH)尚处于探索阶段。一方面,肝切除的技术难度较高、解剖结构更复杂,对外科医师的技术、经验要求也更高。另一方面,单孔腹腔镜牺牲了手术视野,且无法形成传统腹腔镜肝切除术那样的三角形操作面,加上操作空间狭窄和器械相互干扰("筷子效应"),使其在肝切除术中不具有技术上的优势。以上因素均导致SPLH开展较缓慢。韩国一项研究回顾性分析了135例进行腹腔镜肝切除手术的HCC患者资料,其中82人接受的是单孔腹腔镜治疗。结果显示:对于经验丰富的肝胆外科医生而言,经评估适合施行SPLH的HCC患者,其近期和远期疗效同传统腹腔镜肝切除术相当。由于SPLH有潜在窄切缘的边缘复发风险,因此在实际手术实施过程中,要确保能获得足够的切缘。一项关于单孔和多孔腹腔镜肝切除手术安全性及有效性荟萃分析显示,与多孔腹腔镜相比,SPLH的术中出血量更少(平均减少33.4mL),术后住院时间更短(平均缩短1.17天),且两者在手术时间、中转开腹率和并发症发生率方面无显著差异。然而,SPLH的技术难度较高,存在"筷子效应"等问题,目前主要适用于肝左外叶切除等简单术式。值得注意的是,SPLH对老年患者和轻度肝硬化患者更具优势,因其切口相关并发症更少且术后恢复更快。未来,随着可弯曲器械和新型入路设计的应用,SPLH的适应证范围有望进一步扩大。

视觉信息对于腹腔镜手术的实施至关重要,3D腹腔镜系统通过将图像特殊处理后在人脑中形成立体视觉,一定程度上增加了手术操作的空间纵深感及手术视野的立体感,可弥补传统2D腹腔镜在辨认解剖结构及空间定位等方面的局限性,尤其在肝门部解剖和血管分离中优势明显。一项关于3D与2D腹腔镜肝切除术有效性、安全性的荟萃分析显示:与传统腹腔镜相比,3D腹腔镜肝切除术可显著缩短手术时间、减少术中失血量、降低术中输血率与术后胆漏发生率、缩短术后住院时间。这可能得益于3D腹腔镜使解剖层次更加清晰,为术者提供了更明显的视野纵深感、更强的空间定位性,提高了手术效率与操作精准性。此外,3D腹腔镜系统的独特优势利于提高术者的操作技能,缩短学习曲线。不仅使经验丰富的腹腔镜专家能从3D腹腔镜手术中获益,初学者亦可。Ozsoy M等通过比较25名新手外科医生在3D与2D腹腔镜下的技能表现,发现使用3D腹腔镜手术表现更好,可显著缩短初学者的学习曲线。另一项荟萃分析结果提示:与2D腹腔镜肝切除术相比,3D腹腔镜有降低总体术后并发症发生率的可能。然而,这一结果会受到3D腹腔镜肝切除术初始手术复杂度及外科医生经验缺乏标准化等因素的影响。3D和2D腹腔镜肝切除术在术后其他指标(如手术时间、出血量、开放性转归率等)方面是相当的。在未来,需要进行更精心设计的研究(包括成本分析),以确定3D腹腔镜肝切除术是否在临床效果上优于2D腹腔镜肝切除术。近年来,3D技术与吲哚菁绿(indocyanine green,ICG)荧光显影的融合进一步提高了手术精准度,成为复杂肝切除的重要辅助工具。

荧光腹腔镜技术通过吲哚菁绿(ICG)等荧光染料的引

导，实现了术中实时导航。ICG 在 HCC 显影中有三种模式：完全荧光型（高分化 HCC）、部分荧光型（混合性病变）和环形荧光型（低分化 HCC 或转移瘤）。在解剖性肝切除中，ICG 的正向染色（直接门静脉注射）或反向染色（外周静脉注射后阻断目标肝段血流）可清晰显示肝段边界，使切除更加精准。此外，ICG 荧光胆管造影能有效降低胆管损伤风险，这对于腹腔镜切除术的精准实施具有重要意义。然而，ICG 的显影深度有限（≤ 10mm），且肝硬化结节可能导致假阳性，需结合术中超声加以鉴别。最新研究表明，新型肿瘤靶向荧光染料可能弥补 ICG 的不足，为 HCC 显影提供更高特异度。NIR-Ⅱ（900~1 700nm）荧光显影是近年来突破性技术，其组织穿透深度（可达 1.5cm）和信噪比显著优于传统 NIR-Ⅰ(700~900nm) 显影。2020 年首次应用于人类肝肿瘤切除手术，获得了良好的临床应用效果。在肿瘤检测方面，NIR-Ⅱ能识别 NIR-Ⅰ和肉眼遗漏的病灶，尤其是在肝硬化背景下成像更清晰。在胆管显影中，NIR-Ⅱ可透过脂肪和炎性组织显示狭窄或穿孔部位，为胆道重建提供精准导航。值得注意的是，ICG 在 NIR-Ⅱ窗口仍具有荧光尾效应，无须专用染料即可实现部分 NIR-Ⅱ成像。最新临床前研究显示，胆囊直接注射 ICG 与 NIR-Ⅱ联用可瞬间显影胆管系统，避免了肝脏背景干扰，为未来胆管造影提供了新思路。

此外，随着数字医学技术在肝胆外科的应用深入，上述技术对现有腹腔镜设备进一步优化，相关腹腔镜技术应用在 HCC 的治疗优势已崭露头角。增强现实技术是借助光电显示技术、交互技术、多种传感器技术和计算机图形与多媒体技术将计算机生成的虚拟环境与用户周围的现实环境融为一体，使用户从感官效果上确信虚拟环境是其周围真实环境的组成部分。一项纳入了 98 例腹腔镜肝切除治疗 HCC 患者的研究，根据术中有无使用增强现实导航联合 ICG 荧光影像分为两组（导航组和非导航组）。结果显示相比于常规非导航组，增强现实导航技术引导的腹腔镜肝切除术能够有效地降低术中失血量、减少术后残肝缺血的发生，提高肿瘤根治率的同时保留更多功能肝实质。增强显示导航技术可以为腹腔镜解剖性肝段、亚肝段切除术提供更为规范的肝实质离断方法，能够及时修正术中超声的不足，并帮助外科医师术中精确定位肝内病变，确定肝切除平面和快速识别肝内脉管，进而提高手术精确度。

4. 机器人肝切除的利与弊

2002 年，Giulianotti P C 等实施了世界上首例机器人辅助肝切除术，由于其裸眼 3D 视觉、超高自由度操作、震颤过滤功能，逐渐成为肝脏外科研究的热点。作为微创外科的重要进展，自 21 世纪初引入以来，其 HCC 治疗中展现出独特的技术优势，但其临床应用仍存在争议。

达芬奇机器人手术系统是目前机器人辅助肝切除手术的主要平台，其核心价值在于克服了传统腹腔镜的某些固有局限。机器人辅助肝切除术的优势主要体现在以下几个方面。首先，机器人系统提供的高清三维视野（放大 10~15 倍）和七个自由度机械腕极大提升了手术精准度，尤其是在肝门部解剖和血管重建等复杂操作中。研究表明，机器人辅助肝切除术在肝断面止血方面表现突出，机械臂的稳定性允许术者进行精确缝合，减少了术中出血量。南通大学附属医院的数据显示，16 例达芬奇机器人肝切除的平均出血量仅为 (200 ± 25) mL，且无术中输血病例。其次，机器人系统的震颤过滤功能和人体工程学设计降低了术者疲劳，使长时间复杂手术成为可能。此外，机器人辅助肝切除术的学习曲线可能短于传统腹腔镜手术，尤其对于已有丰富开放手术经验的外科医师。在肿瘤学效果方面，机器人肝切除术表现出与腹腔镜手术相当的疗效。多项对比研究证实，机器人辅助肝切除术在 R_0 切除率、淋巴结清扫数目和术后生存率方面不逊于腹腔镜手术。此外，机器人辅助肝切除术在老年患者和肥胖患者中更具优势，其术后并发症发生率和住院时间均显著优于开放手术。

然而，机器人辅助肝切除手术的广泛应用仍面临多重挑战。最突出的问题是高昂的成本，包括设备购置费、耗材和维护费用。目前全球仅约 5% 的肝切除术通过机器人完成，主要集中在高收入国家的医疗中心。其次，机器人辅助肝切除手术缺乏触觉反馈，术者只能通过视觉间接判断组织张力，增加了误损伤风险。此外，机器人系统庞大的体积限制了术中快速调整患者体位的能力，在需要多象限操作时尤为不便。技术层面，机器人辅助肝切除术在复杂肝切除中的应用价值仍有待验证。虽然已有右半肝切除、S7/S8 段切除甚至联合血管重建的个案报道，但这些手术的技术难度和风险仍然较高。2024 版指南指出，机器人辅助肝切除术应优先用于需要精细解剖的病例（如肝门部肿瘤），而大范围肝切除或急诊手术则需谨慎选择。值得注意的是，新型机器人系统正在研发中，有望进一步拓展适应证范围。未来，机器人肝切除术的发展将聚焦于成本控制、技术优化和适应证拓展。随着更多竞争性产品进入市场，设备价格有望下降。AI 辅助导航和增强 / 混合现实技术的整合可能进一步提升手术精准度。然而，机器人辅助肝切除手术在 HCC 治疗中的最终地位仍需大规模随机对照试验来验证其长期肿瘤学效果和成本效益。

5. 结语

随着腹腔镜技术（包括单孔、荧光和 3D 腹腔镜）的成熟和机器人手术的引入，HCC 的治疗模式发生了根本性变革，患者得以在减少创伤的同时获得与传统开放手术相当的肿瘤学疗效。当前证据表明，微创肝切除术在早期 HCC 治疗中具有明确优势，其术后恢复快、并发症少的特性尤其适合合并肝硬化的患者。对于复发性 HCC 和部分经过严格选择的门静脉癌栓患者，微创手术联合多模式治疗［如经导管动脉化疗栓塞术（transcatheter arterial chemoembolizatio，TACE）+ 免疫治疗］展现了令人鼓舞的应用前景。技术进步方面，荧光导航（尤其是 NIR-Ⅱ技术）和机器人手术的融合代表了精准肝切除的未来方向，但其成本效益比仍需进一步优化。

然而，HCC 微创治疗仍面临诸多挑战。首先，复杂肝切除（如 S7/S8 段切除或联合血管重建）的微创技术学习曲线陡峭，需在专科中心规范化开展。其次，现有荧光显影技术的特异度和穿透深度有限，新型靶向造影剂的研发迫在眉睫。此外，机器人手术的高成本严重限制了其在资源有限地区的普及。更重要的是，微创手术的长期肿瘤学（包括肿瘤破裂等特殊情况）效果仍需更多高质量循证医学证据支持。

基于现有研究和临床实践，我们提出以下建议和展望：①建立国际统一的微创肝切除培训认证体系，缩短学习曲线并确保手术质量；②推进靶向荧光分子和便携式 NIR-Ⅱ成像

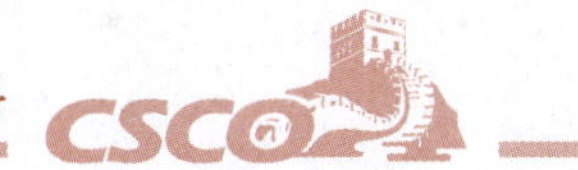

设备的研发，提升术中肿瘤检测的精准度；③开展多中心随机对照试验，比较不同微创术式的成本效益和长期生存率；④探索人工智能辅助手术规划和实时导航技术，进一步降低复杂手术的风险。

总之，HCC 微创治疗已步入快速发展阶段，其核心理念：以最小创伤实现最大肿瘤控制，将持续推动技术创新和临床实践变革。通过多学科协作和技术整合，微创治疗有望在未来十年内成为绝大多数 HCC 患者的首选治疗方案。

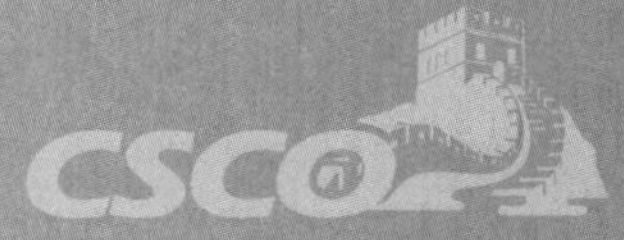

智慧医疗

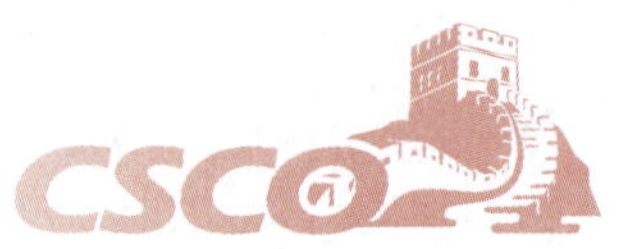

人工智能在胃肠道肿瘤精准诊断与分型中的应用

史依　陈琛斌　陈锦飞
温州医科大学附属第一医院

一、引言

胃肠道肿瘤(gastrointestinal cancers)主要包括胃癌、结直肠癌及食管癌等类型，是全球范围内发病率和病死率均居高不下的恶性肿瘤。其中，胃癌与结直肠癌在中国尤其常见，大多数患者确诊时已处于中晚期，严重影响了其预后与生存质量。近年来，随着精准医疗(precision medicine)理念的兴起，如何实现胃肠道肿瘤的早期精准诊断与个体化治疗，逐渐成为临床与研究领域关注的热点。

目前，胃肠道肿瘤的传统诊断与分型方法主要依赖病理学检查、免疫组织化学(immunohistochemistry，IHC)以及基因突变检测等手段。这些方法虽然在临床实践中具有重要的指导价值，但仍然存在诊断效率低下、主观性强、成本较高且难以大规模普及的缺陷。此外，由于胃肠道肿瘤在分子层面上表现出高度的异质性，单一诊断手段往往难以全面捕获肿瘤复杂的生物学特征。因此，亟需开发更加高效、智能化并且易于推广的辅助诊断工具，以在临床上实现真正意义的个体化诊疗。

过去十年间，人工智能(artificial intelligence，AI)尤其是以深度学习为代表的算法发展迅速。依托于大量医学影像及临床数据的积累，AI 在医学领域展现出卓越的模式识别能力，已在图像识别、病灶检测及肿瘤分型预测等方面取得突破性进展。近年来，AI 技术已被逐步应用到胃肠道肿瘤诊疗的多个环节，包括内镜图像辅助诊断、数字病理图像分析、多模态数据融合建模及分子亚型预测等领域，并显示出广阔的临床应用前景。

本综述将系统性梳理人工智能在胃肠道肿瘤精准诊断与分型中的最新研究进展，着重探讨 AI 技术在内镜影像分析、病理图像识别、多模态融合建模以及分子分型预测中的应用现状。同时，我们将深入讨论当前 AI 模型在实际应用中所面临的挑战，包括数据质量问题、模型可解释性不足、临床转化障碍和伦理法规等方面，并对未来的研究趋势进行展望，以期为相关研究人员和临床实践者提供参考和指导。

二、人工智能在胃肠道肿瘤精准诊断中的应用

1. 基于内镜图像的智能诊断　内镜检查是胃肠道肿瘤临床诊断的“金标准”，然而，早期胃癌、结直肠癌及其癌前病变(如腺瘤)的内镜识别极具挑战性，诊断准确性严重依赖内镜医师的经验与技术水平。近年来，AI 技术，尤其是深度学习算法在内镜图像的智能分析与诊断中展现出巨大潜力。研究显示，卷积神经网络(convolutional neural network，CNN)在内镜图像的病灶识别与分类任务中已取得令人鼓舞的成绩。CNN 凭借其多层卷积结构，能自动从原始图像中提取特征。卷积层使用可学习的滤波器(内核)捕获局部图像特征，而池化层则通过减小特征图的大小来降低计算复杂度并保留关键信息。基于 CNN 架构的经典模型如 ResNet、DenseNet 等已被广泛用于早期胃癌、结直肠腺瘤的自动化识别，诊断特异度与灵敏度达到甚至超越了经验丰富的内镜医师。Young-Im Cho 等人基于 ResNet152 联合 Grad-CAM 构建了用于内镜图像分类的可解释性深度学习模型，在 KVASIR 公开数据集上表现出较高的分类性能，验证集准确率达 93.46%。目标检测模型如 YOLO 系列，通过实时识别与定位病灶，可在内镜检查中即时辅助医师提高病变检出率和活检效率。Zhang 等人结合 ResNet 图像分类与改进 YOLOv5 进行小肠病变及出血风险检测，诊断准确率达到 98.96%，大大优于传统医生阅读效率。

然而，这些 AI 模型在实际临床落地过程中仍存在诸多挑战。目前多数模型性能验证仅限于单中心、小样本数据集，缺乏大规模、多中心的前瞻性验证研究，导致泛化能力不足、性能下降。真实世界中，内镜图像质量差异(如图像模糊、不同设备参数不同)以及数据标注的不一致性均给模型性能带来不确定性。此外，临床接受度及系统整合问题亦需进一步解决。未来需推动大规模的多中心合作与标准化建设，有助于实现 AI 技术在内镜诊断中的广泛应用。

2. 组织病理图像的辅助诊断　病理学检查是胃肠道肿瘤诊断与分型的核心，但传统病理诊断存在耗时长、依赖病

理医师经验及主观性强的缺点。近年来，数字病理学（digital pathology）的快速发展推动了AI技术在组织病理图像分析领域的广泛应用。基于深度学习的图像识别模型，如ResNet、CLAM和TransMIL等，已广泛用于胃肠道肿瘤的辅助诊断。ResNet通过CNN强大的局部特征提取能力，广泛应用于肿瘤组织的自动识别与分类。弱监督学习方法CLAM利用注意力机制，成功应用于肾细胞癌、非小细胞肺癌的亚型分类和淋巴结转移检测，无需像素级标注即可定位关键病理形态特征。在检测微卫星不稳定性（microsatellite instability，MSI）等分子事件方面，CLAM在外部验证队列上表现出良好的灵敏度（约90%），但特异度较低，提示其更适合宏观形态学特征分类而非微观分子机制识别。TransMIL是一种基于Transformer的多示例学习（multi-instance learning，MIL）架构，旨在捕捉实例间的全局依赖关系，提升模型对复杂结构和上下文信息的学习能力。

在实践应用中，AI与病理医生之间的协同诊断（AI-assisted pathology）逐渐成为趋势。AI能够高效处理大量常规病例、标注可疑区域，并提示病理医生进行重点复核，从而减少病理医生的重复劳动，提升诊断效率和准确性。但目前AI辅助诊断系统的临床应用仍处于探索阶段。模型泛化能力、可解释性不足，以及与现有病理工作流程整合困难，均是当前亟待解决的挑战。

3. 多模态诊断模型 胃肠道肿瘤的生物学特征复杂且异质性高，单一模态的数据往往难以提供全面的诊断依据。因此，将影像学［内镜、CT、磁共振成像（magnetic resonance imaging，MRI）］、组织病理学、临床数据（如病史、实验室检查指标）以及分子组学信息（基因突变、蛋白表达等）结合的多模态AI诊断模型逐渐成为研究热点。这种多模态融合方法能够更为全面地揭示肿瘤特征，显著提高诊断的准确性和可靠性。近年来，多模态诊断模型的技术架构不断创新，图神经网络（graph neural networks，GNN）能够有效地处理异质数据结构，已用于综合临床、影像及病理信息，进行疾病分类与分期任务。基于注意力机制的模型通过赋予不同模态和特征不同权重，能够更好地整合多来源信息，从而提升诊断的鲁棒性。多任务学习框架则能同时执行诊断、分型和预后评估等多个任务，充分挖掘多模态数据的互补价值。

已有研究表明，多模态诊断模型能够获得优于单模态方法的诊断性能。例如，Yamada等人建立了Vision Transformer混合模型，结合低剂量CT图像与临床变量，显著提升了对胃肠肿瘤手术适应性的预测准确度［曲线下面积（area under the curve，AUC）=0.90］，优于传统放射组学模型。Gao等人建立跨癌种可解释多模态融合模型，实现胃肠肿瘤生存期预测。该模型整合组织病理图像、基因组及转录组数据，即便部分模态缺失也能实现稳健预测，在包括胃癌等12种癌中验证表现出色。

但当前多模态模型的训练通常需要高质量的大规模标注数据，且模型架构复杂、计算成本高，临床转化和推广难度较大。因此，未来仍需进一步开发更高效、鲁棒性更强的多模态融合技术，并建立标准化的数据共享平台和统一的评价体系，以推进多模态AI诊断在临床实践中的广泛应用。

三、人工智能在胃肠道肿瘤分子分型中的应用

1. 胃癌的分子亚型识别 分子分型在胃癌个体化治疗与预后评估中发挥着重要作用。传统的胃癌分型方式主要依靠病理学特征（如Lauren分型、组织分化程度）和分子检测方法（如免疫组织化学、聚合酶链反应）。然而，这些传统方法存在耗时长、成本高以及主观性强等缺点，且某些分型指标难以在所有病例中普及实施。近年来，AI技术逐渐被应用于胃癌的分型预测任务，展示出优于或补充传统方法的临床价值。例如，一些深度学习模型可通过病理图像预测EB病毒（Epstein-Barr virus，EBV）状态或MSI状态，无须额外分子检测，即可提供精准分型支持。

近年来，多项研究表明基于深度学习的模型已成功用于胃癌Lauren分型和分化程度的自动化预测，为临床诊断和治疗决策提供了有力支持。例如，Veldhuizen等人开发并验证了一种深度学习模型，利用苏木精-伊红染色（ematoxylin and eosin staining，HE染色）的病理切片对胃癌进行Lauren分型（肠型与弥漫型）。该模型在TCGA队列中通过五折交叉验证，平均受试者操作特征曲线下面积（area under receiver operator characteristic curve，AUROC）达到0.93±0.07，在欧洲和日本的外部验证队列中也表现出良好的分类性能。在分化程度预测方面，Su等人提出了一种深度学习系统，能够从病理图像中识别胃癌的分化等级。该系统不仅提供了准确的预测结果，还具备可解释性，帮助病理学家理解模型的决策依据，从而增强了其在临床实践中的可接受性。

分子水平上，MSI和EBV感染状态等指标已成为胃癌临床诊疗的重要参考因素。AI模型已广泛用于MSI状态与EBV亚型的预测任务，且取得了令人满意的结果。例如，Hinata和Ushiku构建了一个基于病理图像的深度学习模型，旨在高效筛查对免疫治疗敏感的胃癌亚型（包括EBV阳性和MSI/dMMR）。该模型在测试集中的AUROC为0.947，在TCGA外部验证队列中的AUROC为0.870，进一步验证了其在临床应用中的可行性。此外，整合病理、临床与分子组学信息的多模态AI模型进一步提高了分子亚型预测的鲁棒性与泛化性，有望成为传统检测手段的重要补充工具。例如，Chen等人提出了一种名为MuMo的多模态深度学习模型，整合了放射影像、病理图像和临床信息，用于预测人类表皮生长因子受体2（human epidermal growth factor receptor 2，HER2）阳性胃癌患者对HER2治疗或联合免疫治疗的反应。该模型在识别不同分子亚型上效果良好，AUC分别为0.821和0.914，显著优于单一模态模型。

2. 结直肠癌的分子亚型识别 结直肠癌的分子异质性较高，精准的分子亚型分类对治疗策略选择与预后判断尤为关键。2015年，Guinney等人领导的国际结直肠癌亚型分类联盟（Colorectal Cancer Subtyping Consortium，CRCSC）整合了六个独立的基因表达分类系统，提出了四种共识分子亚型（consensus molecular subtypes，CMS）。CMS亚型与患者的预后密切相关。例如，CMS1亚型通常与较好的预后相关，而CMS4亚型则与较差的预后和更高的复发风险相关。这一分

类系统已被广泛应用于临床研究和实践，用于指导个体化治疗策略的制订。然而，目前 CMS 分型主要依赖转录组测序技术，成本较高且检测周期长。AI 技术的出现，为基于病理图像和其他低成本数据实现 CMS 分型提供了新思路。

近年来，Sirinukunwattana 等人开发了基于深度学习的图像化共识分子亚型（image-based consensus molecular subtypes，imCMS）分类模型，能够从标准的 HE 染色病理切片中预测结直肠癌的 CMS 亚型。这些模型通过自动提取组织形态学特征，间接推断分子分型，展示了良好的预测性能。在一项研究中，研究团队基于 1 057 张多中心 HE 染色切片及其转录组数据训练深度学习模型，实现了对结直肠癌 CMS1 至 CMS4 亚型的自动分类。独立验证结果显示，模型预测的 imCMS1 亚型与新辅助放疗后的病理完全缓解显著相关（*OR*=2.69），而 imCMS4 亚型则与 pCR 缺乏显著相关性（*OR*=0.25），表明该模型在分型预测和预后评估方面具有潜在临床价值。

此外，结直肠癌中的重要分子标志物（如 *BRAF*、*KRAS* 突变状态）也可通过 AI 模型实现高效预测。Jang 等人的研究表明，深度学习模型可从结直肠癌病理图像中预测临床相关的基因突变，在 TCGA 和 SMH 数据上 AUC 达 0.693~0.809，且通过多中心数据联合训练可显著提升预测性能。Schramme 等人研究提出了一种名为 SLAM 的深度学习方法，可在无需人工标注的情况下，同时完成结直肠癌病理切片中的肿瘤检测与基因突变（如 MSI 和 *BRAF*）预测，AUC 达到了 0.909，并且具有良好的可解释性。

为探讨 AI 模型深度特征与基因特征之间的关联性，近年来研究者开展了广泛的特征关联分析。研究表明，AI 模型可以从 HE 染色的病理图像中提取组织形态学特征，这些特征与结直肠癌的分子亚型存在显著关联。如 Chowdhury 等人在其研究中指出，CMS4 亚型的肿瘤主要与较高的间质细胞比例相关，而 CMS2 亚型则表现出较高的肿瘤细胞密度。Petäinen 等人开发了一种基于深度学习的模型，用于从结直肠癌病理图像中自动评估肿瘤间质比（tumor-stroma ratio，TSR）。该模型在独立测试集上的分类准确率达到 96.1%，并与病理学家的评估结果呈中等相关性（*r*=0.57），进一步支持了 AI 提取的形态学特征与分子亚型之间的关联性。

尽管 AI 模型在结直肠癌分子亚型预测方面展示出良好潜力，但仍需注意模型的泛化性问题，尤其在面对不同医疗中心的数据时性能可能出现波动。因此，未来研究需进一步验证模型在不同种族、地区人群中的泛化性能，并深入探索模型特征与生物学机制之间的内在关联，以实现 AI 驱动的精准肿瘤分型。

四、临床应用的挑战

1. 数据质量与样本偏倚 尽管 AI 技术在胃肠道肿瘤诊断与分型中展现出巨大潜力，但其实际临床应用仍面临多种数据质量相关的问题与挑战。首先，医学图像数据（如内镜图像与病理切片）的质量差异明显，图像可能存在模糊、失焦、染色不一致等问题，严重影响模型特征提取和识别准确性。同时，AI 模型的性能高度依赖于数据标签的准确性，而现实世界中人工标注不可避免地存在误差与主观性，进而限制了模型的上限性能。此外，胃肠道肿瘤本身的异质性强，单中心数据的训练容易产生样本偏倚，导致模型泛化能力不足，难以推广至不同中心和地区的患者群体。

为应对这些挑战，多中心数据的合作与集成成为了未来的重要方向。然而，不同医疗机构间数据采集设备、技术规范、患者构成等方面的差异会进一步增加模型泛化性能的不确定性。因此，如何有效进行数据标准化、质量控制和大规模多中心协作研究是当前 AI 模型落地过程中的重要任务。

2. 模型可解释性与临床可信度 深度学习模型通常被认为是“黑箱”方法，其内部决策机制缺乏透明度，严重影响临床医师对模型的信任与接受度。目前，为提高 AI 模型的可解释性，可视化工具如梯度类激活映射（Grad-CAM）和注意力图（attention heatmap）等被广泛采用。这些方法能够在一定程度上解释模型的决策依据，明确哪些区域或特征对最终诊断具有贡献。然而，这些可视化手段的生物学解释仍然不足，模型提取的特征与临床病理意义之间的内在联系尚需深入探讨。

此外，医生对 AI 模型的信任取决于模型性能验证的标准化与透明性。目前，AI 模型的评价指标与临床实践之间存在一定的差距，单纯的统计性能指标（如 AUC、灵敏度、特异度）难以完全反映模型在临床复杂情境中的表现。因此，亟须建立更加严格且临床导向的模型评价与验证标准，通过临床专家参与的交互验证方式，增强 AI 模型的临床可信度与可操作性。

3. 模态数据融合难点 胃肠道肿瘤诊断与分型过程中，多模态数据（如病理、影像、临床及分子数据）融合的潜在优势巨大，但实际融合过程中仍存在多种困难。首先，多模态数据在采集过程中往往不同步，数据尺度、分辨率与维度存在明显差异，融合处理时易出现信息丢失或失真。其次，现实临床中多模态数据普遍存在缺失值或数据不完整问题，这给模型训练和泛化带来了额外的困难。

针对这些挑战，研究人员已提出多种模型训练策略与技术手段，如多任务学习（multi-task learning）、联合嵌入（joint embedding）和 GNN 方法，以更有效地进行跨模态信息融合。此外，如何设计合理的损失函数（loss function），实现对多模态信息的权重分配和平衡，也是当前研究的重要课题。

4. 法规与伦理问题 AI 技术在医疗领域的快速应用引发了一系列监管和伦理问题，是临床转化的重要障碍。首先，目前缺乏明确且统一的医疗 AI 监管标准，大部分 AI 模型的审批和上市流程尚未规范化，严重限制了 AI 技术的临床推广速度与规模。其次，AI 模型的开发、训练和验证均依赖大规模的患者数据，数据隐私与安全问题日益突出。如何在保护患者隐私的同时，充分利用数据推动 AI 研究与应用，仍存在监管与伦理的双重挑战。另外，AI 诊断系统的普及也带来了医师职责与法律责任边界界定的问题。AI 的诊断建议是否具备法律效力？AI 系统诊断失误时如何界定医师与系统的责任边界？这些问题均需要进一步的法律与伦理框架支持。因此，未来必须建立完善的法规与伦理体系，明确 AI 技术在临床应用中的地位与边界，为 AI 技术的可持续发展提供坚实保障。

五、未来发展方向

1. **大模型与基础模型在医学中的适配与微调**　近年来，医学领域中以大规模预训练基础模型(foundation models)为代表的AI技术快速兴起，例如专为医学应用设计的BioGPT、ClinicalBERT等模型。这些大模型通过自监督学习在海量的医学文献与病理图像数据上进行预训练，已初步展现出强大的知识迁移和泛化能力。未来的研究需着重探索如何将通用基础模型在胃肠道肿瘤诊断与分型任务中进行有效的微调(fine-tuning)与适配，进一步提高模型的任务特异性与临床适用性。此外，基于大模型的少样本学习、零样本学习等新技术有望缓解临床标注数据不足的瓶颈，加速AI模型的广泛临床转化。

2. **联邦学习与跨机构模型共享**　多中心合作对解决数据质量与模型泛化问题至关重要。然而，数据隐私保护与监管限制严重阻碍了不同医疗机构之间的数据共享与模型协作。联邦学习(federated learning)技术为此提供了有效解决方案，允许多个机构在不共享原始数据的情况下共同训练模型。未来，通过联邦学习构建跨机构的AI诊断与分型模型能够极大程度地解决数据孤岛问题，实现模型的泛化性能提升。同时，构建统一的模型共享平台与标准化接口，也能促进AI模型的多机构验证和临床推广。

3. **AI与临床试验及真实世界研究的深度结合**　未来，AI在胃肠道肿瘤诊断和分型中的研究将更广泛地结合临床试验与真实世界研究(real world study，RWS)。通过在临床试验设计、患者招募与疗效评价等环节引入AI模型，能够提高临床研究的效率与准确性。同时，利用真实世界数据进一步验证AI模型的临床实用性与鲁棒性将极大地推动AI技术从实验室走向真实临床场景。此外，AI技术在真实世界数据中的表现反馈也将反过来促进模型的持续迭代与优化，形成良性循环。

六、总结

人工智能技术，尤其是深度学习算法的迅猛发展，为胃肠道肿瘤的精准诊断与分型带来了前所未有的机遇与变革。在内镜影像诊断、病理组织识别、多模态融合分析及分子亚型预测等方面，AI模型已展现出明显的临床优势与巨大潜力。然而，AI技术在实际临床推广过程中，仍面临数据质量、模型可解释性、多模态数据融合难题和伦理法规等方面的多重挑战。

未来应进一步推动医学专用大模型的微调与适配、发展联邦学习以突破数据共享瓶颈，探索AI驱动的多组学整合分析，并积极推进AI辅助的智能决策支持系统在多学科协作中的应用。更重要的是，应加强AI模型与临床试验及真实世界研究的结合，以持续提升模型性能和临床适用性。

综上，AI技术的广泛应用与深入探索，必将推动胃肠道肿瘤精准医疗体系建设进入全新阶段。同时，我们呼吁各医疗机构和研究团队开展更广泛的多中心合作，建立统一的数据标准与模型评价体系，以更快地实现AI技术的临床转化，最终造福广大患者。

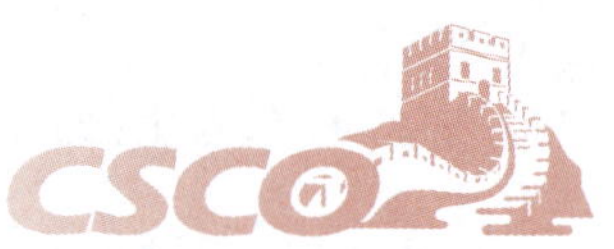

AI在肺部肿瘤诊断中的应用所面临的挑战

王宇航　孙大强
天津市胸科医院

一、引言

人工智能（AI）技术正在重塑肺部肿瘤的诊疗范式。从早期筛查到精准治疗，深度学习算法已渗透至影像分析、病理诊断、分子分型等核心环节，显著提升了肺癌的检出率与诊疗效率。然而，这场技术革命的背后暗流涌动——数据壁垒、模型黑箱、伦理困境等挑战正成为AI临床转化的主要障碍。如何在技术创新与临床适用性之间找到平衡点，成为了推动AI真正融入医疗实践的关键命题。

二、AI驱动的诊断革新：从影像到分子的多维突破

（一）影像诊断的智能化跃迁

在肺部肿瘤诊断领域，影像智能分析率先取得突破性进展。近年来，深度卷积神经网络（CNN）的引入使得计算机辅助检测（computer-aided detection，CAD）系统在肺结节的自动定位和分类上取得了显著进展。CNN模型通过自动提取影像特征，能够有效区分良性和恶性结节，从而辅助医生进行诊断。研究表明，使用CAD系统能够提高肺癌的检出率，尤其是在低剂量螺旋CT（low-dose spiral computed tomography，LDCT）筛查中，CAD系统的应用能够显著降低漏诊率，提高早期发现的机会。在临床应用中，CAD系统不仅能够帮助临床医生提高诊断准确性，更重要的是，其对于一些微小结节识别的能力能帮助临床医生（尤其是门诊医生）显著降低漏诊率。有研究表明，基于CNN的CAD系统已实现亚毫米级肺结节的自动化识别，其检测灵敏度较传统人工阅片提升27%。

在结节的良恶性鉴别方面，第三代CAD系统通过三维重建技术精确量化肿瘤体积，结合代谢特征分析，使磨玻璃结节的良恶性鉴别准确率突破94%。AI通过分析结节的CT特征，如结节的直径、形态和生物标志物，进一步提高对恶性结节的识别能力。这种多维度的数据分析为临床医生提供了更全面的决策支持。

此外，AI在肿瘤分期中的应用正从辅助工具向决策支持系统演进。AI模型对肿瘤自动分割及其边界的精确识别，为基于TNM分期（tumor node metastasis classification，TNM classification）系统的精准T分级提供了重要支持。正电子发射计算机体层成像（positron emission tomography-computed tomography，PET/CT）的高灵敏度和高特异度使其成为肿瘤分期的重要工具，而AI的应用则进一步提升了这些影像数据的分析效率和准确性。结合PET/CT影像，AI模型能够对肿瘤的大小、浸润范围及淋巴结转移进行综合评估，从而大大提升临床TNM分期与病理TNM分期的符合率。

（二）数字病理的精准革命

相同的技术革命同时发生在病理诊断领域。AI在数字病理图像分析中的应用正逐渐成为肺部肿瘤诊断的重要工具。AI通过深度学习技术对全切片图像（whole slide image，WSI）进行自动标注和病理特征提取，显著提高了病理诊断的标准化和效率。尤其是在肺腺癌的诊断中，AI模型能够识别不同的生长模式及组织学分级，从而为病理医师提供精确的分型辅助。2023年国际肺癌病理挑战赛数据显示，AI系统对微乳头型腺癌的识别准确率达92.4%，显著高于病理医师平均水平。

值得注意的是，AI在数字病理图像分析中并不能完全取代病理医师的角色，而是作为一种辅助工具，帮助医师提高工作效率。例如，在一项研究中，AI成功地检测到90个病例的肺部肿瘤，这一结果表明AI能够在某种程度上超越传统的医学影像学方法。然而，AI系统在处理与解剖结构重叠的区域时，仍存在一定的局限性，这表明AI在当前阶段主要是作为辅助工具来增强医师的诊断能力，而非完全替代。

AI在肺部肿瘤的术中快速诊断中展现出了重要的应用潜力。最近的一项研究表明，采用质谱结合AI的方法，可以在术中快速区分肺部肿瘤与正常组织及转移瘤，准确率高达100%。另一项类似的研究则关注术中冰冻病理识别肺原位腺癌（adenocarcinoma in situ，AIS）与微浸润性腺癌（microinvasive adenocarcinoma，MIA），在临床实践中，术中冰冻切片AI辅助系统将诊断时间压缩至8分钟，使原位癌与微浸润癌的术中鉴别准确率提升至85%以上。通过引入AI辅助的技术，可以在术中迅速对样本进行分析，确保对肿瘤的准确识别，从而避免不必要的切除手术。

AI在术中的应用不仅限于上述技术，其在术中实时监测

和辅助决策方面的潜力也在不断被挖掘。例如，AI 可以实时分析手术图像，提供对肿瘤边界的清晰识别，帮助外科医生在切除过程中做出更明智的决策以保证 R0 切除。

（三）分子分型的前瞻性预测

随着肺癌治疗的不断进步，靶向治疗和免疫治疗已经成为一种常规的治疗手段。AI 技术可以与临床数据和分子生物标志物（如 EGFR、PD-L1 表达）相结合，帮助实现肺癌的分子分型和治疗反应预测。这种结合不仅提升了肺癌的诊断准确性，还为个性化治疗提供了重要依据。

在肺癌的临床应用中，表皮生长因子受体（epidermal growth factor receptor，EGFR）基因突变是最常见的驱动基因之一，其突变状态与患者的预后及对靶向治疗的反应密切相关。研究表明，AI 通过分析大量的基因组数据，可以有效识别 *EGFR* 突变的类型及其临床特征，从而帮助医生制订更为精准的治疗方案。例如，某些研究利用机器学习模型对 *EGFR* 突变进行分类，结果显示这些模型的预测准确率较传统方法有显著提升。

随着肺癌治疗的不断进步，免疫检查点抑制剂（immune checkpoint inhibitors，ICIs）已成为一种重要的治疗手段。尽管 ICIs 在许多患者中取得了显著的疗效，但并非所有患者均能获得预期的治疗效果，因此，如何精准识别能够在免疫治疗中获益的患者，成为了当前临床研究的热点之一。目前的相关研究主要集中于两个方面。一是通过 AI 模型来预测患者对 ICIs 的反应。例如，某些研究通过 AI 模型分析肿瘤微环境中的免疫细胞浸润情况，发现 *EGFR* 突变的肺癌患者在 PD-L1 表达上存在显著差异，这可能影响其对免疫治疗的反应。二是通过 AI 模型来预测患者的 PD-L1 表达情况。例如，一项研究通过结合机器学习算法和 RNA 序列分析，提出了一种识别与 ICIs 治疗效果相关的预后细胞因子特征的方法，这些细胞因子在患者体内的动态变化可能与治疗反应密切相关。这种从影像特征到分子机制的跨维度关联分析，为肺癌的精准分型以及个体化治疗方案的设计提供了全新视角。

三、技术落地的三重壁垒：数据、信任与伦理困境

（一）数据质量与标准化之困

在 AI 辅助肺部肿瘤诊断的研究中，数据质量、标注标准化及样本多样性是影响 AI 模型泛化能力的关键因素。

首先，数据质量直接关系到模型的训练效果和最终的诊断准确性。高质量的数据能够提供更清晰、准确的影像信息，有助于 AI 算法的有效学习。在一项研究中使用 CT 对肺癌进行筛查时，AI 模型的表现与影像数据的质量密切相关，低质量的影像可能导致误诊或漏诊。理论如此，但目前的医疗影像数据存在着难以克服的结构性缺陷。影像采集参数的差异导致跨设备泛化性不足：同一患者的 CT 影像在不同厂家设备上的 AI 分析结果差异可达 23%，这种设备依赖性严重制约临床推广。

另外，标注标准化问题也对 AI 模型的泛化能力产生显著影响。AI 模型的训练依赖于标注数据的准确性和一致性。若不同的标注者使用不同的标准进行标注，可能导致数据的不一致性，从而影响模型的学习效果和预测能力。一项研究表明，不同机构对微浸润癌的界定差异致使模型准确率波动 18%。

样本多样性也是一个不容忽视的因素。肺癌的表现形式多样，不同患者的病理类型、肿瘤位置及大小差异都可能影响 AI 模型的学习效果。如果训练数据集缺乏多样性，AI 模型在面对新病例时可能表现出较差的泛化能力。例如，有研究指出，AI 在识别不同类型的肺肿瘤时，模型的表现差异明显，特别是在处理较小或位于肺下部的肿瘤时，检出率较低。更严峻的是，罕见肿瘤类型如肺类癌的数据匮乏，导致 AI 识别错误率高达 40%。某跨国多中心研究显示，当训练数据中肉瘤样癌占比低于 0.5% 时，模型漏诊率骤升至 62%。

（二）黑箱模型与临床信任危机

在肺癌诊断中，AI 系统大多依赖深度学习和机器学习算法来分析复杂的医学影像数据，辅助医生提高诊断效率与准确性。然而，这些算法通常属于“黑箱模型”，即其内部决策逻辑缺乏直观可解释性，导致医务人员难以理解模型为何做出某一判断。这种不透明性直接影响了医生对 AI 建议的采纳意愿。调查数据显示，多达 78% 的呼吸科医师表示不会采纳无法解释其判断依据的 AI 诊断结果。

AI 系统的“不可解释”不仅挑战了医生的专业信任，也影响了医患沟通和对患者知情权的保障。在面对 AI 辅助诊断结果时，患者往往希望医生能解释 AI 判断的依据和可靠性。然而当前多数临床医务人员并未接受足够的 AI 知识培训，难以将复杂的算法决策以通俗易懂的方式传达给患者，从而影响患者的理解和信任。结果是，原本应当提升医疗效率的技术，反而可能引发新的沟通鸿沟。

临床信任危机也在具体案例中显现。某 AI 系统曾将良性的胸膜钙化误判为肿瘤浸润征象，由于缺乏关键特征的可视化解释，误诊持续 3 个月未被纠正。类似事件使医生在面对 AI 建议与自身经验出现分歧时更倾向于坚持主观判断。数据显示，在 AI 结论与专家意见冲突的情况下，仅 12% 的医生选择优先考虑 AI 建议。

这种对 AI 信任的敏感性可类比自动驾驶技术：即便统计数据表明自动驾驶系统整体事故率较低，但一旦发生严重事故，公众的负面情绪往往会被迅速放大。同样，一起由 AI 误诊引发的不良事件，就可能在短时间内摧毁公众对医疗 AI 的信任基础。由此可见，提升 AI 系统的可解释性与透明度，已成为推动其临床应用的必要前提，也是化解“黑箱信任危机”的关键突破口。

（三）伦理与法律风险叠加

随着 AI 在肺部肿瘤诊疗中的广泛应用，伦理与法律层面的深层矛盾正逐步显现，成为阻碍技术临床转化的关键隐忧。

首先，在医疗伦理领域，AI 技术对医生自主决策权的冲击日益突出。当 AI 系统就肺结节的切除范围给出与临床经验不一致的建议时，已有 38% 的胸外科医生表示其决策信心受到削弱。这不仅影响了医生的独立判断能力，也带来了医疗责任归属的模糊性。更值得关注的是患者知情权缺失的问题。调查显示，仅 21% 的肺癌患者知晓 AI 参与了自身病理诊断，而真正了解其基本原理的患者比例更低于 3%。这一信

息不对称现象已违背了医学伦理中尊重患者自主权的基本原则。2019 年欧盟 AI 高级别专家组发布的 *Ethics Guidelines For Trustworthy AI* 中，也明确将“人类自主性”列为医疗 AI 发展的首要价值基础。

在数据安全层面，AI 的高效运行依赖海量、多中心的临床数据，这种“数据饥渴”推动了跨机构、跨区域的数据共享。然而第三方云平台的广泛介入使敏感数据暴露于更高风险之中。一方面，大规模医学影像和基因数据成为网络攻击的重要目标，某跨国医疗集团曾因平台漏洞导致超过 10 万例肺癌患者数据外泄；另一方面，保障隐私的脱敏处理与模型性能之间存在天然矛盾。过度匿名化处理虽然增强了隐私保护，却可能损害模型对罕见病型（如肺类癌）的识别能力，准确率下降幅度高达 19%。这一“安全与效能的平衡困境”在欧盟《医疗数据跨境流动法案》实施后变得更为突出，也引发了全球范围的技术与政策反思。

与此同时，AI 应用带来的法律责任模糊问题也日益凸显。以影像 AI 辅助下的肺穿刺活检为例，若出现并发症（如气胸），责任应由谁承担？其原因是算法开发商的模型缺陷，医生对 AI 的盲目信任，还是设备供应商的影像采集偏差？目前多数医疗纠纷案件在面对这类问题时，均存在责任主体不明的困境。更复杂的情况出现在算法版本升级后引发的“决策标准漂移”现象。例如某医院更新 AI 系统后，将肺结节的恶性概率阈值由 15% 下调至 10%，由此引发 23 例过度治疗事件，却因缺乏系统更新的临床验证记录，最终责任无法追溯。这类案例凸显出当前医疗 AI 在监管与问责机制上的空白地带。

综上，伦理、隐私与法律三重风险正深度交织，成为制约 AI 技术规范落地的主要障碍。若不能构建清晰的责任界定机制、强化患者参与感与数据保护规范，AI 系统在医疗中的推广将始终游走于信任与质疑之间。

四、破局之道

2024 年年初，知名影像学国际期刊 *Radiology* 发表的编辑文章“What a Radiologist Needs to Know About Radiomics, Standardization, and Reproducibility”中对于放射组学模型难以落地应用的原因也做出了类似的总结。其一是标准化的缺失：不同团队的方法差异较大，使用的数据在格式和来源上不统一，提取的放射组学特征也有差异，很难进行相互的验证。其二是数据共享不足：大多数文章的代码和影像数据均为不公开的状态，也进一步阻碍了模型的应用，使得这些 AI 模型都变成了一种“独乐乐”。其三是临床转化困难：由于牵涉到伦理、法律、医患关系等诸多问题，美国食品药品监督管理局（U. S. Food and Drug Administration, FDA）在影像组学自 2012 年被提出后至今，仍未批准过任何影像组学模型的临床应用。如何破局成为了当前推动 AI 模型落地临床的关键。

（一）数据标准化与高质量数据库的构建

随着 AI 热度升高，影像组学模型也由传统的手工提取特征 + 机器学习建模的传统模式逐渐向深度学习端对端自动化的进阶模式转化。但是方法的转变并不意味着数据质量的提高，未能充分校正的低质量数据在端对端模型中反而加重了过拟合风险，如“死鲑鱼实验”——未校正多重测试时，连死鱼都能显示大脑活动。

设备差异、标注标准不统一、没有可靠的多中心数据验证，都是导致数据质量低下的原因。建立国际认证的影像采集协议，强制规定层厚 ≤ 1mm、迭代重建算法等关键参数，是消除设备差异的基础。针对病理标注混乱问题，WHO 分级标准的数字图谱库建设已初见成效，通过双盲复核制度确保标注一致性。对于医学影像也应采取类似的措施来保障标注的一致性和准确性，这是提升 AI 模型性能的重要环节。此外，AI 技术的有效性和可靠性在很大程度上依赖于训练和验证模型的数据质量和数量。多中心数据库的建立不仅可以收集到更多样化的临床数据，还可以提高模型的泛化能力，从而增强其在不同人群中的适用性。例如，联邦学习框架的部署使全球 300 余家医疗机构在隐私保护前提下共享数据，使罕见病例识别准确率提升 34%。

（二）构建可解释性增强的复合技术体系

当黑箱模型遭遇临床信任危机时，可解释性技术正从辅助工具进化为质量保障核心。最新的研究显示，基于注意力机制的 Grad-CAM++ 算法可以实现三维影像特征动态追踪，在肺结节分析中高亮显示空泡征、血管集束征等关键区域，并生成恶性概率热力图（0.1mm 分辨率）。更具突破性的进展来自 Transformer 架构的跨模态可视化技术，当 AI 系统分析 PET/CT 影像时，可同步展示代谢活性热点与病理切片中对应区域的细胞异型性特征，建立从影像特征到分子表达的直观关联。而混合专家系统（Hybrid AI）可以通过知识图谱与深度学习的协同进化，重构诊断逻辑的可解释性框架。例如在区分微浸润腺癌与原位癌时，逐步展示间质浸润比例测量过程（精度达 0.01mm^2）、免疫组化标志物权重分析（如 TTF-1 表达强度量化），以及与相似病例的对比矩阵。这种“白箱化”推理过程使病理医师对 AI 结论的质疑率降低 43%，同时将诊断符合率提升至 94.6%。最新的误诊回溯闭环机制则可以通过多维度分析框架持续提升模型透明度。例如在分析 500 例假阳性肺结节病例后，发现模型过度依赖病灶边缘锐利度特征（权重占比 38%），通过注入 2 000 例人工合成的毛刺征变异数据，使特异度从 82% 提升至 91%。数据库还构建了时空演化图谱，追踪模型在不同医疗机构、设备型号中的表现漂移，实现区域化校准更新。

这种复合型技术路径正在重塑医工协作范式。在斯坦福大学肺癌中心的实践中，可视化系统与混合智能的协同应用，使磨玻璃结节诊断的医师 -AI 共识率从 67% 提升至 89%，平均会诊时间缩短 40%。而误诊数据库的持续优化则让模型在部署 6 个月后，对罕见亚型（如肺肉瘤样癌）的识别准确率从 51% 跃升至 82%，标志着可解释性技术从辅助工具向质量保障核心的进化。

（三）伦理与法律风险的综合治理

医疗 AI 的伦理与法律困局需通过监管协同、技术赋能、权责重构三维路径破解，其核心在于平衡创新与安全。

面对 AI 医疗的快速发展，各国采取了不同的监管策略，就像在黑暗中摸索前进的道路。美国 FDA 的 SaMD（Software as a Medical Device）框架采用动态风险分级管理，要求高风险 AI 在重大迭代前完成前瞻性临床试验并实施实时性能监控。我国国家药品监督管理局的三类证制度则强调本土化数据适配，要求训练数据中中国患者比例≥30%且覆盖地域性高发亚型（如微乳头型腺癌），并通过区块链存证确保数据真实性。在未来，实现全球监管系统协同互认将成为目前AI伦理与法律困境的破局点之一。例如，欧盟通过CE（Conformité Européenne）认证建立分级监管体系，强制高风险诊断辅助系统接受严格审查，公告机构审核算法训练流程与临床验证数据，同时强制要求产品满足数据隐私[欧盟《通用数据保护条例》（General Data Protection Regulation，GDPR）]、临床安全性（ISO 13485）和可追溯性的要求。这种"动态分级+静态底线"模式已拦截23%存在数据偏倚的AI医疗产品，同时将合规产品上市周期压缩40%，其经验正被全球监管框架（如美国FDA的SaMD）所借鉴，推动形成互认的国际治理基线。

在技术层面，推动医疗AI发展的关键在于提升隐私保护与决策透明度的技术能力。当前，隐私计算技术正成为破解数据共享难题的突破口。以联邦学习为基础的跨国医疗数据协作平台，已实现47家机构在数据不出域的前提下进行模型共建，通过智能合约机制，模型更新必须经2/3节点共识，任何异常操作均可被追溯至具体操作者。我国在《中华人民共和国个人信息保护法》的框架下，形成了"国际协作-本土监管"双轨策略：国际数据交换中采用同态加密确保CT影像在加密状态下处理精度损失低于1.2%；而本土监管则由国家健康医疗大数据中心主导，应用像素级扰动等技术，保障出境数据定位误差控制在0.5mm以内。与此同时，决策过程的可解释性也成为临床信任AI的核心因素，此部分已在前文提到，在此不再赘述。

在法律制度层面，AI系统的责任认定已从"谁用谁负责"逐渐转向"人机共担"的新范式。根据中国《人工智能医用软件产品分类界定指导原则》，医疗AI产品需按其参与决策程度进行责任划分：辅助类系统（如影像识别）由医生承担最终判断责任，而自主决策类系统（如术中操作机器人）则需由医生与开发企业共同担责。美国FDA则通过《预先指定变更控制计划》（Predetermined Change Control Plan）对AI的更新路径进行锁定，防止未经验证的算法自动上线，并设立缺陷召回机制。同时，风险分散机制也在不断演化，AI医疗责任险应运而生，覆盖因算法缺陷或数据泄露引发的风险。约翰·霍普金斯医疗集团引入此类保险后，其AI相关医疗纠纷率下降了57%。在中国，《互联网诊疗监管细则（试行）》划定了三条不可逾越的红线：禁止AI自动生成处方（处方红线）、必须通过临床验证后方可上线（技术红线）、确保患者数据主权（伦理红线），明确医生在诊疗过程中的核心责任地位。

总体来看，医疗AI所面临的伦理与法律困局，正逐步在"监管协同、技术赋能、权责重构"三条路径中找到破解之道。一系列实践表明，唯有在保障安全与伦理的基础上推动创新，才能实现医疗AI从工具属性走向真正可信赖的"数字医疗伙伴"，也为未来全球AI治理模式提供了可复制、可推广的中国路径与国际共识基础。

五、总结

综上所述，AI正以前所未有的速度融入肺部肿瘤的诊断流程，从影像识别到病理分类、从术中决策到分子分型，全面重塑传统医疗模式。然而，技术突破的另一面，是现实落地过程中的三重壁垒：数据的非标准化与质量不均、黑箱模型引发的临床信任危机，以及伦理与法律风险的叠加放大。破局之道需立足于多维融合：以高质量、多中心的数据标准体系作为基础保障；以可解释性增强的复合型技术系统作为信任支点；以制度引导下的伦理与法律治理体系构建责任与安全边界。未来，唯有构建技术、制度与伦理三位一体的综合生态，方能真正推动AI在肺部肿瘤诊疗中的规范应用与深度融合，让AI从"智能工具"成长为"可信助手"，在保障医疗质量与患者权益的同时，加速智慧医疗新时代的到来。

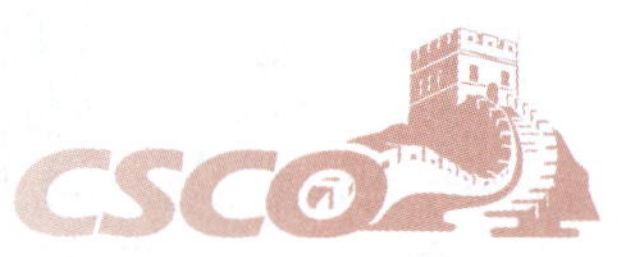

影像组学在胸腺瘤诊疗中的应用研究进展

梁硕　孙大强　张洪
天津市胸科医院

一、前言

胸腺瘤是一种常见的胸腺肿瘤，其临床表现和生物学行为具有高度异质性。传统的影像学检查如CT和MRI在胸腺瘤的诊断和分期中虽然被广泛应用，但往往存在许多局限性。常规CT图像可能无法清楚地区分胸腺瘤与其他前纵隔病变，如胸腺增生或胸腺囊肿，导致误诊的风险增加。影像学检查在评估肿瘤的侵袭性及其与周围结构的关系时也常常面临困难，特别是在局部晚期病例中。影像组学技术的兴起为胸腺瘤的诊断和评估带来了新的希望。影像组学通过提取医学影像中的高通量特征，能够提供关于肿瘤内在结构和异质性的重要信息。这些特征可以与临床数据结合使用，帮助医生进行更为精准的诊断和预后评估。在影像组学结合机器学习和深度学习技术的背景下，研究者们正在探索其在胸腺瘤风险评估和预后预测中的潜力。通过分析影像组学特征与肿瘤生物标志物之间的关系，研究者能够识别出影响胸腺瘤患者预后的关键因素。然而，影像组学在胸腺瘤领域的应用仍处于探索阶段，当前的研究多集中于小规模的样本，缺乏大规模的临床验证。因此，未来的研究需要在多中心和多样本的基础上，进一步验证影像组学特征的临床应用价值，以便为胸腺瘤的诊断和治疗提供更为坚实的科学依据。

二、影像组学技术的基本原理与研究流程

1. **影像数据采集与预处理**　影像数据的采集与预处理是进行影像组学研究的基础，尤其是在胸腺瘤的诊疗中。不同的影像技术，如CT、MRI和PET/CT，各自具有不同的采集标准和技术要求。CT影像的采集通常涉及对扫描参数的精细调节，例如层厚、扫描时间和对比剂的使用，这些参数都会直接影响图像的质量和诊断的准确性。MRI需要考虑磁场均匀性和成像序列选择。PET/CT扫描则依赖于放射性示踪药物的良好选择和注射时机，以确保影像的准确性和可靠性。

在影像数据采集后，图像预处理是确保数据质量和后续分析有效性的关键步骤。常见的图像预处理技术包括去噪、标准化和分割。去噪技术在医学影像中尤为重要，因为噪声不仅影响图像的清晰度，还可能导致误诊。标准化技术则通过统一图像的亮度和对比度，使得不同来源的影像数据可进行比较和分析。分割技术则用于准确提取感兴趣的区域，例如肿瘤的边界，这对于后续的定量分析至关重要。

近年来深度学习技术的引入也为影像数据的预处理提供了新的思路。通过训练模型来自动化处理和优化影像数据，在提高效率的同时，也降低了人为操作带来的误差。

总体而言，影像数据的采集与预处理是影像组学在胸腺瘤诊疗中应用的关键环节，良好的采集和预处理技术不仅能提高影像质量，还能为后续的数据分析和临床决策提供坚实的基础。随着技术的不断进步，这一领域的研究将持续深化，为胸腺瘤的早期诊断和治疗提供更为精准的支持。

2. **特征提取方法**　在影像组学中，特征提取是分析医学影像数据的关键步骤。特征提取方法可以大致分为两类：传统手工特征提取和基于高阶特征及深度学习的特征提取。

传统手工特征提取是通过手动选择和计算影像中的特征来进行分析。这些特征通常包括形状特征、边缘特征、纹理特征等。例如，形态学特征可用于描述肿瘤的大小、形状和边界，而纹理特征则能够反映影像中灰度分布的统计特性。研究表明，这些传统的手工特征在胸腺瘤的诊断中具有一定的临床价值，但其依赖于研究者的经验和主观判断，可能导致结果的不一致性和可重复性问题。

随着深度学习技术的发展，高阶特征及深度学习特征提取方法逐渐成为影像组学研究的热门方向。深度学习模型，特别是卷积神经网络（CNN）能够自动从影像数据中学习和提取特征，而无须手动设计特征。这种方法能够捕捉到更复杂的模式和特征，尤其是在大数据背景下。深度学习不仅提高了特征提取的效率，还能够通过层次化的特征学习来反映影像信息的深层次特征。

3. **特征选择与降维技术**　特征选择与降维技术在影像组学中起着至关重要的作用，尤其是在处理高维数据时。随着机器学习和深度学习的发展，影像数据的维度呈现出爆炸式增长，如何有效选择和降维成为了研究者们面临的重要挑战。在这一过程中，最小绝对收缩和选择算子（least absolute shrinkage and selection operator，LASSO）、主成分分析（principal component analysis，PCA）和相关性分析等方法被广

泛应用。

LASSO 是一种用于特征选择的回归方法，其主要通过引入 L1 正则化来实现特征的压缩与选择。在一项关于非小细胞肺癌（non-small cell lung carcinoma，NSCLC）的研究中，研究者们利用 LASSO 方法对辐射组学特征和基因组特征进行选择，最终构建了一个整合临床数据、基因组特征和辐射组学特征的模型。该模型的受试者操作特征曲线（receiver operator characteristic curve，ROC curve）的曲线下面积（area under curve，AUC）达到了 0.867 2，显示出较高的预测能力，这表明 LASSO 在特征选择中的有效性和实用性。PCA 作为一种降维技术，通过线性变换将原始特征转换为一组新的不相关变量（主成分），并保留数据中尽可能多的方差信息。在对慢性阻塞性肺疾病进行研究的文献中，研究者使用 PCA 对 1 316 个肺部辐射组学特征进行降维，最终选取了 19 个最具代表性的特征用于建立分类模型，其准确率达到了 83%。这种方法有效减少了模型的复杂性，同时保留了重要的预测信息。

在特征选择的过程中，相关性分析也发挥了重要作用。通过计算特征之间的相关系数，可以筛选出冗余或不重要的特征，从而提高模型的性能。在一项针对前列腺癌的研究中，研究者们采用相关性分析和 LASSO 相结合的方法，成功识别出与临床结果显著相关的特征组合，最终构建的模型在预测癌症风险方面表现出色。特征的稳定性与重复性评价也是特征选择过程中的关键，特征的高稳定性意味着在不同样本或不同时间点重复试验时，特征的选择结果保持一致，这对模型的可重复性和推广性至关重要。

4. 机器学习与深度学习模型构建 在影像组学领域，机器学习和深度学习模型的构建为胸腺瘤的诊断和预测提供了新的可能性。常用的机器学习分类算法，包括支持向量机（support vector machine，SVM）、随机森林（random forest，RF）和极端梯度提升（extreme gradient boosting，XGBoost）等，在多项研究中显示出良好的性能。例如，一项研究利用 CT 影像提取的影像组学特征，构建了包含 SVM 和 RF 的机器学习模型，并成功区分了低风险和高风险的胸腺瘤。此模型在验证集上得到了较高的 AUC 值，表明其在预测胸腺瘤风险分类中的有效性。深度 CNN 在影像组学中的应用也日益普遍。研究表明，深度学习模型能够自动提取更复杂的特征，且在处理高维数据时的表现优于传统机器学习方法。一项针对胸腺瘤的研究采用了 3D-DenseNet 模型，利用 CT 影像进行胸腺瘤的分割和分类，取得了良好的分类效果，AUC 值显著高于传统的影像组学模型。深度迁移学习的应用，使得研究者能够在有限的标注数据集上，利用预训练的深度学习模型进行特征提取，从而提高模型的泛化能力和准确性。深度学习模型的构建过程通常包括数据预处理、模型训练和调优等多个步骤。在构建过程中，研究者们还需要结合不同类型的影像特征，如临床特征和影像组学特征，来提升模型的预测能力。

机器学习和深度学习模型的构建为胸腺瘤的诊断提供了新的工具，尤其是在影像组学特征的提取和利用方面，能够显著提升诊断的准确性和效率。随着技术的不断进步，未来在胸腺瘤的影像组学研究中，预计将会有更多创新的模型和算法被开发出来，为临床决策提供更为有力的支持。

三、影像组学在胸腺瘤鉴别诊断和风险分层中的应用

1. 胸腺瘤与胸腺囊肿的鉴别 一项研究表明，计算机体层扫描（computed tomography，CT）影像的辐射组学特征分析在胸腺上皮肿瘤（thymic epithelial tumor，TET）与胸腺囊肿的鉴别诊断中展现出了良好的效果。该研究对 24 名胸腺肿瘤患者和 12 名胸腺囊肿患者的 CT 影像进行了分析，通过 LASSO 方法选择了与疾病分类相关的特征，并构建了预测模型。结果显示，该模型在区分胸腺瘤与胸腺囊肿时，其 AUC 达到了 1.0，灵敏度和特异度均为 100%。此外，影像组学与深度迁移学习模型的结合进一步提升了诊断性能。在一项多中心的研究中，利用不同维度的深度迁移学习（deep transfer learning，DTL）网络对胸腺瘤与胸腺囊肿进行了区分，结果显示，基于感兴趣区进行的特征提取和分析使得模型的 AUC 达到了 0.933。这表明，深度学习模型在处理复杂的影像数据时具有更高的灵敏度和特异度。

2. 胸腺瘤与前纵隔淋巴瘤的区分 在胸腺瘤和前纵隔淋巴瘤的鉴别中，影像学特征的准确识别与分析至关重要。增强 CT 影像组学特征的筛选和模型构建为这一过程提供了新的方向。根据一项研究，使用平衡对比增强 CT 计算的细胞外体积（extracellular volume，ECV）分数，在胸腺瘤、胸腺癌和淋巴瘤的区分中显示出了显著的有效性。研究结果表明，胸腺癌和淋巴瘤的 ECV 分数明显高于低风险和高风险胸腺瘤，具体数值为 40.1% vs. 27.7%（$P<0.001$），这为临床上区分前纵隔肿瘤提供了重要的影像学依据。此外，通过机器学习算法的应用进一步提高了鉴别诊断的精确度。研究中，通过对前纵隔肿瘤的 CT 影像进行特征提取，并运用机器学习模型进行训练，成功构建了一个能够有效区分胸腺瘤与前纵隔淋巴瘤的模型。模型的评估结果显示，机器学习方法能够显著提高对肿瘤类型的区分率，这在一定程度上减少了误诊风险。

3. 胸腺瘤病理亚型的分类预测模型 胸腺瘤的世界卫生组织（World Health Organnization，WHO）组织学分型包括类型 A、AB、B1、B2、B3、C 等，每种亚型的影像特征存在显著差异。在影像组学的研究中，CT 和 MRI 等影像技术被广泛应用于胸腺瘤的诊断与分型。一项针对 79 例 TET 患者的回顾性研究显示，采用 107 个基于 PET/CT 的影像组学特征，结合 6 种不同的机器学习算法，最终得出的逻辑回归模型在预测胸腺癌时的 AUC 为 0.900，准确率达到 81.0%，而 RF 模型在预测高风险 TET 时的 AUC 为 0.744，准确率为 72.2%。另一项研究通过结合非增强和对比增强 CT 影像的影像组学特征，构建了病理亚型分类的联合模型。该研究在 360 例病理确诊的胸腺瘤患者中，利用 274 名患者的训练集和 86 名患者的外部验证集进行分析。研究结果表明，联合模型在训练集和外部验证集中的 AUC 分别为 0.884 和 0.766，表现优于单独使用临床特征的模型。在多参数 MRI 影像组学应用方面，研究表明，结合 T_2 加权成像和弥散加权成像的影像组学特征能够提供更全面的信息，提高胸腺瘤亚型的鉴别率，使用 T_2 加权成像提取的特征显示出与 WHO 分类之间的良好相关

性，能够有效区分不同病理亚型组的胸腺瘤。

4. **胸腺瘤 Masaoka-Koga 分期的预测** 在胸腺瘤的临床管理中，Masaoka-Koga 分期系统是评估肿瘤侵袭性及预后的一项重要标准。研究表明，影像组学特征可以有效地与手术病理分期进行关联，从而提高分期的准确性。例如，一项包含 224 例胸腺上皮肿瘤的多中心回顾性研究开发了结合影像组学和语义特征的预测模型，结果显示影像组学特征与 Masaoka-Koga 分期之间存在显著一致性。该研究采用了 6 764 个肿瘤内外的影像组学特征，经过多特征选择后最终选择了五个外周肿瘤的影像组学特征与四个语义特征来构建联合模型，对 Masaoka-Koga 分期的预测能力进行了验证。在外部验证集中，该模型在区分早期（Ⅰ/Ⅱ期）和晚期（Ⅲ/Ⅳ期）胸腺上皮肿瘤时的 AUC 达到 0.958，显示出其在术前分期中的潜在应用价值。

5. **基于深度学习的风险分层方法** 在胸腺瘤的诊断与治疗中，基于深度学习的风险分层方法逐渐显现出其独特优势。传统的风险评估方法往往依赖于临床经验和基本的影像学指标，难以全面反映肿瘤的异质性。深度学习技术，尤其是三维深度卷积神经网络（3D-CNN），能够通过自动提取图像特征，更准确地进行风险预测。研究表明，3D-CNN 在处理胸腺瘤影像数据时，能够有效识别出与肿瘤风险相关的复杂模式。一项研究中，使用 MRI 数据结合深度学习模型，成功构建了一个结合临床信息的放射组学模型，显著提高了对胸腺瘤亚型的预测精准度。该模型的 AUC 在训练队列中达到了 0.946，在测试队列中也达到了 0.878，显示了其在临床应用中的潜力。

6. **多模态影像组学融合策略** 随着影像学技术的迅速发展，多模态影像组学融合策略在胸腺瘤的诊疗中展现出广泛的应用潜力。通过结合不同的影像技术，如 CT、MRI 和 PET/CT，可以提取更丰富的特征信息，从而提升对胸腺瘤的诊断和预后评估的准确性。

CT、MRI 和 PET/CT 特征的融合能够显著提高对胸腺瘤的预测准确性。基于 CT 的影像组学特征可以有效区分低风险和高风险胸腺瘤患者：通过提取关键的放射组学特征，如能量、区域熵和长跑低灰度强调等，能够为手术方式选择提供重要的参考依据。生境成像分析的引入进一步揭示了胸腺瘤的异质性。通过 K 均值聚类等方法，可以将肿瘤划分为多个亚区，从而识别出不同区域的特征，这对于了解肿瘤微环境的复杂性和制订个性化治疗方案具有重要意义。在一项研究中，针对 140 例胸腺瘤患者进行了生境成像分析，结果显示，基于不同亚区的特征组合，模型的 AUC 可达到 0.811，表明生境成像特征在预测胸腺瘤风险中是有效的。结合临床特征和影像组学特征的综合模型在胸腺瘤的个体化治疗中也有显著的临床应用价值。一项针对 178 例胸腺瘤患者的研究构建了一个整合临床数据和影像组学特征的放射组学标定图，经过验证，该模型在区分不同风险类别的胸腺瘤时表现出良好的准确性，AUC 达到 0.974。

四、影像组学研究的挑战与未来发展方向

1. **数据标准化与多中心合作的必要性** 在影像组学的研究和应用中，数据标准化与多中心合作显得尤为重要。首先，影像采集、标注及特征提取的标准化问题是影响影像组学研究结果的关键因素。不同医疗机构使用不同的成像设备和技术，导致数据的可比性和一致性差，从而影响到模型的训练和预测能力。例如，各种放射影像的获取和处理方法在不同设备、扫描协议和后处理技术上的差异，可能导致提取的影像特征具有高度的异质性，这会直接影响到特征的稳定性和可重复性。因此，制定统一的影像采集和处理标准以确保数据的一致性和可靠性尤为必要。

多中心大样本数据集的构建与共享也是提高影像组学研究质量的关键。通过整合来自不同中心的大规模数据，可以克服单中心研究样本量小、代表性不足的问题。有研究表明，通过多中心合作，能够更好地验证影像组学特征在不同患者群体中的适用性和有效性，推动影像组学在胸腺瘤等肿瘤研究中的应用。

然而，多中心合作也面临着诸多挑战，包括数据共享的法律和伦理问题、数据格式的统一和不同机构间的协作机制等。因此，在进行影像组学研究时，需建立有效的合作框架和政策，以便各参与中心能够安全、有效地共享数据并开展研究。

2. **模型泛化能力与解释性问题** 在机器学习的应用中，尤其是在医学影像分析领域，模型的泛化能力和解释性是至关重要的研究方向。模型泛化能力指的是模型在未见数据上的表现能力，即其在新数据上的预测准确性。过拟合是机器学习中一个常见的问题，尤其是在高维特征空间中，模型可能会学习到训练数据中的噪声而不是潜在的规律。为了有效应对过拟合，研究者们提出了多种验证策略，包括交叉验证和独立测试集的使用。例如，在一项关于胸腺瘤和前纵隔囊肿的 CT 影像组学研究中，研究人员使用 LASSO 等方法进行特征选择，并构建了包括放射组学特征和临床因素的组合模型，这种方法不仅提高了模型的准确性，同时增强了其在不同数据集上的泛化能力。

在提高模型的泛化能力的同时，解释性工具如 SHAP（SHapley Additive exPlanations）也逐渐被引入到临床应用中。这些工具能够为复杂的机器学习模型提供直观的解释，使临床医生能够更好地理解模型的决策过程。SHAP 通过分配每个特征对模型预测结果的贡献，帮助研究者识别哪些特征在特定预测中起到了关键作用。这种方法在一些医学影像学的研究中得到了成功应用，提升了模型的透明度和临床可用性。

3. **未来技术趋势** 随着影像组学技术的不断发展，未来在胸腺瘤的诊疗中将出现一些重要的技术趋势，其中包括端到端自动化影像组学平台的构建和联邦学习及隐私保护技术的应用。端到端自动化影像组学平台的构建将极大地提高影像组学分析的效率和准确性。通过整合影像获取、特征提取以及数据分析等环节，这种平台能够实现从影像到临床决策的无缝连接，从而推动个性化医疗的实现。

联邦学习作为一种新兴的机器学习技术，在医疗影像分析中展现出良好的应用前景。它允许多个医疗机构在不共享患者数据的前提下，共同训练模型，从而在保护患者隐私的同时提升模型的泛化能力。这对于医学影像的分析尤其重要，因为数据隐私和安全性是医疗领域面临的重要挑战之一。通过联邦学习，各医院可以共享模型参数，而不必实际交换数

据，从而减少数据泄露的风险，同时也能利用更多的样本数据来提升模型的预测性能。

五、总结

影像组学技术在胸腺瘤的诊疗过程中已经展现出其重要的应用价值，成为提升病理分型、风险评估和鉴别诊断准确性的不可或缺的辅助工具。在多模态影像组学的基础上，结合机器学习和深度学习模型的应用，胸腺瘤的诊断和治疗将更加精准。这种多维度的分析手段能够从不同的影像数据中提取出有价值的信息，从而制订个性化的治疗计划。尽管已有的研究成果显著，但数据标准化问题、模型的泛化能力以及临床转化的障碍仍然亟待解决。这些因素不仅影响了影像组学技术的应用范围，也制约了其在实际临床中的推广。未来的研究需要进行多中心、大样本的合作，以确保数据的多样性和代表性。影像组学技术在胸腺瘤的诊疗中展现出巨大的潜力，尽管面临诸多挑战，但随着研究的深入和技术的不断进步，我们相信未来将能够实现更加精准和高效的治疗方案，为胸腺瘤患者带来新的希望。

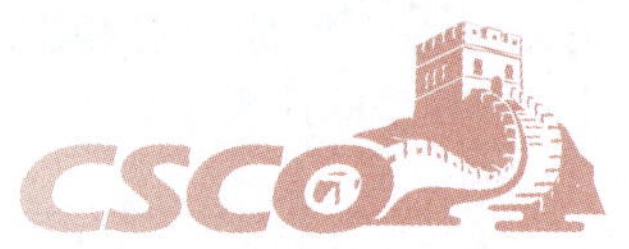

人工智能在恶性肿瘤放疗领域中的应用与前景

余艳辉　赵伟
广西医科大学第二附属医院

作为恶性肿瘤综合治疗的重要手段之一，放射治疗参与了约70%恶性肿瘤的临床治疗。随着科学技术的不断进步，放射治疗正朝着精准化、个体化的方向不断革新。其目标是实现肿瘤靶区剂量分布的最优化，在显著提升肿瘤局部控制率的同时，将周围正常组织的辐射损伤降至最低，从而改善患者的预后和生存质量。目前，在社会经济发展的强烈需求和云计算、大数据和互联网等技术迅猛发展的共同驱动下，人工智能（AI）技术正经历从专用弱AI向通用强AI的演进过程，其应用范围已拓展至医疗健康、智能制造、国防科技等诸多领域。特别是在医疗健康行业，AI已展现出颠覆性的变革潜力——从医学影像分析到辅助诊疗决策，从治疗方案优化到疗效预测评估，AI正在重塑传统医疗模式。而在肿瘤放射治疗这一高度复杂的技术领域，AI的应用更是为精准放疗的实现提供了全新的技术路径和发展机遇。

一、人工智能概述

AI作为计算机学科的一个重要分支，是通过模拟人类认知功能来实现自主学习、知识积累与智能决策的技术体系，根据智能化的程度可以分为专注于特定任务的弱人工智能（narrow AI）、具备人类水平通用智能的强人工智能（artificial general intelligence，AGI）和超越人类智慧的超级智能（artificial super intelligence，ASI）。AI与基因工程、纳米科学一起被称为21世纪三大尖端技术。AI的核心是机器学习，其实质就是通过算法让计算机系统从海量数据中自动提取规律，构建预测模型，并持续优化决策能力。根据学习方式主要分为监督学习（基于标注数据训练）、无监督学习（发现数据内在结构）和强化学习（通过环境反馈优化策略）。随着科学技术的进步，受到大脑神经元结构的启发，出现了模拟人脑进行学习和分析的神经网络，通过多层神经网络[（主要为卷积神经网络（CNN）]的不断筛选精炼来提取更有用的信息，这就是深度学习。

AI的发展历程堪称一部波澜壮阔的科技史诗，20世纪中叶，图灵测试的提出为AI奠定了理论基础。1997年，IBM公司的超级计算机“深蓝”战胜国际象棋冠军卡斯帕罗夫，首次向世人展示了机器超越人类的可能性。2016年，AlphaGo击败围棋大师李世石，标志着深度学习技术的重大突破。2022年，ChatGPT的横空出世更是引发全球AI热潮，让通用AI的梦想照进现实。在这场智能革命的浪潮中，中国力量正在崛起。以DeepSeek为代表的国产AI不仅突破了算力瓶颈，更通过开源共享使尖端技术走向普惠。从专用智能到通用智能，从实验室研究到产业落地，人工智能正在书写着属于这个时代的传奇。未来已来，这场智能变革的史诗仍将继续谱写新的篇章。

二、人工智能在恶性肿瘤放疗领域中的应用与前景

放射治疗是治疗恶性肿瘤的重要手段之一，具有广泛的应用前景。然而，传统的放射治疗在靶区勾画的准确性、治疗计划的个性化与最优化、治疗过程中的质量控制等方面存在诸多“人为”的局限性，这些局限性不仅影响了放射治疗的疗效，还可能增加患者的并发症风险。因此，如何通过技术创新突破这些瓶颈，实现治疗效率与精确度的双重提升，同时降低人为因素的不确定性，减少医护人员工作负担来弥补放疗医务工作者人数的不足，从而实现个体化、快速化、精准化的放射治疗，已经成为肿瘤放射治疗领域亟待解决的问题。

近年来，AI技术的迅猛发展为肿瘤放射治疗带来了新的机遇。AI技术具有强大的数据处理能力和模式识别能力，可以辅助医生完成复杂的放射治疗工作，提高准确性和效率。例如，将AI应用于现代精准放射治疗过程中，替代放射治疗医务工作者进行靶区勾画、计划设计、质量控制等重复性强、劳动量大、耗时长的放射治疗工作。AI还可以辅助医生完成放射治疗决策、预后预测等人工难以精准快速完成的工作。

1. AI在肿瘤放射治疗决策中的应用　影像组学是AI的一种形式，它将影像定量分析与机器学习方法相结合，利用大数据挖掘技术，从众多医学影像中提取归纳特征，然后建立模型进行分析。随着技术的发展，其已经可以将影像、基因、治疗方案与临床信息相关联，全面量化肿瘤的异质性，从而提供有价值的诊断、预后和预测信息来指导临床决策。目前已有多项研究使用影像组学来判断肺结节的良恶性，并且有较高的准确性，为肺癌早期诊断提供了有效的辅助方法。有研究

显示，AI能检测乳腺癌前哨淋巴结转移，在皮肤癌、肝肿瘤和脑肿瘤的诊断，以及头颈部肿瘤和肺癌的病理分期预测等方面也有较高的准确性和应用价值，可辅助进行治疗决策。利用AI特别是影像组学辅助诊断的价值不仅在于它是无创的，能避免穿刺活检引起的痛苦和针道种植转移风险，还在于它可以评估肿瘤的异质性，在一定程度上帮助临床医师减少诊断的不确定性，有望为肿瘤的放射治疗决策提供有效帮助，实现治疗的最优化。

有研究表明，AI可以通过归纳分析患者的病理学、基因学、影像学及个体化反应等信息，辅助判断患者能否从放射治疗中获益。AI还能在采取何种放射治疗技术、靶区和危及器官之间的剂量权衡、放射治疗预后、毒性评估、剂量分割模式决策和自适应放射治疗等方面提供帮助。虽然现在AI辅助放射治疗方案决策还处于起步阶段，未能广泛应用于临床，但是潜力巨大，未来可期。

2. AI在肿瘤放射治疗实施中的应用 肿瘤放射治疗是一个多环节的复杂过程，其中包含了大量重复性工作，费时费力。同时，国内大多数医院都面临放疗辅助配套设施缺乏、放疗工作人员结构不合理的问题，迫切需要在提高效率的同时维持高度精确，提高同质化水平，而AI的出现给出了一种解决方案。近年来基于AI的多模态图像处理、靶区和危及器官的自动勾画、放射治疗计划自动设计、放射治疗自动质控、放射治疗中的运动管理得到了许多研究人员的青睐，其中基于深度学习的自动勾画和自动计划已经形成产品并逐步应用于临床，大大提高了工作效率和同质化水平，为现代放射治疗面临的挑战提供了应对策略。

(1)AI在多模态图像处理中的应用：进行肿瘤放射治疗首先需要获得病人的扫描影像。传统放疗中应用的主要方法是CT，可以获得两种信息：第一种是人体外轮廓、靶区、危及器官和其他正常组织的空间位置关系，另一种是不均匀性组织的密度，如肺和骨的密度。CT模拟定位可为适形放射治疗和调强放射治疗等先进技术做准备，但CT仍然存在软组织分辨率较低的问题，不利于靶区和危及器官的自动勾画。此外多次CT图像采集也会导致额外的辐射剂量，对患者身体造成损伤。MRI可以在无电离辐射的条件下显示出较高的软组织分辨率和优异的多平面图像采集能力，但不能提供放疗所需的电子信息，需要精确的剂量计算。PET/CT可以提供关于肿瘤代谢活性和功能信息的定量数据，而超声图像则可以实时观察器官和组织的动态变化。锥形线束CT(cone beam computed tomography，CBCT)则提供了放疗过程中的三维图像引导，以实时监测解剖位置和调整治疗计划。目前单一模态的医学影像存在种种缺陷，放疗离不开多模态医学影像，通过多种模态影像的对比与融合，医生才能够准确勾画出靶区和危及器官(organ at risk，OARs)。在多模态医学影像发展过程中，对多种模态图像进行结合利用的新型医学影像类型如PET/MRI等被不断地推广并应用于临床研究中。PET/MRI图像将PET中分子成像功能与MRI对软组织高分辨率成像功能相结合，能够灵敏地、准确地对软组织中四散的患病细胞进行有效成像及定位，对肿瘤等疾病的早期诊断具有一定的医学意义，具有极大临床应用价值。但由于PET/MRI图像不能够直接地进行衰减校正(attenuation correction，AC)，目前尚未广泛应用于临床。有研究者通过使用深度学习方法从MRI图像生成伪CT(synthetic CT，sCT)，结果表明深度学习方法可提供精确的伪CT扫描及良好的PET结果，该方法比目前的临床方法表现更好。sCT具有简化工作流程、避免患者接受额外辐射剂量的优点，已成为未来的发展趋势之一。针对目前多模态医学图像配准中存在的配准精度低、配准难度大、配准时间长等问题展开研究，引入AI方法，在精准医疗的医学发展大方向上，能提供更加智能化的高效多模态配准方法。这不仅可以降低医生因主客观因素的干扰导致的诊疗误差，也使得医学信息能够脱离传统医学研究中单因素相关性研究面临的干扰，探究不同尺度下所反映的疾病或生理状态的同质性。

(2)AI在肿瘤靶区及危及器官自动勾画中的应用：靶区和OARs勾画是放疗计划制订的第一步。精确和快速是靶区和OARs勾画的关键目标，对后期放疗计划乃至患者的治疗效果有着重要影响。在目前的临床放射治疗计划设计实践中，靶区和OARs的勾画通常由有经验的医师和物理师手工操作，耗时费力，而勾画的准确性和效率依赖于医师和物理师的临床经验，不同勾画者之间的差异较大。自动勾画是指通过图像分割算法对目标区域实现自动分割，具有分割速度快、人力成本低、可重复、可扩展等特点。基于图谱的自动勾画方案作为第三代图像自动分割技术的代表已经逐渐走向临床应用，出现了一些商业软件。基于图谱的自动分割(atlas-based auto segmentation，ABAS)在专业人员手动勾画的轮廓图像基础上进行自动勾画，可以解决手动勾画中重复性差等缺点，这种方法极大依赖于图像配准的精度，图谱与患者越相近分割效果越好。

目前使用深度学习算法的自动轮廓系统已广泛应用并取得了巨大成功。第四代图像自动分割技术以基于深度学习的自动勾画方案为代表，成为近年来的研究热点。与基于图谱的自动勾画相比，基于深度学习的自动勾画显示出更高的准确性和勾画效率。例如有中国研究团队利用CNN实现鼻咽癌放射治疗靶区自动勾画，并且AI自动勾画准确性与专科医生相当。以专家勾画作为金标准，AI自动勾画的准确率为79%，经专家评估，32.5%的病例无须修改可直接用于放射治疗计划设计，56.2%的病例只需少量修改即可用于放疗计划设计。

(3)AI在放射治疗计划自动设计的应用：放疗计划设计是放射治疗中的重要环节，是根据肿瘤靶区的目标剂量和正常组织的限制剂量，以患者的模拟定位影像为依据，设置射线的入射参数，包括射野角度、照射范围和强度，是一个逐步调整、优化的过程，以保证肿瘤靶区达到处方剂量强度的同时尽量降低正常组织受照射剂量。制订放疗计划是一项费时费力的任务。此外，计划的质量也容易受到多种外部因素的影响。自动化治疗计划技术可以拓展医疗机构诊治能力，帮助物理师提升制订计划的效率，保证计划水平稳定，有利于开展放疗技术的质控工作。近年来，深度学习在放疗领域的应用得到了广泛的关注，基于深度学习的自动计划目前主要应用于参数预测。将CT影像、计划靶区(planning target volume，PTV)和OARs等作为网络的输入，可以为放疗计划制订、剂量评估和优化提供依据，帮助医生确定适当的放射剂量和治疗策略。

近年来，不少AI技术应用基于知识计划（knowledge-based planning，KBP）的方法于放疗自动计划系统中。KBP利用机器学习方法对过去大量的高质量计划进行特征提取和训练，针对所有的危及器官，预测符合当前患者的剂量体积直方图（dose volume histogram，DVH）的最优范围，自动生成及优化治疗计划。

（4）AI在放射治疗自动质控中的应用：放射治疗是一个复杂的多环节医疗过程，其中任何一个环节出现疏漏，都将引起严重的后果。所以，严格精准的质量保证和质量控制必不可少，业内也有诸多指南来指导实践，构筑了一个完善的放射治疗质控体系。但是日复一日地范化质控需要耗费大量时间和精力，对相关人员来说存在巨大挑战，而AI的发展就为质控工作的自动化提供了机会。AI可以从大量的质控数据中进行学习，积累经验知识，从而建立模型。目前，已在放射治疗计划自动核对、加速器的设备质量保证、调强放射治疗计划的剂量验证通过率预测和误差辨识方面取得了显著成效，不仅使效率明显提高，减轻了相关人员的工作负担，而且提高了质控环节的准确性，使更多患者受益。但放疗自动质控也仍存在许多不足，如数据的质量和数量需要提高，存在特征提取方法需要进一步优化、模型需要进一步验证等问题，还有很长的路要走。基于AI的质量保证并不能完全替代传统的人工质控环节，但也可以在一定程度上提高工作效率。

（5）AI在放射治疗中的运动管理中的应用：放射治疗中，靶区运动导致的肿瘤及危及器官的位移和形变将严重影响治疗准确度，从而导致计划靶区有效剂量覆盖率的下降、周围危及器官受照剂量的增加。靶区运动与多种因素相关，如呼吸运动、心脏和大血管搏动、食管及胃肠等消化系统器官的蠕动、放射治疗过程中肿瘤退缩和形变等，其中呼吸运动是靶区运动的主要影响因素。为了尽量减少靶区运动对放疗效果的影响，针对靶区运动导致剂量分布不确定性的补偿技术主要有屏气技术（主动呼吸控制技术、深吸气后屏气技术）、呼吸门控技术、腹部压迫技术、四维放疗技术和实时追踪技术等。目前，呼吸运动实时追踪技术可以跟踪肿瘤的位置，并实时地调整治疗束，达到精准治疗的目的。但常用的体外标记和体内肿瘤运动并非简单的线性关系，而且在跟踪和调整之间存在延迟，利用AI的预测能力，可以建立体外标志和肿瘤之间的精准关系，同时预测未来某个时刻肿瘤的位置，达到补偿延迟的目的。AI尤其是深度学习技术在体内外信号关联、体外呼吸信号预测上具有很大潜力。相信随着深度学习技术的发展和呼吸运动数据的积累，AI在呼吸运动管理中将展现出越来越重要的作用。

3. **AI在预测和监测治疗效果中的应用** 患者的临床特征、病理、基因、治疗方案等都将影响预后，传统统计学方法不能处理好这种复杂数据的非线性分析，其预测准确度已不能满足精准医疗和个性化诊疗方案的需求。与此同时，AI恰好适合处理这种非线性问题。AI已经在直肠癌、宫颈癌和非小细胞肺癌的放射治疗预后及复发判断、淋巴结转移预测、生活质量评分等多方面应用取得了显著的成果，在放射性肺炎、放射性口腔炎、放射性直肠炎、放射性尿路损伤等放疗常见并发症预测方面也颇有建树。AI为个体化精准预测提供了强有力的工具，有利于治疗方案的调整，从而提高肿瘤控制率、降低正常组织并发症风险，充分显示了AI是解决放射治疗预后问题的一把利刃。有研究者基于深度CNN的生存分析方法，以学习影像信息和生存风险之间的非线性关系。研究结果表明深度CNN生存分析方法比现有的放射学方法更好地预测肿瘤复发风险。通过分析大量患者的数据，AI可以预测个体对放疗的反应，帮助医生调整治疗方案、提高治疗效果，例如使用机器学习模型预测肿瘤的放射敏感性。

三、小结与展望

AI是如今各行各业发展的一个方向和趋势。在“精准医疗”时代，尽管AI的应用仍面临着标准化缺失、高质量医疗数据获取受限、患者隐私保护等挑战，但其在临床实践中的价值已得到初步验证。特别是在恶性肿瘤放射治疗这一技术密集型领域，AI的深度融合已成为不可逆转的发展趋势。我们应当把握这一历史性机遇，充分发挥AI在放射治疗流程优化、质量控制标准化等方面的技术优势，显著提升诊疗效率和治疗同质化水平。这不仅能够将临床医师从繁重的重复性工作中解放出来，更能帮助他们将宝贵的时间和精力投入到专业能力提升和个性化医疗服务中，最终实现医疗资源配置优化和患者获益最大化的双重目标。

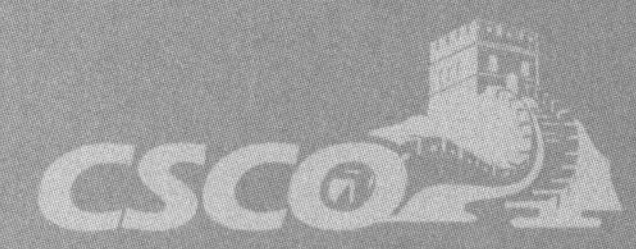

其他肿瘤与肿瘤并发症管理

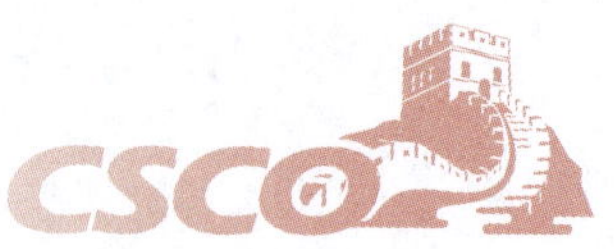

非功能性胰腺神经内分泌肿瘤的外科治疗

王孜尧　柯能文
四川大学华西医院

胰腺神经内分泌肿瘤（pancreatic neuroendocrine neoplasms，pNENs）的手术治疗方式取决于患者的症状、肿瘤的功能、大小、位置、形态、分级、范围，以及肿瘤是单独出现还是在遗传综合征背景下出现。非功能性胰腺神经内分泌肿瘤（NF-pNENs）占整个 pNENs 的大部分，并在手术决策时显示出细微差异。本文主要讨论非功能性 pNENs 的外科治疗。

一、小于 2cm 局限期 NF-pNENs 的管理

大多数研究表明，大于 2cm 的 NF-pNENs 与淋巴结侵犯、远处转移等不良预后因素相关，而小于 2cm 肿瘤的相关数据则有限。手术切除是 NF-pNENs 的主要治疗方法，但对于小于 2cm 的非功能性肿瘤，其生存获益尚不明确，且手术本身存在风险。因此，欧洲神经内分泌肿瘤学会（ENETS）和美国国家综合癌症网络（NCCN）指南建议，对于无主胰管扩张的小于 2cm 的 NF-pNENs，尤其是肿瘤位于胰头、患有合并症或手术高风险的患者，应当谨慎观察。世界卫生组织（WHO）也推荐小于 2cm 的 NF-pNENs 可进行定期影像学随访观察，主要是因为这个阶段的肿瘤生长缓慢、淋巴结转移率极低，且有一定的手术风险。多项研究支持观察策略。回顾性和多中心研究（多项研究累计涉及超过 400 例患者）显示，小于 2cm 的 NF-pNENs 恶性比例低（如一项研究显示仅 3.9%），且在观察期间（平均随访 34~45 个月）未发现疾病进展、淋巴结转移、远处转移及癌症特异性死亡。而手术本身还可能降低患者生活质量。

然而，也有研究报道小于 2cm 的 NF-pNENs 存在恶性行为，包括胰腺外浸润、淋巴结转移（最高报道达 30.4%）、远处转移（最高报道达 17.4%），甚至导致癌症相关死亡（如一项研究显示 8% 小于 2cm 患者术后复发死亡）。《中国临床肿瘤学会（CSCO）神经内分泌肿瘤诊疗指南》建议对于小于 2cm 的肿瘤，^{18}F-FDG PET/CT 扫描可作为判断手术指征的依据，如果 ^{18}F-FDG PET/CT 高摄取，提示恶性潜能高，建议手术。《中国抗癌协会神经内分泌肿瘤诊治指南》建议对 G_2 级小 NF-pNET，可相对积极地行手术治疗。对 G_3 级或随访期内肿瘤持续生长的小 NF-pNET，应行手术治疗。北美神经内分泌肿瘤学会（NANETS）指南则建议，小于 1cm 者可考虑观察，1~2cm 者管理应个体化，需综合考虑年龄、活检结果（分级、Ki-67 指数）、合并症、肿瘤位置、生长状态、患者意愿、手术范围和随访可行性。

多项针对小于 2cm NF-pNENs 的 meta 分析显示（分别纳入 714 名患者和 3 693 名患者），手术切除与提高 5 年总生存率（OS）相关，但并未显著改善癌症特异性生存率（CSS），且研究间存在显著异质性。OS 的获益可能部分归因于非肿瘤因素（如患者护理差异），而非单纯降低癌症死亡风险。在手术带来的生存获益有限的情况下，必须权衡其潜在发病率和死亡率风险。而来自我国、于 2025 年 ENETS 上报道的数据显示，肿瘤最大径<11mm 时随访组和手术组的 CSS 无差异，肿瘤最大径为 11~20mm 时手术组 CSS 更好。因此推荐最大径<11mm 的肿瘤进行主动监测。

综上所述，尽管手术可能提高小于 2cm NF-pNENs 的 OS，但并未一致改善 CSS，且需承担手术风险。主动监测对大多数无高危特征的小肿瘤是安全有效的初始策略。最终管理决策应基于个体化的风险评估，综合考虑肿瘤生物学特征和患者因素。

二、大于等于 2cm 局限期 NF-pNENs 的手术治疗决策

通常情况下大于等于 2cm 局限期 NF-pNENs，经过多学科团队（MDT）讨论之后都应该接受手术治疗。手术方式根据肿瘤的大小、位置、数量以及与主胰管的位置关系确定。具体方式包括开腹、腹腔镜以及机器人辅助下的肿瘤局部切除、胰腺节段 / 部分切除、远端胰腺切除联合 / 不联合脾切除、胰十二指肠切除保留幽门 / 不保留幽门、全胰腺切除。

过去 10 年间，胰腺微创手术技术迅猛发展，全球各大胰腺中心均报告了腹腔镜胰腺手术令人鼓舞的效果。研究结果显示，腹腔镜手术在减少美容瘢痕、减轻术后疼痛和缩短住院时间方面效果更佳。腹腔镜技术不仅加快了术后进食速度，还加速了胃肠道功能的恢复，而在安全性和疗效上二者并无较大区别。因此尽管手术时间长且学习曲线复杂，但其在多种胰腺疾病中的应用显著增加，包括 pNEN 这个特定且罕见的疾病。随着技术的不断进步，Melvin 等人在 2002 年报告

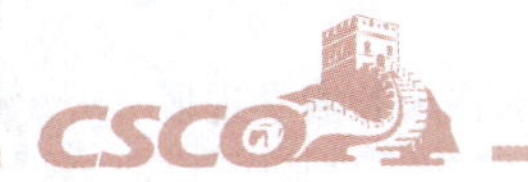

了首例机器人远端胰腺切除术（RDP）。标志着微创胰腺手术新时代的开始。机器人手术具有高清晰度、三维视觉、多自由度和更好的人体工程学等优点，使外科医生能够克服腹腔镜手术相关的某些困难。一项纳入 14 项研究、共 767 位患者的 meta 分析比较了腹腔镜或机器人手术治疗 pNENs 的效果。结果显示，机器人手术在胰瘘发生率以及出血量方面优于腹腔镜手术；而在其他参数上，包括再次探查率、住院时间、R0 切除率、转开腹手术率和脾脏保留情况，二者表现相当。更好的 3D 可视化、更高的灵活性以及选择较小的肿瘤进行手术可能是机器人方法表现更佳的原因。事实上，对于手术方式的选择上，患者的疾病特点，外科医生的经验，经济成本都是重要的考量因素，不建议刻意追求微创技术。

在术式选择方面，2014 年《中国临床肿瘤学会（CSCO）神经内分泌肿瘤诊疗指南》推荐对于 ≥ 2cm 的外生性、非浸润性、进展缓慢、远离主胰管和胆总管并且没有黄疸和主胰管扩张的患者行肿瘤切除或剜除 + 淋巴结清扫；对于浸润性、靠近主胰管和胆管伴有黄疸和主胰管扩张的患者行规则根治性切除［胰十二指肠切除术（PD）或胰体尾切除术（DP）］+ 淋巴结清扫。《中国抗癌协会神经内分泌肿瘤诊治指南（2025 年版）》推荐对肿瘤直径 ≥ 2cm 的 NF-pNET，优选微创下行规则性胰腺切除并行淋巴结清扫，其中，胰头部肿瘤可优先行保留幽门的 PD，亦可行 PD 或保留器官的胰头切除术；胰体部肿瘤可行节段性胰腺切除术；胰尾部肿瘤可行远端胰腺切除术，包括联合脾脏切除术。淋巴结清扫的数量应力争达到胰腺癌手术的相关标准。最近的研究显示肿瘤的剜除术和胰腺中段切除术能实现与传统手术相当的肿瘤学效果，同时减少外分泌和内分泌功能不全。对于超过 2cm，但是位置有利的、没有放射学证据显示淋巴结受累且距离主胰管至少 2mm 的局限期 NF-pNENs 剜除术是合适的。在 2022 年的一项回顾性分析中，研究纳入了 4 个中心 810 例病灶小于 3cm 的散发性 NF-pNENs 患者，在这 810 名患者中，221 名接受了保留实质的切除术（包括剜除术或胰腺中段切除术），与 221 名接受解剖性切除术的匹配患者进行了比较。研究发现，两组患者的 OS 相当，而且保留实质的切除术更常采用微创方法进行（32.6% vs. 13%），但保留实质的切除术术后胰瘘（POPF）的发生率有上升趋势。根据 Jilesen 等人的研究，pNENs 的剜除术后并发症与 PD 或 DP 相当，因此应视为高风险手术。2025 年 ENETS 会议上复旦大学上海癌症研究中心神经内分泌肿瘤中心对比了 523 例肿瘤位于胰体或胰尾的患者在接受不同手术方式后的临床特点，结果显示，接受开放、腹腔镜或机器人辅助下的胰腺剜除术、胰腺中段切除术以及保留脾脏的 DP，不进行标准淋巴结清扫（PSR）组患者与接受开放、腹腔镜或机器人辅助下的 DP，进行标准淋巴结清扫组（OR）的患者相比，拥有更高的 5 年无复发生存率（RFS），这主要是因为 PSR 组患者更年轻且 G_1 的比例更高，这也从另外一个角度说明仅靠肿瘤大小不足以决定治疗方案，病理分级才是决定预后的重要因素。在所有情况下，pNENs 都需要术前评估，根据肿瘤的大小、位置确定合适的手术方式。

淋巴结清扫在 pNENs 手术中的作用仍存在争议，因为缺乏高质量的证据表明淋巴结清扫对生存率有显著影响。淋巴结清扫在 pNENs 手术中的作用仍存争议，缺乏高质量证据证明其对生存率的显著影响，导致当前指南建议不一。2014 年《中国临床肿瘤学会（CSCO）神经内分泌肿瘤诊疗指南》推荐区域淋巴结清扫个数 ≥ 8 个。《中国抗癌协会神经内分泌肿瘤诊治指南（2025 年版）》推荐按照胰腺癌的标准进行。NANETS 建议在规则胰腺切除术中清扫 11~15 枚淋巴结。ENETS 则建议对 > 3cm 的肿瘤常规清扫淋巴结。相比之下，美国肝胆胰协会（AHPBA）仅建议在规则切除术中针对术前影像学提示可疑的淋巴结进行清扫。这种差异源于缺乏明确证据支持淋巴结切除术的肿瘤学获益。基于美国国家癌症数据库（NCDB）和监测、流行病学和最终结果数据库（SEER）的研究显示（分别纳入 2 132 例患者和 982 例患者）淋巴结清扫（无论肿瘤大小）与生存改善无关。Clarke 等人 2024 年对 52 项研究（包含 24 608 例患者）的系统综述发现，虽然淋巴结转移与较差 OS 相关（证据质量低），但纳入的直接评估淋巴结清扫获益的仅有两项，且结论尚不明确。鉴于证据存在不确定性，是否进行淋巴结清扫应基于肿瘤大小、位置和术前影像学结果进行个体化决策。

三、局部进展期 / 转移性 NF-pNENs 的手术治疗决策

局部进展期 / 转移性 NF-pNENs 并不是手术禁忌，而需经 MDT 充分讨论后决定。对 G_1/G_2 局部进展期 NF-pNENs，应力争根治性手术，可考虑原发灶联合受累器官或组织的扩大切除。原发灶可切除性常参考胰腺癌的相关标准，但大部分 G_1/G_2 的 pNENs 在肿瘤生物学上与胰腺癌不同，侵犯周围脏器的情况相对少见。局部进展期肿瘤可侵犯肠系膜上静脉、门静脉等静脉结构，需要切除重建；但多数情况下肿瘤仅邻近静脉而不侵犯，可用钝性、利器进行清扫。有研究显示，25% 的患者术前影像学发现血管受累，但只有 17% 的患者需要切除和重建。血管受累也与复发风险增加无关，进一步表明血管切除术和重建是必要的。但是对于肿瘤较大、侵犯门静脉或肝动脉、肠系膜上动脉范围过大，预计切除和重建较为困难，或者合并门静脉癌栓的患者，可考虑先行转化治疗。但是上述观点缺乏临床研究的证实。

pNENs 最常转移到肝，并且肝转移与较差的 OS 有关。若肿瘤伴发肝转移，应视原发灶及肝转移灶的可切除性制订手术方案。具体而言，当原发灶及转移灶均可切除时，根治性切除可提高 OS。当原发灶可切除但转移灶切除难度较大时，可通过术前转化治疗降低肿瘤负荷，再行原发灶切除以及肝转移灶的切除或减瘤手术。降低肝脏肿瘤负荷（减瘤）的核心目的在于延缓或防止因肿瘤负荷过大导致的肝功能衰竭，因此减瘤不能是无度的，需以肝功能为重要考量因素。基于此，临床上需采用相对温和的减瘤手段。对 G_1/G_2 分化较好的患者转化治疗的方案可首选生长抑素类似物（SSA）类药物，也可以选择以索凡替尼为代表的酪氨酸激酶抑制剂（TKI）类药物，对于肿瘤进展较快需要迅速获得手术机会的患者也可以选择 CAPTEM 方案，而对于肝脏较大负荷的转移灶，介入联合其他药物的手段也具有良好的效果。ENETS 指南中认为放射性核素肽受体介导治疗（PRRT）的安全性较好，当上述治疗效果一般或弥漫性肝转移灶不适合介入时，PRRT 可作为

G_1/G_2 患者的第二选择。转移性高分化 G_3pNENs 的生物学行为通常较差，化疗是首选的转化治疗方案，其中 CAPTEM 和 FOLFOX 方案较为常用。ENETS 指南指出，这两种方案均能提供可观的客观缓解率（ORR），且现有证据表明 CAPTEM 在延长无进展生存期（PFS）方面可能更具优势。EP 方案的应用存在较大争议，主要源于高分化的 G_3 pNENs 在分子表型上更接近 G_1/G_2 肿瘤，而非胰腺导管腺癌。靶向治疗和免疫治疗在部分高分化 G_3 者中也显示出可观的缓解率，能够有效抑制特定人群的肿瘤生长。然而对于此类患者，虽然肿瘤细胞常表达生长抑素受体（SSTR），但其生长抑素类似物（SSA）的临床应答率普遍较低。当转移灶无法切除时，是否切除原发灶则更具争议。一项回顾性研究通过使用美国 NCDB 数据库对 4 038 例患者进行分析后发现，与不手术相比，手术只切除转移灶、手术只切除原发灶、手术切除原发灶 + 转移灶的患者，其 5 年 OS 依次升高。笔者团队通过对 SEER 数据库的研究发现，对于合并不可切除肝转移灶的 pNENs 患者，切除原发灶的患者，5 年生存率明显优于未切除者，而肝转移灶切除与否对预后影响不大，并且对于 G_3 的患者，切除原发灶也能明显获益，而对于较小的原发灶（<2cm）切除原发灶也能使患者获益。最后针对原发灶的手术方式，无论是行局部切除还是 PD，或者是全胰切除，手术范围的变大并没有给患者带来生存获益。因此，对于Ⅲ型肝转移无法手术处理的情况，原发灶的切除同样能够使患者获益。此外，2019 年一项使用 NCDB 数据库纳入 14 510 例转移性胃肠胰神经内分泌肿瘤的研究显示，在 6 088 例转移性 pNENs 患者中，切除原发灶延长了患者的 OS。此外，对于位于胰头需要行 PD 的患者来讲，手术本身的围手术期风险也是重要考量因素。同时，胆肠吻合的存在增加了后期行肝射频消融、介入等治疗时发生肝脓肿、肝衰竭的风险。最后，当原发灶不可切除但转移灶可切除时，也需综合考虑转移灶的大小和肿瘤负荷。通常不推荐仅行转移灶切除，但若转移灶切除能带来显著降低肿瘤负荷的获益时，可以考虑切除。

目前，神经内分泌肿瘤伴肝转移行肝移植治疗的数量逐渐增多，其中 35% 的原发灶为胰腺及十二指肠。孤立的神经内分泌肿瘤伴肝转移是肝移植的一个可接受的适应证，应该使用米兰标准或者加利福尼亚大学旧金山分校（UCSF）标准来适当选择这些患者。一项纳入全球 15 个中心 455 例患者的研究显示如果患者在米兰标准之外进行移植，肝移植术后的生存获益就会丧失，对于超出米兰标准行肝移植的神经内分泌肿瘤患者，复旦大学附属肿瘤医院最新的短期观察结果显示肿瘤复发率为 44.4%，均为多部位复发，包括骨（91.7%）、淋巴结（75.0%）、肠道和腹膜（16.7%），这表明在多学科综合治疗的背景下，对于神经内分泌肿瘤肝转移患者，肝移植仍可被视为一种有效的救命治疗方法。尽管其复发率相对较高，但复发后可通过综合治疗使肿瘤得到控制，患者能保持较高生活质量，但是对于 pNENs 肝转移的患者，行肝移植术和肝切除相比并没有总体生存时间的差异。因此对于 pNENs 肝转移的患者特别是超出米兰标准的患者，肝移植应该作为一个审慎的选择。

综上所述，本文系统阐释了 NF-pNENs 外科治疗的当代实践与争议。一方面，现有证据支持对特定低危小型肿瘤（<2cm 且无高危特征）采取主动监测策略的合理性，这反映了对 pNENs 惰性生物学行为的深入认知；另一方面，大量研究也拓展了手术在局部进展 / 晚期 pNENs 中的应用边界——通过转化治疗创造切除机会，以及在转移灶无法切除的患者中仅行原发灶切除所带来的生存获益，这些策略均重塑了局部进展期 / 转移性 pNENs 的治疗模式。展望未来，分子分型技术、人工智能、影像组学技术将有望精准识别肿瘤侵袭性、转移潜能及治疗敏感性，从而优化手术患者筛选并指导个体化系统治疗联合策略，最终推动晚期疾病管理的变革。当前阶段，pNENs 的外科决策仍需在多学科框架下审慎权衡，在手术风险与肿瘤潜在威胁间寻求动态平衡。

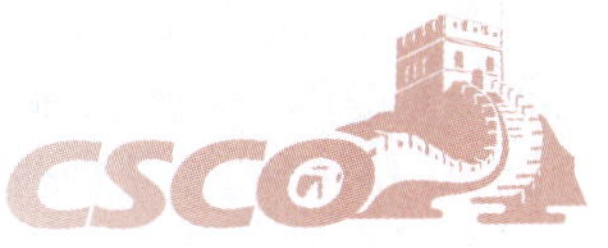

肺神经内分泌肿瘤诊断和管理策略

许明芳[1]　蔡修宇[2]　李梦侠[1]

[1] 中国人民解放军陆军特色医学中心　[2] 中山大学肿瘤防治中心

一、引言

肺是除胃肠道之外神经内分泌肿瘤(neuroendocrine tumors,NETs)最常见的原发部位,其发病率在全身NETs中位列第二。肺神经内分泌肿瘤(lung neuroendocrine tumors,LNETs)是一组具有显著异质性的肿瘤,其生长模式、转移倾向和分子特征差异显著。LNETs展现出独特的临床病理谱系,涵盖了从相对惰性、预后良好的典型类癌(typical carcinoid,TC)和具有一定侵袭性的非典型类癌(atypical carcinoid,AC),到高度恶性、极具侵袭性的大细胞神经内分泌癌(large cell neuroendocrine carcinoma,LCNEC)和小细胞肺癌(small cell lung cancer,SCLC)。部分LNETs,尤其是类癌,可分泌多种生物活性肽或胺类激素,导致诸如类癌综合征或库欣综合征等特征性的副肿瘤综合征,增加了疾病的复杂性和管理难度。

一直以来,LNETs的罕见性和病理异质性给诊断和治疗带来挑战,但随着近年来基因组学研究的深入,其生物学特征也逐渐被认识,为开发新治疗策略提供了可能。分子标志物研究有助于细分LNETs,推动个性化治疗。SCLC曾被视作单一生物学实体,但最新研究证实了其具有高度异质性。然而,预测性分子标志物开发仍面临缺乏前瞻性数据验证等挑战。流行病学显示,尽管肺癌总体发病率下降,但分化良好的LNETs发病率持续上升,可能与CT普及有关。肺神经内分泌细胞作为LNETs起源细胞,在调节低氧反应和免疫反应中起重要作用。本综述系统梳理了LNETs的分类和治疗策略,涵盖弥漫性特发性肺神经内分泌细胞增生(diffuse idiopathic pulmonary neuroendocrine cell hyperplasia,DIPNECH)、TC、AC、LCNEC和SCLC等亚型,并讨论了最新转化研究发现和治疗挑战。由于SCLC已在肺癌的领域有广泛讨论和详细综述,本文仅做简要描述。

二、流行病学

DIPNECH于1992年首次被描述,好发于老年、女性和不吸烟者。由于罕见,其流行病学资料主要来自小型回顾性研究。在分化良好的肺类癌患者中,DIPNECH患病率达15%~48%。由于DIPNECH常在TC/AC切除标本的背景中出现,因此目前被认为是这类良好分化的LNETs的前驱病变。肺类癌占所有恶性肺肿瘤<2%,其中TC占分化良好LNETs的90%。根据美国国家癌症研究所监测、流行病学和最终结果(surveillance,epidemiology,and end results,SEER)数据库显示,1973—2012年美国肺类癌发病率从0.3/10万增至1.49/10万,国内研究也证实这一趋势。TC诊断高峰为50~60岁,AC则晚5~10年,两者与性别和吸烟无显著相关性。LCNEC约占肺癌3%,好发于60岁以上吸烟男性。LCNEC发病率约为0.3/10万且持续上升。SCLC占肺癌10%~15%,发病率为(1~5)/10万,多见于65岁以上重度吸烟男性。2000—2019年其发病率从8.8/10万降至4.8/10万,但在75岁以上人群和女性中呈上升趋势。此外,部分*EGFR*突变肺腺癌患者靶向治疗后可能转化为SCLC。

三、病理诊断及临床表现

(一)类癌的病理特征与诊断

分化良好的LNETs在组织学上呈现器官样结构模式,包括巢状、带状、束状、假菊形团、乳头状、滤泡状、副神经节瘤样和假腺样等多种亚型。病理学特征表现为多边形或梭形细胞,胞质淡染,细胞核开放染色质且核仁不明显。非典型类癌与典型类癌的鉴别要点在于存在点状凝固性坏死以及每10个高倍视野≥2个有丝分裂象。2022年WHO NETs分类进一步定义了一类新型肺类癌,其特征为高有丝分裂计数(>10个/2mm^2)和/或高Ki-67增殖指数,生物学行为类似于胃肠道G_3高分化NETs,目前,这类侵袭性类癌的病理分类标准及Ki-67的临床价值仍存争议。

(二)临床表现与诊断评估

约50%的类癌患者确诊时无症状。中央型肿瘤(位于主支气管或叶支气管)常表现为咳嗽、咯血、喘鸣、呼吸困难和胸痛。约8%的LNETs可分泌肽类激素引发类癌综合征(表现为潮红、喘鸣和腹泻),少数病例可出现异位促肾上腺皮质激素(ACTH)分泌导致的库欣综合征。肿瘤阻塞支气管可导致肺叶不张和继发性肺炎。约5%的病例与多发性内分泌肿瘤综合征Ⅰ型（multiple endocrine neoplasia type 1，MEN1）相关，但与吸烟等环境因素的关联尚不明确。

TC和AC的远处转移率分别为5%和70%，常见转移部位包括肝脏、骨和脑。推荐的分期检查包括胸/腹/盆腔多期CT或MRI，肝脏评估建议采用动态增强MRI联合弥散加权成像（DWI）。^{68}Ga-生长抑素受体PET显像（^{68}Ga-DOTATATE/DOTATOC-PET）对TC灵敏度高，对AC诊断价值有限，但欧洲肿瘤内科学会（ESMO）、北美神经内分泌肿瘤学会（NANETS）和欧洲神经内分泌肿瘤学会（ENETS）指南仍推荐用于这两类肿瘤。^{18}F-FDG-PET可用于鉴别AC与高级别神经内分泌癌，尤其适用于高Ki-67类癌患者。确诊需组织活检，标本应满足有丝分裂计数和坏死评估要求。细胞学标本常难以区分TC/AC与高级别肿瘤。疑似类癌综合征患者需检测24小时尿5-羟吲哚乙酸（5-HIAA）或血浆5-HIAA及5-羟色胺，并筛查类癌性心脏病。MEN1疑似病例应检测血钙、甲状旁腺激素（PTH）并行*MEN1*基因检测。

（三）LCNEC的临床病理特征

LCNEC的侵袭性与SCLC相似。2021年WHO分类强调了其分子分型对诊疗的指导价值。诊断挑战主要来自小活检标本的局限性，需综合组织学、细胞学和免疫组化（至少表达一种神经内分泌标志物：CgA、Syn或CD56）评估。典型特征包括：①神经内分泌形态（栅栏状、器官样排列）；②高增殖活性［有丝分裂象>10/2mm^2，平均（60~80）/2mm^2］；③地图样坏死；④大细胞特征（丰富嗜酸性胞质、显著核仁、低核质比）。鉴别诊断需注意：①误诊为低分化非小细胞肺癌（non-small cell lung cancer，NSCLC）、AC或SCLC的风险；②混合型LCNEC（伴鳞状/腺样分化）的特殊亚型。

LCNEC较SCLC更少发生淋巴结转移，早期病例比例更高，但转移后的播散模式与SCLC相似。咳嗽是最常见症状，肿瘤好发于上叶外周部位。生长抑素受体（SSTR）显像可用于术前分期，但可疑转移的患者推荐^{18}F FDG-PET/CT［因其高葡萄糖转运蛋白1（GLUT1）表达导致FDG高摄取］。SEER数据显示LCNEC脑转移率不低于SCLC，因此建议基线脑MRI检查。

（四）SCLC的病理与临床特征

SCLC的病理特征为“小蓝细胞”（大小约为淋巴细胞2倍），胞质稀少，细颗粒状染色质，核仁不明显。免疫表型：TTF1阳性（有助于鉴别原发灶），75%病例表达至少一种神经内分泌标志物（非诊断必需）。分子特征为*TP53*和*RB1*双等位基因缺失。推荐基线检查包括脑MRI、胸腹CT和^{18}F FDG-PET。

70%以上的SCLC确诊时已为广泛期，常见表现为咳嗽、呼吸困难、咯血及上腔静脉综合征。20%~25%存在脑转移（预后差），其他转移部位包括肝、肾上腺和骨。特征性副肿瘤综合征包括：①神经系统（Lambert-Eaton综合征等）；②内分泌系统［抗利尿激素分泌失调综合征（SIADH）、异位ACTH综合征］。

（五）混合型神经内分泌-非神经内分泌肿瘤（MiNEN）

MiNEN由神经内分泌（多为低分化癌）和非神经内分泌成分混合组成，比例变异大。诊断需免疫组化证实两种成分共存（神经内分泌标志物：CgA/Syn/CD56；非神经内分泌标志物：CEA等）。预后与纯NETs相似，治疗应针对更具侵袭性的成分。

四、临床分期

LNETs采用国际抗癌联盟/美国癌症联合委员会（UICC/AJCC）第8版TNM分期系统。流行病学显示，TC患者87%初诊为Ⅰ期，仅2%为Ⅳ期。约70%发生于中央气道，30%为周围型病灶，95%为单发。AC诊断较晚，仅43%为Ⅰ期，21%初诊即为Ⅳ期。TC和AC的淋巴结转移率分别为10%和75%，显著影响预后。

高级别神经内分泌癌中，SCLC约26.4%为局限期（limited stage，LS），而LCNEC 50%可在Ⅰ~Ⅱ期确诊，多表现为外周型。SCLC传统采用美国退伍军人管理局肺癌研究组（VA）分期指导放化疗决策。近年TNM分期因能更精确评估T/N/M状态，已成为临床首选。

五、分子景观和分类

（一）基因组特征与分子分型研究进展

LNETs的分子特征研究取得重要进展。SCLC基因组特征明确，而TC、AC和LCNEC研究近5年突破显著。类癌肿瘤突变负荷（TMB）低，但常见染色质重塑基因改变，其G > C突变特征高于SCLC烟草相关的G > T突变特征。11%~22%类癌存在*MEN1*体细胞突变，与不良预后相关。SCLC特征性的*TP53*和*RB1*失活在肺类癌中罕见。

SCLC基因组改变特征高度一致，包括高增殖指数、大TMB及烟草相关G > T突变。几乎所有SCLC都存在*TP53*和*RB1*失活，常见染色质修饰基因（*KMT2D*、*CREBBP*等）缺失突变。与肺腺癌不同，SCLC缺乏有效靶向驱动突变。Notch通路异常是重要特征，*DLL3*在85%SCLC中高表达，成为治疗靶点。

LCNEC依据分子分型为三类：SCLC样（*RB1/TP53*改变）、NSCLC样（PI3K通路突变）和类癌样（*MEN1*突变）。SCLC样可细分为Ⅰ型（*STK11/KEAP1*改变）和Ⅱ型（*RB1*改变伴*NOTCH*激活）。

（二）转录组特征与肿瘤演化

肺类癌的转录组研究近5年取得突破。单细胞RNA测序显示其微环境中淋巴细胞组成与正常肺相似，但富含非炎症性单核细胞来源的髓系细胞和肌成纤维细胞。已鉴定出多个临床相关亚群：*ASCL1*过表达型（外周类癌）、*MEN1*突变/*ASCL1*阴性型和青年型（50岁以下支气管肿瘤）。2019年多组学研究将肺类癌分为四组：A组（典型类癌，*ASCL1/DLL3*高表达）、A1组（非典型类癌）、B组（免疫抑制微环境，*MEN1*突变率高）和“超类癌”组（具LCNEC特征，预后差），挑战了传统观点，提示高分化类癌可能向高级别转化，类似胃肠NETs的去分化现象。此外多项研究也支持这一假说，如2018年二代测序（NGS）分析发现LCNEC和SCLC中存在类癌演化轨迹。2024年研究进一步证实类癌可通过细胞衰老、炎症和免疫耗竭机制转化为高级别肿瘤。LCNEC中部分病例也显示类癌特征。

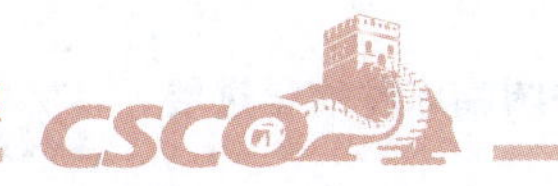

SCLC 基于关键转录因子分为四型：ASCL1 主导型（SCLC-A）、Neuro D1 主导型（SCLC-N）、YAP1 主导型（SCLC-Y）和 POU2F3 主导型（SCLC-P）。后续发现 SCLC-A 可细分为 *HES1* 高 / 低表达亚型及罕见 *ATOH1* 亚型，该分类正指导临床试验设计。

LCNEC 转录组研究由 George 等于 2018 年率先开展，基于 75 例样本定义两型：1 型（*TP53+STK11/KEAP1* 改变，*ASCL1/DLL3* 高表达）和 2 型（*TP53+RB1* 改变，*NOTCH* 激活）。

（三）表观遗传调控机制

染色质重塑和表观遗传失调在肺类癌中起关键作用，约 40% 存在组蛋白修饰因子突变。LCNEC 多为原发，其发展涉及 H4K16 乙酰化和 H4K20 三甲基化缺失。SCLC 中 DNA 甲基化沉默免疫基因，*EZH2* 和 *KDM1A/HDAC* 协同抑制 MHC Ⅰ类表达，具有治疗潜力。

六、生物标志物

（一）诊断与预后生物标志物

组织学特征仍是 NETs 表型和临床转归最重要的生物标志物。肿瘤细胞形态学特征、核分裂象及 Ki-67 增殖指数构成的分级系统，可有效区分 TC/AC 与高级别神经内分泌癌，这一分类对治疗决策具有决定性影响。功能影像学检查在预后评估和治疗选择中发挥关键作用，生长抑素受体显像（^{68}Ga-DOTATATE/DOTATOC 或 ^{64}Cu-DOTATATE-PET/CT）和 ^{18}F-FDG-PET 分别提供不同的生物学信息。生长抑素受体 2（somatostatin receptor 2，SSTR2）显像阳性患者适合接受生长抑素类似物（somatostatin analogs，SSAs）和放射性核素肽受体介导治疗（peptide receptor radionuclide therapy，PRRT）。而 ^{18}F-FDG 摄取增高则提示更具侵袭性的肿瘤表型，在非典型类癌中的发生率显著高于典型类癌。

（二）液体活检与分子标志物

高分化 LNETs 的诊疗需结合外周血标志物。13%~43% 转移性患者出现功能性激素综合征（潮红、呼吸困难等），需检测血浆 5- 羟色胺、5-HIAA 及尿 5-HIAA。部分肺类癌分泌 ACTH 导致库欣综合征，需检测 ACTH 水平。NETest（基于实时 PCR 的液体活检技术）可有效鉴别转移性病变并预测疾病进展。

（三）治疗反应预测标志物

高级别 LNECs 常缺乏可使用靶向治疗的基因变异。PD-L1 和 TMB 在 SCLC 中预测价值有限。SCLC 分子分型（SCLC-A/N/Y/P）揭示生物学异质性，其中炎症亚型（SCLC-I）可能预测免疫疗效。PARP 抑制剂敏感亚型（SCLC-P）及 *SLFN11* 表达为精准治疗提供线索。SCLC-N 亚型（*MYC* 上调）或对 Aurora 激酶抑制剂敏感，SCLC-A 亚型（BCL-2 高表达）可能对 BCL-2 抑制剂有响应。罕见 *RB1* 野生型 SCLC（伴 *CCND1* 上调）或对 CDK4/6 抑制剂敏感，尽管仍缺乏临床试验数据的支撑，但这些发现为未来靶向治疗开发指明了方向。

七、肺神经内分泌肿瘤治疗格局

随着分子病理学进展和治疗策略的优化，LNETs 的诊疗模式逐步迈向个体化与精准化，包括手术策略、系统治疗到前沿靶向及免疫疗法等。

（一）弥漫性特发性肺神经内分泌细胞增生

DIPNECH 常在肺类癌切除术中被发现（21% 伴呼吸功能恶化），推荐 12~24 个月胸部 CT 和肺功能监测。SSAs 可改善症状并控制疾病进展。

（二）类癌

1. 手术治疗 TC 和 AC 首选手术切除。研究表明，手术切除较观察显著提高生存率，且不同手术方式（楔形切除与解剖性切除）的生存率相似。2023 年研究显示，淋巴结取样可改善预后，而类癌综合征患者术前需进行超声心动图检查并在围手术期使用奥曲肽。手术方式选择需根据肿瘤位置决定。中央型肿瘤推荐解剖性肺切除联合系统性淋巴结清扫，近端支气管肿瘤可考虑支气管袖状切除术，小中央型肿瘤可采用支气管内治疗替代肺切除术，周围型无淋巴结转移患者行亚肺叶切除术与肺叶切除术预后相当。对于转移性疾病，肝转移患者可考虑减瘤手术或局部区域肝脏定向治疗，骨转移推荐姑息性放疗，内脏转移可考虑立体定向体部放疗。

2. 系统治疗 在系统治疗方面，LNETs 的治疗策略近年来取得了重要进展。基于两项关键性Ⅲ期临床研究（RADIANT-4 研究和 SANET-ep 研究）的循证医学证据，目前推荐 mTOR 抑制剂依维莫司（everolimus）及新型多靶点酪氨酸激酶抑制剂（TKI）索凡替尼（surufatinib）用于进展期 LNET 患者的系统治疗。建议依维莫司和索凡替尼分别以每天 5mg 和每天 200mg 作为起始剂量，根据患者的耐受性缓慢加量直至可耐受剂量或标准剂量（依维莫司 10mg，索凡替尼 300mg）。替莫唑胺为基础的治疗方案客观缓解率（ORR）为 14%，*MGMT* 启动子甲基化状态可能预测疗效。卡博替尼 3 期试验也显示出生存优势。SSAs 在 SPINET 试验中表现出良好的疾病控制效果，而 PRRT 对特定患者群体有效，ORR 达 27.3%~39.0%。免疫治疗在 LNETs 中的应用仍在探索阶段。在 DART SWOG 1609 Ⅱ期篮子试验中，研究者对纳武利尤单抗（抗 PD-1）联合伊匹木单抗（抗 CTLA-4）的双重免疫治疗方案在非胰腺 NETs 中的疗效进行了评估。该研究共纳入 5 例肺类癌患者（包括典型和不典型类癌），其中 2 例患者达到客观缓解，ORR 为 40%。值得注意的是，这一缓解率显著高于既往 PD-1 单药治疗在肺类癌患者中观察到的疗效数据（如 spartalizumab 单药治疗的 ORR 仅 3%），提示双重免疫治疗可能为这类患者带来更佳的治疗获益。另一项Ⅱ期临床试验（NCT03728361）探索了替莫唑胺联合纳武利尤单抗方案在晚期 LNETs 中的治疗价值。该研究结果显示，联合治疗方案的 ORR 达到 64%（11 例患者中有 7 例获得部分缓解），且这种治疗响应不受肿瘤典型性特征或分化程度的影响，在不同分级亚型（包括高、中、低分化）患者中均观察到显著疗效。然而，由于证据级别不足，目前指南尚未常规推荐免疫治疗。

3. 辅助治疗 辅助治疗方面，目前缺乏前瞻性随机研究支持在典型或非典型类癌切除术后使用辅助化疗或放疗。2024 年美国国家综合癌症网络（NCCN）指南建议，对于无法切除或切缘阳性的非典型类癌患者可考虑单独放疗或放化疗。总体而言，LNETs 的治疗需要根据个体情况制定个性化方案，并密切监测治疗效果。

（三）小细胞肺癌和大细胞神经内分泌癌

SCLC 和 LCNEC 作为高级别 NETs 的代表，其治疗策略存在显著差异。大多数 SCLC 患者在确诊时已出现远处转移，对于局限期患者（ⅡB~ⅢC 期），以铂类 - 依托泊苷为基础的化疗联合胸部放疗（45Gy 每日两次或 66Gy 每日一次）仍是标准治疗方案。2024 年 ADRIATIC Ⅲ期研究结果显示，同步放化疗后使用度伐利尤单抗巩固治疗展现出良好的前景，可能改变现有治疗格局。早期 SCLC 患者（Ⅰ~ⅡA 期）经病理确认无淋巴结转移后，推荐肺叶切除联合纵隔淋巴结清扫，术后辅以 4 周期铂类 - 依托泊苷化疗，无法手术者可考虑立体定向消融放疗。

免疫检查点抑制剂（ICIs）联合化疗显著改善了广泛期小细胞肺癌（ES-SCLC）的治疗格局，成为一线标准方案。基于 IMpower133、CASPIAN、ASTRUM-005、CAPSTONE-1、RATIONALE-312 和 EXTENTORCH 6 项Ⅲ期临床研究结果，推荐 6 种 PD-1/PD-L1 抑制剂（阿替利珠单抗、度伐利尤单抗、斯鲁利单抗、阿得贝利单抗、替雷利珠单抗和特瑞普利单抗）联合铂类 - 依托泊苷作为 ES-SCLC 一线强推荐方案，基于 ETER701 研究，贝莫苏拜单抗联合安罗替尼及化疗的强化四药方案亦可作为可选方案。然而即使加入了免疫治疗，SCLC 一线治疗仍未观察到预期的“长拖尾”效应，其高复发率仍是临床挑战，一线铂类治疗的无化疗间隔期（chemotherapy-free interval，CFI）成为后续治疗选择的关键指标：间隔≥6 个月的铂敏感患者可再次使用铂类方案，而间隔<3 个月的铂耐药患者预后较差，建议参加临床试验。

因为 LCNEC 患者常被排除在关键临床研究之外，临床实践中多参考 SCLC 和 NSCLC 的治疗指南。可手术切除的早期 LCNEC 患者首选根治性手术联合 4 周期辅助化疗，其中顺铂 - 依托泊苷方案被认为优于 NSCLC 常用方案。免疫治疗在 LCNEC 围手术期的应用价值仍需进一步探索。

（四）二线及后线化疗方案

对于复发或难治性 SCLC，现有化疗方案疗效有限且毒性显著。治疗选择主要依据 CFI：CFI≥6 个月的铂敏感患者可考虑再次使用铂类方案，而 CFI<3 个月的铂耐药患者建议参加临床试验或最佳支持治疗。拓扑异构酶抑制剂依托泊苷作为标准二线药物，其疗效与 CAV 方案（环磷酰胺 + 多柔比星 + 长春新碱）相当但耐受性更佳，3 期试验显示其 OS 中位数较最佳支持治疗显著延长（25.9 个月 vs. 13.9 个月，*P*=0.010 4）。

（五）新型靶向药物进展

2020 年，转录抑制剂芦比替定基于 2 期篮式研究 PM1183-B-005-14 试验 35.2% 的 ORR 获美国食品药品监督管理局（FDA）加速批准，尽管确认性 ATLANTIS 试验未显示生存获益，其在 LAGOON 试验结果公布前仍保留适应证。IMforte 试验初步数据显示，芦比替定联合阿替利珠单抗一线维持治疗较单药显著改善无进展生存期（PFS）和 OS。其他化疗方案如紫杉醇（ORR 24%~29%）和替莫唑胺（ORR 12%）的疗效数据主要来自小型研究。

针对免疫治疗耐药机制，多项研究正在探索创新联合策略：ICIs 与抗血管生成药物（如仑伐替尼 + 帕博利珠单抗，NCT0538401）的协同作用；双特异性抗体 tarlatamab（靶向 DLL3-CD3）在 DeLLphi-301 研究中显示出 40% 的 ORR，于 2024 年获批成为首个用于实体瘤的双特异性 T 细胞接合剂，其Ⅲ期临床研究 DeLLphi-304 对比 tarlatamab 或化疗治疗一线含铂化疗 +/– 抗 PD-（L）1 单抗治疗后进展的疗效和安全性，在计划的中期分析中达到了其主要终点总生存期的获益，tarlatamab 组 ORR 35%，PFS 中位数 4.2 个月，OS 中位数达 13.6 个月；聚焦鞘糖脂免疫调节的 BMS-986012（抗 fucosyl-GM1 单抗）联合纳武利尤单抗方案展现了初步临床活性。

SCLC 的分子特征为靶向治疗开辟了新的研究方向：在 DNA 损伤修复通路方面，PARP 抑制剂（奥拉帕利 / 维利帕尼）对 *SLFN11* 高表达患者显示出显著疗效，同时 ATR 抑制剂可有效靶向复制应激这一治疗弱点；在转录调控领域，MYC 抑制剂为 30% 存在 MYC 过表达的肿瘤患者提供了新的治疗选择；此外，针对神经内分泌标志物的研究也取得进展，包括 SSTR2-PRRT（48% 的 SCLC 表达 SSTR）和 SEZ-6 靶向治疗等创新方案正在积极探索中。这些基于分子特征的精准治疗策略为改善 SCLC 患者的预后带来了新的希望。

抗体药物偶联物（antibody-drug conjugate，ADC）通过结合抗体的靶向性和化疗药物的细胞毒性，能够精准杀伤肿瘤细胞并减少对正常组织的损伤，在 ES-SCLC 治疗中展现出重要潜力。例如，靶向 B7-H3 的 I-DXd 在 12mg/kg 剂量组 ORR 高达 54.8%，mOS 达 11.8 个月，尤其对耐药患者效果显著。新靶点如 TROP2 和 DLL3 的发现进一步拓展了 ADC 的应用范围，相关药物在临床试验中表现出良好前景。此外，ADC 与免疫治疗或化疗的联合应用可增强疗效并克服耐药性，与放疗联用则能提高局部控制率。尽管疗效突出，但安全性仍需关注，如 Rova-T 治疗中 63% 患者出现≥3 级不良反应，I-DXd 可能引发中性粒细胞减少等副作用。未来 ADC 有望从复发 / 难治性 SCLC 扩展至一线治疗，为患者提供新的治疗选择。

针对晚期 LCNEC 的治疗策略，目前临床实践主要借鉴 SCLC 和 NSCLC 的治疗经验。常用治疗方案包括氟尿嘧啶类药物联合替莫唑胺的化疗组合，以及纳武利尤单抗联合伊匹木单抗的双免疫治疗方案。然而需要特别指出的是，这些治疗方案的循证医学证据主要来源于小样本回顾性研究，其临床疗效和安全性仍需通过大规模前瞻性临床试验进一步验证。这种证据等级的局限性凸显了开展专门针对 LCNEC 的临床研究的迫切性，以期为这类特殊类型肿瘤患者提供更精准、更有效的治疗选择。

八、正在进行中的临床试验

LNETs 的治疗研究正在取得重要进展。卡博替尼（cabozantinib）作为多靶点 TKI，正在 CABOTEM 研究（NCT04893785）中评估其与替莫唑胺联合治疗既往 PRRT 治疗失败患者的疗效。针对 SSTR2 阳性肿瘤，新型 PRRT 策略采用 ^{177}Lu、^{212}Pb 和 ^{225}Ac 等放射性核素，其中 ^{225}Ac 标记的 RYZ101（NCT05477576）在胃肠胰 NETs 的研究可能对肺类癌具有参考价值。

低分化神经内分泌癌领域，ATR 抑制剂 BAY 1895344 联

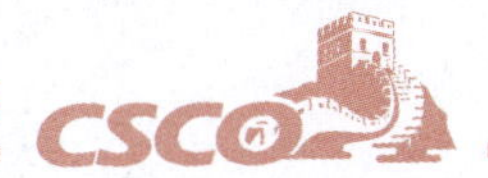

合化疗的1期研究(NCT04514497)正在进行。靶向MYC通路的创新药物包括RRx-001(下调CD47)和MRT-2359(靶向L/N-MYC),分别在3期REPLATINUM试验(NCT05566041)和1/2期研究(NCT05546268)中被评估。

SCLC治疗方面,PRRT联合免疫治疗的探索包括[^{177}Lu]DOTATATE(NCT05142696)和[^{225}Ac]DOTATATE(NCT05595460)联合标准方案的研究。ADC领域,ABBV-011(靶向SEZ-6)显示出初步疗效,其后续药物ABBV-706(NCT05599984)正在开展首次人体试验。这些创新研究为LNETs患者带来了新的治疗希望。

九、结论

LNETs的发病率呈现上升趋势,这一现象可能与临床实践中影像学检查技术的广泛应用以及筛查项目的逐步推广密切相关。为优化可切除LNETs的辅助治疗及转移性LNETs系统治疗方案,亟需将基因组及转录组等变异结果整合至现有的LNETs分类与分期系统中。鉴于目前相关研究数据的匮乏,必须加强针对LNETs的前瞻性临床研究,特别是针对TC和LCNEC等罕见亚型的深入探索。在ES-SCLC的治疗领域,亟待完善铂类一线化疗后的维持治疗策略及后续治疗选择方案。当前多项研究正致力于评估新辅助治疗和巩固治疗以及手术在局限期SCLC中的临床价值。通过将能够准确反映肿瘤生物学特征的预测性生物标志物纳入个体化治疗决策体系,有望为这一高度异质性的肿瘤群体带来更具针对性的治疗突破和更好的临床预后。

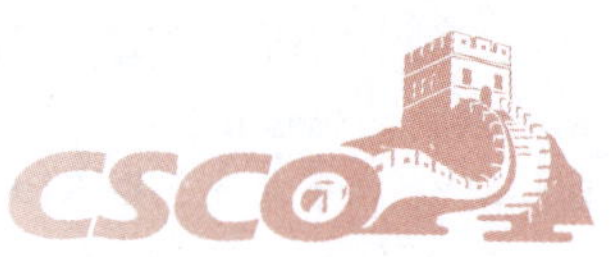

嗜铬细胞瘤 / 副神经节瘤的诊断与治疗

刘自民　宋姗爱
青岛大学附属医院

嗜铬细胞瘤 / 副神经节瘤（PPGL）是一种罕见的神经内分泌肿瘤，分别起源于肾上腺髓质或肾上腺外交感神经与副交感神经节。这两种肿瘤在组织学上无法区分，但可通过解剖位置、临床表现及生化特征进行鉴别。PPGL 以嗜铬细胞瘤为主（占比 80%~85%），主要位于肾上腺髓质。副神经节瘤（占 15%~20%）多发于肾上腺外，儿童多见，可起源于胸腹盆部的交感神经椎旁节，或颈颅底区域的舌咽神经、迷走神经副交感神经节。PPGL 可发生于任何年龄段，高发年龄为 40~60 岁，男女发病率无显著差异。其年发病率在过去 20 年间翻倍增长，主要归因于对该疾病临床认知提升、诊断技术进步、肾上腺偶发瘤规范化管理流程的建立，以及 PPGL 易感基因胚系突变筛查项目的推广。

（一）PPGL 临床表现

PPGL 临床表现主要取决于肿瘤是否分泌激素、肿瘤大小、位置、扩散程度、遗传性或散发性，以及症状出现的时间长短。典型症状是儿茶酚胺分泌过多引起的经典三联征，包括头痛、多汗和心悸，但症状多样且非特异，早期诊断仍具挑战性，通常延迟诊断时间中位数达 3 年。症状可自发出现，也可由多种因素诱发，包括高酪胺食物（巧克力、咖啡、熏肉、奶酪、啤酒、红酒），生理应激（运动、排尿、分娩），腹部触诊，疾病、创伤、手术，某些药物（多巴胺受体拮抗剂、β 受体阻滞剂、阿片类、三环类抗抑郁药、5- 羟色胺再摄取抑制剂、单胺氧化酶抑制剂、糖皮质激素、神经肌肉阻滞剂、组胺、胰高血糖素、酪胺等）。持续性或阵发性高血压是 PPGL 最常见的表现，仅 15% 患者血压正常。PPGL 在继发性高血压中占比极低（成人 0.2%~0.6%，儿童 1.7%），低血容量多见，可导致直立性低血压。50% 患者出现糖耐量减低（IGT），因此年轻、消瘦的高血压患者若合并 IGT 或 2 型糖尿病，需考虑 PPGL 可能。少数 PPGL 可分泌其他异位激素，最常见的是促肾上腺皮质激素（ACTH），导致库欣综合征。其他可能分泌的激素包括：白细胞介素 -6，甲状旁腺激素，降钙素，血管活性肠肽，睾酮，肾素、醛固酮，生长激素。其中皮质醇升高最为危险，可能增加术中出血风险，且长期高皮质醇血症患者术后可能对激素替代治疗反应不佳。

副神经节瘤（PGL）患者通常不表现典型儿茶酚胺过量分泌症状，起源于头颈部舌咽神经和迷走神经副交感神经节的 PGL 通常不分泌激素，大多偶然发现，或因占位效应压迫 / 浸润周围结构而出现症状，包括听力丧失，耳鸣，吞咽困难，脑神经麻痹等。儿童儿茶酚胺分泌性肿瘤包括神经母细胞瘤、嗜铬细胞瘤（PCC）和 PGL，这些肿瘤均起源于神经嵴细胞。神经母细胞瘤几乎仅发生于儿童，由未成熟的胚胎神经母细胞转化形成，可发生于肾上腺内或肾上腺外部位。儿童 PPGL 的体征和症状与成人相似，但儿童和青少年高血压罕见，若出现高血压及其相关症状，应考虑儿茶酚胺分泌性肿瘤。对于存在肿瘤易感基因胚系突变的患者，根据相关基因类型，最早可从 5 岁开始通过监测计划实现早期诊断。目前诊断主要依赖甲氧基肾上腺素类物质（MNs）检测、经皮穿刺活检的组织病理学及基因组生物标志物，以指导分期和治疗决策。

（二）PPGL 病因和遗传学特点

约 74% 的 PPGL 患者存在基因突变，其中 36% 携带胚系突变，37% 存在体细胞突变（这些体细胞突变涉及 25 个已知致病基因中的至少 1 个）。目前发现至少 12 种不同的遗传综合征，其中最常见的是副神经节瘤综合征 1~5 型，这些综合征由不同类型琥珀酸脱氢酶（*SDH*）基因（分别为 *SDHD*、*SDHAF2*、*SDHC*、*SDHB* 和 *SDHA*）突变引起，在 15%~20% 的 PPGL 病例中发生。*SDHB* 相关 PGL 复发率较高，具有明显侵袭性，至少 30% 会发生转移，并易伴发胃肠道间质瘤、肾细胞癌及垂体瘤等其他肿瘤。这类肿瘤具有高度异质性，可发生于多个器官。

VHL 综合征（Von Hippel-Lindau 综合征）是一种罕见的常染色体显性遗传病，由 *VHL* 基因突变导致；多发性内分泌腺瘤病 2 型（MEN2）由 *RET* 原癌基因重排突变引发；1 型神经纤维瘤病（NF1）由神经纤维蛋白 1（*NF1*）基因突变所致，以上均为常染色体显性遗传，患者不仅易发生 PPGL，还可能伴发其他与综合征相关的肿瘤。若存在以下情况，需高度怀疑遗传性病因：家族史，综合征相关特征，早发（年轻患者），多灶性 / 双侧性 / 肾上腺外 / 转移性肿瘤。非综合征型 PPGL 患者，如果发病年龄小于 45 岁，基因突变的风险是大于 45 岁患者的 5 倍。综合征型 PPGL 患者确诊年龄比散发病例早 15 年，其中 VHL 综合征患者确诊最早。尽管遗传因素显著，但许多携带胚系突变的患者并无上述特征。由于遗传变异的高发生率，现行指南建议对所有 PPGL 患者进行基因检测。推

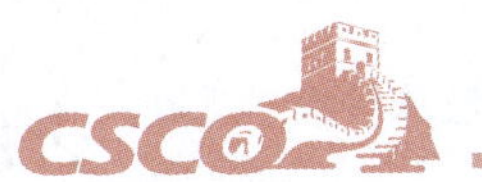

荐采用二代测序（NGS）基因检测技术。

根据遗传特征，PPGL 可被划分为 3 个主要分子簇：簇 1（假性缺氧）、簇 2（激酶信号转导）和簇 3（Wnt 变异）。簇 1 型突变包括：1A 簇 / 三羧酸循环相关基因（*SDH*、*FH*、*MDH2*、*GOT2*、*SLC25A11*、*IDH*、*DLST*、*SUCLG2*）和 1B 簇 / 缺氧信号相关基因（*PHD1/2*、*VHL*、*HIF2A/EPAS1*）。这些突变会导致致癌代谢物积累、DNA 高甲基化增加、低氧诱导因子 α（HIF-α）降解减少及稳定性增强。簇 2 型突变破坏激酶信号通路并导致其过度激活（*RET*、*MET*、*FGFR1*、*MERTK*、*NGFR*、*NF1*、*HRAS*、*BRAF*、*TMEM127*、*MAX*）。簇 3 型突变影响 Wnt 信号通路（*MAML3*、*CSDE1*）。所有突变均可能促进血管生成、细胞增殖、侵袭转移能力增强以及代谢失调。这种分型对于确定肿瘤临床行为和预后、指导个体诊断程序以及提供个体化治疗和随访至关重要。

（三）PPGL 生化检验与影像检查

目前中外指南均推荐血浆游离 MNs 为诊断 PPGL 的主要检测手段，血浆游离 MNs 诊断 PPGL 的灵敏度较高，但在临床中仍发现少部分 PPGL 患者血浆游离 MNs 正常，包括一些直径小于 1cm 的 PPGL、只产生多巴胺的 PGL、起源于头颈部以及腹部副交感神经组织的 PGL、*SDHB* 基因相关的 PGL 等。血浆和尿液 MNs 特异度相近（94%），而且均具有很高的阴性预测值（>99%）。

嗜铬粒蛋白 A（CgA）可作为不分泌儿茶酚胺的 PPGL 患者的潜在生物标志物。可用于术后复发监测，但需注意 CgA 检测存在若干局限性，包括检测方法无标准化，以及某些常用药物，如质子泵抑制剂可影响其准确性；其他疾病如慢性肾病，也可导致检测结果升高。

CT 或 MRI 检查对诊断和治疗有很大作用。对于 CT 平扫显示的肾上腺或腹膜后肿块，应检测 MNs，若结果明显升高，则需进一步行增强 CT 或 MRI 检查。对于具有典型症状且 MNs 升高的患者，首选腹部和盆腔增强 CT 或 T_2 加权 MRI 检查。若未发现肿瘤，则应行胸部、头颈部 CT/MRI 检查，并行全身间碘苄胍（MIBG）显像。功能成像常用于肿瘤分期、隐匿性病灶定位，以及评估核素治疗的疗效。欧洲核医学协会实践指南 / 美国核医学与分子影像学会推荐散发性 PCC 进行 ^{123}I-MIBG 或 ^{18}F-FDOPA PET/CT 检查。非 *SDH* 突变所致的遗传性 PCC（如 *RET*、*VHL*、*NF1* 及 *MAX* 基因突变）推荐 ^{18}F-FDOPA PET/CT 检查，肾上腺外交感神经性 PGL/ 多灶性 / 转移性 /*SDH* 突变相关肿瘤，以及散发性头颈部 PGL 行 ^{68}Ga-DOTA-SSA 生长抑素受体显像检查。

（四）PPGL 的治疗

目前认为所有 PPGL 均具有潜在转移性。最常转移至骨骼并引发骨相关事件（如疼痛、骨折和脊髓压迫）。原发性肿瘤初诊时 10%~15% 已发生转移，如果肿瘤>5cm、肾上腺外原发部位（PGL 转移率为 30%~40%，PCC 转移率为 2%~11%）、多灶性、去甲肾上腺素能和 / 或多巴胺能生化表型（纯肾上腺素能表型患者的转移罕见）以及 *SDHB* 基因突变，转移风险明显增加。

PPGL 患者的治疗需要在专病中心由多学科专家团队协作完成。手术切除是大多数局限性 PPGL 的主要治疗手段，是唯一可能根治的治疗手段。术前患者准备至关重要，可避免因儿茶酚胺急剧升高导致灾难性心血管并发症。欧洲内分泌学会指南推荐术前准备首选 α- 肾上腺素能受体阻滞剂（使用 7~14 天，必要时联合钙通道阻滞剂）以稳定血压心率、逆转血容量收缩，术前 2~3 天可联用 β 受体阻滞剂控制心动过速，未使用 α- 肾上腺素能受体阻滞剂时单独应用 β 受体阻滞剂可能诱发高血压危象。α- 肾上腺素能受体阻滞剂启用数日后需辅以高钠饮食及液体摄入，逆转儿茶酚胺介导的血容量减少，预防术前体位性低血压，降低术后严重低血压风险。

若 PPGL 病灶已完全切除（R0 切除），目前尚无术后辅助治疗的研究证据，故不建议采用术后辅助治疗。对于反复局部复发的患者，可考虑辅助放射治疗。若原发 / 复发肿瘤或转移灶未完全切除，可根据个体情况局部放疗或靶向放射性核素治疗。目前仅少数病例报告了化疗或放射性核素肽受体介导治疗（PRRT）在新辅助治疗阶段能带来生存获益，但现有证据非常有限，患者数量极少，且缺乏前瞻性或回顾性研究支持，故不建议常规使用新辅助治疗方案。生化检测应在术后 2~6 周进行；若患者 MNs 持续升高，则需行影像学检查，术后 3~6 个月应再次进行影像学评估以排除残余肿瘤。

化疗是 PPGL 重要治疗手段。CVD 方案（环磷酰胺、长春新碱联合达卡巴嗪）是常用治疗方案，meta 分析显示 CVD 方案治疗 PPGL 能使肿瘤体积完全缓解、部分缓解和疾病稳定的百分比分别是 4%、37% 和 14%，而且激素分泌也能得到明显控制：完全激素缓解、部分激素缓解和激素稳定的百分比分别是 14%、40% 和 20%。

替莫唑胺是口服的抗肿瘤烷化剂，回顾性分析显示替莫唑胺对转移性 PPGL（尤其是 *SDHB* 突变型）有显著疗效，但目前仍缺乏前瞻性大样本数据。目前替莫唑胺主要适用于：①疾病呈缓慢至中度进展且不符合 PRRT 或 MIBG 治疗指征的患者；②接受上述治疗后仍出现缓慢至中度进展的患者。一项前瞻性随机临床Ⅱ期研究（NCT04394858）针对转移性 PGL 患者，比较替莫唑胺单药与替莫唑胺联合 PARP 抑制剂奥拉帕尼的疗效，期待研究结果早日公布。另一项针对晚期肿瘤（包括 PPGLs）的Ⅱ期临床试验（RARE 2，NCT05142241），探讨替莫唑胺联合 PARP 抑制剂他拉唑帕尼疗效的研究也正在进行。

靶向放射性核素治疗是 PPGL 重要的治疗手段。在疾病缓慢进展至中度进展且肿瘤负荷较大的患者中，PRRT 或 ^{131}I-MIBG 靶向治疗目前可作为一线治疗方案。间碘苄胍与去甲肾上腺素在结构上类似，可富集于嗜铬细胞，是一种全身性治疗。然而此类 PRRT 仅适用于 ^{68}Ga-DOTA-SSA 显像阳性患者；而对于 ^{123}I-MIBG 显像摄取患者，则可选择 ^{131}I-MIBG 治疗。*SDHB* 相关型 PGL 在 ^{131}I-MIBG 显像中的阳性率可能较低，这类肿瘤通常生长抑素受体 2 型（SSTR2）表达阳性。一项前瞻性小样本研究显示，转移性 PGL 患者接受 ^{90}Y-DOTATOC 治疗后总生存期显著延长。目前其他类型的 PRRT 采用比如 α 粒子核素（如 ^{225}Ac-DOTATATE）疗法，在 ^{177}Lu-DOTATATE 治疗无效或已达最大治疗周期的转移性胃肠胰神经内分泌肿瘤（NET）患者中展现出良好效果，该疗法可能对转移性 PPGL 患者同样具有价值。

PPGL 血供丰富，多靶点抗血管酪氨酸激酶抑制剂（TKI）是常用治疗方法。舒尼替尼在 PPGL 患者中开展的前瞻性Ⅱ

期试验（SNIPP 试验，NCT00843037）共纳入 25 例患者，年龄中位数 50 岁，男性占比 56%。其中 3 例（12%）曾接受化疗，16 例（64%）曾接受手术治疗。疾病控制率（DCR）达 83%，无进展生存期（PFS）中位数为 13.4 个月。在 23 例可评估患者中，3 例（13%）携带胚系突变（*SDHA*、*SDHB*、*RET* 基因）的患者达到部分缓解（PR）。其中 1 例 *RET* 突变合并 2A 型多发性内分泌腺瘤病患者在完成 64 个周期治疗后仍在持续用药，患者治疗时间中位数为 12.4 个月。舒尼替尼对比安慰剂的Ⅱ期研究（FIRST-MAPPP，NCT01371201）显示舒尼替尼对 PPGL 有良好的疗效（12 个月 PFS 率：舒尼替尼组 35.9% vs. 安慰剂组 18.9%；PFS 中位数舒尼替尼组 8.9 个月 vs. 安慰剂组 3.6 个月）。一项回顾性临床研究也显示舒尼替尼治疗 PPGL 患者 21% 达到部分缓解，其中 *SDHB* 突变携带者中 62.5% 患者达到疾病稳定或部分缓解。

卡博替尼是另一种多靶点抗血管 TKI，在转移性 PPGL 患者中进行的Ⅱ期临床试验（NCT02302833）初步结果令人鼓舞，部分缓解率 37%、疾病稳定率 55%、疾病控制率 92%、PFS 16 个月；应答者包括 *SDHB* 突变患者。

其他 TKI 如阿昔替尼、帕唑帕尼、乐伐替尼和安罗替尼尚未在 PPGL 中广泛应用，但在小样本研究中也显示有效。一项阿昔替尼Ⅱ期试验正在进行（NCT03839498）。乐伐替尼目前也正进行针对转移性 PPGL 的Ⅱ期试验（NCT03008369）。另有两项评估安罗替尼治疗晚期 PPGL 的Ⅱ期试验也正在进行（NCT04860700，NCT05133349）。2024 年欧洲神经内分泌肿瘤学会（ENETs）年会报道了小样本索凡替尼治疗 PPGL 的结果，13 例患者接受索凡替尼治疗，ORR 达到 27.3%，12 个月 PFS 率 64.3%，值得进一步研究。

贝组替凡是口服 HIF-2α 抑制剂。贝组替凡已获 FDA 批准治疗 VHL 病相关肿瘤，但现有研究尚未纳入 PPGL 患者。一项针对晚期 PPGL 和 NET 的贝组替凡Ⅱ期试验（MK-6482-015，NCT04924075）正在进行，结果尚未公布。

PI3K/AKT/mTOR 或 Ras/Raf/MEK/ERK 信号通路在 cluster 2 型相关 PPGL 中常过度激活，可成为新的靶点。依维莫司已被批准用于治疗进展性 NETs，但在 PPGL 治疗中疗效不确定。两项小样本研究显示依维莫司对 PPGL 可能有效，一项前瞻性研究报告了 4 例 PPGL，依维莫司治疗疾病控制率 25%；另一项回顾性研究报告了 7 例 PPGL，依维莫司治疗疾病控制率 71%，PFS 中位数均为 3.8 个月。mTOR 抑制剂与 TKIs 联用可能是 NETs 及 PPGL 颇具前景的治疗方案，文献报道 1 例舒尼替尼联合 mTOR 抑制剂西罗莫司（雷帕霉素）治疗 *SDHB* 突变转移性 PPGL 患者可明显延长 PFS，安全性良好。靶向 Wnt 信号通路是值得进一步探索的另一治疗方向。

法尼基转移酶抑制剂替吡法尼可通过破坏 HRAS 功能发挥作用，目前一项针对 *HRAS* 突变型 PCC 等疾病的临床试验（MATCH，NCT04284774）正在进行，该研究有望为 PPGL 治疗提供重要数据。一例携带 *ALK* 突变的转移性 PPGL 患者接受 ALK 抑制剂布加替尼治疗，疾病缓解并持续部分应答至观察期结束。另一例携带 *RET*：：*SEPTIN9* 体细胞融合变异的转移性非遗传性 PPGL 患者，经 RET 抑制剂塞尔帕替尼治疗后出现部分缓解。因此，基于基因检测的个体化治疗是转移性 PPGL 的研究方向。

对于 SSTR2 高表达的 PPGL 患者，可考虑使用生长抑素类似物。兰瑞肽和奥曲肽均能延长 NET 的 PFS，但 PPGL 领域数据有限，目前仅见零星病例报道。一项评估兰瑞肽治疗转移性 PPGL 的Ⅱ期试验正在进行（LAMPARA 研究，NCT03946527）。鉴于此类药物不良反应较少，对于疾病缓慢进展的患者可考虑使用。

免疫治疗在 PPGL 治疗中数据有限，个案报道显示卡博替尼联合纳武利尤单抗使 1 例转移性 PPGL 患者持续获得显著疗效。目前一项评估卡博替尼联合免疫治疗药物阿替利珠单抗治疗晚期内分泌肿瘤（含 PPGL）疗效的多队列Ⅱ期研究（CABATEN，NCT04400474）正在进行中。

由于多数 PPGL 进展缓慢，所有患者均需接受至少 10 年的长期随访观察。高风险患者（遗传综合征、大体积肿瘤及 PGL）需终身随访。

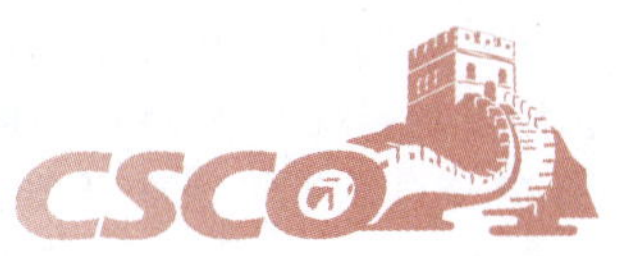

淋巴上皮癌的早期诊断与个体化治疗：精准医学在罕见肿瘤中的应用

张浩　管静芝

中国人民解放军总医院第五医学中心

一、引言

淋巴上皮癌（lymphoepithelial carcinoma，LEC）是一类组织学特征独特的恶性肿瘤，表现为未分化的上皮细胞与丰富的淋巴细胞浸润，形态学上与鼻咽癌高度相似。尽管鼻咽部是LEC最常见的发生部位，但近年来研究发现，LEC可累及多种器官，包括肺、肝、胃、乳腺、甲状腺及涎腺等。LEC具有多样的临床表现和影像学特征，不同原发部位的LEC在诊断和治疗上存在显著差异。病毒感染，尤其是EB病毒（Epstein-Barr virus，EBV），在LEC的发生发展中扮演重要角色，且其分子生物学特征如低肿瘤突变负荷（tumor mutation burden，TMB）和有限的驱动基因突变，使得传统的靶向治疗效果有限。尽管如此，随着免疫检查点抑制剂（immune checkpoint inhibitors，ICIs）等新兴治疗手段的应用，LEC患者的治疗前景逐渐改善。当前，针对LEC的个体化治疗策略日益受到关注，结合手术、放疗、化疗及免疫治疗等多种手段，旨在提高治疗效果和患者生存质量。

二、淋巴上皮癌的流行病学

LEC发病年龄差异较大，通常集中在50至70岁之间，男性的发病率高于女性，但该性别差异在不同解剖部位存在明显差异。例如，在美国，头颈部LEC患者以男性为主；而在口腔及口咽部，尤其是唾液腺LEC中，女性患者更为常见。LEC可累及多个系统器官。消化系统LEC较为罕见，仅占所有LEC病例的约2%，平均发病年龄为68岁，胃好发于胃近端，有时也见于胃窦。EBV阴性患者发病年龄相对较大，女性多见，胃窦较少。膀胱LEC则更为罕见，仅占膀胱癌的不到1%，主要见于男性患者，中位诊断年龄为70岁。肺部LEC占非小细胞肺癌（non-small-cell lung cancer，NSCLC）的约1%，好发于亚裔非吸烟者，发病年龄多集中于51至55岁，且女性发病率高于男性。在中国人群中，LEC的诊断年龄中位数为52岁，其中肺部与唾液腺为最常见的发病部位，而胃部LEC则较为少见，仅占2.2%。EBV感染被认为是与LEC密切相关的致病因素。来自东南亚、阿拉斯加和格陵兰等地区的LEC患者几乎普遍存在EBV感染，提示EBV可能在这些地区的LEC发生中扮演关键致病角色。尤其值得注意的是，涎腺LEC中的EBV检出率高达100%，显示出与鼻咽癌极为相似的病毒学背景。肺LEC是目前已知与EBV感染关系最为密切的非鼻咽部LEC亚型之一，尤其在东亚人群中更为突出。然而，在非鼻咽部位（如唾液腺）发生的LEC中，其与EBV的关联性并不一致。部分非鼻咽部LEC病例表现为EBER阴性，这提示这些病例可能存在着独立于EBV感染的发病机制。

三、淋巴上皮癌的病理组织学及免疫表型特征

1. 淋巴上皮癌的病理组织学　LEC与未分化鼻咽癌高度相似，在肺、胃等部位的LEC与对应部位的未分化癌有明显区别，常被认为是一个独立的病理学实体。LEC在组织学上表现为未分化或低分化的上皮细胞群，通常以巢状、条索状或实体团块形式存在。癌细胞呈多角形或梭形，细胞核大、形态不规则，核染色质细密，核仁明显，有丝分裂少。细胞质较丰富，部分细胞可见透明或嗜酸性，常伴有较高的核分裂活跃度和细胞异型性。LEC最显著的特征是肿瘤细胞周围存在大量非肿瘤性淋巴细胞浸润，形成典型的“淋巴上皮”混合结构。这些浸润淋巴细胞主要为T细胞，伴有少量B细胞和浆细胞，呈现丰富的免疫反应背景。

2. 淋巴上皮癌的免疫表型特征　LEC肿瘤细胞普遍表达广谱细胞角蛋白（AE1/AE3）、CK5/6、CK903以及上皮膜抗原，并高度表达鳞状分化标志物p63和p40，提示其来源为上皮组织。肺LEC可分为Regaud型和Schmincke型，二者均表达CK、CK5/6、p40和p63，但腺上皮标志物及神经内分泌标志物呈阴性表达。Schmincke型的Ki-67增殖指数显著高于Regaud型，提示其具有更强的增殖潜能。LEC的TME表现出高度活跃的免疫特征。组织学观察到肿瘤周围大量$CD3^+$T淋巴细胞和$CD20^+$ B淋巴细胞浸润，提示机体免疫系统在肿瘤发生过程中可能发挥重要作用。PD-1/PD-L1免疫检查点通路在LEC中广泛激活，肺LEC的PD-L1表达率高达74.3%~75.8%。膀胱LEC中，PD-L1亦在肿瘤细胞和免疫

细胞中高表达，伴随 TMB 升高，尽管未发现明确的 DNA 损伤修复缺陷或 EBV 感染。膀胱 LEC 中 $CD8^+$ T 细胞显著浸润，并伴有耗竭型 $CD8^+$ T 细胞和 Treg 细胞比例增加，提示免疫激活状态可能通过负反馈机制促进 PD-L1 上调，从而形成免疫逃逸。

在分子层面，肺 LEC 与 NSCLC 存在显著差异。研究显示其普遍缺乏典型驱动基因突变。*EGFR* 突变检出率仅为 17.4%，且 *EGFR* L858R 突变极为罕见（2.4%），其突变多见于肿瘤直径<3cm 的病例。*TP53* 突变率亦较低（6.5%）。*ALK* 重排极为罕见，绝大多数研究未发现 *EML4*：：*ALK* 融合，仅有一例日本病例报告检出该变异。*ROS1* 重排也未见阳性表达。这些结果提示 *EGFR*、*ALK*、*ROS1* 等经典驱动突变在肺 LEC 的致癌过程中并不具有决定性作用。值得注意的是，肺 LEC 中普遍存在 *TRAF3* 基因的结构异常，包括约 5% 的体细胞突变和高达 80% 的缺失。*TRAF3* 作为抑癌基因，参与负向调控 NF-κB 通路，其改变可能在肺 LEC 的发生中发挥关键作用。此外，AKT3 和 FGFR2 蛋白的高表达构成了肺 LEC 中一个具有预后意义的恶性亚群特征。AKT3 信号通路与 EBV 感染密切相关，而 FGFR2 虽已在 NSCLC 中被证实具有促瘤作用，但其在肺 LEC 中的功能仍不明确。AKT3 和 FGFR2 的过表达与晚期临床分期、大体积肿瘤、淋巴结转移及不良预后显著相关。尽管肺 LEC 的全外显子测序显示其整体突变负荷较低，但 AKT3 和 FGFR2 相关通路持续激活，提示其可能成为潜在的治疗靶点。

病毒感染方面，大多数肺 LEC 患者 EBER 原位杂交呈阳性，表明 EBV 感染与其发生密切相关。EBV 可通过调控 *APOBEC* 家族基因、NF-κB 通路以及 Ⅰ 型干扰素信号参与肿瘤发生。在部分病例中，EBV 阳性状态与高度免疫浸润及 PD-L1 表达水平升高共存，提示病毒感染不仅可能作为肿瘤发生的诱因，还可能为免疫治疗提供生物学基础。

四、淋巴上皮癌的临床表现

LEC 的临床表现受发病部位影响而呈现出多样性，且多数缺乏特异性，易导致误诊或延误诊治。鼻咽部是 LEC 最常见的发生部位，由于解剖位置隐匿，早期常无明显症状，非特异性表现如鼻塞、耳鸣、头痛或颈部淋巴结肿大，常确诊延迟，平均延迟时间可达 7.2 个月。典型症状还包括鼻出血、听力下降、复视及面部麻木。肺部 LEC 的最常见症状是咳嗽和咳血，部分患者仅在常规影像检查中偶然发现病灶；其他症状还包括胸痛、呼吸困难、盗汗、发热、关节痛及胸腔积液等。胃部 LEC 较为罕见，属胃癌的特殊亚型，临床表现包括腹部不适、反酸、间歇性上腹痛、呕血或黑便，部分患者表现为症状近期加重，但整体缺乏特异性。唾液腺 LEC 多见于腮腺，表现为腮腺无压痛、慢性、无痛性肿胀，部分病例出现面神经麻痹、面瘫和颈部淋巴结肿大，常见于中国南方等 EBV 高发地区。胸腺 LEC 通常表现为胸痛、咳嗽、呼吸困难，个别病例可合并重症肌无力等副肿瘤综合征。膀胱 LEC 临床上以无痛性血尿为主，部分患者伴尿频、排尿困难，偶见腰痛症状。子宫颈 LEC 的表现与常见宫颈癌相似，包括阴道不规则出血、盆腔疼痛或宫颈细胞学异常。皮肤 LEC 多见于头颈部，表现为无痛性皮下或真皮结节，病程进展缓慢，远处转移少见，EBV 阳性率较低。乳腺 LEC 则极为罕见，常表现为可触及的乳腺肿块，组织学形态近似三阴性乳腺癌，但多数不伴 EBV 感染。

五、淋巴上皮癌的诊断进展

鼻咽 LEC 的标准诊断依赖于鼻咽内镜检查与病灶活检，CT 通常显示黏膜下肿块，增强后呈不规则强化，常伴咽旁软组织及颅底骨质侵犯；增强 MRI 是评估局部侵犯范围的金标准。血浆 EBV DNA 定量分析与 EB 病毒衣壳抗原（VCA）-IgA 血清学检测在高发地区显示出良好的筛查价值，具有较高灵敏度和特异度。简化的 MRI 筛查方案可在 EBV 阳性人群中发现内镜难以识别的早期隐匿性病灶。

唾液腺 LEC 影像学表现为边界清晰、强化均匀或轻度不均匀的实性肿块，PET/CT 显示对 FDG 摄取较高，有助于早期转移的识别。目前尚无特异分子标志物可用于唾液腺 LEC 筛查，但 AI 辅助的超声图像识别模型在腮腺肿瘤良恶性鉴别中显示出较高准确性（AUC 可达 0.96）。其诊断主要受限于极低的发病率、非特异性影像特征及细针穿刺活检（FNA）低确诊率，且细胞学特征不典型，易被误诊为淋巴瘤或低分化癌，确诊多依赖术后组织学。

肺 LEC 增强 CT 通常显示密度均匀、边缘分叶的实性结节，强化程度中等，坏死较少，肺门及纵隔淋巴结转移较常见，PET/CT 表现为 SUV_{max} 升高。较少见的支气管或气管 LEC 则表现为局灶性管壁增厚或腔内结节，伴腔道狭窄，中等强化及中高程度 FDG 摄取。确诊需依赖支气管镜或 CT 引导下的组织学检查，其组织形态类似鼻咽 LEC，常需排除转移性鼻咽癌。血浆 EBV DNA 作为肿瘤负荷评估和治疗监测工具正处于探索阶段。尽管诊断技术不断进步，但该亚型因发病率极低、影像学表现与其他 NSCLC 重叠，加之小活检样本中典型淋巴样间质易被遗漏，仍易被误诊，且缺乏有效的早期筛查手段。

胸腺 LEC 影像上表现为位于前纵隔的巨大肿块，CT 显示密度不均，常伴囊变或坏死，增强后呈不均匀强化，PET/CT 示 FDG 摄取显著增强。诊断通常依赖手术切除或穿刺获取的组织学标本。然而，胸腺 LEC 缺乏特异的影像与病理特征，常被误诊为胸腺瘤或鳞癌，小活检材料中典型形态易被遗漏，进而延误诊断。乳腺 LEC 超声通常为实性低回声肿块，边缘不规则或不清晰，X 线检查显示密度不均，可能伴有细微毛刺，腋窝淋巴结转移常见。此外，胃 LEC 的 CT 常见胃壁局灶增厚或溃疡样肿块，早期区域淋巴结转移突出。皮肤 LEC 常表现为皮下实性结节，MRI 信号与其他部位相似。其他部位 LEC 诊断依赖活检中观察到未分化癌伴淋巴样间质，EBER 阳性可支持诊断。

六、淋巴上皮癌个体化治疗策略

1. 手术治疗 手术是早期 LEC 患者的主要根治手段，适用于肺、乳腺、肝脏、甲状腺、胸腺等器官的原发病灶。肺 LEC 多数患者确诊时为早期，完全切除是治愈性治疗的主要手段。手术可明显延长口腔和咽部 LEC 患者的生存期中位

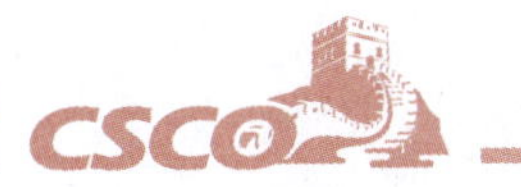

数(255个月和190个月);肝LEC亦以手术为主,术后复发率低于其他类型原发肿瘤。胃LEC的主要治疗选择是手术切除,内镜黏膜下剥离术(ESD)切除病灶并明确诊断后,仍需行根治性胃切除术及周围淋巴结清扫。此外,在一项383例LEC接受手术治疗的患者中,有141例出现复发,这提示即使接受根治性切除术,复发率仍偏高,尤其对于胸腺LEC等生物学行为较为侵袭的亚型,需进一步探索术后辅助治疗策略。

2. **放射治疗** 放疗在LEC的治疗中具有核心地位,尤其适用于鼻咽、腮腺、中耳、鼻窦等手术难度大或局部控制为主的部位。大多数腮腺LEC患者接受放疗,而中耳和鼻窦的LEC则对同步放化疗反应良好。鼻咽LEC由于解剖位置限制手术操作,放疗为首选治疗手段,放疗及术后放疗均能延长患者的OS中位数;仅20.8%的鼻咽LEC患者接受了手术,而高达72.8%接受了化疗,90.6%接受了放疗,凸显放疗在该亚型治疗中的核心地位。放疗亦常用于术后辅助治疗,以降低复发风险,尤其在局部晚期或高风险复发人群中。如术后放疗显著提高涎腺LEC患者总生存率。对于非R0切除、T_4期和淋巴结转移的口腔和咽部LEC患者,建议术后放疗。

3. **化学治疗** 含铂类方案是LEC中晚期患者的主要化疗手段。肺LEC的治疗通常参照NSCLC的处理策略,TP(紫杉醇+顺铂)、TC(多西他赛+卡铂)、GC(吉西他滨+顺铂)和GP(吉西他滨+顺铂)等方案应用广泛。部分研究显示TP方案可延长OS,但对PFS改善有限;GP方案则PFS获益显著但不改善OS,具体优选方案仍存争议。吉西他滨联合卡培他滨用药作为已接受治疗的晚期肺LEC患者的二线及后续治疗具有良好疗效。其中,一项纳入127例晚期肺LEC患者的研究发现,TP方案的PFS中位数为12个月,而培美曲塞方案仅为5个月。Chen的研究发现,培美曲塞方案的PFS和OS均低于其他方案,提示其在肺LEC中疗效欠佳。辅助化疗的益处与分期相关:Ⅰ期患者通常无明显获益,而Ⅲ期患者接受术后辅助化疗可能获得一定生存优势,仍需更多研究支持。晚期涎腺LEC患者接受EXTREME方案(顺铂/卡铂、5-氟尿嘧啶加西妥昔单抗)治疗得到了部分缓解。

4. **免疫治疗** ICIs在LEC中的研究仍以病例报道和小样本研究为主,尚缺乏大规模、前瞻性临床试验数据支持其标准应用。多个研究显示,LEC患者中PD-L1高表达的比例较高,尤其在肺、胃、肝和胸腺原发者中尤为显著。例如,肺LEC患者中PD-L1阳性率高,PD-L1表达升高通常提示对PD-1/PD-L1抑制剂具有潜在敏感性。已有研究观察到,接受ICI治疗的患者其OS显著延长,显示出免疫治疗的潜在获益。回顾性队列数据显示,晚期肺LEC患者使用ICIs的客观缓解率(ORR)可达22.6%,疾病控制率(DCR)高达90.3%。部分患者在治疗后可获得显著缓解甚至长期生存,显示出免疫治疗在该类肿瘤中的应用前景。研究报道,一名皮肤LEC伴骨转移患者接受帕博利珠单抗治疗后得到了完全缓解。然而,免疫治疗的疗效存在明显异质性。一名PD-L1表达高达90%的患者在接受纳武利尤单抗单药治疗后仍未获益,提示PD-L1表达并非理想的单一预测因子。此外,LEC的TMB普遍较低(中位数约为2.0/Mb),可能也是影响免疫治疗反应性的重要因素。免疫耐药机制也逐渐被揭示。例如,一例接受帕博利珠单抗联合紫杉醇治疗后快速进展的肺LEC患者,经二代测序技术(next generation sequencing,NGS)检测发现*PIK3CA*及*IL7R*基因扩增,提示该类分子变异可能与免疫逃逸相关。尽管ICIs在LEC中展现出一定疗效,特别是PD-L1高表达的亚型,但其疗效受多因素影响,仍需明确的生物标志物指导治疗。未来应通过PD-L1表达水平、TMB、TME等多维度指标,综合筛选潜在获益人群,并推动前瞻性临床试验以验证其临床价值。

LEC具有独特的分子生物学特征,如EBV感染背景、较低的TMB以及驱动基因突变频率较低,使其对传统以基因突变为靶点的靶向治疗响应有限。经典的*EGFR*、*ALK*等突变在肺LEC中检出率极低,即使检测阳性,也通常参考NSCLC的治疗模式进行管理。EGFR抑制剂和抗血管生成治疗在鼻咽癌及NSCLC中已获得一定疗效,但在LEC中的应用仍缺乏有效证据。目前仅有少量LEC患者接受此类治疗,且尚未观察到明确的生存获益。尽管如此,仍有研究提示在部分LEC患者中可能存在可靶向的分子异常。例如,约4%的肺LEC患者存在*FGFR3*基因重排或扩增。一名*FGFR3*扩增的晚期LEC患者在接受PD-1抑制剂纳武利尤单抗治疗无效后,联合FGFR/VEGFR抑制剂安罗替尼后肿瘤显著缩小,且获得较长时间的缓解,提示FGFR3异常可能是联合靶向治疗的潜在敏感标志物。值得关注的是,随着NGS等分子检测技术的普及,越来越多罕见但具有治疗潜力的基因变异被识别,如*NTRK*、*RET*、*ROS1*等融合基因。EBV抗原本身也是潜在靶点。目前尚无成熟的EBV特异性靶向药物,但已有研究关注EBV疫苗和EBV特异性T细胞疗法在相关肿瘤中的应用。考虑到LEC肿瘤细胞EBV潜伏抗原(如LMP1、LMP2等)的表达,这些免疫策略在未来可能成为个体化治疗的补充选项。

LEC的治疗需综合考虑分子病理特征和TME。对于局限性疾病,手术仍是首选方案;而晚期/不可切除病例常采用化疗、放疗和靶向、免疫等多模式治疗。基于精准医学理念,应根据PD-L1表达水平、TMB、EBV感染状态和驱动基因突变进行治疗决策。

七、结论

LEC作为一类罕见但独具特征的肿瘤,其在多个器官中表现出一致的组织学形态和免疫表型特征,但在临床行为、诊断策略和治疗响应方面却呈现高度异质性。早期病例多可通过手术根治,局部晚期则需联合放化疗控制,而晚期或转移性疾病则逐渐依赖于以PD-1/PD-L1为核心的免疫治疗及新兴靶向策略。然而,目前关于LEC的研究仍以小样本、回顾性为主,缺乏高质量的前瞻性临床试验支撑其标准化治疗路径。此外,尽管PD-L1高表达与EBV感染在部分LEC亚型中常见,但其作为免疫治疗的生物标志物仍存在灵敏度不足的问题。未来应加强对LEC分子特征的深度挖掘,探索TMB、TME、驱动基因突变等多维度指标的整合应用,以实现精准分型与个体化治疗。综上所述,LEC的综合诊疗策略需结合组织来源、生物学行为与分子特征,以实现精准管理与更优预后。

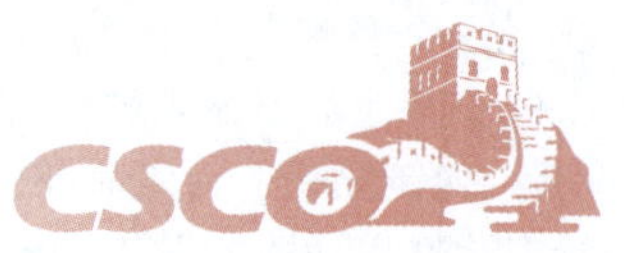

甲状腺滤泡样肾细胞癌——诊断挑战与治疗新视角

刘增光　丛晓凤　陈晨　刘子玲
吉林大学第一医院

一、引言

甲状腺滤泡样肾细胞癌(thyroid-like follicular renal cell carcinoma，TLFRCC)或称作肾甲状腺样滤泡癌(thyroid-like follicular carcinoma of the kidney，TLFCK)是一种罕见的肾脏原发恶性肿瘤。该病最早由Amin等于2004年首次描述并命名，其命名源于其独特的组织学形态。因该病理类型罕见，目前关于TLFRCC的认知主要来源于散在的病例报道，缺乏大样本研究。该肿瘤的诊断常因组织学特征重叠、免疫组化标记非特异以及分子机制不明确而面临诸多挑战。近年来，随着分子病理学的发展，TLFRCC独特的遗传学特征逐渐被揭示，为该疾病的精准诊断和治疗提供了新思路。本文系统综述TLFRCC的临床病理学特征、当前面临的诊断难点与鉴别诊断策略、新近揭示的分子机制研究进展，以及现有的治疗选择和未来治疗方向的探索，旨在能够加深对这一罕见肾脏肿瘤的全面认识，为临床诊疗提供参考。

二、流行病学

TLFRCC发病率极低，现有统计显示其占比在所有类型肾细胞癌中不足0.1%。自2004年首次报道至今，全球范围内累计报道不足百例。然而，因其特殊的形态学特征，误诊率较高，部分病例可能被错误归类于其他肾癌亚型，导致实际发病率被低估。

TLFRCC的疾病分类地位经历了逐步明确的过程：2016年《泌尿和男性生殖系统肿瘤分类》首次正式将其命名为“肾脏甲状腺样滤泡性肾细胞癌”，并将其归类为肾细胞癌的一个暂定亚型，反映了当时对其认识尚不充分。随着研究的逐步积累和对该病的进一步认识，2022年出版的第五版WHO《泌尿和男性生殖系统肿瘤分类》对其分类进行了更新，将其归入“其他肾脏肿瘤”类别之下，正式确认TLFRCC作为一种新近报道的疾病实体。

受限于其极低的发病率，目前关于TLFRCC的临床特征认知几乎完全依赖于个案报告或小样本病例分析。通过对现有文献的系统性回顾与总结，可以归纳出其一些基本的人口学和临床特点。TLFRCC发病年龄范围相对广泛，从青少年到老年均有报道(文献记载区间为10~83岁)。然而，TLFRCC发病高峰更集中于中青年人群，发病年龄中位数约为38岁；该肿瘤表现出一定的性别倾向性，女性患者明显多于男性。汇总数据显示，男女患者比例约为1∶1.7。

三、临床与病理学特征

(一)临床表现

TLFRCC通常表现为单侧肾脏发病，且文献提示其可能好发于右肾。大多数TLFRCC患者在就诊时因缺乏特异性症状常导致诊断的延迟。其临床表现主要包括以下几种情况。

1. **无症状偶然发现**　相当一部分患者是在进行常规体检或其他无关疾病的检查时，通过影像学(如超声、CT或MRI)意外发现肾脏占位性病变而就诊。

2. **局部症状**　出现症状的患者，其表现与其他肾脏肿瘤相似，主要包括不同程度的血尿(可为肉眼或镜下血尿)、患侧腰部或腹部的疼痛(钝痛或酸痛)。

3. **晚期表现**　少数患者可能因症状隐匿或未及时就医，在确诊时病情已进展至晚期，此时可表现为广泛的远处转移(常见转移部位包括淋巴结、骨、肺、肝等)。

另一个值得关注的临床特点是TLFRCC患者存在合并其他恶性肿瘤的倾向。根据现有病例报道的总结，这类患者常被诊断出同时或异时性地患有其他类型的肿瘤。报道中提及的伴随肿瘤包括但不限于淋巴瘤、白血病、膀胱癌、甲状腺癌、前列腺癌，甚至罕见的神经母细胞瘤等。这种伴随现象的具体机制尚不清楚，但提示在诊断TLFRCC时，应警惕患者是否存在其他潜在的肿瘤性疾病。

(二)影像学检查

CT是评估肾脏肿瘤的常规影像学手段，对于TLFRCC的诊断同样具有重要的提示价值，尽管其表现并非绝对特异。TLFRCC在CT图像上展现出一系列相对特征性的征象，有助于将其与其他肾癌亚型进行初步鉴别。

1. **位置与形态**　TLFRCC肿瘤多位于肾脏的中部或外周区域，通常表现为单侧、孤立的肾脏肿块，边界相对清晰，常

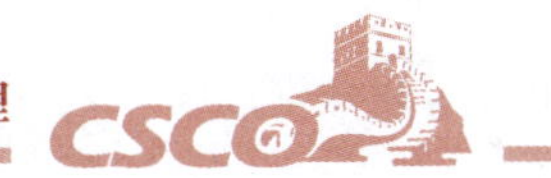

显著突出于肾脏的正常轮廓之外。在CT平扫上，肿块大部分呈现为高密度影(相对于肾实质)。其内部密度可以是均匀的，也可能因内部结构不同而呈现不均匀，这种不均匀性常提示肿块内可能伴有坏死、囊性变或出血区域。

2. **强化模式** 在静脉注射对比剂后的CT增强扫描中，TLFRCC的强化模式是一个相对重要的鉴别点。它通常表现为微弱的不均匀强化，甚至部分区域可能几乎不强化，这种低强化程度或乏血供的特点，显著区别于富血供的肾透明细胞癌。

3. **钙化特征** 钙化在TLFRCC中并非罕见，其钙化形态具有一定的提示性，多表现为分布于肿瘤周边的点状、片状或特征性的蛋壳样(边缘性)钙化。这种周边分布为主的钙化模式，与其他一些常见肾癌(如透明细胞癌)中更常见的中心性钙化形成对比，可作为一个辅助的影像学鉴别点。

总结来说，CT(尤其是结合平扫、增强扫描和钙化分析)能为TLFRCC的诊断提供有价值的线索。识别TLFRCC好发于肾中极/外周、平扫高密度、边界清晰突出、增强后呈乏血供性微弱/不均匀强化以及周边性钙化等特征组合，有助于在影像学层面提高对该罕见肿瘤的警惕性，并指导进一步的诊断评估。当然，TLFRCC的最终确诊仍需依赖组织病理学和免疫组化检查。

(三) 组织病理学

1. **肉眼特征** TLFRCC肿瘤通常与周围肾实质界限清晰，多数情况下可见纤维性包膜包裹，切面颜色多呈灰白色或灰黄色，切面常可见出血灶、坏死区或囊性病变区，部分病例可表现一定的侵袭性，可见肿瘤侵犯肾盂或肾周脂肪组织。

2. **镜下特征** 最显著的特征是肿瘤细胞排列成大小不一、形态类似甲状腺滤泡的腺样或微囊状结构，这是其命名的形态学基础。这些滤泡或微囊的腔内通常充满嗜酸性、均质、红染的胶样物质，与甲状腺胶质非常相似。部分病例中，除滤泡结构外，还可见局灶性的乳头状结构或细胞排列成梁索状。肿瘤细胞核通常呈圆形或卵圆形，核异型性不普遍较低，染色质分布均匀，核仁不明显或缺失，核分裂象罕见，根据世界卫生组织/国际泌尿病理学会(WHO/ISUP)肾细胞癌核分级系统，绝大多数TLFRCC被归为1级或者2级。在滤泡或微囊结构间可见纤细的毛细血管网，间质常表现为水肿，部分病例可见泡沫细胞聚集。肿瘤内可含有嗜酸性细胞和假肉瘤样间质。虽然有的病例可有局灶乳头状结构，但肿瘤细胞核均无甲状腺乳头状癌的经典核改变(毛玻璃样核、核沟及核内假包涵体)，也无典型透明细胞癌及其他类型肾细胞癌的组织形态学特点。

3. **免疫组化** 免疫组化检测是准确鉴别TLFRCC与其形态学相似物——甲状腺滤泡癌(尤其需排除转移性甲状腺癌)的关键所在。两者在免疫表型上存在根本区别：TLFRCC最重要的鉴别点在于其甲状腺转录因子-1(TTF-1)和甲状腺球蛋白(Tg)表达均为阴性，这是排除甲状腺来源肿瘤的强有力证据；而它通常表达肾脏来源的标志物配对盒基因8(*PAX8*)，支持其肾源性本质。此外，多数TLFRCC病例还表达细胞角蛋白19(CK19)、上皮膜抗原(EMA)、波形蛋白(vimentin)和细胞角蛋白7(CK7)。在反映肿瘤增殖活性的Ki-67指数方面，大多数病例显示较低水平，结合其组织学上普遍的低级别核特征(WHO/ISUP 1~2级)和罕见的核分裂象，共同提示TLFRCC通常具有相对惰性的生物学行为。

然而，值得注意的是，尽管形态学和增殖指标倾向于惰性，TLFRCC仍具备明确的转移潜能，临床报道中部分患者可出现淋巴结转移及远处多脏器转移(如肺、骨、脑膜等)。关于转移性TLFRCC的临床病理特征，Agrawal等的研究比较了30例无转移患者与7例发生转移(转移部位包括肺，骨如颅骨、股骨、耻骨支，脑膜，肾门及腹膜后淋巴结等)患者的各项指标，结果显示两组间在可评估的常规临床病理特征(如年龄、性别、肿瘤大小、组织学分级、免疫表型等)上并未发现具有统计学意义的显著差异。国内杨金花等通过总结分析既往文献报道的28例TLFRCC患者资料，同样得出类似的结论。这凸显了探索更深层次分子预测标志物以评估其转移风险的必要性。

(四) 分子特征

目前，针对TLFRCC确切的驱动性分子异常尚未完全阐明，其分子发病机制仍是一个重要的研究领域。有研究观察到，约20%的TLFRCC患者在诊断时或既往曾合并有其他恶性肿瘤，这一现象提示潜在的遗传易感性或共同的致癌通路可能在TLFRCC的发生发展中扮演着关键角色。在探索其分子特征的过程中，有报道指出TLFRCC患者，特别是那些肿瘤组织中伴有肉瘤样分化成分的病例，可能相对更容易检测到一种特定的基因融合——*EWSR1*::*PATZ1*融合。这一发现具有潜在的重要意义，因为它可能为TLFRCC作为一种具有独特分子基础的独立肾细胞癌亚型提供了关键的遗传学证据。然而，鉴于该肿瘤的极端罕见性，*EWSR1*::*PATZ1*融合的发生频率、特异性及其确切的致病作用仍需通过更大样本量的研究进行深入验证。

近期，随着分子检测技术的应用，国内学者在一例表现为全身广泛转移的晚期TLFRCC患者中，利用高通量测序技术鉴定出了多个潜在的致病性基因突变，包括*POLE*、*ATM*、*TERT*和*ERBB2*。虽然这仅是个案报道，但它揭示了TLFRCC可能存在的分子异质性，并提示这些基因变异或许与其侵袭转移行为相关。鉴于TLFRCC独特的生物学特性和当前治疗缺乏针对性，在临床条件允许的情况下，对患者(尤其是晚期或疑难病例)进行全面的基因检测(包括融合基因和点突变/插入缺失等)具有重要的探索性价值。其目标不仅在于深化对该疾病本质的理解，更在于识别潜在的可靶向分子改变(如*ERBB2*突变)，从而为制定个体化的综合治疗方案(如考虑靶向治疗或免疫治疗)提供理论依据和新的方向。

四、诊断挑战

TLFRCC作为一种罕见的肾脏原发性恶性肿瘤，其最具特征性的病理表现：肿瘤细胞排列成类似甲状腺滤泡的结构并常含有嗜酸性胶样物质。虽然在形态学上具有辨识度，却也恰恰构成了显著的诊断挑战，容易与其他具有相似形态的疾病混淆。因此，在明确诊断TLFRCC之前，进行充分而细致的鉴别诊断至关重要，这是最大限度减少误诊和漏诊的关键步骤。需要重点与TLFRCC进行鉴别的疾病主要包括以下几类。

(一) 甲状腺癌肾转移

这是首要的鉴别对象,甲状腺肾转移癌多见于甲状腺滤泡癌及甲状腺乳头状癌,这类患者通常伴有甲状腺的原发疾病,通过甲状腺彩超及肿瘤免疫组化 TTF-1 和 Tg 染色阳性可协助明确诊断。值得关注的是,*PAX8* 在肾源性和甲状腺源性肿瘤鉴别中无参考价值,诊断时需要同时结合临床病史及甲状腺相关检查综合判断。

(二) 肾脏甲状腺化

肾甲状腺化是一种继发于慢性肾脏疾病(如慢性肾盂肾炎或尿路梗阻)的良性病变,常见于终末期肾病患者。其核心病理特点是肾小管或集合管发生萎缩,管腔内积聚胶样物质,形成类似甲状腺滤泡的结构。与 TLFRCC 的关键区别在于:肾脏甲状腺化属于非肿瘤性、反应性或化生性改变,通常广泛累及双侧肾脏,且患者常伴有明确的慢性肾脏病史,而 TLFRCC 患者通常无此类基础肾脏疾病背景,且表现为单侧肾脏的局限性肿瘤。

(三) 卵巢甲状腺肿

卵巢甲状腺肿是一种卵巢单胚层畸胎瘤,主要由成熟的甲状腺组织构成。虽然其本身恶性转化或转移的发生率很低,但当其发生转移时(包括转移至肾脏),其形态学(滤泡结构内含胶质)可能与 TLFRCC 相似。鉴别要点在于:卵巢甲状腺肿是卵巢来源的肿瘤,通过影像学检查(如超声)可发现卵巢原发病变;病理免疫组化染色显示肿瘤细胞表达甲状腺特异性标志物 TTF-1 和 Tg(阳性),这与 TLFRCC 的 TTF-1/Tg 阴性表达谱截然不同。

(四) 萎缩性肾样病变

萎缩性肾样病变在病理上可表现出分化良好的滤泡样结构,大小不一,腔内含有嗜酸性分泌物(类似胶质),从而在形态上模拟 TLFRCC。然而,其免疫组化特征通常与 TLFRCC 不同,一般表现为 *PAX8* 阴性(而 TLFRCC 通常 *PAX8* 阳性)。此外,这类病变往往发生在特定的病理背景下(如慢性炎症、损伤后),缺乏 TLFRCC 的典型肿瘤性特征和临床影像学表现。

五、临床治疗策略

(一) 手术治疗

鉴于 TLFRCC 通常表现为相对惰性的生物学行为,且大多数患者在确诊时处于疾病的早期,手术切除是局限性 TLFRCC 的首选和潜在根治性治疗手段。根据肿瘤大小、位置及患者肾功能状况,可选择的术式包括根治性肾切除术、肾部分切除术(保留肾单位手术)或腹腔镜 / 机器人辅助下的微创肾部分切除术。对于确诊时已处于晚期的患者(如存在远处转移),治疗原则应转向系统性全身治疗,手术可能仅用于缓解症状(如控制出血或疼痛)。

(二) 分子靶向治疗

以酪氨酸激酶抑制剂(TKI)(如舒尼替尼、培唑帕尼)为代表的分子靶向治疗在晚期肾透明细胞癌等常见亚型中占有重要地位。然而,其对于 TLFRCC 的治疗效果尚不明确,缺乏大规模的临床证据支持。有报道显示,一例存在盆腔和脊柱转移的 TLFRCC 患者在接受舒尼替尼治疗后,病情稳定持续了 6 个月。这表明部分 TLFRCC 患者可能从 TKI 治疗中获益,但疗效的普遍性和持久性仍需验证。

(三) 免疫治疗

以免疫检查点抑制剂(ICIs,如抗 PD-1/PD-L1、抗 CTLA-4 抗体)为代表的免疫治疗对于肾癌的治疗格局带来了重要的变化。尽管 KEYNOTE-564 研究首次为高危肾癌术后辅助免疫治疗提供了阳性证据,但是对于 TLFRCC 患者接受手术治疗后,是否需要进行辅助免疫治疗,目前并无定论。有报道显示一例 17 岁患者在接受根治手术后,进行了伊匹木单抗(抗 CTLA-4)联合纳武利尤单抗(抗 PD1)的联合辅助治疗,随访显示在 9 个月内未出现肿瘤复发。在晚期转移性 TLFRCC 治疗方面,也有探索性的尝试:国内学者对于一例存在远处转移的 TLFRCC 患者给予标准的特瑞普利单抗(国产抗 PD1 抗体)联合持续的培唑帕尼治疗,在 9 个月随访时患者状态良好且未见肿瘤进展。这些个案提示免疫治疗(单药或联合靶向)在 TLFRCC 中可能具有一定潜力,但同样需要更多病例积累和研究证实。

综上,手术是早期 TLFRCC 的基石。对于晚期或转移性患者,靶向治疗和免疫治疗虽有零星的成功个案报道,显示出一定的应用前景,但整体疗效证据等级较低,治疗方案的选择具有探索性。未来需要更多临床数据和深入的分子机制研究来指导 TLFRCC 的精准治疗。

六、预后与随访

TLFRCC 因其通常表现出的惰性生物学行为(低级别核特征、低增殖指数),被认为预后相对较好,但也有术后短期内即发生远处转移的报道,这提示其生物学行为并非总是完全惰性,部分病例可能具有潜在的侵袭性和转移能力。因此对于局限期 TLFRCC 患者在接受手术治疗后,建议定期长期随访,而对于初诊即存在远处转移的患者建议根据患者的治疗选择个体化的定期随访,需紧密结合患者所接受的具体全身治疗方案(如靶向治疗、免疫治疗等)的疗效评估周期、耐受性以及患者整体状况来制定。

七、结论

TLRFCC 是一种新确立的原发于肾脏的罕见恶性肿瘤,主要见于中青年的女性患者,具有独特临床病理和分子特征,易合并 *EWSR1*::*PATZ1* 的融合基因突变,诊断需综合影像、形态及关键免疫组化($TTF\text{-}1^-/Tg^-/PAX8^+$),早期手术是治愈关键,晚期治疗则充满挑战,亟待更多研究。

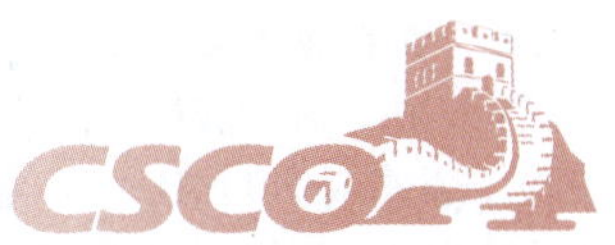

梅克尔细胞癌的诊疗进展

刘艺欣　魏永长
武汉大学中南医院

梅克尔细胞癌（Merkel cell carcinoma，MCC）是一种罕见的皮肤原发性神经内分泌肿瘤（NETs），于1972年由Toker首次发现。MCC最常见于皮肤白皙的老年高加索人，发病部位以头面部多见，具有高复发率和早期转移的高度恶性特征。由于临床表现缺乏特异性，MCC诊断较为困难，容易导致治疗延误。尽管近年来MCC的治疗取得了一定进展，但总体预后仍不理想。随着发病率的增长，早期诊断以及多学科协作下的规范化管理对于改善患者预后至关重要。

一、流行病学

MCC在欧美国家发病率为每10万人0.1~1.6例不等。在我国罕见，仅见部分病例报道。随着人们对MCC认识的加深以及诊断技术的提升，其发病率正逐年上升。大型癌症数据库数据显示，美国MCC发病率在2000—2013年间增加了约95%，增幅远超所有实体瘤和恶性黑色素瘤。欧洲罕见癌症监测（RARECARE）数据库报告1995—2002年，MCC的粗发病率约为0.13/10万。澳大利亚发病率全球最高，昆士兰州报告的年龄调整发病率是1.6例/10万人。随着人口老龄化加剧，MCC的发病率预计将持续攀升。

MCC多见于老年白种人，70%以上的患者初诊时年龄超过70岁，其中男性发病率约为女性的两倍。MCC好发于阳光暴露的头面部。高龄、长期紫外线暴露、高肿瘤负荷、免疫抑制状态（如HIV感染、器官移植术后、合并慢性B淋巴细胞白血病）均为其危险因素。MCC生长极为迅速且易于早期转移。研究显示，63%的原发病灶在确诊前3个月内生长迅速，约一半患者会出现局部复发。一项大型meta分析表明至少一半MCC患者在确诊时已发生淋巴结受累，近1/3患者可见远处转移。MCC死亡率高于黑色素瘤，5年无病生存期（disease free survival，DFS）为41%~77%。由于MCC患者以合并多种基础疾病的老年人为主，其五年总生存期（overall survival，OS）明显低于DFS。

二、发病机制

紫外线（ultraviolet，UV）和梅克尔细胞多瘤病毒（Merkel cell polyomavirus，MCPyV）是MCC两大关键致病因素。UV与MCC之间关系比较明确，长期阳光UV暴露和接受紫外光动力治疗的患者容易发生体细胞基因突变如C>T突变。皮肤色素在这一过程中是保护因素，因此MCC多发生在白种人。另外长期UV暴露会改变机体抗原提呈细胞和树突状细胞中炎症介质的表达和诱导其功能改变从而降低免疫敏感性，增加疾病发生的危险。在欧洲和北美，约80%的MCC是由于MCPyV整合进宿主基因组引起，剩余20%则与广泛的UV损伤有关。相比之下，澳大利亚的情况刚好相反，约80%的病例与紫外线相关，仅有约20%与MCPyV感染有关。

2008年Feng等人通过对MCC患者的全转录组测序发现了MCPyV的存在并据此将MCC分为两类：病毒相关性MCC（MCCP）和非病毒性MCC（MCCN）。在西方国家，约80%的MCC患者伴有MCPyV感染，MCPyV能够整合到宿主基因组，并通过大T抗原（large T antigens，LT）和小T抗原（small T antigens，ST）发挥致癌作用。病毒整合后，LT抗原经过剪切后形成截短突变体，失去抑制自身DNA复制的能力，但保留与抑癌基因*RB1*结合的结构域，维持肿瘤细胞的生长和存活。虽然有直接证据显示ST抗原在病毒整合中的作用有限，但其在MCC的恶性表型形成中尤为关键。ST抗原通过扰乱细胞信号通路促进细胞增殖、抑制细胞凋亡，并增强细胞对病毒整合和转化的适应能力。研究还发现，ST抗原通过与磷酸酶2A的调控和催化亚基结合，进而上调促糖酵解基因的表达，增强肿瘤的Warburg效应。此外，它还可以通过特异性结构域—LSD（LT stabling domain）提高LT抗原水平，从而间接发挥作用。总体而言，ST抗原在致癌表型的形成中起着主导作用，而LT抗原主要维持癌细胞的恶性增殖。

MCPyV阴性的MCC（$MCPyV^-$ MCC）常见与UV损伤相关的高频率DNA突变，这些突变通常也出现在其他与日晒相关的皮肤癌，如黑色素瘤、基底细胞癌和皮肤鳞状细胞癌。其中，*RB1*、*TP53*失活以及涉及DNA损伤修复和染色体修饰的相关通路（如Notch1/2通路）损伤最为常见。MCPyV阳性的MCC（$MCPyV^+$ MCC）细胞突变较少，其主要致癌机制是通过形成MVPyV ST-MYCL-EP400等复合物结合于基因转录起始点调节肿瘤相关基因表达。MCC的免疫原性来自病毒抗原（$MCPyV^+$ MCC）或高突变负荷（UV相关病例）。尽管

CD8⁺ T 细胞能够识别并攻击 ST 和 LT 抗原，但大多数 MCC 患者存在 T 细胞功能耗竭现象。MCC 可通过激活 PD1/PDL1 通路或下调 HLA-Ⅰ类分子的表达来实现免疫逃逸，从而导致对免疫检查点抑制剂（ICIs）的耐药。

尽管目前对 MCC 的发病机制的研究已取得诸多进展，但其具体起源尚不明确。正常的梅克尔细胞是终末分化阶段形成的，因此并不被认为是 MCC 的直接起源。目前研究倾向于认为 MCC 可能来源于梅克尔细胞的前体细胞，如表皮干细胞和毛囊干细胞，也可能来源于 B 细胞前体或真皮成纤维细胞。对 MCC 起源细胞的进一步探究，有助于更好地认识其危险因素，从而最大限度地降低疾病的发生风险。

三、临床表现、初步检查与诊断

MCC 缺乏特异性临床表现，通常表现为快速生长的无痛性紫红色结节，直径多为 1~2cm，偶可溃疡或破损，但通常无明显鳞屑或角化。根据第八版 AJCC 分期标准，MCC 被系统性分为 0~Ⅳ期，大多数患者初诊时为Ⅰ/Ⅱ期，但是 2~3 年内常发生远处转移。MCC 好发于老年人暴露部位皮肤，主要累及头颈部（45%）、上肢（24%），其次为下肢（10%）和躯干（<10%），约 11% 的患者无明显原发皮损。MCC 常被误诊为鳞状细胞癌、基底细胞癌等其他皮肤恶性肿瘤或炎症性疾病，利用皮肤镜等辅助检查有助于鉴别诊断，尤其在伴有多发皮损时应提高警惕。

组织病理学是确诊 MCC 的主要手段。HE 染色镜下可见小圆型、小梁型和中间型三种组织亚型，大多数病例三种类型可同时存在，但以蓝染的小圆细胞为主，该细胞具有囊泡状细胞核和稀少胞浆。肿瘤细胞常为中等大小，也可见多形性，核仁通常较多但不明显，常伴有高分裂象和凋亡。由于 HE 染色下肿瘤形态缺乏特异性，所以确诊需依赖免疫组化。MCC 细胞常表达多种细胞骨架蛋白如 CK20、CK8、CK18、CK19 以及神经内分泌标志物如突触素（SYN）、神经原纤维（neurofilament）、嗜铬粒蛋白 A（CgA）、CD56。其中，CK20 阳性见于 90% 以上的 MCC 患者，具有最高的诊断价值。甲状腺转录因子（TTF-1）、ASH-1、波形蛋白（vimentin）、S100B 及 CK7 等通常呈阴性。极少数 MCC 患者可出现 TTF-1 或 CK7 阳性，因此需谨慎解读这两项染色结果，以免误诊为其他小圆细胞肿瘤（如肺小细胞癌）。

对可疑 MCC 病灶的初步评估应包括详细的病史询问和体格检查，并对原发肿瘤进行活检。MCC 的确诊依赖组织学检查，且完整的病理报告应涵盖肿瘤大小、切缘状况、累及范围、肿瘤深度、淋巴血管侵犯及肿瘤内淋巴细胞浸润等信息。目前尚无组织学标志物能够可靠区分病毒相关型或 UV 相关型 MCC。虽然 MCPyV LT 抗原阳性提示病毒相关性，但阴性结果并不能完全排除病毒感染。免疫组化标志物在 MCC 的诊断中非常重要，但目前尚无充分证据表明其能预测预后或治疗反应。

对于活检确诊为 MCC 的患者，后续评估应包括全身皮肤和淋巴结检查、影像学以及相关实验室检查，并建议在具备丰富经验的专科中心进行多学科会诊。最新版 NCCN 指南指出，血清 MCPyV 抗体定量应作为初始评估的一部分。抗体阴性者复发风险较高，而抗体阳性者若滴度升高可能提示复发。首轮检测建议在治疗后三个月内完成，随访期间每三个月检测一次。循环肿瘤 DNA（ctDNA）检测可用于评估病毒相关和非病毒相关 MCC 的肿瘤负荷，且通常在临床复发前或复发时呈阳性，随访期间建议每三个月检测一次。有研究显示，约 20% 的 50 岁以下 MCC 患者携带致癌基因的遗传性突变，因此 NCCN 指南建议 50 岁以下患者进行遗传咨询。

影像学检查对于大多数 MCC 患者的分期至关重要。即使病史和体格检查无异常，影像学评估仍可在 12%~20% 的患者中发现隐藏的转移灶。全身 PET-CT 检测隐匿性转移最为灵敏；若原发病灶位于头颈时，应行胸、腹、盆腔增强 CT 筛查；MRI 则主要用于怀疑脑转移或病变广泛。前哨淋巴结活检（SLNB）是发现亚临床淋巴结转移、实现准确分期和指导后续治疗的重要手段。大规模回顾性分析和 meta 分析表明，临床无淋巴结转移的局限性 MCC 患者中，SLN 阳性率为 30%~40%。NCCN 指南建议，所有临床无淋巴结转移且适合根治性治疗的患者，在原发肿瘤切除前或同期进行 SLNB，尤其是头颈部 MCC 患者，因为手术切除或重建可能影响后续淋巴结定位的准确性。然而，关于 SLNB 本身是否能够降低临床无淋巴结转移 MCC 患者的复发、进展或死亡风险尚有争议。有研究显示 SLN 阴性与更低的复发风险和更好的预后相关，但也有研究未发现相关性。一项回顾性研究发现，接受 SLNB 患者的 5 年疾病特异生存率略高于未行 SLNB 者（79% vs. 74%）；大数据库分析也发现 SLNB 或联合淋巴结清扫可降低全因死亡风险，其中联合清扫可进一步降低 MCC 特异死亡风险。不过，目前仍缺乏直接证据证明这些生存获益完全归因于 SLNB 本身，还是由于后续基于活检病理结果所制定的治疗策略。

四、治疗

（一）手术治疗和辅助放疗

根治性手术是局部 MCC 的标准治疗。原则上推荐采用 1~2cm 的安全切缘进行规范切除；对于特殊部位或需兼顾功能和外观保护的病例，可根据具体情况选择 Mohs 显微外科或其他 PDEMA 术式，在彻底切除肿瘤的同时最大限度保留健康组织。无论采用何种手术方式，首要目标都是确保原发病灶的完整切除并获得病理阴性切缘，同时尽量保留周围健康组织，避免因创面无法直接闭合而延误术后放疗。此外，建议协调手术安排，在确切切除前或同期完成 SLNB，以实现最佳的分期和治疗决策。

MCC 对放疗较为敏感，术后辅助放疗有助于提高生存率。Mojica 等人基于 SEER 数据库对 1 665 例 MCC 患者进行回顾性分析发现，术后辅助放疗能够明显延长患者的生存期中位数。放疗能为所有肿瘤大小的患者带来生存获益，尤其是原发病灶直径大于 2cm 的患者。另一项回顾性分析（纳入 29 项研究，17 179 例 MCC 患者）表明术后辅助放疗可显著提高整体 OS（*HR*=0.81），并改善 DFS（*HR*=0.45）。辅助放疗显著降低了局部和区域复发风险（局部 DFS *HR*=0.21，区域 DFS *HR*=0.3），但对远处转移的防控作用有限。中期（Ⅰ~Ⅱ期）MCC 患者、肿瘤>2cm、较年轻患者及随访时间较短者从

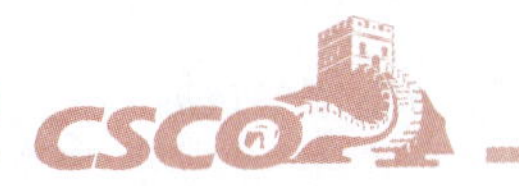

辅助放疗中获益更多。然而，对于直径<1cm 原发性肿瘤，术后是否常规进行放疗尚有争议。2018 年 Frohm 等人指出，对于直径 2cm 以内且属于低风险的 MCC 患者，单独手术即可实现良好的局部控制，无须常规加做术后放疗。基于上述研究结果，NCCN 指南推荐根治性手术切除后获切缘阴性的 MCC 若伴有一个及以上不良风险因素（肿瘤直径>1cm；慢性 T 细胞免疫抑制；HIV 感染；合并慢性淋巴细胞白血病（CLL）；实体器官移植；头颈部原发灶；存在淋巴血管浸润），应考虑进行辅助放疗。放疗应在伤口愈合后尽早启动，研究表明术后放疗延迟至 8 周以上会显著增加复发和肿瘤相关死亡风险。目前针对 MCC 放疗剂量的循证依据尚有限，NCCN 指南推荐，对于切缘阴性、镜下切缘阳性及切缘阳性患者分别给予 50~56Gy、56~60Gy 和 60~66Gy，一般情况下采用 2Gy/d 的标准分割方案。对于因合并症无法耐受常规分割放疗的患者，可以考虑采用低分割放疗，若手术切缘阴性且风险因素较少，术后单次照射 8Gy 亦可作为选择。

（二）根治性放疗

对于不适合进行手术的 MCC 患者，放射治疗是明确的替代治疗方法，NCCN 指南推荐的剂量为 60~66Gy。在一项基于 NCDB 数据库、纳入 1 227 例患者的研究中，研究者采用倾向评分匹配后将患者分为手术组（有 / 无术后放疗）和根治性放疗组。结果显示，Ⅰ~Ⅱ期患者两组 5 年 OS 率分别为 61%（手术组）和 42%（根治性放疗组），Ⅲ期患者分别为 34% 和 21%。虽然单纯放疗在生存获益上不及手术，但不可否定的是根治性放疗可以延长晚期和转移性 MCC 患者的生存期。2011—2018 年间，多项单中心研究报道单独根治性放疗的肿瘤局部区域控制率为 75%~95%。2014 年，加拿大一项回顾性研究（纳入 23 项研究，164 名患者）指出，单独根治性放疗的肿瘤局部区域控制率达到了 88%；其中照射剂量>50Gy 的患者疾病特异性生存期更长。综上所述，根治性放疗是 MCC 的有效治疗方式，尤其是对于无法接受广泛性手术切除的患者。

对于 MCC 患者，淋巴引流区的预防性照射仅在肿瘤原发灶紧邻淋巴结区时推荐。若出现以下情况则考虑对淋巴结区经验性放疗：一是 SLNB 准确性存疑；二是 SLNB 假阴性概率高；三是患者伴有重度免疫抑制。对于临床或影像学证实已累及淋巴结的患者，应给予较高照射剂量（60~66Gy），而对于预防性或辅助性照射可采用较低剂量（如 46~50 Gy），一般采用 2Gy/d 的标准分割方案。得注意的是，淋巴结区域放疗能够有效降低区域复发的风险，特别是在高危复发风险患者中进一步提高无病生存率（DFS）。因此，应依据患者具体病情和临床风险因素制定个体化放疗计划。

（三）免疫治疗

免疫失调在 MCC 的发生和进展中具有重要作用。临床研究显示，HIV 感染者、器官移植术后患者及 B 细胞恶性肿瘤患者等免疫功能低下人群，MCC 的发病风险显著增加。早期 MCC 病灶中常可见到丰富的淋巴细胞浸润，进一步提示免疫应答与肿瘤活性密切相关。2008 年，Feng 等人首次明确了 MCPyV 与 MCC 的致病联系，阐明了免疫逃逸在 MCC 发生中的关键作用。这一发现不仅加深了对 MCC 发病机制的理解，也为 ICIs 在 MCC 中的应用提供了理论依据。随着相关研究深入，免疫治疗已成为 MCC 治疗领域的重要新方向，并在晚期患者中展现出令人鼓舞的疗效。

1. PD-L1 抑制剂 avelumab 是首个获批用于 MCC 的 ICIs。2016 年，一项多中心、开放性临床试验（JAVELIN Merkel 200；NCT02155647）评估 avelumab 在既往接受过一线或多线化疗且病情进展的转移性 MCC（mMCC）患者中的疗效（Part A）。88 例患者的随访时间中位数为 16.4 个月，客观缓解率（objective response rate，ORR）为 33%，其中 10 名患者获得完全缓解（complete response，CR），19 名患者获得了部分缓解（partial response，PR）。基于该研究结果，FDA 于 2017 年 3 月正式批准 avelumab 在经治的转移性 MCC 患者中应用。后续随访最新数据显示，88 例 mMCC 患者随访时间中位数为 60.5 个月，OS 中位数为 12.6 个月，5 年 OS 率为 26%，其中 PD-L1 阳性患者显示出更好的获益趋势。该研究的另一部分（Part B）旨在评估 avelumab 在未经系统治疗的 mMCC 患者中的疗效，最新数据表明，116 例 mMCC 患者中位随访 54.3 个月，OS 中位数为 20.3 个月，4 年 OS 率为 38%。其中 PD-L1 阳性患者 4 年 OS 率高于 PD-L1 阴性患者。

2022 年，一项回顾性研究纳入了来自美国多所学术医疗中心的 90 例晚期 MCC 患者，评估了 avelumab 的临床应用效果。研究显示，avelumab 治疗的总体 ORR 为 73%，PFS 中位数为 24.4 个月，OS 中位数为 30.7 个月，且有 42% 的患者在随访结束时仍在接受治疗。这一结果进一步确认了 avelumab 能为晚期 MCC 患者带来的显著且持久的疗效。目前，avelumab 的使用已经逐渐推广至全球多个国家，不仅在注册临床试验中取得了良好疗效也在真实世界数据中展现出有效且可持续的治疗效果。2021 年，意大利一项临床试验报道了 2016—2019 年中 95 名接受 avelumab 治疗的转移性 MCC 患者。在纳入分析的为 55 例患者中，ORR 为 29.1%，其中 6 名患者获得 CR，10 名患者获得 PR。2021 年，一项研究报道了拉丁美洲地区参与全球 avelumab 扩展使用计划的 mMCC 患者真实世界数据。研究共纳入 46 例患者，治疗时间中位数为 7.9 个月。ORR 为 57.9%（其中 CR 率 15.8%，PR 率 42.1%），疾病控制率为 68.4%。以上数据表明 avelumab 单药治疗为 mMCC 患者带来了有意义的长期总生存期获益，进一步支持 avelumab 作为 mMCC 患者标准治疗方案的地位。

2. PD-1 抑制剂 目前用于 MCC 治疗的 PD-1 抑制剂有三种：帕博利珠单抗、纳武利尤单抗和 retifanlimab。2016 年，一项多中心、单臂Ⅱ期临床试验（KEYNOTE 017，NCT02267603）首次评价了帕博利珠单抗用于晚期或转移性 MCC 的疗效。共 26 例患者接受治疗，总体 ORR 为 56%，包括 4 例 CR 和 10 例 PR；随访 6 个月 PFS 为 67%。基于这一研究结果，美国 FDA 于 2018 年 12 月批准其用于局部复发、晚期或转移性 MCC 患者的治疗。长期随访结果显示，3 年总 ORR 为 58%（30% CR，25% PR），PFS 中位数为 16.8 个月，3 年 PFS 率为 39.1%，3 年 OS 为 59.4%，而缓解患者的 3 年 OS 率达 89.5%。进一步分析发现，基线美国东部肿瘤协作组（ECOG）评分为 0、更高的肿瘤缩小比例、完成 2 年治疗以及较低的中性粒细胞 / 淋巴细胞比值，均与获得缓解和更长的生存期密切相关。此外，另一项单臂、开放性Ⅲ期临床试验（KEYNOTE-913，NCT03783078）评价了帕博利珠单抗作为一线治疗晚期 MCC 的疗效和安全性。55 例患者接受治疗，在随访 50.3 个月（随访时间中位数）后，ORR 率为 49%（12 例 CR，15 例 PR）。缓解持续时间（DoR）中位数为 39.8 个月，24 个月 DoR 率为 69%；PFS 中位数为 9.3 个月，24 个月 PFS 率为 39%；总 OS 中位数为 24.3 个月，24 个月 OS 率为 51%。这些结果进一步证实帕博利珠单抗在复发性局部晚期或转移性 MCC 患者中展现出持久的抗肿瘤活性和良好的生存获益，支持其作为该患者群体的重要治疗选择。

纳武利尤单抗是一种全人源化的 PD-1 单克隆抗体。一项多中心、开放标签的Ⅰ/Ⅱ期临床研究（CheckMate 358，NCT02488759）探究纳武利尤单抗作为新辅助治疗在可切除 MCC 患者中的安全性和疗效。36 例患者在接受治疗后均顺利手术，其中 17 例（47.2%）达到 pCR，54.5%（18/33）的患者影像学评估肿瘤缩小 ≥ 30%。随访期间，所有获得 pCR 的患者均未出现肿瘤复发。另外一项多中心Ⅱ期随机对照研究（ADMEC-O，NCT02196961）则评估了作为辅助免疫治疗在完全切除后的 MCC 患者中的疗效和安全性。结果显示，纳武利尤单抗治疗组（n=118）12 个月和 24 个月的 DFS 分别为 85% 和 84%，而观察组（n=61）分别为 77% 和 73%。两组间 HR 为 0.58，治疗组较观察组 1 年和 2 年 DFS 绝对风险降低约 9% 和 10%。这一结果表明辅助纳武利尤单抗治疗能够有效降低 MCC 患者完全切除后的复发风险，且安全性良好，具备临床应用前景。综上，纳武利尤单抗在 MCC 患者的新辅助和辅助治疗情境下均表现出良好的疗效和安全性，为 MCC 标准化免疫治疗提供了新选择，也为后续临床研究与实践奠定了坚实基础。目前，NCCN 指南已推荐其作为局部晚期和转移性 MCC 患者的首选免疫治疗方案之一。

retifanlimab 是一种新型的 PD-1 单克隆抗体。2021 年，一项单臂、多中心Ⅱ期临床研究（POD1UM-201、NCT03599713）评估了 retifanlimab-dlwr 在未接受过系统性治疗的局部晚期不可切除或转移性 MCC 中的疗效及安全性。纳入分析的 65 例患者 ORR 为 46.2%，8 例获得 CR，22 例获得 PR，DCR 为 53.8%。基于此项数据，美国 FDA 于 2023 年 3 月批准 Zynyz（retifanlimab-dlwr）用于治疗成人转移性或复发性局部晚期 MCC 患者。该研究的最新数据显示，ORR 提升至 52%，超过 62% 的应答患者缓解时间超过 12 个月。NCCN 指南也推荐将其作为局部晚期（无法根治性手术或放疗）或转移性 MCC 的一线治疗方案之一。

3. CTLA-4 单抗 伊匹木单抗是全球首个获批的 ICIs，于 2011 年 3 月由美国 FDA 批准应用于转移性及无法手术切除的黑色素瘤。Winkle 等人对 2012—2015 年间接受伊匹木单抗治疗的 5 例转移性 MCC 患者进行了回顾性分析，结果显示 2 例患者获得 CR，1 例 SD，2 例疾病进展（PD）。接受伊匹木单抗治疗后，3 例患者在放疗后获益，提示免疫放疗联合模式可能有协同效应。2022 年，一项多中心随机Ⅱ期临床试验（NCT03071406）评估了纳武利尤单抗联合伊匹木单抗（NIVO/IPI）在晚期 MCC 中的疗效和安全性，并探讨了联合立体定向体部放射治疗（SBRT）是否能进一步提高疗效。NIVO/IPI 在 ICI 初治患者的 ORR 为 100%，其中 41% 获得 CR。既往接受过抗 PD1/PDL1 治疗的患者，ORR 为 31%，CR 率为 15%，联合使用 SBRT 未带来额外益处。总体而言，该联合方案为晚期 MCC 提供了一线及挽救性免疫治疗的新选择。2025 年，一项非随机、多队列的Ⅰ/Ⅱ期临床试验（CheckMate 358，NCT02488759）评估了纳武利尤单抗单药及 NIVO/IPI 联用在 ICI 初治的复发 / 转移性 MCC 患者中的疗效及安全性。纳武利尤单抗单药组 ORR 为 60%，DoR 中位数、PFS 中位数和 OS 中位数分别为 60.6 个月、21.3 个月和 80.7 个月，3/4 级不良事件发生率 28%。NIVO/IPI 组 ORR 为 58%，DoR 中位数、PFS 中位数和 OS 中位数分别为 25.9 个月、8.4 个月和 29.8 个月，3/4 级不良事件发生率 47%。这一结果提示两种方案均能产生较好的持久疗效，但联合方案未增加缓解率或延长生存，且安全性更差。2022 年，德国一项前瞻性研究报道了 14 例对 avelumab 耐药的晚期 MCC 患者接受 NIVO/IPI 治疗的随访结果。研究显示，ORR 为 50%，PFS 中位数为 5.07 个月，12 个月和 24 个月的 PFS 率分别为 42.9% 和 26.8%。总体而言，多项研究结果均表明 IPI/NIVO 是晚期、PD-L1 抑制剂耐药 MCC 患者的有前景的后线治疗选择。NCCN 指南已将该方案推荐为 PD-1/PD-L1 抑制剂不可耐受、禁忌或治疗失败时的可选治疗策略。

（四）化学治疗

目前，化疗主要用于局部复发和转移性 MCC 患者，常用方案以依托泊苷联合铂类为主。2016 年一项回顾性研究分析了化疗在转移性 MCC 中的作用，结果显示在接受化疗的 62 名患者中，总体有效率为 55%，但 PFS 中位数仅为 94 天。目前现有研究中化疗的总体有效率为 20%~61%，其中一线治疗和二线治疗的有效率分别为 53%~61%、23%~45%。Poulsen 等通过对 TROG 96：07 研究结果进行多因素分析指出同步化疗联合放疗未能改善高危 MCC 患者整体或疾病特异性生存。总体来看，化疗的生存获益有限且毒性较高。另外，随着免疫治疗在 MCC 治疗的疗效不断提升，化疗仅用于 PD-1/PD-L1 抑制剂不可耐受、禁忌或治疗失败时的备选方案。

（五）靶向治疗与其他

尽管 ICIs 已成为晚期 MCC 的标准治疗方案，但是仍有部分患者对免疫治疗反应不佳或在治疗过程中出现疾病进展，因此亟须探索和开发新的治疗策略。由于多数 MCC 肿瘤缺乏常见的驱动基因突变，所以目前其靶向治疗还处于探索和临床研究阶段。

Leiendecker 等人报道，MCC 对于组蛋白去甲基化酶 LSD1 抑制剂表现出独特的敏感性。LSD1 抑制剂能够促进 MCC 肿瘤细胞向正常 Merkel 细胞分化，从而抑制肿瘤细胞生长。这一发现为 MCC 的新型治疗策略提供了理论基础和潜在靶点。此外，有研究指出 MCPyV 能够激活 MCC 细胞中 LSD1、RCOR2 和 INSM1 的表达，而 LSD1 抑制剂可抑制 MCC 的体内外生长。在选择靶向治疗药物时候必须要考虑患者的 MCPyV 表达情况。另外一个用于 MCC 的靶向药物是 domatinostat（4SC-202），它能够促使 MCC 细胞周期阻滞于 G_2/M 期并诱导凋亡，同时上调抗原加工与呈递相关基因，增强肿瘤细胞被细胞毒性 T 细胞识别与清除的能力。这表明 domatinostat 不仅直接抑制肿瘤细胞生长，还可通过恢复 MHC-Ⅰ表达逆转对免疫治疗的耐药性，提升免疫治疗效果。目前关于 domatinostat 联合 avelumab 用于既往抗 PD1/PD-L1

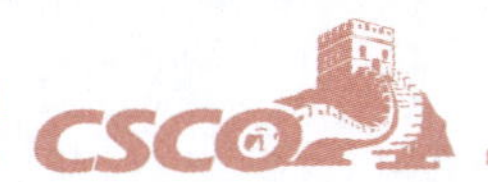

治疗后进展的晚期不可切除或转移性 MCC 成年患者的疗效的临床试验（MERKLIN 2，NCT04393753）正在开展。

此外，生长抑素类似物、酪氨酸激酶抑制剂，电化疗、T-VEC 溶瘤病毒对 MCC 的疗效均有报道，但多为病例报告和回顾性研究，涵盖的患者数量有限，临床有效性还需进一步验证。NCCN 指南也仅将这些疗法限于 PD-1/PD-L1 抑制剂不可耐受、禁忌或治疗失败时的备选方案。

五、生物标志物

MCC 具有高度侵袭性，其生物标志物对于早期诊断、预后评估和治疗选择具有重要意义。最常用的组织学生物标志物为 CK20，该蛋白在 MCC 肿瘤细胞中呈点状阳性表达。此外，神经内分泌标志物如神经元特异性烯醇化酶（NSE）、CgA 和 SYN 也常用于辅助诊断 MCC。LT 抗原的检测可以区分病毒相关型与非病毒相关型 MCC，对判断预后有一定价值。近年来，PD-L1 表达水平、肿瘤突变负荷（TMB）以及外周血 ctDNA 等新兴分子标志物在预测复发及免疫治疗应答方面显示出潜力。2024 年，一项研究通过基因组测序探索了早发型 MCC 患者的遗传风险因素。在 37 例早发型 MCC 患者中，约 19%（7/37）携带已知的致癌易感基因变异，包括 *ATM*、*BRCA1*、*BRCA2*、*TP53*（共 6 例）和与免疫缺陷相关的 *MAGT1*（1 例）。与对照组相比，早发型 MCC 患者在这 5 个基因中致病或可能致病位点的携带比例显著升高（*OR*=30.35），而晚发型 MCC 患者未检测到上述致病性生殖系变异。该研究提示，特定 DNA 修复及肿瘤易感基因的变异与早发型 MCC 的发生密切相关。最新的 NCCN 指南也推荐 50 岁以下的 MCC 患者应考虑进行遗传咨询和基因检测，以评估潜在的遗传风险，指导个性化管理。

六、小结

作为一种罕见且侵袭性极高的神经内分泌性皮肤肿瘤，MCC 的诊疗依赖多学科、多中心的紧密协作。近年来，随着管理模式持续优化，早期诊断和规范治疗显著改善了患者预后。手术联合辅助放疗依然是局部 MCC 的标准治疗方案，而根治性放疗则为无法手术的患者提供了有效替代方案。ICIs 的使用极大拓展了晚期、复发及转移性 MCC 患者的治疗选择，显著提升了生存获益。对于老年和基础疾病较多的患者，治疗策略应更加注重安全性与疗效的平衡。在基础研究层面，MCC 的致病机制、免疫逃逸途径及针对多瘤病毒的新型靶向药物研发正不断取得进展。展望未来，需要更多高质量的多中心、前瞻性研究为 MCC 的临床诊治提供坚实依据，推动其诊疗策略的持续进步和标准化。

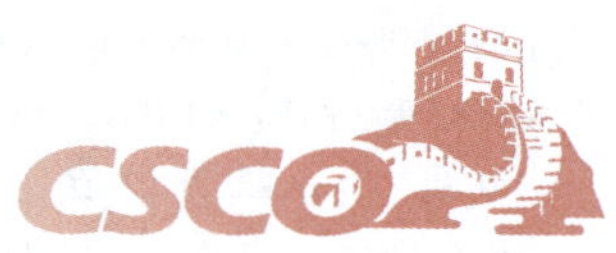

具有靶向治疗特征的传统化疗药物

张翠英
内蒙古自治区人民医院

传统化疗药物通过多种机制干扰肿瘤细胞的生长和增殖，其中一些药物具有类似靶向治疗的特征，针对细胞增殖的某个关键因素进行抑制，从而达到抑制或杀死肿瘤细胞的目的，本章将以具备上述特点的拓扑异构酶抑制剂和微管抑制剂进行重点阐述。

一、拓扑异构酶抑制剂

（一）拓扑异构酶Ⅰ抑制剂

1. 伊立替康

（1）作用机制：伊立替康是研究最好的TOP Ⅰ抑制剂之一，已被用于治疗肺癌、胰腺癌、胃癌、卵巢癌、结直肠癌等多种肿瘤。CPT-11是一种水溶性喜树碱类前体药物，在体内经羧酸酯酶裂解转化为7-乙基-10-羟基喜树碱（SN-38）而发挥作用，SN-38主要作用于癌细胞分裂的S期，它以TOP Ⅰ为靶点。TOP Ⅰ抑制剂的独特性表现为随着细胞拓扑异构酶浓度的升高，酶抑制的剂量依赖性增加。因此，细胞对拓扑异构酶抑制剂的敏感性主要取决于细胞内拓扑异构酶的浓度。此外，研究表明，TOP Ⅰ在癌细胞中的表达可能比肿瘤周围正常细胞高14~16倍。

（2）药物代谢：伊立替康经血液进入人体后，大部分在肝脏经羧酸酯酶转化为抗肿瘤活性增强100倍的代谢产物SN-38；SN-38与血浆蛋白结合（结合率95%）发挥抗肿瘤作用后，再经肝脏UGT1A1（尿苷二磷酸葡萄糖醛酸基转移酶1A1）催化转变为无活性的SN-38G。葡萄糖醛酸化大大增加了SN-38的极性，促进药物从体内消除。肠道菌群也可能通过催化SN-38分解为SN-38G参与伊立替康代谢。除SN-38的葡糖苷酸形式外，伊立替康其他代谢物通过粪便排出。

伊立替康在人体内的吸收率较低，口服吸收率为1.5%~3.5%，静脉注射后血浆浓度呈多指数消除，平均终末清除半衰期为6~12小时，而其主要活性代谢产物SN-38的半衰期则为10~20小时。这表明伊立替康及其代谢物在体内的清除速度存在显著差异。

（3）适应证及指南推荐：用于成人转移性结直肠癌的治疗，特别是对于经含5-FU化疗失败的患者，本品可作为二线治疗。

指南推荐：在晚期结直肠癌的治疗中，伊立替康联合5-氟尿嘧啶和亚叶酸用于治疗既往未接受过化疗的晚期患者（一线治疗），或者单药用于治疗经含5-氟尿嘧啶联合奥沙利铂化疗方案治疗失败的患者（二线治疗）。

（4）剂量：单药方案（伊立替康350mg/m^2，静脉滴注30~90分钟，每三周一次；伊立替康125mg/m^2，静脉滴注30~90分钟，第1、8天，每3周重复）。联合用药[FOLFIRI：伊立替康（180mg/m^2，静脉滴注30~90分钟）+LV+5-FU，每2周重复；CapIRI：伊立替康（180mg/m^2，静脉滴注30~90分钟）+卡培他滨，每2周重复；mXELIRI：伊立替康（200mg/m^2，静脉滴注30~90分钟）+卡培他滨，每3周重复；FOLFOXIRI：伊立替康（165mg/m^2，静脉滴注30~90分钟）+奥沙利铂+LV+5-FU，每2周重复。]

（5）剂量调整：对于无症状的严重中性粒细胞减少症（中性粒细胞计数<500/mm^3），中性粒细胞减少伴发热或感染（体温超过38℃，中性粒细胞计数<1 000/mm^3，或严重腹泻（需静脉输液治疗）的病人，下周期治疗剂量应从350mg/m^{2}减至300mg/m^2，若这一剂量仍出现严重中性粒细胞减少症，或如上所述的与中性粒细胞减少相关的发热及感染或严重腹泻时，下一周期治疗剂量可进一步从300mg/m^{2}减量至250mg/m^2。mXELIRI方案中，对于*UGT1A1**28和*6为纯合变异型或双杂合变异型，伊立替康剂量调整为150mg/m^2。

（6）不良反应及安全性

胃肠道：①迟发性腹泻（用药24小时后发生）是本品的剂量限制性毒性。在严格遵循腹泻预防管理的患者中，仍有20%发生严重腹泻。首次出现稀便的时间中位数为用药后第5天。偶见假膜性结肠炎病例，其中1例经细菌学确诊为艰难梭菌。②恶心与呕吐，使用止吐药后，仍有10%的患者发生严重恶心及呕吐。③其他胃肠反应，已有腹泻和/或呕吐伴有脱水症状的报道。少于10%的患者发生与本品治疗有关的便秘。少见肠梗阻报道。④其他轻微反应，如厌食、腹痛及黏膜炎。

血液学：中性粒细胞减少是剂量限制性毒性。78.7%的患者出现过中性粒细胞减少症，其中严重者（中性粒细胞计数<500/mm^3）占22.6%。在可评价的周期内，18%出现中性粒细胞计数<1 000/mm^3，其中7.6%中性粒细胞计数<500/mm^3。

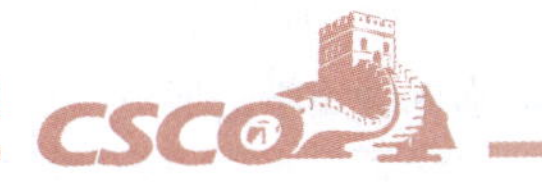

中性粒细胞减少症是可逆且非蓄积的，中位时间 8 天达最低点，通常在第 22 天完全恢复。6.2% 的患者（按周期为 1.7%）出现严重中性粒细胞减少症合并发热。10.3% 的患者（按周期为 2.5%）出现感染；其中 5.3% 的患者（按周期为 1.1%）出现严重中性粒细胞减少症引起的感染，并有 2 例死亡。贫血的发生率为 58.7%（其中 8% Hb<80g/L，0.9% Hb<65g/L）。7.4% 的患者（按周期为 1.8%）出现血小板减少症（<100 000/mm^3），其中 0.9%（按周期为 0.2%）血小板<50 000/mm^3。几乎所有患者均在第 22 天恢复。在上市后使用中，曾报道 1 例因抗血小板抗体导致外周血小板减少症的病例。

急性胆碱能综合征：9% 的患者出现短暂严重的急性胆碱能综合征。主要症状为：早发性腹泻及其他症状，这些症状于用药后第一个 24 小时内发生，包括：腹痛、结膜炎、鼻炎、低血压、血管舒张、出汗、寒战、全身不适、头晕、视力障碍、瞳孔缩小、流泪增多、流涎增多。以上症状于阿托品治疗后消失。

其他作用：早期反应如呼吸困难、肌肉收缩、痉挛及感觉异常等均有报道。少于 10% 的患者出现严重乏力，该症状与使用本品的确切关系尚未阐明。常见脱发，且为可逆的。I 2% 的患者在无感染或严重中性粒细胞减少症的情况下出现发热。尽管不常见，轻度皮肤反应、变态反应及注射部位反应也有报道。

实验室检查：9.2%、8.1% 和 1.8%（指无进展性肝转移的患者）分别出现血清中短暂、轻至中度转氨酶、碱性磷酸酶、胆红素水平升高。7.3% 的患者出现短暂的轻至中度血清肌酐升高。

(7) 新型剂型——脂质体伊立替康：脂质体伊立替康是一种新型的药物制剂，主要用于治疗胰腺癌。它是一种拓扑异构酶 I 抑制剂，其通过将伊立替康封装在脂质双层囊泡中，显著改善其药代动力学特性：延长体内半衰期，增加肿瘤组织中的药物沉积与接触，从而增强抗肿瘤效果。

2. 拓扑替康

(1) 作用机制：拓扑替康（topotecan）是一种喜树碱半合成衍生物，主要通过抑制拓扑异构酶 I（TopoI）来发挥作用。拓扑异构酶 I 在 DNA 复制和修复过程中起着关键作用，它通过诱导 DNA 单链的可逆性断裂来减轻 DNA 中的扭转应变。拓扑替康能够与拓扑异构酶 I -DNA 复合物结合，阻碍这些单链断裂的重新连接，从而形成拓扑替康 - 拓扑异构酶 I -DNA 三元复合物。

这种三元复合物可与复制酶发生相互作用，引发双链 DNA 损伤，而哺乳动物细胞无法有效修复此类损伤。因此，拓扑替康的细胞毒性主要源于其在 DNA 合成过程中造成的双链 DNA 损伤，由于哺乳动物细胞缺乏有效的修复机制，最终导致细胞死亡。此外，拓扑替康还可能借助其他机制影响细胞功能，例如，在某些情况下，它或许会通过影响特定基因的表达或调控细胞周期来发挥作用。总之，拓扑替康的主要作用机制是：通过抑制拓扑异构酶 I、阻止 DNA 单链断裂的重新连接，进而造成 DNA 双链损伤，最终导致细胞死亡。

(2) 药物代谢

吸收与生物利用度：拓扑替康口服给药的绝对生物利用度平均为 42% ± 13%，然而，也有研究显示其口服生物利用度为 35%。这表明拓扑替康的吸收程度受多种因素影响，涵盖药物配方以及患者个体差异等方面。口服给药后，拓扑替康的平均终末半衰期约为 3.9 小时。

分布与清除：拓扑替康的分布体积约为 130L，这表明其在体内分布广泛。其平均血浆清除率约为 1 000ml/min，血浆半衰期为 2~3 小时。

代谢与排泄：拓扑替康在体内主要通过代谢途径被清除，其内酯结构在碱性条件下能够水解为无活性的羟基酸。这种 pH 依赖性的水解过程可能会对其药效和毒性产生影响。与其他药物的相互作用：使用 P-gp 和 BCRP 双重抑制剂可提高拓扑替康的口服生物利用度，同时使其总口服清除率略微降低。这表明，通过调节药物代谢途径能够优化拓扑替康的疗效。

临床应用中的药代动力学变异性：在临床 I 期研究中发现，口服拓扑替康时患者间和患者内的变异性显著，这可能会影响剂量方案的设计。

特定给药方式的影响：静脉注射拓扑替康在 0.5~3.5mg/m^2 剂量范围内呈线性药代动力学关系，其分布体积约为 130L，血浆半衰期为 2~3 小时。由于口服给药相比静脉注射具有更高的生物利用度且副作用更低，因此在临床实践中更常采用口服给药方式。

(3) 适应证：小细胞肺癌、一线化疗失败的晚期转移性卵巢癌患者。

(4) 剂量与剂量调整：拓扑替康在不同癌症类型中的剂量调整指南如下。

小细胞肺癌：推荐剂量为 1.5mg/m^2，采用静脉输注方式，输注时长为 30 分钟，持续给药 5 天，每 21 天为一个疗程。若患者在治疗过程中出现严重的中性粒细胞减少症，在其后续疗程中，剂量需减少 0.2mg/m^2，或与粒细胞集落刺激因子（G-CSF）同时使用。

转移性卵巢癌：推荐剂量为 1.2mg/m^2，静脉输注 30 分钟，持续 5 天，每 21 天为一个疗程。在复发性卵巢癌中，拓扑替康的单药治疗剂量递增的可行性研究显示，最大耐受剂量（MTD）设定为 9mg/（m^2·d），连续给药 5 天。

铂类耐药的卵巢癌、腹膜癌和输卵管癌：在 I 期临床研究中，聚乙二醇脂质体多柔比星联合拓扑替康口服治疗铂类耐药的卵巢癌、腹膜癌和输卵管癌的研究显示，拓扑替康在疗程的第 1 天至第 5 天（D1~D5）剂量固定。

复发性卵巢癌：在一项 2b 期临床研究中，铂敏感复发性卵巢癌（PSROC）或铂耐药复发性卵巢癌（PRROC）患者每 3 周连续五天按 1∶1 的比例，分别接受 0.5mg/m^2 贝洛替康或 1.5mg/m^2 拓扑替康给药。

特殊人群的剂量调整：①肝功能不全者：对于肝功能不全（血浆胆红素 1.5~10mg/dl）的患者，其血浆清除率降低，但通常无需进行剂量调整。②肾功能不全者：轻微肾功能不全（CLcr 40~60ml/min）的患者一般无需剂量调整；中度肾功能不全（CLcr 20~39ml/min）的患者，剂量需调整为 0.6mg/m^2；目前尚无足够资料证明严重肾功能不全者能否使用该药物。③老年人：除非肾功能不全，一般不作剂量调整。

(5) 安全性及不良反应

血液系统：患者可能出现白细胞减少、血小板减少、贫血等不良反应。骨髓抑制（以中性粒细胞减少为主）是本品的剂量限制性毒性，治疗期间需监测血常规。治疗过程中，当中性粒细胞计数恢复至>1 500 个 /mm³，血小板计数恢复至 100 000 个 /mm³，血红蛋白恢复至 90g/L 时，方可继续使用本品（必要时可使用 G-CSF 或输注成分血）。本品与其他细胞毒药物联合应用时，可能加重骨髓抑制。

消化系统：可能出现恶心、呕吐、腹泻、便秘、肠梗阻、腹痛、口腔炎、厌食等症状。

皮肤及附件：可见脱发，偶见严重的皮炎及瘙痒。

神经肌肉：可出现头痛、关节痛、肌肉痛、全身痛以及感觉异常。

呼吸系统：可能引起呼吸困难。虽然尚不能肯定是否会因此导致死亡，但应引起医生的重视。

肝脏：有时会出现肝功能异常，表现为转氨酶升高。

全身：患者可能出现乏力、不适、发热等症状。

局部：静脉注射时，若药液漏出血管外，局部可产生刺激、红肿。

过敏反应：罕见过敏反应及血管神经性水肿。

（6）新型剂型：拓扑替康的口服剂型与静脉注射剂型在疗效和副作用方面存在一些差异。从疗效的角度来看，静脉注射剂型通常能够更快地达到治疗性血浆浓度，因为静脉注射药物直接进入血液循环，避免了肝脏的首次代谢。相比之下，口服剂型虽然吸收良好，但其生物利用度受到肠道吸收速度和个体差异的影响，可能需要更长的时间才能达到治疗浓度。

3. 贝洛替康

（1）作用机制：贝洛替康是一种拓扑异构酶Ⅰ抑制剂，其作用机制主要是通过与拓扑异构酶Ⅰ结合并抑制其活性，稳定拓扑异构酶Ⅰ-DNA 的可裂解复合物，从而抑制拓扑异构酶Ⅰ产生的单链 DNA 断裂的再连接。当 DNA 复制机制遇到拓扑异构酶Ⅰ-DNA 复合物时，就会发生致命的双链 DNA 断裂，导致 DNA 复制被破坏，肿瘤细胞发生凋亡。贝洛替康在 0~150ng/ml 的浓度下，经过 48 小时处理，可以诱导细胞凋亡和细胞周期阻滞，并且影响宫颈癌中 PARP、裂解 PARP、BAX、p53、Ser15 以及细胞周期相关蛋白的表达，从而发挥抗肿瘤作用。

（2）药物代谢：2002 年韩国进行的Ⅰ期临床研究，确定了贝洛替康的最大耐受剂量和药代动力学特性。在给药剂量为每日 0.5mg/m²，0.7mg/m² 和 0.9mg/m² 时，其 Cmax 分别为（63.7 ± 23.4）μg/L，（109.2 ± 50.3）μg/L 和（157.4 ± 28.5）μg/L，AUC 分别为（130.2 ± 54.0）（μg·h）/ml，（236.2 ± 136.1）（μg·h）/ml 和（391.6 ± 163.0）（μg·h）/ml，尿排泄率为 33.1%~50.3%，蛋白结合率为（70 ± 17.5）%，胆汁排泄率为 9.5%。贝洛替康的药代动力学还受到肾脏排泄的影响。例如，在叶酸诱导的急性肾损伤大鼠模型中，贝洛替康的肾脏排泄清除率明显增加。这说明肾脏功能状态对药物排泄有显著影响。这些信息对于临床用药和剂量调整具有重要意义。

（3）剂量：2004 年贝洛替康在韩国获批用于晚期卵巢癌和晚期肺癌的治疗。贝洛替康的推荐剂量为 0.5mg/m²，每日一次，在第 1~5 天进行静脉注射，每个疗程为三周。

（4）安全性与不良反应：贝洛替康的不良反应主要集中在消化道反应和骨髓抑制方面。

消化道反应：贝洛替康常见的不良反应包括恶心、呕吐和腹泻。这些消化道不良反应显著影响患者的生活质量和治疗依从性，严重时可能导致脱水、代谢紊乱和营养不良。

骨髓抑制：贝洛替康可引起骨髓抑制，表现为中性粒细胞减少症和血小板减少症。在某些情况下，如日剂量达到 0.9mg/m² 时，血液毒性更为严重。一项Ⅱ期临床研究显示，采用贝洛替康治疗的复发性 SCLC 患者时，最常见的不良反应为 3~4 度中性粒细胞减少（93%）和血小板减少（48%）。

（5）新型剂型：一些 ADC 药物利用了贝洛替康的细胞毒性特性，通过抗体将药物精准地输送到肿瘤细胞，从而发挥抗肿瘤作用。

SKB264（MK-2870）：这是一款新型 TROP2 ADC。其抗体部分为 hRs 7（humanized IgG1），有效载荷为贝洛替康衍生物 T030，药物抗体比（DAR）为 7.4。该药物主要用于治疗既往经二线及以上标准治疗的不可手术切除的局部晚期、复发或转移性三阴性乳腺癌（TNBC）患者。

amt-116：这是一款针对 CD44v9 的 ADC 药物，通过可水解接头将新型拓扑异构酶Ⅰ抑制剂贝洛替康衍生物 KL610023 与人源化抗 CD44v9 免疫球蛋白 G1（IgG1）抗体偶联，平均药物抗体比为 7~8。

（二）拓扑异构酶Ⅱ抑制剂

1. 依托泊苷

（1）作用机制：依托泊苷（VP-16）是一种广泛用于治疗多种癌症的化疗药物，其作用机制复杂，涉及多个信号通路和分子途径。可以总结出依托泊苷的主要作用机制如下。

DNA 拓扑异构酶Ⅱ抑制：依托泊苷通过抑制 DNA 拓扑异构酶Ⅱ，导致 DNA 双链断裂，从而阻止 DNA 复制和转录，最终导致细胞周期阻滞和细胞死亡。

线粒体途径：依托泊苷能够降低线粒体膜电位，促进细胞色素 c 从线粒体释放到细胞质中，激活 caspase-3 等效应分子，启动细胞凋亡程序。此外，依托泊苷还能通过激活 p53 和其下游靶基因 *NOXA*，诱导胃腺癌细胞凋亡。

蛋白酶体途径：依托泊苷能够抑制细胞内蛋白酶体降解通路，导致细胞凋亡。

p53 上游凋亡调节蛋白（PUMA）：依托泊苷通过恢复 p53 的功能增加 PUMA 的表达，诱导肿瘤细胞凋亡。

钠氢交换蛋白（NHE1）：依托泊苷诱导的 HL-60 细胞凋亡过程中会出现 NHE1 表达上调，凋亡结果依赖于 NHE1 表达量升高导致的细胞内 pH 值升高。

谷氨酰胺代谢抑制：谷氨酰胺代谢在多种肿瘤中都出现了异常升高，依托泊苷通过抑制谷氨酰胺代谢，可以有效抑制肿瘤细胞生长。

缝隙连接蛋白 Cx26/Cx32：宫颈癌 Hela 细胞中缝隙连接蛋白 Cx26/Cx32 形成的缝隙连接通讯功能降低时，依托泊苷的抗肿瘤作用下降；而当通讯功能增强时，其抗肿瘤作用则增加。

端粒酶活性抑制：依托泊苷和顺铂可以抑制肺癌细胞端粒酶量及端粒酶逆转录酶的表达，这种作用可能是通过抑制端粒酶的催化亚基 hTERT 的表达来实现的。

依托泊苷的作用机制涉及多个层面，包括 DNA 损伤、线粒体途径、蛋白酶体途径、p53 信号通路、钠氢交换蛋白调节、谷氨酰胺代谢抑制、缝隙连接蛋白功能以及端粒酶活性抑制

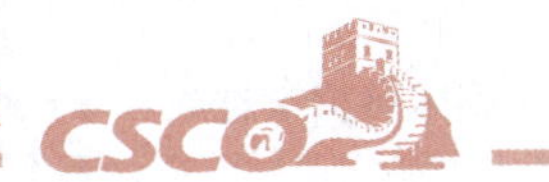

等。这些机制共同作用，使依托泊苷成为一种有效的抗肿瘤药物。

(2)药代动力学：依托泊苷的药代动力学曲线通常表现为双相性，即在初始阶段，药物浓度迅速上升，随后逐渐下降。具体来说，口服吸收后，依托泊苷在0.5~4小时内达到血药浓度峰值，生物利用度约为50%。其主要分布于胆汁、腹水、尿液、胸腔积液和肺组织中，很少进入脑脊液。依托泊苷主要以原形和代谢产物从尿中排泄。

依托泊苷的清除率随剂量增加而降低，显示出非线性药代动力学特征，这可能是由于药物与代谢酶的饱和或药物与血浆蛋白的结合所致。此外，依托泊苷与多种药物存在相互作用，例如与西咪替丁等。

(3)适应证及剂量：小细胞肺癌、非霍奇金淋巴瘤、睾丸癌、急性单核细胞白血病和急性粒-单核细胞白血病、急性粒细胞白血病、慢性嗜酸性粒细胞白血病。

实体瘤：一日60~100mg/m^2(体表面积)，连续3~5天，每隔3~4周重复用药。

白血病：一日50~100mg/m^2，连续5天，根据耐受情况，间隔一定时间重复给药。

(4)安全性及不良反应：依托泊苷的不良反应主要包括以下几个方面。

血液系统反应：依托泊苷可导致骨髓抑制，表现为白细胞、血小板和红细胞数量下降，这可能导致贫血、白细胞减少、血小板减少以及粒细胞缺乏等症状。这些副作用通常在用药后的1~2周内出现，并可能在停药一段时间后恢复正常。

胃肠道反应：依托泊苷对胃肠道有较强的刺激性，常见的症状包括恶心、呕吐、食欲减退、腹泻等。部分患者还可能出现口腔炎和腹痛等消化道症状。

神经系统反应：依托泊苷可能引起神经系统损伤，表现为头晕、嗜睡、手足麻木以及麻痹等症状。

脱发：依托泊苷能够干扰头发生长周期，导致脱发。

过敏反应：极少数患者可能会出现严重的过敏反应，需要特别注意。

其他反应：包括心悸、低血压、静脉炎等。

二、微管抑制剂

微管抑制剂的作用靶点主要是微管蛋白，微管蛋白抑制剂在微管蛋白上有主要有四个结合位点，分别是抑制微管蛋白聚合的秋水仙碱位点和长春碱位点，抑制微管解聚的laulimalide结合位点和紫杉烷结合位点。并且这四个结合位点都位于β亚基上。具体而言，它们通过结合微管蛋白的不同结合位点来发挥作用。基于目前的一些研究，微管蛋白抑制剂主要作用于以下几个结合位点。

(一) 紫杉醇类药物

1. 紫杉醇

(1)作用机制：紫杉醇最主要的抗肿瘤作用机制为影响微管蛋白聚合与稳定。紫杉醇主要结合在β-微管蛋白的N端第31位氨基酸和第217~231位氨基酸残基上，促进微管蛋白二聚体的聚合，形成稳定的微管结构，并抑制微管的正常解聚，从而维持微管的稳定性。这种机制使得细胞有丝分裂无法正常进行，导致肿瘤细胞停滞在G2/M期，阻碍其进一步分裂和增殖。

此外，一些研究证实，紫杉醇还能干扰细胞周期、激活T细胞促进细胞毒性胞外囊泡释放诱导细胞凋亡、抑制肿瘤血管生成、增强免疫系统等；通过多种机制共同作用，从而对肿瘤细胞起到杀伤或抑制作用。

(2)药代动力学：静脉给药中紫杉醇在血浆中的浓度呈现为一个双相性降低曲线。其第一个快速的下降相表示药物分布到周边室和被消除。后一个时相表示药物相对低速地流出周边室。

在卵巢癌患者Ⅲ期临床随机化的研究中测定了紫杉醇静脉给药后的药代动力学参数，紫杉醇剂量135mg/m^2 3小时滴注或175mg/m^2 24小时滴注。

结果表明，在给予紫杉醇24小时静脉滴注时，将剂量从135mg/m^{2}增高至175mg/m^2(剂量增加30%)，药物峰浓度(C_{max})增加87%，而曲线下面积($AUC_{0\sim\infty}$)则按比例增加。然而，在使用3小时的静脉滴注时，也将剂量增高30%，峰浓度和曲线下面积则依次地增加68%及89%，在使用24小时的紫杉醇静脉滴注时，稳态时的平均表现分布容积数值为227~688L/m^2，表示紫杉醇大量分布在血管外或大量的组织结合。

在成年癌症患者的Ⅰ期及Ⅱ期临床试验中评估了紫杉醇的药代动力学。所用剂量为：单次用量15~135mg/m^{2}作1小时静脉滴注(n=15)，30~275mg/m^{2}作6小时静脉滴注(n=36)，200~275mg/m^2，24小时静脉滴注(n=54)。在总清除率和分布容积方面所得数据和Ⅲ期临床研究的发现结果相符。尚未进行艾滋病(AIDS)相关性卡波西肉瘤患者使用紫杉醇的药代动力学研究。

使用紫杉醇浓度从0.1~50μg/ml的范围做人血清蛋白结合率的体外研究，其蛋白结合率在89%~98%之间，紫杉醇的蛋白结合率不受西咪替丁、雷尼替丁、地塞米松或苯海拉明的影响。

紫杉醇在人体的分布尚未充分地阐明。将紫杉醇15~275mg/m^{2}的剂量作1小时、6小时或24小时的静脉滴注后，在尿中获得的原型药物累计总量的均值(及SD)占给药剂量的1.3%(0.5%)~12.6%(16.2%)，这说明了大量的清除为非肾性清除。在5名患者中，3小时输注225~250mg/m^{2}剂量的放射性标记的紫杉醇，到120个小时，平均71%的放射性出现于粪便中，14%出现于尿中。放射性总回收量为剂量的56%~101%。平均5%放射性标记的紫杉醇出现于粪便中，其余的为代谢产物，主要是6α-羟基紫杉醇。人肝微粒体和组织切片体外研究显示，紫杉醇通过CYP2C8代谢，主要代谢为6α-羟基紫杉醇；通过CYP3A4代谢为两个次要代谢产物，即3'-p-羟基紫杉醇和6α-3'-p-二羟基紫杉醇。

在有不同程度肝功能异常的35例患者中对紫杉醇3小时输注的体内过程和毒性进行了评价。与胆红素正常的患者相比，剂量为175mg/m^{2}时，紫杉醇在血清胆红素异常但≤正常上限(ULN)2倍的患者血浆中的浓度升高，但毒性的发生率没有明显增加，严重程度没有明显加重。在血清总胆红素>ULN2倍的5例患者中，即使在减量(110mg/m^2)的情况下，重度骨髓抑制的发生率也较高，尽管差异没有统计学意义，但是血浆浓度没有升高。关于肾脏功能不全对紫杉醇体内过程的影响尚未进行研究。同时合用紫杉醇和其他药物可能的药物相互作用尚未正式研究。

(3) 适应证及剂量：①乳腺癌，紫杉醇适用于转移性乳腺癌患者，特别是在联合化疗失败或辅助化疗 6 个月内复发的情况下；对于淋巴结阳性的乳腺癌患者，在含多柔比星标准方案联合化疗后的辅助治疗中也有应用。单药剂量一般为 135~200mg/m^2，静脉滴注 3 小时，每 3 周重复一次；在 G-CSF 支持下，剂量可增至 250mg/m^2。②卵巢癌，进展期卵巢癌的一线和后继治疗，单药剂量通常为 135~175mg/m^2，静脉滴注 3 小时，每 3~4 周重复一次。③ NSCLC，一线治疗。剂量一般为 135~200mg/m^2，静脉滴注 3 小时，每 3 周重复一次。④其他，头颈癌、食管癌、精原细胞瘤以及复发非霍奇金淋巴瘤等疾病。具体剂量需根据医生指导和患者情况调整。

(4) 安全性及不良反应：研究表明，既往未治疗过的卵巢癌或 NSCLC 患者接受紫杉醇联合顺铂治疗，或者乳腺癌患者在接受多柔比星 / 环磷酰胺辅助治疗后接受紫杉醇治疗，发生的毒性更严重、更频繁，并且在这些人群中毒性的发生有临床显著性的差别。

在接受紫杉醇治疗的卵巢癌、乳腺癌、NSCLC、卡波西肉瘤患者中，不良事件的发生率和严重程度通常相似，只是在 AIDS 相关性卡波西肉瘤患者中，造血系统毒性、感染（包括机会性感染）、中性粒细胞减少性发热的发生更频繁、更严重，肝功能试验指标升高和肾毒性的发生率有升高趋势。这些患者需要一个相对低的剂量强度和积极的支持治疗。

造血系统：骨髓抑制是紫杉醇主要的剂量限制性毒性。中性粒细胞减少是最重要的造血系统毒性，具有剂量和时间依赖性，通常也可快速恢复。在卵巢癌Ⅲ期二线临床研究中，患者接受紫杉醇 3 小时输注，135mg/m^2 剂量组中，14% 的患者中性粒细胞计数低于 500/mm^3，而 175mg/m^2 组发生率为 27%（P=0.05）。同样在该研究中，持续 24 小时输注发生严重的中性粒细胞减少（<500 细胞 /mm^3）的频率高于 3 小时输注组；输注时间对骨髓抑制的影响大于剂量。重复使用并不增加中性粒细胞减少的发生，先前接受过放射治疗的患者发生中性粒细胞减少的频率和严重程度也没有增加。

在紫杉醇 135mg/(m^2·d) 联合顺铂治疗卵巢癌的研究中，以环磷酰胺联合顺铂为对照组，紫杉醇联合顺铂组Ⅳ级中性粒细胞减少和中性粒细胞减少性发热的发生率高于对照组。紫杉醇联合顺铂组Ⅳ级中性粒细胞减少的发生率为 81%，而环磷酰胺联合顺铂组的发生率为 58%，而两组中性粒细胞减少性发热的发生率分别为 15% 与 4%。在紫杉醇 / 顺铂组，1 074 个疗程中的 35 个（3%）发生发热，同时均伴有Ⅳ级中性粒细胞减少的报道。在针对进展期 NSCLC 患者的 ECOG 研究中，紫杉醇继以顺铂治疗时Ⅳ级中性粒细胞减少的发生率为 74%（紫杉醇 135mg/m^2，24 小时后继以顺铂治疗）和 65%（紫杉醇 250mg/m^2，24 小时后继以顺铂和 G-CSF 治疗），作为对照的顺铂 / 依托泊苷组发生率为 55%。

发热比较常见，30% 的患者可发生感染，1% 患者经历致命性感染，包括脓毒症、肺炎、腹膜炎。在卵巢癌Ⅲ期二线临床研究中，紫杉醇剂量 135mg/m^2 和 175mg/m^2 持续 3 小时输注的患者感染的发生率分别为 20% 和 26%。泌尿道感染和上呼吸道感染是最常见报道的感染性并发症。在进展期人类免疫缺陷病毒（HIV）感染和预后差的 AIDS 相关性卡波西肉瘤等免疫抑制性患者人群，61% 的患者出现至少一次机会性感染。对于严重的中性粒细胞减少的患者，建议使用包括 G-CSF 在内的支持治疗。

部分患者会出现血小板减少，治疗中 20% 的患者至少出现过一次血小板低于 100 000 个 /mm^3；7% 的患者血小板计数在最低点时小于 50 000 个 /mm^3。4% 的疗程以及 14% 的患者中报道有出血的发生，但是绝大部分较为局限，并且其发生率与紫杉醇的剂量和时间均无相关性。在卵巢癌二线治疗Ⅲ期临床研究中，10% 的患者出现出血；无患者需要输血小板。在乳腺癌辅助治疗临床研究中，严重的血小板减少和输注血小板的频率随着多柔比星剂量的增加而增多。

78% 的患者出现贫血（血红蛋白小于 110g/L），16% 的患者贫血严重（血红蛋白小于 80g/L）。贫血的发生率与药物剂量和时间之间没有观察到明显相关性。基线血红蛋白水平正常的所有患者中，69% 在研究中出现贫血，但是只有 7% 发生严重贫血。所有患者中有 25%，而基线血红蛋白水平正常患者中有 12%，需要输注红细胞治疗。

过敏反应（HSRs）：在紫杉醇治疗前所有的患者均预先接受过药物治疗。紫杉醇治疗的剂量和时间均不影响过敏反应的发生和程度。在卵巢癌二线治疗的Ⅲ期临床研究中，与 24 小时输注相比，3 小时输注并不会增加过敏反应的发生。在 20% 的疗程和 41% 的患者中，发生了过敏反应。在不到 2% 的患者和 1% 的疗程中出现严重的过敏反应。3 个疗程之后就不会出现严重的过敏反应，严重的症状通常出现于紫杉醇治疗的头一个小时。在那些严重的过敏反应中，最常见的症状是：呼吸困难、脸红、胸痛、心动过速，还发现有腹痛、四肢疼痛、多汗和高血压，也有患者死亡的报告，但罕见。较轻的过敏反应主要包括脸红（28%）、皮疹（12%）、低血压（4%）、呼吸困难（2%）、心动过速（2%）、高血压（1%）。在整个治疗期，过敏反应的发生率保持相对稳定。

心血管系统：在输注的头 3 个小时内，低血压的发生率在所有患者中占 12%，在所有疗程中占 3%。在输注的前 3 小时，心动过缓的发生率在所有患者中占 3%，在所有疗程中占 1%。在卵巢癌Ⅲ期临床研究中，低血压和心动过缓均不受剂量和输注时间的影响。这些生命体征的改变通常没有症状，也不需要特殊的治疗或者中断治疗。低血压和心动过缓的发生不受先前蒽环类治疗的影响。大约 1% 患者的显著的心血管事件可能与紫杉醇单药治疗相关，包括晕厥、心律失常、高血压、静脉血栓。

神经系统：神经系统临床症状的发生率和严重程度呈剂量依赖性。所有患者中的 60%（3% 严重）发生外周神经病变。累积剂量会增加外周神经病变的发生率。感觉异常通常表现为感觉过敏。在第一个疗程后 27% 的患者发生神经系统症状，34%~51% 的患者在第 2~10 个疗程中发生神经症状。1% 的患者由于外周神经病变而终止紫杉醇治疗。感觉神经症状通常在紫杉醇治疗停止后几个月内好转或缓解。此外，偶见的自主神经疾病导致的麻痹性肠梗阻，视神经和 / 或视觉障碍（闪光性暗点）、耳毒性（听力下降和耳鸣）等。

关节痛 / 肌痛：肌痛 / 关节痛发生的频率和严重程度与

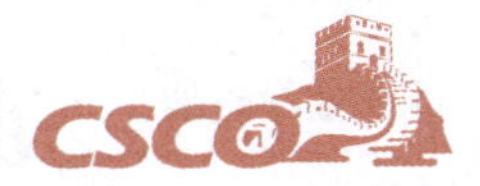

紫杉醇治疗的剂量或者给药时间没有显著的相关性。60% 的治疗患者存在关节痛 / 肌痛；其中 8% 的患者症状严重，这一症状通常是一过性的，在紫杉醇治疗后 2~3 天出现，几天后恢复。在整个治疗期间，骨骼肌症状的发生频率和严重程度保持不变。

肝脏：肝功能异常发生的频率和严重程度与紫杉醇治疗的剂量或者给药时间没有显著的相关性。在基线肝功能正常的患者中，胆红素、碱性磷酸酶和 AST 升高的发生率分别为 7%、22% 和 19%。

胃肠道（GI）：恶心 / 呕吐、腹泻、黏膜炎的发生率分别为 52%、38%、31%。这些症状通常是轻到中度。黏膜炎的发生是时间依赖性的。此外偶见不良反应还包括小肠梗阻、肠穿孔、胰腺炎、缺血性结肠炎、脱水、食管炎、便秘和腹水。

其他临床不良反应：绝大多数患者（87%）可发生脱发。与紫杉醇相关的过敏反应引起的暂时性皮肤改变也有报道，但是没有其他的皮肤毒性与紫杉醇治疗显著相关。指甲的改变（色素沉着或甲床变色）并不常见（2%）。21% 的患者有浮肿的报道（其中 17% 的患者先前没有浮肿）；只有 1% 的患者浮肿严重，但没有人需要中断治疗。浮肿通常是局部的，并且与疾病相关。基线正常的患者在 5% 的疗程中会出现浮肿，并且在研究中没有随着时间而增加。

（5）其他剂型

普通紫杉醇注射液是最早的紫杉醇剂型，采用聚氧乙烯蓖麻油（Cremophor EL）和无水乙醇作为增溶剂，解决了紫杉醇难溶于水的问题。然而，这种剂型存在明显的毒副作用，如过敏反应和神经毒性，因此需要进行超敏处理才能使用。

紫杉醇脂质体：这种剂型通过将紫杉醇包裹在脂质体中，减少了聚氧乙烯蓖麻油的使用，从而降低了过敏反应的发生率。脂质体紫杉醇在动物实验中显示出较低的毒性，并且在临床应用中也表现出较好的疗效。

白蛋白结合型紫杉醇：这种剂型利用白蛋白作为载体，提高了紫杉醇的水溶性和生物利用度，同时减少了毒副作用。白蛋白结合型紫杉醇不需要超敏处理，且滴注时间较短，患者依从性更高。

紫杉醇聚合物胶束：这是最新的紫杉醇剂型，通过独特的高分子合成技术和纳米技术制备而成。该剂型粒径较小（18~20nm），具有更好的安全性和疗效，尤其在晚期 NSCLC 的治疗中表现出显著优势。

口服紫杉醇溶液（RMX3001）：这是近年来获批的新型口服剂型，为晚期胃癌患者提供了新的治疗选择。与传统注射剂型相比，口服剂型更加便利，且不良反应较少。

紫杉醇的剂型改进主要集中在减少毒副作用、提高疗效和患者依从性方面。不同剂型在临床应用中的选择应根据患者的具体情况和耐受性来决定。

2. 多西他赛

（1）作用机制：多西他赛通过以下机制发挥抗肿瘤作用。①微管稳定作用，多西他赛与微管蛋白结合后，阻止微管的动态不稳定性，形成稳定的非功能性微管束，这会干扰正常的细胞分裂过程，导致细胞周期停滞在 G_2/M 期。②细胞凋亡诱导，多西他赛能够诱导多种凋亡相关蛋白的表达变化，如 Bcl-2 家族蛋白（如 Bax、Bcl-xL 等）和 caspase 家族蛋白（如 caspase-3、caspase-9 等），从而激活凋亡信号通路，导致肿瘤细胞死亡。③有丝分裂错误校正机制的干扰，多西他赛通过抑制有丝分裂过程中微管的正常功能，增加染色体排列错误的概率，进一步促进肿瘤细胞的死亡。

（2）药代动力学：多西他赛主要通过 CYP3A4 酶进行代谢，并通过胆汁和肾脏途径清除。其清除率与体表面积（BSA）相关，但不同患者的清除率存在显著差异，这可能与遗传因素、环境因素及生理状态有关。此外，多西他赛在血清中主要与白蛋白、脂蛋白和酸性糖蛋白（AAG）结合，而 AAG 水平的变化会影响药物的游离部分和总清除率。

联合用药的影响：利托那韦（ritonavir）作为 CYP3A4 抑制剂，显著提高了多西他赛的口服生物利用度。研究表明，利托那韦可抑制多西他赛的内在清除率，使其口服吸收增加约一倍，从 19% 提高到 39%。这种联合用药策略为优化多西他赛的口服给药方案提供了重要参考。

（3）适应证及剂量

适应证：先前化疗方案失败的晚期或转移性乳腺癌患者；使用顺铂为主的化疗失败的晚期或转移性 NSCLC 患者。

其他癌症：包括前列腺癌、胃癌、头颈部鳞状细胞癌、卵巢癌、SCLC、胰腺癌、黑色素瘤等。

剂量：①单药治疗，推荐剂量通常为 75mg/m^2，静脉滴注 1 小时，每三周一次。对于某些患者，也可以采用每周疗法，剂量为 35~40mg/m^2，每周一次，连续使用 6 周后休息 2 周。②联合用药，多西他赛与顺铂联合使用时，推荐剂量为多西他赛 75mg/m^2，静脉滴注 1 小时，随后顺铂 60mg/m^2，持续 1~3 小时。在治疗过程中，如果出现严重的骨髓抑制或其他毒性反应，剂量可能需要调整。

（4）安全性及不良反应

骨髓抑制：多西他赛最常见的不良反应之一是骨髓抑制，尤其是中性粒细胞减少。这种抑制通常是可逆的，但可能需要调整剂量或暂停治疗以避免严重后果。

过敏反应：多西他赛可引发不同程度的过敏反应，包括低血压、支气管痉挛、皮疹、荨麻疹等。在首次或第二次输注时，过敏反应的风险较高，因此需密切监测并准备好急救措施。

皮肤反应：患者可能出现皮肤红斑、瘙痒、脱皮等皮肤毒性症状。严重情况下，可能出现 Stevens-Johnson 综合征或中毒性表皮坏死松解症等罕见但严重的皮肤反应。

胃肠道反应：恶心、呕吐、腹泻等胃肠道反应较为常见。这些症状可以通过支持性治疗和预防性药物（如 5-HT$_3$ 受体拮抗药）来缓解。

神经毒性：多西他赛可能导致周围神经病变，表现为感觉异常、肌肉无力等症状。长期使用可能会加重神经毒性。

心血管反应：可能出现低血压、心悸、窦性心动过速等心血管副反应。

体液潴留：多西他赛可能导致水肿、胸腔积液、腹水等体液潴留现象，预防性使用皮质类固醇可减少此类不良反应的发生。

肝功能损害：部分患者可能出现肝功能异常，如转氨酶升高和胆红素升高。对于肝功能受损的患者，应谨慎使用或调整剂量。

脱发：多西他赛可导致永久性脱发，这是由于药物对毛囊干细胞的影响所致。

3. **优替德隆**

(1) 作用机制：优替德隆主要作用机制与紫杉类药物相似，包括，①通过与微管蛋白β亚基结合，促进微管蛋白聚合，从而使有丝分裂停滞，抑制磷酸化，下调Bcl-2，促进肿瘤细胞凋亡；②与微管蛋白β亚基结合，抑制微管解聚，使肿瘤细胞有丝分裂停滞于G2/M期；③抑制ERK1/2、AKT磷酸化，下调Bcl-2，促进肿瘤细胞凋亡；④可以通过抑制血管内皮细胞的增殖、迁移、浸润以及Ⅳ型胶原酶分泌等显著抑制诱导血管新生过程的步骤，最终抑制血管新生。

对比紫杉醇，尽管两者的作用机制相似，但两者的结合位点并不完全相同。优替德隆不是P-gp（P糖蛋白）的底物，因此不会被癌细胞膜上的P-gp泵出，从而避免了因药物泵出导致的药物浓度降低的问题。紫杉醇是P-gp的底物，容易受到多药耐药机制的影响，导致其在某些情况下耐药性增强。此外，优替德隆还通过其他途径抑制多药耐药，例如抑制P-糖蛋白介导的紫杉醇结合区域突变体以及多药耐药相关蛋白（MRP-1）的过表达。

(2) 药代动力学

剂量与药代动力学参数的关系：优替德隆在单次静脉滴注25~225mg/m^{2}剂量范围内，其药物面积浓度（AUC）与剂量成正比，消除半衰期为(9.8±1.3)小时至(16.1±1.7)小时不等。

连续给药的药代动力学稳定性：在连续给药5天后，优替德隆在血浆中没有明显蓄积，且其药动学参数（如峰浓度、半衰期等）未发生显著变化。这表明优替德隆在体内具有良好的代谢稳定性。

与其他药物联合使用的影响：当优替德隆与卡培他滨联合使用时，虽然血浆达峰时间、消除半衰期、AUC 0~24小时和表观分布容积等参数有所变化，但这些变化并不显著。此外，优替德隆在体内的代谢过程并未因联合卡培他滨而改变。

代谢途径：优替德隆主要通过P450氧化酶代谢，生成多种代谢产物。这些代谢产物对多种肿瘤细胞株的体外细胞毒性检验无明显活性。

组织分布与排泄：优替德隆在大鼠体内广泛分布于各组织和器官，且大部分组织和器官中的药物浓度高于血浆浓度。其主要通过尿液排出，但排泄速度较慢。

种属差异：不同种属动物（如猕猴、比格犬和大鼠）对优替德隆的代谢清除存在差异，例如大鼠的消除半衰期为8小时，而猕猴为11小时。

安全性与耐受性：优替德隆在连续给药过程中未观察到明显的蓄积现象，且其代谢过程稳定，显示出良好的安全性和耐受性。

(3) 适应证及剂量

适应证：用于治疗既往接受过至少一种化疗方案的复发或转移性乳腺癌患者，其中既往的化疗方案应包括一种蒽环类或紫杉类药物。

推荐剂量为30mg/m^2，静脉滴注1.5小时左右，每天给药一次，连续给药5天，21天为一个疗程。医生可能会根据患者病情与耐受性调整剂量。

(4) 安全性及不良反应

优替德隆单药治疗最常见的（≥20%）不良反应包括周围神经病（3/4级，发生率8.57%）、肌肉关节疼痛（均为1~2级，发生率54.29%）、疲乏无力、恶心、中性粒细胞减少、白细胞减少、腹泻和食欲减退。

优替德隆联合卡培他滨时，最常见的（≥20%）不良反应包括周围神经病（3/4级，发生率25.1%）、白细胞计数降低、中性粒细胞减少（3/4级，发生率12.7%）、手足综合征（3/4级，发生率7.1%）、恶心、腹泻、乏力、丙氨酸氨基转移酶升高、天冬氨酸氨基转移酶升高、贫血和脱发。

（二）长春碱类药物

1. **长春新碱**

(1) 作用机制：属于细胞有丝分裂期的特异性药物，通过和微管蛋白的β亚单位结合，抑制微管蛋白的聚合（也称之为微管蛋白拮抗剂），进而影响纺锤体的形成，从而使有丝分裂中期停止，进而阻止癌细胞分裂增殖。还能干扰蛋白质代谢及抑制RNA多聚酶的活力，并抑制细胞膜类脂质的合成和氨基酸在细胞膜上的转运。

(2) 药代动力学：静脉注射长春新碱后迅速分布于各组织，神经细胞内浓度较高，难以透过血脑屏障，脑脊液浓度是血浆浓度的1/30~1/20，蛋白结合率75%。成人中，$t_{1/2\alpha}$小于5分钟，$t_{1/2\beta}$为50~155分钟，末梢消除相$t_{1/2\gamma}$长达85小时。在肝内代谢，在胆汁中浓度最高，主要随胆汁排出，粪便排泄70%，尿中排泄5%~16%。长春新碱能选择性地集中在癌组织，可使增殖细胞同步化，进而使抗肿瘤药物增效。

(3) 适应证及剂量

适应证：主要用于急性白血病，以及恶性淋巴瘤、慢性淋巴细胞白血病、多发性骨髓瘤、生殖细胞肿瘤、SCLC、尤因肉瘤、肾母细胞瘤、神经母细胞瘤、乳腺癌、消化道肿瘤、黑色素瘤等。

剂量：成人剂量为1~2mg（或1.4mg/m^2），最高剂量不得大于2mg，年龄>65岁者的最高剂量为每次1mg。儿童75μg/kg或2.0mg/m^2，每周1次静脉注射或冲入，冲入静脉时避免日光直接照射。联合化疗是连用2周为1个周期。

(4) 安全性及不良反应：剂量限制性毒性是神经系统毒性，常发生于40岁以上者，恶性淋巴瘤患者出现神经毒性的倾向高于其他肿瘤患者。主要引起外周神经症状，如手指、足趾麻木，腱反射迟钝或消失，外周神经炎；运动神经、感觉神经和脑神经也可受到破坏。骨髓抑制和消化道反应较轻；可见脱发，偶见腹痛、便秘、麻痹性肠梗阻、血压改变。肝功能异常时减量。

2. **长春地辛**

(1) 作用机制：长春地辛为半合成长春酰胺类，细胞周期特异性药物，抑制细胞内微管蛋白的聚合，阻止增殖细胞有丝分裂中的纺锤体的形成，使细胞分裂停止于有丝分裂中期。

(2) 药代动力学

分布：①人体单次静脉注射（3mg/m^2）后，血浆中的药物浓度迅速下降，广泛分布于脾脏、肺、肝脏、周围神经和淋巴结等组织中，浓度为血浆浓度的数倍，但在脑脊液中的浓度很低。②本药不与血浆蛋白结合。

代谢与排泄：①硫酸长春地辛在体内代谢符合三室模

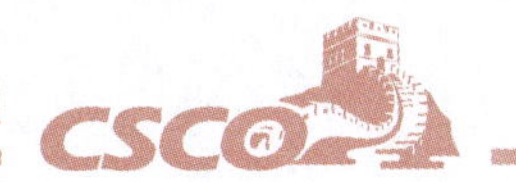

型，分布相半衰期为 0.037 小时，慢分布相半衰期为 0.912 小时，消除相半衰期 24.2 小时。②主要经胆汁分泌到肠道排泄，约有 10% 经尿液排出。

(3) 适应证及剂量

适应证：NSCLC、SCLC、恶性淋巴瘤、乳腺癌、食管癌及恶性黑色素瘤等恶性肿瘤。

剂量：每次 $3mg/m^2$，每周 1 次，联合化疗时剂量酌减，通常连续用药 4~6 次完成疗程。0.9% 氯化钠注射液溶解后缓慢静脉注射，亦可溶于 5% 葡萄糖注射液 500~1 000ml 中缓慢静脉滴注（6~12 小时）。

(4) 安全性及不良反应：骨髓抑制、胃肠道反应、神经毒性（可逆的末梢神经炎，较长春新碱轻，可有腹胀、便秘）、生殖毒性和致畸作用，有局部组织刺激反应。与脊髓放疗或鬼臼毒素类药物同用可能增加神经毒性。

3. 长春瑞滨

(1) 作用机制：长春瑞滨为半合成长春花生物碱，与微管蛋白结合，使细胞在有丝分裂过程中的微管形成障碍，为周期特异性药物，作用近似于长春新碱。对轴突微管也有亲和力，可引起神经毒性，但较长春新碱轻。

(2) 药代动力学：单独静脉注射本品 $30mg/m^2$，其药代动力学符合三室模型。血药峰浓度为 1 088ng/ml，血清半衰期为 21 小时，分布容积高达 43L。本品的组织吸收迅速，并广泛分布于组织中，组织与血的比为 20∶80。在肝脏的浓度最高，其次为肺、脾、淋巴器官和股骨，几乎不透过脑组织。其在组织中浓度明显高于 VCR，在肺内差别最大，而在脂肪和胃肠道组织中仅有微小差异。本品的代谢主要发生在细胞外，大部分的代谢物通过胆道由粪便排出，并且持续 3~5 周，仅 10%~15% 随尿排泄，持续 3~5 天。

(3) 适应证及剂量

适应证：NSCLC、(转移性) 乳腺癌等。

剂量：静脉用药每周 $25\sim30mg/m^2$；联合用药：据治疗方案而定。长春瑞滨必须溶于生理盐水（NS，125ml）中并于短时间内（15~20 分钟）静脉输入，然后输入大量 NS 冲洗静脉。勿用碱性溶液稀释，以免引起沉淀。酒石酸长春瑞滨软胶囊口服 $60mg/m^2$，每周一次服用。每 3 周为一个疗程。

(4) 不良反应及安全性：骨髓抑制，外周神经毒性（一般限于深腱反射消失，感觉异常少见，长期用药可出现下肢无力），自主神经毒性（小肠麻痹引起的便秘，麻痹性肠梗阻罕见），胃肠道毒性，呼吸道毒性（呼吸困难或支气管痉挛），心肌缺血极少见。其他可见有中度进行性脱发、下颌痛、静脉注药外渗可引起局部皮肤毒性甚至坏死。

(5) 临床研究：JIPANG 试验是日本开展的一项多中心Ⅲ期临床研究，旨在对Ⅱ~ⅢA 期非鳞状 NSCLC 患者接受培美曲塞 / 顺铂和长春瑞滨 / 顺铂辅助治疗的效果进行对比。该项多中心研究共纳入 783 名患者，分为培美曲塞 / 顺铂组（389 名）和长春瑞滨 / 顺铂组（384 名）。研究结果显示，两组治疗的 OS 率和无复发生存（RFS）率无显著差异。具体数据显示，培美曲塞 / 顺铂组的 RFS 中位数为 43.4 个月，而长春瑞滨 / 顺铂组为 37.5 个月，风险比（*HR*=0.95，95% *CI* 0.79~1.14）。在 OS 方面，长期随访（随访时间中位数 77.3 个月）未能确定两组的 OS 中位数，但 3 年和 5 年的生存率分别为 87.0% vs. 84.1% 和 75.0% vs. 75.6%。值得注意的是，在 *EGFR* 突变的患者群体中，长春瑞滨 / 顺铂组的 5 年 OS 率高达 86.1%，明显优于培美曲塞 / 顺铂组的 70.9%。这项长期随访数据表明，培美曲塞 / 顺铂和长春瑞滨 / 顺铂在Ⅱ~ⅢA 期非鳞状 NSCLC 患者中的疗效相似，但在 *EGFR* 突变患者中，长春瑞滨 / 顺铂可能具有更好的总生存优势。

4. 艾立布林

(1) 作用机制：艾立布林是一种有丝分裂微管动力抑制剂，能对微管的动态产生抑制作用，通过结合微管 α 和 β 亚基之间的界面或 β 亚基，从而抑制间期细胞中微管的生长，使微管蛋白成为无功能蛋白聚合物，从而阻滞了 G_2/M 细胞周期，最终导致细胞凋亡。此外，艾立布林能产生血管重塑效应，改善肿瘤微环境，增加药物灌注，提升序贯药物的抗肿瘤活性、改善免疫微环境。由于艾立布林与紫杉类微管抑制剂的微管作用位点不同，其对紫杉类耐药后的患者依然有效。

(2) 药代动力学

吸收与分布：艾立布林存在线性药代动力学特征，平均消除半衰期约为 40 小时；平均分布容积为 $43\ L/m^2$ 至 $114L/m^2$；剂量范围为 $0.25\sim4.0mg/m^2$ 时，平均清除率为 $1.16\sim2.42L/(h\cdot m^2)$；浓度为 100~1 000ng/ml 的艾立布林人血浆蛋白结合范围为 49%~65%；多次给药后的艾立布林暴露与单次给药后的暴露相当；每周给药未观察到艾立布林的蓄积。

代谢：血浆中主要以母体化合物形式循环；代谢物浓度占原化合物的比例不足 0.6%，艾立布林并无显著的人类主要代谢物；在体外研究中，细胞色素 P450 3A4（CYP3A4）对艾立布林的代谢作用可忽略不计；尽管艾立布林不太可能影响以 CYP 酶为底物的药物在血浆中的浓度；艾立布林被证实为体外药物外排转运蛋白 P-gp 的底物，同时也是其弱抑制剂；艾立布林在药物代谢和药物相互作用方面的风险较低，具有良好的代谢和药代动力学特性。

排泄：主要通过粪便以原形形式排出体外；约 9% 通过尿液排泄；艾立布林原形分子分别占粪便和尿液排泄剂量的约 88% 和 91%。

(3) 适应证和剂量

适应证：既往接受过至少两种化疗方案的局部晚期或转移性乳腺癌患者。既往的化疗方案应包含一种蒽环类和一种紫杉烷类药物。

剂量：本品的推荐剂量为 $1.4mg/m^2$，2~5 分钟内静脉推注，21 天为一个周期，每个周期第 1 天和第 8 天给药一次。

(4) 不良反应与安全性：临床研究中，12%（62/503）的患者出现了持续一周以上的严重中性粒细胞减少症（绝对中性粒细胞计数 $<500/mm^3$），其中导致停药的患者比例不足 1%。临床研究中，8.4% 患者发生了 ≥3 级周围神经病变，5%（2 例）因此停药。周围神经病变是导致停药的最常见毒性反应。目前尚无充分且设计严谨的对照研究评估艾立布林在孕妇中的安全性；动物研究表明，接受甲磺酸艾立布林治疗的大鼠在剂量约为基于体表面积推荐人类剂量的一半时，出现了胚胎 - 胎儿毒性和致畸性。对于患有充血性心力衰竭、缓慢性心律失常、正在使用已知可延长 QT 间期药物以及存在电解质紊乱的患者，在开始治疗时建议进行心电图监测。

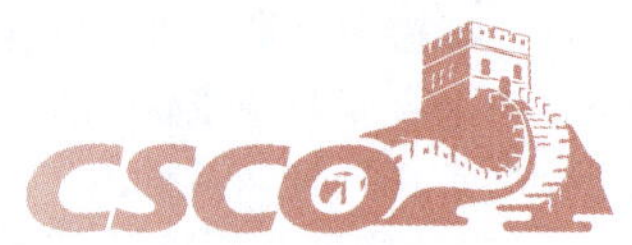

2025年罕见肿瘤分子机制与精准治疗突破：从联合多组学到A1驱动疗法

张乐蒙[1] 杨一帆[1] 肖玲[2] 周辉[1]

[1]湖南省肿瘤医院 [2]中南大学湘雅基础医学院

一、罕见肿瘤的分子特征与诊疗困境

1. **定义与流行病学** 罕见肿瘤（rare tumors）在我国通常指的是发病率<2.5/10万的肿瘤。而欧洲国家将患病率低于6/10万的癌症定义为罕见癌症。因其特殊的生物学特性与临床管理困境，逐渐成为精准医学时代亟待攻克的科学难题。根据国际癌症研究机构（international agency for research on cancer，IARC）最新统计，发病率低于6/10万人的罕见肿瘤约占全部肿瘤患者的13.3%，同常见癌症的患者相比，罕见癌症患者的平均5年相对生存率明显较低（65% vs. 47%）。

2. **分子特征与诊断困境** 罕见肿瘤的分子特征可细分为三大类：①组织学亚型独特的低发病率肿瘤（如腺样囊性癌）；②常见肿瘤的罕见分子变异型（如*HER2*突变型肺癌）；③儿童/青少年特有的胚胎源性肿瘤。这种基于多维度参数的分类体系，不仅凸显了罕见肿瘤在基因组、表观组层面的异质性，更暴露出传统病理学诊断的局限性。38%~42%的罕见肿瘤初诊时被误判为常见肿瘤亚型，平均确诊周期长达14.2个月。罕见肿瘤分子特征往往具有隐匿性，在疾病进程中可能发生时空动态演化，进一步加剧了诊疗的复杂性，使得为这类高度异质性疾病制定标准化、普适性的治疗方案变得异常困难。

3. **双重悖论与临床挑战** 罕见肿瘤在流行病学领域呈现出“双重悖论”特征：一方面，其单一病种的发病率极低；另一方面，由于病种数量众多，其累积的患者群体规模却相当庞大。这种悖论状态直接导致诊断延误与有效治疗手段匮乏，致使患者预后显著恶化。常见肿瘤现已逐步迈入分子分型指导的个体化精准治疗时代，而超过60%的罕见肿瘤仍缺乏国际公认的诊疗指南，患者面临着“无药可医”的严峻困境。罕见肿瘤研究面临两大核心挑战：其一，超低频突变事件与高度个体化的驱动基因组合，导致现有靶向药物开发模式难以实现经济可行性；其二，碎片化的多组学数据与临床信息散在于孤立的医疗系统中，严重阻碍了关键生物标志物的系统性挖掘。这些困境在临床转化中相互交织，形成恶性循环——诊断延迟限制样本获取，样本稀缺制约机制解析，而机制不清又反过来延误精准治疗开发。

值得关注的是，跨尺度多组学整合技术与人工智能（AI）驱动的动态建模，正为破解这一僵局提供全新范式：通过构建泛癌种罕见肿瘤知识图谱，不仅能实现分子分型的实时动态再分类，更能模拟虚拟临床试验以加速个体化治疗策略的生成。这标志着罕见肿瘤研究正式迈入“数据智能驱动”的新纪元。

二、罕见肿瘤精准治疗的技术鸿沟

1. **单基因到多维度网络解析的瓶颈** 随着高通量测序技术的普及，罕见肿瘤的分子机制研究已从单一的驱动基因鉴定转向多维度互作网络解析，但其高度个性化的致病模式仍构成精准医学的“解码困局”。基于对17 834例患者的泛癌种分析，发现86.5%存在至少1个临床可操作变异［包括*NTRK1/2/3*融合（3.7%）、*MET* ex14跳跃突变（2.3%）、*BRAF*非V600E突变（1.8%）等］，其中38.7%的变异具有FDA已批准药物的潜在靶向性。

2. **表观遗传调控的层级性失控** 跨癌种整合分析揭示，罕见肿瘤表现出独特的表观基因组“熵增现象”，其特征为全基因组低甲基化（覆盖72%的LINE-1重复序列）与启动子区高甲基化（影响89%的抑癌基因）共存。这种表观遗传失衡共同导致基因组不稳定性加剧与转录沉默效应恶化的双重后果。通过单细胞染色质可及性测序（scATAC-seq）进一步证实，长链非编码RNA *MALAT1*在SWI/SNF复合物缺失型肿瘤中发挥关键调控作用：它通过募集由*EZH2*基因编码的甲基转移酶EAH2，介导H3K27me3修饰，重塑染色质拓扑结构，进而激活上皮-间质转化（epithelial-mesenchymal transition，EMT）程序与干细胞特性维持通路。

3. **肿瘤微环境的代谢-免疫双重编程** 空间转录组学揭示，促纤维化型癌症相关成纤维细胞（cancer-associated fibroblasts，CAFs）通过分泌转化生长因子-β（TGF-β）与IL-11，诱导$CD8^+$ T细胞线粒体断裂并抑制IFN-γ分泌，使PD-1抑制剂客观缓解率（ORR）降至9.2%；而乳酸介导的组蛋白乳酰化修饰（histone lactylation）则通过劫持H3K18la修饰位点，驱动肿瘤干细胞在低氧生态位中的化疗耐药。因此，当前精准治疗体系在临床转化中遭遇多维瓶颈。

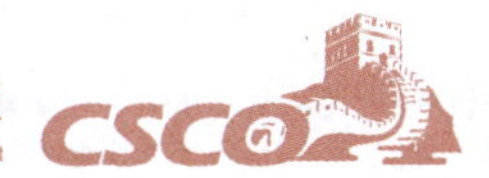

4. **药物开发与分子诊断的临床转化** 从药物开发角度看，传统临床试验依赖的“20/80 设计原则”（针对 20% 高频突变覆盖 80% 患者）在罕见肿瘤领域完全失效：一项纳入 327 项Ⅱ/Ⅲ期罕见肿瘤试验的 meta 分析显示，高达 78.4% 的研究因无法完成入组（招募时间中位数达 6.3 年）或生物标志物分层失败而提前终止。同时，现有分子诊断技术面临维度割裂的困境——虽然多组学平台［如全外显子组测序（WES）检测基因组变异、EPIC 阵列分析甲基化谱、质谱流式解析蛋白质磷酸化状态］可同步捕捉多维信息，但缺乏有效的跨模态动态整合算法（例如，难以关联 *MET* 扩增的克隆演化与单细胞代谢组波动），导致关键驱动事件的误判率高达 41.7%（基于 NCI-MATCH 试验亚组分析）。更严峻的是，FDA 加速审批的“篮式试验”模式（如 LOXO-195 针对 *NTRK* 融合）虽在部分患者中实现 ORR 79% 的突破，但因缺乏伴随诊断标准与耐药机制数据，12 个月内进展率仍达 65%。这些系统性困境清晰地昭示，唯有从“频率驱动”转向“机制驱动”的研究范式，才能突破当前罕见肿瘤精准治疗的技术天花板。

三、联合多组学技术体系的整合与创新

为系统解析罕见肿瘤的多维度分子特征并克服传统研究的碎片化局限，需构建动态协同的多组学技术整合框架，贯穿从分子层析到系统建模的全链条分析。该体系以跨尺度数据生成 - 标准化整合 - 动态建模为核心，通过高通量技术与 AI 算法的深度融合，实现罕见肿瘤分子机制的全局解码。

1. **数据采集层面** 基因组学采用长读长测序（PacBio HiFi）与靶向深度测序联用策略，精准捕获低频结构变异（如 *NTRK3*：：*ETV6* 融合）及复杂重排事件，并结合单分子标签（UMI）将检测灵敏度显著提升至 0.01% 变异等位基因频率（variant allele frequency，VAF）。转录组分析整合单细胞分辨率技术（10x Genomics Chromium X）与空间维度解析技术（Visium HD），揭示肿瘤微环境中 PD-L1$^+$ 恶性细胞与 CD163$^+$ 巨噬细胞的共定位规律，同时通过全长 Smart-seq3 技术深度解析稀有细胞亚群的异构体多样性。表观基因组层面，单细胞 ATAC-seq 与 CUT&Tag 技术协同绘制染色质开放区及关键组蛋白修饰（如 H3K27ac、H3K4me3）的三维动态图谱，并进一步结合 Hi-C 数据重构拓扑关联结构域（TAD），识别超级增强子驱动的致癌转录程序。蛋白质组学依托高分辨率质谱（timsTOF Pro 2）实现磷酸化修饰位点的深度覆盖（>10 000 位点 / 样本），同时利用 Olink 靶向技术定量微环境中的细胞因子互作网络，而代谢组学通过 ^{13}C 稳定同位素示踪与空间代谢成像（MALDI-2）联用，揭示谷氨酰胺分解与磷酸戊糖途径的区室化代谢流分配及其对免疫抑制微环境的调控作用。

2. **数据整合层面** 针对多源异构数据的整合挑战，建立一套跨组学融合框架。通过知识图谱（Neo4j）实现基因组变异、表观修饰与蛋白质信号通路的实体关系映射（如 *EGFR* p.L858R 突变→ ERBB3 磷酸化→ mTOR 通路激活），并开发改进型多组学聚类算法（MOFA++）整合突变负荷、染色质可及性及代谢物浓度等 21 维特征，实现罕见肿瘤的分子功能分型（如“表观劫持型”或“代谢成瘾型”）。为解析跨组学调控网络，随机游走算法（node2vec）与因果推理模型（DoWhy）协同识别关键枢纽节点（如受 DNA 甲基化与非编码 RNA 双重调控的 PI3K-AKT 通路基因），同时利用迁移学习将 TCGA Pan-Cancer 数据作为参考坐标系，增强小样本聚类稳健性。

3. **三重验证机制** 为验证多组学预测的临床转化潜力，研究引入三重验证机制。第一重验证基于 CRISPRi 技术与诱导多能干细胞（iPSC）模型，靶向沉默关键调控节点（如 lncRNA MALAT1），精确量化其对表观遗传重塑与药物敏感性的调控效应。第二重验证利用患者来源类器官（PDO）高通量筛选平台，系统验证多组学指导的联合用药方案（例如，证实 MET 抑制剂与 HDAC 抑制剂间的协同效应）；第三重验证则构建了联邦学习支撑的数字孪生队列（*n*=3 214），通过模拟虚拟临床试验，持续优化生物标志物 - 治疗匹配算法。该体系通过开源工具 MultiOmix v2.0 实现从原始数据到临床报告的端到端分析（CLIA/CAP 双认证），其模块化设计不仅破解了罕见肿瘤研究的标准化瓶颈，更为跨癌种复杂疾病研究提供了可扩展的技术范式。

四、AI 驱动疗法的技术突破：从机制解码到动态优化

1. **因果推理与图神经网络的机制解码** 在联合多组学技术体系生成的跨维度数据基础上，AI 驱动的研究范式正在深刻重塑罕见肿瘤精准治疗的开发路径。其中，因果推理模型与深度学习的协同创新，首次实现了从海量异构数据中提取可解释的分子机制网络。具体而言，基于贝叶斯网络与结构方程的双重约束框架（BN-SEM），能够解析表观遗传调控因子（如 DNA 甲基化）与基因组变异（如 *MET* 扩增）之间的因果互作权重，并成功鉴定出 HER2 阴性肉瘤中隐匿的 *EGFR*：：*PIK3CA* 正反馈环路。与此同时，图神经网络（GNN）通过构建多组学异构图（其节点涵盖基因、代谢物、免疫细胞亚群等实体），识别出关键的跨尺度调控枢纽——例如，在腺样囊性癌中，TGF-β 信号通路的激活被证实受长链非编码 RNA H19（转录组层面）、H3K4me3 修饰（表观组层面）及乳酸浓度（代谢组层面）的三重协同驱动，这一发现为开发多靶点联合干预策略指明了新方向。

2. **治疗响应预测系统的革新** 通过将虚拟患者模型与实验验证相结合的闭环设计，成功突破了传统临床试验的局限。具体而言，基于联邦学习构建的数字孪生平台整合了来自 17 个国家 3 214 例罕见肿瘤患者的全景数据（涵盖基因组、病理影像、治疗史），并利用 Transformer 架构提取跨模态特征，实现了高精度的个体化治疗响应曲线模拟。该平台的关键优势在于其与患者来源异种移植模型（PDX）及类器官库的联动机制，实现了“AI 预测 - 体外验证”的实时迭代优化。更关键的是，空间转录组技术引导的对抗生成网络（GAN）可重构肿瘤微环境生态位，精准预测免疫检查点抑制剂与代谢调节剂之间的时空协同效应，从而为传统耐药型“冷肿瘤”的免疫活化提供强有力的量化工具。

3. **动态治疗策略优化** 动态治疗策略优化代表 AI 驱动疗法从静态预测向自适应决策的关键跨越。针对耐药性演化这一核心挑战，由进化算法驱动的“虚拟进化模拟器”展现出强大能力——该模拟器通过精确建模肿瘤克隆竞争与微环境

选择压力，能够前瞻性预测耐药突变出现的关键时间窗口（预测误差控制在 ±7 天内）。例如，在 *EGFR* 外显子 20 插入突变型肺癌的治疗中，该系统提前 14 周成功预警了 *MET* 扩增介导的旁路激活风险，并据此指导临床序贯使用 amivantamab 与卡马替尼（capmatinib），最终将耐药发生的时间中位数从 9.1 个月显著延迟至 15.8 个月。这种“预测 - 干预 - 再优化”的动态闭环范式，标志着肿瘤治疗正式开启算法实时调控的新纪元。

五、2025 年关键技术突破预测

2025 年有望成为罕见肿瘤研究实现从量变到质变飞跃的关键转折点，多组学技术、AI 架构与基因编辑工具的三角突破将共同驱动精准医学迈入“高维解析 - 动态干预”的新纪元。

1. 数据生成与空间维度突破 在数据生成层面，第四代纳米孔测序技术与单细胞多组学平台的联合应用将突破现有局限，实现 DNA 序列、表观修饰与蛋白质翻译状态的实时同步捕获，使单碱基分辨率下的“三维分子电影（3D molecular cinematography）”成为可能——例如，直接观测 *MET* 扩增事件触发 H3K9me3 修饰的动态传播过程，从而揭示耐药克隆形成的表观遗传记忆机制。在空间维度，空间多组学技术将突破亚细胞分辨率壁垒，绘制肿瘤微环境中的代谢物浓度梯度、受体酪氨酸激酶磷酸化状态与免疫细胞间空间通讯网络的因果关联图谱，甚至能够精确定位单个 T 细胞受体（TCR）与肿瘤新抗原之间的空间互作事件。

2. 治疗范式转型：AI 自动化实验闭环 治疗范式的显著转型体现在“AI- 自动化实验 - 临床转化”闭环模式的成熟。其核心在于利用先进技术实现靶点发现、验证和疗法设计的加速迭代。例如，基于 CRISPR 筛选与机器人技术的高通量靶点验证平台（如 Turbine 平台），能够在 72 小时内完成高达 10 万种基因编辑组合的类器官药敏测试，并运用强化学习算法动态优化后续编辑策略。这一流程的效能在一个具体案例中得到印证：针对极罕见的 *CIC*：：*DUX4* 融合肉瘤，AI 通过分析染色质可及性数据成功预测 *SMARCA4* 为潜在协同靶点；随后，CRISPR 筛选验证了该靶点；紧接着，平台直接生成了针对该靶点的小分子降解剂 PROTAC 的分子设计方案。整个流程从靶点预测到分子设计仅耗时 30 天，相较传统流程缩短了 90% 的时间。在此基础上，个性化免疫治疗领域也迎来革新，特别是 CAR-T 疗法的开发正依托于 AI 驱动的虚拟 T 细胞工程。该过程首先输入患者的 HLA 分型与肿瘤新抗原谱数据；随后，AI 模型自动优化单链抗体片段结构域与共刺激分子的组合设计；最终，在数字孪生系统中预演改造后 T 细胞在体内的杀伤动力学，预测其疗效与安全性。这种高度集成和模拟优化的方法，有望将个性化 CAR-T 免疫治疗的制备周期显著缩短至 7 天级别。

这些突破的聚合效应将催生“治愈性疗法 2.0”范式——通过多组学动态监测、AI 实时优化与基因编辑精准干预，罕见肿瘤的临床管理将从被动应对进展转为主动重塑肿瘤进化轨迹。因此，可以预见当技术洪流冲破分子复杂性构筑的壁垒，那些曾被宣判“无药可治”的患者，也许将迎来破晓时刻。

六、案例研究

2023—2025 年，多组学技术与 AI 的深度融合催生了罕见肿瘤研究范式的颠覆性突破，一系列前瞻性临床成果标志着精准医学正从理论验证迈向规模化应用。

1. 儿童肉瘤：*MET*：：*TIMP3* 双靶向疗法 在儿童肉瘤领域，这一进展尤为显著。研究者通过整合单细胞甲基化组与空间蛋白质组数据，构建泛癌种多组学图谱，揭示了一个跨越传统组织学分类的关键调控轴——MET-TIMP3 表观 - 蛋白酶调控轴。研究发现，在超过 75% 的病例中，*TIMP3* 启动子呈现高甲基化状态，这种表观遗传改变解除了 *TIMP3* 对 *MET* 的抑制作用，进而驱动了免疫排斥微环境的形成。基于这一关键发现，研究人员利用多模态预训练模型突破了传统药物筛选逻辑，该模型通过解析表观遗传修饰与激酶抑制之间的协同效应，成功预测了 HDAC 抑制剂联合 *MET* 靶向治疗的优化方案。该联合疗法在横纹肌肉瘤治疗中取得了显著成效，将 ORR 提升至 68%；值得注意的是，在达到完全缓解的患者中，*TIMP3* 的去甲基化水平与 *MET* 通路的抑制程度呈现出强相关性。这一成果不仅有力验证了跨尺度多组学数据整合的临床价值，更正式开创了“表观 - 激酶双靶向”这一全新的治疗类别。

2. 罕见白血病：AI 自动化 CAR-T 平台 罕见白血病免疫治疗领域的显著突破，凸显 AI 自动化平台对细胞治疗技术进行的革命性重构。一方面，TCR- 新抗原联合预测模型利用图神经网络深入分析 T 细胞受体（TCR）α/β 链三维构象与肿瘤突变谱之间的拓扑匹配关系，成功将高亲和力 TCR 克隆筛选的阳性率大幅提升至 92%。另一方面，全自动 CAR-T 工程平台则通过整合微流控芯片技术与机器学习算法，实现了从患者 T 细胞分选、基因编辑到最终扩增放行的全流程自动化闭环生产，将周期缩短至 14 天级别。该平台的应用显著提升了针对难治性 T 细胞幼淋巴细胞白血病（T-PLL）的治疗效果，使其完全缓解率突破性地达到 73%，同时将生产成本降低 60%。支撑这些进展的关键在于底层技术的协同进化：第四代纳米孔测序技术提供了对 TCR- 表位相互作用动力学的单分子水平解析能力，而数字孪生系统则实现了对 CAR-T 细胞在体内扩增轨迹的精准预演——多组学数据与 AI 的深度融合贯穿并驱动了技术链条的每一个环节。

通过多组学技术捕获分子机制的时空维度、AI 模型解构复杂系统的涌现规律、自动化平台压缩转化周期，曾经被视为“不可成药”的靶点与“无药可治”的患者，正被纳入精准医学的可解集。当治愈性疗法从个案走向普适，这场由数据智能驱动的医学革命，终将重塑人类对抗癌症的终极边界。

七、伦理考量

尽管多组学与 AI 的融合为罕见肿瘤治疗开辟了新纪元，其临床应用仍面临多重技术瓶颈与伦理困境。小样本建模的过拟合风险尤为突出——基于迁移学习的罕见肿瘤预测模型在训练集 AUC 可达 0.93，但外部验证时性能下降至 0.68，根源在于单中心数据固有的选择偏倚及分子演化轨迹的动态性

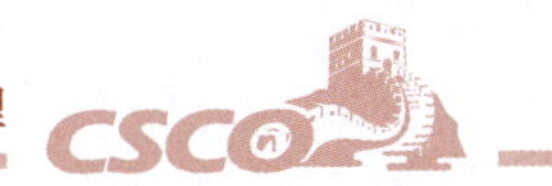

缺失。这种“静态快照”与“动态现实”的割裂，使得模型难以指导序贯治疗策略的制定。

转化医学领域面临的核心障碍在于监管体系与技术创新速度之间的显著脱节。一个典型案例是美国FDA加速审批药物LOXO-292。其针对*RET*融合罕见肿瘤的适应证扩展申请，耗时长达23个月，然而同期，支持其应用的AI预测模型已迭代了4个版本，并发现了3种新的耐药机制，这凸显了监管流程难以匹配技术迭代的困境。尽管欧洲药品管理局(EMA)尝试推出适应性审批框架以增强灵活性，但多组学指导的复杂联合疗法仍因缺乏标准化评价体系而受阻，例如如何界定表观遗传修饰药物的临床终点就缺乏共识，这导致高达83%的Ⅱ期临床试验无法推进至Ⅲ期阶段。更严峻的挑战来自高昂的成本压力：全流程组学分析(通常包括全基因组测序、单细胞测序及空间代谢组学)的花费极其昂贵，远超当前多数医保支付体系的阈值，由此引发了关于其成本效益比的广泛争议，并对其临床转化的可行性构成重大挑战。

在伦理与数据安全维度，患者隐私保护与AI决策透明性共同带来双重挑战。具体而言，基于差分隐私的基因组数据共享方案虽能显著降低数据再识别风险，却会以牺牲罕见突变检测灵敏度为代价。在数据安全方面，区块链技术虽能有效确保数据溯源记录的不可篡改性，但其固有的低吞吐量特性难以满足多组学分析对实时处理能力的需求。与此同时，肿瘤医师对AI所提供治疗建议的信任度问题也日益凸显。因此，如何有效提升AI算法的可解释性及其临床采纳率，已成为解决上述挑战、推动技术落地的核心课题。

这些挑战深刻揭示了一个深层矛盾：技术迭代的惊人速度，已显著超越人类社会构建适配治理框架的能力。AI疗法以月为单位快速进化，而伦理审查与医疗政策仍以年为周期运转，二者之间存在巨大鸿沟。要破解这一矛盾，可构建“共进化”治理范式，整合动态风险评估(如实时监测AI模型性能偏移)、弹性监管策略(融合适应性审批与真实世界数据验证)及普惠性转化方案(如政府-企业成本共担模式)。通过前瞻性治理框架重构，在推动技术创新攻克疾病的同时，筑牢伦理根基、保障患者权益，实现创新活力与安全底线的平衡。

八、未来展望与政策建议

罕见肿瘤研究的下一阶段突破，亟须通过全球协作网络重构、产业转化路径革新与政策法规迭代的三维联动，将技术创新转化为普惠性临床解决方案。破解罕见病研究领域长期存在的数据孤岛困境，其核心路径在于科研协作网络范式的根本性升级。这一升级的典范是基于全球基因组与健康联盟(GA4GH)框架构建的罕见肿瘤数据立方体(RareCube)。该平台创新性地运用联邦学习技术，成功整合了分布在全球六大洲、142个研究中心的超过28万例多组学数据资源，在保障数据隐私与安全的前提下实现了大规模协作分析。与此同时，RareCube还深度融合区块链技术，通过智能合约机制对数据贡献者的权属进行自动化确权，并开创性地将贡献价值与权益挂钩(例如，患者可依据其数据贡献值优先获得新药临床试验资格)，从而构建了可持续的贡献激励机制。此外，在拓展数据维度的前沿，患者自报告数据生态系统的构建进一步丰富了研究视角。该系统通过部署可穿戴设备(如实时监测循环肿瘤DNA的动态贴片)与电子患者报告结局(ePRO)应用程序，持续捕获治疗过程中的动态响应信息及患者生活质量数据。这种多维数据流的汇聚，最终形成了整合“分子特征-临床症状-社会行为”信息的全息患者图谱，为精准医学研究提供了前所未有的深度与广度。

九、结语

罕见肿瘤研究正经历基于多组学与AI协同的范式变革，传统碎片化认知转向系统性解析。2025年三项关键进展将推动研究突破：单细胞测序成本下降、因果推理算法临床验证加速、全球数据协作网络构建。其核心是基于患者多组学数据的AI动态模型，可实时模拟肿瘤演化并生成治疗策略，预计使晚期患者五年生存率提升至44%，治疗周期缩短至传统模式的20%。

变革本质是数据智能解码生命复杂性，驱动力来自三方面：单细胞多组学捕获肿瘤时空动态特征；因果推断AI解析分子调控网络；自动化平台转化算法预测治疗方案。这突破了传统解剖学分类框架，建立了以分子机制为核心的诊疗新范式。2025年或成关键转折点，多组学与AI协同框架将解决样本、机制、成本等瓶颈，推动罕见肿瘤临床转化。

展望未来，罕见肿瘤研究的突破将依赖技术创新与临床转化的深度耦合。随着单细胞技术、AI算法与全球数据协作的持续演进，该领域有望实现对肿瘤演化的动态追踪与干预，最终推动罕见肿瘤从“难治性疾病”向“可管理慢性病”转变，为癌症治疗的整体进步提供理论与技术支撑。

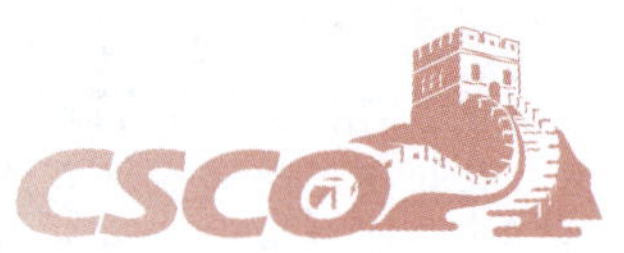

老年肿瘤患者的免疫治疗与肠道微生物的相关性研究进展

韩旭　陈骏
大连医科大学附属第二医院

老年肿瘤患者具有独特的肿瘤生物学特征和微环境，这与年龄相关的免疫系统功能衰退（即免疫衰老）密切相关。免疫治疗在老年患者中的应用现状：免疫检查点抑制剂（ICIs），包括PD-1/PD-L1抑制剂和CTLA-4抑制剂，已在多种恶性肿瘤中显示出显著疗效。然而，老年患者在临床试验中的代表性不足，导致其疗效和安全性的证据相对有限。观察性研究显示，虽然部分老年患者（65~75岁）的客观缓解率（ORR）与年轻患者相似，但≥75岁高龄患者可能获益较少且毒性风险增加。近年来，肠道微生物群被证实通过多种机制调节宿主免疫系统，影响ICIs的疗效。肠道微生物群可通过代谢产物、抗原模拟和免疫细胞调控等途径增强或抑制抗肿瘤免疫应答。老年人群普遍存在的肠道菌群紊乱可能进一步影响免疫治疗效果。本文旨在系统阐述老年肿瘤患者免疫治疗与肠道微生物群的相互作用机制，总结当前临床研究证据，并探讨基于肠道微生物群的干预策略。

一、老年肿瘤患者的免疫特征

免疫衰老是指伴随年龄增长的免疫系统功能进行性衰退，涉及先天性和适应性免疫系统的多重改变。这一过程不仅影响肿瘤的发生发展，也显著改变了患者对免疫治疗的反应模式。老年人群表现出独特的免疫特征，包括T细胞功能失调、慢性低度炎症状态、髓系细胞功能改变等，这些特征通过复杂机制影响ICIs的疗效和毒性反应。理解老年特异的免疫特征及其对ICIs治疗的影响，对于临床决策和个体化治疗策略制定具有重要意义。

1. **T细胞功能失调**　老年人群表现出显著的T细胞库改变，如胸腺退化、记忆T细胞积累、PD-1高表达。老年人群胸腺退化导致初始T细胞输出减少，研究显示70岁老人胸腺输出量仅为年轻人的5%~10%。记忆T细胞CD28阴性T细胞比例增加，这些细胞表现出复制衰老的特征。也有研究显示，老年肿瘤患者的肿瘤浸润淋巴细胞中PD-1表达水平是年轻患者的2~3倍。

2. **慢性低度炎症**　老年人群普遍存在慢性低度炎症状态，具体表现为IL-6、TNF-α和CRP等促炎细胞因子水平持续升高。NF-κB等炎症相关信号通路持续激活。慢性低度炎症状态也会对肿瘤有消极影响，慢性炎症会促进肿瘤微环境免疫抑制。

3. **髓系细胞功能改变**　老年人群髓系细胞表现出显著变化：髓系来源抑制细胞（MDSCs）增加，在老年肿瘤患者外周血中增加3~5倍。巨噬细胞极化改变，M_2型巨噬细胞比例增加。树突状细胞功能受损，抗原提呈能力下降40%~50%。

二、老年人群肠道微生物群特征

1. **微生物多样性降低**　多项大规模横断面和纵向研究均证实，老年人群肠道微生物α多样性呈现显著降低的特征性变化。这一现象在不同地域、不同种族的人群中均得到验证，表明其具有普遍性。一项对500名65岁以上爱尔兰老年人进行的为期5年的系统性随访研究发现：70岁后，老年人肠道菌群Shannon多样性指数以每年0.15的速度线性下降，这种下降趋势在80岁以上高龄老人中更为显著。值得注意的是，该研究还发现肠道菌群多样性的下降与老年人虚弱指数呈显著负相关，提示菌群多样性可作为老年健康状态的重要生物学标志物。

中国学者对广西巴马地区长寿人群的研究也得出了相似结论。这项研究比较了90岁以上长寿老人与中年对照组的肠道菌群特征，发现长寿老人组的操作分类单元（OTUs）数量平均减少25%。特别值得关注的是，尽管其肠道菌群多样性降低，但健康长寿老人某些特定有益菌属（如*Akkermansia*和*Bifidobacterium*等）的相对丰度仍得以维持较高水平，这可能是他们能够维持健康老龄化的关键因素之一。研究还发现，长寿老人肠道菌群中短链脂肪酸合成相关功能基因的丰度维持较高，这与其较低的全身炎症水平相关。

这些研究共同表明，肠道菌群多样性随年龄增长而下降是老年人群的普遍特征，但健康老龄化的个体往往能够保留关键有益菌群和代谢功能。

2. **菌群组成改变**　老年人群肠道菌群组成呈现出明显的结构重塑特征，主要表现为有益菌群的显著减少和潜在致病菌的相对增加，这种菌群结构的改变与多种老年相关疾病的发生发展密切相关。在有益菌群方面，多项研究证实双歧杆菌（*Bifidobacterium*）这一重要的益生菌属在老年人群中呈

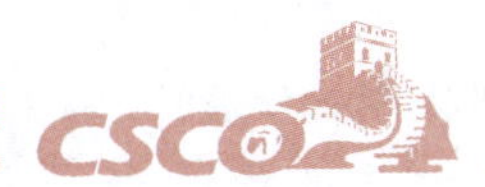

现急剧减少的趋势。分析发现，65岁以上老年人粪便样本中双歧杆菌的绝对丰度较20~30岁年轻人群降低5~10倍。这种减少具有重要的生理意义，因为双歧杆菌不仅参与维持肠道屏障功能，还能通过调节树突状细胞活性影响全身免疫应答。特别值得注意的是，长双歧杆菌（*B. longum*）等菌株的减少与老年人疫苗接种效果下降显著相关。

另一个关键变化是产丁酸盐菌群的减少，特别是*Faecalibacterium prausnitzii*这一重要的丁酸盐产生菌。16S rRNA测序数据显示，70岁以上老年人肠道中*F. prausnitzii*的相对丰度较中年人群下降60%~70%。由于丁酸盐是结肠上皮细胞的主要能量来源，这种减少直接导致肠道屏障功能受损。临床研究显示，*F. prausnitzii*丰度与血清连蛋白（zonulin）水平呈显著负相关，表明其减少与肠通透性增加密切相关。此外，*F. prausnitzii*还具有强抗炎作用，其减少可能导致肠道局部和全身炎症反应增强。

在潜在致病菌方面，最显著的变化是变形菌门（Proteobacteria）的异常增殖。研究揭示，65岁以上老年人肠道中变形菌门的相对丰度增加2~3倍，其中主要是大肠杆菌（*Escherichia coli*）和克雷伯菌（*Klebsiella pneumoniae*）等条件致病菌。这些革兰氏阴性菌产生的脂多糖可通过受损的肠屏障进入循环系统，刺激全身低度炎症反应。研究显示，养老院老年人的血清LPS结合蛋白水平显著高于社区居住老人，这与认知功能下降和虚弱状态显著相关。

另一个值得关注的现象是口腔来源菌群在肠道的异常定植。通过全基因组测序分析发现，老年人群肠道中链球菌（*Streptococcus*）和韦荣球菌（*Veillonella*）等典型口腔菌的丰度显著增加。这种改变可能与老年人唾液分泌减少、吞咽功能减退有关。这些口腔菌群在肠道中的异常增殖不仅可能破坏原有菌群平衡，其表达的特定抗原还可能通过分子模拟机制诱发自身免疫反应。

3. **影响因素** 老年人群肠道微生物群的改变由生理因素和环境因素造成。生理因素如消化功能减退，胃酸分泌减少导致上消化道菌群过度生长，肠动力减弱，结肠传输时间延长促进需氧菌增殖。环境因素如饮食结构改变：蛋白质摄入增加，膳食纤维减少，药物使用同样也是重要因素，质子泵抑制剂使菌群多样性降低15%。

三、老年免疫特征对ICIs疗效的影响机制

1. **T细胞功能改变的影响**

（1）初始T细胞减少限制新抗原应答：ICIs依赖功能性T细胞库识别和攻击肿瘤细胞。老年患者初始T细胞减少导致新抗原识别能力下降、T细胞受体（TCR）多样性降低、免疫重建潜力受限。有研究表明，治疗前$CD8^+$初始T细胞数量与ICIs疗效正相关。

（2）耗竭T细胞影响治疗反应：虽然PD-1抑制剂旨在逆转T细胞耗竭，但老年患者的高度耗竭状态可能导致逆转不完全，部分耗竭标志物（如TIM-3）持续表达。同时伴随着功能恢复有限，即使PD-1被阻断，线粒体功能障碍也限制效应功能。临床数据显示，老年患者（≥75岁）对PD-1抑制剂的持续缓解时间较年轻患者短。

2. **炎症微环境的影响** 慢性炎症可以通过多重机制影响ICIs疗效。如PD-L1上调，NF-κB信号通路激活促进肿瘤细胞PD-L1表达；免疫抑制细胞招募，IL-6促进MDSCs和Tregs聚集；T细胞功能抑制，高浓度IL-6直接抑制$CD8^+$ T细胞毒性，临床研究发现基线IL-6>10pg/ml的老年患者ORR显著降低，hs-CRP>10mg/L预示较短无进展生存期（PFS）。

3. **髓系细胞的作用** 老年患者增多的MDSCs和M_2型巨噬细胞通过以下机制影响ICIs：代谢抑制，精氨酸酶消耗微环境中的精氨酸，抑制T细胞线粒体功能；在肿瘤周围形成免疫抑制性"屏障"；分泌IL-10和TGF-β等，动物实验显示，清除MDSCs可使老年小鼠对ICIs的应答率从20%提高到60%。

四、免疫特征对治疗的影响

ICIs在老年肿瘤患者中的治疗反应呈现出独特的临床特征，其疗效、安全性和预测标志物等方面均表现出与年轻患者不同的特点。来自KEYNOTE-010研究的亚组分析数据显示，在晚期非小细胞肺癌患者中，虽然老年组（≥75岁）的ORR与年轻组差异无统计学意义，但老年患者的PFS中位数明显较短。这种差异可能反映了老年患者免疫系统的功能特点：尽管初始抗肿瘤应答能力得以保留，但由于免疫衰老导致的T细胞持续活化能力不足，难以维持长期的免疫监视作用。值得注意的是，在≥80岁的高龄患者中，这种功能减退现象更为显著，提示年龄对ICIs疗效的影响可能存在"阈值效应"。

在安全性方面，老年患者表现出独特的不良反应谱。多项meta分析表明，老年患者（≥65岁）总体免疫相关不良事件（irAEs）发生率与年轻患者相当，但严重irAEs（≥3级）的发生率显著增高。特别值得关注的是，老年患者发生免疫性肺炎和结肠炎的风险明显增加。这种器官特异性毒性增加的可能机制包括：①年龄相关的组织修复能力下降；②基础器官功能储备降低；③多药联合使用导致的叠加毒性。临床观察发现，老年患者一旦发生irAEs，恢复时间通常较年轻患者延长30%~50%，这凸显了对老年患者进行密切毒性监测的重要性。

这些发现提示，老年患者的ICIs治疗决策需要综合考量肿瘤生物学特征和宿主免疫状态。目前多项指南建议，对老年患者应进行包括全面老年评估（CGA）、免疫功能检测和炎症标志物筛查在内的多维评估，以实现治疗方案的精准个体化。未来需要更多针对高龄患者的临床研究，以进一步优化ICIs在这一特殊人群中的使用策略。

五、靶向肠道微生物群的肿瘤免疫治疗干预策略研究进展

肠道微生物群在调节肿瘤免疫治疗疗效中的作用已成为当前研究热点。大量证据表明，通过靶向调控肠道菌群可显著增强ICIs的抗肿瘤效果。

1. **益生菌与益生元干预**

（1）特定益生菌株的应用：多项研究证实，特定益生菌

株可显著增强 ICIs 的抗肿瘤效果。*Bifidobacterium* 在黑色素瘤模型中显示出显著的免疫调节作用。Sivan 等发现，口服 *Bifidobacterium* 可通过增强 $CD8^+$ T 细胞浸润，使 PD-L1 抑制剂的抗肿瘤效果提高约 2 倍。临床研究进一步验证了这一发现，Matson 等对转移性黑色素瘤患者的分析显示，治疗前粪便中 *Bifidobacterium* 丰度较高者的 ORR 显著提升。*Akkermansia muciniphila* 是另一个备受关注的益生菌。研究证实，该菌通过 IL-12 依赖途径增强 Th1 免疫应答，在肺癌和肾癌患者中，其丰度与 PD-1 抑制剂疗效显著相关。

(2) 复合益生菌制剂：VSL#3（含 8 种菌株）在临床前研究中显示出良好的协同效应。VSL#3 可使 CTLA-4 抑制剂的抗肿瘤活性提升 40%，其机制与诱导特定肠道菌群和增强全身抗肿瘤免疫应答相关。临床试验方面，Dizman 等开展的 I 期研究（NCT03637803）评估了嗜酸乳杆菌联合 PD-1 抑制剂在晚期黑色素瘤中的效果，结果显示联合组的 mPFS 较单药组延长 3.2 个月。

2. 粪便微生物移植（FMT）

(1) FMT 恢复治疗敏感性：FMT 在逆转免疫治疗耐药方面展现出巨大潜力。Baruch 等的突破性研究显示，对 PD-1 抑制剂耐药的转移性黑色素瘤患者（n=10）接受响应者来源的 FMT 后，3 例患者获得客观缓解，4 例疾病稳定，整体疾病控制率达 70%。宏基因组分析揭示，响应者的肠道菌群多样性显著提高，且 $CD8^+$ T 细胞颗粒酶 B 表达增加 5 倍。另外一项研究进一步证实了这一策略的可行性。15 例 PD-1 抑制剂耐药患者接受 FMT 后，ORR 达到 20%，且治疗响应的患者表现出特定的菌群特征，包括 *Bacteroidales* 和 *Clostridiales* 的富集。

(2) FMT 标准化挑战：尽管前景广阔，FMT 临床应用仍面临诸多挑战。供体筛选，需选择对 ICIs 持续响应（>12 个月）的供体；最佳给药途径，结肠镜给药与口服胶囊的优劣尚需比较；安全性监测，irAEs 发生率约为 15%，需密切随访。

3. 饮食与营养干预

(1) 膳食模式调整：高纤维饮食显示出显著的免疫调节作用。有前瞻性队列研究发现，每日膳食纤维摄入>20g 的患者对 PD-1 抑制剂的 ORR 显著提高，其机制与促进产短链脂肪酸菌增殖相关。地中海饮食也表现出良好的应用前景，研究显示，坚持地中海饮食的黑色素瘤患者 ICIs 疗效提高 35%，且 irAEs 发生率降低 25%。

(2) 特定营养素补充：ω-3 脂肪酸可能增强免疫治疗效果。有回顾性分析发现，补充 ω-3 的黑色素瘤患者 ORR 从 40% 提升至 60%，可能与减少促炎性菌群相关。维生素 D 则显示出降低 irAEs 的潜力。血清 25（OH）D 水平>30ng/ml 的患者发生 ≥3 级 irAEs 的风险降低 40%。

4. 抗生素管理策略

(1) 抗生素的负面影响：抗生素使用可显著削弱 ICIs 疗效。有研究分析显示，抗生素使用肿瘤患者的 mPFS 显著缩短。Derosa 等的机制研究指出，抗生素导致的 *Ruminococcaceae* 等有益菌耗竭是疗效降低的关键因素。

(2) 精准抗生素应用：噬菌体疗法提供了一种替代方案。靶向清除致病性肠球菌而不破坏共生菌群的噬菌体疗法可维持 ICIs 疗效，同时降低感染风险。

肠道微生物群为改善老年肿瘤免疫治疗提供了新的突破口。通过深入理解菌群 - 免疫互作机制，开发精准干预策略，有望提高治疗有效率、降低不良反应、延长生存获益、改善生活质量。未来的研究应着重解决老年人群的异质性，开发实用可靠的生物标志物，并建立循证医学证据体系，最终使更多老年肿瘤患者从免疫治疗中获益。

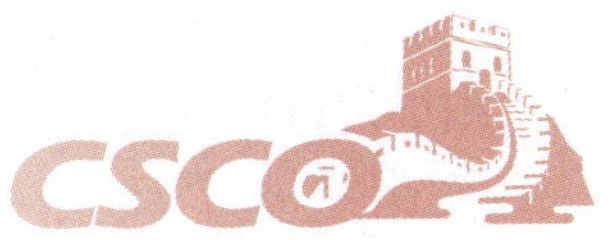

老年妇科黑色素瘤临床诊治进展

冯越[1] 许春伟[2]

[1]浙江省肿瘤医院 [2]中国科学院杭州医学研究所

一、引言

妇科黑色素瘤是一种罕见且恶性程度极高的肿瘤，好发于老年女性，主要累及外阴、阴道及宫颈等部位。随着全球人口老龄化加剧，老年妇科黑色素瘤的发病率呈上升趋势，其复杂的生物学行为与较差的预后给临床诊疗带来巨大挑战。深入了解该疾病的最新研究进展，对优化诊疗策略、改善患者生存质量具有重要意义。本文通过梳理近5年中科院1~3区SCI期刊相关研究，对老年妇科黑色素瘤的临床诊治进展进行综述。

二、流行病学特征

流行病学研究显示，老年妇科黑色素瘤占妇科恶性肿瘤的比例较低，但发病率却逐年上升。外阴黑色素瘤是老年妇科黑色素瘤中最常见的类型，占60%~70%，而阴道和宫颈黑色素瘤相对少见。Smith等在2022年的研究中指出，60岁以上女性外阴黑色素瘤的年发病率约为2.3/10万，且发病率随年龄增长呈指数上升，70~80岁年龄段发病率达到高峰。不同地区的发病情况存在显著差异，欧美地区发病率相对较高，亚洲地区相对较低，这种差异可能与种族、环境及遗传因素相关。此外，老年患者合并多种基础疾病，使得治疗过程更为复杂，预后相对更差。

三、发病机制

老年妇科黑色素瘤的发病机制尚未完全明确，目前认为与遗传因素、免疫功能下降及慢性刺激等多因素相关。*BRAF*、*NRAS*等基因突变在老年妇科黑色素瘤中较为常见，这些基因突变可激活丝裂原活化蛋白激酶（MAPK）信号通路，促进肿瘤细胞的增殖与侵袭。同时，随着年龄增长，机体免疫功能逐渐衰退，尤其是细胞免疫功能受损，使得免疫系统对肿瘤细胞的监测与杀伤能力下降，为肿瘤的发生发展创造条件。此外，长期的局部慢性炎症刺激，如外阴炎、阴道炎等，可能导致上皮细胞反复损伤与修复，进而诱发黑色素细胞恶变。最新研究还发现，肿瘤微环境中的细胞因子、基质细胞等在老年妇科黑色素瘤的发生发展过程中也发挥着重要作用。

四、临床表现

老年妇科黑色素瘤的临床表现多样且缺乏特异性，易导致漏诊和误诊。外阴黑色素瘤主要表现为外阴部的色素沉着性肿物，可伴有瘙痒、出血、溃疡等症状。阴道黑色素瘤常表现为阴道不规则流血、分泌物增多，部分患者可触及阴道内肿物。宫颈黑色素瘤早期症状隐匿，晚期可出现接触性出血、阴道排液等，与宫颈癌症状相似，鉴别诊断困难。由于老年患者常合并其他妇科疾病，且对症状的感知与表达能力下降，导致多数患者确诊时已处于疾病晚期，预后不良。

五、诊断方法

（一）影像学检查

超声、磁共振成像（MRI）及计算机断层扫描（CT）等影像学检查在老年妇科黑色素瘤的诊断中具有重要价值。超声可初步判断肿瘤的位置、大小及血流情况，对早期发现病变有一定帮助。MRI具有良好的软组织分辨率，能够清晰显示肿瘤的侵犯范围及与周围组织的关系，有助于术前分期。CT则在评估肿瘤远处转移，如肺、肝、骨等部位转移方面具有优势。近年来，正电子发射断层显像-计算机断层扫描（PET-CT）在妇科黑色素瘤的应用逐渐增多，其能够通过检测肿瘤细胞的代谢活性，更准确地发现微小转移灶，为治疗方案的制定提供依据。

（二）病理诊断

病理诊断是确诊老年妇科黑色素瘤的金标准。通过对病变组织进行活检，观察黑色素细胞的形态、结构及免疫组化标志物的表达情况来明确诊断。常用的免疫组化标志物包括S-100、HMB-45、Melan-A等，其中S-100灵敏度较高，但特异度较低；HMB-45和Melan-A特异度较高，有助于黑色素瘤的诊断与鉴别诊断。此外，分子病理检测，如*BRAF*、*NRAS*等基因突变检测，不仅有助于明确肿瘤的生物学行为，还可为靶向治疗提供指导。

六、治疗手段

（一）手术治疗

手术切除是老年妇科黑色素瘤的主要治疗方法，手术范围需根据肿瘤的部位、大小、分期及患者的身体状况综合决定。对于早期外阴黑色素瘤，根治性外阴切除术联合腹股沟淋巴结清扫术仍是标准治疗方案，但近年来随着对功能保护的重视，部分患者可采用局部广泛切除术联合前哨淋巴结活检，以减少手术创伤，提高生活质量。阴道和宫颈黑色素瘤的手术治疗相对复杂，常需结合子宫切除术、阴道切除术及盆腔淋巴结清扫术等。然而，老年患者由于身体耐受性差，手术风险较高，术后并发症发生率也相对较高，因此术前需进行全面的评估与准备。

（二）放射治疗

放射治疗在老年妇科黑色素瘤的治疗中具有重要作用，可用于术前缩小肿瘤体积、术后辅助治疗及姑息性治疗。对于无法手术切除或术后切缘阳性的患者，放疗可降低局部复发风险。调强放疗（IMRT）和立体定向放疗（SBRT）等精确放疗技术的应用，能够在提高肿瘤照射剂量的同时，减少周围正常组织的损伤，更适用于老年患者。但放疗也会带来一系列不良反应，如放射性外阴炎、阴道炎、直肠炎等，需密切关注并及时处理。

（三）化学治疗

传统化疗药物在老年妇科黑色素瘤的治疗中疗效有限，且不良反应较大。常用的化疗药物包括达卡巴嗪、顺铂等，单药或联合化疗的有效率通常低于30%。由于老年患者对化疗的耐受性较差，在选择化疗方案时需充分考虑患者的身体状况、肝肾功能等因素，适当调整药物剂量与治疗周期。

（四）靶向治疗

随着对黑色素瘤分子机制的深入研究，靶向治疗为老年妇科黑色素瘤患者带来了新的希望。针对*BRAF*、*NRAS*等基因突变的靶向药物，如维莫非尼、达拉非尼联合曲美替尼等，在部分患者中取得了较好的疗效。靶向治疗能够特异性地作用于肿瘤细胞的信号通路，抑制肿瘤生长，且不良反应相对化疗较轻，更适合老年患者。但靶向药物也存在耐药问题，需要进一步探索联合治疗策略以提高疗效。

（五）免疫治疗

免疫检查点抑制剂（ICIs），如帕博利珠单抗、纳武利尤单抗等，在黑色素瘤的治疗中展现出显著疗效，也逐渐应用于老年妇科黑色素瘤的治疗。免疫治疗通过激活机体自身的免疫系统来杀伤肿瘤细胞，具有持久的抗肿瘤效应。多项临床研究表明，ICIs单药或联合治疗可显著延长患者的生存期，提高客观缓解率。然而，免疫治疗也会引发一系列免疫相关不良反应，如免疫性肺炎、甲状腺炎、结肠炎等，老年患者由于自身免疫功能的特殊性，在使用免疫治疗时需更加谨慎监测与管理。

七、预后影响因素

老年妇科黑色素瘤的预后较差，5年生存率仅为20%~30%，多种因素影响患者的预后。肿瘤的分期是最重要的预后因素，早期患者的预后明显优于晚期患者。此外，肿瘤的厚度、溃疡形成、淋巴结转移情况等也与预后密切相关。患者的年龄、身体状况及合并症情况同样影响预后，年龄越大、合并基础疾病越多的患者预后越差。治疗方式的选择对预后也有重要影响，规范、合理的综合治疗能够显著改善患者的生存结局。分子生物学特征，如*BRAF*、*NRAS*等基因突变状态，也可作为预后评估的参考指标，携带某些基因突变的患者预后相对较差。

八、结论

近年来，老年妇科黑色素瘤在流行病学、发病机制、诊断与治疗等方面的研究取得了一定进展，但由于其发病率低、恶性程度高、预后差等特点，临床诊疗仍面临诸多挑战。未来，需要进一步加强对老年妇科黑色素瘤发病机制的研究，探索更有效的早期诊断方法，优化综合治疗策略，同时关注老年患者的特殊生理病理特点，开展更多针对老年群体的临床研究，以提高老年妇科黑色素瘤的诊疗水平，改善患者的预后与生活质量。

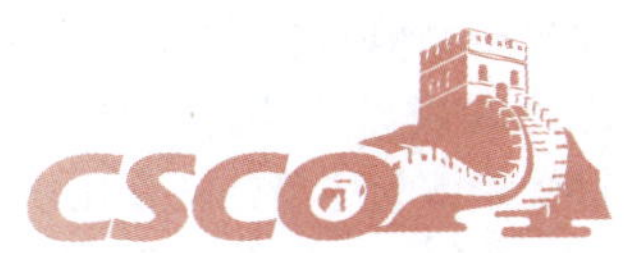

老年晚期非小细胞肺癌免疫治疗现状与挑战

胡洁
复旦大学附属中山医院

一、引言

非小细胞肺癌（non-small cell lung cancer，NSCLC）是老年人高发的恶性肿瘤，诊断时患者的年龄中位数为71岁，约80%的NSCLC患者诊断时年龄已≥65岁。随着我国人口老龄化进程加快，恶性肿瘤发病及死亡人数快速攀升。衰老带来的脏器功能衰退及共病等问题常导致老年肿瘤患者难以耐受化疗、放疗等标准抗肿瘤治疗。随着免疫检查点抑制剂（immune checkpoint inhibitors，ICIs）的出现，使晚期NSCLC的治疗格局发生了革命性的改变。ICIs使得晚期NSCLC患者的5年生存率从传统化疗时代的不足5%提高到15.5%~23.2%。相比传统化疗，免疫治疗相关不良反应更少见，符合老年肺癌患者的治疗需求。然而，老年肺癌患者常常合并基础疾病且合并使用多种药物，同时伴有器官功能下降，因此老年肺癌患者生理机能的改变对药物的吸收、分布、代谢等诸多方面都会产生影响，同时药物相互作用机制复杂，且老年患者体能状态评估较弱，缺乏社会支持，脆弱性增加，导致其抗肿瘤治疗的耐受性和疗效与较年轻患者不同。此外，肺癌免疫治疗相关临床研究中多以65岁界定老年患者，且所占比例较少，且较多为健康状况较好的老年患者，而在真实世界中，合并多种共病，多器官功能不足甚至衰弱的老年肺癌患者占多数。在肺癌免疫治疗和精准治疗时代，如何为老年患者选择更科学安全的治疗方案仍面临诸多挑战。本文将对老年晚期NSCLC患者免疫治疗相关的循证医学证据及相关临床数据进行总结。

二、衰老与免疫

PD-1/PD-L1抑制剂是目前研究最多，应用最广泛的抗肿瘤免疫治疗药物，其主要作用机制是通过解除PD-1对T细胞的免疫抑制状态，防止肿瘤免疫逃逸，促进T细胞识别和杀伤肿瘤细胞。随着年龄的增长，免疫系统功能逐渐下降，其中胸腺萎缩对免疫功能的影响最明显。胸腺是T细胞发育成熟的重要场所，随着年龄的增加，胸腺逐渐退化，使T细胞的分化和发育受阻，T细胞受体库多样性减少，初始T细胞减少，高度分化的记忆T细胞或衰老细胞增加，降低机体的免疫监视能力，让肿瘤细胞更容易逃避免疫系统的识别和清除，T细胞的数量降低和功能障碍是机体抗肿瘤免疫应答减弱的重要原因。有研究发现，与对ICIs无反应者相比，在对ICIs有反应的老年恶性肿瘤患者中，效应T细胞群体的扩增更为显著。研究者们还发现老年患者的幼稚T细胞具有独特的表型，它们表达更高水平的免疫检查点分子，如PD-1，这在一定程度上可能提高对免疫治疗的反应，但由于免疫细胞的衰老又可能抵消这一潜在优势。这也部分解释了老年患者ICIs疗效与年轻患者相当但机制不同的原因。

除可能影响免疫治疗疗效外，免疫衰老也可能与更高的免疫相关不良事件（immune-related adverse events，irAEs）发生率有关。在肿瘤微环境中，无论是衰老的肿瘤细胞、免疫细胞及各种基质细胞，都具有独特的衰老相关分泌表型，衰老细胞通过分泌各种细胞因子包括IL-1、IL-6、IL-8、IL-13、TNF-α等，使机体处于慢性炎症状态。在慢性炎症状态下，效应和记忆T细胞数量逐渐增多，自身反应性T细胞水平升高和自身抗体产生增加可能增加irAEs的发生风险，同时慢性炎症状态不仅直接促进肿瘤细胞增殖、侵袭和迁移，还通过形成免疫抑制肿瘤微环境，进一步削弱ICIs的疗效。一项回顾性分析结果显示，在应用含PD-1单抗治疗方案的肺癌患者中，不同年龄组间（≥70岁，<70岁）任何级别或≥3级AEs发生率无显著差异，但各年龄组间全级别和≥3级irAEs发生率差异显著（分别为P=0.001和P=0.009）。多变量分析结果显示，年龄≥70岁是irAEs的唯一独立危险因素。

三、老年晚期非小细胞肺癌免疫治疗现状

1. **免疫联合化疗治疗** KEYNOTE-189研究（非鳞癌）和KEYNOTE-407研究（鳞癌）是免疫联合化疗治疗晚期NSCLC中非常重要的临床研究，老年（≥65岁）及年轻（<65岁）患者的无进展生存时间（progression-free survival，PFS）及总生存时间（overall survival，OS）对比化疗组都有获益。其中KEYNOTE-189研究的亚组分析中，≥65岁组患者接受帕博利珠单抗联合化疗治疗作为一线治疗，较单纯化疗患者OS明确获益（HR=0.64；95% *CI* 0.43~0.95），但是在≥75岁

亚组中帕博利珠单抗联合化疗治疗未能在有效性和安全性方面表现出优势。KEYNOTE-407 研究结果显示，≥65 岁接受帕博利珠单抗联合化疗的患者较化疗组，PFS 显著获益（*HR*=0.63；95% *CI* 0.47~0.84），但总生存差异无统计学意义（*HR*=0.74；95% *CI* 0.51~1.07）。

IMpower130 研究中，对于晚期非鳞状 NSCLC 患者给予一线阿替利珠单抗联合紫杉醇和铂类对比单纯化疗，在年龄分析亚组中，≥65 岁患者 PFS（*HR*=0.78；95% *CI* 0.58~1.05）及 OS（*HR*=0.64；95% *CI* 0.50~0.82）均有获益，但是≥75 岁患者的 OS 没有获益。IMpower131 研究中，≥75 岁患者和 65~74 岁患者的 PFS 均获益。

2025 年美国临床肿瘤学会（ASCO）年会上日本学者报告了一项Ⅱ期临床研究：针对晚期非鳞状 NSCLC 老年患者，采用阿替利珠单抗联合卡铂＋培美曲塞诱导治疗后，序贯阿替利珠单抗联合培美曲塞维持治疗方案。该研究结果更适用于亚裔患者。该研究共纳入 60 例≥75 岁的患者，年龄中位数 77 岁（范围 75~86 岁），84.1% 为男性，25.5% 的患者 PD-L1 TPS≥50%。无进展生存期中位数（median progression-free survival，mPFS）为 7.49 个月（80% *CI* 5.52~7.75 个月，超过预设阈值 5.5 个月），总生存期中位数（median overall survival，mOS）为 16.82 个月（80% *CI* 14.49~20.93 个月）。客观缓解率（objective response rate，ORR）为 55.9%（95% *CI* 42.4%~68.8%）。最常见的 3 级或 4 级的治疗相关不良事件主要为骨髓抑制，19 例患者报告了严重不良事件（其中 6 例为肺炎，6 例为发热性中性粒细胞减少）。未观察到治疗相关死亡。该诱导＋序贯的联合疗法对于≥75 岁的老年患者显示出良好的疗效，且安全性可控。进一步证实免疫联合化疗治疗老年晚期 NSCLC 患者的疗效与较年轻患者相当。

“卡瑞利珠单抗联合 2 个周期化疗一线治疗晚期 NSCLC：一项双臂、单中心、Ⅱ期研究”在今年的 ASCO 会议上报告了相关结果：2 个周期化疗联合免疫治疗可能更适合老年晚期肺癌患者。研究共纳入 40 例患者，其中 2 周期含铂化疗联合卡瑞利珠单抗组（A 组）16 例，4 周期含铂化疗联合卡瑞利珠单抗组（B 组）24 例。A 组患者年龄显著高于 B 组（中位数：75.50 岁 vs. 69.00 岁；*IQR*：72.75~77.25 岁 vs. 63.75~72.25 岁）。A 组和 B 组的 ORR 分别为 6.2%（95% *CI* 0.6%~26.4%）和 41.7%（95% *CI* 20.7%~65.9%）（*P*=0.036）。随访时间中位数 17.6 个月。A 组和 B 组的 mOS 分别为 11.4 个月（95% *CI* 8.6~14.2 个月）和 24.1 个月（95% *CI* 17.4~30.8 个月）（*P*=0.079）。A 组的 PFS 非劣效于 B 组（5.4 个月 vs. 13.0 个月，*P*=0.195）。然而，4 个周期含铂化疗组发生≥3 级治疗相关不良事件的可能性较高。因此 2 周期化疗联合免疫治疗可能更适合老年晚期 NSCLC 患者。该治疗方案或将成为老年晚期 NSCLC 患者一线治疗的潜在优选策略；同时，研究结果支持进一步探索老年晚期 NSCLC 减化疗甚至去化疗的可行性。

从现有数据来看，随机对照试验结果并未显示老年患者从联合治疗中获益劣于较年轻患者群体。因此，在条件允许的情况下，化疗联合免疫治疗方案应被视为一线标准治疗选择，而不应因患者年龄因素而排除。

2. 免疫单药治疗 KEYNOTE-024 研究是首个证实在 PD-L1 高表达人群中免疫单药疗效优于化疗的临床研究，对帕博利珠单抗对比化疗在 TPS≥50% 患者中的一线治疗进行了探索，≥65 岁患者的 OS 显著优于化疗组（*HR*=0.64；95% *CI* 0.42~0.98），与总体人群一致。KEYNOTE-042 研究结果将帕博利珠单抗的获益进一步扩大至 PD-L1 TPS 表达水平 1%~49% 的≥65 岁患者中，OS（*HR*=0.82；95% *CI* 0.66~1.01）。

IMpower110 研究是阿替利珠单抗对比化疗在 PD-L1≥1% 患者的一线治疗研究，亚组分析中阿替利珠单抗较化疗组在 65~74 岁患者中有 OS 获益趋势（*HR*=0.63；95% *CI* 0.34~1.19）；在≥75 岁患者中，虽然有 OS 获益的趋势，但差异无统计学意义（*HR*=0.79；95% *CI* 0.18~3.56）。

IPSOS 研究是一项Ⅲ期、全球、多中心、开放性、随机对照研究，旨在比较阿替利珠单抗与单药化疗在不适合一线含铂双药化疗的初治ⅢB/Ⅳ期 NSCLC 患者中的疗效和安全性，这些患者因美国东部肿瘤协作组体能状态（ECOG PS）评分≥2 或年龄≥70 岁且伴有合并症等原因不适合一线含铂双药化疗。随机分配接受阿替利珠单抗或研究者选择的长春瑞滨 / 吉西他滨单药化疗。入组患者的平均年龄为 75 岁，阿替利珠单抗组和化疗组分别有 75.5% 和 76.8% 的患者体能状态为 2 分，6% 和 10.6% 的患者体能状态为 3 分。阿替利珠单抗与单药化疗相比显著提高了 mOS（10.3 个月 vs. 9.2 个月（*HR*=0.78；95% *CI* 0.63~0.97；*P*=0.028）。阿替利珠单抗组的 12 个月（43.7% vs. 38.6%）和 24 个月 OS 率（24.3% vs. 12.4%）均高于单药化疗组。阿替利珠单抗组和单药化疗组的 mPFS 分别为 4.2 个月和 4.0 个月，阿替利珠单抗组的 12 个月（19.7% vs. 14.2%）和 24 个月 PFS 率（8.9% vs. 1.6%）均高于单药化疗组。阿替利珠单抗组和单药化疗组的 ORR 分别为 16.9% 和 7.9%，在 70~79 岁、男性、Ⅳ期患者的亚组中，阿替利珠单抗的 OS 获益优于单药化疗。安全性方面，阿替利珠单抗组 3~4 级治疗相关不良事件（treatment-related adverse event，TRAE）发生率低于单药化疗组。

CheckMate-171 研究探究了纳武利尤单抗在经治晚期鳞状 NSCLC 患者中的长期安全性和生存结局。≥70 岁（34%）患者和≥75 岁（15%）患者 mOS 分别为 10.0 个月、11.2 个月，与非老年患者 10.0 个月基本一致。体能状态 2 分患者 mOS 为 5.2 个月，较其他年龄患者短，但较接受化疗体力状况>2 分患者的 mOS（1.8~3.6 个月）长，提示这部分患者同样能从免疫单药治疗中获益。

以上研究结果提示我们影响免疫治疗的疗效更多取决于体能状态，而不是年龄。即便如此，体能状态 2 分的老年患者使用 PD-1/PD-L1 单抗仍然能够获益。

3. 免疫联合抗血管治疗方案 越来越多的证据表明，血管生成与免疫系统之间存在复杂的相互作用关系。研究显示，抗血管生成药物能够激活免疫系统，促进肿瘤抗原的提呈及免疫应答细胞的浸润，促进 B、T 细胞活化，从而触发进一步的抗肿瘤效应，而免疫疗法也可能具有抗血管生成效应。这表明当这两种疗法联合使用时，可能产生协同抗肿瘤作用。

IMpower150 研究随机给予晚期非鳞状 NSCLC 患者卡铂加紫杉醇（ACP）、贝伐珠单抗加卡铂加紫杉醇（BCP）或阿替利珠单抗加 BCP（ABCP）治疗，65~74 岁患者使用 ABCP

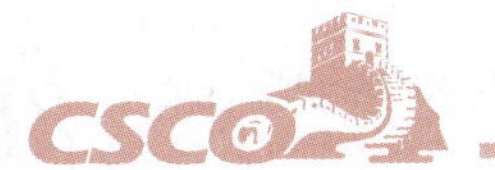

方案（ABCP 组）的 mPFS 为 8.3 个月，比 BCP 组（6.9 个月）显著改善（*HR*=0.62，*P*<0.001）。ABCP 组较 BCP 组的 mOS 也显著改善（*HR*=0.72，95% *CI* 0.54~0.97）。

信迪利单抗联合安罗替尼治疗对比化疗在一线晚期 NSCLC 中的一项Ⅱ期随机对照、开放标签的临床研究结果显示：联合治疗组 ORR 显著优于化疗组［44.9%（95% *CI* 30.7%~59.8%）vs. 18.0%（95% *CI* 8.6%~31.4%），*P*=0.003］，mPFS 显著延长［14.4 个月 vs. 5.6 个月；*HR*=0.39（95% *CI* 0.23~0.67），*P*<0.001］。联合治疗组≥3 级 TRAE 发生率低于化疗组（28.0% vs. 49.0%），特别是在减轻血液学毒性方面，联合治疗方案的优势尤为显著。年龄>65 岁的患者在 PFS 方面获益显著（*HR*=0.40，95% *CI* 0.18~0.86），在≤65 岁患者中 PFS 有获益趋势（*HR*=0.54，95% *CI* 0.28~1.05），但在 OS 方面各年龄亚组均无明显获益。

依沃西单抗是一种抗 PD-1/ 血管内皮细胞生长因子（VEGF）双抗，HARMONi-2 研究结果的公布将依沃西单抗推到了晚期 NSCLC 治疗的前线。该研究入组患者均为 PD-L1 表达>1% 的患者，给予依沃西单抗对比帕博利珠单抗单药治疗方案，结果显示两组的 ORR 率分别为 50% 和 39%，疾病控制率分别为 90% 和 71%。依沃西单抗组 mPFS 为 11.1 个月，较帕博利珠单抗组（5.82 个月）显著延长（*HR*=0.51；95% *CI* 0.38~0.69）。进一步亚组分析结果显示，无论年龄≥65 岁（*HR*=0.52；95% *CI* 0.34~0.79） 或<65 岁（*HR*=0.53；95% *CI* 0.34~0.81），鳞癌组（*HR*=0.5；95% *CI* 0.333~0.76）或非鳞癌组（*HR*=0.55；95% *CI* 0.36~0.84），PD-L1 低表达（*HR*=0.54；95% *CI* 0.37~0.78）或高表达（*HR*=0.48；95% *CI* 0.29~0.79），依沃西单抗组在 PFS 方面均有获益。基于以上研究，在 2025 年中国临床肿瘤学会（CSCO）指南中依沃西单抗被写入Ⅳ期无驱动基因 NSCLC 一线治疗的Ⅱ级推荐。

R-ALPs 研究最新结果显示：在Ⅲ期不可切除 NSCLC 患者同步 / 序贯放化疗后，使用贝莫苏拜单抗联合安罗替尼治疗，相较于安慰剂组可显著改善≥65 岁人群的 PFS（*HR*=0.57；95% *CI* 0.35~0.92）。CAMPASS 这项随机、盲法、多中心、Ⅲ期临床研究进一步将该治疗方案在Ⅳ期 NSCLC PD-L1 表达阳性患者的一线治疗中进行扩展，结果显示贝莫苏拜单抗联合安罗替尼相比帕博利珠单抗联合安慰剂具有显著 PFS 获益：mPFS 11.0 个月 vs. 7.1 个月（*HR*=0.70；95% *CI* 0.54~0.90）；在 PD-L1 TPS≥50% 人群中，mPFS 13.3 个月 vs. 7.2 个月（*HR*=0.60；95% *CI* 0.41~0.88）。联合方案未增加因 TRAE 导致的停药率（7.1% vs. 8.0%）或治疗相关病死率（1.4% vs. 2.3%）。<65 岁患者的 PFS 有获益（*HR*=0.6；95% *CI* 0.42~0.86），但≥65 岁患者的 PFS 没有明显获益（*HR*=0.82；95% *CI* 0.58~1.18）。值得关注的是，贝莫苏拜单抗联合安罗替尼治疗组的≥3 级 TRAE 的发生率为 58.5%，高于帕博利珠单抗联合安慰剂组的 29%，最主要的不良事件为高血压。两组严重不良事件的发生率分别是 25.3% 和 21%。联合治疗方案未增加因 TRAE 导致的停药率（7.1% vs. 8.0%）或延迟相关病死率（1.4% vs. 2.3%）。

雷莫芦单抗是一种靶向人血管内皮生长因子受体 2 的抗血管生成抑制剂。2025 年 ASCO 年会报告了 PRAGMATICA-LUNG 研究结果：该研究评估了雷莫芦单抗联合帕博利珠单抗治疗既往接受过标准含免疫方案一线治疗的晚期 NSCLC 患者的疗效。患者被随机分为雷莫芦单抗联合帕博利珠单抗组（RP 组）和对照组，即标准治疗组（SOC 组）。对照组患者年龄中位数为 68.7 岁（范围：34.7~88.2 岁），RP 组的年龄中位数为 67.7 岁（范围：33.8~87 岁）。RP 组和 SOC 组患者的 mOS 分别为 10.1 个月和 9.3 个月（*HR*=0.99；95% *CI* 0.81~1.22，*P*=0.46），两组之间 OS 差异无统计学意义。而在 242 名（29%）肺鳞状细胞癌（SCC）患者中，RP 组患者的 mOS 对比 SOC 组有获益趋势（10.8 个月 vs. 8.2 个月）（*HR*=0.82；95% *CI* 0.56~1.22，*P*=0.17），以上结果提示 RP 方案可能对 SCC 患者更有益。安全性分析结果显示，RP 组不良事件发生率低于 SOC 组（29 例 vs. 41 例），提示 RP 方案在安全性方面更具优势，患者耐受性更佳，这对无法耐受化疗副作用的患者尤为重要。雷莫芦单抗联合帕博利珠单抗这一去化疗的组合的 mOS 非劣效于 SOC 组，且耐受性良好，对于老年患者或者 PS 评分≥2 分的患者具有潜在优势。

这些结果均表明免疫联合抗血管治疗方案具有临床获益且安全性可控，对于老年、体能状态评分较差的患者这种去化疗的组合治疗方案可能会带来更长的生存和更好的生活质量，是潜在的老年晚期 NSCLC 患者一线治疗的方案。

4. 双免疫治疗 Energy-GFPC 06-2015 研究是一项纳武利尤单抗（NIVO）联合伊匹木单抗（IPI）vs. 含铂双药化疗一线治疗 PS 评分 2 分或老年（≥70 岁）晚期 NSCLC 的Ⅲ期随机研究。入组患者为年龄≥70 岁，PS 评分 0~2 分或年龄<70 岁且 PS 评分 2 分。随机分为 NIVO+IPI 组或化疗组，结果显示 NIVO+IPI 组和化疗组的 mOS 分别为 14.7 个月和 9.9 个月（*HR*=0.85；95% *CI* 0.62~1.16）。亚组分析显示，对于老年 PS 0/1 的患者，与化疗相比，NIVO+IPI 组 mOS 有显著获益，分别为 22.6 个月 vs. 11.8 个月（*P*=0.02）。在 mPFS 上，NIVO+IPI 组为 5.5 个月，较化疗组（4.6 个月）获益显著（*P*=0.015）。对于 PS 评分 2 分的患者，NIVO+IPI 组对比化疗组似乎 mOS 的疗效更差（2.9 个月 vs. 6.1 个月，*P*=0.22）。因此，相比于年龄，PS 评分可能对 NIVO+IPI 的疗效影响更大。这与之前的研究结论一致。

5. 免疫联合新型抗肿瘤药物 Dato-DXd 是一种靶向 TROP2 的抗体偶联药物（ADC），携带拓扑异构酶Ⅰ抑制剂载荷。TROPION-Lung01 研究中 Dato-DXd 对比多西他赛显著延长了经治晚期 NSCLC 患者的 PFS（4.4 个月 vs. 3.7 个月，*HR*=0.75；95% *CI* 0.62~0.91）。2025 年 ASCO 年会上公布了 TROPION-Lung02 的研究结果。这项研究纳入初治晚期 NSCLC 患者（年龄中位数 65 岁），一组患者接受 Dato-DXd+ 帕博利珠单抗（双药组），另一组接受 Dato-DXd+ 帕博利珠单抗 + 化疗（三药组）。双药组与三药组的 ORR 均为 55%。双药组的缓解持续时间（duration of response，DoR）平均 20 个月，三药组为 14.6 个月。双药组的 mPFS 为 11.2 个月，三药组的 mPFS 为 6.8 个月。最常见的治疗相关的不良事件为口腔炎，未出现治疗相关的严重不良事件。但是由于 TROPION-Lung02 是一项非随机研究，双药组和三药组的基线特征存在差异，因此无法直接进行两组间的比较。期待在后续的 TROPION-Lung 系列研究中有更加成熟的数据公布。

OptiTROP-Lung01 研究报告了芦康沙妥珠单抗联合塔

戈利单抗（PD-L1单抗）在一线晚期非鳞NSCLC治疗中的疗效。总体人群的mPFS为15个月，ORR为59.3%，在PD-L1<1%的人群中，该组合方案的mPFS为12.4个月，ORR为47.1%，在PD-L1高表达人群中，这一获益更为显著（mPFS 17.8个月，ORR为77.8%）。

ADC药物正在快速发展，逐渐使精准靶向打击肿瘤细胞成为现实，确保更多毒素在肿瘤部位释放，发挥强效抗肿瘤作用，降低抗肿瘤药物对全身的毒副作用，或许在不久的将来会成为晚期NSCLC患者一线治疗的新选择。

四、老年晚期非小细胞肺癌免疫治疗的挑战

1. 老年患者亚组纳入严重不足 现有临床研究证据表明，65~75岁老年患者从PD-1/PD-L1抑制剂中获得的疗效与年轻患者相当，但是目前的临床研究中对老年患者的纳入人数仍严重不足，且纳入的老年患者为“健康状况较好”的老年患者，而在真实世界中老年患者可能因“证据不足”被过度治疗或治疗不足。

一项美国的研究对2018—2022年间美国食品药品监督管理局（FDA）注册临床试验中老年患者的纳入情况、特征及数据报告质量进行了分析。共纳入了2018—2022年间推进美国FDA批准实体瘤适应证的所有ICIs相关的临床试验，对主要研究报告和现有的已发表的论文进行系统评估，并采用预设标准对老年亚组的方案中定义的临床疗效终点、健康相关生活质量（HRQOL）、治疗相关毒性及基线特征报告的完整性进行分级评价。共纳入53项注册临床试验，涉及37 094名受试者。多数临床试验（64.2%）采用ICIs联合治疗方案。≥65岁的患者比例占42.3%，11.1%患者年龄≥75岁。所有试验均未设定入组年龄上限，但98.1%的试验排除了ECOG PS评分>1的患者。在老年亚组中，87.2%的主要疗效终点和17.9%的次要疗效终点有完整报告。仅有5项（9.4%）临床试验完整报告了患者的基线特征，3项（6.1%）试验报告了HRQOL评估结果，4项（7.5%）试验完整呈现了治疗相关毒性结果数据。所有试验均未进行基线老年综合评估或采用老年特异性症状或生活质量量表。这项研究结果反映了在ICIs相关的关键性临床试验中，老年亚组的纳入和数据报告方面存在着严重不足，强调亟须改进临床试验报告标准并提升老年患者的纳入比例，以优化老年患者的治疗决策的证据支持。

2. 老年恶性肿瘤患者需要多维度的肿瘤学评估体系 目前在临床实践中，对于肿瘤患者治疗决策的评估仅限于体能状况评估，但由于老年患者的异质性较大，单一的评估标准无法满足老年患者临床诊治的要求。因此对于老年患者需进行包含功能状态、共病情况、心理、营养、认知功能等多维度的综合评估，以平衡个体患者治疗的有效性和安全性。ASCO指南中建议针对老年肿瘤患者以老年综合评估（comprehensive geriatric assessment，CGA）取代或补充传统的肿瘤学评估指标，制定个体化治疗方案，并识别可干预的非肿瘤问题。

3. 缺乏可广泛使用的预测治疗疗效及治疗相关风险的模型和生物标志物 免疫治疗在老年患者中的安全性整体可控，但随着年龄的增加，生理机能的衰退导致不良反应发生的风险增加，目前还缺乏能够预测治疗相关风险及疗效的模型和相关的生物标志物，尽管已有不少研究团队在这方面已经有所突破，但还需要在大样本人群中进行验证。

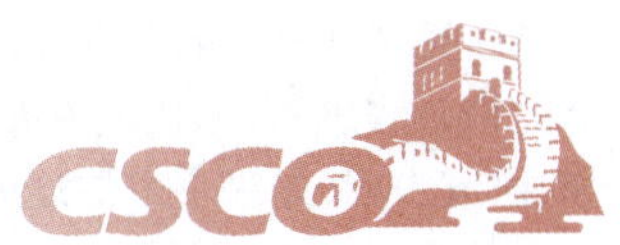

老年食管癌放射治疗研究进展：精准化与个体化管理策略

耿尚怡　马红兵

西安交通大学第二附属医院

一、引言

随着人口老龄化的加速，老年食管癌患者的占比呈现出持续的上升。据统计，食管癌和胃食管交界处癌患者的年龄中位数为68岁，诊断时约30%的患者年龄超过75岁，8%的患者年龄超过85岁。老年人群体体质差异性较大，存在不同程度的器官退化、合并慢性疾病、营养状态欠佳等问题，因此可能无法耐受以手术为主的综合治疗。近年来，随着现代精确放射治疗技术的发展，放疗在食管癌的综合治疗中地位日益突出，尤其对中晚期、失去根治性手术切除机会的食管癌患者呈现出较好的疗效。目前大部分针对食管癌放疗的国内外指南对这一人群并不适合。2024年发布的《中国老年食管癌放射治疗专家共识》对老年食管癌患者做出了明确定义，即将大于70岁的食管癌患者定义为老年食管癌，并针对这一特殊人群做出了具体的诊疗建议。本文从老年患者的放疗耐受性评估、放疗方案的选择、联合治疗模式以及老年患者常见放疗并发症及其处理原则，聚焦近年最新研究成果革新，为老年食管癌放射治疗作出全面综述。

二、老年患者的放疗耐受性评估

治疗耐受性评估是避免治疗不足或过度治疗的决策基石。“老年”患者并非简单的同质群体，生理年龄与实际年龄往往因为不同的器官功能(如肾小球滤过率、心肺储备)有所不同，从而影响其对治疗的耐受性。综合老年评估(comprehensive geriatric assessment，CGA)在评估肿瘤患者对治疗的耐受性方面有重要作用，多项瘤种治疗指南已将CGA纳入肿瘤患者的评估标准。CGA通过对患者的功能状态、合并症、营养状况、感觉缺陷、社会支持、精神健康和认知功能的多学科评估，可以预测老年癌症患者的治疗相关毒性和结果，这些因素可能直接影响老年癌症患者的预后。Chaibi等人的一项研究表明，对患者进行CGA评估显著影响了老年患者的治疗决策，79名患者(49%)因存在不同程度治疗耐受风险而改变了(如延迟或减少剂量)最初的治疗方法，最终降低了≥3级不良事件(AE)的发生率。Yang等人的一项前瞻性队列研究证明，由CGA评估被判定为“健康”组的参与者对同步放化疗以及长程放疗表现出比“脆弱”或“虚弱”组参与者更高的耐受性。而对非“健康组”做减量处理后，评估三组患者的3年总生存(OS)、无进展生存(PFS)、癌症特异性生存(CSS)和局部无复发生存(LRFS)率差异均无明显统计学意义，这肯定了基于CGA的个体化治疗策略的可行性。虽然基于CGA的干预措施已被证明可以降低功能下降、住院和死亡率，但由于其评估体系庞大，临床上存在时间和人员限制，CGA在临床实践中并不常用。目前查尔森合并症指数(CCI)、疾病累计评分(CIRS-G)更多地被用于患者的放疗耐受性评估。与CGA评分相比，显然CCI与CIRS-G评估缺乏生活能力、认知及营养状况的考量，但也有部分研究认为，CCI评分对放疗耐受性有较好的指导意义。卢等人通过CCI分级和年龄分层对老年食管癌患者对放化疗的耐受性进行了评估。将596名患者分为四个年龄层：70~74岁、75~79岁、80~84岁和≥85岁。结果显示大于75岁患者减量放疗比例显著高于小于75岁者(P=0.009)，≥80岁者放化疗中止率激增(P<0.001)。表明获得较低CCI评分的患者在接受放射治疗时中断率高，尽早进行营养支持干预不仅可以提高患者的放疗完成率，也可以避免放射性副反应的发生。目前新开发的癌症特异性老年评估(CSGA)、弱势老年人调查(VES-13)、G8老年筛查工具具有更全面且评估方法简单的特点，其对老年患者的耐受性评估可能存在潜在优势。以上证据表明，基于老年人综合状况的放疗耐受性评估可将患者分为健康、易感或体弱，其中健康患者可能适合标准治疗，易感患者需要更有针对性的治疗方法，而体弱患者最适合接受最佳支持治疗。这些方法正逐渐被纳入前瞻性老年人特异性试验中，期待它们对老年食管癌患者的管理作出更好的指导作用。

三、放疗方案的选择

(一)以放疗为主的综合治疗在老年食管癌治疗中的地位

以根治性手术为时间节点，放疗包括术前新辅助放疗、术后辅助治疗，可以替代手术疗法的根治性放疗以及姑息性放疗的四种应用模式。基于老年患者特殊的身体素质，对于年龄>70岁以及少数年龄接近80岁的患者，是否进行手术治疗目前尚无循证医学的明确建议。另外老年患者对治疗相关风险的理解程度不同，因此在治疗方案的选择上存在差异。例如，研究表明，如果手术治疗可能导致功能或认知障碍以及术后合并症的发生，老年患者会拒绝根治性手术。另外部分Ⅲ期、Ⅳ期患者肿瘤局部侵犯心脏、大血管、气管等重要脏器，或颈段和胸上的食管癌，包绕气管、颈静脉、主动脉及其分支等复杂解剖结构，导致患者外科术后死亡率较高且术后易出现并发症，反而可能加重病情，影响患者后期生存质量。Berend J 等人的一项食管癌新辅助放化疗后动态观察与即刻手术比较的研究（SANO）发现，入组的 309 例食管癌患者中，198 例接受了动态观察，111 例接受了标准手术，动态观察组的 2 年 OS［74%（95% *CI* 69%~78%）］不劣于标准手术［71%（95% *CI* 62%~78%）］。因此，采用以放疗为主的综合治疗模式可以为手术高风险（如高龄、合并症）或强烈拒绝手术的患者提供循证替代方案。

（二）放疗技术

随着精确放疗时代的到来，调强放射治疗（intensity modulated radiation therapy，IMRT）显示出较二维放射治疗或三维适形放射治疗（three dimensional conformal radiation therapy，3D-CRT）更好的靶区适形度，逐渐成为临床首选放射治疗技术。另外，人工智能自动勾画靶区的出现，提高了靶区勾画的精确度。Jin 等人的一项食管癌大体肿瘤体积自动轮廓绘制的深度学习研究收集了 215 名患者的 CT 图像，并提出了一个名为 VUMix-Net 的新型端到端深度学习网络，结果显示，人工绘制和 AI 绘制的 GTV 评分无显著差异，表明 AI 勾画水平接近人工勾画。我们合理推测 AI 靶区勾画在老年患者中的应用将减少主观误差，更精准地避让重要脏器以实现降低不良反应的目的。

四、靶区范围与剂量分割方案优化

（一）靶区范围

食管癌由于具有双向性与跳跃性淋巴结转移的特点，照射靶区勾画在预防性照射（ENI）与累及野照射（IFI）的选择上仍存在争议。老年人生理状况特殊，具有更低放射毒性的累及野照射可能是他们的更佳选择。Dai Y 等人的一项回顾性研究分析了 245 例年龄≥70 岁的局晚期食管癌患者，其中 111 例采用选择性淋巴结照射（ENI），134 例采用受累区域照射（IFI），两组之间 1 年和 2 年生存率或 PFS 率差异无统计学意义（*P*>0.05），然而两组放射性肺炎（*P*=0.034）与放射性食管炎（*P*=0.026）的发生率存在明显差异。这提示为保证其治疗后的生活质量，老年患者放射治疗范围以受累野照射为宜。

（二）剂量分割方案

（1）术前新辅助放疗：新辅助治疗是近年来的热点。对于治疗前分期Ⅰ~Ⅱ期，经外科医生评估为可以耐受手术的老年患者，术前新辅助放疗联合化疗具有减少循环肿瘤、增厚肿瘤包膜、闭合瘤周血管，降低手术中癌细胞脱落风险的作用。2012 年荷兰食管癌放化疗随后的手术研究（CROSS，放疗剂量为 41.4Gy/23 次）试验发表以来，逐渐在局部晚期食管癌中被广泛应用。Cooper L 等人发现 70 岁及以上患者与年轻患者相比，两组的总生存期及总体不良反应发生率相似，年龄不是并发症的独立预后因素。由此推断 41.4Gy/23 次的放疗剂量老年患者可以耐受。

（2）根治性放疗：自 RTOG 94-05（INT 0123）试验发表以后，对于不可切除的局部晚期食管癌，标准治疗之一是以氟尿嘧啶及铂类为基础的同步放化疗（CCRT）。CCRT 的推荐放疗剂量为 50.4Gy（标准剂量照射，SD）。Tougeron D 等人报道了 70 岁以上的 109 名接受顺铂联合 5-FU 联合放射治疗（50~55Gy）的老年食管癌患者，结果显示治疗 2 年和 5 年生存率分别为 35.5%（95% *CI* 30.8~40.2）和 12.8%（95% *CI* 9.2~16.4），不良反应可耐受。Huang 等人回顾性分析了 271 名年龄≥65 岁的食管癌患者，评估了单纯放疗、单药为基础的同步放化疗（CCRT-1）或双药为基础的同步放化疗（CCRT-2）的疗效和耐受性，其中放疗剂量均为（58.4 ± 6.4）Gy。结果显示，接受 CCRT-1 的患者中，使用多西他赛的患者的 OS 和 PFS 优于接受氟尿嘧啶和铂类药物的患者。CCRT-2 组的 3 级及以上白细胞减少和 2 级及以上体重减轻的发生率高于 CCRT-1 组。表明 CCRT-1 组的治疗毒性发生率较低，但与 CCRT-2 组的生存结果相当，提示同步放化疗可作为老年食管癌患者的一种可接受的治疗方案。杨等人对于 S-1 单药联合放疗的 CCRT 进行了系统全面的 meta 分析。研究共纳入 23 篇质量优秀的相关回顾性研究。共纳入 1 693 例年龄>70 岁食管癌患者。结果显示对于老年食管癌患者，与单纯放疗组相比 CCRT 不仅能提高完全缓解率、部分缓解率、总有效率（均 *P*<0.001），并且可以进一步提高 1 年和 2 年生存率（均 *P*<0.001）。通过亚组分析发现，无论是放疗剂量≤60Gy 还是>60Gy，CCRT 都能使患者临床获益（均 *P*<0.05）。另外，CCRT 组在血液毒性以及恶心、呕吐的发生率高于单纯放疗组（均 *P*<0.05），但对于影响患者后期生活质量的不良反应发生率的差异无统计学意义（例如：放射性肺炎）。

以上研究均显示老年食管癌患者可以耐受根治性放射治疗，部分患者同样可耐受同步根治性放化疗，但存在不同程度不良反应，因此治疗过程中需严格把握适应证。

但也有研究显示，70 岁以上的老年食管癌患者约占比 40%，这些患者由于身体功能及基础疾病，无法耐受化疗药物如顺铂、氟尿嘧啶等，甚至出现致死性相关不良反应。因此对于无法耐受放化疗联合治疗的患者，可以给予单纯放疗，充分个体化评估后，可考虑将剂量增加至 60Gy/30 次或 59.4Gy/33 次。

（3）术后辅助放疗：对于预后不良的食管癌患者，如切缘、淋巴结阳性或病理证实为腺癌的具有高危因素患者，术后辅助放化疗可有效延长生存时间，降低疾病复发或远处转移率。NW 等人的一项前瞻性队列研究将 172 名食管癌患者随机分配至接受单独手术、术后放疗或术后同步放化疗三组，单纯放疗剂量为 54Gy/27 次；同步放化疗组（紫杉醇和顺铂或奈达铂）剂量为 50.4Gy/28 次。给予术后辅助治疗患者的 3 年无病生存（DFS）率（53.8% vs. 36.7%；*P*=0.020）与 OS（63.9% vs. 48.0%；*P*=0.025）显著优于单纯手术患者。

（4）姑息性放疗：不能接受根治性放疗的患者，在充分考虑患者体力状态和预期生存等因素的前提下，放疗单药治疗可有效缓解食管癌的症状。目前姑息性照射剂量推荐 30Gy/10 次或 20Gy/5 次或更高的照射剂量。

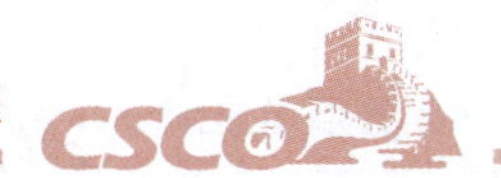

五、免疫治疗、靶向治疗与放疗联合治疗的新思考

目前实现放疗增效仍然基于克服乏氧环境、损伤肿瘤细胞DNA修复及免疫逃逸三大抵抗机制。近年来，癌症生物学的深入探索在癌症治疗方面取得了极大的进步，包括“驱动基因”突变的鉴定，“逃避宿主免疫监视途径”机制的挖掘，以及“对肿瘤及其所处微观生活环境”的研究促使我们从更微观的层面思考提高放疗疗效的方法。例如，PD-1抑制剂可以解除由放疗所引起的抑制性肿瘤免疫微环境的形成；抗EGFR药（尼妥珠单抗）阻断DNA修复通路，可以增强放疗对肿瘤细胞的杀伤作用；抗血管生成药（雷莫芦单抗）可以促使肿瘤血管重塑、再正常化，从而改善肿瘤微环境缺氧状态，提升放疗敏感性等等。

（一）免疫治疗

目前已明确，辐射引起的肿瘤免疫微环境中免疫抑制因子的增加（PD-1）可能是导致放疗失败、肿瘤复发的重要因素。同时由于同步放化疗难以进一步改善食管癌患者整体生存。多个研究已经开始探索在同步放化疗期间加入免疫治疗或者巩固免疫治疗是否能进一步提高患者生存。2020年，美国放射肿瘤学会（ASTRO）发表了一项关于用卡瑞利珠单抗治疗局部晚期食管鳞状细胞癌（ESCC）的单臂探索性研究的结果。研究纳入20例患者，免疫治疗联合放化疗同步6周，同步治疗结束后继续免疫治疗维持。总缓解率为65%（2例完全缓解，11例部分缓解）。到中位随访时间17个月时，只有5例患者出现疾病进展，1年PFS率为80%，1年OS率为86.4%，且不良反应可耐受。最常见的不良反应是放射性食管炎（80%），这与既往报道的不良反应发生率相当。这项小样本研究率先将免疫疗法引入局部晚期食管癌的同步放化疗中，其疗效为未来大样本免疫治疗联合放化疗的研究奠定了基础。CheckMate 577试验表明，与安慰剂相比，辅助纳武利尤单抗的给药方式为接受新辅助放化疗及根治性手术的食管癌和胃食管癌患者提供了更长的DFS（22.4个月 vs. 11.0个月，$P<0.001$）。老年人作为特殊群体，也加入了联合免疫治疗相关的临床研究中。Keynote-181（43.3%）与ATTRACTION-3（53.0%）研究全球数据显示，纳入>65岁老年食管癌患者的比例均达半数左右。但目前正在进行的多个Ⅲ期多中心随机研究，专为老年人设计的临床研究较少。期待这些研究的老年亚组分析可以改变局部晚期老年食管癌治疗指南的相关内容。

然而，Korese等人在一项确定食管癌CROSS期间4级淋巴细胞减少的发生率的研究中，明确严重的淋巴细胞减少可能导致接受放化疗后手术治疗的食管癌患者预后变差。几项临床试验也报道了与联合治疗相关的甲状腺功能异常。Kelly等人报告了两名患者接受联合治疗后存在严重肝炎并需要住院治疗。先前也有研究表明，胸部放疗与免疫检查点抑制剂（ICIs）的组合可能通过肿瘤坏死因子（TNF）、转化生长因子-β（TGF-β）和其他免疫细胞因子的复合作用来增加肺损伤。“免疫+放疗”的联合治疗虽可提高病理完全缓解率及生存期，但老年患者免疫相关毒性发生率是否更高？KEYNOTE等相关Ⅲ期试验目前尚缺乏对老年亚组的不良反应分析。因此在选择免疫联合治疗时，我们需要对老年患者作出更严密的不良反应监测。

（二）靶向治疗

对于无法耐受同步放化疗的老年患者（CCI评分较低或CGA评分提示脆弱），靶向药物通过特异性阻断促生存信号通路（如EGFR/VEGF），可以增强放疗对肿瘤细胞的杀伤效率，实现“减毒增效”的治疗降级。目前主要的靶向药物包括：EGFR抑制剂（如尼妥珠单抗），它具有靶向EGFR通路，阻断DNA修复，增加放疗所致DNA双链断裂的不可修复性的作用。抗血管生成药（如阿帕替尼），它的作用是诱导肿瘤血管“正常化”，改善肿瘤微环境缺氧状态。XuY等人的一项Ⅱ期临床研究对这一联合疗法的有效性和安全性作出了论述，该研究纳入了42例年龄≥70岁，不可切除的老年食管癌患者，给予50~60Gy/25~30次IMRT联合尼妥珠单抗治疗，患者2年、3年和5年OS率分别为30.4%、21.7%和19.6%，而相应的PFS率分别为26.1%、19.6%和19.6%。这与另一项旨在评估尼妥珠单抗联合放疗对16名老年ESCC患者疗效的回顾性研究中报告的治疗反应率非常相似，且没有发生5级毒性。一项对*EGFR*突变型肺癌脑转移患者放疗疗效与安全性评估的meta分析表明，靶向联合治疗有生存优势，对≥80岁不耐受铂类的患者，采用尼妥珠单抗+50Gy放疗，ORR达58.3%，3级食管炎仅8.3%（同步放化疗组28.6%）。以上研究证明，对于无法耐受同步放化疗的老年患者，“无化疗”的放疗联合靶向可能是一项潜在获益的选择。

六、不良反应管理

放射治疗相关不良反应在老年人中的发生率较年轻患者更高。并发症根据与照射部位的关系可以分为全身不良反应与局部不良反应。包括以下方面。

（一）全身放射治疗反应

一项meta分析报告了放疗联合免疫治疗最常见的高级别全身性治疗相关不良反应是淋巴细胞减少（65.57%），其次是白细胞减少（21.93%）、恶心（4.91%）和厌食（3.81%）。高龄患者出现恶心症状的概率较年轻患者（<70岁）明显增加。因此专家共识建议在治疗期间加强营养，必要时给予管饲对老年食管癌患者组织修复、提高治疗效果、减轻不良反应及保证放射治疗顺利完成等方面尤为重要。心肺相关并发症也不能忽视：高龄患者心肺功能较差，发生心肺相关并发症风险较高。主要包括肺部感染、急性放射性肺炎、心律失常。放射治疗过程中并发肺部感染、心脏并发症应进行多学科会诊，根据患者情况酌情停止放射治疗或降低放化疗强度。

（二）局部不良反应

放射性食管炎：放疗至20Gy以上时，多数老年患者出现吞咽疼痛，部分患者出现进食困难加重，主要原因为放射治疗所致急性食管黏膜反应，轻者建议流质饮食，疼痛明显可予补液、止痛、激素及抗炎治疗，症状可明显缓解。Yu等人基于临床和剂量学参数以及炎症指标为严重放射性食管炎作出了一项预测模型，他们证明食管剂量学参数是预测放射性食管炎的重要因素。因此对于老年综合评估较差的患者控制放疗剂量是降低食管炎风险的关键步骤。

食管溃疡或穿孔：放化疗前，部分肿瘤伴有溃疡，放射治疗过程中肿瘤组织退缩，肿瘤造成的食管壁缺损部分由正常组织修补，高龄患者修复能力较差，故增加穿孔发生概率。部分患者合并肿瘤区局部感染，也增加穿孔概率。为研究食管瘘发生的危险因素及结局，唐等人回顾性分析了接受 IMRT 的 CCRT 129 例 ESCC 患者，结果显示在 20 例（15.5%）患者中发现食管穿孔，其中食管 - 胸膜瘘 9 例，食管 - 气管瘘 7 例，支气管 - 食管瘘 2 例，主动脉 - 食管瘘 2 例。并分析出 T_4 和食管狭窄是食管瘘发生的独立危险因素，与仅接受保守治疗的患者相比，接受修复或支架治疗的患者在食管瘘术后有更好的生存趋势。因此，老年患者接受同步放化疗前应仔细评估发生穿孔的可能，进行预防性处理，如治疗前上消化道造影显示溃疡明显时或患者营养状况较差者，可考虑降低放射治疗分割剂量、单纯放射治疗。对于出现食管瘘的老年患者应给予抗感染、鼻饲饮食或胃造瘘手术及对症、营养支持治疗。

综上所述，对于老年食管癌患者，在选择治疗方案时需严谨、全面地综合评估患者的治疗耐受性，并根据评估结果进行适度延迟、减量或加量处理。另外注意老年食管癌患者的治疗策略并非一成不变，需形成连续性决策谱系，根据治疗响应实时调整，如提倡“动态观察”而非即刻手术。老年放射治疗剂量常推荐低剂量原则（50~60Gy），采用 IMRT 技术。各类放疗应用模式应根据老年患者耐受性进行调整。新型联合治疗选择时需警惕老年患者放疗与免疫的叠加副作用并进行严密监测。最后，老年人不是年轻人的“简化版”，需要更多的前瞻性研究对这一特殊群体的放疗剂量、靶区范围、结合方式、加入时间提供更多的优化方案与证据支持。

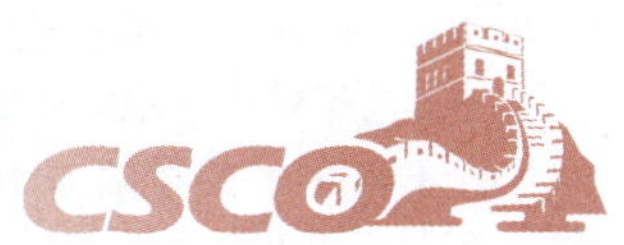

老年肺癌立体定向放疗研究进展

杜鹏飞　罗强　游爽　孟睿

华中科技大学同济医学院附属协和医院

一、引言

老年群体已成为肺癌防治的重点人群。立体定向体部放射治疗（stereotactic body radiation therapy，SBRT），又称立体定向消融放射治疗（stereotactic ablative radiotherapy，SABR），为老年肺癌治疗带来了新的突破。临床研究表明，SBRT 不仅能有效减少周围正常组织的辐射剂量，还可将肿瘤局部控制率提升至 90% 以上。基于上述流行病学特点和技术进展，本文对 SBRT 在老年肺癌患者中的临床应用进行全面综述，旨在为临床制定个体化治疗策略提供循证医学依据，进一步优化老年肺癌患者的治疗决策。

二、老年肺癌的定义及特点

世界卫生组织为适应全球人口结构变化的趋势，将 60 岁及以上人群界定为老年人。美国国家综合癌症网络（National Comprehensive Cancer Network，NCCN）老年肿瘤指南将 65 岁及以上人群视为老年人，并进一步细分为：65~75 岁为低龄老年人，76~85 岁为老年人，85 岁以上为高龄老年人。本文参照 NCCN 老年肿瘤指南的标准，将老年肺癌患者定义为年龄 ≥65 岁的群体。

在全球人口老龄化趋势日益加剧的背景下，老年肺癌患者群体的规模持续扩大。流行病学数据显示，肺癌的诊断年龄中位数为 70 岁，其中 70 岁及以上人群约占总发病人数的 37%。这一庞大且不断增长的特殊人群具有以下几个显著特征：首先，临床研究中老年群体代表性明显不足。由于老年患者常伴有生理功能退化及多种慢性共病，为保障试验的安全性与依从性，许多临床试验将其排除在外，导致研究人群与真实世界老年患者在特征和结局上存在较大差异。这种选择性偏倚显著限制了老年肺癌患者相关循证医学证据的积累，亦使现有治疗指南在指导老年患者个体化管理方面存在局限。其次，临床实践中对老年患者缺乏系统、规范的多维度评估体系。老年综合评估作为制定个体化治疗方案的核心工具，近年来在肿瘤学中逐渐受到重视。目前在众多筛查工具中，Geriatric-8（G8）量表和 Vulnerable Elders Survey-13（VES-13）被广泛应用：G8 以其较高的灵敏度可早期识别潜在衰弱个体，而 VES-13 则凭借良好的特异度，有助于准确捕捉患者的脆弱因素，二者联合使用，能从躯体功能、认知状态、营养状况及心理社会支持等多个维度对老年肺癌患者进行全面评估，为临床治疗方案的个体化制定提供科学依据，有助于在疗效与安全性之间实现更优平衡。

三、SBRT 的定义及适应证

现代放射治疗技术以“精准化”为核心不断革新，经历了从二维放疗到三维适形放疗、再到调强放疗的持续迭代升级。SBRT 是一种针对颅外肿瘤的高精度外照射技术，依托影像引导系统、高精度体位固定装置和个体化放疗计划，实现肿瘤的精准定位与照射，采用 1~5 次高剂量分次照射的治疗模式，在短期内完成疗程。该技术可将肿瘤局部剂量提高至常规放疗的 2~3 倍，同时将正常组织的受照剂量降低 30%~50%，形成陡峭的剂量梯度，实现了肿瘤局部高剂量覆盖与周围正常组织低剂量暴露之间的动态平衡。

鉴于 SBRT 所具备的高度精准特性，其在肺癌临床治疗中的应用价值日益凸显。对于因高龄或严重心肺功能障碍而无法耐受手术的早期肺癌患者，SBRT 被列为Ⅰ类推荐的治疗方案。对于具备手术适应证但拒绝手术的患者，或经多学科会诊后确认的临床早期肺癌患者，SBRT 同样显示出良好的治疗获益。此外，SBRT 在 $T_3N_0M_0$ 期肺癌、同时性多原发非小细胞肺癌（non-small cell lung cancer，NSCLC）、寡转移性疾病（转移灶不超过 5 个且涉及转移器官不超过 3 个）以及局部复发性肺癌等复杂临床情境中，也可通过个体化的剂量分割方案实现有效的局部控制。

四、SBRT 在老年早期肺癌中的应用

在早期肺癌的治疗中，对于整体预后较好的患者，根治性外科手术切除与 SBRT 是两种主要的治疗方式。然而，考虑到老年肺癌患者所特有的生理特点与合并症负担，SBRT 在老年早期肺癌治疗中的重要性日益凸显，已成为不可或缺的替代方案之一。以下将围绕 SBRT 在不同组织病理学类型的

早期肺癌中的应用现状与研究进展，进行系统阐述。

（一）老年早期非小细胞肺癌

1. 不可手术的早期非小细胞肺癌　在SBRT广泛使用之前，无法手术的Ⅰ期 NSCLC患者通常接受常规放疗。多项随机对照试验（如RTOG 0236、SPACE、TROG 09.02）对比了常规放疗与SBRT在不可手术患者中的疗效与安全性，结果显示SBRT在局部控制率、生存结局以及毒性反应方面均具有显著优势，可作为无法手术的Ⅰ期NSCLC患者的优选治疗方案。目前，欧洲放射治疗与肿瘤学会（ESTRO）、美国放射肿瘤学会（ASTRO）、欧洲肿瘤内科学会（ESMO）以及中国临床肿瘤学会（CSCO）等权威机构均在其指南与专家共识中明确推荐SBRT作为不可手术早期NSCLC患者的标准治疗方式。然而，现有指南的推荐多数基于一般人群的研究数据，对于生理机能减退、合并症较多的老年患者，其适用性仍有待进一步验证与细化。一项回顾性研究对比了老年组（≥75岁）与非老年组（<75岁）在接受SBRT治疗后的毒性反应及临床结局，结果显示两组患者的3年总生存（overall survival，OS）率分别为47.5%与41.0%（*P*=0.75），3年局部控制率分别为84.2%与86.4%（*P*=0.89），差异均无统计学意义；在急性及晚期≥3级毒性反应的发生率方面亦未发现明显差异。另一项基于真实世界数据的研究纳入7 279例接受SBRT治疗的Ⅰ期NSCLC患者，平均年龄为72.5岁，其中21.6%的患者年龄超过80岁。研究结果显示，急性毒性反应发生率为3.8%（*n*=280），90天内死亡率为1.7%（*n*=122），高龄并未显著增加急性毒性或死亡的风险。上述研究结果提示，SBRT在高龄患者中同样具有良好的安全性和疗效，为无法手术的老年早期NSCLC患者提供了有效可行的治疗选择。

2. 可手术的早期非小细胞肺癌　尽管SBRT在不可手术的早期NSCLC患者中展现出卓越的疗效与安全性，但其在可手术患者中的应用仍然存在争议。前瞻性Ⅱ期临床试验JCOG0403与RTOG0618的结果表明，SBRT在可手术的Ⅰ期NSCLC患者中实现了良好的3年OS率及局部控制率。然而，旨在进一步比较SBRT与手术治疗疗效的多项Ⅲ期随机对照试验（ROSEL、STARS和ACOSOG Z4099），由于受试者招募缓慢，均未能完成既定目标而提前终止。张玉蛟团队基于修订版STARS研究的分析显示，对于可手术的Ⅰa期NSCLC患者，SBRT/SABR在长期生存方面不劣于手术治疗，具有相当的治疗价值。一项针对老年可手术Ⅰ期NSCLC患者的研究也显示，SABR相比手术在年龄≥71岁人群中可显著降低累积死亡风险。然而，综合目前的研究结果，无法作为改变临床实践的依据。进一步验证SBRT与手术疗效与安全性的临床研究仍在持续推进，其中STABLE-MATES试验（NCT02468024）与VALOR试验（NCT02984761）的结果备受关注，未来有望为Ⅰ期NSCLC患者的治疗策略提供更为精准的循证依据。

另外，在医疗资源精细化管理的背景下，早期NSCLC治疗策略的成本效益评估日益重要。荷兰一项基于8个数据库的研究显示，SBRT较电视辅助胸腔镜手术在质量调整生命年方面略优（5.86年vs. 5.81年），且终身贴现成本更低。法国和日本的两项研究也得到了相同结论。然而，考虑到各国在医疗体系、成本结构及人群特征方面的差异，未来研究可聚焦我国医疗背景下的深入分析，为临床实践提供更具参考价值的决策依据。

（二）老年早期小细胞肺癌

NCCN建议联合采用AJCC第8版TNM分期和美国退伍军人肺癌协会（VALG）两期分期法对小细胞肺癌（small cell lung cancer，SCLC）分期。ASTRO指南推荐SBRT主要适用于体力状态较差的老年患者，或病理确诊为Ⅰ~Ⅱ期、周围型、无淋巴结转移的SCLC患者。CSCO指南亦将SBRT/SABR列为Ⅰ~ⅡA期SCLC中不适合或拒绝手术患者的可选治疗方案（治疗原则参照NSCLC），并指出当生物有效剂量≥100Gy时，局部控制率及生存率更佳。来自美国国家癌症数据库（NCDB）的数据显示，接受SBRT治疗的Ⅰ期SCLC患者比例由2004年的0.4%上升至2013年的6.4%。美国一项多中心临床研究纳入74例早期SCLC患者（年龄中位数72岁），采用SABR（50Gy/5次）联合化疗方案，结果显示其无病生存期（DFS）（61.3个月vs. 9.0个月，*P*=0.02）和OS（31.4个月vs. 14.3个月，*P*=0.02）均显著延长，仅5.2%的患者出现≥2级放射性肺炎。另一项前瞻性Ⅱ期研究探索SBRT（40~45Gy/10次）联合化疗的早期同步治疗模式，结果OS中位数为27个月，无进展生存期（progression-free survival，PFS）中位数为12个月，仅13.8%（5/29）出现3级不良反应。

（三）无法病理诊断的临床早期肺癌

尽管各临床指南均强烈建议在SBRT前通过活检获取组织病理学诊断，但在临床实践中，部分老年患者因身体条件或拒绝接受活检，最终在无组织学证实的情况下接受了SBRT。此类患者的诊断多依赖于影像学与临床特征综合判断，例如至少两项影像学检查（如增强CT、1~3mm薄层CT、全身PET-CT）提示恶性病变；或在>2年随访中，病灶持续进展（表现为密度增加、比例扩大、边缘毛刺或血管穿行等典型恶性征象）。一项回顾性研究显示，临床诊断与病理确诊的早期NSCLC患者接受SBRT后的OS率差异无统计学意义（*P*=0.27）。但另一项纳入47个队列、共11 047例患者（中位年龄75岁）的meta分析则指出，病理确诊组的3年OS率，以及2年与5年癌症特异性生存率（CSS）均低于临床诊断组，提示组织病理学确诊与否可能对预后存在潜在影响。

五、SBRT超越早期疾病的应用

长期以来，放疗在中晚期肺癌治疗中主要作为一种以缓解症状（如疼痛、气道阻塞等）为目的的姑息手段。然而，随着SBRT等先进放疗技术的不断发展，其在该阶段肺癌中的应用已不再局限于姑息治疗，正逐步展现出潜在的疾病控制和生存获益，尤其在老年患者中具有重要的临床价值。

（一）寡转移性疾病

寡转移（oligometastasis）被认为是一种介于局限性疾病和广泛转移性疾病之间的中间状态。该假说提出，如果能通过积极的局部治疗手段消融所有已知的肿瘤病灶，一部分患者可能实现长期生存甚至治愈。SABR-COMET是支持寡转移性治疗假说的里程碑式试验，该试验将原发灶已控制且有1~5个转移灶的患者，随机分配至标准治疗（standard of care，SOC）组或SOC联合对所有转移灶进行SBRT治疗组，5年随访结果显示，SBRT组的OS率显著高于对照组（42.3% vs. 17.7%；

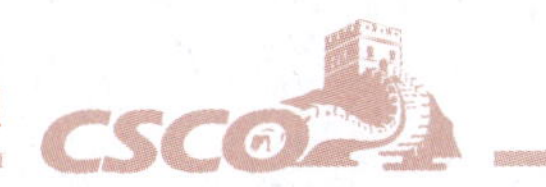

P=0.006)，OS 中位数获益达 22 个月。8 年更新数据进一步证实了这种持久的 OS 获益（27.2% vs. 13.6%；HR=0.50）。其他Ⅱ期试验也为这一概念提供了有力支持。Gomez 等人的研究显示，对于转移灶 ≤ 3 个的患者，在诱导化疗后进行巩固性局部治疗（包括 SBRT），显著改善了 PFS 中位数（14.2 个月 vs. 4.4 个月）和 OS 中位数（41.2 个月 vs. 17.0 个月）。

（二）寡进展性疾病

寡进展（oligoprogression）是指患者在接受有效的全身治疗期间，大部分病灶保持稳定或缩小，仅有少数（通常 ≤ 5 个）转移灶出现进展的临床状态。SBRT 等局部消融手段能够精确清除这些产生耐药性的克隆所在的进展病灶，从而延长当前全身治疗方案的有效时间，不仅延长了 PFS，还节约了医疗资源，并可能改善患者的生活质量。Ⅱ期 CURB 随机试验的结果提供了强有力的证据。在该试验的 NSCLC 队列中，与单独使用 SOC 免疫治疗相比，联合 SBRT 治疗寡进展病灶使 PFS 中位数显著延长（10.0 个月 vs. 2.2 个月；HR=0.41）。一项回顾性研究显示，在对 41 名寡进展 NSCLC 患者（年龄中位数 65 岁）进行 SBRT 后，至更换下一线全身治疗的时间中位数为 9 个月，且毒性极小。

（三）晚期肺癌

1. SBRT 联合免疫治疗 研究表明，SBRT 可增强抗原呈递、激活 T 细胞、重塑免疫微环境，有助于“冷”肿瘤向“热”肿瘤转化，增强机体的抗肿瘤免疫反应，激活的 T 细胞不仅能攻击被照射的肿瘤，还能攻击远处未被照射的转移灶——即“远隔效应”（abscopal effect）。同时，以程序性细胞死亡蛋白 1/ 程序性细胞死亡配体 1（PD-1/PD-L1）抑制剂为代表的免疫检查点抑制剂（immune checkpoint inhibitors，ICIs）也能抑制放疗诱导的免疫抑制机制，二者协同作用显著。

PACIFIC 研究作为里程碑式临床研究，首次证实对于不可切除的Ⅲ期 NSCLC 患者，在同步放化疗后序贯度伐利尤单抗（durvalumab）巩固治疗，可显著延长 PFS 与 OS，并被确立为标准治疗模式，深刻改变了局部晚期肺癌的临床实践。KEYNOTE-001 分析亦表明，既往接受放疗的患者在应用帕博利珠单抗（pembrolizumab）时 PFS 和 OS 均显著优于未放疗者（HR=0.56，P=0.019；HR=0.58，P=0.026）。然而，放免联合治疗最主要的担忧是老年人群能否耐受毒性的增加，尤其是放射性肺炎（radiation pneumonitis，RP），将胸部 SBRT 与 ICIs 结合可能会增加 RP 的发生率和严重程度。此外，远隔效应是一种真实但临床上不常见的现象，其产生可能依赖于我们尚不完全理解的复杂变量，如放疗剂量、分割方式、与 ICIs 给药的时序关系以及患者的免疫背景等。

2. SBRT 联合靶向治疗 与免疫治疗的复杂协同作用相比，SBRT 与靶向药物的联合应用显示出更直接和一致的临床获益。将 SBRT 与 EGFR、ALK 等酪氨酸激酶抑制剂（TKIs）联合，可以同时处理宏观可见的病灶（通过 SBRT）和微转移病灶（通过 TKIs），并可能克服或延迟 TKI 耐药的出现。在一线 TKI 治疗取得缓解后，对残留的寡转移病灶进行 SBRT 巩固治疗，已被证明能带来显著的生存获益。

一项中国武汉开展的Ⅱ期临床试验（NCT03595644），纳入 62 名Ⅳ期 NSCLC 患者（65 岁以上占比 27.87%），联合治疗组患者的 PFS 中位数由 9.0 个月延长至 17.6 个月（HR=0.52，P=0.016），OS 中位数亦从 23.2 个月延长至 33.6 个月（HR=0.53，P=0.026）。Wei 等研究进一步指出，在 TKIs 疗效达到高峰时即刻实施 SBRT（抢先组）优于疾病寡进展后再介入（延迟组），PFS 中位数分别为 22.3 个月与 12.9 个月（P=0.003 1），且未增加 ≥ 3 级毒性。一项基于二代基因测序（NGS）的回顾性研究发现，SBRT 联合组 T790M 突变率显著升高（64.3% vs. 40.8%，P=0.035），提示其可能影响肿瘤的基因演化路径。在安全性方面，SBRT 联合一代 / 三代 TKIs 的 RP 发生率（29% 和 28%）明显低于二代 TKI（48%，P=0.043），提示药物选择对毒性控制至关重要。

六、展望与总结

近年来，SBRT 技术在多维度取得突破性进展，极大拓展了其在肺癌治疗中的应用边界，尤其在老年患者中的临床价值日益凸显。放射源选择方面，相较于传统光子治疗，质子与重离子因其布拉格峰（Bragg peak）特性，具有更优的剂量分布特性，为超中央型肺癌提供了更安全高效的治疗选项。一项针对 23 例早期中央型 NSCLC 患者（年龄中位数 74 岁）的质子 SBRT 研究显示，其 3 年和 5 年 OS 率分别为 81% 和 50%；CSS 分别为 81% 和 71%；局部、区域及远处控制率均超过 80%，3 级以上毒性发生率仅为 9%。在精准定位方面，支气管内超声引导下的基准标记物植入技术可提升超中央型寡转移灶的靶区可视化与定位稳定性，显著改善精准放疗的实施效果。成像与监测领域，自由呼吸呼气门控技术联合 10MV 无平坦滤波器容积旋转调强放疗构建了高效的实时追踪系统，将治疗时间缩短约 30%，同时保持亚毫米级定位精度，显著提升了治疗效率与患者依从性。此外，MRI 引导放疗系统相较于传统 CT 引导，能够清晰地显示肿瘤与邻近危及器官的边界，在治疗过程中实时、无电离辐射地监控肿瘤位置，实现高精度的门控治疗。放射组学（radiomics）特征（尤其是与肿瘤异质性相关的特征），在与临床因素结合并输入机器学习模型后，可以预测 SBRT 后的局部控制、复发和生存等结局且曲线下面积（AUC）高达 0.94。

值得注意的是，临床上 SBRT 治疗后最主要的失败模式是远期转移，发生率为 20%~30%。2025 年一项临床前研究提出“远隔效应”（abscopal effect）的新概念，即放疗在诱导抗肿瘤远隔效应的同时，亦可能促进某些恶性肿瘤的远处转移与生长。这一发现为放射治疗研究带来全新视角，尽管其具体机制尚待进一步阐明，但提示我们应以更严谨的态度审视 SBRT 在晚期癌症治疗中的潜在双刃剑效应。

综上所述，SBRT 及其多模式联合策略已在老年肺癌的治疗中取得积极成效，显著改善患者的生存结局和生活质量。未来，优化老年人群的个体化治疗仍需循证医学持续支撑，一方面，应开展多中心、前瞻性临床试验，系统评估老年患者中 SBRT 的最佳剂量分割方案、联合治疗的时序选择及毒性边界；另一方面，应充分挖掘大样本真实世界数据，结合老年患者共病谱、功能状态及治疗耐受性，构建个体化的风险分层与决策模型。期待未来在基础研究与临床转化方面取得更多突破，推动 SBRT 在老年肺癌治疗中持续向“精准化、个体化”演进，为该特殊群体提供更加安全、高效、可及的治疗方案。

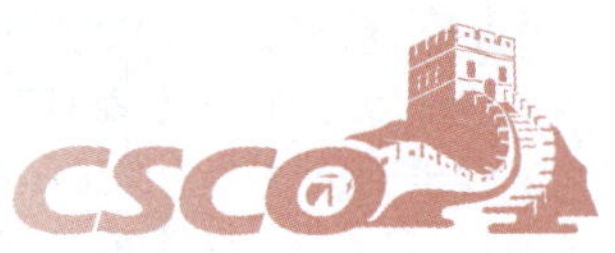

高龄肺癌适应性治疗与循证治疗策略优化

陈颖[1] 林萍[1] 余宗阳[1,2]

[1]福建医科大学福总临床医学院 [2]中国人民解放军联勤保障部队第九〇〇医院

一、高龄肺癌流行病学特征与治疗挑战

（一）流行病学现状

肺癌是全球及我国60岁以上人群发病率及死亡率最高的恶性肿瘤。世界卫生组织（World Health Organization，WHO）对老年人的定义为60周岁以上人群。美国国立综合癌症网络（National Comprehensive Cancer Network，NCCN）老年肿瘤指南中对于老年人的定义为65周岁以上的人群，并且进一步把老年肿瘤患者分为如下三类：65~75岁为低龄老年人，76~85岁为老年人，>85岁为高龄老年人。英国每年约61%病例为70岁以上人群。美国68%病例为65岁以上人群，而14%为80岁以上患者。在中国，80岁以上肺癌患者ⅠA期比例更低，对手术、药物耐受性也更差。

（二）临床治疗困境

高龄肺癌患者的临床治疗面临诸多特殊困境，源于生理机能、免疫状态、机体耐受性、疾病特点、认知功能衰弱等多方面的交织。以下对这些方面展开叙述。

1. 生理老化对肺功能的影响 即使没有疾病，单纯高龄也会损害肺生理功能，胸廓和隔膜随着衰老过程而发生重要变化。随诊衰老进展，骨质疏松及脊柱后凸影响正常胸廓外形、胸壁顺应性逐渐下降、呼吸肌群力量下降、气道弹性纤维退化，从而导致通气/血流比例失调。功能学上，吸烟者的肺活量和PO_2下降，肺残余量增加，FEV_1逐年下降。此外，跨肺泡-毛细血管界面（DLCO）的扩散能力显著下降。肺部长期暴露于生物、化学、物理压力，肺驻留细胞会产生各种强大的压力反应途径。然而，生理老化而反应不足会导致组织无法完全修复，过度反应可致异常的细胞活化、纤维化瘢痕形成和肺重塑。高龄患者常存在心肌收缩力减弱，导致手术或化疗时发生呼吸衰竭、心力衰竭的风险显著增加。

2. 免疫系统衰退与肿瘤发生的关系 衰老的有害后果包括细胞过程功能失调、代谢副产物和废物分子在循环和组织内的积累，以及阻碍血液与氧气的结合。年龄增长驱动的变化导致不同细胞代谢重编程，影响细胞功能，为肿瘤的发生创造有利条件。免疫系统随着衰老而退化、代偿和重建。骨髓是重要的免疫器官，随年龄增长而出现造血组织、造血干细胞减少，导致T细胞、B细胞的产生减少。其中，T细胞多样性的减少、记忆B细胞数量增多，NK细胞在40~50岁后出现数量及功能显著下降导致患癌风险增加，但是二者之间的因果关系目前尚不清晰。

3. 药物代谢与耐受性的变化 目前的药品通常在对年轻人（18~55岁）进行的临床研究中进行评估，对高龄人群的药物评估对于确保对这一弱势年龄群体进行适当、安全和个性化的治疗至关重要。健康老龄化对胃排空影响不大，但随年龄增长而出现的多病共存所需服用的药物却可能导致衰老胃的形成。同时，胃蛋白酶、胰脂肪酶随着年龄增长活性降低，导致了高龄人群对药物消化吸收较为有限。然而在肝肾功能方面，药代动力学模型实验证明，老年人的肝脏和肾脏血流量的进行性降低以及肾小球滤过率下降导致清除率降低，与药物无关。

4. 高龄肺癌患者的常见合并症 由于身体机能衰退，高龄肺癌患者常合并多种常见合并症，包括心血管系统中的冠心病、高血压、心律失常、心力衰竭等；呼吸系统疾病常见的呼吸道感染、慢性阻塞性肺疾病；其它系统疾病如脑血管疾病、糖尿病、营养不良、认知虚弱等，在不同程度上影响着肺癌的疾病进展和药物方案、剂量、疗程的决策。

二、循证医学在高龄肺癌治疗中的应用

现有的循证医学认为，高龄肺癌患者由于生理、药物代谢等发生一系列变化，导致这部分患者的抗癌治疗较年轻者更为困难，且需要更多客观评估量表，结合患方意愿来共同决策治疗方案。

（一）现有循证治疗指南的评估

1. 基础状态评估 常用于评估患者体能状态的ECOG PS评分同样适用于初步观察老年患者，评分>2分者化疗风险增加3倍。Charlson评估用于评价合并症对未来十年生存率的影响，包含了全身各系统的疾病评估，得分越高，预后越差，生存率越低。年龄是独立危险因素，61~70岁人群中，aCCI评价3分；71岁以上人群的aCCI评价4分。

2. 特异性工具 然而，单一的ECOG PS评分不足以完全评价高龄患者的治疗耐受性。由于缺乏高龄患者的药物应

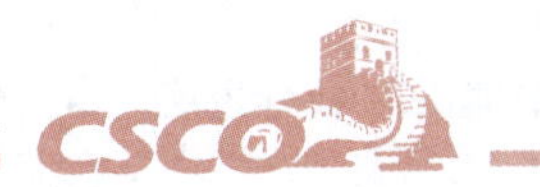

用证据，多数研究的入组的少部分高龄患者需要健康的身体状况，现实是，老年肿瘤患者的异质性大，因此更需要权衡治疗的获益与风险。

老年功能评估：日常生活活动能力量表（instrumental activities of daily living，IADL）及日常生活能力量表（activities of daily living，ADL），主要用于评估日常生活活动能力包括行走、购物、生活起居等自我完成情况。ADL 指数越高，生活质量越高，联合使用 ADL 和 IADL 量表评估老年癌症患者的功能状态，对 3 个月计划外住院和死亡的风险具有重要的预后价值。

老年合并症评估：老年综合评估（comprehensive geriatric assessment，CGA）是全面关注与老年人健康和功能状态相关的所有问题，从医学问题、躯体和认知功能、心理状态和社会支持等多层面对老年患者进行全面评估，涵盖躯体功能、认知、营养等 14 项维度，指导治疗强度选择。老年筛查工具 -8（Geriatric-8，G-8）量表评分<15 分死亡风险更高，免疫治疗不良事件后再住院风险亦增高。老年累计疾病评分表（cumulative illness rating scale-Geriatric，CIRS-G）评估合并症。

老年精神状态评估：采用简易精神状态检查表（mini-mental state examination，MMSE）评估认知状态。老年抑郁量表（geriatric depression scale，GDS）筛查抑郁。

化疗风险预测：推荐 CRASH 量表用于化疗风险预测，评分 0~5 分为低危，6~9 分为中危，>10 分为高危。量表评估为低危、中危及高危的患者出现 3~5 级化疗副反应的比例分别为 30%、52% 和 83%。

（二）高龄肺癌患者治疗的循证医学

1. 高龄肺癌患者的化疗策略　NCCN 指南及专家共识指出，老年晚期 NSCLC 患者有临床获益，对于可以耐受化疗的老年患者，化疗优于最佳支持治疗。并且在化疗方案上，建议患者接受含铂双药治疗优于单药治疗。ELVIS 研究指出，在 NSCLC 老年患者中，相比于最佳支持治疗组，接受化疗组（长春瑞滨）可以显著延长生存期中位数（28 周 vs. 21 周，*P*=0.03），提高 1 年生存率（32% vs. 14%）。关于 SCLC 的老年患者化疗的回顾性分析显示，老年患者通常会给予较低的药物剂量，且治疗效果与年轻患者相当。对于器官功能正常的老年患者，应考虑卡铂和依托泊苷联合化疗，并得到优化的支持性治疗以尽量减少毒性。

2. 高龄肺癌患者的免疫治疗策略　NCCN 指南提示，老年肿瘤患者可以从免疫检查点抑制剂中临床获益，但需要更密切地监测不良反应。针对 KEYNOTE-024、KEYNOTE-042 和 KEYNOTE-010 研究老年人群的汇总分析显示，对于其中 ≥75 岁、PD-L1 高表达的 NSCLC 初治患者，帕博利珠单抗对比化疗显著改善 OS（mOS：27.4 个月 vs. 7.7 个月，*HR*=0.41，95% *CI* 0.23~0.73）。IMpower110 研究亚组分析提示，在 ≥65 岁 PD-L1 高表达 NSCLC 中阿替利珠单抗对比化疗，有 OS 获益趋势，但差异无统计学意义。在二线及以上治疗中，多项临床研究均显示 ICIs 单药在 ≥65 岁人群显著获益。

3. 高龄肺癌患者的靶向治疗策略　NSCLC 老年患者驱动基因谱与年轻患者差异不显著。老年肿瘤患者可以从靶向治疗中获益，然而由于数据有限，需要密切监测不良反应。共识指出，接受针对相应驱动基因的特异性靶向药物治疗，可以改善患者预后，延长生存。靶向治疗副作用相对小，耐受性良好。FLAURA 研究中，对比一代 EGFR-TKI，年龄 ≥65 岁患者服用奥希替尼显著延长 PFS（*HR*=0.49，95% *CI* 0.35~0.67），但 OS 获益不显著（*HR*=0.87，95% *CI* 0.63~1.22），整体安全性可控。目前尚无针对 *ALK* 融合基因阳性的老年患者开展的前瞻性临床研究，在大多数 ALK-TKIs 的临床试验中老年患者所占比例较低，占 10%~20%。PROFILE1014 研究的亚组数据结果显示，对于年龄 ≥65 岁的老年患者，克唑替尼相比化疗 PFS 获益不明确（*HR*=0.90，95% *CI* 0.43~1.87）。此外，对于 NSCLC 其他少见靶点，由于发病率低，专门针对老年患者开展的研究更少，由于靶向治疗的疗效及安全性均优于化疗，因此对于驱动基因阳性的老年患者仍推荐靶向治疗作为首选。

4. 老年晚期 NSCLC 抗血管生成治疗　老年 NSCLC 患者可考虑采用与总体人群相似治疗剂量，安全性整体亦大致相似。但在应用抗血管生成药物期间需要对 AE 进行严密监测。ECOG 4599 研究亚组分析显示，相较于年龄<70 岁的肺癌患者，贝伐珠单抗 15mg/kg 联合化疗在年龄 ≥70 岁的老年患者中，3 级及以上治疗相关不良事件发生率显著升高（87% vs. 70%，*P*<0.001）。但随后的 AVAiL、SAiL、ARIES 等研究表明，不同剂量的贝伐珠单抗（7.5mg/kg 或 15mg/kg）联合化疗的 AE 多在 2 级以内，3 级及以上不良事件发生率在老年患者（年龄 ≥65 岁或 ≥70 岁）和非老年患者中差异未见统计学意义，且未观察到老年患者组贝伐珠单抗治疗相关毒性发生率的增加。

三、适应性个体化医疗在高龄肺癌治疗中的优化

（一）高龄肺癌中的适应性治疗理念

适应性治疗是在标准治疗的基础上，基于生物标志物的变化精准地筛选需要行降阶或升阶治疗的患者以期获得更佳的治疗效果，同时兼顾患者的生活质量及获得更好的成本效益。其中，标准治疗的实施是基础，进而通过生物标志物的动态变化进行加减，对某些患者避免不必要的治疗，可降低患病负担，而对某些患者则给予加强治疗，克服耐药的瓶颈，增加个体化治疗的新型策略。适应性个体化医疗的核心在于通过综合评估患者的生理、心理及社会因素，制定出最适合他们的治疗方案。这种方法特别适用于高龄肺癌患者，因为他们的身体状况和对治疗的反应可能与年轻患者截然不同。研究表明，个体化的治疗方案能够显著提高老年患者的生存率和生活质量。因此，推动适应性个体化医疗在高龄肺癌患者中的应用，实现“年龄歧视”向“功能导向”的转变；从“疾病治愈”到“功能维持”具有重要的临床意义和社会价值。

（二）高龄肺癌患者在抗肿瘤药物治疗的适应性优化

1. 高龄肺癌化疗药物选择及维持治疗的适应性优化　在高龄肺癌患者中，化疗药物选择的优化是基础。多项临床研究证实第三代化疗药物如长春瑞滨、吉西他滨、紫杉醇、多西他赛、培美曲塞等能改善老年晚期 NSCLC 患者的生存期和提高 QOL。但需要关注的是，既往三期临床研究显示：紫杉

醇在老年人特别是有心脏基础疾病的人群中需要谨慎选择，培美曲塞联合卡铂后续贯培美曲塞维持，无论从 OS 获益及毒副反应上都优于紫杉醇。但在 K.Morimoto 等的研究中提到培美曲塞方案组中老年 NSCLC 患者（≥75 岁）的无进展生存期和总生存期显著短于非老年 NSCLC 患者（<75 岁）。相比之下，紫杉醇方案组老年患者和非老年 NSCLC 患者无进展生存期和总生存期无显著差异。需要考虑是培美曲塞可通过增加细胞氧化呼吸和线粒体含量来改善 T 细胞的代谢状态。而紫杉醇的免疫调节作用主要与髓样细胞相关基因的上调有关。已有报道表明衰老会降低胸腺产生新 T 细胞的能力，并损害 T 细胞的多样性，这表明衰老对 T 细胞的负面影响可能会影响培美曲塞方案的治疗效果。因此以紫杉醇为基础方案可能对于高龄肺癌病人可作为考虑药物，联合贝伐珠单抗对于高龄肺癌并不作为优先选择。

在高龄肺癌患者的治疗中，化疗药物的剂量优化与维持时间的延迟是关键因素。由于老年患者通常伴有多种合并症，身体耐受性较差，因此在化疗方案中需要更加个体化的调整。研究表明，优化化疗药物的剂量可以显著提高患者的耐受性和治疗效果。Atiqur Rahman 报道采用低剂量的化疗方案或间歇性给药可以减少药物的副作用，同时保持治疗的有效性。源于日本肺癌联合委员会数据库的分析显示，纳入年龄 ≥75 岁、PS2~3 分且无 / 未知驱动基因突变的晚期 NSCLC 患者 500 多例，在 PS2 和 PS3 队列中，化疗组的剂量优化调整后的 OS 显著长于最佳支持治疗组［*HR*=0.42（95% *CI* 0.32~0.55）和 0.56（95% *CI* 0.41~0.75），*P*<0.001 和 0.003］。此外，延长维持治疗的时间，尤其是在患者对初始治疗反应良好的情况下，可以进一步提高生存率和生活质量。通过对患者的个体化评估，医生可以在保证疗效的前提下，最大限度地减少不良反应，从而实现更好的治疗效果。所以对于高龄肺癌患者进行化疗剂量减量优化做维持治疗，并根据身体条件酌情延长维持间隔时间，可以更好地控制疾病及提高生活质量。

2. 高龄患者肺癌的靶向治疗的适应性优化 接受针对相应驱动基因的特异性靶向药物治疗，可以改善患者的预后、QOL，延长患者生存期，并且副作用相对小，因此靶向药物治疗是老年晚期 NSCLC 驱动基因阳性患者系统性治疗的首选。研究表明，老年患者在接受靶向治疗时，相较于传统化疗，靶向治疗的副作用通常更可控，且疗效显著。但高龄患者存在生理机能的衰退，且合并多种基础疾病，药物代谢减弱，需要个体化决策靶向药物治疗剂量，尤其是非 *EGFR* 突变的靶向药物，以减轻高龄患者靶向药物的副作用。在奥希替尼用于 538 例 *EGFR* 突变阳性晚期 NSCLC 患者的研究中（203 例 ≥75 岁和 335 例<75 岁），因不良事件而停止治疗的比例为 28.6% vs. 14.9%（*P*<0.001）。在一项阿法替尼用于 *EGFR* 突变阳性晚期 NSCLC 老年患者的研究中，年龄中位数为 79 岁，优化阿法替尼剂量为 30mg，而数据显示 ORR 为 80.0%，疾病控制率为 91.4%，PFS 和 OS 中位数分别为 15.6 个月和 29.5 个月，在基线和 4、8 和 12 周后未观察到 QOL 的显著变化及治疗相关的死亡。在 ALK 的 TKI 选择上，一项真实世界回顾性研究纳入了 53 例 *ALK* 融合基因阳性晚期 NSCLC 患者，分为两个年龄组（<65 岁和 ≥65 岁），分别接受了克唑替尼、塞瑞替尼和阿来替尼治疗，发现年龄对两组的 PFS 和 OS 均无显著影响，但接受阿来替尼治疗的患者表现出最低的 AE 发生率，塞瑞替尼最高，克唑替尼介于两者之间。阿来替尼以较低副作用发生率及治疗中断率，成为 *ALK* 融合基因阳性老年 NSCLC 患者一线治疗选择。而其他罕见少见靶点突变 TKI 治疗在高龄老年人的剂量优化与管理，目前并没有大样本、高质量的研究。但结合经典突变的临床研究显示高龄肺癌患者优化靶向药物剂量并不会降低其靶向治疗的疗效，但治疗副作用可以得到改善。总体来说，对于驱动基因阳性高龄肺癌患者，靶向治疗为首选，但毒副作用发生率比非高龄患者发生率高，需要引起我们注意；少见罕见突变，需要我们进一步在真实世界中探索在高龄肺癌患者中的使用管理。

3. 高龄肺癌患者的免疫治疗的适应性优化 免疫治疗在高龄肺癌患者中的应用正在逐步展开，尤其是针对非小细胞肺癌（NSCLC）患者，筛选并优化这部分人群的免疫治疗获益情况需要我们进一步探讨。研究显示，免疫检查点抑制剂如 PD-1/PD-L1 抗体在老年患者中表现出良好的疗效，和相对较少的严重不良反应。然而，由于老年患者的免疫系统可能存在衰退现象，虽然 PD-1 的表达已被证明在老年人的 T 细胞上增加，但 ICI 的信号抑制并没有将 T 细胞活性恢复到与年轻患者相同的程度，导致免疫治疗的效果可能受到影响。因此，个体化的免疫治疗策略显得尤为重要。一项纳入了 17 项主要研究的汇总分析，共涉及 4 276 名受试者，其中 75 岁以上的人群占参与者 9%~13%。65 岁及以上的人群中，与单独使用铂类化疗相比，铂类化疗联合 ICIs 可能会提高总生存期（HR=0.78，95% *CI* 0.70~0.88；8 项研究，2 093 名受试者）。65~75 岁的人群，与单独以铂类化疗相比，在铂类化疗中加入 ICIs 可能会提高总生存期（HR=0.75，95% *CI* 0.65~0.87；6 项研究，1 406 名受试者）。75 岁及以上的人与单独接受铂类化疗相比，ICIs 联合铂类化疗的患者总生存期可能没有差异（HR=0.90，95% *CI* 0.70~1.16；4 项研究，297 名受试者）。

ICIs 已被证明作为二线单药治疗，对于驱动基因阴性晚期非小细胞肺癌患者有生存获益。但对于单免与单药化疗在高龄肺癌人群中的疗效，纳入 checkmate 系列、keynote 系列及 Impower 系列研究的 meta 分析提示，PD-L1 表达为 1%~49% 的 ≥75 岁老年患者可能无法从免疫单药治疗中获益；PD-L1 表达 ≥50% 的高龄肺癌患者 OS 有较好改善（OS 中位数：15.7 个月 vs. 11.7 个月）。

ICIs 在老年人群中的安全性是另一个需要优化关注的问题。免疫治疗相关不良事件（irAE）是由正常组织中浸润的活化 T 细胞诱导的。FDA 在随机试验中对老年 NSCLC 患者生存率的分析发现，与<65 岁患者（30.4%）相比，≥75 岁患者（15.1%）的 1~4 级 irAE 比例较低。在 CheckMate171 真实世界研究中，年轻和老年患者的安全性相似，但低度腹泻在老年人群中更常见。

因此免疫联合化疗在高龄肺癌中不会进一步提高其 OS；单药免疫治疗需要更进一步筛选高龄肺癌的获益人群，PD-L1 表达 ≥50% 高龄肺癌在既往研究中显示出较好获益；在 ICIs 使用过程中，毒副作用相对较低。

4. 高龄肺癌在心理、社会因素的适应性优化 老年综合评估（CGA）是适应性治疗的重要工具，尤其在高龄患者的管

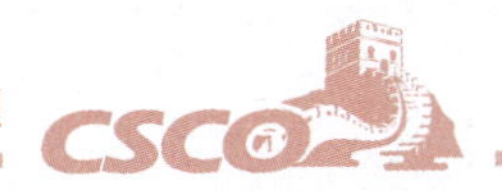

理中发挥着关键作用。CGA 通过对老年患者的身体、心理和社会功能进行全面评估，帮助医疗团队识别患者的脆弱性和潜在风险，从而制定个性化的治疗计划。高龄肺癌的患者因为生理客观的因素，形成认知功能减退、社会的孤立感、癌因性疲乏的主观放大、疾病进展的焦虑、对死亡的恐惧等独特的特点。Martín-Abreu CM 等报道，超过 40% 的癌症老年人（>70 岁），由于功能下降、多种合并症、认知障碍和缺乏社会家庭支持，在面对肿瘤时更容易患有各种严重心理焦虑状态。但另一部分研究则提出：与年轻人相比，老年人的焦虑水平可能更低，这是因为癌症及其相关问题对他们的生活影响很小。与年轻人不同，他们不必为自己的工作状况、财务状况或家庭责任而感到压力。此外，他们有更有效的情绪调节策略，并且对决定自己生活轨迹的欲望减少。但对于这部分人群心理、社会因素管理提出以下建议。

首先，医患沟通在高龄肺癌患者的治疗决策中起着关键作用。由于他们可能面临认知功能下降和社交支持不足，我们需要特别关注沟通的清晰性和敏感性，以确保患者能够充分理解和参与治疗决策。其次，系统的心理干预可以显著降低患者的焦虑和抑郁水平，提高生活质量。例如，认知行为疗法（CBT）已被证明能够有效帮助患者重建对疾病的认知，改善其情绪状态。另外有研究显示 Th1 和 Th17 细胞在一定程度上反映了高龄肿瘤患者的焦虑、抑郁和认知障碍风险，表明他们参与了上述心理和认知问题的病理，这有待我们进一步验证。再者，家庭与社会资源的支持在高龄肺癌患者的生活中扮演着重要角色。一组早期肺癌高龄老年人手术预后的研究提出，社会支持对于其康复是一个独立影响因素，对手术前表现出焦虑或抑郁迹象的老年早期肺癌患者，可为其提供心理咨询、引导放松、音乐疗法、冥想和其他减少负面情绪的方法。同时社区提供的支持服务，如心理咨询、康复训练和社交活动，可以帮助高龄肺癌患者建立更广泛的社会联系，增强其社会参与感。

四、高龄肺癌治疗的争议与挑战

高龄肺癌在诊疗过程中面临的伦理和风险挑战如下。

其一，自主决策在高龄肺癌患者的治疗中尤为重要。患者的自主权应得到尊重，尤其是在治疗选择和治疗目标的设定上。然而，许多老年患者由于认知障碍或对疾病的理解不足，可能无法做出知情的选择，患者自主决策权与家属代理意愿的冲突尤为突出，认知功能障碍患者普遍存在的医疗决策能力缺陷，使家属主导的激进治疗倾向与实际耐受阈值产生本质矛盾。这就要求医疗团队在提供信息时，既要确保患者理解治疗的潜在风险和获益，又要避免过度医疗的情况发生。

其二，资源的公平分配是一个不可忽视的伦理问题。由于医疗资源的有限性，老年患者在接受治疗时可能面临与年轻患者不同的资源获取机会。研究表明，老年患者在接受肺癌治疗时，往往由于年龄因素而被排除在临床试验之外，导致他们无法享受到最新的治疗方案。在评估老年肺癌治疗的成本效益时，医疗成本、间接社会成本及质量调整生命年（QALY）的增益是关键指标。研究显示，老年肺癌患者的间接成本通常占总成本的很大一部分，尤其是在患者需要长期照护的情况下；通过计算 QALY 增益，可以更全面地评估治疗方案的效果，帮助决策者在资源有限的情况下做出更合理的医疗投资选择，平衡治疗获益与风险。

最后就是评估体系的局限性。老年综合评估（CGA）虽被国际指南推荐，但其对器官功能储备的量化仍依赖传统生化指标，无法捕捉亚细胞水平的代谢动力学变异。临床实践中常见肝肾功能"实验室正常"患者出现严重药物毒性，本质源于细胞色素 P450 酶系活性异质性未被现有检测覆盖。合并症交互作用更构成重大盲区，如抗血管生成药物与糖尿病微血管病变的协同损伤效应，尚未整合至主流风险模型。循证医学则深陷年龄偏见：关键Ⅲ期临床试验的入组年龄结构失衡，导致指南推荐方案在真实世界高龄群体中出现系统性偏差；疗效评价体系固守肿瘤学传统终点，而反映老年核心诉求的功能性指标（如工具性日常生活活动能力）缺乏标准化评估方案。

五、高龄肺癌治疗的未来展望

突破当前困境需构建多维度解决方案。智能决策支持系统（CDSS）在高龄肺癌治疗中正逐渐成为重要的工具，尤其是在整合临床、分子、影像等多种数据方面，以促进多学科团队会议（MDTM）的工作流程。智能决策系统的进化将聚焦多模态数据融合：基于联邦学习架构的分布式平台可整合动态老年评估参数、实时器官功能影像组学特征及药物基因组学数据，生成个体化给药方案。目前研究证实与没有 CDSS 的常规工作方式相比，使用 CDSS 对病例的多学科视角更好（中位数 =4；最小值 =3；最大值 =4，在 5 分制中，2 个缺失数据点），提高了团队的自我纠正能力（中位数 =3.88；最小值 =3；最大值 =4，在 5 分制中，1 个缺失数据点）。OberijeC 等报道其模型在预测 2 年生存率、呼吸困难和吞咽困难方面优于临床医生和指南。但 CDSS 有 68%~75% 的预后模型没有经过外部验证，因此成为在实践中经常无法采用的主要障碍。所以进一步完善这种综合性的平台使医生可以在复杂的临床环境中做出更为精准的决策是目前 AI 智能化时代一个重要方向。

在高龄肺癌患者的治疗中，生物脆弱性和毒性预测的研究逐渐成为一个重要的领域。随着对老年患者生理特征的深入了解，研究者们开始探索新型生物标志物，以便更好地评估患者的脆弱性和治疗的潜在毒性。例如，某些特定的生物标志物，如肌肉质量、营养状态和生理功能等，已被证明与老年患者的治疗耐受性密切相关。此外，基于基因组学和代谢组学的研究也为识别个体化的毒性标志物提供了新的思路，这些标志物能够帮助医生在治疗前进行更精准的风险评估，从而制定个性化的治疗方案。

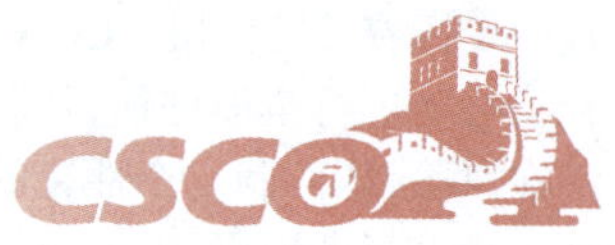

高龄结直肠肿瘤患者围手术期管理

毛紫菡[1]　王楠[2]　程革源[1]　张睿[1]

[1] 大连理工大学附属肿瘤医院　[2] 长治市人民医院

随着人口老龄化进程加快，高龄结直肠癌患者的围手术期管理成为临床关注的重点。本文系统阐述了术前全面老年评估在风险识别中的关键作用，强调多维度功能状态评估对预测术后并发症的指导意义。术前营养筛查与个体化免疫营养干预显著提升患者体能储备与免疫功能，降低术后感染和恢复障碍的发生。围手术期麻醉与镇痛管理需充分考虑老年患者的药物代谢差异与多系统脆弱性，推行多模式镇痛和认知保护措施以减少谵妄等神经并发症。快速康复外科（enhanced recovery after surgery，ERAS）理念在高龄患者中的适用性日益被证实，强调个体化路径设计和多学科团队协作以促进术后早期功能恢复。整体来看，构建科学、精准、个体化的围手术期管理体系，是提升高龄结直肠癌患者手术安全性和生活质量的关键。未来，应加强相关多学科协作与循证研究，推动老年肿瘤患者的综合管理模式不断完善。

一、术前全面老年评估

高龄结直肠癌患者因年龄相关的生理变化和合并症累积，在接受手术治疗前面临更高的风险。传统评估方式如美国麻醉医师学会（American Society of Anesthesiologists，ASA）评分和Charlson合并症指数虽然广泛应用于临床实践，但它们主要反映生理疾病负担，并不能全面揭示老年患者的整体功能状态、精神认知水平和社会适应能力。面对这一人群在手术适应性和术后恢复能力上的巨大个体差异，医学界逐步将全面老年评估（Comprehensive Geriatric Assessment，CGA）引入术前决策过程，作为高龄肿瘤患者个体化管理的重要工具。

CGA的核心理念在于从"功能性年龄"而非"生理年龄"出发，综合考量患者的生理、心理、营养、社会和环境等多维因素。研究已证实，接受CGA评估的老年患者，其术后并发症发生率更低，住院时间缩短，功能退化风险显著下降。相比于单纯的肿瘤分期与技术可行性，CGA提供了一种以患者为中心的风险判断方式，更能精准识别那些虽高龄但可耐受治疗的个体，避免因"年龄歧视"导致的过度保守治疗。

术前功能状态评估是CGA的基础环节之一。日常生活能力（ADL）和工具性日常活动能力（IADL）的下降往往提示患者术后生活自理能力恢复困难，是术后护理难度和再入院风险的重要预测因子。一项在欧洲多中心开展的研究发现，ADL/IADL评分低下的老年患者在接受结直肠癌手术后，其术后住院时间延长概率增加近50%。

认知功能的预评估在术前管理中同样占据重要地位。术前轻度认知障碍是术后谵妄和认知功能急性恶化的危险因素，尤其在使用全麻和阿片类药物的术式中更为显著。通过简易精神状态量表（Mini-Mental State Examination，MMSE）或蒙特利尔认知评估量表（Montreal Cognitive Assessment，MoCA）等工具可早期识别认知易损患者，进而制定更保守的麻醉与术后镇痛策略，降低术后神经精神并发症发生率。同时，预评估有助于患者及家属充分知情，从伦理和法律角度确保手术决策的有效性与合理性。

情绪与心理状态在术前同样需要细致评估。术前焦虑与抑郁常在老年肿瘤患者中被低估，而这些情绪因素与术后疼痛、恢复速度及依从性高度相关。采用如老年抑郁量表（Geriatric Depression Scale，GDS）进行快速筛查，可帮助识别高风险人群并启动术前心理干预。已有证据表明，术前心理干预不仅可显著减少术后谵妄发生率，还可提升患者术后活动能力和生活质量。

药物管理问题也是高龄患者术前评估的重点内容。多重用药（polypharmacy）是老年人常见问题，尤其在存在多系统慢性病的患者中更为突出。CGA评估应涵盖目前所有使用药物的种类、剂量与可能存在的药物相互作用。术前优化药物组合，尤其是对抗凝、降糖、镇静、抗精神病等药物进行调整，可有效预防围手术期不良反应。研究指出，多重用药者术后出现意识障碍的风险显著增高。

除医学指标外，CGA还强调社会功能与支持系统的调查。术后康复过程中，良好的居家照护能力和家庭支持对老年患者功能恢复至关重要。CGA可协助医护人员识别独居或社会支持薄弱者，提前规划术后转介、康复机构对接或家庭照护安排，从而有效预防出院后功能衰退和重复住院事件的发生。

值得注意的是，CGA不仅是一个评估工具，更是指导干预和资源分配的动态流程。通过评估结果，医护团队可针对高风险领域制定干预方案，如术前营养补充、预防性心理干预、术中个性化麻醉管理、术后功能康复计划等，从而实现真

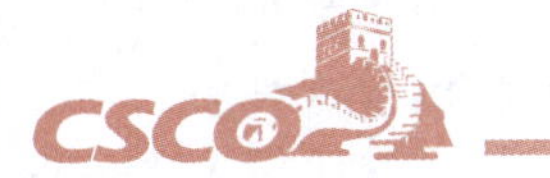

正意义上的个体化治疗路径。已有研究建议，将 CGA 纳入多学科会诊（MDT）流程中，不仅有助于外科与麻醉科的术式决策，也促进了营养、康复与心理等非技术性环节的系统整合，提升了整个围手术期的协同效率与安全性。

二、术前营养筛查与干预

营养状态在高龄结直肠癌患者的围手术期管理中发挥着不可替代的基础性作用。随着年龄增长，老年患者常表现出食欲下降、消化吸收功能减退和代谢率降低等一系列生理变化，进而易发生能量与蛋白质摄入不足。尤其是肿瘤本身所致的代谢紊乱和恶病质进一步加重营养失衡，从而影响免疫功能、组织修复与术后恢复过程。

术前营养不良与术后并发症之间的关联已被大量研究证实。在结直肠癌患者中，营养不良显著增加感染、切口裂开、吻合口瘘、肺部并发症等风险，同时延长住院时间、增加再入院率和术后病死率。特别是在老年患者中，由于其生理储备功能下降，对于术后应激的适应能力本已不足，营养不良所带来的不利影响则更加放大。此外，多项前瞻性研究表明，术前接受免疫营养补充的高龄患者术后并发症发生率明显低于未干预组。因此，在手术治疗前期，及时识别营养风险并采取有效干预，是提升高龄结直肠癌患者围手术期预后的关键一环。

营养风险的识别需要借助科学、实用的筛查工具。目前临床常用的包括营养风险筛查 2002（NRS-2002）、简易营养评估工具（MNA）及全球营养不良共识（GLIM）标准。这些工具在不同的老年人群中均显示出良好的灵敏度和特异度。NRS-2002 以其操作简便、适合住院人群的特性被广泛采纳，而 MNA 则更适合于社区或术前门诊评估。GLIM 标准作为近年推广的国际标准，强调将营养摄入、生理状态与炎症状态相结合进行综合判断，有助于提高评估的科学性与一致性。

完成营养筛查后，对存在中重度营养不良或高风险者，应尽早开展针对性的营养干预。研究表明，对于营养状况较差的老年患者，在术前 7 至 14 天内进行积极的营养支持，不仅可以改善血浆白蛋白水平与体重，还可降低术后并发症发生率，缩短住院时间。干预方式可依据患者实际情况选择，包括口服营养补充（ONS）、肠内营养（EN）或必要时的肠外营养（PN）。其中，口服高能量、高蛋白补充剂因其良好的耐受性与依从性，仍是术前营养干预的首选路径。

近年来，免疫营养在肿瘤外科领域的应用受到高度关注。富含精氨酸、核苷酸、ω-3 脂肪酸的特殊配方已被证实可改善细胞免疫状态、降低术后感染发生率。一项前瞻性研究发现，接受术前免疫营养的高龄结直肠癌患者，其术后肺部感染率显著低于对照组，同时术后白细胞恢复速度更快。基于此，多个国际指南均建议在肿瘤患者术前 5~7 天给予免疫营养干预，特别适用于存在营养风险的高龄人群。

除了生理层面的改善，术前营养干预亦在提升患者术后依从性与生活质量方面表现出积极作用。营养状态良好者术后更易恢复体力与功能水平，利于尽早下床、开展肠功能恢复训练及进入后续的化疗或放疗环节。某些研究甚至指出，术前营养优化可降低围手术期病死率，这一发现再次强调了营养作为"隐形生命体征"的重要性。

三、围手术期麻醉与镇痛管理

围手术期麻醉和镇痛管理在高龄结直肠癌患者中具有高度复杂性。相较年轻患者，老年人群在生理功能、药物代谢、神经系统稳态及应激调节等方面呈现显著变化。手术应激状态下，任何管理不当的麻醉策略都可能加剧其多系统功能失调，导致不良结局。因此，个体化、精细化的麻醉与镇痛管理策略，是保障高龄患者术中安全与术后恢复质量的核心。

老年患者在药代动力学和药效学方面的特殊性首先体现在对麻醉药物的清除能力下降。随着肝肾功能的减退，药物在体内的代谢与排泄速度普遍降低，血药浓度易于积聚，尤其是脂溶性麻醉药和镇静类药物。此外，老年人对中枢神经抑制药物的敏感性升高，轻度剂量也可能引起深度镇静或谵妄。这些药理学变化促使临床在制定麻醉方案时，不仅须基于标准体重和年龄调整剂量，更应密切监测其意识水平和血流动力学变化，确保麻醉深度在最小有效范围内维持。

近年来，区域麻醉技术在高龄外科患者中的应用得到推广，尤其是在直肠癌根治术或右半结肠切除术中，硬膜外麻醉、腰麻或神经阻滞技术成为降低术中风险的重要手段。研究显示，相比全身麻醉，区域麻醉在减少围手术期谵妄、加速胃肠功能恢复、减少术后镇痛药需求等方面具有显著优势。特别是联合轻度镇静的区域麻醉策略，在对心肺功能储备较差的老年人中被认为更具安全性。

术中液体管理也在老年麻醉管理中占据关键地位。由于心功能受限和血管顺应性下降，老年患者对容量变化极为敏感，既容易发生低灌注，也容易出现容量过载。采用目标导向液体治疗（goal-directed fluid therapy，GDFT）策略，结合床旁超声与动态血流参数监测，有助于在保障有效灌注的同时避免心衰或肺水肿的风险。越来越多的证据支持在老年患者中常规引入液体精细管理，以优化术中组织氧合和术后恢复速度。

术后镇痛策略的选择亦需慎重。阿片类药物虽具有良好镇痛效果，但在老年患者中极易引发便秘、恶心、意识障碍、跌倒等不良反应，严重影响术后恢复。因此，当前主张采用多模式镇痛策略，组合使用非甾体抗炎药（NSAIDs）、对乙酰氨基酚、局部麻醉药、COX-2 抑制剂等，协同减少阿片类药物剂量，既可保证镇痛效果，又能最大限度降低副作用发生率。研究指出，术中深度镇静、术后睡眠紊乱和强效镇痛药的使用是术后谵妄（postoperative delirium，POD）发生的重要诱因。通过优化麻醉深度、避免苯二氮䓬类药物、采用非药物镇痛手段（如音乐疗法、陪护介入）等方法，均可显著降低 POD 的发生率。Ties 等提出的"多因子干预模型"强调，在术前识别高风险人群并进行有针对性的预防，是减少谵妄发生率的有效途径。

值得关注的是，术后镇痛的目标不应仅停留在"无痛"，更应兼顾功能恢复与日常活动能力的提升。疼痛控制不力会直接限制患者早期下床、进食及康复训练，进而延迟肠道功能恢复和增加并发症。围手术期应建立动态疼痛评估机制，结合视觉类比评分（VAS）、面部表情评分等工具，实现个体化、实时调整镇痛策略。近年来，部分中心已将疼痛管理纳入 ERAS 路径中，通过设定镇痛目标区间，提升整体康复效率和满意度。

围手术期麻醉与镇痛的成功管理，不仅依赖于麻醉科本身的经验和判断，更需与外科、老年病科、护理团队密切合作。术前阶段，CGA 中关于认知、心肺功能和药物使用情况的评估结果应全面告知麻醉团队，作为个体化方案制定的依据。术中实施中，麻醉与外科需就手术节奏、术式切换与液体控制保持良好沟通。术后阶段，护理团队与疼痛小组需共同参与镇痛管理，确保评估结果与干预措施之间的及时反馈与闭环。

四、快速康复外科理念在高龄患者中的适用性

快速康复外科（enhanced recovery after surgery，ERAS）自提出以来，已在结直肠外科手术中被广泛应用，其核心理念是在多学科协作基础上，通过循证路径整合优化术前、术中及术后管理，从而加速患者功能恢复、缩短住院时间并降低并发症发生率。虽然最初的 ERAS 研究多以中青年患者为对象，但近年来关于其在高龄患者中的适用性研究逐渐增多，结果显示，适当调整后的 ERAS 方案同样能够在高龄结直肠癌患者中取得良好效果。

高龄患者长期被认为是 ERAS 路径应用的“边缘人群”，主要原因在于其多合并症、功能储备不足和对干预措施的耐受性不确定。然而，已有大量临床证据挑战了这一传统观点。一项基于瑞典全国数据的队列研究发现，接受 ERAS 管理的 75 岁以上老年结直肠癌患者，其术后总并发症发生率显著低于对照组，且住院时间平均缩短，未观察到病死率上升。这一发现表明，年龄本身不应成为限制 ERAS 实施的障碍，关键在于路径的适老化设计和多学科团队的配合执行。

术前准备阶段，ERAS 强调患者教育、营养优化与术前碳水化合物载入。对于高龄患者而言，有效的健康教育更需语言简洁、内容具体并注重家属参与，以确保患者真正理解治疗流程及术后目标。术前饮食准备亦需个体化调整，对于存在吞咽困难或胃排空延迟的患者，应由营养师设计替代方案，并评估碳水化合物载入的代谢耐受性。此外，术前适度锻炼和呼吸训练作为 ERAS 推荐措施之一，对于提升高龄患者术后下床活动能力和肺部功能恢复具有积极作用，尤其在合并慢性阻塞性肺疾病患者中效果更显著。

术中管理方面，ERAS 倡导微创优先、控温控糖、限制输液和避免过度置管。微创手术已被证实可减少高龄患者的炎症反应和术后认知障碍发生率，腹腔镜技术在具备经验的中心已逐渐成为高龄结直肠癌患者的标准术式选择。液体管理中，应通过目标导向策略严格控制入液量，以防止心肺负担加重。对于术中避免放置引流管和胃管等“去管化”策略，在高龄人群中需结合实际风险进行判断，尤其在左侧直肠手术中，应充分评估吻合口安全性再行决定。

术后恢复阶段是 ERAS 路径中与高龄患者恢复差异最为显著的环节。术后早期下床、早期进食、去管管理和疼痛控制均须结合老年患者的具体功能状态与意愿制订个性化计划。尤其是术后进食，在保证安全前提下尽早恢复口服摄入，对于促进胃肠蠕动、防止肌肉流失与术后营养不良具有重要意义。研究表明，即使在 80 岁以上老年患者中，只要术前无明显吞咽障碍，术后 24 小时内给予少量半流质饮食是安全可行的，有助于缩短胃肠功能恢复时间。

镇痛管理作为 ERAS 中的核心内容之一，前文已提及多模式镇痛策略的优越性。在 ERAS 框架下，避免使用全身镇静和长效阿片类药物成为高龄患者镇痛的基本原则。局部浸润麻醉、硬膜外镇痛和神经阻滞技术联合 NSAIDs 构成的镇痛路径，在提升术后早期功能恢复的同时，也大幅降低了术后谵妄的风险，提升了整体康复效率。

部分研究对 ERAS 在高龄患者中的“负适应性”因素进行了探索，结果发现，若术前未进行全面老年评估或未及时识别认知障碍者，则术后路径依从性明显下降，进而削弱 ERAS 对结局改善的效果。这提示我们，ERAS 在老年患者中的有效实施必须与 CGA 等术前评估工具深度融合，形成贯穿术前到术后的连续性照护模式。

在中国，ERAS 路径的实施尚存在地区差异和执行不一致的问题。尤其在高龄患者中，部分医院对其安全性仍持保守态度。然而，包括中山大学附属第一医院、四川大学华西医院等中心在内的多项本土实践均证实，经过合理适应与本地化调整的 ERAS 方案在老年人群中同样可行，且具有良好的医疗经济效益。这一系列实践为推动我国老年外科 ERAS 规范化、标准化提供了现实基础与政策参考。

五、术后功能康复与多学科协作

高龄结直肠癌患者术后的康复路径，既受到基础疾病负担和手术应激影响，也高度依赖术后早期的功能恢复与持续性照护。与年轻患者不同，老年人在术后更容易出现功能性衰退、失能和再住院等问题，而这些后果往往并非由手术本身直接引起，而是术后早期干预不足、多系统协作滞后所致。因此，围绕术后功能恢复目标构建多学科协作体系，已成为提升老年患者术后预后质量的关键策略。

术后功能恢复的第一目标是防止卧床相关并发症及功能退化。在缺乏早期干预的情况下，高龄患者极易因术后疼痛、虚弱、营养不良和认知障碍而长时间卧床，进而发生肺不张、坠积性肺炎、深静脉血栓、压疮等严重并发症。大量研究表明，术后 24 小时内启动早期下床活动和床边功能锻炼，不仅可显著降低住院时间和并发症发生率，还能加快胃肠功能恢复和改善术后心肺适应能力。因此，术后功能锻炼计划不应被视为附属干预，而应纳入核心康复路径并由康复医师主导、护理团队落实。

康复计划的制定需基于术前 CGA 结果进行风险分层和能力评估。在认知功能尚可、无严重心肺负荷者中，应积极推进“日间活动计划”，包括床边坐立、轮椅活动和短距离步行等；而对于术后功能状态极度虚弱者，可采用渐进式功能锻炼策略，从床上翻身训练开始，逐步过渡到坐起、站立及移位训练。在康复过程中，康复医师、物理治疗师、营养师和临床护士应每日会诊，共同评估功能指标变化、调整干预内容，形成闭环反馈系统。

营养管理是术后功能康复的另一个核心支柱。高龄患者术后处于代谢应激高峰期，蛋白分解增加，若摄入不足易加剧肌肉流失，导致术后肌少症发生。营养支持应贯穿术后全过程，特别是在术后 7 天内提供足量优质蛋白和能量。研究显

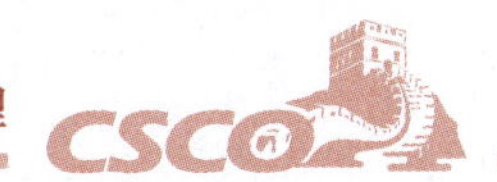

示，术后持续接受蛋白强化口服营养补充剂（ONS）者，在出院 30 天内再入院率和功能退化风险明显下降。若术后出现食欲减退、胃肠不耐受等问题，应由营养师及时评估是否调整饮食结构或启动肠内营养补充。

术后疼痛控制亦是功能恢复的重要保障。疼痛不仅影响患者参与功能锻炼的意愿，还直接抑制胃肠功能、增加谵妄风险。因此，应将镇痛管理与康复计划同步推进，建立以日间活动水平为导向的镇痛目标值。多模式镇痛策略在术后同样适用，包括口服镇痛药、硬膜外镇痛及局部镇痛贴剂联合应用，辅以非药物干预如冷敷、按摩、心理疏导等，以减少对阿片类药物的依赖及其副作用。

在临床实践中，建立围手术期功能康复协作平台是提升整体康复质量的有效方式。多个研究中心已尝试将“术后康复门诊”纳入 ERAS 路径，通过出院后 1~2 周的随访门诊，评估患者营养、活动、情绪、疼痛等指标，及时调整康复策略，显著改善远期生活质量与生存率。此类干预尤其适合高龄人群，因其康复过程往往呈现较大个体差异，需要更长时间和更密集的随访支持。

六、结语

高龄结直肠癌患者的围手术期管理是一项复杂且系统的工程，涉及术前评估、营养支持、麻醉镇痛、快速康复路径和术后功能恢复等多方面内容。随着人口老龄化的加剧，老年患者在肿瘤外科中的比例不断提升，传统以肿瘤分期和技术可行性为中心的治疗模式已无法满足这一特殊群体的需求。通过术前全面老年评估（CGA）精准识别高风险患者，结合个体化营养干预和免疫营养补充，可有效降低术后并发症风险并促进功能恢复。在围手术期麻醉与镇痛管理中，注重药代动力学差异和多模式镇痛的联合应用，有助于减少谵妄和神经认知损伤。快速康复外科（ERAS）理念在高龄患者中的推广与适应性调整，展示出显著的安全性和有效性。多学科协作贯穿术后功能康复全过程，确保患者早期活动、营养支持、疼痛管理及心理疏导协同优化，极大提升整体生活质量与预后。

展望未来，围绕高龄结直肠癌患者的精准、动态、多维度管理体系将不断完善。推动老年病学、营养学、麻醉学和康复医学的深度融合，构建标准化、个性化的围手术期管理路径，是实现医疗质量提升与资源优化的关键。加强高质量临床研究与真实世界数据的积累，将为指导实践提供坚实循证基础。唯有如此，才能真正实现老年结直肠癌患者从“有治可治”到“治愈且优质生存”的跨越。

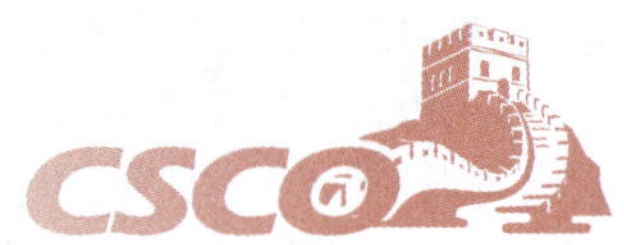

硼中子俘获在老年实体瘤中的应用进展

何欣宇　马红兵　赵茜茜
西安交通大学第二附属医院肿瘤

恶性肿瘤是全球重要的公共卫生问题。随着经济社会发展和人口老龄化加剧，癌症给患者带来的生理、心理及经济负担日益沉重。据估计，老年人群约占全球新发癌症病例的56%和癌症相关死亡病例的62%，是受癌症影响的主要群体。目前，除传统手术、放疗、化疗等传统疗法外，靶向治疗、免疫治疗和中药治疗等在抗肿瘤治疗中的地位日益重要。然而，老年肿瘤患者的临床治疗面临诸多挑战，如疾病晚期确诊、一般状况差、肿瘤恶性程度高、病灶解剖位置不利导致无法耐受常规治疗，药物副作用显著降低生活质量，以及治疗后复发转移和耐药等。因此，探索新型有效的抗肿瘤治疗手段具有迫切需求。

硼中子俘获治疗（boron neutron capture therapy，BNCT）最早可追溯至1935年Taylor和Goldhaber首次报道的硼中子俘获反应。作为一种二元靶向放疗技术，BNCT具有生物靶向性强、相对生物学效应高、安全性良好及疗程短的特点。“二元”指硼药和中子照射，前者指载有非放射性^{10}B药物，后者指能提供中子束流的中子源。该治疗通过^{10}B(n,α)^{7}Li反应产生高线性能量转移（linear energy transfer，LET）的α粒子和反冲锂核，可在单细胞尺度（<10μm）实现精准杀伤。临床应用中，静脉注射含^{10}B药物后，待肿瘤组织中药物浓度达到治疗所需水平并维持稳定后（通常在给药后≤2小时内）进行中子照射。目前，BNCT已在胶质瘤、头颈癌、黑色素瘤、乳腺癌等多种肿瘤中开展临床研究，其中头颈癌适应证于2020年在日本获批，其他肿瘤的临床试验正在进行。充分发挥BNCT的抗肿瘤效应需满足以下核心条件：①具备高效靶向性、稳定性及安全性的硼药；②联合影像技术实现硼浓度实时分布评估；③能精准计算剂量并勾画靶区的治疗计划系统；④兼具高通量、优质束流及临床适用性的中子源。本文综述BNCT的技术体系及其在老年实体瘤治疗中的应用潜力，分析多学科交叉融合对精准治疗的支撑作用，以期为推动该技术的临床转化提供参考。

一、硼药

硼药，或称硼携带剂、硼载体，是以硼化合物形式递送^{10}B原子的药物载体，其靶向性决定了BNCT的治疗精度。与传统放疗依赖物理校准不同，BNCT通过硼药对肿瘤的特异性亲和实现生物靶向。理想的硼药需满足以下关键指标：①高^{10}B载量；②良好的水溶性；肿瘤组织硼浓度≥20μg/g；③肿瘤/正常组织（T/N）及肿瘤/血液（T/B）浓度比≥3；④全身毒性低且能清除迅速；⑤在肿瘤内滞留时间满足治疗需求。当前研究正探索多种^{10}B载体材料及给药策略，为硼药研发提供了新的设计思路。

早期临床应用的第一代硼药（如硼砂、硼酸及其衍生物），因毒性显著且缺乏靶向性已被淘汰。目前临床主要采用第二代硼药，包括巯基十一碳氢十二硼烷（sodium borocaptate，BSH）和4-二羟基硼酰基苯丙氨酸（boronophenylalanine，BPA）。其中，BPA在结构上类似必需氨基酸苯丙氨酸，可借助肿瘤细胞代谢旺盛的特性，通过*L*-氨基酸转运蛋白1（*L*-amino acid transporters 1，LAT1）实现特异性摄取。BPA已于2020年在日本获批成为首个BNCT临床用药。然而，BPA存在水溶性差、肿瘤蓄积不足等缺陷，BSH则缺乏肿瘤选择性，均难以完全满足临床需求。第三代硼药研发已转向多功能纳米递送系统，通过纳米技术、生物材料与分子设计的协同创新，优化靶向递送、改善生物分布并实现多机制协同治疗，显著提升和扩大了BNCT的疗效与应用范围。

（一）纳米药物

纳米药物递送系统因其尺寸、形貌及表面化学修饰等理化特性可调控，已成为BNCT研究的重要方向，其通过改善药物溶解度、稳定性和组织渗透性，可优化生物分布并减少脱靶效应。其中，脂质体凭借其优异的生物相容性和与细胞膜相似的结构特性，被视为理想的硼载体。研究表明，将亲脂性硼化合物嵌入脂质双层可显著提高载硼率，在低剂量下即可达到治疗浓度，而双载药设计（如MAC/TAC脂质体）则进一步提升了载硼量，在多种肿瘤模型中均显示出显著疗效。近年来，新型多功能纳米载体的研发为BNCT的临床应用开辟了新的技术路径，如钆修饰多功能荧光介孔二氧化硅纳米颗粒实现了MRI实时硼浓度监测，聚乙二醇修饰的硼碳氮氧化物纳米颗粒在三阴性乳腺癌中展现出良好的靶向性和治疗效果。值得注意的是，肿瘤组织硼浓度与疗效并非线性相关。Maitz等研究发现，结肠癌荷瘤鼠模型中肿瘤组织硼浓度较低，但治疗效果优于其他硼浓度高的肿瘤类型，提示不同肿

瘤对 BNCT 敏感性存在差异，而肿瘤的生物学特性，如细胞起源、类型、分化程度等，可能影响放射敏感性。总之，硼化合物和各种纳米材料的结合在头颈癌、乳腺癌、胶质瘤、结肠癌等多个肿瘤模型中表现出良好疗效。然而，纳米材料在应用过程中存在潜在的毒性风险，主要表现为经细胞摄取后通过溶酶体途径释放活性氧或金属离子，导致线粒体功能障碍和 DNA 损伤等靶器官毒性效应。在 BNCT 临床应用中，虽然硼药仅需单次给药，但为维持肿瘤组织内足够且稳定的硼浓度，往往需要较高给药剂量，因此纳米载体系统的安全性和潜在风险需特别关注。近期研究通过创新设计显著改善了这一问题，例如 Li 等开发的相变溶菌酶修饰氮化硼纳米颗粒，其维生素 C 触发的按需降解机制有效避免了纳米颗粒在体内的长期蓄积，在治疗三阴性乳腺癌时既表现出显著抗肿瘤效果，又实现了快速降解，大幅降低了潜在毒性。类似地，Abdul 等研发的可生物降解纳米颗粒系统也展现出良好的疗效与安全性平衡，为纳米载体在 BNCT 中的安全应用提供了参考。

（二）小分子硼药

小分子硼药的研发在临床前研究中取得显著进展，当前研究重点集中于含硼氨基酸衍生物、含硼核苷、卟啉及其衍生物、碳水化合物及含硼仿生分子等方向。

BPA 的成功应用推动了含硼氨基酸衍生物的研发。研究表明，碳硼烷基团与氨基酸结构的分子整合不仅为开发新型硼药提供了基础，也可用于构建具有特殊功能的生物材料。Gruzdev 等系统性地总结了 92 种氨基酸衍生物的合成路线及其理化与生物学特性，为这一领域的研究提供了新的思路。特别值得关注的是，Dai 等采用短链聚乙二醇将硫辛酸与 BPA 氨基共价偶联，成功制备的硫辛酸 - 硼苯丙氨酸衍生物在后续试验中表现出显著疗效，拓展了含硼氨基酸衍生物的设计空间。

含硼核苷类因其能富集于增殖肿瘤细胞的核 DNA 中，并实现与遗传物质的精准相互作用，被认为是极具潜力的候选药物。Leśnikowski 等开发的核苷 / 金属碳硼烷偶联物展现出优异的亲脂性和低毒性特性，为硼药设计提供了新思路。基于胸苷激酶 1（thymidine kinase 1，TK1）在肿瘤细胞核苷酸合成挽救途径中的关键作用，Agarwal 等通过将硼酰嘧啶核苷类似物与 TK1 特异性结合，显著增强了药物对肿瘤的选择性摄取能力，在体外和体内试验中均表现出卓越的靶向效果。

硼卟啉类因其合成简便、纯度高、毒性低、稳定性好及肿瘤靶向性强等特点，被认为是极具前景的硼药之一。研究表明，含碳水化合物修饰的卟啉衍生物在肿瘤与血液的硼浓度比（T/B）和肿瘤 / 脑组织中的硼浓度比值显著优于传统药物 BPA 和 BSH。Miura 等开发的含碳硼烷卟啉在乳腺癌和头颈鳞癌模型中表现出优异的肿瘤选择性，其肿瘤组织中硼浓度较正常脑组织和皮肤组织高出 10 倍以上。此外，通过将硼原子整合至卟啉大环结构，可利用其光敏特性实现光动力治疗与中子治疗的协同治疗，为肿瘤联合治疗提供了新思路。

超分子化合物已成为硼药研发的重要方向。Matsumoto 等基于环糊精聚轮烷药物递送系统，开发了氟苯硼酸修饰的新型超分子硼化合物：一方面通过叶酸 - 聚轮烷复合物增强肿瘤细胞对药物的摄取和蓄积，另一方面利用氟苯硼酸靶向过表达唾液酸的肿瘤细胞，试验证实该体系具有显著的选择性蓄积能力和抗肿瘤效果。Marforio 等的研究则证实了碳硼烷与多种血液转运蛋白可形成稳定的复合物，其在水溶液中表现出优异的稳定性和结合能力，为碳硼烷载体系统开发提供了新思路。

（三）BNCT 联合治疗

研究表明，联合治疗策略较单一疗法具有更显著的抗肿瘤优势。BNCT 中硼药的功能主要为递送 ^{10}B，本身通常无直接细胞毒性，且具备肿瘤靶向性强、代谢迅速和毒性低等特点，使其与其他抗肿瘤药物的联合应用具有独特优势。理论上，与传统抗肿瘤药物相比，BNCT 联合治疗可能减少药物相互作用、降低严重不良反应发生率、减小交叉耐药风险，从而为联合方案的优化设计提供了更广阔空间。基于此，BNCT 与其他治疗模式的联合应用已成为当前研究热点。其中，纳米药物递送系统可实现不同抗肿瘤药物共载，确保各组分具有一致的药代动力学特征，为 BNCT 联合治疗方案的开发奠定了技术基础。

作为一种新型放射治疗手段，BNCT 与免疫治疗的联合展现出独特优势。研究表明，BNCT 不仅能通过高 LET 射线直接杀伤肿瘤细胞，还可通过调控肿瘤免疫微环境产生远隔效应。Shi 等设计了一种基于共价有机框架的纳米载体，可同时递送碳硼烷和免疫佐剂咪喹莫特，在黑色素瘤和结肠癌模型中观察到显著的肿瘤抑制和免疫激活效应。Deng 等开发的 ^{10}B/siPD-L1 纳米颗粒具有优异的肿瘤靶向性（T/B 达 5.2），既能增强 BNCT 的 DNA 损伤效应，又能通过阻断程序性死亡受体配体（programmed cell death ligand 1，PD-L1）通路激活 T 细胞免疫，有效抑制原发灶和转移灶的生长。这些研究为 BNCT 联合免疫治疗提供了重要试验依据，揭示了其通过调节免疫微环境诱导远隔效应的潜在机制，为临床控制肿瘤转移提供了新思路。

化疗作为肿瘤治疗的常规手段，与 BNCT 的联合应用展现出协同效应。Dai 研究团队创新性地设计合成了硫辛酸 - 硼苯丙氨酸衍生物，并成功构建了可负载多柔比星的多功能囊泡递送系统。试验结果表明，该递药系统通过苯硼酸基团与肿瘤细胞表面唾液酸的特异性结合实现良好靶向性，并通过消耗细胞内谷胱甘肽和提升活性氧水平诱导线粒体功能障碍及自噬性细胞凋亡，在胰腺癌模型中表现出显著抗肿瘤疗效。

碳酸酐酶Ⅸ（carbonic anhydrase Ⅸ，CA Ⅸ）是缺氧和酸中毒微环境的关键调控因子，通过参与葡萄糖代谢、pH 稳态维持及铁转运等过程，在肿瘤细胞的生存适应和耐药机制中发挥重要作用。研究表明，CA Ⅸ的高表达与肿瘤侵袭性程度显著相关。基于此，靶向 CA Ⅸ的磺胺类抑制剂和抗体药物已进入Ⅰb/Ⅱ期临床试验阶段，用于多种实体瘤的治疗和影像学诊断。Alberti 等创新性设计开发了兼具 CA Ⅸ抑制功能和硼携带能力的黄酰胺功能化碳硼烷化合物，在间皮瘤和乳腺癌动物模型中证实了其显著的抗肿瘤疗效。

二、硼的定量与定位

准确掌握肿瘤及正常组织中 ^{10}B 浓度和分布是制订 BNCT 治疗计划的基础，实时精确的浓度测定直接决定了最佳治疗时间窗。针对BNCT相关不良反应，如水肿、肿瘤复发、黏膜炎症及皮肤病变等，^{10}B的实时定位与定量结果可调控中子照射时间点及靶区范围，可能是减轻不良反应的关键策略。目前生物样本的主要分析方法包括瞬发γ射线能谱法（prompt gamma ray analysis，PGRA）、电感耦合等离子体原子发射光谱法（inductively coupled plasma-atomic emission spectroscopy，ICP-AES）和电感耦合等离子体质谱法（inductively coupled plasma mass spectrometry，ICP-MS）。Mukai等研究发现，活体兔脑^{10}B浓度的PGRA实时检测结果与解剖后测量值差异无显著统计学意义，但PGRA仅能实现宏观层面的样本含量测定。ICP-AES和ICP-MS凭借高灵敏度、低检测限等优势，已成为科研与临床中最广泛应用的硼浓度检测方法，但其破坏性特征使其仅适用于液体样本元素含量测定，固体组织样本需经研磨消化处理。目前临床实践中尚缺乏对肿瘤组织硼浓度进行直接测量的有效方法，常通过实时血硼浓度与已测得的T/B值间接评估硼浓度分布。日本现行的临床治疗方案要求在硼药输注期间的第1、2小时及结束后20分钟内进行全血^{10}B浓度检测，并以此推算肿瘤组织中的硼浓度水平。然而，个体间药代动力学差异可能显著影响硼元素在体内的空间分布特征，这种基于外周血样的间接估算方法不可避免地存在精确度不足的局限性。

^{18}F-FBPA是^{18}F标记的4-^{10}B-硼-*L*-苯丙氨酸，作为一种实时荧光成像生物标志物，因其与*L*-^{10}B-BPA具有相似的药代动力学特征和组织分布特性，可通过正电子发射断层扫描（positron emission tomography，PET）实时成像技术定量评估BPA在肿瘤中的摄取与代谢情况。大量临床前及临床研究证实了^{18}F-FBPA作为PET示踪剂的潜力。Nariai等在12例恶性胶质瘤患者中应用该标志物，并与^{11}C-蛋氨酸PET成像对比，验证了其硼浓度估算的准确性。一项涉及33例胶质瘤患者的研究显示，^{18}F-FBPA PET估算的肿瘤硼浓度与手术标本实测值高度吻合，证实了其在恶性肿瘤诊断和BNCT疗效预测中的价值。值得注意的是，^{18}F-FBPA不仅能预测药物分布，还可用于筛选适合BNCT的患者，为治疗方案优化提供依据。Shimosegawa等通过6名健康志愿者的^{18}F-FBPA PET研究，评估了^{10}B在正常组织的分布特征。此外，Okada等开发的钆-硼共轭白蛋白实现了MRI引导下的中子俘获治疗，为无创监测硼剂生物分布提供了可能。这些体内硼浓度监测与成像技术的不断完善，将为BNCT的临床应用奠定重要基础。

三、治疗计划系统

在实际临床应用中，为确保达到安全有效的生物剂量，必须对肿瘤患者进行精确照射剂量预估与计算。与传统放疗不同，BNCT涉及由硼、氢、氮及光子组分构成的复杂混合辐射场，因此需要采用专门的治疗计划系统（treatment planning system，TPS）进行建模、靶区勾画和剂量规划。该TPS必须整合中子源物理特性，以及硼药代动力学和生物靶向性等多维参数，这对临床实践提出了挑战。目前，基于蒙特卡洛（Monte Carlo）算法的TPS凭借其对中子输运过程的高精度模拟能力，已成为BNCT剂量计算的“金标准”，也是唯一应用于临床的剂量计算方法。其中，由爱达荷国家实验室/蒙大拿州立大学开发的SERA（Simulation Environment for Radiotherapy Applications）系统，以及由哈佛-麻省理工学院-阿根廷国家原子能委员会联合开发的NCTPlan系统是当前临床常用的TPS。

剂量学计算需要综合考虑中子束特性、硼浓度分布、组织特异性及生物有效性等多重因素。中子电中性的固有特性增加了剂量探测与计算的复杂性，对TPS的计算精度与效率提出了挑战。与传统放疗相同，BNCT遵循在保护危险器官（organs at risk，OAR）的同时最大化肿瘤杀伤效应的原则，以确保治疗的有效性和安全性。该特殊治疗在非参考条件下实施，需报告两种剂量指标：吸收剂量和光子等效剂量。根据国际单位制，吸收剂量以戈瑞（Gray，Gy）为单位，表示电离辐射传递给受照物质单位质量的能量。在BNCT中，吸收剂量主要包括硼剂量（D_B）、氢剂量（D_H）、氮剂量（D_N）和γ射线剂量（D_γ），这些剂量通常通过蒙特卡洛输运程序进行模拟计算。具体而言：D_B来源于硼中子俘获反应产生的高LET带电粒子；D_H和D_N分别由氢中子俘获和氮中子散射产生的中等LET带电粒子贡献；D_γ则来自照射束、环境及氢中子俘获反应产生的低LET光子。其中D_B的生物有效性显著高于其他组分。鉴于生物效应不仅取决于吸收剂量，还与剂量递送方案、剂量率、束流质量、生物系统及观察终点等因素相关，吸收剂量与生物效应之间不存在唯一对应关系。因此，为确保剂量计算的准确性，需将吸收剂量转换为光子等效剂量（D_{IsoE}），即产生相同生物效应所需的光子剂量。D_{IsoE}的计算需引入相对生物有效性（relative biological effectiveness，RBE）和复合生物有效性（compound biological effectiveness，CBE）作为权重因子，其计算公式为：

$$D_{IsoE}(\text{Gy–Eq})=D_B\times \text{CBE}_B+D_N\times \text{RBE}_N+D_H\times \text{RBE}_H+D_\gamma\times \text{RBE}_\gamma。$$

其中RBE因子定义为产生与参考光子照射相同效应所需剂量的比值，是表征不同剂量组分生物效应的权重系数。CBE因子则是针对每种硼化合物的特定参数，代表硼剂量组分的RBE，并表现出组织特异性。D_{IsoE}的引入严格规范了不同LET辐射的生物效应，准确反映了它们的协同作用，并明确量化了综合生物效应。基于啮齿动物模型的试验数据，国际原子能机构（International Atomic Energy Agency，IAEA）2023年发布的Annex XⅧ章节汇编了BPA和BSH在各组织中的CBE值。值得注意的是，RBE并非固定值，而是随剂量、生物组织和化合物而变化。鉴于辐射场组分的复杂性，生物效应评估需采用模型进行综合计算。总体而言，BNCT剂量计算需要整合物理模拟、生物效应验证和临床实践数据，以实现精准的治疗方案设计。

BNCT中硼元素的生物分布呈现出显著异质性。尽管临床治疗计划通常假设硼在肿瘤内均匀分布，但PET成像显示其在人体内存在明显的空间差异性。由于核反应产生的粒子射程较短（<10μm），辐射场中的吸收剂量在微观尺度上呈现非均匀分布特性。微观剂量计算必须考虑能量沉积位点的随机性，即硼的亚细胞定位，这一因素直接影响CBE值的大小。研究表明，当硼原子定位于细胞核邻近区域时，CBE可提升至1.8，显著高于均匀分布条件下的1.3。因此，开发单细胞水

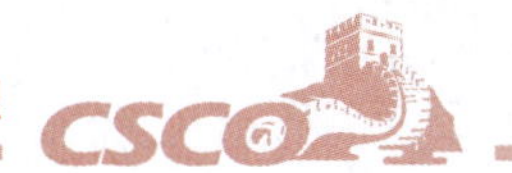

平剂量预测工具具有重要意义，然而目前对细胞内硼定位的精确调控及药代动力学的标准化评估仍是制约 BNCT 临床转化的关键技术瓶颈。

精确的剂量计算与靶区界定直接关系到治疗效果与安全性：剂量不足或靶区偏差可导致肿瘤控制失败，而过量照射则可能引发严重的放射性损伤。两项临床研究观察显示，头颈部肿瘤患者接受 BNCT 治疗后可能出现 3 级及以上毒性反应，包括急性期的唾液腺炎、结膜炎、皮炎及黏膜溃疡，以及晚期的皮肤病变、视乳头水肿和放射性骨坏死等并发症，这些不良反应与 TPS 计算误差和 BPA 靶向效率密切相关。未来 TPS 有望整合患者特异性参数（如解剖结构、药代动力学特征等）和肿瘤生物学特性（如增殖活性、乏氧程度等），实现涵盖病灶三维重建、靶区智能勾画、蒙特卡洛剂量计算、实时影像引导及疗效预测等功能的个体化治疗设计。

四、中子源

中子源作为 BNCT 的核心设备，主要分为反应堆和加速器两种类型。早期 BNCT 研究完全依赖于核反应堆，如日本京都大学反应堆 KUR、中国医院中子照射器 IHNI-1、芬兰反应堆 FiR-1 及美国麻省理工学院反应堆 MITR。虽然反应堆通过铀 -235 裂变链式反应可产生高热中子通量，但由于其稳定性不足、运行成本高且需要复杂屏蔽设施等原因逐渐退出 BNCT 舞台，目前仅中国台湾和日本的两座反应堆仍用于临床 BNCT 应用。

随着加速器技术的突破，BNCT 已进入加速器中子时代。与传统反应堆相比，加速器中子源具有安全性高、稳定性好、环境友好、操作简便等显著优势，成为新一代可广泛应用于临床的 BNCT 治疗设备。加速器中子源通过质子加速器产生高能带电粒子轰击锂或铍靶材来产生中子，目前应用于 BNCT 的加速器主要包括静电加速器、高能回旋加速器和直线加速器。完整的基于加速器的硼中子俘获治疗（accelerator-based boron neutron capture therapy，AB-BNCT）系统由加速器、束流传输系统，以及包含靶材和慢化剂的束流整形装置（beam shaper assembly，BSA）组成。理想的加速器中子源需满足三个关键参数要求：足够的中子通量、较低的束流污染及优化的中子能谱。首先，充足的中子通量是治疗的先决条件。高通量的束流才能满足治疗需要的中子数量，达到杀伤肿瘤效果。中子通量越高，照射时间越短。其次，中子产生过程中伴随的 γ 射线和快中子会对正常组织造成额外损伤，因此必须严格控制这些非目标产物的污染。此外，热中子易被生物组织俘获导致穿透深度有限，仅适用于浅表肿瘤治疗；而超热中子经表层组织慢化后能量降低，可实现对深部肿瘤的靶向治疗。为此，需要通过氯化钙、重水或聚乙烯等慢化材料将快中子减速至治疗所需能区，拓宽适应证范围。IAEA 规定，深部肿瘤 BNCT 治疗所需的超热中子通量必须超过 $5 \times 10^8 n/(cm^2 \cdot s)$。提高中子产额一直是加速器系统面临的重要挑战。实现高通量中子输出需要提高入射粒子能量，对加速器功率提出了更高要求，并因热负荷过大而增加了靶材熔毁风险。在射频四级杆加速器（radio frequency quadrupole accelerator，RFQ 加速器）中，这一需求进一步延伸至射频系统，需采用高功率定向耦合器来保障运行效率。此外，高通量高能中子的慢化过程还带来两大技术难题：一是导致 BSA 材料显著活化，二是在慢化过程中造成较大的中子损失。未来中子加速器技术的发展应着重优化以下设计特征以提高临床适用性：系统体积紧凑化、多照射野能力和可移动束流出口配置。

目前全球约有 26 个 AB-BNCT 项目正在推进，日本、中国、美国等国家已建立多个加速器中子源研究基地。日本率先实现了临床转化，其基于 30MeV 回旋加速器和铍靶的治疗系统已获批用于复发性恶性胶质瘤、头颈癌等疾病的治疗。此外，日本已开展 AB-BNCT 治疗复发性恶性胶质瘤、头颈癌、脑膜瘤、黑色素瘤和血管肉瘤的临床试验。JHN002 研究结果显示，不可切除的头颈部局部复发性鳞癌患者的局部区域无进展生存期（locoregional progression-free survival，LRPFS）中位数为 11.5 个月，2 年 OS 率达 58%，非鳞癌患者的 2 年 OS 率更是达到 100%，疗效优于传统治疗。芬兰采用 2.6MeV 静电加速器和锂靶的 AB-BNCT 也已投入使用，其质子束能量为 2.6MeV，电流为 30mA。在中国，厦门弘爱医院和东莞市人民医院的 BNCT 中心已开展临床试验，浙江湖州的新设备正在建设中。

五、结论和展望

BNCT 作为一种创新型二元靶向放射治疗技术，其独特之处在于融合了复杂的核物理原理与高度简化的临床操作流程。该技术整合了核物理、核医学、药物化学、医学影像学、放射生物学及临床肿瘤学等多学科前沿知识，构建了一个典型的交叉学科研究体系。从临床应用角度看，BNCT 疗程短，只需要一次治疗；操作简便，治疗过程仅几小时；毒性小，靶向肿瘤发挥杀伤作用；安全性好，对正常组织损伤小；效果显著，患者能快速恢复日常生活。目前临床研究重点集中于头颈部肿瘤、胶质瘤、乳腺癌及黑色素瘤等领域，而对肺癌、恶性胸膜间皮瘤和胰腺癌等深部恶性肿瘤的治疗方案开发也已被提上研究日程。然而，该领域仍存在若干关键科学问题亟待解决。首先，临床可用的药仍局限于 BPA 和 BSH 两种，新型硼药的研发尚处于临床前阶段；其次，BNCT 诱导肿瘤细胞死亡的分子机制尚未完全阐明，特别是中子辐射对不同亚细胞结构，如遗传物质、细胞器和膜系统等的选择性损伤效应仍需深入研究；再者，寻找能选择增敏肿瘤的放射增敏剂也是一个有前景的研究方向。在临床实践层面，治疗计划的优化，包括生物有效剂量计算、给药方案制定和照射时间确定等，仍需更多循证医学证据支持。尽管面临挑战，随着硼药研发、加速器中子源和实时成像技术的进步，个体化治疗方案有望得到优化，从而推动 BNCT 在更多肿瘤，甚至转移病灶中的应用，惠及更广泛的患者群体。

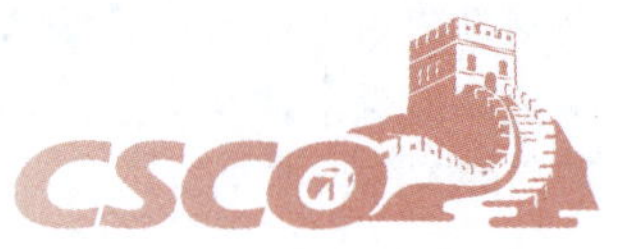

肿瘤靶向治疗导致心血管毒性的研究进展

潘军　褚晓源
南京大学医学院附属金陵医院

靶向治疗是抗肿瘤治疗的常用方法之一。1997 年，利妥昔单抗的问世拉开了肿瘤靶向治疗的序幕。其后，以曲妥珠单抗和伊马替尼等药物的临床应用为代表，逐渐开辟了肿瘤靶向治疗的先河。在肿瘤内科的治疗体系中，靶向治疗既承接了传统的化疗，又为后来的免疫治疗所延续，起到了承上启下的作用。此外，即使在免疫治疗大放异彩的今天，靶向治疗仍有层出不穷的新药问世，在抗肿瘤治疗中起着举足轻重的作用。

对靶向治疗的评估，一般从疗效和安全性两方面着手。首先关注药物的抗肿瘤疗效，其次才会关注常见的不良反应，如皮疹、胃肠反应、乏力及肝功能损害等。一些少见的不良反应，如靶向治疗所致心脏毒性，则易被忽视。但是，随着近年来“肿瘤心脏病学”这一概念的兴起，相关研究也在不断深入。截至 2025 年 6 月，以“cardio oncology”作为检索词，PubMed 共检索出 1485 篇文献。自 2000 至 2025 年呈逐年递增的趋势，自 2019 年起首次突破 100 篇 / 年。以“oncology cardiovascular toxicity”作为检索词，PubMed 共检索出 2 175 篇文献。自 1970 至 2025 年呈逐年递增的趋势，自 2016 年起首次突破 100 篇 / 年。文献量的年平均增幅在 10% 以上。这说明业界对肿瘤心脏病学的关注度在增加，曾经被忽略的心脏毒性得到了关注，检出率在提高。同时，新药和新方案的不断诞生，有效提升了肿瘤患者的生存率，延长了患者的生存时间，而部分患者的长期生存也使肿瘤治疗相关心血管毒性的问题日益凸显。

不论是欧洲心脏病协会（ESC）指南，还是国内的 CSCO 指南，均对引起心血管毒性的抗肿瘤药物进行了分类。相关化疗药物以蒽环类和氟尿嘧啶类为主；免疫治疗药物包括 PD-1/PD-L1、CTLA4 及 CAR-T；靶向治疗药物包括抗 HER-2、抗 VEGF、小分子 TKI 及 RAF/MEK 抑制剂等。其中靶向治疗所致的常见心血管毒性有左心收缩功能障碍、心力衰竭、传导异常、急性冠状动脉综合征、高血压、QT 间期延长及猝死等。本研究拟对近年来肿瘤靶向治疗所致的心血管毒性的进展做一综述。

一、抗 HER-2 药物所致的心血管毒性

1. 曲妥珠单抗联合帕妥珠单抗所致的心血管毒性　曲妥珠单抗作为抗 HER-2 治疗的经典药物，最早被批准用于乳腺癌 HER-2 阳性者的术后辅助治疗。但时至今日，随着帕妥珠单抗及德曲妥珠单抗等后来者的广泛应用，单纯的去谈曲妥珠单抗的心血管毒性有失偏颇，近年来曲妥珠单抗联合帕妥珠单抗的双靶治疗已经改变了乳腺癌抗 HER-2 治疗的格局。2017 年，APHINITY 研究纳入了 4805 例可手术的 HER-2 阳性早期乳腺病患者，目的是评价乳腺病术后辅助方案曲妥珠单抗联合帕妥珠单抗 + 化疗对比曲妥珠单抗 + 化疗是否能够进一步改善患者预后。2021 年，APHINITY 研究公布了随访 6 年（随访时间中位数）的结果。2023 年，APHINITY 研究公布了随访 8.4 年（随访时间中位数）的结果。结果显示，双靶组与单靶组的 8 年总生存率分别为 92.7% 和 92.0%。双靶组的死亡人数较少，但差异无统计学意义。尽管如此，淋巴结阳性的患者从双靶治疗中的获益继续存在。因此，需要继续随访以获得最终总生存的分析结果。

但是，既往的文献报道，不同的抗 HER-2 治疗的药物诱发的心血管毒性存在一定的差异，以心肌病和心力衰竭为例，曲妥珠单抗的发生率分别为 2%~18% 和 0.3%~4%，帕妥珠单抗的发生率分别为 3%~7% 和 0.3%~1%。那么双靶联合会增加心血管毒性的发生率和严重度吗？ de Azambuja E 等的一项 meta 分析观察了 APHINITY 研究中双靶联合治疗的安全性。研究共纳入了 4 769 例患者，随访 74 个月（随访时间中位数），结果在 159 例患者（3.3%）中出现了心脏相关事件，其中帕妥珠单抗联合曲妥珠单抗组 83 例（3.5%），曲妥珠单抗组 76 例（3.2%）。大多数心脏事件（123 例，占 77.4%）发生在抗 HER-2 治疗期间，且多为无症状或轻度症状的左室射血分数下降。两组各有 2 例患者因心脏事件死亡（0.1%）。心脏危险因素包括年龄>65 岁、体重指数 ≥ 25kg/m^2、基线左室射血分数在 55%~<60% 之间以及曾经使用含蒽环类药物的化疗方案。研究结论如下，与单独使用曲妥珠单抗相比，双靶的双重阻断并不会增加心脏事件的风险；使用以蒽环类药物为基础的化疗会增加心脏事件的风险。因此，对于有心血管危险因素的患者，可考虑使用非蒽环类药物化疗。

2. 德曲妥珠单抗所致的心血管毒性　德曲妥珠单抗（T-DXd，DS-8201）是 ADC 类药物，通过可裂解连接子将曲妥珠单抗和高活性载药强效拓扑异构酶 I 抑制剂偶联而成，不仅有独特的精准靶向，还能发挥旁观者效应，具有强效的

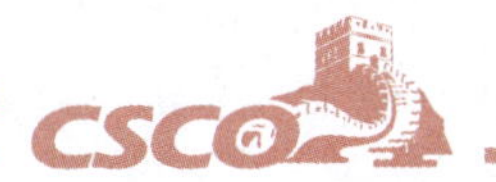

杀伤作用。以DESTINY为代表的系列研究，每一次发布均不断刷新着德曲妥珠单抗对晚期乳腺癌（metastatic breast cancer，mBC）中HER-2阳性者的作用和意义。如2019年的DESTINY-Breast01、2021年的DESTINY-Breast03、2022年的DESTINY-Breast04及2024年DESTINY-Breast06，这些研究均突破传统，不断重塑mBC中HER-2阳性者的标准治疗定义。

在新药的作用下，这部分mBC患者的疗效极其显著，那么该药所致的心血管毒性是更加明显，还是有所削弱？2023年，Soares L R等基于PubMed、Cochrane和Scopus数据库，对接受德曲妥珠单抗治疗的mBC患者中不良反应的发生率和严重程度进行了meta分析。该分析纳入了15项研究，共1 970例患者，年龄中位数53~59岁，随访时间中位数为13.3个月。研究结果显示，与德曲妥珠单抗相关的最主要毒性反应为间质性肺病（ILD）和心脏毒性。其中，ILD的发生率为11.7%。大多数ILD病例为轻度（1级或2级）。心血管毒性主要表现为左室射血分数降低和QT间期延长。两者的发生率分别为1.95%和7.77%。多数患者均无症状，但有4例患者（0.26%）存在左心室功能障碍和心力衰竭。因此，德曲妥珠单抗作为mBC患者的一种治疗选择，心血管毒性的发生率较低，且大多数无症状，总体安全性良好。

二、抗VEGF药物所致的心血管毒性

血管生成是肿瘤生长的关键机制之一，持续血管生成与肿瘤的发生、发展及转移显著相关。自Folkman教授提出抗血管生成理论后，该领域一直是抗肿瘤治疗的热点。而且，在该理论的指导下，诞生了一批抗血管生成的靶向药物。其中，贝伐珠单抗作为经典代表之一，已经成为晚期结直肠癌（metastatic colorectal cancer，mCRC）的标准用药。因为*RAS*/*RAF*全野生型的患者只有30%左右，所以70%左右的mCRC患者自一线开始即可在化疗的基础上联合使用贝伐珠单抗，且可跨线治疗。目前，mCRC三线治疗主要的药物是瑞戈非尼、呋喹替尼及曲氟尿苷替匹嘧啶。前两者为小分子的TKI，后者为氟尿嘧啶类的口服化疗药。但是，单药的有效率并不高，三线以后的PFS中位数均在2~4个月。近年来，随着免疫治疗的兴起，多个研究进行了靶免联合治疗的探索。但是无论是早期的IMblaze370研究和MODUL研究，还是后续的REGONIVO研究，几乎均以失败告终。这可能与结直肠癌中95%患者都是MSS/pMMR型有关。这类肿瘤属于"冷肿瘤"，很难从免疫单药及简单的靶免联合治疗中获益。

1. 贝伐珠单抗在CAPability-01研究中的应用 2024年，中山大学肿瘤防治中心徐瑞华教授等牵头的CAPability-01研究应用西达本胺+信迪利单抗+贝伐珠单抗的治疗模式，达到了非常好的协同效果，成功将肿瘤"由冷变热"，生存数据明显提升。与两药组相比，三药组疗效明显，两组相比，18周的PFS率分别为64%和21.7%，PFS中位数为7.3个月和1.5个月，ORR为44%和13%，DCR为72%和39.1%。三药组的25例患者中，PR者11例（44%），SD者7例（28%）。

那么，经历了两线甚至多线的以贝伐珠单抗为主的抗血管生成治疗后，再次继续使用该药会进一步增强心血管毒性吗？研究数据显示，和两药组相比，三药组的患者有便血6例（24%）、牙龈出血3例（12%）、咯血1例（14%）、眼球出血1例（14%）、肛门出血1例（14%）；三药组心肌炎和心悸均有1例（4%），双药组为0；三药组蛋白尿为18例（72%），其中3级以上1例（4%），而双药组为14例（60.9%），无3级以上病例。三药组表现出明显的出血不良反应，很可能和贝伐珠单抗有关，但基本均为1~2级，未见3级及以上不良反应；心肌炎和心悸可能和贝伐珠单抗有关，也可能与信迪利单抗有关。总之，在患者经历了两线甚至多线的以贝伐珠单抗为主的抗血管生成治疗后，再次启动贝伐珠单抗，总体耐受性良好，未见不可耐受的心血管毒性。值得一提的是，整个研究纳入了48例患者，三药组的25例中，有72%的患者出现蛋白尿，但无1例出现高血压。这与贝伐珠单抗在SUNLIGHT研究中的表现截然不同。

2. 贝伐珠单抗在SUNLIGHT研究中的应用 如前所述，曲氟尿苷替匹嘧啶也是mCRC的标准三线治疗药物之一。但是，在当年的RECOURSE研究中，该药实验组和对照组的OS中位数分别为7.1个月和5.3个月，而在亚太地区的TERRA研究中，实验组和对照组的OS中位数分别为7.8个月和7.1个月，和对照组相比，实验组仅延长了1.8个月和0.7个月的OS。不仅如此，在后续的临床实践中，单药的PFS中位数也仅为2~4个月。基于单药较差的临床表现，为了进一步改善mCRC三线治疗的现状，该药联合贝伐珠单抗的SUNLIGHT研究应运而生。SUNLIGHT研究共入组了492例患者，随机接受曲氟尿苷替匹嘧啶联合贝伐珠单抗和曲氟尿苷替匹嘧啶单药。其中，联合组与单药组的OS中位数分别为10.8个月和7.5个月，PFS中位数分别为5.6个月和2.4个月。联合组在总生存期方面显示出优势，达到了主要终点，或可成为mCRC患者三线治疗的新标准。

但是，氟尿嘧啶类药物是导致心血管毒性的常见化疗药物之一，而SUNLIGHT研究中入组的患者，在前期一、二线的治疗中已经常规使用过氟尿嘧啶注射液、卡培他滨等药物，也同时使用过贝伐珠单抗，甚至全程跨线使用该药。那么，在三线应用再次联合使用氟尿嘧啶类和贝伐珠单抗这种组合方式的话，是否会增加心血管毒性呢？

研究数据显示，两组中最常见的不良事件均为中性粒细胞减少、恶心和贫血，未出现严重的心血管毒性，未报告任何与治疗相关的死亡事件。值得一提的是，双药组和单药组高血压的发病率分别为10.2%和2%，其中3级以上高血压分别为5.7%和1.2%。此外，两组的恶心发生率分别为37%和27.2%；中性粒细胞减少分别为62.2%和51.2%。总之，相较于CAPability-01研究，该研究中联合贝伐珠单抗的双药组，高血压的比例明显升高。结果提示，双药联合使用并未增加明显的心血管毒性，总体耐受性良好。此外，同一个药物，其不良反应的表现在不同的临床研究中各异，甚至差异较大，这可能与药物之间的拮抗作用等多种因素相关。而随着新药及新的药物组合的不断涌现，在新的场景下，传统的贝伐珠单抗所表现出的高血压、出血等心血管毒性的发生率和严重程度都有可能发生较大的变化，临床上需予以特别注意。

三、小分子 TKI 的心血管毒性

以 EGFR、ALK、ROS1 及 BRAF 抑制剂等为代表的小分子 TKI 已在 NSCLC 中广泛应用。其中,*EGFR* 基因突变的概率高达 38%,相应的代表药物有吉非替尼、厄洛替尼、阿法替尼及奥希替尼等;*ALK* 基因重排的概率约 3%~5%,其代表药物有克唑替尼、阿来替尼、赛瑞替尼及布加替尼等;*ROS1* 基因重排的概率约 1%~2%,其代表药物有克唑替尼、赛瑞替尼及劳拉替尼等;*BRAF* 基因突变的概率为 5%,其代表药物为达拉替尼。上述小分子 TKI 在相应患者中有较好的疗效,总体耐受性良好,但也有心血管不良事件的报道,包括心律失常和心力衰竭等。在基线水平上,大约 17.5% 的Ⅰ~Ⅳ期的 NSCLC 患者存在不同程度的心力衰竭,28.6% 存在心律失常,而其他的缺血性心肌病占 33.7%。此外,最初被诊断为Ⅰ~ⅢA 期的 NSCLC 患者,有一部分会接受放疗。这部分患者在长期随访后,心律失常和心力衰竭的风险明显升高。鉴于 NSCLC 患者中心血管不良事件的高发率,了解相关小分子 TKI 的心血管毒性尤为重要。

Waliany S 等研究发现,在上述的小分子 TKI 中,相对于其他驱动基因(*EGFR*、*BRAF* 及 *MEK*)的靶向药,ALK/ROS1 抑制剂更容易引起心脏传导阻滞,发生心脏传导性疾病包括长 QT 间期综合征的比例更高;在诸多的 ALK/ROS1 抑制剂中,接受克唑替尼治疗发生心脏传导阻滞的比例显著高于其他药物,其发生时间中位数约为接受治疗后 1 个月,且 90% 为严重病例。与其他驱动基因抑制剂相比,奥希替尼发生长 QT 间期综合征的比例最高,约为 1.71%,其发生时间中位数约为接受治疗后 29 天。不仅如此,奥希替尼治疗后发生室上性心动过速的比例也较其他药物高,发生时间中位数为治疗后 21 天,且 90% 为严重事件。此外,该药导致心力衰竭的比例也明显升高,其发生时间中位数为治疗后 3 个月。除奥希替尼外,应用 *BRAF* 突变抑制剂达拉替尼后,发生室上性心动过速的比例约为 0.68%,也较其他驱动基因抑制剂高,其时间中位数约在治疗后 2 个月。而达拉替尼和 KRAS/MEK 抑制剂曲美替尼治疗后更易出现心力衰竭,发生时间中位数分别为 116 天和 87 天。

总之,NSCLC 患者如有明确的驱动基因突变,相应的小分子 TKI 靶向精准治疗多长期有效,以奥希替尼而言,一线的 PFS 在 10 个月以上。患者总体耐受良好,主要不良反应以皮疹和乏力为主。但是,这部分患者多数在门诊长期就诊和开药,便捷的就医环境使得多数情况下,医生较少关注心血管毒性,部分患者易被忽略。建议在诊治过程中,除 CT 及 MR 等常规影像学评价疗效,仍需加强心电图及心脏彩超等心脏专项检查,避免心血管毒性的漏诊。此外,如果治疗过程中出现呼吸困难、水肿等心力衰竭的临床表现,也应及时就诊,排除靶向治疗因素的影响。

四、展望和总结

尽管靶向治疗给更多肿瘤患者带来了获益,但同时它所带来的心血管毒性包括血栓、高血压及心衰等应引起足够的重视,规范治疗、防治及护理尚在研究和发展之中。Moslehi J J 等建议在抗肿瘤治疗前,就要针对心脏功能状态进行个体化评估。在肿瘤治疗期间,具有潜在心血管毒性治疗的任何患者,临床上应高度警惕心血管毒性的发生,同时降低心血管毒性评估门槛。对于具有高风险心血管毒性的肿瘤幸存者,治疗完成后应进行常规心脏影像检测,以便及时开始恰当的干预,终止甚至逆转心功能不全的恶化。

肿瘤免疫治疗导致心脏毒性的研究进展

方凤奇
大连医科大学附属第一医院

以免疫检查点抑制剂（immune checkpoint inhibitor，ICIs）为基础的肿瘤免疫治疗显著改善了多种实体肿瘤和血液系统恶性肿瘤的疗效和预后。ICIs 在全球范围内已获批 50 多种适应证，有望取代传统抗肿瘤治疗模式，成为最有前景的抗肿瘤治疗手段。ICIs 是阻断免疫检查点并激活 T 细胞活性的单克隆抗体，能够激活免疫系统产生抗肿瘤反应。目前常用的 ICIs 靶点包括细胞毒性 T 淋巴细胞相关抗原 4（CTLA-4）、程序性细胞死亡受体 1（PD-1）、PD-1 配体 1（PD-L1）和淋巴细胞激活基因 3（LAG-3）。多项临床研究证实 ICIs 可以提高患者的生存率和生活质量。然而，随着肿瘤免疫治疗的广泛应用，引发了一系列不良反应，即免疫相关不良事件（immune-related adverse events，irAE）。irAE 的发生率为 42.1%，肺炎（9.1%）、甲状腺毒性（9.1%）、心脏毒性（8.1%）和皮肤毒性（6.9%）是最常见的四种类型，心脏毒性严重影响患者的生命健康，受到越来越多的关注。

一、流行病学特征

ICIs 相关的心血管毒性临床表现多种多样，其中最常见的心血管 irAEs 是心肌炎（约占 79%），除此以外还包括心律失常，如房颤（30%）、传导障碍（17%）或室性心律失常（27%），急性冠脉综合征（acute coronary syndrome，ACS）（0.13%），动脉粥样硬化，Takotsubo 综合征（14%），心包疾病（0.36%）如心包炎、心包积液（6.7%），血管炎（0.26%），扩张型心肌病，血栓栓塞等心脏毒性。早期研究显示其总体发生率较低，为 0.09%~0.27%，但随着 ICIs 的广泛应用和认识深入，结果表明心脏毒性发生率超过 1%，为 1.14%~5.8%。尽管心血管 irAEs 较其他 irAEs（如结肠炎、肺炎）少见，但病死率极高，尤其是心肌炎最为突出，病死率高达 35%~50%。

心血管毒性已成为临床面临的非常严峻的问题，尤其在两种或一种 ICIs 与另一种具有心血管毒性的抗癌疗法联合使用时更为突出。在联合 ICI 治疗（如 CTLA-4 与 PD-1/PD-L1 抑制剂联用）时，心肌炎的死亡率可进一步升高至约 67%，而单药治疗约为 36%。大型数据库分析（如 WHO 数据库）和 meta 研究显示，与单药治疗相比，联合免疫治疗中心血管 irAE 的总发生率更高［单药约 3.1%（95% *CI* 0.73%~7.06%）vs. 联合约 5.8%（95% *CI* 3.86%~15.53%）］，心肌炎、心包疾病、心律失常风险显著增加，报告优势比（ROR）分别为 11.21%（95% *CI* 9.36%~13.43%）、3.80%（95% *CI* 3.08%~4.62%）、3.90%（95% *CI* 1.08%~14.06%）。

此外，将 ICIs 与已知具有心血管毒性的抗肿瘤治疗（如索拉非尼、舒尼替尼、曲妥珠单抗等靶向药，蒽环类、5- 氟尿嘧啶等化疗药，以及放疗）联合使用，可能进一步加剧心血管毒性，例如 ICI 与 VEGFR TKIs 联用显著增加高血压风险。同时，糖尿病、肥胖、心血管基础疾病（如冠心病、心力衰竭）、外周动脉疾病、吸烟史和血脂异常等心血管风险因素，是 ICIs 相关心血管毒性的潜在预测因素。值得注意的是，在 ICIs 治疗期间，高达 60% 至 80% 的患者会经历至少一种 irAE。

二、临床表现及诊断

1. 心肌炎与心力衰竭 心肌炎可在使用 ICIs 后 2 周出现，时间中位数为 65 天，是常见的心血管 irAE。其表现多样，从无症状心肌炎伴心脏生物标志物升高到严重心脏损伤，甚至爆发心源性休克、心力衰竭、心律失常、二度房室传导阻滞或室性心动过速等严重或危及生命的表现。心肌炎进展快速，但可通过临床症状、心电图及肌钙蛋白、脑利尿钠肽（BNP）等生物标志物检测，结合影像学检查初步怀疑。心肌活检是确诊心肌炎的最终标准。典型的心肌炎临床症状包括心悸、胸痛、心力衰竭以及其他一系列表现。

2. 心律失常与传导异常 心律失常和心脏传导异常是 ICIs 的常见 irAE；它们包括房颤、室性心动过速和房室传导阻滞。ICIs 治疗的其他心电图表现包括 PR 间期延长，以及右束支或左束支传导阻滞。ICIs 相关传导系统损伤的机制尚不清楚。心肌炎患者的心脏组织病理学显示淋巴细胞浸润累及窦房结和房室结，表明 T 细胞浸润传导系统导致心律失常和传导异常。目前，尚没有关于诊疗 irAEs 中传导系统功能障碍的指南。所有出现相关体征和症状的患者都应进行 12 导联心电图检查，以评估心律失常和传导异常。快速心律失常的处理应遵循常规指南。在治疗 irAEs 时，有症状的缓慢心律失常或完全性心脏传导阻滞的患者，应考虑使用起搏器。

3. 急性冠脉综合征与动脉粥样硬化 免疫系统激活导

致的现有动脉粥样硬化疾病炎症已被知会引发纤维帽破裂、急性冠状动脉血栓形成和心肌梗死。促炎细胞因子的释放也促成了冠状动脉病变的不稳定。ICIs治疗会增加ACS和动脉粥样硬化的发病率。一项汇总分析了107项给予ICIs治疗的临床研究数据的回顾性分析发现，ACS在PD-1/PD-L1抑制剂治疗的患者中的发病率为0.13%，占ICIs所致的严重心脏毒性的20%。在一项匹配病例对照研究中，与未接受ICIs治疗的癌症患者相比，接受ICIs治疗的患者患动脉粥样硬化相关心血管事件的风险高出了三倍。在该分析中，接受ICIs治疗前动脉粥样硬化心血管事件的2年发病率为每100人年1.37，而ICIs治疗开始后的2年发病率为每100人年6.55（*HR*=4.78）。在一项影像学分析中，研究人员还发现，使用ICIs时主动脉斑块总体积的进展速度高出了三倍以上，而同时使用他汀类药物或皮质类固醇可部分减缓这一进程。

4. **Takotsubo综合征** Takotsubo综合征是一种急性、短暂的心脏区域左心室功能不全综合征，通常在ICIs治疗后的15周到8个月内出现。其特征是左心室功能不全，心肌像气球一样扩张，并可能导致多种危险症状，常由严重压力引发。临床检查中，超声心动图显示心尖部或中左心室运动障碍，肌钙蛋白和NT-proBNP水平升高。

5. **心包疾病** ICIs相关的胸膜问题包括心包炎和心包积液，主要症状为呼吸困难，随后为心动过速和胸痛。一项回顾性研究显示，接受ICIs治疗的患者中，6.7%出现心包积液，发生时间中位数为40天，但心包积液也可能在较晚时间发生。心包炎和心包积液虽然可能无症状或症状轻微，但ICIs治疗中心包疾病的发病具有高死亡率，病例死亡率为21%。诊断时应通过甲状腺转录因子-1（TTF-1）免疫组化染色区分肿瘤进展相关的心包炎与心血管irAE。

6. **血管炎** ICIs相关血管炎发生率低于1%。回顾性分析显示，1 215名ICIs治疗患者中约1%发生心血管事件。从ICIs治疗开始到血管炎发作的持续时间中位数为3个月［(1.2±6)个月］。自身免疫性疾病可引起血管炎，影响各型血管，ICIs相关血管炎主要累及大血管，表现为巨细胞动脉炎（颞动脉炎）、孤立性主动脉炎以及神经系统血管炎（如中枢神经系统原发性血管炎、不对称性血管炎性神经病）；其他受累类型还包括原发性中枢神经系统血管炎、指端血管炎、冷球蛋白血症性血管炎和视网膜血管炎。其机制主要是T细胞和NK细胞激活，促炎细胞因子分泌，引发血管壁炎症。CT或MR可诊断血管炎。联合使用糖皮质激素和他汀类药物可改善动脉粥样硬化斑块的症状。

三、心脏毒性发生机制

ICIs相关心血管毒性的机制复杂且尚未完全阐明。目前研究更关注免疫检查点在维持心血管稳态中的基础作用，以及它们在免疫系统与心血管系统交互界面的整体效应。研究表明，其心脏毒性机制主要涉及T细胞过度激活、CTLA-4功能抑制以及PD-1/PD-L1信号通路失调等。

1. **T细胞激活** 适应性免疫系统是癌症免疫疗法引发的抗肿瘤反应的关键参与者。T淋巴细胞在适应性免疫应答中扮演重要角色，每个T淋巴细胞都携带一个独特的T细胞受体（TCR），该受体由随机体细胞重排产生，赋予每个T细胞对其对应抗原的特异性。在T细胞介导的抗肿瘤免疫过程中，死亡癌细胞释放的新抗原被树突状细胞等抗原提呈细胞（APC）捕获、加工，并分别装载到主要组织相容性复合体（MHC）Ⅰ类和Ⅱ类分子上进行提呈。被激活的$CD8^+$T细胞作为细胞毒性效应细胞，通过触发靶细胞死亡来直接杀伤靶细胞；而被激活的$CD4^+$T细胞则主要识别由APC加工后、由MHC Ⅱ类分子提呈的细胞外抗原。这两类T细胞被其特异性新抗原-MHC复合物（分别通过MHC Ⅰ类或MHC Ⅱ类分子）激活后，迁移至肿瘤部位，并通过其TCR识别癌细胞表面相应的新抗原-MHC复合物来发挥功能。简而言之，T细胞激活需要TCR识别APC上MHC呈递的特异性肽，同时还需要第二信号，即由T细胞表面分子（如CD28）提供的共刺激信号。然而，T细胞激活也可能受到CTLA-4、PD-1和LAG-3等共抑制分子的限制。

宿主用于攻击肿瘤的适应性免疫系统可能引发自身免疫反应。宿主体内包含多种内在机制，以确保T淋巴细胞在同时被激活并攻击外来物质时不会攻击自身。中枢耐受和外周耐受均影响T细胞的活化和调控。其中，外周耐受是最重要的机制之一，通过阻断靶组织中T细胞和抗原呈递细胞之间的共刺激信号来实现。基于这种矛盾关系，适应性免疫系统的精细调控可能在心血管免疫相关不良事件中发挥关键作用。

2. **CTLA-4作用** CTLA-4是一种几乎仅在T细胞中表达的抑制性核心共受体。通过与CD80和/或CD86结合，拮抗CD28介导的共刺激，它在调控T细胞活化和耐受性方面扮演着至关重要的角色。得益于这种结合，CTLA-4能够介导调节性T细胞的免疫抑制功能。此外，活化静息T细胞上CTLA-4的表达通过调控细胞因子（如IFN-γ）的产生、T细胞的分化和增殖以及细胞接触和迁移，为平衡适应性免疫反应强度提供负反馈信号。

一项研究表明，CTLA-4缺陷小鼠会迅速发展出致命的淋巴增生性疾病，表现为多器官（尤其是心脏和胰腺）的淋巴细胞浸润和组织破坏，导致严重的心肌炎和胰腺炎，并最终在3~4周内死亡。该研究指出，CTLA-4对T细胞活化具有关键的负向调节作用。这些小鼠中CTLA-4缺失所导致的严重表型，凸显了该分子在抑制T细胞过度活化和维持免疫稳态中的不可或缺性。

抗CTLA-4抗体通过阻断CTLA-4与其配体CD80/CD86的结合，促使共刺激表面蛋白CD28与这些配体结合，从而引发T细胞活化。下游刺激信号传导导致T细胞增殖、分化和细胞因子产生增加，进而介导抗肿瘤活性。伊匹木单抗是目前唯一获得FDA批准的CTLA-4抑制剂。由于其显著疗效，已被批准用于治疗七种肿瘤，包括黑色素瘤、肾细胞癌和结直肠癌。例如，使用伊匹木单抗治疗黑色素瘤患者的5年生存率从10%提升至20%~26%。

3. **PD-1/PD-L1作用** PD-1是CD80或CD86/CD28分子超家族中的一个共抑制成员，表达于活化的$CD4^+$和$CD8^+$T细胞、B细胞、单核细胞、自然杀伤细胞及树突状细胞的表面。它通过与PD-L1和PD-L2相互作用，传递抑制T细胞活化的信号。PD-1在免疫反应的后期被认为能抑制T细胞功能。一

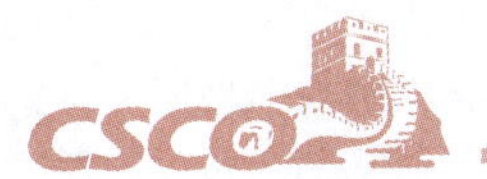

项研究表明，在 CD8$^+$ T 细胞介导的过继转移模型中，与 PD-1(+/+) CD8$^+$ T 细胞相比，PD-1(–/–) CD8$^+$ T 细胞会显著加剧疾病加重程度和炎症浸润，其中中性粒细胞浸润尤为突出。其次，Tarrio ML 等报道，PD-1 缺陷型 T 淋巴细胞在体外可增强对心脏内皮细胞的增殖诱导作用及其细胞毒性。此外，另一项研究发现，PD-1 基因敲除小鼠在特定条件下会表现出模型依赖性的自身免疫反应，包括关节炎和心肌病。

4. 细胞因子产生以及自身抗体的作用 细胞因子的产生研究证明血液 IL-17 水平升高与接受伊匹木单抗患者结肠炎的发生相关，尽管在各种免疫调节的肾脏疾病模型中，IL-17 被认为是组织损伤的调节分子，然而 IL-17 无法调节所有 ICIs 相关的 irAE。虽然一项研究报告了 ICIs 相关心肌炎患者的肿瘤以及心脏和骨骼肌中，几种编码炎性反应细胞因子的基因转录物的表达上调，包括 CXC- 趋化因子配体 10(CXCL10)，但是对心脏 irAE 患者的循环细胞因子的分析很少。这些细胞因子是否在心脏功能障碍的发展中具有因果作用，是否由于组织损伤而升高，还有待观察。

在 ICIs 相关性甲状腺炎的病例中，主要报道了自身抗体，一项单中心研究报告显示，80% 接受帕博利珠单抗并出现临床甲状腺功能异常的患者，具有抗甲状腺抗体。在与 PD-1 缺乏相关的心肌炎小鼠模型中，证实了抗肌钙蛋白 I 的抗体形成，但对 ICIs 诱导的心肌炎患者的研究未检测到受影响组织中的 IgG 自身抗体。还有一项研究，确定了接受联合 ICIs 治疗的患者中特定 B 细胞群的水平增加，包括产生抗体的浆母细胞，经历这些变化的患者更容易患上 irAE，同时也说明高浆母细胞群水平支持自身抗体在引起 irAE 中具有潜在作用。

四、检验与检查

1. 生物标志物 心肌酶、肌钙蛋白和 B 型钠尿肽(BNP)/N 末端 B 型钠尿肽前体(NT-proBNP)等生物标志物可用于判断肿瘤治疗相关心脏毒性。心肌酶在心肌细胞受损时会释放到血液中，可以用来评估心肌损伤的程度。肌钙蛋白 I 只存在于心肌细胞内，不会被其他组织释放，因此可以用来诊断 ACS 等疾病。BNP 是由心室肌细胞合成和分泌的物质，可以用来评估心脏功能及心力衰竭的严重程度。NT-proBNP 是 BNP 代谢裂解出的一个片段，没有生物活性，但也是心肌细胞重要的标志物，也可以用来检测心衰的发生。

2. 影像学检查 心电图检查是一种操作简单、耗时短、成本低的检查方式，可以评估心脏电活动。心电图在抗肿瘤治疗产生的心律失常的诊断中起到了重要作用。心电图也是评估心肌缺血、心肌梗死等疾病的检测指标。心电图通常异常，但正常结果并不能排除心血管 irAE，尤其是心肌炎。一项最近的多中心回顾性登记研究比较了患者在接触 ICIs 前和确诊心肌炎后 3 天内的心电图检查结果。在心肌炎期间，心电图显示心率显著升高、QRS 波群延长、QTc 间期延长以及 QRS 电压降低。与基线相比，左束支传导阻滞、传导障碍和复极异常的发生率显著增加。在整个住院期间，患者经历了不同程度的束支传导阻滞、心室传导阻滞，其中 7.5% 出现二度房室传导阻滞，17% 出现完全性房室传导阻滞，15% 出现危及生命的室性心律失常。在这项研究中，病理性 Q 波和 QRS 电压降低与 30 天全因死亡率独立相关，而在另一项类似的研究中，与 ICIs 相关的心肌炎导致的 QRS 波群延长增加了心脏事件的风险。

心脏超声检查是临床上常用的评估心脏结构和功能的方法。它不仅能显示心脏的大小、瓣膜和心室功能，更重要的是能够提示整体纵向应变(GLS)和左室射血分数(LVEF)。在治疗相关的心脏毒性监测中，LVEF 是一个关键指标。Plana 等人发表的一项专家共识将肿瘤治疗相关的心功能障碍定义为 LVEF 下降超过 10%，且最终值低于 53%。另有研究指出，GLS 可以预测抗肿瘤治疗患者的心脏毒性，有助于早期发现左室功能障碍。比如，活化的 T 细胞引发扩张型心肌病后可通过心脏超声检查，若结果显示弥漫性低运动和低 LVEF，则可诊断为心脏毒性。

心肌炎诊断的金标准是心内膜活检(EMB)，但由于其潜在的并发症和可变灵敏度(约 70%)，它并不常用。当检测到淋巴细胞浸润和心肌细胞坏死时，心肌炎的诊断得到确认。在 ICIs 心肌炎中，EMB 病理特征性发现的数据相对一致，表现为富含 T 细胞的炎症浸润，外观类似于心脏移植排斥反应。也可能存在数据将病理表现与 ICI 心肌炎的预后联系起来。在一项涉及 18 例 ICIs 心肌炎患者的单中心研究中，炎症程度较低的四名患者能够在不进行免疫抑制治疗的情况下继续接受 ICIs 治疗。鉴于心脏磁共振(CMR)的灵敏度较低、心肌炎的潜在严重性以及治疗后果，大多数专家建议当患者病情不稳定无法进行 CMR 检查，或非侵入性影像学检查后诊断仍不确定时，进行 EMB 检查。

CMR 凭借其无创、高分辨率及多参数成像的优势，已成为评估 ICIs 相关心脏毒性不可或缺的工具。在心肌水肿评估方面，传统的 T_2-STIR 序列对 ICIs 相关心肌炎(ICIs-M)常见的弥漫性水肿灵敏度有限(检出率仅为 28%~33%)。相比之下，定量 T_1/T_2 mapping 技术能显著提升检出能力，表现为 ICIs-M 患者的 T_1 值、T_2 值及细胞外容积(ECV)升高，并可发现标准延迟强化(LGE)成像未能捕获的早期微观变化，甚至在 ICIs 治疗三个月后即可观测到弛豫时间显著增加。其中，T_2 mapping 显示出优于 T_1 mapping 和 LGE 的灵敏度，为早期预警暴发性心脏毒性提供了关键依据。

在心肌纤维化评估中，尽管 LGE 是局灶性纤维化的“金标准”，但在 ICIs-M 中的检出率不高(约 48%)，且常延迟出现(症状出现 4 天后检出率显著上升)。其模式多表现为室间隔中层受累，与病毒性心肌炎的广泛性病变有所不同。LGE 范围与 LVEF 呈负相关，但其独立预测主要不良心血管事件(MACE)的价值有限。T_1 mapping 和 ECV 可量化弥漫性纤维化和细胞外基质扩张，提供补充信息，但需注意其升高也可能受残余心肌水肿的影响。因此，综合应用 LGE 与 mapping 技术能更全面地揭示 ICIs 相关心肌损伤的特点和机制。

对于心功能障碍，ICIs 可增加左室功能障碍(LVD)的风险，但约 51% 的 ICIs-M 患者及 38% 发生 MACE 者的 LVEF 仍正常，提示单独依赖 LVEF 评估会遗漏早期异常。CMR 特征追踪(CMR-FT)技术通过分析应变参数[如整体纵向应变(GLS)、整体周向应变(GCS)]，可在 LVEF 下降前敏感地识别心肌变形的细微损害。GLS 下降是 MACE 的独立预测因子，即使在 LVEF 保留的患者中亦然。特别重要的是，左心室心内膜下 GLS 受损有助于早期识别对皮质类固醇治疗反应不佳（类固醇难治性）的 ICIs-M 患者，这对及时调整强化治疗方案、改善预后至关重要。

此外，ICIs 可能通过内皮功能障碍加速动脉粥样硬化，使心肌梗死等动脉粥样硬化性心血管事件风险增加约 3 倍。负荷 CMR 可评估心肌缺血，其定性和定量参数对预测临床不良结局具有价值。然而，目前专门针对 ICIs 所致冠状动脉疾病的 CMR 研究仍较少，未来需深入探索 CMR 在 ICIs 治疗全程中对心血管风险分层和缺血监测的作用。

对于合适的患者，应通过冠状动脉成像（侵入性血管造影或 CT）或负荷试验排除冠状动脉缺血。然而，即使存在旁观者显著冠状动脉疾病，也不应排除心肌炎的可能性，因此必须进行其他诊断测试。

总体而言，CMR 的多模态技术（mapping，LGE，CMR-FT，负荷成像）相互补充，不断完善对 ICIs 相关心脏毒性的早期识别、精确评估和风险预测体系，为临床个体化管理和干预决策提供了强有力的影像学支持。

五、预防治疗策略

1. 预防及早期管理 指南建议患者在 ICIs 治疗前进行心电图、利尿钠肽和心肌肌钙蛋白测量。在出现任何新的心血管症状或体征，或无症状患者出现心电图变化或肌钙蛋白升高时，均应怀疑心血管免疫相关不良事件。严重的急性病例可能表现为心源性休克、完全性房室传导阻滞、顽固性室性心律失常或心搏骤停。非心血管免疫相关不良事件的症状有时与肌炎或重症肌无力相似，因此患者可能出现复视、肌肉疼痛、肌肉无力或呼吸困难。尽管所有患者都应考虑 ACS，但心肌炎应是首要怀疑的诊断，因为它是最常见的急性心血管免疫相关不良事件，且致死率非常高。

2. 治疗策略 治疗策略分为三个方面：首先，暂停 ICIs 以防止进一步毒性，其次，免疫抑制以减轻炎症变化，再次，支持治疗以处理心脏并发症。对于症状较重者，应暂停 ICIs，并讨论是否需要永久停药；而对于症状较轻的患者，在多学科讨论后，考虑多种因素（如 ICIs- 心血管不良事件严重程度、其他肿瘤学治疗选择、转移性相对于辅助 / 新辅助指征），在严密监测下可考虑重新开始 ICIs 治疗，并在从双联 ICIs 治疗减至单药治疗之后。

3. 用药策略 ICIs 诱导的心血管毒性应根据严重程度管理，优先考虑终止心肌炎患者的 ICIs 治疗，并进行住院监测。轻度心脏毒性可采用免疫抑制和心脏支持疗法。

甲泼尼龙能改善 PD-1 抑制剂诱导的心肌炎和心力衰竭症状，但需优化治疗。泼尼松龙是中度免疫反应的首选治疗，可改善心脏功能。对于血流动力学不稳定的患者，应立即开始大剂量甲泼尼龙治疗：在 4 天内静脉注射 1 000mg 甲泼尼龙或口服 1 250mg 甲泼尼龙。糖皮质激素减量应遵循欧洲心脏病学会（ESC）指南：基于生物标志物和心脏影像学检查，当生物标志物呈下降趋势且 LVEF 未恶化时，应进行减量，而无须等待这些参数恢复正常后再减量。

对糖皮质激素无反应的患者应评估二线免疫抑制治疗选项，对不能耐受皮质类固醇的患者，英夫利昔单抗可作为二线治疗，但需注意其风险。目前的数据尚不足以推荐特定的二线免疫抑制治疗方案，建议进行多学科讨论。

血浆置换是三线治疗，用于快速清除循环免疫复合物。心包炎患者应停用 ICIs 治疗，初始治疗采用糖皮质激素，秋水仙碱和非甾体抗炎药作为辅助。对于难治性心包炎，可考虑其他免疫抑制剂。

六、总结

肿瘤免疫治疗在取得显著疗效的同时，心脏毒性问题不容忽视。心脏的毒性发生率越来越高，且病死率居高不下，受多种因素影响。在机制层面，T 细胞激活及 CTLA-4、PD-1/PD-L1 等相关机制的研究不断深入。影像学特征方面，CMR 多模态技术为评估提供有力支持。临床表现多样，需提高警惕以便早期识别。治疗策略上，指南给出了相应建议以应对不同情况。未来还需更多研究改善目前的管理策略，平衡肿瘤治疗与心脏保护，以改善患者整体预后，这需要临床与科研的持续努力与探索，从而为肿瘤患者带来更多生存获益与安全性。

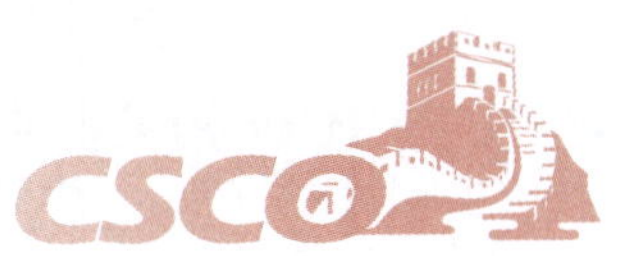

免疫检查点抑制剂相关心肌炎的诊断与治疗进展

王锋　褚晓源

南京大学医学院附属金陵医院

免疫检查点抑制剂(immune checkpoint inhibitors,ICIs)业已成为继化疗、靶向药物之后又一成功的抗肿瘤治疗药物,其代表性药物主要有针对细胞毒性T淋巴细胞相关蛋白4(CTLA-4)、程序性细胞死亡蛋白-1(programmed cell death protein-1,PD-1)及其配体(programmed cell death ligand-1,PD-L1)、人淋巴细胞激活基因3(lymphocyte activation gene 3 protein,LAG3)的单克隆抗体(monoclonal antibody,McAb)以及PD-1/CTLA-4双抗等,广泛应用于多种恶性肿瘤。ICIs通过解除肿瘤细胞对免疫系统的抑制,使免疫系统重新激活,从而对抗肿瘤细胞,显著改善了患者的生存。然而,这种疗法也可能引起包括心肌炎在内的一系列免疫相关不良反应(immune-related adverse events,irAEs),越来越受到国内外广泛关注。

ICIs相关心肌炎是一种少见但致命的irAEs,通常与免疫系统的过度激活有关,可能导致心肌细胞损伤和心脏功能衰竭。目前,ICIs相关心肌炎的诊断主要依赖于临床表现、心脏生物标志物、心电图和影像学检查等综合判断。对ICIs相关心肌炎的早期识别和及时干预至关重要,因为这种病症的临床表现往往不典型,容易被忽视,导致诊断和治疗的延误。ICIs的联合使用,如与化疗或靶向药物的联合应用,也增加了心肌炎发生的风险,进一步加大临床管理难度。因此,建立明确的诊断标准和个体化治疗方案,以最大程度降低死亡率,是当前临床实践中的迫切需求。本综述的目的是系统梳理ICIs相关心肌炎的诊断与治疗进展,以促进临床对该疾病的早期识别和规范治疗。同时,我们也将总结最新的研究成果,为未来的临床应用提供参考,推动ICIs相关心肌炎的研究和治疗策略的优化,实现提高患者的生存率、改善生活质量的目的。

一、ICIs相关心肌炎的流行病学特征和发病机制

1. 发病率、死亡率和危险因素　ICIs相关心肌炎是一种少见但致命的irAEs,其发生率为1.05%~1.14%,但其致死率高达39.7%~67%。PD-1/PD-L1抑制剂联合CTLA-4抑制剂的心肌炎可能会导致更强烈的免疫反应,进而引发心肌损伤,因此双免疫联合治疗的心肌炎发生率更高、症状出现更早、病情更严重。例如,使用纳武利尤单抗和伊匹木单抗的组合治疗与单独使用纳武利尤单抗相比,心肌炎的发生风险增加了约3倍。此外,患者的基础疾病、既往心脏病史及免疫状态也会显著影响心肌炎的发病风险。研究显示,年龄大于64岁、肥胖(BMI>28kg/m^2)以及既往有心血管疾病病史的患者在接受ICIs治疗时,心肌炎的风险显著增加。

2. 发病时间　ICIs相关心肌炎的发病时间通常集中在治疗初期。一项研究发现,在接受ICIs治疗的患者中,心肌炎的发生时间中位数为34天,而另一项研究则指出,心肌炎的症状在治疗开始后的16天内就会出现,这一时间段表现出较高的病死率。国外回顾性研究显示,81%的患者发生在ICIs用药的前3个月内。2018—2019年中国12家三甲医院免疫性心肌炎的调查研究显示,心肌炎发生时间中位数为治疗后38天(2~420天),其中81.2%(13/16)的患者发生在ICIs用药1~2次。因此,在ICIs用药的早期尤其是用药的前1~2次,这一时间窗口对于临床医生来说至关重要,早期识别和干预可以显著改善患者的预后。

3. ICIs相关心肌炎的发病机制　ICIs相关心肌炎的发生机制尚未完全阐明。免疫系统的激活导致自体心肌组织受损,通常与T细胞介导的炎症反应及其细胞毒性作用密切相关。ICIs通过增强T细胞的抗肿瘤反应,可能导致心肌组织的异常免疫反应,引发心肌炎。在这一过程中,心脏内的免疫细胞,尤其是CD8$^+$ T细胞的激活与浸润,这些细胞通过释放细胞因子,诱导心肌细胞的死亡和炎症反应,导致心肌炎的症状加重。

研究表明,ICIs在治疗癌症的同时,可能导致心肌中的免疫微环境发生变化。最近的研究发现,ICIs诱导的心肌炎与细胞因子释放和自体免疫反应密切相关,这表明免疫系统可能会误将心肌细胞视为外来物质,从而引发炎症反应。此外,ICIs可能通过激活细胞凋亡相关的信号通路(如cGAS-STING信号通路)进一步促进心肌细胞的损伤和死亡,这一机制在小鼠模型中得到了验证。同时,研究还发现某些关键蛋白(如mTOR和GSK3β)在ICIs相关心肌炎中差异表达,这些蛋白可能成为潜在的生物标志物,有助于早期诊断和治疗。

二、ICIs 相关心肌炎的临床诊断

1. **临床表现** ICIs 相关心肌炎的症状具有高度的多样性，可能表现为无任何心血管症状、轻微症状、明显症状到暴发性症状。常见症状包括呼吸急促、心悸、胸痛、水肿、乏力等，这些表现都可能与其他心脏疾病（如心肌缺血等）相混淆。轻中度心肌炎的临床表现通常较为温和，而重症心肌炎则可能伴随心电传导阻滞、心功能衰竭等严重症状。约半数的 ICIs 相关心肌炎患者会合并其他 irAEs，如肌炎、甲状腺功能减退、肝炎、肺炎等，其中，合并肌炎约占 25%，合并重症肌无力约占 10%。

2. **生物标志物** 在 ICI 相关心肌炎的诊断与治疗中，生物标志物的应用具有重要意义，能够为心肌损伤的早期识别和临床管理提供支持。ICIs 相关心肌炎往往出现肌钙蛋白（cTn）、肌酸激酶同工酶（CK-MB）、肌红蛋白（Mb）、肌酸激酶（CK）、利尿钠肽（BNP 或 NT-proBNP）、天冬氨酸氨基转移酶（AST）以及乳酸脱氢酶（LDH）等标志物升高。其中，cTn、CK-MB、Mb、CK 异常往往早于临床症状的发生，且与疾病严重程度有关。cTn 的灵敏度高，约 94% 的 ICIs 相关心肌炎患者出现 cTn 升高，但任何原因造成的心肌损伤均可能引起 cTn 升高，因此特异度不高，单一 cTn 升高不能诊断为 ICIs 相关心肌炎。cTnI、cTnT 是临床上常用的标志物，在 ICIs 相关心肌炎的诊断方面，cTnI 的特异度较高，而 cTnT 的灵敏度更高，尤其是在诊断前 72 小时内阳性率高于 cTnI。当患者出现 CK-MB、Mb、CK 明显异常，而 cTnI 正常，需要进一步检测 cTnT，以免漏诊 ICIs 相关心肌炎。

BNP 或 NT-proBNP 可作为疾病严重程度和预后评估的重要参考，但不作为 ICIs 相关心肌炎的特异性诊断标志物。D- 二聚体、白细胞计数、炎性标志物（红细胞沉降率、C 反应蛋白）、甲状腺功能、促肾上腺皮质激素、皮质醇及可溶性生长刺激表达基因 2 蛋白（sST2）等检查，有利于排除其他疾病或协助诊断 ICIs 相关心肌炎。

3. **心电图检查** 心电图是诊断 ICIs 相关心肌炎的重要支持依据。文献报道的免疫性心肌炎大多已存在心血管相关症状，这类患者约 90% 出现心电图异常，可以表现为各种类型的心律失常（窦性心动过速 / 过缓、心房颤动、房性或室性期前收缩、室上性心动过速、窦性停搏、房室传导阻滞、室内传导延迟或束支传导阻滞、室性心动过速或心室颤动、心脏停搏等）、QT 间期延长、ST 段抬高或 T 波倒置、R 波幅度减低、异常 Q 波、低电压等，相对特异性表现为房室传导阻滞。

临床上一些无症状或轻微症状的 ICIs 相关心肌炎患者的心电图往往未显示异常，部分患者已经出现心肌损伤标志物（CK-MB、Mb、CK）高达正常值的 10~50 倍，但心电图仍与基线相似，因此，心电图异常有一定的滞后性。另外，心电图异常而心肌损伤标志物正常不能确诊为免疫性心肌炎，需要排除其他心血管疾病。

4. **超声心动图检查** 影像学技术在 ICI 相关心肌炎的诊断中发挥着重要作用。首先，心脏超声心动图作为一种无创的影像学检查，能够快速评估心功能及结构改变，对于心肌炎的初步筛查具有重要价值。研究表明，心脏超声可以通过评估左室功能、运动及心脏结构变化来帮助识别心肌炎的存在。左心室射血分数（LVEF）是监测左心室功能最常用的指标，LVEF 基线边缘（50%~54%）或降低（<50%）是大多数抗肿瘤治疗未来发生心脏毒性的危险因素。但 LVEF 指标本身存在一定的局限性，通常会低估患者心肌受损情况，对一些早期的亚临床心肌病变不敏感，建议在基线时使用斑点跟踪法测定整体纵向应变值（GLS），较 LVEF 更敏感，若 GLS 较基线下降 15% 则提示异常的可能性大。

5. **影像学检查** 心脏磁共振成像（CMR）是目前诊断 ICIs 相关心肌炎的首选无创检查手段。CMR 能够提供心肌的结构与功能信息，T_1 和 T_2 映射技术有助于诊断心肌水肿及纤维化，尤其是对于“正常外观”心肌中的潜在病变。在多项研究中，CMR 已被证明能够区分不同类型的心肌炎并评估心功能，尤其在应用晚期钆增强成像时，能够有效识别心肌炎患者的病灶。此外，CMR 的多参数成像方法使得对心肌炎的监测和预后评估更加准确。但在 ICIs 相关心肌炎的诊断方面，CMR 的灵敏度中等，既往研究显示 48% 的患者出现心肌晚期钆延迟扫描增强，28% 的患者存在 T_2 加权短反转恢复（STIR）信号升高，低于其他原因所致心肌炎。

^{18}F-FDG PET-CT 在评估心肌炎的炎症活跃性方面也具有重要作用。该技术能够动态地评估心脏炎症的程度，其在心肌炎的早期诊断及治疗监测中显示出良好的潜力。研究表明，^{18}F-FDG PET-CT 能够有效识别心肌炎患者心脏的代谢异常，从而为临床提供更具针对性的治疗建议。对于症状不典型的疑似心肌炎患者，尤其是出现室性心律失常或心脏传导阻滞者，当不适合行 CMR 检查或 CMR 检查结果不明确时，酌情可行 ^{18}F-FDG PET 检查。

6. **组织学诊断及内膜活检的价值** 心内膜心肌活检是诊断 ICI 相关心肌炎的重要工具，通过心内膜心肌活检，医生能够获取心脏组织样本，进行病理学评估，观察淋巴细胞浸润、心肌细胞损伤和纤维化等特征，这些病理变化是评估心肌炎严重程度的重要指标。研究表明，内膜活检的病理结果与临床症状和心功能的变化密切相关。在一些病例中，内膜活检显示的淋巴细胞浸润程度与患者的心脏功能不全程度呈正相关，这表明病理学检查结果能够为临床决策提供有价值的信息。

在适应证方面，心内膜心肌活检适用于以下情况：首先，对于使用 ICIs 后出现心肌炎症状的患者，如胸痛、心力衰竭和心律失常等，心内膜心肌活检可以帮助明确诊断。也适用于那些经过其他检测（如心脏超声、心电图等）仍然无法确诊的患者。相较于其他检测手段，内膜活检能提供更为明确的组织学证据，帮助医生判断病情的严重程度和选择合适的治疗方案。由于心肌炎受累的心肌多呈斑片状散在分布，相关检查的灵敏度较低，而且心内膜心肌活检属于侵入性操作，可能导致心脏穿孔，因此不推荐将其作为一线检查手段。对于临床情况不稳定且伴有 cTn 升高、新发心电图异常和 / 或左心室功能不全的患者，若 CMR 无法确诊或无法进行 CMR 检查，则建议在有经验的医疗中心行心内膜心肌活检以明确诊断。

7. **鉴别诊断** ICIs 相关心肌炎需要与以下疾病进行鉴别，包括急性冠状动脉综合征、肺栓塞、原发性心血管疾病加

重、肿瘤进展及其并发症、其他抗肿瘤药物相关心血管并发症、重度感染(尤其是肺部感染)、主动脉夹层、多器官功能衰竭以及其他原因引起的心肌炎等。需要对患者进行心血管专科检查、全身肿瘤评估,以排除心血管疾病或非心血管疾病可解释的症状或异常检查结果。通过询问患者家族史和个人疾病史、心肌损伤标志物检测、心电图、CMR、超声心动图、冠状动脉 CT 血管成像或造影、肺动脉 CT 血管成像检查等方法进行鉴别。

8. **诊断标准的演变与多学科诊疗模式** ICIs 相关心肌炎的诊断标准经历了显著演变,然而目前所采用的标准仍存在诸多不足,亟待改进。以往,诊断主要依赖心脏生物标志物、心电图以及超声心动图等传统方法,但这些方法在早期识别心肌炎时,灵敏度往往不够理想。例如,近期研究指出,心脏生物标志物如肌钙蛋白 I 的升高,可能是早期心肌损害的一个重要指标,但仅凭单一生物标志物并不足以确诊,因此需要结合多种检测手段来提高诊断准确率。

当前,欧洲心脏病学会 - 国际心血管病学会(ESC-ICOS)指南和 Bonaca 标准等诊断标准在临床应用中呈现出不同的诊断灵敏度和特异度。其中,Bonaca 标准被认为在预后评估方面更具优势,特别是在心脏事件风险预测上表现突出。然而,这些标准在临床实践中仍存在漏诊或误诊的可能,尤其是在患者表现出非特异性症状时。因此,有必要持续推动对这些诊断标准的修订与完善,以更好地满足临床需求。

在心肌炎的管理中,心脏科与肿瘤科的协作至关重要。当前,ICIs 的使用已成为晚期癌症治疗的重要手段,因此,肿瘤科医生必须充分认识到这些药物可能引发的心脏不良反应。一旦发现患者出现心肌炎相关症状,肿瘤科医生应及时与心脏科医生进行沟通与合作。这种多学科协作模式不仅有助于提高心肌炎的诊断准确率,还能优化治疗方案,进而改善患者的预后。通过定期召开多学科团队会议,可以全面评估患者的病情,及时调整治疗策略,有效降低由 ICIs 引发的心脏不良事件发生风险。此外,心脏科医生在患者接受免疫治疗前应进行基线心脏评估,并在治疗期间定期监测患者的心脏状况,以便尽早识别潜在的心脏毒性。这样既能确保患者充分享受免疫治疗带来的生存获益,又能最大限度地减少心脏并发症的发生风险。这种跨学科的管理方式能够推动制定更为综合、个体化的治疗方案,从而全面提升 ICIs 相关心肌炎患者的整体治疗效果和生活质量。

9. **无症状免疫性心肌炎和主动监测策略** ICIs 相关心肌炎为高致死性 irAEs,早期发现无症状性或轻微症状的心肌炎至关重要。2018 年,Mahmood 等提出 ICIs 相关心肌炎的诊断流程图,即 ICIs 用药后如果发生新的心血管症状,通过进一步查心电图、心脏损伤生物标志物、超声心动图等,并请心脏专科会诊,以明确心肌炎的诊断并进一步治疗。然而,这种诊断流程仅能帮助诊断 ICIs 用药后已出现心血管症状的患者,而这类患者往往已存在较严重的心脏功能损伤甚至结构性损伤,一些患者症状严重,死亡率高。

笔者中心在临床诊治过程中,发现一些急性或暴发性心肌炎在出现症状之前可能存在 1~2 周的潜伏期,在这段潜伏期无任何异常临床表现,但心脏损伤标志物已明显升高。2020 年,本中心在一项单中心回顾性研究中提出无症状性免疫性心肌炎的概念,并提出可能的诊断标准,即 ICIs 用药后 CK-MB、Mb、CK 超过正常值上限 2.5 倍,同时肌钙蛋白明显高于基线水平(排除其他原因导致的酶谱升高),但无任何心血管症状、心电图或超声心动图改变。这一标准被 2021、2023 版《中国临床肿瘤学会(CSCO)免疫检查点抑制剂相关的毒性管理指南》所采纳。

主动监测策略包括 ICIs 用药前基线评估和用药后监测:①基线评估包括采集病史、心血管相关症状和体征,完善心肌损伤生物标志物肌钙蛋白 I(cTn I)或 T(cTn T)、Mb、CK-MB、CK、BNP/NT-proBNP 和 D- 二聚体等,以及心电图、超声心动图等检查;②首次治疗后 7 天内观察心血管相关症状和体征变化,复查心脏损伤生物标志物;③在首次治疗后 3 个月内每次用药前观察心血管相关症状和体征变化,复查心脏损伤生物标志物、心电图;④首次用药 3 个月后每次用药前观察心血管相关症状和体征变化,复查心电图,有可疑指征时进一步查心脏损伤生物标志物、超声心动图等。若疑似心肌炎,及时请心脏专科会诊,行 CMR 等检查进一步确诊,必要时行心内膜心肌活检。通过这种主动监测策略可以更早发现一些无症状性或轻微症状心肌炎患者,通过及时干预,避免一些患者发展为急性或暴发性心肌炎,从而明显降低死亡率。

三、ICIs 相关心肌炎的治疗进展

1. **免疫抑制治疗策略** 在 ICIs 相关心肌炎的治疗中,糖皮质激素(如甲泼尼龙、泼尼松)通常作为首选一线治疗方案,因其能够有效减轻炎症反应并改善患者的心功能。针对一些严重心肌炎患者,高剂量的糖皮质激素治疗可能与较好的预后相关。

尽管高剂量的皮质类固醇在急性期的心肌炎中表现出良好的效果,但约有 50% 的患者在接受此类治疗后仍未见临床改善。为此,二线免疫抑制治疗逐渐受到重视,特别是针对皮质类固醇无效或反应不佳的患者。研究表明,结合其他免疫抑制剂(如阿巴西普、免疫球蛋白、环孢素等)可能会提高治疗成功率。例如,有研究记录了两例皮质类固醇耐药的心肌炎患者,经过静脉免疫球蛋白或环孢素的辅助治疗后,心肌炎症状得以缓解,心功能明显改善。

此外,有研究也探讨了新型免疫抑制剂在心肌炎管理中的潜在应用,如托法替布等,显示出在皮质类固醇治疗无效的情况下,可能提供一种新的治疗选择。总之,免疫抑制治疗策略的制定需结合患者的具体病情、治疗反应以及可能的并发症,个体化的治疗方案能够提高心肌炎患者的预后。

阿巴西普作为一种新型的免疫调节剂,在治疗 ICIs 相关心肌炎患者中展现了较好的安全性和疗效,能够有效降低免疫抑制的副作用,并且改善患者的心功能。这一进展为心肌炎的治疗提供了新的思路。

在危重病例中,免疫球蛋白和血浆置换疗法的应用显示出积极的前景。研究表明,免疫球蛋白能够通过调节免疫反应、减轻炎症反应,从而改善心肌炎患者的临床症状和心脏功能。血浆置换则通过去除体内的自身抗体和炎症介质,帮助恢复心脏的正常功能。

随着基因组学和生物标志物研究的进展,临床医生能够

更好地预测患者对不同治疗的反应，从而选择最合适的治疗策略。这些新方法和个体化策略的结合，预示着心肌炎治疗的未来将更加精准和有效。

2. **治疗中的挑战与副作用管理** 糖皮质激素是控制ICIs相关心肌炎的首选治疗药物，然而，长期使用类固醇可能导致一系列并发症，包括感染风险增加、骨质疏松、糖尿病恶化等。此外，免疫相关疾病的出现也是一个重要问题，像重症肌无力等自身免疫性疾病在接受免疫治疗的患者中可能会加重，这使得治疗方案的制定变得更加复杂。

在处理ICIs引发的心肌炎时，临床医生需审慎权衡治疗风险与肿瘤控制之间的利弊关系。研究表明，类固醇虽能有效缓解心肌炎的临床症状，但其对肿瘤控制效果的潜在影响仍存在争议。部分研究提示，中断免疫治疗可能增加肿瘤再次进展的风险，这进一步凸显了在治疗过程中兼顾肿瘤控制与副作用管理、维持两者动态平衡的重要性。

3. **长期心脏功能监测与管理** 心脏功能的长期监测与管理在应对ICI相关心肌炎中具有重要意义。首先，心功能恢复的监测指标及频率应根据患者的个体情况、治疗方案和心脏病的具体表现来制定。研究表明，心脏功能监测应至少包括左LVEF、心率、血压及心电图变化等基本指标的定期评估。此外，利用新兴的监测技术如可穿戴设备和远程监测系统，可以实现对心脏状态的实时跟踪。例如，基于深度学习的智能血压和心功能监测系统已被开发，能够在不需精确定位的情况下从手腕获取高精度脉搏波形，从而实现个性化健康管理和早期诊断。

慢性心脏病变的预防与治疗策略同样至关重要。心肌炎患者的心脏功能恢复与早期干预密切相关，及时发现并处理心脏功能异常尤为重要。例如，针对免疫治疗引起的心肌炎，建议在治疗前进行全面的心脏功能评估，包括详细的病史、体格检查和基线心脏影像学检查，以便进行风险分层。一旦出现心脏功能不全的迹象，应迅速采取措施，比如调整治疗方案或开始心脏保护治疗，以优化患者的心脏健康状况。

在慢性心脏病的管理领域，综合性干预措施的有效性已得到充分证实。相关研究表明，将心脏康复重建计划与药物治疗相结合的模式，能够显著改善心脏功能并提升患者的生活质量，这一效果在心脏功能衰竭患者群体中尤为突出。此外，生活方式的调整同样扮演着关键角色，例如科学合理的饮食干预和适度的运动锻炼。其中，适当的锻炼不仅有助于改善心脏功能，还能全面提升患者的健康状态，进而有力促进心脏病患者的康复进程。

四、ICIs相关心肌炎的基础研究与未来方向

1. **体外与动物模型的建立及应用** 在研究ICIs相关心肌炎的机制和治疗策略时，体外与动物模型的建立与应用显得至关重要。近年来，研究者们通过不同的模型探讨了ICIs引起心肌炎的生物学机制。

首先，诱导多能干细胞（iPSCs）衍生的心肌细胞与免疫细胞的共培养模型被广泛应用于体外研究。一个重要的研究表明，通过与美国FDA批准的ICIs共同培养激活的初级人类免疫细胞和人源化心肌细胞，可以在体外重现心肌炎的特征。这一模型显示出显著的心肌细胞坏死、心律失常发展和肌节损伤，与心肌炎的临床表现一致。这种模型不仅为心肌炎的发病机制提供了深刻的理解，也为潜在治疗药物的筛选提供了平台。

其次，小鼠基因编辑技术及人源化模型在疾病机制研究中发挥了至关重要的作用。研究人员利用BALB/c小鼠，通过注射心脏肌钙蛋白I肽和抗小鼠PD-1抗体，成功构建了ICIs相关心肌炎模型。借助超声心动图和组织学染色技术评估心脏功能及炎症程度后发现，DNA损伤能够激活cGAS-STING信号通路，并促使巨噬细胞向M_1型极化。这一发现提示，该信号通路在ICIs诱发的心肌炎发病过程中扮演着关键角色。

此外，近年来的研究还深入探索了多种不同类型的动物模型，例如转基因小鼠模型以及自体免疫心肌炎模型，旨在更精确地模拟心肌炎的发病机制。这些创新模型的建立，不仅极大地增进了我们对心肌炎病理生理过程的认知，还为新型治疗策略的研发提供了坚实的实验依据。例如，ICIs引发的心肌炎可能与特定免疫细胞亚群（如M_1型巨噬细胞）的过度激活密切相关。基于此机制，采用小分子药物或生物制剂进行针对性干预的治疗策略，已展现出令人瞩目的临床应用前景。

2. **新型生物标志物的发现与验证** 随着医学技术的不断发展，生物标志物在疾病的早期诊断和治疗中扮演着越来越重要的角色。特别是在ICIs相关心肌炎的研究中，新型生物标志物的发现与验证为早期诊断和治疗提供了新的思路。近年来，蛋白组学和基因组学技术的发展，使得我们能够更深入地理解心肌炎的病理机制，并探索潜在的生物标志物。

蛋白组学技术通过分析血液、心肌组织等样本中的蛋白质表达，帮助识别与ICIs相关心肌炎相关的关键蛋白。例如，研究表明，一些特定的蛋白质，如cTn、肝酰基转移酶等，在心肌炎患者中显著升高。这些蛋白质不仅可以用作诊断标志物，还可能成为未来治疗的靶点。

同时，基因组学技术的应用也在不断推动着新型生物标志物的发现。通过全基因组测序和转录组分析，研究人员能够识别出与心肌炎发病机制相关的基因变异及其表达模式。例如，某些基因多态性与患者对ICIs的反应性存在关联，这为个体化治疗提供了依据。

然而，尽管新型生物标志物的发现带来了希望，但其临床应用仍面临挑战。首先，生物标志物的特异度和灵敏度需要在大规模临床试验中进一步验证。其次，如何将这些新发现转化为临床诊断和治疗工具也是一个亟待解决的问题。未来的研究应着重于标准化生物标志物检测方法，并通过多中心合作进行大规模验证，以推动新型生物标志物在临床中的应用。

五、结论

ICI相关心肌炎作为一种少见但潜在致命的irAEs，其复杂的发病机制涉及免疫激活、线粒体代谢异常及炎症信号通路等多方面因素，提示我们在研究和临床管理中需要采取更

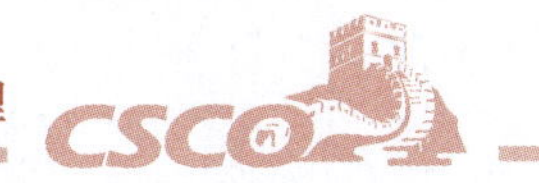

为全面的视角。

目前，心肌炎的早期诊断依赖于生物标志物、影像学评估以及组织学检查的综合应用，这一过程需要多学科团队的紧密合作。心脏病学家、肿瘤科医师及病理学家的协同工作不仅可以提高诊断的准确性，还能在治疗方案的制定中发挥重要作用。然而，目前的研究结果表明，不同的生物标志物和影像学特征在心肌炎的诊断中存在较大的变异性，这可能会影响临床决策。因此，未来的研究需要更加系统化地评估这些生物标志物的特异度和灵敏度，以便为临床提供更为可靠的诊断工具。

在治疗方面，目前的主要策略是以免疫抑制为主，糖皮质激素治疗是首选药物，而针对心肌炎的联合免疫调节剂的研究也在不断深入。此外，血浆置换等新兴疗法显示出良好的前景，提示我们在治疗中应积极探索新的疗法。然而，不同研究对治疗效果的评估结果并不一致，这暗示了治疗方案的个体化和精准化的重要性。我们需要在综合考虑患者的具体情况、疾病的严重程度以及治疗的潜在风险与收益之间，平衡不同研究观点和发现。

未来，需要在基础与临床研究中加强合作，特别是在irAEs的机制、预警机制及个体化治疗策略等方面。通过多中心试验，收集更为广泛的临床数据，以便更好地理解心肌炎的发生机制，从而制定出更加有效的预防和治疗方案。同时，建立和完善心肌炎的监测系统与预警机制，将有助于及时识别高风险患者，提高心肌炎的早期诊断率，进而降低心肌炎的发生率，改善患者的生存质量和预后。

综上所述，ICIs相关心肌炎的研究仍处于不断发展的阶段，尽管目前取得了一定的进展，但仍需进一步深入探讨其复杂的发病机制和多样化的治疗策略。通过多学科的合作、个体化的治疗方案以及不断推进的基础研究，我们有望在未来实现对这一致命irAEs的有效管理。

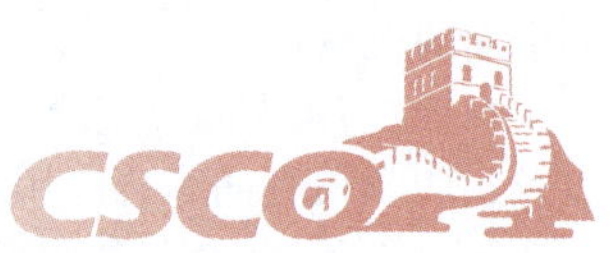

现代放疗视角下放射诱导的心脏病的防治策略进展

刘涛　伍钢

华中科技大学同济医学院附属协和医院

一、技术革新驱动放射诱导的心脏病防治范式转变

在传统二维放疗(2-dimensional conventional radiotherapy，2D-RT)时代，基于技术的局限性，放射诱导的心脏病(radiation-induced heart disease，RIHD)被视为难以避免的剂量限制性毒性，且目前众多关于RIHD研究的数据大部分来源于2D-RT时代。近年来，随着现代放疗技术的突破性进展，从根本上改变了这一被动局面：①照射技术的精准飞跃，调强适形放射治疗/容积调强放射治疗(IMRT/VMAT)的剂量雕刻、图像引导放射治疗(IGRT)的保障剂量精准投递、粒子治疗的重塑深度剂量曲线均保证了靶区照射的精度；②器官运动的动态管理，呼吸门控技术主动利用生理运动增大心脏与靶区间距从空间上降低了心脏的照射剂量；③心脏亚结构保护的理念更新，认识到心脏亚结构(左心室、冠脉、传导系统等)的异质性敏感性，推动个体化保护心脏策略的升级；④预测模型的升级，人工智能、大数据分析与影像组学、心脏标志物等结合赋能精准风险分层，指导个体化防护策略。临床实践中，一项纳入2000—2019年包括乳腺癌、肺癌、淋巴瘤、间皮瘤或食管癌的大型临床研究患者的研究结果提示，在基于当代放疗技术的胸部肿瘤相关临床试验中，报告的心血管事件发生率低于预期的人群发生率。由此可见放疗技术革新已成为RIHD防治的核心引擎，认识现代放疗技术的进步将是RIHD防治策略制定的关键。

二、放疗技术革命：构筑心脏防护的物理防线

(一) 光子放疗技术的精进：从适形到精准

近年来，精准放疗技术发展迅速，其特点在于靶区定位及照射更加准确，靶区内剂量分布更均匀，对靶区周围的危及器官(organ at risk，OAR)损伤更小。相较于传统的2D-RT，三维适形放疗(3-dimensional conformal RT，3D-CRT)是首先发展出来的精准放疗技术，其利用高质量的CT进行三维重建，清晰显示肿瘤范围及其与心脏、大血管、肺等危及器官的空间关系，利用技术使肿瘤周围剂量跌落陡峭来精准避开心脏。3D-CRT不光比二维计划更准确，降低心脏平均剂量(mean heart dose，MHD)，同时能降低关键亚结构(如左心室、冠脉)的受量，直接体现在剂量体积直方图(DVH)中相关参数的改善。

进一步的逆向计划IMRT则使肿瘤剂量分布均匀性和适形性更好，危及器官剂量更低，而VMAT较IMRT具有更高的肿瘤剂量分布适形度。一项研究对2013—2020年发表的报告心脏受量的肺癌剂量学研究进行了系统评价，其结果显示，非立体定向消融放疗(SABR)方案研究中MHD为10.3Gy(0.0~48.4Gy)，IMRT和3D-CRT之间的表现相似(10.9Gy vs. 10.6Gy)，较2D-RT明显降低。IGRT每日治疗前利用CBCT、MVCT或光学表面成像验证体位及器官位置(尤其心脏)，通过减少摆位误差，避免心脏意外进入高剂量区，同时管理器官运动，监测呼吸、心跳引起的位移，确保计划剂量与实际照射剂量一致，亦可降低心脏实际受照射剂量。

立体定向体部放射治疗(stereotactic body radiation therapy，SBRT)目前已成为治疗肺癌的主要放疗技术之一，NCCN指南中也有关于其不同分割剂量中心脏限制剂量的推荐，且基于其小靶区剂量陡峭跌落的特点可降低心脏的受累剂量。但需注意到虽然SBRT可以显著降低MHD，但它也会使部分心脏暴露于更高的局部剂量，从而增加长期不良心血管事件的风险。且在等效总剂量的限制下，大分割放疗对心脏造成的损害比常规分割剂量对心脏造成的损害更显著。未来尚需要大样本研究探索SBRT对心脏近期及远期毒性的影响。

(二) 呼吸运动管理技术：创造物理空间

深吸气屏气(deep inspiration breath-hold，DIBH)技术已成功应用于限制放疗期间心脏和肺部受照剂量，其关键在于通过最佳肺充气扩大心脏与纵隔靶区距离，而非单纯依赖放射技术本身。一项研究评估了可调制呼吸量的深呼吸屏气技术(moderate deep inspiration breath-hold，mDIBH)对心脏和肺部的射线防护效果。该研究采用主动呼吸控制装置，并与自由呼吸状态下使用切线野进行乳腺癌局部放疗的效果进行对比。结果显示：当采用切线野进行包含内乳淋巴结(internal mammary lymph node，IMLN)的局部区域乳腺照射

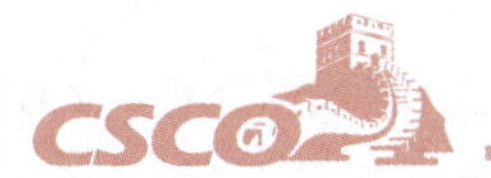

时,mDIBH技术可显著降低心脏和肺部受照剂量。mDIBH过程中通过实时监测呼吸状态,待肺部充分充气、屏气使心脏与乳腺达到安全距离时才实施照射,即通过增大乳腺与心脏间距实现心脏保护。Hjelstuen等人的研究通过CT扫描及3D重建图像展示了mDIBH治疗计划效果,直观呈现DIBH时心脏与乳腺的物理间距变化。DVH分析证实与自由呼吸相比,mDIBH在不降低靶区(乳腺)剂量的前提下,显著减少MHD、左前降支冠状动脉(left anterior descending artery,LAD)及同侧肺等危及器官的受照射剂量。淋巴瘤放疗靶区多位于前上纵隔且毗邻心脏,防护难度高于乳腺癌。研究表明mDIBH可有效增大心脏与淋巴瘤靶区距离,在不影响靶区剂量的前提下降低心脏受照剂量。同时可通过治疗前对比mDIBH与自由呼吸状态下的膈肌移动度,筛选最可能从DIBH治疗中获益的肿瘤患者。

主动呼吸控制系统(active breathing coordinator,ABC)则采用激光光学体表扫描技术确保在深吸气最佳时机实施照射。该技术首先在CT定位阶段先获取自由呼吸参考体表扫描,然后在治疗阶段监测mDIBH呼吸模式振幅,设定放射治疗门控时间窗并实现自动优化照射时机,显著降低MHD及心脏最大受照射剂量。持续正压通气技术(continuous positive airway pressure,CPAP)亦可较自由呼吸显著减少肺部肿瘤移动幅度,缩小内靶区与计划靶区,增加全肺容积进而降低心肺受照剂量。左侧乳腺癌相关研究结果显示,CPAP使中位肺容积增加60%,心脏中位受照体积减少12%,显著降低MHD。韩国实践也证实CPAP可作为DIBH监测设备缺失时的替代心脏防护方案。但同时也要注意到,CPAP依赖患者良好体能状态(需对抗正压呼吸),更适用肺内肿瘤(胸壁肿瘤首选体表监测技术)。其他心脏防护技术还包括术中放疗,其可通过直接单次高剂量照射肿瘤床及周边2cm组织,直视下操作使心脏远离剂量分布区,其局限性包括设备可及性不高,同时约10%病例需补充外照射(因实施时未获最终病理)。

(三) 体位优化技术:利用重力效应

俯卧位利用重力效应在放疗靶区和心脏之间创建物理间隙,同时大幅减少呼吸所致胸壁偏移运动。俯卧位乳腺放疗已被证实能有效降低心脏及LAD受照剂量。重要的是,俯卧位乳腺照射易于重复体位,并且可以在不需要购买昂贵的放疗系统的情况下实施。一项研究连续纳入524例美国接受放疗的左侧乳腺癌患者,旨在探索左侧乳腺癌患者在俯卧位接受大分割全乳放疗联合瘤床同步加量(全乳40.50Gy/瘤床48Gy/15次)后的心脏参数,其体位固定要求切线野内侧边界与LAD轮廓至少保持2.5mm间距。其结果显示俯卧位固定使心脏与LAD受照剂量降至极低水平(EQD2-MHD仅0.35Gy),为目前文献报道的最佳MHD防护效果之一。相较于仰卧位下需依赖mDIBH等复杂且昂贵的技术,俯卧位仅通过体位优化即实现更优剂量保护,具有显著临床经济学价值。总体而言,俯卧位放疗对于具有大乳腺的患者来说具有一定的心脏保护价值,但基于中国女性人群总体的生理结构特点,需要更多中国数据的探索。

(四) 粒子放疗:体现射线质优势

Darby研究证实心脏受照剂量与主要冠脉事件呈直接正相关,其结果即使采用IMRT等先进光子技术,靶区包含IMLN的乳腺癌放疗计划仍可能导致MHD显著增加(2.6~8.7Gy)。而质子治疗(proton therapy)通过物理剂量分布优势(Bragg峰特性),即使覆盖IMLN靶区,仍将LAD平均剂量控制在1.16Gy(光子治疗10~30Gy),使有心血管风险的高龄患者心脏风险额外仅增加0.13%(光子治疗增加1.0%)。Hassan前瞻性研究随访了70例接受质子治疗的乳腺癌患者放疗后心功能指标包括LVEF等的变化,结果显示随时间变化LVEF无显著改变,再次证实了质子放疗对心脏的保护作用。

在肺癌患者中的一项研究也提示,靶区覆盖VMAT与IMPT差异无统计学意义(P>0.05),但IMPT可显著降低MHD及心脏V_5/V_{30}体积,特别是对于有基础心脏病以及肿瘤累及范围低于第7胸椎的患者,IMPT可使≥3级心脏毒性相对风险降低24%~59%。另外一项大样本研究提示,在非SABR方案中,MHD在粒子束治疗中明显降低,其中质子为7.0Gy,碳离子则达到了更低的1.9Gy。在霍奇金淋巴瘤(HL)患者中有研究提示,与VMAT相比IMPT显著降低了心脏(2.36Gy vs. 0.99Gy,P<0.01)、左心室(0.67Gy vs. 0.03Gy,P<0.01)和瓣膜(1.29Gy vs. 0.06Gy,P<0.01)的平均剂量。在除接受蒽环类化疗外无其他心血管风险因素的HL患者中,IMPT与VMAT相比,其晚期心血管并发症的相对风险显著降低,如缺血性心脏病(1.07 vs. 1.17,P<0.01)、充血性心力衰竭(2.84 vs. 3.00,P<0.01)和瓣膜病(1.01 vs. 1.06,P<0.01)。IMPT导致心血管不良事件的复合相对风险降低率(cRRR)中位数为4.8%(0.1%~30.5%),具体取决于照射野的范围和所参考的心血管风险因素。目前,在有质子治疗设备的欧洲国家中,预计可使用IMPT治疗的HL患者比例在8.0%~100%之间(因国家而异),对应的cRRR阈值范围为24.0%~0.0%。

(五) 自适应放疗技术:变化的防护盾

自适应放疗(adaptive radiotherapy,ART)即在治疗过程中修改治疗计划,在临床实践中正变得越来越普及。ART在最小化治疗相关毒性方面具有巨大潜力,同时能够根据危及器官的受量对靶区剂量进行升阶或降阶调整。ART能确保因解剖变化可能进入高剂量区的心脏区域得到持续保护,同时避免治疗后期因计划与实际情况不符导致的心脏意外高剂量照射,其在长疗程治疗(如食管癌同步放化疗)中对心脏的保护尤为重要。

(六) FLASH放疗技术:未来值得探索

FLASH放疗(FLASH radiotherapy)是指利用超高剂量率进行超快速放疗的技术,其所用的超高剂量率一般>40Gy/s,照射时间通常<500ms。临床前研究及临床试验均证实,其可通过独特的生物学机制降低照射后正常组织毒性。在胸部放疗中,理想的FLASH放疗可以通过其快速的特征(毫秒级别),在心脏搏动一个周期的某个时间段完成放疗,继而可以避免因心脏跳动带来的心脏位置的变化而导致的放射性损伤。同时临床前研究证明,Flash质子治疗能够降低受照射心脏炎症环境的出现,表现为炎症细胞因子和促纤维化因子的表达水平降低,进而能更好地保护心脏功能,同时也能减轻远期纤维化的发展。

三、心脏亚结构与 RIHD 的关系：理念的更新

MHD 和心脏相关事件之间的线性关系在接受放射治疗的乳腺癌、HL 和儿童肿瘤患者中已经得到了确认。然而 MHD 与心脏事件之间的相关性在肺癌患者研究中并不强，这可能是由于心脏亚解剖结构剂量分布的差异性所致，提示心脏亚解剖结构的放疗剂量和 RIHD 间的相关性可能比 MHD 更显著。新近众多研究对心脏子结构剂量和 RIHD 之间相关性进行了探讨。其中研究较多的是冠状动脉，LAD 受照射剂量与心脏事件发生率、生存结局之间均存在相关性。乳腺癌患者相关研究提示 LAD 受照射剂量与 LVEF 降低、冠状动脉狭窄降低>10% 相关；HL 患者中也发现冠状动脉段剂量与冠状动脉狭窄相关。在肺癌患者中，LAD 剂量与急性冠状动脉综合征、心力衰竭以及主要急性冠状动脉事件相关，特别是在无冠状动脉疾病的患者中。心室受照射剂量与 LVEF 降低、瓣膜缺损、急性冠状动脉综合征和/或生存率等结局相关。还有研究发现心脏底部相关结构（心房和近端大血管）的剂量也与预后相关，McWilliam 等人对>1 100 名肺癌患者的队列进行分析发现心脏底部剂量增加与生存率较差相关。其他亚结构如近端肺动脉、近端上腔静脉和左心房剂量与心脏毒性及存活率的相关性，也在其他肺癌研究中得到证实。冠状动脉起源、瓣膜剂量与冠状动脉狭窄和瓣膜性心脏病之间的相关性也在 HL 患者相关研究中进行了探讨。近年来，人工智能（AI）广泛应用于心脏分割等放疗领域的各个方面，期待 AI 的应用更好地用于未来心脏亚结构与 RIHD 结果的相关研究。

同时也有不同的观点认为，MHD 可以充当关于特定心脏亚结构的放疗剂量的替代物，其观点在于，如果特定亚结构的剂量升高，MHD 通常也会升高。一项对 50 例左侧乳腺癌患者进行的剂量测定研究中，MHD 与 LAD 剂量之间存在极强的相关性，MHD 每增加 1Gy，平均 LAD 剂量增加 4.82Gy。研究表明 MHD 可替代 LAD 剂量的预测作用。另外一项 125 例 HL 患者的研究中，当评价心包疾病、传导障碍、瓣膜疾病和心室功能异常等多种心脏毒性时，MHD 模型优于冠状动脉模型，而当观察缺血性心脏毒性相关事件时，基于冠状动脉的模型优于全心脏模型。

综上，需要进一步的研究来充分阐明最能预测 RIHD 的剂量参数。MHD 及特定心脏子结构的剂量，在特定的评估下均有意义，需要个体化分析。

四、技术进步赋能精准风险预测与管理

精准防护依赖精准预测，现代技术可使风险预测模型更精准。随着放疗技术的进步剂量学参数越来越精细化，现代治疗计划系统（TPS）可精确计算心脏整体及亚结构（左心室、心房、LAD、回旋支、右冠状动脉、窦房结区）的剂量体积直方图参数（D_{mean}，D_{max}，V_x），这些亚结构剂量参数是预测特定 RIHD 的关键，可能超过传统 MHD 的价值。同时影像组学与 AI 的联动，自动勾画通过 AI 算法快速、准确地勾画心脏及亚结构，提高了剂量评估效率和一致性。机器学习通过整合高维剂量分布图（非简单 DVH）、临床因素、基线影像特征（如 CT 冠脉钙化），构建更精准个体化预测模型，可提高预测模型的精准度。同时通过分析放疗中/后早期影像变化（如心脏 MRI T_1 mapping 值改变等），识别高危患者，进行早期预警并强化干预。最后大数据时代便于全球协作与数据共享，大型多中心数据库汇集质子/光子治疗的剂量与结局数据，可加速验证和优化基于技术的风险模型，最终使预测模型更为精准。

五、综合防治策略：以技术为核心的整合

技术进步是防治策略的基石，同时也需整合其他策略发挥其最大效能。一级预防：技术优先，选用最优技术（DIBH、IMRT/VMAT、质子等）并严格执行个体化剂量限定（基于最新指南与相关亚结构数据）。二级预防与治疗：监测依赖技术，治疗遵循规范，利用现有先进影像技术（斑点追踪超声、心脏 MRI T_1 mapping/ECV 等）并开发新的影像技术生物标志物等早期发现亚临床损伤，指导干预时机。最后强调防治过程中的多学科协作（MDT）：在制定初始治疗方案时，MDT 即评估 RIHD 风险，优先选择心脏保护性最强的放疗技术，设定严格剂量约束，并制定长期监测计划。

六、挑战与未来方向：持续聚焦技术突破

基于技术的进步，未来需要进一步推动 DIBH、IGRT 等成熟技术的广泛应用。进一步降低粒子治疗成本，探索共享模式，提高其可及性，尤其对明确获益的高危人群。通过技术深化与融合，实时软组织显像引导，在乳腺癌、纵隔肿瘤放疗中实现更精准的心脏避让。Flash 放疗基于其超高剂量率照射在临床前研究中展现心脏保护潜力，亟待临床转化验证。AI 的深度整合从自动计划优化、自适应放疗到个体化风险实时预测与预警。利用大数据和长期随访，研究现代放疗技术下对心血管的远期影响。并且对特殊人群的放疗进行技术优化整合，如儿童青少年强制使用最优技术（首选质子）并制定更严苛的剂量限值；为合并严重心血管疾病患者定制超高精度方案等。

七、结论

现代放疗视角下，防治 RIHD 已非奢望。放疗技术的跨越式进步从光子调强到呼吸管理再到粒子治疗将彻底改变心脏剂量分布的可控性，将 RIHD 风险从“必然代价”降至“可控风险”。精准的剂量雕刻（IMRT/VMAT 等）、主动的空间创造（DIBH、俯卧位放疗等）、革命性的物理优势（质子治疗等）以及自适应的保护构成了心脏防护的核心物理防线。技术进步不仅直接降低损伤风险，更赋能了精准的风险预测与分层管理。未来，持续推动技术普及（如 DIBH）、突破技术瓶颈（如 Flash、AI 联动）、深化机制研究并关注资源可及性，是进一步消除 RIHD 威胁、实现胸部肿瘤患者“治愈且心无忧”目标的关键。

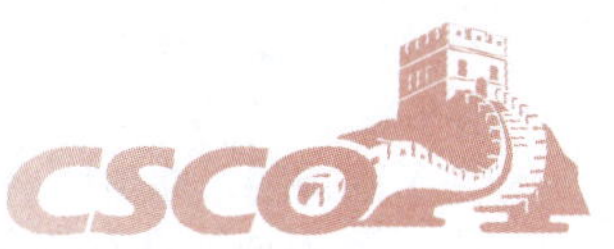

围手术期肺癌免疫治疗的安全管理

陈文洁　安昊　李因涛
山东第一医科大学附属肿瘤医院

一、前言

免疫检查点抑制剂（ICIs）如 PD-1/PD-L1 抑制剂的出现，改写了局部晚期甚至部分早期非小细胞肺癌（NSCLC）患者的治疗格局。如今，ICIs 已成为治疗 NSCLC 的重要选择，尤其是围术期阶段。因此，围术期的安全管理在肺癌治疗中显得尤为重要，这一阶段的治疗和护理会直接影响患者的预后和生存率。

围术期通常指从手术前的准备阶段到手术后的恢复阶段，这一过程中的各项管理措施对肺癌患者的整体治疗效果都至关重要。围术期的管理不仅包括对手术风险的评估和并发症的预防，还涉及如何有效地整合免疫治疗，以提高患者的生存率和生活质量。本文旨在探讨围术期肺癌免疫治疗的安全管理现状与挑战，分析当前的研究热点和未来的研究方向，为临床实践提供参考。

随着对围术期管理的重视，越来越多的研究开始关注如何在手术前后有效地运用免疫治疗来改善患者的预后。例如，最近的研究显示，围术期免疫治疗能够显著提高可切除 NSCLC 患者的生存率，成为新的治疗标准。然而，尽管免疫治疗在临床应用中展现出积极效果，仍然存在许多挑战，如何在免疫治疗带来的显著获益与潜在风险之间寻求平衡，构建一套完善且有效的安全管理路径，已成为当前围手术期 NSCLC 免疫治疗的临床实践中需要尽快解决的关键问题。

综上所述，围术期肺癌免疫治疗的安全管理已经成为一个重要的研究领域，本文将从围术期肺癌免疫治疗的基本概念、围术期安全管理的风险因素、管理策略等方面进行深入探讨，为未来的研究和临床实践提供部分依据。

二、正文

（一）围术期肺癌免疫治疗的基本概念

1. 免疫治疗的机制与类型　免疫治疗是通过调动和增强患者自身免疫系统来对抗癌症的一种治疗方法。其机制主要包括激活 T 细胞、增强抗肿瘤免疫反应以及抑制肿瘤免疫逃逸等。免疫治疗的类型主要包括 ICIs、肿瘤疫苗、细胞疗法等。其中，ICIs 如 PD-1/PD-L1 抑制剂和 CTLA-4 抑制剂已被广泛应用于 NSCLC 的治疗中，显示出显著的疗效。研究表明，免疫治疗在围术期的应用能够改善患者的生存率，降低术后复发率，成为肺癌治疗的新标准之一。

2. 围术期的概念与临床意义　围术期通常包括术前、术中和术后三个阶段。在肺癌患者中，围术期管理的有效性直接影响患者的预后。术前阶段的管理包括评估患者的整体健康状况、选择适合的免疫治疗方案以及实施必要的辅助治疗。术中阶段则需要关注麻醉管理和术中免疫状态的保持，以减少手术对免疫系统的抑制作用。术后阶段的管理则包括监测术后并发症、评估免疫治疗的效果以及进行必要的随访。围术期的良好管理不仅能提高患者的生活质量，还能显著改善其生存期，尤其是在接受免疫治疗的患者中。

（二）围术期免疫治疗的安全性评估

1. 免疫相关不良事件的分类　在围术期免疫治疗的安全性评估中，免疫相关不良事件（irAEs）的分类至关重要。irAEs 是指在接受免疫治疗后，患者的免疫系统异常激活导致的副作用。这些不良事件可以影响多个器官系统，包括皮肤、内分泌、肺、肝、肾和消化道等。根据其发生的频率和严重程度，irAEs 可分为轻度（如皮疹、疲劳）、中度（如肺炎、甲状腺功能异常）和重度（如重症肺炎、肝衰竭等）。研究表明，irAEs 的发生率与免疫治疗的类型、患者的基础疾病以及个体的免疫状态密切相关。对于肺癌患者而言，尤其是接受 PD-1/PD-L1 抑制剂治疗的患者，irAEs 的发生率较高，因此，在围术期管理中，必须加强对 irAEs 的监测与管理，以确保患者的安全。

2. 安全性监测标准与评估工具　围术期免疫治疗的安全性监测标准与评估工具的制定是确保患者安全的重要环节。当前，许多临床试验和指南建议采用标准化的监测工具，如通用不良事件分类标准（CTCAE）和美国国家癌症研究所通用不良事件分类标准（NCI-CTCAE），以评估 irAEs 的发生及其严重程度。此外，定期的生化指标监测（如肝功能、肾功能、电解质水平等）也是评估患者安全性的重要手段。随着技术的发展，电子健康记录（EHR）系统的应用也在逐步增强监测的效率和准确性，通过数据分析和实时监测，可以及时识别和处理 irAEs，减少患者的风险。在实际应用中，医务人员需接受相关培训，以确保能够熟练使用这些工具，并在发生不良事件时及时采取干预措施，从而提高围术期免疫治疗的安全性和有效性。

（三）影响围术期免疫治疗安全性的因素

1. **患者个体差异（如年龄、合并症）** 患者的个体差异在围术期免疫治疗的安全性中扮演着重要角色。年龄是一个显著因素，老年患者通常伴随多种合并症，这可能增加围术期并发症的风险。例如，年龄较大的患者可能更容易出现术后感染、心血管事件等不良反应。此外，合并症如糖尿病、慢性阻塞性肺疾病（COPD）等也会影响患者的免疫反应和术后恢复，导致免疫治疗效果不佳或增加不良反应的发生率。因此，评估患者的年龄和合并症的情况对于制定个体化的围手术期免疫治疗方案至关重要。

2. **手术类型与术后恢复** 手术类型对围术期免疫治疗的安全性有显著影响。不同类型的手术（如开胸手术与微创手术）可能导致不同程度的组织损伤和免疫抑制，从而影响患者的术后恢复和免疫治疗的效果。研究表明，开胸手术可能会导致更显著的免疫抑制，进而增加术后肿瘤复发的风险。此外，手术的复杂性和持续时间也与术后并发症的发生率相关，长时间的手术可能导致更高的术后感染风险，从而影响免疫治疗的安全性和有效性。因此，手术类型和术后恢复情况应该在围术期免疫治疗的安全管理中被充分考虑。

3. **免疫治疗方案的选择** 免疫治疗方案的选择直接影响围术期的安全性。不同的免疫治疗药物（如 PD-1/PD-L1 抑制剂）在疗效和副作用方面存在差异。例如，某些免疫治疗药物可能导致严重的 irAEs，如肺炎、肝炎等，尤其是在和其他治疗（如化疗）联合使用时。此外，患者的生物标志物（如 PD-L1 表达水平）也会影响免疫治疗的选择及其安全性。PD-L1 高表达的患者可能对免疫治疗反应更好，但同时也可能面临更高的副作用风险。因此，在选择免疫治疗方案时，需综合考虑患者的具体情况及可能出现的副作用，以确保治疗的安全性和有效性。

（四）围术期免疫治疗的风险管理策略

1. **术前评估与准备** 围术期免疫治疗的成功与否在很大程度上依赖于术前的充分评估与准备。术前评估的目标是识别患者的潜在风险因素，包括合并症、肿瘤特征及患者的免疫状态等。基础检测是术前管理的重要环节。①首先，应完成 PD-L1 表达水平检测，PD-L1 的表达与免疫治疗的疗效密切相关，高表达患者往往能从免疫治疗中获得更好的收益。研究表明，PD-L1 高表达（≥ 50%）的患者接受免疫单药治疗的客观缓解率（ORR）可达 45%~50%，而低表达患者获益相对有限。同时，需排除 *EGFR/ALK* 等敏感突变人群，因为对于这类患者，靶向治疗可能是更为合适的选择。②对于肺癌患者，尤其是接受免疫治疗的患者，评估肺功能、心血管健康及其他相关生理指标也至关重要。研究表明，术前评估可以显著降低术后并发症的发生率。③针对特定患者群体（如合并 COPD 的患者），术前的支气管扩张治疗可以改善术后肺功能，降低并发症风险。基础体格检查应包括神经系统评估和黏膜、皮肤检查，结合既往排便习惯作为免疫相关性结肠炎的基线参考。实验室检查方面，应完成全血细胞计数（CBC）、综合代谢指标（CMP）等基础检查，并进行感染筛查（如 HIV，甲、乙、丙型肝炎）。因此，建立标准化的术前评估流程，结合个体化的治疗方案，将有助于优化围术期的安全管理，改善患者的预后。

2. **术中监测与管理** 在围术期免疫治疗中，术中的监测与管理同样不可忽视。术中应密切监测患者的生命体征及免疫反应，以便及时应对可能出现的并发症。研究指出，麻醉管理对肺癌患者的免疫状态有显著影响，选择合适的麻醉药物和技术可以降低免疫抑制的风险，从而减少肿瘤复发的可能性。术中要实时监测氧合指数、呼吸力学变化，一旦发现氧合下降或呼吸力学异常，应及时调整通气策略。可采用肺保护性通气策略，限制潮气量（≤ 7ml/kg）和平台压（≤ 30cmH_2O），以减少呼吸机相关性肺损伤。外科医生在手术操作过程中，需要高度注意组织纤维化、血管易损等现象，从而减少术中出血与组织损伤。对于一些患者可能出现突发急性呼吸衰竭的情况，必要时可提前备份体外膜肺氧合（ECMO）装置，确保在紧急情况下能够迅速提供有效的生命支持措施，从而保障患者的生命安全。术中还应密切监测患者的血流动力学指标，及时补充血容量，维持循环稳定。因此，术中管理不仅要关注手术操作的安全性，还需综合考虑患者的免疫状态和生理反应，以确保最佳的术后恢复效果。

3. **术后随访与干预措施** 术后随访是围术期免疫治疗成功的关键环节。有效的术后随访可以及时发现并处理潜在的并发症，降低患者的再住院率。术后 1~3 天是不良事件的高发期，在此期间应密切监测患者的生命体征，包括体温、血压、心率、呼吸频率等，及时发现异常变化。应持续监测血氧饱和度，确保患者的氧合状态稳定。临床症状与体格检查应在每次治疗前常规进行，重点关注皮肤病变、神经症状及腹泻、疲劳等常见免疫相关信号。常规血液检测（包括 CBC 和 CMP）建议每 4 周重复一次，治疗后期可视患者状态调整为每 6~12 周一次。内分泌方面，甲状腺功能（TSH、FT_4）建议每 4~6 周监测一次；垂体 - 肾上腺轴功能如皮质醇、ACTH、性激素等指标可在高风险或症状提示下监测。若患者伴有肺部基础疾病或可疑肺毒性，需结合肺功能、氧饱和度检测及影像学定期复查。高危心血管患者或存在症状者应重复监测肌钙蛋白与 NT-proBNP，并与心内科协作调整频次。影像复查对于早期发现术后并发症及肿瘤复发至关重要，应于术后 1 周、术后 1 个月及每 3 个月进行胸部 CT 等影像学检查，评估是否存在肺炎、胸腔积液或肿瘤转移复发迹象。此外，针对术后出现的并发症，如感染或肺功能下降，及时的干预措施（如抗生素治疗或康复训练）可以显著改善患者的生活质量和预后。因此，建立完善的术后随访机制，结合个体化的干预措施，将有助于提高围术期免疫治疗的整体效果。

（五）未来研究方向与挑战

1. **新型免疫治疗的应用前景** 随着对肺癌免疫治疗的深入研究，新型的免疫治疗方法的应用前景越来越广阔。近年来，ICIs 如 PD-1/PD-L1 抗体在 NSCLC 患者中的应用中取得了显著成效，尤其是在围手术期阶段。临床试验如 IMpower 010 和 CheckMate 816 显示，围术期免疫治疗能显著改善可切除 NSCLC 患者的生存率。此外，联合免疫治疗的策略（如化疗与免疫治疗的结合）也显示出良好的前景，能够进一步提高患者的疗效和耐受性。然而，新型免疫治疗的推广仍面临挑战，包括患者的个体化治疗、irAEs 的管理以及对

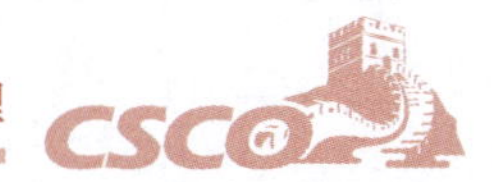

不同患者群体的适应性等问题。

2. **多学科协作在安全管理中的重要性** 在围手术期肺癌免疫治疗中，多学科协作显得尤为重要。不同专业的医疗团队，包括外科医生、肿瘤科医生、麻醉师和护理人员等，能够共同制定个性化的治疗方案，以确保患者的安全和治疗效果。这种协作不仅可以提高患者的整体管理质量，还能有效减少术后并发症的发生率。例如，针对免疫治疗引起的副作用，团队可以及时调整治疗方案，确保患者在治疗过程中的安全性和舒适度。此外，跨学科的合作还可以促进知识的共享和技术的整合，从而推动围手术期肺癌治疗的不断进步。

三、结论

围手术期免疫治疗为部分 NSCLC 患者带来了革命性的改变，其通过诱导病理缓解及建立免疫记忆反应，显著提高了术后控制率，为患者带来了新的希望。然而，免疫治疗导致的相关的不良反应，尤其是在手术应激状态下的表现，依然是临床实践中不可忽视的问题。这些不良反应可能影响手术效果、延缓术后恢复，甚至可能危及患者生命。其安全管理是一个复杂而关键的领域，发展不仅依赖于对风险因素的识别与管理，也体现在多项研究成果的整合与临床实践的有效应用中。当前，尽管已有多个研究探讨了围术期免疫治疗的潜在风险和不良反应，但不同行业和学科的观点对该领域的理解与应用具有多样性。作为医学专家，我们必须充分认识到这些研究结论之间的差异，并努力寻找一个合适的平衡点。

首先，风险因素的识别与管理至关重要。通过系统的研究，我们可以更好地理解哪些患者在接受免疫治疗时可能面临更高的并发症风险，从而为这些患者制定个性化的围术期管理方案。例如，某些生物标志物或临床特征可能影响患者的免疫反应，进而影响手术结果。因此，未来的研究应集中于探讨如何通过精准医疗手段，优化围术期的免疫治疗策略，以提高患者的整体安全性。

其次，随着免疫治疗的不断发展，新的药物和疗法层出不穷，临床实践也需要及时更新以适应这些变化。我们应鼓励跨学科的合作，整合不同领域的研究成果，形成更为全面的安全管理方案。同时，临床试验的设计也需更加注重围术期的特殊性，以确保研究结果能够在真实世界中发挥有效作用。

最后，我们接下来的研究不仅要关注疗效，还要重视患者的生活质量和长期生存率。通过综合考虑患者的多维需求，我们可以更好地推动围术期肺癌免疫治疗的安全管理发展。

总之，只有构建起一套完善、系统的安全管理机制，才能在免疫治疗的获益与风险之间实现动态平衡，真正为 NSCLC 患者带来更长的生存期、更高的生活质量与更优的治疗体验，推动围手术期 NSCLC 免疫治疗向更加安全、有效的方向发展。

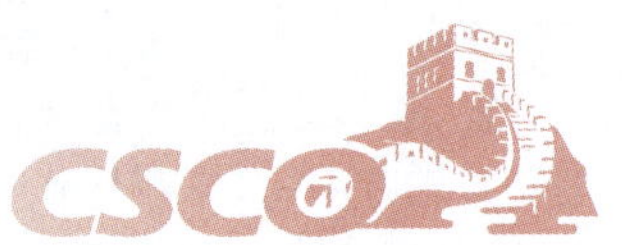

CAR-T 细胞治疗毒副反应管理

霍瑞雪[1,2] 薛俊丽[1,2]

[1]同济大学附属东方医院 [2]同济大学医学院

嵌合抗原受体 T 细胞(CAR-T 细胞)疗法的出现标志着癌症免疫治疗的重要进展,特别是在治疗血液系统恶性肿瘤方面,展现出了显著的反应率和持久的缓解效果。尽管该疗法为患者提供了新的治疗选择,但伴随而来的多种潜在副作用和并发症,如细胞因子释放综合征(CRS)和免疫效应细胞相关神经毒性综合征(ICANS)等,为治疗带来了诸多挑战。鉴于 CAR-T 细胞持续存在和无法轻松逆转的免疫激活,这些毒性难以管理,其高毒性发生率和死亡率使 CAR-T 细胞疗法无法成为一线治疗。虽然已有多种靶向细胞因子的疗法被提出可以用于治疗这些毒副反应,但目前的临床数据仍不足。因此,深入了解这些毒副反应的潜在机制,并制定相应的预防和治疗策略至关重要。此外,为了提高 CAR-T 细胞治疗患者的疗效和安全性,往往需要密切监护及多学科的综合协作,包括干细胞移植、重症监护和神经病学等学科领域。本文旨在深入探讨 CAR-T 细胞治疗的副作用及其管理策略,以期为临床实践提供有益的参考和指导。

一、CAR-T 细胞治疗的原理

CAR-T 细胞疗法属于细胞免疫疗法的一种,其他还包括肿瘤浸润淋巴细胞(tumor-infiltrating lymphocytes,TILs)和 T 细胞受体(T-cell receptor,TCR)T 细胞疗法等。CAR-T 细胞是经过基因工程(病毒载体或基因编辑技术)改造后表达合成受体的 T 淋巴细胞,该受体可特异性识别肿瘤细胞表面抗原[如 CD19、B 细胞成熟抗原(B-cell maturation antigen,BCMA)]或 G 蛋白偶联受体 C 类第 5 组成员 D(G protein-coupled receptor class C group 5 member D,GPRC5D),通过信号转导激活 T 细胞,触发细胞毒性分子的释放,导致癌细胞死亡,并募集免疫成分以增强反应,并分化为记忆 T 细胞以进行长期监测和复发保护。CAR 的结构通常包括一个细胞外抗原识别部分,其通常由单克隆抗体的 2 个可变区(轻链和重链)组成,由接头连接。铰链区和跨膜结构域连接胞外抗原识别部分和细胞内成分。细胞内由共刺激结构域(通常为 CD28、4-1BB 或 ICOS)和 T 细胞活化结构域(即信号转导分子,通常为 CD3ζ)组成。CD28 促进 T 细胞快速扩增,4-1BB 增强细胞存活、记忆样表型发育和持续的抗肿瘤反应,这些结构域的差异会影响 CAR-T 细胞产品的治疗效果和持久性,并会改变急性副作用的严重程度(例如 CD28- 共刺激 CARs 的 CRS 和神经毒性发生率可能较高),在临床应用中需要仔细考虑。由于 CAR 具有类似抗体的抗原识别能力,因此其以细胞表面抗原为靶点,并且靶标识别不需要特定的人类白细胞抗原(HLA)分子提呈,这扩大了患者范围。目前美国食品药品监督管理局(FDA)批准的 CAR-T 细胞治疗的适应证是 B 细胞急性淋巴细胞白血病、弥漫大 B 细胞淋巴瘤、滤泡性淋巴瘤、套细胞淋巴瘤、急性 / 慢性淋巴细胞白血病和多发性骨髓瘤,但该疗法尚未被 FDA 批准用于实体瘤。

二、CAR-T 细胞治疗的流程

首先,通过静脉采集患者血液进行自体淋巴细胞单采术,然后对淋巴细胞基因改造和扩增,将 CAR 转导到收集的 T 细胞上形成 CAR-T 细胞,并进行体外扩增以获得所需的剂量。从淋巴细胞分离到输注的这段时间(2~4 周不等),特别是在高度增殖性疾病中,需要有计划的桥接疗法,目的是控制疾病进展及在输注时达到疾病缓解,以提高疗效并减少副作用。CAR-T 细胞疗法需要一个特定的免疫调节的环境,来降低 CAR-T 排斥反应的风险并促进 CAR-T 细胞增殖并最终持续存在,因此在进行 CAR-T 细胞疗法之前必须立即进行淋巴细胞耗竭化疗(lymphodepleting chemotherapy,LDC)。LDC 常见用药包括环磷酰胺和氟达拉滨,其通过改变细胞因子谱和抑制竞争性免疫细胞(如 T 调节细胞或髓源性抑制细胞),为 CAR-T 细胞扩增创造最佳环境,从而大大提高反应率和 CAR-T 细胞持久性。LDC 通常在第 -5 天到第 -3 天进行,然后在第 0 天输注 CAR-T 细胞。在治疗前后,要密切监测患者不良反应,其严重程度取决于患者肿瘤类型、肿瘤负荷、年龄、细胞剂量、合并症、治疗时机、不同 CAR-T 细胞产品和 CAR-T 治疗前已有严重骨髓抑制等因素。在治疗后的 10 天内,持续监测心电图和生命指标也非常重要。

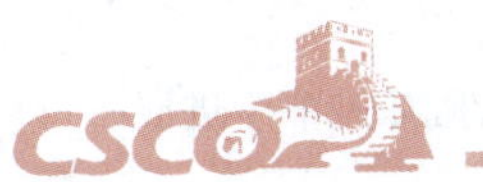

三、CAR-T 细胞治疗的毒副反应

1. 细胞因子释放综合征(cytokine release syndrome,CRS)

(1)发病机制及症状:CRS 是 CAR-T 细胞疗法的一种常见并发症,发生率为 42%~100%,0~46% 的患者在输注 CAR-T 细胞后发展为严重的 CRS。CAR-T 细胞接触肿瘤细胞上的靶抗原后被激活,引发炎症级联反应,导致巨噬细胞、单核细胞等免疫细胞活化释放 IL-1 和 IL-6,CAR-T、其他活化的 T 细胞或髓系细胞释放 IL-2、TNF-α、IFN-γ、IL-8、IL-10、单核细胞趋化蛋白 -1(MCP-1)和巨噬细胞炎症蛋白 -1α(MIP-1α)。重症患者中,粒细胞 - 巨噬细胞集落刺激因子(GM-CSF)升高明显。在超生理炎症的情况下,内皮细胞通过释放血管性血友病因子(von Willebrand factor,vWF)和血管生成素 -2(Ang-2)被激活,导致毛细血管渗漏、组织水肿,及脑脊液被炎性细胞因子和白细胞浸润。C 反应蛋白(CRP)和铁蛋白是可代替细胞因子谱的检测指标,用来检测 CRS 严重程度和对治疗的反应。

CRS 的发病时间中位数为输注后的 2~3 天,大多数患者 14 天内发病,初始症状较轻,随后在数小时至数天内逐渐加重,症状持续为 7~8 天。首发症状以发热为主,体温可升至 40.5℃及以上。其他症状类似于流感样疾病,包括肌痛、头痛、关节痛、寒战、皮疹、全身不适和食欲减退。许多 CRS 病例是自限性的,而有些病例会发展为类似于败血症或毛细血管渗漏综合征的严重症状。重症 CRS 病例常发生难治性低血压、心动过速、胸腔积液、肺水肿、缺氧及急性呼吸窘迫综合征(ARDS)、凝血功能障碍及弥散性血管内凝血(DIC),并发展为多器官功能衰竭(肝肾心等器官),最终需要重症监护。包括 CRP 和铁蛋白在内的全身性炎症标志物的水平在重症 CRS 中可异常升高,这与巨噬细胞活化综合征 / 嗜血细胞性淋巴组织细胞增生症(MAS/HLH)中观察到的情况一致。严重 CRS 后常见延迟性细胞减少症。感染也很常见,尤其是在急性淋巴细胞白血病(ALL)和严重 CRS 患者中,并显著与死亡率增加相关。值得注意的是,在 ALL 患者中,CRS 的存在与 CAR-T 疗效相关。CRS 的严重程度可通过各种评分系统进行分级,常用美国移植和细胞治疗学会(American Society of Transplantation and Cellular Therapy,ASTCT)分级标准进行评估(表 1)。总体来说,接受 CAR-T 细胞治疗后,77%~93% 的白血病患者和 37%~93% 的淋巴瘤患者会发生各级 CRS,3~4 级 CRS 发生率为 13%~46%。与 4-1BB 相比,含 CD28 共刺激结构域的产品更常发生 CRS。同时更高的肿瘤负荷,更高剂量的 CAR-T 细胞及 LDC 中使用氟达拉滨也可能会增加 CRS 风险及严重程度。

表 1 CRS 的 ASTCT 分级标准及治疗

参数	1 级	2 级	3 级	4 级
发热	T≥38℃	T≥38℃	T≥38℃	T≥38℃
低血压	无	有,不需要血管加压药	有,需要一种血管加压药,可能含有或不含有血管升压素	有,需要使用多种血管加压药(不包括血管升压素)
低氧	无	需要低流量鼻导管或吹气吸氧	需要高流量鼻导管、面罩、无重复呼吸面罩或 Venturi 面罩吸氧	需要正压通气(如 CPAP、BiPAP、插管和机械通气)
治疗	支持治疗、每 2h 监测生命体征、晶体补液和解热药物	吸氧(≤6L/min)、托珠单抗(8mg/kg)、对于阿基仑赛(axicabtagene ciloleucel),一旦达 2 级,或使用托珠单抗后仍低血压时,早期类固醇干预(单次地塞米松 10mg,静注)、支持性治疗、通知 ICU 做转科准备	转至 ICU、血管加压药、吸氧(>6L/min)、持续监测生命体征、地塞米松[10mg 静注,每 6h 一次(q.6h.),如果无改善,则增加剂量至 20 mg],积极静脉输液和多次托珠单抗治疗	ICU 持续监护、调整抗生素治疗、大剂量皮质类固醇(甲泼尼龙 1 000mg/d)、anakinra 用于难治性及高级别 CRS,剂量可达 12mg/(kg·d)。考虑个体化治疗

注:BiPAP,双水平气道正压;CPAP,持续气道正压。

(2)治疗及管理:虽然大多数 CRS 病例是自限性的,只需要对症治疗。但仍需密切监测以尽早识别 CRS 先驱症状,如心动过速或呼吸急促,并及时发现严重病例及早期干预。必要时,可在 CAR-T 细胞治疗前告知 ICU,以确保及时干预和患者安全。

对不同分级的 CRS 采取不同的治疗方法。对于发热病例,除了物理降温等非药物治疗,还可使用对乙酰氨基酚退热。由于很多 CRS 患者血小板减低,因此非甾体抗炎药(如阿司匹林)等不应使用。此外,CRS 患者常出现中性粒细胞减低及免疫抑制,甚至发生中性粒细胞减少性发热,大约 10% 患者会发展为类似 CRS 的脓毒症,在不能排除感染性疾病(脓毒血症)时,需进行感染性疾病检查,并尽快(1 小时内)开始经验性使用广谱抗生素治疗(尤其是对假单胞菌有效的抗生素,如哌拉西林钠他唑巴坦钠、亚胺培南、美罗培南、头孢吡肟或头孢他啶)。晶体补液用于纠正不感蒸发和维持血压,需要注意的是,在进行静脉补液时,应避免过量,以防范血管渗漏及随之而来的肺水肿风险。对于出现进行性低血压或缺氧的患者,IL-6 受体拮抗剂托珠单抗(tocilizumab,ACTEMRA)是重要用药,在相关临床试验中,托珠单抗治疗的总体反应率为 70%,目前它被美国 FDA 批准用于治疗严重或危及生命的 CRS。对于 2 级或以上的 CRS,通常建议使用托珠单抗,剂量为 8mg/kg(最多 800mg;如果患者体重<30kg,剂量为 12mg/kg),如果效果不佳,可在 8 小时内重复使用,建议最多使用 4 次托珠单抗。托珠单抗似乎不会影响 CAR-T 的疗效,而且在 CRS 中短期使用也不会引起不良反应。值得注意的是,托珠单抗给药后,CRP 不能再用作 CRS 严重程度的指标,因为 IL-6 信

号转导的阻断导致 CRP 快速降低。此外，使用托珠单抗可能会导致 IL-6 水平升高，增加严重神经毒性的风险，还可能增加长期免疫抑制的程度，并且重复使用托珠单抗导致风湿类疾病患者肠穿孔的发生率增高。通常应避免将皮质类固醇作为 CRS 的一线治疗，因为某些临床研究认为高剂量类固醇对 CAR-T 疗效有负面影响，由于托珠单抗不能穿过血脑屏障，因此类固醇应仅用于 IL-6 抑制剂难治性病例、危及生命(3 级或 4 级)或严重神经毒性患者。

当托珠单抗和糖皮质激素治疗均无效时，可考虑采用以下策略：阻断 TNF-α 信号通路，或应用其他免疫抑制剂，如抗 IL-6 抗体司妥昔单抗、T 细胞耗竭疗法[如阿仑单抗和抗胸腺细胞免疫球蛋白(ATG)]、IL-1 受体拮抗剂(anakinra)、环磷酰胺或依鲁替尼。此外，CRS 的实验性治疗还包括伊布替尼和细胞因子吸附技术。

酪氨酸激酶抑制剂(TKI)达沙替尼(dasatinib)能够有效抑制 CAR-T 细胞和 T 细胞的活化，具有“开关效应”，可直接干扰 CAR-T 细胞信号通路，因此比调节转录的地塞米松更快、更彻底地抑制 CAR-T 细胞，适合用于 CRS 的紧急治疗。布鲁顿酪氨酸激酶(BTK)抑制剂伊布替尼(ibrutinib)可抑制 IL-2 诱导的酪氨酸激酶(ITK)通路，调节 T 细胞、单核细胞和肿瘤细胞等各种免疫细胞的细胞因子释放，改善 CRS。针对 CRS 发生机制中的关键靶点，其他治疗策略也展现出前景：例如抑制 Gasdermins 家族蛋白、炎性小体、Caspase 家族蛋白的活化，或减少损伤相关分子模式(DAMPs)的产生，或调节 CAR 的杀伤途径，将热凋亡转化为细胞凋亡，阻止 CRS 的发生。在动物试验中，早期使用甲酪氨酸酯(MTR)或心房利尿钠肽(ANP)可通过减少儿茶酚胺和各种细胞因子的产生来预防 CRS，而不会影响 CAR-T 细胞的功效。此外，JAK-1 抑制剂 itacitinib 及 ruxolitinib 用于预防 CRS，抗 GM-CSF 抗体 lenzilumab 或制造 GM-CSF 敲除 CAR-T 产品也在临床试验阶段。

2. 免疫效应细胞相关神经毒性综合征(immune effector cell-associated neurotoxicity syndrome，ICANS)

(1) 发病机制及症状：ICANS 是 CAR-T 细胞疗法的第二大常见毒性，于 2019 年由 ASTCT 在 CAR-T 细胞相关性脑病综合征(CRES)的基础上提出的，即细胞免疫治疗后，内源性或外源性 T 细胞和/或其他免疫效应细胞激活或参与而引起的一系列神经系统异常的临床表现。ICANS 一般在 CAR-T 细胞输注后 2~9 天发病，通常伴随 CRS 但晚于 CRS，持续 3~17 天。所有级别 ICANS 的发生率为 2%~64%，重度 ICANS 的发生率为 0~50%。ICANS 的前驱症状为轻微的神经系统症状，如头痛、意识模糊和细微的认知变化，以及高血压和心动过速。临床表现还包括注意力缺陷、找词困难、局灶性神经功能缺损或脑病，以及危及生命的脑水肿、短暂性昏迷或癫痫发作。在炎症状态下，血脑屏障(blood-brain barrier，BBB)的完整性受到破坏，引发一系列脑部病理生理反应。研究显示，脑血管内皮细胞的激活(Ang-Tie2 轴紊乱)和 BBB 破坏早在 ICANS 初期便已发生。此外，BBB 的其他成分，尤其是星形胶质细胞和周细胞，暴露于大量细胞因子中，可能引发损伤、细胞因子分泌以及 BBB 的进一步破坏。一旦 BBB 失去屏障功能，大量免疫细胞和细胞因子(如 IL-6、IFN-γ 和 TNF-α 等)将侵入中枢神经系统(CNS)，造成 CNS 炎症。这些免疫细胞与 CNS 内活化的促炎性驻留细胞协同作用，加剧 CNS 内的炎症瀑布反应，导致脑水肿、血栓形成、溶血及其他神经精神症状。患者血清中 IFN-γ、IL-15、IL-6、IL-10、GM-CSF、IL-1RA、IL-2、IP-10、IL-1β、IL-8 和 TNF 水平较高，脑脊液中除了 IL-8、IP-10 和 MCP-1，其他与血清中的细胞因子谱相似。

髓系细胞，如单核细胞和巨噬细胞，可能被募集到 CNS 并产生 IL-1β 和 IL-6，这是 ICANS 的关键因素。GM-CSF 对髓样细胞增殖和活化至关重要，也是与 ICANS 显著相关的因素。小胶质细胞作为脑内常驻的巨噬细胞，在 GM-CSF、IL-6 和 IFN-γ 等因子刺激下可极化为促炎表型，进而放大炎症级联反应。IL-1β 和 TNF 等促炎细胞因子可通过改变神经元兴奋性，诱发谵妄及其他神经精神症状。此外，其他细胞因子如 IL-6 和 IL-8 也被认为参与神经损伤过程。

(2) 治疗及管理：ICANS 可以通过免疫效应细胞相关脑病(ICE)评分进行分级(表 2)，如果器官系统衰竭(如 CRS)导致无法监测 ICE 评分，则应通过脑成像排除脑水肿，脑电图(EEG)和脑电双频指数(BIS)可监测意识水平并排除致痫电位。对于有不明原因的心动过缓、高血压或失神的镇静患者，或镇静患者出现不明原因的心动过缓、高血压或眼球震颤时，应启动颅内压监测。由于 CAR-T 细胞的输注剂量和疾病负荷与 CRS 和 ICANS 密切相关，因此体化剂量调整，如分级给药(以剂量递增的形式多次递送)，可能在不影响疗效的情况下，兼顾安全性。神经毒性的管理侧重于皮质类固醇，是孤立性 ICANS 的一线治疗。因为 IL-6 抑制剂通常对 CAR-T 细胞治疗相关的神经毒性无效。地塞米松是皮质类固醇中最常用的药物，其能够很好地透过 BBB。虽然皮质类固醇可能会通过抑制 T 细胞功能、扩增和持久性，甚至诱导 T 细胞凋亡来损害抗肿瘤疗效，但是一些临床试验证实早期、短期使用皮质类固醇，在提高安全性的同时，不会对 CAR-T 细胞的疗效产生不利影响。3~4 级 ICANS 需进行颅内压(intracranial pressure，ICP)、血压、氧合、血气、血糖等监测，ICP 应保持<20mmHg，目标脑灌注压(CPP)为 60~70mmHg，ICP 升高可通过甘露醇或中度过度通气来降低。由于外周 IL-6 受体阻断可能导致 IL-6 向 CNS 的循环增加，从而导致神经毒性加剧，因此 ICANS 出现神经症状时应停用托珠单抗。对于弥漫大 B 细胞淋巴瘤(DLBCL)和 B 型急性淋巴细胞白血病(B-ALL)等高度增殖性疾病，提早增加皮质类固醇用量或改用注射用甲泼尼龙琥珀酸钠也可预防严重的副作用。上述提到的抗 GM-CSF 的单克隆抗体 lenzilumab 在动物实验中能够很好缓解 CAR-T 细胞诱导的 CRS 和 ICANS，在临床试验中降低重度 CRS 和 ICANS 的风险。

考虑到 IL-1β 比 IL-6 更早释放并促进 IL-6 的产生，并且是参与 CRS 和 ICANS 的另一种关键细胞因子，因此 IL-1 受体拮抗剂 anakinra 既不会引起 CAR-T 扩增，又能有效穿过 BBB，因此其除了对重症 CRS 有效，对于类固醇难治性高级别 ICANS，也应考虑使用 anakinra(1mg/kg，q.i.d.，最大剂量为 100mg)，环磷酰胺也可进行尝试性使用。由于内皮细胞的活化在 ICANS 中起着重要作用，通过血管紧张素 Ⅰ(Ang-Ⅰ)或血管内皮蛋白酪氨酸磷酸酶(VE-PTP)依赖性恢复来挽救

Ang-Tie2 轴的紊乱，以及使用去纤维素来调节内皮细胞与白细胞的相互作用等策略，可能有望逆转血流动力学紊乱并维持 BBB 的稳定性，从而缓解 ICANS。

表 2　ICANS 的 ASBMT 分级标准及治疗

参数	1 级	2 级	3 级	4 级
ICE 评分	7~9 分	3~6 分	1~2 分	0 分
意识水平	（和 / 或）低下，能自发醒来	（和 / 或）低下，但能醒来发声	（和 / 或）低下，触觉刺激时可觉醒	无法唤醒或需要剧烈或重复的触觉刺激才能唤醒或昏睡或昏迷
癫痫发作	无	无	局灶性或全身性癫痫发作，可迅速消退，或脑电图上的非惊厥性癫痫发作，经干预后消退	危及生命的长期癫痫发作（>5 分钟）；或重复性临床或电性癫痫发作，且中间没有恢复到基线状态
运动无力	无	无	无	严重运动功能障碍，如偏瘫 / 截瘫
ICP 升高 / 脑水肿	无	无	神经影像学上可见局灶性 / 局部水肿	神经影像学上可见弥漫性脑水肿；去皮质或去大脑强直姿势；或第Ⅵ对脑神经（展神经）麻痹；或视乳头水肿；或库欣三联征（颅内压升高、血压升高、心率降低）
治疗	误吸预防措施和静脉补液；使用左乙拉西坦 750mg q.d. 预防癫痫发作；脑电图、脑成像等神经系统检查；如果并发 CRS，则考虑托珠单抗	与 1 级一样的支持性护理，避免口服药物；脑电图、脑成像等神经系统检查，必要时腰椎穿刺排除感染性疾病；必要时应用地塞米松或甲泼尼龙	与 1 级一样的支持性护理，转入重症监护病房；地塞米松 10~20mg i.v. q.6h. 或等剂量的甲泼尼龙；使用苯二氮䓬类药物（用于短期控制）和左乙拉西坦 +/– 苯巴比妥和 / 或拉考沙胺控制癫痫发作；大剂量甲泼尼龙 1 000mg/d	与 1 级一样的支持性护理，转入重症监护病房，颅内压监测，对局灶性运动无力患者进行脊柱成像，通过过度通气、甘露醇 / 高渗盐水的高渗治疗脑水肿，或对脑水肿患者进行神经外科会诊以考虑脑室腹腔分流术来降低 ICP；大剂量甲泼尼龙 1 000mg/d；使用苯二氮䓬类药物（用于短期控制）和左乙拉西坦 +/– 苯巴比妥和 / 或拉考沙胺控制癫痫发作；血浆置换；anakinra 等免疫抑制剂

注：ASBMT，美国血液与骨髓移植学会；ICE，免疫效应细胞相关脑病；EEG，脑电图；ICP，颅内压。

3. **治疗相关运动性和神经性不良事件**　除了 ICANS 这种神经毒副作用，新型 CAR-T 产品，如西达基奥仑赛（ciltacabtagene autoleucel，CARVYKTI），也与治疗相关运动性和神经性不良事件（MNTs）有关。CARTITUDE-1 临床研究的安全性分析发现了非 ICANS 神经毒性症状，如 ICANS/CRS 恢复后的运动变化和认知能力下降，因此有必要根据临床表现来区分 ICANS 和 MNTs。MNTs 的风险因素包括治疗后 CAR-T 细胞计数过高，治疗前细胞因子水平升高，以及与较高的基线肿瘤负荷和严重的 CRS 或 ICANS 有关。MNTs 的治疗包括类固醇（甲泼尼龙），静脉注射免疫球蛋白和 / 或血浆置换术，以及必要的神经科会诊。此外，必须进行鉴别诊断，排除病毒感染或其他原因导致的神经毒性。

4. **CAR-T 细胞诱导的假性进展**　CAR-T 细胞治疗后出现的假性进展（CARTiPP）目前缺乏统一标准，且发病率和治疗策略尚不明确。目前仅报告了几例患者在 CAR-T 细胞治疗后出现肿瘤的短暂进展（临床或影像学证据）后而消退。然而，如果肿瘤在解剖学上位于高度脆弱的区域，如中枢神经系统、大血管或环形空腔器官附近，CARTiPP 可能会造成严重后果。因此建议临床医生考虑假性进展导致的肿瘤肿胀的潜在影响，并在 CAR-T 治疗前评估是否需要放疗 / 免疫化疗等桥接疗法。对于疑似 CARTiPP 的病例，诊断时应行影像学检测评估组织血流。治疗用药包括皮质类固醇、托珠单抗或环磷酰胺等。

5. **肿瘤炎症相关的神经毒性**　肿瘤炎症相关神经毒性（TIAN）是发生在脑肿瘤患者的由于细胞疗法或免疫疗法引起的一种不同于 CRS 或 ICANS 的神经毒性。TIAN 包含“假性进展”的概念，但比炎症引起的水肿更广泛。TIAN 分为两种类型，二者可单独或同时发生，其症状包括发热、头痛和与肿瘤位置相关的神经功能紊乱。1 型 TIAN 主要表现为机械因素引起的神经系统症状和体征，例如颅内压升高（与颅骨空间限制内的水肿有关），症状从轻微（伴有孤立性头痛）到危及生命（脑疝综合征）。及时和适当的神经关键干预（例如脑脊液改道、皮质类固醇和高渗疗法）来解决梗阻性脑积水和 / 或减轻瘤周水肿可以解决 1 型 TIAN，并可避免神经损伤。2 型 TIAN 主要反映局部神经功能障碍，表现为先前存在的神经系统症状的短暂恶化，反映了肿瘤浸润神经回路内的电生理功能障碍。2 型 TIAN 通常可以通过观察和支持性护理进行保守治疗，除非神经功能障碍涉及关键的下脑干或颈脊髓功能，例如呼吸驱动和膈神经功能，在这种情况下，可能需要重症监护和药物干预，直到炎症消退和神经功能改善。TIAN 的严重程度分为四级（表 3），从轻微症状到需要紧急干预的危及生命的情况。总体处理方法包括早期影像学检查、神经科会诊、脑电图、生命体征监测，以及与 ICANS 类似的治疗方法，包括地塞米松（可升级为注射用甲泼尼龙琥珀酸钠）、早期静脉注射 anakinra，以及考虑脑室外引流，建议使用左乙拉西坦等抗癫痫药物。

表 3　根据《不良事件通用术语标准》(CTCAE)制定的 TIAN 分级系统

1 级	2 级	3 级	4 级	5 级
轻微症状,如头痛伴发热或现有神经系统临床症状和体征较基线轻度恶化,导致轻微功能障碍,只需观察或对症处理	神经系统检查结果与基线相比出现中度变化,对功能造成严重影响	可能影响重要心肺功能的严重神经系统临床症状或颅内压增高(>20mmHg)的临床症状,且对干预措施有反应。在脊髓肿瘤患者中,3 级 TIAN 有脊髓功能丧失的风险	危及生命、ICP 升高(>20mmHg),经 CSF 引流无效且临床症状无改善,可能需要紧急升级神经外科干预(如紧急 EVD 或 VPS)或出现即将 / 早期脑疝的临床症状和体征,或出现严重髓质功能障碍,需要气管插管保护气道和 / 或机械通气	继发于 TIAN 的死亡

注:ICP,颅内压;CSF,脑脊液;EVD,脑室外引流;VPS,脑室腹腔分流术。

6. **非肿瘤靶向毒性**　除了 CRS 和 ICANS 等主要并发症外,CAR-T 细胞疗法还可能导致其他危害。与非靶抗原的相互作用,即非肿瘤靶向毒性(off-target off-tumor toxicities,OTOT)可导致免疫相关的不良反应。这些 OTOT 毒性可导致血液或实体器官损伤,并引发继发性并发症,包括血液毒性、嗜血细胞性淋巴组织细胞增生症(HLH)、低丙种球蛋白血症和巨噬细胞活化综合征(MAS),以及潜在的器官特异性毒性等。

(1)免疫效应细胞相关血液毒性:OTOT 毒性可能会破坏造血功能,称为免疫效应细胞相关血液毒性(ICAHT)。ICAHT 通常表现为双相模式,半数患者从最初的中性粒细胞减少症中恢复,1/3 的患者从血小板减少症中恢复,随后再次发生或多次发生细胞减少症。这种模式与治疗阶段相关,第一阶段是由于淋巴耗竭化疗疗法和 CRS 或 HLH 峰值,第二阶段与早期事件无明确联系。其风险与潜在疾病及其既往治疗、基线危险因素(例如,造血储备、骨髓浸润和全身炎症)以及 CAR-T 细胞产物特征和 CRS 相关炎症模式有关。恢复时间和严重程度因共刺激域而异:CD28 共刺激 axicabtagene-ciloleucel 治疗的全血细胞减少症在 1~2 月内恢复较快,而 tisagenlecleucel 的血液毒性持续时间较长。此外,与 CD28 相关的 ICAHT 病例通常更为严重,3 级或 4 级 ICAHT 的发生率更高。严重且通常持久的血细胞减少会增加 B 细胞再生障碍和连续低丙种球蛋白血症带来的免疫抑制。重要的是,严重感染是 CAR-T 细胞治疗后发病率和非复发死亡率的主要驱动因素。

欧洲血液学协会(EHA)和欧洲血液和骨髓移植学会(EBMT)将早期 ICAHT 定义为 CAR-T 细胞输注后前 30 天内发生的血细胞减少,晚期 ICAHT 被归类为在第 30 天之后观察到的血细胞减少。主要临床症状是严重和 / 或长期中性粒细胞减少症,孤立性血小板减少症或贫血罕见。基于中性粒细胞减少深度和持续时间,EHA 和 EBMT 将 ICAHT 进行分级(表 4)。

表 4　ICAHT 分级

参数	1 级	2 级	3 级	4 级
早期 ICAHT				
ANC ≤ 500/μl	<7d	7~13d	≥ 14d	持续<500/μl
ANC ≤ 100/μl	/	/	≥ 7d	≥ 14d
晚期 ICAHT				
ANC	≤ 1 500/μl	≤ 1 000/μl	≤ 500/μl	≤ 100/μl

注:ANC,中性粒细胞绝对数。测量时间点 ≥ 2 个,或非短暂性中性粒细胞减少。

基于危险因素,CAR-HEMATOTOX 评分被开发用于识别长期中性粒细胞减少症高风险患者,尤其是中性粒细胞恢复的再生障碍表型的发展(表 5)。

表 5　CAR-HEMATOTOX 风险评分

参数	0 分	1 分	2 分
血小板	>175/μl	75~175/μl	<75/μl
ANC	>1 200/μl	≤ 1 200/μl	/
血红蛋白	>9g/L	≤ 9g/L	/
CRP	<3mg/dl	≥ 3mg/dl	/
铁蛋白	<650ng/ml	650~2 000ng/ml	>2 000ng/ml

注:ANC,中性粒细胞绝对数;CRP,C 反应蛋白;低风险,0~1 分,高风险,≥ 2 分。

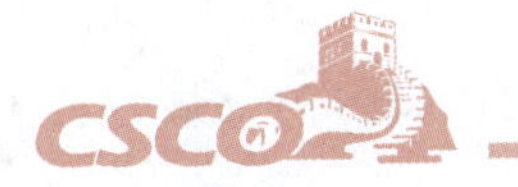

对于 ICAHT 高危患者，可考虑进行基线骨髓穿刺。推荐行渐进式检查，所有严重或等级 ≥3 的 ICAHT 病例都应行第 1 级评估，包括标准检查(全血细胞检查、网织红细胞生成指数、外周血涂片)，并充分进行鉴别诊断(药物引起的全血细胞减少、维生素缺乏、感染、持续炎症应激因素、复发和 / 或活动性骨髓瘤疾病)。如果 1 级结果不确定且血细胞减少持续存在和 / 或粒细胞集落刺激因子(G-CSF)难治性(G-CSF 使用 ≥5 天但仍未恢复)，则可以行 2 级检查(病毒检测、骨髓穿刺及活检)。由于 GM-CSF 在 CRS 和 ICANS 患者中通常升高，应避免使用 GM-CSF 作为生长因子，因为它可能会加剧炎症毒性并诱导神经炎症，仅推荐在高危患者早期(第二天)或长期严重中性粒细胞减少症(ANC<500/μL)的情况下使用 G-CSF(尽量推迟到急性 CAR-T 细胞相关免疫毒性消退后使用)。对于血小板减少症，在没有干细胞储备的情况下，可选血小板生成素受体激动剂(TPO-RA)，由于数据有限，建议 TPO-RA 与造血细胞移植(HCT)并行应用，该方案也可用于 G-CSF 难治性病例。对于贫血，可以选择长效红细胞生成刺激剂(如达依泊汀 α)，在严重血小板减低及贫血时，考虑行输血治疗(辐照血)。在 ICAHT 期间，应考虑进行抗感染预防治疗。建议对所有 ICAHT 患者行抗病毒(伐昔洛韦或阿昔洛韦)及抗肺孢子菌(复方新诺明)预防治疗，从 LDC 开始，直到 CAR-T 细胞输注后 1 年和 / 或直到 $CD4^{+}T$ 细胞计数 $>0.2\times10^{9}/L$。对于 ICAHT 高风险的患者，一旦 ANC<500/μl，即可考虑抗细菌预防治疗(如左氧氟沙星或环丙沙星)。在严重中性粒细胞减少症(ANC<500/μl)和 ICAHT 高风险时和 / 或长期中性粒细胞减少症的情况下，可以考虑全身性抗真菌预防治疗 1~3 个月(泊沙康唑或米卡芬净)。如果较易获得自体或同种异体造血干细胞，并且 G-CSF 无效，可考虑对超过 14 天的 ≥3 级 ICAHT 应用不事先预处理化疗的造血干细胞增强疗法(HSCB)，该疗法对 CAR-T 后持续的中重度中性粒细胞减少症有快速反应和更好的疗效。同时，对高风险患者进行冲击给药糖皮质激素治疗和预防性自体干细胞采集。如果血液毒性可能与大量细胞因子有关，如 CRS 或感染，也可考虑 IL-1 受体拮抗剂 anakinra。如上述治疗均无效且 4 级 ICAHT 持续超过 30 天，充分权衡后可将同种异基因造血干细胞移植(allo-HSCT)作为最后手段。

(2)巨噬细胞活化综合征 / 嗜血细胞性淋巴组织细胞增生症(MAS/HLH)：HLH 是一种由异常免疫激活引起的高炎症性疾病，与高烧、高铁蛋白血症、长期细胞减少症以及最终的多器官衰竭有关。这些情况与 CAR-T 细胞治疗后 CRS 或者 ICAHT 患者的临床特征和实验室检查结果相似，且 HLH 因缺乏特异性标志物，因此诊断困难。如果患者在 CAR-T 治疗的 CRS 阶段(通常是细胞输注后的前 5 天)，血清铁蛋白峰值水平>10 000ng/ml，并且随后出现以下任何两项，则可能患有 MAS/HLH，①血清胆红素、天冬氨酸转氨酶或丙氨酸转氨酶水平升高 ≥3 级；②少尿或血清肌酐水平升高 ≥3 级；③肺水肿 ≥3 级；④根据细胞形态的组织病理学评估和 / 或 CD68 免疫组化，骨髓或器官中存在噬血细胞增多。经典的 HLH/MAS 治疗包括免疫抑制，从大剂量皮质类固醇(如地塞米松)开始，联合环孢素 A 或者 anakinra。在 CAR-T 诱导的 MAS/HLH 中，初始治疗建议使用抗细胞因子药物，如托珠单抗或者 anakinra(难治性病例)，可能使用皮质类固醇，同时应与专科医生协调进一步治疗。如果免疫抑制治疗不足，可以考虑使用环孢素 A、依托泊苷或环磷酰胺等药物，但后两者会损害甚至清除 CAR-T 细胞治疗。阿仑单抗、抗胸腺细胞球蛋白、ruxolitinib、细胞因子吸附剂和 emapalumab(干扰素 -γ 抑制剂)等也是难治性病例的选择。支持性治疗，包括监测生命体征、器官功能和管理并发症，对患者管理至关重要。

(3)低丙种球蛋白血症和感染：低丙种球蛋白血症(HGGA)是由于靶向 CD19 的 CAR 破坏 B 细胞后的 B 细胞再生障碍所致，并且会导致感染。B 细胞再生障碍发生在 CAR-T 细胞扩增前后，即输注后两周至一个月内，B 细胞再生障碍性贫血通常持续 6 个月以上，可延长至数年。HGGA 可表现为 IgG<700mg/dl，IgA<70mg/dl，IgM<40mg/dl，但目前缺乏统一的定义，导致各个临床研究中 HGGA 发生率各不相同。导致 B 细胞再生障碍和随后的 HGGA 的因素包括 CAR-T 细胞的持续存在、全身炎症、CRS 等并发症、LDC 以及先前免疫化疗诱导的 B 细胞毒性。并且在多个临床研究中，HGGA 与感染的发生密切相关。由于免疫球蛋白亚类和浆细胞成熟较晚，儿童的发病率高于成人或青少年。

建议在 LDC 之前对所有成年患者的淋巴细胞亚群和免疫球蛋白水平进行基线评估，随后每月监测一次，直至输注后第 6 个月或更久，之后仍需定期监测，对于未出现过 HGGA 的患者可每年接受两次免疫球蛋白检测和每年一次的免疫球蛋白亚群测量。因为暂时没有 CAR-T 治疗相关 HGGA 和感染的随机对照临床试验，因此推荐经验性治疗，例如使用大剂量皮质类固醇、靶向 B 细胞的治疗(包括利妥昔单抗、原发性免疫缺陷病和 HSCT)。

HGGA 患者，尤其是感染风险高或反复感染者应考虑免疫球蛋白替代治疗(IGRT)，但替代治疗启动时机暂无定论。如果需要替代，建议成人起始剂量为每 3~4 周给药 400~600mg/kg，目标 IgG 低值>400mg/dl。如果患者在 IGRT 后仍复发感染，则可以增加剂量或频率或考虑皮下给药。对于长期 B 细胞再生障碍症患者，可推荐使用皮下注射免疫球蛋白(ScIg)，剂量为 100~200mg/(kg·周)。若存在特定情况(如疫苗接种后无血清转化或抗体亚类缺乏)，也可能需启动替代治疗。关于 CAR-T 细胞治疗后预防性 IGRT 的适应证仍存争议，其决策应综合考量 CAR-T 靶点、患者年龄及临床因素(如既往感染史)；值得注意的是，靶向 CD19 的 CAR-T 细胞治疗后，经验性 IGRT 通常是低丙种球蛋白血症儿科患者的标准治疗策略。

许多因素与感染风险增加有关：CRS 严重程度、皮质类固醇治疗、恶性肿瘤的类型(B-ALL)、既往抗肿瘤治疗的强度和类型(≥4 种方案、HSCT)、更高剂量的 CAR-T 细胞、淋巴细胞耗竭方案(环磷酰胺 / 氟达拉滨除外)、中性粒细胞减少症和 CAR-T 细胞输注前的感染等。CAR-T 治疗后的感染在最初 10 天内达到高峰，1 个月内感染发病率高达 42%。相关临床试验中，靶向 CD19 的 CAR-T 细胞治疗后 10%~32% 的患者发生了 ≥3 级的感染，但致命感染极为罕见。细菌感染在 CAR-T 细胞输注后早期占主导地位，而病毒感染发生于大多数晚期感染(尤其是呼吸道病毒)，而 5%~10% 的患者发生真菌感染。除了应用 ICAHT 中的药物预防感染外，当出现中性粒细胞减少性发热时应快速升级抗生素以覆盖广谱病原体。

关于 CAR-T 细胞治疗后接种疫苗的免疫原性和安全性，现有数据较少，但疫苗接种可能是解决患者特异性抗体缺陷的重要策略。接种疫苗可能帮助患者从 IGRT 过渡，并提供更持久的感染预防。针对流感、肺炎链球菌等病原体的接种尤为重要。建议在 CAR-T 治疗后至少 6 个月再接种灭活疫苗。

7. **器官特异性毒性** 根据靶抗原表达谱，CAR-T 细胞疗法可导致特定器官损伤。例如，如果靶抗原在肺组织中表达，患者可能会出现肺毒性，表现为呼吸困难、咳嗽和影像学检查显示浸润。同样，如果靶抗原在肝脏中表达，则可能发生肝毒性，导致肝药酶升高和潜在的肝功能障碍。需根据各器官特异性行相应治疗。其中心脏方面，IL-6 过度激活及释放损害了心脏微循环并恶化灌注，导致与 CRS 相关的血容量不足，降低心脏前负荷并导致心电图上左心室射血分数降低、心律失常和 ST 段改变。CAR-T 细胞相关心脏毒性的治疗类似于 CRS 治疗（如托珠单抗等）。在 ICU 中，关注心律失常、容量灌注、电解质和抗炎管理至关重要。

四、结论与展望

除了上述各种 CAR-T 细胞治疗毒副反应的特殊治疗外，针对治疗机制产生一些新的治疗方法也有望减轻毒副反应。如通过改变 CAR 结构，降低抗原结合结构域的亲和力，利用人或人源化抗体片段来降低 CAR 免疫原性，或者修饰铰链和 / 或跨膜结构域以降低 CAR 的免疫原性，修饰 CAR 转导的 T 细胞（如将 GM-CSF 突变失活），通过实施“关闭开关”或自杀基因策略抑制 CAR-T 细胞功能等都是减轻毒副反应的新策略。未来，开发其他创新方法，暂时抑制 CAR-T 细胞功能，并在毒性消退后允许 CAR-T 细胞疗法挽救，这将是 CAR-T 细胞疗法走向血液系统恶性肿瘤和实体瘤的一线治疗所必需的。

CAR-T 细胞治疗作为一项革命性的免疫治疗方法，在恶性肿瘤治疗中展现了显著的临床效果。然而，其伴随的毒副反应对临床管理提出了严峻挑战。通过优化毒副反应的预防、监测和处理策略，可以显著提高 CAR-T 细胞治疗的安全性和有效性。未来，随着对 CAR-T 细胞治疗毒副反应机制的深入研究和新型治疗手段的开发，CAR-T 细胞治疗的应用前景将更加广阔。

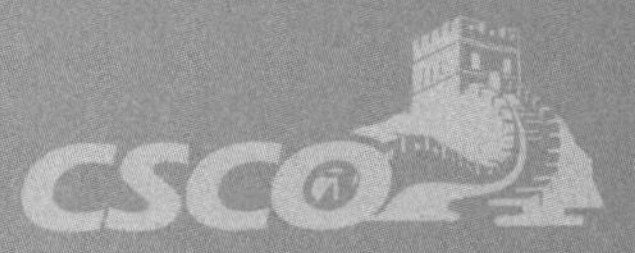

其他肿瘤治疗方式

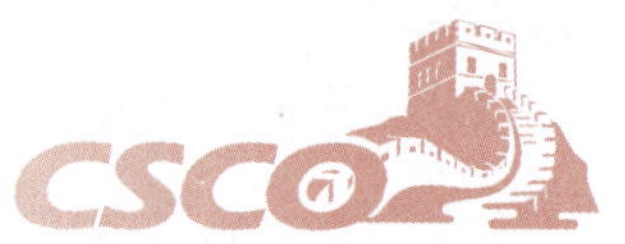

靶向免疫治疗时代下，TACE 的联合靶向免疫治疗能否成为中期肝细胞癌的新标准？

陈双刚 范卫君

中山大学肿瘤防治中心

一、前言

经导管动脉栓塞化疗(transcatheter arterial chemoembolization，TACE)是中期肝细胞癌(hepatocellular carcinoma，HCC)的标准治疗手段，但其疗效差异显著，主要源于肿瘤异质性。为改善预后，研究者尝试通过分层分析识别不同进展风险人群并优化治疗策略。随着靶向免疫治疗的发展，TACE联合靶向免疫治疗逐渐成为中期 HCC 的研究热点。近期，*The Lancet* 同期发表了两项全球、多中心、随机对照临床研究——EMERALD-1 和 LEAP-012。两项研究结果均表明，在巴塞罗那肝癌临床分期(Barcelona clinic liver cancer staging，BCLC)B 期 HCC 患者中，TACE 联合靶向免疫治疗较单纯 TACE 显著延长无进展生存(progression free survival，PFS)(LEAP-012：*HR*=0.57，95% *CI* 0.41~0.77；EMERALD-1：*HR*=0.71，95% *CI* 0.52~0.95)，为 TACE 联合靶向免疫治疗中期 HCC 的有效性和安全性提供了重要证据。关于总生存(overall survival，OS)，EMERALD-1 研究的随访仍在进行中，最终 OS 尚未成熟；而 LEAP-012 研究的随访已成熟，结果显示 OS 差异未达统计学意义(*HR*=0.78，95% *CI* 0.52~1.18)。这提示 TACE 联合靶向免疫治疗可能仅对特定中期 HCC 患者有效，而非适宜人群的混杂效应可能掩盖了真实疗效，尽管这两项研究的具体联合方案存在差异。因此，这一矛盾凸显了对中期 HCC 进行精准分层治疗的必要性。目前，基于肿瘤负荷、肝功能、微血管侵犯(microvascular invasion，MVI)及全身炎症免疫状态等预后因素的分层模型仍在探索中，如何筛选联合治疗的潜在获益人群成为关键。本文结合近年研究，探讨中期 HCC 的重要分层因素及其对治疗策略的影响，并提出局部治疗[如 TACE、肝动脉灌注化疗(hepatic artery infusion chemotherapy，HAIC)]联合靶向免疫治疗的优化方向，旨在为精准联合治疗提供理论支持。

二、中期 HCC 的预后分层与对应的治疗决策

(一) 肿瘤负荷

现有证据表明，肿瘤负荷是影响中期 HCC 预后的关键因素。肿瘤大小和数量作为肿瘤负荷的重要变量，与 MVI 风险、肝内转移潜能、残余正常肝容积减少及肝功能储备下降密切相关，这也是中期 HCC 患者 TACE 治疗疗效差异显著的主要原因。因此，针对不同肿瘤负荷的中期 HCC，制订多样化的治疗策略尤为重要。

1. **低肿瘤负荷** 低肿瘤负荷通常指肿瘤数目限制在“up-to-seven”标准以内。此类患者的治疗目标应聚焦于通过优化局部治疗手段提高完全缓解率及远期预后。对于可完全切除的中期 HCC，手术切除相较于单纯 TACE 仍表现出显著的预后优势。对于部分不可完全切除的中期 HCC，切除联合消融治疗是提高预后的有效选择，但多限于消融数量≤2 个、消融灶大小≤2cm 且需确保完全消融。此外，对于部分超米兰标准的中期 HCC，肝移植也可作为一种有效治疗选择，如杭州标准、加利福尼亚大学旧金山分校(UCSF)标准、阿山(Asan)标准、up-to-seven 标准等。对于经积极治疗后达到降期的患者，可尝试肝移植、肝切除或消融治疗，但需严格筛选目标人群。目前，低肿瘤负荷常用的有效降期手段包括 TACE、HAIC、经动脉放射性栓塞(transarterial radioembolization，TARE)等。我们前期研究也表明，以 TACE 为基础的联合治疗可使近 35% 的中期 HCC 患者达到影像学无瘤状态(no evidence of disease，NED)，并显著降低死亡风险。对于大部分不可切除的中期 HCC，TACE 仍是主要治疗手段，但研究表明，对于肿瘤负荷有限的 BCLC B 期 HCC(肿瘤数量≤5 个，肿瘤大小≤7cm)，TACE 联合消融的疗效明显优于单纯 TACE，甚至有研究将 TACE 联合消融用于所有中期 HCC 患

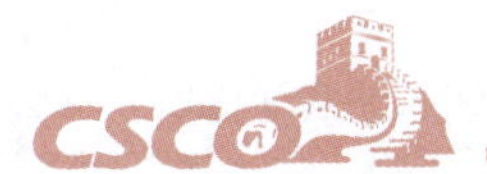

者并得出优于单纯 TACE 的结论。这些结果凸显了 TACE 联合消融在不可切除和不可肝移植的中期 HCC 中的重要作用，但目前目标人群的筛选和标准化流程仍需完善，以避免过度治疗及不规范操作。如何有效筛选适合 TACE 联合消融的目标人群、确定 TACE 和消融次数、消融方式、消融灶大小及数量、定义消融终点等，仍是亟待解决的问题。

2. 高肿瘤负荷 对于肿瘤负荷超出"up-to-seven"标准的患者，治疗核心在于系统治疗与局部干预的协同，同时注重降期和转化治疗的可能性。靶向治疗是不可手术患者的基础选择，其疗效已有研究证实，例如仑伐替尼单药治疗显著优于单纯 TACE，而 TACE 联合仑伐替尼或索拉非尼或 TACE 联合消融及索拉非尼可进一步提升疗效。在免疫联合治疗方面，TACE 联合信迪利单抗、TACE 联合仑伐替尼＋帕博利珠单抗或 TACE 联合贝伐珠单抗＋度伐利尤单抗等多模式方案，通过调节免疫微环境，展现出协同优势。但需注意，TACE 联合度伐利尤单抗并未改善不可切除 HCC 的预后，提示靶向治疗在联合策略中仍占主导地位。HAIC 的兴起为高负荷肿瘤提供了新路径。在肿瘤大小≥7cm 的中期 HCC 中，以 mFOLFOX 为基础的 HAIC 疗效优于传统 TACE，且载药微球栓塞（D-TACE）联合 HAIC 可显著提升中大型肿瘤控制率。此外，HAIC 联合靶向免疫的方案进一步拓宽了治疗维度，部分患者经降期和转化治疗后获得长期生存。目前，TACE+HAIC+靶向＋免疫的联合方案已初现成效，为高肿瘤负荷的中期 HCC 患者带来潜在生存获益。在局部治疗技术革新方面，TARE 在 BCLC B 期患者中优于传统 D-TACE，其联合度伐利尤单抗可延长 PFS，凸显了 TARE 的潜力。然而，高肿瘤负荷患者的异质性仍是核心挑战，未来需聚焦以下方向：①识别可降期转化治疗的有效人群（如生物标志物、影像组学模型），并优化降期和转化治疗策略；②对于不适宜降期转化治疗的人群，探索有效的多模式治疗协同机制；③平衡疗效与安全性，警惕多系统联合治疗对肝功能的影响，减少免疫联合治疗的毒性叠加效应。

（二）肝功能储备

对于肝功能 Child-Pugh（CP）评分为 5~7 分的中期 HCC 患者，在选择有效治疗方案的同时，尽可能保留肝功能储备，对改善远期预后至关重要。如前所述，中期 HCC 的联合治疗方式多样，但不同治疗手段及次数与肝功能储备动态变化的相关性评估仍不足，尤其是局部治疗联合靶向免疫治疗对肝功能的长期影响需进一步研究。尽管 EMERALD-1 和 LEAP-012 研究证实，相较于单纯 TACE，TACE 联合靶向免疫治疗未显著增加肝功能相关不良事件，但这两项研究均未动态评估该联合方案对远期肝功能的影响。动态监测肝功能变化的意义在于阐明局部联合靶向免疫治疗对中期 HCC 远期预后的潜在作用。例如，LEAP-012 研究亚组分析显示，TACE 联合仑伐替尼及帕博利珠单抗可延长 PFS，但 OS 未显著改善，可能提示该联合方案导致远期肝功能储备下降，从而削弱疗效。以癌症特异性生存（cancer specific survival，CSS）作为主要终点可能更有助于评估该联合方案的有效性，但需注意治疗期间肝功能储备下降可能加速肿瘤进展，进而影响 CSS。对于肝功能 CP 8~9 分的中期 HCC 患者，多学科团队（multidisciplinary team，MDT）讨论是必要的。腹腔镜肝切除可作为 MDT 的参考方案，但需警惕术后并发症风险显著升高，尤其是 CP 9 分患者。对于 CP 8 分患者，切除术后辅以 TACE 是安全有效的选择，尤其适用于多发肿瘤、肿瘤大小＞5cm 或切缘＜1cm 的中期 HCC 患者，但该方案在 CP 9 分患者中的安全性及有效性尚未明确，需严格筛选获益人群。此外，卡培他滨节拍化疗对 CP 8~9 分患者似乎是安全有效的替代方案，但需注意重度血小板减少及手足综合征等不良反应。抗血管生成药物联合抗程序性细胞死亡蛋白 -1（programmed death-1，PD-1）抗体治疗在 CP 8~9 分患者中也显示出安全性及有效性，但此类患者更易因不良反应需减量或停药。对于经严格筛选的 CP 8~9 分患者，立体定向体部放射治疗（stereotactic body radiation therapy，SBRT）可能是安全有效的选择，但需警惕放射性肝炎导致的死亡风险。

（三）微血管侵犯（MVI）

近年来，伴有 MVI 的中期 HCC 患者的治疗策略成为研究热点，主要原因在于单纯 TACE 治疗在此类患者中存在显著局限性。TACE 治疗可能通过上调肿瘤组织中血管内皮生长因子（vascular endothelial growth factor，VEGF）的表达，加重血管侵犯和转移风险。因此，伴有 MVI 的中期 HCC 患者是否需要联合靶向治疗已成为研究重点。近期一项随机对照研究表明，相较于单纯 TACE，索拉非尼联合 TACE 可显著改善伴有 MVI 的复发性中期 HCC 患者的 OS、PFS 及客观缓解率（objective response rate，ORR），但对 MVI 阴性患者预后无显著影响，这进一步凸显了 MVI 在中期 HCC 治疗决策分层中的重要性。此外，HAIC 在伴有 MVI 的中期 HCC 患者中初显疗效，且研究显示 HAIC 联合索拉非尼可显著改善伴门静脉癌栓 HCC 患者的疗效。因此，探索 HAIC 联合索拉非尼是否能进一步改善伴有 MVI 的中期 HCC 患者的预后，将成为未来研究方向。MVI 的病理学特征凸显了组织活检的重要性，但目前指南不推荐对不可切除的中期 HCC 患者进行非必要的组织活检，导致此类患者难以获取肿瘤样本，制约了个体化治疗的发展。为此，研究者尝试通过液体活检技术检测外周血循环肿瘤细胞（circulating tumor cell，CTC）和循环肿瘤 DNA（circulating tumor DNA，ctDNA），以预测中期 HCC 疗效。研究表明，低外周血 ctDNA 水平与中期 HCC 更好的治疗反应相关，为无创分层提供了新思路。

（四）全身炎症反应及免疫状态相关生物标志物

现有研究证实，全身炎症反应及免疫状态是影响中期 HCC 患者治疗分层的重要生物学因素。基于血清学指标构建的系统性炎症评分系统，如血小板 - 淋巴细胞比值（platelet-lymphocyte ratio，PLR）、中性粒细胞 - 淋巴细胞比值（neutrophil-lymphocyte ratio，NLR）、淋巴细胞 - 单核细胞比值（lymphocyte-monocyte ratio，LMR）以及慢性炎症相关的格拉斯哥预后评分（Glasgow Prognostic Score，GPS）、C 反应蛋白与白蛋白比值（C-reactive protein-albumin ratio，CAR）、淋巴细胞与 C 反应蛋白比值（lymphocyte to C-reactive protein ratio，LCR）等评分，已被多项研究证实可作为接受 TACE 或 TACE 联合消融治疗的中期 HCC 患者的独立预后因子。例如，PLR 被证明是 TACE 术后 PFS 的独立预测指标，而 GPS、CAR 和 LCR 评分与 OS 显著相关。进一步研究发现，NLR、LMR、PLR 和 CAR 可有效区分 TACE 联合消融治疗患者的生存差异。这些结果共同表明，炎症反应亢进（如高 GPS、CAR）和免疫抑制状态（如低 NLR、LMR）与不良预后密切相关。值得注意的是，上述生物标志物不仅具有预后价值，还为分层治疗提供了潜在干预靶点。针对高炎症负荷和免疫低下的患者，联合抗病毒治疗（如核苷类似物）、抗炎药物（如非甾体抗炎药）及免疫调节剂（如胸腺肽）可显著改善治疗效果。未来研究需进一步优化系统性炎症免疫指标的筛选与分层标准，以推动中期 HCC 个体化治疗策略的完善。

（五）肿瘤标志物及合并症

甲胎蛋白（alpha fetoprotein，AFP）是 HCC 最常用的预后标志物，但其诊断价值与预后分层价值存在显著差异。在中晚期 HCC 患者中，AFP 的预后价值争议较大，主要源于其理想阈值难以确定。理论上，AFP 的理想阈值需基于多中心、大样本的中期 HCC 数据进行优化。此外，HCC 患者的合并症可能通过多种机制参与预后异质性的形成。这些合并症通常与基础肝病、代谢紊乱及肝功能失代偿密切相关，可通过限制抗肿瘤治疗耐受性、增加治疗相关不良事件以及加剧肿瘤生物学恶性行为，显著缩短中期 HCC 患者的 OS。因此，建立包含肿瘤负荷、肝功能、MVI、肿瘤标志物、炎症 - 免疫状态及合并症的多维度分层模型，对减少临床异质性、提高中期 HCC 整体疗效具有重要意义。

三、观点

TACE 联合靶向免疫治疗的应用，标志着中期 HCC 治疗模式的重大变革。尽管传统 TACE 仍是局部肿瘤控制的核心手段，但 LEAP-012 和 EMERALD-1 研究均表明，将其与 PD-1/PD-L1 抑制剂、酪氨酸激酶抑制剂（tyrosine kinase inhibitor，TKI）或抗血管生成药物等全身治疗药物联用，可突破单模治疗的局限性，例如单纯 TACE 术后有效率不足和免疫激活不充分等问题。然而，LEAP-012 研究的亚组分析显示，TACE 联合靶向免疫治疗在中期 HCC 的 PFS 和 OS 改善上存在不一致性，这凸显了该三联方案并不适合所有中期 HCC 患者，主要源于中期 HCC 的高度异质性。因此，需开展大规模针对中期 HCC 的专项研究，全面评估 TACE 联合靶向免疫治疗的有效性和安全性。

基于当前证据，我们对中期 HCC 的 TACE 联合靶向免疫治疗提出以下建议。①强调多维度分层模型的重要性：开展高质量临床研究，优先评估 TACE 联合靶向免疫治疗在高肿瘤负荷、肝功能良好、存在 MVI 或 ctDNA 阳性的高进展风险中期 HCC 患者中的有效性和安全性；②重视病理学检查：对中期 HCC 患者进行病理检查，明确 MVI 状态、病理分型及分化程度等特征；对于低肿瘤负荷患者，若无法获取病理组织，可检测外周血 ctDNA 以辅助分层；③优化低风险患者治疗策略：对于低肿瘤负荷、MVI 阴性且 ctDNA 阴性的中期 HCC 患者，应以局部治疗为主，以提高完全缓解率和远期预后为目标，谨慎评估 TACE 联合靶向免疫治疗的必要性，避免过度治疗；④关注炎症与免疫状态：对炎症反应明显或免疫状态差的患者，应辅以抗病毒、抗炎及免疫调节治疗，以改善远期预后；⑤动态监测肝功能储备：尤其需关注肝功能 Child-Pugh（CP）7~9 分患者，动态评估 TACE 联合靶向免疫治疗对近期和远期肝功能的影响，并探索高灵敏度、高特异度的肝功能监测指标；⑥探索降期与转化治疗模型：评估 TACE 联合靶向免疫治疗的影像学和病理学完全缓解（pathological complete response，pCR）率，建立预测模型以提高远期预后；⑦比较不同局部治疗方案：探索 HAIC 联合靶向免疫治疗与 TACE 联合靶向免疫治疗在中期 HCC 中的有效性和安全性差异；⑧加强全球合作与成本效益分析：发现更多中期 HCC 的预后异质性因素，并在多样化医疗环境（尤其是资源有限地区）中评估成本效益，推动 TACE 联合靶向免疫治疗的广泛应用。因此，我们认为在上述关键问题尚未明确之前，可尝试将 TACE 联合靶向免疫治疗方案应用于部分高进展风险的中期 HCC 患者，以积累更多临床证据。

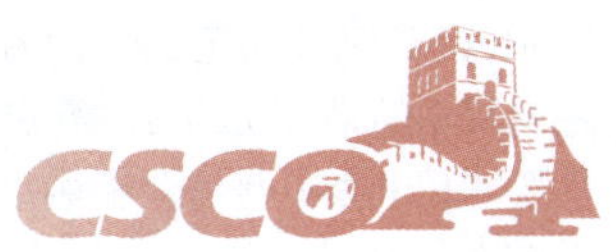

经皮穿刺导航机器人在介入医学的应用现状与展望

林征宇
福建医科大学附属第一医院

影像引导下经皮穿刺介入诊疗指在超声、计算机断层扫描（computed tomography，CT）、磁共振成像（magnetic resonance imaging，MRI）或数字减影血管造影（digital subtraction angiography，DSA）等影像设备导引下，经皮精准穿刺至病灶靶区，通过穿刺针、消融电极、导管等器械完成活检取样、定位标记、消融治疗、放射性粒子植入及引流管置入等操作。该技术具有微创、疗效明确、可重复性强等优点，已成为介入诊疗的核心手段。穿刺精度是决定手术成败的关键因素。传统的影像引导下经皮穿刺诊疗术以徒手操作为主，穿刺路径设计、进针角度及方向的准确率高度依赖术者的经验、患者的呼吸运动导致靶点位移误差增大等因素，常需分步进针及多次扫描调整针道，存在电离辐射剂量（CT、DSA 导引）及操作风险增加、术者间穿刺精准度差异性大、穿刺学习曲线较长等问题，这些缺陷一定程度上制约该技术的标准化推广与临床价值最大化。

人工智能驱动的穿刺导航技术突破，为影像引导下经皮穿刺提供了精准化与同质化的系统解决方案。相较于传统徒手穿刺，穿刺导航系统可以进行智能化穿刺路径规划，精准指导术者的进针角度和深度，降低穿刺的技术难度，同时减少辐射剂量及操作时间，通过智能化操作系统缩短学习曲线，快速、同质化地提高经皮穿刺介入诊疗水平。

经皮穿刺导航技术主要包括光学导航穿刺机器人、电磁导航机器人及机器视觉与增强现实引导技术等，其本质都是利用容积影像的三维数据集，通过还原预设的穿刺角度、识别穿刺针的三维空间位置，引导穿刺进针。

一、光学导航穿刺机器人

光学导航穿刺机器人采用双目视觉原理，通过两个或多个摄像头对标记点或物体进行空间定位，通过采集固定于患者体表、成像设备、穿刺手术器械上的光学装置所产生的光学信号，从而获得检测目标点的空间移动数据，数据处理后反馈到穿刺手术导航系统中，通过对导航图像进行校准，完成对机械臂的导航功能。1994 年，加拿大开发了第一台手术导航系统 Viewing Wand 用于神经外科手术导航，之后光学手术导航系统在神经外科手术领域获得了广泛的应用，同时光学手术导航系统也在骨科、眼科、介入科等领域得到广泛应用。光学导航机器人融合了穿刺路径规划系统、光学导航系统和穿刺定位系统。

（一）穿刺路径规划系统

穿刺路径规划是经皮穿刺介入操作中极其重要的一步。以 CT 引导经皮穿刺为例，传统的穿刺路径规划主要在横轴位 CT 图像上完成，可以满足常规轴位进针入路的设计。但对于非轴位进针入路，常规的横轴位 CT 图像及原厂自带的三维重建软件无法满足灵活设计非轴位穿刺入路、精准显示穿刺倾斜角度的需求。CT 重建软件的操作也较为烦琐，不能满足介入穿刺快速、简便的要求。同时，多数引导介入操作的 CT 机与影像检查混用，无 CT 室内监视器，术者需频繁往返于 CT 操作台与手术台之间，尤其是多针同步穿刺时，影响穿刺准确率与效率。

一般经皮穿刺路径均为直线，基于这个特点，穿刺路径的规划可以快速设定连接穿刺靶点和皮肤进针点的穿刺进针路径，观察穿刺针经过的组织、结构和器官，并显示穿刺距离、X 轴、Y 轴和 Z 轴上的穿刺角度，迅速实现穿刺路径规划。同时 CT 介入穿刺路径规划系统可通过与医院内网系统建立连接，实现术中床旁影像的秒级传输，在该系统的辅助下，极大地提高穿刺的效率、准确率与安全性。

（二）光学导航系统

双目立体视觉常利用近红外相机进行导航，空间定位精度可达亚毫米级，且稳定性好。医疗手术导航领域常见的导航相机有 Vega 系列近红外光学双目导航相机及 Fusion Track 相机。根据术中通过图像配准，光学导航建立图像坐标系和患者坐标系的映射关系，追踪目标空间位置标记，实时监测患者的移动和呼吸运动，帮助术者选择穿刺时机，减少因患者移动或呼吸运动等造成的进针失准。

（三）穿刺定位系统

穿刺定位系统主要由多自由度机械臂构成，可以实现进针点自动定位，并在进针过程中保持穿刺角度不变。为完成穿刺针的导向而安装在机械臂末端机械接口处的非动力装置称为穿刺导向器，分为机械导向和激光导向两种。

1. **机械导向**　由非金属材料制成，内置可容纳穿刺针的通道，往往可适配不同规格的穿刺针。另外，如果配合消融针使用，则穿刺针通道需要内置特氟龙涂层，防止导向时划伤消融电极表面保护层。机械导向优点是对穿刺针方向把持稳定性要求降低，缺点是会影响穿刺手感，多针穿刺时可能影响附近已布好的针。

2. **激光导向** 安装在激光器输出位置，用于对激光器输出的激光束进行塑形，根据出射光斑形状又可分为点激光和十字架激光两种。激光导向优点是不影响穿刺手感，适合粒子植入等多针穿刺。缺点是对穿刺方向把持稳定性要求比较高。

对于活动性器官如肺部及腹部脏器的穿刺，穿刺成功与否受患者呼吸运动影响很大，尤其是下肺及膈顶区小病变，术者较难判断CT定位扫描时的呼吸状态与穿刺进针时的呼吸状态是否基本一致。穿刺进针过程主要依靠术者经验，这时常导致穿刺路径与术前计划出现偏差，常需多次穿刺调整针道，大大增加了介入手术难度、操作时间及并发症发生率。呼吸跟踪在导航过程中对患者的呼吸状态进行实时跟踪和显示。手术导航领域呼吸跟踪主要有体表轮廓变化跟踪、光学标记物跟踪及潮气跟踪三种方式。呼吸跟踪设备可实时监控患者的呼吸，并以呼吸波形进行显示，同时训练患者屏气时可标记参考基线，穿刺进针时可实时参考呼吸波形与基线配准情况，最大限度地减少呼吸运动对经皮穿刺介入诊疗的影响。在穿刺手术导航领域，呼吸跟踪要点是保证CT扫描时呼吸幅度和穿刺时所依据的CT影像呼吸幅度相同。当处于最佳穿刺时隙时，机械臂进行靶区穿刺，可实现高精度空间定位。

循证研究证实，穿刺导航机器人系统显著提升经皮介入效能。根据一项胸腔镜手术术前定位研究报道，经皮穿刺导航机器人辅助首次定位成功率为100%，且无显著并发症发生。一项针对CT引导肺穿刺活检的前瞻性、随机对照研究结果显示，与传统的徒手穿刺比较，穿刺导航机器人辅助穿刺的调针次数（2.7次 vs. 6次）及患者接受的辐射剂量（324mGy vs. 541.2mGy）均显著减少，操作时耗减少36%（20.1分钟 vs. 31.4分钟），取得满意的效果。另一项多部位病变经皮诊疗的研究获得了类似的结论，穿刺导航机器人辅助穿刺的定位偏差较徒手操作更小（1.2mm vs. 2.6mm）。一项针对胸腹部的经皮穿刺诊疗研究结果表明，导航机器人辅助组无须调针（0次 vs. 1.73次），并发症发生率更低（10% vs. 23.33%）。一项射频消融治疗肺转移瘤的对照研究评估了穿刺导航机器人辅助消融针穿刺定位和徒手定位的精准性和安全性。该研究结果显示，导航机器人辅助组的定位偏差为6mm，相比于徒手穿刺组，其调针次数更少（0次 vs. 4.5次，$P<0.001$），并发症发生率更低（30% vs. 75%）。

近年来，MRI介入穿刺机器人的研发及临床应用也越来越多，如应用于前列腺活检、近距离放疗和肿瘤消融等。Enrico Franco等学者报道了采用光学导航机器人辅助封闭式MRI引导激光消融治疗肝肿瘤3例，其中2例患者在机器人辅助下顺利完成穿刺进针，穿刺精度符合临床需求，该治疗获得了初步的成功。一项模拟研究指出，MRI介入机器人辅助引导进针穿刺目标误差低于5mm，并且与徒手MRI引导消融治疗相比，可能节省30分钟的时间。另外，由于计算机技术的发展，机器视觉也有望应用于MRI穿刺的导航。

二、电磁导航机器人

电磁导航机器人是利用已知空间分布的磁场，通过具有发射和接收功能的电磁装置发射磁场，然后接收固定于患者体表、成像设备、穿刺器械上的电磁装置的磁场信号，从而获取磁场中检测目标点（如器械尖端）位置的实时数据，通过对这些数据处理后，将各检测目标点空间位置关系显示于导航影像中，实现对穿刺器械的定位追踪。基本实施流程如下：首先根据患者术前CT在病灶附近体表布设电磁定位标记，然后呼气末屏气状态下行薄层CT扫描，电磁发生器读取贴片位置，重建肺部毫米级3D模型，根据模型及病灶位置规划穿刺路径；术者持电磁传感探针在3D导航影像引导下确定入针点及穿刺角度，患者于呼气末屏气，结合呼吸曲线，在导航引导下穿刺至规划的目标位置。

根据一项回顾性荟萃分析研究结果，涉及6项临床研究共计567例肺结节行术前定位患者，其中电磁导航定位组为250例，CT定位组为317例，相比传统CT引导徒手穿刺定位技术，电磁导航定位在成功率以及操作时间方面差异均无统计学意义，但并发症发生率较低。除了用于肺结节定位，电磁导航还可用于CT引导下肺结节的活检。一项前瞻性、多中心研究证实了电磁导航可以在约3/4合适的肺结节患者中行穿刺明确诊断，并且并发症发生率较低。杨杰等利用IG4电磁导航系统对30例患者行肺穿刺活检，其中29例患者穿刺成功，应用电磁导航系统进行辅助定位的研究组穿刺时间为（10.63±2.34）分钟，较仅应用常规CT引导徒手操作的对照组穿刺时间[（14.88±3.29）分钟]明显缩短。该系统能减少穿刺过程中所需CT扫描的次数，缩短穿刺时间，降低辐射剂量。

三、机器视觉与增强现实引导

近年来，基于机器视觉与增强现实（augmented reality，AR）技术的经皮穿刺介入手术精准导航的研究为经皮穿刺介入手术的精准导航与辅助定位提供了新的解决路径。机器视觉技术是指利用光学设备和非接触式传感器，模拟人眼的视觉功能，来获取被探测目标的图像，并通过计算机提取、分析和处理图像中的信息，从而实现探测和识别功能的技术。AR是将计算机产生的虚拟图形融合到使用者所看到的真实世界景象中。使用者可从计算机描绘的虚拟模型中获得额外的信息，从而对真实环境进行增强。AR具有三大特点：虚拟结合、实时交互、三维匹配。当前，AR引导穿刺技术主要在体模研究中验证效能：Laetitia Saccenti团队的腹部体模研究表明，AR与超声引导的穿刺精度差异无统计学意义（2mm vs. 4mm，$P=0.09$），但显著缩短规划与穿刺时间（15.1秒 vs. 74秒；16.1秒 vs. 59秒）。黄冰钰等30例体模穿刺证实，AR导航精度达（1.23±0.70）~（2.35±0.95）mm，证实了其引导穿刺的精准性。

目前，机器视觉的导航精度与影像图像的配准也逐渐完善，同时机器视觉与AR技术日趋成熟，相关硬件产品的快速迭代，该技术已具备临床转化条件，下一步需在活体呼吸运动

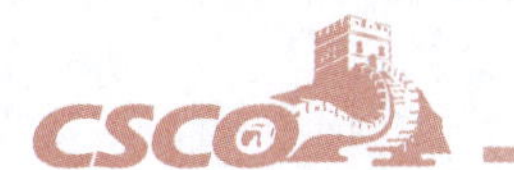

补偿与软组织形变校准方向突破以推进临床落地。

四、展望

(一) 人工智能辅助穿刺路径规划

人工智能在医学领域的应用正逐渐成为一项重要的研究方向，尤其是在影像引导经皮介入性操作中。利用机器的深度学习算法可以对大量穿刺影像数据进行深度分析，该算法可实现自动识别病灶部位，不断优化穿刺路径规划，从而提高穿刺的准确率和效率。这种智能化的路径规划能够显著减少操作时间，降低对操作者的要求，使得即使是经验较少的医生也能进行高效、安全的操作。此外，人工智能在实时监测和反馈方面的应用也有助于提高穿刺的成功率，降低并发症的发生率。这些先进技术的结合，使得未来的经皮穿刺介入诊疗将更加精准和高效。

(二) 多模态影像融合引导技术

多模态影像融合技术在影像引导下穿刺诊疗中具有重要的应用前景。通过将 CT 影像与其他影像技术（如超声、MRI 等）进行融合，可以更全面、精准地了解病变的特征和其周围的解剖结构。这种技术不仅能够提高病变的可视化水平，还能帮助医生更好地规划穿刺路径，减少对周围组织的损伤，从而提高穿刺的成功率和安全性。未来，随着影像技术的不断发展，结合人工智能算法的多模态影像融合技术，将成为经皮穿刺介入诊疗的重要工具。

(三) 远程介入操作与 5G 应用前景

随着 5G 技术的快速发展，远程操作在介入诊疗中的应用前景广阔。得益于移动 5G 网络高速率、大带宽、低时延的特性，可有效保障经皮导航机器人进行远程穿刺诊疗术的稳定性、可靠性和安全性，帮助异地专家随时随地掌握穿刺手术进程和患者情况。通过 5G 技术实时指导基层医院安全、高效地开展经皮介入穿刺手术，提高基层医院介入诊疗水平，有望实现穿刺技术的同质化。

五、总结

经皮穿刺导航机器人辅助系统通过智能化路径规划、进针角度与深度的实时引导、呼吸运动动态跟踪等技术，显著提升穿刺精准度，同时有效降低操作并发症的发生风险，减少术中辐射暴露，缩短手术时间及降低学习曲线难度，可广泛应用于经皮穿刺活检、肿瘤消融、放射性粒子植入及术前定位等介入诊疗领域，推动介入医学向智能化、精准化、微创化方向发展，为患者提供更安全高效的诊疗选择。

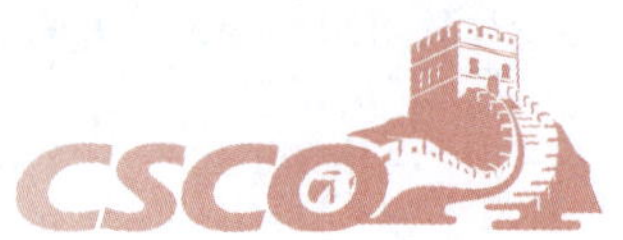

微波消融在 *EGFR* 突变晚期非小细胞肺癌中的应用

危志刚　叶欣
山东第一医科大学第一附属医院

一、*EGFR* 突变晚期非小细胞肺癌治疗现状

表皮生长因子受体-酪氨酸激酶抑制剂(epidermal growth factor receptor-tyrosine kinase inhibitor, EGFR-TKI)是 *EGFR* 敏感突变晚期非小细胞肺癌(non-small cell lung carcinoma, NSCLC)的主要治疗方案。现阶段,第三代 EGFR-TKI 生存获益显著优于第一代 EGFR-TKI,已作为 *EGFR* 突变晚期 NSCLC 一线治疗的优选方案。为进一步延缓 EGFR-TKI 治疗耐药、实现靶向治疗获益最大化,现阶段第三代 EGFR-TKI 开始尝试不同联合治疗方案,奥希替尼与化疗联合相较于奥希替尼单药,PFS 进一步改善,目前同样可作为一线治疗的选择之一。拉泽替尼联合埃万妥单抗同样在与奥希替尼的对比中展现出 PFS 与 OS 的获益,未来或可进一步改善 *EGFR* 突变晚期 NSCLC 的治疗格局。三代 EGFR-TKI 与抗血管生成治疗(如雷莫西尤单抗、贝伐珠单抗)的联合目前在部分研究中显示出生存获益,但目前研究多为Ⅱ期,故该联合治疗方案有待于进一步验证。

二、寡转移性疾病的演变

对于 *EGFR* 突变晚期 NSCLC,以全身综合治疗为主的治疗模式是其核心,局部治疗在很长时间内不作为推荐。但近年来,随着对于晚期 NSCLC 特殊类型"寡转移性疾病"的认识,局部治疗在晚期 NSCLC 这一特殊人群中发挥重要作用。

1995 年,Hellman 和 Weichselbaum 首次提出寡转移(oligometastases)的概念,认为寡转移是介于局限病变与广泛转移病变之间的一种中间状态,具有潜在可治愈的特征,临床上相对少见。2011 年,两位学者更新这一概念,认为寡转移分为多种类型,不同类型的预后与治疗策略存在显著区别,较为明显的主要是肺脏与肝脏的寡转移。之后出现了多种说法:寡转移、寡复发、寡残留等。为规范这一类疾病的诊断与治疗,依据欧洲放射肿瘤学会和欧洲癌症研究与治疗学会的分类标准,将寡转移性疾病进行细化分类,该分类标准依据以下五个问题。

Q1:既往是否存在多发性转移病史?

Q2:患者既往是否被诊断过寡转移?

Q3:诊断寡转移的时间是否在原发肿瘤诊断后 6 个月之后?

Q4:诊断寡转移时,患者是否正在进行积极的全身治疗?

Q5:影像学上是否存在寡转移病灶进展?

依据上述问题,该分类具体可细分为:同时性寡转移、异时性寡复发、异时性寡进展;重复性寡复发、重复性寡进展、重复性寡持续(残留);诱导性寡复发、诱导性寡进展、诱导性寡持续(残留)。

三、微波消融在肺癌中的应用

微波消融是重要的局部热消融治疗手段之一。与射频消融相比,微波消融具有作用时间短、作用效率高、受热沉效应影响较小等显著优势,目前在实体肿瘤中获得广泛应用。

在肺癌治疗领域,微波消融主要作为因心肺功能障碍等基础疾病不能耐受外科手术治疗的早期 NSCLC 的补充治疗方式。此外,对于部分拒绝外科手术的 NSCLC 患者,微波消融可作为局部根治性治疗方式。对于存在肺部寡转移的患者,微波消融同样作为一种根治性治疗手段,达到无瘤状态(no evidence of disease, NED)的目标。现阶段对于单侧≤3个病灶,双侧≤5个病灶,最大病灶≤3cm 的肺部转移瘤,微波消融可达到局部根治的目的。此外,对于部分存在相关症状的转移病灶,微波消融作为姑息治疗手段可有效缓解症状。

四、微波消融在 *EGFR* 突变寡进展 NSCLC 患者中的应用

对于第一代 EGFR-TKI 治疗后存在肺部寡进展的 NSCLC 患者,采用微波消融治疗进展病灶并继续第一代 EGFR-TKI 治疗,第二次无进展生存(PFS2)中位数可达到 8~8.8 个月,与进行转换治疗(含铂两药联合治疗)相比,PFS 延长 3 个月(8.8 个月 vs. 5.8 个月),OS 中位数可延长近 7.7 个月(27.7 个月 vs. 20.0 个月)。

五、微波消融在同时性寡转移患者中的应用

目前，多项研究表明，*EGFR* 突变寡转移性 NSCLC 患者 EGFR-TKI 治疗基础上局部治疗可提高患者生存。Iyengar 等开展的Ⅱ期研究证实，对于颅外 ≤6 处转移灶后线采用 SBRT 联合厄洛替尼治疗，24 例患者中 13 例进行了 *EGFR* 基因检测，PFS 和 OS 分别为 14.7 个月和 20.4 个月。Peng 等Ⅱ期研究表明，第一代 EGFR-TKI 联合 SBRT 治疗 *EGFR* 突变寡转移性 NSCLC 与单纯第一代 EGFR-TKI 相比，生存获益显著改善，联合治疗组 PFS 和 OS 分别为 17.6 个月和 33.6 个月，单纯靶向治疗组分别为 9.0 个月和 23.2 个月。Sun 等Ⅲ期研究表明，第一代 EGFR-TKI 联合 SBRT 治疗 *EGFR* 突变寡转移性 NSCLC 与单纯第一代 EGFR-TKI 治疗相比，可提高 PFS 和 OS，联合治疗组 PFS 和 OS 分别为 17.1 个月和 34.4 个月，单纯靶向治疗组为 10.6 个月和 26.2 个月。

与 SBRT 不同，微波消融在 *EGFR* 突变同时性寡转移性 NSCLC 中的研究缺乏前瞻性Ⅱ、Ⅲ期研究，多为回顾性研究，且 SBRT 可兼顾原发灶与转移灶，但微波消融通常只处理原发灶和 / 或肺部转移病灶。

EGFR 突变颅外寡转移性 NSCLC 患者第一代 EGFR-TKI 治疗后，疾病进展前肺部原发灶及肺部寡转移病变进行微波消融治疗与单纯第一代 EGFR-TKI 治疗相比，PFS 增加 3.8 个月（16.7 个月 vs. 12.9 个月），OS 延长 12.1 个月（34.8 个月 vs. 22.7 个月）。

六、微波消融在 *EGFR* 突变非寡转移 NSCLC 中的应用探索

笔者团队早期研究表明，微波消融联合系统治疗（主要是化疗）对于寡转移性 NSCLC 患者，其 PFS 和 OS 可分别达到 14 个月和 47.8 个月，提示微波消融联合治疗具有协同作用。早期研究表明，对于非寡转移性 *EGFR* 突变 NSCLC，第一代 EGFR-TKI 联合微波消融与第一代 EGFR-TKI 相比，PFS 和 OS 绝对值略有提高，但差异均未达统计学意义。近期 Xu 等研究则表明，相较于 EGFR-TKI 的单独应用，一线治疗 EGFR-TKI 联合肺部原发灶的微波消融可提高 PFS 9 个月（19.0 个月 vs. 10.0 个月）、OS 16 个月（41.0 个月 vs. 25 个月）。两项研究的区别在于后一项研究中两组患者中分别纳入了第一代、第二代和第三代 EGFR-TKI 药物，而前一项研究纳入的均为第一代 EGFR-TKI 治疗的患者。笔者近期针对第三代 EGFR-TKI 药物奥希替尼与阿美替尼治疗后未进展的非寡转移 NSCLC 患者采用肺部原发灶微波消融作为巩固治疗，其缓解持续时间（duration of response，DoR）可达 25.7 个月，优于先进行肺部消融再采用第三代 EGFR-TKI 治疗（DoR 为 20.5 个月）。

七、微波消融在 *EGFR* 突变晚期 NSCLC 应用困境

微波消融作为一种局部治疗手段，在 *EGFR* 突变晚期 NSCLC 中的应用取得了一定的进步，但仍存在诸多问题，未来的探索主要集中于以下方面。

1. 寡进展患者合并耐药基因是否需要早期干预 目前 NCCN 指南推荐 EGFR-TKI 治疗期间出现寡进展的患者，进展病灶局部治疗继续原治疗方案，但临床实践中部分寡进展病变的再次活检已证实存在耐药基因，而且继续原方案治疗 PFS2 相对较多，对于这一类存在耐药基因的患者，针对耐药基因早期更换治疗方式是否可行值得进一步探索。

2. 同时性寡转移的患者微波消融的价值需要进一步确认 目前，针对放疗的Ⅱ、Ⅲ期研究已经证实了局部治疗的作用，而微波消融目前在这一类患者中仅有回顾性数据，因此亟待开展前瞻性、多中心、随机、对照研究以验证微波消融联合 EGFR-TKI 在这类患者中的作用。

3. 微波消融治疗干预的时机 目前，针对寡转移患者干预的时机并未达成一致，部分研究设定为 TKI 治疗后 3 个月，部分研究设定为 2 个月，微波消融的应用则选择在疾病进展前或治疗获益最大化。目前，EGFR 突变的动态监测及微小残留病变（minimal residual disease，MRD）状态已知与疗效密切相关，未来或可依据两者的状态选择微波消融治疗的时机。

4. 微波消融治疗后耐药模式及对耐药机制的影响 目前三代 EGFR-TKI 的耐药模式和耐药机制已经基本阐述清楚，但微波消融后耐药模式及耐药机制尚无相关报道，未来需进行相关探索。

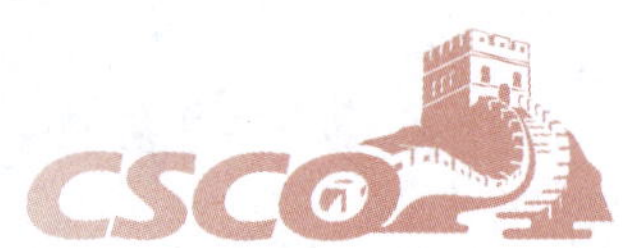

高压电穿孔技术：从基础原理到多领域综合应用

姬彬斌　王忠敏
上海交通大学医学院附属瑞金医院

一、引言

电穿孔技术可溯源至20世纪60年代，Sale和Hamilton等通过高压电脉冲处理微生物及红细胞，首次系统揭示细胞膜在强电场作用下发生不可逆击穿导致溶解或死亡的生物学现象，由此奠定不可逆电穿孔（irreversible electroporation，IRE）的理论基础。此后的十年间，Neumann等研究者分别地对生物膜电穿孔现象进行了大量的较为系统的研究，发现细胞膜在特定电场参数下可形成暂时性孔隙且保持完整性恢复能力，由此正式提出"电穿孔"概念并建立其可逆性调控框架，标志着电穿孔这一新兴技术的正式诞生。

本文系统梳理电穿孔技术的基础理论发展脉络与临床应用转化路径：简要概括了可逆电穿孔和IRE的基本原理，评述其在肿瘤综合治疗中的疗效与协同效应，重点探讨与化疗/免疫治疗联用的增效机制。本文通过多维度整合基础研究与临床转化，旨在为突破传统治疗模式的技术瓶颈提供理论依据，推动电穿孔技术向精准化、智能化诊疗体系发展。

二、高压电穿孔的基本原理

（一）可逆电穿孔

可逆电穿孔的分子机制基于电场介导的细胞膜动态调控。当外源性电场作用于细胞时，跨膜电位（transmembrane potential，TMP）的瞬时升高引发磷脂双层极化。若电场强度达到临界阈值（TMP为0.2~0.5V），静息膜电位被中和，导致脂质分子重排并形成瞬态亲水性通道。该通道允许离子、药物或基因片段通过被动扩散或电泳作用跨膜转运，且孔隙闭合后细胞膜完整性可完全恢复。如果TMP超过甚至更高的阈值（>1V），细胞将无法恢复，并将因不可恢复的细胞膜损伤而死亡。可其核心优势在于：通过调控脉冲参数（如电场强度、脉宽及次数），可精确平衡膜通透性与细胞活性，从而为电化学疗法（如博来霉素靶向递送）及基因治疗（如质粒转染）提供可控递送平台。

（二）不可逆电穿孔

IRE技术是通过施加1 500~3 000V的高压电场以微秒和毫秒脉冲的形式作用于细胞膜的磷脂双分子层，导致细胞膜上形成不可逆的纳米级孔隙，破坏细胞内外平衡，从而促使细胞凋亡。其消融机制区别于传统热效应：IRE通过物理性破坏细胞膜结构诱导程序性死亡，避免蛋白质变性及组织瘢痕形成，同时保留细胞外基质（extracellular matrix，ECM）中胶原纤维与弹性蛋白的完整性。这一特性使其在毗邻血管、神经或胆胰管的实体瘤治疗中具有独特优势：可保持脉管、神经等结构完整，能够很好地弥补热消融技术的不足，实现肿瘤细胞选择性清除的同时，又可维持脉管系统的机械稳定性。

三、高压电穿孔在临床治疗中的应用

（一）肿瘤消融治疗

肿瘤是当今世界严重影响人类生命健康的疾病之一，其发病率和死亡率逐年上升。近年来，消融在进展期不适合手术切除的肿瘤治疗中展现出明显的优势。目前常用的肿瘤消融技术为热消融，但对于毗邻关系复杂的肿瘤组织，热消融可能会导致消融不完全或是对周围组织的热损伤。

IRE作为非热消融技术，可以很好地弥补热消融的不足，在细胞模型和动物模型中已证实了其安全性和有效性。2011年，IRE获得美国食品药品监督管理局（Food and Drug Administration，FDA）批准用于软组织消融。随后大量IRE消融肿瘤的研究相应展开，初步验证了该技术在临床上的安全性和有效性。目前已有多项研究表明，IRE消融在不可切除的晚期实体肿瘤治疗中发挥出明显的作用，如胰腺癌、肝癌、肾癌、前列腺癌等。

1. **胰腺癌**　胰腺癌是一种隐匿起病、侵袭性强，治疗效果及预后很差的消化道实体肿瘤，其死亡率位居第6位。60%~80%的患者在确诊后已不适合手术，而IRE可为其提供新选择，在选择性消融肿瘤组织的同时，有效保护邻近重要结构，在治疗不可切除的局部晚期胰腺癌（locally advanced pancreatic cancer，LAPC）方面具有独特优势。

临床前研究显示，IRE消融后肿瘤细胞凋亡率显著提升，血管结构完整，未发生严重并发症。临床转化研究进一步支持其应用价值。Martin等将纳米刀首次应用于治疗胰腺癌的临床研究，开启了胰腺癌IRE临床应用的先河。随后几年，对

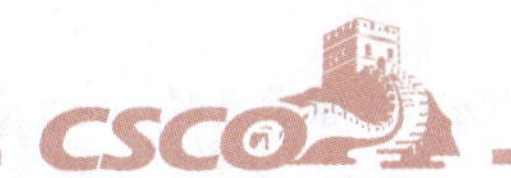

200例LAPC患者的研究显示，IRE组OS中位数达24.9个月，显著优于常规化疗组（9~14个月），这表明对于原发性胰腺癌进行IRE治疗可以有效延长生存期。如今，众多研究表明，IRE治疗胰腺癌具有显著的临床疗效，但还需更多研究来优化IRE在胰腺癌治疗中的消融策略，从而减少严重并发症的发生。

2. **肝癌** IRE凭借非热消融特性，在毗邻重要结构的肝癌治疗中安全性良好。Miller等首次证实1 500V/cm电场强度可完全灭活HepG2人肝癌细胞株，奠定了体外研究基础。动物实验进一步验证了IRE的安全性和有效性，尽可能保留正常肝脏组织以及周围的胆管、血管和神经。

在实验研究取得较为满意结果的基础上，IRE的临床研究也从未停止。Cannon等人的前瞻性、多中心研究显示，44例患者在术后3个月、6个月和12个月的局部无复发生存率分别为97.4%、94.6%和59.5%，术后有5例患者出现轻微不良反应，30天内均可自行缓解。Narayanan等人随访发现，50个肝癌病灶IRE术后附近的158支血管仅有4.4%的血管发生异常改变。Scheffer等研究表明，肝癌IRE总体并发症发生率（16%）与射频消融（radiofrequency ablation，RFA）、微波消融（microwave ablation，MWA）相当，主要与探针操作相关（气胸、胸腔积液等）。为进一步提高疗效，Isfort等人发现，与单独IRE相比，联合药物洗脱微球栓塞（drug eluting beads-transcatheter arterial chemoembolization，DEB-TACE）可产生更大的消融体积，提高局部疗效。而使用RFA预热也可增大IRE消融体积，降低杀灭肿瘤电场阈值强度。该联合方法有望为复杂部位大肿瘤治疗提供组合策略。

值得注意的是，IRE疗效与Child-Pugh肝功能分级密切相关。有研究发现，Child-Pugh A级肝硬化患者生存期明显长于Child-Pugh B/C级肝硬化患者。Bhutiani等对比55例Child-Pugh B级患者发现，IRE与MWA完全消融率无差异，但IRE组患者耐受性更好，住院时间缩短。

需特别注意操作安全性，消融近心区肿瘤时需全程心电监护，脉冲施加需严格控制在心动周期不应期以预防心律失常。非平行放置电极针可能引发局部高温，导致胆管狭窄或血管血栓，未来需通过影像引导技术和参数优化进一步提升治疗精准度。

3. **肾癌** 对位于中心并靠近肾盂或大肺门血管的肾肿瘤，IRE能使肿瘤组织完全消融而保护肿瘤周围的正常组织和避免尿路上皮损伤。在动物实验中已证实，IRE术后肾盏、肾盂和输尿管的正常形态未发生改变，尿液收集系统完好，未见输尿管和附近肠管明显损伤。

临床研究逐步验证其安全性及有效性，Pech团队完成首例人肾细胞癌（renal cell carcinoma，RCC）的IRE治疗，初步验证其安全性和可行性。Canvasser等纳入42个cT_{1a}期RCC病灶，初始治疗成功率为93%（39/42），2年无局部复发生存（locoregional recurrence-free survival，LRFS）率达83%，且无严重并发症发生。Wang等对15例患者的19个RCC病灶进行IRE治疗，随访时间中位数为30个月的分析显示，完全消融率为93.3%（14/15），仅1例12个月后残留强化，2例出现一过性血尿。

这些结果初步表明，IRE在保留肾功能方面达到与传统消融相当的肿瘤控制效果。但研究存在样本量小（最大队列42个病灶）、随访时间短（最长37个月）等局限性，需扩大样本量及延长观察以验证远期疗效。未来应重点建立精准适应证标准，优化影像引导，提升复杂解剖部位消融精度。

4. **前列腺癌** 前列腺癌传统根治术与放疗常损伤尿道、直肠及神经血管束，导致控尿障碍和勃起功能障碍。而IRE通过选择性破坏细胞膜实现精准消融，保留关键解剖功能，降低并发症的发生率，使患者获得更为理想的预后。多项动物实验表明，IRE术后勃起与控尿功能均得到保留，主要血管及神经束无损伤。

临床研究也对其安全性与有效性进行了逐步验证。Valerio等对34例患者进行IRE治疗，术后6个月所有患者均保留控尿能力，95%的患者没有勃起功能障碍，仅出现1~2级并发症（12例1级，10例2级）。Blazevski等通过纳入123例患者的前瞻性队列研究和36个月的随访时间中位数证明了扩大治疗切缘可以有效减少野内复发的可能性，在12个月的经会阴前列腺穿刺活检中，从16%（7/45）减少到2.7%（2/74），提示精准边界设计的重要性。

以上研究表明，IRE在前列腺癌治疗上有广阔的前景，特别是针对主要的血管、神经血管束、尿道、直肠、神经等，不会限制消融的范围。但当前缺乏大规模随机对照研究（randomized controlled trial，RCT）验证长期疗效，需通过前瞻性注册研究积累数据。未来需重点探索消融边界标准化、影像实时监测技术以及联合免疫治疗的增效策略，以全面提升前列腺癌的局部控制与功能保留水平。

（二）基于电穿孔的肿瘤多模态治疗

1. **IRE联合化疗** IRE联合化疗药物可发挥协同作用，弥补单一疗效的局限性，破坏肿瘤基质增强药物分布，增强肿瘤药物的渗透性，促进肿瘤细胞对化疗药物的吸收，保护正常的组织器官，显著提升化疗疗效，并延长患者生存。

胰腺癌特殊的致密间质微环境阻碍化疗药物递送，而IRE可有效破坏肿瘤基质协助化疗。动物实验证实，IRE消融可提高吉西他滨在消融区的摄取率。临床研究表明，LAPC患者经诱导化疗后联合IRE治疗，生存期显著延长。术后辅助化疗与IRE联用，既可控制局部病灶，又能协同降低复发率，并延长PFS。Martin等研究显示，接受4个月标准诱导治疗联合IRE的54例患者，其局部PFS（14个月 vs. 6个月）、远期PFS（15个月 vs. 9个月）及OS（20个月 vs. 13个月）均显著优于单纯化疗/放化疗组（$P<0.05$）。SEER和SUSUCC大样本数据进一步验证联合治疗优势，联合治疗组OS中位数分别达到16个月（SEER）和21.6个月（SUSUCC），显著高于单纯化疗组的9个月和7.1个月。上述证据表明，IRE消融治疗可以有效促进化疗药物的递送，延长患者的生存期，可为不能行根治性手术的晚期癌症患者提供重要治疗选择。

尽管联合治疗已展现出明确临床价值，其机制仍需深入探索。目前尚不明确IRE如何通过改变肿瘤微环境促进药物递送，且针对不同化疗药物的联合效应差异缺乏系统性临床对照研究。此外，由于IRE主要应用于局部病灶，其与化疗联用对转移性疾病的控制策略仍需进一步优化。

2. **IRE联合免疫** 近年来，IRE的抗肿瘤免疫调节作用备受关注。其通过诱导细胞膜纳米级孔隙形成，促进细胞内的肿瘤抗原的大量释放，T 细胞数量增加，还会诱导免疫原性细胞死亡，激活树突状细胞，缓解间质免疫抑制，且因 IRE 消融区内完整和持久的微血管可能有助于免疫细胞的浸润，可引起患者外周血中的免疫抑制性细胞数量减少，从而激发机体产生强大的局部或全身免疫反应。

研究表明，IRE 可显著增加消融区 $CD3^+$/$CD4^+$/$CD8^+$ T 细胞浸润，并减少外周血调节性 T 细胞（regulatory T cell，Treg 细胞）等免疫抑制性细胞比例。在肝癌小鼠和胰腺癌小鼠模型中均证明了 IRE 的抗肿瘤免疫调节作用。胰腺癌作为免疫冷肿瘤，常规的免疫治疗效果欠佳，而 Narayanan 等在胰腺癌小鼠模型中联合应用 IRE 与 CD40 激动性抗体（CD40Ab），结果显示，联合组 OS 中位数达 35 天，显著优于单独 IRE 组（21 天）和单独 CD40Ab 组（24 天），肝转移瘤中 $CD8^+$ T 细胞浸润量增加 2 倍以上，活化的树突状细胞（dendritic cell，DC）密度提升 4~6 倍。ZHAO 等证实，IRE 联合抗 PD-1 治疗可通过损伤相关分子模式（damage-associated molecular pattern，DAMP）释放逆转基质介导的免疫抑制，促进 $CD8^+$ T 细胞增殖，并诱导长效免疫记忆，显著抑制复发和远处转移。临床数据进一步验证该策略，HE 等对 85 例患者的分析显示，IRE 联合 PD-1/PD-L1 治疗组（15 例）的 OS 中位数达 44.33 个月，显著优于单纯 IRE 组（23.37 个月，P=0.010），PFS 亦从 10.6 个月延长至 27.5 个月（P=0.036）。

值得注意的是，IRE 的免疫调控涉及复杂信号网络。Wu 等发现，IRE 联合 PD-L1 阻断可协同激活 $CD11b^+$ $CD103^-$ cDC2，通过抗原呈递促进 $CD4^+$ T 细胞分化为 Th 亚型，进而招募自然杀伤（natural killer，NK）细胞增强抗肿瘤效应。Narayanan 等提出时序性免疫调控策略：在 IRE 后同步应用 TLR7 激动剂和抗 PD-1 抗体，可放大先天与适应性免疫系统的协同作用。此外，γδT 细胞的独特抗肿瘤潜力受到关注。Lin 等设计 IRE 联合同种异体 Vγ9Vδ2 T 细胞输注方案，先局部进行 IRE，然后全身输注同种异体的 Vγ9Vδ2 T 细胞，使局部晚期胰腺癌患者 OS 中位数从 11 个月提升至 14.5 个月，同时 αβ T 细胞和 NK 细胞数量显著增加，且多疗程输注可进一步强化免疫效应。

然而，IRE 诱导的免疫应答面临动态抑制挑战。研究显示，IRE 后 Treg 减少仅维持 2~3 周，随后逐渐恢复至基线水平；IFN-γ 信号虽激活 $CD8^+$ T 细胞，但同步上调肿瘤 PD-L1 表达。因此，未来研究须继续深挖 IRE 所引起的免疫变化和深层机制。

（三）电化学治疗的机制与临床应用

电化学疗法（electrochemotherapy，ECT）是一种将细胞膜可逆电穿孔与化疗结合的局部治疗方法，通过电脉冲增加肿瘤细胞膜通透性，促进非通透性化疗药物（如博来霉素、顺铂）高效进入细胞内，显著增强局部毒性，同时利用“血管锁”效应暂时阻断血流，维持药物高浓度，减少全身不良反应。该疗法自 1991 年首次用于头颈部肿瘤后，已被纳入英国国家卫生与临床优化研究所（National Institute for Health and Care Excellence，NICE）和 ADO 指南，作为皮肤癌（如基底细胞癌、鳞状细胞癌）及黑色素瘤皮肤转移的标准替代或姑息治疗手段，以改善患者的生存质量。

1. 皮肤转移癌 皮肤转移癌多见于 40 岁以上恶性肿瘤患者，原发灶以乳腺癌（50.5%）、黑色素瘤（18.3%）及头颈部鳞癌（6.9%）为主。ECT 尤其适用于直径<3cm 的难治性病灶，可重复治疗且避免手术或放疗的溃疡风险。Clover 等对 987 例患者的 2 482 个病灶分析显示，总体缓解（overall response，OR）率达 85%，完全缓解（complete response，CR）率为 70%，其中基底细胞癌和卡波西肉瘤 CR 率分别为 85% 和 91%，乳腺癌及黑色素瘤转移灶 CR 率亦达 62% 和 64%。副作用以短暂疼痛、局部肌肉收缩和轻微炎症为主，全身感染罕见。

ECT 联合免疫治疗可进一步提升疗效。Mozzillo 等对 15 例转移性黑色素瘤患者联合 ECT 与伊匹木单抗，结果显示，67% 患者出现局部客观反应，33% 出现全身反应，且应答者 Treg 计数显著下降。Russano 等纳入 55 例转移性乳腺癌患者，ECT 联合免疫治疗组疗效接近 100%，24 个月 PFS 率和 OS 率显著优于其他方案。

2. 非皮肤深部肿瘤 2018 年，一项研究对 10 例患者的 17 个邻近大血管的肝细胞癌病灶行博来霉素 ECT，病灶直径中位数为 24mm，3~6 个月后每例患者及单个病灶的 CR 率分别为 80% 和 88%，平均随访 20.5 个月，15 个病灶（88%）完全缓解，证实该疗法对高危部位肿瘤的安全性。一项 Ⅰ/Ⅱ 期临床研究纳入 13 例 LAPC 患者，ECT 治疗后未发生严重不良事件，无心电图、血流动力学或血清学异常，未损伤周围脏器，提示其作为 LAPC 局部治疗的安全性。Rizzoli 研究所对 38 例骨转移患者随访显示，按 RECIST 标准，29% 达客观缓解（objective response，OR），59% 病情稳定（stable disease，SD），而 PERCIST 标准 OR 率为 36%，两者无显著差异，表明 ECT 可有效缓解疼痛并改善活动能力。

以上研究证实，ECT 在皮肤及深部肿瘤中展现出安全性与可行性，为传统治疗受限患者提供了新选择。其机制优势在于低剂量药物即可实现高效局部杀伤，且联合免疫治疗可协同增强疗效。未来需扩大样本量验证长期疗效，并探索与放疗、靶向治疗等的联合策略，优化时序组合以进一步提升临床获益。

（四）电穿孔介导的基因治疗

基因治疗是通过将治疗性外源性基因导入靶细胞的方式，纠正基因缺陷或异常引发的疾病，从而达到治疗疾病目的的新一代精准疗法。电穿孔技术可利用短暂高压电场在细胞膜形成瞬时孔道，使 DNA、RNA 或蛋白质等大分子高效进入细胞，兼具成本低、易规模化生产及高转染效率的优势，成为基因治疗的重要工具。该技术由 Neumann 等首次在小鼠淋巴瘤细胞中成功转染质粒 DNA 后，经电场强度、脉冲宽度等参数优化，显著提升递送效率并降低细胞损伤。

纳米技术推动电穿孔向精准化升级。Maresch 等开发基于电穿孔的多基因编辑技术，通过向小鼠胰腺注射含 15 个 CRISPR/Cas9 载体的质粒并进行局部电穿孔，实现单细胞水平多癌基因同步编辑，成功诱导胰腺肿瘤模型，为研究基因互作提供新方法。Wan 等构建外泌体 -Cas9 核糖核蛋白复合物（$exosome^{RNP}$）系统：利用电穿孔将 Cas9 RNP 载入肝星状细胞外泌体，实现肝组织特异性递送。体内实验显示，其高效突破 CRISPR-Cas9 的靶向递送瓶颈，展现临床应用潜力。

在 DNA 疫苗领域，电穿孔基因转移技术（gene transfer technology，GET）通过增强抗原基因递送效率显著提升免疫

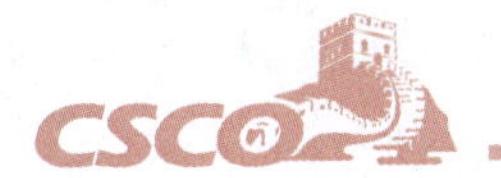

应答。研究表明，GET可将编码肿瘤抗原的质粒高效导入细胞，诱导特异性B/T细胞活化，在黑色素瘤、宫颈癌、肝炎、AIDS等研究中，均证实其不仅可以通过导入编码DNA质粒产生肿瘤特异性B细胞和T细胞群体来保护身体免受表达该抗原的癌细胞的侵害，还提高了启动全身适应性抗肿瘤免疫应答的能力。

电穿孔技术在成簇规律间隔短回文重复序列（clustered regularly interspaced short palindromic repeats，CRISPR）多基因编辑、组织特异性递送及DNA疫苗开发中的成功应用，彰显了技术平台的通用性与可拓展性。未来需进一步探索电脉冲参数与纳米载体的协同优化，以推动个体化精准治疗的发展。

四、挑战和展望

高压电穿孔的研究仍面临关键挑战：传统观点认为IRE通过非热效应诱导细胞凋亡，但实验观察到消融区温度升高及气泡形成，提示热效应可能参与其中。消融参数（如电压、电极间距、脉冲数）与热效应、细胞死亡模式（凋亡/坏死）的关联尚未明确，制约了治疗方案的精准优化。此外，IRE虽可触发局部免疫原性细胞死亡并激活T细胞应答，但其对全身免疫系统的长效调控机制不清楚；联合化疗或免疫治疗的临床结果存在异质性，缺乏大规模RCT及长期随访证据。利用IRE的细胞膜纳米孔隙增强嵌合抗原受体T细胞（chimeric antigen receptor T-cell，CAR-T）、T细胞受体工程T细胞（T-cell receptor engineering T cell，TCR-T）等细胞疗法的递送效率，或联合纳米粒子突破肿瘤基质屏障，仍需基础研究突破。

未来，可着眼于多模态机制解析，通过跨学科研究揭示IRE的热/非热效应阈值，建立消融参数-生物效应定量关系图谱。探索IRE与新型免疫疗法（如双特异性抗体、溶瘤病毒）的时序协同机制，开发基于纳米材料的靶向增效递送系统。设计电场响应性材料（如导电水凝胶、自修复支架），结合实时监测技术实现电穿孔参数的自适应调控，提升组织修复的可控性。

五、结论

高压电穿孔技术通过物理性调控细胞膜通透性，在肿瘤精准治疗领域展现出变革性潜力。IRE联合化疗或免疫治疗可突破单一疗法局限性，显著延长患者生存期并降低复发风险；ECT则为皮肤及深部转移瘤提供安全有效的局部控制策略；电穿孔技术为基因治疗拓宽了应用边界。然而，未来仍需结合多组学分析、智能材料开发及跨尺度工程化策略，突破机制解析、精准控场及靶向增效等瓶颈，推动技术从“工具创新”向“系统治疗”升级，最终实现个体化精准医学目标。

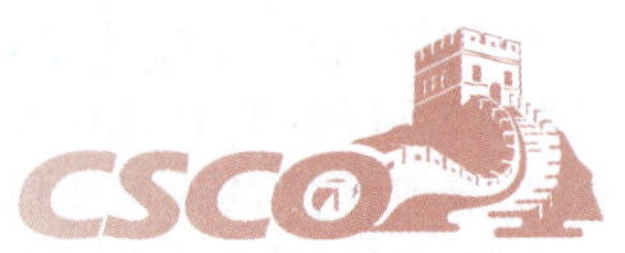

经典 TACE 的创新性进展

熊斌[1] 石钦[2]

[1]浙江大学医学院附属第一医院 [2]复旦大学附属中山医院

经导管动脉栓塞化疗(transcatheter arterial chemoembolization,TACE)是不可切除性肝癌最常见的治疗方式之一,可通过阻断肿瘤供血动脉以及化疗药物的持续细胞毒性实现双重抗肿瘤作用。多项临床研究显示,TACE 能显著诱导肿瘤细胞坏死,控制肿瘤生长,延长患者的生存期。然而,尽管 TACE 在肝癌治疗中已取得了显著进展,但仍存在诸多问题,比如肿瘤细胞对化疗药物的耐药性、治疗后诱发的肿瘤血管新生以及免疫系统对肿瘤识别能力的减弱等,导致患者中远期疗效不尽理想。基于此,一些创新性方案提出将其中的“C(chemotherapy)”拓展或替代为其他更具靶向性和生物相容性的治疗手段“X”,如分子靶向药物、微生物、纳米药物及其他疗法,形成“TAXE(transarterial X embolization)”模式,旨在改善经典 TACE 方案的局限性,突破不可切除性肝癌的治疗瓶颈。本文就传统 TACE 向 TAXE 模式迈进的创新性研究进展进行述评。

一、分子靶向药物在 TAXE 中的应用

(一) 索拉非尼

索拉非尼是全球首个被批准用于晚期肝癌的分子靶向药物,可以通过阻断 RAF/MEK/ERK 信号通路、血管内皮生长因子受体(vascular endothelial growth factor receptor,VEGFR)通路及血小板衍生生长因子受体(platelet-derived growth factor receptor,PDGFR)通路等多个靶点,抑制肿瘤细胞增殖以及血管生成作用。研究表明,TACE 术后会加剧肝癌细胞缺血缺氧状态,从而诱发缺氧诱导因子 1α(hypoxia-inducible factor-1α,HIF-1α)的表达,而 HIF-1α 进一步驱动 VEGFR 通路激活,导致肿瘤新生血管生成,最终造成肿瘤复发以及转移。为此,一些研究如 TACTICS 将 TACE 与索拉非尼联合用于肝癌治疗,证实了其可显著改善患者中远期生存。然而,索拉非尼口服用药后易出现多种全身不良反应,如手足皮肤反应、高血压、食欲减退等,部分患者无法耐受其毒副作用而停药,这也在一定程度上增加了肿瘤复发的风险。因此,研究人员开始尝试将索拉非尼联合栓塞经肝动脉局部应用于肝癌治疗。早在 2013 年,一项研究将索拉非尼联合碘油经肝动脉初步应用于兔 VX2 肝癌模型,结果显示这一方案能显著增加瘤内药物浓度,并未带来显著的药物毒性作用,这也为索拉非尼在 TAXE 中的应用奠定了基础。而后的几年,陆续有研究从疗效及药代动力学等方面着手,对经肝动脉靶向应用索拉非尼治疗肝癌进行深入研究,探讨了其在瘤内的药物浓度、细胞的摄取行为以及抗肿瘤作用。索拉非尼局部应用后,在瘤内立即达到药物浓度的峰值,随后因药物半衰期而逐渐降低,而正常肝脏的药物浓度相对较低,这一现象表明了索拉非尼能在短期内大量聚集于瘤内,高效抑制栓塞后导致的肿瘤血管新生,进而控制肿瘤生长。此外,还有一些研究设计了装载索拉非尼及化疗药物如顺铂、多柔比星、替拉扎明等的栓塞微球,由于微球的缓释特性,索拉非尼能从微球中缓慢释放并保持良好的生物活性,极大提高了药物在瘤内的维持剂量,持续发挥抗肿瘤作用。

尽管索拉非尼联合栓塞经肝动脉用于肝癌治疗具有广阔前景,但目前尚未报道其临床应用,其中可能存在一些关键性问题。例如,并未证实索拉非尼经肝动脉应用能显著优于多柔比星等传统化疗药,且成本更高,治疗风险尚未可知;相比于局部应用,索拉非尼口服用药的适用范围可能更广、患者依从性更高;尚未解决索拉非尼局部应用的具体生物学机制问题,如何去调控 TACE 所引起的肿瘤血管新生等等。因此,仍需进一步研究以推动其成果向临床应用转化。

(二) 阿帕替尼

甲磺酸阿帕替尼是小分子抗血管生成剂,主要通过选择性拮抗 VEGFR-2 酪氨酸激酶而达到抑制肿瘤血管生成的作用。既往研究发现,阿帕替尼能在多种恶性肿瘤,如结肠癌、非小细胞肺癌、乳腺癌和胃癌等中表现出抗肿瘤和抗血管生成活性。Lu 等人和 Kan 等人相继报道了 TACE 联合阿帕替尼治疗晚期肝癌的疗效,相比于单纯 TACE,联合治疗能显著提高患者的疾病控制率并延长生存期。然而,临床上阿帕替尼均为口服用药,全身作用靶点多,不良反应发生率高且严重,导致部分患者无法耐受而停药,使肿瘤复燃甚至恶化。据此,研究者探索了阿帕替尼联合栓塞剂经肝动脉用于肝癌的疗效及作用机制。首先在体外模拟了栓塞后的肿瘤缺氧微环境,并通过细胞迁移、侵袭、凋亡以及小管形成实验等揭示了阿帕替尼能下调 RAF/MEK/ERK、PI3K/AKT 和 P38MAPK 信号通路的磷酸化,在缺氧微环境下抑制肿瘤微血管生成。研

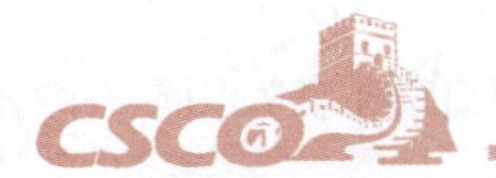

究团队进一步在动物肝癌模型中验证了阿帕替尼混合碘油经肝动脉给药后可有效栓塞肿瘤血管，减少微血管密度（micro vessel density，MVD），显著抑制栓塞后残存肿瘤的生长及复发。基于此，团队先后研究了可负载阿帕替尼的载药微球及温敏纳米凝胶在肝癌中的应用，以改善药物在瘤内的维持剂量。结果显示，血浆中的药物水平在给药后立即达到顶峰，而后逐渐衰减；瘤内的药物浓度明显高于邻近肝实质及血浆药物水平，这也显示其构建的载阿帕替尼缓释栓塞体系能在瘤内实现较高的药物维持浓度，从而达到长效抑制肿瘤生长的作用。

（三）多纳非尼

多纳非尼是一种新型小分子多激酶抑制剂，通过将三氘甲基取代索拉非尼分子上的甲基制备而成，提高药物的稳定性，使药物半衰期延长或清除率降低。在一项随机、多中心Ⅱ~Ⅲ期研究（ZGDH3研究）中显示，与索拉非尼相比，多纳非尼能够明显延长晚期肝癌患者的生存时间中位数，死亡风险下降17%，具有良好的安全性和耐受性。基于这项研究，多纳非尼已于2021年在我国获批晚期肝癌的一线治疗。我们团队率先在国内将多纳非尼用于TAXE治疗肝癌。首先，我们探索了多纳非尼联合碘油经肝动脉用于肝癌的疗效和作用机制，结果证实了相比于化疗药物表柔比星，多纳非尼的局部应用可以实现更低的肿瘤生长率、更少的转移性病灶和更大的肿瘤坏死程度。此外，多纳非尼或表柔比星局部用于介入治疗可以实现瘤内 $CD8^+$ T淋巴细胞浸润，而多纳非尼组浸润更明显，表明其局部应用在栓塞后缺氧环境下能有效触发抗肿瘤免疫应答，这也为探索肝癌TAXE治疗免疫相关机制奠定了基础。同时，我们也制备了负载多纳非尼的载药栓塞微球，并探讨其对改善肿瘤血管生成的影响。结果显示，该栓塞制剂能显著降低肿瘤VEGF以及MVD表达，这就减少了肿瘤血管新生及复发风险。相比于碘油，载药微球提供了药物缓释特性，使得药物可以在肿瘤病灶中停留更长时间。这些研究为多纳非尼在TAXE中的应用提供了潜在价值。

二、微生物在TAXE中的应用

（一）溶瘤病毒

溶瘤病毒（oncolytic virus，OV）是一类新型抗肿瘤药物，能在肿瘤细胞内复制和增殖，诱导其免疫原性细胞死亡以及刺激宿主抗肿瘤免疫，从而促进肿瘤消退。具体而言，OV利用肿瘤细胞的内部基因突变或代谢重编程选择性地感染肿瘤细胞，并在肿瘤细胞中复制以杀死靶细胞，或通过刺激免疫系统的抗肿瘤反应间接杀死肿瘤。由于大多数病毒的肿瘤特异性和肿瘤溶解效率低，天然OV的应用受到限制。而随着病毒基因重组技术的发展，可以通过删除或插入各种基因来构建新型OV，常见的基因修饰病毒包括腺病毒、水疱性口炎病毒和痘苗病毒等。由于TACE的局限性，OV的引入是一种具有前景的方案。Altomonte等人发现，与OV或可降解微球栓塞剂单一应用相比，二者联合经肝动脉局部给药时，可增强肝癌坏死程度并协同延长生存期。另一研究也从病理染色以及药物毒理学方面证明了OV经肝动脉给药后能在瘤内进行有效病毒转导、复制和广泛溶瘤。最新研究表明，相比于瘤内注射以及静脉注射方式，经动脉病毒栓塞能获得更均匀的病毒分布以及更好的治疗效果，并且可以改变肝癌的免疫细胞密度，减少经血液途径转移风险，建立长效抗肿瘤免疫记忆。有临床研究表明，与单独使用TACE相比，经动脉注射人5型腺病毒（H101）可显著延长不可切除性肝癌患者的总生存期，这也给OV的临床转化价值带来希望。随着越来越多临床数据的公布，未来OV在栓塞治疗中的应用具有更广阔的前景。

（二）细菌

细菌疗法是一种新兴且具有潜力的抗肿瘤治疗策略，其原理是利用某些细菌或其改造体的生物学特性，选择性地在肿瘤组织中定植和增殖，通过多种机制杀伤肿瘤细胞、破坏肿瘤微环境及激活抗肿瘤免疫反应。为了克服传统疗法的局限性，许多细菌种类已被进行基因工程改造，并用作免疫治疗剂或药物递送系统。目前，已在临床前研究和临床研究中用于抗肿瘤的细菌种属主要包括链球菌、梭状芽孢杆菌、双歧杆菌、李斯特菌、埃希菌、乳酸菌和沙门氏菌等，但仍未报道关于细菌疗法在肝癌介入中的应用。理论上，细菌疗法能弥补肝癌TACE术后缺氧及免疫抑制等局限性，而介入也能克服细菌疗法在安全性及可控性等方面的不足，二者相辅相成，未来通过持续研究和临床研究优化，相信能突破现有肝癌治疗的瓶颈。

三、纳米药物在TAXE中的应用

（一）缺氧相关纳米药物

肿瘤内的缺氧环境主要由氧气的供应与需求不平衡导致。由于肿瘤血管的血管结构不完整，分布不规则，致使肿瘤组织的血液灌注不足、氧气供应减少，并且由于肿瘤细胞的快速增殖，对氧气的需求量不断增加，这就直接导致肿瘤内的缺氧环境。此外，由于肿瘤供血动脉的变异或栓塞剂不能完全填塞末梢动脉等原因引起的TACE治疗后肿瘤残存，会加剧肿瘤缺血缺氧状态，促进肿瘤血管新生及肿瘤转移。因此，一些研究通过纳米药物的调节来缓解肿瘤缺氧。例如，Chen等将褪黑素负载在温敏纳米凝胶（melatonin-loaded p-N-isopropyl-acrylamide-co-butyl methylacrylate，PIB-M）上用于肿瘤栓塞治疗。体外实验证实，在缺氧条件下，PIB-M可通过靶向HIF-1α和血管内皮生长因子（vascular endothelial growth factor，VEGF）来抑制肿瘤细胞的增殖和迁移。在动物肝癌模型介入治疗中进一步表明，PIB-M可促进肿瘤细胞凋亡并靶向相关血管生成蛋白来抑制肿瘤生长和转移。此外，还有研究利用金属有机骨架材料制成的纳米粒负载缺氧细胞增敏剂替拉扎明和免疫佐剂R848，构建出具有缺氧激活特性的纳米疫苗，并将其结合到明胶微载体用于肝癌介入栓塞治疗，探索其作用机制。纳米疫苗能在缺氧条件下显著激活肿瘤细胞免疫原性细胞死亡，增加瘤内 $CD8^+$ T细胞浸润，募集大量肿瘤相关巨噬细胞，促进其M2型向M1型极化。由于肿瘤抗原的大量释放，瘤内树突状细胞会显著浸润以协同肿瘤抗原提呈至淋巴结内进一步分化成熟，从而启动机体强烈的抗肿瘤免疫反应。经肿瘤供血动脉原位注入载纳米疫苗微载体，可显著诱导栓塞后残存肿瘤细胞坏死，在抑制肿瘤生长的同时显著减少肿瘤转移的发生。这种联合治疗策略明显改善了介入栓塞后缺氧及免疫抑制性肿瘤微环境，为免疫疗法精准靶向肿瘤提供了新技术，有望为肝癌治疗提供新的方案。

有研究发现，肿瘤细胞可以通过自我调节来适应缺氧环境，但这一过程需要时间，且其调节能力有限。通过设计特定的纳米药物，可加剧肿瘤缺氧状态，甚至进入无氧状态，诱导肿瘤细胞凋亡，也是一种新颖的抗肿瘤治疗手段。目前有关促缺氧疗法在介入治疗中的应用有限，主要是由于TACE等通过栓塞肿瘤血管实现饥饿疗法，此法可同时阻碍肿瘤对氧气和葡萄糖等营养物质的摄入，因此联合代谢催化物如葡萄糖氧化酶等的效果似乎微乎其微。对于一些正在研究的生物相容性高且疗效显著的脱氧剂材料，未来可能是用于TAXE治疗肝癌的潜在选择。

（二）弱酸相关纳米药物

正常细胞主要依靠线粒体的氧化磷酸化为细胞供能，而绝大多数肿瘤细胞则依赖糖酵解，这种现象就是我们常说的Warburg效应，即肿瘤细胞倾向于将葡萄糖"发酵"成乳酸。肿瘤细胞的这种代谢特征也使得乳酸在肿瘤组织内大量堆积，进而造成肿瘤组织内pH处于6.5~7.0，低于正常组织pH，从而造成肿瘤组织内的弱酸环境，这也成为肿瘤微环境的重要特征之一。基于此，一些研究设计了pH响应型纳米药物来强化抗肿瘤作用。Yuan等合成了pH响应型聚丙烯酸/磷酸钙（poly-acrylic acid/calcium phosphate，PAA/CaP），可有效负载表柔比星。研究表明，在酸性条件下，PAA/CaP纳米颗粒具有较高的药物负载能力和长效缓释作用，可通过增加细胞内Ca^{2+}浓度阻断自噬作用，协同化疗毒性作用来增强栓塞效果。此外，由于肿瘤内酸性环境与肿瘤增殖生长、转移等密切相关，利用纳米药物改善肿瘤内酸性环境也能实现抗肿瘤治疗效果。另有研究合成了聚乙烯吡咯烷酮（polyvinyl pyrrolidone，PVP）包覆的CaO_2纳米颗粒，并将其用于肝癌TACE治疗。CaO_2纳米颗粒与水反应后生成丰富的H_2O_2、OH^-和Ca^{2+}，可缓解肿瘤内的弱酸环境，使肿瘤细胞氧化损伤，进而逆转肿瘤微环境，在与TACE的联合治疗中表现出显著的抗肿瘤效果。还有报道称，由可生物降解的镁合金或氧化镁（magnesium oxide，MgO）纳米颗粒降解所产生的碱性产物可有效中和酸性肿瘤微环境，并通过抑制HIF-1α途径改善肿瘤区域的缺氧。基于这一发现，Xiao等研发了一种可同时负载放射性核素^{177}Lu和MgO纳米颗粒的新型可降解聚合物微球用于肝癌的内放射和栓塞联合疗法。通过乳化交联反应合成壳聚糖微球，再用聚多巴胺（polydopamine，PDA）进行表面改性，利用PDA的活性化学基团将放射性核素和纳米粒偶联到微球上，使其兼具显像及抗肿瘤作用，有效抑制原发肿瘤生长和小转移灶的扩散。进一步地病理分析也证实了，该聚合物微球具有抑制肿瘤侵袭和血管生存的潜力，可中和肿瘤组织的酸性微环境并改善栓塞性缺氧，为肝癌介入治疗提供了新的思路。

肿瘤细胞代谢所产生的乳酸堆积，对栓塞治疗的预后发挥着至关重要的影响。研究发现，乳酸不仅可以保护肿瘤细胞应对葡萄糖缺乏，而且还能降低肿瘤细胞对化疗的敏感性。一项研究采用简易的微流控装置将均匀粒径的负载多柔比星的碳酸钙纳米颗粒装入明胶微球，用于肝癌TACE治疗。纳米粒在低pH下表现出持续的药物释放作用，载纳米粒微球可以通过中和酸性环境显著增加多柔比星的细胞摄取和抗癌能力，通过逆转TACE治疗期间乳酸诱导的化疗耐药性显著提高肝癌治疗的疗效。

（三）可显影纳米药物

据报道，临床上所用的载药栓塞剂大多数不具备可视化功能，需要混合对比剂进行成像，从而监测栓塞剂的流向以及肿瘤栓塞情况，这在一定程度上影响了栓塞治疗的精准性，不利于术后示踪以及疗效评估。研究发现，利用一些纳米材料自身的影像可视性，并将其负载于栓塞剂上可以实现不错的诊疗效果。例如，Jia等将PDA涂覆在纳米核BaGdF5上，得到的纳米粒能有效地装载化疗药物顺铂（cis-diamminedichloride platinum，CDDP）和放射性标志物^{131}I，最终制备得到^{131}I-BaGdF5@PDA-CDDP。由于BaGdF5可用作双模态CT或MRI的对比剂，而^{131}I是常见的单光子发射计算机断层成像（singlephoton emission computed tomography，SPECT）显像剂，因此该纳米药物在影像引导下可观察到其在肝肿瘤内的分布情况，实现可视化。此外，该研究将^{131}I-BaGdF5@PDA-CDDP联合碘油经微导管注入兔VX2肝癌的肿瘤供血动脉，观察其疗效。体内外结果显示，该纳米药物表现出明显优于单一放化疗的效果，并且肿瘤内葡萄糖代谢明显降低，这也为肝癌的综合治疗提供了潜在的临床应用前景。另一项研究开发了一种在碘化油中负载多柔比星的白蛋白纳米颗粒共轭微泡复合物作为超声触发的TACE制剂，该微泡复合物保留了其超声造影功能，可实时监测药物递送至肿瘤内。在超声作用下，负载多柔比星的纳米颗粒在肿瘤内分散更均匀，并能够有效杀伤癌旁的肿瘤细胞，进而增强TACE的疗效。还有研究设计了一款可负载磁性液态金属纳米颗粒的海藻酸钙微球，它是一款集CT/MRI双模态成像、光热/光动力功能以及微球栓塞和载药性能于一体的多功能栓塞剂，经体内外实验证实了其具有良好的生物相容性、栓塞性等多种功能，在兔肝癌模型中表现出优异的治疗效果，该研究提出了诊疗一体化栓塞的治疗策略，在肝癌TACE中具有潜在的临床应用前景。

四、总结和展望

随着抗肿瘤疗法的不断创新以及介入技术的精细化，多样性TAXE可能成为肝癌治疗的新选择。除了上述治疗能替换TACE中的化疗外，还有一些免疫疗法、基因疗法以及中医药疗法等也在不断探索。然而，这些疗法的临床转化仍面临重重困难，主要在于以下几个方面：①安全性，需经血管途径（如静脉、动脉）评估全身的毒副作用，有无致残致畸等风险存在；②有效性，能否在肝癌TAXE治疗中显示出比TACE更大的治疗获益，比如疾病缓解率以及生存期中位数等；③药物代谢，药物在人体的代谢情况，在重要脏器如肝肾等的积累情况。未来，随着生物材料、分子影像和介入技术的深度融合，经典TACE治疗将迈进"精准栓塞-智能化诊疗-免疫重塑"的新时代。

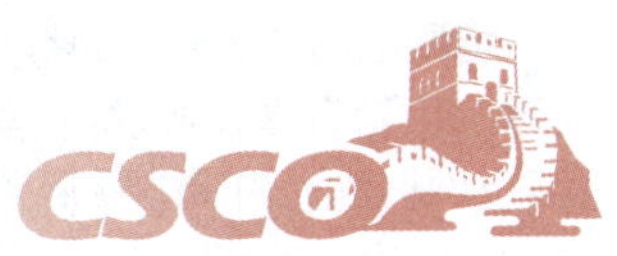

钇 -90 在肝癌治疗中应用共识解读

徐辉　张磊　朱海东

东南大学附属中大医院

一、概述

手术切除是肝细胞癌（hepatocellular carcinoma，HCC）的潜在治愈性治疗方法，然而只有不到 20% 的 HCC 患者适合手术切除；对于不可切除的 HCC 患者，钇 -90 微球选择性内放射治疗（yttrium-90 selective internal radiation therapy，^{90}Y-SIRT）提供了新的有效且更安全的替代方案。通过将载有放射性核素 ^{90}Y 的微球注射到靶区域，其产生的 β 射线可引起肿瘤组织不可逆损伤，导致肿瘤坏死，从而有效控制肿瘤的生长。尽管 ^{90}Y-SIRT 在肝脏恶性肿瘤中的安全性和疗效已被广泛证实，其在国内的临床应用仍处于起步阶段。此外，^{90}Y-SIRT 对操作技术要求极高，一旦出现 ^{90}Y 微球异位分布，容易发生严重并发症。《钇 -90 微球选择性内放射治疗肝脏恶性肿瘤规范化操作专家共识（2024 版）》由中国医师协会介入医师分会联合中国研究型医院学会肝胆胰外科专业委员会组织国内相关领域专家制定，该共识结合了中国 90% 以上从事 ^{90}Y-SIRT 的中心和专家的临床经验，对 ^{90}Y-SIRT 技术在肝癌治疗中的应用作出诸多更新和补充，有助于推动 ^{90}Y-SIRT 操作技术在国内的推广，提高其标准化、规范化水平。本文对新共识中的更新、重点内容及其亮点进行梳理与解读，为 ^{90}Y-SIRT 在肝癌治疗中的应用提供指导和参考。

二、主要更新内容

（一）目标人群

树脂微球和玻璃微球是当前市场上广泛使用的两种商用 ^{90}Y 微球产品。尽管两者在不同地区获批的适应证不同，但均可用于治疗肝脏恶性肿瘤，在 HCC 或结直肠癌肝转移基础上，新版共识将 ^{90}Y-SIRT 的目标应用人群放宽至肝脏恶性肿瘤领域，具体适应证和禁忌证如下。

1. **适应证**　①不可切除或患者拒绝接受手术切除的肝脏恶性肿瘤；②预期生存时间>3 个月。

2. **禁忌证**　绝对禁忌证：①美国东部肿瘤协作组（Eastern Cooperative Oncology Group，ECOG）体能状态评分>2 分或恶液质或多脏器功能衰竭；②肝功能 Child-Pugh C 级，严重肝功能障碍（肝性脑病、难治性腹水、肝肾综合征等）；③无法纠正的凝血功能障碍；④肾功能不全（肌酐>176.8μmol/L 或肌酐清除率<30mL/min）或肺功能不全［动脉氧分压<60mmHg（1mmHg=0.133kPa）或氧饱和度<90%］；⑤合并严重感染且不能有效控制；⑥肿瘤广泛转移，且预期生存时间<3 个月；⑦门静脉主干闭塞，侧支血管形成少且不能纠正；⑧不可纠正的肝动 - 静脉分流或肝动脉 - 胃肠道动脉分流；⑨肺部单次吸收剂量>30Gy 或累积吸收剂量>50Gy；⑩其他，如妊娠期妇女、哺乳期妇女、严重碘对比剂过敏等。

相对禁忌证：① ECOG 体能状态评分 =2 分；②既往接受过经颈静脉肝内门体分流术；③可纠正的体能状态不良；④可纠正的肝功能不良；⑤可纠正的血细胞减少（化疗性骨髓抑制或脾功能亢进等）。

（二）术前影像学评估

详细阐述了以诊断和分期为目的一般性影像学评估以及以过程模拟和预测为目的特殊影像学评估方法以供术前参考，前者主要包括 CT、MRI、正电子发射计算机断层显像（positron emission tomography computed tomography，PET/CT）；后者则主要涵盖 ^{99m}Tc 聚合白蛋白（^{99m}Tc-macroaggregated albumin，^{99m}Tc-MAA）单光子发射计算机断层显像 / CT（single-photon emission computed tomography/CT，SPECT/CT）显像、选择性动脉造影等。新增具体应用指征及相应证据等级内容：①患者需在 ^{90}Y-SIRT 前 1 个月内行肝脏动态增强 CT 或动态增强 MRI 检查，对肝脏及肿瘤进行全面评估，为准确勾画肿瘤提供参考，^{18}F-FDG PET/CT 检查可以作为 CT、MRI 检查的重要补充；② ^{99m}Tc-MAA 评估则应在 ^{90}Y-SIRT 前 2 周内进行。^{99m}Tc-MAA 需在标记后 2 小时内注射，注射后 2 小时内进行 SPECT/CT 显像，降低 ^{99m}Tc-MAA 脱标和清除造成的影响；③选择性动脉造影必须在 ^{90}Y-SIRT 前 2 周内完成，应密切注意肝外侧支血管的供血情况，推荐使用锥形束 CT（cone beam CT，CBCT）检查，结合术前影像学检查，明确肿瘤部位、大小、数目及供血动脉情况。

（三）危险动脉评估及处理

在现有共识的基础上详细补充了常见危险动脉的评估方法及适用指征，包括胆囊动脉、胃右动脉、胃十二指肠动脉、十二指肠上动脉、镰状动脉以及其他常见的动脉异常，如肝左动脉发出副胃左动脉、肝左动脉 - 胃左动脉吻合、肝左动脉 - 食管动脉吻合、肝动脉 - 膈下动脉吻合、动 - 静脉分流（肝动脉 - 肝静脉分流、肝动脉 - 门静脉分流、肝动脉 - 肺静脉分流）等，补充说明了预防性栓塞的具体注意事项，对可能导致 ^{90}Y 微球异位分布的动脉、吻合及分流，均应进行超选择性动脉造影检查并结合 CBCT，需注意血管造影技术参数对结果的影响。

（四）分次或重复 ^{90}Y-SIRT

1. **分次治疗** 对肝内多发肿瘤在不同时间进行分次治疗，通常第 1 次治疗 1 个肝叶，第 2 次治疗另 1 个肝叶，治疗间隔一般为 3~8 周。

2. **重复治疗** 因肿瘤复发或残留而重复治疗同一区域的肿瘤病灶。无论是分次治疗还是重复治疗，再次进行 ^{90}Y-SIRT 前均需再次评估。除常规评估外，还需注意：①控制双肺的累积吸收剂量 ≤ 50Gy；②均需再次进行肺分流率（lung shunt fraction，LSF）评估；③当重复治疗同一个病灶区域时，间隔时间应>3 个月，再次 ^{90}Y-SIRT 前应关注肿瘤对上一次 ^{90}Y-SIRT 的反应，如果肿瘤无明显缩小或坏死，则此类患者不适宜再次进行 ^{90}Y-SIRT。

（五）^{90}Y-SIRT 术前评估

除实验室检查和影像学检查之外，^{90}Y-SIRT 术前评估还应该包括：病史和体格检查、体能状态、肝脏储备功能、实验室指标、影像学检查、选择性动脉造影、CBCT、LSF、肺吸收剂量及处方剂量等，并提供了相应评估的指导参数。

（六）^{90}Y-SIRT 治疗方案选择

根据治疗目的不同，共识更新了包含根治性治疗、降期转化治疗、姑息性治疗等 ^{90}Y-SIRT 治疗方案选择指征和注意事项。

1. **根治性治疗** 目的是肿瘤得到治愈，如放射性肝段切除和放射性肝叶切除。近年来，^{90}Y-SIRT 逐渐向超选择性治疗发展，如肝亚段，甚至更小靶区域的治疗。放射性肝段切除适用于肿瘤病灶局限于 ≤ 2 个肝段的患者。放射性肝叶切除适用于单叶病变的患者，允许靶肝叶接受较高的吸收剂量，并诱导对侧肝叶增生、肥大。

2. **降期转化治疗** 目的是通过 ^{90}Y-SIRT 后使病灶能够接受根治性治疗。适用于临界可切除或有转化潜能的患者。

3. **姑息性治疗** 目的是控制肝内肿瘤、改善生命质量、延长生存时间。对于存在 ^{90}Y-SIRT 适应证，但不适合以上两种治疗方式的患者，均适合姑息性治疗。

（七）^{90}Y–SIRT 实施流程

共识对 ^{90}Y-SIRT 实施流程进行了重点补充与总结，包括房间准备、患者准备、给药装置准备、^{90}Y 微球输注、术中辐射防护等以确保手术的安全实施。对专科成员的分工进行了补充优化，①患者筛选、评估：肝胆外科、介入科、影像科、核医学科、肿瘤内科、肝病内科、放疗科、放射科等；②选择性动脉造影、治疗方案确定及手术的实施：介入科；③处方剂量计算：介入科、核医学科；④术后管理：介入科、肝胆外科、肿瘤内科等。

（八）常见不良反应与并发症

1. **常见不良反应** 常见症状包括乏力、厌食、恶心、呕吐、腹痛、发热等，发生率为 10%~70%，大多轻微且在数日内自愈。常见实验室指标异常包括胆红素和转氨酶升高及外周血淋巴细胞和血小板计数降低。术后约 1/3 的患者可出现，通常无任何临床表现。治疗措施主要为对症处理，缓解患者不适。

2. **常见并发症** 常见并发症包括放射性上消化道损伤、放射性肝炎、放射性胆囊炎 / 胆管损伤、放射性肺炎、放射性皮炎等。如发生放射性胆管损伤，可予缓解梗阻性黄疸，酌情使用抗生素；如发生放射性肝炎，可予利尿、改善肝功能和凝血功能、静脉内注射去纤苷钠等治疗，必要时需考虑经颈静脉肝内门体分流术；如发生放射性上消化道损伤，可予高剂量质子泵抑制剂、胃动力药、硫糖铝、止吐药、镇痛药等，严重者可行全胃肠外营养或空肠造口术；如出现放射性消化道狭窄 / 梗阻，可选择球囊扩张或外科手术；如发生放射性肺炎，可经验性使用类固醇，吸氧等；如发生放射性胆囊炎，可予静脉补液和镇痛处理，发生胆囊坏死或穿孔时需行胆囊造瘘或切除治疗；如发生放射性胰腺炎，可予禁食、胃肠减压、使用抑酸和抑酶剂、补液及营养支持、解痉、止痛等处理。

三、痛点及展望

^{90}Y-SIRT 对医生操作技术和医院环境影响评价要求较高，当前国内开展 ^{90}Y-SIRT 的医生数量远不能满足临床需求，^{90}Y-SIRT 具体实施时需要多学科参与，非操作科室对其认知程度和接受程度均有待提高，对临床实践提出了较高的要求。此外，由于治疗费用偏高、认知不足等原因致使很多患者未在合适的时间接受 ^{90}Y-SIRT，错失了早期根治，或通过快速转化而获得手术治疗的机会，其患者覆盖面仍比较局限。

此外，^{90}Y-SIRT 还存在其他痛点：①需要先后 ^{99m}Tc-MAA 评估和后续的 SIRT，患者治疗等待周期长；②商用产品需从海外进口，未能国产；③价格昂贵，商业保险覆盖范围不足；④玻璃微球和树脂微球术中无法直接显影；⑤目前治疗主要集中于肝脏；⑥现有微球注射装置不够简洁和精准，^{90}Y 微球注释时单纯依赖操作者的经验和手感，缺乏具体量化指标；⑦目前使用的剂量计算模型缺乏精准性；⑧ ^{99m}Tc-MAA 不能完全模拟 ^{90}Y 微球的分布等等。随着后续产品的研发和优化，尤其是国产化产品的出现和审批，治疗适应证的拓展，临床病例数的增加和证据（尤其是高级别循证医学证据）的积累，^{90}Y-SIRT 治疗的质量会不断提高，应用日益广泛，成本不断降低，流程不断优化，会让越来越多的患者受益。

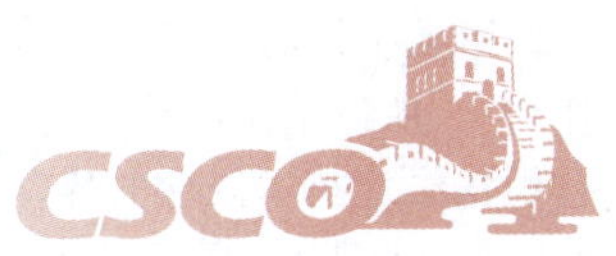

全身热疗的可行方案

郑乃莹　邵汛帆

广州医科大学附属肿瘤医院

一、热疗的历史与全身热疗

在近代，关于利用热来治疗恶性肿瘤的叙述，一般始于1866年德国的BUSCH医生所报道的一例面部恶性肿瘤的案例，报道中的患者因感染了丹毒（一种链球菌引起的皮肤感染）而持续高热后，病灶神奇地完全消失了。1884年，BRUNS又报道了一例晚期恶性黑色素瘤患者在感染丹毒时持续发热，体温高达40℃以上数天后获得自愈，并且存活了8年之久。高热能治愈恶性肿瘤因此受到了医学界的关注。美国的COLEY医生自1891年起使用自行制备的Coley毒素（一种链球菌毒素）人为地注射到肿瘤患者体内诱发高热来达到治疗目的，并且获得了显著的临床疗效。从临床医学角度看，他是主动地、人为地、计划地给恶性肿瘤患者进行临床治疗，当属现代肿瘤热疗的先驱。

19世纪末就有利用热水局部灌注加热治疗晚期子宫颈癌获得疗效的报告。进入20世纪后，1916年，PERCY使用同样的方法进行临床治疗获得姑息疗效。1932年，Geotze报道了使用热水浸泡进行热疗阴茎癌获得良好效果。以上的临床报道提示，人为利用物理方式加热治疗恶性肿瘤不失为一种极具可行性的临床治疗手段，而且疗效又被其结果所证实。美国的放射生物学家Dewey在1977年报道了其研究结果，即细胞在不同温度以及不同加热时间后存活的曲线。在细胞水平发现并证实了加热对细胞杀灭的规律。这项具有里程碑意义的研究发现成为热疗作为一门现代临床治疗学开立的重要基石，而且这个规律也成为热疗临床热剂量计算的重要参考基础，并且沿用至今。但这个发现似乎把现代热疗临床应用的主要方向吸引到高温热疗，然而由于受到现实临床使用中加热技术和测温技术不足的限制，热疗直至20世纪80年代才开始有了较前显著广泛的临床应用，其主要原因是计算机技术的发展和微型电脑的面世。

在微型计算机技术、电磁波穿透加热技术以及电子测温传感技术的联合加持下，各种现代的热疗机得以相继上市，大大地促进了热疗的临床治疗应用。1975年，在美国华盛顿召开了第一届国际热疗学术会议，1985年，美国FDA宣布热疗是继手术、放疗、化疗、生物治疗之后的第五大抗癌治疗方法。同年，世界第一份热疗专业学术杂志*International Journal of Hyperthermia*创刊。1995年，李鼎九教授编著出版了我国第一部热疗专著《肿瘤热疗学》。

随着现代热疗各种临床应用技术逐渐成型，肿瘤热疗的临床分类主要以加热范围划分为局部热疗、区域热疗以及全身热疗。就单纯热疗而言，由于高温热疗的疗效更为显著，所以局部和区域热疗的技术和临床应用发展更快。局部热疗，特别是对浅表肿瘤的加热技术，具有较为成熟、易于操作、加热质量较高等有利因素，已经在某些癌种方面单独使用也可以达到完全杀灭肿瘤病灶中癌细胞的水平。区域热疗（针对多数位于体内深部的肿瘤）由于受到加热技术限制，难以在安全的前提下（保持肿瘤病灶以外的正常组织在热损伤温度以下）而使体内的肿瘤病灶达到大量杀灭的治疗温度而未能成为肿瘤的根治性治疗手段，但作为传统抗癌治疗方法的联合治疗手段已经显示出其能够显著提高放疗和化疗临床疗效的优势。全身热疗则是因为治疗温度受到人体生命保障的限制不能超过42℃，较低的治疗温度对癌细胞的直接杀灭作用非常有限，因而也不能成为单独的肿瘤根治性手段。而且全身热疗的治疗温度在40.5℃以上就开始需要进行麻醉或深镇静以及实施严密的生命体征监测，操作过程复杂而具有较高风险，临床实施成本较高。因此，全身热疗目前更多地被用作传统抗癌治疗手段的联合辅助手段使用。但是，由于全身热疗具有显著不同于局部热疗或区域热疗的各种特性和生理变化以及作用机制，使其成为热疗临床应用一个独特的重要分支。

二、现代肿瘤热疗定义的核心内容

每一种治疗方法都有其定义，热疗也不例外，但直至目前仍然没有一个明确和固定的说法。当前普遍的说法是，热疗是一种利用外部热源人为地升高机体局部或全身的温度，以达到治疗或辅助治疗目的的临床治疗手段。据此，上述的自然感染导致的机体发热是不符合现代热疗的定义的，因为其缺乏了最重要的“人为”因素。也有一些说法是对外部热源强调为物理因素或物理技术，如果依据这个观点，给患者体内注射Coley毒素诱发高热的治疗方法也就被排除在热疗以外了。

事实上，当初人们几乎把注意力都集中到热的直接杀伤作用上，所以给予热疗的定义也就明显偏向于高温热疗。符合现代医疗技术概念的热疗设备必须同时具备安全性、有效性、可控性等基本关键技术。注射 Coley 毒性后的可控性（注射后是否发热？温度达到多少？发热能维持多长时间？等等）显然是达不到当今医学标准的，因此这种加热方法被排除在热疗之外是可以理解的。

然而，在过去几十年的实际临床应用中发现，除了局部浅表热疗或微创局部高温消融热疗技术（经皮穿刺微波或射频加热）以外，现用的区域热疗（无创体外辐射深部热疗）设备很难使位于体内深处的肿瘤病灶达到较高的温度（例如>45℃）而同时保证病灶周围的正常组织温度能够限制在较低（例如<42℃），也就是说，加热技术并不能满足临床治疗需求。

当然，精确的、无创的、立体的测温技术目前在临床上仍然未有也是一个非常大的难题，缺乏温度的控制与记录也就无从获得精确的临床热剂量控制与记录。全身热疗起初是利用物理技术进行极限高温治疗（体核温度≥42℃），但其施行过程复杂而且具有生命危险。因治疗的安全性未能保障和有效性未能确定的原因，导致临床应用受到了极大的限制。后来，全身热疗为了减低治疗风险，逐渐降低了治疗温度和缩短了治疗时间，实际上是放弃了高温直接杀死癌细胞的作用机制，转而利用全身热疗引起的机体各种有利于联合传统抗癌治疗（放疗、化疗、免疫治疗等）的变化，来提高临床疗效作为使用目的。因此，为了能够涵盖当前全部肿瘤热疗临床应用的实际情况，最新的热疗定义核心主要有三点：①热疗是一种治疗方法，与手术治疗、放射治疗、化学药物治疗一样是临床使用的治疗方法；②热疗是人为的利用物理技术加热肿瘤，使其温度升高来达到治疗目的；③热疗是通过使细胞或肿瘤组织温度升高到生理水平以上所发生的一系列重要生物学事件，其后果是能够影响肿瘤治疗的结果。依据这个核心内容，为热疗在现代肿瘤综合治疗中临床应用提供了更加充实的理论基础，而且对于全身热疗非常适用。

三、全身热疗进程简要

首先有必要先定义一下全身热疗，主要强调无论使用何种加热技术，在临床上，全身热疗治疗温度测定位置必须是能标志人体核心的部位，通常是直肠腔内深处或食管腔内中段，这里说的温度则是特指全身热疗所设定的平台时段的温度。COLEY 医生的女儿 NAUT 在 1953 年发文指出，她父亲所使用的 Coley 毒素治愈癌症的机制并不是注射毒素诱发患者机体发生高热，而是一种免疫治疗。在今天看来是有相当道理的，当免疫治疗日益受到关注的时候，人们也很自然地回顾 COLEY 当年的大胆尝试，显然 Coley 毒素治疗肿瘤的神奇疗效肯定有免疫系统受到激发的重要因素，但也不能忽视了患者身体被诱发出现高热导致肿瘤得以转归的贡献。其中的佐证之一就是，在晚期恶性黑色素瘤的标准治疗方案是给患者注射干扰素 / 白介素治疗的年代里，人们在回顾性分析中发现那些在注射药物后有出现高热（≥39.5℃）的患者，疗效显著优于不发热的患者，并且对生存期也产生了显著性影响。KLEEF 在 2021 年报道了对于多线治疗后的Ⅳ期实体瘤局部热疗 + 全身热疗（红外线辐射）联合多种免疫治疗获得良好疗效，使得热疗联合免疫治疗再度受到高度关注。当今的药物制备是希望在使用的时候尽可能不要诱发使患者发热的，上述的临床报道也自然会让人们联想到使用物理技术加热的全身热疗联合现代的免疫治疗是否真会带来更高的疗效获益。

近代全身热疗的初衷是利用物理技术对多发转移或播散的肿瘤患者进行加热治疗，能够在每一次治疗中同时加热到患者体内的全部肿瘤病灶。但是，在临床实际应用中发现单纯的 42℃加热 1~2 小时的疗效不稳定和不够理想，后来联合化疗、放疗和免疫治疗，观察到了一些效果，特别是在多发性难治性癌痛方面似乎效果更为显著。2000 年后曾经有过十几项单病种的全身热疗联合化疗的Ⅱ期临床研究结果报道。值得注意的是，这些临床研究采用的全身热疗技术几乎都是红外线辐射加热，但可惜的是全部未见后续的临床研究报道，乃至今天全球仍然未见任何一份全身热疗的Ⅲ期临床研究结果发表。

2019 年，Lassche 等发文分析了 1982—2009 年的十几项临床Ⅱ期全身热疗联合治疗晚期实体肿瘤的研究结果，其结论主要有全身热疗联合化疗或许有潜在的价值，而且有 3/4 级毒性，全身热疗缺乏像局部或区域热疗的有效证据。恶性肿瘤的全身性治疗手段在不断发展，越来越强调靶向治疗和免疫治疗。全身热疗的侵入性、复杂的支持护理、高成本等缺点，让这种治疗方式不具吸引力。还有缺乏Ⅲ期临床研究的随访结果等因素，使得全身热疗作为现代化疗的辅助治疗手段不太可能进入常规临床治疗应用。此文似乎提出了全身热疗对实体肿瘤治疗的临床应用将再没有使用前景的论调。然而，我们认为这篇文章的结论只是单纯基于分析了跨度长达几乎近三十年的一些Ⅱ期临床研究结果而得出，但对于全身热疗在这段时间里的进展并未全面触及和分析，未免过于片面。对于全身热疗的未来临床应用前景，我们持有自己的观点，不主张放弃临床研究，并且继续在抗癌治疗的真实世界中临床使用。

在过去的几十年里，全身热疗的加热方式由先前的各种各样（注射生物制剂、热空气吸入、水浴和液态石蜡包埋、体外血液循环、大面积电磁波辐射、红外线辐射等等）逐渐集中到红外线辐射。事实上，红外线辐射加热技术一直贯穿于近代全身热疗的临床应用历史。由于红外线辐射对电子测温传感和生命体征监测传感不产生干扰，而且体核温度测量利用人体的天然腔道内（食管腔内或直肠腔内）放置高精度的电子测温探头，因此使用红外线辐射加热技术的全身热疗的临床热剂量（温度 / 时间）的记录是明确而稳定的，这也是热疗临床应用上的一个独特的优势。到了 2020 年后，全身热疗的临床文献报道已经在治疗的温度 - 时间上有了较为集中的范围，主要是 38.5~40℃ /1~2h，疗效判定是正面的，而且安全性也是确定的。值得注意的是，在临床研究中，中国医生的报道也占有了显著的比例。

近年来对人类常见感染发烧的温度段 38.5~40℃进行了许多研究，认为红外线辐射导致的全身发热在这个温度范围对人体所起的治疗作用是多样性的。目前发现的机制主要

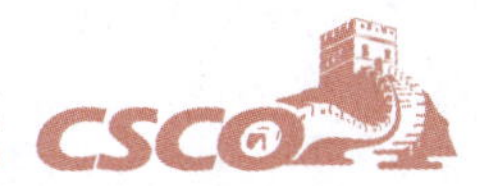

有，①改变了肿瘤微环境，降低了癌细胞的间质液压力，增加了肿瘤的血液灌注，改善肿瘤乏氧状态；②中枢神经系统，抗抑郁作用、有潜在减少疼痛感知作用；③免疫系统，增加自然杀伤（natural killer，NK）细胞、细胞毒性T淋巴细胞、巨噬细胞和树突状细胞的活性，增加细胞毒性T淋巴细胞的转运，增加肿瘤抗原呈递；④缓解治疗引起的中性粒细胞减少症；⑤肠道微生物组的潜在改变。也就是说，这个发烧样温度段的全身热疗（fever range whole body thermal therapy）在治疗机制上不再寄望于热对肿瘤细胞产生的直接杀伤作用，而是利用这种温度所引起机体发生的一系列生物学改变，来起到辅助治疗的作用。最新的系统性综述结论建议，放射治疗应该联合发热样全身热疗以最大程度地提高诱发免疫系统介导的远隔效应发生。也有学者认为，热疗很有可能提高未来靶向治疗和免疫治疗的临床疗效，因而对已有和在研的许多靶向药和免疫药物配合热疗的可能性进行了综合分析，希望为未来进入临床应用研究铺平道路。

四、全身热疗的可行方案

笔者提出的可行的全身热疗方案主要是基于安全性前提结果为导向的思维。全身热疗经历了近半个世纪到今天，为了解决安全性问题以及治疗成本问题，逐渐把全身加热技术集中到使用红外线辐射方式，并且把治疗温度降至38.5~40℃，以及把治疗平台温度时间设置到1~2h/次。因此，治疗的安全性得到了绝对的保证。最新几项临床报道也是应用了这个方案的全身热疗联合现有的抗癌治疗（放疗、化疗、免疫治疗），其已经初步显示出临床疗效。这意味着，这个方案在临床应用上具有了可行的医学伦理基础。肿瘤热疗的临床应用中一个当前仍难以解决的大难题就是测定肿瘤温度问题。目前尚无临床可用的无创的、精准的、立体的测温技术，导致热疗临床应用一直被质疑：每次热疗的精确热剂量（主要是缺乏病灶内温度测量和记录）是否得到保证？热疗与临床疗效是否确实相关？等等。而全身热疗在解决这个难题上是具有优势的，因为按全身热疗的定义，每次全身热疗的热剂量（温度 - 时间）记录都是准确而清楚的。另外，全身热疗并不能被局部热疗和 / 或区域热疗所替代。笔者在临床中观察到实际的每次的局部或区域热疗并不能达到全身热疗的体核温度（资料未发表）。“低温短时间”的全身热疗方案的疗效是基于多因素综合的效果，而并不依赖于高温的直接热杀伤来达到治疗目的。它的最大价值是在安全的前提下，能够提高传统抗癌治疗的疗效。在笔者的临床研究分析中发现，这种“低温短时间”的全身热疗方案（即40℃ /2h，患者全程清醒，可口服补水以及电解质和葡萄糖）联合标准的治疗方案治疗初治晚期鼻咽癌，经过倾向性得分匹配研究，联合或不联合全身热疗的总体疗效（局部控制率、无复发生存率、无远处转移生存率、总体生存率）显示出差异的时间为治疗结束后的12个月或更长时间，并且全身热疗组疗效更佳，总体5年生存率差异达到了统计学意义，但毒副作用两组却未见差异。这份目前唯一的单病种有长期生存对照的全身热疗临床研究结果提示，使用这个方案不应该选择极度晚期、体质很差、预期生存期很短的患者（患者生存期过短或许就是以往全身热疗临床疗效未能观察到显著差异的重要原因）。

本文所述的全身热疗临床可行方案要旨有三点：①基于近5年临床报道中使用的方案，即全身热疗使用红外线辐射加热，临床剂量为38.5~40℃ /1~2h，每次热疗不使用麻醉，全程清醒对话，可口服补水与电解质和葡萄糖；②联合最新的“标准”抗癌治疗方案同步进行；③随机对照两组的治疗方案差异只有 +/– 全身热疗。

至今仍没有一项随机对照的Ⅲ期临床研究结果的文献报道是全身热疗的“最痛点”，也是这个抗癌治疗手段是否该继续用于临床争议的关键。事实上，在当前不断发展的抗癌治疗的新药物、新技术中，要开立全身热疗的随机对照临床研究确实非常困难。但需要明确的是，全身热疗是作为联合治疗的角色加入最新的抗癌治疗体系的，并非单独使用或作为主要治疗手段使用。因此，未来使用上述的全身热疗方案联合“标准”最新的各病种抗癌方案设定对照研究仍然存有现实可行的基础。例如，针对那些高复发转移风险的肿瘤进行诱导化疗的同步全身热疗、术后辅助化疗的同步全身热疗、放射治疗的同步全身热疗、免疫治疗的同步全身热疗等。针对这种“低温短时间”的全身热疗方案的联合抗癌治疗研究最关键的是，必须做长生存期的临床研究方能显示出优势。主要的疗效标准与所有临床研究无异，同样是比较两组的总体生存率、病灶局部控制率、无复发生存率、无远处转移生存率以及毒副作用。

除了安全性得到保障和初步显示出联合治疗的有效性以外，另一个关键可行因素就是，在我国红外线辐射全身热疗的临床治疗成本远低于国外这一情况已经是一个事实，这个优势将有助于我国在这项临床研究中领先发展。期望在5年后能够看到使用这个可行的全身热疗方案联合“标准”抗癌治疗获得更好的临床疗效结果，以支持这种安全的、可重复的、可持续的全身热疗方案能被接纳到不断发展的抗癌治疗体系中，成为不可或缺的联合治疗手段。

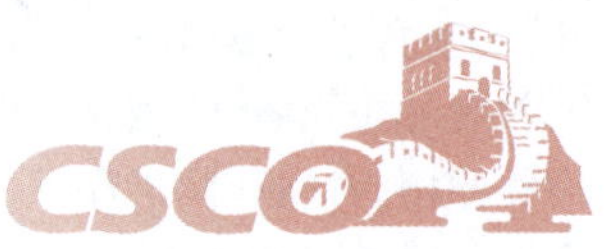

体腔热灌注化疗药物使用进展

孙建海[1] 陈刚[2] 龚宁远[3] 马燕凌[1] 吴嫣然[2]
[1]湖北省第三人民医院 [2]华中科技大学同济医学院附属同济医院 [3]华中农业大学

恶性肿瘤的体腔转移如腹膜癌(peritoneal carcinomatosis,PC)、恶性胸腔积液(malignant pleural effusion,MPE)等,是困扰临床肿瘤学界的重大难题。它们不仅显著降低患者的生活质量,更是导致治疗失败和预后不良的主要原因。在此背景下,体腔热灌注化疗(intracavitary hyperthermic chemotherapy,ICHT/coelom hyperthermic perfusion chemotherapy,CHPC)应运而生。ICHT 是一种结合热疗与局部化疗的创新技术,通过精准控温(通常 43℃)的含药灌注液循环灌注胸腔或腹腔,增强化疗药物的渗透性和细胞毒性,同时降低全身毒性反应。近年来,ICHT 在结直肠癌、胃癌、卵巢癌等腹膜转移肿瘤和恶性胸膜瘤、胸腺瘤以及恶性胸腔积液的治疗中显示出显著优势,其药物选择与使用方案不断优化。本文结合最新研究进展,综述 ICHT 常用药物及其临床应用现状。

一、ICHT 药物选择的基本原则

ICHT 的药物选择需要确保治疗效果最大化的同时降低不良反应,通常需考虑以下条件:热稳定性、胸膜及腹膜渗透性、热协同效应、代谢特性、毒副作用。

(一) 热稳定性是 ICHT 药物选择的首要考量因素

药物在加热至 41~43℃的治疗温度下必须保持化学结构和生物活性的稳定。药物热稳定性的评估不仅包括短期加热后的活性保持,还需考虑循环灌注过程中持续热暴露对药物降解动力学的影响。研究表明,某些化疗药物如白蛋白紫杉醇中的蛋白成分在热效应下有变性风险,因此不适合用于 ICHT。相比之下,铂类药物(如顺铂、奥沙利铂)和丝裂霉素在高温条件下表现出良好的稳定性,成为 ICHT 的常用选择。

(二) 分子量大小与腹膜渗透性的平衡是另一关键因素

分子量较大的药物不易穿透体膜屏障,能够维持较高的体膜 - 血浆浓度比,延长体腔内药物暴露时间。然而,药物分子也不宜过大,否则会限制其向肿瘤深部的渗透。临床研究表明,ICHT 药物的最大组织穿透深度可达 5mm,显著优于普通化疗的 3mm。这种增强的渗透性部分源于热效应导致的肿瘤血管通透性增加和细胞膜结构改变,使药物更易进入肿瘤细胞内部。

(三) 温热协同效应是 ICHT 药物区别于常规化疗药物的核心特征

理想的腹腔热灌注化疗(hyperthermic intraperitoneal chemotherapy,HIPEC)药物应在高温环境下表现出细胞毒性的显著增强。这种协同作用可能通过多种机制实现,包括热效应增强药物摄取、抑制药物外排泵功能、干扰 DNA 损伤修复以及诱导肿瘤细胞热休克反应等。例如,顺铂在 42℃时对卵巢癌细胞的杀伤作用较 37℃提高 3~5 倍,这种增效作用与高温促进铂 -DNA 加合物形成并抑制核苷酸切除修复有关。

(四) 代谢特性同样影响 ICHT 药物的选择

由于体腔对药物的吸收有限,依赖肝脏代谢激活的前药(如氟尿嘧啶)不适合用于 ICHT。理想情况下,ICHT 药物应具有直接细胞毒性,无须经过复杂的代谢转化即可发挥抗肿瘤作用。此外,药物的体腔清除率也应适中,过快的清除会导致体腔内药物浓度迅速下降,而过慢的清除则可能增加全身毒性风险。

二、国内外常用 ICHT 药物研究进展

ICHT 的药物选择在不同地区和医疗中心存在一定差异,但以铂类药物为主体的治疗方案已成为国际共识。近年来,随着临床研究的深入,各类药物在 ICHT 中的应用不断优化,疗效和安全性数据日益丰富。本部分将重点分析各类药物的研究进展,并探讨不同药物在各类肿瘤中的适用性差异。

(一) 各类药物的研究进展

1. **铂类药物:ICHT 的基石** 顺铂无疑是 ICHT 领域研究最为充分、临床应用最广泛的药物。多项研究证实,顺铂具备理想的 ICHT 药物特性:加热后理化性质稳定、具有显著的温热协同效应、分子量适中(300Da 左右)能够维持较高的胸膜及腹膜 - 血浆浓度比。在卵巢癌治疗中,顺铂 HIPEC 显示出卓越的疗效。2025 年,孙朝阳团队开展的Ⅱ期临床研究表明,新辅助腹腔热灌注顺铂化疗(NHIPEC)可显著增强高级别浆液性卵巢癌的肿瘤反应,并通过单细胞 RNA 测序证实热疗能选择性减少上皮间质转化激活的肿瘤细胞和基质金属蛋白酶 11(matrix metalloproteinase 11,MMP-11)阳性癌相关成纤维细胞。这一发现从单细胞层面阐释了顺铂热灌注的作用

机制，为其临床应用提供了分子水平的证据。

顺铂ICHT的药代动力学优势在多项研究中得到验证。空军军医大学唐都医院肿瘤科于2024年12月发表了一项比较顺铂在全身化疗（systemic chemotherapy，SC）中静脉输注与胸腔热灌注化疗（hyperthermic intrathoracic chemotherapy，HITHOC）和HIPEC中灌注的药代动力学研究。以接受HITHOC或HIPEC治疗的60例患者作为研究对象，通过静脉输注（SC组）或HITHOC或HIPEC过程中注入相同剂量的顺铂（40mg）后，通过高效液相色谱法（high performance liquid chromatography，HPLC）分析定量血浆中顺铂以及不同时间点热灌注液中的顺铂浓度。比较最后24小时给药间隔内血浆或灌注液浓度-时间曲线下面积（$AUC_{0\sim24h}$）、24小时内平均停留时间（$MRT_{0\sim24h}$）、终末消除半衰期（$t_{1/2z}$）、到达峰值浓度时间（T_{max}）、表观清除率（Clz/F）、灌注液和血浆中峰值浓度（C_{max}）。最后结论：顺铂在胸腔（HITHOC组）和腹腔（HIPEC组）的绝对生物利用度分别比静脉给药（SC组）高20倍和10倍。值得注意的是，来自一项2025年的研究提示，热效应还能逆转肿瘤细胞对顺铂的耐药性，其机制可能与高温降低肿瘤组织中的BRCA-2蛋白表达水平有关。这一特性使顺铂热灌注治疗尤其适用于复发或铂类耐药性卵巢癌的治疗。临床实践中，顺铂ICHT的常用剂量范围为75~100mg/m²，灌注时间60~90分钟，温度维持在42~43℃。

奥沙利铂作为第三代铂类化合物，近年来在腹腔热灌注中的应用逐渐增多，特别是在结直肠癌腹膜转移的治疗中。与顺铂相比，奥沙利铂具有更温和的肾毒性和更便捷的给药方案（无须水化），但其温热协同效应略逊于顺铂。法国学者提出的“奥沙利铂双通路化疗”（静脉输注氟尿嘧啶/亚叶酸钙联合腹腔热灌注奥沙利铂）在结直肠癌腹膜转移的治疗中取得了令人鼓舞的结果，生存期中位数可达30个月以上。奥沙利铂热灌注的标准剂量一般为360~460mg/m²，灌注时间30分钟，为避免高温导致的草酸盐结晶形成，灌注温度通常控制在42℃以下。

洛铂的清除速度比顺铂慢，因此它在体内的停留时间更长，具有更好的组织穿透性。2024年，Li Z等回顾性分析了2018年1月—2023年5月初诊断为有症状MPE的肺癌患者的病历。患者在诊断后接受HITHOC治疗以局部控制MPE。局部治疗后，根据指南在1个月内进行系统治疗方案。共评估了33例患者，其中23例（69.7%）患者接受洛铂-重组人血管内皮抑制因子序贯给药的HITHOC治疗，洛铂50mg/m²+次日重组人血管内皮抑制素注射液60mg胸膜下注射效果良好。另一项荟萃分析则指出洛铂联合重组人血管内皮抑制素注射液的疗效优于洛铂的单药灌注与顺铂联合重组人血管内皮抑制素注射液的用药方案。

卡铂是一种铂类化疗药物，其抗癌原理与顺铂相似，但具有不同的药代动力学特性和毒性谱。相较于顺铂，卡铂的肾毒性和耳毒性较小，通常用于顺铂耐受差的患者。一项前瞻性研究显示，卡铂和紫杉醇联合贝伐珠单抗在MPE化疗期间的控制率为91.3%，PFS和OS分别为7.1个月和11.7个月。另一项研究表明，卡铂和培美曲塞联合贝伐珠单抗治疗MPE有效，8周时控制率为92.9%；PFS和OS分别为8.2个月和18.6个月。另一项针对恶性胸膜间皮瘤患者的Ⅱ期研究将41.8℃全身热疗与ICE（异环磷酰胺、卡铂和依托泊苷）化疗相结合，药物方案为异环磷酰胺（5g/m²）、卡铂（300mg/m²）和依托泊苷（在第2天和第3天150mg/m²），每4周给药一次，总缓解率为63.02%，生存期中位数为76.6周（95% *CI* 65.4~87.8周），PFS为29.6周，1年OS率为68%，2年OS率为20%。但由于缺乏含足够样本量的临床研究和胸膜下给药的药代动力学、热协同效应相关研究，目前尚无普遍认同的单药给药剂量。这也是其他铂类药物面临的问题。

2. 丝裂霉素C　丝裂霉素C（mitomycin C，MMC）是另一类重要的ICHT药物，在日本和部分欧洲国家应用较为广泛。MMC具有分子量大（334Da）、体膜吸收缓慢的特点，能够维持持久的体腔药物浓度。在胃癌腹膜转移的治疗中，MMC显示出良好的疗效。MMC的热协同效应主要体现在高温增强其烷化作用，并抑制DNA修复酶的活性。临床常用的MMC热灌注方案剂量为30~50mg，灌注时间为60~90分钟，温度为42~43℃。值得注意的是，MMC的骨髓抑制毒性较为明显，治疗期间需密切监测血常规。

3. 紫杉醇类　紫杉醇类药物在ICHT中的应用存在一定争议。传统紫杉醇由于溶媒（聚氧乙烯蓖麻油）在高温下的不稳定性，一般不推荐用于ICHT。而白蛋白结合型紫杉醇（nab-紫杉醇）虽然解决了溶媒问题，但其中的白蛋白成分在高温下仍有变性风险，限制了其在ICHT中的应用。近年来，有研究尝试将紫杉醇ICHT的温度控制在40~41℃，初步结果显示，在卵巢癌和胃癌腹膜转移中具有一定疗效，但尚需更多证据支持。

4. 多柔比星　多柔比星是一种广泛使用的抗肿瘤药物，属于蒽环类抗生素。它的抗癌原理主要包括DNA损伤和交联以及对拓扑异构酶的抑制。多柔比星能够插入DNA的碱基对之间，导致DNA双链的螺旋结构扭曲和变形，从而干扰DNA的正常复制和转录过程。多柔比星也可以抑制拓扑异构酶Ⅱ（topoisomerase Ⅱ）从而阻止DNA的解旋和复制，导致DNA损伤。

2009—2013年，Laura V. Klotz等对71例局限性胸膜间皮瘤患者行胸膜切除术或剥脱术（pleurectomy/decortication，P/D）+HITHOC，药物方案为多柔比星+顺铂联合应用。术后间皮瘤肉瘤样亚型患者的生存期中位数为9.2个月。相比之下，上皮样亚型患者的生存期中位数为17.9个月。肉眼完全切除的间皮瘤患者的生存期为28.2个月，显著优于完全切除间皮瘤患者的13.1个月（$P<0.000\ 1$）。德国一项对260例恶性胸膜间皮瘤患者的回顾性分析也指出了顺铂+多柔比星HITHOC的有效性以及组织学亚型对DFS和OS的显著影响。这些证明，对于局部上皮性胸膜间皮瘤患者，P/D+多柔比星+顺铂联用HITHOC应该是一种安全的治疗选择。2024年，Ansaloni L等在*International Journal of Molecular Sciences*上发表的一项针对晚期卵巢癌的Ⅱ期临床研究，采用细胞减灭术（cytoreductive surgery，CRS）后联合顺铂（40mg/L）和多柔比星（15mg/L）的HIPEC方案（42.5℃，90分钟），显示出有前景的生存数据，但研究样本量较小，需更大样本量的进一步研究。

（二）区域差异与肿瘤类型特异性

不同国家和地区在药物选择上存在明显的区域偏好。中国和北美地区以顺铂为主，欧洲更倾向于奥沙利铂（结直肠癌）和顺铂（卵巢癌），而日本则偏好 MMC。这些差异既反映了各地临床研究重心的不同，也与药物可及性和医保政策等因素有关。值得关注的是，广州医科大学附属肿瘤医院腹腔热灌注团队开展的全国、多中心研究正在探索适合中国人群的标准化 HIPEC 方案，有望为临床实践提供更可靠的循证依据。

（三）肿瘤类型特异性用药是 ICHT 发展的另一重要趋势

卵巢癌对铂类药物普遍敏感，因此顺铂成为卵巢癌 HIPEC 的首选。结直肠癌腹膜转移则更多采用奥沙利铂或奥沙利铂联合伊立替康的方案。对于腹膜假黏液瘤（pseudomyxoma peritonei，PMP）等相对罕见的疾病，MMC 或 MMC 联合顺铂的方案显示出较好的局部控制效果，而洛铂在 HITHOC 领域显示了更好的应用前景。随着精准医学的发展，基于肿瘤分子特征的个体化 ICHT 方案将成为未来研究的重要方向。

（四）新型药物与联合策略的探索

随着肿瘤治疗领域的快速发展，ICHT 的药物选择已不再局限于传统化疗药物，靶向治疗药物、免疫调节剂正在成为研究热点。这些创新探索旨在进一步提高 ICHT 的疗效，扩大其适应证范围，并为难治性胸腹膜转移癌患者提供新的治疗选择。

1. 靶向药物与热疗的协同效应 聚腺苷二磷酸 - 核糖聚合酶（poly-ADP-ribose polymerase，PARP）抑制剂与 HIPEC 的联合应用在卵巢癌治疗中展现出独特优势。基础研究表明，热疗可降低肿瘤组织中的 BRCA-2 蛋白表达水平，增强肿瘤细胞对 PARP 抑制剂的敏感性。这一发现为 *BRCA* 突变或同源重组缺陷（homologous recombination deficiency，HRD）阳性的卵巢癌患者提供了新的治疗思路。目前，国内多家医疗中心正在开展奥拉帕利等 PARP 抑制剂联合顺铂热灌注的临床研究，初步结果显示，该方案可延长铂敏感复发患者的 PFS，且毒性可控。

抗血管生成靶向药物如贝伐珠单抗与 ICHT 联合也受到广泛关注。热疗本身具有抑制肿瘤血管生成的作用，与抗 VEGF 药物可产生协同效应。临床前研究显示，贝伐珠单抗可减轻 HIPEC 引起的腹膜炎症反应，降低术后粘连风险，同时增强抗肿瘤效果。在结直肠癌腹膜转移的治疗中，CRS+HIPEC 联合术后贝伐珠单抗维持治疗的策略正在多项Ⅱ期临床研究中进行评估，有望为这类预后极差的患者群体带来生存获益。Qi 等研究发现，紫杉醇和贝伐珠单抗联合治疗可显著降低胸腔积液量。此外，接受紫杉醇和贝伐珠单抗联合治疗患者的生存率增加了 25%，并且治疗相关不良反应与单用紫杉醇无明显区别。而对于贝伐珠单抗胸腔内灌注使用剂量，Chen 等开展的一项研究共登记了 71 例患者，其中 31 例为低剂量组，40 例为高剂量组，结果显示，与高剂量治疗组相比，低剂量组不良事件的发生率显著减少。在接受高剂量治疗的患者中，3 例患者因胸膜腔内注射贝伐珠单抗治疗而死亡，而接受低剂量治疗患者的总体生存率更高，接受高剂量治疗患者的 PFS 率更高，但两者之间差异无统计学意义。

重组人血管内皮抑制素注射液是一种重组人血管内皮抑制剂，通过抑制血管内皮细胞迁移来抑制肿瘤新生血管生成，从而阻断肿瘤的营养供给，达到抑制肿瘤增殖或转移的目的，最终抑制 MPE 的进展。Rong 等的 meta 分析显示，重组人血管内皮抑制素注射液联合化疗药物治疗 MPE 的疗效优于单纯胸腔灌注化疗药物治疗，提示重组人血管内皮抑制素注射液可能是一种有效的 MPE 控制药物。

小分子靶向药物在 ICHT 中的应用也取得了一定进展。例如，瑞戈非尼等多激酶抑制剂在高温条件下稳定性良好，且热疗可增强其穿透肿瘤组织的能力。广州医科大学附属肿瘤医院的一项探索性研究显示，瑞戈非尼联合低剂量顺铂热灌注治疗难治性胃癌腹膜转移，疾病控制率达到 65%，且耐受性良好。然而，靶向药物 ICHT 仍面临诸多挑战，包括高温对药物稳定性的影响、最佳剂量和暴露时间的确定等，需要更多基础研究和临床研究来优化治疗方案。

2. 免疫治疗与热灌注的联合突破 PD-1/PD-L1 抑制剂与 ICHT 的联合代表了最具前景的研究方向之一。2024 年，一项关于热灌注对于胸膜间皮瘤免疫微环境影响的研究发现，热灌注通过增加肿瘤内 T 细胞的浸润，尤其是 $CD8^+$ T 细胞和表达 Granzyme B 的 $CD8^+$ T 细胞，重塑了胸膜间皮瘤的肿瘤免疫微环境，还能增强 T 淋巴细胞上免疫检查点的表达，并与双重免疫检查点抑制剂（dual immune checkpoint inhibition，dICI）联合使用时产生协同效应，进一步改善生存期。孙朝阳教授团队 2025 年发表在 *Science Translational Medicine* 上的开创性研究证实，热疗能够显著改善免疫抑制性肿瘤微环境，减少免疫抑制性细胞亚群，增强 T 细胞浸润。

在卵巢癌小鼠模型中，HIPEC 与 PD-1 抗体联合治疗的抗肿瘤效果显著优于单一治疗，为临床转化提供了坚实基础。这种“热免疫治疗”策略通过热疗重塑肿瘤免疫微环境，解除免疫抑制，从而增强检查点抑制剂的疗效，具有重要的临床意义。目前，多项评估 HIPEC 联合 PD-1 抑制剂治疗卵巢癌和胃癌腹膜转移的临床研究正在进行中，初步结果令人鼓舞。

HITHOC 也逐渐应用于中早期胸部肿瘤的治疗，联合化疗与免疫检查点抑制正在成为新的研究方向。德国正在开展 NICITA 研究，这是一项前瞻性、1∶1 随机、开放标签、多中心Ⅱ期临床研究，92 例恶性胸膜间皮瘤上皮样亚型患者接受延长 P/D（eP/D）伴或不伴 HITHOC，将接受辅助治疗。所有患者将接受最多 4 个周期的铂类化疗和培美曲塞（A 组和 B 组）。B 组患者将额外接受纳武利尤单抗和辅助化疗，随后接受最多 12 个周期的维持治疗。该研究的主要终点是下一次治疗的时间（time to next treatment，TNT）。次要终点包括 PFS、OS、治疗超过进展期（treated beyond progression，TBP）的患者比例、TBP 在该人群中的持续时间和生活质量（quality of Life，QoL）。该前瞻性研究将提供数据，以评估标准化疗联合纳武利尤单抗在多模式治疗早期恶性胸膜间皮瘤中的疗效。

3. 细胞因子类药物如 IL-2 和 IFN-γ 与 ICHT 的联合也值得关注 热疗可增强肿瘤细胞对细胞因子的敏感性，而细胞因子又能放大热疗诱导的免疫反应。在恶性腹水的治疗中，低剂量顺铂联合白细胞介素 -2（interleukin-2，IL-2）腹腔热灌注的方案显示出较高的腹水控制率和良好的安全性。然而，细胞因子治疗的全身毒性问题仍需谨慎对待，精准的腔内给药和剂量优化是未来研究的重点。

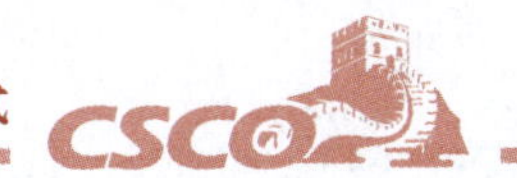

4. 其他领域的研究 纳米药物递送系统：纳米技术为改善体腔热灌注的药物治疗提供了新途径。脂质体多柔比星、纳米紫杉醇等已在一些临床前或临床研究中显示出应用潜力。温敏纳米凝胶或水凝胶也是一个有前景的方向。它们可以在体温或热疗目标温度下发生相变，实现药物在肿瘤局部的原位凝胶化和持续释放。溶瘤病毒、光动力疗法等联合应用探索，这些新兴疗法与 ICHT 的联合应用目前多停留在概念设计或非常早期的临床前探索阶段，其可行性、安全性及疗效均需大量研究证实。

三、ICHT 未来研究方向与展望

①开展高质量临床研究；②探索新型药物与创新联合治疗策略用于 ICHT 的可能性；③探索其与现有标准化疗药物的创新组合方案；④深入研究 ICHT 与全身系统治疗（如化疗、靶向治疗、免疫治疗、抗血管生成治疗等）的最佳联合模式、给药时机和顺序，以期实现局部与全身治疗的协同增效；⑤优化药物递送系统与技术：利用纳米技术（如脂质体、聚合物胶束、纳米粒）、温敏 /pH 敏感智能水凝胶等新型药物递送系统，以期改善药物在体腔内的溶解性、稳定性、延滞留时间，提高肿瘤组织的靶向性和渗透深度，并有效降低药物的全身毒副作用；⑥发掘与验证精准治疗相关的生物标志物；⑦持续推动技术创新与设备改进；⑧加强转化医学与基础研究；⑨推动多学科协作模式与规范化培训。

综上所述，体腔热灌注药物治疗作为肿瘤综合治疗体系中的重要组成部分，在特定恶性肿瘤的治疗中已显示出其独特优势。未来随着基础研究的深入、技术的不断创新、高质量临床研究的开展以及多学科协作的加强，体腔热灌注药物治疗有望在更多肿瘤类型中发挥更大作用，为更多患者带来生存获益和生活质量的改善。

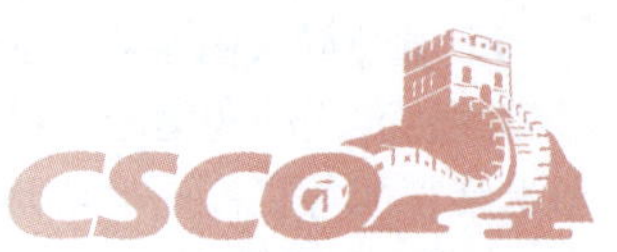

基于 Web of Science 的文献计量学分析：胃癌腹膜转移的发病机制和热灌注化疗等治疗进展

钱进[1]　吴稚冰[2]

[1] 浙江中医药大学第二临床医学院　[2] 浙江大学医学院附属浙江医院

胃癌是一种起源于胃的原发性上皮性恶性肿瘤，其发展涉及多个阶段，通常与多种风险因素相关，包括幽门螺杆菌感染、胃肠道微生物群、肥胖、不健康饮食习惯和生活方式等。目前，胃癌的主要治疗方法包括手术、化疗和新辅助治疗。对于符合适应证的早期胃癌患者，根治性手术（胃部分切除或全胃切除）仍是首选治疗方法。然而，由于多数患者在初次诊断时已处于进展期，这些治疗方法并不能显著改善预后。进展期胃癌常伴有转移，常见转移部位包括腹膜、肝脏和远端淋巴结。一旦发生转移，转移性胃癌的预后通常很差。

腹膜是 T_3、T_4 期胃癌根治术后的最常见转移部位，超过 50% 的患者以腹膜作为唯一转移部位或腹膜合并其他转移。发生胃癌腹膜转移（gastric cancer peritoneal metastasis，GCPM）的患者生存期中位数仅有 3~6 个月，5 年生存率低于 2%。目前，GCPM 的治疗仍以全身系统性化疗为主，化疗药物不能有效进入腹膜内形成抗肿瘤作用。此外，对于早期 GCPM 的诊断困难，导致患者的预后不佳。因此，全面了解 GCPM 的发病机制、治疗方式、预后因素对 GCPM 的治疗至关重要。本文采用文献计量学方法对 2004—2024 年 GCPM 相关文献进行分析，概述当前 GCPM 的研究现状及治疗进展，并对该领域未来研究热点进行分析。

一、数据源和检索策略

研究纳入的文献检索来自 Web of Science Core Collection（WoSCC）数据库。与 Scopus、EI Compendex、中文社会科学引文索引（CSSCI）、中国知识基础设施工程（CNKI）等数据库相比，WoSCC 提供了更可靠、更全面的数据，从而使结果分析更加准确。在 WoSCC 数据库中检索到 2004 年 1 月 1 日—2024 年 10 月 31 日发表的 2 416 篇相关文章。研究者从 WoSCC 数据库检索到的文献中提取数据，包括作者信息、标题、关键词、摘要、参考文献、引文、出版年份、国家 / 地区、机构等，并进行初步筛选。下载的文件为纯文本格式。使用 Chen Chaomei 开发的 Citespace version 6.1.R3 以及 Nees Jan van Eck 和 Ludo Waltman 开发的 VOSviewer 1.6.20 对数据进行分析。使用 VOSviewer 1.6.20 进行可视化分析，绘制国家间合作网络图，计算关键词的出现频次、中心性，并绘制关键词聚类图。使用 Citespace version 6.1.R3 计算共引和被引频率、中心性、关键词爆发，并制作机构、作者的网络图和关键词排名图。

二、结果

通过研究者的检索筛选，从 WoSCC 数据库中检索到符合标准的 2 416 篇文献。从 2004 年开始，GCPM 有关的文献发表量和被引量持续增加。虽然在 2020 年之前文献发表量有波动，但总体趋势保持上升，然后在 2020—2023 年稳定下来。通过 Citespace 和 Scimago Graphica 图形化软件，根据文献的出版国家，绘制协同关系的地理共现图，合并属于同一国家的关键词。结果显示了主要的 20 个国家和地区参与 GCPM 领域全球出版物的地理分布情况。GCPM 的研究在日本最为普遍，发表了 842 篇，其次是中国 748 篇，美国 268 篇，韩国 161 篇。使用 VOSviewer 对这 20 个国家的合作作者进行检查。中国近年进行了大量的研究合作。通过 Citespace 软件对发表机构进行共现分析，共有 415 家机构发表了这一领域的研究，生产力排名前十的机构主要位于日本和中国。发表论文数量最多的机构是 National Cancer Center-Japan（日本国立癌症研究中心，106 篇），其次是 Nagoya University（名古屋大学，81 篇）、China Medical University（中国医科大学，76 篇）。此外，中心性最高的机构为 CHU Lyon（0.11）、其次是 UTMD Anderson Cancer Center（美国得克萨斯大学安德森癌症中心，0.10）、Kanazawa University（金泽大学，0.09）、Shanghai Jiao Tong University（上海交通大学，0.08）等。通过 Citespace 软件对论文作者进行共现分析，共有 813 名研究者发表了这一领域的论文，其中 42 人发表了 10 篇及以上的论文。Yasuhiro Kodera、Joji Kitayama、Hironori Yamaguchi、Hironori Ishigami 和 Mitsuro Kanda 是最多产的 5 位研究者。在作者中心性方面，Hideo Baba、Mitsuro Kanda、Yutaka Yonemura 排名最高。大多数多产的和有影响力的研究人员来自日本和中国。共有 200 种期刊发表了与 GCPM 相关的研究。通过 VOSviewer 构建关键词网络图，从 2 416 篇文献中选取了 127 个高频关键词。基于网络分析，将筛选出的高频关键词分为 4 个聚类：① cluster#1（红色区域），GCPM 的

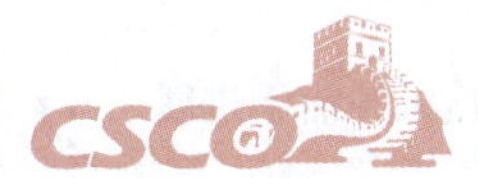

相关机制，主要包括基因、蛋白、生物标志物表达，血管侵袭、肿瘤血管生成等；② cluster#2（黄色区域），GCPM 的预后，包括复发、预后因素、手术切除、诊断方式等；③ cluster#3（蓝色区域），GCPM 的化疗，包括铂类、紫杉醇类、替吉奥、新辅助化疗等；④ cluster#4（绿色区域），GCPM 的腹腔内治疗，包括腹腔灌注化疗、腹腔热灌注化疗、细胞减灭术等。研究者使用 R 语言分析出现频次最高的 30 个关键词，并制作关键词热图。

三、讨论

对国家出版物数量进行统计分析，日本、中国、美国为发表数量最多的国家，占 GCPM 领域出版物的 78.3%。此外，对发文量排名前十的机构进行分析，基本都来自日本和中国，排名前三的分别为 National Cancer Center-Japan、Nagoya University、China Medical University。根据作者发文量及作者网络图显示，发文量排名前五的作者都来自日本，并且该 5 位作者有着密切的合作，这表明日本国内形成了一个紧密而有影响力的作者群体。从期刊发文量和引用量显示，*Annals of Surgical Oncology* 期刊的发文量及被引量最多，是 GCPM 研究领域的重要期刊，论文具有重要的参考价值。胃癌在东亚人群中高发，使得日本与中国对胃癌的研究较为深入。日本的研究热点集中在 GCPM 的分子机制、预后因素以及新型治疗方式的开发。其多中心临床研究的研究质量较高，研究结果在国际上具有较高的影响力，特别是在胃癌治疗的技术创新方面。中国的研究热点包括 GCPM 的流行病学、早期诊断、预后模型的建立以及综合治疗策略。中国因胃癌患者数量较多，可进行大规模的队列研究和生物信息学分析，在临床研究和转化医学领域展现出巨大的潜力。美国对于 GCPM 的靶向治疗和免疫治疗取得了显著进展。其优势在于严谨的随机对照研究设计和对新药物、新疗法的早期临床研究。日本、中国和美国的研究热点和方法学差异为全球 GCPM 的研究提供了多样性，对全球 GCPM 的临床实践具有重要影响。

对 2 416 篇文献中出现频率超过 30 次的 127 个高频关键词进行聚类分析，将关键词分为 4 个聚类：① cluster#1（红色区域），GCPM 的相关机制；② cluster#2（黄色区域），GCPM 的预后；③ cluster#3（蓝色区域），GCPM 的化疗；④ cluster#4（绿色区域），GCPM 的腹腔内治疗。通过分析关键词热图和前 20 关键词爆发图，2004—2024 年，分子机制、化疗、腹腔内治疗等关键词出现频率较高，表明分子机制及化疗的研究是持续的研究热点。近年来，关于腹膜转移早期诊断及免疫、靶向治疗也在 GCPM 领域占据重要地位。

近期研究揭示了 GCPM 的部分分子生物学机制，涉及多种因素，包括原发肿瘤的特定分子特征及体腔转移过程中与腹膜的相互作用。E- 钙黏蛋白（E-cadherin）和 N- 钙黏蛋白（N-cadherin）主要负责维持细胞间的黏附，以保持上皮细胞层的完整性。在胃癌中，这些蛋白的表达变化与肿瘤细胞的侵袭性和上皮 - 间质转化（epithelial-mesenchymal transition，EMT）过程密切相关。研究表明，根据亚洲癌症研究小组（Asian Cancer Research Group）分类的 EMT 亚型原发性胃癌发生腹膜转移的概率比非 EMT 亚型更高。Tanaka Y 等对弥漫性亚型（Lauren 分类）GCPM 的恶性腹水样本进行了全面的多组学分析，结果发现，EMT 亚型与弥漫性胃癌相关，且预后较差。基质金属蛋白酶（matrix metalloproteinase，MMP）通过降解细胞外基质和基底膜，促进胃癌细胞的侵袭和转移。Wang X 等报道纤维蛋白 1（FBN1）在晚期胃癌中的高表达及其琥珀酰化修饰对肿瘤进展的影响，这一修饰阻止了 MMP 的降解作用。

腹膜微环境（peritoneal microenvironment）促进了肿瘤细胞与基质、血管和免疫细胞的相互作用，影响肿瘤的生长和转移。GCPM 与癌症相关成纤维细胞（cancer-associated fibroblast，CAF）异常增殖导致的大量纤维化相关。Miyamoto S 等发现，癌细胞与 CAF 之间的直接异细胞相互作用在 GCPM 中起重要作用，整合素 α5 能够介导弥漫性胃癌腹膜播散过程中异型癌细胞与成纤维细胞的相互作用，肿瘤细胞通过整合素相互作用黏附于间皮腹膜细胞及间皮下结缔组织，促进肿瘤腹膜转移。TGF-β 和 IL-10 等因子在腹膜微环境中抑制免疫反应，同时胃癌细胞通过程序性细胞死亡配体 1（programmed cell death-ligand 1，PD-L1）的高表达逃避免疫监视。

恶性腹水中的细胞因子、趋化因子和生长因子已被证实对 GCPM 具有致瘤作用。在恶性腹水中，内皮生长因子和血管内皮生长因子（vascular endothelial growth factor，VEGF）等被发现能诱导间皮细胞收缩，导致腹膜基底膜暴露及血管通透性增加，有利于肿瘤细胞的侵袭和腹膜种植。转化生长因子 -β（transforming growth factor-β，TGF-β）激活 Smad 信号通路，增加腹膜纤维化和肿瘤细胞黏附。恶性腹水中的促炎细胞因子可通过 JAK/STAT3 信号通路促进 GCPM 的形成。肿瘤细胞在肿瘤微环境中通过自分泌和旁分泌途径分泌的信号分子也能促进肿瘤转移。

GCPM 患者的生存期中位数仅有 3~6 个月。原因在于，在病情评估时，患者已处于晚期，错失了最佳治疗时机。因此，早期识别和预测 GCPM 对改善患者预后至关重要。YuQin Sun 等通过分析 GSE62254 数据库，构建了基于差异表达基因的胃癌腹膜转移签名（GCPM），识别了关键基因 *SYNPO2*，高 GCPM 患者的预后更可能不良，而低 GCPM 患者可能更多地从化疗中获益。GCPM 显示出作为预测胃癌患者预后及对化疗和免疫疗法反应的有前景的生物标志物的潜力。作为检测 GCPM 的常用方法，CT 的早期检测率已通过列线图和人工智能等方式得到提高。Dong D 等开发了基于 CT 影像组学的个体化列线图，作为预测晚期胃癌患者中隐匿性腹膜转移的重要工具。Jiang Y 等开发的 PMetNet 模型在识别隐匿性腹膜转移方面显示出高准确率（AUC 为 0.856 和 0.843），表明该模型可用于临床上隐匿性腹膜转移患者的早期识别。除了早期预测研究之外，研究的重点还包括有效评估 GCPM 患者的预后并延长生存时间。目前量化 GCPM 的两个常用指标是腹膜癌指数（peritoneal carcinomatosis index，PCI）和日本胃癌协会分类（Japanese Classification of Gastric Carcinoma，JCGC）。Wei YY 等研究了基于 CT 的 PCI 在预测 GCPM 患者经两个周期化疗后的总生存（overall survival，OS）的有效性，通过比较治疗后 PCI 变化率，发现 CT-PCI 变化比有助于预测 GCPM 患者的 OS。Chen QY 等建立的PMN模型在预测GCPM方面优于JCGC的腹膜转移分期指南，具有更好的临床适用性。此外，其他研究也利用血液学检验指标和临床病理参数预测GCPM患者的生存情况。

全身性化疗仍是GCPM治疗的基础。常用化疗药物包括氟尿嘧啶类、铂类和紫杉醇类。当前，转移性胃癌的一线治疗方案通常采用XELOX（奥沙利铂＋卡培他滨）、FOLFOX（奥沙利铂＋四氢叶酸＋氟尿嘧啶）以及SOX（替吉奥＋奥沙利铂）方案。局部进展期胃癌的新辅助治疗模式存在东西方差异，欧美地区较多采用围手术期化疗，而亚洲则以R0 D2根治术＋术后辅助治疗模式为主。AIO-FLOT3是首个前瞻性、随机对照临床研究，评估了新辅助化疗后手术在转移性胃癌患者中的可行性与效果。该研究表明，新辅助化疗后手术能显著提高有限转移胃癌患者的生存期。后续临床研究进一步显示，与MAGIC研究的ECF（表柔比星＋顺铂＋氟尿嘧啶）方案相比，FLOT（奥沙利铂＋多西他赛＋氟尿嘧啶，辅以四氢叶酸）方案显著改善了患者的无病生存时间和总生存时间。基因检测和免疫治疗的进步为进展期胃癌患者提供了新的治疗选择。曲妥珠单抗联合化疗是当前人类表皮生长因子受体2（human epidermal growth factor receptor 2，HER2）阳性转移性胃癌患者的一线治疗方案，雷莫西尤单抗单药或联合紫杉醇以及甲磺酸阿帕替尼也被推荐作为二线或三线治疗方案。PD-1抑制剂在PD-L1高表达的胃癌患者中显示出良好疗效。高微卫星不稳定性（microsatellite instability-high，MSI-H）或错配修复功能缺陷（deficient mismatch repair，dMMR）的晚期胃癌患者也是免疫检查点抑制剂应用的优势人群。在CheckMate 649研究中，采用联合阳性评分（combined positive score，CPS）评估PD-L1表达，与单独化疗相比，纳武利尤单抗联合化疗在PD-L1 CPS ≥ 5的患者中显著提高OS和PFS。KEYNOTE-059研究评估了帕博利珠单抗作为晚期胃癌三线或以上治疗的单药疗效和安全性。对于晚期胃癌患者，在经过多线治疗后，帕博利珠单抗仍能显示出一定的疗效和可控的安全性。单一治疗方式对晚期胃癌患者的疗效并不理想，国内外众多研究者进行了一系列联合用药的临床研究，并取得了一定的进展。

血浆-腹膜屏障限制了系统性化疗对GCPM的疗效。GCPM常引起包括恶性腹水、肠梗阻、恶病质在内的多种并发症，进而使患者无法耐受全身治疗。腹腔灌注化疗利用血浆-腹膜屏障，允许高浓度药物直接作用于肿瘤，而不会引起显著的系统性毒性。但是，腹腔内化疗的穿透力较弱，为增强腹腔内化疗效果，可采取提高温度、压力或增加频次等措施。腹腔内化疗常用的药物包括紫杉醇、多西他赛、顺铂和奥沙利铂等。CYTO-CHIP研究比较了GCPM患者接受细胞减灭术（cytoreductive surgery，CRS）联合腹腔热灌注化疗（hyperthermic intraperitoneal chemotherapy，HIPEC）与单独接受CRS的效果。结果表明，CRS联合HIPEC相较于单独CRS能显著改善OS和RFS，且安全性相当。一项多中心、Ⅲ期临床研究GASTRIPEC-I旨在评估GCPM患者中CRS后HIPEC对OS的潜在影响。然而，该研究由于患者招募缓慢而提前中止，未能得出结论。但后续研究显示，CRS后联合HIPEC治疗对OS的影响仍需进一步评估。在该研究中，对接受术前化疗和单独CRS治疗（CRS-A组）与CRS联合HIPEC治疗的患者进行了生存分析。结果显示，尽管CRS后联合HIPEC在OS上与仅进行CRS相比无显著差异，但在PFS和无转移生存（metastasis-free survival，MFS）方面，CRS+HIPEC组的改善更为显著，且未增加不良事件的发生率。一项荟萃分析综合了过去10年的临床研究和高质量非随机研究的数据，结果显示，HIPEC能较显著提高3年和5年OS，降低复发率。尽管HIPEC未增加总体并发症，但术后肾功能障碍的发生率在HIPEC组中显著升高，因此，在评估CRS+HIPEC的获益时，必须权衡其潜在风险。腹腹腔常温灌注化疗（normothermic intraperitoneal chemotherapy，NIPEC）通过腹壁植入化疗泵进行，具有微创和长期作用的优势。与HIPEC相比，NIPEC在常温下进行，可能减少相关的不良反应，为患者提供了一种更为温和的化疗方式。腹腔加压气溶胶化疗（pressurized intraperitoneal aerosol chemotherapy，PIPAC）作为一种新兴的腹腔内给药方法，通过腹腔镜系统将药物以气溶胶形式递送至腹腔内。PIPAC通过提高局部药物浓度、增强药物穿透力和改善分布均匀性来有效控制腹膜肿瘤，同时降低全身不良事件的风险。多项研究已证实，PIPAC在缓解GCPM方面是安全且可行的。目前，国际上正在进行大量前瞻性研究和临床试验，以评估PIPAC治疗GCPM的疗效，这些研究预期将为PIPAC在GCPM治疗中的效果提供坚实的科学依据。全身系统治疗联合腹腔灌注化疗及新辅助腹腔内联合全身化疗（neoadjuvant intraperitoneal and systemic chemotherapy，NIPS）在多项回顾性研究及临床研究中展现出较好的治疗效果及安全性。除了全身系统性化疗外，靶向治疗和免疫治疗也逐渐应用于GCPM的联合治疗。一项前瞻性研究报告称，对于腹腔脱落细胞学阳性胃癌患者，在经过NIPS联合阿帕替尼方案治疗后，其转化治疗成功率高达77.78%。上述研究同时也强调了经过全身系统治疗＋腹腔灌注化疗后行转化手术在改善预后中的重要性，并指出需要进一步的大规模临床研究来验证这些治疗方案的疗效。

本研究存在若干局限性。首先，研究的文献筛选仅限于英语文献，导致非英语文献的重要研究成果未能包含在内，包括东亚地区对胃癌研究较为深入的非英语国家进行的、未被翻译成英语的研究。其次，近期发表的高质量文章可能因发表时间较短和较低的被引频次而未获得充分的关注，以及对于文献筛选的时间范围仅到2024年10月31日，导致2024年发文量较前减少。这些因素可能影响了文献计量分析的全面性和结果的代表性。文章仅使用了WoSCC数据库进行文献检索，可能忽略了其他数据库中的重要文献，这可能导致研究结果偏差。未来研究应考虑扩展文献筛选的语言范围及数据库，并关注新兴研究成果，以获得更全面的视角。

四、结论

本研究采用文献计量学方法对2004—2024年发表的GCPM相关文献进行了全面分析，系统性总结了这一领域的研究进展。本研究识别出四大研究热点：GCPM的分子机

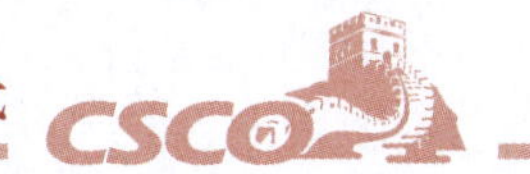

制、预后因素、化疗方案以及腹腔内治疗策略。分子机制研究阐明了腹膜转移过程中的关键分子事件，为未来的靶向治疗提供了潜在靶点。预后研究突出显示了早期识别和预测GCPM的重要性，化疗和腹腔内治疗的研究为临床治疗提供了新的策略和方法。本研究强调了GCPM分子机制研究的持续热点地位，以及早期诊断和新型腹腔内治疗方式对患者预后的潜在改善作用。本研究的结果为该领域未来的研究规划提供了数据支持和理论参考。

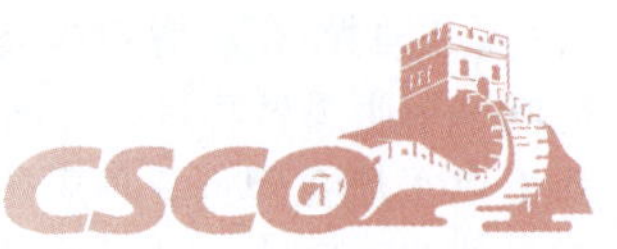

胆管肿瘤光动力治疗（PDT）的最新研究进展

胡冰
中国人民解放军海军军医大学第三附属医院

光动力治疗（photodynamic therapy，PDT）已成为胆管肿瘤（尤其是不可切除胆管癌）的重要治疗手段，近年来在基础研究和临床研究等方面取得显著进展。

一、基础研究方面

（一）仿生纳米载体（R-CM@MSN@BC）的研发

华中科技大学团队开发了一种谷氨酰胺代谢抑制剂（BPTES）联合光敏剂（Ce6）的纳米系统，可增强肿瘤的氧化损伤并诱导坏死性凋亡，同时可以改善免疫微环境，有望为胆管癌治疗提供一种安全高效的全新治疗策略。

（二）PDT和GAS集成化治疗平台（CMArg@Lip）

华中科技大学同济医学院附属协和医院的团队成功开发了一种ROS反应性脂质体，集成了光敏剂（Ce6）、NO气体发生剂L-精氨酸和NRF2抑制剂ML385的纳米平台。实验表明，利用CMArg@Lip能有效应对肿瘤缺氧和抗氧化微环境带来的挑战，提高氧化损伤水平，进而诱导胆管癌细胞中的铁死亡。此外，该平台还表现出显著的免疫调节作用，包括促进免疫原性细胞死亡和树突状细胞成熟，并有助于细胞毒性T淋巴细胞的抗肿瘤功能。

（三）CD133/EpCAM靶向光敏剂

CD133和EpCAM是两种与肿瘤干细胞相关的标志物，分别在多种肿瘤中高表达，包括胆管癌。靶向CD133和EpCAM的光敏剂有望通过精准杀伤肿瘤干细胞来改善胆管癌的治疗效果，纳米脂质体偶联单克隆抗体（如m-THPC），可精准杀伤胆管癌干细胞，减少肿瘤复发。

（四）生物纳米微囊系统的研究

最近由多国学者组织的团队报道了一项概念验证研究，其探索了使用生物纳米囊泡将光敏剂递送到培养的胆管癌细胞中，并随后进行PDT的效果。研究人员成功制备了两种类型的生物纳米囊泡：细胞囊泡（cellular vesicle，CV）和细胞膜囊泡（cell membrane vesicle，CMV），以负载锌酞菁（ZnPC）。两种生物纳米囊泡的大小均在体内应用的推荐范围内（136~220nm），将ZnPC以最佳摩尔比率掺入CV和CMV中（分别为0.006和0.01）。两种生物纳米囊泡均能被胆管癌细胞（TFK-1）充分吸收，在细胞内ZnPC均匀分散。TFK-1细胞的光敏化不会引起暗毒性，而671nm照明（35.3J/cm^2）在PDT后24小时产生1.11μM（CV）和0.51μM（CMV）的半数致死浓度（LC_{50}），这优于用脂质体ZnPC光敏的肿瘤细胞中产生的大多数LC_{50}。这显示出CV和CMV均为有效的光敏剂平台，在体外实验中无固有的细胞毒性，且PDT效应较高，未来有望成为胆管肿瘤PDT治疗的理想载体。

（五）铁死亡诱导剂的应用研究

由于PDT的作用深度较浅，即使多次治疗也难以实现根除。最近有学者探讨了铁死亡诱导剂对PDT诱导的胆管癌铁死亡的协同作用。结果显示：血卟啉介导的PDT与仑伐替尼或erastin联合应用能提高活性氧（reactive oxygen species，ROS）水平，谷胱甘肽（glutathione，GSH）含量降低，肿瘤细胞在G_2期受到抑制，凋亡细胞比例增加，观察到铁死亡途径的诱导增强了PDT的治疗效果。该研究为应用铁死亡诱导剂在胆管癌PDT中的协同作用提供了依据。

二、临床研究方面

中国临床肿瘤学会肿瘤光动力治疗专家委员会、中华医学会消化内镜学分会和中国抗癌协会肿瘤光动力治疗专委会联合发布了《胆管恶性肿瘤的光动力治疗专家共识（2024版）》。数十名国内本领域的专家，系统回顾了胆管恶性肿瘤PDT的国内外文献，基于循证医学依据，对PDT的临床适应证、术前准备、技术参数、并发症防治及术后随访等方面进行了系统总结，形成21条推荐意见，旨在为相关专业的临床医疗工作者及研究人员规范化应用PDT技术提供借鉴和指导。

（一）PDT联合系统治疗的协同作用研究

近期一项荟萃分析研究共纳入了7项已发表的临床研究，结果发现，与单纯全身化疗或单纯PDT相比，PDT联合化疗能显著延长胆管癌患者的总体生存率（HR=0.69，P=0.02；HR=0.36，P=0.05），而不良事件（胆管炎、脓肿、光敏反应）与单纯PDT相比并无增加（P>0.05），提示联合应用全身化疗能提高胆管癌患者PDT的疗效。然而，目前在胆管癌患者中PDT联合应用新兴系统抗肿瘤治疗（如免疫疗法、靶向治疗等）的研究却十分缺乏，这方面应该成为今后重要的研究领域。

（二）胆管 PDT 对外周免疫系统的影响

一项来自广州医科大学附属肿瘤医院的临床研究，共纳入了 30 例无法手术切除的胆管癌患者，分别接受 PDT+ 支架治疗或单纯支架引流，两组患者在治疗前后均全面检测外周血中的淋巴细胞水平（包括 $CD4^+$ T 细胞、$CD8^+$ T 细胞、NK 细胞、B 细胞和 Treg 细胞）及免疫相关细胞因子（IL-4、IL-6、IL-10、TNF-α、TGF-β、穿孔素、GM-CSF 和 IFN-γ）。结果发现，与单纯支架引流组相比，PDT 组的 $CD8^+$ T 细胞比率显著升高，IL-6 水平升高，而穿孔素和 TGF-β 水平明显下降。该研究表明，PDT 能改变无法手术切除的胆管癌患者的外周免疫细胞和免疫相关细胞因子的水平，并由此可能影响 PDT 的疗效。

三、总结

在胆管肿瘤治疗中，PDT 已成为胆管恶性肿瘤重要的姑息性治疗手段，尤其适用于不可切除胆管癌。未来，随着纳米光敏剂、免疫联合治疗和 AI 辅助技术的发展，PDT 有望进一步提高胆管癌患者的生存率和生活质量。

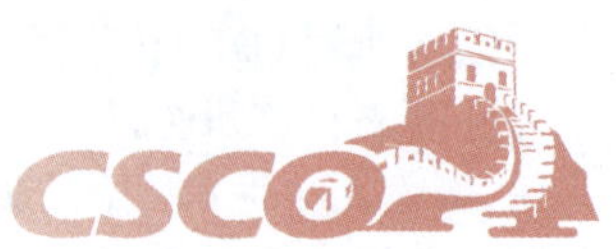

肿瘤相关性肌肉减少症

潘宏铭 潘勤

浙江大学医学院附属邵逸夫医院

肿瘤相关性肌肉减少症(cancer-related sarcopenia)是恶性肿瘤患者特有的代谢综合征,其发生率与肿瘤类型、分期、治疗强度及患者年龄等因素有关。研究显示,恶性肿瘤患者中肌肉减少症发病率远高于普通老年人群,此类肌肉减少不仅导致体力下降、跌倒风险增加,还影响手术耐受性、放化疗不良反应及抗肿瘤药物疗效,甚至成为独立预后不良指标。因此,早期识别、精准诊断及多学科干预对改善肿瘤患者预后至关重要。本文整合国内外最新指南及研究证据,为临床医生提供系统性诊疗框架。

一、定义与流行病学

(一)定义

肿瘤相关性肌肉减少症是指因肿瘤本身或抗肿瘤治疗导致的肌肉含量减少、肌肉力量下降及身体功能受损的综合征。其诊断需同时满足低肌肉量、伴有低肌肉力量和/或躯体功能下降中至少一项指标异常,并排除其他非肿瘤因素导致的肌肉减少。

(二)流行病学

1. **发病率** 不同肿瘤类型中发病率差异明显,消化系统肿瘤(如胃癌、胰腺癌)及血液系统肿瘤发病率较高,老年、晚期及接受高强度治疗的患者风险显著增加。

2. **预后影响** 肌肉减少症患者化疗耐受性明显下降,术后并发症风险增加,总体生存率降低。

3. **其他** 与体重无关,30%的肌肉减少症患者BMI >25kg/m^2,表现为"肌肉减少性肥胖",预后更差;早期即可发生,20%的Ⅰ期肺癌患者在确诊时已出现肌肉流失;动态进展性,转移性结直肠癌患者3个月内肌肉流失速度达6.1%。

二、发病机制

肿瘤相关性肌肉减少症的病理机制复杂,涉及肿瘤代谢重编程、全身性炎症反应、蛋白质代谢失衡及抗肿瘤治疗等多重因素。

(一)肿瘤因素

1. **炎症因子风暴** 肿瘤细胞通过释放细胞因子(如IL-6、TNF-α)形成持续的"低度炎症状态",这些因子激活泛素-蛋白酶体系统(ubiquitin-proteasome system,UPS)和自噬途径,加速肌肉蛋白质分解。

2. **代谢重编程** 碳水化合物代谢紊乱,胰岛素抵抗使葡萄糖无法有效进入肌细胞,肿瘤却通过Warburg效应大量消耗血糖;蛋白质代谢失衡,mTOR信号通路抑制导致合成减少,而*MuRF-1/MAFbx*基因表达上调加速分解;脂肪异常动员:脂肪组织释放游离脂肪酸,但肌肉线粒体功能受损和脂肪酸氧化减少导致脂质利用障碍,导致肌肉脂肪变性中脂质的沉积。

3. **神经内分泌失调** 下丘脑摄食中枢受炎症因子抑制,饥饿素(ghrelin)敏感性下降,瘦素(leptin)抵抗,共同导致厌食和早饱。晚期肿瘤患者常伴食欲下降、营养摄入不足,进一步加剧肌肉丢失。

4. **肌肉-肿瘤微环境对话** 最新研究发现,肌肉萎缩时释放的肌因子(myostatin、GDF-15)可促进肿瘤血管生成,形成"肌肉消耗-肿瘤进展"的恶性循环。

(二)抗肿瘤治疗

1. **化疗** 药物毒性直接损伤肌肉细胞,导致肌纤维萎缩;同时影响蛋白质合成信号通路(如mTORC1)。

2. **放疗** 局部辐射引发氧化应激及肌细胞凋亡,促进肌肉纤维化,尤其盆腔或四肢放疗影响显著。

3. **手术** 广泛切除或术后长期制动导致肌肉失用性萎缩,尤其腹部肿瘤术后患者风险更高。

4. **糖皮质激素** 诱导肌原纤维蛋白分解。

(三)宿主因素

1. **年龄与共病** 老年患者基础肌肉储备下降,合并糖尿病、慢性肾脏病等加重肌肉减少风险。

2. **心理因素** 心理压力削弱免疫功能;焦虑、抑郁等降低活动意愿,影响营养摄入及运动依从性;焦虑、抑郁等负面情绪激活下丘脑-垂体-肾上腺(hypothalamic-pituitary-adrenal,HPA)轴,导致皮质类固醇持续升高,促进蛋白质分解,抑制蛋白质合成;对疾病或治疗的悲观认知影响患者依从性,阻碍康复进程。研究显示,肿瘤患者抑郁发生率达30%~50%,与肌肉减少症严重程度显著相关,提示心理干预的必要性。

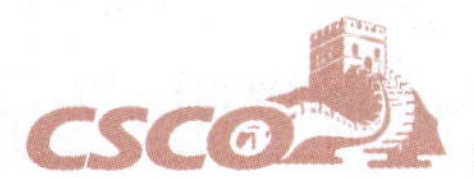

三、筛查与诊断

(一) 筛查 - 评估 - 诊断三级体系

1. **初筛工具** 简易五项评分问卷(SARC-F):总分≥4分提示高风险。

快速评估:小腿围(男性<34cm,女性<33cm)或环指试验阳性(双手拇指与食指环绕围住小腿最粗部位,如果刚好合适或比环住的手指细,即为阳性),说明有肌少症风险。

2. **诊断标准** 基于2019年亚洲肌少症工作组(AWGS 2019)标准,需评估肌肉量、肌肉力量及躯体功能。确诊需满足低肌肉量+低肌肉力量和/或躯体功能下降。

(二) 评估方法

1. **肌肉量评估** 双能X线吸收法(DXA):四肢骨骼肌指数(ASMI)男性<7.0kg/m^2,女性<5.4kg/m^2。

CT/MRI:L_3腰椎水平骨骼肌横截面积(CSA)男性临界值40.8cm^2/m^2,女性34.9cm^2/m^2。

生物电阻抗分析法(BIA):ASMI男性7.0kg/m^2,女性5.7kg/m^2,适用于床旁快速评估,需校正水肿影响。

2. **肌肉力量评估** 握力测试为首选方法:男性<28kg,女性<18kg为低力量阈值。

3. **身体功能评估** 6米步速测试界值<1.0m/s或简易体能状况量表(Short Physical Performance Battery,SPPB)评分≤9分或5次起坐时间≥12秒反映躯体功能下降。

(三) 分期与严重程度分级

参照AWGS 2019标准,分为三个阶段:①潜在肌肉减少症(仅低肌肉量或低肌肉力量);②肌肉减少症(低肌肉量+低肌肉力量或躯体功能下降);③严重肌肉减少症(肌肉量、肌肉力量、躯体功能均下降)。

(四) 动态监测

建议每1~3个月重复评估,重点监测:①体重变化(6个月内下降>5%);②肌肉量(DXA或BIA);③握力;④躯体功能;⑤炎症因子(IL-6、CRP)等生物标志物。

四、治疗策略

肿瘤相关性肌肉减少症的治疗需多学科协作,以营养干预、运动锻炼为核心,结合心理调节及中医特色疗法,形成综合干预体系。

(一) 营养治疗

1. **能量需求** 维持25~30kcal/(kg·d),避免过度喂养,术前重度营养不良者建议7~14天营养干预,降低手术风险。饮食摄入不足者,每日补充口服营养补充(oral nutritional supplement,ONS)。

2. **蛋白质优化** 目标摄入量:每日1.2~2.0g/kg。蛋白质优化技巧:①优先选择优质蛋白(比如乳清蛋白、酪蛋白肽);②乳清蛋白和酪蛋白都属于乳蛋白,乳清蛋白的蛋白质含量和吸收率都要高于酪蛋白;③乳清蛋白属于"快蛋白",酪蛋白属于"慢蛋白",两者搭配使用可以协同增效。一般认为,乳清蛋白与酪蛋白的理想搭配比例为2∶1或3∶1,具体可根据个人情况调整;④乳清蛋白适用于日常绝大多数场景,睡前摄入蛋白质的类型,酪蛋白的效果可能会更好;⑤全天蛋白质的摄入,分次补充策略(每餐≥30g蛋白质)优于单次补充策略,有利于蛋白质的吸收利用。

3. **特殊营养素** ①β-羟基-β-甲基丁酸(HMB):每日补充3g可改善肌肉量,尤其适用于卧床或恶病质患者。②n-3多不饱和脂肪酸(n-3 PUFA):每日2~3g(EPA+DHA),抗炎并辅助蛋白合成。③维生素D:建议肿瘤肌肉减少症患者多晒太阳,适当增加富含维生素D的食物摄入,每天补充维生素D 15~20μg(600~800IU)。

(二) 运动干预

1. **抗阻运动为核心** 建议每周进行2~3次训练,每次针对主要肌群(如腿部、背部、胸部、上肢)进行8~12次重复练习,每个动作2~3组,训练强度建议为的60%~80%最大重复次数(1RM)。

2. **有氧运动** 鼓励肿瘤相关性肌肉减少症患者根据自身耐受情况开展适量的有氧运动,以提升心肺功能、改善能量代谢和肌肉耐力。建议每周进行至少150分钟中等强度(如快走、骑行)或75分钟高强度(如跑步、游泳)的有氧运动,并结合个体化评估调整运动方案。

3. **柔韧性训练** 柔韧性运动常被忽视,但其在维持肿瘤相关性肌肉减少症患者的功能独立性方面发挥着至关重要的作用。建议肿瘤相关性肌肉减少症患者适当进行柔韧性训练,如瑜伽、拉伸和关节活动训练,以维持关节灵活性,预防肌肉僵硬及运动受限。

4. **功能训练** ①平衡训练:预防跌倒,尤其老年及虚弱患者;②呼吸肌训练:改善呼吸功能,降低术后肺部并发症。

5. **注意事项** 存在骨转移、肿瘤压迫或手术伤口未愈合者等高风险患者需避免高风险动作,需经康复师评估后制定个性化方案,避免过度疲劳;血小板计数>50×10^9/L方可训练;化疗后48小时内降低强度;放疗区域肌肉避免过度拉伸;合并骨质疏松或关节病变者需调整动作幅度。

(三) 心理干预

心理干预旨在调节患者情绪、改善认知、增强治疗依从性,进而间接改善肌肉代谢。

1. **认知行为疗法(cognitive behavior therapy,CBT)** 识别并纠正"疾病无法控制""治疗无效"等消极认知,增强自我效能感,促进积极行为改变。

2. **心理咨询与支持性疗法** 通过倾听、共情、情绪疏导减轻焦虑抑郁,建立社会支持网络。

3. **压力管理** 放松训练(如冥想、呼吸练习)、正念疗法,降低皮质类固醇水平。

4. **家庭支持计划** 促进家庭成员沟通,减轻患者心理负担。有研究显示,心理干预联合营养、运动干预能减缓肌肉减少进程,显著提升肿瘤患者生活质量。

(四) 中医干预

中医以"整体观念"和"辨证论治"为核心,通过调理气血、平衡阴阳、疏通经络,辅助改善肌肉功能。

1. **中药调理**

(1)健脾益气法改善营养的摄入、吸收和转化利用功能。四君子汤是健脾益气的基础方,类方有补中益气汤、参苓白术散和香砂六君子汤等临床常用方剂,主要用于调理脾胃,促进纳、运、化。在西医常规治疗基础上加用参苓白术散可明显增加脾胃虚弱型肌肉减少症患者的握力及四肢骨骼肌指数。

(2)气血双补法改善心功能及骨骼肌量。十全大补汤、八珍汤是气血双补的临床常用代表方剂。有研究提示，以八珍汤治疗老年心力衰竭合并肌肉减少症，同时配合抗阻运动训练和补充蛋白质等营养物质，患者心功能得到明显改善，骨骼肌肌肉量和力量均得到提高。

(3)缓中补虚，祛瘀生新法多方位治疗严重肌肉减少症。中医认为严重肌肉减少症患者脾胃亏虚，虚不受补，应缓中补虚，循序渐进，再加上晚期肿瘤患者积劳成疾，久病必瘀，机体处于高凝状态，故应扶正兼顾祛瘀。《伤寒杂病论》提到脾胃亏虚者服药后需糜粥自养，少少与之，分次频服等。

2. 中医非药物治疗

(1)推拿、传统健身功法改善局部血液循环、改善肌肉质量，延缓肌肉减少症进程。推拿疗法使全身气血循环流注，使气血阴阳营卫调和，骨骼肌更结实有力。主动运动方式包括八段锦、太极拳、五禽戏和易筋经等，应循序渐进，量力而行。

(2)针灸与口服中药相比，更加方便快捷、起效迅速，治疗原则与中药治则相仿。针刺治疗肌肉减少症，多选取足阳明胃经穴位为主要原则，加上肝经、脾经、肾经、膀胱经，以及任脉、督脉等穴位，特定穴的选择以五输穴、交会穴、募穴最为常用，且研究证实针灸治疗能够改善胰岛素抵抗、提高机体营养代谢、恢复脏腑正常生理功能等，对于老年肌肉减少症的治疗具有重大价值。

(五) 干预时机

1. **术前管理** 对高风险患者(如 BMI<18.5kg/m^2 或 6 个月内体重下降>10%)，建议术前 7~14 天营养 + 运动 + 心理支持预康复，降低术后并发症。

2. **放化疗期间** 同步营养评估，必要时补充性肠内营养(oral nutritional supplement，ONS)，避免治疗中断。抗肿瘤治疗期间，避免高强度训练，以低强度、短时运动为主，如每日散步 + 轻抗阻 + 柔韧性训练。

3. **出院后管理** 持续 ONS 3~6 个月，定期营养监测，高风险人群建议每 2 周 1 次。远程运动指导，结合 APP 或视频监督，维持依从性(包含柔韧性训练)。

五、临床挑战与未来方向

(一) 诊断标准化

1. 不同评估工具(如 CT vs. BIA)的适用性及临界值需多中心验证，尤其针对亚洲人群。

2. 生物标志物组合(如血清肌酸激酶、鸢尾素)联合诊断模型的开发。

(二) 治疗优化

1. **靶向药物研发** 哺乳动物雷帕霉素靶蛋白(mammalian target of rapamycin，mTOR)激活剂、Myostatin 抑制剂、胰高血糖素受体(glucagon receptor，GCGR)激动剂的临床转化。

2. **人工智能辅助** 基于运动监测设备、人体数据的个性化干预系统。

(三) 特殊人群管理

免疫治疗时代：程序性细胞死亡蛋白 -1(programmed death-1，PD-1)抑制剂相关肌肉毒性机制及防治策略。

(四) 多学科协作

1. 肿瘤专科医生、护理人员、营养师、康复师、临床药师、心理师的深度整合。

2. 基于电子健康档案的全程管理平台建设，实现动态监测与远程干预。

六、结语

肿瘤相关性肌肉减少症是恶性肿瘤全程管理中不可忽视的环节，其诊疗需贯穿筛查、评估、干预及监测的全周期。临床医生应重视早期识别、精准诊断，通过营养 - 运动 - 心理 - 中医的多模式干预，改善患者的功能状态、治疗耐受性及长期生存。未来需聚焦机制研究、新型诊断工具及精准治疗策略，推动指南的持续更新与临床实践的优化。

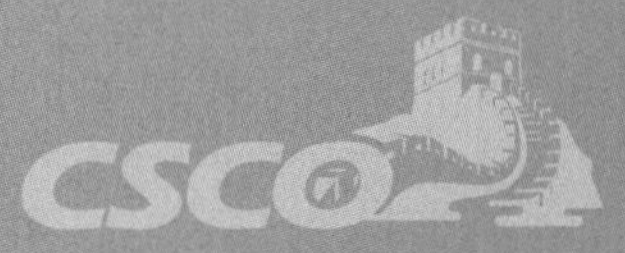

肿瘤医学其他研究

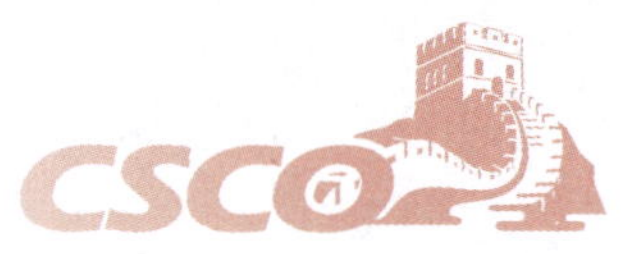

肺癌抗体药物偶联物的相关病理指标研究进展

孙巍　林冬梅
北京大学肿瘤医院

一、抗体药物偶联物在肺癌治疗中的进展

抗体药物偶联物(antibody-drug conjugates，ADC)是一类新型靶向治疗药物，由单克隆抗体通过连接子携带细胞毒性药物组成。随着ADC类抗肿瘤药物的应用范围从血液系统恶性肿瘤逐步拓展至实体恶性肿瘤，晚期肺癌[尤其是非小细胞肺癌(NSCLC)]也逐渐成为其重要治疗对象。ADC药物已成为继化疗、分子靶向治疗、免疫治疗之后的又一新型治疗选择。目前已经获批的或者开发成熟的ADC靶点主要包括人表皮生长因子受体2(human epidermal growth factor receptor 2，HER2)、滋养层细胞表面抗原2(trophoblast cell surface antigen 2，TROP2)、人表皮生长因子受体3(human epidermal growth factor receptor 3，HER3)和间质-上皮细胞转化因子(mesenchymal-epithelial transition factor，MET)等。此外，在肺癌治疗领域，针对其他跨膜蛋白或膜受体的新型ADC药物正处于临床试验阶段，这些靶点包括：癌胚抗原相关细胞黏附分子5(carcinoembryonic antigen-related cell adhesion molecule 5，CEACAM5)、B7H3(CD276)和Delta样蛋白3(Delta-like protein 3，DLL3)。

在ADC治疗策略中，明确肿瘤组织的靶标表达富集情况至关重要，例如以HER2和MET为靶点的ADC药物依赖于靶点表达检测。对于靶向肺癌细胞中普遍性高表达靶点(如HER3、TROP2、B7H3)的ADC药物，虽采用标志物非依赖性策略，但设计伴随诊断特异性抗体并优化定量方法，可能有助于更精准地筛选获益人群。本文将围绕上述ADC药物涉及的病理评估问题展开论述。

二、抗体药物偶联物相关的病理评估

(一) 以HER2为靶点的ADC药物

*HER2*基因定位于17号染色体长臂(17q21)，作为*ERBB*家族成员，其蛋白的异常活化可驱动细胞异常增殖，进而促进肿瘤的发生与发展。由于HER2缺乏特异性配体，其下游信号转导依赖与HER1、HER3形成同源或异源二聚体而激活。与其他HER家族成员相比，HER2因较少内化和降解，可在细胞膜上持续激活，成为ADC开发的理想靶点。*HER2*异常包括突变、扩增和过表达，在NSCLC中，其发生率分别为1%~6.7%(中国人群2%~4%)、1.4%~22%(中国人群1.7%)和7.7%~23%(中国人群15.4%)，且均与不良预后相关。曲妥珠单抗-美坦新偶联物(Trastuzumab emtansine，T-DM1)是首个获批的HER2靶向ADC，已在HER2阳性乳腺癌中展现出显著的生存获益。然而，Ⅱ期临床试验显示，T-DM1用于*HER2*扩增或过表达的NSCLC患者时获益有限，而*HER2*突变患者可能从中获得临床益处。与T-DM1相比，新一代ADC药物德曲妥珠单抗(Trastuzumab deruxtecan，T-DXd)具有更高的细胞膜通透性和药物抗体比。DESTINY-Lung01临床试验数据显示，在*HER2*突变的晚期NSCLC患者中，T-DXd治疗的客观缓解率(ORR)达55%，疾病控制率(DCR)达92%，无进展生存期(PFS)中位数为8.2个月，总生存期(OS)中位数为17.8个月。值得关注的是，疗效覆盖所有*HER2*突变亚型，且与HER2蛋白表达水平无关，无论肿瘤是否存在*HER2*基因扩增均显示响应。*HER2*突变NSCLC患者无论表达水平如何均有效的一个潜在机制，可能与突变状态下HER2受体的内化作用增强有关。DESTINY-Lung02是一项随机、双盲、多中心Ⅱ期临床试验，进一步验证了T-DXd在经治*HER2*突变NSCLC患者中的显著疗效与临床安全性。基于上述研究结果，T-DXd已获美国食品药品监督管理局(Food and Drug Administration，FDA)加速批准，用于治疗既往接受过系统治疗、无替代性治疗选择的难治性不可切除*HER2*突变型NSCLC。*HER2*突变NSCLC治疗的快速发展，进一步凸显了晚期NSCLC中标准化*HER2*突变检测的重要性。

NSCLC患者*HER2*突变，其中20号外显子插入突变是最为常见的类型，其占比高达71%。除此之外，*HER2*基因的突变还可能涉及19号外显子和21号外显子等其他区域。目前，检测*HER2*突变的主要方法包括二代测序(next-generation sequencing，NGS)、扩增阻碍突变系统聚合酶链反应(amplification refractory mutation system-polymerase chain reaction，ARMS-PCR)以及桑格测序(Sanger sequencing)。其中，NGS凭借其卓越的性能脱颖而出。NGS不仅能够全面检测已知和未知的基因改变，而且具有高灵敏度与高特异度，同时对DNA的需求量相对较低。因此，NGS被广泛推荐作为

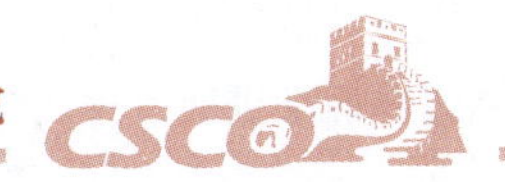

检测 *HER2* 突变的首选方法。最近，基于 DESTINY-Lung01 和 DESTINY-Lung02 研究的样本和结果，两个 NGS 检测平台有望成为 T-DXd 治疗的伴随诊断工具，分别是用于肿瘤组织的 Oncomine Dx 检测（ODxT）和用于血浆的 Guardant360 CDx。一项今年发表的研究使用了来自 DESTINY-Lung01 和 DESTINY-Lung02 临床试验的肿瘤样本以及商业采购的样本，将其检测结果与临床试验中使用的检测方法进行了对比。结果显示，ODxT 检测与临床试验检测结果之间具有高度一致性，其在识别激活的 *HER2* 突变方面表现出高度准确性。此外，通过 ODxT 检测识别的患者与通过临床试验检测识别的患者在 ORR 和缓解持续时间方面相似。因此，ODxT 检测被证明是一种有效的工具，可用于指导 *HER2* 突变 NSCLC 患者的治疗决策。同一研究团队基于血浆样本的分析显示，Guardant360 CDx 与 ODxT 的检测结果同样高度一致。尤其在无法获取组织样本的情况下，该血液检测手段可为识别 *HER2* 突变 NSCLC 患者提供可靠的分子诊断依据。

目前，尽管在 NSCLC 中对 *HER2* 突变进行常规检测的证据仍然有限，但美国国家综合癌症网络（National Comprehensive Cancer Network，NCCN）指南建议，在检测常见驱动基因（如 *EGFR*、*ALK*、*BRAF* 等）的同时，也应检测 *HER2* 突变和扩增，以指导临床治疗。美国临床肿瘤学会（American Society of Clinical Oncology，ASCO）指南则建议，在经典驱动基因检测结果为阴性的患者中，应考虑进行 *HER2* 突变检测。然而，欧洲肿瘤内科学会（European Society for Medical Oncology，ESMO）尚未对 *HER2* 突变、扩增及过表达的检测提出明确建议。鉴于上述情况，对于不可切除的Ⅲ期和Ⅳ期 NSCLC 患者，尤其是那些病理类型为肺腺癌或腺鳞癌、从未吸烟且为女性的患者，更应考虑进行 *HER2* 突变检测。

目前，针对 HER2 的 ADC 的临床研究和获批适应证主要集中在 *HER2* 突变和扩增的患者中，而对于 *HER2* 过表达的 NSCLC 患者，治疗证据仍然相对不足。然而，随着临床试验和药物研发的不断推进，针对 *HER2* 过表达的检测和治疗策略的完善显得愈发迫切。2024 年世界肺癌大会（WCLC）上公布的 DESTINY-Lung03 临床试验（NCT04686305）的研究成果更是凸显了这一需求的紧迫性。DESTINY-Lung03 是一项开放标签、多中心、Ⅰb 期、多部分的临床研究，旨在评估 T-DXd 单药治疗或联合疗法在 *HER2* 过表达的晚期 NSCLC 患者中的疗效。研究结果显示，在 T-DXd 单药治疗组中，观察到了显著的抗肿瘤活性，且整体安全性良好，不良反应可有效控制和管理。这一发现进一步证实了 T-DXd 在二线标准治疗耐药后的 *HER2* 过表达晚期 NSCLC 患者中的临床应用价值，为该类患者提供了新的治疗选择和希望。然而，在 NSCLC 中，针对 *HER2* 过表达的检测仍面临三大亟待解决的难题：检测平台的选择、判读标准的统一以及肿瘤的异质性表达。例如，在 DESTINY-Lung01 研究中，采用 VENTANA 平台的 HER2（4B5）检测系统，并依据 ASCO/ 美国病理学家学会（College of American Pathologists，CAP）胃癌 HER2 评分方法进行评价；而在 DESTINY-Lung03 研究中，则使用 DAKO HER2-low 免疫组化法检测，并以 25% 作为阳性阈值。此外，国内指南建议在 NSCLC 中采用（ASCO/CAP）乳腺癌 HER2 评分方法。由此可见，目前检测平台和判读标准的差异较大，亟待解决。为更好地解决染色平台和判读标准的差异问题，人工智能辅助技术或许是未来的发展方向。其中，定量连续评分（quantitative continuous scoring，QCS）是一种具有潜力的方法。该方法通过大量图像学习，由计算机自动识别浸润性肿瘤细胞，测定膜染色的光密度值，并据此数据评估 *HER2* 表达状态。在此基础上，再通过临床研究验证其阈值。在 T-DXd 乳腺癌的临床试验中，QCS 的可靠性已得到了验证。此外，*HER2* 过表达的异质性问题（包括原发灶与转移灶、切除标本与活检标本之间的差异）已经在胃癌和乳腺癌中有所研究，但在 NSCLC 中，*HER2* 过表达的异质性仍待深入探讨。这一问题与 T-DXd 的获益人群筛选和疗效密切相关。解决这些问题对于优化 *HER2* 过表达患者的治疗策略至关重要。

（二）以 MET 为靶点的 ADC 药物

MET 基因位于 7 号染色体，其编码的蛋白为 c-MET。当配体与 c-MET 结合后，会诱导 c-MET 发生二聚化、磷酸化，激活下游信号通路。*MET* 基因的异常改变主要表现为：14 号外显子跳跃突变、基因扩增、蛋白过表达和基因融合。在中国 NSCLC 人群中，*MET*14 号外显子跳跃突变发生率为 0.9%~2.0%，原发 *MET* 扩增的发生率为 1%~5%，c-MET 蛋白过表达的发生率为 17.5%~63.7%，融合的发生率为 0.26%~0.5%。

2025 年 5 月 14 日，FDA 加速批准 Teliso-V 用于既往接受过全身治疗的局部晚期或转移性、c-MET 过表达的非鳞癌 NSCLC 患者的治疗。Teliso-V 是一款靶向 c-MET 的 ADC 药，以微管蛋白抑制剂 MMAE 作为毒性有效载荷。获批适应证是基于 Luminosity 临床试验的结果，在非鳞癌、*EGFR* 野生型亚组中，c-MET 高表达 NSCLC 患者的 ORR 为 53.8%，而 c-MET 中等表达患者的 ORR 为 25%（c-MET 高表达定义为：≥ 50% 肿瘤细胞呈现 3+ 染色；中等表达定义为：25%~49% 肿瘤细胞呈现 3+ 染色）。

最近，美国 FDA 已批准 VENTANA MET（SP44）RxDx 检测试剂盒作为 Teliso-V 筛选目标患者的伴随诊断方法。除了 SP44 抗体外，D1C1、3077、AF276 等抗体也可用于 c-MET 的临床检测。使用不同抗体检测的一致性尚需进一步的验证。《非小细胞肺癌 MET 免疫组织化学检测和判读标准中国专家共识（2023 版）》已就 c-MET 表达的免疫组化检测方法、流程及判读标准给出详细规范：①需依据 Clinical Score 判读标准报告染色结果，包括免疫组化评分及不同染色强度阳性细胞的百分比；②以胞膜表达强弱作为结果判定的主要依据，对于仅有胞质染色而无胞膜染色的病例，可按标准判读但需在报告中特别注明。2024 年，Christophe 等在 *The American Journal of Surgical Pathology* 发表文章称 c-MET 的判读结果在不同观察者间的一致性为中等至极好。同时，作者也指出 c-MET 表达的异质性，因 c-MET 3+ 阳性对照的强度存在变异性导致 3+ 染色的误判，是导致判读结果差异的主要原因。

（三）以 TROP2 为靶点的 ADC 药物

TROP2 是一种分子量为 46kDa 的糖蛋白，属于上皮细胞黏附分子家族。它最初是在滋养层癌细胞系中被鉴定出来的。研究表明，TROP2 在多种实体瘤中呈现普遍表达，而在正常组织中仅呈现零星表达。此外，TROP2 的高表达与多种癌症的不良预后密切相关，其中包括 NSCLC。

目前，针对 NSCLC 的 TROP2 靶点 ADC 主要包括 Dato-DXd、戈沙妥珠单抗和芦康沙妥珠单抗。2025 年 3 月 4 日，芦康沙妥珠单抗获我国国家药品监督管理局（NMPA）批准，用于经表皮生长因子受体酪氨酸激酶抑制剂（EGFR-TKI）和含铂化疗后进展的 *EGFR* 突变阳性晚期或转移性 NSCLC 患者。这一适应证获批基于 OptiTROP-Lung03 研究，该研究显示芦康沙妥珠单抗单药治疗在 ORR 和 OS 方面均显著优于多西他赛，成为首个且目前唯一可显著延长 EGFR-TKI 耐药 NSCLC 患者总生存的 ADC。此外，Dato-DXd 的多项Ⅲ期临床试验正在进行中。初步结果显示，与多西他赛相比，Dato-DXd 在晚期 / 转移性 NSCLC 中显著改善了 PFS，尤其在非鳞癌 NSCLC 患者中获益更明显。戈沙妥珠单抗的 EVOKE-01 Ⅲ期临床试验对比了其与多西他赛在经多线治疗后进展的转移性 NSCLC 患者中的疗效。结果显示，尽管差异无统计学意义，但戈沙妥珠单抗组的 OS 中位数有数值改善，且耐受性更优，因治疗相关不良事件停药率低于多西他赛，为多线治疗失败的患者提供了新的选择。上述临床试验虽均采用标志物非依赖性策略，但是评估 TROP2 的表达依然有重要的临床意义。戈沙妥珠治疗三阴性乳腺癌，TROP2 中高表达者的 PFS 好于 TROP2 弱表达者。TROP2 高表达是肺腺癌的独立不良预后因素。TROP2 高表达与 NSCLC 对 PD-L1 抑制剂的原发性耐药密切相关。然而，需要指出的是，既往研究中对于 TROP2 高表达的判读标准并不统一，这导致 TROP2 在 NSCLC 中的高表达率跨度较大，为 24%~59%。尽管大部分研究采用免疫组化作为 TROP2 的检测方法，但也有研究使用免疫荧光染色来检测 TROP2，并且发现细胞内 TROP2 的表达情况与 NSCLC 对 PD-L1 抑制剂的原发性耐药密切相关。改进 TROP2 的评估和定量方法或许有助于克服这一潜在的评估瓶颈。VENTANA TROP2（EPR20043）RxDx 获美国 FDA 认定，这是全球首个获此认定的计算病理学伴随诊断设备。它融合伴随诊断与 AI 技术，能定量分析 NSCLC 组织样本的 TROP2 染色全切片图像，通过 AI 算法检测 TROP2 免疫组化染色强度并给出评分，推动 TROP2 检测向定量化、标准化发展。

（四）以 HER3 为靶点的 ADC 药物

HER3 是 HER 家族的另一个成员，在 NSCLC 中普遍表达。研究表明，EGFR 与 HER3 的异源二聚化可通过增强致癌信号通路的激活，成为 EGFR-TKIs 耐药的潜在机制。目前，针对 NSCLC 的 HER3 靶点 ADC 药（Patritumab deruxtecan），已将 *EGFR* 突变且经 TKI 或含铂化疗治疗后进展的 NSCLC 患者列为目标人群。临床研究显示，该药物的疗效不受治疗前肿瘤 HER3 膜表达水平的显著影响，且在多种 EGFR-TKI 耐药机制中均表现出抗肿瘤活性。值得关注的是，肿瘤进展时检测到的 *HER3*（Y789fs）和 *TOP1*（L721R）基因获得性突变，可能是导致药物耐药的重要机制。今年公布的Ⅲ期临床研究 Herthena-Lung02 最新数据显示，尽管 patritumab deruxtecan 在主要终点 PFS 方面较对照组实现了有统计学意义的改善，但其数值增幅较为有限，仅实现了 0.4 个月的提升，且 OS 数据差异无统计学显著性。这一结果提示，未来筛选 HER3-ADC 目标人群时，可能需要将重点从 HER3 表达水平转向对原发性耐药突变的检测与评估。

三、总结与展望

未来，ADC 药物在肺癌治疗中的应用前景广阔，但需在多个方面深入探索和优化。首先，完善靶点表达检测方法和标准是精准治疗的基础，改进 HER2 和 TROP2 等靶点的定量方法、开发更精准的伴随诊断工具，有助于准确筛选可能从 ADC 治疗中获益的患者。其次，特别是对于采用标志物非依赖性策略的靶点，研究 ADC 药物的耐药机制至关重要，随着广泛应用，耐药问题逐渐显现，深入探索耐药机制并开发克服策略，有助于提高 ADC 药物的长期疗效和患者筛选。

联合治疗策略的探索也是未来研究的重要方向，ADC 药物与其他治疗手段（如化疗、免疫治疗或分子靶向治疗）的联合应用，可能通过协同作用进一步提高治疗效果，改善患者预后，例如 TROP2 靶点的 ADC 药物与 PD-1 抑制剂的联合应用，有望克服 NSCLC 对免疫治疗的原发性耐药问题。最后，AI 技术在病理诊断中的应用将推动 ADC 药物精准治疗的发展，AI 技术能够定量分析肿瘤组织样本的靶点表达情况，为 ADC 药物的临床应用提供更精准的依据，未来，AI 技术与 ADC 药物的结合将为肺癌精准治疗带来新的突破。

综上所述，ADC 药物在肺癌治疗中的应用前景广阔，但需在靶点检测、耐药机制、联合治疗策略以及 AI 技术应用等方面进行深入研究和优化，通过多学科合作和技术创新，ADC 药物有望为肺癌患者提供更精准、更有效的治疗选择。

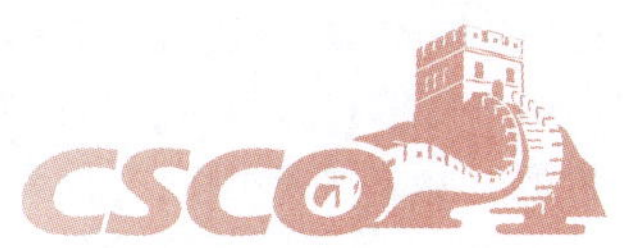

乳腺癌分子检测进展

刘月平[1]　武莎菲[2]　梁智勇[2]
[1]河北医科大学第四医院　[2]北京协和医院

一、乳腺癌分子检测的临床价值演进

（一）分子分型指导治疗范式转变

乳腺癌诊疗模式已从传统的组织形态学分类发展为基于分子特征的精准治疗。随着分子生物学技术的飞速发展，乳腺癌分子病理检测已成为指导临床决策、预测预后和监测治疗反应的重要工具。从 20 世纪 70 年代开始针对激素受体阳性乳腺癌开展内分泌治疗，到 1998 年曲妥珠单抗获批用于 HER2 阳性乳腺癌，HER2 的检测逐渐普及，再到 2011 年 St. Gallen 指南首次提出基于雌激素受体（ER）、孕激素受体（PR）、HER2 和 Ki-67 对乳腺癌进行分子分型，将乳腺癌分为 Luminal A 型、Luminal B 型（HER2 阴性）、Luminal B 型（HER2 阳性）、HER2 阳性型和三阴性型，奠定了分子分型指导临床治疗的基础。随着二代测序（NGS）技术的普及，乳腺癌分子分型更加精细化，如 PAM50 将乳腺癌分为管腔 A 型、管腔 B 型、HER2 富集型和基底细胞型；复旦四分型进一步将三阴性乳腺癌（TNBC）细分为免疫调节型（IM）、腔面雄激素受体型（LAR）、基底样免疫抑制型（BLIS）和间质型（MES）。

（二）乳腺癌分子病理检测策略与关键技术

当前乳腺癌分子病理检测方法多样，主要包括免疫组化（IHC）、原位杂交（ISH）、NGS、聚合酶链反应（PCR）、多基因检测等。IHC 检测 ER、PR、HER2 和 Ki-67 是乳腺癌分子分型的基础，PCR 以高灵敏度、高特异度、快速检测能力和直观简单的操作及较低的成本优势，在乳腺癌分子病理检测中发挥着重要的作用。NGS 可一次性检测多个基因的突变、拷贝数变异和重排，已成为乳腺癌分子检测的重要平台。与 PCR 相比，NGS 对样本质量要求较低，能检测更多的变异类型。多基因检测包括 Oncotype DX（21 基因）、MammaPrint（70 基因）、Breast Cancer Index（BCI）、Prosigna/PAM50（50 基因）和 Endopredict（12 基因）等。这些检测工具通过评估多个基因的表达水平，为 $HR^+/HER2^-$ 早期乳腺癌患者提供复发风险评分和化疗获益预测。每种检测方法各有优缺点，在临床实践中推荐根据患者自身情况和检测机构条件选择合适的方法进行分子病理检测，以实现对乳腺癌的全面评估和精准诊断（表 1）。

表 1　乳腺癌分子病理检测方法

检测方法	特点	涉及靶点
Sanger 检测	准确性高，通量低、成本高、耗时长	*BRCA1/2*、*ESR1*、*PIK3CA* 等
NGS 检测	高通量、高灵敏度、速度快、成本效益高、适用范围广，同时技术复杂、成本较高	*BRCA1/2*、*PIK3CA*、*TP53*、*AKT1*、*PTEN*、*ESR1*、MSI-H、dMMR、TMB-H、*RET* 融合、*NTRK* 融合等
PCR 检测	灵敏度高，但能检测已知的突变类型	*HER2*、*ESR1*、*PIK3CA*、*AKT1*、*PTEN*、MSI-H、dMMR、*NTRK* 融合等
IHC 检测	经济快捷，尤其适用于大量样本的检测分析	ER、PR、HER2、Ki-67、PD-L1、TP53、MSI-H、dMMR 等
FISH	多荧光标记，空间定位精确，灵敏度特异度高，可分析定量多细胞，但操作判读要求高，成本高、通量低	*HER2*、*NTRK* 融合等

二、关键生物标志物临床应用

乳腺癌现已进入精准医疗时代，乳腺癌分子病理检测已贯穿于乳腺癌诊疗全过程，为各阶段临床决策提供依据。新型抗 HER2 药物的涌现推动治疗模式从单靶向药物、TKI，逐步发展至双靶向药物联合 ADC，并从 HER2 阳性拓展至 HER2 低 / 超低表达人群。分子诊断的应用范畴也从传统的

HER2 检测，逐步拓展至 PAM 信号通路相关基因、*BRCA1/2*、PD-L1 等检测领域，在临床实践中日益凸显精准治疗的指导价值。众多临床研究不仅夯实了乳腺癌精准治疗的证据基础，更显著改善了患者预后。

（一）早期乳腺癌相关标志物

对于早期乳腺癌，多基因检测如 Oncotype DX 和 MammaPrint 等可识别低危患者，避免过度化疗。比如 MINDACT 研究显示，70 基因检测可使 46.2% 的临床高危患者安全豁免化疗。*BRCA1/2* 基因检测有助于评估乳腺癌发病风险，并协助制定患者的精准诊疗方案，OlympiA 研究表明，奥拉帕利可降低 *BRCA* 突变的 HER2 阴性早期高危乳腺癌患者 35% 的 6 年浸润性疾病复发或死亡风险。

（二）晚期乳腺癌相关标志物

对于晚期乳腺癌，正确检测和评定乳腺癌各靶点状态对乳腺癌的临床治疗及预后判断至关重要。比如 DESTINY-Breast03 研究显示 T-DXd 可显著改善 HER2 阳性晚期乳腺癌患者生存获益。随着 DESTINY-Breast04 和 DESTINY-Breast06 研究结果公布，HER2 低表达（IHC 1+ 或 IHC 2+/ISH–）和超低表达（IHC >0 且<1+）概念的提出，进一步细化了 HER2 检测的分类标准，并且支持 T-DXd 在 HER2 低表达或超低表达人群中使用。不同 *HER2* 突变位点对各种抗 HER2 治疗的疗效也各不相同，因此进一步识别点突变有可能对药物选择和耐药情况有提示作用。针对 PI3K-AKT-mTOR 信号通路改变的乳腺癌患者，治疗药物伊那利塞（inavolisib）、阿培利司（alpelisib）、卡匹色替、依维莫司等在临床试验中已取得较好的临床结果，表明这条通路上 *PIK3CA*、*AKT*、*PTEN*、*MTOR* 等相关基因检测的重要性。免疫治疗作为 TNBC 治疗的重要里程碑，依赖特定生物标志物筛选适宜人群并预测疗效，PD-1/PD-L1 表达是目前应用最广泛的免疫治疗生物标志物，其检测结果可以指导临床用药。KEYNOTE-355 研究中帕博利珠单抗联合化疗显著延长 PD-L1 联合阳性评分（CPS）≥ 10 转移性 TNBC 的 PFS 中位数约 4.1 个月。此外，乳腺癌分子病理检测可以预测预后及监控复发，基于 ctDNA 变异的微小残留病灶（MRD），目前已经有许多研究提示可以指导乳腺癌的疗效评估和预后判断。

三、乳腺癌的分子病理检测进展

（一）用于指导晚期乳腺癌免疫治疗的生物标志物

1. **PD-L1 表达［指导免疫检查点抑制剂（ICIs）的使用］**（40%~60%） 程序性细胞死亡配体 1（PD-L1）广泛表达于活化的 T 细胞、B 细胞和巨噬细胞，且可与程序性死亡受体 1（PD-1）结合介导免疫逃逸。在 40%~60% 的乳腺肿瘤中已发现 PD-L1 表达，且其高表达与组织学分级、肿瘤大小呈正相关，也与不良预后密切相关。PD-L1 IHC 检测是预测 PD-1/PD-L1 疗效的一种简单有效的方法，它是通过检测肿瘤细胞（TC）或免疫细胞（IC）表面的 PD-L1 表达量，进而推测 PD-L1 抑制剂疗效的方法。《免疫组织化学在乳腺病理中的应用共识（2022 版）》指出，作为抗 PD-1/PD-L1 免疫治疗药物的伴随诊断的 PD-L1 检测是一个完整的体系，包括检测试剂、检测平台和判读标准。目前用于乳腺癌伴随诊断的抗体包括 VENTANA SP142、SP263，以及 Dako 22C3 和 28-8 等。其 IHC 判读采用 CPS。CPS 指阳性活肿瘤细胞（任何强度的部分或完全膜染色）及阳性淋巴细胞、巨噬细胞（任何强度的细胞膜或细胞质染色）占所有活肿瘤细胞的百分比 ×100，以 0~100 数值表示（数值超过 100 者按 100 计）。PD-L1 阳性 TNBC 的阈值为 CPS ≥ 10。PD-L1 检测标本类型的选择参考《实体肿瘤 PD-L1 免疫组织化学检测专家共识（2021 版）》，推荐优先在石蜡包埋肿瘤组织标本切片中进行 PD-L1 IHC 检测：手术切除标本和活检标本均可用于 PD-L1 检测。

2. *TP53*（15%~60%） *TP53* 是关键的肿瘤抑癌基因，在超过一半的癌症中均会发生突变。25%~30% 的乳腺癌患者存在 *TP53* 突变，同时乳腺癌不同亚型中 *TP53* 突变差异显著。临床可通过检测 *TP53* 突变状态，辅助乳腺癌的分子分型，为诊断提供更精准的分子层面信息。乳腺癌患者的 *TP53* 状态可用于揭示肿瘤的发生发展机制，评估疾病预后，同时指导临床治疗决策。临床上可采用 IHC 技术以检测患者 *TP53* 状态。*TP53* 基因 DNA 结合域的错义突变占该基因突变的大多数，常致 p53 蛋白过度稳定，可通过强细胞核 IHC 染色检出。但 *TP53* 中的突变类型较多，约 40% 乳腺癌 *TP53* 突变不产生稳定蛋白，此时以 IHC 判定 p53 状态易致误判为野生型。此外，野生型 p53 蛋白在肿瘤样本中亦可呈 IHC 阳性。因此，IHC 技术虽可用于检测，但其局限性不可忽视。而 DNA 测序则被认为是检测 *TP53* 突变的“金标准”。*TP53* 基因中的大多数突变发生在该基因的外显子 5-8 区域。相应地，这一区域也是测序频率最高且常常是唯一被测序的区域。然而，仅评估这一区域突变的研究，会将其他外显子中存在 *TP53* 突变的患者判定为野生型（即未发生突变）。NGS 技术则能够检测出外显子 5-8 区域以外的 *TP53* 突变。

3. **肿瘤浸润淋巴细胞（TILs）**（15%~30%）**指导晚期 TNBC 和 HER2$^+$ 乳腺癌免疫治疗** TILs 即肿瘤组织中的淋巴细胞，主要包括 T 细胞、B 细胞、自然杀伤（NK）细胞，是影响肿瘤免疫微环境的重要组成部分，在 TNBC 和 HER2$^+$ 晚期乳腺癌中，高 TILs 水平通常与较好的预后有关。目前，TILs 主要通过苏木精 - 伊红（HE）染色切片进行评估，并推荐以间质 TILs（sTILs）作为标准评估对象。此外，IHC 染色及多重荧光技术也在探索中，旨在提高评估的准确性。在 ER$^+$/HER2$^-$ 乳腺癌中，TILs 增高预示着更短的无病生存期（DFS），其中术后出现远处转移的患者，TILs 浸润程度越高，转移后的 OS 越短。CLEOPATRA 研究确立了多西他赛联合曲帕双靶（曲妥珠单抗和帕妥珠单抗）作为晚期 HER2$^+$ 乳腺癌的标准一线治疗方案的地位，研究未发现 TIL 与 PFS 之间存在显著关联（调整后的 HR=0.95，95% CI 0.90~1.00，P=0.063）。

4. **肿瘤突变负荷（TMB）**（<10%）**指导晚期 TNBC 和 HER2$^+$ 乳腺癌免疫治疗** 乳腺癌的 TMB 与分子分型相关，平均总突变计数 TNBC 最高，其次为 HER2$^+$ 型。TMB 定义为每百万碱基对检测基因组序列中体细胞突变的数量，是反映肿瘤免疫原性的潜在生物标志物。现有理论认为，TMB 是肿瘤细胞表面主要组织相容性复合体（MHC）所呈递的免疫原性新肽生成的关键驱动因素，这些新肽可影响患者对 ICIs 的治疗反应。TMB 越高的肿瘤新抗原负荷越高，更有可能从 ICIs 治疗中获益。TMB 可通过多种 NGS 平台进行评估，

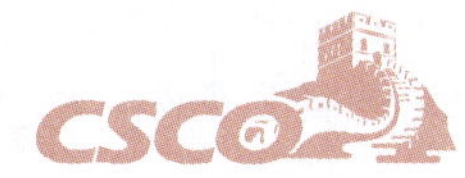

包括全基因组测序（WGS）、全外显子组测序（WES）或靶向 Panel 测序。其中，WES 是 TMB 检测的“金标准”，能够检测整个外显子组中的体细胞编码突变（非同义突变），但其成本高、检测周期较长同时对组织样本量的要求较高，难以在临床实践中常规应用。

作为一项新兴的 ICIs 治疗疗效预测标志物，TMB 在临床应用中尚处于起步阶段。近期研究揭示，TMB 与其他肿瘤免疫治疗相关标志物（例如 PD-L1、MSI）联合应用，有望提升免疫治疗疗效预测的准确性与精确性，但具体的联合策略仍有待深入探索。目前，TMB 检测方法及判读标准均未达成统一，且 TMB 在预测免疫治疗效果方面仍存在一定争议。鉴于此，可能需要综合考量更多影响因素以进行综合评估。

5. 微卫星不稳定性（MSI）（0%~1.5%）指导晚期乳腺癌的免疫治疗 MSI 是散布在整个基因组编码区和非编码区重复的 1~6 个碱基的短 DNA 序列，易出现复制错误。此类误差可通过错配修复（MMR）系统进行修正，从而保持微卫星的稳定性。当 MMR 系统遗传或表观遗传事件发生缺陷时，可导致 DNA 复制错误的积累，这种现象被称为 MSI。其中微卫星高度不稳定（MSI-H）肿瘤具有特征性的高度突变，多肽表达丰富，可作为新抗原引发快速免疫反应。MSI-H 是首个泛实体瘤免疫治疗生物标志物。但在乳腺癌中 MSI-H 发生频率极低（0%~1.5%）。MSI 状态可通过 PCR 或 NGS 直接检测，也可通过对 dMMR 的编码蛋白进行 IHC（MLH1、PMS2、MSH2、MSH6）间接检测，但不同检测方法的检测结果可能存在一定误差，需对检测标准进行统一。

（二）预后与辅助治疗决策的生物标志物

1. Oncotype DX　Oncotype DX 是一款专业的基因检测工具，通过计算复发风险评分（recurrence score，RS），为 HR^+/$HER2^-$ 早期乳腺癌患者提供预后评估，并辅助临床进行化疗决策。作为目前唯一经临床研究充分验证的基因检测技术，其核心价值在于精准识别患者是否能从化疗中获益，为实现乳腺癌的个体化治疗提供重要依据。对于肿瘤大小 1~5cm，组织学 2 级或 3 级的 ER^+/$HER2^-$ 的淋巴结阴性乳腺癌患者，该检测可以更好地确定哪些患者可以避免化疗。Oncotype DX 检测确立了 21 个基因，根据基因表达情况对乳腺癌患者进行风险评估，结果以 RS 表示，取值范围为 0~100 分，分值越高，复发风险及化疗潜在获益越大。

2. MammaPrint　MammaPrint（70 基因检测）是一种基因表达分析技术，专门用于评估早期乳腺癌患者的复发风险，并辅助临床医生制定更精准的治疗方案。该技术通过分析肿瘤组织中 70 个与细胞周期、细胞黏附、信号转导等关键生物学过程相关的基因表达水平，将患者分为低风险和高风险两类。利用微阵列技术或 RNA 测序等方法，可以精确定量这些基因的表达，从而为是否需要进行辅助化疗提供科学依据。

3. RecurIndex　RecurIndex 作为专为亚洲人群设计的多基因检测工具，主要用于评估 N_{0-2} 期乳腺癌患者术后的远处转移风险，并明确不同患者从化疗中可能的获益程度。该检测的研发首先利用 DNA 微阵列技术对 94 例乳腺癌患者的原发灶进行分析，确定与局部区域复发相关的基因并进行验证，最终从 258 个基因中筛选出 34 个基因，并进一步精简为 18 个核心基因和 10 个辅助基因，同时结合 6 项临床病理因素，实现对患者局部复发及远处转移风险的精准预测。

对于 N_1 期乳腺癌患者，RecurIndex 检测结果为低危者可考虑减免术后局部区域放疗；而高危者建议给予术后辅助放疗，以降低局部区域复发风险。

4. EndoPredict　EndoPredict（EPclin）是一种基于 RNA 的多基因检测，通过分析肿瘤组织中 12 个基因的表达水平来评估风险。该检测还会结合分子检测结果与临床病理因素生成一个综合评分——EPclin 评分。EPclin 评分能够更准确地预测患者的复发风险。EPclin 评分的截断值为 3.3，患者评分低于 3.3 分为低风险，高于 3.3 分为高风险。低风险患者通常不需要化疗，而高风险患者可能需要考虑化疗。

由于目前尚缺乏针对绝经前女性及>3 枚淋巴结阳性患者的前瞻性随机试验数据，专家组不建议常规使用 EndoPredict 检测来指导该人群的辅助内分泌治疗及辅助化疗决策。

5. PAM50　PAM50 是一种基因表达谱分析方法，用于识别乳腺癌的内在分子亚型，对患者进行风险分层，并指导治疗决策。PAM50 分子分型是通过检测乳腺肿瘤组织中 55 个基因的表达，再根据基因的表达水平对乳腺癌进行分子分型，然后根据分子亚型分布及增殖指数并通过统计权重计算出远处转移的风险指数（ROR，0~100）。PAM50 分子分型将乳腺癌分为管腔 A（Luminal A）、管腔 B（Luminal B）、HER2 富集（HER2-enriched）和基底样（basal-like）四种主要亚型。常见的 PAM50 检测方法包括：逆转录定量 PCR（RT-qPCR）、基因芯片和 NGS 等。

RT-qPCR 是一种常用的 PAM50 检测方法，具有快速、灵敏的特点。通过 RT-qPCR 可以定量检测 50 个基因的 mRNA 表达水平，然后利用算法将样本划分为不同的亚型。NGS 技术也被用于 PAM50 分型，具有高通量、高灵敏度的优势。

6. Ki67　许多研究都表明，在 ER 阳性乳腺癌中，Ki67 越高，患者长期生存越差，对新辅助化疗病理学完全缓解的可能性越高。然而，与 ER 或 HER2 不同，Ki67 的表达分布并非双峰，且没有天然的阈值来定义 Ki67 的高低状态。不同研究对高 Ki67 的定义存在差异，且观察者间、实验室间的 Ki67 评估结果不一致，加之缺乏统一标准，导致目前无法设定通用的 Ki67 阈值。

POETIC 是一项针对 ER^+/$HER2^-$ Ⅰ~Ⅲ 期乳腺癌女性患者展开的研究，结果显示：在接受任何全身治疗前，若患者肿瘤的 Ki67 表达水平 ≤10%，或在接受为期 2 周的新辅助 AI 治疗后 Ki67 表达水平降至 ≤10%，则其 5 年乳腺癌复发风险为 4.3%（95% *CI* 2.9%~6.3%）。与之形成鲜明对比的是，基线时 Ki67 表达水平>10% 的患者群体呈现出不同的复发情况：其中，肿瘤 Ki67 表达水平在 2 周新辅助 AI 治疗后降至 ≤10% 的患者，其 5 年复发率为 8.4%（95% *CI* 6.8%~10.5%）；而肿瘤 Ki67 表达水平未出现下降的患者，其 5 年复发率则高达 21.5%（95% *CI* 17.1%~27.0%）。然而，鉴于 Ki67 表达水平量化过程中存在的种种挑战，目前在新辅助治疗领域，基于 Ki67 表达水平来指导临床决策仍属于研究性质，基于当前可获得的证据，尚不足以支持将其常规应用于临床实践。

7. IHC4　免疫组化四项（IHC4）算法将 ER、PR、HER2

及 Ki67 这四项生物标志物的检测结果整合为一个综合评分，该评分能够为接受内分泌治疗的患者提供有关治疗后复发残留风险的参考信息。

不建议常规使用 IHC4 算法，但如果在经验丰富的临床病理实验室进行检测，且没有更好的标准化多参数基因组检测方法，则该算法可能有助于决策。

8. BCI　主要针对 ER$^+$ 乳腺癌患者进行了研究，不建议用于 HER2$^+$ 乳腺癌或 TNBC。

（三）指导乳腺癌延长内分泌治疗决策的生物标志物

1. **乳腺癌指数（BCI）**　延长辅助内分泌治疗（5 年以上）已证明可改善疗效，但绝对疗效不高，而且毒性和耐受性也面临挑战。此外，虽然延长内分泌治疗得到了一些临床实践指南的认可，但有关优化患者选择、延长内分泌治疗方案的个体化方法的明确指导仍然有限。这凸显了从基因组分析中获取预后和预测信息以帮助指导这一重要临床决策的必要性。

前瞻性Ⅲ期 aTTom 研究证实，对于已完成 5 年标准辅助他莫昔芬治疗的早期 HR$^+$ 乳腺癌患者，额外再接受 5 年他莫昔芬治疗可带来获益。结果显示，在 789 例淋巴结阳性亚组患者中，BCI H/I 比值高的患者从延长他莫昔芬治疗中显著获益（绝对获益 9.7%；HR=0.33，P=0.016），H/I 比值低的患者则没有显著获益（绝对获益 -1.2%；HR=1.11，P=0.581）。在 HER2$^-$ 亚组患者中，H/I 比值高的淋巴结阳性患者同样能从延长他莫昔芬治疗中显著获益（绝对获益 9.4%；HR=0.35，P=0.047），而 H/I 比值低的患者则无显著获益。这项研究表明，BCI（H/I）能够显著预测 HR$^+$ 淋巴结阳性患者，尤其是 HER2$^-$ 患者从延长他莫昔芬治疗中的获益。进一步证实了 BCI（H/I）作为预测生物标志物的价值，能够帮助识别可能从延长内分泌治疗中获益的患者。

2. **5 年后临床治疗评分（CTS5）**　在前瞻性 ABCSG-06 和 ABCSG-06a 试验的患者中检测 CTS5 的预后能力、校准和预测价值的一项研究中，采用 Cox 回归模型分析远处疾病复发（LDR）的时间。与低风险患者相比，高风险和中风险患者在第 5~10 年间的 LDR 更高（HR=4.02，95% CI 2.26~7.15，P < 0.001；以及 HR=1.93，95% CI 1.05~3.56，P=0.035）。随着 CTS5 评分的升高，远处复发风险也随之增加（HR=2.23，95% CI 1.74~2.85，P < 0.001）。在高风险患者中，可观察到 CTS5 评分存在校准偏差。尽管差异不显著，但高风险患者从延长内分泌治疗中获益最大，其预计的 5 年远处复发率降低了 6.1%（95% CI -14.4~2.3）。

研究表明，CTS5 是一种可靠的预后工具，在低风险和中等风险组中校准良好，但在高风险患者中预期与实际的 LDR 发生率存在较大差异。尽管 CTS5 评分较高的患者的延长内分泌治疗存在数值上的获益趋势，但该评分的显著预测价值未得到证实。

（四）HER2 阴性早期乳腺癌预后预测和复发监控的指标

微小残留病灶（MRD）　MRD 是指在癌症治疗后，体内仍残留可能引起疾病复发的肿瘤细胞。检测乳腺癌患者的 MRD 状态对于早期发现复发、调整治疗方案以及改善预后具有重要意义。循环肿瘤 DNA（ctDNA）是肿瘤细胞释放到血液中的 DNA 片段，通过检测血液中的 ctDNA，可以间接评估肿瘤的存在和状态。目前已有多项研究提示，基于 ctDNA 变异的 MRD 可以指导乳腺癌的疗效评估和预后判断。

SPY2 研究共入组了 283 例 HR$^+$/HER2$^-$ 和 TNBC 患者，治疗启动后 3 周时 ctDNA 早期清除仅能预测 TNBC 患者对新辅助化疗（NAC）的良好反应。而在两种乳腺癌亚型中，ctDNA 阳性均与远处无复发生存期（RFS）缩短相关。相反，新辅助化疗后 ctDNA 阴性与预后改善相关，即便在存在大量残留癌症的患者中亦是如此。治疗前肿瘤 mRNA 测序分析显示，ctDNA 脱落与细胞周期相关信号通路以及免疫相关信号通路之间存在关联。另一项纳入 188 例早期乳腺癌患者的研究发现，乳腺癌复发患者中，MRD 可以比影像学提前 10.5 个月提示复发出现，且无论激素受体和 HER2 状态如何，ctDNA-MRD 阳性患者的 RFS 和 OS 均显著较差。

四、总结

乳腺癌分子病理检测已全面推动诊疗进入精准化时代，通过 ER/PR、HER2、Ki-67 等基础标志物与 PAM50、复旦四分型等多基因分型体系的整合，实现了疾病亚型的精细化划分；NGS、多基因检测（如 Oncotype DX、MammaPrint）等技术的应用，为早期患者化疗决策、晚期靶向及免疫治疗提供关键依据。近年突破性进展包括：HER2 靶向治疗从阳性人群拓展至低 / 超低表达群体（如 T-DXd 的应用），PD-L1、TILs 等生物标志物指导三阴性及 HER2 阳性乳腺癌免疫治疗，ctDNA-MRD 动态监测显著早于影像学预警复发风险，以及 BCI 等新型工具优化延长内分泌治疗策略。未来需进一步解决检测标准化、判读一致性等挑战，深化多组学整合与液体活检技术，最终实现乳腺癌的精准化全程管理。

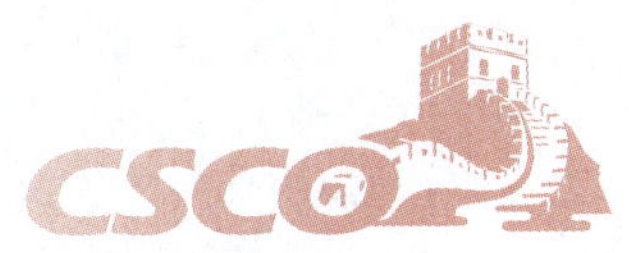

肺涎腺型肿瘤的诊断及治疗研究进展

李少玲　侯立坤　黄焰　董正伟　谢惠康　郭俊红　武春燕

同济大学附属肺科医院

原发性肺涎腺型肿瘤(primary pulmonary salivary-gland tumors,PPSGT)是一类起源于气道黏膜下涎腺型腺体的罕见肺部肿瘤,在所有肺肿瘤中的占比不足1%。其生物学行为不同于非小细胞肺癌(non-small cell lung carcinoma,NSCLC),因而临床治疗策略及管理模式也存在显著差异。最新版世界卫生组织(WHO)胸部肿瘤分类涎腺型肿瘤纳入五种恶性类型,其中黏液表皮样癌(mucoepidermoid carcinoma,MEC)和腺样囊性癌(adenoid cystic carcinoma,ACC)是最常见的病理亚型,其他包括上皮-肌上皮癌(epithelial-myoepithelial carcinoma,EMC)、玻璃样变透明细胞癌(hyalinizing clear cell carcinoma,HCCC)和肌上皮癌。此外,其他罕见类型也可原发于肺部,如涎腺导管癌(salivary duct carcinoma,SDC)、乳腺样分泌性癌(mammary analogue secretory carcinoma,MASC)、腺泡细胞癌(acinic cell carcinoma,AciCC)及导管内癌(intraductal carcinoma,IDC)等。良性PPSGT主要包括多形性腺瘤(pleomorphic adenomas,PA)、肌上皮瘤和涎腺乳头状瘤(sialadenoma papilliferum,SP)等,这些肿瘤的形态学、免疫表型和分子特征与其他部位的涎腺型肿瘤具有相似性,然而,由于PPSGT的罕见性及其与NSCLC在形态学上有重叠,临床病理医师常面临诊断挑战,尤其是在组织有限的活检样本中,准确识别PPSGT需要全面掌握其组织学形态、免疫表型和分子遗传学改变,本文系统总结了PPSGT的诊断要点及治疗研究进展,旨在为这类少见肿瘤的诊疗提供新的思路,并为预后风险分层提供依据。

一、恶性PPSGT的诊断及鉴别诊断

(一)黏液表皮样癌

MEC是恶性PPSGT最常见的病理类型,占成年人肺癌的0.1%~0.2%,好发于30岁以下的年轻人。MEC主要由表皮样细胞、中间型细胞和分泌黏液细胞三种细胞成分组成,组织学形态多样。根据组织学结构、细胞异型性、核分裂象(>4/10HFP)及坏死,将其分为低级别和高级别。低级别MEC界限清楚,肿瘤囊性变是其特征性改变,肿瘤主要由片状排列的表皮样细胞组成,其间混杂中间型细胞和腺样、小管结构,囊腔被覆细胞温和、富于黏液的杯状细胞;部分病例可呈warthin瘤样形态改变,由大小不一的囊肿构成,囊腔内充满嗜酸性物质,并伴有大量的淋巴细胞浸润;极少量病例可以胞浆透亮的透明细胞为主。高级别MEC呈浸润性生长模式,缺乏分化的表皮样细胞组成片状或岛状结构,黏液细胞成分不明显或缺乏,细胞异型性显著,核分裂象多见,常伴有肿瘤性坏死。免疫组化显示肿瘤细胞弥漫表达CK,表皮细胞和中间型细胞表达CK5/6、P63和P40,不表达TTF1和NapsinA,分泌黏液细胞表达PAS,低级别MEC的Ki67通常低于10%,而高级别MEC的Ki67通常超过20%。MEC最常见的分子遗传学改变是*CRTC1*::*MAML2*融合,特异性高,常与MEC的惰性生物学行为和长期生存有关,而*CRTC1*::*MAML2*阴性可能与腺泡分化、实性生长、核异型性增加及侵袭性生长方式等有关。值得注意的是,肺癌常见驱动基因*EGFR*、*ALK*可发生于MEC中。

肺MEC的鉴别诊断主要包括原发于肺的腺鳞癌、腺癌和鳞癌等,以及ACC、AciCC等其他涎腺型肿瘤等。联合免疫组化检测TTF1、NapsinA、P40和P63等不难鉴别。高级别MEC与腺鳞癌鉴别困难,鳞状成分和黏液成分紧密混合、存在*CRTC1*::*MAML2*融合或低级别MEC成分提示高级别MEC的诊断。

(二)腺样囊性癌

ACC占肺癌的0.04%~0.2%,好发于50岁左右女性。组织形态上,ACC主要表现为导管上皮和肌上皮双向分化,大多数细胞是基底样肌上皮细胞,细胞界限不清,圆形核或呈角和不规则核,胞质嗜双色性或者透明,核质比高;导管上皮细胞形成小的腺腔,散在分布于肌上皮细胞间。两种细胞可形成筛状、管状和实性,其中筛状结构最常见,实性型少见;间质常伴有玻璃样变性和黏液变性。导管上皮强表达CK、CK7和EMA等,肌上皮弱表达CK,强表达P63、P40和SMA等,CD117主要表达在导管上皮内层。ACC最具特征性的分子遗传学改变是t(6;9)(q22-23;p23-24)染色体易位导致的*MYB*::*NFIB*基因融合,罕见*MYBL1*::*RAD51B*融合。研究显示实性结构与*MYB*::*NFIB*融合高表达、肿瘤高侵袭力及对传统治疗无效相关。此外,Notch信号通路相关基因突变在ACC中常见,并且NSCLC常见驱动突变基因*KRAS*在ACC中常见,*EGFR*、*ALK*罕见。

肺 ACC 的鉴别诊断包括肺腺癌、类癌、鳞癌、PA 及头颈部涎腺 ACC 肺转移等。应用 TTF1、NapsinA、P40、CD56 和 CD117 等免疫组化标志物及 MYB 分子检测，结合病史有助于鉴别；PA 是良性病变，有黏液样或软骨样基质，无浸润性生长方式和神经、血管侵犯等恶性生物学行为。此外，与肺原发性 ACC 相比，肺转移性 ACC 的免疫细胞浸润水平和抗原呈递评分较高，且存在大量免疫抑制性的肿瘤相关巨噬细胞，但其在两者中的鉴别诊断意义值得进一步深入研究。

（三）玻璃样变透明细胞癌

HCCC 是一种罕见的低度恶性涎腺肿瘤，好发于中老年，女性略多见。HCCC 呈浸润性生长模式，肿瘤细胞排列成小梁状、索状或实性巢团状，偶可见角化形成；瘤细胞形态常较一致，圆形或卵圆形，胞浆透明或嗜酸性，细胞异型性小，少数病例可见胞内黏液；瘤细胞间为宽窄不一的纤维间质，并伴有显著的玻璃样变性。肿瘤细胞免疫组化表达缺乏特征性的改变，表达 p63、p40、CK、CK5/6 等，不表达 S-100、SMA 等肌上皮标志物以及 TTF1、NapsinA 等肺泡上皮标志物。HCCC 最常见的分子遗传学改变为 *EWSR1*：：*ATF1* 基因融合，其他如 *EWSR1*：：*CREM*、*IRF2*：：*NTRK3* 融合、*EWSR1*：：*ATF1* 融合伴随 *ATF1*：：*SPTLC2* 融合，以及 *EWSR1*：：*LARP4* 融合也有报道。值得注意的是，*EWSR* 基因重排在透明细胞肉瘤和血管瘤样纤维组织细胞瘤中常见，并非 HCCC 所特有，其相关基因改变需要更多的数据积累。

HCCC 的鉴别诊断包括肺鳞癌和 MEC、肌上皮癌等其他涎腺型肿瘤。在活检组织中，HCCC 与肺鳞癌的鉴别诊断极为困难，细胞异型性小、Ki-67 低（通常<10%）及显著的玻璃样变性间质对 HCCC 的诊断具有重要提示作用。

（四）上皮 - 肌上皮癌

EMC 是一种罕见的、低级别涎腺型肿瘤，其典型的双相结构是由内层的导管上皮和外层的肌上皮组成。内层导管上皮呈立方形、柱状，胞浆嗜酸性，外层肌上皮形态多样，大小不一，胞质丰富，嗜酸性或透明。个别病例可以实性结构为主，表现为梭形或多边形肌上皮细胞分布在黏液样基质背景中。免疫组化示导管上皮细胞表达 CK、CK7、CD10 和 CD117 等，偶可表达 S-100、SMA 等；肌上皮细胞表达 S-100、SMA 和 P63 等。EMC 缺乏特征性的分子改变，头颈部涎腺 EMC 中 *HRAS* 突变最为常见，其次为 *PIK3CA* 和 *AKT1* 突变；肺 EMC 可发生 *TP53* 突变、*HRAS* 突变、*BCOR* 和 *TET2* 等基因异常，但这些分子改变在诊断、预后和治疗中的意义需要进一步研究。

EMC 需要与多种具有双相型形态的肺原发性病变鉴别，包括肺软骨瘤型错构瘤、肺母细胞瘤和肉瘤样癌等；此外，还需与 PA、MEC、ACC 等其他涎腺型肿瘤相鉴别。软骨瘤型错构瘤主要由软骨与内陷的支气管黏膜上皮组成，有时可见脂肪成分，缺乏肌上皮成分；肺母细胞瘤则由原始间叶间质和上皮细胞组成，类似于发育中的胎儿肺。肉瘤样癌是高度恶性肿瘤，细胞异型性显著，坏死及血管浸润常见。

（五）肌上皮癌

肺原发肌上皮癌是恶性肌上皮瘤，组织形态、免疫表型和分子遗传学特征与软组织和涎腺的肌上皮癌相似。肌上皮癌具有浸润性生长方式，呈多结节状，结节大小不一且外周瘤细胞丰富，中央细胞稀疏。肿瘤细胞形态多样，可呈上皮样、胞质透亮的透明样、胞浆嗜伊红的浆细胞样或长梭形，常混合存在或以单一细胞形态为主；肿瘤细胞常排列成巢状或条索状、束状或漩涡状、实性片状、梁状或网状。间质黏液变性或玻璃样变性，少数病例可见鳞化上皮细胞巢。肿瘤细胞表达 CK 和 SMA、GFAP、CD10、Calponin、p63、p40 中至少一种肌上皮标志物，部分病例可伴有 *SMARCB1* 的表达缺失。肌上皮癌常见的分子改变是 *PLAG1* 重排和 *EWSR1* 重排，*HMGA2* 和 *ALK* 重排少见，融合伴侣有 *POU5F1*、*PBX1*、*ZNF444* 和 *ATF1* 等。部分肌上皮癌可发生 *SMARCB1* 基因缺失或 *EGFR19* 缺失。

原发性肺肌上皮癌需要与肉瘤样癌、腺癌、肺黏液肉瘤、肺动脉内膜肉瘤，以及肌上皮瘤、MEC、ACC、AciCC 等其他原发性或转移性肿瘤相鉴别，肌上皮癌的浸润性生长方式、肌上皮细胞形态、间质特征等，结合多种肌上皮免疫标志物的联合使用等有助于鉴别。

（六）腺泡细胞癌

原发性肺的 AciCC 是一种极为罕见的涎腺型上皮肿瘤，其组织学特征与涎腺中的 AciCC 相似。AciCC 形态多样，主要由腺泡样细胞、闰管样细胞、空泡细胞、透明细胞等组成，常形成实体型、微囊状、乳头囊状型和滤泡型 4 种结构。既往文献报道肺 AciCC 主要为实性和微囊状结构，囊内含嗜酸性分泌物，肿瘤细胞核圆形或椭圆形，胞质呈嗜酸性颗粒状或透亮，仅少数病例表现为嗜碱性胞质，罕见大量砂粒体形成。显著的细胞异型性、神经侵犯可能与肿瘤高级别转化、转移和复发相关。肿瘤细胞表达 CK，CK7 在具有导管分化的肿瘤细胞中呈阳性表达，肿瘤细胞不表达 TTF1、P40、S-100、mammaglobin 等。由于肺原发性 AciCC 极为罕见，其分子遗传学改变相关研究有限。头颈部涎腺 AciCC 中，t(4；9)(q13；q31) 异位导致 *NR4A3* 的持续上调是其主要致瘤事件，*NR4A3* 基因重排和针对这种重排的免疫组化 NOR-1 染色阳性在诊断头颈部涎腺 AciCC 中具有较高灵敏度和特异度，然而这些标志物在肺原发性 AciCC 中的诊断价值需要更多的病例验证。

肺 AciCC 的鉴别诊断包括肺原发性腺癌、MASC、HCCC 等，以及头颈部涎腺 AciCC 肺转移等。结合 TTF-1、P40、S-100、mammaglobin 及分子检测等有助于鉴别。此外，研究显示 DOG1 在肺原发性和转移性 AciCC 中具有较高鉴别诊断价值，但需要结合病史及其他临床表现，警惕诊断陷阱。

（七）乳腺样分泌性癌

MASC 是一种因组织学形态、免疫组化及分子特征与乳腺分泌性癌相似而得名的罕见肿瘤。肺原发性 MASC 极为罕见，目前仅有少数报道。组织形态上，肿瘤被纤维间隔分隔，呈分叶状或结节状生长方式，肿瘤细胞形成腺管样、囊状、筛状、乳头状或实性结构；肿瘤细胞形态温和，呈圆形或多边形，胞质嗜酸性或透明，腺腔内可见嗜酸性分泌物，核分裂象罕见，常缺乏坏死。目前，尚未见肺原发性 MASC 高级别转化病例报道，但头颈部涎腺 MASC 出现细胞多形性、坏死、核分裂象增多和高 Ki67 增殖指数时，常提示肿瘤向高级别转化。肿瘤细胞共表达 S-100 和 mammaglobin 是其特征性免疫组化表型，但需结合组织学形态谨慎解读此特点。此外，

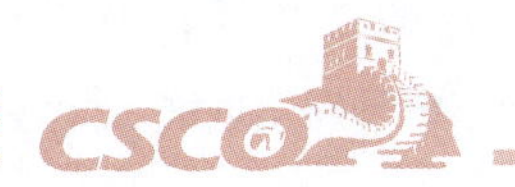

肿瘤细胞还表达 STAT5a、GATA3、GCDFP15 等，不表达 p40、CK5/6、p63、SMA、Calponin、DOG1 等。几乎所有的 MASC 均存在 t(12; 15)(p13; q25) 异位导致的 *ETV6*: : *NTRK3* 基因融合，但该融合还可见于婴儿型纤维肉瘤、炎性肌成纤维细胞瘤等，并且 *NTRK* 重排可见于胶质细胞瘤、甲状腺乳头状癌、黑色素瘤、肺腺癌、结直肠癌等多种恶性肿瘤。

肺原发性 MASC 常需与肺腺癌、肺鳞癌，以及 AciCC、MEC、ACC、SDC 等其他涎腺型肿瘤及乳腺分泌性癌肺转移相鉴别。结合病史、组织学形态、免疫组化 TTF1、NapsinA、p40、S-100、mammaglobin、CD117 及相关分子检测等有助于鉴别。

(八) 涎腺导管癌

SDC 多发生于老年男性，组织形态上与头颈部 SDC 及乳腺浸润性导管癌相似，肿瘤细胞可形成经典型的“罗马桥”筛状结构或实性、乳头、微乳头等结构，常伴有粉刺样坏死，肿瘤细胞可以小管、条索、小梁或巢团状结构浸润周围间质；还可富含黏液，肿瘤细胞“漂浮”在黏液湖内。肿瘤细胞异型性显著，体积较大，多边形，界限清楚，胞质丰富、嗜酸性，核圆形或卵圆形，核仁大而显著，核分裂象易见。SDC 的免疫组化缺乏特征性的改变，肿瘤细胞表达 CK 和 AR，可表达 GCDFP-15、Mammaglobin 及 GATA3 等标志物，一般不表达 SMA 和 S-100，不表达 p40 和 CK5/6，但 p40 和 CK5/6 可以标记出肿瘤细胞巢周围的基底细胞 / 肌上皮细胞，显示 SDC 的原位癌成分。SDC 缺乏特征性的分子遗传学改变，可发生 *TP53*、*RAS*、*ERBB2* 和 *PIK3CA* 等改变。

SDC 的鉴别诊断包括肺原发性鳞癌和腺癌等，以及头颈部 SDC、MASC 和乳腺癌肺转移等，结合免疫组化、病史及影像学表现，不难鉴别。因为肺原发性 SDC 缺乏特征性的免疫组化及分子标志物，原位癌成分有助于肺原发性 SDC 的诊断。

(九) 导管内癌

肺 IDC 是由肌上皮细胞和导管上皮组成的双相性的原位肿瘤，罕见，具有导管内生长方式，可伴有微小浸润；根据核级别分为低级别和高级别，其中低级别病变常见。与头颈部 IDC 相似，分为闰管型、嗜酸细胞型、顶浆分泌型和混合型，肿瘤形态多样，通常由单个或多个囊腔组成，囊腔大小不一，腔内见嗜酸性分泌物；导管上皮增生，可形成筛状、罗马桥样、乳头及微乳头状等结构，扁平状的肌上皮样 / 基底样细胞围绕在周边。闰管型最常见，肿瘤细胞较小，胞质嗜酸或双嗜性，核圆形或卵圆形，核仁不明显；顶浆分泌型肿瘤细胞常呈大汗腺样，胞质顶部见嗜酸性胞突；嗜酸细胞型肿瘤常呈结节状生长，实性生长模式常见，肿瘤细胞胞质嗜酸或透明，核仁明显。混合型 IDC 的肿瘤由至少 2 种细胞成分混杂出现。肿瘤细胞显著异型、核呈高级别、显著核仁、核分裂象常见或出现坏死提示高级别 IDC。免疫组化显示肿瘤细胞 CK7 阳性，闰管型和嗜酸细胞型肿瘤细胞 Mammaglobin 阳性，不同程度表达 S-100 和 SOX10，AR 阴性，顶浆分泌型 Mammaglobin 和 AR 阳性，S-100 表达较弱或阴性，肌上皮样 / 基底细胞样细胞表达 CK5/6、P63 和 Calponin。低级别 IDC 常见的分子遗传学改变是 *RET* 重排，融合伴侣基因有 *NCOA4*、*CCDC6*、*KIAA1217* 等；此外，部分病例可发生 *ALK* 重排，并伴 *EML4*、*STRN*、*CTNNA1* 和 *MYO18A* 的融合伴侣基因。

肺 IDC 的鉴别诊断包括肺腺癌、SDC、SP 和 MASC 等。肺腺癌缺乏肌上皮细胞和 TTF1 阳性有助于鉴别；SDC 为高级别癌，具有浸润性生长方式和 AR 阳性的特点。目前，IDC 与 SDC 的关系仍存在争议，复发或转移的浸润性癌仍保留 IDC 的特征支持其是独立的病变。SP 常有 *BRAF* V600E 突变，*ETV6*: : *NTRK* 融合有助于 MASC 的诊断。

二、良性 PPSGT 的诊断及鉴别诊断

(一) 多形性腺瘤

PA 是唾液腺最常见的良性涎腺肿瘤，在肺部却极为罕见，多为中央型占位，常呈息肉状，黏液样或软骨样外观。组织形态学上，PA 为双相性肿瘤，由导管上皮和肌上皮细胞混合构成，细胞形态温和，排列成岛状、小梁状、巢状、条索状或小管状等多种组织学结构，肌上皮细胞可呈梭形、扁平、星芒状等，间质常有大量的黏液样或软骨样基质，囊性变少见。此外，头颈部涎腺有管状腺瘤样亚型 PA，类似管状腺瘤，表现为显著的小管样生长，肿瘤细胞胞浆嗜酸性，也可有融合的粗大基底样梁状或假筛状结构。若出现浸润性边界、坏死、高核分裂象和血管侵犯等，常提示 PA 恶变，PA 可恶变为腺癌、SDC 或肌上皮癌等。导管上皮表达 CD117、CK7 和 SOX10，肌上皮细胞表达 SMA、P63、S-100、SOX10、Calponin 和 CK5/6 等。

PA 最常见的分子遗传学改变是 *PLAG1* 重排，伴侣基因包括 *CTNNB1*、*CHCHD7*、*TCEA1* 和 *LIFR*，*ZBTB47*、*LINC01606* 和 *MALAT1* 等少见。在缺乏 *PLAG1* 重排的病例中，*HMGA2* 重排最常见，最常见的伴侣基因是 *WIF1*，*RPSAP52*、*HELB*、*FTO*、*NRXN1*、*INPP4B*、*MSRB3*、*PHLDA* 和 *FLJ41278* 等少见。研究证实 *HMGA2* 的过表达可以导致 *PLAG1* 激活，提示 *HMGA2* 可能为 *PLAG1* 激活的上游调控因子，因而这两个基因之一被激活会引发类似肿瘤的发生，并且 *HMGA2* 重排在管状腺瘤样亚型 PA 中多见，且与 PA 的恶性转化相关。研究显示 *MDM2* 和 *HMGA2* 的共扩增在 PA 恶性转化的早期被发现，但不足以诊断癌在 PA 中。

PA 的鉴别诊断包括肺原发性腺癌和鳞癌及肌上皮瘤、ACC、MEC、癌在 PA 中等其他涎腺型肿瘤。肌上皮瘤中可见形态多样的肌上皮细胞，腺管样结构和黏液软骨样基质少见有助于鉴别。

(二) 肌上皮瘤

原发于肺的肌上皮瘤极为罕见。肿瘤多界限清楚，无胞膜。肿瘤中上皮样、透明、浆细胞样或梭形肿瘤细胞混杂存在，肿瘤细胞形成巢状、条索状、漩涡状、实性片状或网状结构，间质可呈黏液变性或玻璃样变性，核分裂和坏死罕见。与肌上皮癌相同，肿瘤细胞表达 CK 和 SMA、GFAP、CD10、calponin、p63、p40 中至少一种肌上皮标志物。肌上皮瘤常见的分子遗传学改变是 *EWSR1* 重排，伴侣基因包括 *POU5F1*、*PBX1*、*ZNF444* 等。

肌上皮瘤需与肌上皮癌、PA 等其他涎腺型肿瘤，以及原发性肺腺癌、原发性肺黏液样肉瘤等相鉴别。组织学形态结合免疫组化及分子检测，不难鉴别。部分肌上皮瘤和肌上皮癌的鉴别诊断极具挑战性，当肿瘤出现浸润性边界、细胞多形

性、坏死和核分裂象多见，常与预后不良有关，提示肌上皮癌的诊断。

（三）涎腺乳头状瘤

SP 较为少见，多生于口腔及颌面部，发生于肺及支气管的 SP 更为罕见。SP 多发生于中老年男性患者。组织形态上，SP 主要由表面的乳头状增生上皮成分及内生性扩张的涎腺导管腺体组成。表面的乳头状结构常被覆无纤毛柱状上皮，常伴有鳞状上皮化生，基底层衬覆立方上皮，乳头中央为纤维血管轴心伴不同程度炎细胞浸润；内生的导管腺体包含导管上皮细胞层和基底细胞层，导管上皮细胞为柱状细胞，可形成丝状微乳头结构，无纤维血管轴心，基底细胞层常为立方上皮细胞，管腔内存在蛋白质或坏死样物。导管上皮强表达 CK7 和 EMA，导管及乳头的基底层细胞表达 p63、p40、CK5/6。SOX10 在导管上皮及基底层细胞中均为阳性，TTF1、NapsinA 阴性。此外，SP 常发生 *BRAF* V600E 突变和 *HRAS* 突变。

SP 要与腺性乳头状瘤 / 肺混合性鳞状细胞、细支气管腺瘤和 IDC 等相鉴别。肺混合性鳞状细胞和腺性乳头状瘤中上皮成分均不表达 SOX10；细支气管腺瘤具有特征性的双层结构，由纤毛柱状上皮、杯状细胞及基底细胞多种细胞成分组成，腔面立方细胞通常表达 TTF1 有助于鉴别；IDC 缺乏乳头状鳞状细胞，mammaglobin 阳性等特点有助于鉴别。此外，SP 需与肺内常见的其他恶性肿瘤如腺癌、鳞癌相鉴别，结合组织学形态及免疫组化不难鉴别。

三、PPSGT 的预后及治疗

PPSGT 通常被认为是低度恶性肿瘤，其结局总体明显优于 NSCLC。对于良性 PPSGT，手术完整切除即可根治。恶性 PPSGT 的治疗需要根据肿瘤的分级及分期采取多学科综合治疗方案。手术治疗是 PPSGT 的基础，对于局部病变，手术通常是首选治疗方法。针对高级别肿瘤或具有切缘阳性、神经侵犯或淋巴结转移等高风险特征的病例，术后放疗可以改善患者的预后，放疗原则基本同普通的 NSCLC。PPSGT 的化疗相关研究有限，对于复发或转移性涎腺恶性肿瘤，可选择单药或联合化疗。近年来，免疫和靶向治疗为肿瘤患者提供了新的选择。

（一）黏液表皮样癌

MEC 最重要的预后因素是组织学分级，低级别 MEC 采取手术即可；高级别 MEC 预后差，5 年生存率仅 65%，术后辅助化疗或放疗可改善患者预后。研究发现，CRTC1-MAML2 融合蛋白通过上调 EGFR 配体双调蛋白激活 EGFR 信号通路，因此伴有 *EGFR* 突变的患者，可从 EGFR-TKI 治疗中获益，值得注意的是，部分不伴有 *EGFR* 突变的 MEC 患者也可从 TKI 治疗中获益，推测携带 t(11；19) 及 *CRTC1*：：*MAML2* 融合的 MEC 可能是 TKI 治疗的有效靶点，但仍需在临床中进一步研究。此外，研究显示，共靶向 Notch 和 EGFR 信号转导可以有效抑制 MEC 的生长和复发，是一种潜在的抗 MEC 的有效方法。*ALK* 基因重排在 MEC 中罕见，ALK 靶向药物在 MEC 中的治疗疗效缺乏临床数据的支持，但这一靶点为临床治疗 MEC 提供了新的治疗选择。研究显示，HER2 在高级别 MEC 病例中常高表达，可用于指导 HER2 靶向治疗。

（二）腺样囊性癌

虽然 ACC 是一种惰性、低度恶性肿瘤，但其黏膜下浸润性生长方式和神经浸润率高的生物学行为常导致手术完全切除肿瘤失败，复发转移率高；对于手术切缘阳性的患者，术后辅助放疗可提高患者的总体生存。对于晚期 ACC 的全身药物治疗包括以米托蒽醌、长春瑞滨等为主的单药或联合用药的化疗方案。

研究显示，莫能菌素能抑制表达 MYB-NFIB 融合蛋白的 ACC 细胞的存活和非黏附生长，靶向 *MYB* 下游基因共济失调毛细血管扩张和 Rad3 相关激酶抑制剂 VX-970 可诱导 MYB 阳性 ACC 细胞凋亡，为开发新型 MYB 抑制剂提供了靶点。此外，c-kit 阳性 ACC 患者接受 c-kit 抑制剂伊马替尼可获得持续缓解。近年来，靶向 Notch 信号通路的抑制剂类药物（如 γ- 分泌酶抑制剂或 Notch1 抑制剂）在 ACC 治疗中取得了显著进展。布隆妥珠单抗（brontictuzumab，一种 Notch1 抑制剂）和 AL101（一种泛 Notch 抑制剂）等药物使 ACC 患者达到了持续缓解。其他以 *MTOR*、*ALK* 基因重排为靶点，及以 PD-1/PD-L1 和细胞毒性 T 淋巴细胞相关抗原 4（CTLA-4）为靶点的免疫治疗等虽然取得一定的研究进展，但仍需要更多的研究和临床试验验证和推进。

（三）其他

目前，原发于肺的 EMC、肌上皮癌、HCCC、MASC、SDC 和 IDC 报道病例较少，关于此类肿瘤的治疗疗效缺乏有效的临床数据，研究认为 HCCC、MASC 和导管内癌是低度恶性肿瘤，手术完整切除后预后良好。对于淋巴结转移或发生高级别转化的 MASC 患者，术后辅助放化疗和应用原肌球蛋白受体激酶（TRK）抑制剂恩曲替尼可能有效改善患者预后，信号转导和转录激活因子 5a（STAT5a）抑制剂靶向治疗，前瞻性有望用于 MASC 的治疗；*RET* 重排的 IDC 可能对 RET 抑制剂治疗有效，早发现、早治疗是延长这类患者生存期的关键。肌上皮癌和 SDC 是具有高度侵袭性的恶性肿瘤，预后差，因病变罕见，目前尚无标准的治疗方案，可参照头颈部涎腺病变的治疗。肌上皮癌对放、化疗均不敏感，血行转移率高，以手术根治性切除为主，应尽可能扩大切除范围保证切缘阴性。手术联合放疗有助于提高 SDC 患者的生存，而 HER2 阳性的肺转移性 SDC 患者接受以曲妥珠单抗为基础的治疗可获得长期生存或完全缓解，此外，应用抗雄激素受体（AR）药恩杂鲁胺可使 AR 阳性的 SDC 患者获益，为 SDC 的治疗提供了新思路。

近年来，PPSGT 的诊疗水平取得了显著提升。分子病理学不仅在 PPSGT 的诊断中发挥了重要作用，更推动了 PPSGT 精准治疗策略的发展，但由于多种 PPSGT 的罕见性，现有诊疗经验有限，需借鉴头颈部涎腺肿瘤或软组织肿瘤的诊疗方案，为进一步提高 PPSGT 诊疗水平，需开展更多的临床研究和积累更丰富的病例为 PPSGT 的诊疗提供数据支持和指导方向。

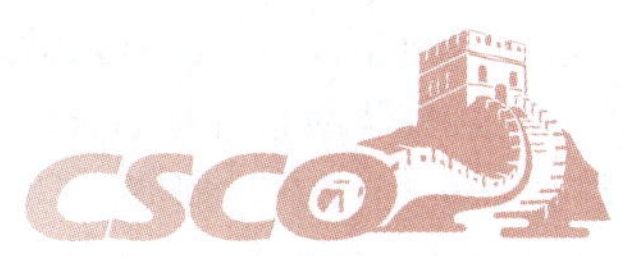

人工智能大模型在乳腺数字病理分析中的应用进展与挑战

岳萌　刘月平

河北医科大学第四医院

病理诊断是乳腺癌诊疗的“金标准”。传统病理分析依赖病理医师人工阅片，存在效率低、主观性强等缺陷。随着数字病理技术和人工智能（artificial intelligence，AI）的快速发展，基于病理大模型的深度学习方法在乳腺病理分析中展现出革命性潜力。病理大模型即基于 AI 技术，整合多模态数据（包括图像、临床信息等），结合疾病特征，通过深度学习和数据分析构建的模型，可快速分析复杂的医学图像和数据，为医生提供精准、高效的辅助诊断支持。目前，数字病理通过全切片扫描（whole slide imaging，WSI）实现组织学图像的数字化，而 AI 大模型凭借其强大的特征提取与迁移学习能力，显著提升了数字乳腺病理分析的自动化水平。本文系统综述了 AI 大模型在乳腺组织分割、肿瘤分类、预后预测等任务中的最新进展，并深入探讨了数据稀缺性、模型可解释性、计算资源需求等核心挑战。结合多中心临床验证与跨模态融合的前沿方向，以期为未来研究提供理论框架与技术展望。

一、乳腺数字病理 AI 大模型的技术背景

1. **数字病理的数据特性**　乳腺病理 WSI 具有超高分辨率，可观察到细胞和组织结构微小变化的多尺度特征，并可提供肿瘤组织形态的异质性特征。鉴于 WSI 呈现出的数据特征，与现有的组织病理图像块（patch）有较大区别，若直接将已有的针对 patch 病理图像所设计的机器学习技术迁移至 WSI 的应用中，无法达成预期的效果，因此简单的迁移方式并不可行。

2. **构建 AI 大模型的关键技术**　病理大模型应用可使用弱监督，半监督和自监督模型学习，并具备多尺度特征融合能力，例如综合运用乳腺肿瘤病理图像，临床病理特征，基因组学、转录组学、蛋白质组学和代谢组学等技术信息综合全面分析。

二、AI 大模型的应用进展

1. **乳腺组织细胞分割与定量的分析方法进展**　细胞核分割对乳腺病理大模型的开发和应用至关重要，需要提供高稳健性和可靠性的自动化工具。Horst 等研发的 CellVi 能够有效收集患者队列中的细胞核信息，并作为下游算法可靠的细胞核特征提取器，可应用于治疗反应预测和生存预测等下游深度学习任务，并已在大规模预训练中使用。

2. **乳腺肿瘤生物标志物及分子亚型预测进展**　基于组织学和分子分析数据发现的生物标志物，能够对患者进行精准地分层和分类，实现个性化的诊断和治疗。发现新的生物标志物有助于在疾病早期阶段进行检测和诊断。一些分子标志物在疾病早期可能就会出现异常变化，结合组织学的细微改变，能够实现疾病的早期筛查和干预，提高患者的预后。图像分析与机器学习可以利用先进的图像分析技术对组织学图像进行量化分析，提取细胞形态、组织结构等特征。结合机器学习算法，将这些组织学特征与分子数据进行关联分析。目前多数研究使用常规免疫组化（immunohistochemical，IHC）染色评估的生物标志物水平。Ghahremani 等提出 DeepLIIF 深度学习框架，旨在通过将低成本的 IHC 图像转化为信息更丰富的多重免疫荧光（multiplex immunofluorescence，mpIF）图像，并结合细胞分割和定量评分提升 IHC 图像的分析能力。Hoang 等构建了一种 ENLIGHT-DeepPT 框架，从病理图像预测肿瘤治疗反应，无需大量匹配的治疗数据。传统的组织病理学严重依赖形态学和连续 IHC 染色，这个过程烦琐且消耗大量组织。VirtualMultiplexer 方法能够利用生成式 AI，从 HE 图像合成多重 IHC 图像，无须组织切除、复杂的图像配准或大量的专家标注。Bychkov 等开发和评估了雌激素受体（ER）和人表皮生长因子受体 -2（HER2）表达的多任务深度学习模型，以预测芬兰的两项全国性多中心研究的乳腺癌患者的预后，结果显示当将深度学习与病理医师视觉评估的组织特征结合时可提高准确性。

3. **乳腺肿瘤预后与治疗反应预测进展**　乳腺肿瘤是一种高度异质性疾病，预后复杂难测。根据患者肿瘤组织的分子特征和组织学表现，选择最适合的治疗方案，可提高治疗效果和患者生存率。多组学机器学习模型在预测乳腺癌新辅助治疗反应中展现了强大潜力。Sammut 等通过整合临床信息、RNA、DNA 和数字病理等多种数据，将手术时的病理学终点（完全缓解或残留疾病）与活检样本中的多组学特征相关联，使用机器学习整合多组学特征预测对治疗的反应，模型实现了高达 0.87 的 AUC 值。Amgad 等通过大模型框架对组织学

预后特征（histomic prognostic signature，HiPS）进行了深入解析，将ER、孕激素受体（PR）和HER2检测结果与组织学特征整合到一个统一的框架中，利用全景分割算法和定量特征提取技术，绘制出乳腺肿瘤微环境（TME）的精细图谱，量化其空间相互作用，结果显示其在预测生存结果方面优于病理医生，此方法在多个数据集中展现出卓越的预后预测能力。Lee等设计了利用注意力技术的神经网络模型，乳腺癌、肾脏、肺和子宫癌的WSI数据用于训练，并对3 950例病例的预后进行验证。结果显示从WSI中得出组织病理特征的深度神经网络有助于诊断和预后任务。

三、乳腺数字病理AI大模型的核心挑战

1. **构建大模型的数据限制** 标注成本高昂，单张WSI的专家标注需3~5小时。标注数据的稀缺和组织学差异限制了现有方法的广泛应用。大量的组织病理学数据和小规模数据中自监督模型的稳健性，为开发基础病理模型提供了广阔前景。Yang等介绍了一种名为BEPH（基于BEiT的组织病理学图像预训练模型）的基础模型，该模型利用自监督学习技术，从1 100万张未标注的组织病理学图像中提取有意义的表示。这些表示随后被高效地应用于多种任务，包括局部癌症诊断、全切片水平的癌症分类以及多种癌症亚型的生存预测。通过采用掩码图像建模（MIM）预训练方法，BEPH不仅提高了模型性能，减少了对专家标注的依赖，还促进了AI在临床环境中的更广泛应用。Wang等提出了一种名为标签清洁多个实例学习（label cleaning multiple instance learning，LC-MIL）的方法，可在不需要外部训练数据的情况下对单个WSI进行粗略注释。从WSI裁剪的带有不准确标签的patch在多个实例学习框架内共同处理，从而减轻对预测模型的影响并完善细分。

2. **大模型的可解释性有待提升** AI大模型尤其是深度神经网络通常被视为“黑箱”模型，其决策过程难以理解。在医疗领域，模型的可解释性至关重要，病理医生和临床医生需要了解模型做出诊断和预测的依据，才能信任并应用模型结果。目前，提高模型可解释性的方法仍在探索中，如何在不损失模型性能的前提下实现可解释性是一大挑战。现有可视化方法在组织学层面缺乏病理学意义关联，制约临床应用，因此需要乳腺亚专科病理及临床医师与相关模型研发工程师积极交流，互相学习。

3. **大模型构建计算资源需求量大** 单张WSI可能超过数十亿像素，对其端到端处理所需要的显存巨大，大模型研究需要成千上万张WSI图像，因此管理和分析数字病理图像数据集不仅需要强大的软件基础设施，还对软件工程提出了重大挑战。此外，乳腺肿瘤诊疗涉及多项病理指标，因此训练乳腺肿瘤万亿参数模型需千卡级算力。

4. **模型综合数据整合困难** 组织学数据和分子分析数据具有不同的性质和格式，整合过程中存在技术和方法上的困难。例如组织学图像是二维或三维的视觉信息，而分子数据是数字化的序列和表达数值，如何将两者进行有效的关联和分析是一个挑战。此外，乳腺病理具有异质性，例如不同个体之间以及同一组织内不同区域之间存在显著的异质性。这使得在分析组织学和分子数据时，难以确定普遍适用的生物标志物。例如在肿瘤组织中，存在不同的细胞亚群，其分子特征和组织学表现可能差异很大，增加了生物标志物筛选的难度。

5. **伦理和法律问题** 乳腺数字病理分析图像涉及人类组织样本，因此相关研究需要严格遵循伦理和法律规定。在获取样本、数据使用和共享等方面存在诸多限制，可能影响研究的开展和数据的可及性。

四、AI大模型在乳腺数字病理分析中的未来方向

1. **多模态数据的深度融合** 将乳腺数字病理图像与其他模态的数据，如临床影像（乳腺超声、钼靶等）、基因数据、蛋白质组数据等进行融合分析，能够为诊断和预后预测提供更全面的信息，有望进一步提高模型的性能，然而，在建模复杂性和可解释性之间可能需要抉择。

2. **可解释性AI技术的发展** 深入研究可解释性AI方法，如基于特征重要性分析、模型可视化等技术，使AI大模型在乳腺数字病理分析中的决策过程更加透明，增强临床医生对模型的信任。

3. **模型的标准化与验证** 建立统一的模型评估标准和数据集，促进不同模型之间的公平比较和性能提升。同时，加强模型在大规模临床数据中的验证，确保模型的可靠性和有效性，推动AI大模型在乳腺数字病理领域的临床应用。

AI大模型在乳腺数字病理分析中已经取得了显著的应用进展，在图像分类、病变诊断和预后预测等方面展现出巨大潜力。然而，在数据处理、模型可解释性和泛化能力等方面仍面临诸多挑战。未来，通过多模态数据融合、可解释性技术发展以及模型的标准化与验证等措施，有望进一步推动AI大模型在乳腺数字病理分析中的应用，提高乳腺疾病的诊断水平和治疗效果，为患者带来更好的医疗服务。AI大模型正在重塑乳腺数字病理的分析范式，但其临床转化仍需解决数据瓶颈、计算效率与可解释性难题。通过算法创新与跨学科协作，下一代大模型有望实现“从像素到预后”的全流程智能诊断。

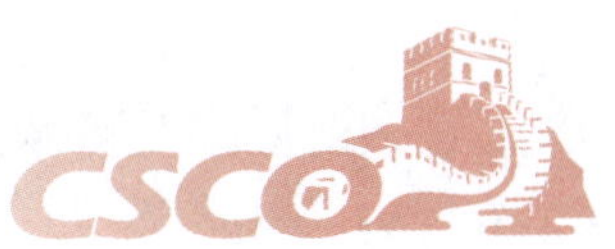

小细胞肺癌诊疗策略优化与转化医学实践

钱小军[1]　扈学成[2]　周卉[1]　于海洋[3]　陆灵[2]　孙玉蓓[1]　潘跃银[1]

[1]中国科学技术大学附属第一医院　[2]安徽医科大学研究生学院　[3]中国科学技术大学生命科学与医学部

小细胞肺癌(small cell lung cancer,SCLC)临床表现多样,部分患者可能因咳嗽(40%)、呼吸困难(34%)、咯血(10%)等症状就诊,另有患者可能因转移灶引起的局部症状(30%),如胸膜炎或骨痛而就医。值得注意的是,在诊断时约60%的患者可能无症状,而约15%的SCLC患者在诊断时存在脑转移,其总生存期(OS)较无脑转移的广泛期小细胞肺癌(ES-SCLC)患者显著缩短(6个月 vs. 13个月)。此外,SCLC与吸烟行为密切相关,约95%的SCLC患者都有吸烟史,即便戒烟后,SCLC的发病率仍高于非吸烟者。基因组学研究显示,SCLC肿瘤突变负荷(TMB)高,约9.9个突变/Mb,其中C>A转换是最常见的碱基替换,这可能与吸烟引起的DNA损伤机制存在关联。在基因层面,普遍存在*TP53*和*RB1*等关键抑癌基因的双等位失活现象,然而遗憾的是,目前尚未发现可干预的驱动基因突变,这无疑给靶向治疗带来了重大挑战。该疾病具有恶性程度高、转移早、预后差等显著特征,其生物学行为表现为肿瘤细胞快速增殖,对化疗初始敏感但极易复发等特点。近年来,免疫检查点抑制剂(immune checkpoint inhibitors,ICIs)在SCLC治疗中的应用使患者生存获益取得了重大突破。在局限期小细胞肺癌(LS-SCLC)中,总生存期中位数(mOS)从33.4个月提升至55.9个月,3年总生存率达到了56.5%。而在ES-SCLC中,mOS更是达到了12.3~19.3个月,成功打破了生存期不超过1年的魔咒。然而,仍有50%的患者在治疗后半年内会出现疾病快速进展。

一、SCLC诊疗进展

LS-SCLC的标准治疗方案为同步放化疗联合巩固性免疫治疗。其中,高剂量放疗主要针对原发肿瘤及受累淋巴结,且与依托泊苷-顺铂(EP)化疗同步开展,化疗通常进行4~6个周期。ADRIATIC试验纳入了不可手术的Ⅰ~Ⅲ期SCLC患者,旨在对比放化疗后接受最长2年度伐利尤单抗巩固治疗与安慰剂的疗效。该研究结果显示,与安慰剂组相比,度伐利尤单抗巩固治疗组患者的OS和无进展生存期(PFS)均显著延长(OS:55.9个月 vs. 33.4个月,P=0.01,PFS:16.6个月 vs. 9.2个月,P=0.02)。基于此,美国国家综合癌症网络(NCCN)指南以及中国临床肿瘤学会(CSCO)指南均推荐,LS-SCLC患者在完成放化疗后,可接受最长2年的度伐利尤单抗巩固治疗。

ES-SCLC的一线治疗标准方案为EP化疗联合PD-1/PD-L1抑制剂序贯免疫维持治疗。多项针对ES-SCLC一线的研究表明,与单独使用EP化疗相比,添加PD-1(例如:斯鲁利单抗、替雷利珠单抗和特瑞普利单抗)或PD-L1(例如:阿替利珠单抗、度伐利尤单抗、贝莫苏拜单抗和阿得贝利单抗)抑制剂可提高OS。其中,阿替利珠单抗联合EP化疗可使OS从10.3个月延长至12.3个月(*HR*=0.70;95% *CI* 0.54~0.91);度伐利尤单抗联合EP化疗可使OS从10.3个月延长至13.0个月(*HR*=0.73;95% *CI* 0.59~0.91)。部分患者可获得持久反应,在中位随访39.4个月时,度伐利尤单抗组的3年OS率为17.6%(*HR*=0.71;95% *CI* 0.60~0.86)。值得一提的是,ETER701研究在免疫+化疗的标准治疗基础上联合抗血管生成小分子抑制剂安罗替尼,序贯进行免疫+安罗替尼维持治疗,该三联四药方案成功将PFS中位数和OS中位数分别提升至6.9个月和19.3个月。

复发或难治性SCLC的二线治疗问题一直困扰临床工作者,约50%的LS-SCLC患者在同步放化疗后9个月内复发,而ES-SCLC患者在接受一线维持免疫治疗后半年内复发。若复发后不接受治疗,患者的生存期仅3~4个月。对于先前EP化疗反应持续超过6个月的复发患者,可考虑再次使用EP化疗。一项针对162例ES-SCLC患者的Ⅲ期随机试验表明,与拓扑替康相比,EP化疗再挑战可显著提高PFS(4.7个月 vs. 2.7个月;*HR*=0.57;90% *CI* 0.41~0.73),同时中性粒细胞减少症(14% vs. 22%)和发热性中性粒细胞减少症(6% vs. 11%)的发生率也相对较低。对于先前EP化疗反应不佳的患者,芦比替定的出现打破了中国SCLC复发后二线治疗几十年停滞不前的局面。芦比替定是一种海鞘素衍生物,属于选择性RNA聚合酶Ⅱ抑制剂。在中国的桥接研究(LY01017-101研究)中,芦比替定展现了出色的疗效,其客观缓解率(ORR)达到45.5%,PFS为5.6个月,OS达到11.3个月。2024年12月,国家药品监督管理局(NMPA)正式批准了芦比替定用于二线治疗SCLC的适应证。基于其显著的疗效和良好的安全性,CSCO指南已将芦比替定从Ⅲ级推荐调整为Ⅰ级推荐(2A类)。

二、现有诊疗策略的系统性优化

1. **维持治疗优化** ES-SCLC一线治疗中，多数患者在维持治疗后的半年内，会出现肿瘤再次生长，或在影像学检查中发现新的转移灶。ETER701研究的三联四药方案较免疫联合化疗取得了更佳的PFS和OS获益。然而，该方案治疗相关的3级及以上不良事件发生率高达93.1%，这极大地限制了其临床应用价值。鉴于此，临床开始探索优化治疗策略。DURABLE Ⅱ期研究采用传统的免疫联合化疗进行诱导治疗，在维持阶段则应用免疫联合安罗替尼治疗。研究结果显示，在接受一线度伐利尤单抗联合化疗后，度伐利尤单抗联合安罗替尼维持治疗相较于单药度伐利尤单抗，主要研究终点PFS分别为5.4个月和1.9个月（*HR*=0.63；80% *CI* 0.44~0.92），次要研究终点OS显示出改善趋势，OS中位数分别为17.4个月和12.4个月；从首次度伐利尤单抗治疗开始计算，PFS中位数分别为9.0个月和5.6个月（*HR*=0.66；80% *CI* 0.45~0.96），OS中位数分别为20.4个月和15.4个月。DeLLphi-303研究则探索了在免疫维持治疗阶段联合塔拉妥单抗（靶向DLL3/CD3双特异性T细胞衔接蛋白）的疗效，研究结果显示，从一线维持治疗开始，PFS中位数为5.6个月，OS中位数尚未达到，目前Ⅲ期研究DeLLphi-305正在进行中。IMforte研究聚焦于阿替利珠单抗联合化疗一线治疗后未发生疾病进展的患者，开展了芦比替定联合阿替利珠单抗对比阿替利珠单抗一线维持治疗ES-SCLC的Ⅲ期研究。结果显示阿替利珠单抗+芦比替定维持治疗组患者的PFS中位数为5.4个月 vs. 2.1个月（*HR*=0.54；*P*<0.000 1），OS中位数为13.2个月 vs. 10.6个月（*HR*=0.73；*P*=0.017 4），宣布达到主要研究终点，显著改善OS和PFS。SWOG S1929研究是评估阿替利珠单抗联合PARP酶抑制剂他拉唑帕利对比阿替利珠单抗维持治疗疗效的Ⅱ期研究，研究发现在*SLFN11*（编码一种DNA/RNA解旋酶，可使停滞的复制叉不稳定）阳性的患者中，实验组与对照组的PFS中位数分别为4.2个月 vs. 2.8个月（*HR*=0.70，80% *CI* 0.52~0.94），OS虽有获益趋势，但差异无统计学意义。这种阶梯式治疗模式理论上既能保留协同抗肿瘤效应，又能降低毒性累积风险，有望成为ES-SCLC维持治疗的新选择。然而，新型维持治疗方案的有效性验证及安全性评估仍需更多循证医学证据予以确证。

2. **局部治疗优化** 长期以来，原发灶放疗在ES-SCLC中的价值一直较低。然而，随着免疫治疗时代的到来，部分患者实现了长期生存，原发灶放疗在提高局部控制率方面的潜在作用逐渐受到关注。在一项针对495例接受阿得贝利单抗联合一线化疗后序贯胸部放疗（TRT）的广泛期SCLC患者的研究中，与单独化疗相比，低剂量巩固性胸部放疗（30Gy，分10次）可带来显著的2年OS获益（13% vs. 3%；*P*=0.004），常见的严重不良事件为疲劳（4.5%）和呼吸困难（1.2%）。目前关于在化疗免疫治疗后进行巩固性放疗的疗效数据仍然有限。根据美国放射肿瘤学会（ASTRO）指南推荐，对于ES-SCLC患者，若在诱导化疗或化免治疗后影像学检查显示肿瘤缩小或稳定，可在6周内进行巩固性胸部放疗。

对于ES-SCLC患者预防性脑照射（PCI）的应用存在争议。一项针对224例无脑转移的ES-SCLC患者的Ⅲ期试验显示，与密切MRI监测（每3个月监测一次，持续12个月，随后在18和24个月进行监测）相比，预防性脑照射并未带来生存益处，两组OS分别为11.6个月和13.7个月（*HR*=1.27；95% *CI* 0.96~1.68）。综合目前的证据，NCCN和ASTRO指南建议，临床可考虑预防性脑照射或每3~6个月进行一次脑MRI监测。在当前的美国临床实践中，脑MRI监测更为常用。

对于已经发生脑转移的ES-SCLC患者，建议采用立体定向放射外科治疗（SRS）或全脑放疗（WBRT）。由于伽马刀放射治疗（一种SRS技术，可对肿瘤进行精确高剂量放疗）能够降低神经认知功能下降的风险，因此越来越受到青睐。对于存在孤立且较大、有症状的脑转移灶的选定患者，可考虑开颅手术切除转移灶。一项针对710例接受SRS治疗和219例接受WBRT治疗的ES-SCLC患者的队列研究显示，尽管WBRT与更长的中枢神经系统进展时间相关，但SRS组的OS更长（6.5个月 vs. 5.2个月；*P*=0.003）。然而，另一项包含7项回顾性研究和18 575例SCLC脑转移患者的meta分析显示，WBRT和SRS的OS相似（*HR*=0.87；95% *CI* 0.76~1.01）。对于脑转移灶数量的阈值，目前建议SRS适用于10个或更少的脑转移灶。

三、基础研究驱动临床需求

1. **分子分型与靶点开发** 基于关键转录因子表达谱特征，SCLC被划分为四种亚型，即ASCL1型、NEUROD1型、POU2F3型和YAP1型。其中，SCLC-A型（即ASCL1型）可能对BCL-2抑制剂ABT-737具有选择性敏感性；而SCLC-P型（即POU2F3型）和SCLC-Y型（即YAP1型）可能对多靶点酪氨酸激酶抑制剂（TKI）达沙替尼以及BCR-ABL1抑制剂普纳替尼更为敏感。值得注意的是，SCLC-Y亚型（亦称SCLC-I亚型）呈现出显著的免疫微环境特征，其特异性地高表达多种T细胞免疫调控分子，这些分子涵盖免疫检查点相关基因和蛋白（如*CD274*/PD-L1、*PDCD1*/PD-1、*CTLA4*及其配体CD86/CD80）、共抑制受体（例如TIGIT、LAG3）以及免疫调节因子（像CCL5、CXCL10）等。IMpower133研究的回顾性亚组分析表明，SCLC-I亚型患者在接受阿替利珠单抗治疗时，可能获得更为显著的临床获益。然而，由于该亚型缺乏明确的免疫组化（IHC）判读标准，且约30%的病例存在双重亚型共表达现象，这就使得将其转化为临床应用层面的疗效预测标志物面临着巨大的挑战。

在靶向治疗领域，针对SCLC-A和SCLC-I亚型中高表达的Notch通路抑制因子DLL3，人们研发了抗体偶联药物rovalpituzumab tesirine（Rova-T）。虽然该药在Ⅱ期临床试验中显示出了一定的活性，但在与标准化疗的对照中，并未观察到OS有显著改善。而靶向DLL3的双特异性T细胞衔接器Tarlatamab在DeLLPhi-301研究中则展现出了突破性疗效，在220例接受过多线治疗的SCLC患者中，ORR达到了40%，无进展生存期中位数（mPFS）为4.9个月，其中59%的患者治疗反应持续6个月或更长，≥3级中性粒细胞减少症的发生率为6.0%。这一积极数据推动了美国食品药品监督

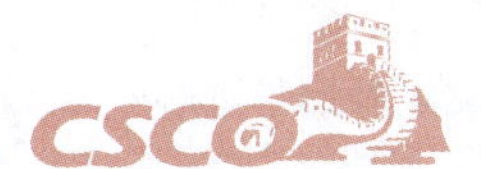

管理局(FDA)加速批准其用于铂类-依托泊苷化疗和免疫治疗后出现进展的SCLC患者。

2. **创新疗法开发** 当前处于临床探索阶段的创新疗法还包括:靶向凋亡通路的BCL-2抑制剂、调控致癌转录的MYC抑制剂、DNA损伤修复相关的PARP抑制剂、表观遗传调控剂以及TROP2靶向抗体偶联药物等,这些项目大多处于临床前研究到Ⅰ/Ⅱ期试验阶段。特别值得关注的是,作为表观遗传靶点之一的EZH2在SCLC研究中备受关注。临床前研究显示,EZH2介导的*SLFN11*沉默与化疗耐药相关,而SLFN11是DNA损伤剂诱导的关键复制阻断剂。EZH2抑制剂能够促进神经内分泌表型的丧失,进而导致*SLFN11*上调,目前相关Ⅰ/Ⅱ期试验正在进行中。总体而言,尽管SCLC分子分型研究已取得显著进展,但其肿瘤异质性和复杂的分子网络机制仍是重大挑战。与非小细胞肺癌(NSCLC)明确的驱动基因突变图谱相比,SCLC细胞系及临床样本的基因组学研究至今尚未揭示具有显著临床转化价值的可靶向基因组变异,这一问题已成为制约SCLC精准治疗发展的核心瓶颈。

为突破当前免疫治疗的疗效瓶颈,研究者围绕增强ICIs应答率开展了一系列创新策略探索。基于标准PD-L1抑制剂联合化疗的方案,叠加抗TIGIT抗体替拉戈鲁单抗(tiragolumab)或抗CTLA-4抗体tremelimumab的强化治疗模式已在临床试验中完成验证,但均未能进一步改善患者生存结局。目前前沿研究方向聚焦于重塑肿瘤免疫微环境(TME):通过靶向CD47或CD38阻断"别吃我"(don't eat me)信号以抑制肿瘤相关巨噬细胞(TAM)的免疫抑制作用,进而协同增强PD-L1疗效的相关研究正在SCLC人群中推进。基础研究层面,临床前模型及Ⅰ/Ⅱ期试验显示PARP抑制剂、CHK1抑制剂及WEE1抑制剂的组合应用可激活固有免疫应答,显著增强抗PD-L1抗体的抗肿瘤活性。此外,靶向B7-H3的抗体偶联药物伊菲那单抗德鲁替康(ifinatamab deruxtecan)在SCLC临床前模型中展现出强效抗肿瘤活性,提示新型免疫靶点的转化潜力。

四、临床研究指导基础探索

1. **生物标志物研究** 在免疫治疗时代,ES-SCLC总体ORR波动于33%~68%,凸显出筛选免疫治疗优势人群以实现精准治疗的必要性。一方面,能够精准筛选潜在获益人群,从而优化现有治疗策略;另一方面,可为开发靶向TME的新型治疗方法提供理论依据,进而全面提升免疫治疗应答率。目前临床常用的免疫疗效预测标志物在SCLC中普遍缺乏特异性。PD-L1表达方面,CheckMate-032研究发现SCLC肿瘤细胞的PD-L1阳性率显著低于其他瘤种,且其表达水平与免疫治疗响应无显著相关性。但后续的KEYNOTE-158研究提示,若以肿瘤间质细胞PD-L1阳性作为评估标准,患者可能表现出更优的生存获益,反映出PD-L1空间分布的生物学复杂性。TMB是另一潜在预测指标。CheckMate 032研究证实,组织TMB(tTMB)可作为纳武利尤单抗单药或联合伊匹木单抗治疗SCLC的疗效预测因子。然而,IMpower133研究采用外周血TMB(bTMB)分析显示,在初治ES-SCLC患者中未能建立血浆TMB与免疫治疗响应的关联性。这一差异提示,样本来源(组织 vs. 血液)及检测方法的标准化问题可能影响TMB的临床应用价值。免疫微环境的动态特征可能影响治疗响应。在接受ICIs治疗的患者中,肿瘤内$CD8^+$ T细胞的高浸润状态与OS改善呈正相关。KEYNOTE-604研究进一步揭示,尽管不同SCLC分子亚型的OS获益无显著差异,但T细胞炎症相关基因表达谱的存在可独立预测帕博利珠单抗联合化疗组与对照组患者的生存改善趋势。综合分析现有证据,尽管TME中基质细胞PD-L1状态及组织TMB具有一定的预后提示作用,但目前SCLC领域尚未确立普适有效的免疫治疗预测标志物。仍需要进一步研究系统性解析SCLC免疫微环境,通过深度刻画TME中免疫细胞亚群分布、细胞互作网络及关键调控分子的动态变化,不仅能够揭示ICIs疗效的潜在预测标志物(如T细胞浸润特征、特定免疫抑制通路活化状态),还可为开发靶向TME调控节点的新型联合治疗方案提供科学依据,从而推动SCLC免疫治疗从"广谱治疗"向"精准干预"的范式转变。

2. **液体活检技术** 缺乏代表性组织样本一直是开展SCLC大规模分析研究的主要障碍之一,因为小活检标本通常无法反映肿瘤内部异质性或整个肿瘤的分子结构。基于外周血的无创多组学分析技术为此提供了突破口,其优势在于能够动态监测肿瘤演化特征并探索便捷的疗效预测标志物。临床证据表明,利用外周血的液体活检技术,如循环肿瘤细胞(CTC)丰度、循环肿瘤DNA(ctDNA)基因组异质性及循环游离DNA(cfDNA)免疫相关基因启动子甲基化状态均与患者较短的PFS和OS显著相关,提示其在预后分层中具有潜在价值。液体活检技术未来的发展方向包括:SCLC早期检测、拦截和识别潜在高风险个体;开发能够预测化疗和ICI治疗效果的生物标志物;深入研究SCLC的亚型转换和谱系可塑性机制及其临床意义,从而为个性化治疗提供依据。

3. **类器官辅助诊疗** 异质性是SCLC诊疗的关键难点,类器官技术能够模拟个体SCLC的病理特征和药物反应,从而为个体化治疗提供模型。可以从患者肿瘤样本中建立类器官,用于高通量药物筛选和治疗反应预测。目前已有研究成功探索利用肿瘤组织、CTC构建3D类器官模型,用于研究SCLC的耐药机制。类器官所具备的生物学特性,如肿瘤干细胞特性、耐药机制等,为新药开发提供了基础。

4. **外周血免疫微环境研究** 相较于肿瘤基因组特征的探索,外周血免疫细胞的功能解析仍存在显著的研究缺口。SCLC的高度免疫抑制特性不仅体现在TME中,也反映了全身免疫系统的功能失调。值得注意的是,原发灶与转移灶之间的TME异质性可能导致局部活检结果产生偏差,而外周血免疫细胞能够整合全身肿瘤免疫信号,为全面评估免疫状态提供了独特的视角。最新研究发现,外周血中T细胞、髓系细胞等免疫亚群的动态变化可以揭示SCLC的系统性免疫抑制特征。例如,在免疫治疗应答者的外周血中,常富集具有活化表型的$CD8^+$ T细胞亚群,这类细胞可能通过增强抗原特异性杀伤能力来介导临床获益。然而,外周血$CD8^+$ T细胞的活化机制及其与治疗响应之间的因果关系尚未明确,如究竟是何种信号驱动外周血$CD8^+$ T细胞的活化与扩增?我们能否通过干预其分化或代谢途径来增强免疫治疗的效果?鉴定调控$CD8^+$ T细胞活化的关键分子标志物,可能成为预测免疫治疗响应的新型生物标志物。同时,针对这些调控节点的干预策略(例如激动剂抗体或小分子抑制剂)也有望转化为增强现有疗法的新手段。

五、小结与展望

尽管SCLC治疗取得了进展,但仍面临诸多挑战。未来需致力于精准预测ICI疗效的生物标志物挖掘,优化免疫治疗策略。同时,开发针对SCLC独特生物学特性的靶向药物,如DLL3等表面蛋白的靶向治疗,探索免疫微环境调控策略以增强ICIs疗效。此外,利用液体活检和类器官技术,实现肿瘤演化的动态监测和治疗反应评估,为个性化治疗提供依据。加强多学科合作,开展前瞻性临床研究,验证新型治疗策略的有效性和安全性,推动SCLC治疗向精准医疗和个性化治疗迈进。

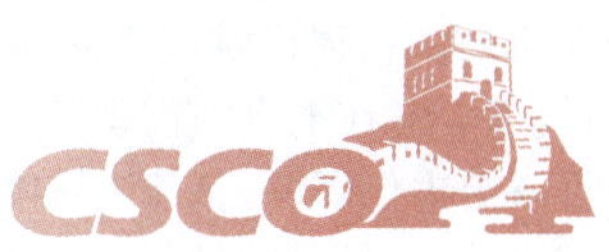

p63⁺ 祖细胞在放射相关性肺损伤修复与纤维化中的作用及治疗潜力

杨乐童　乔凯琳　刘娣　许亚萍　赵兰
同济大学附属上海市肺科医院

一、简介

放射相关性肺损伤(radiation-related lung injury,RRLI)是胸部肿瘤(如肺癌、乳腺癌、食管癌等)接受放射治疗后常见的并发症,严重影响患者的生活质量和预后。根据发生时间和病理特点,RRLI 可分为急性放射相关性肺炎(radiation pneumonia,RP)和慢性放射相关性肺纤维化(radiation-related pulmonary fibrosis,RRPF)两个阶段。急性 RP 通常发生在放疗后 1~6 个月,主要表现为咳嗽、呼吸困难、低热和影像学上的磨玻璃样改变,严重时可导致呼吸衰竭。慢性放射相关性肺纤维化多发生在放疗后 6 个月至数年,以肺组织纤维化和结构重塑为特征,患者常出现进行性呼吸困难、肺功能下降,甚至发展为不可逆的呼吸功能障碍。

在二维放射治疗时代,常规放射治疗的照射范围大,肿瘤周围的肺组织发生严重损伤的概率高。近年来,新型放射治疗技术的发展显著改善了这一缺陷。调强放射治疗、图像引导放射治疗、质子和重离子治疗等已应用于临床,在保证对肿瘤精确剂量照射的前提下,尽量减少对周围正常肺组织的照射,从而降低重度肺损伤的发生概率。尽管如此,近 30% 的患者在放射治疗后仍会发生有症状的 RP,其中 70%~80% 的患者可能在 9 个月后发展为 RRPF。

根据分子变化,RRLI 的发展分为五个阶段:早期阶段、潜伏期、渗出期、中期阶段和纤维化阶段。早期阶段(数小时至数天内)表现为血管充血、肺细胞凋亡和肺泡水肿,并伴随白细胞浸润。渗出期也称为临床 RP 期,发生在放射治疗暴露后 3~12 周,这一时期通常有上皮和内皮脱离、肺泡塌陷,并伴有肺毛细血管狭窄和微血管血栓形成。此外,以Ⅱ型肺泡上皮细胞增殖为特征的肺泡修复过程可促进肺泡基底膜上皮再生。上述病理过程提示,RRLI 的发生发展是涉及包括肺泡上皮细胞、内皮细胞、巨噬细胞等肺部多种细胞在内的复杂功能变化的结果,并且肺组织的损伤修复机制可能在 RRLI 发展中发挥关键作用。

近年来发现,RRLI 的发生与肺泡上皮干 / 祖细胞的动态变化密切相关。成人肺部上皮含有多种类型的干 / 祖细胞,它们能维持肺部上皮或肺泡的稳态并参与修复损伤的肺组织。例如肺泡基底干细胞(basal cells,BCs)是一类位于气管支气管树假复层上皮的基底细胞层的干细胞,为多能干细胞,小鼠谱系追踪实验表明,BCs 群会自我更新并分化为纤毛细胞和分泌性腔细胞。

其中,*Trp63*(transformation related protein 63)基因编码的肿瘤蛋白 p63 是 BCs 的核心转录因子之一,小鼠和人类肺上皮 BCs 的一个共有特征是 p63 的高水平表达,并发现其与 BCs 的干细胞特性有关。研究发现 BCs 的自我更新能力与 p63 的表达水平密切相关,并且证实了 BCs 的发育依赖于 p63,而 p63 表达缺失小鼠的气管上皮中会缺乏 BCs。这些表达 p63 的肺上皮 BCs(即 p63⁺ 祖细胞),在肺损伤后会被激活进入分化进程,有助于损伤后修复过程中的肺泡再生,参与重建气道上皮的过程。

近年来,肺泡上皮干 / 祖细胞(如 p63⁺ 祖细胞)的修复功能成为研究焦点,这些细胞通过自我更新与分化参与肺泡再生,其调控信号(Notch、Wnt、p63 等)的异常可能驱动纤维化进程。深入解析干 / 祖细胞在 RRLI 中的动态作用,将为靶向干预 RRLI 修复提供新方向,助力突破现有治疗瓶颈。本综述系统阐述了 RRLI 的病理机制与临床转化研究进展,重点探讨了 p63⁺ 祖细胞在肺损伤修复与纤维化进程中的核心作用及其分子调控网络。通过整合基础研究与临床转化视角,旨在为突破 RRLI 治疗瓶颈提供理论依据与创新方向。

二、p63⁺ 祖细胞的生物学特性与调控网络

(一) p63⁺ 祖细胞的生物学特性

p63⁺ 祖细胞是气道上皮中一种罕见的基底干细胞,这些细胞表达转录因子 p63,主要分布在小鼠和人类的远端气道上皮中。早期研究发现,在生理状态下,p63⁺ 祖细胞通常处于静息状态,但在肺损伤后能迅速激活并参与上皮修复过程,表现出显著的自我更新及分化为其他类型的气道上皮细胞的能力。

通过小鼠谱系追踪实验,研究人员发现 p63⁺ 祖细胞能够分化为纤毛细胞(ciliated cells)、分泌细胞(Clara cells)及肺泡上皮细胞。在正常生理状态下,p63⁺ 祖细胞参与肺组织的稳态维持,这些细胞的稳态对于维持气道上皮的正常功能至

关重要。在损伤响应方面，p63$^+$ 祖细胞又表现出高度的动态性。例如，在上皮损伤刺激下，这些细胞能够迅速激活增殖并迁移至损伤部位，参与组织修复。在 Zuo 等对 H_1N_1 流感病毒感染的小鼠模型的研究中，通过遗传谱系追踪、条件性敲除以及类器官培养和移植等方法，构建了表达 p63 和细胞角蛋白 5（Krt5$^+$）的 p63$^+$Krt5$^+$ 远端气道干细胞（DASCp63/Krt5）的谱系追踪和功能验证体系，发现 DASCp63/Krt5 在肺再生中发挥关键作用，这些细胞通过 Notch 信号通路参与上皮的修复且具有多向分化能力，以一种紧急的、有条件的方式参与修复过程。

近年来，Yang 等的研究同样通过谱系追踪和功能遗传学分析，系统阐明了 p63$^+$ 祖细胞在呼吸系统发育和损伤修复中的动态变化规律。该研究揭示，胚胎期 p63$^+$ 祖细胞经历两个关键的谱系限制事件：第一次发生于胚胎 E10.5 阶段，此时原本具有多向分化潜能（可生成气道和肺泡细胞）的 p63$^+$ 祖细胞发生近端限制，使其主要局限于气管及近端肺内气道；第二次谱系限制发生在 E13.5~E14.5 期间，通过 p63 表达水平的异质性调控，最终形成气管基底干细胞池（p63$^+$Krt5$^+$）和肺内特殊的 p63$^+$Krt5$^-$ 祖细胞群体。在成年肺中，这些祖细胞维持未成熟状态，并在损伤后（如 H_1N_1 病毒感染或放射损伤）表现出强大的再生能力，能够分化为多种肺泡和气道细胞类型，从而促进组织修复。

此外，气道上皮中的 p63$^+$ 祖细胞不仅作为干细胞参与组织修复，还能够响应病原体刺激，表现出先天免疫功能。研究表明，人源气道基底细胞在流感嗜血杆菌（一种常见呼吸道病原体）刺激下，能够显著上调抗菌蛋白 RNase 7 的表达。基底细胞还能够分泌多种先天免疫介质，包括抗菌肽（如 hBD-2）、脂蛋白 2、炎症细胞因子（如 IL-6 和 IL-8）以及趋化因子 CCL20。这种抗菌和免疫反应的激活，使得基底细胞在病原体入侵时能够迅速响应，增强气道的防御能力。这种细胞类型特异性的免疫调控模式提示，p63$^+$ 基底细胞可能通过“双重身份”（干细胞与免疫效应细胞）协调组织修复与感染防御，尤其在 RRLI 等上皮屏障破坏情况下可能发挥关键作用。

（二）p63$^+$ 祖细胞的分子调控网络

1. 核心转录调控因子　p63 是一种关键的转录因子，在复层上皮（如皮肤、胸腺、气道上皮）的干细胞 / 祖细胞中高表达，属于 p53 转录因子家族，对于 p63$^+$ 祖细胞的增殖潜能和自我更新能力至关重要。研究表明，p63 可以通过调控多种下游基因的表达来抑制细胞的终末分化，同时促进细胞周期相关基因的转录，从而支持细胞的增殖。Senoo 等通过胸腺和表皮模型发现，p63 缺失会导致祖细胞过早丧失增殖能力，但不影响其分化或谱系定向，表明 p63 的核心功能是维持增殖而并非决定分化。但也有其他研究提出 p63 主要通过上皮谱系定向和分化通路来发挥作用。总之，p63 作为谱系特异性的转录因子，通过协调增殖、凋亡和分化程序，成为复层上皮干细胞维持“干性”的核心调控者。

2. 关键信号通路　p63$^+$ 祖细胞的功能也受到多维度信号通路的动态调控，这些通路通过时空特异性激活或抑制，精确协调干细胞的自我更新、定向分化及损伤响应能力。

（1）Notch 信号通路：自我更新与谱系分化的“分子开关”：Notch 通路在 p63$^+$ 祖细胞的调控网络中占据核心地位，其通过多层次的调控机制，包括对 p63 的负向调控和对 *HES1*、*CDKN1A* 等基因的调控，成为平衡 BCs 自我更新与谱系定向分化的“分子开关”。在上皮基底层，p63 的表达能够维持祖细胞的增殖潜能，Notch 通路的激活则会限制这一潜能而促进分化。不同于 p63 的表达随着细胞分化而下降，Notch 的活性在分化过程中会逐渐增强，形成与 p63 相反的梯度分布。具体而言，Notch 通过抑制干扰素应答因子（IRFs）和 NF-κB 等信号通路，下调 p63 表达，从而促进细胞分化而抑制增殖。

同时，p63 也能够直接结合 *HES1*、*CDKN1A*（编码 p21）和 *WNT4* 的启动子区域，拮抗 Notch 信号对这些基因的调控作用。此外，p63 和 Notch 分别通过尚未完全阐明的机制，正向和负向调控整合素（α6、β4 和 β1）的表达，从而影响细胞黏附与迁移。尽管 p63 与 Notch 在部分通路中存在拮抗作用，但两者在分化早期阶段却表现出协同效应。这种协同作用通过旁分泌机制实现：p63 诱导 Jagged 配体（如 JAG1/JAG2）的表达，激活邻近细胞的 Notch 信号，从而协调上皮细胞的同步分化。这一精细调控网络揭示了 p63 在平衡干细胞自我更新与分化中的双重角色，既抑制 Notch 的部分下游效应，又通过旁分泌信号放大其促分化功能。

（2）Wnt/β-catenin 通路：参与上皮稳态调节。尽管在特定条件下（如 HEK293 细胞中）p63 可能增强 β-catenin 活性，但在多数情况下，p63 作为 Wnt 反应元件（WRE）的抑制因子通过结合转录因子 TCF4 抑制 β-catenin 介导的基因表达，而 TCF4 与 Wnt/β-catenin 通路对于上皮细胞的长期稳态至关重要。

（3）TGF-β/BMP 通路：分化与扩增中的双向调控。研究表明，TGF-β 和 BMP 通过激活 SMAD 促进了 p63$^+$ 祖细胞从初期到终末成熟期的持续分化；而通过小分子抑制剂同时阻断 TGF-β 和 BMP 通路（即双重 SMAD 抑制），可有效维持 p63$^+$ 祖细胞的体外扩增能力，并抑制其过早分化。

三、p63$^+$ 祖细胞在 RRLI 中的潜在作用机制

电离辐射对 p63$^+$ 祖细胞及肺内微环境的损伤与 RRLI 诱导下的潜在修复机制是一个复杂的过程，涉及多种细胞和分子机制。

（一）电离辐射对 p63$^+$ 祖细胞及肺内微环境的损伤

电离辐射对 p63$^+$ 祖细胞及肺内微环境的损伤机制涉及多层面的生物学效应，直接损伤主要通过其高能量粒子或射线与细胞内的分子相互作用，尤其是 DNA 分子，其中 DNA 双链断裂（DSBs）是最关键的损伤形式之一。DNA 双链断裂会激活细胞内的 DNA 损伤修复机制，这种损伤和修复过程在辐射诱导的肺部炎症和纤维化中起重要作用。

此外，电离辐射还会引发细胞内氧化应激，产生大量的活性氧（ROS）。这些活性分子不仅会进一步破坏 DNA，还会严重影响 p63$^+$ 祖细胞自我更新和分化潜能，进而削弱其在组织修复中的作用。

除了直接损伤，电离辐射还可通过间接途径损害 p63$^+$ 祖细胞功能：通过破坏肺泡上皮 - 内皮屏障，触发局部炎症级

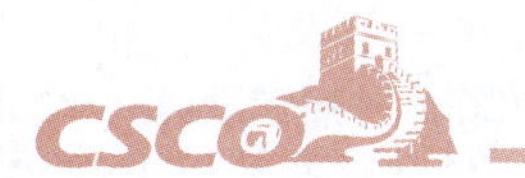

联反应。这一过程以巨噬细胞/中性粒细胞浸润为特征，伴随 TNF-α、IL-1/IL-6 等促炎因子释放，不仅加重组织损伤，更通过激活成纤维细胞促进胶原沉积，最终可能导致肺纤维化。需要指出的是，上述机制多源于对上皮细胞的整体研究，目前尚缺乏针对肺上皮 $p63^+$ 祖细胞在电离辐射下的特异性响应机制的系统探索，特别是对其干性维持、分化潜能等关键功能的精确影响仍待阐明。

（二）$p63^+$ 祖细胞的修复机制

1. $p63^+$ 祖细胞的激活与分化 有研究表明，在严重肺损伤的小鼠模型中，$p63^+Krt5^+$ 气道祖细胞可被激活并经历三个关键生物学过程：首先发生快速增殖，随后向损伤区域迁移，分化为具有特定功能的肺上皮细胞，包括参与气体交换的肺泡Ⅰ型上皮细胞（AT1）、分泌表面活性物质的肺泡Ⅱ型上皮细胞（AT2）以及支气管分泌细胞。与此同时，肺泡区的 AT2 上皮细胞通过自我更新并分化为 AT1 上皮细胞来完成肺泡上皮再生，这一核心修复机制已通过体外培养实验、体内谱系追踪和损伤模型研究得到充分证实。

然而，关于气道基底祖细胞在肺泡再生中的作用仍存在较大争议。部分研究支持其具有分化为 AT1/AT2 上皮细胞的潜能，可直接参与肺泡修复；但近年研究发现，这些激活后的祖细胞在肺泡区更倾向于形成异常组织结构（如类基底细胞团、细支气管化改变、蜂窝状囊肿结构或“pods”样结构），而非重建正常的肺泡上皮。这种分歧提示在不同条件下，气道祖细胞可能表现出截然不同的再生行为，其具体调控机制仍需进一步研究阐明。

2. $p63^+$ 祖细胞介导修复的信号通路调控 $p63^+$ 祖细胞的激活和分化受到多种信号通路的精细调控。例如，在体外缺氧实验中，局部缺氧环境通过 HIF1α（缺氧诱导因子-1）增强 Notch 胞内结构域（NICD）与靶基因启动子的结合能力，从而驱动 Notch 信号活化，促进 $p63^+$ 祖细胞向 $p63^+Krt5^+$ 基底样细胞分化，激活 Krt5 表达和 $Krt5^+$ 基底样细胞扩增、向鳞状上皮化生。ChIP 实验证实，HIF1α 与 NICD1 能同时结合 *KRT5* 和 *HEY1* 启动子上的 CSL 结合位点（CBE）和缺氧响应元件（HRE）。$Krt5^+$ 基底样细胞具有强迁移和增殖能力，能在肺泡上皮大面积损伤后迅速覆盖裸露区域，形成一种“pods”样的临时屏障。这种“快速修复”模式虽不完全等同于功能性肺泡再生，但可短期内恢复组织完整性，防止持续炎症和纤维化。近期有研究证实，这种 $p63^+Krt5^+$“pods”可能是肺中的非功能性发育不良结构，但它们的后代可以形成功能性囊状结构。

此外，Wnt/β-catenin 信号通路与 Notch 通路相互拮抗，抑制 $p63^+$ 祖细胞向 $Krt5^+$ 基底样细胞分化，而促进 $p63^-$ 干细胞向 AT2 上皮细胞分化。值得注意的是，在严重肺损伤中，一旦 Notch/Krt5 程序被完全激活，即使施加 HIF1α 缺失或 Wnt 信号增强等干预措施，也无法逆转其已确立的分化方向。这些发现揭示了各种信号通路对 $p63^+$ 祖细胞的关键作用，为肺再生和疾病治疗提供了潜在靶点。类似的机制通路在人体内通过单细胞转录谱已提供初步支持依据。

3. 修复过程中的长期影响 尽管 $p63^+$ 祖细胞在损伤后的修复过程中发挥重要作用，但这种修复机制也会对肺组织带来一些长期影响。如上所述，肺损伤后 $p63^+$ 祖细胞通过上调 Krt5 等基底样标志物迁移至肺泡区参与修复，这些 $Krt5^+$ 细胞团倾向于分化为气道型细胞（如 club 细胞和杯状细胞），形成“pods”样结构。这种异常分化可能导致持续的肺泡区支气管化及纤维化，最终影响肺功能的长期修复。

另外，在损伤肺泡上皮修复过程中，AT2 分化为 AT1 上皮细胞会经历特定的中间过渡状态（如 $Krt8^+$ 细胞），在辐射微环境的影响下，这种分化进程可能出现异常阻滞，导致中间态细胞长期滞留，从而分泌 TGF-β、结缔组织生长因子（CTGF）等促纤维化因子，激活成纤维细胞并沉积胶原，驱动纤维化进程。由此可见，$p63^+$ 祖细胞介导的这种修复方式虽然在短期内有助于维持上皮屏障，但长期来看可能导致肺功能的慢性损害。

四、$p63^+$ 祖细胞的临床应用

（一）$p63^+$ 祖细胞移植的临床应用探索

在肺部疾病的治疗领域，外源 $p63^+$ 祖细胞移植已成为备受瞩目的研究方向，多项临床研究围绕其在不同肺部疾病中的应用展开，且均取得了一定的成果。

Wang 等开展的Ⅰ期临床试验（NCT03188627）首次评估了自体 $p63^+$ 祖细胞移植治疗慢性阻塞性肺疾病（chronic obstructive pulmonary disease，COPD）的安全性和疗效。研究纳入 28 例Ⅱ~Ⅳ期 COPD 患者（干预组 17 例，对照组 11 例），通过支气管镜获取气道基底细胞，经体外培养扩增后回输。24 周随访显示，干预组一氧化碳弥散量（D_LCO）较对照组显著改善（+18.2% vs. −17.4%，P=0.008），且仅观察到与支气管镜相关的轻度不良事件。值得注意的是，p63 高表达细胞亚群可能具有更好的治疗效果，这为后续细胞筛选提供了依据。

支气管扩张的治疗同样因 $p63^+$ 祖细胞移植研究而看到新的希望。在一项随机、单盲、对照的Ⅰ/Ⅱ期临床试验（NCT03655808）中，37 例患者分别接受支气管镜气道清除术（B-ACT，19 例）或 B-ACT 联合 $p63^+$ 祖细胞移植（18 例）。结果显示，与对照组相比，细胞治疗组在移植后 24 周的 D_LCO 改善更显著（P=0.039）。此外，细胞治疗组在 4~12 周内肺损伤面积缩小、圣乔治呼吸问卷（SGRQ）评分、支气管扩张严重程度指数（BSI）和 FACED 评分都得到改善。

另外，特发性肺纤维化（idiopathic pulmonary fibrosis，IPF）作为一种不可逆的肺部疾病，目前缺乏有效的修复手段。Zhang 等开展的Ⅰ期临床试验（NCT05657184）评估了自体 $p63^+$ 祖细胞（REGEND001）治疗 IPF 的安全性和初步疗效。研究采用支气管镜移植方式，结果显示该疗法在所有剂量组均安全耐受，较高剂量组患者蜂窝肺病变有所改善。另一项研究（ChiCTR2000036648）对 3 例晚期 IPF 患者实施自体 $p63^+Krt5^+$ 干细胞移植，观察到肺功能多项指标改善：用力肺活量（FVC）持续提升，小气道功能指标（75% 用力呼气流量/50% 用力呼气流量，FEF_{75}/FEF_{50}）24 小时内即显著改善，6 分钟步行距离平均增加 153 米，同时伴随呼吸困难症状减轻和生活质量（SGRQ 评分）提高。

上述各项研究表明，$p63^+$ 祖细胞移植在多种肺部疾病中展现出良好的安全性和潜在的治疗效果，能够改善肺功能指标（如 D_LCO、FVC 等）并促进组织修复。特别是在 IPF 患者

中，p63$^+$祖细胞的移植不仅减缓了肺纤维化进程，还显著改善了患者生活质量。这些发现为p63$^+$祖细胞在同样以肺泡上皮破坏和纤维化为特征的RP中的应用提供了重要参考。

（二）移植细胞的制备

用于移植的p63$^+$祖细胞主要来源于患者自身的气道组织。研究一般通过支气管镜刷取患者3~5级支气管组织，分离出人p63$^+$祖细胞，随后将获取的组织制成单细胞悬液。细胞悬液接种于经辐照处理的ATCC CCL-92来源的3T3成纤维滋养层细胞上，采用符合药品生产标准的培养体系（含DMEM/F12培养基、10%胎牛血清、青霉素/链霉素、两性霉素B及特定生长因子混合物），在7.5% CO_2条件下进行远端气道干细胞的定向扩增培养，收获所需的移植细胞。

五、挑战与未来方向

（一）面临的挑战

1. **p63$^+$祖细胞在RRLI研究中的不确定性** 虽然p63$^+$祖细胞具备参与肺组织修复的能力，然而在RRLI所导致的复杂微环境里，其感知损伤信号、启动修复进程的具体方式，以及与其他细胞、信号通路之间精确的相互作用机制，至今尚未完全明晰。在放射线破坏肺泡屏障后引发的复杂病理网络中（包括急性炎症反应、免疫微环境紊乱、巨噬细胞极化及HIF-1α/LOX通路激活等），在这种促炎、促纤维化与促血管生成信号交织的网络中，p63$^+$祖细胞如何突破微环境障碍、协调再生与纤维化平衡，仍是亟待解决的关键科学问题。

2. **临床转化面临的难题** 从基础研究迈向临床应用，p63$^+$祖细胞治疗RRLI面临着诸多挑战。在细胞来源方面，从患者自身气道获取的细胞数量有限，并且在体外扩增过程中容易出现细胞衰老、分化异常等问题，这会对细胞治疗效果产生不良影响。同时，细胞的储存和运输需要特定条件，这无疑增加了临床应用的复杂性和成本。在安全性评估方面，尽管动物实验显示出一定的安全性，但由于动物模型与人体存在差异，人体临床试验的安全性和长期有效性还需要大量研究加以验证。此外，伦理问题在临床转化过程中不容忽视，包括细胞来源的合法性、患者隐私保护以及潜在的利益冲突等，都需要严格规范和监管。

此外，RRLI的发生及进展还缺乏特异性的早期诊断标志物，导致其早期诊断困难，难以实现早期干预。同时，RRLI发生及进展过程中上皮细胞亚群的时空动态变化规律尚未明确，其调控机制亦不清晰，这使得针对RRLI的精准治疗靶点难以确定。目前，p63$^+$上皮祖细胞在RRLI治疗中的价值尚未得到充分挖掘，其临床应用潜力亟待进一步评估。

（二）未来方向

鉴于p63$^+$祖细胞移植已经在多种肺部疾病（如COPD、IPF等）中展现出良好的安全性和潜在的治疗效果，在RRLI中，推测p63$^+$祖细胞移植也可能成为一种靶向治疗策略。未来研究可整合多组学技术平台，包括单细胞转录组测序、空间转录组、蛋白质组学和代谢组学等，系统解析p63$^+$祖细胞在RRLI微环境中的动态响应机制。例如利用单细胞测序技术精准刻画p63$^+$祖细胞在损伤修复过程中的异质性亚群及其特征性基因表达谱，结合空间转录组学进一步定位关键细胞亚群在肺组织损伤区域的分布特征。利用蛋白质组学和代谢组学从翻译后修饰和代谢调控层面，揭示p63$^+$祖细胞功能活化的分子基础。通过多组学数据整合分析，有望发现调控p63$^+$祖细胞修复功能的关键分子网络，并筛选出可用于疗效预测和病程监测的特异性生物标志物，为开发RRLI基于p63$^+$祖细胞的精准治疗策略提供理论依据，加速其临床转化应用。

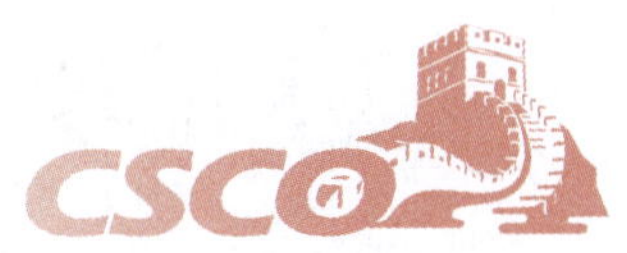

新兴核素 ^{161}Tb 标记放射性药物临床研究进展

李可欣[1] 黄旭虎[1] 李洪玉[1] 杜进[2]
[1] 原子高科股份有限公司 [2] 中国同辐股份有限公司

一、前言

近年来，靶向放射性核素治疗（targeted radionuclide therapy，TRT）作为一种新兴的治疗手段，因其具有精准靶向肿瘤细胞、对正常组织损伤较少的优势，逐渐成为肿瘤治疗领域的研究热点。Lutathera［(^{177}Lu)Lu-DOTATATE］和Pluvicto［(^{177}Lu)Lu-PSMA-617］分别于2018年和2022年获得美国食品药品监督管理局（FDA）批准上市，用于治疗神经内分泌肿瘤和前列腺癌，2024年销售额分别为7.24亿美元和13.92亿美元，Pluvicto也成为了全球放射性药物赛道中首款年销售额超十亿美元的"重磅炸弹"。尽管Lutathera和Pluvicto在各自领域取得了显著的治疗效果，但这两种药物在临床应用中仍存在一些局限性，如部分患者对治疗的耐受性较差、治疗后疾病复发以及对某些患者群体的适用性有限等。因此，仍需进一步优化TRT的疗效。除了开发不同的靶向分子，使用新型的治疗核素是进一步优化TRT疗效的重要方法。在众多用于TRT的放射性核素中，^{161}Tb作为一种具有独特核物理和化学特性的治疗核素，因其在肿瘤治疗中的潜在优势而在全球范围内备受关注。本文介绍了^{161}Tb的衰变特性、生产方法，综述了^{161}Tb标记放射性药物在治疗神经内分泌肿瘤和前列腺癌方面的临床研究进展，并探讨其在肿瘤治疗中的潜在价值。

二、^{161}Tb 的衰变特性

在元素周期表中，铽是一种独一无二的元素，被称为"核医学的瑞士军刀"，因为它能够提供四种具有临床价值的放射性同位素，分别是^{149}Tb、^{152}Tb、^{155}Tb和^{161}Tb，且这些同位素的核衰变特性相互补充，几乎可应用于核医学的全部场景。其中，^{152}Tb可用于正电子发射断层扫描（PET）成像，^{155}Tb可用于单光子发射计算机断层扫描（SPECT）成像，^{149}Tb可用于α粒子治疗，而^{161}Tb则可用于$β^-$和俄歇电子治疗。

^{161}Tb的半衰期为6.906天，通过$β^-$衰变为稳定^{161}Dy，其$β^-$粒子的平均能量为154keV，能够对肿瘤细胞产生有效的辐射损伤。同时，^{161}Tb在衰变过程中还会发射出能量分别为25.7keV、48.9keV和74.6keV的γ射线，可用于SPECT成像，从而可以监测药物在体内的分布和代谢情况。与^{177}Lu相比，^{161}Tb在衰变过程中还会额外释放出大量的能量低于50keV的内转换电子和俄歇电子，这些低能电子具有超短的组织射程（≤500nm），会产生较高的线性能量传递（linear energy transfer，LET），能够将能量高度集中在肿瘤细胞内部，提高病灶的辐射剂量，并对微小的转移病灶具有良好的杀伤效果。^{161}Tb和^{177}Lu的衰变特性比较如表1所示。

表1 ^{161}Tb和^{177}Lu的衰变特性比较

核素	^{161}Tb	^{177}Lu
半衰期/d	6.906	6.647
衰变类型	$β^-$	$β^-$
衰变子体	^{161}Dy	^{177}Hf
$β^-$平均能量/keV	154.3	133.3
每次衰变的转换电子能量/keV	39.28	13.52
每次衰变的俄歇电子/keV	8.94	1.13
每次衰变的电子总能量/keV	202.5	147.9
每次衰变的X和γ光子总能量/keV	36.35	35.1

三、^{161}Tb 的制备

^{161}Tb 的制备方式主要有以下三种：①通过反应堆中子辐照 ^{160}Gd 靶材，经 $^{160}Gd(n,\gamma)^{161}Gd\rightarrow{}^{161}Tb$ 核反应制备。使用富集度≥98.0% 的 $^{160}Gd_2O_3$ 靶，经辐照获得的无载体 ^{161}Tb 放射性核纯度可达 99.99%。目前，^{161}Tb 已经通过这种方法实现商业化供应，据报道，TerThera 的产量可达到 7.4 TBq/ 次，并已实现 GMP 生产。②通过电子加速器辐照天然镝靶，经 $^{nat}Dy(\gamma,x)^{161}Tb$ 核反应制备 ^{161}Tb，^{nat}Dy 靶材易得，但回收率较低；③通过加速器，以 ^{160}Gd 为靶材，经 $^{160}Gd(d,n)^{161}Tb$ 核反应制备，但是该法的产量较低，远不及反应堆制备 ^{161}Tb 的产量。

与此同时，我国通过反应堆制备 ^{161}Tb 也取得了一定的进展。中国工程物理研究院杨宇川等利用中国绵阳研究堆（CMRR）对 $^{160}Gd_2O_3$ 靶料进行中子辐照，单次制备可得到 33.4GBq $^{161}TbCl_3$，核纯度≥99.9%，在国内成功生产出居里级无载体 ^{161}Tb。中国同辐股份有限公司旗下成都中核高通同位素股份有限公司利用中国核动力设计研究设计院高通量反应堆辐照富集的 $^{160}Gd_2O_3$ 靶料，采用双色谱柱法分离制备了 8.9mCi 无载体 $^{161}TbCl_3$，核纯度≥99.9%，放射化学纯度>99%。

四、^{161}Tb 标记药物的临床研究进展

目前，根据靶点的不同，^{161}Tb 标记药物及其临床研究主要可以分为两类：一类是以生长抑素受体（somatostatin receptor，SSTR）为靶点的药物，用于治疗神经内分泌肿瘤；另一类是以前列腺特异性膜抗原（prostate-specific membrane antigen，PSMA）为靶点的药物，用于治疗前列腺癌。

（一）以 SSTR 为靶点的 ^{161}Tb 标记药物的临床研究

1. [^{161}Tb]Tb-DOTATOC　2021 年，Baum 等首次报道应用[^{161}Tb]Tb-DOTATOC 探究其在神经内分泌肿瘤患者体内生物分布及 SPECT/CT 显像的临床应用可行性。该研究分别对一名患有转移性、分化良好的非功能性恶性副神经节瘤的 35 岁男性患者（患者 1）和一名患有转移性、功能性胰尾神经内分泌肿瘤的 70 岁男性患者（患者 2）使用了 596MBq 和 1 300MBq 的[^{161}Tb]Tb-DOTATOC 进行治疗，平面图像和剂量测定显示了[^{161}Tb]Tb-DOTATOC 在肝脏、脾脏、肠道和肾脏等器官中的生理性积聚。SPECT/CT 图像质量很高，甚至能看到骨骼和肝脏中的微小转移灶。两名患者对[^{161}Tb]Tb-DOTATOC 的耐受性良好，且没有报告相关不良反应。剂量学数据显示，患者 1 的肾脏吸收剂量为 0.8Gy/GBq，全身吸收剂量为 0.04Gy/GBq；患者 2 由于肾功能降低，肾脏吸收剂量较高，为 1.5Gy/GBq，全身吸收剂量为 0.07Gy/GBq。这项研究表明，在注射相对低剂量的[^{161}Tb]Tb-DOTATOC 后，使用 γ 相机和 SPECT/CT 对较小的转移灶进行成像是可行的，这一结果为进一步开展 ^{161}Tb 临床肿瘤疗效研究打下基础。

2. [^{161}Tb]Tb-DOTA-LM3　2024 年，Julia Fricke 等发起了[^{161}Tb]Tb-DOTA-LM3 的前瞻性临床研究。患者为 78 岁男性，患转移性神经内分泌瘤（G_1，Ki-67<3%），曾接受长效奥曲肽治疗，在接受[^{161}Tb]Tb-DOTA-LM3 治疗前停药。在治疗前通过[^{68}Ga]Ga-DOTATATE PET 显像评估，该患者肿瘤负荷呈中度，并伴有多个淋巴结、肝脏和腹膜转移。对患者注射了 1GBq 的[^{161}Tb]Tb-DOTA-LM3 治疗，注射后的 3、24、72 和 168 小时，进行了 SPECT/CT 成像。基于蒙特卡罗的 OSEM 算法，计算肿瘤和器官的吸收剂量。肝转移灶的肿瘤平均吸收剂量为 28Gy/GBq；骨髓、肾脏和脾脏的吸收剂量分别为 0.31Gy/GBq、3.33Gy/GBq 和 6.86Gy/GBq。治疗后两个月，患者的肿瘤标志物嗜铬粒蛋白 A（chromogranin A，CGA）从 522μg/L 降至 359μg/L。研究结果显示，[^{161}Tb]Tb-DOTA-LM3 能够精准定位到靶病灶并且可通过 SPECT/CT 进行显像；而且，与[^{177}Lu]Lu-DOTATOC 相比，[^{161}Tb]Tb-DOTA-LM3 展现了 7 倍以上的肿瘤吸收剂量，且患者未出现相关不良反应。

3. [^{161}Tb]Tb-DOTATATE　2025 年，Nihaad Jacobs 等报告了[^{161}Tb]Tb-DOTATATE 治疗复发性副神经节瘤的案例。患者为 31 岁男性，有肾上腺外副神经节瘤病史，既往左侧肾切除术于 2022 年复发。新辅助化疗后，[^{68}Ga]Ga-DOTANOC PET/CT 显示肿瘤负荷较大，且发现肝脏、纵隔和脊柱旁的淋巴结转移，经多学科协作小组（MDT）讨论推荐肽受体放射性核素治疗。治疗前 CGA 为 2 702ng/ml，美国东部肿瘤协作组（ECOG）体能状态评分为 0。患者首先接受 1 周期[^{177}Lu]Lu-DOTATATE（7.3GBq/197mCi）治疗。治疗后显像证实已知病灶部位的摄取，治疗后 2 个月 CGA 随之下降。然而，由于[^{177}Lu]Lu-DOTATATE 的供应问题，随后开始了[^{161}Tb]Tb-DOTATATE（5.7GBq/154mCi）治疗，结果显示了病变部位的药物吸收，且给予[^{161}Tb]Tb-DOTATATE 后未见不良反应。随后进行了第三周期的[^{177}Lu]Lu-DOTATATE（7.4GBq/200mCi）治疗。在此期间，患者表现出影像学和临床改善，纵隔淋巴结病灶的[^{68}Ga]Ga-DOTANOC 摄取下降，CGA 水平降低 88.4%，肝功能维持正常。目前，患者已经达到了 19 个月的无进展生存期（PFS），且重返工作岗位。这一案例表明[^{161}Tb]Tb-DOTATATE 作为[^{177}Lu]Lu-DOTATATE 的替代治疗方案，在晚期神经内分泌肿瘤治疗领域具有一定的潜力。

（二）以 PSMA 为靶点的 ^{161}Tb 药物的临床研究

1. [^{161}Tb]Tb-PSMA-617　2023 年，约旦 Akram Al-Ibraheem 团队首次报道了人体[^{161}Tb]Tb-PSMA-617 治疗后的 SPECT/CT 成像结果。患者接受了 5 550MBq 的[^{161}Tb]Tb-PSMA-617 治疗，未发生急性或早期不良事件。创建了全身平面和 SPECT/CT 扫描规程，在给药后 18、69 和 90 小时进行扫描，获得了[^{161}Tb]Tb-PSMA-617 在病灶和潜在剂量限制器官中的分布。2024 年，该团队回顾性研究了[^{177}Lu]Lu-PSMA-617 和[^{161}Tb]Tb-PSMA-617 在转移性去势抵抗性前列腺癌（metastatic castration-resistant prostate cancer，mCRPC）患者中的疗效和安全性。研究纳入了 53 名患者，共进行了 148 个周期的 PSMA 放射性配体治疗（其中 144 个周期的[^{177}Lu]Lu-PSMA-617 和 4 个周期[^{161}Tb]Tb-PSMA-617）。结果显示，26 名患者在初次治疗后前列腺特异性抗原（prostate-specific antigen，PSA）水平下降超过 50%，14 名患者 PSA 水平稳定，13 名患者 PSA 水平升高。值得注意的是，对其中 4 名经[^{177}Lu]Lu-PSMA-617 治疗无效的患

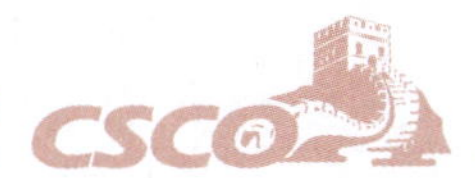

者进行 5.5GBq 单周期[^{161}Tb]Tb-PSMA-617 治疗，其中 3 名患者 PSA 分别下降 69.8%、29.5%、16.7%，持续随访治疗，而另外 1 例患者 PSA 上升 71.3%，过渡到姑息治疗。研究结论表明，[^{177}Lu]Lu-PSMA-617 和[^{161}Tb]Tb-PSMA-617 在 mCRPC 患者中具有显著的疗效和良好的安全性。2024 年，该研究团队还报告了一例 74 岁 mCRPC 患者接受[^{161}Tb]Tb-PSMA-617 和[^{177}Lu]Lu-PSMA-617 联合治疗的案例。该患者在接受两个周期[^{177}Lu]Lu-PSMA-617（每次 7.4GBq）后未见改善，随后注射 5.5GBq [^{161}Tb]Tb-PSMA-617，两个月后再注射 7.4GBq [^{177}Lu]Lu-PSMA-617。这种治疗策略旨在通过[^{161}Tb]Tb-PSMA-617 发射的俄歇电子增加线性能量传递，同时增强后续[^{177}Lu]Lu-PSMA-617 的治疗效果。治疗耐受性良好，无副作用，影像学显示部分缓解（PR），PSA 从 321ng/ml 降至 27ng/ml，碱性磷酸酶（alkaline phosphatase，ALP）从 216U/L 降至 75U/L，表明[^{177}Lu]Lu-PSMA-617 和[^{161}Tb]Tb-PSMA-617 双核素治疗具有协同效应，可使临床结果和生化指标得到短期改善。

2023 年，德国 Florian Rosar 团队报道了[^{161}Tb]Tb-PSMA-617 治疗 mCPRC 的案例。该患者 85 岁，在接受 8 个周期的[^{177}Lu]Lu-PSMA-617 治疗后出现进展，并有[^{223}Ra]$RaCl_2$ 治疗、紫杉醇化疗和新型雄激素轴靶向药物治疗的病史。经过 1 个周期 6.5GBq [^{161}Tb]Tb-PSMA-617 治疗，4 周后，患者 PR，PSA 下降 53.4%（从 474ng/ml 降至 221ng/ml），骨痛显著减轻，同时 PSMA PET/CT 成像显示肿瘤负荷下降；未观察到急性不良反应或治疗相关不良事件。2024 年，该团队开展了人体[^{161}Tb]Tb-PSMA-617 与[^{177}Lu]Lu-PSMA-617 的头对头比较，并进行了剂量学评价。6 例患者此前均进行过[^{177}Lu]Lu-PSMA-617 治疗，但治疗效果不佳。患者接受了一个周期的[^{161}Tb]Tb-PSMA-617 治疗，平均给药活度为（6.4 ± 1.2）GBq。剂量研究结果显示，与[^{177}Lu]Lu-PSMA-617 相比，[^{161}Tb]Tb-PSMA-617 对肾脏[（0.643 ± 0.247）Gy/GBq vs.（0.545 ± 0.231）Gy/GBq]和腮腺[（0.367 ± 0.198）Gy/GBq vs.（0.329 ± 0.180）Gy/GBq]的平均吸收剂量略高，但对肿瘤的吸收剂量明显增加[（6.10 ± 6.59）Gy/GBq vs.（2.59 ± 3.30）Gy/GBq，$P<0.001$]。与[^{177}Lu]Lu-PSMA-617 相比，[^{161}Tb]Tb-PSMA-617 的肾脏治疗指数（therapeutic index，TI）[（11.54 ± 9.74）vs.（5.28 ± 5.13），P=0.002]和腮腺治疗指数[（16.77 ± 13.10）vs.（12.51 ± 18.09），P=0.008]更高。临床治疗结果显示，1 名患者 PR，PSA 水平显著下降超过 50%；2 名患者病情进展（PD），PSA 增加超过 25%，3 名患者病情稳定（SD）。治疗耐受性良好，未观察到严重不良事件。该研究表明，与[^{177}Lu]Lu-PSMA-617 相比，[^{161}Tb]Tb-PSMA-617 可提供更高的肿瘤吸收剂量和更优的 TI 效果，^{161}Tb 可作为 mCRPC 患者 PSMA 放射性配体治疗（PSMA-RLT）的潜在放射性核素。

2. [^{161}Tb]Tb-SibuDAB PROGNOSTICS（NCT06343038）是由瑞士巴塞尔大学医院核医学科发起的一项前瞻性、单中心、单盲试验，旨在将[^{161}Tb]Tb-SibuDAB 转化为临床放射性配体疗法。2024 年，Alin Chirindel 等首次公布了Ⅰa 期临床研究的第一例入组患者的结果。患者为 85 岁男性，于 2014 年确诊为 $T_3N_1M_1$ 前列腺癌，Gleason 评分 9 分、iPSA 70 ng/ml，进行了雄激素剥夺疗法和恩杂鲁胺治疗，因不适合化疗，还曾接受过 3 个周期[^{177}Lu]Lu-PSMA-I&T 的治疗。研究结果显示，与[^{177}Lu]Lu-PSMA-I&T 相比，[^{161}Tb]Tb-SibuDAB 在肿瘤中的平均有效半衰期更长（135 小时 vs. 67 小时），肿瘤平均吸收剂量增加（6.5Gy/GBq vs. 2.6Gy/GBq），虽然在正常器官吸收剂量相对较高（腮腺为 0.5Gy/GBq vs. 0.3Gy/GBq，肾脏为 2.6Gy/GBq vs. 1.2Gy/GBq），但其在肿瘤中的吸收剂量与正常器官吸收剂量的比值更高，这意味着药物在肿瘤中的辐射剂量相对更高，而对正常器官的影响相对较小，因此治疗效果可能更好。[^{161}Tb]Tb-SibuDAB 的血源性骨髓吸收剂量相对较高（0.11Gy/GBq vs. 0.02 Gy/GBq），但在 6 周的随访期间未观察到急性毒性或显著不良反应。首次在人类体内获得的数据表明[^{161}Tb]Tb-SibuDAB 是一种很有前景的放射性药物，可用于 mCRPC 的治疗。后续将开展Ⅰb 期剂量递增研究，评估[^{161}Tb]Tb-SibuDAB 的疗效、毒性和治疗指数。

3. [^{161}Tb]Tb-PSMA-I&T VIOLET（NCT05521412）是由澳大利亚 Peter MacCallum 癌症中心发起的单中心、单臂、Ⅰ/Ⅱ期试验，旨在评估[^{161}Tb]Tb-PSMA-I&T 在 mCRPC 患者中的安全性和有效性。2025 年，Michael S Hofman 等公布了 VIOLET 临床试验的研究结果。VIOLET 试验共入选 30 例符合条件的患者。患者年龄中位数为 69.0 岁（66.0~74.8 岁），PSA 基线中位数为 26.9ng/ml（10.1~70.0ng/ml），PSMA SUVmean 为 8.2（7.4~10.8），其中 20 例患者（67%）曾接受过多西他赛治疗。没有出现剂量限制性毒性。确定最大耐受剂量和推荐的Ⅱ期剂量为 7.4GBq。无治疗相关死亡事件，除了疼痛加重和淋巴细胞减少，很少有 3 级或更高级别的治疗相关不良事件。PSA ≥ 50% 和 PSA ≥ 90% 的应答率分别为 21 例（70%，95% *CI* 51~85 例）和 12 例（40%，95% *CI* 23~59 例）。PSA 无进展生存期（PSA-PFS）和影像学无进展生存期（rPFS）的中位数分别为 9.0 个月（95% *CI* 5.7~15.1 个月）和 11.1 个月（95% *CI* 6.6~11.7 个月），随访时间中位数分别为 11.2 和 11.0 个月。研究结果表明，[^{161}Tb]Tb-PSMA-I&T 表现出令人鼓舞的疗效，很少发生 3 级或 4 级不良事件。该试验计划再增加一个队列来评估更高的给药剂量。

五、结语

TRT 已经成为肿瘤治疗领域的研究热点。以[^{177}Lu]Lu-DOTATATE 和[^{177}Lu]Lu-PSMA-617 为代表的 ^{177}Lu 标记放射性治疗药物在临床应用及商业化进程中均取得了成功。由于 ^{161}Tb 和 ^{177}Lu 的性质十分相似，但是 ^{161}Tb 具有更高的 β^- 能量、内转换电子和俄歇电子能量，可能在肿瘤组织中发挥更高的放射生物学效应，使得 ^{161}Tb 作为一个新兴的放射性治疗核素，近年来受到了广泛关注。

目前，以 SSTR 和 PSMA 为靶点的 ^{161}Tb 标记的放射性治疗药物在神经内分泌肿瘤和前列腺癌治疗中展现出显著的疗效和良好的安全性。但总体而言，目前这些 ^{161}Tb 标记药物临床研究的样本量相对较小，尚需要大规模的临床试验来进一步验证其安全性和疗效。未来，随着更多临床研究的开展，^{161}Tb 标记药物有望成为肿瘤治疗的重要手段，为患者带来更多的希望和选择。

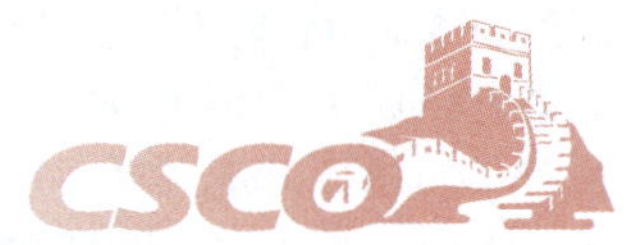

钇 -90 微球放射性栓塞治疗在肝恶性肿瘤桥接治疗中的应用进展

谢欣　杨爱民　高蕊

西安交通大学第一附属医院

肝移植作为原发性肝癌主要根治性治疗方式之一，可实现肝癌原发灶根治性切除的同时，治愈肝硬化等慢性肝脏疾病，降低肿瘤复发率，延长患者生存期。目前，国际主要采用米兰标准(Milan criteria)筛选肝移植受者：单发肿瘤长径 ≤ 5cm，或多发肿瘤数目 ≤ 3 个且长径 ≤ 3cm，无大血管侵犯，无淋巴结转移及肝外转移。研究表明，符合米兰标准的肝癌患者接受肝移植手术后 5 年生存率>70%，肿瘤复发率<10%。然而，米兰标准对肝原发肿瘤灶最大直径及癌灶数量要求严苛，大量超米兰标准患者失去移植机会。近年来随着肝移植基础研究与临床实践的深入，多种基于扩展米兰标准的肝移植患者筛选新标准陆续出现，如加州大学洛杉矶分校(University of California，San Francisco，UCSF)标准、Up to Seven 标准、上海复旦标准及杭州标准等，上述标准在放宽肝原发肿瘤直径与数量要求外，还加入了肿瘤标志物水平与肿瘤组织学分级，为更多肝癌患者争取肝移植治疗机会提供了科学评价依据。

肝癌移植治疗前局部治疗对保障患者疗效至关重要，可减轻肿瘤负荷、降低肝癌分期、控制局部肿瘤灶进展并减少患者肝移植等待期脱落率，顺利桥接肝移植治疗。美国学者 Kulik 等的研究指出，原发性肝癌患者拟行肝移植术预期等待时间超过 3~6 个月时，宜行局部治疗以降低因病情进展被移出移植等待名单的脱落风险。局部治疗依治疗方式可主要分为经动脉介入治疗与消融治疗两大类，前者主要基于肝癌血供主要来源于肝动脉，而正常肝组织血供主要来源于门静脉这一特殊解剖生理基础，将负载有化学药物(transcatheter arterial chemoembolization，TACE)或放射性核素(transcatheter arterial radioembolization，TARE)的栓塞 / 递送材料在影像引导下通过运送到靶癌灶“责任动脉”，通过局部血管栓塞或局部高浓度持续药物释放，实现靶癌灶的有效杀伤。相对于 TACE，以放射性核素钇 -90(^{90}Y)负载微球为核心的 TARE 或选择性内放射治疗技术(selective internal radiation therapy，SIRT)近年来发展迅速，在肝移植术前桥接治疗中体现出独特作用机制与优势。

一、^{90}Y-TARE 治疗机制与临床应用

^{90}Y-TARE 治疗的解剖生理基础与 TACE 相同，均依赖于肝脏肝动脉与门静脉双重血供系统，使得放射性核素或化疗药物可在主要向癌灶供血的“责任动脉”内实现高效富集，联合血管栓塞作用实现对癌灶的协同杀伤，最大限度地减少对门静脉系统依赖的正常肝组织生理功能的影响。^{90}Y-TARE 肿瘤杀伤作用主要依赖于放射性核素 ^{90}Y，^{90}Y 为纯 β 衰变体，通过 ${}^{90}_{39}Y \rightarrow {}^{90}_{40}Zr \rightarrow {}^{0}_{-1}\beta$ 衰变释放 β 射线(100%)，最高能量为 2.27MeV，平均能量为 0.937MeV，目前临床使用的常见内照射治疗用 β 核素中能量较高。此外，^{90}Y 衰变产生的 β 射线射程有限，人体组织内最大穿透距离为 11mm，平均为 2.5mm，可将衰变能量聚焦于植入点周边，最大限度保护周围正常组织。^{90}Y 物理半衰期为 64.2 小时，衰变过程能量释放效率高，8 天内可将自身能量 87% 释放，2 周内可达 95%。研究表明，常规剂量 ^{90}Y-TARE 可致靶癌灶吸收剂量达 100~1 000Gy，远高于传统外照射放疗靶癌灶吸收剂量。结合前述衰变能量大、组织内射程短、能量释放效率高、衰变产物(^{90}Zr)对人体无毒、无害等优势，^{90}Y 可在癌灶等有限体积内实现自身能量的稳定持续释放，辐射品质优良，是进行肝癌 TARE 治疗的理想核素。

自 1964 年美国外科医师 Ariel 创新采用微球作为 ^{90}Y 负载体完成历史首例结直肠癌肝转移 ^{90}Y-TARE 治疗以来，多种理化性质不同的生物相容性材料被尝试用于 ^{90}Y 负载与 TARE 治疗研究。相对于其他核素负载材料，微球以其较高的比表面积、多样的表面修饰策略、便捷的合成生产工艺与稳定的术中血管栓塞作用，成为 TARE 核素负载体的理想构型。目前，已获得美国食品药品监督管理局(Food and Drug Administration，FDA)批准上市的商品化 ^{90}Y 微球主要有以下三种：^{90}Y 玻璃微球(TheraSphere)、^{90}Y 树脂微球(SIRSphere)及 X 线可视化 ^{90}Y 玻璃微球(Eye90 microspheres)，上述三种微球兼具不同的理化性质，TARE 实践中可根据治疗前评估选用不同的微球植入策略。2022 年，我国国家药品监督管理局(NMPA)批准 ^{90}Y 树脂

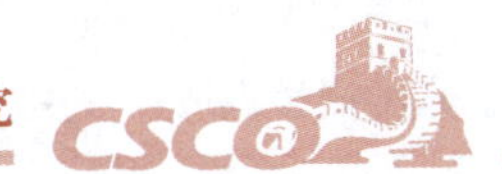

微球上市，正式开启了我国 ^{90}Y-TARE 治疗的时代。此外，我国自主研发的 ^{90}Y 炭微球（NRT6003）目前已进入临床试验阶段，尚有多种其他材料微球仍在研发或临床转化阶段，为肝癌 TARE 治疗提供更多选择。

经过数十年的临床研究与实践，^{90}Y-TARE 在肝癌治疗中的作用已逐渐被临床认可并被美国国立综合癌症网络（National Comprehensive Cancer Network，NCCN）、欧洲肿瘤内科学会（European Society for Medical Oncology，ESMO）及我国国家卫生健康委员会《原发性肝癌诊疗指南（2024 年版）》等多部权威指南推荐，用于原发性肝癌或结直肠癌肝转移患者的局部治疗。对于不同负荷的肝癌灶，^{90}Y-TARE 表现出多样的治疗效果。RASER 研究表明，肿瘤负荷较低的早期肝细胞癌，^{90}Y-TARE 可实现靶癌灶完全坏死，达到根治性治疗效果。而对于肿瘤负荷较大的中晚期肝癌，^{90}Y-TARE 可通过降期转化治疗，在高效缩小癌灶同时，增大剩余肝脏体积，完善肝功储备，为后期肝癌灶转化切除或桥接肝移植治疗争取机会。此外，对于晚期肝癌合并门静脉癌栓患者，^{90}Y-TARE 也可缩小门脉癌栓，改善正常肝组织血供，延长患者生存期。

二、^{90}Y-TARE 在肝癌肝移植桥接治疗中的应用

肝移植已成为肝癌患者重要的根治性治疗方案。然而世界范围内的供肝资源短缺仍限制肝移植手术的广泛开展，难以满足肝癌患者需求。尽管近年来多种国际标准相继提出，以期放宽米兰标准对受肝者的严格筛选，但肝癌患者仍需进入移植等待名单等待合适供肝。研究表明，约有 12% 肝癌灶>3cm 的患者在 6 个月等待期内因癌灶进展超出标准而被移出等待队列，失去肝移植治疗机会。而 6 个月等待期内因各种原因肿瘤进展脱落的患者约占 15%~30%。因此，欧洲肝脏研究学会（European Association for the Study of the Liver，EASL）与美国肝病研究学会（American Association for the Study of Liver Disease，AASLD）对于预估等待期>6 个月的患者推荐及时进行降期或桥接治疗，以控制肿瘤进展。对于符合移植标准进入等待队列的患者，多采用桥接治疗，以期控制肝癌灶进展，降低排期脱落率。

肝癌桥接治疗，或称过渡治疗，指患者在移植队列等待期间，采用局部或联合治疗方法控制癌灶进展，减少队列等待期间因病情进展而脱落的患者数量，同时降低移植术后肝癌复发率，提高总体生存率，改善患者预后。Labgaa 等的研究表明，^{90}Y-TARE 桥接治疗肝移植或肝切除术后主要并发症（肝功能衰竭、胆瘘等）发生率约为 16%，病死率约为 3%（1/32），提示 ^{90}Y-TARE 桥接治疗的安全性良好。相对于既往临床常用的 TACE 介入治疗，^{90}Y-TARE 凭借自身高辐射能量、癌灶近距离持续杀伤的特点，在桥接治疗中体现出独特的优势。从肿瘤杀伤机制角度出发，TACE 主要依赖栓塞载体诱发的肝癌灶缺血缺氧、缺血再灌注损伤与靶细胞氧化应激、负载化疗药物细胞毒性效应等机制造成对靶癌灶的杀伤，损伤效应有限，研究表明，TACE 术后 80% 以上靶癌灶出现坏死，仅 5% 为完全坏死，而残存肿瘤细胞则表现出了更强的增殖与侵袭能力。^{90}Y-TARE 则借助 ^{90}Y 衰变产生的高能 β 射线作用于靶癌灶，造成靶细胞 DNA 断裂、蛋白质及脂质等生物大分子氧化损伤、局部高浓度活性氧产生等局部杀伤细胞，对周围正常肝组织损伤较小，治疗后生活质量更高。

美国学者 Salem 等开展的一项基于肝细胞癌患者 ^{90}Y-TARE 与传统 TACE（conventional TACE，cTACE）桥接治疗疗效评估的Ⅱ期临床试验表明，相对于 cTACE，^{90}Y-TARE 疾病进展时间显著延长（6.8 个月 vs. >26 个月，P=0.001 2），且腹泻（21% vs. 0%，P=0.031）及低蛋白血症（58% vs. 4%，P<0.001）等不良反应发生率更低。该团队继而对 ^{90}Y-TARE 桥接治疗进行了持续深入研究，近期一项回顾性研究纳入了 2004—2018 年进行 ^{90}Y-TARE 桥接治疗的 207 例患者，结果表明，^{90}Y-TARE 桥接肝移植治疗总体生存期（OS）中位数为 12.5 年，3 年、5 年、10 年生存率分别为 84%、77% 及 60%。桥接治疗后肝移植等待时间中位数为 7.5 个月，169 例患者在 ^{90}Y-TARE 术后成功桥接至肝移植，38 例患者实现肝癌降期后行肝移植治疗。移植术后病理分析表明，^{90}Y-TARE 桥接治疗后癌灶完全或广泛坏死的患者占 74%，该类患者治疗响应较好，无复发生存时间（RFS）更长（P<0.000 1），进一步证实了 ^{90}Y-TARE 桥接治疗对患者预后的长期改善。来自我国人群的 RESIN 研究进一步表明，肝细胞癌患者 ^{90}Y-TARE 客观缓解率（ORR）为 55.41%，生存期中位数 24.07 个月，证实了 ^{90}Y-TARE 在亚洲人群中的治疗响应性。

三、^{90}Y-TARE 联合治疗策略与桥接治疗

在临床实践中，^{90}Y-TARE 可根据肝癌患者分期与一般状况联用其他多种治疗策略，发挥综合治疗优势，避免或减轻正常肝脏损伤，实现患者个体化治疗。研究指出，^{90}Y-TARE 联合治疗后 3~6 个月为肿瘤治疗响应最佳时期，若此时评估肿瘤应答满足桥接肝移植治疗标准，则可进行肝移植治疗；对于伴有门静脉癌栓患者，^{90}Y-TARE 联合治疗后患者一般状况稳定>1 年且无复发，则可进一步行肝移植术前评估。

（一）^{90}Y-TARE 联合免疫治疗

电离辐射在直接损伤肿瘤细胞的同时，可以通过受损肿瘤细胞自身或调节肿瘤免疫微环境激活免疫反应，改善肿瘤局部免疫抑制状态。美国学者 Amit 发现电离辐射可以通过激活 IFN-γ 上调肿瘤细胞 STAT1 表达，提高肿瘤细胞对细胞毒性 T 细胞（cytotoxic T lymphocyte，CTL）诱发溶解性细胞死亡的敏感性，继而发挥抗肿瘤效应。此外，近期一项研究发现，肿瘤受到电离辐射后可主动分泌微颗粒（irradiated tumor cell-released microparticles，RT-MPs）激活 JAK-STAT 及 MAPK 信号通路，诱导肿瘤免疫微环境中 M_2 型肿瘤相关巨噬细胞（tumor associated macrophages，TAMs）发生 M_1 极化，促进 TAM 表达 PD-L1，增强抗肿瘤免疫，进一步提示了 ^{90}Y-TARE 联合免疫治疗的潜在价值。

目前，^{90}Y-TARE 与免疫治疗之间的关联与深层次机制研究仍在起步阶段，既往研究表明，^{90}Y-TARE 可诱导肿瘤细胞发生免疫原性细胞死亡，刺激肿瘤抗原的释放与 T 细胞抗原呈递，加强肿瘤免疫响应。新加坡学者 Chew 利用二代测序（next-generation sequencing，NGS）及飞行时间质谱（time-of-flight mass-cytometry，CyTOF）对 ^{90}Y-TARE 后切除的肝癌样

本进行了高维、深度的免疫分型，获得了 ^{90}Y-TARE 治疗后免疫微环境重塑的宏观景观，为进一步研究 ^{90}Y 介导的肝癌内照射放疗 - 免疫微环境改变提供了微观数据支持。近期美国学者 Yang 团队基于晚期肝癌患者临床数据回顾性分析显示，相对于单用免疫治疗患者，^{90}Y-TARE 联合免疫治疗患者获得了更好的总体生存，证实了 ^{90}Y-TARE 对免疫治疗的增效作用。另有多个团队研究发现，相对于 TACE，^{90}Y-TARE 可显著增加靶癌灶内效应型免疫细胞浸润与活化，促进机体免疫应答，进一步揭示了 ^{90}Y-TARE 在联合免疫治疗中的独特地位，与肝移植前桥接治疗的有机衔接将是未来值得期待的研究方向。

（二）^{90}Y-TARE 联合靶向治疗

分子靶向药物以其较高的靶点选择性与优异的体内药代动力学性能成为近年来肿瘤治疗的热点。既往研究表明，血管内皮细胞生长因子受体（vascular endothelial growth factor receptor，VEGFR）、血小板源性生长因子受体（platelet-derived growth factor receptor，PDGFR）及丝氨酸 - 苏氨酸激酶 Ras-Raf-MEK 信号通路与肝细胞癌的发生发展密切相关。2007 年多激酶抑制剂（multiple kinase inhibitors，MKI）索拉非尼的问世，为进展期肝癌患者带来新的希望。索拉非尼可通过抑制 VEGFR 及 PDGFR 等酪氨酸激酶受体活性抑制肿瘤异常血管生成，同时通过抑制 Ras-Raf-MEK 信号通路抑制肝癌细胞异常增殖，共同发挥双重抗癌作用。国际多中心Ⅲ期临床研究 SHARP 研究与 ORIENTAL 研究均证实相对于安慰剂组，索拉非尼均可显著延长晚期肝癌患者总体生存期，改善患者获益。此后，以 VEGFR1-3、成纤维细胞生长因子受体 1-4（fibroblast growth factor receptor，FGFR1-4）、PDGFRα、KIT 与 RET 为靶点的仑伐替尼（REFLECT 研究）及多纳非尼（ZGDH3 研究）相继获批上市，为晚期肝癌患者带来了多种治疗选择。

一项来自法国的多中心Ⅲ期临床研究首次对比了 ^{90}Y-TARE 与索拉非尼在中晚期肝癌患者中的疗效（SARAH 研究），结果表明，^{90}Y-TARE 与索拉非尼在患者总生存期（OS）方面差异无统计学意义（HR=1.15，P=0.18），但 ^{90}Y-TARE 的 ORR 稍优于索拉非尼（19% vs. 12%）。此外，意大利学者 Facciorusso 等针对 ^{90}Y-TARE 联用仑伐替尼与单用 ^{90}Y-TARE 疗效进行 meta 分析表明，相对于 ^{90}Y-TARE，仑伐替尼联合治疗并未延长患者无进展生存期（PFS）（HR=0.94，95% CI 0.79~1.12），同时治疗相关不良反应未见明显差异（OR=1.52，0.15~15.02），提示联合治疗安全性仍值得期待。然而，上述研究均未对 ^{90}Y-TARE 的靶癌灶吸收剂量进行进一步分析。法国学者 Hermann 对 SARAH 研究中的 ^{90}Y-TARE 癌灶吸收剂量进行进一步分层分析发现，^{90}Y 靶癌灶吸收剂量 ≥ 100Gy 时，患者 OS 中位数显著延长（14.1 个月 vs. 4.9 个月，P<0.001），提示靶癌灶吸收剂量在 ^{90}Y-TARE 疗效评估中的重要作用。

（三）^{90}Y-TARE 联合化疗

^{90}Y-TARE 联合化疗策略为不可切除的晚期胆管细胞癌提供了新的方向。法国学者 Edeline 团队开展的一项Ⅱ期临床研究表明，^{90}Y-TARE 联合顺铂及吉西他滨方案在晚期不可切除胆管细胞癌中的治疗响应率为 93%，PFS 中位数为 14 个月，OS 中位数为 22 个月。1 年与 2 年生存率分别为 75% 与 45%。22% 的患者（9/41）实现肿瘤降期后手术切除，20% 患者（8/41）实现外科学 R0 切除，揭示了 ^{90}Y-TARE 联合化疗策略在晚期胆管细胞癌中的协同治疗效应。然而，^{90}Y-TARE 在胆管细胞癌中的联合作用机制目前研究仍然缺乏，需要进一步探索其联合作用机制。

四、总结与展望

作为一种新型肝癌局部介入治疗技术，^{90}Y-TARE 的疗效与安全性已经被临床研究与转化实践所证实，并日益被我国医生与患者所关注。其独特的肿瘤杀伤机制、对临近正常肝组织的促增生作用、门静脉癌栓消除作用逐渐使其成为肝癌肝移植治疗前降期治疗、移植等待期内桥接治疗的重要局部治疗策略，以控制局部癌灶进展，减少患者移植等待脱落率，改善患者预后。近年来随着免疫治疗、分子靶向治疗等治疗方法的快速发展，^{90}Y-TARE 联合治疗策略在肝癌协同杀伤领域展现出了巨大的发展潜力，有利于更多中晚期患者降期转化，延长患者生存期。然而，诸如 ^{90}Y-TARE 联合治疗策略的选择、^{90}Y 靶癌灶处方剂量的给予、系统用药时机与序贯方案的决策、联合治疗患者筛选与疗效评估标准等关键问题尚未明确，仍需进一步深入探索研究，为切实提高我国肝癌患者 5 年生存率，实现健康中国愿景奠定扎实基础。

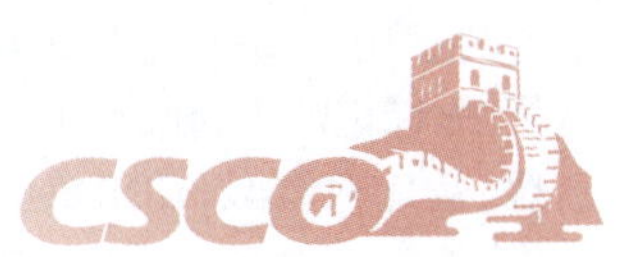

核素诊疗一体化助力肿瘤骨转移精准诊治

李林法
浙江省肿瘤医院

骨转移是恶性肿瘤最常见的并发症之一，几乎任何肿瘤都可以转移到骨骼系统，尸检表明 85% 的恶性肿瘤有骨转移，其中前列腺癌、乳腺癌和肺癌等患者的骨转移发生率均可达 80% 以上。恶性肿瘤发生骨转移后，可导致顽固性骨疼痛、功能障碍、病理性骨折、高血钙等一系列骨相关事件(SREs)。特别是广泛性的骨转移，顽固性的骨痛，是晚期肿瘤患者最常见和最难以解决的问题，严重影响患者的生活质量和预后。

骨转移的早期检出对于肿瘤准确的临床分期以及后续治疗策略选择，以降低并发症风险和提高生活质量至关重要。随着医学及计算机技术的发展，骨转移的基础与临床研究也得到了长足的发展，特别是在骨转移的早期诊断与有效治疗方面，核素诊疗一体化(theranostics)就是其中之一。下面主要就核素诊疗一体化助力肿瘤骨转移精准诊治方面的应用及进展作一简述。

一、骨转移瘤核医学诊断技术与进展

(一) 现代核医学显像技术

现代核医学显像技术主要是指单光子发射计算机断层成像术(SPECT)和正电子发射断层成像术(PET)，尤以功能(分子)解剖多模态成像技术 SPECT/CT 与 PET/CT、PET/MR 为代表。形态学成像技术如 X 线平片、CT 诊断主要是基于骨骼的骨质密度的变化程度，需在骨盐代谢至相当程度时才能显示出密度的异常，对骨骼早期病变难以发现，而核医学功能分子成像技术是基于骨质代谢(骨盐或糖代谢)与血流的改变，在骨转移早期骨质破坏仅 5% 时就可以表现出异常，其较一般 X 线、CT 扫描早 3~6 个月发现骨转移灶，并可全身、定量评估骨或肿瘤细胞的功能状态。特别是近些年的多模态分子影像技术的发展包括 SPECT/CT、PET/CT 以及 PET/MR，将两者优势结合，优势互补，大幅提高了骨转移检测的灵敏度和特异度。之前 Johan Löfgren 等前瞻性地评估和比较了平面骨显像(PBS)、SPECT/CT、PET/CT 和 PET/MR 对骨转移的诊断价值，结果显示 SPECT/CT、PET/CT 和 PET/MR 与 PBS 相比，分别检出了 31%、63% 和 71% 的额外病灶，更加显示不断发展的多模态成像技术提高了诊断效能。

(二) 核素诊疗一体化

核素诊疗一体化的核心理念是利用生物特性相同的靶向分子载体(配体或抗体)，分别连接诊断性放射性核素(用于显像定位、分期、患者筛选和疗效预测)和治疗性放射性核素(用于精准内照射治疗)，实现“所见即所治”的闭环精准医疗模式。该策略在肿瘤骨转移领域具有非常大的潜力，当前在前列腺癌和神经内分泌肿瘤骨转移中已取得突破性进展。其核心原理是同一靶点，双重功能：基于特定肿瘤(包括其骨转移灶)过度表达的生物标志物[如前列腺特异性膜抗原(PSMA)、生长抑素受体(SSTR)、成纤维细胞激活蛋白(FAP)等]，设计高亲和力、高特异性的靶向分子探针。将发射正电子(如 ^{68}Ga，^{18}F)或 γ 射线(如 ^{99m}Tc，^{111}In)的核素标记到靶向分子上，通过 PET/CT 或 SPECT/CT 显像，无创、全身、高灵敏度 / 特异度地探测和定位表达靶点的骨转移灶及其全身肿瘤负荷，实现精准分期和分子分型。使用发射细胞杀伤性射线(主要为 $β^-$ 粒子如 ^{177}Lu，^{90}Y；或 α 粒子如 ^{225}Ac，^{213}Bi)的同种或高度类似物靶向分子载体，将高能量射线精准递送至肿瘤细胞内部，实现靶向内照射治疗(targeted radionuclide therapy，TRT)。从而实现治疗前显像可预测治疗可行性(靶点表达充分)和估算肿瘤吸收剂量；治疗后显像可早期、客观评估疗效，指导后续治疗决策(继续、调整或终止)的闭环诊疗管理。

(三) 骨转移瘤核素显像剂应用及进展

骨转移瘤核素显像剂的种类随着医学的发展逐渐增多，主要分为单光子类显像剂与正电子类显像剂。

1. 单光子类显像剂 单光子类显像剂中，最常用的是 ^{99}m 锝标记的二膦酸盐类显像剂，如 ^{99m} 锝亚甲基二膦酸盐注射液(^{99m}Tc-MDP)，^{99m}Tc-MDP 是公认的较理想、最常用的基于骨盐代谢的骨显像剂，其沉积的速度和数量主要取决于骨基质的无机盐代谢水平、局部骨的血流量、骨的生长发育状况、骨中矿物质含量和放射性药物的转换率等因素。当骨病变时成骨细胞活跃和新骨形成，局部血流增加，使局部病变部位离子交换和化学吸附增强，可在骨显像呈现多发、无规律、大小和形态各异的放射性浓聚，也有部分溶骨性病灶表现为稀疏区。其灵敏度高但特异度相对较低，目前已成为临床最常用的筛检方法，其具体临床应用在此不再赘述。此外，也有

学者尝试用 ^{99m} 锝标记唑来膦酸盐(^{99m}Tc-ZL),比较有希望的是 ^{99m}Tc 标记唑来膦酸衍生物 1- 羟基 -2-(1- 丁基咪唑 -2- 基)乙烷 -1,1- 双膦酸(HBIDP),注射后 1 小时可获得较好的骨显像,比唑来膦酸盐(^{99m}Tc-ZL)和 ^{99m}Tc-MDP 更清晰、更快,提示 ^{99m}Tc-HBIDP 作为一种新型的改良型骨显像剂具有很大的潜力。Song X 等合成了阿仑膦酸盐二硫代氨基甲酸酯(ALNDTC),并通过配体交换反应将其标记在[^{99m}Tc ≡ N]$^{2+}$ 核上,制备了 ^{99m}TcN-ALNDTC 复合物并进行了应用研究,结果显示 ^{99m}TcN-ALNDTC 与羟基磷灰石的结合率高于 ^{99m}Tc-MDP 的结合率,提示 ^{99m}TcN-ALNDTC 比 ^{99m}Tc-MDP 具有更高的骨摄取率,有望作为一种新型的骨显像探针。

国内王凡教授针对肿瘤细胞及肿瘤新生血管内皮细胞高表达的整合素 αvβ3 研制合成了 ^{99m}Tc-3PRGD(乙二醇 - 精氨酸 - 甘氨酸 - 天冬氨酸环肽二聚体),可以用于各种肿瘤,也可用于骨显像。WB Miao 等评价了 ^{99m}Tc-3PRGD 显像与常规 ^{99m}Tc-MDP 骨显像对肺癌骨转移诊断效果,结果显示 ^{99m}Tc-3PRGD 显像的灵敏度、特异度和准确性分别为 92.1%、91.3% 和 92.0%,而 ^{99m}Tc-MDP 骨显像分别为 87.6%、60.9% 和 82.1%,提示 ^{99m}Tc-3PRGD 在肺癌骨转移的诊断中具有广阔的应用前景。

2. 正电子类显像剂 尽管当前用以探测肿瘤骨转移还是以单光子类显像剂为主,但随着正电子显像技术特别是 PET/CT、PET/MR 的成熟与广泛应用,正电子类骨显像剂亦得到快速发展。其中最常用的是 ^{18} 氟 - 氟化钠(^{18}F-NaF)和 ^{18} 氟 - 氟脱氧葡萄糖(^{18}F-FDG)。

^{18}F-NaF 于 1962 年首次被 Blau 等作为示踪剂用于骨显像,沿用至今。^{18}F-NaF 是一种亲骨性代谢显像剂,通过与羟基磷灰石晶体中的羟基进行离子交换沉积于骨质中,^{18}F-NaF 作为一种正电子骨显像剂,相对于全身骨显像使用的 ^{99m}Tc-MDP,骨骼具有更高的摄取率,同时使用 PET/CT 进行成像,具有更高的图像分辨率,所以在诊断肿瘤骨转移上 ^{18}F-NaF PET/CT 骨显像优于 ^{99m}Tc-MDP 全身骨显像,诊断的灵敏度和特异度可达 100% 和 97%。

^{18}F-FDG 是通过肿瘤细胞表面过度表达的葡萄糖转运蛋白进入细胞内,它的浓聚反映了局部血流和肿瘤细胞的葡萄糖代谢率,由于成骨性病灶侵袭性相对较低,糖代谢率较低等特点,故成骨性病灶摄取 ^{18}F-FDG 的量少,^{18}F-FDG PET/CT 代谢显像发现成骨性骨转移灶的灵敏度也低,而溶骨性病灶缺氧和糖代谢率高,摄取 ^{18}F-FDG 较高,骨 ^{18}F-FDG 代谢显像发现溶骨性骨转移灶的灵敏度高。故而,^{18}F-FDG PET/CT 能更早发现 PBS 联合 CT 无法检出的骨髓极小的溶骨性转移灶,可疑骨转移但 PBS 联合 CT 阴性或难以明确诊断的患者可行 ^{18}F-FDG PET/CT 检查。

^{18}F-NaF PET/CT 检查对成骨性骨转移灶的诊断效能优于 ^{18}F-FDG PET/CT 检查;^{18}F-FDG PET/CT 对溶骨性骨转移灶诊断效能优于 ^{18}F-NaF PET/CT。^{18}F-FDG PET/CT 与 ^{18}F-NaF PET/CT 相比具有更高的灵敏度。

^{68} 镓(^{68}Ga)是一种发射正电子的核素,^{68}Ga 具有不依赖回旋加速器、快速清除和快速肾脏排泄的优点,具有很大的成像潜力。Jaswal AP 等研究了 ^{68}Ga 络合反式 -1,2- 环己基二硝基四膦酸(cDTMP)作为一种潜在的正电子发射断层扫描骨显像剂的相关性,其非常低的骨髓毒性和高度选择性的骨摄取证明了其应用在显像及治疗中的潜力。Zha Z 等制备了 ^{68}Ga 标记含一个双膦酸基团的配体(HBED-CC-BP,1)并对其进行了评价,结果显示 ^{68}Ga-HBED-CC-BP 可能是一种理想骨显像剂,它可以方便地替代目前的骨显像 PET 试剂 ^{18}F-NaF,而不需要近旁的回旋加速器。

PSMA 是一种具有神经肽酶活性的Ⅱ型跨膜蛋白,嵌于细胞膜上,分子质量为 100kDa,其基因(*FOLH1*)位于 11 号染色体短臂上,在前列腺肿瘤细胞膜上高度表达,表达量为其他正常组织的 100~1 000 倍,在各种实体恶性肿瘤的新生血管内皮细胞中也有表达,且 PSMA 的表达增加与肿瘤侵袭性、转移及疾病复发有关,为基于配体 - 受体的成像及治疗提供了合理的靶标。放射性核素标记 PSMA 是近年来出现的一种在不同环境下对前列腺癌进行准确成像的技术,标记 PSMA 的核素包括 ^{68}Ga、^{64}CU、^{18}F 等,其中 ^{68}Ga 更具优点。Lawal IO 等比较了 ^{68}Ga-PSMA-11 PET/CT、^{68}Ga-NODAGA PET/CT 和 ^{99m}Tc-MDP 骨显像对晚期前列腺癌骨转移的检出率,结果显示在分期队列中,^{68}Ga-PSMA-11 PET/CT、^{68}Ga-NODAGA PET/CT 和 ^{99m}Tc-MDP 骨显像检出的骨转移灶分别为 322 例、288 例和 261 例;在再分期队列中,^{68}Ga-PSMA-11 PET/CT、^{68}Ga-NODAGA PET/CT 分别检出 152 个和 191 个骨转移瘤。提示在晚期前列腺癌患者中,^{68}Ga-PSMA-11 PET/CT 可能比 ^{68}Ga-NODAGA PET/CT 和 ^{99m}Tc-MDP 骨显像检出更多的骨转移灶。而 Ghodsirad MA 等评价了 ^{177}Lu-PSMA SPECT 在常规 MRI、CT 和骨显像阴性的生化复发患者中检测转移部位的灵敏度,总检出率为 38.5%,提示当 ^{68}Ga-PSMA PET/CT 不可用时,^{177}Lu-PSMA SPECT 显像可帮助 1/3 以上的患者发现转移灶。

^{68}Ga/^{18}F-PSMA PET/CT 对前列腺癌骨转移的检出灵敏度(95%~99%)和特异度(85%~100%)显著优于传统骨扫描和 CT/MRI,尤其对早期、微小、溶骨性或混合性病灶以及仅骨髓浸润者。广泛应用于精准分期与再分期:改变高达 30%~50% 患者的临床分期(上调或下调),发现更多传统影像遗漏的转移灶(尤其是淋巴结和骨转移),指导精准治疗决策;生化复发(BCR)定位:在前列腺特异性抗原(PSA)水平较低时即可高灵敏度定位复发 / 转移灶(包括骨转移),指导挽救性放疗或系统治疗选择;疗效评估优势:较 PSA 和传统影像更早、更准确地反映治疗反应[如雄激素剥夺治疗(ADT)、新型内分泌治疗、化疗、TRT 后],识别假性进展 / 假性缓解。

成纤维细胞激活蛋白(fibroblast activation protein,FAP)在许多癌症类型中被激活,这是一种丝氨酸蛋白酶,在健康组织的基质中几乎不表达。Pang Y 等研究比较了胆管细胞癌患者的 ^{68}Ga-FAPI PET/CT 和 ^{18}F-FDG PET/CT,结果提示 ^{68}Ga-FAPI PET/CT 比 ^{18}F-FDG PET/CT 显示更高的原发肿瘤与背景的对比度,并显示更多的转移灶,特别是骨的微转移。Chen H 等评价了 ^{68}Ga-DOTA-FAPI-04 PET/CT 在诊断不同类型癌症原发灶和转移灶中的应用价值,并与 ^{18}F-FDG PET/CT 进行比较,结果显示 ^{68}Ga-DOTA-FAPI-04 PET/CT 及 ^{18}F-FDG PET/CT 对骨及内脏转移灶的检出率分别为 83.8% 和 59.5%,证明 ^{68}Ga-DOTA-FAPI-04 PET/CT 对不同类型肿瘤的原发灶和转移灶的诊断效果优于 ^{18}F-FDG PET/CT。

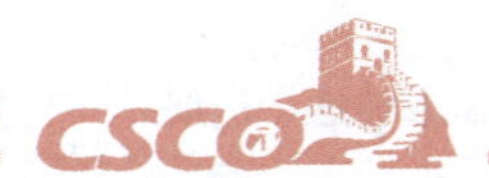

^{68}Ga-FAPI PET/CT 在多种非 PSMA、非 SSTR 表达的实体瘤骨转移（如乳腺癌、肺癌、胃癌、肉瘤等）中展现出优异的诊断性能，灵敏度常优于 ^{18}F-FDG PET/CT（尤其在低代谢或治疗后炎症背景下），且本底清除快、图像对比度高。在分期、寻找原发灶不明的骨转移原发肿瘤、评估肿瘤间质活性、指导 FAP 靶向诊疗一体化治疗方面发挥重要作用。

二、骨转移瘤核医学治疗技术与进展

随着恶性肿瘤诊断技术的不断改进及治疗水平的不断提高，恶性肿瘤转移到骨骼后的综合治疗亦越来越受到人们的重视。目前骨转移瘤常用的治疗方法有外科手术、外照射治疗、放射性核素治疗、激素疗法、化学药物治疗及中药治疗等。对于多发性骨转移患者进行外科手术或外照射等治疗往往有一定困难，利用靶向性的放射性核素内放射治疗是近年来发展较快的治疗方法，它具有疗效较好、方法简便且副作用小等优点，因而该法已成为肿瘤骨转移及所致疼痛的一种新的有效治疗手段。

国外利用放射性核素治疗骨转移瘤已有近一个世纪，但真正广泛应用于临床是在 20 世纪 80 年代末 90 年代初。我国开展核素治疗骨转移瘤始于 20 世纪 90 年代初期，已有 30 余年历史。

随着放射生物学、免疫学等相关学科的发展，放射性核素导向治疗骨转移癌的机制研究目前越来越深入，除了 β 射线或 α 射线对肿瘤的直接辐射杀伤作用外，放射性核素内照射通过触发机体防御反应，而对肿瘤组织产生间接杀伤作用。

我们知道肿瘤骨转移性疼痛可因肿瘤细胞产生的化学物质刺激或细胞浸润、蔓延至神经支配丰富的骨膜所致；也可因肿瘤的机械性压迫引起骨组织变薄所致；此外还可因肿瘤从骨组织扩散至神经组织所致；转移瘤病灶部位炎症反应，其化学物质（如前列腺素、缓激肽）可以激活致敏关节感觉导致疼痛加剧；若转移灶巨大，骨质破坏增加也会造成骨痛。

放射性核素治疗除治疗骨转移外，主要还可以缓解骨转移所致的疼痛。其缓解骨转移疼痛的可能机制有：①癌变骨组织受 β 射线或 α 射线辐射效应使肿瘤组织对神经的压迫减轻；②射线对细胞作用，抑制传递疼痛的痛感化学物质的分泌；③淋巴细胞分泌各种细胞分裂激动素可以调节疼痛作用，肿瘤部位淋巴细胞死亡是疼痛缓解的原因之一。另外，膦酸盐类化合物沉积在成骨细胞活跃区对缓解疼痛也起到一定作用。放射性核素治疗骨转移癌疼痛作用是综合性、多因素的。

常用于治疗骨转移瘤的放射性核素特性见表 1，下面分别就一些主要释放 β 射线或 α 射线的放射性药物治疗骨转移瘤的进展作一介绍。

表 1　治疗骨转移瘤的常用放射性核素特性

核素种类	$t_{1/2}$/d	E_{β}max/MeV	β 平均能量 /MeV	组织中平均射程 /mm	E_{γ}/keV	γ 发射丰度 /%	生成核反应
^{89}Sr	50.5	1.49	0.58	2.4	909	0.009 6	^{89}Sr(n,γ), ^{89}Y(n,p)
^{32}P	14.3	1.71	0.70	2.7	—	—	^{32}P(n,γ), ^{32}S(n,p)
^{153}Sm	1.9	0.81	0.22	0.55	103	28.3	^{152}Sm(n,γ)
^{186}Re	3.8	1.07	0.36	1.06	137	9.12	^{185}Re(n,γ)
^{188}Re	0.7	2.12	0.76	3.8	155	15	^{186}W(2n,γ), ^{188}W 衰变
^{117m}Sn	13.9	0.13*	—	0.22	159	87	^{117}Sn(n,n,γ)
	0.15*	—	0.29				
^{177}Lu	6.7	0.497, 78.6%; 0.384, 9.1%; 0.176, 12.2%	140	0.35	208 113	11(208) 6.4(113)	^{176}Lu(n,γ)^{177}Lu
^{223}Ra（α 衰变）	11.4	α 能量：5.534, 10.3%; 5.608, 26.0%; 5.716, 53.7%; 5.748, 9.1%		0.1	154 270	6%(154) 14%(270)	

注：*. 内转换电子。

（一）β 射线放射性药物及进展

自 20 世纪 40 年代首次将 ^{131} 碘用于治疗分化型甲状腺癌（DTC）骨转移以来，β 射线放射性治疗药物也不断得到开发应用。

氯化锶（$^{89}SrCl_2$）注射液为较为常用的骨转移瘤与骨痛的治疗剂，主要用于前列腺癌、乳腺癌等晚期恶性肿瘤继发骨转移所致骨痛的缓解和部分病灶的清除，^{89}Sr 属纯 β 放射剂，穿透力弱，适宜用于核素治疗。Baba K 等探讨 ^{89}Sr 和唑来膦酸（ZA）同时治疗骨转移癌疼痛的姑息和杀瘤作用，结果显示治疗后 1~3 个月，^{89}Sr 联合 ZA 对骨转移的止痛有效率为 94%（48/51）；影像学显示，^{89}Sr 与 ZA 同时治疗疼痛性骨转移的杀瘤率为 36%（8/22），研究提示 ^{89}Sr 与 ZA 同步治疗不仅能缓解疼痛，而且对疼痛的骨转移瘤有一定的杀瘤作用。

^{153} 钐（^{153}Sm）具有用于骨转移癌治疗的理想物理特性，

辐射类型为β和γ辐射。^{153}Sm与膦酸盐化合物联合形成^{153}钐-乙二胺四亚甲基膦酸盐(^{153}Sm-EDTMP),其特点为有很高的亲肿瘤特性和亲骨性。Mehrosadat Alavi等评价了^{177}Lu/^{153}Sm-EDTMP治疗骨转移癌疼痛的安全性和有效性,结果72%显示疼痛完全缓解,几乎所有患者(96%)的生活质量都有明显改善,且在12周的随访期内未观察到Ⅳ级血液学毒性,仅有1例患者出现Ⅲ级毒性。Sudipta Chakraborty等报道了新合成的双膦酸络合物DOTA-Bn-SCN-BP是一种很有前途的靶向配体,有希望开发用于肿瘤患者骨转移显像和减轻骨转移疼痛的放射性药物。值得一提的是有研究提示放射性标记Sm在纳米医学中具有潜在应用价值。

^{188}铼(^{188}Re)可广泛用于癌症晚期骨转移疼痛的缓解治疗,由其发射的β射线的辐射效应起到镇痛作用,止痛效果显著,对骨髓的抑制较轻,可提高患者的生存质量。Knut Liepe等报道重复使用^{188}Re治疗比单次使用的总生存期(OS)明显延长(从单次应用的4.5个月延长到使用≥3次的15.7个月)。^{188}Re-HEDP作为第一代双膦酸盐已被广泛应用于转移性骨疾病,而Erfani M等研究了第二代双膦酸盐^{188}铼-帕米膦酸(^{188}Re-PMA),发现其在骨痛缓解治疗中具有一定的优势。Petriev VM等报道了核纳米药物具有靶向性和载药量大的特点,如聚乙二醇包覆的硅纳米颗粒与放射性^{188}Re的偶联,纳米颗粒确保了良好的^{188}Re在肿瘤中的保留,避免了面对分子放射性药物时的快速清除,为肿瘤和转移的治疗提供了独特的机会,这使得药物能够最大限度地发挥治疗效果,同时表现出完全的延时结合生物消除,提示放射性^{188}Re核纳米药物应用于肿瘤治疗可有进一步发展。

^{90}钇(^{90}Y)是较理想的治疗用放射性核素,辐射类型为纯β辐射,可由^{90}Sr-^{90}Y发生器得到。^{90}Y主要用于制备治疗用放射性药物,如^{90}Y树脂微球治疗原发性和继发性肝肿瘤是一种公认的治疗方法。Aleksandar V等利用氨基羧酸(乙二胺基)DTPA作为螯合剂,将放射性核素^{90}Y紧密地连接到白蛋白上,为选择性内放射治疗做好了潜在的准备,今后有望用于骨转移治疗中。Rathke H等研究将^{90}Y标记的PSMA-617引入临床应用,但急性血液毒性反应、临床副作用均较高,需要进一步的研究来评估^{90}Y-PSMA-617在有更多播散性骨侵犯或内脏转移的患者中的潜力。

^{177}镥(^{177}Lu)的半衰期为6.7天,其发射3种β粒子,同时还发射γ射线,其显著优点是其β粒子的能量足够低,预计在骨骼病变中积聚后对骨髓的抑制最小,具有优良的放射性核素特性,适合于缓解骨痛。Zakaly HMH等比较了放射性药物^{177}Lu-MDP和^{177}Lu-EDTMP以及目前使用的药物^{153}Sm-EDTMP和$^{89}SrCl_2$在器官和组织中的吸收剂量,结果提示^{177}Lu-EDTMP和^{177}Lu-MDP对骨转移瘤的姑息治疗效果最好。^{177}Lu-PSMA-617、^{177}Lu-PSMA-ALB-56等治疗对转移性去势抵抗性前列腺癌(mCRPC)是一种有效、有潜力的选择,但在骨转移瘤方面未见明确报道。

PSMA靶向放射性核素治疗(^{177}Lu-PSMA RLT)主要针对mCRPC,尤其是多西他赛和新型内分泌治疗失败的患者。^{177}Lu-PSMA-617显著延长影像学无进展生存期(rPFS)和OS,改善疼痛和生活质量,且耐受性优于卡巴他赛化疗。治疗前必须通过^{68}Ga/^{18}F-PSMA PET/CT筛选PSMA阳性(病灶摄取高于肝脏)且肿瘤负荷合适的患者。基于治疗前/后SPECT/CT定量显像进行个体化剂量计算,优化疗效并降低毒性(尤其骨髓和肾脏)。

(二)α射线放射性药物与进展

α粒子相比于β粒子,主要特点是能量强,因而不同于β粒子损伤DNA单链,α粒子杀伤力更强,可造成DNA双链损伤;其次是穿透力弱,传导距离更短。其中最具代表性的是近几年成为研究热门的^{223}镭(^{223}Ra)。

^{223}Ra最大特点是衰变过程中有95%的衰变能以α粒子形式放出。^{223}Ra易于选择性地结合到骨转移患者的骨代谢增高区并发射短程高能α粒子,模拟钙与骨矿物质羟基磷灰石在骨代谢增加(如骨转移)区形成复合物,尤其是在成骨性或硬化转移灶的微环境内,且在更靠近骨皮质的区域比在更深的肿瘤区域更有效。同样^{223}Ra的α粒子引起邻近细胞双链DNA高频断裂,对骨转移灶起到抗肿瘤作用,但穿透力极弱,对邻近健康组织,特别是骨髓的毒性作用可能被最小化。因而,其具有双重作用机制,可同时对骨病灶中的肿瘤细胞以及肿瘤微环境产生高效而精确的细胞毒作用从而抑制肿瘤生长。Boni G等进行了前列腺癌与骨转移的回顾性真实世界研究,83例患者接受了^{223}Ra治疗,年龄中位数75(53~89)岁,Gleason评分3~7分31人,(占37.3%);8~10分42人(占50.6%);不详10人(占12.0%)。结果根据Kaplan-Meier估算,OS和PFS分别为17.5个月和7.7个月,且OS和PFS与^{223}Ra疗程数显著相关。并且高血红蛋白(Hb)或低乳酸脱氢酶(LDH)和碱性磷酸酶(ALP)的患者有更好的OS和PFS。在单因素分析中,OS与^{223}Ra治疗疗程、Gleason评分和Hb、LDH、ALP的基线水平显著相关;PFS与^{223}Ra治疗周期、基线钙水平、PSA水平、PSA倍增时间(PSADT)、ALP水平和LDH水平显著相关。提示^{223}Ra可提高前列腺癌骨转移患者的OS,并推迟骨骼相关事件。此外,Cha TL等研究提示mCRPC相关的骨转移最好接受6个疗程的^{223}Ra治疗,而治疗过程中ALP和LDH成为重要的生物标志物,但其最佳标准疗法以及最有效的治疗剂量和持续时间尚未确定。

^{223}Ra目前主要用于伴症状性骨转移且无已知内脏转移的CRPC。ALSYMPCA试验证明其显著延长OS,延迟首次SREs,改善生活质量。虽然^{223}Ra本身无配套诊断核素显像,但其应用需基于骨扫描(^{99m}Tc-MDP)确认成骨性骨转移为主且无内脏转移。未来与PSMA PET等结合可能优化患者选择。

三、诊疗一体化在骨转移管理中的闭环应用与价值

1. **精准诊断与分期** 分子影像(PET/CT)提供全身骨转移负荷、分子分型(靶点表达)、鉴别诊断。

2. **患者分层与筛选** 基于靶点表达水平和肿瘤负荷,筛选最可能从特定TRT中获益的患者[如PSMA+ mCRPC用^{177}Lu-PSMA,SSTR+神经内分泌肿瘤(NET)用肽受体放射性核素治疗(PRRT),FAP+实体瘤用^{177}Lu-FAPI]。

3. **治疗计划与剂量优化** 利用诊断显像数据进行生物靶区勾画,结合个体化剂量学模型预测肿瘤吸收剂量和正

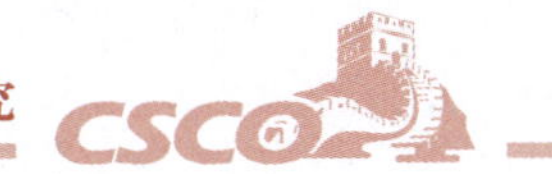

常器官(骨髓、肾)受量,指导治疗活度和方案制定(如 ^{177}Lu-PSMA 的给药剂量和周期)。

4. **治疗实施** 精准输注靶向放射性药物。

5. **早期疗效评估与预测** 治疗后早期(如 1~3 个月)进行分子影像随访(如 PSMA PET),根据病灶摄取变化(SUV 变化)、出现新病灶等客观评估疗效(PERCIST/PSMA-PET 标准),远早于 PSA 变化或 CT/MRI 的形态改变,可预测长期生存获益。识别无应答者,避免无效治疗。

6. **治疗调整与再挑战** 根据疗效评估结果,决定后续治疗方案:继续原方案、调整剂量/周期、换用其他靶向核素治疗(如 α 核素 ^{225}Ac-PSMA 用于 ^{177}Lu-PSMA 失败后)、联合其他治疗(内分泌、免疫、化疗)或最佳支持治疗。

实现真正的个体化精准医疗:"Right Patient,Right Target,Right Drug,Right Dose,Right Time"。最小化无效治疗和毒性:避免对无靶点表达或低表达患者进行无效的 TRT 及降低其潜在副作用。

总之,核素诊疗一体化代表了肿瘤骨转移精准诊治领域的重大范式转变。通过将基于分子靶点的精准诊断(PET/CT 显像)与 TRT 无缝整合,克服了传统诊疗方法的诸多局限,实现了"精准筛查、精准分期、精准治疗、精准评估"的闭环管理。

以 PSMA 为靶点在前列腺癌骨转移、SSTR 为靶点在 NET 骨转移治疗中取得的显著成功,以及 FAP 靶向策略在广谱实体瘤骨转移中展现的巨大潜力,充分证明了诊疗一体化的强大生命力和临床价值。氯化镭[^{223}Ra]作为独特的骨靶向 α 治疗药物,在成骨性转移(尤其是前列腺癌)治疗中确立了重要地位。这些进展显著提高了骨转移患者的诊断准确性、疼痛缓解率、PFS 和 OS,并改善了生活质量。

尽管面临靶点异质性、耐药、α 核素应用挑战、剂量学优化、成本等难题,诊疗一体化的未来充满希望。新型靶点/配体开发、α 核素治疗拓展、AI 驱动的个体化剂量学、与免疫治疗等创新疗法的联合应用,以及更深入的基础转化研究,将持续推动该领域向前发展。随着技术的不断成熟、临床证据的持续积累以及可及性的提高,核素诊疗一体化必将为更多饱受骨转移折磨的肿瘤患者带来更精准、更有效、更个体化的诊疗选择,最终改善其生存预后和生活质量,成为肿瘤骨转移综合管理中不可或缺的支柱性策略。

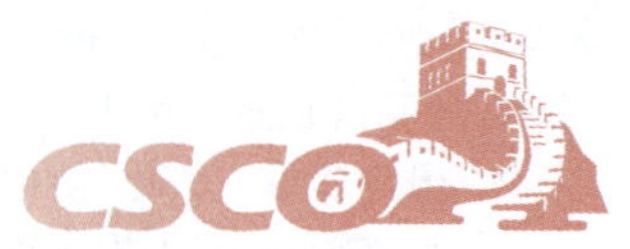

核医学分子影像时代的分化型甲状腺癌诊治模式新进展

王任飞
同济大学附属第十人民医院

核医学分子影像具有在体、无创、高灵敏度、时空动态可视化、可定性及定量分析等特点，且随着融合影像技术的发展，核医学分子影像兼备了反映功能代谢和解剖结构的特点。核医学分子影像评估贯穿于分化型甲状腺癌（differentiated thyroid cancer，DTC）诊治管理的全流程，包括：术后 ^{131}I 治疗前评估及治疗目标验证、^{131}I 治疗后疗效评价、放射性碘难治性 DTC（radioactive iodine-refractory DTC，RAIR-DTC）的界定、指导治疗决策及评价疗效等。随着新型核素标记分子不断研发及转化，核医学分子影像在 DTC 的诊治管理中将以其独特的优势发挥更大的临床价值。

一、核医学分子影像指导 ^{131}I 精准诊疗决策

（一）术后诊断性 ^{131}I 全身显像评估的疾病状态指导 ^{131}I 治疗目标的确定

术后 ^{131}I 治疗前应结合肿瘤 TNM 分期、复发危险度分层及实时动态评估的三重考量，明确手术等前期治疗干预对 DTC 患者的预后影响，以更好地指导术后 ^{131}I 治疗决策，制订个体化治疗和随诊方案。

诊断性 ^{131}I 全身显像（^{131}I-whole body scan，^{131}I-WBS）是评估患者实时疾病状态的关键影像学检查，可在 ^{131}I 治疗前探查术后残留甲状腺及可疑摄碘性转移灶，并可能因此改变 ^{131}I 治疗决策，具体包括：①经评估见甲状腺组织残留较多者，应建议患者接受再次手术；②未见或仅见极少量残留甲状腺，即 ^{131}I-WBS 甲状腺床无显影或浅淡显影，且甲状腺球蛋白（Tg）已处于极低的水平，则可考虑免于 ^{131}I 治疗而直接进入随诊监测；③发现具有摄碘功能且无法手术切除的局部或远处复发 / 转移灶，则可明确首次 ^{131}I 治疗的目标即为清灶，并因此调整 ^{131}I 治疗剂量。一项纳入 152 例接受全 / 近全 / 次全甲状腺切除术、病理证实为乳头状甲状腺癌（papillary thyroid cancer，PTC）患者的临床研究显示，^{131}I 治疗前的 ^{123}I-WBS 可在 26%（40/152）患者中探查到非预期的局部转移，在 6%（9/152）患者中探查到摄碘性远处转移，故可使 49% 的患者变更 ^{131}I 治疗方案及剂量决策。由此可见，治疗前的 ^{131}I-WBS 有助于为客观的病情评估提供实时功能影像学依据，决策 ^{131}I 治疗及个体化治疗剂量实施。因此，基于治疗前 ^{131}I-WBS 等综合评估下的决策是 ^{131}I 精准诊疗至关重要的一环。与美国甲状腺协会（ATA）指南推荐的肿瘤复发危险度分层指导 ^{131}I 治疗决策不同的是，我们建议根据实时动态评估结果决策 ^{131}I 治疗。对于已达到疗效满意（excellent response，ER）且无明显残留甲状腺的患者，可直接进入促甲状腺激素（TSH）抑制治疗下随诊监测；疗效不确切（indeterminate response，IDR）并可见残留甲状腺的患者可接受 ^{131}I 清甲治疗；生化疗效不佳（biochemical incomplete response，BIR）或伴有侵袭性组织病理学特征患者，应考虑 ^{131}I 辅助治疗；针对结构性疗效不佳（structural incomplete response，SIR）患者的治疗目标则为 ^{131}I 清灶治疗。

有学者认为，因诊断性 WBS 口服的 ^{131}I 剂量较低，可能会低估病灶的摄碘能力，尤其是首次 ^{131}I 治疗前行诊断性 WBS 可能因残留甲状腺组织的存在而掩盖病灶的碘摄取；另外，诊断性 ^{131}I-WBS 还可能造成后续治疗剂量的 ^{131}I 摄取减少的“顿抑”现象，故不主张在 ^{131}I 治疗前行 WBS。然后多项研究证实，^{131}I 治疗前行诊断性 WBS 并未影响后续 ^{131}I 清甲成功率及复发率，即使是伴有转移的患者也未影响其治疗反应率。故认为所谓的“顿抑”现象可能是诊断剂量的 ^{131}I 对部分病灶的破坏作用所致。降低诊断性 ^{131}I-WBS 潜在影响的策略包括：使用更小剂量的 ^{131}I（如 1~2mCi）、用物理特性更优的 ^{123}I 进行显像、延迟进行治疗后的 WBS 以及用 ^{18}F-BF_4^- 显像代替等等。

（二）治疗后 ^{131}I-WBS 可通过对病灶摄碘能力的评估预测疗效

患者在接受 ^{131}I 治疗后的 2~10 天通常会利用口服的治疗剂量 ^{131}I 进行 WBS，有助于进一步明确病灶摄碘特征，以及探查诊断性 WBS 未能显示的病灶，为明确患者临床分期、决策后续管理方案提供参考依据。相较于诊断性 ^{131}I-WBS，治疗后的 WBS 因使用的 ^{131}I 活度更大而可能发现更多的摄碘灶。

治疗后 ^{131}I-WBS 显示的病灶摄碘能力还可预判 ^{131}I 治疗疗效。有研究发现，^{131}I-WBS 所见的 DTC 病灶靶 / 本比低于 6.2 时，预示 ^{131}I 清灶治疗无效的概率较高。另外一项研究显示，对于伴有远处转移的 DTC 患者，治疗后 ^{131}I-WBS 见病灶靶 / 本比低于 8.1 和 / 或抑制性 Tg 较治疗前下降小于

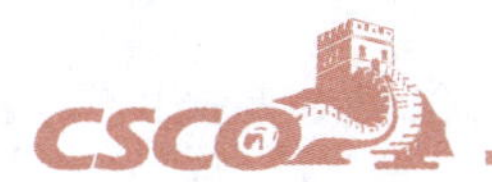

25.3%，预示着很难从下一次 ^{131}I 治疗中得到生化获益，应谨慎决策重复 ^{131}I 治疗。

（三）^{131}I-WBS 可用于辅助评价摄碘功能性病灶的 ^{131}I 治疗疗效

^{131}I-WBS+SPECT/CT 是评价 ^{131}I 治疗 DTC 复发或转移灶疗效的重要手段之一，并可作为筛选复治治疗指征的重要依据。^{131}I 治疗 6~12 个月，可进行疗效评估。目前对 ^{131}I 清灶疗效评价尚无统一标准，比较公认的评价标准应包括病灶结构学体积（超声、CT 等所见的病灶变化）、功能性体积（摄碘和 / 或糖代谢增高病灶的变化）以及血清学改变等。其中 ^{131}I-WBS 可通过摄碘病灶的数量、范围及靶 / 本比的变化等来评价疗效，结合 SPECT/CT 还可观察其结构学体积的变化。尤其对于其他结构影像学尚未显示的微转移灶，^{131}I-WBS 的动态变化对诊治管理决策至关重要。如 ^{131}I-WBS 显示病灶浓集范围缩小或浓集程度减淡、病灶减少，同时血清 Tg 或甲状腺球蛋白抗体（TgAb）水平持续下降，结构影像提示病灶缓解或维持稳定，则判断治疗有效，可重复进行 ^{131}I 治疗，直至病灶消失或对治疗无应答。相反，如 ^{131}I-WBS 虽显示病灶摄碘，但血清 Tg 或 TgAb 未见明显下降甚至反而上升，结构影像提示病情进展或即使稳定，则提示患者仅从单一 ^{131}I 治疗中获益有限，应纳入 RAIR-DTC 的诊治管理。

（四）再次治疗前诊断性 ^{131}I-WBS 评估指导复治决策

再次 ^{131}I 治疗前，建议基于血清及影像学检查结果，实时动态评估前期 ^{131}I 治疗反应，权衡再次 ^{131}I 治疗的获益及风险。尤其对于初次 ^{131}I 治疗后存在疾病持续 / 复发或转移的患者，评估前期 ^{131}I 治疗疗效的同时还应采用诊断性 ^{131}I-WBS 实时评价病灶的摄碘能力，以作为决策再次 ^{131}I 治疗的依据。只有同时符合以下指征时才考虑重复 ^{131}I 清灶治疗：①患者从前次的 ^{131}I 治疗中获得血清和 / 或影像学获益，即 Tg 或 TgAb 下降，结构影像提示病灶缓解或维持稳定；②实时诊断性 ^{131}I-WBS 显示病灶仍具备足够的摄碘能力；③继续 ^{131}I 治疗的潜在获益大于治疗相关不良反应的风险等。

二、核医学分子影像评估贯穿于 RAIR-DTC 诊治管理全程

（一）预判和诊断 RAIR-DTC

《放射性碘难治性分化型甲状腺癌诊治管理指南（2024 版）》对 RAIR-DTC 的界定进行了进一步的优化。在排除残留甲状腺、TSH 刺激不充分、体内稳定性碘水平超标等可能降低 ^{131}I-WBS 反映病灶摄碘能力的前提下，出现下列临床情形之一即可界定为 RAIR-DTC：①所有已知 DTC 病灶均不摄碘；②尽管部分或全部病灶摄碘，但 ^{131}I 治疗后（1 年内）出现疾病进展。^{131}I-WBS+SPECT/CT 是判断 RAIR 的重要依据。^{131}I-WBS+SPECT/CT 是 DTC 患者 ^{131}I 治疗期间预评估、疗效评价、寻找病灶、肿瘤再分期、指导治疗决策和判断预后的重要方法。DTC 病灶分化程度越低，侵袭性越强，摄碘能力越低，而无氧糖酵解增加，常呈现摄碘能力和 ^{18}F-FDG 亲和力反转现象（flip-flop 现象）。无论病灶是否摄碘，如其同时伴有摄取 ^{18}F-FDG 增高，均提示患者从 ^{131}I 治疗中获益降低，应尽早纳入 RAIR-DTC 的诊治管理。

（二）多种分子影像联合评估肿瘤负荷，指导 RAIR-DTC 的诊治决策

（1）^{18}F-FDG PET/CT：^{18}F-FDG PET/CT 主要用于血清 Tg 或 TgAb 水平持续增高（如刺激性 Tg>10ng/ml，或 TgAb 阳性且呈持续上升趋势）而 ^{131}I-WBS 阴性的高危 DTC 患者，可辅助寻找和定位病灶。一项包含 1 195 例患者的 17 项研究的 meta 分析显示，^{18}F-FDG PET/CT 探测病灶的灵敏度和特异度可分别达 86% 和 84%。影响其探测灵敏度的因素包括病灶分化程度、肿瘤负荷及 Tg 倍增时间等。对于刺激性 Tg 水平 ≤10ng/ml 的 DTC 患者，^{18}F-FDG PET/CT 检测病灶的灵敏度相对较低，仅为 10%~30%。伴有侵袭性病理亚型患者的 Tg 水平可能较低，Tg 倍增时间短者提示疾病进展，^{18}F-FDG PET/CT 的阳性率更高。^{18}F-FDG PET/CT 与 ^{131}I-WBS+SPECT/CT 相结合可更加全面地评估全身肿瘤负荷，展示糖代谢及碘代谢特征异质性的病灶，可以早期明确 RAIR 病灶的存在，优化后续的诊治管理。

此外，DTC 转移灶摄取 ^{18}F-FDG 是 ^{131}I 治疗疗效不佳的主要预测因素，也是患者生存率下降的独立预后因素。^{18}F-FDG PET/CT 可以检测出葡萄糖代谢增高的病灶，这些病变往往更具侵袭性，无论病灶是否摄碘，^{18}F-FDG 摄取增高均提示患者从 ^{131}I 治疗中获益可能性降低；而且更易因每一次 ^{131}I 治疗前停用甲状腺激素（TH）后的高水平 TSH 激发而出现病情进展，故应谨慎进行 ^{131}I 复治决策。由于 ^{18}F-FDG 阳性摄取的病灶的侵袭性更强，更易发生快速进展，故应密切随诊监测，及时给予局部或系统治疗。

（2）靶向新生血管生成的核素诊疗一体化：整合素受体在包括肺癌、甲状腺癌等在内的多种恶性肿瘤中均呈高表达，整合素 $\alpha_v\beta_3$ 已被认为是核素标记精氨酸 - 甘氨酸 - 天冬氨酸（RGD）肽的潜在显像靶点和肿瘤血管生成的分子标志物。赵丹等的研究显示，纳入 10 例患者的全部 RAIR-DTC 病灶均在 ^{99m}Tc-3PRGD2 SPECT/CT 上得以显示，且病灶靶 / 本比与增殖速率中位数显著相关（$r = 0.878$，$P = 0.009$），提示 ^{99m}Tc-3PRGD2 显像可用于探查 RAIR-DTC 病灶并评估其进展速度，辅助抗血管生成治疗决策及监测疗效。一项纳入 44 例 RAIR-DTC 患者的研究显示，^{68}Ga-DOTA-RGD2 PET/CT 探查病灶的灵敏度、特异度和准确性分别为 82.3%、100% 和 86.4%，提示可选择性应用于 ^{18}F-FDG PET/CT 阴性或难以定性的患者。

前列腺特异性膜抗原（prostate specific membrane antigen，PSMA）是一种跨膜糖蛋白，可表达于包括前列腺癌在内的多种恶性肿瘤的新生血管内皮中。一项头对头比较 ^{68}Ga-PSMA 和 ^{18}F-FDG PET/CT 探查甲状腺癌病灶效能的研究发现，无论是 DTC 还是 RAIR-DTC 病灶，前者的阳性率均低于后者（60.00% vs. 90.00%，59.38% vs. 96.88%）。免疫组化染色证实 RAIR-DTC 病灶 PSMA 表达明显强于 DTC 病灶，但与 ^{68}Ga-PSMA PET/CT 上的 SUVmax 并没有显著相关性。可见，^{68}Ga-PSMA PET/CT 在探查 RAIR-DTC 病灶方面具有一定的临床价值，尽管其诊断效能并不优于经典的 ^{18}F-FDG PET/CT，但却具有筛选患者进行后续放射性配体治疗（radioligand therapy，RLT）的独特优势。

(3)靶向成纤维细胞激活蛋白的核素诊疗一体化：成纤维细胞激活蛋白(fibroblast activation protein, FAP)是一种Ⅱ型跨膜丝氨酸蛋白酶，在90%以上的上皮源性恶性肿瘤的肿瘤相关成纤维细胞(carcinoma-associated fibroblasts, CAFs)表面呈现过表达，可促进CAFs、肿瘤细胞、内皮细胞等的增殖、迁移和侵袭，导致细胞外基质降解、肿瘤血管化和逃避免疫监测。核素标记FAP抑制剂(FAP inhibitor, FAPI)可特异性地识别CAFs，进而实现对肿瘤病灶的定位。付浩等的研究纳入了35例临床可疑或确诊转移性DTC的患者，均进行了^{68}Ga-FAPI和^{18}F-FDG PET/CT的头对头检查，结果发现^{68}Ga-FAPI PET/CT探查颈部淋巴结及远处转移的灵敏度明显高于^{18}F-FDG PET/CT(83% vs. 65%，79% vs. 59%，$P < 0.001$)，且不同部位病灶对^{68}Ga-FAPI的SUVmax也均高于^{18}F-FDG。RAIR-DTC病灶在^{68}Ga-FAPI PET/CT上的高摄取为后续的RLT提供了可能性，靶向FAPI的核素诊疗一体化策略为多线治疗失败的进展期RAIR-DTC患者提供了新的选择。一项针对靶向药物治疗后进展的RAIR-DTC患者进行^{177}Lu-DOTAGA.(SA.FAPI)$_2$挽救治疗的探索性研究中，入组标准要求^{68}Ga-DOTA.SA.FAPI PET/CT显示病灶明显高摄取且病灶数量≥^{18}F-FDG PET/CT所见，如仅表现为对FAPI的轻中度摄取或^{18}F-FDG PET/CT显示更多病灶则排除在外。

(4)靶向生长抑素受体的核素诊疗一体化：甲状腺滤泡上皮细胞来源的肿瘤可同时表达三种以上生长抑素受体(somatostatin receptor, SSR)，参与调控肿瘤细胞增殖。核素标记SSR类似物如^{68}Ga-DOTANOC、^{68}Ga-DOTATATE等可用于探测RAIR-DTC病灶。Kundu的研究初步展示了^{68}Ga-DOTANOC PET/CT探查不摄碘DTC病灶的可行性，在对Tg阳性而^{131}I-WBS阴性的持续/复发或转移性DTC病灶探查中，^{68}Ga-DOTANOC PET/CT的阳性率约为65%。另一项头对头研究比较了TSH刺激及抑制状态下^{68}Ga-DOTATATE和^{18}F-FDG PET/CT的探查效能，结果发现，无论TSH水平如何，二者均有很高的诊断准确性，且^{68}Ga-DOTATATE PET/CT探查淋巴结病变较^{18}F-FDG PET/CT更灵敏。靶向SSR的核素显像可作为^{18}F-FDG PET/CT显像阴性时探查RAIR-DTC病灶的补充手段，并有望筛选患者进行肽受体介导的放射性核素治疗(peptide receptor radionuclide therapy, PRRT)。

(三)评估侵袭性进展病灶经局部或系统治疗后的疗效

RAIR-DTC病灶治疗前应对患者进行完善的影像学评估，明确肿瘤病灶部位、数量、大小及邻近重要组织器官侵犯情况，并作为实体肿瘤疗效评价标准的基线；而^{18}F-FDG PET/CT可通过肿瘤病灶代谢参数的变化进行代谢反应评估。研究发现，通过^{18}F-FDG PET/CT进行代谢反应评估优于传统的结构影像学评估，其评估结果与患者的临床预后相关。

对于无法局部治疗和/或全身多脏器受累的有症状或肿瘤快速进展的RAIR-DTC患者，多靶点酪氨酸激酶抑制剂(tyrosine kinase inhibitors, TKIs)已成为一线治疗的标准选择。由于TKIs的不良反应影响患者的生活质量，所以早期识别对TKIs治疗反应不佳的患者对及时调整治疗策略至关重要。一项纳入33例接受仑伐替尼治疗的^{18}F-FDG阳性RAIR-DTC患者的研究结果显示，治疗后4周约57.6%的患者即可观察到经^{18}F-FDG PET/CT评估的显著代谢反应，15.1%的患者代谢反应有所延迟，而治疗后4~8周代谢无反应的患者其OS中位数显著缩短(8.98个月 vs. 40.00个月)。由此可见，RAIR-DTC接受靶向治疗的早期无代谢反应甚至进展者，应密切随诊病情变化，及时变更治疗策略。

三、核医学分子影像指导DTC的随诊管理决策

核医学分子影像在DTC的随诊管理中具有不可替代的价值。在^{131}I清甲或辅助治疗之后，如果治疗后的WBS未显示在甲状腺床以外的摄取，随访中如已达到ER，通常无须进行后续的诊断性^{131}I-WBS。当伴有以下临床情形时，则需要在随诊中进行^{131}I-WBS：①首次治疗后^{131}I-WBS显示甲状腺床外异常摄取的患者；②残留甲状腺消融治疗后^{131}I-WBS见较大量残留甲状腺组织；③Tg持续上升或TgAb持续阳性甚至逐渐升高者；④了解其他结构影像学检查发现的复发/转移灶摄碘功能，以指导^{131}I治疗决策。鉴于平面显像缺乏解剖定位标志的局限性，SPECT/CT可进一步提高对DTC复发或转移灶定性和定位诊断的准确性，同机CT图像还可能同时发现不摄碘病灶的存在，进而改变治疗决策。

^{18}F-FDG PET/CT主要适用于以下临床情形：①血清Tg/TgAb水平持续增高(如刺激性Tg>10ng/ml，或TgAb阳性且呈持续上升趋势)而^{131}I-WBS阴性的高危DTC患者，可辅助寻找和定位病灶。②甲状腺嗜酸细胞癌和低分化癌患者术后出现Tg或TgAb水平升高、而其他影像学检查无明显阳性发现或仅提示极小的肿瘤负荷时，可考虑^{18}F-FDG PET/CT以探查复发/转移病灶。③^{18}F-FDG PET/CT检查可作为疾病快速进展及肿瘤特异性死亡风险增高的预测工具。④评估侵袭性疾病经全身或局部治疗后的疗效反应。基于^{18}F-FDG PET/CT的代谢反应评估结果与患者的临床预后密切相关，无代谢反应者的无进展生存期和疾病特异性生存期均明显缩短。

综上，核医学分子影像在DTC的全流程诊治管理中具有不可替代的临床价值。DTC术后^{131}I治疗前进行包含诊断性^{131}I-WBS在内的实时动态评估可明确治疗目标，指导^{131}I剂量决策；^{131}I-WBS可明确DTC病灶的摄碘特征，预估^{131}I治疗疗效，结合血清学及其他影像检查还可评价^{131}I治疗疗效，作为^{131}I复治决策的参考；^{131}I-WBS是界定RAIR-DTC的重要依据，与^{18}F-FDG PET/CT结合有助于全面评估全身肿瘤负荷；^{18}F-FDG PET/CT可通过评估病灶的葡萄糖代谢特征来预测疾病进展速度及远期预后，还可通过治疗前后的早期代谢反应预测患者临床获益，以便及时调整治疗方案；靶向RGD肽、PSMA、FAP、SSR等的多种新型核素显像可作为探查RAIR-DTC病灶的有益补充，并根据病灶对示踪剂的摄取能力筛选适合后续进行靶向性核素治疗的患者。由此可见，核医学分子影像具有功能代谢显像的独特优势，可高效实现从诊断、治疗决策到随访管理的个体化精准管理模式。

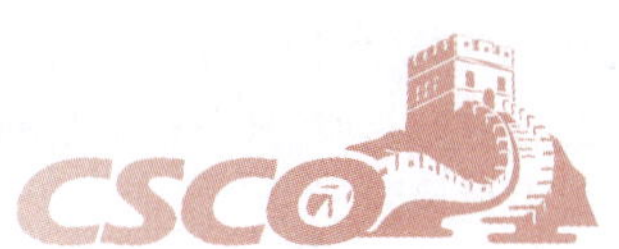

同位素敷贴联合局部注射在瘢痕治疗中的应用

赵银龙
吉林大学第二医院

一、背景

瘢痕疙瘩表现为突出于皮肤表面的肿块状组织，它可继续增大、增厚，并超出原始病变范围，并伴有疼痛和瘙痒的症状，局部皮肤颜色差异，会对患者造成不同程度的心理障碍，尤其是面部瘢痕。当前，瘢痕疙瘩的整体治疗效果尚不理想。手术虽为常用治疗方法之一，但单一手术治疗后的复发率较高，可高达45%~100%。因此，手术治疗的患者，在术后需要联合其他方法进行治疗，例如放疗或药物注射。局部放疗是常用的治疗手段，特别是在瘢痕疙瘩的治疗中，同位素敷贴治疗显示了显著的效果。用于注射治疗的药物有曲安奈德、复方倍他米松、5-氟尿嘧啶等，单用一种药物或者药物联合的方式在临床工作中都存在。本综述旨在探讨瘢痕疙瘩的发病机制、同位素敷贴治疗的应用、局部注射治疗及其治疗效果。

二、发病机制

1. **炎症反应**　从皮肤受损至伤口愈合的全过程中，炎症细胞与炎症因子是皮肤受损后正常愈合过程的关键环节，但在细胞及炎症因子调节失衡的情况下，正常的愈合过程改变，导致瘢痕形成。此过程中，中性粒细胞、巨噬细胞、肥大细胞及淋巴细胞等炎症细胞激活成纤维细胞，促使胶原纤维过度生成并沉积于细胞间质，进而促成瘢痕疙瘩的形成。研究发现，在瘢痕疙瘩患者中，促进炎症和纤维化的细胞因子，如IL-6、转化生长因子-β（transforming growth factor-β，TGF-β）、肿瘤坏死因子-α（tumor necrosis factor-α，TNF-α）等的表达上调，而抑制炎症的因子，如IL-37、IL-17的含量则有所减少，上述因子的变化，能够促进瘢痕组织中胶原蛋白的合成和细胞增殖，进而导致瘢痕疙瘩的形成。

2. **肿瘤假说**　瘢痕疙瘩中成纤维细胞的糖酵解水平提高，可能存在类似肿瘤的Warburg效应，再进一步的研究发现瘢痕疙瘩中存在抑癌基因*TP53*失活和肿瘤抑制因子磷酸酶和张力蛋白同源物（PTEN）表达水平下降的现象，但在瘢痕疙瘩的某些区域却发现两者的升高。这些说明瘢痕疙瘩存在部分与肿瘤相似的特征，却又因各种因素的相互作用，使得瘢痕疙瘩被限定在良性的范围内。仍需进一步研究，明确其作用机制。

3. **信号通路**　可能是胶原蛋白的重塑异常，导致瘢痕疙瘩的形成，与瘢痕疙瘩有关的信号通路众多，TGF-β1/Smad信号通路是目前瘢痕疙瘩信号通路研究中的热点，与多种纤维化疾病相关。该通路的激活可以促进成纤维细胞的增殖，胶原蛋白的沉积。此外，通过调控*FOXM1*基因和下调干扰素调节因子3等手段来抑制TGF-β1/Smad信号通路，结果显示成纤维细胞增殖和胶原蛋白产生受到抑制。有研究显示，在瘢痕疙瘩中，该通路被异常激活。这说明TGF-β1/Smad信号通路对瘢痕疙瘩的发生有着重要的作用。JAK/STAT通路被视为一种重要的信号转导途径，此通路中，STAT3是其中最为重要的分子。STAT3在调控细胞增殖、迁移、细胞因子或趋化因子的产生以及炎症等多种生物过程中扮演着主导角色。研究发现，在瘢痕组织中，STAT3的表达水平和磷酸化状态异常增加，这暗示着STAT3在瘢痕形成的疾病过程中发挥着重要的作用。此外，整合素信号通路、Wnt/β-catenin信号通路等也被发现与瘢痕疙瘩的形成有关，且与TGF-β1/Smad信号通路存在联系。后续对瘢痕疙瘩信号通路的进一步研究，有望为治疗瘢痕疙瘩提供更坚实的理论基础。

三、治疗

1. **同位素敷贴治疗**　同位素敷贴的同位素在发生衰变时，释放β射线，此种射线电离能力强，穿透距离短。当β粒子照射到瘢痕组织时，会与组织中的分子发生离子化、激发和电离等作用，释放出能量。从而抑制过度合成的胶原蛋白，降低硬度和凸起程度，促进胶原蛋白降解，使瘢痕疙瘩变平，同时具有抗炎作用，可通过调节免疫反应来减轻瘢痕疙瘩的炎症和红肿。国内应用^{90}锶敷贴治疗瘢痕疙瘩740例，病程在1年内的，治愈率达95.9%，总有效率99%；瘢痕疙瘩厚度0.3cm内的治愈率97.1%，总有效率99.6%。同位素敷贴对瘢痕治疗疗效确切，安全，无痛，但是同时可能存在一些副作用：β射线治疗可能引起皮肤不适、红肿、瘙痒、烧灼感和脱屑等反应。这些反应多为暂时性，随治疗进程逐渐缓解。需要注意的是，β射线是一种放射性能量，如果治疗不当或剂量过高，可能对周围组织和身体其他部位造成不可逆的损伤。因此，治疗过程务必严格控制剂量和照射区域，以最大程度降低放射性风险。

2. 局部注射治疗

(1) 糖皮质激素类药物：应用于瘢痕注射的药物较多，其中糖皮质激素类药物应用广泛。糖皮质激素能够对成纤维细胞的生长、增殖以及分泌等过程起到抑制作用，进一步降低组织内的胶原蛋白量从而缓解瘢痕的红肿和硬化症状。可以单独使用进行瘢痕内注射，也可以与其他药物联合使用进行瘢痕内注射治疗。常用药物包括曲安奈德和复方倍他米松。有研究显示，单独应用糖皮质激素注射治疗瘢痕 43 例，总有效率 76.74%，皮损厚度、生长速度、瘙痒指数、疼痛指数等较治疗前降低。另外的研究也显示，单独应用复发倍他米松注射治疗瘢痕，总有效率 89.90%(89/99)，温哥华瘢痕量表评估(Vancouver scar scale, VSS) 分数较治疗前降低。但是单独注射时，有研究报道糖皮质激素有效率可达 50%~100%，但也存在较高的复发率，可达到 9%~50%，且注射时疼痛症状重，部分患者拒绝此种治疗方法，但长期应用可能导致局部皮肤色素减退、组织坏死和毛细血管扩张等，更严重的则会影响内分泌系统，影响血压等。

(2) 抗肿瘤药物：鉴于瘢痕疙瘩可能具有肿瘤的特性，部分抗肿瘤药物，例如平阳霉素、博来霉素以及 5- 氟尿嘧啶 (5-fluorouracil, 5-FU)，也被应用于瘢痕疙瘩的治疗中。近年来，5-FU 的应用愈发广泛，其关键作用在于抑制细胞周期中的 S 期，通过阻碍胸腺嘧啶核苷酸合成酶的活性，进而阻止脱氧尿嘧啶核苷酸的转化，达到抑制 DNA 合成的目的。研究表明，5-FU 通过提升 Smad7 的表达水平，抑制 TGF-β 的活性，并阻碍成纤维细胞的增殖，从而实现对瘢痕增生的抑制作用，用于治疗瘢痕疙瘩。然而单纯皮损内注射 5-FU 对抑制瘢痕疙瘩有一定的治疗作用，但是总的有效率并不理想，通常联合应用，与激素联合注射常见。有国外研究发现对 120 名瘢痕疙瘩患者进行了糖皮质激素类联合 5-FU 局部注射治疗的疗效优于单独应用糖皮质激素，复发率也更低。5-FU 在一定程度上降低了单独激素治疗的复发率高的情况。

(3) 其他药物：除了糖皮质激素类药物和抗肿瘤药物可以应用于瘢痕疙瘩的治疗，其他注射治疗药物还包括 A 型肉毒毒素、维拉帕米等。A 型肉毒毒素通过抑制成纤维细胞增殖、降低局部张力及影响瘢痕周围炎性因子，有效抑制瘢痕增生，从而对瘢痕疙瘩发挥治疗作用。根据国内研究，对 97 例瘢痕疙瘩患者进行的 A 型肉毒毒素及糖皮质激素注射治疗研究显示，单独使用 A 型肉毒毒素的疗效优于单独使用糖皮质激素。维拉帕米是钙通道阻滞剂，可以抑制成纤维细胞的活性，刺激胶原酶原的合成、降低胶原的含量，减少细胞外基质的生成，进而达到治疗皮肤瘢痕疙瘩的目的，同时还对肌动蛋白肌丝有解聚作用，进而改变成纤维细胞形态、抑制瘢痕疙瘩增殖。报道证实，维拉帕米的单独注射治疗瘢痕疙瘩的疗效及患者满意情况优于单独的激素治疗。但目前病例尚不足，观察时间也较短，仍需进一步的总结分析。

3. 同位素敷贴联合局部注射治疗 瘢痕疙瘩治疗是一个长期过程，单一疗法常伴随不良反应多、治疗周期长及复发率高的问题，可以进行瘢痕疙瘩的综合治疗，用多种方法对瘢痕疙瘩的病灶进行治疗。瘢痕疙瘩的二联治疗方案的综合性和个体化确实可以帮助患者达到更好的疗效，即使对于同一患者来说瘢痕疙瘩所在的部位不同也会采取不同的方式。手术治疗联合放射治疗、手术联合注射治疗等，但手术创伤相对较大，部分患者也因此拒绝此类方案，同时具有担心术后复发心理。因此更多患者接受创伤小且无痛的治疗方案。瘢痕内注射联合同位素敷贴治疗具备这一优势。同位素敷贴治疗安全、无痛、无创，但考虑其射线剂量情况，可以联合局部注射治疗。考虑到目前的注射治疗是使用相对比较广泛的方案，可以同位素敷贴联合激素及抗肿瘤药物治疗方案，从多种发病机制上对瘢痕进行治疗。研究指出，采用 ^{32}P 敷贴结合曲安奈德和氟尿嘧啶治疗瘢痕疙瘩，其疗效显著优于单独使用曲安奈德和氟尿嘧啶的治疗方法。具体而言，联合治疗的治愈率达到了 74%，而单独治疗的治愈率为 40%；联合治疗的复发率为 12.9%，而单独治疗的复发率高达 43.3%。根据临床观察，笔者团队采用 ^{90}Sr 同位素敷贴联合复方倍他米松、氟尿嘧啶注射治疗瘢痕疙瘩，其疗效显著优于单一的同位素敷贴治疗，也希望这种联合治疗方法能够有效缩短治疗疗程，减少瘢痕疙瘩的治疗时间，并可能降低长期使用同位素敷贴及激素治疗的不良反应。

四、总结和展望

目前，治疗瘢痕的药物及方法较多，每种方法单一治疗都有自身的优势及劣势，鉴于此，联合使用不同的治疗方法，可以相互补充，减少单一方法可能带来的不良反应，同时也有助于缩短整个治疗过程的时间。展望未来，我们期待通过进一步的研究，能够发现更为高效和安全的治疗方案，以期达到缩短治疗周期、减少不良反应的目的。此外，深入研究瘢痕疙瘩的形成机制，识别出更为精准的治疗靶点，对于提高治疗效果和减少复发率具有重要意义。

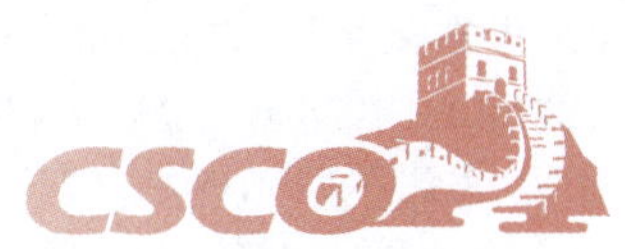

消化道肿瘤治疗新策略：靶向、免疫及细胞疗法的现状与未来

郭一璇 李嘉瑞 梁凯杰 袁野 许婷 张盼盼 刘畅 张淼 薛冉 龚继芳 刘丹 沈琳

北京大学肿瘤医院

一、引言

手术、化学治疗和放射治疗构成了消化道肿瘤传统治疗模式的基石。然而，对于晚期或转移性患者而言，传统疗法的疗效有限，且常伴随显著的毒副作用和耐药问题，导致患者总体生存获益不佳，临床上亟需更有效、更安全的治疗策略。

近年来，随着分子生物学、基因组学及肿瘤免疫学研究的飞速发展，我们对肿瘤发生发展的分子机制有了前所未有的深入理解。这一革命性进步推动了消化道肿瘤治疗进入了“精准医疗”的新纪元。以靶向治疗、免疫治疗和细胞疗法为代表的三大新兴治疗支柱，正以前所未有的深度和广度重塑着消化道肿瘤的临床实践格局。靶向药物通过精准识别并攻击肿瘤特异性的分子靶点，实现了高效低毒的治疗目标；免疫检查点抑制剂（ICIs）通过重新激活机体自身的免疫系统来攻击肿瘤，为部分患者带来了长期生存的希望；而以 CAR-T 为代表的细胞疗法，则为传统治疗手段束手无策的难治性肿瘤提供了全新的解决方案。

面对日新月异的研究成果、层出不穷的新药和日益复杂的联合策略，全面系统地掌握各类疗法在不同消化道瘤种中的应用现状、挑战与未来方向，对临床医生和科研人员至关重要。本文旨在系统性地梳述和回顾靶向治疗、免疫治疗及细胞疗法在消化道肿瘤领域的关键进展，重点探讨核心靶点、代表性药物、里程碑式临床研究以及前沿探索方向，以期为临床个体化治疗决策和未来新药研发提供有价值的参考与展望。

二、靶向治疗

靶向药物通过识别肿瘤特异性分子改变，实现精准杀伤肿瘤细胞，减轻对正常组织的毒性，为患者带来个体化治疗的可能。随着越来越多的分子靶点和靶向治疗方法被阐明，全面了解每种药物在临床实践中的作用也变得越来越具有挑战性。我们将按治疗靶点细分消化道恶性肿瘤中这些改变临床实践的进展。

近年来，消化道肿瘤（如胃癌、结直肠癌、胆道癌、胰腺癌）中的热门靶点新药研发取得了显著进展，呈现出“精准分型、多靶协同、抗体偶联药物（ADC）与免疫联合”并行的发展趋势。目前已进入临床广泛应用阶段的热门靶点包括 HER2、CLDN18.2、KRAS、BRAF 和 FGFR2 等。

1. 热门靶点

（1）人表皮生长因子受体 2（human epidermal growth factor receptor2，HER2）：HER2 是消化道肿瘤中最重要的靶点，目前在胃 / 胃食管交界处癌、胆道系统肿瘤的作用得到了充分的验证，目前曲妥珠单抗、德曲妥珠单抗、维迪西妥单抗、泽尼达妥单抗（ZW25）已获批上市，成为标准治疗方案的一部分。但更多靶向 HER2 的双抗、小分子、ADC 药物在不断研发中。

HER2 具有胞外结合域 1-4（extracellular domain，ECD1-4），目前针对 HER2 双抗主要针对 HER2、ECD2 和 ECD4，通过同时结合 HER2 受体的两个不同表位，增强信号阻断与受体内吞，同时激活抗体依赖的细胞毒作用。ZW25 是首个获批上市的 HER2 双抗，用于标准治疗失败的 HER2 阳性的胆道系统肿瘤，并且用于一线的相关研究正在推进。此外，ZW25 在胃 / 胃食管交界处癌中展现出良好的抗肿瘤活性，并用在 HER2 阳性胃癌一线治疗中开展研究。ZW25 联合化疗用于 HER2 阳性胃癌一线治疗的Ⅱ期研究结果：客观缓解率（objective response rate，ORR）显著，疾病控制率（disease control rate，DCR）高达 88.1%，临床获益率达 78.6%。患者的无进展生存期中位数（median progression-free survival，mPFS）为 12.5 个月，总生存期中位数（median overall survival，mOS）达到 36.5 个月，较曲妥珠单抗联合化疗的疗效、生存期方面有提高趋势。对于免疫治疗存在禁忌，或不适合曲妥珠单抗 +PD1+ 化疗的患者，ZW25 联合化疗或许是可选方案。在 ZW25 联合化疗的基础上进一步联合免疫治疗，是否可进一步提高疗效和生存，尚在Ⅲ期研究探索中（NCT05152147）。同时，胃癌免疫微环境探索结果显示，相比 HER2 阴性胃癌，HER2 阳性胃癌的免疫微环境中具有更多的浸润性 T 细胞。通过多重免疫荧光染色和空间图像分析，HER2 阳性患者的肿瘤组织中 $CD8^+$T 细胞的浸润密度显著升高，同时 $CD4^+$T 细胞和 $CD68^+$ 巨噬细胞的密度也有一定上升趋势。表明 HER2 阳性胃癌具有更“炎性”的免疫微环境，可能更适合接受 ICIs 治疗。因此，KN026（HER2/ECD2/4 双抗）联合 KN046（CTLA4/PD-L1 双抗）首次探索 HER2 阳性胃癌一线治疗"去化疗"模式，Ⅰ/Ⅱ期研究结果显示：在113位非乳腺癌受试者中，ORR为55.6%，其中HER2阳性胃癌首次治疗的ORR高达78.9%，PFS为11个月，DCR达89.5%，媲美标准抗HER2^{+}PD1^{+}化疗疗效，为无法耐受化疗的患者提供有效治疗方式。另外，还有HER2/CD3、CD137、CD47和CD40等靶向与免疫检查点相关药物（表1）。如HER2/CD3通过同时结合肿瘤细胞表面的HER2和T细胞表面的CD3，能够激活并引导T细胞特异性杀伤HER2表达的肿瘤细胞，可有效治疗对曲妥珠单抗耐药的HER2阳性肿瘤；而HER2/CD47双抗通过一端靶向HER2精准定位于肿瘤细胞，另一端阻断CD47信号，使巨噬细胞恢复对肿瘤的吞噬功能，从而增强抗肿瘤免疫反应。这些双特异性抗体有望成为HER2阳性消化道肿瘤的新一代免疫治疗选择，尤其适用于联合其他免疫或靶向治疗策略以提高整体疗效。

表1　靶向HER2双特异性抗体

药物	瘤种	目标人群	临床试验（阶段）
ZW25	胆管癌、食管癌、胃/胃食管接合部癌、结直肠癌、胰腺癌	HER2过表达/扩增	NCT04276493（Ⅰ/Ⅱ） NCT06695845（Ⅱ） NCT03929666（Ⅱ） NCT04466891（Ⅱ） NCT05152147（Ⅲ） NCT06282575（Ⅲ）
KN026	胆管癌、胃/胃食管接合部癌、结直肠癌	HER2过表达/扩增的晚期或转移性	NCT06023758（Ⅱ） NCT03619681（Ⅰ） NCT05985707（Ⅱ） NCT05427383（Ⅱ/Ⅲ） NCT06998771（Ⅱ） NCT03925974（Ⅱ）
GBR-1302	实体瘤	HER2过表达/扩增	NCT02829372（Ⅰ）
PRS-343	胃癌	HER2阳性	NCT03330561（Ⅰ） NCT03650348（Ⅰ） NCT05190445（Ⅱ）
D3L-001	实体瘤	EGFR/HER3依赖性	NCT05957536（Ⅰ）

靶向HER2的ADC也是新药研发的重要部分，除了ADC之外，双抗ADC（bispecific ADC）也有不少进入临床研究阶段（表2）。在胃癌中，RC48、德曲妥珠单抗在HER2阳性胃癌后线治疗中证实具有优势，为胃癌一线标准治疗失败后，继续抗HER2治疗提供方案。即使对于HER2低表达的患者，HER2-ADC也能使之获益。目前HER2-ADC，如：DS8201，RC48已向HER2过表达胃癌的一线治疗推进。其中DS8201仍针对HER2阳性人群，2024年欧洲肿瘤内科学会（ESMO）大会公布了DESTINY-Gastric06的最终生存数据，显示：胃/胃食管交界处癌患者OS达10.2个月，与DESTINY-Gastric01研究的疗效一致。而RC48^{+}PD1^{+}化疗联合或不联合曲妥珠单抗的Ⅱ期临床研究首次探索了RC48在不同HER2表达水平胃癌的一线治疗应用。2025年美国临床肿瘤学会（ASCO）口头报告中指出在HER2高表达组中，RC48^{+}PD1^{+}抗HER2治疗方案的ORR高达82.4%，较标准抗HER2^{+}PD1^{+}化疗相比有提高趋势；而在HER2中低表达组中，ORR为72.0%，PFS中位数为9.9个月，明显优于对照组的7.2个月，为HER2低表达人群前线引入抗HER2治疗提供依据。此外，其他抗HER2-ADC、双抗ADC，包括：FS1502、ARX788，JSKN003、TQB2102等（表2）也在胃癌中被探索，虽然涉及HER2不同表达人群，但是在HER2阳性胃癌中看到较好前景，ORR 33.3%~70.0%。HER2阳性的结直肠癌，虽然发生率低（3%~5%），但目前是HER2-ADC探索的重要领域。SHR-A1811、JSKN003在HER2阳性结直肠癌（CRC）后线治疗中均看到较好效果，在全球Ⅰ/Ⅱ期临床研究中，SHR-A1811在HER2表达的CRC患者中，ORR达45.9%，DCR超过70%，部分患者在既往抗HER2治疗失败后依然获得应答。在2025年ASCO年会中公布的Ⅰ/Ⅱ期临床研究结果显示，JSKN003在HER2高表达的CRC患者中展现出显著疗效与良好的安全性。在纳入的21例CRC患者中，ORR达61.9%，DCR高达95.2%。尽管ADC单药治疗HER2 IHC 3+的转移性CRC患者已显示良好疗效，但通过与化疗或其他靶向药物联合使用以提高治疗反应率和克服耐药性，有望改变HER2阳性CRC的治疗模式。但目标人群仍集中于HER2阳性（IHC 3+），对于低表达患者探索较少。

表2　靶向HER2 ADC类药物

药物	瘤种	目标人群	临床试验（阶段）
JSKN003	胃癌、结直肠癌	HER2表达或扩增	NCT06998771（Ⅱ） NCT05744427（Ⅰ/Ⅱ）

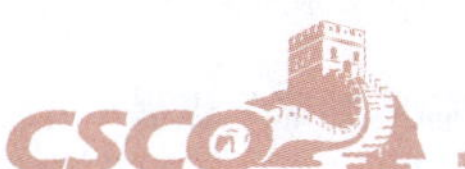

续表

药物	瘤种	目标人群	临床试验（阶段）
TQB2102	胆管癌、胃食管癌	HER2 表达或扩增	NCT06431490（Ⅰ/Ⅱ） NCT06767800（Ⅱ）
DS8201	胆管癌、胃 / 胃食管接合部癌、结直肠癌、胰腺癌	HER2 阳性晚期	NCT06364410（Ⅰ） NCT03368196（Ⅰ） NCT04704661（Ⅰ） NCT04379596（Ⅱ） NCT04014075（Ⅱ） NCT04482309（Ⅱ） NCT05034887（Ⅱ） NCT04639219（Ⅱ） NCT06271837（Ⅱ） NCT04989816（Ⅱ） NCT04744831（Ⅱ） NCT06764875（Ⅲ） NCT06731478（Ⅲ） NCT04704934（Ⅲ） NCT06467357（Ⅲ）
RC48	胆管癌、胃 / 胃食管接合部癌、胰腺癌	HER2 阳性	NCT05514158（Ⅰ） NCT06078982（Ⅰ） NCT06650332（Ⅰ/Ⅱ） NCT06572319（Ⅰ/Ⅱ） NCT05403242（Ⅰ/Ⅱ） NCT04329429（Ⅱ） NCT03556345（Ⅱ） NCT06385873（Ⅱ） NCT06227325（Ⅱ） NCT05417230（Ⅱ） NCT05586061（Ⅱ） NCT06233864（Ⅱ） NCT06492317（Ⅱ） NCT05928897（Ⅱ） NCT06157892（Ⅱ） NCT06155383（Ⅱ） NCT06560528（Ⅱ） NCT05980481（Ⅱ/Ⅲ） NCT04714190（Ⅲ） NCT06944496（Ⅲ）
GQ1005	实体瘤	HER2 阳性	NCT06154343（Ⅰ）
ARX788	胃 / 胃食管接合部癌	HER2 阳性	CTR20190639（Ⅰ） CTR20211583（Ⅱ/Ⅲ）
DP303c	胃 / 胃食管接合部癌	HER2 阳性	CTR20243266（Ⅰ/Ⅱ）
FS1502	胃 / 胃食管接合部癌	HER2 阳性	NCT05872295（Ⅱ）
IBI354	胃癌、结直肠癌	HER2 阳性	NCT05636215（Ⅰ）
SHR-A1011	胆管癌、胃 / 胃食管接合部癌、结直肠癌、胰腺癌	HER2 阳性	NCT04513223（Ⅰ） NCT05671822（Ⅱ） NCT06881017（Ⅱ） NCT06413745（Ⅱ） NCT06778031（Ⅱ） NCT06547736（Ⅱ） NCT06666166（Ⅲ） NCT06199973（Ⅲ） NCT06123494（Ⅲ）

针对 HER2 扩增的高选择性酪氨酸激酶抑制剂（tyrosine kinase inhibitor，TKI）的相关研究，如早期吡咯替尼、拉帕替尼在胃癌中的研究均以失败告终，所以目前其消化道肿瘤整体研发相对缓慢。笔者中心通过临床前 PDX 模型针对吡咯替尼耐药机制进行探索，发现吡咯替尼耐药与 Rb 磷酸化、CyclinD 表达上调相关，故而设计吡咯替尼联合 SHR6390 临床研究，初步Ⅰ期研究结果显示：ORR 21%~40%。其他抗 HER2-TKI，如：图卡替尼（tucatinib），与曲妥珠单抗联合使用，已在转移性 CRC 中显示出持久且显著的疗效，也正在胃癌中进行扩展研究。阿帕替尼（afatinib）、来那替尼（neratinib）显示抗耐药潜力，但在消化道癌中的数据尚少，仍在探索中。

（2）紧密连接蛋白 18.2（Claudin18.2，CLDN18.2）：CLDN18.2 是一种主要存在于非恶性胃上皮中的紧密结合分子，在恶性转变过程中会出现在肿瘤细胞表面，从而为癌症治疗提供了一个有吸引力的靶点。CLDN18.2 在消化道肿瘤如胃癌、胰腺导管腺癌（PADC）、胆道系统肿瘤中均有不同程度的高表达，是消化道肿瘤治疗的重要靶点。目前 CLDN18.2 靶向药物仅 IMAB362 获批上市，用于 CLDN18.2 阳性胃癌的一线治疗。但是仍遗留临床问题尚未解决：①未进行 CLDN18.2 单抗 +PD1 单抗 + 化疗与 PD1 单抗 + 化疗（现有标准治疗）的疗效比较；②对于 CLDN18.2 的表达要求苛刻（2+/70%）以上；③对于其他瘤种缺乏探索或疗效低。故而尚需探索其他新型 CLDN18.2 靶向药物。目前 CLDN18.2 靶点药物主要包括：单抗、双抗、ADC（表 3）。

单抗类药物研发方面，TST001 是一种新型人源化 IgG1 单克隆抗体。TST001 对表达 CLDN18.2 的细胞补体依赖性细胞毒性和抗体依赖性细胞吞噬作用比佐妥昔单抗（zolbetuximab）更强。TST001 与化疗药物联合使用在这些肿瘤模型中产生了协同抗肿瘤效应。目前，TST001 正在美国和中国开展Ⅰ期临床试验（NCT04396821 和 NCT04495296），2025 年 ASCO 会议报道的Ⅰ期临床研究结果显示，TST001+PD-1+CapOX 的 ORR 高达 68%，mPFS 和 mOS 分别达到 16.6 和 21.7 个月，并且获益人群扩大至 CLDN18.2（2+/40%）人群，该研究为后续Ⅲ期试验提供了坚实依据，有望在 CLDN18.2 阳性胃癌领域确立新的标准治疗方案。此外，还有 ASKB589、M108、AB011 等也在胃癌、PADC 的一线、后线治疗中开展研究，涉及获益人群以 2+/40% 居多。

ADC 类药物的研发在 CLDN18.2 靶向新药研发中占据重要地位，根据 PharmSnap 数据库，截至 2023 年已有约 92 个 CLDN18.2 靶向候选药物正在研发中，其中约有 12% 的 CLDN18.2 靶向项目以 ADC 形式进行开发，涉及胃癌、胰腺癌、胆道癌等多个瘤种。胃癌仍是 CLDN18.2-ADC 药物研究的主要目标瘤种，包括：AZD0901、IBI343、LM-302、SYSA1801，主要使用两种有效载荷：①微管抑制类，如 MMAE/MMAF（AZD0901、LM-302、SYSA1801）；②拓扑异构酶Ⅰ抑制类，如 IBI343，竞争十分激烈。其中，AZD0901（CMG901）结构由特异性识别 CLDN18.2 的人源化抗体与高效微管抑制剂 MMAE 通过可裂解连接子偶联而成，兼具靶向性与强细胞毒性。2023 年与 2024 年 ASCO 年会报告提示 AZD0901 在晚期 CLDN18.2 阳性的胃癌及胃食管接合部癌患者中展现出良好的单药疗效与可控的安全性。在剂量扩展阶段（2.2~3.0mg/kg）中，ORR 达到 28%~42%，DCR 为 70%~75%，PFS 约 4.8 个月。2.2mg/kg 剂量组的 ORR 最高可达 42%。9 个月总生存率为 56%。CMG901 已于 2022 年获得美国食品药品监督管理局 / 中国国家药品监督管理局药品审评中心（FDA/CDE）加速审批，并开始设计Ⅲ期研究（NCT06346392、CTR20240730），联合 PD-L1/CTLA4、TIGIT/PD-L1、化疗用于 CLDN18.2 阳性胃癌一线治疗。对于其他瘤种，IBI343 在胰腺癌中的初步疗效、获益人群（1+/60%），目前已开展Ⅲ期研究；TQB2103 在胆管癌中看到初步疗效。由此可见，ADC 的研究向多瘤种赛道布局，并开始联合免疫、化疗向前线推进；并且不同的瘤种，CLDN18.2 的靶点选择范围存在差异，需要进一步探索。

双抗类药物研发在 CLDN18.2 靶向新药研发中占有一定比例，主要以 CLDN18.2 与免疫检查点抑制剂（immune checkpoint inhibitors，ICIs）的双抗为主（如 CLDN18.2-CD3/-41BB/PD-L1）。目前整体研发情况多处于Ⅰ期临床研究阶段。其中，QLS31905、IBI389 在胰腺癌、胃癌中看到较好疗效。在 2025 年 ASCO 年会上公布的Ⅰ期临床研究中，QLS31905 显示出在多种 CLDN18.2 阳性的消化道肿瘤患者中良好的安全性和初步抗肿瘤活性。已有 3 例患者实现部分缓解（partial response，PR），显示出跨肿瘤谱系的潜在治疗效果。IBI389 作为一种 CLDN18.2/CD3 双抗，在一线或多线治疗失败的胃 / 胃食管结合部癌及胰腺癌患者中展现出早期抗肿瘤活性，其 ORR 在 30% 左右，DCR 有望超过 70%，特别是在高表达人群中疗效更好。但是不良反应，如恶心、呕吐，细胞因子释放综合征（CRS）处理值得关注。虽然不少双抗已开始设计与化疗、免疫联合的一线治疗研究，但是总体研究速度较单抗、ADC，甚至 CAR-T 慢。若 ADC 类药物在胃癌、PADC 中获批，后续双抗类药物研发该如何布局是需要关注的问题。

由于 CLDN18.2 在正常组织中表达有限，具有良好的肿瘤特异性，成为 CAR-T 技术理想的靶点之一。目前，已有多款 CLDN18.2 CAR-T 产品进入临床研究阶段，包括 CT041、IBI345、LY011、LCAR-C18S 等。其中，CT041 的Ⅰ期临床数据在晚期胃癌患者的 ORR 超过 50%，DCR 接近 80%，并在胰腺癌中也展现出一定活性（表 3）。

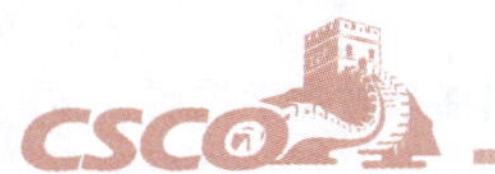

表 3　CLDN18.2 靶向药物

药物	瘤种	类型	临床试验(阶段)
IMAB362	实体瘤	单抗	NCT01671774(Ⅰ) NCT06396091(Ⅰ) NCT04086758(Ⅰ) NCT06732856(Ⅰ/Ⅱ) NCT03816163(Ⅱ) NCT01630083(Ⅱ) NCT03505320(Ⅱ) NCT06962137(Ⅱ) NCT06881017(Ⅱ) NCT07000253(Ⅱ/Ⅲ) NCT03653507(Ⅲ) NCT03504397(Ⅲ) NCT06901531(Ⅲ)
TST001	胆管癌、胃/胃食管接合部癌、胰腺癌	单抗	NCT04396821(Ⅰ/Ⅱ) NCT05190575(Ⅱ) NCT06093425(Ⅲ)
AB011	胃癌、胰腺癌	单抗	NCT04400383(Ⅰ)
M108	胃/胃食管接合部癌	单抗	NCT06177041(Ⅲ)
QLS31905	胃/胃食管接合部癌	双抗	NCT05278832(Ⅰ) NCT06942767(Ⅱ)
IBI389	胃/胃食管接合部癌、胰腺癌	双抗	NCT05164458(Ⅰ)
AZD0901	胆管癌、胃/胃食管接合部癌、胰腺癌	ADC	NCT06219941(Ⅱ) NCT05702229(Ⅱ) NCT06346392(Ⅲ)
LM-302	实体瘤	ADC	NCT05188664(Ⅰ/Ⅱ)
SYSA1801	胃/胃食管接合部癌、胰腺癌	ADC	NCT05009966(Ⅰ)
IBI343	胃/胃食管接合部癌、胰腺癌	ADC	NCT06321913(Ⅱ) NCT06770439(Ⅱ) NCT06238843(Ⅲ)
RC118	实体瘤	ADC	NCT05205850(Ⅰ/Ⅱ)
ATG022	实体瘤	ADC	NCT05718895(Ⅰ)

(3)KRAS：*KRAS* 基因突变在 CRC、PADC 中均十分常见，如：G12D、G12V 和 G13D 突变最为常见，CRC 中 G12V 突变发生率约 28%，G12C 突变约 14%；而 PDAC 中 G12D 突变占 41%，G12V 突变占 34%。由于 KRAS 蛋白缺乏明显的结合口袋，不具备天然的小分子结合位点且鸟苷三磷酸(GTP)与 KRAS 结合极为紧密，使得小分子难以竞争性抑制其活性状态。因此 KRAS 靶向药物多年来的研发一直进展缓慢。在 CRC 中，可早期通过 *KRAS* 突变与否筛选接受西妥昔单抗的受益人群。随着药物结构化学的发展，*KRAS* G12C 作为首个药物研发成功的靶点，在研药物包括索托拉西布(sotorasib)、阿达格拉西布(adagrasib)、地瓦拉西布(divarasib)、IBI351 以及 D-1553 等，在 CRC、PADC 中均看到初步有效性，但总体而言，mCRC 的疗效优于 PADC。在 CRC 中，*KRAS* G12C 已经从单药探索到联合抗表皮生长因子受体(EGFR)单抗的转变，较单药均有提高，目前已有Ⅲ期临床试验 KRYSTAL-10(NCT04793958)正式评估 Adagrasib 联合西妥昔单抗作为 *KRAS* G12C 突变 CRC 的二线治疗方案。除了 *KRAS* G12C 之外，目前针对 *KRAS* G12D、*KRAS* G12A、*KRAS* G12X 的靶向药的相关研究均正在开展(表 4)，涉及 CRC、PDAC。MRTX1133 是一款首创非共价、高选择性的 *KRAS* G12D 小分子抑制剂。在 PDAC 临床前模型中，MRTX1133 不仅可以直接抑制 KRAS 通路，还可激发肿瘤微环境(TME)的免疫调节作用，联合 ICIs 可消除晚期 PDAC 模型肿瘤并延长存活。在 CRC 模型中发现 EGFR 反馈激活机制，提示可与 EGFR 抑制剂联用以克服潜在耐药。目前，该药物已进入Ⅰ/Ⅱ期临床试验，为攻克传统难治癌症提供了新的希望。RMC-6236 作为一种泛 KRAS 抑制剂，其靶点覆盖 G12X(包括 G12A)，已获美国 FDA 授权开展全球Ⅰ/Ⅱ期研究(NCT05379985)，为 *KRAS* G12X 突变的晚期 PDAC 和 CRC 患者带来新的治疗希望。同时，也会探索与常规化疗方案和西妥昔单抗的联合治疗(NCT06445062)效果(表 4)。

表 4　KRAS 靶向药物

药物	瘤种	类型	临床试验（阶段）
MRTX1133	结直肠癌、胰腺癌	G12D 抑制剂	NCT05737706（Ⅰ）
RMC-9805	结直肠癌、胰腺癌	G12D 抑制剂	NCT06040541（Ⅰ） NCT06773130（Ⅰ/Ⅱ） NCT06427239（Ⅰ/Ⅱ）
HRS-4642	胆管癌、胰腺癌	G12D 抑制剂 G12D 抑制剂	NCT06938282（Ⅱ） NCT06620848（Ⅱ） NCT06587061（Ⅱ） NCT06547736（Ⅱ） NCT06770452（Ⅱ）
AST-001	胰腺癌	G12D 抑制剂	NCT06245330（Ⅰ/Ⅱ）
siG12D-LODER	胰腺癌	G12D 抑制剂	NCT01188785（Ⅰ） NCT01676259（Ⅱ） NCT06128551（Ⅰ） NCT06040541（Ⅰ）
RMC-6236	结直肠癌、胰腺癌	泛 RAS 抑制剂	NCT05379985（Ⅰ） NCT06445062（Ⅰ/Ⅱ） NCT06922591（Ⅰ/Ⅱ） NCT06625320（Ⅲ）

（4）BRAF：BRAF 是 RAS-RAF-MEK 信号通路中的重要激酶，其 V600E 激活型突变是多个实体瘤的重要驱动。在 CRC 中，有 6%~9% 患者带有 *BRAF* V600E 突变，其是 EGFR 单抗耐药，预后差的因素。虽然 BRAF 抑制剂在黑色素瘤中疗效显著，但在 CRC 中单药效果有限，主要因 EGFR 反馈激活、下游 MEK 激活导致耐药。目前 *BRAF* V600E 抑制剂 Encorafenib 联合西妥昔单抗用于 *BRAF* V600E 突变肠癌的二线治疗，针对适用于既往接受过至少一种系统性治疗的 mCRC 患者。BREAKWATER 研究结果显示，BRAF 抑制剂（康奈非尼）+ 西妥昔单抗 +FOLFOX 一线用于 *BRAF* V600E 突变 CRC，研究结果显示，联合组的 ORR 高达 60.9%，明显高于对照组的 40.0%；PFS 为 12.8 个月，对照组为 7.1 个月；OS 在中期分析中达到 30.3 个月，是对照组的两倍有余，未来有望成为一线治疗选择。除经典的 V600E 突变外，*BRAF* 还存在Ⅱ类和Ⅲ类非典型突变，常见于胃癌、胆道癌及小肠癌等，尽管尚无标准靶向治疗方案，但部分可能对 MEK 或 pan-RAF 抑制剂敏感。随着对 *BRAF* 突变分型认识的加深及联合治疗策略的发展，BRAF 靶向治疗有望在更多消化道肿瘤中发挥重要作用。

（5）FGFR：FGFR 靶点在消化道肿瘤中，尤其是胆管癌和胃癌中具有重要的临床价值，其中 FGFR 包括 FGFR1-4 亚型（激酶型）和 FGFR5/FGFRL1（非激酶型）。目前主要新药一方面是针对 FGFR 的小分子抑制剂，另一方面为 FGFR2b 相关单抗或 ADC 药物。胆道系统肿瘤中 10%~15% 的患者存在 *FGFR2* 融合或重排。培米替尼（FGFR1/2/3 抑制剂）目前已获批用于 *FGFR2* 基因融合或重排的胆管癌患者。另有其他多款 FGFR 小分子抑制剂，如 futibatinib、derazantinib、tasurgratinib、dovitinib，涉及 FGFR1-4 的单个或多个靶点，正在开展临床研究。其中，futibatinib 已成为 *FGFR2* 融合胆管癌的标准二线治疗药物，并正在进行针对肝内胆管癌的一线Ⅲ期试验及其他消化道肿瘤适应证研究；FIDES-01 临床试验示 derazantinib 在 *FGFR2* 融合的肝内胆管癌患者中显示出稳定且可控的疗效，ORR 20%~24%、PFS 6~8 个月，为该类患者提供了一种替代化疗的治疗选项。而英菲格拉替尼（infigratinib）于 2021 年 5 月获得美国 FDA 加速批准（accelerated approval），用于治疗既往接受过治疗、携带 *FGFR2* 融合或其他重排的局部晚期或转移性肝内胆管癌成人患者，因Ⅲ期试验（NCT03773302）入组困难，缺乏进一步实效数据支持，于 2024 年 5 月退市。在胃癌中针对 *FGFR2* 扩增人群的Ⅱ期研究正在进行，或许有望再次惠及患者。FGFR2b 是 FGFR2 的一种剪接亚型，主要在上皮细胞中表达，与胃癌、胆管癌和胰腺癌中高度相关。目前针对该靶点的单抗类药物：贝玛妥珠单抗在胃癌一线开展Ⅱ期研究，结果显示联合化疗在 FGFR2b 高表达胃癌 / 胃食管接合部癌患者中显示出良好的疗效与安全性，特别是在 ≥ 10% 阳性细胞亚组中，显著提高了 PFS、OS 和 ORR，有望成为新的治疗靶点。其他 FGFR2b-ADC 药物，如 BGC137、SIM0686 等，针对 FGFR2b 阳性的局部晚期或转移性胃癌患者人群开展研究，有望进一步提高患者疗效与生存期（NCT06625593、CTR20251415）。

2. 新兴靶点　新型靶点的探索和相关新药的研发在消化道肿瘤中持续进行，涉及 GP20、TROP2、MUC17、MET、CEACAM5、B7-H3、DLL3、MSLN 等多个靶点，其中有前景的靶点相关研发情况综述如下。

（1）间质 - 上皮转化因子（mesenchymal-epithelial transition factor，MET）：MET 是一种酪氨酸激酶受体，其配体为肝细胞生长因子（HGF），在多种消化道肿瘤中扮演关键致癌角色。在胃癌中，*MET* 基因扩增与蛋白过表达常见于晚期患者，尤其在 HER2 阴性人群中，其异常激活与较差预后相关。MET 抑制剂（METi）赛沃替尼在胃癌的Ⅱ期研究显示：ORR 接近 42%。另有

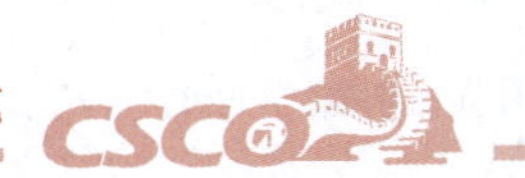

多种小分子 TKI（如 savolitinib、tepotinib、capmatinib、crizotinib）及单抗类药物（如 onartuzumab），部分已进入晚期临床试验阶段。在 CRC 中，虽然 *MET* 扩增率较低，但 c-MET 蛋白高表达率达 15%~40%。其活化也被认为是 EGFR 抑制剂治疗失败的重要耐药机制之一。目前 EGFR/c-MET 双抗已与标准化疗联合，用于 *RAS*、*RAF* 野生型的 mCRC 的一线治疗。以及 c-MET-ADC（ABBV-400 等）也在 CRC 中开展Ⅰ期研究，ORR>30%。

（2）GSK-3β（糖原合成酶激酶 3β）：GSK-3β 作为一种丝氨酸 / 苏氨酸蛋白激酶，在消化道肿瘤的发生与发展中扮演着关键角色。其在胃癌、CRC 与胰腺癌等多种消化系统恶性肿瘤中常呈现高表达或持续激活状态，参与调控 Wnt/β-catenin、NF-κB 等多条信号通路，从而促进肿瘤细胞的增殖、迁移、上皮 - 间质转化（EMT）过程及抗药性。研究发现，抑制 GSK-3β 能够有效诱导肿瘤细胞凋亡、逆转干性状态，并增强化疗药物的疗效。目前，多种 GSK-3β 抑制剂已进入实验或临床前研究阶段，包括 elraglusib、tideglusib、LY2090314、CHIR99021 与 AR-A014418 等。2025 ASCO 一项Ⅱ期报告了 Elraglusib 联合吉西他滨 / 白蛋白紫杉醇对比紫杉醇单药在未经治疗的转移性 PADC 患者中的疗效，结果示联合组在 PFS（6.2 个月 vs. 5.0 个月）、OS（10.9 个月 vs. 8.7 个月）及 ORR（35% vs. 28%）方面均优于对照组，且未显著增加毒性，有望成为胰腺癌中的新靶点。

（3）癌胚抗原相关细胞黏附分子（CEACAM）家族：CEACAM 家族目前已鉴定出 12 个成员，该家族成员在多种正常组织及肿瘤组织中呈现异质性表达，广泛参与细胞间识别、黏附、分化及免疫调节等多种生理与病理过程。其中，CEACAM5 在正常组织中的表达水平相对较低，但在 CRC、胃癌、PADC、食管鳞状细胞癌（ESCC）等消化道肿瘤细胞表面显著上调。CEACAM5-ADC 药物为该靶点新药的研发主流，如 Labetuzumab Govitecan 的Ⅰ期临床研究中，DCR 达 49%，PFS 和 OS 分别为 3.6 个月和 6.9 个月。为进一步提高疗效，CEACAM 家族其他成员的双抗 ADC 也开始进入研究，如 CEACAM5/6-ADC 用于 mPADC，在重度预处理的晚期 PADC 患者中展现出良好的安全性和初步疗效。在不同剂量下的 ORR 为 19%，DCR 达 71.4%，mPFS 为 12.9 周。

此外，TROP2、Nectin-4 与 SEZ6 也是近年来在消化道肿瘤中受到关注的新兴靶点。其中，TROP2 广泛表达于胃癌、CRC 及胰腺癌等肿瘤类型，相关 ADC 药物如 sacituzumab govitecan 在多项临床研究中展现出潜在疗效；Nectin-4 主要在胰腺癌和部分胃癌中高表达，作为 enfortumab vedotin 等药物的靶点正在消化道瘤种中被探索；而 SEZ6 则为新近识别的神经相关膜蛋白，在胰腺癌中高表达，目前已有 SEZ6-ADC 进入早期临床开发阶段。这些靶点的开发为消化道肿瘤提供了新的精准治疗方向。

靶向疗法的主要优势在于，它们能明确干扰有助于肿瘤生长和转移的特定蛋白质，而不像化疗那样，通常会杀死所有生长和分裂迅速的细胞。此外，靶向疗法还能增强免疫系统，从而更好地对抗癌细胞。然而，与化疗抗药性一样，肿瘤细胞也会对靶向疗法产生抗药性。肿瘤的异质性和肿瘤细胞的克隆进化是导致靶向疗法治疗失败的原因。不过，异质性也会导致对不同治疗药物的反应不同。根据这些异质性，可以设计个性化的靶向治疗，以抑制或根除导致肿瘤生长的特定酶、生长因子受体和信号转导物。整体来看，热门靶点的新药研发趋势正从单一靶向向多模态精准治疗演化：一方面，不同靶点药物的联合显著提高了疗效；另一方面，ADC、双特异性抗体与细胞治疗逐步补位传统小分子和单抗，拓宽了治疗边界。此外，伴随生物标志物检测技术的进步，未来靶向治疗将更趋个性化和分层化，精准匹配人群将成为研发核心导向。综上，热门靶点的药物研发正朝着更深度分型、更广谱适应证以及更高效靶向策略的方向不断迈进。

三、免疫治疗

近年来，免疫治疗在消化系统肿瘤领域取得了革命性进展，特别是以 PD-1/PD-L1 为代表的免疫检查点抑制剂（immune checkpoint inhibitors，ICIs），使抗肿瘤治疗长期获益成为可能，改写了消化道肿瘤，尤其是结直肠癌、胃癌、食管癌等难治性肿瘤的治疗格局。与此同时，新一代 ICIs（如 CCR8、DKK1、B7H3 等）、肿瘤疫苗、溶瘤病毒等新型免疫治疗手段也在迅速发展。据统计，近年来全球共开展 1 631 项消化系统肿瘤免疫治疗相关研究，相关研究成果有望进一步丰富肿瘤免疫治疗的策略体系，提升患者获益。

1. ICIs

（1）PD-1/PD-L1：PD-1/PD-L1 是当前肿瘤免疫治疗中最关键的靶点，适用人群广。目前已有多款 PD-1/PD-L1 抑制剂获批上市，包括帕博利珠单抗、纳武利尤单抗、信迪利单抗、替雷利珠单抗和卡瑞利珠单抗等，其中多种已获批用于胃 / 胃食管交界癌（G/GEJC）、食管癌（EC）、肝细胞肝癌（HCC）、胆道癌（BTC）及 MSI-H/dMMR 型结直肠癌（CRC）等。而 CTLA-4 抑制剂在消化道肿瘤中的单药疗效有限，临床上主要与 PD-1/PD-L1 抑制剂联合应用，以提升免疫治疗的整体疗效。

1）MSI-H/dMMR：作为预测 PD-1/PD-L1 免疫治疗疗效的重要生物标志物，MSI-H/dMMR 最早在 CRC 中被明确识别并验证临床价值，2015 年研究发现 MSI-H/dMMR 型 mCRC 能从帕博利珠单抗中显著获益，开创了 mCRC 晚期后线标准治疗的里程碑。针对 MSI-H/dMMR 的实体瘤Ⅱ期临床研究的开展（KEYNOTE-158/164），奠定了 PD-1 单抗用于晚期 MSI-H/dMMR 实体瘤的基础。而 CRC、GC 作为研究最深入的 2 个瘤种，PD-1/PD-L1 为基础的治疗已逐渐向一线、辅助治疗推进。

KEYNOTE-177 研究随之率先确立了 PD-1 单抗作为 MSI-H/dMMR 型 mCRC 一线治疗的标准方案。近年来，双免治疗策略在 mCRC 中的应用持续受到关注。2024 年 ASCO 大会上首次公布了 CheckMate 8HW 双免（纳武利尤单抗联合伊匹木单抗）与化疗组的中期疗效数据，结果显示双免组 2 年 PFS 率显著高于化疗组（72% vs. 14%），同时 3~4 级治疗相关不良事件（TRAEs）的发生率显著低于化疗组（23% vs. 48%）。该研究进一步验证了 PD-1 与 CTLA-4 联合阻断策略在 MSI-H/dMMR mCRC 人群中的疗效与耐受性。目前该研究仍在进行中，关于双免与单免疗效差异的直接比较结果尚待后续正式公布。而围手术期的新辅助研究（如 NICHE-1、

NICHE-2）显示病理缓解率高达 60%~67%，为 PD-1 单抗前移至早期治疗环节提供了循证依据。ATOMIC 研究作为全球首个聚焦 MSI-H/dMMR 型 CRC 术后辅助治疗的Ⅲ期临床试验，填补了 CRC 术后辅助长期缺乏免疫治疗循证依据的空白。研究结果显示，化疗联合 PD-L1 抑制剂阿替利珠单抗显著降低复发风险（DFS *HR*=0.5），3 年 DFS 提升 10%，成为 20 年来该领域的首次突破，或将重塑治疗标准。然而针对以下问题仍有待探索：是否可免除新辅助化疗、新辅助与术后免疫治疗的优劣如何以及如何探索免疫禁忌人群的替代方案。

目前指南公认 MSI-H/dMMR 型 G/GEJC 预后较好、对化疗不敏感但免疫治疗获益显著。KEYNOTE-059、KEYNOTE-061 和 KEYNOTE-062 研究的亚组分析初步显示，PD-1 单抗在 dMMR/MSI-H 型 G/GEJC 中响应率高且生存获益显著。前瞻性Ⅱ期单臂 NO LIMIT 研究在 MSI-H 型 G/GEJ 患者的初步结果表明，纳武利尤单抗联合伊匹木单抗作为一线治疗的 ORR 为 62.1%，3 例患者（10%）达到完全缓解（CR），DCR 为 79.3%，mPFS 为 13.8 个月。此外，多项前瞻性Ⅱ期研究显示，恩沃利单抗、替雷利珠单抗、斯鲁利单抗和帕博利珠单抗在未接受过免疫治疗的 dMMR/MSI-H 型晚期 G/GEJC 患者的二线治疗中均显示出疗效。在晚期 G/GEJ 患者中取得成功后，免疫治疗也逐步进入围手术期的探索，多项Ⅲ期研究表明，新辅助阶段引入免疫治疗可增强缩瘤效应和病理降期，但目前尚未转化为明确的生存获益。而双抗策略有望进一步提升 pCR 率，值得深入探索，如卡度尼利单抗联合化疗的新辅助治疗Ⅱ期研究显示了良好的病理应答［pCR 率 21.1%、主要病理缓解率（MPR）率 44.7%］、R0 切除率达 100%，且疗效一致、安全性良好，提示其在新辅助治疗中具有应用潜力。

2）pMMR/MSS：以 PD-1/PD-L1 为代表的 ICIs 已成为消化系统肿瘤治疗的基石，也包括在 pMMR/MSS 型消化道肿瘤中的广泛应用。虽然 PD-1/PD-L1 单药的有效率在 pMMR/MSS 型消化道肿瘤中较低，但选择合适的联合治疗模式，如：抗血管生成类药物、化疗等，也能延长患者生存。

在胃癌中，PD-1/PD-L1 的疗效在 G/GEJ 肿瘤患者一线及后线临床研究中得到了验证（表 5），部分 PD-L1 高表达患者一线治疗 mOS 可达 18 个月。与 PD-1 单抗相比，PD-L1 单抗在胃癌中的研发相对缓慢。舒格利单抗作为首个 PD-L1 单抗获批用于胃癌一线治疗，在 PD-L1 高表达（CPS ≥ 5）人群中展现出显著生存获益，PFS 延长约 1.6 个月、OS 延长约 3 个月，ORR 高达 68.6%，CPS ≥ 10 人群更达 71.4%。同时，其免疫相关不良事件（irAE）总体发生率较低，≥ 3 级 irAE 仅 4.1%，且未观察到 ≥ 3 级免疫性肺炎，安全性优势明显。但是无论 PD-1 单抗，还是 PD-L1 单抗，对于适用人群的筛选，CPS 依然是最重要的生物标志物。CPS ≥ 5，特别是 CPS ≥ 10 的患者在免疫治疗中获益更显著，然而，真实世界研究显示，PD-L1 CPS<5 患者占比>50%，对于 PD-L1 低表达的患者，以 PD-1 单抗为基础的用药方案带来的获益效果则较为有限（表 5）。

表 5　晚期 G/GEJ 肿瘤中 PD-1/PD-L1 临床研究

药物名称	治疗线数	基于 CPS 评分的疗效分析	临床试验
纳武利尤单抗	一线	不限表达，CPS ≥ 5 人群获益显著，mOS 延长 3.3 个月，死亡风险下降 29%	CheckMate-649
纳武利尤单抗	二线	CPS ≥ 10 患者中，mOS 显著延长 9.1 个月 vs. 8.3 个月	KEYNOTE-061
纳武利尤单抗	三线及以上	不限表达，mOS 5.26 个月 vs. 4.14 个月，ORR 达 11.2%	ATTRACTION-2
帕博利珠单抗	一线	不限表达，mOS 15.9 个月 vs. 12.2 个月，CPS ≥ 10 亚组 mOS 21.4 个月 vs. 12.1 个月	KEYNOTE-859
帕博利珠单抗	三线及以上	CPS ≥ 1 人群中 ORR 15.5%，mOS 5.6 个月	KEYNOTE-059
卡瑞利珠单抗	一线	不限表达，CPS ≥ 5 人群 mOS 延长至 18.4 个月	ORIENT-16
舒格利单抗	一线	CPS ≥ 5 人群获益，mOS 15.6 个月 vs. 12.7 个月，ORR 达 68.6%，CPS ≥ 10 为 71.4%	GEMSTONE-303

相比之下，对于 pMMR/MSS 型 CRC，主要研究方向聚焦于联合治疗。一线治疗中，Thibaudin 等对 57 例 *RAS* 突变型 mCRC 患者采用一线度伐利尤单抗联合曲美木单抗及 mFOLFOX6 方案，MSS 型患者的 3 个月 PFS 率为 90.7%，ORR 64.5%，mPFS 为 8.2 个月，OS 尚未达到，展示出一线化疗免疫治疗疗法在无法行手术切除的 MSS 型 CRC 中的良好临床疗效。在后线治疗中，主要以联合抗血管生成药物（如贝伐珠单抗）和表观遗传药物［如组蛋白去乙酰化酶（HDAC）抑制剂西达本胺］为主。一项纳入 39 例标准化疗进展后 pMMR/MSS 型 mCRC 患者的研究采用 RIN 方案（瑞戈非尼 + 伊匹木单抗 + 纳武利尤单抗），RP2D 队列显示出潜在临床应用前景。CAPability-01 研究评估了西达本胺联合信迪利单抗及贝伐珠单抗（或西达本胺联合信迪利单抗）治疗至少二线治疗失败的 MSS 型 CRC 患者，三联方案组 ORR 为 44.0%，PFS 为 7.3 个月。

在食管癌中，多项Ⅲ期临床试验（如 KEYNOTE-590、CheckMate-648、ESCORT-1st、ORIENT-15 等）表明，不论 PD-L1 表达状态，PD-1 单抗联合化疗均可显著延长晚期食管癌患者的 mOS，在 PD-L1 高表达（CPS ≥ 10）人群中获益更为显著。

随着在多种实体瘤中的突破，PD-1/PD-L1 抑制剂也逐步拓展至不可切除或晚期 BTC 的一线治疗领域。在不可切除或晚期 BTC 中，PD-L1 单抗（如度伐利尤单抗）和 PD-1 单抗（如帕博利珠单抗）联合化疗均在Ⅲ期研究（TOPAZ-1、

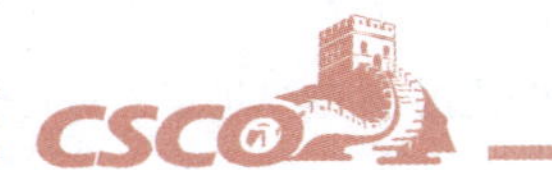

KEYNOTE-966）中显示出显著延长总生存期的效果。

3）PD-1/PD-L1 剂型优化：目前临床上广泛使用的 PD-1/PD-L1 抗体大多依赖静脉注射方式给药，虽具有良好的疗效基础，但治疗周期长、输注时间久、患者依从性差以及对医疗资源占用较高等方面仍存在一定局限。在此背景下，皮下注射（如恩沃利单抗）的给药方式逐渐受到关注，恩沃利单抗（KN035）是全球首个用于实体瘤治疗的皮下注射 PD-L1 单抗，0.75ml 剂量仅需 30 秒注射，大幅简化了治疗流程、提升了患者依从性。在中国一项Ⅱ期研究中，该药在 MSI-H/dMMR 晚期实体瘤中 ORR 为 42.7%，胃癌和 CRC 的 ORR 分别为 44.4% 和 43.1%，OS 中位数未达到，安全性可控，无严重 irAE，具有较强临床推广潜力。此外，更为便捷的口服剂型也在研发当中，如 INCB 099280 在 HCC 中的Ⅰ期研究（NCT05909995），结果值得我们关注。

此外，PD-L1 ADC 融合了免疫检查点抑制与精准递送毒素的双重机制，打破传统 PD-1/PD-L1 疗法的瓶颈，在耐药人群中展现出良好疗效与可控安全性。代表药物如 HLX43，已在食管癌和 HCC 中显示出初步的有效性及安全性。

（2）新型 ICIs：在传统 ICIs 治疗消化系统肿瘤取得突破的同时，针对免疫耐受和冷 TME 等挑战，基于 TME 的研究，诸如 CCR8、B7-H3 等新型免疫检查点新药正逐步进入临床视野。

CCR8 抑制剂 LM-108 通过靶向肿瘤浸润调节性 T 细胞（Treg），从而解除免疫抑制、增强 T 细胞的抗肿瘤效应。在 2024 年 ASCO 年会上公布了一项 LM108 联合帕博利珠单抗或特瑞普利单抗治疗 PD-1 耐药的晚期胃癌患者的研究，显示出令人鼓舞的疗效：在 36 例可评估患者中，ORR 为 36.1%，DCR 为 72.2%，mPFS 为 6.53 个月。其中 CCR8 高表达亚组 ORR 高达 87.5%，DCR 达 100%，并且安全性可控，显示出其在特定标志物指导下的精准治疗潜力。继之，在 2025 年 ASCO 大会公布的研究中，LM-108 联合抗 PD-1 治疗在既往接受全身治疗后进展的胰腺癌患者中也展现出鼓舞人心的抗肿瘤活性，ORR 为 20.3%，DCR 达 62.2%，一线失败人群中 ORR 提升至 24.4%。同时治疗安全性整体可控，该疗法在 CCR8 高表达亚组中疗效更佳，支持其作为胰腺癌后线治疗的潜在方案。目前 CCR8 抑制剂 +PD-1 单抗 + 化疗方案正处于 GC、PADC 一线治疗的Ⅲ期研究阶段。

DKK1 抗体 JS015 通过靶向 Wnt 通路重塑免疫微环境，在美国癌症研究协会（AACR）2025 报告中表现出联合治疗的高响应率：二线 CRC 的 ORR 为 31.6%，一线患者 ORR 高达 100%；在胃癌一线治疗中联合化疗和特瑞普利单抗 ORR 为 66.7%，展现了精准免疫治疗潜力。

T 细胞免疫球蛋白和免疫受体酪氨酸抑制基序结构域蛋白（TIGIT）是表达于 T 细胞和 NK 细胞表面的免疫抑制受体，在多种肿瘤的肿瘤浸润淋巴细胞中高表达，其通过竞争性结合 CD155 抑制免疫活性。TIGIT 抑制剂 domvanalimab（D）联合 zimberelimab（Z）（PD-1 单抗）及 FOLFOX 一线治疗晚期胃食管癌具有良好疗效（ORR 达 59%，mPFS 为 12.9 个月），尤其在 PD-L1 高表达患者中表现突出，且安全性可控，支持该联合方案作为潜在治疗选择。目前，对比 D+Z+ 化疗与纳武利尤单抗 + 化疗的Ⅲ期一线随机临床试验 STAR-221 正在进行中。

4-1BB（CD137）是一种主要表达于活化 T 细胞和 NK 细胞表面的共刺激分子，其激动可增强 T 细胞增殖及效应功能。LBL-024 是一款靶向 PD-L1 与 4-1BB 的双特异性抗体，在广泛期肺神经内分泌肿瘤（EP-NEC）一线联合化疗中显示出显著疗效：ORR 达 75%、DCR 92.3%，其独特的条件性 4-1BB 激活机制兼顾疗效与安全，突破 4-1BB 开发瓶颈，具备广泛适应证扩展潜力，有望成为首个获批用于 EP-NEC 治疗的免疫药物。BAT7111 是另外一种 PD-1/4-1BB 双抗，可以同时解除免疫抑制与增强 T/NK 细胞活化，目前首次在中国获得临床试验默示许可（IND）。

B7-H3（CD276）是 B7 家族成员之一，在多种实体瘤中高表达，且与免疫抑制、肿瘤侵袭性及不良预后密切相关。由于其在正常组织中表达有限，B7-H3 已成为一种具有潜力的肿瘤特异性免疫治疗靶点。7MW3711 是一种以 TOP1 抑制剂为有效载荷的创新型 B7-H3 × CD3 双抗，一项纳入了 43 例晚期实体瘤患者的Ⅰ/Ⅱ期研究显示，7MW3711 在食管癌中 ORR 达 33.3%，DCR 达 100%。

（3）双抗类药物的研发进展：随着新型 ICIs 靶点发现，PD-1/PD-L1 联合方案的探索，药物合成平台、技术的发展，双特异性抗体（双抗）类药物应运而生。免疫双抗通过同时靶向两个免疫调节分子，增强 T 细胞活化与抗肿瘤效应，正成为突破单抗治疗瓶颈、重塑免疫应答的新兴策略。目前免疫治疗双抗占比 8.3%。其中，卡度尼利单抗（AK104）已在胃癌中获批应用于临床。COMPASSION-15 研究中联合化疗对比安慰剂联合化疗显著延长 mOS（15.0 个月 vs. 10.8 个月，*HR*=0.62），在 PD-L1 低表达患者（PD-L1 22C3 CPS<5）中亦有效，提示卡度尼利单抗联合化疗可使患者获益，为 HER-2 阴性且 PD-L1 低表达的 G/GEJ 肿瘤患者提供了新治疗途径。SHR-1701 作为 PD-L1/TGF-β 双抗在Ⅲ期临床研究中联合化疗用于 HER2 阴性 G/CEJC 一线治疗，显著改善了总生存（mOS 达 15.8 个月，PD-L1 CPS ≥ 5 人群达 16.8 个月），并同步提升了 PFS、ORR 和缓解持续时间（DoR），安全性可控。这一结果不仅确立了其作为新一线治疗选择的潜力，也验证了双靶点策略在胃癌中的有效性，推动胃癌免疫治疗向更精准、更强效方向迈进。在 ESMO Asia 2024 公布的Ⅱ期研究中，PD-1/CTLA-4 组合抗体 QL1706 在未经治疗的 CRC 患者中展现出良好疗效：MSI-H 人群 ORR 达 62.5%，DCR 为 100%；在 MSS/*RAS*/*BRAF* 野生型人群中联合化疗的 ORR 达 70.6%，DCR 为 96.1%，且安全性可控。

免疫双抗通过同时双向阻断免疫靶点，在增强 T 细胞激活、提高抗肿瘤免疫反应强度的同时，相较传统双药联合具有更好的安全性，展现出一定疗效优势，特别是在部分耐药人群中提供新选择。然而，其疗效并非总能实现“1+1>2”，多数情况下难以超过两种单抗联用的累加效果，且目前临床证据仍有限，另外适应证受限、价格高、医保覆盖不足，仍是推广应用的挑战。

2. 肿瘤疫苗 mRNA 疫苗技术在肿瘤领域强势崛起，在消化系统肿瘤治疗中也展现出重要前景。多项早期临床研究初步验证了 mRNA 疫苗诱导抗肿瘤免疫的能力，如 mRNA-4650 在胃癌、CRC 等患者中激活了特异性 $CD4^+$ 和 $CD8^+$ T

细胞反应，尽管尚未观察到明确的肿瘤消退。在2023年一项针对胰腺癌的研究中，个体化疫苗BNT112联合阿替利珠单抗和mFOLFIRINOX诱导了显著的T细胞克隆扩增，50%的患者对至少一个新抗原产生免疫反应，且疫苗反应者的无复发生存期(RFS)显著延长。此外，2021年开展的HSP70 mRNA树突状细胞疫苗在肝细胞癌术后辅助治疗中显示可以延长患者的DFS和OS，尤其在HSP70高表达亚组中表现出更显著的获益。尽管尚无Ⅲ期研究报告，但现有研究结果提示，mRNA疫苗能够诱导持续的抗原特异性免疫记忆，具有成为消化系统肿瘤精准免疫治疗新策略的潜力。

目前全球共开展了49项肿瘤疫苗相关临床研究，除了研究最为广泛的mRNA疫苗外，其他多种肿瘤疫苗策略也正被探索以激活特异性免疫应答，包括基于新抗原的树突状细胞(DC)疫苗、全细胞疫苗(如GVAX)、工程化活细胞疫苗以及肿瘤细胞源性纳米疫苗。其中，DC疫苗结合ICIs在转移性胃癌中实现长期缓解(NCT03185429)；全细胞疫苗GVAX在pMMR CRC中增强免疫反应(NCT02981524)；纳米疫苗通过协同递送抗原和佐剂显著激活免疫系统。这些策略共同展现了肿瘤疫苗在提升免疫治疗疗效中的潜力。

3. **溶瘤病毒**　溶瘤病毒(OVs)是能够有效且选择性感染并裂解肿瘤细胞的天然或基因改造病毒。天然病毒的肿瘤特异性有限，而随着基因工程的发展，改造后的溶瘤病毒可高选择性、多机制地攻击癌细胞。溶瘤病毒不仅通过直接杀细胞效应清除癌细胞，还能通过刺激免疫细胞直接激活免疫系统，或通过释放死亡癌细胞中的肿瘤抗原间接激活免疫反应。

目前在消化系统肿瘤中，共开展了29项溶瘤病毒临床研究。一项Ⅱ期临床试验显示，溶瘤H-1细小病毒在转移性PDAC患者中可显著激活免疫系统，且耐受性良好。此外，新型溶瘤病毒可通过抗血管生成、代谢重编程和分解细胞外基质重塑TME，还可作为其他抗肿瘤药物的递送系统。LOAd703是一种携带巨细胞病毒驱动的转基因盒(编码CD40L和4-1BBL)的溶瘤腺病毒，一项非随机、单中心Ⅰ/Ⅱ期研究(LOKON001)将LOAd703与化疗联合用于晚期PDAC患者，结果显示该方案可行且安全。VG161是首个携带多种协同抗肿瘤免疫调节因子(IL12、IL15/15RA和PDL1阻断肽)的重组溶瘤单纯疱疹病毒1型，可在PDAC模型中系统性激活获得性和固有免疫，并重塑肿瘤免疫微环境，显示出强大的抗肿瘤潜力，但其抗肿瘤效应和安全性在临床应用前仍需进一步研究。

除PDAC外，溶瘤病毒在HCC、肝内胆管细胞癌(ICC)、CRC中目前也在开展相关研究，2024年7月报道了全球首例溶瘤病毒H101联合化疗治疗转移性CRC达到CR、PFS达到19个月的病例报告。截至2025年4月患者随访，PFS达到了33个月，对于恶性肿瘤的临床实践和科研探索具有重要参考意义。另外一项关于IDOV-SAFE在晚期恶性实体瘤患者中的安全性、耐受性和药效学特征的Ⅰ期临床研究正在开展中(NCT06380309)，结果值得期待。

四、CAR-T细胞疗法：从核心靶点突破到多重挑战

CAR-T细胞疗法(嵌合抗原受体T细胞疗法)通过基因工程改造T细胞，使其表达特异性嵌合抗原受体，能够精准识别并杀伤肿瘤细胞，在消化道肿瘤治疗中显示出巨大潜力，其研究数量正快速增长。

1. Claudin18.2　Claudin18.2在胃癌组织中高达70%的表达率，且在正常组织中表达局限，为其提供了优异的治疗窗口。全球首个靶向Claudin18.2的CAR-T(CT041)在晚期胃癌治疗中取得了里程碑式的突破，Ⅱ期随机对照临床试验证实，CT041单药治疗的mPFS显著优于传统后线化疗。一项针对Claudin18.2阳性消化系统癌症患者的CAR-T细胞疗法(CT041)早期临床试验显示，37名患者接受治疗后，总体缓解率为48.6%，DCR为73.0%，6个月持续缓解率为44.8%。在胃癌患者中，缓解率达57.1%，6个月生存率为81.2%。安全性方面，所有患者都有血液学毒性，94.6%出现轻度CRS，无严重副作用或死亡，表明CT041疗效良好且安全性可接受。然而，靶向Claudin18.2的CAR-T仍面临如下挑战。

(1)靶点异质性：Claudin18.2表达的空间异质性，导致肿瘤细胞存在抗原阴性免疫逃逸。建立基于生物标志物[如Claudin18.2表达均质度、肿瘤浸润淋巴细胞密度(TILs)]的患者分层体系以及双靶点CAR-T(如Claudin18.2/HER2)策略是应对此问题的主要方向(NCT03874897)。

(2)安全性：尽管3级以上CRS发生率低于5%，但恶心、呕吐、胃炎等中靶脱瘤毒性仍需要进一步管理。

(3)治疗时机前移：目前CT041主用于后线治疗，但Ⅰb期试验证据表明，联合一线化疗或PD-1抑制剂可重塑TME，增强CAR-T活性，提示其在前线治疗中具有巨大潜力，未来亟需前瞻性试验验证(NCT04503967)。

2. GPC3　GPC3在70%~90%的肝癌中高表达，是肝癌CAR-T治疗的理想靶点。临床前PDX模型已证实其显著的抗肿瘤活性。多个早期临床试验显示，GPC3-CAR-T在肝癌患者中展现出了极具前景的有效率。GPC3的shedding效应是CAR-T疗法的主要挑战。shedding的GPC3(sGPC3)可以与CAR-T细胞结合，阻碍其与肿瘤细胞表面的GPC3结合，从而降低疗效。为了克服这些挑战，双靶点CAR-T(如GPC3/B7H3)或联合PD-1抑制剂等策略正在探索中。

3. GUCY2C　GUCY2C在CRC、胃癌等肿瘤中过表达，且正常组织表达低，具有良好的安全性。IM96作为一款GUCY2C-CAR-T产品，在高剂量组实现了接近40%的ORR，远超标准三线治疗，潜力巨大。尽管该疗法在治疗mCRC中显示出较为良好的疗效，但其毒性，尤其是腹泻，是需要关注的问题。在一项研究中(ChiCTR2100044831)，69%的患者(9/13)报告了腹泻，严重程度包括1级(15.38%)、2级(23.07%)和3级(30.77%)。尽管如此，该毒性通常是可管理的，且没有报告剂量限制性毒性或治疗相关死亡。另一项临床试验(GCC19CART研究)也提到，接受了GUCY2C CAR-T疗法的患者中，93%出现了腹泻反应，但这种不良事件是可管理的。在一项针对15名复发和难治性mCRC患者的1期临床试验中，研究评估了GCC19CART(一种CAR-T细胞疗法)的安全性和有效性，研究表明，GCC19CART在重度预处理的mCRC患者中安全且耐受良好，首次在难治性实体瘤中显示出客观临床活性，为mCRC及实体瘤的细胞治疗奠定了基础。近期研究通过优化CAR设计，解决了靶点低表达难题。

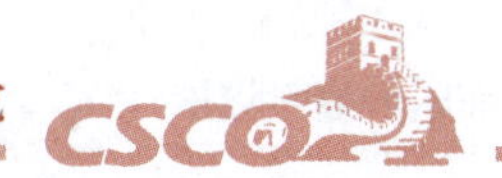

4. CEA　作为广谱的肿瘤标志物，CEA CAR-T疗法在早期临床试验中显示出良好安全性，但对实体瘤的疗效不佳。近期有研究通过比较新建立的CEA CAR-T通过腹腔（i.p.）和静脉（i.v.）输注的安全性和疗效（NCT05396300），来优化给药途径，以治疗标准治疗失败的实体瘤患者。研究者将CAR-T细胞通过腹腔或静脉输注，剂量递增包括低剂量（1~3）$\times 10^6$ CAR^+/kg和高剂量（4~6）$\times 10^6$ CAR^+/kg。疗效方面，腹腔组的ORR更高，为25%（4/16），静脉组为8%（2/24）；腹腔组的DCR为88%（14/16），优于静脉组的67%（16/24）。研究结果表明，CEA CAR-T细胞疗法通过腹腔或静脉输注具有可接受的毒性。通过腹腔输注观察到了有希望的抗肿瘤潜力，且高剂量组可延长缓解时间。当前研究重点在于克服TME的抑制。创新策略包括：构建可分泌双靶向scFv（PD-1-TREM2）的CAR-T细胞，同时阻断两条免疫抑制通路；或构建可分泌趋化因子XCL1的CAR-T细胞，招募内源性免疫细胞协同作战，该策略已在临床前模型中实现对异质性肿瘤的完全清除。

5. B7H3　B7H3为一个广泛表达于多种实体瘤的靶点。尽管消化道肿瘤的临床数据有限，但在复发性胶质母细胞瘤中，B7H3-CAR-T（TX103）已显示出卓越疗效，mOS达20.3个月，远超常规治疗。基于Vδ1T细胞平台构建的B7H3 CAR在临床前展现了更强的持久性和抗肿瘤活性，为实体瘤治疗提供了新思路。

6. 其他细胞疗法：多元化策略与协同发展

（1）NK细胞疗法：NK细胞因其固有的肿瘤杀伤能力，在消化道肿瘤中成为研究新热点。其主要靶点为NKG2D激活相关抗原（如MICA/B），这些抗原在胃癌和结肠癌中高表达。自2020年以来，NK细胞疗法的临床试验数量稳步增长，然而，NK细胞疗法面临持久性不足和单药疗效有限的挑战。其未来方向明确指向联合治疗，例如，联合PD-1抑制剂可将ORR提升至40%~50%，联合西妥昔单抗亦显示出协同效应（ORR 44%）。优化NK细胞的体内存活与杀伤活性是未来研究的关键。

（2）肿瘤浸润淋巴细胞（TILs）疗法：TILs疗法是一种高度个性化的治疗，通过分离、扩增并回输患者肿瘤组织中天然存在的抗肿瘤淋巴细胞。其成功的关键在于筛选出新抗原特异性TILs。Ⅱ期临床试验显示，经筛选的TILs联合PD-1抑制剂治疗消化道肿瘤，ORR可达23.5%，远高于未筛选组的7.7%。该疗法主要挑战在于：制备周期长、工艺复杂；单药疗效较低（ORR<10%），必须依赖与PD-1抑制剂的联合。未来重点在于优化TILs的体外扩增技术和提高其在体内的存活能力。

（3）TCR-T细胞疗法：TCR-T疗法通过改造T细胞受体，使其能够识别肿瘤细胞内抗原（多肽-MHC复合物），从而扩大了靶点范围。其主要靶点包括NY-ESO-1、MAGE-A3等，并受特定HLA分型限制。在HLA-A0201阳性的胃癌和胆管癌患者中，TCR-T疗法已显示出约15%~20%的ORR。近期，针对*KRAS* G12V突变的特异性TCR-T研究取得了重大突破，通过鉴定高特异性TCR并进行亲和力优化，在临床前模型中显著提升了肿瘤抑制效果，并有效降低了脱靶风险。TCR-T疗法面临的挑战包括CRS以及单药疗效有限。扩大适应证、优化靶点选择和联合治疗（如联合IL-2或PD-1抑制剂）是其未来发展的核心。各类细胞疗法特点总结见表6。

表6　各类细胞疗法特点

特性	CAR-T（嵌合抗原受体T细胞）	NK（自然杀伤细胞）	TIL（肿瘤浸润淋巴细胞）	TCR-T（T细胞受体工程化T细胞）
核心机制	基因工程改造T细胞，表达CAR，使其能直接识别肿瘤细胞表面抗原	利用NK细胞的天然杀伤活性识别肿瘤细胞	从患者肿瘤组织中分离出已天然存在的、能识别肿瘤的T细胞，在体外大量扩增后回输	基因工程改造T细胞，表达新的TCR，使其能识别由HLA分子呈递的肿瘤细胞内部抗原片段
靶点类型	细胞表面抗原（如蛋白质、糖脂）	细胞表面的应激配体（天然NK）	多种细胞内外抗原	细胞内部抗原（如转录因子、驱动突变蛋白等）
HLA限制性	无	无	有	有
细胞来源	主要为自体	异体来源是主流	自体	自体
主要优势	杀伤力强：在血液系统肿瘤中已证实可实现深度、持久的缓解 普适性强：不受患者HLA分型限制 可形成记忆：具备长期监视潜力	安全性高：引发CRS和移植物抗宿主病（GvHD）的风险显著低于T细胞疗法 “即用型”潜力：异体来源使其可预先制备，随时取用 成本相对较低	多靶点攻击：识别多种肿瘤抗原，有效防止因单一抗原丢失导致的肿瘤逃逸 天然肿瘤靶向性：这些细胞已被证明能主动浸润肿瘤	靶点范围巨大：可靶向被认为是“不可成药”的胞内蛋白，如KRAS、p53等关键驱动突变蛋白 靶向精准性高：可专门针对肿瘤特有的突变新抗原，理论上脱靶毒性更低
主要劣势/挑战	毒性反应：CRS和神经毒性（ICANS）是主要且可能致命的副作用 实体瘤挑战：难以浸润肿瘤、易被TME抑制 抗原逃逸：肿瘤细胞下调或丢失靶抗原导致复发 “脱靶”毒性：攻击表达相同靶点的正常组织	体内持久性差：回输后存活和扩增能力有限 杀伤力相对较弱：单药疗效通常不如CAR-T	来源限制：需要手术获取肿瘤组织，且并非所有患者都能成功分离培养出足量TILs 制备复杂且周期长：个性化制备耗时数周	HLA配型严格：一种TCR-T产品通常只适用于拥有特定HLA亚型的少数患者，限制了应用人群 TCR错配：外源TCR与内源TCR链可能发生错配，形成未知特异性的受体，有安全隐患

续表

特性	CAR-T（嵌合抗原受体T细胞）	NK（自然杀伤细胞）	TIL（肿瘤浸润淋巴细胞）	TCR-T（T细胞受体工程化T细胞）
主要应用场景	已获批：B 细胞血液系统肿瘤（白血病、淋巴瘤）、多发性骨髓瘤 研究热点：消化道肿瘤（胃癌、肝癌）、胶质母细胞瘤等实体瘤	临床研究阶段：血液系统肿瘤和多种实体瘤，常作为联合治疗的一部分或用于 CAR-T 失败后的患者	已获批：转移性黑色素瘤 研究热点：宫颈癌、非小细胞肺癌、CRC 等其他实体瘤	已获批：滑膜肉瘤 研究热点：滑膜肉瘤、黑色素瘤、胰腺癌、肺癌等表达特定"抗原 -HLA"组合的实体瘤

（4）细胞治疗总结：消化系统肿瘤的细胞治疗正处在一个充满机遇与挑战的时代。虽然靶向 CLDN18.2 的 CAR-T 细胞治疗在胃癌中表现出了较高的有效率，为晚期患者带来了希望，但 CAR-T 疗法目前仍面临多重挑战：首先，抗原表达异质性导致疗效不均，例如 HER2 在结肠癌中的表达率仅约 30%，限制了其广泛应用；其次，CRS 和血液学毒性等不良反应需通过优化给药方案加以管理；最后，治疗时机的选择（如辅助治疗、一线治疗、维持治疗或后线治疗）仍需更多数据支持。未来的发展将聚焦于以下几个方向，①策略整合：从单靶点向双靶点或多靶点 CAR 设计演进，从单药治疗向联合 ICIs、化疗或其他靶向药的协同治疗模式转变。②技术创新：开发新型 CAR 结构（如装甲型 CAR、分泌型 CAR），优化细胞制造工艺（如 Vδ1T 平台），提升细胞产品的持久性、安全性和抗 TME 抑制能力。③精准治疗：建立可靠的生物标志物体系（如靶点表达水平 / 均质度、TME 特征、TILs 密度等），实现患者的精准分层，为最合适的患者选择最有效的治疗方案。通过上述多维度的努力，细胞治疗有望在未来为更多消化系统肿瘤患者带来更持久、更深刻的临床获益。

五、总结与展望

本文系统回顾了消化道肿瘤治疗领域的革命性进展，其核心可概括为靶向治疗、免疫治疗和细胞疗法三大支柱的崛起与融合。

1. 靶向治疗的"深度"与"广度" 靶向治疗已从最初的"有靶可用"发展到"优靶优用"的阶段。以 HER2 为代表的经典靶点，通过 ADC（如德曲妥珠单抗）和双特异性抗体（如 ZW25）等技术革新，成功克服了耐药并拓展至低表达人群，实现了疗效的深化。同时，CLDN18.2、KRAS（尤其是 G12C/G12D）等"新星"靶点的成功突破，极大地拓宽了治疗的广度，为更多难治性肿瘤患者带来了希望。

2. 免疫治疗的"基石"与"创新" PD-1/PD-L1 抑制剂作为免疫治疗的基石，已在多个消化道肿瘤中确立了标准治疗地位，尤其改变了 MSI-H/dMMR 型肿瘤的预后。当前的核心挑战与机遇在于如何"激活"免疫应答较差的"冷肿瘤"（pMMR/MSS 型）。联合化疗、抗血管或双免联合的策略已初见成效。此外，靶向 LAG-3、TIGIT、CCR8 等新一代免疫检查点和 PD-L1/TGF-β 等免疫双抗的研发，正致力于从不同维度解除免疫抑制，有望突破现有疗效瓶颈。

3. 细胞疗法的"突破"与"挑战" 以 CAR-T 为代表的细胞疗法，凭借其在 CLDN18.2 阳性胃癌等实体瘤中取得的突破性疗效，证明了其攻克晚期实体瘤的巨大潜力。然而，靶点异质性、CAR-T 细胞在实体瘤内的浸润与持久性以及 CRS 等安全性问题，仍是其广泛应用前必须克服的挑战。

基于现有进展，未来消化道肿瘤的治疗将呈现以下趋势。

1. 多模态协同，实现"1+1＞2" 单一疗法的天花板日益显现，未来治疗的核心将是不同机制药物的智慧联合。例如，ADC 与 ICI 的联合，既能通过 ADC 精准杀伤肿瘤、释放抗原，又能通过 ICI 解除免疫抑制，有望将"冷肿瘤"转化为"热肿瘤"，实现协同增效。同样，细胞疗法与靶向药物或 ICI 的联合，也可能成为提高疗效、延长缓解持续时间的关键策略。

2. 治疗时机前移，追求"治愈"可能 大量研究已将靶向和免疫疗法从末线向一线，乃至新辅助 / 辅助治疗阶段推进。在新辅助治疗中引入高效低毒的免疫或靶向疗法，有望提高手术切除率（R0）、实现病理学完全缓解，从而改善患者的长期生存，向着"治愈"的目标迈进。

3. 生物标志物驱动的"终极"精准 未来的治疗决策将更加依赖于精准的生物标志物。除了传统的基因扩增 / 突变，动态监测 ctDNA、复杂的 TME 分型、靶点表达均质性等将成为指导用药、预测疗效和监测耐药的关键。这将推动治疗从"基于瘤种"向"基于分子分型"的根本性转变。

4. 创新平台赋能，优化治疗体验 新型药物递送平台（如皮下注射剂型 ICI）、下一代细胞工程技术（如通用型 CAR-T、装甲型 CAR）以及个体化肿瘤疫苗（如 mRNA 疫苗）的不断成熟，不仅将提升疗效与安全性，也将极大改善患者的治疗便利性和生活质量。

综上所述，消化道肿瘤治疗正处在一个充满机遇的时代。通过对肿瘤生物学行为的深入理解，并整合运用靶向、免疫与细胞疗法等多种武器，我们有望为每一位患者制定出更加精准、高效、个体化的全程管理方案，从而根本性地改善其预后。

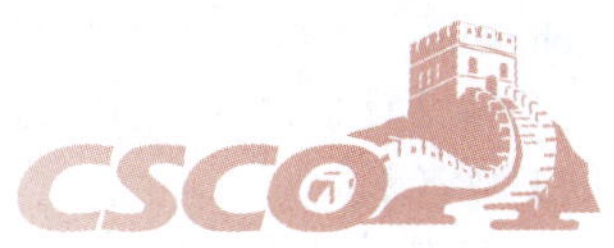

适应性设计中的效应点估计方法

王爽　仲子航　柏建岭
南京医科大学公共卫生学院

一、背景

随着临床试验的快速发展，使用适应性设计可以加快药物研发的速度，更高效地利用研发资源，因此这种设计近年来受到国内外医药行业的重视。适应性设计相较于非适应性设计有很多的优点，这主要因为适应性设计允许试验可以根据一些在试验开始时无法得到的信息而调整，该设计允许在累积信息的基础上调整试验，包括增加受试者数量，选择最有希望的治疗组或患者亚组等。尽管在实施试验时存在一些复杂性，但增加了试验设计的灵活性，因此它们在实践中被越来越多地使用。

很多确证性试验是基于前期有限的数据而设计，有可能存在较大的偏差。如何根据试验期间累积的数据对试验做出相应的修改从而修正设计的偏差就成为试验设计时需要考虑的一个重要问题。适应性设计是对固定样本量的设计进行某些调整的设计，适应性修改计划必须在临床试验开始前的试验方案和统计分析计划中预先设定。适应性设计主要包括：成组序贯设计、样本量重估计、两阶段无缝适应性设计、适应性富集设计等。

成组序贯设计是最早应用于临床试验的适应性设计，其后，适应性设计较广范地用于样本量的重新估计。在美国FDA发布适应性设计监管指南后，适应性设计的研究逐步推广和发展到了多种类型的试验设计，例如从多个剂量中筛选出具有潜在获益剂量的设计，到目前的多个目标人群、多个假设、多个终点和多重检验等更为复杂的设计。随着更多新的理论方法不断地推出以及应用经验不断地增多，越来越多的适应性设计在临床试验中得以应用，几乎涵盖了药物研发的各个阶段和所有的疾病领域。

许多临床试验的失败源于前期信息有限导致的设计偏差，而适应性设计因为在试验期间可以根据试验期间累积的数据对方案进行修改，以修正初始设计的偏差，从而显著增加了试验的成功率。适应性设计还可以提高试验的效率，如减少试验所需要的样本量、缩短不同研究阶段之间的时间间隔、选择更合适的终点、选择更合适的目标人群、利用相同数量的受试者获得更多的数据等。此外，复杂的适应性设计还可以在一个试验中同时处理多个试验目标、多种试验药物和多种疾病。

尽管适应性设计具有上述诸多优势，但由于其复杂性，同时也给试验设计、数据分析和结果解释，特别是试验的实施，带来了诸多挑战和问题，例如，怎样控制整体一类错误率、怎样选择分析模型和怎样估计疗效，以及因试验实施困难可能导致的操作偏倚等，迄今为止，大多数关于适应性设计的研究都集中在试验设计以及假设检验上。基于P值组合函数和条件误差函数下的一般方法，适用于广泛的适应性设计；针对某些特殊的试验设计也有特定的方法，例如：多臂多阶段（MAMS）设计，适应性富集设计和样本量重估计。相比之下，对适应性试验的疗效估计方面的关注较少，本文回顾了适应性临床试验中的各种疗效估计方法，并对不同方法进行了讨论。

关于适应性试验的估计问题：由于期中分析之后进行了某种亚组选择，或者提前停止试验等，都可能导致极大似然估计（MLE）存在偏倚。因此，传统的MLE有时也称为“朴素”估计量。下面将从无偏估计和有偏估计两个方面来介绍。

二、无偏估计方法

1. 均值无偏估计　为了达到精确的均值无偏性，通常需要找到一个独立分布的估计量。在第一阶段的期中分析中，因为没有对试验进行调整，那么第一阶段结束时的样本均值是无偏的，然而，由于没有使用试验后期可能产生的任何信息，这种估计量对于估计总体疗效是低效的。另一种可能实现无偏估计的设定：在多阶段试验的背景下，对候选的亚组进行选择和排序，如患者亚组，仅计算最终阶段数据下的亚组的样本均值，那么该估计量是条件无偏的。然而，这种估计量忽略了前几个阶段试验中选择的亚组的信息，并且不能用于估计在期中分析中被删除的亚组的疗效。

应用Rao-Blackwell定理可以获得有效的估计量，在使用更多试验信息的同时，仍然保持精确的均值无偏性。该定理表明：如果未知参数θ的无偏估计量是U，T是充分统计量，可以得到估计量$\hat{U}=E(U\mid T)$是无偏的，并且：$\mathrm{var}(\hat{U})\leqslant \mathrm{var}(U)$，所以也称为一致最小方差无偏估计量（UMVUE）。

Lehmann-Scheffe 定理指出，如果 Γ 是完全充分统计量，且 U 是无偏估计量，则 Rao-Blackwell 估计量 $\hat{U}=E(U\mid T)$ 是唯一的 UMVUE。

在成组序贯试验的文献中，无条件 UMVUE 推导一直是一个重点研究课题，Chang、Jung 等对于二分类数据的试验进行了相关研究，Kim 等学者则针对正态分布的结局变量进行了研究推导。在后一种情况下，Liu 和 Hall 证明了充分统计量实际上并不完整，但经过 Rao-Blackwell 化处理的估计量依然是所有无偏估计量中的 UMVUE。对于具有正态分布的Ⅱ、Ⅲ期试验，Kimani 等证明了如何计算条件无偏估计量，Robertson 进行了推广。最近，Stallard 和 Kimani 推导了多臂多阶段试验（正态分布的终点类型）的 UMVCUE，条件是指预先给定的选择或停止规则。最近关于 UMVCUE 的研究是在两阶段适应性富集设计背景下，其中生物标记物用于选择亚组是否在第二阶段继续试验。

2. **中值无偏估计** 虽然均值无偏估计是一个常用的方法，但有时候不一定可行。与常用的 MLE 相比，该方法具有无偏性，但会增加均方根误差。此外，对于更灵活的试验设计，计算 UMVUE 可能变得困难。基于以上原因，提出了中值无偏估计量（MUE），它在某些情况下可以比均值无偏估计量具有更小的均方误差，并且可以应用于更广泛的适应性设计。

考虑对某个感兴趣的参数 θ 进行假设检验，如下步骤计算 MUE。

(1) 定义试验设计的空间排序。例如，在成组序贯试验中，主要选择分阶段排序：这取决于上下边界、停止试验的阶段以及标准化检验统计量的值。

(2) 利用这种排序，定义了一个 P 值函数 $P(\theta)$，即在试验停止阶段，观察到更多拒绝 H_0 的概率。

(3) 在试验停止时，找到 $\hat{\theta}_{MU}$，满足 $P(\hat{\theta}_{MU})=0.5$。

最后一步实质上是寻找 θ 的 50% 置信限，或者等价于对称的 $100(1-\alpha)\%$ 置信区间的中点。

许多文献推导了成组序贯设计的 MUE。Hall 和 Yakir 推导了次要参数的 MUE。在序贯概率比检验的背景下，Woodroofe 研究了如何计算 MUE，同时，Koyama 和 Chen 推导了 Simon 两阶段设计中的 MUE。在适应性成组序贯设计中，Wassmer 和 Nelsonetal 推导了正态分布终点下的 MUE 的计算，而 Brannath 等计算了生存终点下的 MUE。随后，被 Gao 等学者推广了这些结果，给出了点估计和区间估计的理论方法。

三、有偏估计方法

在适应性设计中，尽管无偏估计量被广泛推崇为一种理想的估计工具，但其在某些情境下的应用也暴露出了一些显著的缺点。无偏估计量的核心优点在于其期望值等于真实参数值，即估计值不系统性偏离真实值。然而，在适应性设计框架下，尤其是在数据不断更新的情况下，追求无偏性有时可能导致方差的显著增加，这使得估计的精度和稳定性大打折扣。

具体而言，在适应性设计中不断根据期中数据调整试验方案时，依赖无偏估计量可能会导致估计过程中的不确定性。随着试验的进展，估计量的方差往往会随着增大，尽管无偏性得到保留，但估计结果的可靠性和精确度却大大下降，这无疑对临床试验的决策过程产生负面影响。

与此相对，有偏估计在一些场景下提供了更为实际的解决方案。虽然有偏估计量会导致估计结果存在一定的系统性偏差，但有偏估计方法往往能够在保证较小方差的同时，提供更稳定和精确的估计。通过适当调整有偏估计方法中的偏差程度，可以在一定范围内平衡偏差与方差的关系，从而在实际应用中提高估计的效率和精度。这种权衡是适应性设计中非常重要的策略，特别是在有限样本量和试验调整过程中，能够帮助研究者得出更为准确的结论。

因此，在适应性设计中，应当理解并接受有偏估计的必要性。它不仅仅是一种权衡偏差与方差的技术手段，更是一种实际问题的解决策略，能够在实际研究中提供更加稳定和可靠的估计结果。尤其在面对试验动态调整和不确定性时，合理运用有偏估计方法将有助于提升试验的科学性和可靠性。因此，接下来将介绍几种有偏估计方法。

1. **迭代估计** 在成组序贯设计中，提前停止试验会给 MLE 带来偏倚，于是提出了一种修正的 MLE，可用于重复显著性检验。Whitehead 重点研究了序贯概率比检验，并推导了解析表达式来量化偏差，通过从 MLE 中减去偏差得到偏差调整估计量 θ：$\tilde{\theta}=\hat{\theta}-bias(\tilde{\theta})$。

评估 θ 处的偏差会导致一个迭代过程，该方法可用于各种类型的终点，包括连续、二分类和生存数据。Guo 等学者认为可以使用更简单的单迭代版本，减去 MLE 的估计偏差，而不是未知 θ 处的偏差：$\tilde{\theta}_S=\hat{\theta}-bias(\hat{\theta})$。

这种方法可以从单臂Ⅱ期试验扩展到更一般的涉及提前停止的设计试验。

Chang 等将 Whitehead 的思想应用于二分类变量的成组序贯设计，Tan 和 Xiong 则提出使用偏差校正的 MLE 估计试验疗效。Li 和 DeMets 推导了成组序贯设计中 MLE 偏差的精确解析表达式，并利用它构造了基于 Whitehead 参数的偏差调整估计量。针对正态分布终点，Todd 利用三角检验进一步研究了成组序贯设计中的偏差调整估计量。具有生存数据的适应性富集设计的背景下，Stefano 等推导了偏差调整估计量，通过 MLE 的迭代方式来减小偏倚。

2. **贝叶斯估计** 在适应性设计中，有研究提出利用贝叶斯方法来减少估计偏倚，通常用于频率框架的试验。这些与完全贝叶斯适应性设计的不同之处是，它们仅使用累积的数据来做出决定（例如：亚组停止或继续试验），而不是后验信息。主要依赖于经典的频率推理（如假设检验），但通常需要额外的假设或信息（如先验的说明）。

Hughes 和 Pocock 提出了一种贝叶斯收缩方法，在期中分析时估计亚组的处理效应。在试验开始时，首先指定一个先验分布，用于量化不同治疗效应大小的合理性，并通过贝叶斯法则将该先验分布与试验数据结合，从而得出治疗效应的后验估计，该估计值会向先验分布的中位数收缩。这种方法对先验选择敏感，所以不要使用过于乐观的先验，因为这会导致几乎没有收缩或根本没有收缩。值得注意的是，贝叶斯收缩方法可以看作是给定治疗均值的后验分布的经验贝叶斯估计量。Bowden 等利用这一原理，用两个阶段的单一收缩方程

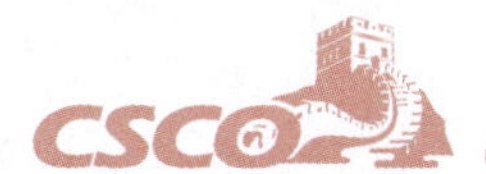

代替两阶段估计量。然而，这增加了理论上的复杂性。

针对二分类终点的多阶段设计，Bunouf 和 Lecoutre 推导了两个贝叶斯估计量，在每个阶段之后决定停止招募或继续招募：一个估计量是基于“调整设计”先验的后验均值，另一个是基于类似均匀先验的后验模式，对于后者也为两阶段设计提供了一种思路。同时，基于二元生物标志物和已知方差的正态分布终点，Kunzmann 等提出了两阶段适应性富集设计的经验贝叶斯估计量，其中包含一个预先指定的亚组和预先指定的决策规则。

3. **重采样估计** 前面所考虑的估计方法需要基于具体的公式。例如，UMVUE 和 UMVCUE 通常可以给出闭式表达式，而对于 MUE 通常指定一个 P 值函数。同时，减少偏差的估计量往往对偏差的估计有明确的表达式，从而得到可以数值求解的方程。重采样估计方法是基于重采样过程，通过参数 Bootstrap 法重采样或生成大量的试验数据，由此产生的重复可以用于估计偏倚。该方法的一个优势是：可以适用于多种不同的停止规则和试验设计。

在成组序贯设计中，Wang 和 Leung 通过参数 bootstrap 方法来计算正态分布终点的偏差调整估计量，无论方差是已知还是未知。Leung 等学者推广了该方法，提出了一种通用的随机逼近方法，该方法可以用于非独立同分布数据，以及成组序贯设计。Magnusson 和 Turnbull 提出了一种双重 Bootstrap 方法，适用于包含亚组选择的成组序贯富集设计。同时，Pinheiro 和 DeMets 利用了模拟来估计 MLE 的偏差，然后提出构建治疗差异的偏差减少估计量，这可能类似于偏差调整的 MLE。

四、总结

确证性临床试验的设计一般基于前期探索性研究结果，很多时候仅依赖于非常有限的数据，由此可能存在较大的偏差，从而直接影响试验的成败。随着药物研发的推动，临床研究的技术方法得到不断的发展，适应性设计也受到越来越多的研究与应用。适应性设计允许根据试验期间累积的数据对试验设计进行修改，以修正初始设计的偏差，从而增加试验的成功率，提高试验的效率。

适应性设计是按照预先计划，根据累积的临床试验数据的分析结果，在保证试验的合理性和完整性的前提下，对临床试验方案进行修改。一方面，适应性修改是“按预先设定的计划”进行的，而不是临时提出的修改方案；另一方面，适应性调整是一个自我学习的过程，即通过对累积数据的不断学习，相应地调整试验方案。因此，适应性设计旨在更好地改进进行中的临床试验，而不是因设计本身缺陷而有极大可能导致临床试验失败所做的临时补救。在临床试验中，正确评估治疗效应至关重要。治疗效应的大小对后续阶段的决策、监管以及进入市场时与医疗提供者的定价谈判都具有重要影响。在适应性设计中，常见的极大似然估计存在偏倚，尤其是在期中分析时根据观察到的治疗效应进行选择的情况下。因此，本文回顾了在适应性设计中的不同的点估计方法，根据偏倚大小将方法分为两类：无偏估计和有偏估计，分别介绍了均值无偏估计方法、中值无偏估计方法、迭代估计方法、贝叶斯估计方法以及重采样估计方法。

本文总结了适应性设计中各种效应点估计方法，用以解决传统 MLE 方法所带来的偏倚问题。根据前面的描述，总的来说，理想的参数估计量应该满足以下要求：①无偏或较小的偏倚；②较低的均方误差；③易于计算；④相关的置信区间能满足：具有正确的覆盖率；与假设检验的结果一致。在适应性设计中，如果估计方法能满足以上条件，将是最佳的效应估计量，但找到这样的估计量是非常困难的。与此同时，构建置信区间仍然是一个重要问题，但文献研究较少关注到这一点，这也是未来研究的一个方向。

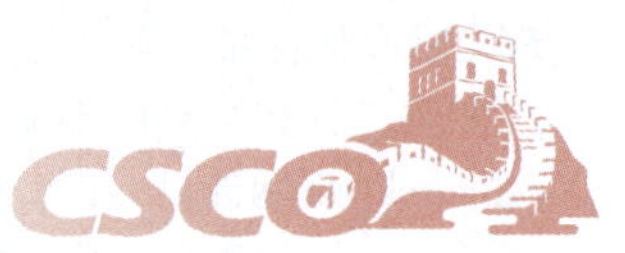

肿瘤临床研究中贝叶斯先验分布的设定与实践

李文文[1] 牟荣吉[2] 林聪[3] 宋成园[4] 邵鹏[5] 戴鲁燕[6] 黄丽红[1] 陈峰[7]

[1]复旦大学附属中山医院 [2]上海交通大学医学院 [3]诺华(中国)生物医学研究有限公司 [4]勃林格殷格翰(中国)投资有限公司 [5]齐鲁制药有限公司 [6]上海粹羽商务咨询事务所 [7]南京医科大学公共卫生学院

近年来,随着精准医学和个体化治疗的发展,肿瘤临床试验在设计和分析方面呈现出更强的灵活性与挑战。研究者需面对样本量有限、患者异质性大、伦理约束严格等现实挑战,这使得传统频率学派统计方法在一定程度上难以满足临床研究的多样化需求。贝叶斯统计方法因其可整合历史信息与实时数据、提供概率化推断结果的特性,正逐步成为肿瘤临床研究中重要的统计工具。相较于频率方法的是否拒绝原假设的二元决策模式,贝叶斯方法更贴合临床实践中循证与动态调整相结合的决策逻辑。特别是在早期探索性研究、自适应试验设计、罕见病及儿童肿瘤等领域,贝叶斯方法有助于提高试验效率、缩短开发周期,并降低受试者风险,已获得美国食品药品监督管理局(FDA)和欧洲药品管理局(EMA)等监管机构的广泛认可。

在贝叶斯统计中要使用先验信息,先验分布的设定是构建模型的基础,亦是方法实施中最具挑战性的部分。先验信息可来自文献、历史数据、专家知识,或先验 - 似然信息融合的经验模型。但在实际操作中,如何合理地选择先验形式、量化不确定性、评估先验敏感性,并在保障推断可靠性的同时避免引入主观偏倚,是一个亟待深入思考的问题。尤其在肿瘤研究背景下,疾病异质性和证据来源的复杂性进一步加大了先验设定的难度。本文聚焦于肿瘤临床研究中的贝叶斯先验分布设定问题,从实际应用场景出发,梳理常见先验设定策略及其适用条件,分析当前实践中面临的关键问题,并结合典型研究案例解析先验选择的合理性与影响,旨在为肿瘤研究者提供更具思辨性和实用性的指导,推动贝叶斯方法在临床研究中的合理运用。

一、贝叶斯的基本原理和特点

贝叶斯定理是先验概率与基于数据的后验概率之间的数学关系:

$$P(A|B)=\frac{P(B|A)P(A)}{P(\mathrm{B})}=\frac{P(B|A)P(A)}{p(\mathrm{B}|\mathrm{A})p(\mathrm{A})+p(B|\bar{A})p(\bar{A})}$$

其中,A 和 B 是感兴趣的事件。$P(A \mid B)$ 表示在事件 B 发生的条件下事件 A 发生的概率,称为给定 B 时 A 的后验概率。$P(B \mid A)$ 表示在事件 A 发生的条件下事件 B 发生的概率。$P(A)$ 和 $P(B)$ 分别是观察到事件 A 和 B 的概率,称为先验概率和边际概率。类似的,$p(B \mid \bar{A})$ 是在事件 A 没有发生的条件下事件 B 发生的概率,$p(\bar{A})$ 是事件 A 没有发生的概率。在数据分析中,参数 θ 的后验分布 $p(\theta \mid X)$ 由似然函数 $f(X \mid \theta)$ 与先验分布 $\pi(\theta)$ 共同决定:

$$\underbrace{p(\theta \mid X)}_{\text{后验}}=\underbrace{f(X \mid \theta)}_{\text{似然}}\underbrace{\pi(\theta)}_{\text{先验}}/\underbrace{m(X)}_{\text{边际}}$$

其中,$f(X \mid \theta)$ 是对数据分布做出的假设,称为似然函数;$\pi(\theta)$ 是参数的先验分布,而 $m(X)=\int f(X \mid \theta)\pi(\theta)\,\mathrm{d}\theta$ 是数据的边际分布。贝叶斯统计的核心结果是参数的后验分布 $p(\theta \mid X)$。先验分布 $\pi(\theta)$ 反映抽样前对参数 θ 的认识,后验分布 $p(\theta \mid X)$ 是在抽样后对参数 θ 的认识,之间的差异是由于样本 X 出现后对参数 θ 认识的一种调整。贝叶斯统计通过结合数据中的信息,将研究者对参数的认知从先验 $\pi(\theta)$ 提升到了后验 $p(\theta \mid X)$。频率学派的假设检验通过 P 值进行决策。然而,P 值并不直接反映治疗效应的概率,且与样本量密切相关,容易导致小效应在大样本中显著,或在小样本中忽略实际效应。此外,P 值不能提供效应大小的信息。相比之下,贝叶斯方法通过后验分布提供更灵活和稳健的推断,具有较强的临床应用潜力。

二、常见的先验分布

先验信息是贝叶斯分析的基础,恰当的先验直接影响到后验分布及试验结果的解释。不同研究者在相同研究中可能使用不同的先验,从而得出不同的后验分布和结论。不恰当的先验选择可能会产生误导性结果,甚至影响研究的有效性。

关于先验分布的分类尚未统一。在临床试验中,有学者将先验分布分为 4 种类型:①无信息先验;②乐观先验分布,由于药物研发者对于新药的疗效通常持有积极乐观的态度,将疗效较好的区间赋予较大的概率或权重;③保守先验分布,对新药的疗效持有谨慎保守的观点；④临床先验分布，综合不同临床专家对新药的认识，通过平均的方法来消除潜在主观因素的影响。有观点认为，先验分布分为主观先验分布和客观先验分布。也有学者认为先验分布一般不能严格区分，常见有无信息先验、有信息先验和共轭先验。因而，本研究不进行具体分类，通过文献回顾，笔者归纳出在临床研究中几种常用的先验分布（表1）。

表1 临床研究中常见的先验分布

先验分布	定义	适用条件
常数先验/均匀先验 Constant prior/Uniform prior	假设所有参数的取值均等可能	适用于缺乏先验信息的情况，此时当前观测到的数据/似然函数主导了后验分布及相应的统计推断
参考先验 Reference prior	基于模型数学结构构造的先验，旨在最小化先验对后验的影响，确保推断完全由数据驱动，不依赖历史信息	适用于需要减小主观判断影响的试验场景，提供更为客观的分析基础
不变先验 Invariance prior	确保在参数变换下，先验分布保持形式不变。通常不依赖历史数据/经验	适用于参数关系复杂、相互依赖性强的模型，提升推断的稳定性。基于Fisher信息矩阵构建的Jeffreys先验分布是最经典的不变先验
共轭先验 Conjugate prior	后验分布与先验分布属于同类，从而简化计算，其超参数既可依据历史数据或专家经验设定，也可在缺乏先验信息时设为无信息或弱信息形式	常用的共轭先验：泊松分布的共轭先验是伽马分布，贝塔分布是二项分布的共轭分布
分层先验 Hierarchical prior	将先验信息按层级结构组织，可对超参数再给出一个先验，第二个先验称为超先验。由先验和超先验决定的一个新先验就称为多层先验。多层先验可不依赖于历史数据/经验	适用于存在自然分层或组群的多层次数据结构，通过不同层次间的信息共享提高推断的准确性
meta分析预测先验 Meta-analytic predictive (MAP) prior	借助与当前试验相关的其他相似研究的结果作为先验知识，为新研究中感兴趣的参数形成先验分布，是一种依赖历史数据/经验的先验分布	适用于与现有文献相关联的研究，在临床试验设计、药物研发领域广泛应用
混合先验 Mixture prior	将多个先验分布以一定的权重组合在一起，形成一个新的先验分布	适合处理复杂模型或数据分布，通过整合多个来源的先验信息，提高模型的灵活性与适应性。在不确定性较高的情况时，混合先验分布可提高稳健性和准确性
幂先验 Power prior	将历史数据的似然函数进行变换，将其提升到一个分数幂，是一种利用历史数据构建先验分布的方法。分数幂用于量化在利用当前数据进行推断时历史信息的折扣程度	在临床研究中应用广泛，能够灵活地融合历史数据和当前数据，通过调整分数幂的值，可以控制历史数据对当前参数估计的影响程度
相称先验 Commensurate prior	根据历史数据和当前研究数据之间的一致性自动来控制历史数据的信息借用程度，相称先验并非固定分布形式，而是通过数学模型将历史数据与当前数据的兼容性结合，形成自适应的先验权重，是一种依赖历史数据的先验分布	适用于历史数据来源多样，存在异质性时，相称先验可通过动态权重避免盲目借用偏差

客观先验的应用：客观先验，也称为无信息或弱信息先验，旨在最小化先验信息对后验推断的影响。当研究问题缺乏既往的经验或数据时，建议采用客观先验，特别是在全新领域或罕见事件中，其作用尤为重要。需要注意，所有先验都表达了一定的信息。比如，均匀分布先验表达了变量在取值范围内概率相同的信息。客观先验的应用基于在缺乏充分先验知识时，采用尽可能中立立场来进行统计推断，以减少偏见，确保研究的可重复性和客观性。常见的客观先验包括均匀先验、参考先验、频率匹配先验和不变先验。在缺乏先验信息时，均匀分布是最简单的选择之一，但在某些情况下可能导致不恰当的后验分布。Jeffreys先验基于Fisher信息矩阵构建，依赖于数据的分布假设，具有参数不变性，在许多情况下能够产生更合理的后验推断。参考先验则是通过最大化先验分布和后验分布之间的期望Kullback-Leibler距离来构建的，在某些复杂模型中表现出色。

依赖历史数据/经验的先验分布：共轭先验、MAP先验、混合先验、幂先验和相称先验都是为了能够量化历史数据或者主观经验所发展出来的先验模型。从概念上讲，这些先验可以被认为是以信息性先验的形式总结外部信息。若仅能获取群体层面的汇总数据，MAP先验通过综合历史数据生成预测分布，有助于整合多个研究结果并考虑研究间的异质性。混合先验允许整合不同类型的先验，平衡信息源的影响，减轻偏倚。稳健先验是一类在整合外部信息的同时，提升推断稳健性的先验分布，尤其适用于先验与数据可能存在冲突的情形，其核心思想是将客观先验与主观先验按一定权重混合，以降低先验偏差对推断结果的影响，典型方法包括稳健混合先验和稳健meta分析预测先验。幂先验适用于个体层面数据，能够根据历史数据和当前研究相似度调整信息借用，控制偏倚并保持统计效能，特别适用于罕见病或小样本研究。对于层次数据或亚组信息，分层贝叶斯模型能整合组间异质性，提升推断精确度。

先验分布在临床研究中常见的问题主要有以下两个方面。

1. 研究者在选择主观先验分布时受个人判断的影响 研究者的倾向、经验、认知的差异及对统计方法理解和应用水平均会影响先验的确定，进而对后验推断产生影响。

2. 贝叶斯模型中的超参数(hyperparameter)设置对先验分布的形状和强度有显著影响 先验分布中所含的未知参数称为超参数，间接影响目标参数的后验分布。超参数的设置应与多层次或复杂模型的结构保持一致，以确保推断的合理性。以贝叶斯分层模型为例，通常假设层内效应服从正态分布，其均值和方差即为超参数。然而，该假设可能难以捕捉离群或极端群体的变异性；若某一层的分布偏离正态，模型可能低估甚至忽略该组的特征。此外，由于分层模型在不同层级间共享信息，若组间差异较大，信息借用可能反而引发误分类风险。上述问题的关键在于为层次先验中的方差超参数指定恰当的先验分布，该分布直接决定了信息在层间的共享程度。

不少临床研究在采用贝叶斯分析时未明确陈述先验信息，或完全忽略。此外，选择过于简单的先验，如均匀先验，这可能并非最佳选择，因为极端结果与现实的结果有不同的可能。先验选择及应用的不规范现象阻碍了贝叶斯方法的推广，也影响了研究的科学性。

三、先验分布的选择

在选择贝叶斯方法中的先验分布时，应遵循科学性原则：明确先验知识，避免主观偏见，合理选择先验分布类型，兼顾实际操作的可行性，并通过敏感性分析评估结果的稳健性。在贝叶斯统计中先验分布的选取以合理性作为首要原则，在满足合理性的前提下选择计算最方便的分布作为先验分布。

1. 先验分布的选择流程 综合文献中关于先验分布选择的理论方法总结，为进一步推进临床研究者对先验分布的理解和规范化应用，本文归纳出先验分布选择流程和标准化路径，主要包括五个步骤。

第一步：明确研究目标，具体包括数据的类型、分布特征以及关注的参数，为先验分布的构建奠定基础。

第二步：评估是否存在可用的先验信息，如历史数据、文献资料或专家知识，并综合判断其可信度。

第三步：选择先验分布。①若有先验信息，可依据信息强度选择合适的建模策略。在经验和历史数据足够多时可采用直方图法确定先验密度；也可选定先验密度函数形式再估计其超参数，此方法最常使用，但依赖于先验密度函数的选择是否恰当有待确定；采用定分度法与变分度法，通过专家咨询获得的各种主观概率进行整理加工后得到累积概率分布曲线。②利用边缘分布确定先验分布。边缘分布反映了在给定先验下观测数据的总体分布形式，其本质是对参数不确定性进行积分后的结果。通过最大化边缘似然函数或采用矩估计，可估计出先验分布的超参数，从而实现数据驱动的先验设定。③若无先验数据，也可采用无信息先验或弱信息先验。先验分布的选择依赖对先验信息的正确认识，可通过模拟实验的方法客观评估所选先验分布及其超参数的表现，包括稳健性和运行特征，进一步调整优化。④多层先验的考虑：存在自然分层或组群的多层次数据结构时可采用多层先验。⑤共轭先验的考虑：历史信息 / 经验知识与当前数据的似然函数结构匹配时采用。若无先验信息，可采用无信息或弱信息共轭先验。

第四步，确定先验分布及其超参数。通过敏感性分析检验结果对先验假设的依赖程度，验证其合理性与稳健性。

最后，明确报告先验分布的选择依据及参数估计。该流程有助于减少研究者主观判断对先验设定的影响，并通过敏感性分析合理调整超参数设置，从而降低先验选择过程中的主观偏差及超参数引入系统性误差的可能性，提升贝叶斯推断的稳健性与透明性。

2. 敏感性分析 在先验分布的选择过程中，对历史数据 / 经验的理解和认识难以避免会带有一定的主观性，敏感性分析能否有效帮助评估先验选择及相应的超参数设置对结果的影响，以进一步确定所选先验分布的适用性有待探索。敏感性分析的模拟试验主要围绕以下两大要点展开，①改变先验分布的形式：选择不同形式的先验分布进行模拟。不同类型的先验可以显著影响试验结果，尤其在样本量较小的情况下。例如，从具有一定知识的先验(如正态分布、伽马分布等)到无信息先验(如均匀分布)。②改变超参数：在某些情况下，可能需要检查不同的超参数(例如，均值和方差)对结果的影响。敏感性分析增强了结果的透明度和可信度，确保利益相关者对先验选择的认可，从而提升临床决策的可靠性。

3. 先验分布的报告规范 在贝叶斯分析中，先验分布的选择和报告需包含以下关键要素，①分布类型：明确说明先验分布的类型(如正态分布、Beta 分布等)，需与研究参数的性质匹配，并论证其表达先验信息的合理性。②参数值的确定：详细描述参数值的确定依据(如历史数据、专家共识或文献证据)，并说明数据综合方法(如 meta 分析或专家咨询流程)。③选择理由与信息量评估：阐明选择先验分布及其参数设定的依据，讨论所选先验的信息量及其对结果(如参数后验估计、可信区间、后验概率等)的潜在影响。

四、先验分布选择案例解析

NCT02034110 研究是一项开创性的Ⅱ期篮子试验，旨在评估达拉非尼(dabrafenib)联合曲美替尼(trametinib)在携带 *BRAF* V600E 突变的罕见实体瘤中的疗效与安全性。该项开放标签、平行分组设计的临床研究于 2014 年 3 月至 2020 年 6 月期间开展，共纳入 206 例患者，涵盖 8 种不同组织学类型的罕见癌症。主要终点是客观缓解率(objective response rate，ORR)。鉴于不同瘤种样本量有限且疗效存在异质性，不同瘤种间形成了天然的分层结构，研究选择了分层先验分布，采用聚类分层建模策略。该策略通过构建狄利克雷过程混合(Dirichlet process mixture，DPM)模型，实现数据驱动的聚类。DPM 模型的集中参数(concentration parameter)动态控制信息借用程度：参数接近 0 时各亚组趋于聚合，信息共享充分；

参数较大时各亚组趋于独立建模，信息借用减少。该研究中将集中参数设定为2。在聚类内部，使用层次先验模型，并假设组间方差服从逆伽马分布。在已知聚类结构条件下，模型在每个聚类内独立建模，信息仅在聚类内共享；由于聚类结构本身具有不确定性，整体模型仍具备跨聚类的信息借用能力。该自适应信息借用机制使模型能在组织学亚组之间实现“有选择地”共享信息：反应率相近的亚组借用更多，差异显著的亚组则借用更少，从而实现更符合生物学机制的估计收缩和不确定性表达。

贝叶斯分析结果如表2所示，贝叶斯模型估计的ORR与观察值略有差异，反映出模型的“收缩”效应。例如，甲状腺未分化癌（ATC）亚组中，15例患者中11例缓解，观察ORR为73%，贝叶斯估计为70%（95% *CI* 46.8~89.3）；毛细胞白血病（HCL）亚组中，观察ORR为92%，贝叶斯估计为86%（95% *CI* 69.2~97.3）。这种适度收缩有助于在小样本条件下缓解极端值影响，提升推断稳定性。更为重要的是，除胃肠道间质瘤（GIST）亚组因仅纳入1例患者外（后验概率为0.78），其余各亚组中贝叶斯模型估计的ORR超过历史对照缓解率的后验概率均接近或达到1.00。这一结果提示，在多数组织学类型中，达拉非尼联合曲美替尼在携带*BRAF* V600E突变的患者中具有超越历史标准的疗效潜力。综上所述，为应对各组织学亚组样本量有限的挑战，本研究采用贝叶斯层次先验，并借助DPM模型实现数据驱动的自适应聚类。在控制第一类错误率的前提下，该方法通过在组织学亚组之间动态共享信息，有效提升了对具有临床意义ORR信号的检测能力。这一策略不仅增强了罕见癌种的疗效识别效率，也为基于基因突变、不限瘤种的精准治疗策略提供了有力的统计分析支持。

肿瘤临床试验中先验选择的实例见表3。

表2　采用频率学方法与贝叶斯层次模型估计的ORR分析结果

组织学类型	历史对照缓解率/%	患者人数	缓解例数	ORR/%	贝叶斯ORR/%	超越历史对照ORR的后验概率
未分化甲状腺癌	15	15	11	73	70（46.8，89.3）	1.00
胆道癌	10	18	7	39	41（21.3，62.2）	1.00
胃肠道间质瘤	10	1	0	0	34（0.1，81.7）	0.78
低级别胶质瘤	10	13	9	69	64（38.8，87.1）	1.00
高级别胶质瘤	10	24	6	25	30（13.0，47.9）	0.99
小肠腺癌	10	3	2	67	57（21.2，91.2）	1.00
毛细胞白血病	10	24	22	92	86（69.2，97.3）	1.00
多发性骨髓瘤	15	10	5	50	53（26.9，78.0）	1.00

表3　肿瘤临床试验中先验选择的实例

名称	目的	先验	选择理由
InPACT试验（NNCT02305654）	评估局部晚期阴茎癌患者中，新辅助治疗及术后预防性骨盆淋巴结清扫和放化疗的生存获益	主分析：无信息先验 次要分析：信息先验	采用非信息先验，以确保推断客观中立；使用基于既往研究的证据先验，进一步分析结果
I-SPY 2试验（NCT01042379）	评估新辅助治疗背景下不同试验药物在乳腺癌高危亚组中的疗效	幂先验	引入I-SPY 1历史数据，采用幂先验赋予其权重，增强模型稳定性，兼顾历史信息借用与当前试验独立性
GBM AGILE研究（NCT03970447）	评估多种治疗在新诊断及复发性胶质母细胞瘤患者中的总生存期的临床获益	层次先验	假设相似亚型与生物标志物特征的患者具有相近的治疗反应。模型允许信息在亚组间共享，增强低患病率亚组估计的稳定性，同时抑制小样本极端估计，提升分析稳健性
BATTLE研究（NCT00410189）	评估在非小细胞肺癌患者中，基于生物标志物的靶向治疗效果	层次先验	利用分层结构在亚组间借力信息，缓解小样本波动带来的不确定性，通过收缩估计提高有限样本条件下估计的可靠性

五、总结和展望

贝叶斯先验分布的合理设定是肿瘤临床研究中的关键环节，其核心价值在于可以整合既有知识与外部证据，增强有限样本条件下的推断效率与稳健性。面对肿瘤疾病异质性强、样本量受限等挑战，贝叶斯方法通过引入合适的先验信息，为临床研究疗效评估提供了有力支撑。先验信息可来源于历史试验数据、真实世界研究、肿瘤生物学机制及临床专家经验等，其整合方式直接影响推断结果的科学性与可解释性。在剂量探索阶段，基于机制的先验有助于优化剂量递增策略；在分子分型或生物标志物指导的研究中，层级先验模型可在亚组间共享信息，提升估计效率；在罕见或儿童肿瘤研究中，信息性先验有助于缓解样本不足带来的不确定性。基于对现有文献的系统分析，本文提出了标准化的先验设定流程，包括：明确研究目标、评估先验信息、选择先验分布、确定先验及其超参数，以及明确报告选择依据。该流程有助于提升先验建模的透明性和规范性。

近年来，监管机构对贝叶斯方法的认可逐步增强。美国FDA已在复杂设计、儿科外推等领域提供政策支持，并鼓励使用贝叶斯策略以提高试验效率。尽管如此，当前仍存在一些挑战，包括：先验信息的获取过程复杂、对马尔可夫链蒙特卡洛方法的高度依赖、在试验正式开展前需进行大量模拟试验。此外，试验设计和实施过程中需依赖统计人员与临床研究者的持续沟通，对分析结果的正确理解和解释能力也构成门槛。一个重要的现实难点在于，如何促使临床研究人员跳出传统设计的舒适区，认识贝叶斯方法在提升信息利用效率、加速决策支持方面的优势。这不仅需要持续的教育培训，也依赖统计师和程序员的技术支持。尽管存在挑战，贝叶斯临床试验在试验设计创新、实施优化及统计推断能力方面展现出巨大潜力。其成功推广有赖于多学科协作与团队合作。展望未来，随着跨模态数据融合与人工智能技术的发展，动态先验建模、跨数据整合等新技术，将进一步拓展贝叶斯方法在肿瘤研究中的应用。

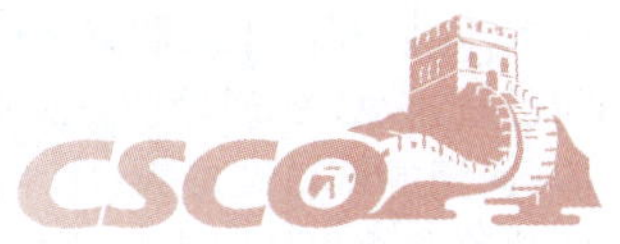

新型 ADC 药物不良反应的管理

陈阳[1] 修雪梅[1,2] 秦文星[1]

[1]复旦大学附属肿瘤医院 [2]喀什地区第二人民医院

抗体药物偶联物(antibody-drug conjugate,ADC)是一类相对新颖的具有高度靶向性的抗癌生物制剂,是由连接子将抗体与细胞毒性药物通过特定方式结合在一起形成的复合物。肿瘤特异性抗体使 ADC 药物可以选择性递送小分子细胞毒性药物,在减少小分子细胞毒性药物脱靶作用的同时,保留了其抗肿瘤特性,有效地提高了抗肿瘤治疗的效益风险比。在全球药物研究向纵深发展的浪潮下,ADC 已成为肿瘤治疗领域极具战略意义的关键赛道。截至 2025 年 5 月,中国已有 11 款 ADC 药物获批上市,已迅速成为全球 ADC 研发和商业化的重要中心之一,治疗领域涉及乳腺癌、淋巴瘤、胃癌、尿路上皮癌、白血病、非小细胞肺癌、卵巢癌、输卵管癌以及原发性腹膜癌。鉴于 ADC 涉及抗体、细胞毒性制剂、连接子以及偶联过程,因此导致了 ADC 不良反应的独特性及其类别内安全谱的异质性。因此,本研究参考相关临床数据以及已发表的论文,对 ADC 药物相关不良反应进行总结讨论,以便更好地指导临床上新型 ADC 药物的应用。

一、ADC 药物不良反应的机制

ADC 药物进入血液后,抗体部分与靶细胞表面的抗原结合,经过受体介导的内吞作用被内化,随后通过内体 - 溶酶体途径释放细胞毒性载药,杀伤肿瘤细胞;同时,具有膜通透性的载药还可以发挥旁观者效应,导致周围抗原表达阴性细胞的死亡。此外,ADC 抗肿瘤活性还涉及抗体 Fc 区介导的抗体依赖性细胞毒性(ADCC)、抗体依赖性细胞吞噬作用(ADCP)和补体依赖性细胞毒性(CDC)来激活免疫系统,达到抑制肿瘤的效果。据估计,ADC 药物进入人体后,只有约 0.1% 的药物量被传递到靶向病变细胞群,绝大多数药物在非靶向健康细胞内分解"离位",由此可能导致不必要的毒性。未到达靶病变或靶组织的 ADC 毒性可分为"靶上(on-target)"或"脱靶(off-target)",即靶点介导的毒性通过 ADC 与健康细胞上的抗原蛋白结合。ADC 的每个组成部分,包括抗体、连接子和有效载荷,都可能影响 ADC 诱导的毒性的程度。

(一) 非靶点依赖毒性机制

脱靶作用是目前临床开发中 ADC 药物剂量限制性毒性(DLT)的主要原因。有研究发现,相同类别的连接子 / 有效载荷组成的 ADC 有高度相似的毒性特征、DLT 和最大耐受剂量(MTD)。可裂解的连接子在血浆中可迅速裂解,导致有效载荷在到达靶组织前过早释放。亲脂性有效载荷通过质膜表现出高渗透性,因此,释放的有效载荷有效地进入非靶向细胞,可能导致细胞毒性。此外,具有可裂解连接子的 ADC 通常表现出更好的疗效,其中的原因可能是由于旁观者效应(bystander cell),即药物可杀死肿瘤细胞周围的细胞。然而增加抗肿瘤效力的同时,旁观者效应也会加剧 ADC 的脱靶毒性。除了释放的有效载荷通过质膜被动扩散进入非靶向细胞外,正常细胞通过受体依赖性和非受体依赖性(非特异性内吞)机制摄取 / 转运完整的 ADC 药物也是导致脱靶毒性的重要机制之一。

(二) 靶点依赖毒性机制

ADC 与健康组织中表达的靶抗原的结合也可能导致显著的毒性。与脱靶毒性不同,靶点介导的毒性通常表现为用不同有效载荷构建的 ADC 产生相同的毒性。值得关注的是,应用相同的 ADC 来治疗不同的肿瘤可能会导致不同的毒性。对于这种特殊的情况提出了一种独特的机制,即靶点介导的毒性不涉及对抗原表达细胞的相关毒性,而是通过共刺激信号通路激活免疫系统来发挥作用。此外,靶细胞抗原在健康组织中的表达并不总会导致靶细胞毒性。

二、常见 ADC 药物不良反应严重程度分级

ADC 药物相关不良反应在临床试验及上市后临床应用过程中,其严重程度分级仍主要基于美国国立卫生研究院(NIH)发布的《不良事件通用术语标准 5.0 版》(CTCAE v5.0)标准。

三、不良反应导致的 ADC 药物剂量调整及停药原则

绝大多数 ADC 药物导致的不良反应具有剂量依赖性,因此关于不良反应的处理通常会涉及 ADC 药物的减量或暂停用药。目前已批准上市的 ADC 药物说明书中均有推荐起

始剂量,以及基于前期临床研究的减量梯度说明。通过对当前已批准 ADC 剂量调整原则的归纳总结,对于常见不良反应,通用的调整策略为:① 1 级大多无需特殊处理;② 2 级需暂停给药直至不良反应恢复至 ≤ 1 级,之后按原剂量给药或降低 1 个剂量水平(若恢复时间>3 周)继续治疗;③ 3~4 级不良反应需暂停给药直至不良反应恢复至 ≤ 1 级,之后降低 1 个剂量水平继续治疗;若 3 周内仍不恢复,应考虑终止治疗;④部分 4 级不良反应一旦出现即可考虑永久停药。

四、常见 ADC 药物不良反应的监测管理

(一) 血液学毒性

血液系统不良反应是 ADC 药物常见的不良反应,包括血小板减少症、中性粒细胞减少症、贫血等,主要与偶联的细胞毒药物导致的骨髓抑制有关。

1. **血小板减少** 血小板减少为接受 ADC 药物治疗患者较为常见的血液学不良反应。其中,在接受 T-DM1 治疗的患者中最为常见,其发生率及严重程度在亚裔患者中更高。建议在每次给药前,应常规监测血小板计数。对于出现血小板减少和正在接受抗凝治疗的患者,应予以密切监测。同时进行患者教育,避免出血。

绝大多数血小板减少可以在治疗暂停、减量或终止后恢复。治疗过程中若出现血小板减少须及时进行对症管理和治疗方案的调整:2 级(早期患者)和 3 级血小板减少的患者需暂停 T-DM1 给药,直至恢复至 ≤ 1 级。恢复后重新开始给药,剂量不变。如果早期患者由于 2 或 3 级血小板减少症 2 次推迟给药,则考虑减量。4 级血小板减少患者的处理与 3 级类似,但重新开始给药时,剂量需降低一个水平。必要时应给予促血小板生成治疗和输注血小板,常用治疗药物如下:重组人白介素 -11(rhIL-11),重组人血小板生成素(recombinant human thrombopoietin,rhTPO)和血小板生成素受体激动剂(TPO-RA)。

2. **中性粒细胞减少 / 贫血** 当患者接受 ADC 药物治疗出现中性粒细胞减少时,可以应用粒细胞集落刺激因子(G-CSF)治疗。对于发热性中性粒细胞减少风险高危(>20%)或中危(10%~20%)合并其他风险因素的患者,可给予 G-CSF 预防治疗;若患者的中性粒细胞绝对计数<100 个 /mm^3 预期并将持续 1 周以上时,可给予预防性抗感染治疗;若患者体温>38℃时,应及时给予经验性抗生素治疗,并进行检查明确病原体,随后调整治疗方案。

以戈沙妥珠单抗(sacituzumab govitecan,SG)为例,1~2 级中性粒细胞减少通常不涉及 ADC 药物剂量调整,当出现 3~4 级中性粒细胞减少或粒缺乏伴发热时,可考虑 ADC 药物下调一个剂量恢复给药。如反复出现 3~4 级中性粒细胞减少或经治疗后难以恢复的情况,可考虑永久停药。

对于贫血患者,应根据临床症状、恶性肿瘤病程、治疗反应、共病状态或潜在病因以及患者意愿来衡量输血的获益与风险以选择恰当的治疗,必要时给予促红细胞生成药物或红细胞输注等。

(二) 肺毒性

接受 ADC 药物治疗的患者可能会出现肺毒性,尤其是间质性肺病(ILD)和肺炎。ILD 也称为弥漫性实质性肺病,是一组累积肺间质、肺泡和 / 或细支气管,导致肺泡 - 毛细血管功能单位丧失的肺部弥漫性疾病的总称。药物引起的 ILD 是指应用药物导致的肺间质的炎症和纤维化,是抗肿瘤药物临床应用中常见的肺部不良反应之一。不同药物治疗引起的 ILD 发生率、发病时间和严重程度可能有所不同,例如德曲妥珠单抗(trastuzumab deruxtecan,T-DXd)在不同研究中 ILD 的发生率约为 5%~15%,T-DM1 约为 1%~3.5%。

ILD 的临床表现差异很大,发病通常很隐匿,临床症状不具有特异性,包括咳嗽、呼吸困难、低烧、运动受限等。这些症状与哮喘、肺炎、支气管炎和肺肿瘤等其他肺部疾病的症状明显重叠。因此,早期识别及诊断由 ADC 药物引起的 ILD 对于有效治疗至关重要。通过正确的诊断和适当的早期治疗,可以减少干预措施,从而改善预后。以 HER2 ADC 诱发的 ILD 为参考,其诊断标准如下:①既往使用过或现在正在使用 HER2 ADC 药物;②有提示 ILD 的临床表现:如呼吸困难、干咳、发热或原有呼吸系统症状加重等症状,或肺部干湿啰音、呼吸频率增加等体征;影像学检查提示肺部异常[如非特异性间质性肺炎(NSIP)样改变、机化性肺炎(OP)样改变、过敏性肺炎(HP)样改变、或弥漫性肺泡损伤(DAD)样改变等]和实验室检查结果;③排除其他可能导致 ILD 的原因;④停药后症状缓解;⑤再次服用药物后 ILD 恶化。

目前尚无针对 ADC 诱发的 ILD 的特效药物。药物诱发的 ILD 的治疗包括停药、糖皮质激素治疗和支持治疗。当患者被怀疑或诊断为药物引起的 ILD 时,应立即停用可疑药物。糖皮质激素治疗是药物性 ILD 治疗的关键。对于 1 级 ILD,应考虑全身使用糖皮质激素[如 ≥ 0.5mg/(kg·d)泼尼松或等效药物],直至临床症状改善,然后在 ≥4 周内逐渐减量。对于 2 级 ILD,建议立即开始全身使用糖皮质激素[如 ≥ 1mg/(kg·d)泼尼松或等效药物]至少 14 天,直至临床和胸部 CT 表现完全消失,然后在 ≥4 周内逐渐减量。如果 5 天内症状无改善或恶化,可考虑增加糖皮质激素剂量[如 2mg/(kg·d)泼尼松或等效药物],并可改为静脉给药。对于 3 级或 4 级 ILD,应先静脉注射大剂量甲基泼尼松龙(例如,500~1 000mg/d,持续 3 天),然后至少 1.0mg/(kg·d)泼尼松或等效药物,持续至少 14 天,直至临床和胸部 CT 表现完全缓解,然后在 ≥4 周内逐渐减量。应避免过早停止类固醇治疗或过快减量,因为可能会产生反弹效应。支持性治疗包括补充钙和维生素 D、质子泵抑制剂、抗高血糖药物和根据指南的预防性抗真菌治疗。对于皮质类固醇难治性病例,可以考虑使用其他免疫抑制剂,包括英夫利昔单抗、霉酚酸酯、静脉注射免疫球蛋白或环磷酰胺。

(三) 眼毒性

ADC 的眼毒性机制较为复杂,包括非特异性摄取、游离毒素释放和扩散、抗原表达、旁观者效应、载药物理化学特性等。眼毒性常发生于 2 个治疗周期后,包括眼表毒性和眼内毒性,如角膜炎、干眼症、角膜小囊或沉积物、结膜炎等。最常见的症状为视力模糊,其次为视力下降和复视。ADC 所致眼毒性的常规处理原则包括:① 1 级不良事件可应用无防腐剂的人工泪液,同时继续原剂量治疗;② 2~3 级不良事件需暂停 ADC 治疗,可使用自体血清滴眼液,缓解后降级 1 个剂量

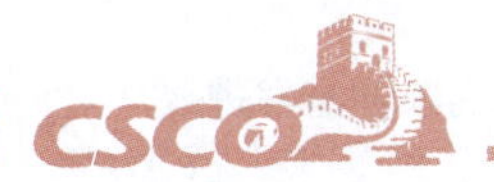

水平的 ADC 继续治疗；③ 4 级不良事件应停药；④应避免使用类固醇类药物治疗；⑤当症状恶化或出现 2 级以上不良事件时，应请眼科会诊。目前，美国 FDA 已对一些 ADC 药物发布了关于眼毒性的黑框警告，包括维恩妥尤单抗（enfortumab vedotin，EV）、索米妥昔单抗（mirvetuximab soravtansine，MIRV）和替索单抗（tisotumab vedotin，TV）。这些药物的眼毒性特征和处理策略各不相同，下面分别进行叙述。

1. 维恩妥尤单抗 EV 是一种由抗 Nectin-4 单克隆抗体与单甲基澳瑞他汀 E（MMAE）细胞毒性药物通过可被蛋白酶剪切的连接子偶联而成的 ADC。该药物于 2019 年获得 FDA 批准用于治疗转移性尿路上皮癌。EV 的眼毒性发生率高达 46%，最常见的症状为干眼症，可能影响高达 36% 的患者；其他眼部毒性包括角膜炎、视力模糊和角膜缘干细胞缺乏。EV 引起的眼部毒性发病时间中位数为 1.9 个月。

临床医生可以考虑使用预防性人工泪液来预防干眼症。根据眼科检查的需要，可以考虑使用眼科局部类固醇治疗干眼症和其他眼部疾病。与其他 ADC 不同，目前对于接受 EV 治疗的患者没有推荐使用预防性眼药水或常规眼科检查。

2. 索米妥昔单抗 MIRV 是一种靶向于叶酸受体 α（FRα）的 ADC，载药为抗微管 DM4 细胞毒性药物，通过可裂解的连接子偶联而成。MIRV 于 2022 年获得 FDA 加速批准，用于治疗 FRα 阳性、铂类药物耐药的上皮性卵巢癌、输卵管癌或原发性腹膜癌患者。在 SORAYA 研究中，MIRV 导致 52% 的患者出现任何级别的视觉障碍，最常见的是视力模糊和角膜病变。

对于 MIRV 所致眼毒性的处理建议：①输液前一天，使用类固醇眼药水（例如，地塞米松 0.1%，泼尼松龙 1%）；每天在每只眼睛滴入 1 滴，共 6 次。②输液当天及输液后 3 天（第 1~4 天），继续使用类固醇眼药水；每天在每只眼睛滴入 1 滴，共 6 次。③输液后（第 5~8 天），继续使用类固醇眼药水；每天在每只眼睛滴入 1 滴，共 4 次。治疗期间持续进行以下护理：在基线时、每两个周期，进行 8 个周期的视力和裂隙灯眼部检查，并根据临床需要进行。避免眼部刺激物和隐形眼镜。在治疗期间，每天至少 4 次并根据需要使用无防腐剂的润滑眼药水。使用类固醇眼药水时，与其他眼药水的使用时间间隔至少 10 分钟或更长时间。对于不能耐受 1% 泼尼松龙中防腐剂的患者，可以使用其他类固醇眼药水替代。

3. 替索单抗 TV 是一种靶向于抗组织因子的 ADC，具有可裂解的连接子和 MMAE 载药。TV 于 2021 年获得 FDA 加速批准，用于治疗复发或转移性宫颈癌。在 innovaTV 204 试验中，53% 的患者出现眼部不良事件（OAEs），大多数患者经历轻度至中度的毒性。最常见的眼部事件为 1/2 级结膜炎和干眼，分别发生在 26% 和 23% 的患者中。发病时间中位数为 1.4 个月，86% 的眼部事件在最后一次给药后 30 天内可得到解决。

患者需要在 TV 输液前约 10 分钟使用类固醇眼药水；且在 TV 输液前立即使用缩血管眼药水（例如：溴莫尼定 0.2%，四氢唑啉 0.05%）。在输液期间，患者应在双眼及鼻梁上敷上冷敷包（约 2℃）。输液后，患者应保持冷敷包约 20 分钟。此后的第 1、2、3 天每天使用三次类固醇眼药水。此外，治疗期间需要眼科提供基线时，每次输液前以及根据临床需要进行视力和裂隙灯眼部检查，患者应避免使用眼部刺激物和隐形眼镜，每天至少四次并根据需要使用无防腐剂的润滑眼药水，直至最后一次输液后 30 天。

（四）消化系统毒性

消化道反应是 ADC 治疗中常见的副作用，包括恶心、呕吐和腹泻等，这些症状虽不严重，但可能影响患者的日常生活质量及治疗的依从性。对于严重的消化道反应，需要密切监测并及时采取治疗措施。ASCENT 研究显示戈沙妥珠单抗组患者腹泻、恶心和呕吐的发生率分别为 58%、52% 和 36%，高于化疗组的 6%、24% 和 6%。DESTINY 系列研究的汇总分析显示，T-DXd 组的恶心和呕吐发生率分别为 74.6% 和 41.6%，但大多数为 1~2 级，主要发生在治疗前 3 周，且数据截止时 66.9% 的恶心患者与 87.6% 的呕吐患者症状完全缓解。

1. 腹泻 戈沙妥珠单抗说明书黑框警告提示严重腹泻的可能性，应监测并根据需要给予液体和电解质。若无禁忌证，可以使用阿托品对任何严重程度的早发型腹泻进行预处理和控制。针对 2 级及以下的腹泻，无需停药，主要的处理方法包括口服补液、少食多餐，在此基础上可以考虑使用洛哌丁胺，首次服用 4mg，每次稀便后增加 2mg，最大剂量为 16mg/d；针对 3~4 级腹泻，考虑停用 ADC 药物，口服蒙脱石散、洛哌丁胺等药物止泻。洛哌丁胺治疗首次剂量 4mg，之后每次腹泻发作后加服 2mg，每天的最高累积剂量为 16mg。洛哌丁胺治疗无效时可考虑奥曲肽 100~150μg，每 8 小时 1 次皮下注射或 25~50μg/h 持续静脉注射；此外，腹泻伴有腹痛、恶心、呕吐、白细胞增多、发热、感染、出血、脱水等，还可以考虑提高奥曲肽剂量至 500μg，每 8 小时 1 次；对洛哌丁胺和奥曲肽无法控制的腹泻，可以给予抗生素治疗并进行血液和粪便微生物病原学检测，常用的抗生素有：氟喹诺酮类、左氧氟沙星或广谱抗生素。

2. 恶心 / 呕吐 美国国家综合癌症网络（NCCN）指南将 SG 和 T-DXd 分别列为高度和中度致吐风险的药物，推荐可在给药前进行止吐的预防用药。建议采用不同机制的 2 种或 3 种止吐药物联用方案［如地塞米松和 5- 羟色胺（5-HT）3 受体拮抗剂或神经激肽受体 1 拮抗剂或适用的其他药物］进行预防用药。

意大利专家共识指出，恶心的发生存在重要的主观心理因素，且 4~5 级严重事件罕见。对于预期性恶心的治疗主要是从首次用药开始进行有效预防，有效的医患沟通和支持以及针灸等其他辅助治疗可能会有所帮助。

3. 肝功能异常 转氨酶升高为 ADC 药物治疗常见的不良反应，部分伴有胆红素升高。肝功能异常绝大多数为轻到中度，经保肝对症治疗后多能快速恢复。若患者发生药物相关的>3 级转氨酶升高，建议每周 2 次进行血生化检查；若患者在暂停用药 28 天后仍未恢复至常见不良反应评价标准，则建议停止治疗。如血清转氨酶水平升高超过 3 倍同时合并总胆红素升高超过 2 倍，亦应及时停药。应对使用上述药物治疗的患者进行常规肝功能监测，并在发生肝功能异常时及时进行干预。此外，T-DM1 治疗中有观察到出现肝脏结节再生性增生的患者，这种罕见病变仅可通过组织病理学确诊。当出现门脉高压临床症状和 / 或 CT 显示肝硬化样改变，但转氨酶正常且无其他肝硬化征象时，所有患者均应考虑肝脏结节再生性增生的可能性。

（五）神经毒性

ADC 的神经毒性呈剂量相关性，与化疗药物相似，多见于以 MMAE 为载药的 ADC 药物中，周围神经对 ADC 的非特异性摄取和 MMAE 的释放引起对微管依赖性轴突运输的抑制，导致神经退行性变等。严重程度多为 1~2 级，主要临床表现为感觉、运动和自主神经功能异常，包括四肢麻木、疼痛、触觉异常、肢体远端无力、精细运动受损等。周围神经病变为最常见的 ADC 相关神经系统不良反应。

针对周围神经病变可给予各种 B 族维生素营养神经治疗；神经痛可选择加巴喷丁、普瑞巴林、阿米替林、文拉法辛或度洛西汀等对症治疗。当患者出现 2 级及以上周围神经病变，尤其是周围运动神经病变时，建议完善肌电图检查。如结果提示免疫相关的神经损伤可考虑糖皮质激素、丙种球蛋白或免疫抑制剂治疗。对于无法耐受的神经病变和 / 或功能损害，可考虑剂量延迟、减量、转换方案或终止 ADC 治疗。

（六）皮肤毒性

ADC 药物引起的皮肤不良反应多见于 EV 治疗的患者，EV 导致的皮肤反应发生率为 47.3%，其中 14.9% 为严重皮肤反应。大部分皮肤反应在 EV 治疗第一周期即出现，少部分在后续治疗中发生。

应用 ADC 药物治疗期间应监测患者皮肤状况，同时关注有无口腔黏膜炎和结膜炎，对于 1 级和 2 级皮疹，可给予患者局部皮质类固醇外用，如卤米松乳膏或糠酸莫米松乳膏等，早晚各一次；还可配合口服抗组胺药，如氯雷他定、盐酸西替利嗪或依巴斯汀片等，单用一种或两种联合（早晚各一种）。对于覆盖 10%~30% 体表面积的 2 级皮肤反应应高度警惕，如给予常规治疗后病情进一步加重恶化，或发生覆盖 30% 以上面积的 3 级皮肤反应，应暂停使用 ADC 药物治疗，尽快于皮肤专科就诊进行治疗直至皮肤状况改善或完全缓解，再考虑在药物支持情况下恢复 ADC 药物使用。若无激素使用禁忌证，建议 3 级皮肤反应患者尽早开始系统应用激素治疗，如口服泼尼松（或静脉点滴甲泼尼龙琥珀酸钠）0.5~1.25mg/（kg·d），根据皮疹治疗反应逐渐减量直至停药。对于出现 4 级或复发性 3 级皮肤反应的患者，应当立即请皮肤专科医生诊治并永久停用 ADC 药物治疗。

五、总结

过去 5 年，ADC 药物迅速发展，重塑了多种晚期实体瘤治疗模式。由于 ADC 药物的独特设计，其毒性低于传统化疗，然而，大多数 ADC 药物仍然具有与其携带的细胞毒性有效载荷相似的脱靶毒性以及靶向毒性和其他知之甚少且可能危及生命的不良反应。因此，预防和管理不良反应对于确保 ADC 药物治疗的连续性和改善患者的结局至关重要。本文系统整合了 ADC 药物不良反应的机制谱系与管理框架，引导 ADC 药物治疗从疗效主导向疗效 - 安全双轨平衡的转化。临床医生应及时学习跟进新型 ADC 药物的不良反应类型和管理办法，了解不同 ADC 药物之间的毒性特征差异，做到早期积极监测、及时对症治疗、分级明确管理和多学科合作，让更多患者在 ADC 药物的治疗中获益。